Hippokrates

Karin Kraft, Rainer Stange (Hrsg.)

Lehrbuch Naturheilverfahren

Mit Beiträgen von

Martin Adler, Dietmar Bach, Hans Barop, Gudrun Bornhöft, Rainer Brenke, Malte Bühring, Eberhard Conradi, Ulrich Deuse, Gustav Dobos, Thorsten Doering, Walter Dorsch, Michael K. H. Elies, Lorenz Fischer, Cornelia von Hagens, Michael Hammes, Gunther Hölz, Roman Huber, Wolfgang Jenrich, Detmar Jobst, Michael Kalden, Rolfdieter Krause, Rainer Matejka, Peter F. Matthiessen, Andreas Michalsen, Anna Paul, Jürgen Rohde, Helmut Sauer, Andreas Schapowal, Rainer Schmidt, Angela Schuh, Malika Sekkal, Thomas Speich, Petra Staubach, Karoline von Steinaecker, Winfried Vahlensieck jr., Christel Wagner, Gabriele Wagner, Albrecht Warning, Anne Wessel, Françoise Wilhelmi de Toledo, Alex Witasek, Barbara Wolf-Braun

384 Abbildungen
106 Tabellen

Hippokrates Verlag · Stuttgart

Bibliografische Information der Deutschen Nationalbibliothek

Die Deutsche Nationalbibliothek verzeichnet diese Publikation in der Deutschen Nationalbibliografie; detaillierte bibliografische Daten sind im Internet über http://dnb.d-nb.de abrufbar.

Wichtiger Hinweis: Wie jede Wissenschaft ist die Medizin ständigen Entwicklungen unterworfen. Forschung und klinische Erfahrung erweitern unsere Erkenntnisse, insbesondere was Behandlung und medikamentöse Therapie anbelangt. Soweit in diesem Werk eine Dosierung oder eine Applikation erwähnt wird, darf der Leser zwar darauf vertrauen, dass Autoren, Herausgeber und Verlag große Sorgfalt darauf verwandt haben, dass diese Angabe **dem Wissensstand bei Fertigstellung des Werkes** entspricht.

Für Angaben über Dosierungsanweisungen und Applikationsformen kann vom Verlag jedoch keine Gewähr übernommen werden. **Jeder Benutzer ist angehalten**, durch sorgfältige Prüfung der Beipackzettel der verwendeten Präparate und gegebenenfalls nach Konsultation eines Spezialisten festzustellen, ob die dort gegebene Empfehlung für Dosierungen oder die Beachtung von Kontraindikationen gegenüber der Angabe in diesem Buch abweicht. Eine solche Prüfung ist besonders wichtig bei selten verwendeten Präparaten oder solchen, die neu auf den Markt gebracht worden sind. **Jede Dosierung oder Applikation erfolgt auf eigene Gefahr des Benutzers.** Autoren und Verlag appellieren an jeden Benutzer, ihm etwa auffallende Ungenauigkeiten dem Verlag mitzuteilen.

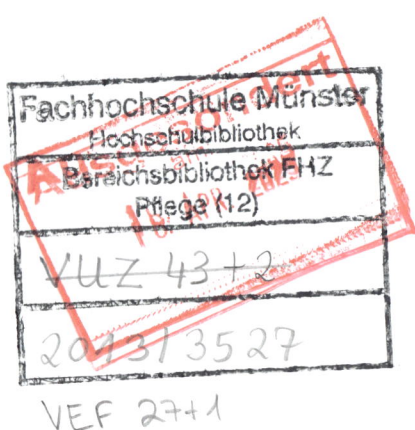

© 2010 Hippokrates Verlag in
MVS Medizinverlage Stuttgart GmbH & Co. KG
Oswald-Hesse-Straße 50, 70469 Stuttgart

Unsere Homepage: www.hippokrates.de

Printed in Germany

Redaktionelle Bearbeitung: Adelheid Trenz-Steinheil
Umschlaggestaltung: Thieme Verlagsgruppe
Umschlagfotos: Thomas Möller; Angelika Lutz/Pixelio
Satz: medionet Publishing Services Ltd, Berlin
gesetzt in: Adobe Indesign CS3
Druck: Firmengruppe APPL - aprinta Druck GmbH, Wemding

ISBN 978-3-8304-5333-8   1 2 3 4 5 6

Geschützte Warennamen (Warenzeichen) werden **nicht** besonders kenntlich gemacht. Aus dem Fehlen eines solchen Hinweises kann also nicht geschlossen werden, dass es sich um einen freien Warennamen handelt.

Das Werk, einschließlich aller seiner Teile, ist urheberrechtlich geschützt. Jede Verwertung außerhalb der engen Grenzen des Urheberrechtsgesetzes ist ohne Zustimmung des Verlages unzulässig und strafbar. Das gilt insbesondere für Vervielfältigungen, Übersetzungen, Mikroverfilmungen und die Einspeicherung und Verarbeitung in elektronischen Systemen.

Geleitwort

Naturheilverfahren sind ein Teil der modernen Medizin. Sie umfassen nicht nur eine Vielfalt von therapeutischen Vorgehensweisen und Behandlungsmethoden, sie bieten gleichermaßen Betrachtungsweisen von Gesundheit, Krankheit und Genesungswegen. Außerdem können sie die modernen Krankheitslehren (Nosologien) erweitern und wesentliche Aspekte zu den Dimensionen von Gesundheit beitragen.

Naturheilverfahren, wie sie auch in diesem Buch abgehandelt sind, sollten so weit als jeweils möglich ein selbstverständliches ärztliches Angebot in Diagnostik, Therapie und individueller Prävention sein, natürlich ausgewählt und modifiziert entsprechend der Natur von Krankheiten, den Bedürfnissen sowie Erwartungen der Patienten und den Kenntnissen und Fertigkeiten der Ärzte. Selbstverständlich müssen sich auch Naturheilverfahren auf eine nachvollziehbare, kritisch reflektierte und breitgefächerte sowie realistischerweise vieldimensionale Erfahrung gründen. Um einem solchen Anspruch zu genügen werden, soweit es den Autorinnen und Autoren möglich ist, Gesichtspunkte und Erkenntnisse aus den Vorgehensweisen der derzeitigen evidenzbasierten Medizin herangezogen. Entsprechend der vielfältigen und wandelbaren therapeutischen Wirklichkeit, vor allem beim einzelnen Patienten, wird schwerpunktmäßig zudem eine Art praxisbasierter Empirie vorgelegt. Erfreulicherweise und realitätsgerecht wird zudem nicht auf die Darstellung von Methoden und Vorgehensweisen verzichtet, für die derzeit keine oder keine relevanten Daten aus den Evaluationsansätzen der evidenzbasierten Medizin vorliegen.

Naturheilverfahren stehen in der deutschsprachigen Medizin zudem für Medizinbereiche, deren Auswahl vielfach von den Patientinnen und Patienten getriggert und deren Anwendung von den Patienten mitgestaltet wird. Neben einer an Methoden und Ärzte bzw. Therapeuten gebundenen Wirksamkeit scheint diese subjektive, d.h. personale Einbeziehung der Patienten, einen wesentlichen Wirkfaktor darzustellen. Die Vielfalt der in dem vorliegenden Buch abgehandelten Sichtweisen und Methoden und die authentische Darstellung durch Autorinnen und Autoren mit entsprechender nachvollziehbarer praktischer Erfahrung ermöglichen eine qualifizierte Anwendung von jeweils patientengerecht ausgewählten Naturheilverfahren. Aufgrund der Darstellungsweise dieses Buches und der präsentierten Informationen können entsprechende Naturheilverfahren in moderne richtungsübergreifende individuelle Therapiepläne angemessen eingebaut werden (z.B. variable Kombinationen von konventionellen und naturheilkundlichen Therapiemethoden). Ein solcher qualifizierter und flexibler Eklektizismus ist einerseits patientengerecht und andererseits Kennzeichen vorurteilsfreier mehrdimensionaler medizinischer Vorgehensweisen. Die in diesem Buch gesammelten Informationen ermöglichen darüber hinaus eine kenntnisreiche Zusammenarbeit mit anderen Berufsgruppen, die solche Methoden anwenden.

Die Themenwahl dieses Buches zeigt zudem, dass eine dynamische Naturheilkunde auch Teile ursprünglich außereuropäischer Therapietraditionen aufnehmen und in die Bereiche von Naturheilverfahren einbetten kann (z.B. Akupunktur und vergleichbare Verfahren).

Im internationalen Kontext, der derzeit unter dem schillernden Sammelbegriff Komplementärmedizin (Complementary and Alternative Medicine, CAM) zusammengefasst wird, repräsentieren die hier dargelegten Naturheilverfahren die weit über den deutschsprachigen Raum hinaus attraktiven europäischen Traditionen einer einerseits als klassisch und andererseits als erweitert bezeichneten Naturheilkunde (Traditionelle Europäische Medizin, TEM, und Traditionelle Europäische Naturheilkunde, TEN).

Ich wünsche diesem Buch eine angemessene und weite Verbreitung. Es sollte deutliche Spuren in der ärztlichen Ausbildung und Praxis hinterlassen.

Zürich, im Herbst 2009
Prof. Dr. med. Reinhard Saller
Direktor des Instituts für Naturheilkunde, Departement für Innere Medizin, Universitätsspital Zürich

Vorwort

Zweiundzwanzig Jahre sind vergangen, seit dieser Verlag das damals erste umfassende, zweibändige Lehrbuch der Naturheilverfahren herausgegeben hat. Es wurde schnell elementarer Bestandteil eines großen Buchprogrammes mit einer langen Tradition in diesem Gebiet. Der Hippokrates Verlag empfand es zwei Jahrzehnte später immer noch als seine Aufgabe, sowohl den veränderten Rahmenbedingungen der ärztlichen Weiterbildung und Praxis als auch den aktuellen wissenschaftlichen Erkenntnissen mit einem komplett neuen Werk gerecht zu werden. Auf diese Herausforderung haben wir uns als Herausgeber gerne eingelassen.

Das vorliegende Lehrbuch gibt zunächst einen Überblick über Geschichte und Philosophie der klassischen Naturheilverfahren. Es folgen Übersichtsartikel zu allen wichtigen Einzelverfahren sowie zu ausgewählten angrenzenden Verfahren, wie sie etwa in den Richtlinien zur Weiterbildung für die Zusatzbezeichnung „Naturheilverfahren" erwähnt sind. Kapitel über deren Anwendung in wichtigen klinischen Gebieten schließen sich an. Für diese Kapitel konnten wir praktisch sehr erfahrene Autoren gewinnen, welche die Methoden in ihrer zuvor beschriebenen Form mit einer gewissen Wichtung in die aus unserer Sicht bedeutendsten klinischen Situationen einbringen. Den Abschluss bilden Kurzbeschreibungen von Gebieten bzw. Verfahren, die im heutigen internationalen Sprachgebrauch üblicherweise als „Komplementärmedizin" zusammengefasst sind.

Mit diesem Ansatz geht das Lehrbuch in Anspruch und Umfang weit über vergleichbare Werke hinaus. Die Koexistenz von Kapiteln mit methodischen wie klinischen Ansätzen sehr unterschiedlicher Autoren stellte ganz neue Anforderungen an Autoren, Herausgeber und Lektorat, insbesondere in Hinblick auf den sinnvollen sachlichen Bezug sowie das Vermeiden von Überschneidungen. Wir glauben jedoch, diesen Ansprüchen gerecht geworden zu sein.

Ein gutes medizinisches Lehrbuch sollte auch die Umsetzbarkeit der vorgeschlagenen Therapien diskutieren. Dazu gehört notwendigerweise ihre ökonomische Basis. Wohlwissend, dass sich diese zumeist schneller als die wissenschaftliche ändert, haben wir, soweit leicht anzugeben, am Ende einzelner Kapitel Möglichkeiten und Grenzen der Abrechnung für die ambulante Situation nach Einheitlichem Bewertungsmassstab (EBM), der Gebührenordnung für Ärzte (GOÄ) oder als Individuelle Gesundheitsleistung (IGeL) angeführt. Im stationären wie rehabilitativen Sektor gelten andere Bedingungen, die nur allgemein im jeweiligen Kapitel diskutiert werden.

Das Lehrbuch wendet sich in erster Linie an Ärztinnen und Ärzte in der Weiterbildung zur Zusatzbezeichnung „Naturheilverfahren". Diese hat mit der Einführung der fakultativen Fallseminare anstelle der praktischen Tätigkeit bei einem ermächtigten Arzt eine grundlegende Veränderung erfahren, deren Bedeutung für Grundlagen und Stil der Arbeitsweise der zukünftig naturheilkundlich tätigen Kollegen überhaupt nicht absehbar ist. Diejenigen, welche die Option der Fallseminare wählen, werden zwangsläufig mit einem im Einzelfall sehr eindringlichen Wissen, in der Breite jedoch vermutlich lückenhafterer Erfahrung in ihre eigene Tätigkeit starten als die Kollegen, die nach mindestens drei oder sechs Monaten praktischer Tätigkeit bei ermächtigten Ärzten bzw. in einer naturheilkundlich orientierten Klinik aktiv werden. Umso wichtiger erscheint uns hier ein breit angelegtes Lehrbuch.

Darüber hinaus möchten wir dem an Naturheilverfahren interessierten Studenten, der mehr über dieses Fach erfahren will, als ihm über den zudem von den medizinischen Fakultäten sehr unterschiedlich interpretierten Querschnittsbereich 12 „Rehabilitation, Physikalische Medizin, Naturheilverfahren" angeboten wird, und der sich möglicherweise mit Gedanken an eine Famulatur, einen Abschnitt im Praktischen Jahr oder gar eine Doktorarbeit trägt, eine verständliche und motivierende Darstellung des Fachgebietes an die Hand geben.

Sehr freuen würde es uns, wenn uns erfahrene Praktiker noch neue Anregungen zukommen ließen. Ein so grundlegendes und innovatives Werk kann in der ersten Auflage nicht annähernd perfekt sein. Es lebt einerseits von der systematischen Kritik wissenschaftlich das Gesamtwerk bewertender Kollegen, vor allem aber von jedem noch so kleinen Impuls ausgewiesener Praktiker auf ihren Spezialgebieten.

Heute sind es nahezu 14 900 Kolleginnen und Kollegen, die in Deutschland die Zusatzbezeichnung „Naturheilverfahren" erworben haben. Es gibt kaum noch einen Kongress, ein Lehrbuch, ein Schwerpunktheft einer Zeitschrift ohne einen speziellen Beitrag zu Naturheilverfahren. Eine neue Generation von Praktikern und Wissenschaftlern meldet sich zu Wort und wird der Naturheilkunde zukünftig eine andere Prägung geben, als dies bislang der Fall war: eher pragmatischer, eher „integrativer", da konventionelle Medizin vorbehaltlos auf hohem Niveau mit eingesetzt wird.

Zusätzlich beobachten wir eine Verwissenschaftlichung der Naturheilkunde. Dieser Trend, der in jedem anderen medizinischen Gebiet ohne weitere Umstände begrüßt würde, erfährt hier eine etwas zwiespältige Aufnahme. Der Charme der naturheilkundlichen Behandlung gehe verloren, wenn man zu viele wissenschaftliche Aussagen ins Arzt-Patienten-Verhältnis einlasse, ein oft gehörtes Argument. Die meisten Akteure der Naturheilverfahren haben jedoch die Herausforderung des EBM-Zeitalters verstanden und aufgegriffen. Wir haben versucht, dieser gerecht zu werden – mit dem Bewusstsein, dass der übliche, eher apodiktisch-narrative Stil eines Lehrbuchs dadurch gebrochen wird. Aussagen werden unsicherer, sogenanntes Erfahrungswissen wird tendenziell degradiert, auch wenn dies niemals die Intention der Urheber der EBM war. Die Naturheilverfahren müssen hier ihre spezielle Synthese finden und diese vortragen. Für das vorliegende neu konzipierte Lehrbuch konnte in dieser Frage noch kein ganz überzeugender Kompromiss realisiert werden – weder innerhalb unseres Fachs geschweige denn mit Vertretern der konventionellen Medizin.

Dem Hippokrates Verlag sei gedankt für seinen Mut, in Zeiten sekundenschneller Kompilierungsmöglichkeiten medizinischer Erkenntnisse durch eine einfache Recherche im Internet sowie knapperer privater wie bibliothekarischer Beschaffungsressourcen für Druckwerke ein großes Lehrbuch alter und gleichzeitig auch neuer Schule herauszubringen. Erste Anregungen konnten noch die für die älteren Kollegen unvergessene langjährige Mitarbeiterin des Verlages, Frau Dorothee Seiz, sowie der Herausgeber des früheren Werkes und langjährige 1. Vorsitzende des Zentralvereins der Ärzte für Naturheilverfahren e. V., Herr Kollege Klaus-Christoph Schimmel, geben. Ihnen sei posthum gedankt.

Unser spezieller Dank gilt allen Mitautoren, die diesen manchmal schwierigen Prozess mit uns durchgehalten haben, besonders aber der Leiterin des Programmbereichs Komplementärmedizin der Medizinverlage Stuttgart, Frau Gabriele Müller, sowie ganz besonders der unermüdlichen Redakteurin Frau Adelheid Trenz-Steinheil.

Rostock und Berlin, im Herbst 2009
Prof. Dr. med. Karin Kraft
Dr. med. Rainer Stange

Inhalt

Geleitwort		V
Vorwort		VII

Teil 1 – Grundlagen 1

1	Der besondere Therapieansatz der Naturheilverfahren	2
1.1	Begriffsbestimmungen: Versuch einer Systematik	2
1.1.1	Naturheilmittel	2
1.1.2	Naturheilverfahren	3
1.2	Das physiotherapeutische Wirkprinzip	4
1.2.1	Konzepte	4
1.2.2	Bestimmende Faktoren	5
1.2.3	Kritische Bewertung	7
1.3	Spezifische Parameter	8
1.3.1	Reflektorische Beziehungen	8
1.3.2	Konstitution	9
1.3.3	Plausibilität, Kompetenz, Eigenaktivität	9
1.4	Fachkunde versus Heilkunde	10
1.5	Ausblick auf die zukünftige Forschung	10

2	Rahmenbedingungen naturheilkundlicher Aus-, Fort- und Weiterbildung	13
2.1	Ausbildung	13
2.1.1	Die neue Approbationsordnung	13
2.1.2	Umsetzung an den Universitäten	15
2.1.3	Europäische Entwicklungen	17
2.2	Fortbildung	17
2.3	Weiterbildung	18
2.4	Ausblick	20

3	Prävention und Gesundheitsförderung	22
3.1	Definitionen	22
3.1.1	Prävention	22
3.1.2	Gesundheitsförderung	22
3.2	Geschichte	23
3.3	Gegenwärtige Situation	23
3.3.1	Bedeutung eines gesunden Lebensstils	23
3.3.2	Entwicklungen	24
3.3.3	Hinweise zu Präventions- und Gesundheitsförderungsangeboten	25
3.4	Wichtige präventive und gesundheitsfördernde naturheilkundliche Verfahren ...	26
3.4.1	Hydrotherapie	27
3.4.2	Ordnungstherapie	27
3.4.3	Ernährungstherapie	28
3.4.4	Bewegungstherapie	28
3.4.5	Ausleitende Verfahren	29
3.4.6	Weitere Verfahren	30
3.5	Naturheilkundliche Präventionsstrategien für häufige Erkrankungen	30
3.5.1	Diabetes mellitus Typ 2	30
3.5.2	Adipositas	31
3.5.3	Herz-Kreislauf-Erkrankungen	31
3.5.4	Allergien und pulmonale Erkrankungen	32
3.5.5	Infekte	33
3.5.6	Krebserkrankungen	34
3.5.7	Erkrankungen des Bewegungsapparates ...	36
3.5.8	Urologische und andrologische Erkrankungen	37
3.5.9	Fertilitätsstörungen, Wechseljahrsbeschwerden	37
3.5.10	Krankheiten im Kindesalter	38
3.5.11	Neurologische Erkrankungen	38
3.5.12	Psychische Störungen	39
3.5.13	Hautkrankheiten	39
3.6	Ausblick	39

4	Stationäre Therapie mit Naturheilverfahren	42
4.1	Entwicklung und gegenwärtige Situation ..	42
4.2	Bedeutung ganzheitlicher Versorgung	44
4.2.1	Nutzung der Naturheilverfahren	44
4.2.2	Zielsetzungen	44
4.2.3	Prävention in der Akutmedizin	45
4.3	Voraussetzungen stationärer naturheilkundlicher Behandlungen	46
4.4	Stationäre Naturheilkunde und integrative Medizin am Beispiel des Essener Modells ...	47
4.5	Perspektiven	48
4.5.1	Umstellungsphase	48
4.5.2	Ausblick	50

5	Naturheilverfahren in der ambulanten und stationären Rehabilitation	52
5.1	Geschichte	52
5.2	Juristische Aspekte	53
5.3	Durchführung	54
5.4	Für die Rehabilitation wichtige Krankheiten und Behinderungsarten	54
5.4.1	Krankheiten des Stütz- und Bewegungsapparates	55
5.4.2	Erkrankungen des Nervensystems	59
5.4.3	Erkrankungen der Herz-Kreislauf-Organe ...	61
5.4.4	Erkrankungen der Atmungsorgane	63
5.4.5	Erkrankungen des Verdauungstraktes	63
5.4.6	Endokrine Erkrankungen und Stoffwechselerkrankungen	65

5.4.7	Hämatologische und onkologische Erkrankungen/Immunsuppression nach Organtransplantationen	65
5.4.8	Erkrankungen des Urogenitaltraktes	66
5.4.9	Hauterkrankungen	67
5.4.10	Tinnitus	69
5.4.11	Rehabilitation im Alter	69
5.4.12	Mutter-Vater-Kind-Rehabilitation	69
5.4.13	Rehabilitation im Kindesalter	70
5.5	**Zusammenfassung**	71
6	**Naturheilverfahren in der ärztlichen Praxis**	72
6.1	**Der Arzt als Unternehmer**	72
6.1.1	Erfolgskriterien	72
6.2	**Die Praxis: Struktur, Prozess, Ergebnisqualität**	74
6.2.1	Räumliche Struktur	74
6.2.2	Zeitplanung	77
6.2.3	Auswahl der Mitarbeiter	77
6.2.4	Abrechnung	77
6.3	**Therapieverfahren am Beispiel der funktionellen Dyspepsie**	77
6.3.1	Ernährungstherapie	78
6.3.2	Phytotherapie	78
6.3.3	Hydrotherapie	79
6.3.4	Neuraltherapie	80
6.3.5	Ordnungstherapie	80
7	**Evidenzbasierte Medizin und ärztliches Handeln**	82
7.1	**Evidenzstufen**	82
7.2	**Missverständnisse bei Anwendung und Interpretation evidenzbasierter Medizin**	82
7.3	**Berücksichtigung der Versorgungswirklichkeit**	84
8	**Geschichte der Naturheilverfahren**	88
8.1	**Grundlegende Konzepte**	88
8.1.1	Physis	89
8.1.2	Humoralpathologie	89
8.1.3	Diätetik	89
8.2	**Verfahren**	90
8.2.1	Hydrotherapie (Wasserheilkunde)	90
8.2.2	Die Heilkräfte von Licht, Luft und Erde	94
8.2.3	Ernährung und Vegetarismus	95
8.3	**Anfänge der Naturheilbewegung**	97
8.3.1	Naturheilvereine und der „Deutsche Bund"	97
8.3.2	Das Prießnitz-Krankenhaus	98
8.4	**Ärztliche Naturheilkunde und biologische Medizin**	98
8.5	**Weitere Entwicklung der Naturheilbewegung**	99
8.5.1	Weimarer Republik und Nationalsozialismus	99
8.5.2	Bundesrepublik Deutschland	101

Teil 2/1 – Klassische Verfahren .. 105

9	**Anamnese, Diagnostik und Labor**	106
9.1	**Patienten, Ärzte, Beschwerdebilder**	106
9.2	**Anamnese**	106
9.2.1	Der erste Kontakt, Gesprächsführung, Hypothesenbildung	106
9.2.2	Wichtige Bestandteile	107
9.2.3	Dokumentation	108
9.2.4	Narrative Medizin und Hermeneutik	108
9.3	**Diagnostik**	108
9.3.1	Diagnosestellung durch das Gespräch	108
9.3.2	Wahrnehmbare Körperzeichen	108
9.3.3	Somatotope Projektionen	110
9.3.4	Typenlehre	111
9.3.5	Manuelle Techniken	111
9.3.6	Wahrnehmen oder Messen physikalischer Phänomene	112
9.3.7	Untersuchung von Körperflüssigkeiten und Ausscheidungen	113
9.4	**Labordiagnostik im Rahmen individueller Gesundheitsleistungen (IgeL)**	114
10	**Ordnungstherapie**	116
10.1	**Definition**	116
10.2	**Basisinformationen**	116
10.2.1	Geschichte	116
10.2.2	Mind-Body Medicine	119
10.2.3	Wirksamkeitsnachweis	120
10.2.4	Abrechnung	120
10.3	**Moderne integrative Ordnungstherapie: das Essener Modell**	120
10.3.1	Grundlagen	121
10.3.2	Durchführung	124
10.3.3	Weitere therapeutische Kriterien	128
11	**Biologische Rhythmen und chronobiologische Therapie**	131
11.1	**Definition**	131
11.2	**Basisinformation**	131
11.2.1	Geschichte	131
11.2.2	Terminologie	131
11.2.3	Einteilung biologischer Rhythmen	131
11.2.4	Anatomische und molekularbiologische Grundlagen	134
11.2.5	Bedeutsame physiologische Rhythmen	135
11.3	**Chronopathologie**	137
11.3.1	Kardiovaskuläre Erkrankungen	138
11.3.2	Schlafstörungen	138
11.3.3	Depression	138
11.3.4	Tumoren	138
11.3.5	Weitere Erkrankungen, Beschwerden, Unfälle	139
11.4	**Therapeutische Anwendung**	139
11.4.1	Chronotherapie	139

11.4.2	Zeitordnende Therapie	141		12.3.29	Hopfen (Humulus lupulus L.)	160
11.4.3	Chronohygiene	143		12.3.30	Ingwer (Zingiber officinalis ROSCOE)	160

12 Phytotherapie ... 145

12.1	**Definitionen**	145
12.2	**Basisinformation**	145
12.2.1	Historische Entwicklung	145
12.2.2	Qualität pflanzlicher Arzneimittel	146
12.2.3	Pharmakologische Wirkungen und Wirksamkeitsnachweis	147
12.2.4	Verordnungsschema	147
12.2.5	Indikationen	148
12.2.6	Unerwünschte Wirkungen/Interaktionen	148
12.2.7	Kontraindikationen	148
12.2.8	Kombinationsmöglichkeiten	148
12.2.9	Abrechnung	148
12.3	**Heilpflanzen von A–Z**	**149**
12.3.1	Alexandriner Sennespflanze (Cassia senna L.)	149
12.3.2	Ananas (Ananas comosus L. Merr.)	149
12.3.3	Anis (Pimpinella anisum L.)	149
12.3.4	Arnika (Arnica montana L. bzw. A. chamissonis ssp. foliosa)	150
12.3.5	Artischocke (Cynara scolymus L.)	150
12.3.6	Bärentraube (Arctostaphylos uva-ursi L. Sprengel)	150
12.3.7	Baldrian (Valeriana officinalis L.)	151
12.3.8	Beinwell (Symphytum officinale L.)	151
12.3.9	Birke (Betula pendula ROTH, Betula pubescens ERHART)	152
12.3.10	Blutwurz, Tormentillwurz (Potentilla erecta L.)	152
12.3.11	Bockshornklee, griechischer (Trigonella foenum-graecum L.)	152
12.3.12	Brennnessel (Urtica dioica L., Urtica urens L.)	153
12.3.13	Cayennepfeffer (Capsicum frutescens L. s. l.)	153
12.3.14	Efeu (Hedera helix L.)	154
12.3.15	Eibisch, echter (Althaea officinalis L.)	154
12.3.16	Eiche (Quercus robur L. u. a.)	154
12.3.17	Engelwurz, echte (Angelica archangelica L.)	155
12.3.18	Enzian, gelber (Gentiana lutea L.)	155
12.3.19	Eukalyptusbaum, Gewöhnlicher Fieberbaum (v. a. Eucalyptus globulus LA BILLARDIÈRE)	155
12.3.20	Faulbaum (Rhamnus frangula L.)	155
12.3.21	Fenchel (Foeniculum vulgare MILLER)	156
12.3.22	Fichte, gemeine, und Tannenarten (Pica abies L. Karsten und andere)	156
12.3.23	Flohkraut (Plantago psyllium L. syn. Plantago afra L., Plantago indica L.) und Wegerich, indischer (Plantago ovata FORSSKAL syn. Plantago isphagula ROXBURGH)	157
12.3.24	Gelbwurz (Curcuma longa L., syn. Curcuma domestica VALETON)	157
12.3.25	Ginkgobaum (Ginkgo biloba L.)	158
12.3.26	Ginseng (Panax ginseng C. A. MEYER)	158
12.3.27	Goldrute (Solidago virgaurea L.)	159
12.3.28	Heidelbeere (Vaccinium myrtillus L.)	159
12.3.31	Isländisches Moos (Cetraria islandica L. ACHARIUS)	160
12.3.32	Johannisbeere, schwarze (Ribes nigrum L.)	160
12.3.33	Johanniskraut, echtes (Hypericum perforatum L.)	161
12.3.34	Kap-Aloe (Aloe barbadensis MILLER, Aloe capensis MILLER)	162
12.3.35	Kamille (Matricaria recutita L. RAUSCHERT)	162
12.3.36	Kiefer-Arten (v. a. Pinus palustris MILLER)	163
12.3.37	Knoblauch (Allium sativum L.)	163
12.3.38	Kümmel (Carum carvi L.)	163
12.3.39	Kürbis, gewöhnlicher (Cucurbita pepo L.)	164
12.3.40	Lavendel (Lavandula angustifolia MILLER)	164
12.3.41	Lein (Linum usitatissimum L.)	164
12.3.42	Löwenzahn (Taraxacum officinale G. H. WEBER ex WIGGERS s. l.)	165
12.3.43	Mädesüß (Filipendula ulmaria L. MAXIMOWICZ)	165
12.3.44	Mäusedorn (Ruscus aculeatus L.)	165
12.3.45	Malve, wilde (Malva sylvestris L.)	166
12.3.46	Mariendistel (Silybum marianum L. GAERTNER)	166
12.3.47	Matebaum (Ilex paraguariensis DE SAINT-HILAIRE)	166
12.3.48	Melisse, Zitronenmelisse (Melissa officinalis L.)	167
12.3.49	Mistel (Viscum album L.)	167
12.3.50	Mönchspfeffer, Keuschlamm (Vitex agnus-castus L.)	167
12.3.51	Myrrhenstrauch (Commiphora molmol ENGLER)	168
12.3.52	Nachtkerze, gewöhnliche (Oenothera biennis L.)	168
12.3.53	Nachtschatten, bittersüßer (Solanum dulcamara L.)	168
12.3.54	Passionsblume (Passiflora incarnata L)	168
12.3.55	Pestwurz, gewöhnliche (Petasites hybridus L.)	169
12.3.56	Pfefferminze, echte (Mentha piperita L.) (Kulturform)	169
12.3.57	Primel (Primula veris L., Primula elatior L. HILL.)	170
12.3.58	Rhabarber (Rheum palmatum L.)	170
12.3.59	Rizinus (Ricinus communis L.)	171
12.3.60	Ringelblume (Calendula officinalis L.)	171
12.3.61	Rosmarin (Rosmarinus officinalis L.)	171
12.3.62	Rosskastanie (Aesculus hippocastanum L.)	172
12.3.63	Sägepalme (Serenoa replus BARTRAM SMALL)	172
12.3.64	Salbei, dalmatinischer (Salvia officinalis L.)	172
12.3.65	Schlüsselblume (Primula veris L., Primula elatior L.)	173
12.3.66	Schöllkraut (Chelidonium majus L.)	173
12.3.67	Senf, weißer (Sinapis alba L.)	173
12.3.68	Sonnenhut, purpurroter (Echinacea purpurea L. MOENCH); Kegelblume, blassfarbene (Echinacea pallida NUTTAL)	173
12.3.69	Spitzwegerich (Plantago lanceolata L.)	174
12.3.70	Süßholz (Glycyrrhiza glabra L.)	174

12.3.71	Taigawurzel (Eleutherococcus senticosus RUPRECHT et MAXIMOVICH)	174
12.3.72	Tausendgüldenkraut, echtes (Centaurium erythraea Rafn)	175
12.3.73	Teebaum (Melaleuca alternifolia CHEEL)	175
12.3.74	Teufelskralle (Harpagophytum procumbens DE CANDOLLE)	175
12.3.75	Thymian (Thymus vulgaris L., Thymus zygis L.)	175
12.3.76	Traubensilberkerze (Cimicifuga racemosa L. NUTTAL)	176
12.3.77	Trockenhefe, lebende (Saccharomyces boulardii)	176
12.3.78	Umckaloabowurzel, afrikanische (Pelargonium sidoides DE CANDOLLE)	177
12.3.79	Uzara (Xysmalobium undulatum L. R. BROWN)	177
12.3.80	Wacholder (Juniperus communis L.)	177
12.3.81	Weide (Salix purpurea L., Salix daphnoides Villars und andere Weidenarten)	178
12.3.82	Weihrauch, Salai-Baum, indischer (Boswellia serrata ROXB. ex COLEBR.)	178
12.3.83	Weißdorn (u. a. Crataegus laevigata (POIRET) DE CANDOLLE)]	178
12.3.84	Wermut (Artemisia absinthium L.)	178
12.3.85	Zaubernuss, virginische (Hamamelis virginiana L.)	179
13	**Hydrotherapie**	**181**
13.1	**Definition**	**181**
13.2	**Basisinformation**	**181**
13.2.1	Geschichte	181
13.2.2	Wirkungen	182
13.2.3	Therapie	184
13.2.4	Methoden der Abhärtung	186
13.2.5	Indikationen und Kontraindikationen	187
13.2.6	Kombinationsmöglichkeiten	187
13.2.7	Abrechnung	188
13.3	**Waschungen**	**188**
13.3.1	Kalte Oberkörperwaschung	188
13.3.2	Kalte Unterkörperwaschung	188
13.3.3	Kalte Ganzwaschung	189
13.3.4	Kalte Leibwaschung	189
13.3.5	Kalte Serienwaschung	189
13.4	**Güsse**	**189**
13.4.1	Kalter Knieguss oder Unterschenkelguss	190
13.4.2	Wechselwarmer Knieguss	190
13.4.3	Kalter Schenkelguss	191
13.4.4	Wechselwarmer Schenkelguss	191
13.4.5	Kalter Armguss	191
13.4.6	Wechselwarmer Armguss	192
13.4.7	Kalter Armguss mit Brustguss	192
13.4.8	Heißer bzw. ansteigender Lumbalguss	192
13.4.9	Heißer Nackenguss	192
13.4.10	Kalter Gesichtsguss	193
13.4.11	Kalter Vollguss	193
13.4.12	Blitzguss	194

13.5	**Wickel**	**194**
13.5.1	Kalter wärmeerzeugender Wickel	195
13.5.2	Kalter wärmeentziehender Wickel	196
13.5.3	Warme Wickel	196
13.5.4	Nasse Strümpfe („Nasse Socken")	196
13.5.5	Kalter Lendenwickel	196
13.5.6	Heißer Brustwickel	197
13.5.7	Kalter Brustwickel	197
13.5.8	Kalter Halswickel	198
13.6	**Packungen, Auflagen und Kompressen**	**198**
13.6.1	Heublumensack	198
13.6.2	Kalte Herzkompresse	198
13.6.3	Kalte Leibauflage	199
13.6.4	Heiße Leibauflage	199
13.6.5	Heiße Rolle	199
13.7	**Wassertreten**	**200**
13.8	**Bürstungen**	**200**
13.8.1	Trockenbürstungen	200
13.8.2	Bürsten- und Schöpfbäder	201
13.9	**Teil- und Vollbäder**	**201**
13.9.1	Vorbemerkung	201
13.9.2	Kaltes Armbad	202
13.9.3	Temperaturansteigendes Armbad	202
13.9.4	Wechselwarmes Armbad	203
13.9.5	Kaltes Fußbad	203
13.9.6	Temperaturansteigendes Fußbad („Ansteigendes Fußbad")	203
13.9.7	Warmes Fußbad	204
13.9.8	Wechselwarmes Fußbad	204
13.9.9	Warmes Sitzbad	204
13.9.10	Temperaturansteigendes Sitzbad (Ansteigendes Sitzbad)	204
13.9.11	Warmes Dreiviertelbad	205
13.9.12	Warmes Vollbad	205
13.9.13	Überwärmungsbad	205
13.10	**Dämpfe**	**206**
13.10.1	Kopfdampfbad	206
13.10.2	Dampfstrahl (Dampfdusche)	206
14	**Sauna, Dampfbad und weitere Verfahren zur Ganzkörperhyperthermie**	**209**
14.1	**Definitionen**	**209**
14.2	**Basisinformation**	**209**
14.2.1	Geschichte	209
14.2.2	Formen der Hyperthermie	210
14.2.3	Physikalische Grundlagen	211
14.2.4	Physiologische Wirkungen und Wirksamkeitsnachweis	212
14.2.5	Abrechnung	215
14.3	**Sauna und Dampfbad**	**215**
14.3.1	Grundlagen	215
14.3.2	Durchführung	216
14.3.3	Weitere wichtige Hinweise	217
14.4	**Peloidbäder**	**218**
14.4.1	Grundlagen	218

14.4.2	Durchführung	218
14.4.3	Weitere wichtige Hinweise	219
14.5	**Überwärmungsbäder**	**219**
14.5.1	Grundlagen	219
14.5.2	Durchführung	219
14.5.3	Weitere wichtige Hinweise	219
14.6	**Intrarot-Ganzkörperhyperthermie**	**219**
14.6.1	Grundlagen	219
14.6.2	Durchführung	220
14.6.3	Weitere wichtige Hinweise	220
15	**Massagetherapie**	**223**
15.1	Definition	223
15.2	Basisinformation	223
15.2.1	Geschichte	223
15.2.2	Wirkungen	224
15.2.3	Diagnostik und Therapie	224
15.2.4	Verordnung	225
15.2.5	Indikationen und Kontraindikationen	225
15.2.6	Unerwünschte Wirkungen	225
15.2.7	Kombinationsmöglichkeiten	226
15.2.8	Abrechnung	226
15.3	Klassische Massage	226
15.3.1	Grundlagen	226
15.3.2	Durchführung	227
15.3.3	Weitere wichtige Kriterien	227
15.4	Periostbehandlung (Pb)	228
15.4.1	Grundlagen	228
15.4.2	Durchführung	229
15.4.3	Weitere wichtige Kriterien	230
15.5	Kolonbehandlung	232
15.5.1	Grundlagen	232
15.5.2	Durchführung	232
15.5.3	Weitere wichtige Kriterien	233
15.6	Bindegewebsmassage (BGM; nach Dicke)	234
15.6.1	Grundlagen	234
15.6.2	Durchführung	234
15.6.3	Weitere wichtige Kriterien	235
15.7	Unterwasserdruckstrahlmassage (UWM)	235
15.7.1	Grundlagen	235
15.7.2	Durchführung	236
15.7.3	Weitere wichtige Kriterien	236
15.8	Manuelle Lymphdrainage (MLD)	238
15.8.1	Grundlagen	238
15.8.2	Durchführung	238
15.8.3	Weitere wichtige Kriterien	239
15.9	Weitere Massageverfahren	240
15.9.1	Segmentmassage	240
15.9.2	Fußreflexzonenmassage (nach Fitzgerald)	240
15.9.3	Bürstenmassage	240
15.9.4	Heilmassage (nach Hamann)	241
15.9.5	Chinesische Tuina-Massage	241
15.9.6	Chinesische Akupressur und japanisches Shiatsu	241
15.9.7	Sportmassage	242
15.9.8	Gesundheitsmassage	242
15.9.9	Saugglockenmassage [39]	242
15.9.10	Akupunktmassage (nach Penzel)	242
16	**Bewegungstherapie**	**245**
16.1	Definition	245
16.2	Basisinformation	245
16.2.1	Geschichte	245
16.2.2	Formen der Bewegungstherapie	246
16.2.3	Wirkungen	247
16.2.4	Abrechnung	250
16.3	Durchführung	250
16.4	Weitere wichtige Kriterien	252
16.5	Trainingskriterien bei spezifischen Krankheitsbildern	254
16.5.1	Chronische Herzerkrankung	254
16.5.2	Frührehabilitation bei Herzinfarkt	255
16.5.3	Diabetes mellitus	256
16.5.4	Arthritis	257
16.5.5	Übergewicht	257
16.5.6	Periphere Arteriosklerose	258
16.5.7	Onkologische Erkrankungen	259
16.5.8	Depression	259
16.5.9	Morbus Bechterew (Spondylitis ankylosans)	260
17	**Manuelle Medizin**	**262**
17.1	Definition	262
17.2	Basisinformation	262
17.2.1	Geschichte	262
17.2.2	Terminologie	264
17.2.3	Diagnostische und therapeutische Parameter	266
17.2.4	Wirkungen	268
17.2.5	Wirksamkeitsnachweis	270
17.2.6	Abrechnung	271
17.3	Diagnostik	272
17.3.1	Anamnese	272
17.3.2	Manualmedizinische Untersuchung	272
17.4	Therapie	273
17.4.1	Techniken	273
17.4.2	Weitere wichtige Kriterien	274
17.5	Fort- und Weiterbildung	287
18	**Ernährungstherapie**	**288**
18.1	Definition	288
18.2	Basisinformation	288
18.2.1	Geschichte	288
18.2.2	Grundkomponenten	289
18.2.3	Wirkungen	291
18.2.4	Wirksamkeitsnachweis	292
18.2.5	Diagnostik	292
18.2.6	Indikationen	292
18.2.7	Abrechnung	292
18.3	Wichtige Energieträger	293
18.3.1	Kohlenhydrate	293

18.3.2	Fette	296
18.3.3	Proteine	301
18.4	**Ernährungsformen**	**304**
18.4.1	Mediterrane Ernährung	304
18.4.2	Vollwert-Ernährung	306
18.4.3	Weitere naturheilkundliche Kostformen	309
18.5	**Therapiekonzepte bei spezifischen Erkrankungen**	**312**
18.5.1	Adipositas und metabolisches Syndrom	312
18.5.2	Diabetes mellitus	314
18.5.3	Fettstoffwechselstörung	315
18.5.4	Hypertonie	316
18.5.5	Nahrungsmittelallergien und Nahrungsmittelintoleranzen	317
18.5.6	Rheumatische Erkrankungen	318
18.5.7	Wissenschaftliche Informationen	321
19	**Fastentherapie**	**322**
19.1	**Definition**	**322**
19.2	**Basisinformation**	**322**
19.2.1	Geschichte	322
19.2.2	Physiologische Wirkungen und Wirkmechanismen	324
19.2.3	Phasen des Fastens und Fastenangebote	328
19.2.4	Verordnung	329
19.2.5	Indikationen und Kontraindikationen	329
19.2.6	Nebenwirkungen	329
19.2.7	Risiken und Abbruchkriterien	330
19.2.8	Kombinationsmöglichkeiten	331
19.3	**Heilfasten nach Buchinger**	**331**
19.3.1	Grundlagen	331
19.3.2	Durchführung	331
19.3.3	Weitere wichtige Kriterien	334
19.4	**Tee- oder Wasserfasten**	**334**
19.4.1	Grundlagen	334
19.4.2	Durchführung	334
19.5	**Molkefasten**	**334**
19.5.1	Grundlagen	334
19.5.2	Durchführung	334
19.5.3	Weitere wichtige Kriterien	335
19.6	**Saftfasten**	**335**
19.6.1	Grundlagen	335
19.6.2	Durchführung	335
19.6.3	Weitere wichtige Kriterien	335
19.7	**Weitere verwandte Methoden**	**336**
19.7.1	Intensivdiätetik nach F. X. Mayr	336
19.7.2	Schroth-Kur	337
20	**Diagnostik und Therapie nach F. X. Mayr**	**341**
20.1	**Definition**	**341**
20.2	**Basisinformation**	**341**
20.2.1	Geschichte	341
20.2.2	Pathogenetisches Konzept	341
20.2.3	Verdauungstrakt und Bewegungsapparat	342
20.2.4	Tonuslehre	344
20.2.5	Wirkungen	344
20.2.6	Abrechnung	345
20.3	**Diagnostik**	**345**
20.3.1	Körperhaltungen	346
20.3.2	Bauchformen	347
20.3.3	Tonus des Magen-Darm-Traktes	348
20.3.4	Défense musculaire	348
20.3.5	Körpermaße	349
20.3.6	Humoraldiagnostische Zeichen	350
20.4	**Therapie**	**351**
20.4.1	Anwendung der Heilprinzipien	351
20.4.2	Manuelle Bauchbehandlung	353
20.4.3	Weitere wichtige Kriterien	353
20.5	**Hinweise zur Ausbildung**	**356**
21	**Atem- und Entspannungstherapie**	**357**
21.1	**Definition**	**357**
21.1.1	Wichtige Begriffe	357
21.1.2	Bezüge	358
21.2	**Basisinformation**	**358**
21.2.1	Geschichte	358
21.2.2	Wirkungen	359
21.2.3	Arbeitsweisen und Lernziele	362
21.2.4	Methodik	364
21.2.5	Verordnung	364
21.2.6	Indikationen	365
21.2.7	Kontraindikationen	365
21.2.8	Kombinationsmöglichkeiten	365
21.2.9	Abrechnung	365
21.3	**Hypnose und Hypnosetherapie**	**365**
21.3.1	Grundlagen	365
21.3.2	Durchführung	366
21.4	**Autogenes Training**	**366**
21.4.1	Grundlagen	366
21.4.2	Durchführung	366
21.5	**Progressive Muskelrelaxation (PMR)**	**366**
21.5.1	Grundlagen	366
21.5.2	Durchführung	367
21.6	**Funktionelle Entspannung**	**367**
21.6.1	Grundlagen	367
21.6.2	Durchführung	367
21.7	**Meditation**	**368**
21.7.1	Grundlagen	368
21.7.2	Durchführung	368
22	**Klimatherapie**	**372**
22.1	**Definition**	**372**
22.2	**Basisinformation**	**372**
22.2.1	Wirkfaktoren und physiologische Wirkungen	372
22.2.2	Bioklimatische Zonen	374
22.2.3	Abrechnung	379
22.3	**Klimaexpositionsverfahren**	**379**
22.3.1	Klimatische Terrainkur	379
22.3.2	Frischluft-Liegetherapie	380
22.3.3	Heliotherapie	380

22.3.4	Seebad	381
22.4	Spezifischer Einsatz der bioklimatischen Zonen	381
22.4.1	Klimatherapie im Mittelgebirge	381
22.4.2	Klimatherapie im Hochgebirge	381
22.4.3	Seeklimatherapie	383
23	**Heliotherapie**	**388**
23.1	Definition	388
23.2	Basisinformation	388
23.2.1	Geschichte	388
23.2.2	Physikalische und biologische Grundlagen	388
23.2.3	Wirkungen	390
23.2.4	Abrechnung	395
23.3	Durchführung	395
23.3.1	Natürliche Sonnen-/UV-Strahlung	395
23.3.2	Künstliche UV-Bestrahlung	396
23.4	Weitere wichtige Kriterien	398
24	**Ultraschall- und Elektrotherapie**	**404**
24.1	Ultraschalltherapie	404
24.1.1	Definition	404
24.1.2	Basisinformation	404
24.1.3	Durchführung	406
24.1.4	Weitere wichtige Kriterien	406
24.2	Elektrotherapie	407
24.2.1	Definition	407
24.2.2	Basisinformation	408
24.2.3	Galvanisation	409
24.2.4	Niederfrequenztherapie	411
24.2.5	Mittelfrequenztherapie	415
24.2.6	Hochfrequenztherapie	416

Teil 2/2 – Erweiterte Verfahren 419

25	**Akupunktur**	**420**
25.1	Definition	420
25.2	Basisinformation	420
25.2.1	Geschichte	420
25.2.2	Konzept	422
25.2.3	Wirkungen	423
25.2.4	Abrechnung	426
25.3	Therapie	426
25.3.1	Grundlagen	426
25.3.2	Durchführung	426
25.4	Weitere wichtige Kriterien	428
26	**Neuraltherapie**	**432**
26.1	Definition	432
26.2	Basisinformation	432
26.2.1	Geschichte	432
26.2.2	Moderne Physik und Kybernetik	433
26.2.3	Anatomische Parameter und funktionelle Aspekte	433
26.2.4	Wirkmechanismus	437
26.2.5	Wirksamkeitsnachweis	439
26.3	Diagnostik	439
26.3.1	Vorgehen	439
26.3.2	Reaktionsweisen bei probatorischer Behandlung	442
26.4	Therapie	442
26.4.1	Grundlagen	442
26.4.2	Durchführung	444
26.4.3	Weitere wichtige Kriterien	445
27	**Ausleitende Verfahren**	**449**
27.1	Definition	449
27.2	Basisinformation	449
27.2.1	Geschichte	449
27.2.2	Humoralpathologische Kriterien	449
27.2.3	Wirkungen	450
27.2.4	Wirksamkeitsnachweis	450
27.2.5	Durchführung	450
27.2.6	Verordnung	450
27.2.7	Indikationen und Kontraindikationen	450
27.2.8	Kombinationsmöglichkeiten	450
27.2.9	Abrechnung	450
27.3	Aderlass	450
27.3.1	Grundlagen	450
27.3.2	Durchführung	451
27.3.3	Weitere wichtige Kriterien	452
27.4	Schröpftherapie	452
27.4.1	Grundlagen	452
27.4.2	Durchführung	453
27.4.3	Weitere wichtige Kriterien	454
27.5	Kantharidenpflaster	455
27.5.1	Grundlagen	455
27.5.2	Durchführung	456
27.5.3	Weitere wichtige Kriterien	456
27.6	Baunscheidt-Verfahren	457
27.6.1	Grundlagen	457
27.6.2	Durchführung	457
27.6.3	Weitere wichtige Kriterien	458
27.7	Blutegeltherapie	458
27.7.1	Grundlagen	458
27.7.2	Durchführung	460
27.7.3	Weitere wichtige Kriterien	462
28	**Eigenbluttherapie, Sauerstoff- und Ozontherapie**	**468**
28.1	Eigenbluttherapie	468
28.1.1	Definition	468
28.1.2	Basisinformation	468
28.1.3	Behandlung mit nativem Eigenblut	470
28.1.4	Modifizierte Verfahren	472
28.2	Ozon-Sauerstoff-Therapien	477
28.2.1	Definition	477
28.2.2	Basisinformation	477
28.2.3	Reine Sauerstofftherapien	479
28.2.4	Ozon-Sauerstoff-Therapie	480

29	Mikrobiologische Therapie	485
29.1	Definition	485
29.2	Basisinformation	485
29.2.1	Geschichte	485
29.2.2	Medizinisch genutzte Probiotika	486
29.2.3	Physiologische Schleimhautfloren	486
29.2.4	Mukosa-Immunsystem (MIS)	487
29.2.5	Darmflora und Mastzellaktivität	488
29.2.6	Untersuchung der Leitkeimflora	488
29.2.7	Abrechnung	489
29.3	Bakterien der Protektivflora	489
29.3.1	Milchsäurebakterien	489
29.4	Bakterien der Immunflora	490
29.4.1	Enterococcus faecalis	490
29.4.2	Escherichia coli	491
29.5	Autovakzine	492
29.5.1	Escherichia-coli-Autovakzine	493
29.5.2	Autovakzine mit pathogenen Keimen	495
29.6	Anwendungen nach dem Arbeitskreis für Mikrobiologische Therapie (AMT)	496
29.7	Hinweise zu Handelspräparaten	497
30	Segment- und Reflexzonenbehandlung	499
30.1	Definition	499
30.2	Basisinformation	499
30.2.1	Geschichte	499
30.2.2	Wichtige Determinanten	499
30.2.3	Methodenwahl	500
30.2.4	Verwandte Entitäten	500
30.2.5	Physiologische Wirkungen	501
30.2.6	Indikationen	502
30.2.7	Abrechnung	502
30.3	Hydro- und thermotherapeutische Verfahren	502
30.3.1	Gusstechniken und Teilbäder	503
30.3.2	Auflagen, Wickel, Packungen und Pflaster	504
30.4	Klassische und komplementäre Massageverfahren	506
30.4.1	Bindegewebs-, Segment- und Periostmassage	506
30.4.2	Manuelle Massagetechniken	508
30.4.3	Kolonmassage	508
30.4.4	Fußreflexzonenmassage	509
30.4.5	Triggerpunktmassage	510
30.4.6	Tuina	510
30.4.7	Akupunktmassage	511
30.5	Weitere Verfahren	511
30.5.1	Ausleitende Verfahren	511
30.5.2	Akupunktur und Moxibustion	512
30.5.3	Therapeutische Lokalanästhesie, Neuraltherapie	513
30.5.4	Nasale Reflextherapie	514

Teil 3 – Anwendung ... 517

31	Symptomatik, Befund (Ursache), Therapieprinzip	518
31.1	Einführende Hinweise	518
31.2	Naturheilkundliche Anamnese	518
31.2.1	Grundlagen	518
31.2.2	Durchführung	522
31.3	Vegetative Anamnese	523
31.3.1	Grundlagen	523
31.3.2	Durchführung	523
31.4	Organ- und symptombezogene Anamneseerhebung: Hinweise zur Therapie	524
31.4.1	Kopfschmerzen und Migräne	524
31.4.2	Tinnitus	524
31.4.3	Augen	524
31.4.4	Hyperthyreose	524
31.4.5	Herz-Kreislauf-Erkrankungen	525
31.4.6	Essenzielle arterielle Hypertonie	525
31.4.7	Hypotonie	525
31.4.8	Ödeme	525
31.4.9	Herzrhythmusstörungen	525
31.4.10	Husten und ständiges Räuspern	525
31.4.11	Chronische Sinusitis	526
31.4.12	Störungen im Gastrointestinaltrakt	526
31.4.13	Nierenerkrankungen	527
31.4.14	Blaseninfekte	527
31.4.15	Rückenschmerzen	527
31.4.16	Strukturveränderungen des Bindegewebes	528
31.4.17	Schlafstörungen	528
31.4.18	Schwitzen	529
31.4.19	Fieber	529
31.4.20	Chronobiologische Aspekte	529
31.4.21	Haut	529
31.4.22	Pruritus	530
31.4.23	Zähne	530
31.4.24	Umweltfaktoren	530
31.4.25	Ernährungsanamnese	531
31.4.26	Psychische Symptome: Depression, Angststörung	531
32	Kardiologische und angiologische Erkrankungen	533
32.1	Einführende Hinweise	533
32.1.1	Allgemeine Entwicklungen	533
32.1.2	Bedeutung der Naturheilverfahren	534
32.2	Arteriosklerose	535
32.3	Koronare Herzkrankheit (KHK)	536
32.4	Arterielle Hypertonie	544
32.5	Periphere arterielle Verschlusskrankheit (pAVK)	548
32.6	Herzinsuffizienz	550
32.7	Chronisch venöse Insuffizienz (CVI)	552

33	**Gastroenterologische Erkrankungen**	556	35.4.2	Hyperemesis gravidarum	613
33.1	Einführende Hinweise	556	35.4.3	Kreuzschmerzen	613
33.2	Schleimhauterkrankungen von Mund und Rachen	557	35.5	**Geburtshilfe**	613
33.3	Erkrankungen der Speiseröhre	558	35.6	**Wochenbett**	614
33.3.1	Refluxösophagitis	558	35.6.1	Milchbildung	614
33.4	Erkrankungen des Magens und des Duodenums	560	35.6.2	Hypogalaktie	614
			35.6.3	Schmerzhafter Milcheinschuss, Milchstau, beginnende Mastitis	614
33.4.1	Hyperazide Gastritis	560	35.6.4	Wundheilungsstörungen nach Dammriss oder Episiotomie	615
33.4.2	Atrophische Gastritis	562			
33.4.3	Störungen der Motilität	563	35.6.5	Rückbildung	615
33.4.4	Somatoforme Schmerzstörungen	563	35.7	**Spezifika der Familienplanung**	615
33.4.5	Übelkeit	564	35.7.1	Natürliche Familienplanung (NFP)	615
33.5	Erkrankungen der Leber	564	35.7.2	Unerfüllter Kinderwunsch	616
33.6	Erkrankungen der Gallenwege	567			
33.7	Erkrankungen des Pankreas	568	36	**Hauterkrankungen**	619
33.7.1	Akute Pankreatitis	568	36.1	Einführende Hinweise	619
33.7.2	Chronische oder chronisch rezidivierende Pankreatitis	569	36.2	**Entzündliche Hauterkrankungen**	619
			36.2.1	Atopisches Ekzem	619
33.8	Reizdarmsyndrom (RDS)	570	36.2.2	Allergisches und toxisches Kontaktekzem	622
33.9	Akute Gastroenteritis	572	36.2.3	Weitere Ekzemformen	623
33.10	Colitis ulcerosa (CU), Morbus Crohn (MC)	573	36.2.4	Psoriasis vulgaris	623
33.10.1	Akuter Schub	574	36.2.5	Lichen ruber planus (Knötchenflechte), Prurigo	625
33.10.2	Remission	575	36.2.6	Urtikaria	625
33.11	Hämorrhoiden	575	36.3	**Erregerbedingte Hauterkrankungen**	627
			36.3.1	Bakterielle Hauterkrankungen	627
34	**Pulmonale Erkrankungen**	578	36.3.2	Virale Hauterkrankungen	628
34.1	Einführende Hinweise	578	36.3.3	Hauterkrankungen durch Pilze	629
34.2	Infektanfälligkeit	579	36.3.4	Parasitäre Hauterkrankungen (Epizoonosen)	630
34.3	Erkältungskrankheit	581	36.4	**Erkrankungen der Schleimhäute**	631
34.4	Sinubronchiales Syndrom	582	36.5	**Erkrankungen der Schweißdrüsen**	631
34.5	Hyperreagibles Bronchialsystem	583	36.5.1	Hyperhidrose	631
34.6	Chronisch obstruktive Lungenerkrankung	583	36.6	**Erkrankungen der Talgdrüsen**	632
34.7	Lungenemphysem	587	36.6.1	Acne vulgaris	632
34.8	Asthma bronchiale	589	36.6.2	Rosazea	633
34.9	Pneumonie	592	36.7	**Neues Rezeptur-Formularium: erprobte Rezepturen**	633
34.10	Pleuritis	593			
34.11	Bronchialkarzinom	594			
34.12	Tuberkulose	596	37	**Pädiatrische Erkrankungen**	636
34.13	HIV-Erkrankung	597	37.1	Einführende Hinweise	636
34.14	Nikotinentwöhnung	599	37.1.1	Prävention	636
			37.1.2	Grenzen der Naturheilverfahren	636
35	**Gynäkologische Erkrankungen und Beschwerden**	602	37.2	**Pflege des kranken Kindes**	637
			37.2.1	Ernährung	637
35.1	Einführende Hinweise	602	37.2.2	Fiebersenkende Maßnahmen	637
35.2	**Gynäkologische Erkrankungen**	603	37.3	**Altersspezifische Erkrankungen des Säuglings**	637
35.2.1	Dysmenorrhöe	603			
35.2.2	Endometriose	604	37.3.1	Stillprobleme und Gedeihstörungen	637
35.2.3	Hypermenorrhöe	605	37.3.2	Meteorismus, Dreimonatskoliken	638
35.2.4	Zyklusstörungen	605	37.4	**Altersspezifische Erkrankungen des Kleinkindes**	639
35.2.5	Prämenstruelles Syndrom	605			
35.3	**Klimakterische Beschwerden**	606	37.4.1	Das infektanfällige Kind	639
35.4	**Erkrankungen und Beschwerden während der Schwangerschaft**	610	37.4.2	Erkrankungen des Bewegungsapparates, Haltungsschwäche	640
35.4.1	Allgemeine Beschwerden	610	37.4.3	Juvenile idiopathische Arthritis (JIA)	640

37.5	Altersspezifische Erkrankungen des Jugendlichen	643
37.5.1	Morbus Scheuermann („Adoleszentenkyphose")	643
37.5.2	Acne vulgaris	643
37.5.3	Hypertonus	643
37.5.4	Hypoton-orthostatische Regulationsstörung	644
37.6	Altersunabhängige Krankheitsbilder	644
37.6.1	Konjunktivitis, Rhinitis, Infektion der oberen Luftwege	644
37.6.2	Grippaler Infekt, Common Cold	645
37.6.3	Otitis media	646
37.6.4	Sinusitis, Sinubronchitis	646
37.6.5	Angina tonsillaris	646
37.6.6	Stenosierende Laryngitis	647
37.6.7	Infektion der tiefen Luftwege, Bronchitis	647
37.6.8	Bronchopneumonie, Pneumonie	647
37.6.9	Obstruktive Atemwegserkrankungen, Asthma bronchiale	648
37.6.10	Atopisches Ekzem	649
37.6.11	Nahrungsmittelallergie	651
37.6.12	Gastroenteritis	651
37.6.13	Obstipation, Enkopresis	651
37.6.14	Adipositas, Übergewicht	652
37.7	Diabetes	653
37.8	Harnwegsinfektionen	654
37.9	Kopfschmerzen	654
37.10	Aufmerksamkeitsdefizitsyndrom (ADS), Aufmerksamkeitsdefizit- und Hyperaktivitätssyndrom (ADHS), Konzentrationsschwäche, Verhaltensauffälligkeiten, Unruhezustände	655
37.11	Prellungen, Zerrungen, Verstauchungen, Myogelosen, Insektenstiche	656
38	Onkologische Erkrankungen	659
38.1	Definition	659
38.2	Einführende Hinweise	659
38.2.1	Geschichte	659
38.2.2	Prävention	660
38.3	Verfahren	661
38.3.1	Ernährungstherapie	661
38.3.2	Bewegungstherapie	663
38.3.3	Psychoonkologie	663
38.3.4	Hyperthermie	664
38.3.5	Thymustherapie	667
38.3.6	Misteltherapie	668
38.3.7	Enzymtherapie	670
38.4	Spezielle pflegerische Maßnahmen in der palliativen Therapie	670
38.4.1	Externa	670
38.4.2	Tees	671
39	Urologische Erkrankungen	673
39.1	Funktionelle Beschwerden	673
39.1.1	Enuresis nocturna (nächtliche kindliche Inkontinenz)	673
39.1.2	Reizblase, Frequency-Urgency-Syndrom	674
39.1.3	Chronisches Schmerzsyndrom des Beckens (Prostatopathie syn. Prostatodynie, chron. abakterielle Prostatitis, chron. Beckenschmerz-Syndrom)	675
39.2	Unspezifische Harnwegsinfektionen	676
39.3	Benignes Prostatasyndrom (BPS)	679
39.4	Urolithiasis	680
39.5	Erektile Dysfunktion	682
40	Geriatrische Erkrankungen und Beschwerden	685
40.1	Einführende Hinweise	685
40.1.1	Prävention	686
40.1.2	Therapie	686
40.2	Kardiologische und angiologische Erkrankungen	691
40.2.1	Herz-Kreislauf-Erkrankungen	691
40.2.2	Venöse Erkrankungen	692
40.2.3	Obstruktive arterielle Erkrankungen	692
40.2.4	Arterielle Hypertonie	693
40.3	Pneumonie	693
40.4	Störungen des Stoffwechselsystems	693
40.4.1	Malnutrition bei Maldigestion	693
40.4.2	Diabetes mellitus	695
40.4.3	Appetitlosigkeit durch Schwäche oder leichte Depression	695
40.4.4	Einschränkung der Nierenfunktion	695
40.5	Erkrankungen der Haut	696
40.5.1	Exsikkationsekzematid (Austrocknungsekzem)	696
40.5.2	Stauungsekzem	696
40.5.3	Atopisches Ekzem	696
40.5.4	Herpes zoster	697
40.5.5	Pilz- oder bakterielle Erkrankungen der Haut	697
40.6	Erkrankungen des Bewegungsapparates	697
40.6.1	Koxarthrose	697
40.6.2	Gonarthrose	697
40.6.3	Chronische Polyarthritis (Rheumatoide Arthritis)	697
40.6.4	Osteoporose	698
40.7	Erkrankungen des Nervensystems	698
40.7.1	Periphere Neuralgien	698
40.7.2	Degenerative Nervenerkrankungen	698
40.8	Schmerztherapie	699
40.8.1	Grundlegende Hinweise	699
40.8.2	Angina pectoris	700
40.8.3	Asthma cardiale	700
40.8.4	Arthrotische Schmerzen	700
40.8.5	Neuralgien	700
40.8.6	Abdominelle Schmerzen	700
40.8.7	Schlaflosigkeit	701
41	Psychosomatische Erkrankungen	703
41.1	Einführende Hinweise	703

41.1.1	Prävention	703
41.1.2	Therapie	704
41.2	Depression	706
41.3	Schlafstörungen	709
41.4	Angststörungen	713
41.5	Drogenabhängigkeit und Esssucht	714
42	**Hals-Nasen-Ohren-Erkrankungen**	**717**
42.1	Einführende Hinweise	717
42.2	Atemwegsinfekte	717
42.3	Allergische Rhinitis	722
42.4	Hörsturz, Tinnitus, Schwindel	723
42.5	Psychosomatische Begleiterscheinungen bei Tinnitus, Hyperakusis, Phonophobie	724
43	**Schmerztherapie (Schmerzen des Bewegungsapparats, Schmerzerkrankungen)**	**726**
43.1	Einführende Hinweise	726
43.1.1	Therapieansatz und Module	726
43.1.2	Adaptation	727
43.1.3	Diagnostische Marker	727
43.1.4	Vegetative Verschaltungen	727
43.1.5	Konstitutionelle Aspekte	727
43.1.6	Chronobiologie	728
43.1.7	Salutogenese und Prävention	728
43.2	Schmerzen des Bewegungsapparates	728
43.2.1	Akuter Rückenschmerz	728
43.2.2	Akute radikuläre Schmerzen	731
43.2.3	Chronische Lumbago	731
43.2.4	Syndrom der Halswirbelsäule (HWS-Syndrom)	733
43.2.5	Osteoarthrose	735
43.2.6	Osteoporose	737
43.2.7	Schulter-Arm-Syndrom	738
43.2.8	Akute Epikondylitis	738
43.2.9	Chronische Epikondylitis	738
43.2.10	Rheumatoide Arthritis	738
43.2.11	Arthritis urica (Gicht)	740
43.3	Myofasziale Schmerzsyndrome	740
43.3.1	Fibromyalgiesyndrom	740
43.3.2	Schmerzen von Triggerpunkten	743
43.4	Weitere häufige Schmerzsyndrome	744
43.4.1	Migräne	744
43.4.2	Spannungskopfschmerzen	746
43.4.3	Akuter Herpes zoster	747
43.4.4	Postzosterische Neuralgie	747
43.4.5	Gastrointestinale Schmerzsyndrome	748
43.4.6	Urologische Schmerzsyndrome	748

Teil 4 – Ausgewählte komplementärmedizinische Richtungen ... 753

44	**Anthroposophische Medizin**	**754**
44.1	Definition	754
44.2	Grundlagen	754
44.2.1	Geschichte	754
44.2.2	Konzeption	755
44.3	Anwendung	756
44.3.1	Anthroposophische Arzneimittel	756
44.3.2	Heileurythmie	756
44.3.3	Kunsttherapie	756
44.3.4	Sprachgestaltung	757
44.3.5	Rhythmische Massage	757
44.3.6	Musiktherapie	757
44.4	Beleglage	757
44.4.1	Mistelextrakt	757
44.4.2	Sprachtherapie	757
45	**Homöopathie**	**759**
45.1	Definition	759
45.2	Grundlagen	759
45.2.1	Geschichte	759
45.2.2	Konzeption	760
45.3	Anwendung	761
45.3.1	Vorgehen	761
45.3.2	Indikationen und Grenzen	762
45.4	Beleglage	762
46	**Osteopathie**	**767**
46.1	Definition	767
46.2	Grundlagen	767
46.2.1	Geschichte	767
46.2.2	Konzeption	767
46.3	Anwendung	768
46.3.1	Diagnostik	768
46.3.2	Therapie	768
46.3.3	Indikationen	770
46.4	Beleglage	771
47	**Traditionelle Chinesische Medizin**	**773**
47.1	Definition	773
47.2	Grundlagen	773
47.2.1	Geschichte	773
47.2.2	Konzeption	773
47.3	Anwendung	775
47.3.1	Diagnostik	775
47.3.2	Therapie	776
47.4	Beleglage	777
48	**Ayurveda**	**779**
48.1	Definition	779
48.2	Grundlagen	779

48.2.1	Geschichte	779
48.2.2	Konzeption	779
48.3	**Anwendung**	780
48.3.1	Diagnostik	780
48.3.2	Therapie	780
48.4	**Beleglage**	782
49	**Bioenergetische Medizin**	**784**
49.1	**Definition (Energy Medicine)**	784
49.2	**Grundlagen**	784
49.2.1	Prinzipien	784
49.2.2	Konzeption	784
49.3	**Anwendung**	785
49.3.1	Wichtige Aspekte	785
49.3.2	Gängige Messverfahren	785
49.4	**Beleglage**	786
50	**Orthomolekularmedizin**	**788**
50.1	**Definition**	788
50.2	**Grundlagen**	788
50.2.1	Geschichte	788
50.2.2	Konzeption	788
50.3	**Anwendung**	789
50.4	**Beleglage**	789
51	**Weitere Verfahren**	**792**
51.1	Aromatherapie	792
51.2	Atlaslogie	792
51.3	Bach-Blüten-Therapie	792
51.4	Biochemie nach Dr. Schüßler	793
51.5	Bioresonanz-Therapie	793
51.6	Elektroakupunktur nach Voll	793
51.7	Enzymtherapie	793
51.8	Homotoxikologie	794
51.9	Kinesiologie	794
51.10	Oligotherapie	794
51.11	Organotherapie	794
51.12	Reiki	794
51.13	Rolfing (Strukturelle Integration)	794
51.14	Shiatsu	794
51.15	Spagyrik	795
51.16	Thermoregulationsdiagnostik	795
51.17	Tibetische Medizin	795

Teil 5 – Anhang ... 797

Viten ... 798

Abbildungsnachweis ... 807

Sachverzeichnis ... 813

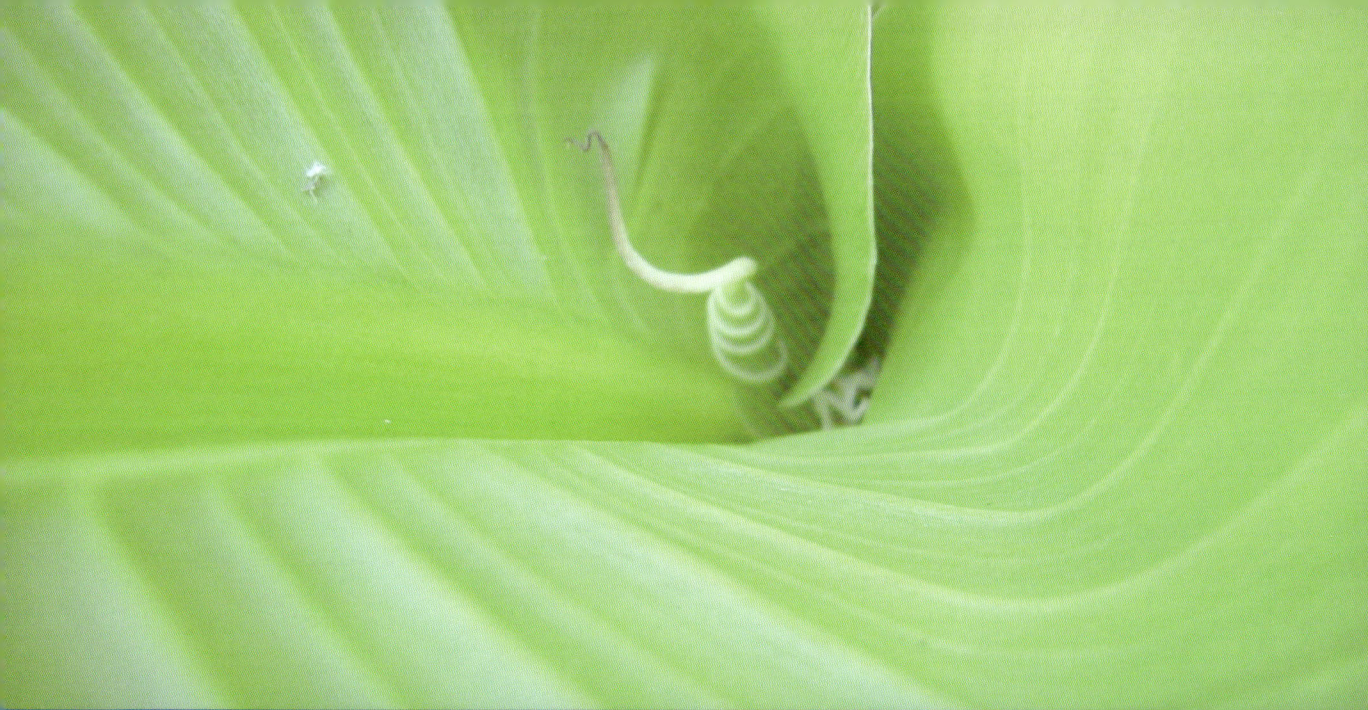

Teil 1 – Grundlagen

1 Der besondere Therapieansatz der Naturheilverfahren 2

2 Rahmenbedingungen naturheilkundlicher Aus-, Fort- und Weiterbildung ... 13

3 Prävention und Gesundheitsförderung 22

4 Stationäre Therapie mit Naturheilverfahren.......................... 42

5 Naturheilverfahren in der ambulanten und stationären Rehabilitation 52

6 Naturheilverfahren in der ärztlichen Praxis 72

7 Evidenzbasierte Medizin und ärztliches Handeln 82

8 Geschichte der Naturheilverfahren 88

1 – Der besondere Therapieansatz der Naturheilverfahren

Malte Bühring, Rainer Stange

1.1	Begriffsbestimmungen: Versuch einer Systematik	2
1.2	Das physiotherapeutische Wirkprinzip	4
1.3	Spezifische Parameter	8
1.4	Fachkunde versus Heilkunde	10
1.5	Ausblick auf die zukünftige Forschung	10

Für den Begriff „Naturheilkunde" existiert keine einheitliche Definition. Einzelne Elemente, die unter diesem Begriff subsumiert werden, sind Objekt sehr differenzierter wissenschaftlicher Ansprüche und/oder persönlicher Interessen. Zugrunde liegende Ideen, theoretische Konzepte und ethische Bewertungen werden auch von Vertretern des Faches sehr unterschiedlich postuliert.

Grundsätzlich lässt sich Naturheilkunde als die **Lehre von den Naturheilmitteln und den Naturheilverfahren** definieren. Dieses Konzept schließt die klinischen Wirkungen und begründbaren Indikationen natürlicher und naturgemäßer Therapie ein. Wichtige Voraussetzungen hierfür sind eine ausreichende und fortgesetzt betriebene wissenschaftliche Grundlagenforschung und, darauf aufbauend, die klinische Überprüfung der einzelnen Methoden bei den verschiedenen Indikationen.

Häufig beanspruchen Naturheilmittel und Naturheilverfahren eine Wirkung aufgrund eines besonderen therapeutischen Prinzips. Sie führen dann nicht zu einer unmittelbaren, „künstlichen", d.h. einer künstlich herbeigeführten Heilung, z.B. durch einen chirurgischen Eingriff, sondern stellen Bedingungen her und regen Prozesse an, aufgrund derer eine Gesundung des Organismus aus sich selbst heraus möglich wird. Dies führt zum oft zitierten Konzept der „Selbstheilung" (s.u.), aber auch zu einem oft generell für diese Verfahren beanspruchten Wirkmechanismus.

Wie jedes wissenschaftliche Teilgebiet der Medizin hat die Naturheilkunde ihre besonderen historischen, geisteswissenschaftlichen und ideologischen Grundlagen. Sie entwickelt und kultiviert bisweilen eigene Bilder und Vorstellungen vom Menschen und seinen Erkrankungen und beansprucht dementsprechend bisweilen auch eigene, naturheilkundlich erweiterte anthropologische und nosologische Vorstellungen.

Dabei steht die Naturheilkunde in enger Verbindung zu Medizingeschichte und Ethnomedizin, d.h. zur Medizin anderer, auch schon vergangener Kulturen. Gleichzeitig verfolgt sie die Entwicklung der naturwissenschaftlich begründeten Medizin, welche ihre Vorstellungen in Teilen bestätigen und neu begründen können, möglicherweise aber auch falsifizieren und kritisches Nachdenken fordern.

1.1 Begriffsbestimmungen: Versuch einer Systematik

Die Konzeption einer modernen Terminologie der Naturheilkunde wird dem bayerischen Arzt Dr. Lorenz Gleich (1798–1865) zugeschrieben. Gleich und seine Zeitgenossen begannen die lange anhaltende Auseinandersetzung der Naturheilärzte mit der universitären Medizin ihrer damaligen Zeit. Die Begriffe „Naturheilverfahren", „Naturheilkunde" und „Naturarzt" wurden durch ihn erstmals definiert (▶ **Kap. 8** Geschichte der Naturheilverfahren). Im „Naturinstinkt" sieht Gleich das natürliche Gefühl des Menschen für natürliche Heilung und gesundes Verhalten, „Naturdiätetik" ist für ihn eine gesunde Lebensführung, die diesem Naturinstinkt folgt. „Naturheilverfahren" und „Naturheilkunst" beinhalten die Behandlung mit natürlichen, von der Natur vorgegebenen Mitteln und Methoden.

1.1.1 Naturheilmittel

In dieser Terminologie sind Naturheilmittel Teile der natürlichen Umwelt, die zur Pflege, zur Förderung und zur Wiederherstellung von Gesundheit eingesetzt werden. Hierzu zählen die Heilpflanzen, wichtige Anteile unserer Nahrung, Heilwässer, natürliche Mineralien und weitere ortsgebundene Heilmittel. Naturheilmittel sind aber auch natürliche Zustände und physikalische Bedingungen in der Natur, so Wärme und Kälte, klimatische Faktoren, Bewegung und mechanische Kraftwirkungen. Häufig werden diese unter der Bezeichnung **genuine Naturfaktoren** zusammengefasst.

Zu Naturheilmitteln im erweiterten Sinne zählen auch pharmazeutische Aufbereitungen von Heilpflanzen und spezielle Zubereitungen einzelner Nahrungsmittel, ferner auch einseitige, auf bestimmte Zielvorstellungen ausgerichtete und als solche bereits nicht mehr ganz natürliche Diäten sowie therapeutisches Fasten. Weiterhin entstehen Naturheilmittel durch die physikalische Aufbereitung von Peloiden, z. B. von Torf, und die künstliche Zubereitung von Bädern, etwa durch Auflösen von Kohlensäuregas oder Badesalzen in Wasser.

Auch mit der künstlichen Erzeugung von Wärme und Kälte, ultravioletter Strahlung und verschiedener elektrischer Ströme entstehen allgemein anerkannte Naturheilmittel. Dies gilt auch für eine nicht mehr ganz natürliche Bewegung in der Krankengymnastik und für Massagen sowie für weitere Verfahren, die natürliche Mittel nutzen, um körpereigene Vorgänge zu regulieren, z. B. die mikrobiologische Therapie.

1.1.2 Naturheilverfahren

Sie entsprechen dem sachgerechten Umgang mit den beschriebenen Mitteln und Faktoren der Natur und werden überwiegend auf natürliche Weise als Externa, durch Inhalation und Ingestion sowie als perorale Gabe von Pharmaka an oder in den Organismus gebracht. Aber auch intravenöse oder andere Injektionsformen, die Inhalation von Naturheilmitteln, die Spülung von Körperhöhlen, die körpertiefe Applikation von Wärme mit besonderen Verfahren der Elektrotherapie oder auch die Verwendung unphysiologisch hoher Dosen oder Reizintensitäten einzelner Mittel gelten noch als Naturheilverfahren. Allgemeine, aus der Naturheilkunde abgeleitete Regeln zu einer gesunden und harmonischen Lebensführung sind Thema einer nicht an der „Natur" entwickelten **Ordnungstherapie**.

Schließlich zählen noch verschiedene Methoden einer psychischen Einflussnahme, welche die ausschließlich verbale Kommunikation überschreiten, zu den Naturheilverfahren. Von großer Bedeutung ist neuerdings die körperorientierte Psychotherapie.

> **Merke:** Fast alle Naturheilverfahren haben nicht nur körperliche, sondern auch seelische Wirkungen auf den Patienten.

Die in ▶ Tab. 1.1 dargestellten, wichtigsten Mittel und Verfahren der Naturheilkunde werden häufig den „Fünf Säulen" des nach Sebastian Kneipp (1821–1897; ▶ Abb. 1.1) benannten Behandlungssystems aus Hydro-, Bewegungs-, Phyto-, Ernährungs- und Ordnungstherapie zugeordnet (▶ Kap. 8 Geschichte der Naturheilverfah-

▶ **Tab. 1.1** Die „klassischen" Naturheilverfahren.

Verfahren	Methode
Hydrotherapie	Behandlung mit warmem und kaltem Wasser: Waschungen, Bäder, Güsse, Dämpfe, Auflagen, Wickel
Thermotherapie	Die Behandlungen erfolgen • mit Wärme bis hin zur systemischen Überwärmung, • mittels Fieber oder • mit Kälte bis zur Ganzkörperkryotherapie.
Balneotherapie	Anwendung ortsgebundener natürlicher Heilquellen, von Peloiden und Heilgasen
Klimatherapie	befristeter Aufenthalt in Schon- oder Reizklimata, in definierten Höhen und am Meer (Thalassotherapie)
Elektrotherapie	apparative Methoden mit verschiedenen Spannungs-(Impuls-)Formen und Frequenzbereichen, einschließlich Ultraschall
Bewegungstherapie	passive und aktive Krankengymnastik, körperliche Aktivität, Sporttherapie, Massage, manuelle Medizin
Phytotherapie	Verwendung von Heilpflanzen auf der Basis tradierter Indikationen und Zubereitungen, Teetherapie, Phytotherapie mit pharmazeutisch hergestellten Präparaten
Ernährungstherapie	optimale Versorgung mit gesundheitsrelevanten Inhaltsstoffen, „umstimmende" Ernährung, therapeutisches Fasten
Ordnungstherapie	ärztliches Gespräch, verbale Psychotherapie und körperorientierte Psychotherapie, Entspannungsverfahren, künstlerische Therapie

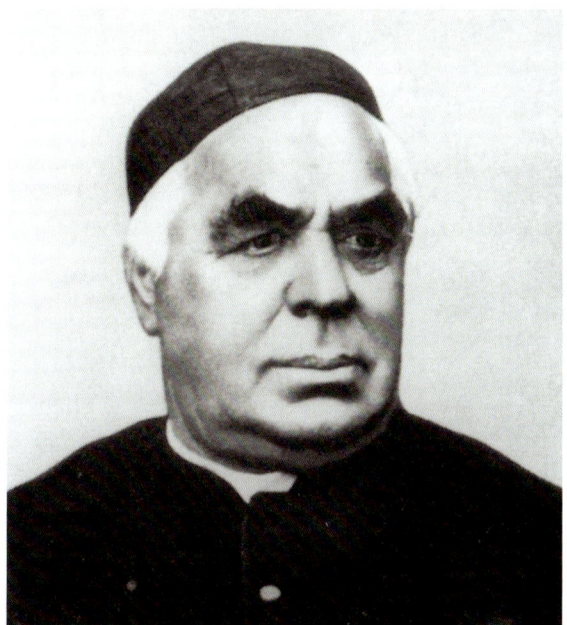

▶ **Abb. 1.1** Sebastian Kneipp

1 Der besondere Therapieansatz der Naturheilverfahren

ren). Sie werden auch als **„klassische Naturheilverfahren"** bezeichnet, um sie von zahlreichen anderen Behandlungsmethoden deutlich abzugrenzen.

Der Begriff „klassisch" bezeichnet in diesem Zusammenhang insbesondere die lange Tradition dieser therapeutischen Angebote, ihre Überprüfbarkeit mit wissenschaftlichen Methoden sowie ihre Anerkennung durch die konventionelle Medizin. Darüber hinaus stellen sie einfache, in der Regel dem medizinischen Laien gut verständliche Behandlungskonzepte mit der Möglichkeit eines selbstständigen, Eigeninitiative und Achtsamkeit fördernden Umgangs. Nur wenige Techniken sind notwendig, und es werden keine komplizierten Erklärungsmodelle für die Wirksamkeit strapaziert.

Ein Teil der Behandlungsmöglichkeiten hat sich insbesondere in der Rehabilitationsmedizin durchgesetzt und wird hier von den Kostenträgern übernommen (▶ Kap. 5 Naturheilverfahren in der Rehabilitation). Darüber hinaus stellen sie den Schwerpunkt der Arbeit in den vollstationären („akutmedizinischen") Verfahren dar (▶ Kap. 4 Stationäre Therapie mit Naturheilverfahren). In der ambulanten Medizin werden sie dagegen wegen der zunehmend unzureichenden Vergütung immer seltener eingesetzt und oft durch komplementär- oder alternativmedizinische Verfahren im Rahmen der individuellen Gesundheitsleistungen (IGeL) verdrängt.

1.2 Das physiotherapeutische Wirkprinzip

1.2.1 Konzepte

Ein wichtiger Gesichtspunkt zur Definition von Naturheilverfahren leitet sich aus ihrem häufig beanspruchten Wirkprinzip ab. Dieses besteht weniger darin, einen Patienten mit naturnahen statt mit künstlichen Heilmitteln zu behandeln, als vielmehr in dem Versuch, die Natur (griech. physis) des Menschen selbst günstig zu beeinflussen. Dies ist die ursprüngliche Bedeutung des früher gebrauchten Begriffs „Physiatrie". Seit Mitte des 20. Jahrhunderts spricht man eher von „Physiotherapie". Dieser Begriff wurde über eine bestimmte Zeit meist auf „Krankengymnastik" verkürzt, ist heute aber wieder in der alten Bedeutung im allgemeinen Sprachgebrauch geläufig.

In seiner vielfältigen Interpretation stehen in einer langen Folge die „vis medicatrix naturae" der alten griechischen bzw. römischen Ärzteschulen, der „inwendige Arzt" des Paracelsus, das Konzept der Selbstheilungskraft in der romantischen Medizin, aber auch der deutschsprachigen Naturheilkunde ab Mitte des 19. Jahrhunderts (▶ Kap. 8 Geschichte der Naturheilverfahren). Die Angelsachsen sprechen von „Wisdom of the Body", die Franzosen von der „Force Vitale". Schon aus der Römerzeit stammt der Begriff einer „ärztlichen Kraft der Natur" [6, 9].

Auch die heute so populäre Traditionelle Chinesische Medizin (TCM) verfügt mit ihrem Begriff des „Qi", der sehr verkürzt mit „Lebenskraft" übersetzt wird, über ein grundlegendes Konzept von Selbstorganisation und letztlich Überlebensfähigkeit des Organismus. Dies gilt auch für andere ethnomedizinische Systeme. *Meyers Konversations-Lexikon* von 1877 definiert Naturheilkunde als „ein Heilsystem, welches die Behandlung sämtlicher Krankheiten allein durch Unterstützung der den Naturheilprozessen zugrunde liegenden sogenannten Naturheilkraft für möglich vernunftgemäß hält." [5]

Heute setzt sich wieder der Begriff **„Selbstheilungskräfte"** durch, den auch die konventionelle Medizin bis zu einem gewissen Grad anerkennt, indem sie darauf hinweist, dass viele gesundheitliche Störungen und leichte Krankheiten „selbstlimitierend" oder „spontan remittierend" seien. Darüber hinaus werden etwa Stammzellen als Träger der Selbstheilungskraft angesehen. Der wesentliche Unterschied zur Naturheilkunde besteht vermutlich darin, dass die konventionelle Medizin diese Entwicklung allenfalls beobachtet, sich jedoch in jedem Fall von Komplikation, absehbarem Organschaden und Chronifizierung zum Einschreiten aufgefordert sieht, während die Naturheilkunde von vornherein die Selbstheilungskräfte fördern, trainieren, ihnen Raum und Anerkennung geben und Hindernisse beseitigen möchte.

Diese Naturheilkraft ist zunächst ein abstraktes Prinzip, eine Fähigkeit des Organismus, auf biologisch ungünstige Belastungen adäquat zu reagieren und sich regelmäßigen Herausforderungen, die in der Lebensgeschichte, aber auch regional stark variieren können, sinnvoll anzupassen. Damit wäre sie Ausdruck von optimalen Regelsystemen für körperliche, seelische und leibseelische Zusammenhänge. In der Physiologie wird diese Fähigkeit unter dem Begriff **„Adaptation"** beschrieben. Funktionelle Adaptation führt zu sinnvoller Anpassung belasteter regulativer – meist endokrinologischer, immunologischer und neurovegetativer – Anteile, trophische Adaptation zu der von Substanz und Struktur.

> ✱ **Merke:** Anpassung und Verbesserung der Lebens- oder Selbstheilungskraft des Organismus sind das erklärte Ziel vieler naturgemäßer Behandlungen; sie sind Teil eines wichtigen Erklärungsmodells von Naturheilverfahren und bestimmen prinzipielle Regeln, nach welchen diese eingesetzt werden.

1.2.2 Bestimmende Faktoren

Um das Besondere einer Therapie von Natur noch einmal zu verdeutlichen, wird im Folgenden zunächst das oben bereits genannte physiotherapeutische Wirkprinzip neben den von der konventionellen Medizin als wirksam erkannten Prinzipien betrachtet.

Eliminatio, Substitutio, Directio und Stimulatio

Die konventionelle Medizin wirkt auf den Patienten in der Regel durch ein extern herangebrachtes Agens oder auch durch einen gezielten Eingriff und versucht so, Pathologisches zu bekämpfen. Sie **eliminiert** Krankhaftes, z. B. durch Resektion oder durch Eradikation von Keimen. Sie **substituiert** bzw. **supplementiert** erkannte Mängel an Substanzen oder **dirigiert** mit möglichst spezifisch wirksamen Medikamenten gestörte Funktionen.

Ganz anders wirkt die Behandlung mit therapeutischen Reizen, das **stimulierende Prinzip**. Dieses soll den Organismus anregen, seine ihm eigene und gemäße Gesundheit aus eigener Kraft zurückzugewinnen oder zu verbessern. Dies führt erst auf Umwegen über eine Verarbeitung und eine gesunde Reaktion auf Reize zu einer verbesserten Gesundheit. Hierfür wurde der Begriff **Reiz-Reaktions-Therapie** geprägt.

Die meisten Reize sind eher „unspezifisch" in dem Sinne, dass sie nicht unmittelbar und noch viel weniger ausschließlich nur eine einzige klinische Störung angehen, also z. B. den Blutdruck senken oder die Magensäurereproduktion reduzieren. Sie werden zudem von mehreren, zum Teil sehr unterschiedlichen, insbesondere vegetativ-neuronalen und endokrinologischen Reaktionen gleichzeitig beantwortet. In Abhängigkeit von den individuellen Bedingungen eines Patienten und seinen besonderen Erkrankungen stehen oft sehr unterschiedliche Reaktionen auf denselben Reiz im Vordergrund des klinischen Interesses.

Diese natürlichen Wirkfaktoren fördern durch dosierte Reize bezüglich Ent- oder Belastung die dem Organismus eigenen Fähigkeiten zu Selbstordnung und Selbstheilung. Mithin zielen die Naturheilverfahren auf eine aktive Beteiligung und Nutzung der dem Organismus eigenen Fähigkeiten und Ressourcen zur Regulation und Kompensation, zur Anpassung, zur Regeneration und zur Abwehr pathogener Noxen.

> **Merke:** Alle diese Fähigkeiten werden nicht unmittelbar, sondern erst indirekt, d. h. als Reaktion auf geeignete Reizbelastungen, ausgelöst oder verstärkt: Es handelt sich um eine „Reaktionstherapie" [2].

Zu den Wirkprinzipien einzelner Naturheilverfahren ▶ Tab. 1.2.

Dosierung therapeutischer Reize

Die zwei annähernd diametralen Möglichkeiten, Selbstheilungskräfte anzuregen, bestehen zum einen in der allgemeinen Schonung und generellen Entlastung, also einer **passiven Therapie**, wodurch günstige Bedingungen für Regeneration und Erholung entstehen sollen. Zum anderen können **aktivierende Reize** die natürlichen Vorgänge einer Selbstheilung stimulieren. Häufig werden beide Methoden miteinander kombiniert, z. B. in der ambulanten Badekur oder der Rehabilitation.

Die genannten **Reizarten** müssen optimal dosiert werden. Dies bezieht sich vor allem auf die Intensität eines Reizes und entscheidet ähnlich wie bei einem Medikament mit über das Verhältnis von erwünschten zu unerwünschten Effekten. Für die Gesamtdosis überlagern sich Intensität und Applikationsfrequenz des Einzelreizes nach bisher nicht genau bekannten Gesetzen.

Die erforderlichen **Reizintensitäten** sind z. B. in der Hydrotherapie bislang allenfalls nach empirischen Werten halbquantitativ beschrieben. Um die erwünschten Effekte zu erzielen, muss sie auf Indikation und Konstitution des Patienten abgestimmt sein. So wird ein kräftiger, gut durchbluteter Patient mit intensiveren Kaltreizen,

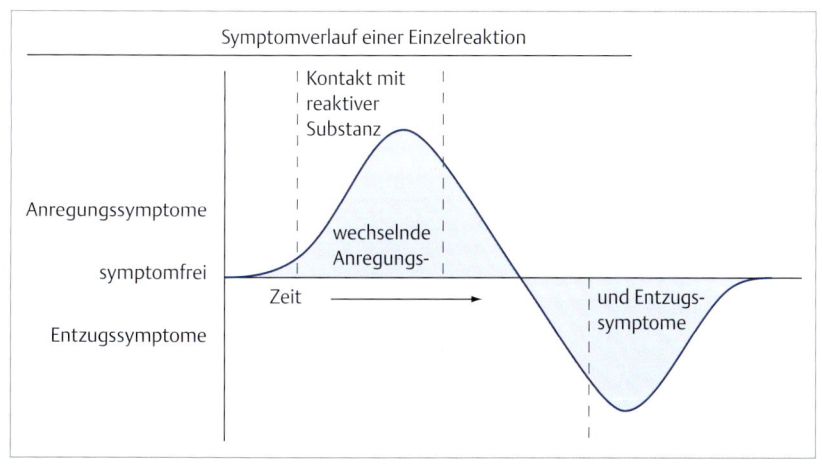

▶ **Abb. 1.2** Symptomverlauf einer Einzelreaktion.

1 Der besondere Therapieansatz der Naturheilverfahren

▶ **Tab. 1.2** Wirkprinzipien einzelner Naturheilverfahren.

Verfahren	Prinzip Substitutio, Eliminatio oder Directio	Prinzip Stimulatio
Wärme, Kälte	Dämpfen entzündlicher Prozesse durch Kälte reflektorische Wirkungen Wärmen bzw. Kühlen von Körperregionen	vegetative Umstimmungen durch Hydrotherapie: „Abhärtung" Anregung entzündlicher Prozesse durch Wärme
Bewegung, Krankengymnastik	Verbrauch von Brennstoffen Detonisierung von Muskulatur	funktionelle und trophische Adaptation (z. B. vegetative Regulation, Muskulatur)
Heliotherapie	Anregung der Vitamin-D-Synthese	Bildung von Immunmediatoren in der Haut
Ernährungstherapie	nutritive Gesichtspunkte Fasten als eliminierendes Prinzip	Frischkost als umstimmendes Prinzip Fasten als vegetativer Reiz spirituelle Aspekte des Fastens
Phytotherapie	klassische Pharmakodynamik	Umstimmungsmittel Adaptogene
Ordnungstherapie	psychische Wirkungen von Naturheilverfahren Katharsis	Anregung und Exazerbation psychischer Problematiken

d. h. mit kälterem Wasser behandelt als ein untergewichtiger oder anämischer Patient.

In der **Klimatherapie** wird der nervöse, leicht erregbare Patient in ein weniger belastendes Klima geschickt, z. B. eher an die Ostsee als an die Nordsee.

In der **Bewegungstherapie** orientiert sich die dort viel leichter quantifizierbare Belastung am Trainingszustand, der näherungsweise z. B. durch die Spiroergometrie angegeben werden kann (▶ **Kap. 16** Bewegungstherapie).

In der **Ernährungstherapie** müssen individuelle Verdauungskräfte berücksichtigt werden, die sich aus konventioneller Sicht meist nur an definierten Unverträglichkeiten bzw. Allergien orientieren. Während viele Menschen ohne Nachteile fast jede Nahrung vertragen, muss man andere schonen, z. B. bei der Belastung mit Frischkost.

Ähnliche Kriterien gelten innerhalb eines Indikationsgebietes bei unterschiedlichen Akuitäten:
- Die **akute Bronchitis bei COPD** wird eher mit Wärme behandelt, während der Patient nach Abklingen der Bronchitis mit Kaltreizen abgehärtet werden soll (▶ **Kap. 34** Pneumonale Erkrankungen).
- Bei **akut dekompensierter Herzinsuffizienz** ist zunächst Schonung angezeigt, bei ersten Zeichen der Rekompensation wird eine abgestufte körperliche Belastung begonnen, die in ein dauerhaftes Training mündet.
- **Akut entzündete Gelenke** werden ruhig gestellt und nur passiv unter leichter Traktion vorsichtig durchbewegt. In der Remissionsphase z. B. einer chronisch entzündlichen Gelenkerkrankung ist der Nutzen einer den trophischen Schäden angepassten Bewegungstherapie gut belegt.

- In der Therapie der **Tuberkulose** wurden vor Einführung der Chemotherapien viele Erfahrungen mit Heliotherapie gewonnen. Der eher schleichende und lange Zeit wenig symptomatische Befall von Knochen und Gelenken konnte durch Bestrahlungen mit ultraviolettem Licht günstig beeinflusst werden, während Patienten mit ausgedehntem und symptomatischem Lungenbefall eher Nachteile erfuhren. Der heliotherapeutische Reiz ist somit offenbar in Abhängigkeit von der Beeinträchtigung des Gesamtorganismus von definitiv indiziert bis absolut kontraindiziert zu bewerten.

✱ **Merke:** Die Angabe der in bestimmten klinischen Situationen zumutbaren Qualität und Quantität einer Reiztherapie wurde bislang nur bedingt auf wissenschaftlicher Basis versucht. Sie unterliegt weiterhin weitgehend der Erfahrung des Arztes.

Reaktion

Bei der Bewertung der Reaktion auf einen therapeutischen Reiz muss zwischen **Akut-** oder **Immediateffekten** einer einmaligen Behandlung und **Langzeiteffekten** einer seriellen Therapie unterschieden werden. Die erste Antwort des Organismus entspricht dabei nicht immer den mit längeren Behandlungsserien erreichbaren Veränderungen. So können in der Hydrotherapie Patienten mit hohem Blutdruck durch Kaltreize behandelt werden. Allerdings steigt der arterielle Blutdruck nach jeder kalten Waschung, jedem Guss oder Bad zunächst kurzzeitig an (Akuteffekt). Nach einer etwa vierwöchigen Behandlungsserie ist dann der arterielle Mittelwert in der Regel deutlich erniedrigt, d. h. der Langzeiteffekt ist eingetreten (▶ **Kap. 13** Hydrotherapie).

Der einzelne Kaltreiz erscheint hier zunächst kontraindiziert, übt jedoch über die **Adaptation** nach entsprechend häufiger Wiederholung einen positiven Effekt auf das Regelsystem aus. Im noch spekulativen Erklärungsmodell geht man davon aus, dass der Organismus gleichzeitig lernt, aktuelle Irritationen auszugleichen und bereits vorhandene Störungen zu korrigieren.

Zur **Erzielung von Akuteffekten** werden die jeweiligen Behandlungen weitgehend standardisiert durchgeführt, da individuelle Besonderheiten einzelner Patienten hier weniger berücksichtigt werden müssen als bei der langfristigen Behandlung chronisch Kranker. Typische Akuteffekte von Kälte (▶ Abb. 1.3) sowie typische Ziele einer seriellen Behandlung zeigt ▶ Tab. 1.3. Eine einmalige Behandlung kann zur Abkühlung einzelner Körperteile oder des ganzen Organismus führen, etwa wenn bei einem fiebernden Patienten Wadenwickel angelegt werden. Sie kann aber auch die Tonisierung oberflächlicher Venen bei Patienten mit Varizen, eine kurzfristige Blutdrucksteigerung, die Zunahme der Atemtiefe, z.B. zur Pneumonieprophylaxe, oder einen unmittelbaren analgetischen Effekt bewirken.

Typische Langzeiteffekte serieller Hydrotherapie werden dagegen bei der Behandlung von Störungen der vegetativen Steuerung einzelner Organsysteme oder bei dem Versuch einer allgemeinen Abhärtung angestrebt. Die serielle Hydrotherapie hat zudem günstige Wirkungen auf die Psyche.

1.2.3 Kritische Bewertung

Die Vorstellung von einer „Naturheilkraft" wurde im Lauf der Geschichte oft fehlinterpretiert, ideologisiert oder romantisiert und gab so Anlass zur Kritik innerhalb und außerhalb der Naturheilkunde. Angemessen erscheint heute, die Selbstheilungskraft im Rahmen autonomer Regulation und Autopoesie des Organismus zu sehen [4].

Antonovsky hat, hieran anknüpfend, seine Vorstellungen zu einer **Salutogenese (Bedingungen und Ursachen der Gesundheit)** entwickelt (▶ Kap. 43 Schmerztherapie). Er erweitert die Beziehung zwischen Reiz und Individuum um die individuelle Bedeutung und die Möglichkeit der Rückwirkung auf die Umwelt. Seine Vorstellungen bildeten die Grundlage für die Entwicklung des Begriffs **„Gesundheitsförderung"**, der 1986 auf der ersten internationalen Konferenz der WHO zur Gesundheitsförderung in Ottawa folgendermaßen definiert wurde:

„Gesundheitsförderung zielt auf einen Prozess, allen Menschen ein höheres Maß an Selbstbestimmung über ihre Gesundheit zu ermöglichen und sie damit zur Stärkung ihrer Gesundheit zu befähigen." [7, S. 1]

Diese Konzeption kann den Naturheilverfahren zu einer zeitgemäßen Bewertung verhelfen: Die infolge der Änderung des Lebensstils ständig abnehmende Exposition gegenüber physikalischen Umweltreizen, insbesondere Wärme, Kälte, Feuchtigkeit, Sonnenlicht, sowie der Bewegungsmangel in der modernen Zivilisation stellen allein schon wichtige pathogenetische Faktoren dar. Gleichzeitig erfährt der moderne Mensch auch weniger ursprüngliche emotionale Erlebnisse in der Natur. Beides trägt zum Verlust an natürlicher Stimulation bei, die phylogenetisch dauerhaft und regional unterschiedlich ausgeprägt die Physiologie des Menschen und damit seine Gesundheit mitkonstituiert.

Das Konzept der Salutogenese berücksichtigt auch die Bedeutung **seelischer Reize** für die Gesundheit, wovon die Naturheilverfahren profitieren können (▶ Kap. 41 Psychosomatische Erkrankungen). Ein dynamisches Konzept misst Gesundheit an der Fähigkeit, Störungen der Homöostase auf sämtlichen Ebenen aufzufangen und im weiteren Verlauf wieder auszugleichen. Damit finden stimulierende, eine Reaktion auslösende Verfahren nicht nur in der Therapie, sondern auch in der Diagnostik ihren Platz. In einfacher Form sind sie in der Kardiologie, Gastroenterologie und Endokrinologie, z.B. in den verschiedenen Varianten der Ergometrie, Belastungstests mit diversen Kohlenhydraten, TSH-, ACTH-Test, aber auch in der Psychiatrie (Zahlenverbindungstest u.Ä.) schon lange unverzichtbar.

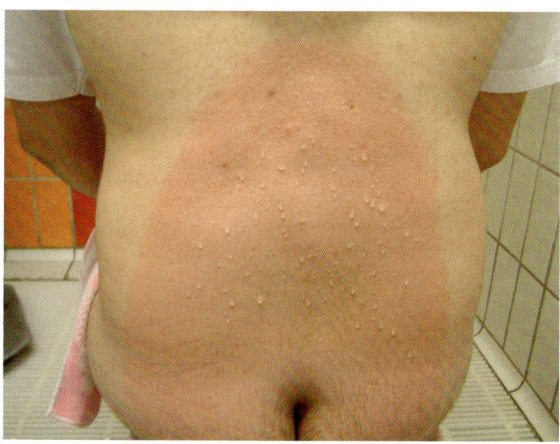

▶ **Abb. 1.3** Es gibt Kurz- und Langzeiteffekte bei einer Behandlung mit Wassergüssen.

▶ **Tab. 1.3** Hydrotherapie: Therapieziele von Akut- und Langzeiteffekten.

Effekte	Therapieziel
Akuteffekte	• Analgesie • Atemstimulation • Auskühlung • Blutdrucksteigerung • Vasokonstriktion
Langzeiteffekte	• „Abhärtung" • Fitness, Wohlbefinden • psychische Wirkungen • vegetative Regelvorgänge (z.B. Kreislauf)

1 Der besondere Therapieansatz der Naturheilverfahren

In der Naturheilkunde wurden Tests insbesondere zur exakten Beschreibung der sehr komplexen Thermoregulation bislang nur mit bescheidenem technischem Aufwand realisiert und auf ihre Aussagefähigkeit überprüft. Bei der sogenannten akralen Wiedererwärmungszeit wird z. B. nach einer definierten Abkühlung eines Fingers die Zeitkonstante für die asymptotisch verlaufende Wiedererlangung der ursprünglichen Hauttemperatur bestimmt, während die Thermoregulationsdiagnostik nach Rost, die mittels eines hochempfindlichen Hauttemperaturfühlers Temperaturdifferenzen an zahlreichen Punkten vor und nach einer sehr milden Abkühlung des Oberkörpers misst, daraus Rückschlüsse auf gestörte Strukturen, auch „Störfelder" im Sinne der Neuraltherapie, zieht (▶ Kap. 26 Neuraltherapie). Eine wissenschaftliche Überprüfung dieser und weiterer Verfahren steckt noch in den Anfängen.

Je reicher ein Reiz im Sinne der Systemtheorie ist, d. h. je mehr Ebenen gleichzeitig angesprochen werden, desto größer kann seine gesundheitsfördernde Wirkung sein. Andererseits verliert das Konzept einer Reiz- und Reaktionstherapie mit weiterer Erforschung der Wirkmechanismen der Naturheilmittel und Naturheilverfahren an Bedeutung zugunsten von Eliminatio, Substitutio und Directio, Letztere z. B. in der Phytotherapie im Sinne rezeptorvermittelter Wirkungen.

Mit Naturheilverfahren wird durch **Schonung, Regularisierung** und **Kräftigung** eine Anregung und möglichst weitgehende Verbesserung endogener Leistungen im Sinne einer Selbstheilung angestrebt. Die „natürliche Therapie" ist also hygiogenetisch ausgerichtet; sie zielt auf diejenigen Fähigkeiten und Potenzen, die Bestand und Gesundheit ermöglichen und auch im kranken Organismus meist noch angesprochen werden können. Dies alles wird begünstigt durch einen weiteren, nur den Naturheilverfahren eigenen Faktor, den „Genusswert". Eine Erklärung für alle derartigen Selbstheilungsvorgänge findet sich in der Auffassung vom menschlichen Organismus als offenes System mit seinem dynamischen Wechselspiel vieler Kräfte [2].

1.3 Spezifische Parameter

1.3.1 Reflektorische Beziehungen

Mehr als in der konventionellen Medizin interessieren in der Naturheilkunde die vielfältigen reflektorischen Beziehungen innerhalb des Organismus. Diese verbinden einzelne Organe und Organsysteme miteinander und mit Haut, Unterhaut, der Knochenhaut und der Muskulatur. Daraus ergeben sich zahlreiche Möglichkeiten für Diagnostik und Therapie. (▶ Kap. 30 Segment- und Reflexzonenbehandlung).

In Haut und Unterhaut entwickeln sich als **reflektorische Antworten** schmerzempfindliche Anschwellungen, sogenannte bindegewebige Zonen, in der Muskulatur kommt es zu schmerzhaften Verspannungen, der Myalgie. Internistische Erkrankungen können Ursache verschiedener Schmerzsyndrome am Bewegungsapparat sein. Ein typisches Beispiel sind unspezifische Rückenschmerzen und das Lendenwirbelsäulensyndrom bei funktionellen Darmerkrankungen oder ein schmerzhaftes Schulter-Arm-Syndrom bei Organerkrankungen im Bereich des Oberkörpers. Umgekehrt können aber auch primär orthopädisch bedingte Störungen auf innere Organe rückwirken.

Die pseudoradikuläre Irritation geht von Schädigungen in den Gelenken und benachbarten Geweben der Wirbelsäule aus. Fehlhaltungen, Gefügestörungen und Muskelverkrampfungen aus der Halswirbelsäule können so Ursache von Kopfschmerzen und Durchblutungsstörungen im Bereich der oberen Extremitäten werden, aus der Brustwirbelsäule führen sie zu vielfältigen und oft eine Angina pectoris imitierenden Brustkorbschmerzen, aus der Lendenwirbelsäule und den Sakroiliakalgelenken zu schmerzhaften Funktionsstörungen der Beckenorgane.

Über die reflektorische Einflussnahme definieren sich verschiedene **Behandlungsansätze**:
- diätetische Programme, insbesondere mit Einschluss von Fastenphasen, bei chronischen Schmerzen
- Bindegewebsmassage bei Dysmenorrhöe oder peripheren Durchblutungsstörungen
- manuelle Therapie bei pseudopektanginösen Beschwerden

Die quer gestreifte Muskulatur kann zusammen mit dem Herzmuskel ein System bilden: Bei einer Abnahme der Sauerstoffkonzentration in der Arbeitsmuskulatur der Arme oder Beine kann durch reflektorische Vermittlung die kardiale Durchblutung abnehmen. Deshalb sollte ein Patient mit Herz-Kreislauf-Erkrankungen regelmäßig auch eine sorgfältig dosierte Gymnastik bzw. entsprechende Bewegungstherapie durchführen, um dieses System zu optimieren.

Die physiotherapeutische Behandlung wird jeweils den konstitutionellen Bedingungen (s. u.) sowie den pathophysiologischen Erfordernissen der einzelnen Krankheitsphasen angepasst. Brauchle stellt dieses Vorgehen des Naturheilverfahrens als **indirekte Symptomauflösung** anstelle der Symptomunterdrückung dar [1].

1.3.2 Konstitution

Der Begriff „Konstitution" umfasst die Gesamtheit der individuellen Faktoren, die mit der Krankheit in ihrem Entstehungsprozess, aber auch in ihrem Therapieprozess interferieren können:
- Körperbau als klassische Form des Konstitutionsbegriffs
- psychische Konstitution
- regulative Konstitution, insbesondere im Atem- und Kreislaufsystem sowie bei der Thermoregulation
- Verdauungskonstitution (▶ Kap. 31 Symptomatik, Befund, Therapieprinzip)

1.3.3 Plausibilität, Kompetenz, Eigenaktivität

Die beschriebenen Überlegungen beziehen sich überwiegend auf die somatische Ebene. Naturheilverfahren beanspruchen darüber hinaus aber auch vielfältige **Wirkungen auf die Psyche, das Befinden, die Motivation und letztlich auf die Persönlichkeit eines Patienten**. In der wissenschaftlichen Auseinandersetzung, insbesondere um Wirksamkeitsnachweise und Wirkmechanismen, haben Vertreter der Naturheilkunde die Einbeziehung solcher Parameter häufig gescheut, da sie die Reduzierung auf Placebowirkungen fürchteten.

Parallel mit der Akzeptanz der psychosomatischen Medizin und ihrer Einbeziehung in Langzeitstrategien für chronisch Erkrankte scheint hier ein Wandel eingetreten zu sein. Subjektive Verbesserungen durch Therapien, gemessen mit der kaum noch überschaubaren Palette von Messinstrumenten für die allgemeine sowie die jeweils **krankheitsbezogene Lebensqualität**, werden für die Bewertung des Therapieerfolgs immer wichtiger und in vielen klinischen Studien miterfasst.

Möglichkeiten einer gleichzeitigen Beeinflussung von Soma und Psyche gelten seit einiger Zeit als besonders interessante Aspekte einer Therapie. Neben psychosomatischer Medizin und Psychologie interessieren sich jetzt auch Pädagogik und Sozialwissenschaften für die Möglichkeiten einer psychischen Beeinflussung, häufig messen sie dieser gegenüber den körperlichen Wirkungen sogar die größere Bedeutung zu. Diese neue Beurteilung gilt insbesondere, nachdem die große Bedeutung seelischer Bedingungen auch für körperliche Erkrankungen erkannt worden ist.

Folgende **Ebenen einer psychischen Einflussnahme** durch Naturheilverfahren sind zu unterscheiden:
1. Unmittelbare seelische Wirkungen einzelner Behandlungen sind meist ohne Weiteres nachvollziehbar und können am Patienten leicht beobachtet werden.
2. Die Naturheilkunde liefert gute Hilfen für die seelische Bewältigung langwieriger oder chronischer gesundheitlicher Belastungen.
3. Sie leistet Beiträge zu einer verbesserten emotionalen und sozialen Kompetenz.
4. Naturheilverfahren bieten Anlass und Möglichkeiten, den heute oft beklagten Verlust der Natur bzw. die Entfremdung von der Natur in einem ersten Schritt wieder auszugleichen.
Ziel ist, mit einem an „Natur" entwickelten Lebensgefühl, Geschmack, Instinkt und ästhetischem Empfinden ein neues Gesundheitsverhalten bzw. eine neue Motivation für eine Kultur der Gesundheit anlegen zu können.

Jedes Mal handelt es sich um Vorgänge, die in einem gewissen Umfang auch selbstständig ablaufen, mit kompetenter psychologischer und pädagogischer Begleitung jedoch erst ihr eigentlich mögliches Niveau erreichen.

Die Naturheilkunde sollte in der Lage sein, ein **besonderes therapeutisches Ambiente** herzustellen und daraus unspezifische Therapieeffekte zu erzielen. Fast regelhaft wird hier eine intensive menschliche Zuwendung erfahren. Aber auch die strukturierte Begegnung in größeren Gruppen, z. B. in den verschiedenen Formen der Bewegungstherapie, bei Entspannungsverfahren oder im Gesundheitstraining erschließt alle positiven Möglichkeiten der gleichzeitigen oder anschließenden Sozialisation und Kommunikation. Viele Patienten fühlen sich von einer naturheilkundlich orientierten Medizin besser verstanden und getragen, da sie diese als „ganzheitlich" empfinden.

Dieses **holistische Moment** der Naturheilkunde wird gegenüber der konventionellen Medizin in der Therapie besonders deutlich. Die **Erlebnisdimensionen** können in ihren möglichen psychischen Auswirkungen spezifiziert werden. Beispielhaft angeführt seien das geborgene und wohlige Erleben eines Bades, das erfrischende, anregende, gleichzeitig aber auch erschreckende Moment kurzfristiger Kälte, das Herausfordernde und Stimulierende körperlicher Aktivität mit der angenehmen Schwere einer anschließenden Erschöpfung, das Entspannende und Lösende gut applizierter Wärme, das Verbindende einer körperlichen Berührung, der gute oder weniger gute Geschmack einzelner Heilpflanzen und Nahrungsmittel und die Ordnung eines geregelten Tagesrhythmus.

Während des Bades, in einem feuchtkühlen, später warmen Wickel oder bei einer Liegekur im Gebirge bestehen günstige Bedingungen für freie Assoziationen zu seelischen Belastungen. Körperliche Aktivität verläuft auch mit einer seelischen Beteiligung, sie kann zu einer Lösung bisher offener, auch psychischer Problematiken anregen. Massage wird zu einem Erlebnis menschlicher Zuwendung, die Struktur eines bestimmten Tagesrhythmus verleiht das Gefühl von Sicherheit und Ordnung. Schon die Gegebenheit einer Therapie vermittelt Gefühle der Hoffnung, psychosomatisch und seelisch kranke Patienten fühlen sich akzeptiert, wenn sie zusätzlich auch eine körperliche Behandlung erfahren, und erfahren das Gefühl einer therapeutischen Geborgenheit.

Compliance ist ein führendes Problem für das Management der heutigen Massenkrankheiten wie Hypertonie, Diabetes mellitus Typ 2, Fettstoffwechselstörungen, chronische Atemwegserkrankungen und auch chronisch schmerzhafte muskuloskeletale Erkrankungen. Inzwischen wurde in Einzelfällen gezeigt, dass die Compliance durch Integration naturheilkundlicher Methoden verbessert werden kann.

1.4
Fachkunde versus Heilkunde

Die überwiegende Mehrheit der klinischen Fächer sowie ihre Subspezialisationen definiert sich über Organe bzw. funktionell oder anatomisch zusammenhängende Organgruppen (z. B. Hals-Nasen-Ohren-Heilkunde oder Gastroenterologie als Teil der Inneren Medizin). Darüber hinaus gibt es Fächer, wie z. B. die Psychosomatik, die sich für bestimmte diagnostische und therapeutische Aspekte eines sehr breiten Erkrankungsspektrums zuständig sehen, oder auch für Erkrankungen bestimmter Altersgruppen, so die Pädiatrie oder die Geriatrie. Diese Fächer markieren klar ihre Grenzen.

Die Naturheilkunde lässt sich nicht ohne Weiteres in dieses Schema einordnen. Sie beansprucht, für alle nicht primär operationspflichtigen Situationen ihren möglichen Beitrag zu überprüfen, versteht sich somit als umfassende Heilkunde im alten Sinn. Damit wird der herkömmliche Fächerkanon gesprengt. Dieser Anspruch mag aus einer Zeit resultieren, in der die gerade aufkeimende Naturheilkunde in einem geradezu rebellischen Verhältnis zur zeitgenössischen, im Vergleich zu heute allerdings bei Weitem noch nicht etablierten „Schulmedizin" stand.

Unabhängig von diesen theoretischen Abgrenzungen und der vielleicht manchmal mangelnden Fähigkeit zur Akzeptanz der Grenzen stimuliert die Erwartungshaltung der Patienten diesen alten Anspruch jedoch immer wieder aufs Neue. Diese suchen oft ein naturheilkundliches Behandlungssystem auf, weil sie
- der konventionellen Medizin grundsätzlich misstrauen,
- mit ihrer bisherigen Behandlung nicht zufrieden sind, diese aber zusätzlich weiterführen möchten,
- nachvollziehbar schlechte Erfahrungen mit der Verträglichkeit konventioneller Pharmaka haben,
- in prognostisch sehr ungünstigen Situationen aus Verzweiflung „Wunder" erwarten (z. B. bei multipler Sklerose, bösartigen Erkrankungen),
- seltene Diagnosen („Orchideenkrankheiten") aufweisen, für die keinerlei Standardtherapie angegeben ist, oder
- in neurotischem Verhalten mit diffusen Störungen und marginalen (meist Labor-) Befunden von Arzt zu Arzt gehen („doctor shopping").

Daraus resultieren **Ansprüche und Behandlungsvorstellungen** seitens der Patienten, die eine hohe Bereitschaft zur Anwendung ungeprüfter Therapien, höhere eigene Finanzierungsanteile und auch therapeutische Experimente beinhalten. Der naturheilkundlich tätige Arzt beansprucht oft, den Patienten endlich ohne weitere Konsiliarbesuche bei Kollegen anderer Fachrichtungen alleinverantwortlich zu verschiedenen Störungen und Befunden („ganzheitlich") zu behandeln, dabei Therapien zu vertreten, die bei Kostenträgern wenig oder gar keine Anerkennung finden, und in einem Fachgebiet zu arbeiten, das z. B. nicht durch ein Korsett von Leitlinien eingeengt ist. Dies mag beiden Beteiligten als „wahre Heilkunde" erscheinen.

Das Selbstverständnis als „Heilkunde" war in der Medizin früher durchgängig anzutreffen, zumindest bis zur Mitte des 19. Jahrhunderts wurde es völlig problemlos in Anspruch genommen. Erst mit dem Eintritt naturwissenschaftlicher Elemente wurde eine Heil-„Kunst" als nicht mehr akzeptabel empfunden, da diese ein hohes Maß an Subjektivität des Arztes zuließ, ja geradezu für ihren Erfolg zu erfordern schien. Lange vor einer Auseinandersetzung mit den aufkommenden Naturheilverfahren, aber auch mit der Homöopathie in der zweiten Hälfte des 19. Jahrhunderts verzichtete die Medizin mehr und mehr auf diesen ihren Anteil, vermutlich weil sie den Anschluss an und die Akzeptanz durch die Naturwissenschaften erhoffte, die sich von akademischen Spielwiesen zur notwendigen Bedingung der Prosperität westlicher Gesellschaften gewandelt hatten.

Von der ärztlichen Kunst verblieben ist allerdings eine zumindest minimale Bereitschaft zur Intuition, zum raschen Assoziieren bisher gemachter ärztlicher Erfahrung. Dabei stellt sich speziell dem naturheilkundlichen Arzt die schwierige Aufgabe, aus diagnostischen Angaben, seiner Einschätzung der Konstitution sowie den Möglichkeiten des Patienten eine ausgewogene Therapiemischung zu entwickeln.

1.5
Ausblick auf die zukünftige Forschung

Immer wieder wurde diskutiert, ob sich Naturheilverfahren bzw. Komplementärmedizin und „Schulmedizin" nach denselben Grundsätzen klinischer Forschung belegen lassen. Dabei wurden insbesondere folgende Argumente ins Feld geführt, die eine eigene Forschungsmethodologie der Naturheilverfahren nahelegen:

- Das Arzt-Patienten-Verhältnis ist intensiver.
- Viele Methoden sind in ihrer konkreten Ausführung an Wissen und Vorerfahrung des Therapeuten gebunden und kaum standardisierbar.
- Manche Einzelmethode entfaltet eine zu schwache Wirkung, um signifikante Differenzen in klinischen Versuchen aufzuweisen.
- In der Regel werden mehrere aus vielen sich anbietenden Verfahren kombiniert, um einen gewünschten Therapieeffekt zu erzeugen.
- Kriterien für diese Auswahl sind nicht dargelegt und beanspruchen eine am Individuum optimierte Individualisierung.

Mit dieser Argumentation wurde insbesondere die randomisierte klinische Studie als der Goldstandard klinischer Forschung für die Naturheilverfahren und Komplementärmedizin immer wieder infrage gestellt. Stattdessen wurden Beobachtungsstudien, sogenannte Outcome-Studien, retrolektive Studien und andere Methoden, wie Kasuistiken bzw. Sammelkasuistiken, favorisiert.

Der wissenschaftliche Streit über diese Punkte bleibt weiterhin offen, zumal in letzter Zeit auch in der konventionellen Medizin Zweifel an der optimalen Beurteilung einer Therapie über randomisierte klinische Studien geäußert wurden. Häufig wird übersehen, dass die Geschichte der randomisierten klinischen Studie in der Pharmakotherapieforschung beginnt und auch die Evidence Based Medicine eines David Sackett ihr vor allem einen Stellenwert bei der Beurteilung von Pharmaka zuerkennt [8]. Valide Ergebnisse aus anderen Designs sind insbesondere dort erforderlich, wo keine Standardtherapien existieren oder auch nur kleine Patientenzahlen oder andere ethische Bedingungen, z.B. in der Kinderheilkunde oder bei demenziellen Patienten, zum Tragen kommen und so große randomisierte Studien verbieten. In der Naturheilkunde kommt zusätzlich ein Problem dadurch hinzu, dass die Patienten sich meist bewusst für diese Therapieformen entscheiden und deshalb nur ungern bereit sind, sich gegen eine Placebo- oder andere Formen der Scheinbehandlung bzw. eine Standardtherapie randomisieren zu lassen [3].

Trotz dieser Schwierigkeiten wird oft übersehen, dass die Weltliteratur mittlerweile mehrere tausend randomisierte klinische Studien zu naturheilkundlichen Verfahren für zahlreiche Indikationen aufweist. Schwerpunkte liegen hier allerdings deutlich bei Phytotherapie und Akupunktur sowie denjenigen Verfahren, die zunehmend auch von der physikalischen Therapie aufgenommen wurden, insbesondere Thermotherapie, Massage, Krankengymnastik, manuelle Therapie. Für einzelne Pflanzen, z.B. *Johanniskraut* und *Ginkgobaum*, liegen zahlreiche randomisierte Studien – mit Kontrollen gegen Placebo und Standardtherapien – vor sowie deren Metaanalysen, welche die Einordnung in das Evidenzniveau zulassen (▶ **Kap. 12** Phytotherapie).

Als innovative Form der Beurteilung der Effizienz einer Therapie erwiesen sich auch sogenannte **Modellversuche**. Hier werden bestimmte Therapieverfahren in der Breite unter gleichen Bedingungen in vielen Zentren, d.h. überwiegend Praxen, eingesetzt und von einer zentralen wissenschaftlichen Instanz beurteilt. In Deutschland betraf dies zuletzt die Akupunktur (▶ **Kap. 25** Akupunktur). Untersucht wird dann vor allem der klinische Verlauf der so behandelten Patienten. Notwendigerweise verliert dabei die klinische Intervention an Exaktheit. Patientenmotivation und -erlebnis außerhalb der Bedingungen des oft künstlichen Settings der klassischen klinischen Studie werden jedoch möglicherweise dem Ansatz der Naturheilverfahren eher gerecht. Gleichzeitig liefern diese wichtige Daten zur **Ökonomie einer Therapieform**.

Damit tritt auch die naturheilkundliche Therapieforschung in das breite Feld der **Versorgungsforschung** ein. Dort stehen zunächst die bekannten, den unmittelbar messbaren Effekt auf eine Krankheit beschreibenden Parameter der randomisierten Studien im Vordergrund. Aber Patientenzufriedenheit und sozioökonomische Krankheitsdaten werden ähnlich wichtige Zielparameter. Bei einer optimalen Berücksichtigung dieser Gesichtspunkte in der naturheilkundlich-komplementärmedizinischen Therapieforschung sollte sich diese in ähnlichen „Settings", auf die sich die konventionelle Therapieforschung einlässt, dementsprechend vergleichbar erforschen lassen.

Ein großes Problem in der Beurteilung naturheilkundlicher Ansätze mit den Kriterien konventioneller Therapieforschung besteht darüber hinaus darin, dass letztere immer bestrebt war, die Wertigkeit einer isolierten Maßnahme optimal zu beurteilen. Ausnahmen sind Kombinationen aus mehreren chemisch definierten Substanzen, etwa in der Onkologie oder der Hypertonie. Ein komplexer naturheilkundlicher Therapieansatz beansprucht dagegen praktisch immer, mit nicht standardisierten Kombinationen von Elementen aus sehr unterschiedlichen Gruppen wie Ernährung oder Hydro-/Thermotherapie bessere Ergebnisse erzielen zu können. Der Wirksamkeitsnachweis bzw. Über- oder Unterlegenheitsnachweis etwa im Vergleich zu einer Mono-Standardtherapie beginnt sich gerade erst als klinisches Studienmodell zu etablieren. Die angloamerikanische Forschung hat dafür den Begriff „Whole Systems Research" geprägt. Er kann auch auf andere, eine gewisse Abgeschlossenheit beanspruchende medizinische Systeme wie die anthroposophische Medizin sowie auf ethnomedizinische Ansätze wie die Traditionelle Chinesische Medizin (TCM) oder die Traditionelle Indische Medizin angewendet werden.

1 Der besondere Therapieansatz der Naturheilverfahren

Literatur

[1] **Brauchle A, Grote LR:** Ergebnisse aus der Gemeinschaftsarbeit von Naturheilkunde und Schulmedizin. Leipzig: Reclam; 1938.

[2] **Hentschel HD (Hrsg.):** Naturheilverfahren in der täglichen Praxis. 2. Aufl. Köln: Deutscher Ärzteverlag; 1996.

[3] **Hornung J (Hrsg.):** Forschungsmethoden in der Komplementärmedizin. Stuttgart: Schattauer; 1996.

[4] **Maturana HR, Varela FJ:** Der Baum der Erkenntnis: die biologischen Wurzeln des menschlichen Erkennens. 3. Aufl. München: Scherz; 1987.

[5] **Meyers Konversations-Lexikon:** 4. Aufl. Leipzig, Wien: Verlag des Bibliographischen Instituts; 1877.

[6] **Neuburger M:** Die Lehre von der Heilkraft der Natur im Wandel der Zeit. Stuttgart: Enke; 1926.

[7] **Ottawa-Charta** zur Gesundheitsförderung, 21.11.1986. Autorisierte Übersetzung von Hildebrand u. Kickbusch. http://www.dngfk.de/files/19/1986_Ottawa-Charta.pdf

[8] **Runow KD:** Klinische Ökologie. Stuttgart: Hippokrates; 1987: 14.

[9] **Sackett DL, Rosenberg WM, Gray JA et al.** Evidence based medicine: what it is and what it isn't. BMJ. 1996; 312: 71–72.

[10] **Schott H:** Natura sanat – die Heilkraft der Natur im Spiegel der Geschichte. Universitas. 1987; 5: 459–470.

2 – Rahmenbedingungen naturheilkundlicher Aus-, Fort- und Weiterbildung

Rainer Stange

2.1	Ausbildung	13
2.2	Fortbildung	18
2.3	Weiterbildung	18
2.4	Ausblick	20

Ärztliche Tätigkeit wird zunehmend komplexer und unterliegt in ihren wissenschaftlichen Grundlagen sowie gesellschaftlichen Regulationen einem wesentlich schnelleren Wandel, als dies jemals der Fall war. Die Gründe liegen insbesondere in einer sogenannten Wissensexplosion, die sich nicht nur durch die Ausweitung wissenschaftlicher Aktivitäten und ihrer Veröffentlichungen erklären lässt, sondern auch durch den mittels neuer Medien wesentlich erleichterten Zugang für den einzelnen Arzt zu eben diesem Wissen und ein ständig sich erweiterndes Angebot an Fort- und Weiterbildungsveranstaltungen. Die laufende Aktualisierung des medizinischen Wissensstands hat sich aus einem individuell gesteuerten Zusatzaufwand zu einem obligatorischen Teil der ärztlichen Tätigkeit entwickelt. Dahinter stehen auch verbindliche Vorschriften der Ärztekammern und der Kassenärztlichen Vereinigungen mit Zertifizierungsgremien und anderen qualitätssichernden Maßnahmen, zahlreiche wissenschaftliche Gesellschaften, professionelle Internetfortbildungen und ein wachsender Kongressmarkt.

Hinzu kommen ständig sich ändernde ökonomische und administrative Randbedingungen der ärztlichen Tätigkeit. Diese bestehen für den Arzt mit kassenärztlicher Zulassung in einer Flut von Regularien aus dem Einheitlichen Bewertungsmaßstab (EBM) sowie zusätzlicher verbindlicher Handlungsanleitungen, wie den Arzneimittelrichtlinien, für den Krankenhausarzt im Manövrieren im komplizierten und sich ebenfalls rasch ändernden Entgeltsystem gemäß diagnosebezogenen Gruppen (DRG). In beiden Systemen wird die Tätigkeit des naturheilkundlich tätigen Arztes nur marginal abgebildet.

Die Bedingungen für den Erwerb von Kenntnissen und Fähigkeiten in Naturheilverfahren haben sich dementsprechend geändert: Früher prägte sie eine eher idealistische Motivation des einzelnen Arztes, sein Rüstzeug um wesentliche Komponenten zu erweitern, die ihm im täglichen Patientenkontakt therapeutisch befriedigende Möglichkeiten eröffnen sollten. Oft entschloss er sich zu diesem Schritt nach langen Berufsjahren und vielen Frustrationen mit konventionellen Therapien, manchmal angeregt durch Patienten, die in Eigeninitiative oder in Zusammenarbeit mit Heilpraktikern Naturheilverfahren eingesetzt hatten. Während jedoch zu dieser Zeit der Einsatz von Naturheilverfahren den betreffenden Arzt in eine Randposition brachte, führte der große Aufschwung an Popularität vor allem in den neunziger Jahren des 20. Jahrhunderts und der Kontakt des Arztes mit Naturheilverfahren bereits während des Studiums zu einer neuen Sichtweise.

> ✱ **Merke:** Naturheilverfahren haben bezüglich Wissensvermittlung und Qualitätsstandards heute einen festen Platz im System und sind zumindest partiell ein Teil der konventionellen Medizin geworden. Dieser Gegebenheit müssen Umfang und Qualität der Aus-, Fort- und Weiterbildung Rechnung tragen.

2.1 Ausbildung

2.1.1 Die neue Approbationsordnung

Die Approbationsordnung für Ärzte wurde nach mehrjähriger Vorbereitung so grundlegend überarbeitet, dass die meisten Kommentatoren nicht mehr von der intendierten Novellierung sprechen, sondern von der im Oktober 2003 in Kraft getretenen neuen Ärztlichen Approbationsordnung (AO, neue AO, ÄAppO) [4]. Die Umsetzung in den Studienalltag erfolgte nach Verabschiedung neuer Studienordnungen an den 35 medizinischen Fakultäten in Deutschland erstmals mit dem Wintersemester 2003/04 für sämtliche Studienanfänger; auch die entsprechende Gestaltung der klinischen Studienabschnitte ist mittlerweile vollzogen.

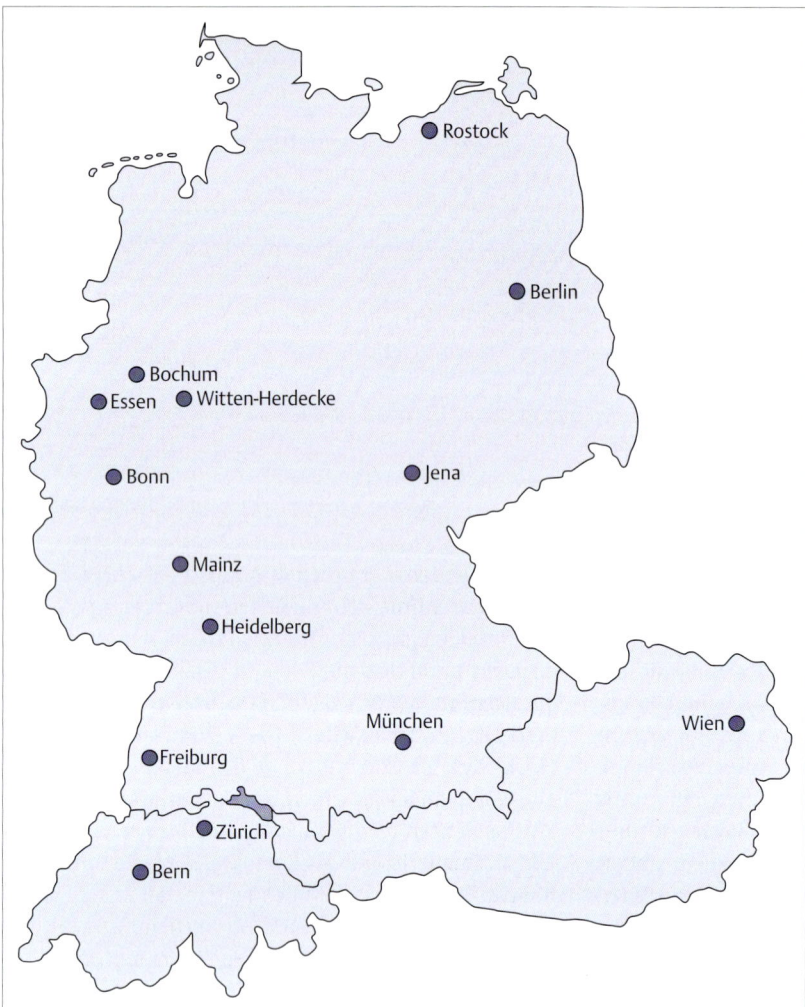

▶ **Abb. 2.1** Universitäre Arbeitsgruppen für Naturheilverfahren und Komplementärmedizin im deutschen Sprachraum.

Neu in der Hierarchie der klinischen Disziplinen ist die Einteilung in **21 „Fächer"** sowie **12 „Querschnittsbereiche"** ([4], §27(1)). Die Querschnittsbereiche sind im Vergleich zu den Fächern nicht von geringerem Wert: Das früher eigenständige klinische Fach Radiologie wird nunmehr als „Bildgebende Verfahren, Strahlenbehandlung, Strahlenschutz" zum Querschnittsbereich; auch finden sich hier Klinische Pharmakologie, Infektiologie und Immunologie, Epidemiologie, Medizinische Biometrie und Medizinische Informatik. Die **Naturheilverfahren** sind Teil des Querschnittsbereichs 12 „Rehabilitation, Physikalische Medizin, Naturheilverfahren".

Naturgemäß ist der Gesetzestext mehr an der Beschreibung der Leistungsnachweise als an dem hierzu notwendigen Lehrbetrieb orientiert. Zu den Querschnittsbereichen heißt es z. B.: „Die Universitäten legen in ihren Studienordnungen das Nähere über die Vermittlung der Querschnittsbereiche fest. Die Vermittlung soll themenbezogen, am Gegenstand ausgerichtet und fächerverbindend erfolgen." ([4], §27(1))

Dementsprechend sieht die Approbationsordnung vor, dass der Student im zweiten Abschnitt der Ärztlichen Prüfung auch in sämtlichen Fächern Leistungsnachweise erbringen muss. Für beide vermeidet der Gesetzestext jedoch den in vielen Kommentierungen verwandten Begriff „Pflichtfach". Andererseits lässt sich ein zu Prüfungen erforderliches Lehrangebot für Fächer und Querschnittsbereiche umgangssprachlich hierunter einordnen.

Darüber hinaus soll der Student in einem 22. Wahlfach Leistungsnachweise erbringen. In der Anlage 3 zum Gesetzestext sind hierfür nicht weniger als 76 mögliche Fächer, „soweit sie von der Universität angeboten werden", angeführt, darunter auch Naturheilverfahren, Homöopathie, Physikalische Therapie und Physikalische und Rehabilitative Medizin, nunmehr aber jeweils als Einzelfach [4].

Zweifellos stellt dieser Vorgang eine erhebliche Aufwertung der Naturheilverfahren dar, was bereits mehrfach analysiert und gewürdigt wurde [5, 10, 11].

2.1.2 Umsetzung an den Universitäten

Die neuen Studienordnungen müssen mindestens 868 Pflicht-Semesterwochenstunden im klinischen Teil des Studiums auf die einzelnen Fächer und Querschnittsbereiche verteilen.

Neben der neuen Fächerhierarchie verschiebt die Approbationsordnung den Akzent in der Ausgestaltung des Unterrichtes klar auf **kleinere Gruppen** und **praxisnahes Lernen**. Dafür werden verschiedene Unterrichtsformen angegeben, in denen erstmals maximale Gruppengrößen definiert werden, z. B. für Untersuchungen durch die Studenten 3, für Patientendemonstrationen 6, für Seminare 20 Studenten. Daraus ergeben sich neue Personalbedarfsrechnungen für die Umsetzung der neuen Ärztlichen Approbationsordnung in die Praxis. Der Medizinische Fakultätentag geht z. B. von einem Mehrbedarf von etwa 10 % wissenschaftlicher Lehrtätigkeit pro Student aus [9]. Dieser ließe sich entweder durch eine um 10 % erhöhte Vorhaltung von wissenschaftlichem Personal mit Lehraufgaben oder eine Erhöhung des Arbeitszeitanteils für die Lehre oder eine Kombination beider Möglichkeiten decken. Die erste Möglichkeit müsste aus den Länderzuschüssen der Universitätsklinika für Forschung und Lehre finanziert werden und ist aus fiskalischen Gründen in keinem Bundesland realisierbar. Die zweite würde Abstriche bei den übrigen Aufgaben des wissenschaftlichen Personals – Krankenversorgung, Forschung, akademische Selbstverwaltung – bedeuten. Insbesondere bei der Krankenversorgung wäre dies nur durch Minderung der Qualität oder des Leistungsumfangs und damit der Einnahmen möglich. Schließlich könnten die Fakultäten ihre Ausbildungskapazitäten reduzieren – in Zeiten eines zunehmenden Ärztemangels in Deutschland kein vermittelbarer Schritt. Vermutlich werden die Fakultäten an mehreren Stellen Kompromisse eingehen, um sich einer gesetzlichen Auflage anzunähern, die so nicht erfüllbar ist. Diese Problematik betrifft nicht nur die Naturheilverfahren, sondern auch die meisten anderen Fächer und einige Querschnittsbereiche. Als Ersatz kann z. B. mithilfe schriftlich anzufertigender Protokolle oder anderer Arbeiten **attestierter Selbstunterricht** angeboten werden.

Es ist demnach nicht damit zu rechnen, dass kurzfristig an allen Fakultäten Personal zum Unterricht in Naturheilverfahren eingestellt wird. Eine Lösung wäre das verstärkte Engagement großer Stiftungen, um den Personalbestand der Universitäten nicht nur für Aufgaben der Forschung, sondern auch der Lehre zu unterstützen. Dies ist in Deutschland im Gegensatz vor allem zu den angloamerikanischen Ländern bislang eher unüblich. In den letzten Jahren ist es allerdings gelungen, mehrere Professuren z. T. über Stiftungen einzurichten und zu besetzen (▶ S. 16). Zwei Hochschulambulanzen für Naturheilkunde (Rostock und Berlin) werden derzeit über reguläre Budgets betrieben, weitere sowie eine Tagesklinik über Stiftungen.

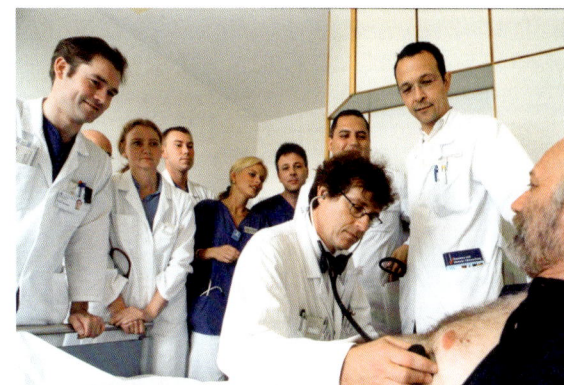

▶ **Abb. 2.2** Unterricht am Krankenbett.

Eine weitere Konsequenz des vielfach geforderten verstärkten Praxisbezugs im Studium beinhaltet, dass mehr Patienten in Universitätskliniken in den Unterricht einbezogen werden. Für den Querschnittsbereich 12 hält allerdings lediglich die Charité-Universitätsmedizin Berlin ganze zwölf Universitäts-Betten vor.

Allerdings wird Unterricht am Krankenbett nicht nur im Querschnittsbereich 12, sondern auch in andern Fächern häufig in Hochschulambulanzen durchgeführt, die nach einer Änderung des Bundessozialgesetzbuches V in ihren Aufgaben der ambulanten Krankenversorgung auf einen Umfang festgelegt wurden, wie er für Lehre und Forschung unerlässlich ist. Dadurch wird in der Lehre der Zugriff auf einen viel größeren Patientenkreis möglich, der zudem realistischer für die Arbeitsbedingungen in der ambulanten Medizin ist. Es ergeben sich dennoch zwei didaktische Einschränkungen: der leichtere Schweregrad der Erkrankungen und die fehlende Verlaufsbeobachtung, wie sie z. B. in den immer beliebter werdenden Blockpraktika bei stationären Patienten gut möglich ist. Darüber hinaus können nur acht Hochschulambulanzen in Deutschland beanspruchen, jeweils Teile des Querschnittsbereiches 12 abdecken zu können.

Allerdings besteht für besonders interessierte Medizinstudenten auch die Möglichkeit, im Praktischen Jahr das Wahlpflichtfach in Naturheilverfahren abzuleisten. Entsprechende stationäre Einrichtungen stehen für die Studenten der Universitäten Rostock (Rehabilitationsklinik „Moorbad" Bad Doberan, Lehrkrankenhaus für Naturheilverfahren), Duisburg-Essen (Abteilung für Naturheilkunde und Integrative Medizin Kliniken Essen-Mitte) und Berlin (Immanuel-Krankenhaus) zur Verfügung.

Mittlerweile wurden 7 Professuren an 5 von 35 medizinischen Fakultäten in Deutschland besetzt (s. u.). Alle übrigen Lehraktivitäten werden über Angehörige des akademischen Mittelbaus oder über Lehraufträge abgewickelt. Dennoch gibt es derzeit keine vom Medizinischen Fakultätentag oder der Arbeitsgemeinschaft wissenschaftlich-medizinischer Fachgesellschaften (AWMF) anerkannte fachliche Vertretung:

- Universität Rostock: Stiftungsprofessur für Naturheilkunde seit 2002
- Universität Duisburg-Essen: Stiftungslehrstuhl für Naturheilkunde seit 2004
- Friedrich-Schiller-Universität Jena: Kompetenzzentrum für Naturheilverfahren seit 2005
- Charité – Universitätsmedizin Berlin:
  - Stiftungsprofessur für Komplementärmedizin seit 2008
  - Stiftungsprofessur für Klinische Naturheilkunde und
  - Kneipp-Professor für Naturheilkunde seit 2009
- Universität Witten-Herdecke: Lehrstuhl für Medizinhistorie, Integrative und Anthroposophische Medizin seit 2009

Seit April 2009 wird an der Europa-Universität Viadrina Frankfurt (Oder) ein Masterstudiengang Komplementäre Medizin – Kulturwissenschaften – Heilkunde (Master of Arts/M.A.) angeboten. Dieser berufsbegleitende und weiterbildende Masterstudiengang wurde in Zusammenarbeit mit der Internationalen Gesellschaft für Biologische Medizin e.V. in Baden-Baden sowie mit zahlreichen anderen Partnern im In- und Ausland im Institut für transkulturelle Gesundheitswissenschaften an der Europa-Universität Viadrina entwickelt. Das Studium wendet sich exklusiv an Ärzte, Apotheker und Psychotherapeuten sowie weitere Berufsgruppen mit einem akademischen Abschluss in den Gesundheitswissenschaften. Ziel des innovativen Studiengangs ist die Vermittlung von Kenntnissen und Fertigkeiten, die das (schul)medizinische Wissen und Können sinnvoll ergänzen und die geisteswissenschaftlichen Wurzeln der Medizin und Heilkunde betonen.

Ein von den Rahmenbedingungen grundsätzlich vergleichbarer, wenngleich inhaltlich deutlich anders konzipierter Master-Studiengang ist an der Europa Fachhochschule Fresenius in Bad Camberg/Taunus im Aufbau.

Von den Ärzten für physikalische und rehabilitative Medizin und ihren Fachgesellschaften gehen starke Impulse aus, diesen Querschnittsbereich weitgehend selbst zu besetzen.

Im Katalog der Empfehlungen der Bundesärztekammer für die Weiterbildung zum Facharzt für physikalische Medizin und Rehabilitation finden sich die Naturheilverfahren neben vielen anderen diagnostischen und therapeutischen Methoden an eher untergeordneter Stelle. Die personelle Situation der physikalischen Medizin und Rehabilitation an den Universitätsklinika stellt sich jedoch nur geringfügig günstiger dar als für die Naturheilkunde. Eigenständige Abteilungen für physikalische und rehabilitative Medizin (PRM) existieren in München (Ludwig-Maximilians-Universität), Hannover, Halle und Jena. Die meisten anderen Abteilungen sind Sektionen größerer Kliniken, wie für Orthopädie, Neurologie oder Unfallchirurgie. Andererseits hat PRM aufgrund des Service-Angebotes im klinischen Alltag für die Fakultäten derzeit einen höheren Stellenwert als Naturheilverfahren. Die Fachgesellschaft Deutsche Gesellschaft für Physikalische Medizin und Rehabilitation hat gemeinsam mit der Deutschen Gesellschaft für Rehabilitationswissenschaften ein Curriculum für den Querschnittsbereich 12 publiziert [8], das vermutlich exemplarischen Charakter haben wird. Wie der Querschnittsbereich ist es dreigegliedert und enthält einen eigenen Abschnitt für Naturheilverfahren (s.u.), der grundsätzlich als anspruchsvoll und ausreichend angesehen werden kann.

Curricula für Wahlpflichtfächer werden in der Regel jeweils am Hochschulort entwickelt. Bislang ließen sich hier z.B. Naturheilverfahren (Hannover, Berlin) und Komplementärmedizin (Berlin) etablieren.

Vorschlag für ein Curriculum: Naturheilverfahren im Querschnittsbereich 12
(leicht gekürzt aus [8, S. 221])

1. Definition, Klassifizierung und Abgrenzung der Naturheilverfahren

Kenntnisse
- Definition der Naturheilverfahren
- Wirkprinzipien der klassischen Naturheilverfahren
- spezifische Anamnese
- spezielle klinische Untersuchung

2. Spezielle klinische Untersuchung

Fähigkeiten
- Untersuchungstechniken vegetativer Phänomene, wie Herzfrequenz, Atmung, Blutdruckverhalten (Orthostase), Herz-Atmungs-Koordination, Hautdurchblutung
- Untersuchung vegetativer Reaktionen auf Testreize
- Untersuchung reflektorischer Zusammenhänge, z.B. kutiviszerale Reflexe, Bindegewebszonen, Muskeltonus u.a.

3. Therapiemittel der klassischen Naturheilverfahren

Kenntnisse
Inhalte, Indikationen und Kontraindikationen der klassischen Naturheilverfahren
- Hydrotherapie:
  Waschungen, Wickel, Packungen, Voll- und Teilbäder, Güsse
- Bewegungstherapie:
  - somatisch orientierte Konzepte: passive Bewegungen, aktive Bewegungstherapie, Koordinationstraining, sensomotorische Muskelaktivierung, propriozeptives Training
  - psychosomatisch orientierte Konzepte: Entspannungstherapie und Körperwahrnehmungsschulung
- Massagen: klassische Massage, Bindegewebsmassage, Fußreflexzonentherapie, Segmentmassage, Periostbehandlung, Kolonmassage

- Ernährungstherapie: Vollwerternährung, Diäten mit systematischer (zeitlich begrenzter) Umstellung der Ernährung, Fastentherapie (Heilfasten)
- Phytotherapie: Grundlagen zur Phytopharmakologie, innerliche und äußerliche Applikationsformen
- Ordnungstherapie: verhaltensbezogene, sinnstiftende und chronobiologische Ansätze der Ordnungstherapie

4. Komplexe Konzepte auf Grundlage der klassischen Naturheilverfahren
Kenntnisse
- Kneipp-Konzept: Hydrotherapie, Ernährungstherapie, Phytotherapie, Bewegungstherapie, Ordnungstherapie
- funktionelle Bewegungslehre
- diätetisch orientierte Kuren (Fastenkuren, Mayr-Kuren etc.)

5. Weitere und alternative Naturheilverfahren, Charakterisierung und Abgrenzung
Kenntnisse
- Akupunktur: wirkungsphysiologische Hypothesen zur Akupunktur als Schmerztherapie sowie als energetische Regulationstherapie, Formen und Techniken der Akupunktur, relevante Indikationen zur Akupunktur, Kontraindikationen
- Neuraltherapie: wirkungsphysiologische Hypothesen zur Neuraltherapie, Abgrenzung zur diagnostischen und therapeutischen Lokalanästhesie, Methoden und Techniken, Indikationen und Kontraindikationen
- ausleitende Verfahren: Schröpfkopfbehandlung, Schröpfkopfmassage, Baunscheidtieren, Blutegel, Aderlass
- weitere Verfahren: Symbioselenkung, Bachblütentherapie, Aromatherapie, Elektroakupunktur etc.

6. Therapieplanung
Kenntnisse
- Indikationen der Naturheilverfahren bei chronischen Schmerzsyndromen des Bewegungssystems, vegetativen Regulationsstörungen, Erschöpfungssyndromen, chronischen Befindlichkeitsstörungen, psychosomatischen Störungen, sekundär chronischen Befindlichkeitsstörungen im Rahmen systemischer Erkrankungen
- Präventionskonzepte:
  - Einsatz im Sinne der Primärprävention
  - Einsatz im Sinne der Sekundärprävention, z.B. bei metabolischem Syndrom, Adipositas, Venenkrankheiten, COPD, Infektanfälligkeit, Stressbelastungen
- Kurse zur Anleitung und Selbstbehandlung (z.B. Kneipp-Hydrotherapieverfahren, Ernährung, Stressbewältigung)

2.1.3 Europäische Entwicklungen

Ärztliche Berufsausbildung ist wie jeder andere Beruf innerhalb der Europäischen Union (EU) grundsätzlich in jedem Land möglich. Noch müssen Approbationen, Fachgebiete und gegebenenfalls Zusatz- bzw. Teilgebietsbezeichnungen von Land zu Land anerkannt werden, jedoch schreiten in allen medizinischen Gebieten die Harmonisierungsregelungen deutlich voran.

Barberis [2] hat in der jüngsten verfügbaren Übersicht versucht, einen umfassenden Überblick über das Lehrangebot für „unkonventionelle Medizin" innerhalb der EU zu beschreiben. Dazu wurden sämtliche Universitäten innerhalb der EU bezüglich entsprechender Lehraktivitäten in allen ihren Fakultäten befragt, 107 medizinische Fakultäten und 29 Abteilungen (Fakultäten, Departments) für Gesundheitswissenschaften sowie weitere Fakultäten haben geantwortet. Ein Angebot für „unkonventionelle Medizin" hielten 43 medizinische Fakultäten, 21 Abteilungen für Gesundheitswissenschaften und 15 weitere, überwiegend psychologisch-sozialwissenschaftliche Fakultäten vor. Die Aktivitäten reichten von Homöopathie bis zu Schamanismus und umfassten die Prä- und Postgraduiertenausbildung. Mit 11 Fakultäten war Deutschland unter den medizinischen Fakultäten noch vor Großbritannien (9) am häufigsten vertreten. Diese sowohl bezüglich der Auswahl der unterrichteten Methoden (Naturheilverfahren, komplementäre Medizin, Ethnomedizin, Paramedizin) wie der Adressaten (Mediziner versus Nichtmediziner, Graduierten- versus Postgraduiertenprogramme) sehr inhomogene Situation wird möglicherweise zumindest genauer erfasst werden, da eine Förderung von CAM in das 7. EU-Rahmenprogramm (2007–2011) zur Forschungsförderung aufgenommen wurde; vermutlich wird sich dann aber auch daraus das Bestreben nach gemeinsamen Standards innerhalb der EU ergeben.

2.2 Fortbildung

Darunter wird im Folgenden die strukturierte, in der Regel mittlerweile von den jeweiligen Landesärztekammern **zertifizierte Vermittlung von neueren wissenschaftlichen Erkenntnissen** an Ärzte verstanden, die sich im Unterschied zur Weiterbildung nicht mit über lange Zeit etablierten Inhalten beschäftigt und meist auch nicht die Zertifizierung zur Ausübung einer bestimmten Methode zum Ziel hat. Der Wissenschaftlichkeitsanspruch wird dabei nicht nur durch die Einbeziehung klinischer Forschung und biomedizinischer Grundlagenerkenntnisse erreicht, sondern z.B. durch einen strukturierten Erfahrungsaustausch, wie ihn auch Qualitätszirkel vermitteln können.

Ärztliche Qualitätszirkel haben sich in den vergangenen Jahren als ein Schlüsselelement in der Qualitätsentwicklung der vertragsärztlichen Arbeit erwiesen. Mit der Herausgabe der Richtlinien der KBV für Verfahren zur Qualitätssicherung nach §75 Abs. 7 SGB V im Jahre 1994 wurde die Grundlage für eine bundesweit weitgehend einheitliche Vorgehensweise zur Errichtung und Weiterentwicklung von Qualitätszirkeln geschaffen.

In mehreren Städten haben sich **naturheilkundliche Qualitätszirkel** etabliert. Dies scheint eine zukunftsweisende Fortbildungsvariante zu sein, da sie dem Anspruch der Naturheilverfahren auf eine individualisierte Therapie gerecht wird. Vom moderierten, eher lokal und regelmäßig ausgerichtetem Qualitätszirkel [6, 7] ist es nur ein kleiner Schritt zum Expertenkonsens zu ausgewählten Fragen, der als Fundament auf der Stufe IV der Pyramide der Evidence Based Medicine ein wichtiges und oft gegenüber klinischen Studien unterschätztes Element des medizinischen Erkenntnisgewinns darstellt.

Träger der Fortbildung sind in Deutschland wissenschaftliche Gesellschaften, in hohem Maße aber auch die Industrie. Die regelmäßigen Kongresse der großen ärztlichen Gesellschaften (EHK, ZÄN) und Berufsverbände, auch im Bereich der Naturheilkunde und Komplementärmedizin, sind vom Typus her gemischte Fort- und Weiterbildungskongresse. Regionale Fortbildungsveranstaltungen werden z. B. durch den Hessischen Ärzteverband – Naturheilverfahren – e. V. sowie die Ärztegesellschaft für Naturheilverfahren (Physiotherapie) Berlin-Brandenburg e. V. angeboten (▶ Adressen).

Die phytopharmazeutische Industrie spielt als Sponsor bei Fortbildungsveranstaltungen eine wesentlich geringere Rolle als ihr Pendant für chemisch definierte Pharmaka in der konventionellen Medizin. Dies liegt nicht nur in den seltener anzutreffenden Innovationen, die einer Vermarktung bedürften, sondern ist wesentlich dadurch begründet, dass sie in der Regel nur den mittleren und kleinen Unternehmen zuzurechnen sind, die nicht über das Finanzvolumen und die Strategien verfügen, um die Ärzteschaft über Fortbildungen in großem Stil auf sich aufmerksam zu machen. Dies gilt in gleicher Weise für die Hersteller von Diagnose- und Therapiegeräten.

2.3 Weiterbildung

Hier finden sich lange gewachsene und tragfähige Strukturen. Der Hauptgrund liegt vermutlich in dem bereits im Jahre 1937 erwähnten Zusatz „Naturheilverfahren". Dieser wurde dann infolge einer im Jahr 1976 von der Bundesärztekammer herausgegebenen Berufsordnung für die deutschen Ärzte inhaltlich und formal gefüllt und sukzessive von allen Landesärztekammern vergeben. Hierbei handelte es sich um eine Kombination zertifizierter Weiterbildungskurse – im Umfang von zunächst 120, seit 1984 von 160 Stunden – sowie einer dreimonatigen praktischen Weiterbildungszeit bei entsprechend ermächtigten Ärzten.

Träger der Weiterbildungskurse waren zunächst die großen ärztlichen Gesellschaften, wie der Zentralverband der Ärzte für Naturheilverfahren (ZÄN) e. V. und die Gesellschaft für Erfahrungsheilkunde e. V. mit ihren damals bereits etablierten Kongressen in Freudenstadt/Schwarzwald bzw. Baden-Baden und einem großen Pool an geeigneten Referenten. Mit zunehmender Nachfrage von Ärzten etablierten sich darüber hinaus weitere Gesellschaften sowie kommerzielle Anbieter. Am Ende des Jahres 2002 führten knapp 11 000 approbierte Ärzte diese Zusatzbezeichnung, entsprechend 3,3 % aller Ärzte (neuere Zahlen für alle Ärzte sind nicht veröffentlicht). 2009 führten gemäß den Registern der Landesärztekammern ca. 7 800 praktizierende Kassenärzte (entsprechend 5,7 % aller Kassenärzte) die Zusatzbezeichnung. Das in der ursprünglichen Empfehlung der Bundesärztekammer vorgegebene Curriculum wurde allerdings mit der Vielzahl der Kursanbieter mit den Jahren verwässert.

Eine erste bundesweite Initiative zur Zusammenarbeit ging auf das Münchener Zentrum für naturheilkundliche Forschung, damals noch als „Münchner Modell" bekannt, aus dem Jahr 1996 zurück, musste jedoch bald aufgrund mangelnder Bereitschaft einiger Veranstalter zu weiterer Kooperation ergebnislos abgebrochen werden. Ab Mitte 2003 kooperierten lediglich der ZÄN, der Berufsverband Deutscher Internisten (BDI), der auch seit mehreren Jahren Weiterbildungskurse in Naturheilverfahren angeboten hatte, sowie die Ärztegesellschaft für Naturheilverfahren (Physiotherapie) Berlin-Brandenburg e. V. miteinander.

Ein Anlass zur Überarbeitung des Curriculums ergab sich aufgrund der neuen (Muster-)Weiterbildungsordnung, mit welcher der 106. Ärztetag im Mai 2003 ein deutliches Zeichen für eine Aktualisierung und Qualitätsbesserung verschiedener Zusatzbezeichnungen, so auch der der „Naturheilverfahren", setzen wollte.

Im Mai 2004 erarbeiteten Vertreter aller Kursanbieter in Deutschland einen **Vorschlag für neue Weiterbildungsrichtlinien** ([1], s. u.) und legten ihn der Bundesärztekammer vor. Diese hat wesentliche Teile davon in ihre **Musterweiterbildungsordnung** ([3], s. u.) übernommen. Das neue Curriculum mit Stundentafel beinhaltet neben zeitlichen und Akzentverschiebungen inhaltlich erstmals die Beschäftigung mit nicht pflanzlich abgeleiteten Elementen der Materia medica sowie ein neues, anspruchsvolles Gebiet „Heilungshindernisse und Grundlagen der Neuraltherapie" [3]. Die Phytotherapie dominiert allerdings in dem neu benannten Abschnitt „Phytotherapie und Medikamente aus Naturstoffen", in dem zusätzlich die mikrobiologischen Präparate, Enzyme nicht pflanzlicher Herkunft, aber auch Thymuspräparate gelehrt werden.

Inzwischen haben alle Landesärztekammern dieses Muster mit allenfalls geringfügigen Variationen übernommen. Neu ist hier vor allem die Ersetzbarkeit einer dreimonatigen praktischen (Vollzeit-)Tätigkeit bei einem ermächtigten Arzt durch Fallseminare von insgesamt 80 Stunden. Dieser Passus ist unter naturheilkundlichen Weiterbildnern nicht unumstritten, ähnlich übrigens wie in der Homöopathie. Zunächst bedeutet er eine drastische Verringerung der Weiterbildungszeit, aber auch der didaktischen Möglichkeiten des Weiterbildungsrahmens, da reale Behandlungssituationen nicht mehr miterlebt werden. Eine abschließende Prüfung wurde ebenfalls von den meisten Landesärztekammern eingeführt.

Entfallen sind explizite Stunden für die Geschichte der Naturheilverfahren sowie für Kolloquien und Therapiepläne. Geschichtliches und praktische Umsetzung in Therapiepläne sollen vielmehr im Rahmen der einzelnen Verfahren gelehrt werden. Diese beiden Punkte waren Vorgaben der Bundesärztekammer. Die Konsensus-Konferenz hielt ferner die Selbsterfahrung in Naturheilverfahren für unerlässlich, die auch schon in den Kursen ermöglicht werden sollte.

In der Frage der Entwicklung des praktischen Teils der Weiterbildung lehnte sie die von der Bundesärztekammer zunächst vorgeschlagene Alternative von 80 Stunden in Form einer Fall-Supervision ab.

Mit dem Anspruch der Naturheilkunde, Qualitätsstandards auf der Höhe von Weiterbildungsverordnungen anderer Fächer einzuführen, werden künftig auch Prüfungsgespräche bei den Landesärztekammern am Ende der Weiterbildung stattfinden [1, 12].

Curriculum für 160 Stunden theoretische Weiterbildung zur Zusatzbezeichnung Naturheilverfahren (leicht gekürzt aus [1])

Balneotherapie, Klimatherapie und verwandte Maßnahmen
- **Hydrotherapie**
  - Waschungen, Güsse, Wickel, Packungen
  - Bäder: medizinische Voll-/Teilbäder, Luftbäder, Überwärmungsbäder, Dampfbäder, Sauna, Aerosoltherapie
- **ortsgebundene Heilmittel**
  - Peloide, Heilwässer
  - Klimatherapie: Küstenklima, Mittelgebirgsklima, Hochgebirgsklima, Thalasso-Therapie

Bewegungstherapie, Atemtherapie, Entspannungstherapie
- medizinische Trainingstherapie
- Physiotherapie
- Terraintraining
- Sporttherapie
- Atemtherapieverfahren
- autogenes Training
- progressive Muskelrelaxation
- Feldenkrais

Massagebehandlung, Reflextherapie, manuelle Diagnostik
- klassische Massage
- manuelle Lymphdrainage
- Unterwasserdruckstrahlmassage
- Reflextherapie
- Diagnosemethoden der manuellen Medizin

Ernährungsmedizin und Fasten
- ernährungsphysiologische Grundlagen
- Grunddiätsystem
- Vollwerternährung und ihre krankheitsbezogenen Varianten
- spezielle Ernährungsregime
- Fastenvarianten

Phytotherapie und Medikamente aus Naturstoffen
- allgemeine Phytotherapie
- Abgrenzung Phytotherapie/Homöopathie
- Teerezepturen
- Phytotherapie
- Behandlung mit Enzymen
- mikrobiologische Therapie und ihre Anwendungsvarianten
- Spurenelemente, Vitamine und Mikronährstoffe
- weitere Medikamente aus Naturstoffen

Ordnungstherapie und Chronobiologie
- Definition und Anspruch der Ordnungstherapie
- ärztliches Gespräch
- Gesundheitsbildung und Beratung
- Krankenführung
- meditative Verfahren
- Kreativtherapien
- Körperwahrnehmungstherapien
- biologische Rhythmen

Physikalische Maßnahmen einschließlich Elektro- und Ultraschalltherapie
- Fototherapie
- Elektrotherapie, u. a. TENS
- Thermotherapie/Kryotherapie
- Magnetfeldtherapie
- Ultraschalltherapie

Ausleitende und umstimmende Verfahren
- Hämodilutionstherapien (Aderlass)
- Blutegel
- Kantharidenpflaster
- Schröpfen
- diaphoretische Verfahren
- diuretische Verfahren
- laxierende Verfahren
- Eigenbluttherapien
- Verfahren zur Erhöhung der Körpertemperatur
- medikamentöse Umstimmungsverfahren

Heilungshindernisse und Grundlagen der Neuraltherapie
- System der Grundregulation
- Störfeld
- Neurovegetativum
- Heilungs- und Therapiehindernisse
- subtoxische Belastungen
- diagnostische Möglichkeiten
- neuraltherapeutische Injektionstechniken

(Muster-)Weiterbildungsordnung der Bundesärztekammer (aus [3], S. 162)

Abschnitt C Zusatz-Weiterbildungen: Naturheilverfahren

Die Zusatz-Weiterbildung Naturheilverfahren umfasst die Anregung der individuellen körpereigenen Ordnungs- und Heilkräfte durch Anwendung nebenwirkungsarmer oder -freier natürlicher Mittel.

Weiterbildungsziel

Ziel der Zusatz-Weiterbildung ist die Erlangung der fachlichen Kompetenz in Naturheilverfahren nach Ableistung der vorgeschriebenen Weiterbildungszeit und Weiterbildungsinhalte sowie des Weiterbildungskurses.

Voraussetzung zum Erwerb der Bezeichnung

24 Monate Weiterbildung in einem Gebiet der unmittelbaren Patientenversorgung

Weiterbildungszeit
- 3 Monate Weiterbildung bei einem Weiterbildungsbefugten gemäß § 5 Abs. 1 Satz 3 oder auch ersetzbar durch 80 Stunden Fallseminare einschließlich Supervision
- 160 Stunden Kurs-Weiterbildung gemäß § 4 Abs. 8 in Naturheilverfahren

Weiterbildungsinhalt

Erwerb von Kenntnissen, Erfahrungen und Fertigkeiten in
- balneo-, klimatherapeutischen und verwandten Maßnahmen
- bewegungs-, atem- und entspannungstherapeutischen Maßnahmen
- Massagebehandlung und reflexzonentherapeutischen Maßnahmen einschließlich manueller Diagnostik
- Grundlagen der Ernährungsmedizin und Fastentherapie
- Phytotherapie und der Anwendung weiterer Medikamente aus Naturstoffen
- Ordnungstherapie und Grundlagen der Chronobiologie
- physikalischen Maßnahmen einschließlich Elektro- und Ultraschalltherapie
- ausleitenden und umstimmenden Verfahren
- Heilungshindernissen und Grundlagen der Neuraltherapie

2.4 Ausblick

Für alle drei angesprochenen Ebenen der Wissens- und Kompetenzvermittlung stellt sich mit wachsender Verbreitung und Erforschung der Grundlagen wie der klinischen Wirkung der Naturheilverfahren die Frage, ob es sich hier um ein eigenständiges klinisches Fach, im ursprünglichen Sinn einer Naturheilkunde, oder um in vielen Fächern zusätzlich einsetzbare Techniken, eben mehr Naturheilverfahren, und damit eher um ein sogenanntes Querschnittsfach handelt. Diese Frage wird in der Medizin üblicherweise für die Ebenen Aus-, Fort- und Weiterbildung gleichzeitig beantwortet. Klassische klinische Fächer sind in erster Linie organ- bzw. systemorientiert (z. B. Gynäkologie, Neurologie, Innere Medizin). Darüber kann (und will) die Naturheilkunde sich kaum definieren. Querschnittsfächer werden von vielen oder allen klinischen Fächern genutzt und haben eher Servicecharakter (Laboratoriumsmedizin, bildgebende Verfahren ohne Intervention, aber auch die Physikalische Therapie). Dies erleichtert tendenziell ihre Verbreitung, erschwert jedoch die Ausarbeitung eines speziellen Profils der Therapie.

Klinische Fächer sind in eigenständig behandelnden klinischen Einrichtungen an möglichst allen medizinischen Fakultäten vertreten, in denen dem Studenten die Grundlagen und dem Assistenzarzt in der Weiterbildung die Qualifikation zum Facharzt vermittelt wird und in denen sich der akademische Nachwuchs rekrutiert. Die zugehörigen wissenschaftlichen nationalen Gesellschaften sind letztlich die öffentliche Repräsentanz des Faches einschließlich z. B. der Kompetenz zur Herausgabe von Leitlinien. Sie sind auch verantwortlich für Fort- und Weiterbildungsaktivitäten einschließlich ihrer Zertifizierung, die weitere Entwicklung des Selbstverständnisses des Faches sowie internationale Anbindungen. Diese Infrastruktur eines klinischen Faches ist für die Naturheilverfahren dringend wünschenswert, um sie in einem derzeit kaum erkennbaren Rahmen einer Naturheilkunde dauerhaft anzusiedeln.

Literatur

[1] **Arbeitskreis Curriculum Weiterbildung Naturheilverfahren:** Protokoll. Mai 2004 [unveröffentl.].

[2] **Barberis L et al.:** Unconventional medicine teaching at the Universities of the European Union. J Altern Complement Med. 2001; 7(4): 337–343.

[3] **Bundesärztekammer** (Arbeitsgemeinschaft der Deutschen Ärztekammern): (Muster-)Weiterbildungsordnung. Abschnitt C: Zusatz-Weiterbildungen Naturheilverfahren. Stand: April 2007. http://www.bundesaerztekammer.de/downloads/mwbo_24042007.pdf

[4] **Bundesgesetzblatt:** Approbationsordnung für Ärzte vom 27. Juni 2002. BGBL. 2002; I(44): 2405–2435.

[5] **Dobos G, Michalsen A:** Die Naturheilkunde in Forschung und Lehre: Neue Perspektiven? Forsch Komplementärmed Klass Naturheilkd. 2002; 9: 136–137.

[6] **Jobst D, Kraft K:** Qualitätsaspekte der Anwendung von Naturheilverfahren – Erfahrungen aus der Arbeit eines Qualitätszirkels. Forsch Komplementärmed Klass Naturheilkd.1999; 6: 217–223.

[7] **Kraft K:** Qualitätsaspekte der Anwendung von Naturheilverfahren – Erfahrungen aus der Arbeit eines Qualitätszirkels. Forsch Komplementärmed Klass Naturheilkd.1999; 6(4).

[8] **Mau W, Gulich M, Gutenbrunner C et al.:** Lernziele im Querschnittsbereich Rehabilitation, Physikalische Medizin und Naturheilverfahren nach der 9. Revision der Approbationsordnung für Ärzte. Phys Rehab Kur Med. 2004; 14: 308–318.

[9] **Medizinischer Fakultätentag:** MFT-aktuell – ÄAppO-Diskussionsforum. Münster; 2003. www.mft-online.de

[10] **Musselmann B, Jobst D:** Allgemeinmedizin mit Naturheilverfahren in der Lehre an der Universität: MMW. 2004; 1(146): 1–4.

[11] **Stange R:** Naturheilverfahren in die Mediziner-Ausbildung – ein Teilerfolg? In: Bühring M, Kraft K, Matthiessen PF, Resch KL, Stange R (Hrsg.): Naturheilverfahren und Unkonventionelle Medizinische Richtungen. (Springer Loseblatt Systeme) Berlin, Heidelberg: Springer; 2003; 31: 1–3.

[12] **Stange R:** Einigung in der Weiterbildung. In: Bühring M, Kraft K, Matthiessen PF et al. (Hrsg.): Naturheilverfahren und Unkonventionelle Medizinische Richtungen. (Springer Loseblatt Systeme) Berlin, Heidelberg: Springer; 2004; 31: 1–2.

Wichtige Adressen

Akademie für Naturheilverfahren der Erich Rothenfußer Stiftung
Zentrum für naturheilkundliche Forschung der II. Medizinischen Klinik und Poliklinik der TU München
Kaiserstr. 9
D-80801 München
Tel.: 089 7266970
www.lrz-muenchen.de/~ZentrumfuerNaturheilkunde

Ärztegesellschaft für Erfahrungsheilkunde e. V.
Dr. med. Hans-Peter Friedrichsen
Schönbergstr. 11a
79291 Merdingen
www.erfahrungsheilkunde.org

Ärztegesellschaft für Naturheilverfahren (Physiotherapie), Berlin-Brandenburg e. V.
c/o Immanuel-Krankenhaus
Königstr. 63
D-14109 Berlin
Tel.: 030 80505691
www.ärztegesellschaft-naturheilverfahren.de

Ärztegesellschaft für Präventionsmedizin und klassische Naturheilverfahren, Kneippärztebund e. V.
Hahnenfeldstr. 21a
D-86825 Bad Wörishofen
Tel.: 08247 90110
www.kneippaerztebund.de

Hessischer Ärzteverband – Naturheilverfahren – e. V.
Frankfurter Straße 64
D-65428 Rüsselsheim
Tel.: 06142 44199
www.haen-ev.de

Lehrstuhl für Naturheilkunde
Universität Duisburg/Essen
Am Deimelsberg 34a
D-45276 Essen
Tel.: 0201 17425008
www.uni-duisburg-essen.de/naturheilkunde

Niedersächsische Akademie für Homöopathie und Naturheilverfahren (N.A.H.N)
Am Markt 14–16
D-29221 Celle
Tel.: 05141 12173
www.hahn-celle.de

Zentralverband der Ärzte für Naturheilverfahren und Regulationsmedizin e. V.
Promenadenplatz 1
D-72250 Freudenstadt
Tel.: 07441 918580
www.zaen.org

3 – Prävention und Gesundheitsförderung

Karin Kraft

3.1 Definitionen 22
3.2 Geschichte 23
3.3 Gegenwärtige Situation 23
3.4 Wichtige präventive und gesundheitsfördernde naturheilkundliche Verfahren 26
3.5 Naturheilkundliche Präventionsstrategien für häufige Erkrankungen 30
3.6 Ausblick 39

In einem Bericht der Weltgesundheitsorganisation (WHO) aus dem Jahre 2009 wurden die in den Industrienationen führenden Erkrankungen aufgelistet [71]. An erster Stelle steht die Depression, gefolgt von koronaren Herzkrankheiten, zerebrovaskulären Erkrankungen, Demenzen, Alkoholabusus, Hörverlust, COPD, Diabetes mellitus, Tumoren des Respirationstraktes und Unfällen im Straßenverkehr.

Allein für Deutschland wird geschätzt, dass durch angemessene körperliche Bewegung Herz-Kreislauf-Erkrankungen und Erkrankungen des Bewegungsapparates, die beide für ein Drittel der Krankheitskosten und einen großen Teil der Pflegekosten verantwortlich sind, sowie mit gesunder Ernährung die Inzidenz von Krebserkrankungen um die Hälfte verringert werden können.

3.1 Definitionen

3.1.1 Prävention

Der Begriff „Krankheitsprävention", meist zu „Prävention" verkürzt, entwickelte sich in der Sozialmedizin des 19. Jahrhunderts aus der Debatte um soziale Hygiene und Volksgesundheit. Wesentliche Ziele sind die Vermeidung von Krankheiten und damit deren geringere Verbreitung sowie die Minderung ihrer Auswirkungen auf die Mortalität der Bevölkerung.

Zentrale Strategie hierbei ist, die Auslösefaktoren von Krankheiten (Risikofaktoren) durch Maßnahmen und Aktivitäten, die eine gesundheitliche Schädigung verhindern, auszuschalten oder zu verringern. Damit soll das Leben verlängert werden; Lebensqualität, Mobilität und Leistungsfähigkeit sollen möglichst bis ins hohe Alter (Morbiditätskompression) erhalten oder verbessert und vermeidbare Kosten eingespart werden. Grundlage ist also das **pathogenetische Konzept**.

3.1.2 Gesundheitsförderung

Der Begriff **„Gesundheitsförderung"** (Health Promotion) entwickelte sich aus den gesundheitspolitischen Debatten der WHO, in die neben bevölkerungsmedizinischen auch ökonomische, politische, kulturelle und soziale Impulse eingingen. Er etablierte sich nach der Konferenz der WHO in Ottawa im Jahre 1986 und beinhaltet eine Promotionsstrategie, bei der Menschen durch die Verbesserung ihrer Lebensbedingungen eine Stärkung der gesundheitlichen Entfaltungsmöglichkeiten erfahren sollen.

Gesundheit wird als umfassendes körperliches, seelisches und soziales Wohlbefinden definiert und als wesentlicher Bestandteil des Alltagslebens angesehen. Gesundheit resultiert daraus, dass man für sich selbst und andere Sorge trägt, selbstständig Entscheidungen fällt, Kontrolle über seine Lebensumstände hat und schließlich in einer Gesellschaft lebt, die allen Bürgern gesunde Lebensbedingungen ermöglicht.

Dieses **biopsychosoziale Verständnis von Gesundheit** basiert auf der salutogenetischen Konzeption (Entwicklung und Erhalt von Gesundheit) mit den zentralen Begriffen **Sinnfindung** und **Kohärenzgefühl (Sense of Coherence**; ▶ Kap. 43 Schmerztherapie). Die Sinnfindung stellt die eigentliche Ressource der individuellen Existenz dar und meint deren Einbindung in philosophische, kulturelle und spirituelle Kontexte. Das Kohärenzgefühl steht im Mittelpunkt des von dem Medizinsoziologen Aaron Antonovsky (1923–1994) konzipierten Salutogenesemodells. Es beinhaltet eine globale Orientierung, prägt das Erleben des Alltags [3] und ist durch folgende, für die individuelle Gesundheitserhaltung und Krankheitsüberwindung wesentliche Komponenten bestimmt:
- **Verstehbarkeit (Comprehensibility):** das Ausmaß, in dem die täglichen Eindrücke als geordnet, klar und konsistent interpretiert werden können

- **Handhabbarkeit (Manageability):** das Vertrauenspotenzial im Blick darauf, alltägliche Anforderungen mit Hilfe geeigneter Ressourcen bewältigen zu können
- **Sinnhaftigkeit (Meaningfullness):** das Vertrauen darauf, dass das eigene Leben sinnvoll und bedeutsam ist
- Den größten und nachhaltigsten gesundheitsprotektiven Einfluss misst Antonovsky der **internalen Kontrollüberzeugung** bei.

3.2 Geschichte

Die Vorbeugung von Krankheiten hat weltweit in den verschiedenen ethnomedizinischen Konzeptionen schon immer einen breiten Raum eingenommen. Besonders deutlich wird dies im Ayurveda (▶ Kap. 48) oder in der Traditionellen Chinesischen Medizin (▶ Kap. 47). Aber auch in der europäischen Medizin finden sich ausgeprägte präventivmedizinische Elemente. Die gedankliche Konzeption der Dyskrasie (▶ Kap. 8 Geschichte der Naturheilverfahren) spiegelt dies sehr deutlich wider, denn eine falsche Zusammensetzung der Säfte stellt sich in der Regel über einen längeren Zeitverlauf ein und kann dementsprechend durch passende Gegenmaßnahmen wie die altgriechische **Diaita** und die **ausleitenden Verfahren** wieder ins Gleichgewicht gebracht werden. Diaita beinhaltet eine maßvolle Form der Lebensführung mit ausreichender Zeit für Muße und Entspannung im Wechsel mit körperlicher und geistiger Betätigung, regelmäßigen physiologischen Reizen, regelmäßiger Nahrungsaufnahme und regelmäßigen Schlafenszeiten und ist weitgehend der Eigenverantwortung des Individuums anheimgestellt. In modernen epidemiologischen Studien wurde die Korrektheit dieses Denkansatzes bestätigt.

Bei den ausleitenden Verfahren, z. B. Aderlass, Schröpfen, Abführen, Erbrechen und Schwitzen, die in nahezu allen Kulturkreisen nicht nur von Ärzten praktiziert werden, fehlen hingegen noch präventivmedizinische Untersuchungen, da sie seit der Ära der naturwissenschaftlichen Medizin weitgehend in Vergessenheit geraten sind.

In der Volksmedizin spielen Präventionsmaßnahmen, die mit **Reinigung**, z. B. mittels sogenannter Blutreinigungstees in Form einer Frühjahrskur, und dem historischen Begriff **Entschlackung**, der noch von medizinischen Laien verwendet wird, bezeichnet werden, jedoch weiterhin eine maßgebliche Rolle (▶ Kap. 20 Diagnostik und Therapie nach F. X. Mayr). Insbesondere die Naturheilkundebewegung des 19. Jahrhunderts legte größten Wert auf die Krankheitsprävention und Gesunderhaltung durch eine **naturgemäße Lebensweise**. Sie kann mit einer gewissen Berechtigung als Vorläufer der Prävention und Gesundheitsförderung betrachtet werden.

Im letzten Jahrhundert wurde das System der Humoralpathologie durch Alfred Pischinger wieder aufgegriffen und als **Konzept der Grundregulation** zeitgemäßem Denken und entsprechenden Erkenntnissen angepasst. Diesem Konzept liegt die Einsicht zugrunde, dass der Lebensprozess im Organismus durch komplex vernetzte kybernetische Strukturen gewährleistet wird. Die zentrale Funktion kommt dabei dem Bindegewebe zu, das die Grundsubstanz enthält, welche die funktionelle Vermittlerfunktion zwischen Endstrombahn und Zellen übernimmt. Störungen der Grundsubstanz und mit ihr verbundener physiologischer Vorgänge, d. h. Störungen des Stoff- und Energiestoffwechsels der Grundsubstanz, werden als Ausgangspunkt der meisten Erkrankungen und komplexen Befindlichkeitsstörungen gesehen, die sich je nach genetischer Disposition und biopsychosozialem Umfeld manifestieren (▶ Kap. 26 Neuraltherapie).

Deshalb ist zumindest theoretisch nachvollziehbar, dass die in der Regel recht unspezifisch wirkenden Präventionsmaßnahmen, die in den Stoff- und Energiestoffwechsel der Grundsubstanz eingreifen, sehr wirksam sind und durch gesundheitsfördernde Modifikationen des biopsychosozialen Umfeldes noch wirksamer werden können, wie dies im Konzept der Gesundheitsförderung verfolgt wird.

3.3 Gegenwärtige Situation

3.3.1 Bedeutung eines gesunden Lebensstils

Es ist gut untersucht, dass die häufigsten chronischen Krankheiten durch ein komplexes Zusammenspiel von genetischen und Lebensstil- bzw. Risikofaktoren verursacht werden.

Bedeutendster Risikofaktor bei Männern ist im Hinblick auf eine vorzeitige Mortalität das Rauchen (▶ Abb. 3.1), gefolgt von unbehandelter Hypertonie und Hypercholesterinämie. Es folgen Adipositas, mangelnde körperliche Bewegung, Fehlernährung und höherer Alkoholkonsum. Bei den Frauen sind in absteigender Bedeutung unbehandelte Hypertonie und Hypercholesterinämie, Adipositas, Rauchen, mangelnde körperliche Bewegung und Fehlernährung zu nennen.

Die Faktoren Adipositas, Fehlernährung und mangelnde Bewegung gewinnen zunehmend an Bedeutung [20]. Ausbildung, Einkommen, Berufsstatus, Mangel an sozialem Rückhalt sowie psychosoziale Belastungen am Arbeitsplatz und in der Familie beeinflussen ebenfalls Morbidität und Mortalität [43].

3 Prävention und Gesundheitsförderung

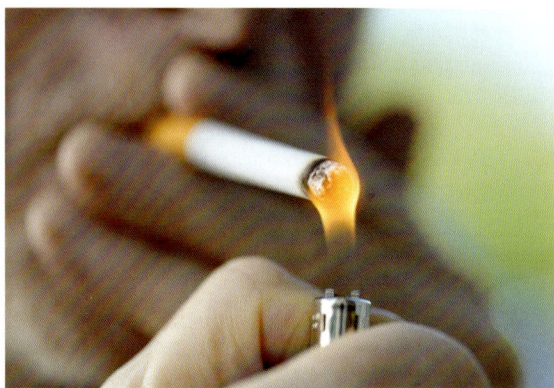

▶ **Abb. 3.1** Rauchen ist der bedeutendste Risikofaktor für Männer früh zu sterben.

Nach dem gegenwärtigen Stand der Wissenschaft sind folgende **gesundheitsfördernde Lebensstilelemente** bekannt:

- angemessene regelmäßige Bewegung an frischer Luft, d. h. tägl. 30 Min. in zumindest mittlerer Intensität (am Stück oder aufgeteilt), in Form von Gehen, Walken, Joggen, Radfahren, Schwimmen, Tanzen, Rudern
- mediterrane Vollwertkost mit den Hauptmahlzeiten morgens und mittags, tägl. 5 Portionen Obst oder Gemüse
- Trinken von tägl. 1,5–2 l Wasser
- tägliche Entspannungsübungen
- achtsame Lebenshaltung (bewusste Aufmerksamkeit für den augenblicklichen Zustand im jeweiligen Kontext)
- tägl. 7–8 Stunden Schlaf
- Verzicht auf Nikotin und Drogen
- geringer Alkoholkonsum
- regelmäßige soziale Kontakte von hoher positiver Bedeutung

3.3.2 Entwicklungen

In den letzten Jahrzehnten wurden Prävention und Gesundheitsförderung zugunsten der kurativen Medizin nahezu ignoriert. Deren Erfolge im Hinblick auf die Heilung und Linderung von Erkrankungen sind infolge der Entwicklung spezifischer Therapien in vielen Bereichen sehr beeindruckend. Inzwischen sind jedoch Entwicklungen eingetreten, die zu kritischen Reflexionen über die zukünftige Ausrichtung in der Medizin Anlass geben. Hierzu zählen z. B. steigende Kosten, mangelnde Bereitschaft zur Eigenverantwortung, Auswüchse der evidenzbasierten Medizin (Wettlauf um Spezifität in der Wirksamkeit, Anstieg der unerwünschten Wirkungen), apparative Diagnostik ohne therapeutische Konsequenzen und Vernachlässigung der Erfahrungsmedizin, insbesondere unspezifischer Verfahren. Die Wahrnehmung dieser Probleme hat eine Trendwende eingeleitet: Prävention und Gesundheitsförderung werden in Deutschland und in der Europäischen Union allmählich zu einer gleichberechtigten Säule im Gesundheitswesen neben Akutmedizin, Rehabilitation und Pflege aufgebaut.

Es ist gesichert, dass sich Erziehung, Bildung, Arbeitswelt und Umwelt auf den Gesundheitszustand auswirken. Primär sind die Bürger für den Erhalt ihrer Gesundheit zunächst selbst verantwortlich (§ 1 SGB V), indem sie durch eine gesunde Lebensführung, durch frühzeitige Beteiligung an gesundheitlichen Vorsorgemaßnahmen sowie durch aktive Mitwirkung an Krankenbehandlung und Rehabilitation dazu beitragen, den Eintritt von Krankheit und Behinderung zu vermeiden oder ihre Folgen zu überwinden.

✱ **Merke: Wirksame Prävention und Gesundheitsförderung sind gesamtgesellschaftliche Aufgaben.**

Zahlreiche Organisationen und Institutionen offerieren Aufklärung, Beratung, Information sowie Angebote zur Einübung gesundheitsgerechter Verhaltensweisen und beteiligen sich partiell an den Kosten, da Präventivmaßnahmen von den Bürgern eher wahrgenommen werden, wenn sie die Kosten nicht allein übernehmen müssen.

So haben die gesetzlichen Krankenkassen in Deutschland aufgrund des Gesetzes zur Reform der gesetzlichen Krankenversicherung seit dem 1. Januar 2000 die Möglichkeit, sich mehr als zuvor mit präventiven Maßnahmen für die Gesundheit ihrer Versicherten einzusetzen. Primärpräventive Leistungen, die bisher schon unter ärztlicher Beteiligung nach dem Sozialversicherungsgesetz erbracht worden sind, müssen als solche gekennzeichnet sein und fallen nicht unter die Finanzierung des Bundespräventionsgesetzes. Des Weiteren können die Krankenkassen – über die zuvor schon zulässigen Maßnahmen hinaus – in der betrieblichen Gesundheitsförderung tätig sein. Folgende **Leistungen der gesetzlichen Krankenkassen** dienen der Prävention:

- Leistungen zur Vorbeugung des erstmaligen Auftretens von Krankheiten (Primärprävention), §§ 20–24 SGB V. Hier werden die Prioritäten z. B. mittels soziodemografischer oder regionaler Kriterien oder hinsichtlich des Lebensstils einschließlich bestimmter Konsumgewohnheiten festgelegt.
- Leistungen zur Früherkennung von symptomlosen Krankheitsvor- und -frühstadien (Sekundärprävention), § 25 und § 26 SGB V. Hier stehen medizinische Indikationen im Vordergrund.
- Behandlungsunterstützende Angebote für Kranke im Sinne von Verhütung von Verschlimmerungen von Erkrankungen und Behinderungen sowie der Vorbeugung von Folgeerkrankungen (Tertiärprävention).

Die Spitzenverbände der deutschen Krankenkassen haben im Jahre 2008 folgende Ziele der Prävention und Gesundheitsförderung definiert:

- Bewegungsgewohnheiten
- Ernährung

- Stressbewältigung und Entspannung
- Suchtmittelkonsum

Nach Schätzungen, die auf groß angelegten epidemiologischen Studien beruhen, können bis zu 90 % aller Herz-Kreislauf- und Lungenerkrankungen, ca. 60 % aller Krebserkrankungen und über 50 % der chronischen Schmerzerkrankungen auf einen ungesunden Lebensstil zurückgeführt werden. Als ein wichtiges Kernelement des Lebensstils gilt dabei die **empfundene Stressbelastung**. Die europäische Naturheilkunde befasst sich seit mehr als einem Jahrhundert mit diesen Handlungsfeldern (▶ **Kap. 8** Geschichte der Naturheilverfahren); sie hat umfangreiche Handlungsstrategien erarbeitet.

Das Gesetz zur Stärkung von Gesundheit und Prävention (Präventionsgesetz) scheiterte 2005 am Bundesrat. Es sollte die Tradition der Ottawa-Charta der WHO fortführen und Gesundheit, Lebensqualität, Selbstbestimmung und Beschäftigungsfähigkeit der Bevölkerung zum Inhalt haben. Vor allem sollte es auf Aufklärung und Beratung setzen. Zum Zeitpunkt der Drucklegung war noch keine neue Gesetzesinitiative gestartet worden.

3.3.3 Hinweise zu Präventions- und Gesundheitsförderungsangeboten

Prävention und Gesundheitsförderung erfordern ein gezieltes Eingreifen von öffentlich und/oder professionell autorisierten Handelnden, um die sich abzeichnenden ungünstigen Entwicklungen von Morbidität und Mortalität bei Einzelnen oder ganzen Bevölkerungsgruppen zu beeinflussen [63]. Dabei ist die Bereitschaft zu gesundheitsfördernden Verhaltensänderungen bei einem großen Anteil der Bevölkerung unzureichend ausgeprägt. Weiterhin stehen die Kriterien **„Bedarf" und „Bedürfnis"** häufig in einem inversen Verhältnis zueinander, d. h. dass bei denjenigen Gruppen, bei denen der Bedarf am größten ist, Veränderungen am schwersten zu erzielen sind. Schließlich ist ein durch Experten objektivierter Bedarf nicht notwendigerweise identisch mit dem, was verschiedene Bevölkerungssegmente subjektiv als Bedürfnis wahrnehmen und/oder artikulieren.

Die Angebote der Krankenkassen zur Primärprävention wurden nach dem Präventionsbericht des medizinischen Dienstes der Spitzenverbände der Krankenkassen von 2008 von 4,2 Millionen Menschen wahrgenommen. Dafür wurden 300 Millionen Euro von den Krankenkassen investiert. Aus Settings und Betrieben wurden 4179 Projekte gemeldet. Die Zahl der Teilnehmer an individuellen Kursangeboten betrug 1,9 Millionen, der Frauenanteil betrug 80 %. Über die betriebliche Gesundheitsförderung konnten bei Maßnahmen, die eine Erfolgskontrolle beinhalteten, besonders hohe männliche Teilnehmerquoten erreicht werden. Die Zahl der Projekte war für Kinder und Jugendliche mit 686 am höchsten, für Personen über 60 gab es dagegen nur 19.

Besonders häufig wurden Projekte, die die beiden Präventionsbausteine Bewegung und Ernährung miteinander kombinierten, angeboten. Genutzt wurden bei individuellen Kursangeboten mit 75 % vor allem Bewegungsprogramme, der Anteil der Ernährungsprogramme betrug nur 8 %. Erkannt wurde inzwischen auch, dass in einem gesundheitsförderlichen Setting ein gesundheitsbewusstes Verhalten leichter gelebt werden kann. Damit wurde der Präventionsansatz erweitert: Verhaltensbezogene Aktivitäten werden durch verhältnisbezogene Aktivitäten ergänzt.

Problemfelder bei Präventionsangeboten

- mangelnde Praxistauglichkeit, insbesondere bei Programmen für ältere Menschen
- zu geringe Kooperation der Ärzte, die Präventionsmaßnahmen für wichtig halten, sie aber wegen Mangel an Zeit und Detailkenntnissen, strukturellen Schwierigkeiten und fehlenden Signalen seitens der Patienten zu selten vermitteln
- mangelnde Akzeptanz, da die Zielgruppe nicht in den Planungsprozess eingebunden wurde

Besondere Erfolge ergaben sich durch den sogenannten **Setting-Ansatz**, d. h. durch Angebote zur Primärprävention, die zielgruppengerecht in den Lebensbereichen (Lebenswelten) platziert wurden, in denen dieser Bevölkerungsanteil den größten Teil seiner Zeit verbringt: im Kindergarten, in der Schule, am Arbeitsplatz, im Wohnort. Ziele sind hier die Verbesserung des allgemeinen Gesundheitszustandes und damit die Verminderung sozial bedingter Ungleichheit von Gesundheitschancen. Dies soll mit verhaltens- und verhältnispräventiven Maßnahmen erreicht werden.

Integrierte Programme, d. h. Programme, die aus mehreren Bausteinen bestehen, haben sich gegenüber monofaktoriellen als deutlich überlegen erwiesen, da Betroffene ein Risikoverhalten fast immer in mehreren Verhaltensbereichen zugleich aufweisen. Wenn sie zunächst mit dem Bereich beginnen, für dessen Veränderung sie am meisten motiviert sind, erzeugt die erfolgreiche Bewältigung auch einen Motivationsschub bei den anderen Bereichen.

Da sich gesundheitsschädigende Gewohnheiten nicht durch Abschreckung und Informieren dauerhaft ändern lassen, werden in diesen Programmen Aspekte von proaktiver und positiver Lebensgestaltung und -freude in den Vordergrund gestellt. Dies erfordert allerdings die intensive Mitarbeit des Individuums und die Übernahme von Eigenverantwortung. Leider hat die Struktur der modernen Medizin in den letzten Jahrzehnten des 20. Jahrhunderts Unmündigkeit und Passivität der Patienten eher gefördert.

Im Vordergrund der Programme steht die **Vermittlung praktischer Erfahrungen**, die zu neuen Verhaltensweisen führen und in den Alltag integrierbare gesundheitsfördernde Fähigkeiten aufzeigen. Gleichzeitig sollte Hilfe zur konstruktiven **Verarbeitung von Rückfällen** angeboten werden. Zudem sollte Wissen vermittelt werden, welches das Verständnis für die Zusammenhänge zwischen eigenem Verhalten und Gesundheit fördert und den Prozess vom Erkennen einer Gesundheitsgefährdung bis hin zur Umstellung des Alltags in mehreren Phasen begründet. Schließlich sind ethische und soziale, gegebenenfalls auch spirituelle Fragen einzubeziehen.

Dass diese umfassenden Programme nachhaltigen Erfolg erzielen, lässt sich indirekt aus der Tatsache schließen, dass der Anstieg der Lebenserwartung schon lange vor der Entwicklung der „modernen" Medizin begann. Große Durchbrüche der Medizin konnten die allgemein steigende Lebenserwartung nicht wesentlich beeinflussen, vielmehr sind wirtschaftliche, politische und soziale Umstände entscheidend [51]. So stellt das soziale Eingebundensein eine wichtige Gesundheitsressource vor allem für den psychischen Bereich dar und puffert potenziell gesundheitsgefährdende Wirkungen von Stress insbesondere bei Männern ab, wie z.B. die Aufnahme von gesundheitsschädigendem Verhalten, insbesondere Alkohol- und Nikotinmissbrauch [36]. Freunde und ein liebender Lebenspartner (▶ Abb. 3.2) können das Leben bis zu einem Drittel verlängern [24].

Da in Deutschland der Anteil allein lebender Personen gegenwärtig über 25 % der Bevölkerung beträgt, sind die daraus resultierenden medizinischen Probleme und Kosten zukünftig wohl erheblich, denn Therapiecompliance und Wirksamkeit von medizinischen und psychologischen Interventionen sind bei sozial eingebundenen Personen höher als bei sozial isolierten. Betroffen sind insbesondere die Männer. So sind in allen Altersgruppen der nach dem Jahr 1940 Geborenen mehr Männer als Frauen kinderlos. Jeder vierte 45–50-jährige Mann und jede achte Frau dieser Altersgruppe haben keine Kinder, bei nach 1960 geborenen Personen mit Hochschulabschluss trifft dies für jeden zweiten Mann und jede dritte Frau zu. Längerfristig allein lebende Männer versterben zehn bis elf Jahre früher als Männer mit stabiler sozialer Beziehung.

Gegenwärtig ist jeder zehnte Arztbesuch in Deutschland Folge einer Suchtproblematik. Etwa 1,4 Millionen Deutsche sind medikamentenabhängig, davon zwei Drittel Frauen, insbesondere in der zweiten Lebenshälfte. Mehr als 10 Millionen Menschen konsumieren Alkohol in gesundheitlich riskanter Form und überschreiten regelmäßig die empfohlenen Konsumgrenzen. Etwa 1,6 Millionen Menschen gelten als alkoholabhängig, 20 % der 12–25-Jährigen trinken regelmäßig Alkohol. Pro Kopf werden jährlich 10 Liter reinen Alkohols konsumiert. Die Raucherquote der Erwachsenen liegt bei 33 %, bei Frauen beträgt sie 31 % [4].

✻ **Merke:** Das Risiko zu rauchen ist bei Personen mit Selbstwertproblemen und starker sozialer Unsicherheit sowie mit psychischen Erkrankungen doppelt so hoch wie bei psychisch Gesunden [38].

3.4 Wichtige präventive und gesundheitsfördernde naturheilkundliche Verfahren

In der Naturheilkunde wurde stets die Übernahme von Eigenverantwortung gefordert und gefördert. Als in den achtziger Jahren des 20. Jahrhunderts die Nachfrage nach naturheilkundlichen Angeboten bei der Bevölkerung massiv anstieg, wurden zunächst vor allem die passiv anzuwendenden Methoden bevorzugt. Allerdings können die hohen präventiven und gesundheitsfördernden Potenziale von Naturheilverfahren nur genutzt werden, wenn die aktivierenden und aktiven Methoden einbezogen werden.

Primärprävention

Die Angebote für die an naturheilkundlichen Verfahren zur Prävention und Gesundheitsförderung Interessierten sind mittlerweile kaum noch überschaubar. Sie beinhalten auch alternativmedizinische bis paramedizinische Methoden, bei denen weder die Wirksamkeit noch die Plausibilität im präventivmedizinischen Einsatz belegt ist. Neben Ärzten arbeiten auch Gesundheitsberufe wie Psychologen, Apotheker, Ökotrophologen, Physiotherapeuten, Hebammen, Heilpraktiker und viele andere in diesem Bereich, der als „Gesundheitswirtschaft" bezeichnet und von erheblichen wirtschaftlichen Interessen bestimmt wird. Interessierte sollten die Beratung durch qualifizierte Personen, z.B. Ärzte mit der Zusatzbezeichnung „Naturheilverfahren", und unabhängige Institutionen, z.B. universitäre Einrichtungen mit natur-

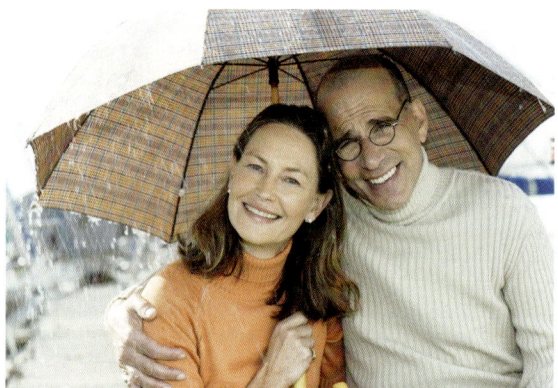

▶ **Abb. 3.2** Freunde und eine glückliche Beziehung sind bedeutende Faktoren für ein langes Leben.

heilkundlicher Ausrichtung, in Anspruch nehmen. Die Möglichkeiten zur unabhängigen Information sind noch zu wenig bekannt und werden dementsprechend zu wenig genutzt.

Ansprechpartner bezüglich Primärprävention sind insbesondere die gesetzlichen Krankenkassen, die ambulante Primärpräventionsprogramme, u.a. auch mit naturheilkundlichen Komponenten, anbieten. Hier sind die Anbieter in der Regel nicht Ärzte, sondern Angehörige anderer Gesundheitsberufe, insbesondere Physiotherapeuten, Ernährungsberater oder Gesundheitsmanager. Auch naturheilkundlich orientierte Laienvereine, deren Ziel gesundheitsfördernde Maßnahmen sind, z.B. die Kneipp-Vereine und der Deutsche Naturheilbund, sind geeignet. Hinzu kommen die vielen Selbsthilfegruppen für die verschiedenen chronischen Erkrankungen.

Der besondere Erfolg bei den Laiengruppen beruht wohl primär auf dem Setting-Ansatz und der intensiven sozialen Interaktion; bei den Selbsthilfegruppen kommt noch eine relative Homogenität infolge der zugrunde liegenden Erkrankung hinzu. Den Versuchen verschiedener Interessengruppen, Laiengruppen zur Promotion von pharmazeutischen Produkten, Nahrungsergänzungsmitteln und alternativmedizinischen Methoden zu missbrauchen, muss jedoch mehr kritisches Interesse entgegengebracht werden.

Sekundär- und Tertiärprävention

Naturheilkundliche Sekundär- und Tertiärprävention ist bei den Patienten stark gefragt. Im Zentrum der Kompetenzvermittlung stehen primär die naturheilkundlich weitergebildeten Ärzte. Patientenschulungen können im stationären Rahmen, z.B. in Rehabilitationskliniken, leichter standardisiert werden, da stationäre Einrichtungen mehr Personal und Ausstattung bereithalten. Ambulant kann lebensweltnäher gearbeitet werden (Settings), dies unterstützt die nachhaltige Alltagsumsetzung und Habitualisierung von Gesundheitsverhalten.

Die Finanzierung von Präventionsangeboten durch die Krankenkassen ist durch die §§ 20–24 und SGB V geregelt. Leistungserbringer sind Ärzte und Angehörige anderer Gesundheitsberufe, die darüber hinaus auch Angebote für Selbstzahler offerieren.

Wirkung

Die Wirkung von naturheilkundlichen Verfahren beruht auf verschiedenen, eher **unspezifischen Wirkmechanismen**: Sehr häufig können **Reiz-Reaktions-Muster** identifiziert werden, die bei wiederholter Anwendung zu Antworten des Organismus führen, welche mit Training, Adaptation oder Abhärtung umschrieben werden. Bei einigen Verfahren, z.B. beim Sport, sind partiell bereits die molekularen Grundlagen dieser Reaktionen bekannt.

Ein weiteres Wirkprinzip, das außerhalb der Naturheilkunde noch nicht so viel Aufmerksamkeit gefunden hat, ist die **Beeinflussung der Funktionsweise des Grundsystems**, ein Synonym für den Funktionskomplex aus Grundsubstanz, Fibroblasten, peripheren vegetativen Nervenendigungen, Carrierproteinen und Mediatoren (z.B. Prostaglandinen, Interleukinen, Proteasen, Interferonen; ▶ Kap. 26 Neuraltherapie).

Naturheilverfahren sollen bei regelmäßiger Anwendung die im Alterungsprozess oder bei Krankheiten nachlassende Funktion wieder verbessern, mit dem Resultat eines verbesserten Zellstoffwechsels, einer Aktivierung des interstitiellen Stofftransportes und einer Modulation des Vegetativums.

3.4.1 Hydrotherapie

Die Hydrotherapie (▶ Kap. 13 Hydrotherapie) wurde in der Präventivmedizin bisher übersehen. Sie zählt zu den einfachen, selbst durchführbaren Maßnahmen, die zudem auch noch wenig zeitaufwendig und kostengünstig sind. So ist eine einzige derartige Anwendung pro Tag bereits gesundheitsfördernd.

Kaltanwendungen sind wegen ihrer intensiven Wirkung von größerer Bedeutung als Warm-/Heiß- und Wechselanwendungen. Kurze Kaltreize lösen – ähnlich wie körperliches Training – umfangreiche physiologische Reaktionen, wie Hautrötung, Stoffwechselsteigerung, Kreislaufreaktionen und kutanoviszerale Reflexe, aus. Die physiologische Reaktion läuft dabei als innerhalb von Sekunden eintretende Stressreaktion mit lokaler Vasokonstriktion ab, der eine recht lange anhaltende Hyperämie im behandelten Körperteil folgt.

Je nach den Begleitumständen wirkt eine Kälteanwendung sedierend oder anregend. Durch regelmäßige Anwendungen werden die physiologischen Abläufe der Stressreaktion trainiert, d.h., es erfolgt eine raschere Wiedererwärmung und eine geringere Ausschüttung von Stresshormonen. Diese Reduktion der Stressantwort findet sich im Sinne einer Kreuzadaptation auch bei psychosozialem Stress. Außerdem wird das zelluläre Immunsystem angeregt, was präventiv gegenüber banalen Infekten wirkt [19].

3.4.2 Ordnungstherapie

Die Ordnungstherapie (▶ Kap. 10 Ordnungstherapie) stellt die naturheilkundliche Variante einer Psychoedukation dar, die von der Philosophie bis zur Strukturierung eines konkreten Tagesablaufs breite Möglichkeiten bietet. Sie ist eine von Patienten gut akzeptierbare Variante der psychotherapeutischen oder gesundheitspädagogischen Intervention. Im Vordergrund steht die **konstruktive Beeinflussung der Grundfunktionen nach Paul Vogler**, wie Vitalfunktionen, Stoffwechsel oder Immunität. So wird inzwischen die von der Naturheilkunde seit langem postulierte günstige primärpräventive Wirkung von regelmäßigem und ausreichendem Schlaf durch neue Studien unterstützt.

Den Patienten und gegebenenfalls ihren Angehörigen sollten hier insbesondere auch die modernen wissenschaftlichen Erkenntnisse hinsichtlich der **Lebensplanung** näher gebracht werden, so z. B. die ungünstigen Folgen einer bis ins mittlere Erwachsenenalter hinein verlängerten „Nesthockerphase", wie das bei Männern und Frauen mit dem Lebensalter ansteigende Risiko von Zeugung bzw. Austragung von behinderten Kindern oder die Dreifachbelastung von Frauen mittleren Lebensalters durch Kinder, Berufstätigkeit und Pflegeleistungen gegenüber älteren Angehörigen.

Wirkfaktoren der Ordnungstherapie
- aktive Hilfe zur Problembewältigung
- Klärungsarbeit, z. B. hinsichtlich der Motivation des Patienten
- erfahrungsorientiertes Lernen
- Ressourcenaktivierung; diese ist für Prävention und Gesundheitsförderung von besonderer Bedeutung

So steigern Lächeln und Lachen, aber auch konstruktive Liebesbeziehungen die Immunkompetenz und wirken heilungsfördernd und entspannend.

Ordnungstherapie wird deshalb auch zur Verbesserung der sozialen Kompetenz in Partnerschaft, Familie, Freizeit und Beruf sowie für Entspannung und Stressmanagement eingesetzt. Von besonderer Bedeutung ist hier das Elterntraining, da oppositionelles, aggressives und dissoziales Verhalten von Kindern wesentlich durch den Erziehungs- und Interaktionsstil der Eltern mitbestimmt wird.

In der sekundären und tertiären Prävention findet Ordnungstherapie bei psychischen Störungen wie Ängsten, Phobien, posttraumatischen Belastungsstörungen, Abhängigkeit und Sucht, affektiven Störungen, somatoformen Störungen sowie Ess- und Schlafstörungen Einsatz. Im verhaltensmedizinischen Bereich kann sie bei chronischen Schmerzen, Asthma bronchiale, Hautkrankheiten, Tinnitus, HIV, Krebserkrankungen, Herz-Kreislauf-Erkrankungen, Magen-Darm-Erkrankungen, Schlafstörungen und Diabetes mellitus angewendet werden.

3.4.3 Ernährungstherapie

Gesunde Nahrung ist essenzieller Bestandteil der Primärprävention. Lebensmittel sind Naturheilmittel, wenn sie aufgrund ihrer spezifischen Eigenschaften gezielt zur Ernährungstherapie eingesetzt werden. Der Begriff „Ernährung" ist mit dem Vorgang der Nahrungsaufnahme verbunden, „Essen" beschreibt die menschliche, kulturelle und soziale Handlung. Dieser Zusammenhang ist grundlegend für die Anwendung von ernährungstherapeutischen Maßnahmen, d. h. der kulturelle Akt des Essens

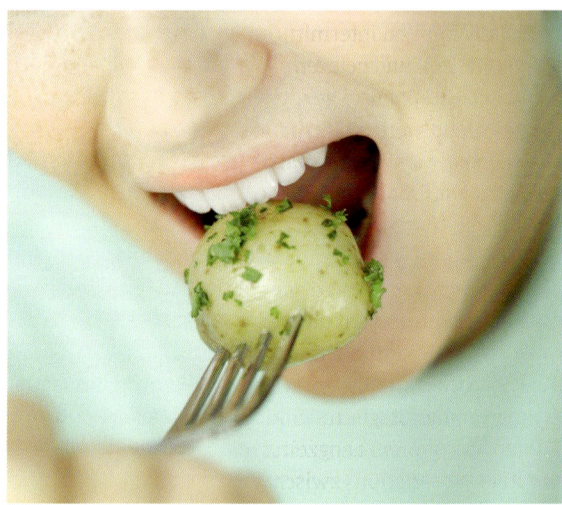

▶ **Abb. 3.3** Kartoffeltage als „milde" Alternative des Fastens.

wird genutzt, um mit gesunder Ernährung zu therapieren (▶ **Kap. 18** Ernährungstherapie).

✱ Merke: Von überragender Bedeutung ist die regelmäßige Zufuhr von sekundären Pflanzenstoffen einschließlich Vitaminen und Ballaststoffen durch eine an Gemüse, Obst und Vollkornprodukten reiche Nahrung im Sinne einer Vollwertkost.

In der Speisenabfolge sollte deshalb mit der Rohkost begonnen werden. Die individuelle Bekömmlichkeit, d. h. die Verdauungsleistung, sollte jedoch beachtet werden, um Blähungen, Völlegefühl oder Unwohlsein zu vermeiden.

Beim **Fasten** mit der Intention der Gewichtsreduktion, einer typischen Maßnahme der Primärprävention, besteht unbestritten die Gefahr eines Reboundeffektes, jedoch ist die Akzeptanz einer kalorienreduzierten Kostform nach dem Fasten höher und nachhaltiger. Heilfasten, eine Kombination aus intensivdiätetischen, Kneipp- und physiotherapeutischen Verfahren, wird in der Primärprävention in der Regel ambulant durchgeführt (▶ **Kap. 19** Fastentherapie). Es stimuliert die Selbstheilungskräfte und wirkt umstimmend. Dies trifft auch für die **Therapie nach F. X. Mayr** zu (▶ **Kap. 20**).

Sehr mild wirkende Alternativen sind Rohkost-, Kartoffel- und Reistage (▶ **Abb. 3.3**).

3.4.4 Bewegungstherapie

Die naturheilkundlichen Empfehlungen zur Bewegung richten sich am gesundheitlichen Nutzen aus. Geübt werden typische Bewegungsmuster, die der Mensch während seiner gesamten Evolution benutzt hat:
- Insbesondere zügiges Gehen im Gelände, das wegen der wechselnden Belastungen besonders gelenkschonend ist und gleichzeitig den Gleichgewichtssinn optimal trainiert.

- Hinzu kommen intermittierendes Laufen oder Rennen, Tanzen und gelegentliche Maximalbelastungen, wie z. B. Treppensteigen.
- Ergänzend werden Entspannungs- und Dehnungsübungen, Massagen sowie angemessene Gymnastik zur Erhaltung der Beweglichkeit eingesetzt (▶ Kap. 16 Bewegungstherapie).

Die wiederholte und zielgerichtete Bewegung dient dem Erhalt eines funktionstüchtigen Körpers. Körperliche Aktivität von ausreichender Intensität und Dauer ist eine wirksame Präventionsmaßnahme gegen altersbedingte physiologische und pathologische Veränderungen. Aus großen Langzeitstudien ergab sich z. B. eine negative Korrelation zwischen täglicher körperlicher Aktivität und der Inzidenz von koronarer Herzkrankheit sowie der kardiovaskulären Mortalität und der Gesamtmortalität. Niedrige körperliche Fitness ist als kardiovaskulärer Risikofaktor der Hypertonie und dem Rauchen gleichwertig [49]. Empfohlen wird ein wöchentlicher Energieverbrauch durch zusätzliche, sportlich intendierte Bewegung von mindestens 1 000 kcal; durch Bewegung sollten tägl. mindestens 200–300 kcal verbraucht werden.

Wichtige Trainingsarten

- **Ausdauertraining:** Es verändert die Muskelfaserverteilung zugunsten der sogenannten Slow-Twitch-(ST-) Faser. Je höher der Anteil an ST-Fasern ist, umso besser sind die Kapillarisierung der Muskulatur und die Glukosetoleranz. Die Ausdauerbelastung (▶ Abb. 3.4) steigert auch den HDL-Anteil beim Gesamtcholesterin, wirkt unspezifisch immunstimulierend und antidepressiv.

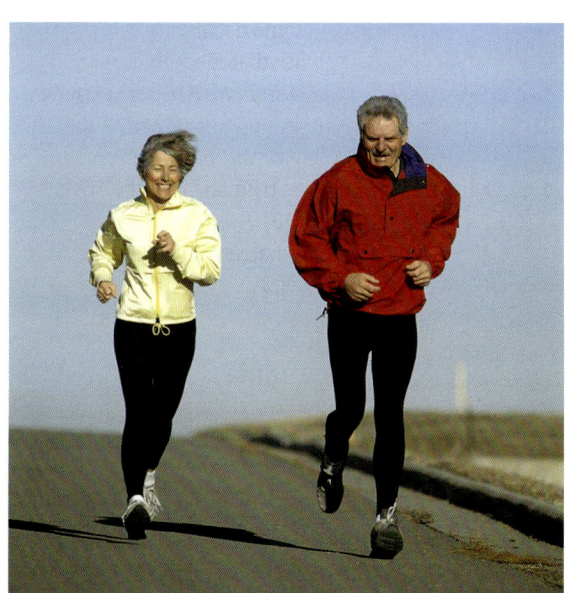

▶ **Abb. 3.4** Ausdauertraining wirkt immunstimulierend und antidepressiv.

- **Krafttraining:** Es trägt wesentlich zur Unabhängigkeit und Selbstständigkeit im Alltagsleben bei und kann den altersabhängigen Verlust der fettfreien Körpermasse und die Abnahme der Muskelmasse verlangsamen. Damit bleiben auch die Insulinrezeptoren der Muskelzellen erhalten.
  Bei Krafttraining können auch im Alter rasche Steigerungen der Leistungsfähigkeit erreicht werden.
- **Koordinationstraining:** Eine Optimierung der Interaktion zwischen den verschiedenen motorischen Zentren des Zentralnervensystems und der Skelettmuskulatur ermöglicht eine harmonische und kraftsparende Bewegungsausführung.
  Das Training kann den altersbedingten Verlust an Gelenkigkeit und Bewegungskoordination verlangsamen und somit die Sicherheit und Genauigkeit von Bewegungen erhalten. Dies dient auch der Verletzungsprophylaxe.

Die **Belastungsintensitäten** für präventive Maßnahmen sollten sich im submaximalen Bereich bewegen. Auch im Alter genügen bereits wenige Wochen Ausdauertraining, um bei bislang untrainierten Personen die kardiovaskuläre Leistungsfähigkeit deutlich zu verbessern, das Körperfett zu reduzieren und die subjektiv empfundene Lebensqualität zu steigern. Das zelluläre Immunsystem reagiert mit einer gesteigerten Aktivität, ähnlich wie bei einer leichten Infektion, jedoch unter aseptischen Bedingungen.

In der **Sekundär- und Tertiärprävention bei Tumoren** kann ein moderates Ausdauertraining die Komplikationen nach der Behandlung vermindern und der therapiebedingten Erschöpfung (Fatigue) vorbeugen, die oft noch mehrere Jahre nach der Behandlung bestehen kann. Die positiven Effekte der körperlichen Aktivität sind dabei nicht auf die bekannte verbesserte kardiovaskuläre oder muskuläre Funktion beschränkt, sondern auch der psychische Zustand, die Selbstständigkeit und die Selbstachtung des Patienten verbessern sich [16].

3.4.5 Ausleitende Verfahren

Ausleitende Verfahren sind in den meisten ethnomedizinischen Richtungen ein wichtiger Teil präventivmedizinischer Bemühungen. Hier gibt es jedoch kein dem westlichen Denken vergleichbares Präventionskonzept, und wissenschaftliche Studien existieren nur in Ausnahmefällen (▶ Kap. 27 Ausleitende Verfahren).

Das **trockene Schröpfen** wirkt z. B. vegetativ ausgleichend, unspezifisch immunanregend, allgemein tonisierend und verbessert die Sauerstoffversorgung. Diese Wirkungen qualifizieren das Schröpfen als Maßnahme der Prävention und Gesundheitsförderung.

Dass **Aderlässe** als Präventivmaßnahme beim metabolischen Syndrom geeignet sind, ist denkbar; immerhin wird eine Blutspende (▶ Abb. 3.5) im Abstand von min-

3 Prävention und Gesundheitsförderung

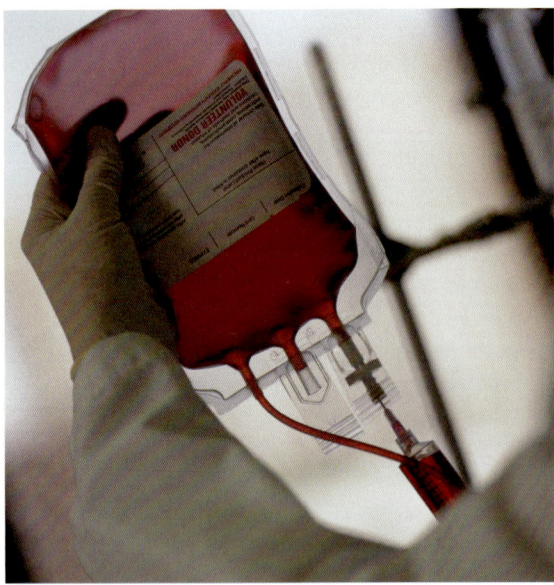

▶ Abb. 3.5 Blutspenden gelten als gesundheitsförderlich.

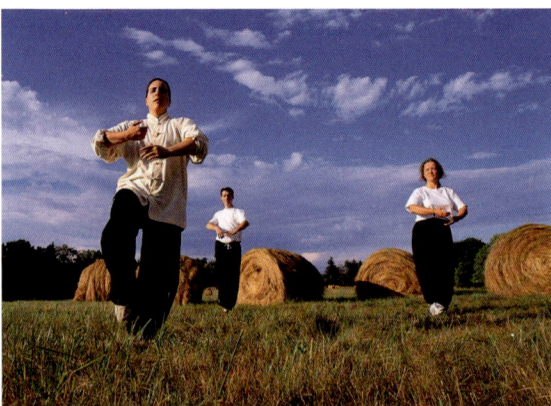

▶ Abb. 3.6 Qigong-Übende

destens drei Monaten allgemein als gesundheitsförderlich angesehen.

3.4.6 Weitere Verfahren

Formen der **Entspannungstherapie,** wie das autogene Training und die progressive Relaxation nach Jacobson, werden zur Gesundheitsförderung und in der Prävention breit eingesetzt (▶ **Kap. 21** Atem- und Entspannungstherapie). Klinische Studien liegen nur für die Sekundär- und Tertiärprävention vor.

Für **Hatha Yoga, Qigong** (▶ Abb. 3.6) und die ursprünglich aus Indien stammende Achtsamkeitsmeditation finden sich positive Erfahrungsberichte über günstige Wirkungen bei stressbedingten Beschwerden und zur Prävention von Rezidiven von Erkrankungen wie Psoriasis, gastrointestinalen Erkrankungen, Depressionen und Angst.

Massagen setzen Berührungsreize, die in unserer berührungsfeindlichen Kultur gerade von den älteren Menschen vermisst werden (▶ **Kap. 15** Massagetherapie). Eine unspezifische Immunstimulation und Stressabbau wurden z. B. für die manuelle Lymphdrainage (▶ **Kap. 15.8**) gezeigt.

Die **Atemtherapie** wird zur Ökonomisierung und Optimierung der Atmungsfunktion und zur Förderung der Zwerchfellatmung, welche die intestinale Funktion anregt, genutzt (▶ **Kap. 21** Atem- und Entspannungstherapie). Günstige präventive und gesundheitsfördernde Effekte sind deshalb sehr plausibel, jedoch fehlen hier noch entsprechende Studien.

Heliotherapie wird zur Osteoporoseprävention und Infektprophylaxe eingesetzt (▶ **Kap. 23** Heliotherapie). Außerdem wirkt Sonnenstrahlung in geringen Dosen über die Vitamin-D_3-Bildung präventiv gegenüber entzündlichen Hautkrankheiten wie Psoriasis und gegenüber Hautkrebs [59]. In vergleichbarer Weise wie die Hydrotherapie wirken **klimatische Reize** (▶ **Kap. 22** Klimatherapie). Die **mikrobiologische Therapie** kann z. B. in der Infektprophylaxe eingesetzt werden (▶ **Kap. 29** Mikrobiologische Therapie).

3.5 Naturheilkundliche Präventionsstrategien für häufige Erkrankungen

In der nachfolgenden Darstellung werden insbesondere bereits gesicherte Maßnahmen vorgestellt.

3.5.1 Diabetes mellitus Typ 2

Wegen der enormen Kosten bei der Behandlung des Diabetes mellitus Typ 2 und seiner Folgen werden in vielen Ländern mittlerweile Schwerpunktprogramme zur Primärprävention durchgeführt.

Im **Vordergrund** stehen
- eine vegetarisch betonte Ernährung,
- Reduktion von Kochsalz und Alkohol,
- regelmäßige körperliche Aktivität sowie
- bei Bedarf ein Nichtrauchertraining.

Auch stark erblich Belastete profitieren davon [30]. Werden reichlich Früchte, Gemüse, Vollkornprodukte und Nüsse gegessen, scheint das Risiko für die Entwicklung eines Diabetes mellitus Typ 2 abzunehmen [66].

Neben einer strikten Kontrolle anderer Risikofaktoren sind
- eine Gewichtsreduktion bei Adipositas, in der Ernährung höchstens 33 % der Energiezufuhr als Fett (davon nur 10 % gesättigte Fette) und

- eine Erhöhung der Ballaststoffe auf über 10 g pro 1 000 kcal anzustreben. Deren präventive Wirksamkeit ist durch große Interventionsstudien belegt [34].

Das Diabetesrisiko soll bei regelmäßigem Kaffeegenuss abnehmen, bei Frauen soll es sogar halbiert werden [61].

3.5.2 Adipositas

In den Industrienationen ist die Häufigkeit der Adipositas stark angestiegen. Besonders problematisch ist die hohe Zahl von adipösen Kindern. In Deutschland sind 15 % der Kinder und Jugendlichen im Alter von 3–17 Jahren übergewichtig, 6,3 % sind adipös [35]. Dabei sind Kinder von Müttern, die im ersten Drittel der Schwangerschaft geraucht haben, im Schulalter mit doppelt so hoher Wahrscheinlichkeit stark übergewichtig wie die Kinder von Nichtraucherinnen. Stillen senkt dagegen das Risiko für eine spätere Adipositas erheblich [15].

> **T Therapeutische Empfehlungen**
> - Insbesondere die „Nahrungsmittel für Kinder", energiedichte Nahrungsmittel und solche mit hohem Fettgehalt, vor allem mit trans-Fettsäuren, Fruchtsaftgetränke und industriell hergestellte Getränke sind zu meiden.
> - Die Anzahl der Mahlzeiten ist auf drei zu begrenzen.
> - Das Kind sollte möglich nicht allein essen, Kinder im Kindergartenalter aber auch nicht in allzu zahlreicher Gesellschaft.
> - Fernsehen und Computerspiele sollten tägl. höchstens eine Stunde in Anspruch nehmen.
> - Schulkinder, die nachts weniger als zehn Stunden schlafen, weisen ein dreieinhalbmal höheres Risiko für Übergewicht auf als diejenigen, die zwölf Stunden und mehr ruhen. Dies gilt in weniger ausgeprägter Weise auch für Erwachsene mit Schlafdefizit.

Weiterhin sollten von Kindern, aber auch von Erwachsenen bestimmte Zusatzstoffe in der Nahrung gemieden werden:
- Zuckerersatzstoffe fördern die Insulinausschüttung und wirken damit appetitsteigernd.
- Glutamat, das in vielen Fertignahrungsmitteln als Geschmacksverstärker enthalten ist, verstärkt den Appetit. Durch die Zunahme der Sekretion von Somatropin wird die Lipolyse gestört.

Bei Erwachsenen mit Übergewicht (BMI 25,0–29,9 kg/m²) und Adipositas Grad I (BMI 30,0–34,9 kg/m²) konnten in den letzten Jahren einige Fortschritte durch Verhaltenstherapie, Ernährungsberatung und Programme, die zu mehr körperlicher Bewegung motivieren, erzielt werden.

Mit zunehmendem Alter wird **Krafttraining** immer wichtiger, um dem Verlust der Muskelmasse entgegenzuwirken. Dazu sollte eine proteinreiche Kost bevorzugt werden.

Anwendungen von Kälte, z. B. im Rahmen der Hydrotherapie und der Klimatherapie, steigern den Energieverbrauch und sollten daher fester Bestandteil gewichtsreduzierender Programme sein. Insbesondere sind Temperaturschwankungen anzustreben, so durch Sauna, Kaltwasseranwendungen und Schlafen bei offenem Fenster.

Da länger anhaltende Stressphasen eine Gewichtszunahme fördern, sind hier **Entspannungsmaßnahmen** sinnvoll (▶ Kap. 21 Atem- und Entspannungstherapie). Bedeutsam sind auch ein Nachtschlaf zwischen sieben und acht Stunden [10] und eine regelmäßige **Heliotherapie** durch Bewegung im Freien.

3.5.3 Herz-Kreislauf-Erkrankungen

Der größte Beitrag zur allgemein gestiegenen Lebenserwartung in den Industrienationen geht auf eine deutliche Reduktion der altersspezifischen Mortalität an Herz-Kreislauf-Erkrankungen zurück.

Bei der Primärprävention stehen **Lebensstiländerungen** im Vordergrund. Anzustreben sind insbesondere
- eine Reduktion des Körpergewichts bei Adipositas,
- niedrige Konzentrationen von LDL-Cholesterin (maximal 160 mg/dl für Personen ohne weitere kardiovaskuläre Risikofaktoren) und Triglyzeriden,
- hohe Konzentrationen von HDL-Cholesterin sowie
- normale Blutdruck- und Blutglukosewerte.

Die Ernährung sollte
- obst- und gemüsereich,
- ballaststoffreich,
- kaloriengerecht und
- fettarm sein.

Der Energieanteil an gesättigten Fettsäuren sollte unter 7 %, derjenige an trans-Fettsäuren unter 1 %, die Zufuhr an Cholesterin unter 300 mg pro Tag liegen. Fetthaltiger (See-)Fisch sollte wöchentlich zweimal gegessen werden, bei Milch und Milchprodukten sind fettarme Erzeugnisse (1 %) zu bevorzugen, hydrierte Fette sind zu meiden. Dass Fischöle in der Ernährung, aber auch als Nahrungsergänzungsmittel die Häufigkeit kardiovaskulärer Ereignisse und insbesondere des kardialen Todes reduzieren, wurde in epidemiologischen Studien gezeigt [42].

Zusätzlich gesüßte Speisen und Getränke sollten weitgehend vermieden werden.

> **Cave**
>
> Bei mehr als 10 g Alkohol pro Tag kommt es zu Blutdruckanstieg, erhöhten Lipidwerten, Insulinresistenz, erhöhter Homocysteinkonzentration und Anstieg der Herzfrequenz. Alkohol ist neben dem Rauchen die größte vermeidbare Quelle von oxidativem Stress [2].

Die genannten Maßnahmen sind auch zur **Primärprävention** der koronaren Risikofaktoren Adipositas, Diabetes mellitus Typ 2, arterielle Hypertonie und Lipidstoffwechselstörungen und in der Sekundär- und Tertiärprävention geeignet. Bei reichlichem Genuss von Früchten, Gemüse, Vollkornprodukten und Nüssen soll das Risiko für die Entwicklung einer koronaren Herzkrankheit besonders niedrig sein [66].

Eine Reduktion der Inzidenz der **ischämischen Herzkrankheit** bzw. des **Schlaganfalls** bei täglicher Zufuhr von 600 g Obst und Gemüse um 31% bzw. 19% wurde ebenfalls beschrieben [69]. Auch zwischen dem vermehrten Genuss von Milchprodukten und der Manifestation von Hypertonie bzw. Schlaganfall findet sich eine inverse Assoziation [1]. Epicatechin, ein Flavonoid, das in Kakao, Obst und Gemüsesorten, in *grünem Tee* und in Rotwein und Traubensaft vorkommt, erhöht den Gehalt an kardiovaskulär protektivem Stickstoffmonoxid im Blut.

Zur Primärprävention der **Hypercholesterinämie** eignen sich die Einnahme von pflanzlichen Lipidsenkern, z. B. *Knoblauchpulver, Flohsamenschalen, Artischockenblätterextrakt*, oder das Essen von vier Äpfeln pro Tag. Der Risikofaktor **Homocystein** kann dagegen zwar durch die Einnahme von Vitaminkombinationen aus Folsäure, Vitamin B_6 und Vitamin B_{12} gesenkt werden, die langfristige Einnahme scheint jedoch die Inzidenz von kardiovaskulärem Tod, Myokardinfarkt und Schlaganfall nicht zu senken [7, 27].

Da neuerdings infolge der zunehmenden Stressbelastung ein erheblicher Anstieg von Herz-Kreislauf-Erkrankungen bei **Frauen** ab dem 45. Lebensjahr beobachtet wird, wird empfohlen, dass diese spätestens ab dem 40. Lebensjahr mit nach Möglichkeit multimodalen Maßnahmen zur Risikoreduktion beginnen sollten [48]. Bei beiden Geschlechtern ist gesichert, dass bei durch Schlafmangel und psychischen Dauerstress kontinuierlich erhöhter Kortisolausschüttung das leicht mobilisierbare intraabdominelle Fett, das einen hohen kardiovaskulären Risikofaktor darstellt, zunimmt.

Für **Frauen nach den Wechseljahren** wurde gezeigt, dass der Genuss von tägl. 2–6 Tassen normalen oder entkoffeinierten Kaffees das Herzinfarkt- und Schlaganfallrisiko um nahezu 35% verringerte [54].

Für die Sekundärprävention gelten prinzipiell die oben genannten Empfehlungen. Bei den Einzelmaßnahmen ist die Bewertung des Beitrags der Bewegungstherapie bei der Sekundärprävention schwierig, da alle monofaktoriellen Studien zur Bewegungstherapie vor der Ära der medikamentösen Sekundärprävention durchgeführt wurden: Reine Bewegungsstudien, die kardiovaskuläre Ereignisse bei Koronarpatienten als Endpunkt definiert haben, liegen nicht vor.

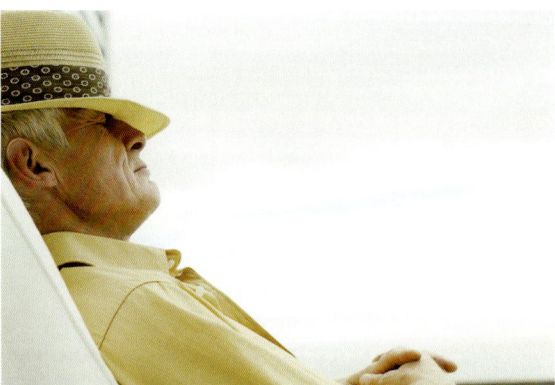

▶ **Abb. 3.7** Ein regelmäßiger Mittagsschlaf soll das Risiko eines Herzinfarkts deutlich senken.

Der präventive Effekt einer mediterranen, fleischarmen Kost [14] bzw. einer indomediterranen Variante bei Patienten mit manifester koronarer Herzkrankheit wurde dagegen klar belegt [60]. Die Wirksamkeit von Stressreduktion und Entspannungsverfahren bei Patienten mit belastungs- und stressinduzierter Angina pectoris wurde ebenfalls gezeigt [6].

Für die Beurteilung intensiver multifaktorieller Lebensstilprogramme in der Sekundärprävention sind noch immer die Ergebnisse des Lifestyle Heart Trial [52] und der SCRIP-Stanford-Studie [26] maßgeblich, in denen Bewegung, Entspannungsmaßnahmen und Ernährungstherapie bei Patienten mit bereits bestehender koronarer Herzkrankheit kombiniert wurden. Zu erwähnen ist allerdings, dass in diesen Studien noch großer Wert auf eine insgesamt stark fettreduzierte Ernährung gelegt wurde.

In ▶ **Tab. 3.1** werden die Erfolge der verschiedenen genannten Präventionsstudien verglichen. Für die Verhinderung eines Myokardinfarktes durch Simvastatin beträgt die NNT (Number Needed to Treat) pro Jahr 156 [28].

3.5.4 Allergien und pulmonale Erkrankungen

Allergien

Die Prävalenz atopischer Erkrankungen wird mit etwa 30% angegeben [73]. Eine wirkungsvolle Prävention durch Allergenkarenz bzw. -prophylaxe ist sowohl unter primär- als auch unter sekundärpräventiven Aspekten möglich, allerdings unter Alltagsbedingungen häufig

▶ **Tab. 3.1** Wirksamkeit der Modifikation des Lebensstils, ausgedrückt als NNT pro Jahr, bei Patienten mit koronarer Herzkrankheit.

Parameter	Lifestyle Heart Trial [52]	SCRIP [25]	Stressmanagement [5]	Indo-Mediterranean Diet Heart Study [59]	Lyon Diet Heart Study [13]
Patientenzahl	48	300	107	1 000	390
NNT: kardiovaskulärer Tod und Myokardinfarkt	52	82	70	28	29
NNT: Myokardinfarkt	40	112	70	38	46
NNT: Myokardinfarkt, Tod oder ACB, PTCA	20	32	80	–	22
NNT: kardiovaskulärer Tod	–	–	–	66	64

NNT = Number Needed to Treat; – = keine ausreichenden Daten;
ACB = aortokoronarer Bypass; PTCA = perkutane transluminale koronare Angioplastie

unrealistisch. Studien lassen zudem vermuten, dass die Zunahme der Allergiehäufigkeit durch die Zunahme von Schadstoffen sowohl im öffentlichen Raum (z. B. Luftverschmutzung durch Zunahme des Straßenverkehrs) als auch der individuellen Wohnumgebung (Schimmelpilze) verursacht wird [45].

Bewährte **Primärpräventionsstrategien**:
- Stillen bis zum siebten Monat
- Vermeidung von Rauchen (aktiv und passiv) [72]

Als **Sekundärpräventionsstrategien** gelten folgende Maßnahmen:
- Abschaffung von Tieren bei Tierhaarallergien, wobei Tierhaare bis zu sechs Jahre nach Entfernung des Tiers in der Wohnung nachweisbar sind
- Meiden von Fertignahrungsmitteln bei Allergien gegen Kuhmilch oder Hühnereiweiß
- abendliches Waschen der Haare bei Pollenallergien
- Meiden von Kreuzallergenen während der Pollenhauptflugzeiten
- Urlaub in Orten mit relativer Pollenarmut, so in Seebädern oder im Hochgebirge

Wird über sechs Monate hinaus ausschließlich gestillt, steigt die Allergierate schon im Kindergartenalter massiv an [68]. Andererseits scheint eine regelmäßige körperliche Aktivität Kinder vor Heuschnupfen weitgehend zu bewahren.

Bei **Hausstaubmilbenallergie** sind die Sanierung der Wohn- und Schlafräume und der Ersatz älterer Matratzen erforderlich. Da für Milben Temperaturen um 25 °C und hohe Luftfeuchtigkeit ideal sind, werden Klimakuren im Gebirge oberhalb 1 500 m ü. M. empfohlen (▶ Kap. 22 Klimatherapie).

Entscheidend ist das Mikroklima an konkret stark belasteten Orten; Schlafzimmer sollten deshalb ausschließlich zum Schlafen genutzt werden.

Chronisch obstruktive Lungenerkrankungen

In der Primärprävention der chronisch obstruktiven Lungenerkrankungen ist Rauchverzicht (aktiv und passiv) die wichtigste Maßnahme. Hinweise zur Prävention des Bronchialkarzinoms finden sich in ▶ Kap. 34.11.

3.5.5 Infekte

Respiratorische Infekte

Eine niedrige Körpertemperatur, die durch eine reduzierte körpereigene Wärmeproduktion infolge Bewegungsmangel und Verzehr von leicht verdaulichen Nahrungsmitteln verursacht wird, soll ursächlich am Entstehen respiratorischer Infekte beteiligt sein. Auch Rauchen reduziert zumindest kurzfristig die Körpertemperatur. Damit nimmt die Funktionsfähigkeit des Immunsystems ab.

> **T Therapeutische Empfehlungen**
> - regelmäßige Hydrotherapie (z. B. Wechselduschen; ▶ Kap. 13 Hydrotherapie)
> - Bewegungstherapie an der frischen Luft ohne Leistungsanspruch
> - maßvolle und regelmäßige Exposition gegenüber UV-Licht (▶ Kap. 23 Heliotherapie)
> - vegetarisch orientierte Vollwertkost
> - positive Einstellung zum Leben (▶ Kap. 10 Ordnungstherapie)
> - warme Fußbäder, heiße Suppen und Kräutertees bei niedriger Körpertemperatur
> - Nasenschleimhäute sollten bei trockener Luft mit Salzwasserspray feucht gehalten werden

Die Wirksamkeit von *Sonnenhutpräparaten* scheint sehr von Einnahmezeitpunkt, Extraktgewinnung und -dosierung abzuhängen. So ergab eine Metaanalyse zum prophylaktischen Einsatz bei spontan erworbenen Erkältun-

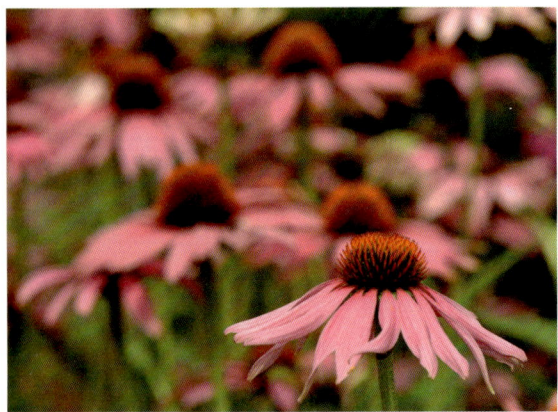

▶ Abb. 3.8   Purpur-Sonnenhut (Echinacea purpurea).

gen keine ausreichende Evidenz für eine Wirksamkeit. Auch eine erst deutlich nach Auftreten der ersten Symptome begonnene Therapie scheint kaum wirksam zu sein [46]. In einer weiteren Metaanalyse wurden drei placebokontrollierte Studien analysiert, in denen bei insgesamt 390 Probanden der grippale Infekt inokuliert und die Therapie sofort nach Auftreten der ersten Symptome begonnen wurde. Die Wahrscheinlichkeit des Auftretens einer Erkältung unter Placebo war um 55 % höher als unter *Sonnenhut* (▶ Abb. 3.8; [55]).

Probiotika sind ebenfalls präventiv wirksam, sie senken bei regelmäßiger Zufuhr zudem die Anfälligkeit für Durchfallerkrankungen und begünstigen die Laktoseverdauung (▶ Kap. 29 Mikrobiologische Therapie; ▶ Kap. 12 Phytotherapie; ▶ Kap. 42 Hals-Nasen-Ohren-Erkrankungen).

Eine Prophylaxe mit hoch dosiertem Vitamin C wirkt dagegen nicht präventiv, wie in einer Metaanalyse aus 23 Studien gezeigt wurde [18].

Tonsillitiden und Sinusitiden

Zur Prävention von Tonsillitiden und Sinusitiden wird das sogenannte Ölziehen empfohlen; Studien zur Wirksamkeit liegen nicht vor.

3.5.6   Krebserkrankungen

Der Zugewinn an Lebenserwartung durch erfolgreiche Tumortherapie betrug im Zeitraum zwischen 1980 und 2002 bei den bösartigen Neubildungen nur 0,6 Jahre für beide Geschlechter, wobei der größte Erfolg bei kindlichen hämatologischen Erkrankungen zu verzeichnen war [65].

✱ **Merke:** Der Primärprävention kommt nach wie vor die größte Bedeutung zu.

Maligne Tumoren entstehen multifaktoriell. Wesentliche **Risikofaktoren** sind Fehlernährung und Rauchen mit jeweils etwa 30 %. Infektionen tragen 18 %, Umweltfaktoren 1–4 %, berufliche Exposition 4–5 %, genetische Faktoren 4 % und Alkohol etwa 3 % zum Gesamtrisiko bei. Die verbleibenden 6 % entfallen u. a. auf Immunsuppression, Medikamente, Strahlung, erhöhte Östrogene, Testosteron, Hyperinsulinämie, Insulinresistenz und gesteigerte Entzündungsaktivität [53].

Bisher liegen Untersuchungen zur Primärprävention vor allem für die Bereiche Bewegung, Ernährung und Heliotherapie vor.

Vermehrte **körperliche Aktivität** kann das Tumorrisiko verringern. In einer kontrollierten Studie bei älteren Personen reduzierte ein 1-jähriges Übungsprogramm für tägl. 60 Min., 6 Tage pro Woche, die Proliferation des Kolonepithels. Erklärt wird dies mit einer verbesserten Immunfunktion und einem verminderten Mukosakontakt der Fäzes [9]. Regelmäßige, tägliche, körperliche Bewegung von 30–60 Min. Dauer senkte die Inzidenzen von Kolonadenom und kolorektalem Karzinom um 40–50 % [69].

Nach der Diagnose eines Mammakarzinoms können das **Vermeiden einer Gewichtszunahme** und eine moderate körperliche Aktivität die Überlebensrate erhöhen [41].

Ein günstiger präventiver Einfluss einer regelmäßigen **Exposition gegenüber Sonnenlicht** wurde für das Mamma-, Prostata- und Kolonkarzinom weitgehend gesichert (▶ Kap. 23 Heliotherapie).

Mammakarzinom

In den letzten Jahren wurden insbesondere Zusammenhänge zwischen häufigen Tumorerkrankungen und Ernährungsformen bzw. Nahrungsbestandteilen untersucht. Die Studienergebnisse sind teilweise widersprüchlich.

Übergewicht und Gewichtszunahme im Erwachsenenalter sind mit einem höheren Risiko für Mammakarzinom in der Postmenopause assoziiert, Gewichtsverlust nach der Menopause reduziert das Risiko erheblich. Das Risiko für die Entwicklung eines Mammakarzinoms steigt bei regelmäßigem täglichem Genuss von 25 g Alkohol um 38 % gegenüber Nichttrinkerinnen an, es kann vermutlich durch ausreichende Folsäurezufuhr und Vitamin D_3, tägl. 10 µg, reduziert werden [69]. Die Inzidenz des Mammakarzinoms nahm bei postmenopausalen Frauen um 9 % ab, wenn eine fettarme Kost über 8–12 Jahre eingehalten wurde [9].

Bei einer 12-jährigen prospektiven Studie bei 90 659 prämenopausalen Frauen war nur die Inzidenz von hormonrezeptorpositiven Mammakarzinomen mit der Anzahl der wöchentlichen Fleischmahlzeiten positiv korreliert, bei den rezeptornegativen ergab sich kein Zusammenhang [12]. In einer Studie, in der Ernährungsgewohnheiten über 16 Jahre bei Frauen beobachtet wurden, erhöhte sich das Risiko für postmenopausalen Brustkrebs, wenn eine fleischreiche, gemüsearme Kost mit Rauchen kombiniert wurde; bei Bevorzugung von

3.5 Naturheilkundliche Präventionsstrategien für häufige Erkrankungen

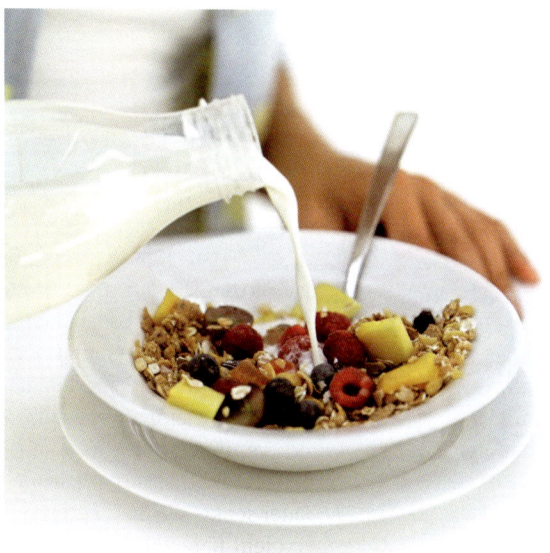

▶ **Abb. 3.9** Eine ballastoffreiche Ernährung reduziert das Risiko kolorektaler Karzinome.

gemüsereicher Kost kombiniert mit Nichtrauchen nahm die Häufigkeit hormonrezeptornegativer Mammakarzinome ab [21].

Häufiger Genuss von Eiern erhöht wahrscheinlich das Risiko für ein Mammakarzinom, ein reichlicher Verzehr pflanzlicher Kost scheint dagegen keinen Einfluss zu haben [66]. Auch häufiger Tierfettgenuss ist wahrscheinlich mit erhöhtem Risiko für ein Mammakarzinom assoziiert, Milchprodukte und Kalzium scheinen es zu senken [25].

Weitere Karzinome

In einer Kohortenstudie reduzierte die Verdoppelung der Ballaststoffaufnahme (▶ **Abb. 3.9**) in der Nahrung das Risiko für **kolorektale Karzinome** um 40% [5]. Das daraus abgeleitete Ziel eines täglichen Verzehrs von mehr als 30 g Ballaststoffen wird jedoch von der Mehrheit der deutschen Bevölkerung nicht erreicht. Während die vorliegenden Daten gegenwärtig nicht ausreichen, um eine Nahrungsergänzung mit Selen und anderen Mikronährstoffen für die Primärprävention von kolorektalen Karzinomen zu empfehlen, scheint Vitamin D_3 offenbar protektiv zu wirken [13].

Auch zwischen der Zufuhr von Milchprodukten bzw. Kalzium und der Inzidenz eines kolorektalen Karzinoms besteht eine inverse Assoziation [1], eine laktovegetabile Kost reduziert wahrscheinlich das Risiko [17]. Reichlicher Gemüsegenuss und Apfelflavonoide scheinen das Risiko von kolorektalem Tumoren ebenfalls zu reduzieren. Reichlicher Genuss von rotem und verarbeitetem Fleisch und häufiger Tierfettgenuss, hoher Alkoholkonsum und Nahrungsmittel mit einem hohen glykämischen Index steigern das Risiko für kolorektale Karzinome [25].

Für andere gastrointestinale Tumoren liegen nur wenige gesicherte Präventionsdaten vor. In einer Studie wurde eine negative Assoziation des Verzehrs von Obst mit **Magenkarzinom** gezeigt, dagegen ist der reichliche Genuss von rotem und verarbeitetem Fleisch positiv assoziiert [25]. Bei täglicher Zufuhr von 600 g Obst und Gemüse wird die Inzidenz von Magenkarzinomen um 19% gesenkt. Regelmäßiger täglicher Genuss von 25 g Alkohol steigert das Risiko eines **Ösophaguskarzinoms** um 75% und das eines **Leberkarzinoms** bei Männern um 28%, bei Frauen um 97% [69]. Die Inzidenz von **Pankreaskarzinomen** wird wohl durch Vitamin D_3, tägl. 10 μg, gesenkt [13].

In der Primärprävention des **Kehlkopfkarzinoms** ist die Meidung der Hauptrisikofaktoren Tabak- und Alkoholkonsum am bedeutsamsten. Der tägliche Genuss von Obst und Gemüse halbiert das Risiko für Mundkrebs, bei regelmäßigem täglichem Genuss von 25 g Alkohol steigt es um 75% [69].

In einer anderen Studie wurde eine negative Assoziation des Verzehrs von Obst mit **Lungenkarzinom** gezeigt. Reichlicher Gemüseverzehr scheint dagegen die Inzidenz von Bronchialkarzinomen nicht zu beeinflussen [25]. Dass Rauchen die häufigste Ursache von Bronchialkarzinomen ist, ist allgemein bekannt.

Das **Prostatakarzinom** ist die häufigste onkologische Todesursache bei Männern über 60 Jahre [64]. In epidemiologischen Studien und Migrationsuntersuchungen wurde ein Zusammenhang zwischen Prostatakarzinom und Ernährung belegt. So sind bei Japanern die zellulären Vorstufen fast ebenso häufig wie bei Europäern, jedoch entwickeln sie sich seltener zum klinisch manifesten Tumor. In vielen Untersuchungen wurden positive Einflüsse von körperlicher Aktivität (Ausdauersport) und von sekundären Pflanzenstoffen, z. B. Isoflavonen, Lignanen, Lykopin, gezeigt [23]. Konkrete Einzelempfehlungen sind jedoch nicht möglich, da Qualität und Quantität der pflanzlichen Komponenten stark schwanken und ein multifaktorielles Zusammenspiel z. B. mit körperlicher Aktivität oder Klimafaktoren sicher ist.

Eine primäre Chemoprävention durch Hemmung der 5α-Reduktase erscheint möglich, bei Verwandten ersten Grades von Prostatakarzinompatienten ist eine Reduktion der Inzidenz um ca. 25% beschrieben [67]. Ob dies auch für pflanzliche Prostatamittel, z. B. den Extrakt aus der Frucht der *Sägepalme* (▶ **Kap. 12** Phytotherapie), zutrifft, bei denen u. a. eine Hemmung der 5α-Reduktase nachgewiesen wurde, ist unbekannt. Vitamin D_3, tägl. 10 μg, scheint offenbar die Inzidenz zu reduzieren [13], während der Genuss von Milchprodukten mit hohem Fettgehalt, Tierfetten oder von Nahrungsmitteln mit einem hohen glykämischen Index das Risiko erhöht [1, 25]. Eine laktovegetabile Kost scheint das Risiko eines Prostatakarzinoms zu senken [17]. Vitamin E und Selen sind in der Primärprävention nicht wirksam [53a].

Einige Nahrungsmittel scheinen **tumorprotektiv** zu wirken. So ergab eine Fallkontrollstudie bei Tumorpatienten eine statistisch gesicherte Risikoreduktion für Mund-, Larynx-, Pharynx-, Ösophagus- und kolorektale Tumoren sowie Brust-, Ovarial- und Prostatakrebs bei reichlichem Genuss von *Speisezwiebeln* und *Knoblauch* [22].

Phytoöstrogene aus *Soja, Hülsenfrüchten, Leinsamen* und *Getreide* sollen das Risiko für Bronchialkarzinome bei langfristigem Verzehr um bis zu 46 % senken. Männer scheinen dabei sensitiver zu reagieren als Frauen [57].

Bei täglicher Zufuhr von 600 g Obst und Gemüse nimmt das Risiko eines Bronchialkarzinoms um 12 % ab [69].

Gewürze haben u. a. antioxidative und antientzündliche Eigenschaften, die vor allem auf die enthaltenen ätherischen Öle (insbesondere Monoterpene) zurückgeführt werden. Besonders tumorprotektiv wirken offenbar *Basilikum, Minze, Oregano, Rosmarin, Salbei, Thymian, Ingwer, Gelbwurz, Anis, Kümmel, Sellerie, Koriander, Cumin, Dill, Fenchel* und *Petersilie*. Für Isothiocyanate aus Senfsamen wurde in mehreren epidemiologischen Studien gezeigt, dass eine vermehrte Zufuhr invers mit dem Risiko korreliert, Lungen-, Mamma- und Kolonkarzinome zu entwickeln [74].

Gewürze mit hohem, mehr als 100 mg pro 100 g betragenden Flavonoidgehalt, wie *Bockshornklee, Senfsamen, Zimt, rotes Chilipulver, Gewürznelken* und *Gelbwurz*, wirken antioxidativ, d. h., sie können präventiv bei kardiovaskulären Erkrankungen, Tumoren, dem Alterungsprozess, entzündlichen Erkrankungen und verschiedenen neurologischen Krankheiten wirken.

Auch **Probiotika** scheinen einen tumorpräventiven Effekt zu besitzen.

3.5.7 Erkrankungen des Bewegungsapparates

Die Beweglichkeit des Menschen nimmt schon ab dem 15. Lebensjahr ab. Diese Tendenz verstärkt sich deutlich etwa ab dem 50. Lebensjahr. Wirbelsäule, Hüft- und Schultergelenke versteifen zunehmend, wodurch Alltagsbewegungen eingeschränkt werden. Dehnübungen sind deshalb äußerst wichtig. Durch einseitige Belastungen, z. B. auch beim Krafttraining, verkürzt sich die Muskulatur, wobei sich der Zug auf die haltenden Bänder und Sehnen erhöht. Dadurch entstehen Bewegungseinschränkungen, Koordinationsstörungen und Weichteilschmerzen.

> **T Therapeutische Empfehlung**
> Bewegung ist hier in allen Formen präventiv wirksam, wichtig ist aber ebenfalls die korrekte Körperhaltung. Präventiv gegen Rückenschmerzen wirkt z. B. eine Sitzhaltung mit um 135 Grad locker zurückgelehntem Oberkörper.

In diesem Zusammenhang erlangte in den letzten Jahren z. B. das **Hatha Yoga**, das aus verschiedenen Komponenten besteht, wegen seiner Effektivität zunehmende Beliebtheit. Es kann mit anderen naturheilkundlichen Maßnahmen kombiniert werden. Durch Körperübungen, in denen eine bestimmte Körperhaltung erzielt wird, entwickeln sich Körperbewusstsein, Muskelstärke und Beweglichkeit ohne große körperliche Anstrengung, auch innere Organe werden besser durchblutet. Mit gezielten Atemübungen werden falsche Atemmuster normalisiert, damit kann rascher Ermüdung und Reizbarkeit vorgebeugt werden. Die Tiefenentspannung dient dem Abbau von Stresshormonen und der Stärkung des Immunsystems. Insgesamt werden die seelische Ausgeglichenheit und die Konzentrationsfähigkeit, die Spannkraft des Körpers und die Beweglichkeit gefördert.

Osteoporose

Zur Prävention der Osteoporose ist konventionelles Krafttraining gut geeignet, es bewirkt Kraftgewinne und bessert die Knochengeometrie [58]. Dabei ist eine regelmäßige Exposition gegenüber UVB supportiv wirksam (▶ Kap. 23 Heliotherapie). Für die protektive Wirkung von Milchprodukten auf die Knochengesundheit existiert dagegen nur eine schwache Evidenz [1]. Bei postmenopausalen Frauen lässt der Genuss von tägl. mehr als 3 Tassen normalen oder entkoffeinierten Kaffees das Osteoporoserisiko ansteigen [54].

Rachitis und Osteomalazie

Heliotherapie wirkt über die Bildung von Vitamin D_3 präventiv gegen Rachitis und die durch Vitamin-D_3-Mangel bedingte Osteomalazie (▶ Abb. 3.10; ▶ Kap. 23 Heliotherapie).

Jeder Dritte über 65 Jahre stürzt einmal pro Jahr. Sturzbedingte Frakturen gehören zu den zehn häufigsten Todesursachen älterer Frauen. Bei einer vorbestehenden Osteoporose sind Frauen wesentlich stärker gefährdet als Männer. Die wichtigsten Ursachen sind Kraftdefizite der unteren Extremität (z. B. altersassoziierte Muskelatrophie), Balanceprobleme (z. B. Polyneuropathie), Einnahme sedierender Medikamente, Visusprobleme und Probleme bei der gleichzeitigen Verarbeitung verschiedener Informationen.

Zur Prävention werden vor allem Kraft- und Balancetraining (Gleichgewichtstraining) sowie Einnahme von Vitamin D_3 empfohlen [31]. In multimodalen Program-

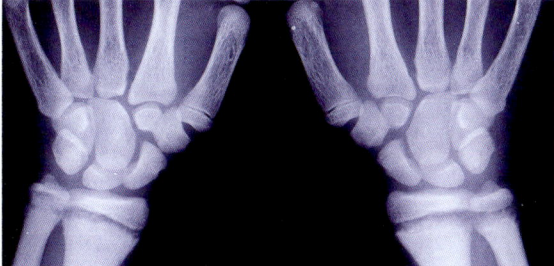
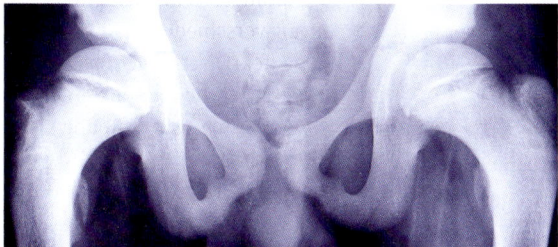

▶ Abb. 3.10   Rachitis, Osteomalazie.

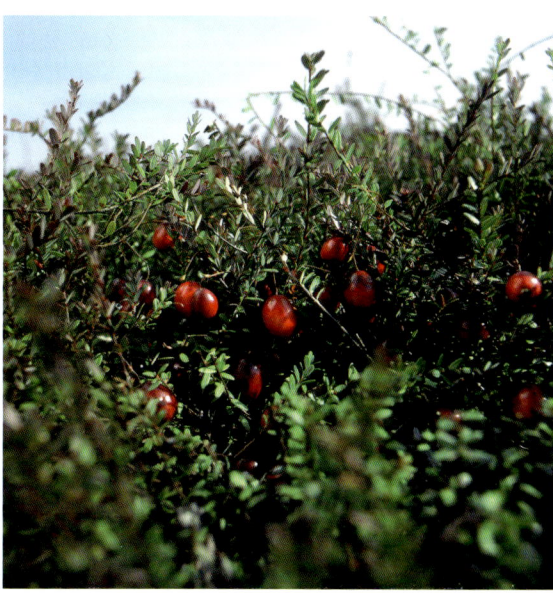

▶ Abb. 3.11   Cranberry (Vaccinium macrocarpon).

men werden zudem die spezifischen Probleme der Betroffenen behandelt.

3.5.8 Urologische und andrologische Erkrankungen

Etwa 60% dieser Erkrankungen können durch präventive Maßnahmen verhindert werden. Nach bisherigen Untersuchungen müssen ein gesundheitsbezogener Lebensstil, Aufklärung und präventive Interventionen jedoch schon vor Beginn der Pubertät begonnen werden.

Harnwegsinfekte

Zur Prävention von Harnwegsinfekten werden insbesondere Trinkkuren mit Mineralwässern und Kräutertees empfohlen (▶ Kap. 39 Urologische Erkrankungen). Die Prävention von symptomatischen Harnwegsinfekten mit Cranberrysaft (▶ Abb. 3.11), tägl. 300–750 ml in 2–3 Portionen, ist relativ gut gesichert; für Frauen existiert eine positive Cochrane-Analyse [33].

Eine Präventionsstrategie für das benigne Prostataadenom ist dagegen bisher nicht bekannt.

Zeugungsfähigkeit

Sie kann durch Nikotin und Alkohol beeinträchtigt werden. Bei Übergewicht nimmt sie ebenfalls ab (je 9 kg Übergewicht um 10%).

Bei 60–69-jährigen Männern klagen 34,4% über Erektionsprobleme [8]. Eine erektile Dysfunktion besteht, wenn im Zeitraum von drei Monaten in mindestens 70–80% der Versuche die Erektion zur Durchführung eines Geschlechtsverkehrs nicht ausreicht. In der Regel liegt gleichzeitig eine koronare Herzkrankheit vor, denn die Risikofaktoren beider Erkrankungen sind weitgehend identisch. Damit ergeben sich vergleichbare Präventivstrategien, körperliche Bewegung und gesunde Ernährung stehen an erster Stelle.

In kontrollierten Studien wurde gezeigt, dass die erektile Funktion durch Training am Liegefahrrad oder an der Beinpresse oder aber durch gezieltes Beckenbodentraining über sechs bis zwölf Monate verbessert werden kann. Jedoch ist die Compliance der Patienten wegen der Länge des Zeitraums sehr schlecht.

Der Erhalt der Erektionsfähigkeit hängt zudem von der Häufigkeit der erektilen Episoden selbst ab, da die Sauerstoffversorgung des penilen Schwellkörpers nur bei sexueller Erregung und während der REM-Phasen des Schlafes ansteigt. Die spontanen nächtlichen Erektionsphasen nehmen bei Männern ab 50 Jahren an Frequenz und Dauer jedoch stark ab. Ein niedriger Blutsauerstoffwert im Corpus cavernosum induziert die Synthese von Kollagen und Bindegewebe, dadurch schrumpft der Penis allmählich, wenn es zu keiner regelmäßigen sexuellen Aktivität kommt [62].

> **T Therapeutische Empfehlung**
> Wegen der Tabuisierung der Thematik und den unzureichenden Kompensationsstrategien der Betroffenen sollten Raucher ab 40 Jahre und Männer, bei denen Komponenten des metabolischen Syndroms vorliegen, gezielt nach erektiler Dysfunktion befragt werden.

3.5.9 Fertilitätsstörungen, Wechseljahrsbeschwerden

Ovulationsstörungen

Ovulationsstörungen, die zu einer Abnahme der Schwangerschaftsrate führen, werden durch eine schwere Adipositas oder durch Untergewicht (BMI < 20 kg/m²) ausgelöst. Bei einem BMI zwischen 25 und 30 kg/m² ist die Fertilität am höchsten. Der tägliche Genuss von fettarmen Milchprodukten führt zu Ovulationsstörungen, während fettreiche Milchprodukte die Fertilität leicht steigern [11].

Eine höhere Geburtenzahl, ein höheres Körpergewicht und ein höherer Bildungsstand sind mit dem späteren Eintritt der Menopause assoziiert, ein höheres Alter bei der ersten Geburt und Rauchen mit einem früheren.

Eine jahrelange fettarme kohlenhydratreiche Ernährung in der Prämenopause konnte in einer Studie den Eintrittszeitpunkt der Menopause nicht beeinflussen. In der Interventionsgruppe trat die Menopause bei den schlanken Frauen eher, bei den übergewichtigen Frauen später ein als in der Kontrollgruppe [44].

Wechseljahrbeschwerden

Zur Prävention von Wechseljahrbeschwerden eignen sich Maßnahmen, die vegetativ stabilisierend bzw. trainierend wirken, wie Hydrotherapie und Bewegungstherapie (▶ Kap. 35 Gynäkologische Erkrankungen).

3.5.10 Krankheiten im Kindesalter

Folgen des Bewegungsmangels, Adipositas und Verhaltensstörungen sind die neuen Kinderkrankheiten. Hier wurden in den letzten Jahren diverse multimodale Präventionsprogramme mit den Komponenten Bewegung, Ernährung und Verhaltenstraining aufgelegt. Über langfristige Erfolge sind noch keine Aussagen möglich.

Zur Prävention häufiger Infektionen ▶ Kap. 3 Prävention und Gesundheitsförderung, dort ▶ Kap. 3.5.5 Infekte.

Fischgenuss von über 340 g pro Woche in der Schwangerschaft führt zu einer Verbesserung von Messparametern für soziales Verhalten und soziale Fähigkeiten, für die Feinmotorik und für die Kommunikationsfähigkeit im Vergleich zu Kindern, deren Mütter in der Schwangerschaft wesentlich weniger oder keinen Fisch zu sich genommen hatten. Stillen fördert die geistige Entwicklung des Kindes nachhaltig.

> **Cave**
>
> Thunfisch und Heilbutt sollten wegen der hohen Belastung mit Methylquecksilber während der Schwangerschaft und Stillzeit gemieden werden. Umweltgifte wie Quecksilber oder Blei hemmen die Bildung bestimmter Stammzellen im zentralen Nervensystem und die Ausbildung neuer Synapsen, insbesondere bei Ungeborenen und Kleinkindern [40].

3.5.11 Neurologische Erkrankungen

Morbus Alzheimer

Morbus Alzheimer und andere Formen der Demenz sind wesentliche Ursachen für Morbidität und Mortalität im Alter. Eine protektive Wirkung von Bewegung ist vielfach beschrieben worden. Bei Menschen ab 65 Jahren genügen tägl. 15 Min. intensive Bewegung, um das Neuerkrankungsrisiko im Vergleich zu einer nicht Sport treibenden Gruppe signifikant zu senken [37].

Geeignete Bewegungsarten sind rasches Spazierengehen, Wandern, Schwimmen, Nordic Walking sowie Tanzen (▶ Abb. 3.12) und andere rhythmische Bewegungsübungen.

Einsamkeit im Alter verdoppelt das Risiko, an Morbus Alzheimer zu erkranken. Wer in sozialer Isolation lebt, führt wenig Gespräche mit anderen Menschen, bekommt weniger Anregungen, verlässt seltener die Wohnung und bewegt sich weniger. Weiterhin besteht die erhöhte Gefahr von Alkoholmissbrauch [70]. Ordnungstherapeutische Maßnahmen im Sinne einer Lebensstiländerung, insbesondere die Beendigung der sozialen Isolation, sind hier sinnvoll.

Multiple Sklerose

Die Inzidenz der Multiplen Sklerose ist mit dem Konsum gesättigter Fette positiv und mit der langfristigen Einnahme von Vitamin D negativ assoziiert [56]. Eine maßvolle Exposition gegenüber UVB wirkt präventiv (▶ Kap. 23 Heliotherapie).

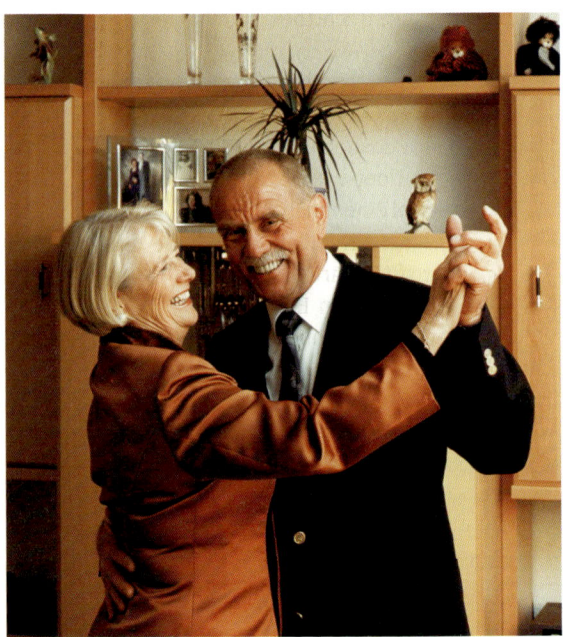

▶ **Abb. 3.12** Tanzen als Sport bietet sich im Alter an.

3.5.12 Psychische Störungen

Depressive Störungen

Die aktuelle Prävalenz depressiver Störungen in der Allgemeinbevölkerung liegt bei 11,5 %, bezogen auf die letzten zwölf Monate, andere psychische Störungen sind seltener.

> **Merke:** Besonders bedeutsam ist die Aufklärung der 9–12-jährigen Kinder in den Schulen, auch unter dem Aspekt der Suchtprävention.

Die wirksamste Primär- und Sekundärpräventionsmaßnahme ist eine **gezielte** und **kontinuierliche Öffentlichkeitsarbeit**. Sie ermöglicht eine bessere Information über diese Krankheiten und führt zu einer kritisch-konstruktiven Einstellung gegenüber den Therapeuten sowie zur Zurückhaltung gegenüber Alkohol und Nikotin, die von Laien sehr häufig als primäre Trost- und Selbstbehandlungsmaßnahmen empfohlen und eingesetzt werden. Öffentlichkeitsarbeit bewirkt auch eine größere allgemeine Therapiewilligkeit, erhöhte Selbstkritik und Compliance, verstärkt die psychosoziale Belastbarkeit und wirkt sich günstig auf das soziale Umfeld des Patienten aus.

> **Therapeutische Empfehlungen**
> Zur Erhöhung der Stresstoleranz haben sich folgende naturheilkundliche Maßnahmen bewährt:
> - Entspannungstherapie (▶ Kap. 21 Atem- und Entspannungstherapie)
> - Hydrotherapie (▶ Kap. 13 Hydrotherapie)
> - Bewegungstherapie (▶ Kap. 16 Bewegungstherapie)

Regelmäßige Bewegungstherapie und maßvolle Heliotherapie bzw. Weißlichttherapie wirken zudem stimmungsaufhellend.

Essstörungen

Sie werden bei Mädchen und jungen Frauen, seltener bei jungen Männern der westlichen Gesellschaft durch das Schlankheitsideal einer knabenhaften Figur immer häufiger. Neben der intensiven Bekämpfung dieser unsinnigen Forderung durch Aufklärung soll regelmäßiges Betreiben von Yoga das Risiko von Essstörungen vermindern; die Beleglage ist widersprüchlich [47].

3.5.13 Hautkrankheiten

Schon Hippokrates empfahl, zur Steigerung der Stoffwechselleistung der Haut täglich einmal im Freien zu schwitzen. Zur Anregung der Hautdurchblutung und zum Aufbau eines besseren Säureschutzes dienen:
- ansteigendes Warmbad
- Sauna
- Lehmwickel
- Luftbad
- Trockenbürsten (▶ **Kap. 13** Hydrotherapie)

Basal- und Plattenepithelkarzinome

Hiervon sind etwa 20 % der hellhäutigen Bevölkerung betroffen. Da es keine „gesunde" Bräunung durch Strahlung gibt, sind das Meiden von Solarien und von zu Sonnenbrand führenden Expositionen gegenüber Sonnenlicht die wichtigsten Präventionsmaßnahmen [29].

Malignes Melanom

Für das maligne Melanom, das in Deutschland eine Inzidenz von 14–15 pro 100 000 Einwohner hat, wurden folgende Risikofaktoren identifiziert:
- intensive Sonnenexposition mit Sonnenbränden in der Kindheit
- genetische Prädisposition
- intermittierende starke Sonnenexposition
- hohe Anzahl melanozytärer Naevi

Durch die Beachtung entsprechender Präventivmaßnahmen konnte eine Verzögerung des Anstiegs der Inzidenzkurve seit Ende der achtziger Jahre erreicht werden [39].
Zusätzliche Maßnahmen der Primärprävention sind
- verbesserter UV-Schutz durch Sonnencremes,
- schützende Kleidung,
- Verwendung von Waschmitteln, mit denen ein UV-Filter in die Kleidung eingebracht wird
- Vermutlich sind auch regelmäßige Sonnenexpositionen in der Kindheit (ohne Sonnenbrände!) wirksam.

3.6 Ausblick

Die Naturheilkunde kann in vielfältiger Weise ihren Beitrag zur Herstellung gesunder Lebenswelten leisten. Sie wird mit ihrem ganzheitlichen Ansatz in hervorragender Weise den unterschiedlichen Gesundheitsdimensionen (biologisch, psychologisch, sozial) gerecht. Allerdings wird sie sich ebenso wie die anderen medizinischen Fächer weiter dem empirischen Nachweis ihrer präventiven und gesundheitsfördernden Kompetenz stellen müssen, damit ihre Präventionsprogramme zukünftig durch die Krankenkassen vermehrt unterstützt werden und größere Verbreitung finden.

Literatur

[1] **Alvarez-Leon EE, Roman-Vinas B, Serra-Majem L:** Dairy products and health: a review of the epidemiological evidence. Br J Nutr. 2006; 96 (Suppl 1): 94–99.

[2] **American Heart Association Nutrition Committee:** Diet and lifestyle recommendations revision 2006: a scientific

statement from the American Heart Association Nutrition Committee. Circulation. 2006; 114: 82–96.

[3] **Antonovsky A:** Unraveling the mystery of health. How people manage stress and stay well. San Francisco: Jossey-Bass Publ.; 1987.

[4] **Bätzing S:** Drogen- und Suchtbericht der Bundesregierung.

[5] **Bingham S, Riboli E:** Diet and cancer. Nat Rev Cancer. 2004; 4: 206–215.

[6] **Blumenthal JA, Jiang W, Babyak MA et al.:** Stress management and exercise training in cardiac patients with myocardial ischemia. Effects on prognosis and evaluation of mechanisms. Arch Intern Med. 1997; 157: 2213–2223.

[7] **Bonaa KH, Njolstad I, Ueland PM et al.:** Homocysteine lowering and cardiovascular events after acute myocardial infarction. N Engl J Med. 2006; 354: 1578–1588.

[8] **Braun M, Wassmer G, Klotz T et al.:** Epidemiology of erectile dysfunction: Results of the 2 Cologne Male Survey. Int J Impot Res. 2000; 12: 1–7.

[9] **Campbell KL, McTiernan A:** Exercise and biomarkers for cancer prevention studies. 2007; 137: 161–169.

[10] **Chaput JP, Despres JP, Bouchard C et al.:** Short sleep duration is associated with reduced leptin levels and increased adiposity: Results from the Quebec family study. Obesity. 2007; 15: 253–261.

[11] **Chavarro J, Rich-Edwards JW, Rosner B et al.:** A prospective study of dairy foods intake and anovulatory infertility. Human Reproduction. 2007; 22: 1340–1347.

[12] **Cho E, Chen WY, Hunter DJ et al.:** Red meat intake and risk of breast cancer among premenopausal women. Arch Intern Med. 2006; 166(20): 2253–2259.

[13] **Cross HS, Kallay E:** Nutritional regulation of extrarenal vitamin D hydroxylase expression – potential application in tumor prevention and therapy. Future Oncol. 2005; 1: 415–424.

[14] **de Lorgeril M, Salen P, Martin JL et al.:** Mediterranean diet, traditional risk factors, and the rate of cardiovascular complications after myocardial infarction. Final report of the Lyon Diet Heart Study. Circulation. 1999; 99: 779–785.

[15] **Demmelmair H, von Rosen J, Koletzko B:** Long-term consequences of early nutrition. Early Hum Dev. 2006; 82: 567–574.

[16] **Dimeo F, Stieglitz RD, Novelli-Fischer U et al.:** Effects of physical activity on the fatigue and psychologic status of cancer patients during chemotherapy. Cancer. 1999; 85: 2273–2277.

[17] **Divisi D, Di Tommaso S, Salvemini S et al.:** Diet and cancer. Acta Biomed. 2006; 77: 118–123.

[18] **Douglas RM, Hemilä H:** Vitamin C for preventing and treating common cold. PloS Medicine. 2005; 2: 168.

[19] **Ernst E, Wirz P, Pecho L:** Wechselduschen und Sauna schützen vor Erkältung. Z. Allg. Med. 1990; 66: 56–60.

[20] **Ezzati M, Lopez AD, Rodgers A et al.:** Selected major risk factors and global and regional burden of disease. Lancet. 2002; 360: 1347–1360.

[21] **Fung TT, Hu FB, Holmes MD et al.:** Dietary patterns and the risk of postmenopausal breast cancer. Int J Cancer. 2005; 116(1): 116-121.

[22] **Galeone C, Pelucchi C, Levi F et al.:** Onion and garlic use and human cancer. Am J Clin Nutr. 2006; 84(5): 1027–1032.

[23] **Giovanucci EL, Liu Y, Leitzmann MF et al.:** A prospective study of physical activity and incident and fatal prostate cancer. Arch Intern Med. 2005; 165: 1005–1010.

[24] **Glass, TA, De Leon CF, Bassuk SS et al.:** Social engagement and depressive symptoms in late life: longitudinal findings. J Aging Health. 2006; 18: 604–628.

[25] **Gonzalez CA:** Nutrition and cancer: the current epidemiological evidence. Br J Nutr. 2006; 96 (Suppl 1): 42–45.

[26] **Haskell WL, Aldermann EL, Fair JM et al.:** Stanford Coronary Risk Intervention Project (SCRIP). Circulation. 1994; 89: 975–990.

[27] Heart Outcomes prevention Evaluation (HOPE) study. N Engl J Med. 2006; 354: 1567–1577.

[28] Heart Protection Study Collaborative Group. MRC/BHF Heart Protection Study of cholesterol lowering with simvastatin in 20,536 high-risk individuals: a randomised placebo-controlled trial. Lancet. 200 2; 360: 7–22.

[29] **Hibbeler, B:** Risikofaktor Sonne: Die Haut vergisst nichts. Deutsches Ärzteblatt. 2005; 26: 102.

[30] **Hien P, Boehm BO:** Diabetes-Handbuch. Heidelberg: Springer; 2005.

[31] **Holick MF:** The role of vitamin D for bone health and fracture prevention. Curr Osteoporos Rep. 2006; 4: 96–102.

[32] **Internetplattform:** Gesundheitsförderung bei sozial Benachteiligten: www.datenbank-gesundheitsprojekte.de.

[33] **Jepson RG, Mihaljevic L, Craig JC:** Cranberries for preventing urinary tract infections. Cochrane Library. 2004; 1: 1–19.

[34] **Knowler WC, Barrett-Connor E, Fowler SE et al.:** Diabetes revention Program Research Group. Reduction in the incidence of type 2 diabetes with lifestyle intervention or metformin. N Engl J Med. 2002; 346: 393–403.

[35] **Kurth BM, Schaffrath S, Rosario A:** The prevalence of overweight and obese children and adolescents living in Germany. Results of the German Health Interview and Examination Survey for Children and Adolescents (KiGGS). Bundesgesundheitsblatt Gesundheitsforschung Gesundheitsschutz. 2007; 50(5-6): 736–743.

[36] **Laireiter AR:** Soziales Netzwerk. In: Schwarzer R, Jerusalem M, Weber H (Hrsg.): Gesundheitspsychologie von A bis Z. Göttingen: Hogrefe; 2002.

[37] **Larson EB, Wang L, Bowen JD et al.:** Exercise is associated with reduced risk for incident dementia among persons 65 years of age and older. Ann Int Ned. 2006; 144: 73–81.

[38] **Lasser K, Boyd JW, Woolhandler S et al.:** Smoking and mental illness: A population-based prevalence study. JAMA. 2000; 284: 2606–2610.

[39] **Leiter U, Buettner PG, Eigentler TK et al.:** Prognostic factors of thin cutaneous melanoma: an analysis of the central malignant melanoma registry of the german dermatological society. J Clin. Oncol. 2004; 22: 3651–3653.

[40] **Li Z, Dong T, Proschel C:** Chemically diverse toxicants converge on Fyn and c-Cbl to disrupt precursor cell function. PLoS Biol. 2007; 5: 35.

[41] **Linos E, Holmes MD, Willett WC:** Diet and breast cancer. Curr Oncol Rep. 2007; 9(1): 31–41.

[42] **Marchioli R, Barzi F, Bomba E et al.:** GISSI Prevenzione (Gruppo Italiano per lo Studio della Sopravivenza nell'Infarto miocardico). Lancet. 1999; 354: 447–455.

[43] **Marmot M:** Social determinants of health inequities. Lancet. 2005; 365: 1099–1104.

[44] **Martin LJ, Greenberg CV, Kriukov V et al.:** Intervention with a low-fat, high-carbohydrate diet does not influence the timing of menopause. Am J Clin Nutr. 2006; 84(4): 920–928.

[45] **Maziak W:** Asthma and the exposure-disease tenet. J Clin Epidemiol. 2002; 55: 737–740.

[46] **Melchart D, Linde K, Fischer P et al.:** Echinacea for preventing and treating the common cold. Cochrane Database Syst Rev. 2006; 1: CD000530.

[47] **Mitchell KS, Mazzeo SE, Rausch SM et al.:** Innovative interventions for disordered eating: evaluating dissonance-based and yoga interventions. Int J Eat Disord. 2007; 40: 120–128.

[48] **Mosca L, Mochari H, Christian A et al.:** Evidence-based guidelines for cardiovascular disease prevention in women. Circulation. 2004; 109: 672–693.

[49] **Myers J, Prakash M, Froelicher V et al.:** Exercise capacity and mortality among men referred for exercise testing. N Engl J Med. 2002; 346: 793–801.

[50] **Naska A, Oikonomou E, Trichopoulou A et al.:** Siesta in healthy adults and coronary mortality in the general population. Arch Intern Med. 2007; 167: 296–301.

[51] **Oeppen J, Vaupel JW:** Demography. Broken limits to life expectancy. Science. 2002; 296: 1029–1031.

[52] **Ornish D, Scherwitz LW, Billings JH et al.:** Intensive lifestyle changes for reversal of coronary heart disease. JAMA. 1998; 280: 2001–2007.

[53] **Peto R, Lopez AD, Boreham J et al.:** Mortality from smoking in developed countries: 1950–2000. Indirect estimates from national vital statistics. Oxford: University Press; 2004: 88–93.

[53a] **Rippman SM, Klein EA, Goodman PJ et al.:** Effect of selenium and Vitamin E on risk of prostata cancer and other cancers. Jama. 2009; 301: 39–51.

[54] **Rosner SA, Akesson A, Stampfer MJ et al.:** Coffee consumption and risk of myocardial infarction among older Swedish women. Am J Epidemiol. 2007; 165: 288–293.

[55] **Schoop R, Klein P, Suter A et al.:** Echinacea in the prevention of induced rhinovirus colds: a meta-analysis. Clin Ther. 2006; 28: 174–183.

[56] **Schwarz S, Leweling H, Meinck HM:** Alternative und komplementäre Therapien der Multiplen Sklerose. Fortschr Neurol Physiatr. 2005; 75: 451–462.

[57] **Shabath MB, Hernadez LM, Wu X et al.:** Dietary phytoestrogens and lung cancer risk. JAMA. 2006; 294: 1493–1504.

[58] **Siegrist M, Lammel D, Jeschke D:** Krafttraining an konventionellen bzw. oszillierenden Geräten und Wirbelsäulengymnastik in der Prävention der Osteoporose bei postmenopausalen Frauen. Deutsche Zeitschrift für Sportmedizin. 2006; 57: 182–188.

[59] **Sigmundsdottir H, Pan J, Debes GF et al.:** DCs metabolize sunlight-induced vitamin D3 to ‚program' T cell attraction to the epidermal chemokine CCL27. Nat Immunol. 2007; 8: 285–293.

[60] **Singh RB, Dubnov G, Niaz MA et al.:** Indo-Mediterranean Diet Heart Study. Lancet. 2002; 360: 145–153.

[61] **Smith B, Wingard DL, Smith TC et al.:** Does coffee consumption reduce the risk of type 2 diabetes in individuals with impaired glucose? Diabetes Care. 2006; 29(11): 2385–2390.

[62] **Sommer F, Klotz T, Braun M et al.:** Heilung der vaskulären erektilen Dysfunktion durch tägliche Einnahme von Sildenafil (Viagra®). DMW; 2006.

[63] **Specke HK:** Der Gesundheitsmarkt in Deutschland, Daten–Fakten–Akteure. 3. Aufl. Bern: Hans Huber; 2005.

[64] **Statistisches Bundesamt:** Daten des Gesundheitswesens. Wiesbaden; 2001.

[65] **Statistisches Bundesamt:** Periodensterbetafeln für Deutschland. Wiesbaden; 2004.

[66] **Strohle A, Waldmann A, Wolters M et al.:** Vegetarian nutrition: Preventive potential and possible risks. Part 2: Animal foods and recommendations. Wien Klin Wochenschr. 2006; 118(23-24): 728–737.

[67] **Thompson IM, Goodman PJ, Tangen CM et al.:** The influence of finasteride on the development of prostate cancer. N. Engl J Med. 2003; 349: 215–224.

[68] **Wegienka G, Ownby DR, Havstad S et al.:** Breastfeeding history and childhood allergic status in a prospective birth cohort. Ann Allergy Asthma Immunol. 2006; 97: 78–83.

[69] **von Wichert G, Adler G, Seufferlein T:** Onkologie: Prävention des kolorektalen Karzinoms. In: Haisch J, Hurrelmann K, Klotz T: Medizinische Prävention und Gesundheitsförderung. Bern: Hans Huber; 2006.

[70] **Wilson RS, Krueger KR, Arnold SE et al.:** Loneliness and risk of Alzheimer disease. Arch Gen Psychiatry. 2007; 64: 234–240.

[71] **World Health Organization:** The World Global Burden of Disease 2004 update. www.who.int/healthinfo/global_burden_disease/GBD_report_2004update_full.pdf

[72] **Worth H:** Nationale Versorgungsleitlinie (NVL): Asthma bronchiale. www.aertzekammer-bw.de/25/15medizin05/B26/6.pdf.

[73] **Wüthrich B:** Epidemiology of allergies in Switzerland. Therap Umsch. 2001; 58: 253–258.

[74] **Zhang Y:** Cancer-preventive isothiocyanates: measurement of human exposure and mechanism of action. Mutat Res. 2004; 555: 173–190.

Wichtige Adressen

Deutsche Gesellschaft für Prävention und Rehabilitation von Herz-Kreislauferkrankungen e.V.
Friedrich-Ebert-Ring 38
D-56068 Koblenz
Tel.: 0261 309231
www.dgpr.de

Deutsche Gesellschaft für Sozialmedizin und Prävention, Institut für Sozialmedizin und Gesundheitsökonomie
Leipziger Str. 44
D-39120 Magdeburg
Tel.: 0391 6724300
www.dgsmp.de

Gesellschaft für Sportmedizin und Prävention (Deutscher Sportärztebund) e.V.
Geschäftsstelle
Klinik Rotes Kreuz
Königswarter Str. 16
60316 Frankfurt/Main
Tel.: 0761 2707456
www.dgsp.de

4 – Stationäre Therapie mit Naturheilverfahren

Gustav J. Dobos, Ulrich Deuse, Rainer Stange

4.1	Entwicklung und gegenwärtige Situation	42
4.2	Bedeutung ganzheitlicher Versorgung	44
4.3	Voraussetzungen stationärer naturheilkundlicher Behandlungen	46
4.4	Stationäre Naturheilkunde und integrative Medizin am Beispiel des Essener Modells	47
4.5	Perspektiven	48

Obwohl die Naturheilkunde in den zwanziger Jahren bereits an deutschen medizinischen Fakultäten in Berlin und Jena in Forschung, Lehre und ambulanter Behandlung vertreten war, konnte sie sich nur sehr langsam in der stationären Therapie etablieren. Auch heute besteht hier trotz jüngerer Entwicklungen (s. u.) im Vergleich zu den Aktivitäten der akademischen Arbeitsgruppen eine Diskrepanz. In den deutschen Krankenhäusern der Regelversorgung ist die Naturheilkunde weiterhin unterrepräsentiert; im vollstationären Bereich der Universitätskliniken ist sie überhaupt nicht vertreten.

Die Präsenz in Akutkrankenhäusern, die nicht über eigene Naturheilkunde-Abteilungen verfügen, beschränkt sich in der Regel auf wenige „naturheilkundliche Einzelkämpfer", die ihre Weiterbildung teilweise gegen Widerstände organisieren müssen. Meist können die erworbenen naturheilkundlichen Fähigkeiten und Kenntnisse dann im Alltag nicht angewendet werden, so dass die meisten Ärzte, die sich für diesen Bereich interessieren und weiterbilden, auf die Niederlassung angewiesen sind.

Unter Akutkrankenhäusern werden im Folgenden entsprechend SGB V § 107 Krankenhäuser der sogenannten Regelversorgung verstanden, in denen für Versicherte der Gesetzlichen Krankenversicherung ein zu erstattender Behandlungsanspruch besteht und in die Hausärzte unter Berücksichtigung der klinischen Arbeitsgebiete direkt einweisen können. Die Planungsaufsicht liegt ebenfalls im Sinne des SGB V bei den Ländern, die mittels Landeskrankenhausplänen regulieren. Diese legen für die klinischen Fachabteilungen die Anzahl der vollstationären Betten – in letzter Zeit zunehmend auch teilstationäre – und den Versorgungsauftrag fest. Somit ist dieser Teil des stationären Versorgungsangebotes klar definiert und leicht überschaubar.

4.1
Entwicklung und gegenwärtige Situation

Nach dem Zweiten Weltkrieg gab es im Geltungsbereich des SGB V durch zwei Neugründungen und eine beträchtliche Erweiterung (München-Harlaching) über viele Jahre nur drei naturheilkundliche Abteilungen in München, Hamburg und West-Berlin. In München wurde 1988 das damalige **„Münchner Modell"**, jetzt Zentrum für Naturheilkundliche Forschung an der Technischen Universität München, gegründet, das mittlerweile neben Forschungs- und Lehrtätigkeit auch eine naturheilkundliche Ambulanz und eine Tagesklinik betreibt.

Das öffentliche Gesundheitswesen der DDR betrieb zusätzlich eine ebenfalls erst nach dem Krieg gegründete Abteilung in Ost-Berlin (Klinikum Buch) sowie das bereits 1927 eröffnete Prießnitz-Haus in Mahlow bei Berlin, ein Fachkrankenhaus für Naturheilweise. Historische Vorläufer und auch Vorbilder waren seit Anfang des 20. Jahrhunderts etablierte Privatkliniken und Sanatorien, insbesondere das Physiatrische Sanatorium Weißer Hirsch bei Dresden sowie das Bilz-Sanatorium in Radebeul.

Alle diese Abteilungen waren, gemessen an heutigen Verhältnissen, relativ groß und verfügten über jeweils mehr als 100 Betten. Über mehrere Jahrzehnte wurden so etwa 600 naturheilkundliche Betten im öffentlichen Versorgungssystem in ganz Deutschland vorgehalten, die allenfalls in Berlin-Buch über Professor Krauss locker mit der universitären Medizin (Charité, ▶ Abb. 4.1) verbunden waren.

Die beschriebene Situation verbesserte sich in den letzten Jahren deutlich, als einzelne Klinikträger die Popularität sowie den klinischen Erfolg und die Umsetzbarkeit solcher Konzepte erkannten und Neugründungen vornahmen. Dazu kam eine Ausschreibung der nordrhein-westfälischen Landesregierung, die zur geförderten Gründung der Modellkliniken Essen-Mitte (s. u.)

und Hattingen führte. Für diese war von Beginn an eine Ergebnisforschung vereinbart.

Stationäre naturheilkundliche Versorgung

Im Jahr 2007 boten von ca. 2200 Krankenhäusern der vollstationären Versorgung (gemäß §107 bzw. §109 SGB V) in Deutschland folgende Abteilungen bzw. Kliniken naturheilkundliche Behandlungen an:
- BioMed-Klinik, Bad Bergzabern (nur Onkologie)
- Hufelandklinik, Bad Ems
- Immanuel-Krankenhaus, Berlin
- Klinik Blankenstein, Hattingen/Ruhr
- Kliniken Essen-Mitte
- Krankenhaus St. Joseph-Stift Bremen
- Krankenhaus Charlottenstift, Stadtoldendorf/Weser
- Knappschafts-Krankenhaus, Püttlingen/Saarland
- Krankenhaus für Naturheilweisen, München-Harlaching
- Veramed-Klinik, Brannenburg am Inn (nur Onkologie)
- Waldhaus-Klinik, Deuringen bei Augsburg

Die Kapazität der Abteilungen schwankt zwischen 30 und 110 Betten, die jährlichen Zahlen sogenannter vollstationärer Fälle schwanken zwischen 450 und 2200, die mittleren Verweildauern zwischen 12,5 und 19,3 Tagen (alle Angaben für das Jahr 2005) [16]. Insgesamt repräsentieren sie mit etwa 600 von 524000 Betten bundesweit gut 1‰ der gesamten Versorgungskapazität.

In Stadtoldendorf wird die Naturheilkunde nicht im Rahmen einer eigenen Abteilung, sondern als zusätzliche Therapieoption im Bereich der konventionellen Fächer angeboten. In Augsburg und München-Harlaching handelt es sich um Naturheilkunde-Fachkrankenhäuser. Das Gleiche gilt für Bad Bergzabern und Brannenburg, wo ausschließlich biologische Tumortherapie bzw. komplementäre Onkologie durchgeführt wird.

In den übrigen Häusern ist die Naturheilkunde in Form eigener Fachabteilungen meist mit allgemeinmedizinisch-internistischem Selbstverständnis etabliert. Ausgewiesene Schwerpunktindikationen sind in ► Abb. 4.2

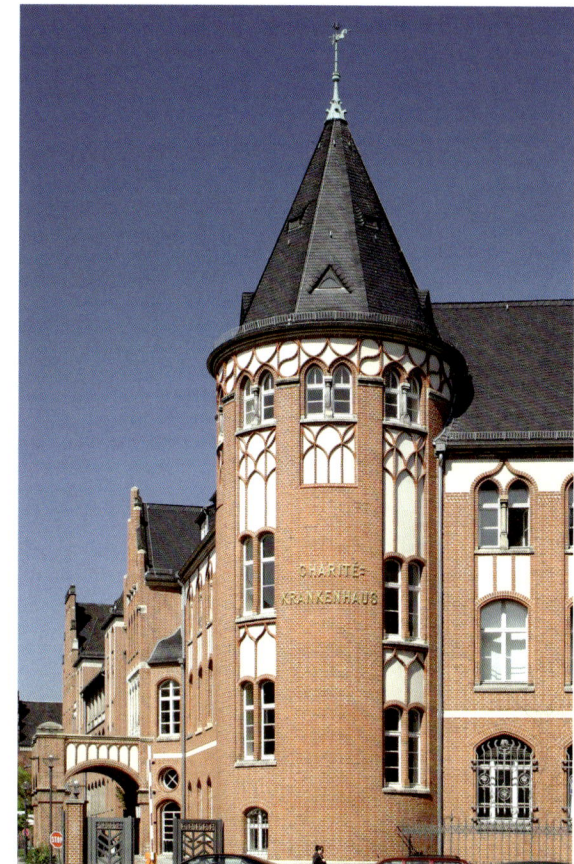

► **Abb. 4.1** Charité Berlin.

angeführt. Demnach sind Häufungen bei muskuloskeletalen Erkrankungen sowie entzündlichen und nicht entzündlichen Magen-Darm-Erkrankungen festzustellen, während weitere klassische internistische Indikationsgebiete wie Herz-Kreislauf- oder Atemwegserkrankungen nur von der Hälfte der erfassten Kliniken ausgewiesen wurden.

Derzeit ist lediglich in Essen-Mitte die tagesklinische Behandlung im Anschluss an einen vollstationären Aufenthalt, aber auch unabhängig davon möglich. Über die

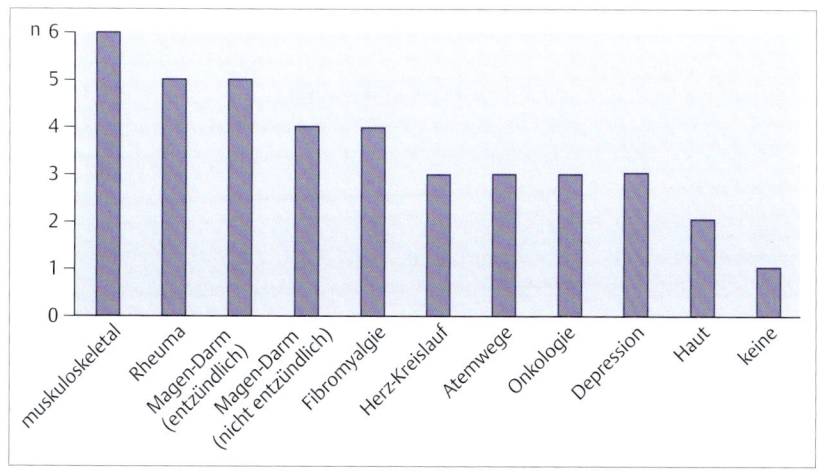

► **Abb. 4.2** Schwerpunktindikationen in der stationären Versorgung (n = jeweils Anzahl der Nennungen in einer Umfrage bei 6 Abteilungen).

4 Stationäre Therapie mit Naturheilverfahren

üblichen chefärztlichen Privatambulanzen hinaus können nur bedingt ambulante Behandlungsmöglichkeiten angeboten werden, die insbesondere zur weiteren Beobachtung der meist chronisch Erkrankten dringend wünschenswert sind, so in Essen-Mitte in einer stiftungsgeförderten Ambulanz für Traditionelle Chinesische Medizin und über eine Hochschulambulanz für Naturheilkunde der medizinischen Fakultäten Charité (Berlin) und in Rostock.

4.2 Bedeutung ganzheitlicher Versorgung

Die hochspezialisierte konventionelle Medizin hat vieles aufgegeben, was in ihrer langen Tradition als wesentlich für eine Heilung angesehen wurde. Dazu zählt vor allem, den Patienten als ganze Person mit all seinen körperlichen und seelischen Beschwerden wahrzunehmen und zu behandeln. Als Reaktion darauf suchen die Patienten in Deutschland zunehmend nach Ergänzungen und Alternativen.

4.2.1 Nutzung der Naturheilverfahren

Das Institut für Demoskopie Allensbach beobachtet seit dem Jahr 1970 eine kontinuierliche Zunahme der Verwendung von Naturheilverfahren in der deutschen Bevölkerung. Im Jahre 2002 nutzten danach 73% der Menschen in den alten Bundesländern Naturheilverfahren, das entspricht einem Zuwachs um 21% seit 1970. In den neuen Bundesländern waren es 64%. Der Anteil der Befragten, der eine Selbstmedikation für die vergangenen 12 Monate angab, stieg bis 2006 auf 66% (zum Vergleich: 1995 59%, 2002 62%) [5]. Das ursprünglich vorhandene Alters- und Bildungsgefälle hat dabei deutlich abgenommen. Die Umfrage ergab weiterhin, dass schon die 16–19-Jährigen zu 57% gelegentlich oder regelmäßig Naturheilverfahren in Anspruch nehmen. Die Naturheilkunde wird außerdem in allen sozialen Schichten und Berufsgruppen in ähnlichem Ausmaß verwendet. Darüber hinaus bevorzugten 80,9% der Bundesbürger auf die Frage „Wenn Sie bei einer Erkrankung zwischen Naturmedizin und einem chemischen Medikament wählen könnten, was würden Sie als Ihre Primärmedizin bevorzugen?" die Naturmedizin [12].

Mehr als zwei Drittel fordern, dass die Naturheilkunde stärker zur Vorsorge und zur Behandlung genutzt werden sollte, und rund 70% bemängeln, dass sich zu wenige „Schulmediziner" mit der Naturheilkunde und „alternativen" Heilmethoden beschäftigen. Nach einer Emnid-Umfrage aus dem Jahre 1995 sollten die Vertreter beider Richtungen nach dem Wunsch der Patienten möglichst zusammenarbeiten.

Insbesondere die **chronisch kranken Patienten** nutzen Naturheilverfahren in einem hohem Prozentsatz. So nimmt jeder zweite Patient mit einer chronisch entzündlichen Darmerkrankung regelmäßig Naturheilverfahren in Anspruch, 80% der Patienten möchten sich in Zukunft naturheilkundlich behandeln lassen, aber nur 24,7% fühlten sich ausreichend darüber informiert. Von besonderem Interesse ist die Tatsache, dass die Nutzung naturheilkundlicher Verfahren mit der Gesamtmenge der Steroideinnahme korrelierte, was darauf hinweist, dass die Naturheilverfahren eher von Patienten mit höherer Krankheitsaktivität in Anspruch genommen wurden [7].

Der behandelnde Gastroenterologe kann den Wunsch nach einer naturheilkundlichen Begleitbehandlung häufig nicht erfüllen, so dass die Patienten auf einen weiteren Arzt oder einen Heilpraktiker angewiesen sind.

Das Unverständnis oder auch die Ablehnung gegenüber diesen Bedürfnissen der Patienten trägt nicht selten dazu bei, dass Patienten sich ausschließlich naturheilkundlich behandeln lassen und notwendige konventionelle Therapien ablehnen. Dies kann eine Gefährdung der Patienten bedeuten und trifft z. B. auf jeden 40. Patienten mit Morbus Crohn zu, was ca. 3 750 Patienten in Deutschland entspricht [7].

Viele Naturheilverfahren könnten als **zusätzliche Therapieoptionen** in fast allen Bereichen der Medizin eingesetzt werden. Damit könnten konventionelle Krankenhausabteilungen ihr Leistungsspektrum erweitern und erfolgreicher, attraktiver und wettbewerbsfähiger werden. Beispielhaft seien hier Blutegeltherapie bei Gonarthrose [9], Akupunktur bei Übelkeit und Erbrechen nach Chemotherapie [11] und Heilfasten bei chronischer Polyarthritis [12] genannt.

Eine Integration solcher evidenzbasierter Therapien in konventionelle Therapieregimes würde keine grundsätzliche Änderung der konventionellen Ausrichtung der Abteilung bewirken. Voraussetzung für eine professionelle Durchführung dieser Verfahren wäre allerdings, dass zumindest ein Teil der Ärzte und des Pflegepersonals über eine naturheilkundliche Weiterbildung verfügt und die Einführung solcher Behandlungen vom Team unterstützt wird.

4.2.2 Zielsetzungen

Die klassischen Naturheilverfahren der europäischen Tradition streben keine „künstliche" Heilung von außen an, sondern wollen die **Förderung von Selbstheilungsprozessen** anregen. Das geschieht z. B. durch Reiz-Reaktions-Therapien und darauf folgende Adaptationsvorgänge, durch Veränderung der äußeren Lebensbedingungen (gesunder Lebensstil, z. B. Stressabbau, Ernährungsumstellung, Bewegung) und durch eine seelische und körperliche Stärkung (z. B. roborierende Maßnahmen, Spannungsregulation, emotionale Unterstützung, künstlerische Therapien, Anleitung zur Meditation und zum spirituellen Erleben).

Diese Zielsetzungen spiegeln sich auch in den im Folgenden angeführten **fünf Säulen der klassischen Naturheilkunde** nach Sebastian Kneipp wider:
- physikalische Therapie (z. B. Hydrotherapie)
- Bewegungstherapie (▶ Abb. 4.3; z. B. Ausdauertraining)
- Ernährungstherapie (z. B. Vollwerternährung)
- Phytotherapie (ursprünglich Selbstmedikation mit Heilkräutern, heute meist mit Fertigarzneimitteln)
- Ordnungstherapie (z. B. Anleitung zur Selbsthilfe, Strategien zur Lebensstiländerung)

Auch in anderen traditionellen Medizinsystemen, z. B. in der Chinesischen Medizin oder auch in modernen ganzheitlichen Programmen wie der Mind-Body Medicine (▶ Kap. 10 Ordnungstherapie), spielt die Beachtung und gegebenenfalls Veränderung der inneren und äußeren Lebensbedingungen – im Sinne einer Self Care Medicine – eine zentrale Rolle [3].

> ✱ Merke: Als echte naturheilkundliche Medizin kann eine Therapie nur dann langfristig wirksam sein, wenn dabei der gesamte Mensch, mit seinen Gewohnheiten, seinen sozialen und kulturellen Bedingungen, seiner körperlich-seelischen Konstitution, seiner Selbsthilfefähigkeit und seinen emotionalen und spirituellen Bedürfnissen beachtet wird.

In diesem Sinne bieten die klassische Naturheilkunde, die chinesische Medizin und andere traditionelle Medizinsysteme per se eine **präventiv ausgerichtete Medizin** an, die über alle Möglichkeiten und Erfahrungen bezüglich einer Anleitung zu einem gesunden Leben verfügt. So können im Rahmen der Ordnungstherapie durch eigens weitergebildete Gesundheitstrainer in festen Behandlungsgruppen Fähigkeiten und Ziele vermittelt werden, die auf eine grundlegende Lebensstiländerung vorbereiten. Dabei sollte die Schulung nicht mit „erhobenen Zeigefinger" durchgeführt werden, sondern durch Vorbild und Information die Erkenntnis vermitteln, dass

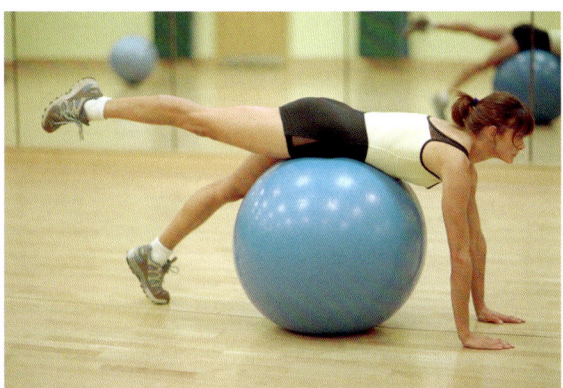

▶ **Abb. 4.3** Bewegungstherapie, z. B. mit einem Pezzi-Ball.

gesündere Verhaltensweisen langfristig „nicht Lustverzicht, sondern Lustgewinn" bedeuten. Wenn die eigenen Fähigkeiten zu lustvollen Betätigungen und das körperlich-seelische Wohlbefinden spürbar zunehmen, steigt die Lebensqualität [8]. Das Bestreben, **Freude an der eigenen Gesundheit** zu vermitteln und eine **Steigerung des Wohlbefindens** zu bewirken, sollte ein besonderes Anliegen der Naturheilkunde sein. Um eine Breitenwirkung zu ermöglichen, ist es notwendig, die traditionelle Ordnungstherapie nach Bircher-Benner oder Kneipp von ihrem moralisch-ideologischen Ballast zu befreien und auf ihre Essenz hinzuweisen, die sich gut mit modernen Gesundheitstheorien in Einklang bringen lässt.

Als häufigstes Gegenargument einer Integration solcher Präventivmaßnahmen in die Regelversorgung wird angeführt, dass es dadurch zu einer Kostenerhöhung im Gesundheitswesen käme. Demgegenüber konnte gezeigt werden, dass es durch eine **Stärkung der Selbsthilfefähigkeit** zu erheblichen Kosteneinsparungen kommen kann [4].

Pincus et al. zeigten, dass eine Anleitung zu mehr Selbsthilfefähigkeit die allgemeine Gesundheit steigern und gleichzeitig Kosten einsparen kann, und zwar in einem größeren Ausmaß als durch eine Ausweitung der konventionellen medizinischen Versorgung [13].

Lorig et al. beobachteten, dass durch das unspezifische Selbsthilfeprogramm Chronic Disease Self Management Program (CDSMP) die Gesundheit chronisch Kranker insgesamt verbessert werden konnte. Das Selbsthilfetraining führte außerdem zu einer Verminderung der Krankenhausaufenthalte, wobei die eingesparten Kosten etwa das Zehnfache der Kosten des Selbsthilfeprogrammes ausmachten [7].

Caudill et al. konnten nachweisen, dass bei chronischen Schmerzpatienten im Verlauf von zwei Jahren nach Abschluss des Mind-Body-Trainings der Harvard Medical School 36 % weniger Klinikaufenthalte notwendig wurden und ca. 23 000 Dollar pro Patient an medizinischen Kosten gespart wurden [1].

4.2.3 Prävention in der Akutmedizin

Am Beispiel von 2971 Patienten, die einen Myokardinfarkt erlitten hatten, wurde gezeigt, dass eine im Akutkrankenhaus beginnende Raucherentwöhnung zu einer geringeren kurz- und langfristigen Mortalität führt [5]. Eine Raucherentwöhnung, die direkt nach einem Herzinfarkt durchgeführt wird, führt darüber hinaus wesentlich häufiger zum Erfolg, als wenn keine derartige akute Erkrankung vorliegt [17]. Es scheint naheliegend, dass die Motivation zu einer echten Verhaltensänderung im akuten Stadium einer Krankheit oder während einer akuten Verschlechterung einer chronischen Erkrankung größer ist als in Zeiten relativen Wohlbefindens. Außerdem wird die Einsicht in die Notwendigkeit einer Veränderung dem Patienten besonders dann relevant erscheinen, wenn bereits in der Akutmedizin Wert auf die Prävention gelegt wird.

Mit der zunehmenden Bedeutung der integrierten Versorgung in Krankenhäusern werden, dem Ansatz der Naturheilkunde entsprechend, künftig präventive ambulante, vollstationäre und rehabilitative Angebote gebündelt angeboten.

✳ **Merke:** Bei zunehmendem Bewusstsein für die Bedeutung der Prävention könnte die diesbezügliche Kompetenz und Erfahrung der Naturheilkunde in wesentlich größerem Ausmaß als bisher genutzt werden.

Wie das im Rahmen der Regelversorgung aussehen kann, wird am Beispiel des „Essener Modells" dargestellt. Allerdings sind den Einrichtungen, die an der vollstationären Versorgung teilnehmen, derzeit bezüglich der Prävention die Hände noch weitgehend gebunden, da diese nicht in ihren sozialgesetzgeberischen Auftrag fällt.

Erst die sehr langsame Öffnung über die integrierte Versorgung kann hier neue Betätigungsfelder eröffnen.

4.3 Voraussetzungen stationärer naturheilkundlicher Behandlungen

Nach SGB V § 39 besteht dann Anspruch auf eine Krankenhausbehandlung, wenn das Behandlungsziel nicht durch teilstationäre, vorstationäre oder ambulante Behandlungen erreicht werden kann. Nach demselben Paragraphen besteht auch dann ein Anspruch auf eine Krankenhausbehandlung, wenn einzelne Behandlungen ambulant durchgeführt werden könnten, das Behandlungsziel aber nur gemeinsam mit anderen Maßnahmen, die eine stationäre Unterbringung voraussetzen, zu erreichen ist.

Dabei ist vorausgesetzt, dass ein Schweregrad der Erkrankung und ein entsprechend gravierender Leidensdruck vorliegen, die eine Krankenhausbehandlung grundsätzlich rechtfertigen. Zusätzlich muss die Erkrankung in das für die jeweilige Einrichtung vereinbarte Indikationsspektrum passen.

Eine stationäre naturheilkundliche Behandlung ist vor allem dann notwendig, wenn komplexe Therapiekonzepte durchgeführt werden sollen, die ambulant in dieser Form nicht möglich sind. Die gleichzeitige Behandlung eines Schmerzpatienten mit einer Heilfastentherapie, einer intensiven Physiotherapie, mit Akupunktur, Entspannungsverfahren, einem Stressreduktionstraining und individuell angepasster Bewegungstherapie kann derzeit ambulant weder organisatorisch noch inhaltlich (interdisziplinäre Kooperation, Ruhezeiten zwischen den Behandlungen etc.) sinnvoll realisiert werden.

Neben der Diagnose sollte der Zustand des Patienten bzw. die Komplexität seines Krankheitsbildes ein entscheidendes Kriterium darstellen. Oft sind konventionelle Therapien schlecht toleriert oder – wie häufig in der Rheumatologie – aufgrund einer Tachyphylaxie wirkungslos. Multimorbidität stellt eine weitere große Herausforderung dar, in der sich viele Patienten in der Behandlung von z. B. internistischen Fachabteilungen ungenügend berücksichtigt finden.

Der typische Patient, der eine vollstationäre Einrichtung aufsucht, zeichnet sich in der Regel weder durch anstehende Notfallversorgungsmaßnahmen noch durch den Anspruch auf intensive Diagnostik aus. Er sucht in erster Linie einen neuen Therapieansatz für ein meist chronisch bekanntes, oft dramatisch exazerbiertes Problem.

Die im Folgenden angeführten Naturheilverfahren lassen sich stationär sinnvoller durchführen als ambulant.

Heilfasten (▶ Kap. 19 Fastentherapie) sollte dann stationär durchgeführt werden, wenn es sich um Risikopatienten handelt, die unter einer Dauermedikation stehen und deren Erkrankung eine kontinuierliche Überwachung während des Fastens erforderlich macht.

Liegen Erkrankungen vor, die sich unter der Fastentherapie verschlechtern können, oder ist eine tägliche Anpassung der Medikamentendosierung erforderlich (z. B. Antihypertensiva, Hypoglykämika, Antikoagulanzien), ist ebenfalls eine stationäre Therapie zu empfehlen.

✳ **Merke:** Die Möglichkeit von Routine- und Notfalldiagnostik (EKG, Röntgen, Labor) sollte bei Risikopatienten zu jeder Zeit gegeben sein.

Die äußeren Bedingungen für ein Gelingen der Fastentherapie lassen sich unter stationären Bedingungen wesentlich günstiger gestalten. Durch tägliche Anleitung, Gruppenunterstützung und begleitende andere Therapieverfahren kann der Erfolg der Behandlung erheblich gesteigert werden.

Die **Ernährungstherapie** lässt sich insgesamt stationär besser durchführen, weil die Patienten die neue

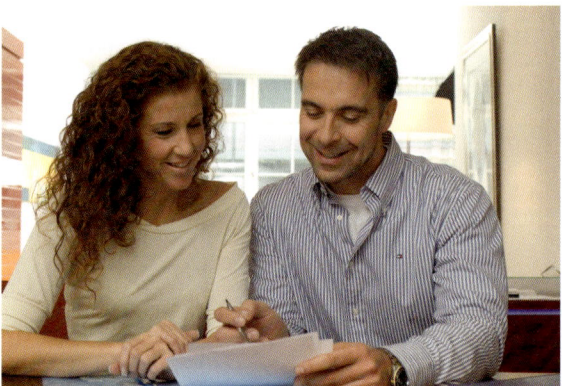

▶ **Abb. 4.4** Heilfastenberatung ist ein wichtiger Bestandteil für Schmerzpatienten.

Ernährung direkt kennen lernen können. Neben der Anleitung durch eine Lehrküche kann sofort mit der Umstellung der Ernährung begonnen werden (▶ Kap. 18 Ernährungstherapie).

Kompliziertere Kostformen wie Suchkost, laktosearme Kost oder vollwertige Diabetes-Diät können gleichzeitig angeleitet, praktisch durchgeführt und als Selbsthilfestrategie vermittelt werden.

Behandlungen, die der **Reiz-Reaktions-Therapie** entsprechen, erfordern eine sorgfältige Tageseinteilung, damit die Therapien zu physiologisch sinnvollen Zeiten durchgeführt werden können und Ruhepausen zwischen den Behandlungen möglich sind. Damit die Ruhepausen als solche erlebt werden können, ist eine entsprechend entspannungsfördernde Umgebung notwendig. Alltagserfordernisse können den Therapieerfolg gefährden.

Außerdem sollte sich die Dosierung der Reizstärke am Therapieeffekt orientieren.

Zur Einleitung einer Lebensstiländerung durch **ordnungstherapeutische Verfahren** ist zumindest kurzzeitig eine stationäre Behandlung angezeigt. Ein Rückzug aus dem Alltag ist sinnvoll, weil störende Einflüsse aus dem Umfeld und festgefahrene alltägliche Gewohnheiten eine Verhaltensänderung behindern können. Mit Hilfe des therapeutischen Teams und der Gruppenunterstützung durch die anderen Patienten können neue Verhaltensweisen leichter ausprobiert und eingeübt werden (▶ Kap. 10 Ordnungstherapie).

4.4 Stationäre Naturheilkunde und integrative Medizin am Beispiel des Essener Modells

Der Verbund des Essener Modells besteht aus dem im Jahre 2004 gegründeten Lehrstuhl für Naturheilkunde und Integrative Medizin der Alfried Krupp von Bohlen und Halbach-Stiftung der Universität Duisburg-Essen, der 1999 an den Kliniken Essen-Mitte (▶ Abb. 4.5) als Modellklinik des Landes Nordrhein-Westfalen gegründeten Klinik für Innere Medizin V: Naturheilkunde und Integrative Medizin und dem 2003 eröffneten Ambulanz-Institut für Naturheilkunde und Traditionelle Chinesische Medizin.

Die Inhalte des Modellvorhabens wurden in enger Absprache mit der AOK Nordrhein, dem Verband der Angestellten-Krankenkassen (VdAK) und dem Medizinischen Dienst der Krankenkassen (MDK) entwickelt. Sie entsprechen einem integrativen Behandlungskonzept, das konventionelle internistische und schmerztherapeutische Behandlungen („Schulmedizin") gleichrangig mit wissenschaftlich geprüften oder zumindest plausiblen Naturheilverfahren im Bereich des Akutkrankenhauses einsetzt. Eine ausführliche Darstellung der Ansätze und Methoden findet sich in ▶ Kap. 10 Ordnungstherapie.

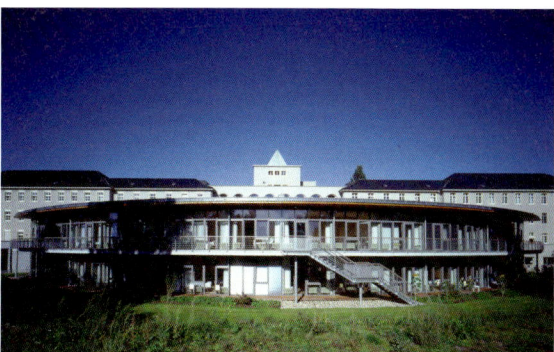

▶ **Abb. 4.5** Klinik für Naturheilkunde Kliniken Essen-Mitte.

Ein Hauptziel des Lehrstuhls, der Modellklinik und der Ambulanz ist es, wissenschaftlich fundierte Verfahren der Naturheilkunde und der Lebensstilmodifikation zu evaluieren und ihre Integration in die konventionelle Medizin zu fördern.

Die stationäre Therapie in der Klinik für Innere Medizin dauert 10–14 Tage, daran kann eine teilstationäre Weiterbehandlung im Rahmen einer Tagesklinik angeschlossen werden.

Eine stationäre Aufnahme kann bei folgenden **Indikationen** erfolgen, sofern die oben beschriebenen, generellen Voraussetzungen für die Notwendigkeit einer stationären Behandlung erfüllt sind:
- Lungenkrankheiten (z. B. Asthma bronchiale, COPD)
- Herz-Kreislauf-Erkrankungen (z. B. koronare Herzkrankheit, arterielle Hypertonie)
- Magen-Darm-Krankheiten (z. B. chronisch entzündliche Darmerkrankungen)
- rheumatischer Formenkreis (z. B. chronische Polyarthritis)
- onkologische Erkrankungen (meist nur tagesklinische Behandlung)
- Schmerzkrankheiten (z. B. chronischer Rückenschmerz, Migräne, Fibromyalgiesyndrom)

Die internistische Diagnostik und Therapie entspricht den üblichen Standards und wird durch entsprechende Fachärzte (Nephrologie, Gastroenterologie) innerhalb der Abteilung selbst gewährleistet. Außerdem besteht eine enge Kooperation mit anderen internistischen und schmerztherapeutischen Fachabteilungen inner- und außerhalb des Hauses. Diese intensive Kooperation wird auch durch gemeinsame Forschungsprojekte gefördert.

Die naturheilkundliche Diagnostik und Therapie orientiert sich an den klassischen Naturheilverfahren der europäischen Tradition und der chinesischen Medizin. Weiterhin kommen die ausleitenden Verfahren, die Manuelle Therapie, die therapeutische Lokalanästhesie (z. B. Triggerpunktinfiltration), die Neuraltherapie nach Huneke und – in ausgewählten Fällen – auch die Homöopathie zum Einsatz.

Schwerpunkte im Bereich der klassischen Naturheilverfahren
- Ordnungstherapie: Anleitung zu Selbsthilfe und Lebensstiländerungen
- physikalische Therapie: Hydrotherapie nach Kneipp, Balneo-, Helio- und Thermotherapie
- Bewegungstherapie: Anleitung zum Ausdauertraining, Bewegungsbad, Yoga, Qigong
- Ernährungstherapie: Heilfasten, mediterrane Vollwerternährung, Lehrküche
- Phytotherapie: Auswahl evidenzgestützter, langfristig finanzierbarer Kräutermedikamente, Anleitung in der Zubereitung von Kräutertees

Die **Ordnungstherapie** nimmt eine zentrale Rolle ein, weil nur dann eine Langzeitwirkung intensiver naturheilkundlicher Therapien erreicht werden kann, wenn die Selbsthilfefähigkeit, insbesondere die Motivation und Fähigkeit zur Selbstbehandlung, gestärkt wird und die inneren (seelischen) und äußeren (soziale Situation, Gewohnheiten) Bedingungen gesundheitsfördernde Veränderungen zulassen (s. o.).

Deshalb nimmt ein Teil der Patienten an einer umfassenden ordnungstherapeutischen Gruppenbehandlung mit den Schwerpunkten Bewegung, Entspannung, gesunde Ernährung, kognitive Neuorientierung und eigenständige Durchführung naturheilkundlicher Selbsthilfestrategien teil.

In das Konzept der Ordnungstherapie des Essener Modells wurden Aspekte der traditionellen Ordnungstherapie, des Münchner Modells und der Mind-Body Medicine (u. a. nach Benson und Kabat-Zinn) integriert.

Im Bereich der Tagesklinik besteht die Möglichkeit, die neu erworbenen Fähigkeiten im Alltag zu erproben und dauerhaft zu festigen. Das Hauptziel besteht in der langfristigen Aufrechterhaltung und Stabilisierung des neuen Lebensstils. Dies kann bei 70 % der Patienten erreicht werden.

Aus der **Traditionellen Chinesischen Medizin (TCM)** werden im stationären Bereich vorwiegend folgende Behandlungsformen durchgeführt:
- Akupunktur und Moxibustion
- Qigong
- Gua Sha
- Tuina
- Kräuter-Therapie

Gua Sha ist eine in Asien weit verbreitete Methode, insbesondere zur Behandlung chronischer Schmerzzustände. Durch eine Oberflächenbehandlung (Gua) werden Petechien und hirseähnliche Hautausschläge (Sha) hervorgerufen.

Im Bereich der Ambulanz wird neben der konventionellen Diagnostik und Therapie das gesamte Spektrum der Naturheilkunde und der Traditionellen Chinesischen Medizin einschließlich individueller Ernährungs- und Kräuter-Therapie durchgeführt.

4.5 Perspektiven

4.5.1 Umstellungsphase

Seit dem Jahre 2001 arbeiten die naturheilkundlichen Akutkliniken in einer Arbeitsgemeinschaft zusammen, um gemeinsame Interessen erkennen und vertreten zu können. Dies geschah insbesondere im Hinblick auf den Übergang auf das bundeseinheitliche Abrechnungssystem nach Fallpauschalen (German Diagnosis Related Groups, G-DRG), das in seinen ersten Ankündigungen für diese Form der klinischen Praxis existenzbedrohend erschien. Die per Bundesgesetz verpflichtende Übernahme des australischen Fallpauschalensystems konnte naturgemäß dort im stationären Bereich unbekannte Therapien wie europäische Naturheilverfahren nicht „abbilden". Insbesondere erhöhte die sehr personalintensive Arbeitsweise der naturheilkundlichen Kliniken das für die Vergütung entscheidende Fallgewicht überhaupt nicht. Diese errechnet sich aus der einfachen Multiplikation des dimensionslosen Fallgewichts (Relativgewicht) mit dem in Geld bemessenen, ab dem Jahr 2009 landeseinheitlichen Basisfallwertes (Base Rate).

Das System honoriert dagegen technisch aufwendige, insbesondere invasive Prozeduren, wie sie die naturheilkundlichen Kliniken kaum anbieten sowie die Bedrohlichkeit des Zustandes des Patienten. Es bewertet dort häufig behandelte Schwerpunktindikationen (▶ Abb. 4.2, insbesondere Stoffwechsel- sowie Magen-Darm- und Schmerzerkrankungen, bei Patienten, die keine lebensbedrohlichen Parameter aufweisen, mit einem eher niedrigen Fallgewicht. Dies hätte auf Dauer zu Pauschalerlösen pro Fall geführt, die nur noch wenigen Tagessätzen des alten Systems entsprochen hätten.

Dieser Entwicklung wurde durch die Forderung nach einem sogenannten Zusatzentgelt begegnet. Zusatzentgelte sind zusätzlich berechenbare, von der eigentlichen DRG-Vergütung unabhängige Pauschalbeträge, die vor allem für sehr teure Medikationen, wie bestimmte Antikörper, gewährt werden.

Für die Naturheilkunde wurde die Abrechenbarkeit eines Zusatzentgeltes an die Kodierbarkeit der 2005 eingeführten Prozedur OPS 8-975 „Naturheilkundliche und anthroposophisch-medizinische Komplexbehandlung" gebunden (s. u.). Voraussetzungen hierfür liegen sowohl in der Struktur der Einrichtung als auch in der Behandlungsdichte des Einzelfalls. Die Prozedur beschreibt die zeitintensive und interdisziplinäre Arbeitsweise einer typischen naturheilkundlichen Abteilung, lässt dabei jedoch ausreichend Spielraum für die Berücksichtigung spezieller Therapieangebote zu (▶ Abb. 4.6).

8–975.2 Naturheilkundliche Komplexbehandlung [2]

Mindestmerkmale
- Behandlung von mindestens 120 Therapieminuten pro Tag durch ein klinisch-naturheilkundliches Team unter Leitung eines Facharztes mit der Zusatzbezeichnung Naturheilverfahren und mit mindestens dreijähriger Erfahrung im Bereich der klassischen Naturheilverfahren
- Dem Team müssen neben Ärzten und fachkundigem Pflegepersonal mit mindestens halbjähriger naturheilkundlicher Erfahrung mindestens drei der folgenden Berufsgruppen angehören:
Physiotherapeuten, Krankengymnasten, Masseure, Medizinische Bademeister, Sportlehrer, Ergotherapeuten, Psychologen, Ökotrophologen, Diätassistenten, Kunsttherapeuten, Musiktherapeuten
- Erstellung eines spezifisch-naturheilkundlichen diagnostischen und therapeutischen Konzeptes zu Beginn der Behandlung
- mindestens zwei Teambesprechungen pro Woche unter Einbeziehung somatischer, ordnungstherapeutischer und sozialer Aspekte mit patientenbezogener Dokumentation der bisherigen Behandlungsergebnisse und der weiteren Behandlungsziele
- naturheilkundliche erweiterte Pflege durch fachkundiges Pflegepersonal
- Einsatz von mindestens fünf der folgenden acht Therapiebereiche: Ernährungstherapie, Hydrotherapie/Thermotherapie, andere physikalische Verfahren, Phytotherapie, Ordnungstherapie, Bewegungstherapie, ausleitende Verfahren oder ein zusätzliches Verfahren (manuelle Therapie, Akupunktur/chinesische Medizin, Homöopathie, Neuraltherapie, künstlerische Therapie (Kunst- und Musiktherapie))
- Gleichzeitige weitergehende akut-medizinische Diagnostik und Therapie sind gesondert zu kodieren.

- 8–975.22 mindestens 7 bis höchstens 13 Behandlungstage und weniger als 1680 Behandlungsminuten
- 8–975.23 mindestens 14 bis höchstens 20 Behandlungstage und weniger als 2520 Behandlungsminuten oder mindestens 10 bis höchstens 13 Behandlungstage und mindestens 1680 Behandlungsminuten
- 8–975.24 mindestens 21 Behandlungstage oder mindestens 14 Behandlungstage und mindestens 2520 Behandlungsminuten

Das krankenhausindividuelle Zusatzentgelt konnte im Jahr 2006 erstmals von den Kliniken vereinbart werden. Sowohl die Höhe als auch die Anzahl dieses Zusatzentgeltes werden in den jährlichen Budgetverhandlungen für eine Klinik individuell festgelegt. Klinikabhängig liegt der Erlösanteil für dieses Entgelt bei ca. 25–30 % des DRG-Erlöses aus diesen Fällen.

Somit ist derzeit durch die Kombination von DRG-Erlös plus Zusatzentgelt eine verbesserte Vergütung naturheilkundlicher Behandlungen im DRG-System möglich, die sich allerdings immer noch deutlich unterhalb des Betrags bewegt, der in den meisten Kliniken vor Einführung des Fallpauschalensystems durch die Abrechnung nach Tagessätzen erlöst werden konnte. Entsprechend mussten die Liegezeiten gesenkt werden, ohne dass dies medizinisch z. B. durch neue Erkenntnisse zur zeitlichen Dynamik von Naturheilverfahren begründbar wäre.

Die durchschnittliche Verweildauer müsste nach der im DRG-Katalog mittleren Verweildauer bei 7 Tagen liegen. Tatsächlich beträgt die durchschnittliche Verweildauer auf Grund der komplexen Behandlungsabläufe durchschnittlich 13–14 Tage.

In der gesamten vollstationären Versorgung sank in den letzten Jahren die durchschnittliche Verweildauer auf unter 8 Tage. In den naturheilkundlichen Kliniken blieb es im Wesentlichen bei den deutlich höheren Verweildauern. Die naturheilkundlichen Behandlungskonzepte lassen eine Verkürzung der durchschnittlichen Liegedauer nicht zu.

Gegenüber der Vergütung mit tagesgleichen Pflegesätzen nach der Bundespflegesatzverordnung 1995 fielen die durchschnittlichen Fallerlöse auf DRG-Basis deutlich niedriger aus. In die bundesweite Kalkulation der DRG-Relativgewichte durch das InEK (Institut für die Entgeltsysteme im Krankenhaus) sind in den betreffenden DRGs naturheilkundliche Fälle unterrepräsentiert. Daraus resultiert eine Unterbewertung naturheilkundlicher Fälle auf alleiniger DRG-Basis. Kompensationen sind durch das Zusatzentgelt und durch Zuschläge auf die obere Grenzverweildauer nur bedingt gegeben. Durch Überschreiten der oberen Grenzverweildauer sind in den DRG-Erlösen Zuschläge von ca. 20 % in Bezug auf Normalgewichtung enthalten.

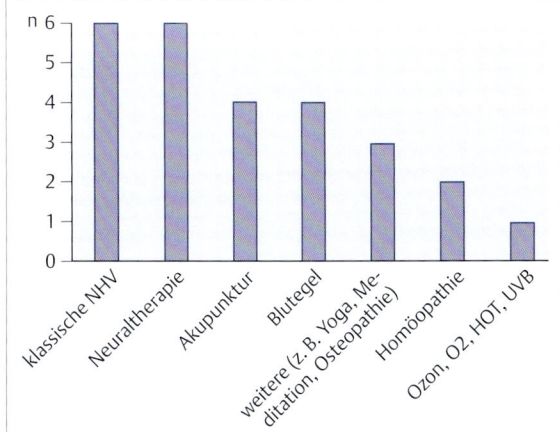

▶ **Abb. 4.6** Leistungsspektrum naturheilkundlicher Abteilungen in Akutkrankenhäusern (n = Anzahl der Nennungen in einer Umfrage bei 6 Abbildungen).

4 Stationäre Therapie mit Naturheilverfahren

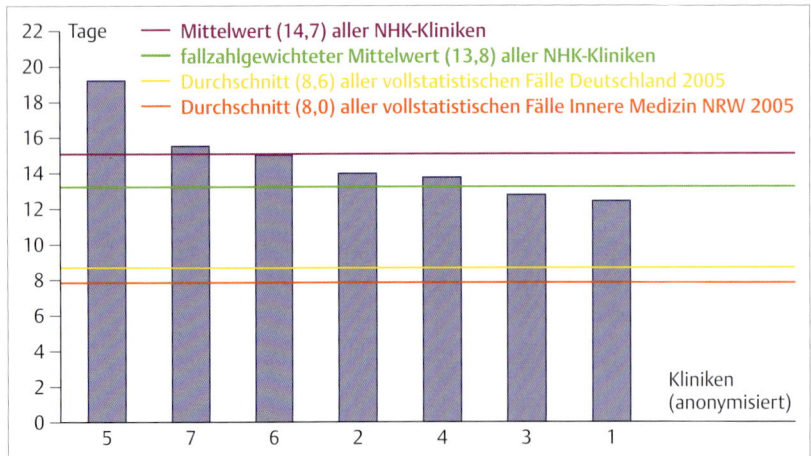

▶ Abb. 4.7   Verweildauer

Beim einzelnen Patienten dürfte zudem der Anteil diagnostischer Leistungen geringer ausfallen als in konventionellen Abteilungen, da eher vordiagnostizierte Patienten dieses Behandlungssystem aufsuchen. Weiterhin entfällt der oft hierarchische Druck auf Anfertigung zahlreicher diagnostischer Maßnahmen innerhalb kürzester Liegezeiten, da im naturheilkundlichen Behandlungsansatz der stationäre Aufenthalt von Anfang an länger geplant wird, was im Verlauf einen auch durch Teamgespräche abgewogeneren Einsatz von Diagnostik ermöglicht.

4.5.2 Ausblick

Nach Abschluss der Konvergenzphase mit vollständiger Angleichung der krankenhausindividuellen Basisfallwerte an Landesbasisfallwerte ist eine Quersubventionierung unterfinanzierter naturheilkundlicher Abteilungen durch andere Fachabteilungen einer Klinik nicht mehr darstellbar. Die Schere zwischen stagnierenden bis sinkenden Fallerlösen und steigenden Kosten belasten im besonderen Maße naturheilkundliche Einrichtungen. Konventionelle Abteilungen versuchen, diesem Trend durch Fokussierung auf das unumgänglich Nötige an Diagnostik und Therapie bei Ausschöpfung aller Rationalisierungsmöglichkeiten, insbesondere der Abläufe („klinische Pfade"), sowie durch kostengünstigere Auslagerung tendenziell aller Dienstleistungen außer ärztlichem und pflegerischem Dienst sowie der Verwaltung zu begegnen.

Für den naturheilkundlichen Behandlungsansatz entstehen hier klare Grenzen, da z.B. das biologische Ansprechen einer chronisch entzündlichen Erkrankung auf eine Fastentherapie nicht beschleunigt werden kann, d.h. die Liegezeiten nicht beliebig abgesenkt werden können. Auch sind für diese Arbeit kostenungünstige Merkmale wie hauseigene Küche und Physiotherapie-Team dringend erforderlich. Die in der Kritik der modernen Medizin seit vielen Jahren oft beklagte Zerlegung des gesundheitlichen Problems eines Patienten auf hoch spezialisierte, aber oft schlecht kooperierende Spezialisten findet im Management heutiger Kliniken als Reaktion auf den zunehmenden Kostendruck ihr organisatorisches Pendant. Moderne Formen der Rationalisierung sind dagegen für die Gestaltung der vollstationären Behandlung mit Naturheilverfahren nur bedingt geeignet.

Eine adäquate Vergütung der hier beschriebenen Behandlungsansätze wird künftig nur über ausreichend dotierte Zusatzentgelte oder über noch zu vereinbarende eigene DRG realisiert werden können. Für die rheumatologische Komplextherapie konnte die Interessengemeinschaft Verband Rheumatologischer Akutkliniken e.V. eine eigene DRG durchsetzen (G-DRG I79.Z). Dies könnte für die Naturheilkunde ein Vorbild sein. In jedem Fall scheint aus Sicht der Arbeitsgemeinschaft für Naturheilverfahren im Akutkrankenhaus Anfang 2008, d.h. nach gut drei Jahren flächendeckender DRG-Praxis, eine weitere Perspektive für die naturheilkundliche Behandlung gegeben.

Literatur

[1] **Caudill M, Schnable R, Zuttermeister P et al.:** Decreased clinic use by chronic pain patients: response to behavioral medicine intervention. Clin J Pain. 1991; 7(4): 305–309.

[2] **Deutsches Institut für Medizinische Dokumentation und Information (DIMDI):** Operationen- und Prozedurenschlüssel. Köln: DIMDI; 2008. www.dimdi.de

[3] **Eisenberg DM, Davis RB, Ettner SL et al.:** Trends in alternative medicine use in the United States, 1990-1997: results of a follow-up national survey. JAMA. 1998; 280(18): 1569–1575.

[4] **Friedman R, Myers P, Sobel D et al:** Behavioral medicine, clinical health psychology, and cost offset. Health Psychol. 1995; 14(6): 509–518.

[5] **Houston TK, Allison JJ, Person S et al:** Post-myocardial infarction smoking cessation counseling: association with immediate and late mortality in older Medicare patients. Am J Med. 2005; 118(3): 269–275.

[6] **Institut für Demoskopie Allensbach (IFD):** Umfragen zur Naturheilkunde in Deutschland. Hamburg: Pressekonferenz PASCOE; 26.03.2007, Vortrag Dr. Edgar Piel.

[7] **Langhorst J, Anthonisen IB, Steder-Neukamm et al.:** Amount of systemic steroid medication is a strong predictor for the use of complementary and alternative medicine in patients with inflammatory bowel disease: results from a German national survey. J Inf Bow Dis. 2005; 11(3): 287–295.

[8] **Lorig KR, Ritter P, Stewart AL et al.:** Chronic disease self-management program: 2-year health status and health care utilization outcomes. Med Care. 2001; 39(11): 1217–1223.

[9] **Melchart D, Döbrich R, Ebner K et al.:** Strukturiertes Gesundheitstraining als naturheilkundliche Ordnungstherapie. Prävention. 1999; 2: 14–17.

[10] **Michalsen A, Klotz S, Lüdtke R et al.:** Effectiveness of leech therapy in osteoarthritis of the knee: a randomised, controlled trial. Ann Intern Med. 2003; 139(9): 724–730.

[11] **Müller H, de Toledo FW, Resch KL:** Fasting followed by vegetarian diet in patients with rheumatoid arthritis: a systematic review. Scand J Rheumatol 2001; 30(1): 1–10.

[12] **National Institutes of Health (NIH):** Konsensus-Studie 1988.

[13] **PASCOE Naturmedizin:** Repräsentative Umfrage über die Einstellung der Bevölkerung zu Naturmedizin in Deutschland. (PASCOE-Studie 2007) Allensbach: 2007.

[14] **Pincus T, Esther R, De Walt DA et al.:** Social conditions and self-management are more powerful determinants of health than access to care. Ann Intern Med. 1998; 129: 406–411.

[15] **Schwickert ME, Saha FJ, Braun M et al.:** Gua Shua bei Migräne in der stationären Erstbehandlung von medikamentösem Kopfschmerz. Forsch Komplementärmed Klass Naturheilkd. 2007; 14: 297–300.

[16] **Stange R, Brenke R:** Interne Mitteilung der Arbeitsgemeinschaft für Naturheilverfahren im Akutkrankenhaus. 2005 [unveröffentl.].

[17] **Willich SN, Müller-Nordhorn J, Kulig M et al.:** Cardiac risk factors, medication and recurrent clinical events after acute coronary disease; a prospective cohort study. Eur Heart J. 2001; 22(4): 276–279.

Wichtige Adressen

Arbeitsgemeinschaft für Naturheilverfahren im Akutkrankenhaus
Sprecher: PD Dr. med. R. Brenke
Hufeland-Klinik Bad Ems (s. u.)

BioMed
Fachklinik für Onkologie, Immunologie und Hyperthermie
Tischberger Straße 5+8
D-76887 Bad Bergzabern
Tel.: 06343 7050
www.biomedklinik.de

Hufeland-Klinik, Abteilung Naturheilkunde
Taunusallee 5
D-56139 Bad Ems
Tel.: 02603 920
www.hufeland-klinik.com

Immanuel-Krankenhaus Rheumaklinik Berlin-Wannsee und Zentrum für Naturheilkunde
Königstr. 63
D-14109 Berlin
Tel.: 030 805050
www.immanuel.de

Klinik Blankenstein, Abteilung für Naturheilkunde
Im Vogelsang 5–11
D-45527 Hattingen
Tel.: 02324 3960
www.klinik-blankenstein.de

Kliniken Essen-Mitte, Knappschafts-Krankenhaus
Am Deimelsberg 34a
D-45276 Essen
Tel.: 0201 1740
www.kliniken-essen-mitte.de

Knappschafts-Krankenhaus Püttlingen, Deutsche Klinik für Naturheilkunde und Präventivmedizin DKNP
In der Humes 35
D-66346 Püttlingen
Tel.: 06898 552602
www.dknp.de

Krankenhaus für Naturheilweisen
Seybothstrasse 65
D-81545 München-Harlaching
Tel.: 089 625050
www.kfn-muc.info

Krankenhaus St. Joseph-Stift Bremen
Schwachhauser Heerstr. 54
28209 Bremen
Tel.: 0421 3470
www.sjs-bremen.de

Waldhausklinik Deuringen gGmbH
Sandbergstr. 47–49
D-86391 Stadtbergen
Tel.: 0821 43050
www.waldhausklinik.de

veramed - Klinik am Wendelstein
Mühlenstr. 60
D-83098 Brannenburg
Tel.: 08034 3020
www.veramed.de

5 – Naturheilverfahren in der ambulanten und stationären Rehabilitation

Karin Kraft

5.1 Geschichte 52
5.2 Juristische Aspekte 53
5.3 Durchführung 54
5.4 Für die Rehabilitation wichtige Krankheiten und Behinderungsarten 54
5.5 Zusammenfassung 71

Der Begriff „Rehabilitation" beschreibt die Gesamtheit aller Maßnahmen zur Linderung oder Beseitigung schwerer gesundheitlicher Störungen. Angestrebt wird die bestmögliche medizinische, soziale und berufliche Integration Behinderter oder von Behinderung betroffener Personen. Diese sollen befähigt werden, aus eigener Kraft einen angemessenen Platz im Berufs- und/oder Privatleben zu behalten oder wieder zu erlangen. Die Rehabilitation erfolgt auf der Grundlage eines medizinisch-sozialen Tatbestandes und besonderer, rehabilitationsrechtlich typisierter Anspruchsgrundlagen durch Rehabilitationsträger. Grundlage einer erfolgreichen medizinischen Rehabilitation sind insbesondere die rechtzeitige Einleitung entsprechender Maßnahmen und die Kooperationsbereitschaft des Patienten. Der ambulant tätige Arzt hat dabei die wichtigen Aufgaben der Aufklärung und Motivationsarbeit.

Die medizinische Rehabilitation umfasst einen ganzheitlichen Ansatz, der über das Erkennen, Behandeln und Heilen einer Krankheit hinaus die wechselseitigen Beziehungen zwischen den Gesundheitsproblemen einer Person – beschrieben in Form von Schädigungen, Beeinträchtigungen der Aktivitäten sowie der Teilhabe – und ihren Kontextfaktoren berücksichtigt.

Für die Träger von Leistungen zur Rehabilitation und Teilhabe gilt die allgemeine Verpflichtung, die konkret notwendigen Hilfen so früh wie möglich, d. h. schon im Fall einer drohenden Behinderung einzusetzen. Die Planung der Leistungen hat sich an der Zielsetzung zu orientieren, den Rehabilitanden auf ein weitgehend durch „Normalität" geprägtes Leben vorzubereiten. Damit eng verknüpft ist das Leitprinzip „Hilfe zur Selbsthilfe". Dabei können grundsätzlich **ambulante**, **stationäre** und **mobile Rehabilitation** unterschieden werden. Die verschiedenen Leistungen der Rehabilitation müssen im Rahmen der hausärztlichen Versorgung koordiniert und begleitet werden [3].

Um einen bestmöglichen **Rehabilitationserfolg** im Sinne der Teilhabe am gesellschaftlichen und beruflichen Leben zu erzielen, bedarf es einer engen Zusammenarbeit aller Rehabilitationsfachkräfte nach den Prinzipien der **Interdisziplinarität** und der **Teamarbeit**. Zum Rehabilitationsteam zählen neben den Ärzten gemäß den indikationsspezifischen Anforderungen die nicht ärztlichen Fachkräfte, z. B. Physiotherapeuten, Masseure, medizinische Bademeister, Ergotherapeuten, Logopäden, klinische Psychologen, Sozialarbeiter, Sozialpädagogen, Sportlehrer, Sporttherapeuten, Ökotrophologen, Diätassistenten und Pflegekräfte. Alle Teammitglieder müssen über spezielle Qualifikationen entsprechend diesen Anforderungen und über Berufserfahrung verfügen. Im Gegensatz zur Akutmedizin liegt der Schwerpunkt der Therapiemaßnahmen bei den nicht ärztlichen Fachkräften.

5.1
Geschichte

Insbesondere im deutschsprachigen Bereich Europas entwickelten sich ab dem 18. Jahrhundert naturheilkundliche Therapiekonzeptionen. Sie wiesen neben präventiven Elementen im Sinne einer gesunden Lebensweise, die vor allem von medizinischen Laien, aber auch von einigen Ärzten unterstützt wurde, aus heutiger Sicht auch rehabilitative Komponenten auf.

Die kurmäßig-stationären Angebote der Naturheilkunde ab Mitte des 19. Jahrhunderts stellten ein Kontrastprogramm gegenüber etablierten medizinischen Angeboten dar – auch gegenüber den üblichen Kurangeboten mit ortsgebundenen Heilmitteln (▶ Kap. 8 Geschichte der Naturheilverfahren). Die Patienten waren zu zwei Dritteln männlich, vorwiegend jung und stammten aus allen Gesellschaftsschichten. Die Verweildauer in der Kureinrichtung betrug im Allgemeinen mindestens zwei Monate, eine aktive häusliche Nachkur war die Regel.

In den ersten vier Jahrzehnten des 20. Jahrhunderts etablierten sich neben den bisherigen Kureinrichtungen einige naturheilkundlich orientierte Kliniken, auch mit universitärem Anschluss. Nach dem Zweiten Weltkrieg gab es bis Mitte der sechziger Jahre an vielen Akutkrankenhäusern naturheilkundliche Abteilungen bzw. Kneipp-Abteilungen. Diese wurden dann allmählich von den sich etablierenden neuen Techniken und spezifischen Medikamenten verdrängt. Ab den siebziger Jahren gewannen vor allem im ambulanten ärztlichen Bereich einige Naturheilverfahren wieder an Boden; in den Kur- und Rehabilitationskliniken wurden Naturheilverfahren zunehmend indikationsorientiert verordnet.

Heute sind die klassischen Naturheilverfahren unverzichtbare Module der ambulanten sowie der stationären Rehabilitation (▶ Kap. 2 Rahmenbedingungen naturheilkundlicher Aus-, Fort- und Weiterbildung), während andere Verfahren der Naturheilkunde vor allem in den Rehabilitationskliniken angewendet werden; hier aber eher unsystematisch und in sehr unterschiedlicher Wertschätzung durch die verschiedenen Kostenträger.

5.2 Juristische Aspekte

Im Jahre 2001 führte die WHO die **Internationale Klassifikation der Funktionsfähigkeit, Behinderung und Gesundheit** (**ICF**) ein. Demgemäß gilt eine Person unter folgenden Bedingungen als funktional gesund:
- Die körperlichen, geistigen und seelischen Funktionen sowie die Körperstrukturen entsprechen vor dem gesamten Lebenshintergrund (Konzept der Kontextfaktoren) allgemein anerkannten (statistischen) Normen.
- Leistung und Leistungsfähigkeit entsprechen dem Ausmaß, wie es bei einem Menschen ohne Gesundheitsproblem erwartet wird.
- Der Betroffene kann das Dasein in allen Lebensbereichen, die ihm wichtig sind, in der Weise und dem Umfang entfalten, wie es von einem Menschen ohne Beeinträchtigung der Körperfunktionen oder Körperstrukturen oder seiner Aktivitäten erwartet wird.

Die ICF wurde Grundlage des Deutschen Sozialgesetzbuches (SGB) IX: Rehabilitation und Teilhabe behinderter Menschen. Der Begriff **Teilhabe** beschreibt
- den Zugang zu Lebensbereichen sowie der Daseinsentfaltung und zu selbst bestimmtem und gleichberechtigtem Leben (§1 SGB IX) sowie
- die Zufriedenheit, die erlebte gesundheitsbezogene Lebensqualität und die erlebte Anerkennung und Wertschätzung in den Lebensbereichen, die für die betrachtete Person wichtig sind [3].

Die integrierte Versorgung nach dem Teilhabekonzept des SGB IX erfordert die Vernetzung der gleichberechtigten Versorgungsbereiche Prävention, Akutmedizin, Nachsorge einschließlich Rehabilitation und Pflege.

Aufgaben der medizinischen Rehabilitation
- Wiederherstellung oder Verbesserung der Leistungsfähigkeit
- Verbesserung der Gegebenheiten des Kontextes durch Abbau von Barrieren und Schaffung von Förderfaktoren
- Einwirken auf die Leistungsbereitschaft

Gemäß den Vorgaben des §107 SGB V ist Rehabilitation vorwiegend durch Anwendung von Heilmitteln nach einem ärztlichen Behandlungsplan charakterisiert.

Die Richtlinien über Leistungen zur Rehabilitation (Rehabilitations-Richtlinien, nach §92 Abs. 1 Satz 2 Nr. 8 SBG V) basieren auf der ICF. Zu den Leistungen gehören medizinische, psychologische und pädagogische Hilfen, insbesondere zur Unterstützung bei der Krankheits- und Behinderungsverarbeitung und zur Aktivierung von Selbsthilfepotenzialen, weiterhin Hilfen zur seelischen Stabilisierung und zur Förderung der sozialen Kompetenz. Zudem müssen lebenspraktische Fähigkeiten trainiert und Kontakte zu örtlichen Selbsthilfe- und Beratungsmöglichkeiten vermittelt werden (§26 Abs. 3 SGB IX).

Rehabilitationsträger sind die gesetzlichen Krankenkassen, die gesetzliche Rentenversicherung, die gesetzlichen Unfallversicherungsträger, die Bundesagentur für Arbeit, die Träger der Kriegsopferversorgung und -fürsorge, die Träger der öffentlichen Jugendhilfe und die Sozialhilfeträger (§6 Abs. 1 SGB IX). Private Krankenversicherungen übernehmen Kosten für Rehabilitationsleistungen in der Regel nicht.

Der Anspruch behinderter und von Behinderung bedrohter Menschen auf zügige, umfassende und möglichst nahtlose Rehabilitation wird u.a. durch deren Verpflichtung zur engen Kooperation und durch die Koordination der Leistungen der Rehabilitationsträger gewährleistet (§10 SGB IX; §4 SGB IX). Dafür wurden auf lokaler Ebene trägerübergreifende Servicestellen eingerichtet. Leistungsträger und Leistungserbringer sind gesetzlich verpflichtet, auf persönliche Lebenssituation, Alter, Geschlecht, Familie sowie religiöse und weltanschauliche Bedürfnisse der behinderten Menschen Rücksicht zu nehmen. Die Rehabilitationsträger müssen deshalb durch Bescheid begründen, weshalb den Wünschen des Rehabilitanden im Einzelfall nicht entsprochen wurde. Im Gegenzug muss dieser zumutbaren Mitwirkungspflichten zur Festlegung des Leistungsumfangs nachkommen.

Der **Rehabilitationsbedarf** ist von einem niedergelassenen Arzt bzw. einem Krankenhausarzt festzustellen, da diese in der Regel als Erste erkennen, ob eine Behinderung besteht oder einzutreten droht. Die sozialmedizinisch zu prüfenden Aspekte sind **Rehabilitationsbedürftigkeit**, **Rehabilitationsfähigkeit** und **Rehabilitationsprognose** (§§ 10–13 SGB IX).

Mit dem Betroffenen muss ein Beratungsgespräch geführt werden, nach dessen Zustimmung wird mittels des Vordrucks „Einleitung von Leistungen zur Rehabilitation oder alternativen Angeboten" die zuständige Krankenkasse informiert. Diese prüft Zuständigkeit und Leistungsberechtigung und fordert den zuständigen Vertragsarzt auf, die medizinische Indikation zu prüfen und die „Verordnung medizinischer Rehabilitation" auszustellen. Hierzu sind nur Vertragsärzte berechtigt, die über eine entsprechende Qualifikation bezüglich der Rehabilitationsmedizin verfügen und eine entsprechende Genehmigung besitzen (§ 11 der Rehabilitationsrichtlinien).

5.3
Durchführung

Für die **ambulante medizinische Rehabilitation** wurden ausführliche Rahmenempfehlungen durch die Bundesarbeitsgemeinschaft für Rehabilitation (BAR) erarbeitet [3]. Sie umfasst der stationären Rehabilitation vergleichbare Indikationen und kann nur durchgeführt werden, wenn Rehabilitationsfähigkeit und ausreichende Mobilität des Rehabilitanden und die Wohnortnähe der Rehabilitationseinrichtung gewährleistet sind. Gegebenenfalls kann sie auch zur Verkürzung einer stationären Rehabilitation eingesetzt werden.

Die **stationäre Rehabilitation** wird in der Regel in Rehabilitationskliniken durchgeführt. Sie dauert in der Regel 21 Tage, in manchen Fällen, z. B. bei der psychosomatischen Rehabilitation, auch länger. Sie ist immer dann indiziert, wenn wegen Art und/oder Schweregrad der drohenden oder manifesten Behinderung das Erreichen der Rehabilitationsziele nicht gewährleistet ist.

Folgende Faktoren sind hier von Bedeutung:
- Die Möglichkeiten wohnortnaher ambulanter Leistungen reichen nicht aus; eine Krankenhausbehandlung ist nicht oder nicht mehr angezeigt.
- Die erforderlichen Rehabilitationsleistungen basieren auf besonderen Bedingungen, und/oder die Einbeziehung ortsgebundener Heilmittel ist erforderlich.
- Die vorübergehende völlige Herauslösung aus dem persönlichen Umfeld ist notwendig.
- Eine Anschlussrehabilitation (s. u.) ist angezeigt.
- Abhängigkeitskranke Menschen benötigen eine stationäre Entwöhnung, die über die akutmedizinischen Entzugsmaßnahmen hinausgeht.

Eine **Anschlussrehabilitation** wird unmittelbar nach einer Krankenhausbehandlung durchgeführt, ihre Dauer ist abhängig von der Indikation und dem Rehabilitationsverlauf. Sie erfordert wegen der zugrunde liegenden Krankheit in der Regel einen höheren Rehabilitationsbedarf, d. h. sie muss in besonders spezialisierten und für die Anschlussrehabilitation zugelassenen Rehabilitationseinrichtungen durchgeführt werden [3].

In geeigneten Fällen ist die stationäre Rehabilitation in Abteilungen, die an Akutkrankenhäuser angeschlossen sind, möglich und beinhaltet neben der Akutbehandlung auch die Anwendung trainierender, aktivierender und kompensierender Behandlungsformen. Dies gilt im Besonderen für geriatrisch-rehabilitative Abteilungen am Allgemeinkrankenhaus, die ebenso wie geriatrische Abteilungen in Rehabilitationseinrichtungen in Diagnostik und Therapie den speziellen Bedürfnissen alter Menschen, d. h. dem Erhalt oder Wiedergewinn an Lebensqualität Rechnung tragen müssen. Die geriatrische Rehabilitation schließt die **mobile Rehabilitation** ein, die in der häuslichen Umgebung erbracht wird. Auch psychiatrische Fachkrankenhäuser und Fachabteilungen sowie berufsgenossenschaftliche Unfallkliniken haben neben der Akutversorgung einen umfassenden Auftrag zur Rehabilitation.

Zur Festigung des Rehabilitationsergebnisses und der Stabilisierung der während der Rehabilitation erlernten Verhaltensänderungen gewinnt die **Nachsorge** zunehmend an Bedeutung, deren Koordination Aufgabe der Vertragsärzte ist.

5.4
Für die Rehabilitation wichtige Krankheiten und Behinderungsarten

Grundsätzlich begründen nur chronische Krankheiten und Behinderungen den Bedarf zur Rehabilitation. Nachfolgend werden diejenigen dargestellt, bei denen naturheilkundliche Maßnahmen von größerer therapeutischer Bedeutung sind.

> **Merke:**
> - **Je länger notwendige rehabilitative Maßnahmen verzögert werden, desto wahrscheinlicher ist eine zunehmende Komplexität des Krankheitsbildes, während die Erfolgswahrscheinlichkeit therapeutischer Maßnahmen sinkt.**
> - **Bei Beginn der Rehabilitation sollte der diagnostische Abklärungsprozess abgeschlossen, Begleitdiagnosen sollten stabil therapiert sein.**

In der stationären Rehabilitation muss der betreuende Arzt gemeinsam mit dem Patienten (▶ **Abb. 5.1**) bei der Eingangsuntersuchung das Rehabilitationsziel formulieren. Wird hier die Konzentration auf strukturelle Ver-

5.4 Für die Rehabilitation wichtige Krankheiten und Behinderungsarten

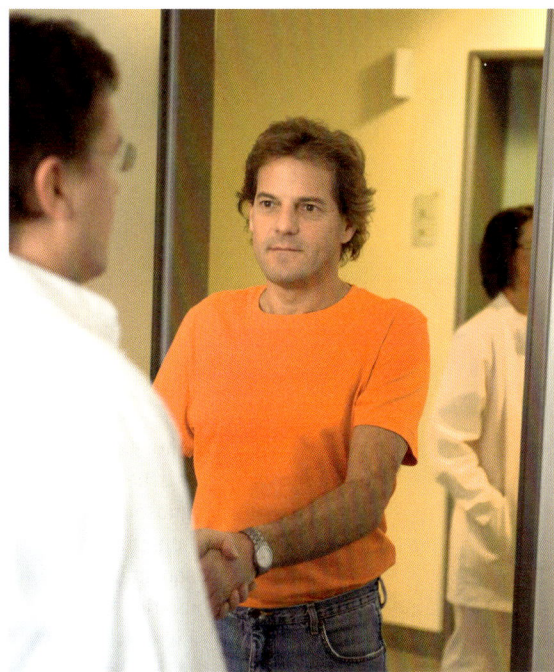

▶ Abb. 5.1   Arzt und Patient sollten die Rehabilitationsziele gemeinsam festlegen.

änderungen bzw. Defizite in den Mittelpunkt gestellt, entwickelt sich häufig eine kontraproduktive Erwartungshaltung bis hin zur Abhängigkeit des Patienten von äußerer Hilfe. Eine ressourcenorientierte Betrachtungsweise dagegen konzentriert sich auf das notwendige Ausmaß therapeutischer Unterstützungen und gegebenenfalls berufsbezogener Hilfen. Individuelle Kompensations- und Adaptationsmöglichkeiten sind optimal zu fördern, negativ wirkende Kontextfaktoren, z. B. lang andauernde ungünstige Körperhaltung, passive Erwartungshaltung, mangelnde Selbstkompetenz, sind zu vermeiden bzw. abzubauen.

Der in der Rehabilitationsklinik tätige Arzt ordnet entsprechend der Einweisungs- und Begleitdiagnosen eine Auswahl aus den in der jeweiligen Einrichtung verfügbaren Therapieverfahren an, wobei auf Kompatibilität der Therapieverfahren geachtet werden muss, hinsichtlich der Stärke, Dauer und Häufigkeit der Reize. Der augenblickliche Zustand des Patienten ist zu berücksichtigen und es kann auch – begrenzt – auf Vorlieben bzw. Abneigungen des Patienten eingegangen werden.

Viele in der Rehabilitation angewendete Verfahren haben ein breites Indikationsspektrum bei langsam einsetzenden Effekten. Wegen eines ähnlichen Wirkungsspektrums sind sie in erheblichem Umfang gegeneinander austauschbar. Einige dieser Verfahren können und sollen vom Patienten erlernt und nach seiner Entlassung im häuslichen Umfeld in **Eigenverantwortung** und als **Selbsthilfestrategien** fortgeführt werden. Einen erheblichen zeitlichen Umfang nehmen standardisierte Schulungs- und **Aufklärungsmaßnahmen** sowohl zu den Grundkrankheiten (z. B. Ernährungsschulung) als auch zu wichtigen psychosozialen Begleitaspekten (z. B. Einführung in Entspannungsverfahren, Umgang mit Stress) ein. Insofern finden die Elemente der Ordnungstherapie (▶ Kap. 10) in der Rehabilitation breite Anwendung.

In den nachfolgenden Abschnitten werden zunächst wichtige, in der Rehabilitation der jeweiligen chronischen Erkrankung bzw. Behinderung standardmäßig verwendete Therapiemaßnahmen genannt, bei denen es sich oft um Maßnahmen der physikalischen Medizin bzw. klassischen Naturheilverfahren handelt. Anschließend werden spezielle Erfolg versprechende naturheilkundliche Maßnahmen angeführt, die adjuvant angewendet werden, aber auch Standardtherapiemaßnahmen ersetzen können.

5.4.1 Krankheiten des Stütz- und Bewegungsapparates

Degenerative Krankheiten der Wirbelsäule und der Gelenke

Rehabilitationsbedürftigkeit liegt bei chronischen Schmerzen im Bereich der Wirbelsäule und der großen Gelenke vor, wenn sie von deutlich eingeschränkter Beweglichkeit und/oder chronischen neurologischen Ausfallserscheinungen begleitet werden. Hier sind auch der Chronifizierungsgrad der Schmerzen, das Ausmaß der pathomorphologischen Veränderungen, die Auswirkungen auf Statik und Dynamik, das Ausmaß entzündlicher Reaktionen, psychoreaktive Begleitreaktionen und das bisherige Ansprechen therapeutischer Maßnahmen zu berücksichtigen.

Ziele der Rehabilitation sind die Steigerung des Vertrauens seitens des Patienten in die eigene körperliche Belastbarkeit, damit er im Zeitverlauf zunehmend komplexere Trainingsprogramme in Eigenregie durchführen kann sowie wesentliche Besserung bei bereits eingetretener Funktionseinschränkung. In fortgeschrittenen Stadien wird das Zurückgewinnen bereits verlorener Funktionen angestrebt.

Die Behandlungsschwerpunkte liegen auf medizinischer Trainingstherapie und klassischen Naturheilverfahren (insbesondere Thermotherapie, Elektrotherapie, Massagen, z. B. klassische Massage, Bindegewebsmassage, Trockenbürstungen), weiterhin auf Ergotherapie (Gelenkschutzmaßnahmen, Möglichkeiten zum Selbsthilfetraining) sowie gegebenenfalls auf intensivierter medikamentöser Einstellung.

Oft sind eine Versorgung mit Hilfsmitteln sowie die psychologische Beratung und Betreuung bezüglich Entspannungsverfahren und Vermittlung von Bewältigungsstrategien angezeigt. Durch aktive Reizsetzungen, z. B. Trainingsmaßnahmen, wird die Fähigkeit der Gelenk führenden Muskulatur zur dynamischen Stabilisierung verbessert. Bei deutlicher Einschränkung der Belastbarkeit

5 Naturheilverfahren in der ambulanten und stationären Rehabilitation

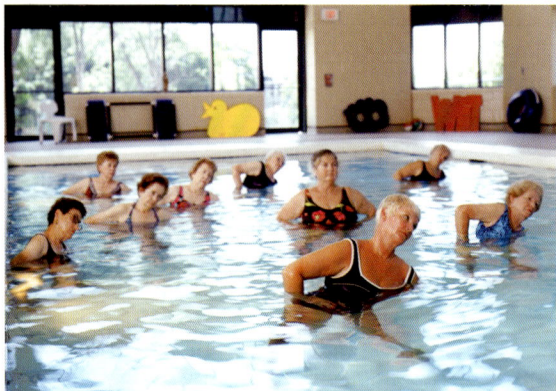

▶ **Abb. 5.2** Gymnastik im Bewegungsbad schont die Gelenke besonders.

oder Vorliegen von Koordinationsmängeln ist Krankengymnastik im Bewegungsbad (▶ Abb. 5.2) oder mittels Schlingentisch besonders vorteilhaft. Ernährungsberatung ist bei begleitenden Stoffwechselerkrankungen und Übergewicht angezeigt [3].

Anschlussrehabilitationen werden bei Patienten nach Bandscheiben- oder Versteifungsoperationen im Bereich der Wirbelsäule sowie nach Verletzungen großer Gelenke oder Gelenkersatzeingriffen durchgeführt.

Spezielle naturheilkundliche Maßnahmen

▶ **Tab. 5.1** Spezielle naturheilkundliche Maßnahmen bei degenerativen Krankheiten der Wirbelsäule und der Gelenke.

Erkrankung	Maßnahmen
Arthrose(n)	• Kryotherapie lokal bei aktivierter Arthrose • Wärmetherapie bei nicht aktivierter Arthrose: *Heublumensäcke*, Fango, ortsgebundene Heilmittel (Moor, Schwefelwässer, Kreide, Radon, Sole), Phytobalneotherapie: *Heublumen* (▶ Abb. 5.3), *Fichtennadeln* • Massagetherapie: klassische Massage, Bindegewebsmassage, Trockenbürstungen • Krankengymnastik: Dehntechniken, manuelle Techniken und muskuläre Kräftigungsübungen • Phytoanalgetika oral: Extrakte aus *Brennnesselkraut*, *Teufelskrallenwurzel* oder *Weidenrinde*; lokal: *Cayennepfeffer* und ätherisch-ölhaltige Zubereitungen (▶ Kap. 12 Phytotherapie) • ausleitende Verfahren: in Gelenknähe: Blutegel, in Reflexzonen: Schröpfen
lumbale und lumboischialgieforme Schmerzsyndrome	• lokale Wärmetherapie: *Heublumensäcke*, Peloidpackungen, heiße Rückenblitzgüsse, • Bäder: Moor, Sole, Schwefel, *Heublumen* • Bewegungstherapie: allmählicher Übungsaufbau • Massage- und Phytotherapie: s. Arthrosen

▶ **Tab. 5.1** Fortsetzung

Erkrankung	Maßnahmen
	• ausleitende Verfahren lokal: Schröpfkopfmassagen, trockenes Schröpfen, Blutegeltherapie • Neuraltherapie, Akupunktur, Eigenbluttherapie

zervikale und zervikobrachiale Schmerzsyndrome	• Wärmetherapie (s. o.)
	  • bei arteriosklerotischen oder vegetativ labilen Patienten: weniger intensive Wärmetherapien, z. B. Phytobalneotherapie und Schwefelbäder (Vollbäder)
	  • bei geringer Belastbarkeit: Teilbäder und Packungen
	• Bewegungstherapie; Lagerungshilfen (*Hirsekissen*, Kissen mit Wollkugelfüllung).
	• Massagen (Cave: vorsichtige Verabreichung)
	• manuelle Therapie einschließlich Osteopathie [2]

Entzündlich-rheumatische Erkrankungen

Aus rehabilitativer Sicht wichtige Erkrankungen und Krankheitsgruppen sind die rheumatoide Arthritis (▶ Kap. 43.2.10), die Spondylitis ankylosans, andere Spondarthritiden und die Kollagenosen, wobei rehabilitative Maßnahmen nur im nicht aktivierten Stadium durchgeführt werden.

Ziele der Rehabilitation sind die maximale Erhaltung der Funktion der betroffenen Gelenke sowie die Verbesserung einer bereits eingeschränkten Gelenkfunktion.

Die Schmerzen müssen soweit beseitigt werden, dass eine regelmäßige und die Gelenke schonende Übungsbehandlung unter Anleitung sowie selbstständig möglich wird.

Parallel zur medikamentösen Therapie müssen bereits in der Frühphase destruierend verlaufender entzündlich-rheumatischer Krankheiten physio- und ergotherapeutische Maßnahmen durchgeführt werden. Der Patient soll

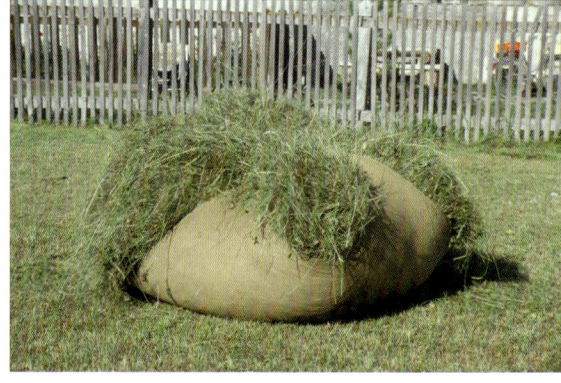

▶ **Abb. 5.3** Heublume (Graminis flos).

geschult werden, die Übungen nach Möglichkeit selbstständig durchzuführen. Auch die kontinuierliche medizinische Trainingstherapie und ein Ausdauertraining sind im Hinblick auf die Langzeitprognose außerhalb der akuten Entzündungsphase sinnvoll.

In der Rehabilitation werden die Patienten deshalb mit den für sie individuell geeigneten Maßnahmen vertraut gemacht. Bei fortgeschrittenen Befunden werden als aktive und passive Bewegungsmaßnahmen insbesondere Schlingentisch, Bewegungsbad und Aquajogging durchgeführt.

Zur Schmerztherapie werden Iontophorese, diadynamische Ströme, Kurzwelle, Heißluft, Stanger-Bäder und Ultraschall genutzt.

Parallel dazu sind meist Hilfen und Ratschläge durch Psychologen und Sozialberater erforderlich [3].

In der Regel sollte die stationäre der ambulanten Rehabilitation vorgezogen werden, da hier die Koordination der unterschiedlichen Fachgruppen unproblematisch ist und eher gezielte und auf die individuellen Bedürfnisse des Patienten abgestimmte Erholungs- und Behandlungsphasen eingehalten werden können.

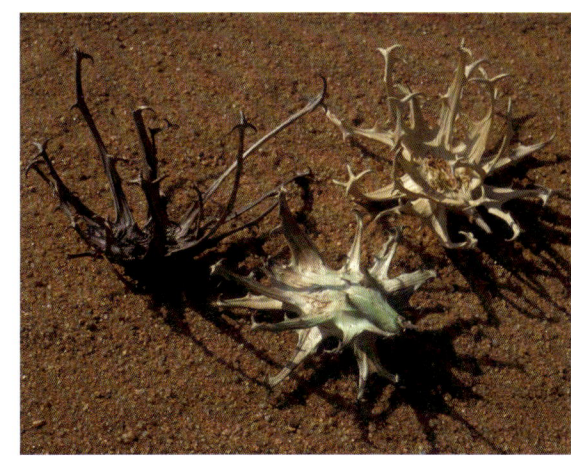

▶ **Abb. 5.4** Früchte der Teufelskralle (Harpagophytum procumbens).

Spezielle naturheilkundliche Maßnahmen

▶ **Tab. 5.2** Spezielle naturheilkundliche Maßnahmen bei entzündlich-rheumatischen Erkrankungen.

Erkrankung	Maßnahmen

rheumatoide Arthritis	• Thermotherapie nach Verträglichkeit:
	  ○ Kältetherapie bei entzündlichen Residualzuständen (lokal: Peloide, Quark, kalte Wickel; generalisiert: Kältekammer)
	  ○ Wärmetherapie bei Arthosebeschwerden (lokal: Peloide, *Ingwerwickel;* Bäder: *Moor, Heublumen, Fichtennadelöl, Wintergrünöl*)
	• Phytotherapie: *Brennnessel-, Teufelskrallen-* (▶ Abb. 5.4) *oder Weidenrindenextrakt*
	• Ernährungstherapie: arachidonsäurearme, laktovegetabil ausgerichtete Kost, reichlich Seefisch
	• Heilfasten insbesondere bei Fülletypen
	• Yoga, Qigong
	• Akupunktur, Neuraltherapie, Schröpfen, Eigenbluttherapie

Spondylitis ankylosans	• je nach Verträglichkeit Wärme oder Kältetherapie (s. o.), Anwendungen von Radon • Phytotherapie (s. o.)

Weichteilrheumatische Erkrankungen

Der Weichteilrheumatismus umfasst alle primär nicht traumatischen Erkrankungen von Bändern, Sehnen, Sehnenansätzen, Muskeln und Strukturen des Unterhautgewebes. Ursachen und Auslöser sind in der Regel Missverhältnisse zwischen Belastung und Belastbarkeit. Bei häufigen Rezidiven bzw. einer Chronifizierung sind Rehabilitationsmaßnahmen indiziert.

Ziele der Rehabilitation sind die Ausschaltung der für die schmerzhafte Symptomatik ursächlichen Faktoren sowie die Schulung des Patienten in gelenk- und wirbelsäulengerechter Haltung, Bewegung und Belastung.

Neben einer medikamentösen analgetischen und antiphlogistischen Therapie sind intensive physio- und ergotherapeutische Behandlungen angezeigt, um die schmerzbedingten, bereits eingetretenen Funktionseinschränkungen und Muskelatrophien (▶ **Abb. 5.5**) zu beseitigen. Durchblutungsfördernde Maßnahmen wie lokale Wärmeapplikation (*Heusack*, Peloide) nach Abklingen der lokalen Entzündungsreaktionen fördern den Heilungsprozess und aktivieren den Muskelstoffwechsel.

Auch Informationen und Beratung zum individuellen Hilfsmitteleinsatz sind erforderlich.

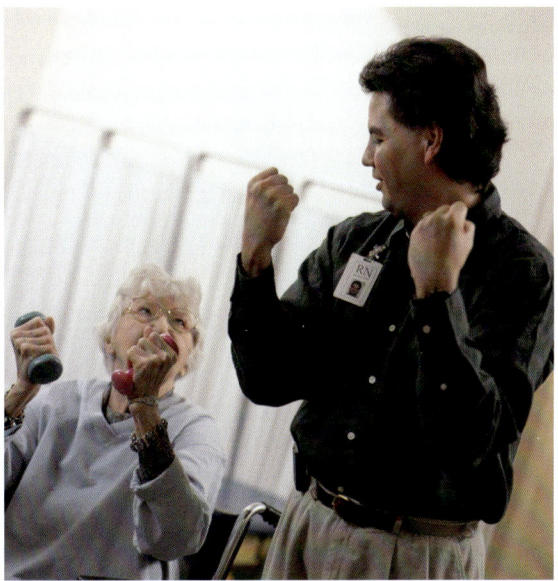

▶ **Abb. 5.5** Gegen Muskelatrophien ist ein angemessenes Krafttraining, speziell der Halte- und Skelettmuskulatur, wichtig.

Spezielle naturheilkundliche Maßnahmen
- Periostbehandlungen an den Schmerzschwerpunkten
- Phytotherapie: Einreibungen mit *Kampfer, Eukalyptusöl, Fichtennadelöl, Pfefferminzöl, Cayennepfeffer*
- Hochfrequenztherapie, mittel- und niederfrequente Ströme

Fibromyalgiesyndrom

Es ist ausreichend belegt, dass die Patienten auf ein ganzheitlich ausgerichtetes multimodales Konzept der medizinischen Rehabilitation sehr gut ansprechen [3].

Ziele der Rehabilitation sind die Reduktion der schmerzhaften Symptomatik sowie die Zunahme der allgemeinen Leistungsfähigkeit und der körperlichen und psychischen Belastbarkeit.

Neben einer regelmäßigen ärztlichen und psychologischen Betreuung (einzeln bzw. in der Gruppe) werden Muskelentspannungsverfahren und physikalische Therapiemaßnahmen angewendet, die von geringer körperlicher Aktivierung ausgehend langsam gesteigert werden sollten (▶ **Kap. 43** Schmerztherapie). Bei Übergewicht ist Reduktionskost angezeigt. Lokale Wärmeanwendungen wie Heusack und Peloide werden von den Patienten sehr geschätzt.

> **T Therapeutische Empfehlung**
> Bereits im auf die Rehabilitation vorbereitenden Gespräch mit dem Hausarzt sollten Patienten mit Fibromyalgiesyndrom davon überzeugt werden, dass auch klinische Psychologen an der Rehabilitation beteiligt sein müssen.

Spezielle naturheilkundliche Maßnahmen
- Kryotherapie im Akutstadium: Peloide, Quark, kalte Wickel, Kältekammer
- Hydrotherapie: allmählicher Aufbau bis zu gezielten Blitzgüssen, Sauna
- Phytobalneotherapie: *Heublumen, Rosmarin, Wintergrünöl*
- Bewegungstherapie: langsam ansteigende Ausdauerbelastung und medizinische Trainingstherapie
- Massagen: klassische Massage, Bindegewebsmassage, Periosttherapie
- Lokaltherapien: s. lokale weichteilrheumatische Erkrankungen
- Phytotherapie: bei begleitendem Reizdarmsyndrom (▶ **Kap. 33** Gastroenterologische Erkrankungen)
- Ordnungstherapie: zur Normalisierung gestörter Schlafmuster (▶ **Kap. 11** Biologische Rhythmen)

Osteoporose

Alle osteoporosefördernden Faktoren und Gegebenheiten, wie Rauchen, Fehlernährung, unzureichende Zufuhr an Mineralien und aktivem Vitamin D_3, Resorptionsstö-

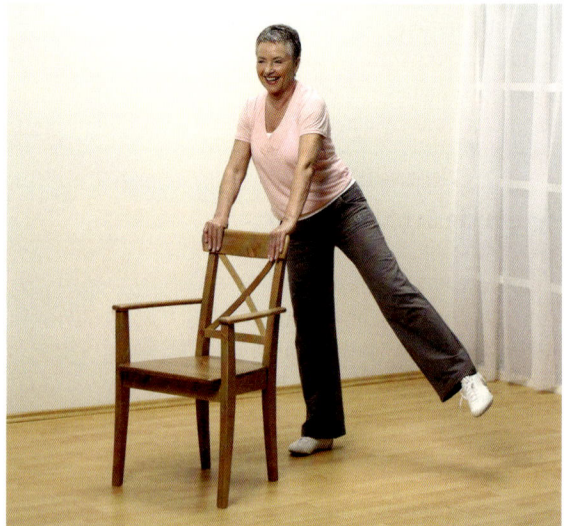

▶ **Abb. 5.6** Erlernen eines individuellen und selbstständig durchzuführenden Trainingsprogramms.

rungen und vermehrte Verluste über Darm und Nieren sowie unzureichende Sonnenbestrahlung und Bewegung, sind zu korrigieren. Eine individuell adaptierte medikamentöse und nicht medikamentöse Schmerztherapie ist zwingend erforderlich, um eine konsequente krankengymnastische Muskelaufbautherapie durchführen zu können (▶ **Kap. 43** Schmerztherapie)

Ziele der Rehabilitation sind die Optimierung des Bewegungsmusters sowie die Kräftigung der Stütz- und Haltemuskulatur.

Physikalische Therapiemaßnahmen und die Information durch Ärzte, Physio- und Ergotherapeuten über therapeutische Möglichkeiten und Erfordernisse sind sehr bedeutsam. Die Patienten erlernen neben entlastenden Körperhaltungen eine optimale Durchführung von Bewegungen sowie ein individuelles Trainingsprogramm für ihre Muskulatur (▶ Abb. 5.6), den Bandapparat und die nervale Koordination in den verbliebenen Grenzen. Die Bewegungstherapie muss auch nach der Rehabilitation fortgesetzt werden. Das isometrische, kontrollierte Muskelaufbautraining zur Stärkung der Bauch- und Rückenmuskulatur ist besonders wichtig.

Elektro-, Hydro- und Thermotherapie werden zu Schmerzlinderung, Durchblutungsförderung und Muskeldetonisierung eingesetzt.

> **T Therapeutische Empfehlung**
> Für die Frakturprophylaxe sind regelmäßige körperliche Aktivität und Sportarten ohne Frakturrisiko am wichtigsten [3].

Spezielle naturheilkundliche Maßnahmen
Ernährungstherapie: basenreiche Kost (▶ Kap. 18 Ernährungstherapie)

5.4.2 Erkrankungen des Nervensystems

Zerebrale Schädigungen
Die Notwendigkeit rehabilitativer Maßnahmen sollte schon in der Akutversorgung zerebraler Schädigungen, z. B. nach Schlaganfall, erkannt werden. Neben offenkundigen Ausfällen, wie bei motorischen Einschränkungen durch Paresen, sind auch Hirnleistungs-, Stimmungs- und Antriebsstörungen zu beachten, da sie die Wiedereingliederung in das Lebensumfeld gefährden können.

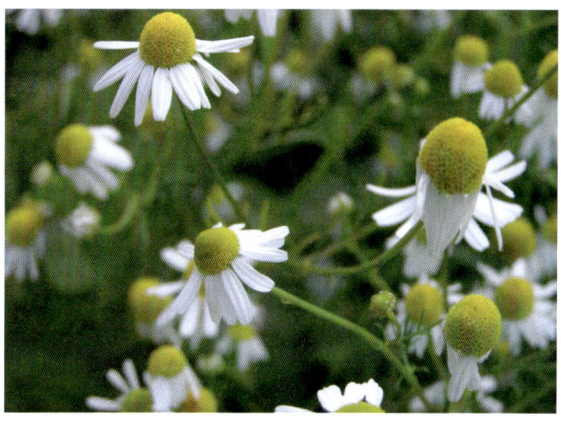

▶ **Abb. 5.7** Kamille (Matricaria recutita).

Ziele der Rehabilitation sind die weitgehende Selbstständigkeit bei den Aktivitäten des täglichen Lebens, die Wiedererlangung einer bestmöglichen Mobilität sowie die Wiederherstellung der Kommunikationsfähigkeit.

Erschwerende Faktoren sind Wesensänderungen mit unkooperativem Verhalten oder Depressionen. In der Rehabilitation sollen Kompensationsstrategien erlernt werden, und der Patient ist mit geeigneten Hilfsmitteln zu versorgen.

Je nach den Defiziten stehen Krankengymnastik (propriozeptive neuromuskuläre Fazilitation, posturale Kontrolle, Bobath-Konzept, Konzept des erzwungenen Gebrauchs), Sprach- und Sprechtherapie, Ergotherapie und Hirnleistungstraining im Vordergrund. Hinzu kommen Belastungserprobungen und eine psychologisch-psychotherapeutische Unterstützung. Schwellungen, Schmerzen und erhöhter Muskeltonus werden durch balneophysikalische Maßnahmen behandelt. Bei Bedarf erfolgt eine Sozialberatung.

Die Frührehabilitation muss in der akut stationären Phase beginnen. Wenn eine ausreichende Belastbarkeit für die erforderlichen Therapien, Lernfähigkeit mit einem ausreichenden verbalen und Handlungsgedächtnis sowie Motivation bestehen, sind die Rehabilitationsmaßnahmen ambulant oder stationär weiterzuführen.

Eine ambulante Rehabilitation ist angezeigt, wenn der Patient gehfähig ist, über eine ausreichend unterstützende Umgebung verfügt und eine adäquat ausgerüstete ambulante Einrichtung vorhanden ist.

Spezielle naturheilkundliche Maßnahmen
- Hydrotherapie: Unterarmteilbäder, feuchtheiße Armwickel oder Eisbad der betroffenen Hand zur Lösung der Spastik
- Ernährungstherapie: hochmineralisiertes Sulfatheilwasser, fettarme, leicht verdauliche Vollwertkost, reichliche Flüssigkeitszufuhr
- manuelle Therapie
- Phytotherapie: *Ginkgoblätterextrakt*
- Nahrungsergänzungsmittel: Antioxidanzien, Omega-3-Fettsäuren
- Aromatherapie: *Zitrusöle* wirken belebend, *Lavendel-*, *Kamillen-* (▶ Abb. 5.7) oder *Rosenöl* beruhigend
- weitere Maßnahmen: Stanger-Bäder, Neuraltherapie, Akupunktur

Morbus Parkinson
Ziel der Rehabilitation ist die Kompensation der langsam fortschreitenden Einschränkung der Mobilität.

Dies kann zunächst durch begleitende ambulante rehabilitative Maßnahmen kompensiert werden. In fortgeschritteneren Stadien ist regelmäßig die stationäre Rehabilitation erforderlich.

Als Behandlungsschwerpunkte gelten Optimierung der medikamentösen Therapie sowie Bewegungs- und Ergotherapie, ebenso die Vermittlung von Techniken zur Selbsthilfe und der möglichst lange Erhalt der Mobilität.

Spezielle naturheilkundliche Maßnahmen
- Hydrotherapie: Waschungen, Bürstungen, Güsse
- Atmungstherapie
- Massagen: manuelle Dehnung, Bindegewebsmassagen, Lockerungsmassagen
- Entspannungstherapie: insbesondere progressive Relaxation
- Eigenbluttherapie

Demenzsyndrome
Ziel der Rehabilitation ist der Erhalt und die Unterstützung von Selbstständigkeit und Alltagskompetenz unter Berücksichtigung der individuellen sozialen Kontextfaktoren, wie der Angehörigen, und anderer sozialer Beziehungen.

Auch wenn eine kausale Therapie bisher nicht möglich ist, kann die Progredienz durch adäquate Maßnahmen oft für eine längere Zeit aufgehalten werden.

Um den gewählten Maßnahmen eine möglichst große subjektive Bedeutung zu geben und eine gute Grundstimmung des Patienten zu erzeugen, sollte stets an Vertrautes angeknüpft werden. Wichtig ist die Ausarbeitung kompensatorischer Strategien. Besonders bedeutsam ist auch die Verbesserung der körperlichen Fitness, wobei die häufig vorliegende Multimorbidität zu berücksichtigen ist [3].

Im leistungsrechtlichen Sinne handelt es sich in der Regel um eine geriatrische Rehabilitation, die nach Möglichkeit unter ambulanten Bedingungen personenbezogen durchgeführt werden sollte.

> **Therapeutische Empfehlung**
> Die häufig noch vorhandene fatalistische Einstellung gegenüber älteren Menschen, bei denen Störungen des Gedächtnisses und der Orientierung auftreten, ist durch eine konstruktivere, ressourcenorientierte Haltung zu ersetzen.

Spezielle naturheilkundliche Maßnahmen
- Hydrotherapie: Waschungen, Bürstungen und Güsse
- Atmungstherapie
- Massagen: Lockerungsmassagen, Fußreflexmassagen
- Phytotherapie: *Ginkgoblätterextrakt*
- Nahrungsergänzungsmittel: Antioxidanzien, Omega-3-Fettsäuren
- Aromatherapie: *Zitrusöle* wirken belebend, *Lavendel-*, *Kamillen-* oder *Rosenöl* beruhigend.

Chronische Schmerzsyndrome
Ziele der Rehabilitation sind Schmerzlinderung und Schmerzbewältigung mittels eines interdisziplinären schmerztherapeutischen Ansatzes.

Der Konstellation des Einzelfalles und der Indikation entsprechend wird medikamentöse Therapie mit Physiotherapie (Krankengymnastik, physikalische Therapie), Ergotherapie und psychologischen Maßnahmen kombiniert. Die unterschiedlichen Wirkmechanismen der Elektro-, Balneo- und Hydrotherapie werden genutzt und ihre lokalen mit den systemischen, reflektorischen Wirkungen kombiniert (▶ Kap. 43 Schmerztherapie). Die Bewegungstherapie umfasst z. B. Lagerungstechniken, Kräftigungs- und Entspannungsübungen, Haltungsschulung, gezieltes Training von Bewegungsabläufen und Gelenkmobilisation.

Für die eigenverantwortliche Schmerzbewältigung wird der Patient in der selbstständigen Durchführung geeigneter Übungen angeleitet. Die ergotherapeutischen Maßnahmen sind auf das Training von Alltagsfertigkeiten ausgerichtet. Auf der psychologischen Ebene werden Methoden eingesetzt, die die Schmerzempfindung und das Erleben der mit den Schmerzen verbundenen Einschränkungen verringern.

Die stationäre Rehabilitation ist der ambulanten dann vorzuziehen, wenn
- der Patient wenig mobil ist,
- wegen der Komorbidität der Aufwand der Einzelbehandlung hoch ist,
- das soziale Umfeld zur Aufrechterhaltung des Schmerzsyndroms beiträgt.

Die Rehabilitationsmaßnahmen sollten spätestens drei Monate nach Beginn der Arbeitsunfähigkeit beginnen.

> **Therapeutische Empfehlungen**
> Bei **chronischen Rückenschmerzen** ist eine intensive Therapie im Rehabilitationssetting mit den Modulen Physiotherapie, Ergotherapie und psychotherapeutischen Maßnahmen weitaus erfolgreicher als eine unimodale Therapie [7].
> **Chronische Kopfschmerzen** erfordern die Reduzierung der Belastungsfaktoren Schlaflosigkeit und Bewegungsarmut. Insbesondere sind Entspannungstechniken, Stressbewältigungstherapie, kognitive Verhaltenstherapie und Sporttherapie sinnvoll. Es sollte ein Kopfschmerzkalender geführt werden.
> Bei **Migräne** sollten Triggerfaktoren identifiziert und nach Möglichkeit ausgeschlossen werden. Eine regelmäßige Lebensführung und Entspannungstechniken stehen im Vordergrund der Therapie [3].
> Bei **chronischen zervikogenen Kopfschmerzen** wird ein multimodales Therapiekonzept aus physiotherapeutischen Maßnahmen, z. B. die propriozeptive neuromuskuläre Fazilitation (PNF), eingesetzt; gegebenenfalls werden auch manualtherapeutische und medikamentöse Maßnahmen angewendet.
> **Chronische Kopf- und/oder Nackenschmerzen nach Schädel-Hirn-Trauma oder einer Halswirbelsäulen-Beschleunigungsverletzung** erfordern eine komplexe Therapie aus Antidepressiva, Physiotherapie einschließlich Kräftigungsübungen und Haltungsaufbau sowie psychologischer Therapie (Verhaltenstherapie, Stressbewältigungsverfahren, Entspannungstraining, neuropsychologisches Leistungstraining).
> Bei **neuropathischen Schmerzen** werden neben der medikamentösen Therapie und der Vermeidung der auslösenden Noxen Sympathikus- und Nervenblockaden und TENS empfohlen.

Spezielle naturheilkundliche Maßnahmen
Maßnahmen bei lumbalen, lumboischialgischen und zervikobrachialen Schmerzen werden in ▶ Tab. 5.3 dargestellt.

5.4 Für die Rehabilitation wichtige Krankheiten und Behinderungsarten

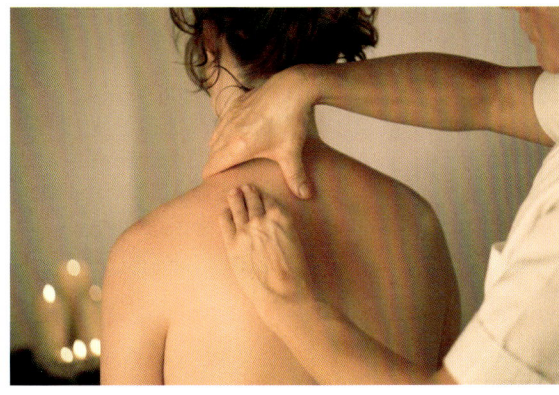

▶ Abb. 5.8 Linderung bei Kopfschmerzen durch Massage.

▶ Tab. 5.3 Spezielle naturheilkundliche Maßnahmen bei chronischen Schmerzsyndromen.

Erkrankung	Maßnahmen

chronische Kopfschmerzen	• Hydrotherapie und Thermotherapie:
	  ◦ bei akuten Schmerzen: kalte Wickel- und Auflagen, Rückenblitzguss, kalte Unterarmtauchbäder
	  ◦ im Intervall: Trockenbürstungen, Kniegüsse, Kaltwaschungen, Gesichtsgüsse, Tautreten, an- und absteigende Bäder, medizinische Bäder mit Zusatz von *Lavendel* oder *Baldrian*, Senfmehlfußbäder
	• Massagetherapie (▶ Abb. 5.8): klassische Massagen, Bindegewebs- und Periostmassagen, Lymphdrainagen
	• Krankengymnastik, Atmungstherapie, Bewegungsbäder, Ausdauersportarten
	• mikrobiologische Therapie, Phytotherapie
	• ausleitende Verfahren: Schröpfkopfbehandlungen von Reflexzonen, Aderlass bei erhöhtem Hämatokritwert
	• ergänzend: Neuraltherapie, Akupunktur, Ozontherapie [2]

chronische zervikogene Schmerzen einschließlich Kopfschmerzen	• Hydro- und Thermotherapie: ansteigende Teilbäder, medizinische Vollbäder mit *Fichtennadelöl* oder *Heublumen*, Wassertreten, Trockenbürsten, Packungen mit Heilerde • Vollwertkost mit Eisen- und Vitamin-C-reichen Lebensmitteln, Bierhefe, gegebenenfalls Magnesiumphosphat • adjuvant: 0,075 %ige *Cayennepfeffersalbe* oder *Johanniskrautöl* äußerlich • Trockenschröpfen, Neuraltherapie [2]

5.4.3 Erkrankungen der Herz-Kreislauf-Organe

Ischämische Herzkrankheit
Rehabilitationsbedürftigkeit ist insbesondere gegeben bei
- persistierender, therapieresistenter Angina pectoris,
- Krankheitsverarbeitungsstörungen mit Verunsicherung oder Angst,
- Informationsdefiziten zur Krankheit,
- bestehenden Risikofaktoren oder Komplikationen,
- körperlichen lebensstilbedingten oder krankheitsassoziierten Trainingsdefiziten.

Rehabilitationsfähigkeit besteht nur, wenn der Patient zumindest auf Stationsebene mobil ist, die Wunden verschlossen sind und keine Notwendigkeit zur intravenösen Therapie besteht.

Übergeordnetes **Ziel der kardiologischen Rehabilitation** ist die möglichst komplette physische, berufliche, psychische und soziale Reintegration des Patienten. Neben einem individuell zugeschnittenen körperlichen Training sind Schulungsmaßnahmen, die einen eigenverantwortlichen, kompetenten Umgang mit der Erkrankung ermöglichen, besonders bedeutsam. Die Rehabilitation bzw. Anschlussrehabilitation nach Herzinfarkt sollte insbesondere diesen in der Akutmedizin aus Zeitmangel nicht realisierbaren Zielen dienen.

Wesentliche Elemente der Rehabilitation sind
- Trainingsaufbau in Ausdauersportarten (Ergometertraining, Gehtraining, (Nordic) Walking, Wandern, Schwimmen),
- Funktionsgymnastik, Hockergymnastik, Thorakotomiegymnastik, möglicherweise Wassergymnastik zur Verbesserung von Beweglichkeit und Koordination, Atemgymnastik (nach Thorakotomie und bei Herzinsuffizienz),
- Muskelaufbautraining (▶ Abb. 5.9) bzw. Medizinische Trainingstherapie sowie
- gezielte Gruppen- oder Einzeldiätberatung (Vollwertkost, bei Übergewicht kalorienreduziert, fettarm, ballaststoffreich).

Hinzu kommen psychotherapeutische Gruppen- oder Einzelgespräche einschließlich Sexual- sowie Sozialberatung, Stressbewältigungs- und Entspannungstraining. Bei Bedarf sind Massagen, Nichtrauchertraining und psychotherapeutisch unterstützte Gewichtsreduktion sowie – im Hinblick auf Erfolgserlebnisse – Kunst- oder Werktherapie angezeigt.

Die physikalische Therapie von Begleiterkrankungen sowie Schulungen zur Selbstkontrolle und Gesundheitsvorträge sind ebenfalls von Bedeutung [3].

In der Regel ist nach kardiologischer Rehabilitation eine intensivierte Nachsorge erforderlich, z. B. in ambulanten Herzgruppen.

> **T Therapeutische Empfehlungen**
> Bei Bettlägerigkeit ist die geriatrische Rehabilitation anzustreben.

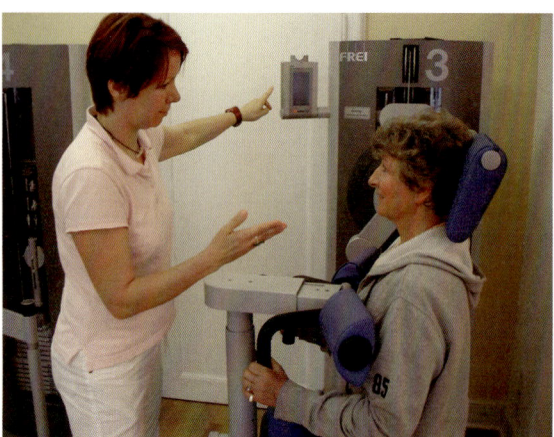

▶ Abb. 5.9 Muskelaufbautraining mit Geräten.

Spezielle naturheilkundliche Maßnahmen
- Hydro- und Thermotherapie: wechselwarme Fußbäder, Teilgüsse, Sauna (▶ Kap. 13 Hydrotherapie)
- manuelle Segmentmassage
- Phytotherapie: *Knoblauchpulver, Artischockenblätterextrakt* (▶ Kap. 12 Phytotherapie), mild dosierte Teilgüsse und *Baldrian-(Hopfen-Passionsblumen-) Extrakte* bei postoperativen Zuständen

Arterielle Hypertonie

Rehabilitative Maßnahmen können bei Hypertonikern indiziert sein, deren Blutdruckwerte trotz medikamentöser und nicht medikamentöser Maßnahmen nicht dauerhaft auf Werte unter 140/90 mmHg, bei Vorliegen von Diabetes mellitus oder Organschäden noch niedriger, zu senken sind, insbesondere bei begleitendem metabolischem Syndrom [3].

Therapeutisch stehen unter Berücksichtigung der Funktionsdiagnostik Ausdauersportarten im Vordergrund, die unter häuslichen Bedingungen bequem fortgeführt werden können, wie Gehen, (Nordic) Walking, Ergometertraining und Schwimmen. Gesundheitsbildung, Gruppen- und Einzeldiätberatungen (nach Bedarf salzarm oder kalorienreduziert) gehören ebenso zum Schulungsprogramm wie psychotherapeutische Gruppen- oder Einzelgespräche, Stressbewältigungs- und Entspannungstraining.

Spezielle naturheilkundliche Maßnahmen
- Hydro- und Thermotherapie: s. o., sowie Kohlendioxidbäder, Bürstenmassagen zur Senkung des peripheren Gefäßwiderstands
- manuelle Segmentmassage
- Phytotherapie: s. o., sowie *Weißdornextrakt*
- Aderlasstherapie

Gefäßkrankheiten im arteriellen, venösen und lymphatischen System

Periphere arterielle Verschlusskrankheit

Rehabilitationsbedürftigkeit besteht im Rahmen der Grundkrankheit (Stadium I–IIb nach Fontaine) bei begleitenden Risikofaktoren, körperlichen Trainingsdefiziten und/oder bereits eingetretenen Komplikationen, z. B. koronarer Herzkrankheit (KHK), sowie nach Amputation mit abgeschlossener Wundheilung.

Behandlungsschwerpunkte sind regelmäßiges Gehtraining bis zur Schmerzgrenze, witterungsunabhängiges Ergometertraining, spezielles Gefäßtraining und nach größerer Amputation zudem Einzelmobilisation mit Prothesenschulung. Hinzu kommen Unterweisung in Fußpflege, Stressbewältigungs- und Entspannungstraining, psychotherapeutische Einzelgespräche, Nichtrauchertraining und Schulungen, z. B. bezüglich der Blutzuckerselbstmessung [3].

Venöse und lymphatische Erkrankungen

Behandlungsschwerpunkt ist die Therapie chronischer Stauungszustände. Die manuelle Lymphdrainage und die anschließende definitive Versorgung mit optimal angepassten Kompressionsstrümpfen haben oberste Priorität. Hinzu kommen eine spezielle Venengymnastik, die zu Hause fortgeführt werden muss, die nachhaltige Mobilisierung des betroffenen Sprunggelenks und die Reduktion von Übergewicht.

Spezielle naturheilkundliche Maßnahmen

▶ Tab. 5.4 Spezielle naturheilkundliche Maßnahmen bei Gefäßkrankheiten im arteriellen, venösen und lymphatischen System.

Erkrankung	Maßnahmen
arterielle Verschlusskrankheit	• Hydro- und Thermotherapie: temperaturansteigende Armbäder, wechselwarme Güsse • Kohlendioxidbehandlung an den Beinen • Bindegewebsmassagen • fettarme Vollwertkost • Phytotherapie: Ginkgoblätterextrakt
chronisch-venöse Insuffizienz	• Hydrotherapie: Wassertreten, Prießnitz-Wickel, Lehmwickel; Knie- und Schenkelgüsse • Phytotherapie: *Rosskastaniensamenextrakt, Mäusedornwurzelstockextrakt* • ausleitende Verfahren: Blutegel, insbesondere bei Ulcus cruris venosum
Lymphödem	• Phytotherapie: *Rosskastaniensamenextrakt* • Fußreflexzonenmassage

5.4.4 Erkrankungen der Atmungsorgane

Asthma bronchiale und chronisch obstruktive Lungenerkrankungen

In der medizinischen Rehabilitation stehen Training von Selbsthilfefähigkeiten und Entspannungsverfahren zur Überwindung von krankheitsbedingten Ängsten und Schlafstörungen im Vordergrund. Hinzu kommen strukturierte Tabakentwöhnung, medizinische Trainingstherapie, Physiotherapie, Ergotherapie einschließlich Hilfsmittelberatung sowie psychologische und eventuell psychotherapeutische Hilfen. Auch Klimatherapie (Meeresklima, Hochgebirgsklima; ▶ Kap. 22 Klimatherapie) und Expositionskarenz, Ernährungsberatung, insbesondere im Hinblick auf Fehlernährung und begleitende Nahrungsmittelallergie, sind von Bedeutung. Diese Konzeption wird in evidenzbasierten internationalen Leitlinien belegt [15, 16].

> **T Therapeutische Empfehlung**
> Wegen der oft kritischen psychosozialen Situation ist in der Regel eine wohnortferne Rehabilitationsmaßnahme sinnvoll.

Spezielle naturheilkundliche Maßnahmen
- Hydro- und Thermotherapie: ansteigende Arm- oder Fußbäder, Gesichtsguss, *Heublumensack* und Peloidpackungen im Brustbereich, Soleinhalationen, Sauna
- Bürstenmassagen, klassische Massage
- Eigenbluttherapie
- Phytotherapie: cineolhaltige Zubereitungen, z. B. Eukalyptusöl
- Interferenzstrom, Mikrowelle oder Rotlicht bei muskulären Verspannungen
- Akupunktur: supportiv bei Asthma bronchiale [2]

Restriktive Lungenerkrankungen

In der medizinischen Rehabilitation werden Inhalationen, Wärmeapplikationen und Massagen (zur Lockerung der verspannten Thorax- und Atemhilfsmuskulatur), Sport- und Bewegungstherapie (Atmungstherapie, medizinische Trainingstherapie, kardiopulmonales Ausdauertraining), Psychotherapie und verhaltenstherapeutische Maßnahmen (bei Angst und Depressionen) angewendet.

Eine Stärkung des Selbstbewusstseins und die Entwicklung von Coping-Strategien sowie Entspannungsverfahren und gegebenenfalls eine strukturierte Raucherentwöhnung sind ebenfalls erforderlich. Die strukturierte Patientenschulung zum Umgang mit der Erkrankung und eine adäquate Diät bei Übergewicht bzw. bei Kachexie sind von großer Bedeutung [3].

Spezielle naturheilkundliche Maßnahmen
- Hydro- und Thermotherapie: ansteigende Halbbäder, anschließend warme Brustwickel bzw. Peloidpackungen, warme Fußbäder; Sauna
- Massage: klassische Massage, Bindegewebsmassage, Klopfmassage (Bronchiektasien)
- ausleitende Verfahren: Schröpfen der Reflexzonen, isovolämischer Aderlass (125 ml/Woche, bei Hkt > 17) bzw. Blutegeltherapie
- Interferenzstrom bei muskulären Verspannungen, Neuraltherapie, Akupunktur

Schlafbezogene Atmungsstörungen

Bei Übergewicht und falschen Essensgewohnheiten werden in der Rehabilitation Gesundheitstrainingsprogramme einschließlich Sport- und Verhaltenstherapie durchgeführt, um Komplikationen und Multimorbidität vorzubeugen. Möglicherweise vorhandene Suchtpotenziale müssen abgebaut werden [3].

> **T Therapeutische Empfehlung**
> Eine sachgerechte Beratung zu den Hilfsmitteln (Überdruckbeatmung) und deren Gebrauch ist erforderlich.

Spezielle naturheilkundliche Maßnahmen
entsprechend den Folgeerkrankungen: ▶ KHK (S. 536), ▶ Hypertonie (S. 544), ▶ Adipositas (S. 257, 652)

5.4.5 Erkrankungen des Verdauungstraktes

Erkrankungen von Speiseröhre, Magen und Duodenum

Indikationen für eine medizinische Rehabilitation sind ein **chronifizierter Krankheitsverlauf** mit Auswirkungen auf Aktivitäten und Teilhabe sowie eine erforderliche Verhaltensänderung mit Ernährungsumstellung, Raucherentwöhnung und Stressbewältigungstraining.

Bei **peptischen Krankheiten** besteht Rehabilitationsbedarf bei nicht erfolgter Kuration trotz adäquater Therapie oder bei nachgewiesener Unverträglichkeit medikamentöser Therapiemaßnahmen, bei **bösartigen Tumoren**, wenn Funktionsstörungen vorliegen, die sich durch akutmedizinische Intervention nicht ausreichend beeinflussen lassen.

Unter Berücksichtigung von körperlicher Aktivierung (Trainingstherapie), Psychotherapie und Sozialberatung sind langfristige Verhaltensstrategien zur Verbesserung von Selbstmanagementfähigkeiten zu erarbeiten [3].

> **T Therapeutische Empfehlung**
> Krankheitsbewältigung und Anpassung der Ernährung stehen im Vordergrund.

Spezielle naturheilkundliche Maßnahmen

▶ **Tab. 5.5** Spezielle naturheilkundliche Maßnahmen bei gastroösophagealem Reflux sowie Gastritis und Ulkuskrankheiten.

Erkrankung	Maßnahmen
gastro-ösophagealer Reflux	• Leibwickel und *Heusackauflagen* • Periostmassagen • Ausdauertraining • Ernährungstherapie: Reduktionskost zur Gewichtsreduktion, niedrigkalorische Abendmahlzeiten, fettarme, eiweißreiche Kost, Meiden von Genussmitteln • *Kamillentee*, Rollkur, Heilerde innerlich • Entspannungsverfahren
Gastritis und Ulkuskrankheit	• Hydro- und Thermotherapie: feuchtwarme Auflagen, *Heusack*, ansteigende Fußbäder, abendliche Vollbäder mit sedierenden Zusätzen (Baldrian, Lavendel) • Massagen: Bindegewebsmassagen, Periostmassagen • Phytotherapie: *Kamillentee*, *Leinsamen* • Klimatherapie: Mittelgebirgsklima • Ordnungstherapie: bewusste, langsame Nahrungsaufnahme, Entspannungsverfahren • ergänzend: Ultraschall oder Kurzwelle (Cave: nicht bei akuter Entzündung oder Blutung), Akupunktur, Fußreflexzonenmassage (▶ Abb. 5.10; [2])

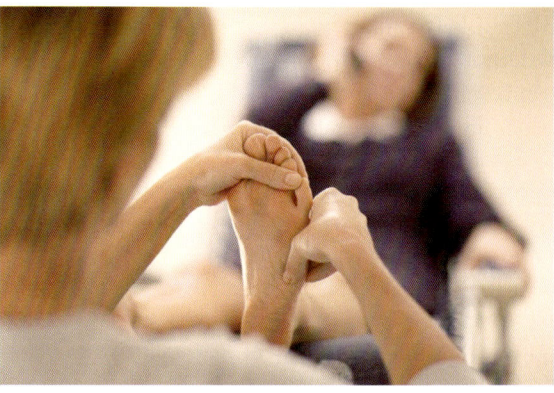

▶ **Abb. 5.10** Fußreflexzonenmassage

Darmerkrankungen

Rehabilitationsbedarf besteht insbesondere bei chronisch-entzündlichen Darmerkrankungen und bei Tumorleiden.

Therapieelemente sind Stomatherapie, Trainingsbehandlung der Stuhlinkontinenz, Wund- und Fisteltherapie. Wichtig sind weiterhin Schulung (bedarfsgerechtes Erlernen und Einüben der kontinenten Irrigation bei Anus praeter), Gesundheitstraining und Coping sowie Verfahren der Stressbewältigung, Desensibilisierungstherapie bei Ängsten und Entspannungstherapie.

Je nach Bedarf sind Bauchdeckentraining, Beckenbodengymnastik, physikalische Behandlungen bei begleitenden Gelenkentzündungen sowie Muskelaufbautraining erforderlich. Sport- und Bewegungstherapie bewirken Stabilisierung und Steigerung der sozialen Kompetenz, verbesserte Wahrnehmung des Körpergefühls und positive Selbstwerterfahrung.

Depressive Reaktionen müssen gezielt behandelt werden.

Wichtig sind spezielle Ernährungsberatung z.B. bei Malabsorptions- oder Resorptionsstörungen (leicht verdauliche Vollwertkost in kleinen Mahlzeiten, eventuell ergänzt durch MCT-Fette, Maltodextrin, Elektrolyte, Vitamine und Spurenelemente) zur Optimierung der Stuhlkonsistenz.

> **T Therapeutische Empfehlung**
> Kontaktadressen zur psychosozialen Beratung und Unterstützung am Wohnort sollten vermittelt werden.

Spezielle naturheilkundliche Maßnahmen

Bei **chronisch-entzündlichen Darmerkrankungen** ist folgendes Vorgehen angezeigt:
- Hydro- und Thermotherapie: *Heublumensack*, heiße Peloidauflagen, Vollbäder mit sedierenden Zusätzen (Cave: nicht im akuten Schub), aufsteigende oder wechselwarme Teilbäder, serielle Kaltreize
- Mikrobiologische Therapie (▶ **Kap. 29**)
- Phytotherapie: *Weihrauch, Kamillenöl, Kamillentee, Myrrhe, Kaffeekohle, Blutwurz*
- ergänzend: Kurzwelle, Akupunktur

Chronische Leber- und Gallenwegserkrankungen

Ziele der Rehabilitation sind die Verbesserung der Krankheitsverarbeitung und eine Verhaltensveränderung bei einer funktionellen Problematik.

Die **chronische Müdigkeit** kann durch regelmäßige körperliche Aktivität und kognitive Verhaltenstherapie günstig beeinflusst werden. Bei **Malnutrition infolge einer Leberzirrhose** stehen Ernährungsberatung und -schulung im Vordergrund, zudem Gesundheitstraining, Informationen über die Erkrankung und die psychosoziale Beratung.

Bei Vorliegen einer Abhängigkeitskrankheit muss zeitgleich der Entzug durchgeführt werden [3].

Nicht maligne Leber- und Gallenwegserkrankungen sind selten Anlass für eine medizinische Rehabilitation, bei Malignomen in diesem Bereich hat dagegen der Bedarf erheblich zugenommen [14].

Spezielle naturheilkundliche Maßnahmen

- Phytobalneotherapie (sedierende Zusätze)
- Trinkkur mit natrium- und magnesiumsulfathaltigen Heilwässern (Obstipation)

- Ausdauertraining
- fettarme, bevorzugt laktovegetabile Kost
- mikrobiologische Therapie
- Phytotherapie: Extrakte aus *Artischockenblättern*, *Mariendistel*, *Gelbwurz*; *Pfefferminzöl*
- ergänzend: Akupunktur

5.4.6 Endokrine Erkrankungen und Stoffwechselerkrankungen

Diabetes mellitus Typ 2

Rehabilitationsbedarf besteht insbesondere bei Problemen der Motivation, des Selbstmanagements, der Stoffwechseleinstellung oder bei Therapiefolgen. Auch komplexe Risikofaktorenkonstellationen mit Schulungsbedarf und bereits eingetretene Folgekrankheiten sind zu nennen.

Rehabilitationsleistungen umfassen die Befähigung des Diabetikers zur Regulierung der Lebensweise, zur Ernährung mit einer diabetesgerechten Kost sowie zur Regulierung von Blutdruck, Fettstoffwechsel und Gerinnung. Weiterhin betreffen sie die Prophylaxe und Frühdiagnose diabetischer Folgeerkrankungen.

Ziele der Rehabilitation sind die Beseitigung manifester Beeinträchtigungen von Funktionen, Aktivitäten und Teilhabe einschließlich der Vermeidung akuter Komplikationen und Begleit- und Folgeerkrankungen, z. B. Neuropathien, Fettstoffwechselstörungen, Adipositas, arterielle Hypertonie. Weiterhin wird die Bewältigung psychosozialer Probleme angestrebt.

Wesentlich sind diabetesspezifische Schulungen des Betroffenen und seiner Angehörigen, die Besprechung der neuen Lebenssituation, die Hilfsmittelversorgung und die Bewegungstherapie.

Spezielle naturheilkundliche Maßnahmen
- Teil- und Vollgüsse, warme Bäder, Waschungen und Bürstungen
- Heilfasten nach Buchinger (▶ S. 331 ff.)
- Nahrungsergänzungsmittel: Chrom, Zink, Vitamin-B-Komplex, Omega-3-Fettsäuren
- mikrobiologische Therapie
- Phytotherapie: *Artischockenblätter*, *Knoblauchpulver* oder *Flohsamenschalen* (Cholesterinsenkung)

Adipositas

Eine ambulante oder stationäre Rehabilitation ist bei ausgeprägter Adipositas, bei bereits bestehenden Komplikationen und Folgeerkrankungen sowie bei Adipositas bei Kindern und Jugendlichen angezeigt.

Ziele der Rehabilitation sind Gewichtsreduktion sowie langfristige Gewichtskontrolle mittels Ernährungs-, Bewegungs- und Verhaltenstherapie.

Eine ausgewogene Mischkost mit mäßigem kalorischem Defizit und einer täglichen Trinkmenge von zweieinhalb Litern ermöglicht in Kombination mit vermehrter Bewegung (zusätzlicher wöchentlicher Energieverbrauch von mindestens 2500 kcal) und Verhaltensmodifikationen (Selbstbeobachtung des Ess- und Trinkverhaltens, Einübung eines flexibel kontrollierten Essverhaltens und Rückfallprophylaxetraining) einen Gewichtsverlust von 300 Gramm bis zu einem Kilogramm pro Woche über einen Zeitraum von 12–24 Wochen. Eine kühle Umgebung und kühle Anwendungen bedeuten zusätzliche Wärmearbeit und damit Energieverluste [3].

Spezielle naturheilkundliche Maßnahmen
- Wechselbäder, kalte Waschungen
- Heilfasten, Entlastungstage mit Umstellung der Ernährungsgewohnheiten
- trockenes bzw. blutiges Schröpfen

5.4.7 Hämatologische und onkologische Erkrankungen/Immunsuppression nach Organtransplantationen

Ziel der Rehabilitation ist die zumindest partielle Kompensation krankheits- und/oder therapiebedingter körperlicher Funktionseinschränkungen, der psychosozialen Auswirkungen sowie der daraus folgenden Aktivitätseinschränkungen.

Aus Sicht der Kostenträger haben die Wiederherstellung der Arbeitsfähigkeit, die Vermeidung von Berufs- und Erwerbsunfähigkeit bzw. die Vermeidung von Pflegebedürftigkeit höchste Priorität.

Die Durchführung der rehabilitativen Maßnahmen richtet sich nach den festgestellten krankheits- oder therapiebedingten funktionellen Einschränkungen. Am häufigsten sind körperliche Schwächezustände.

Bewegungstherapie: Bei sehr leistungsschwachen Patienten oder bei speziellen muskuloskeletalen Funktionsstörungen wird mit der gezielten krankengymnastischen Einzelbehandlung begonnen. Die meisten Patienten können jedoch in krankengymnastischen oder in sporttherapeutischen Gruppen u. a. mit medizinischer Trainingstherapie und Fahrradergometrie behandelt werden.

Bei **Muskelverspannungen** werden Massage, Wärme- und Elektrotherapie angewendet, bei sekundären Lymphödemen sollte regelmäßig manuelle Lymphdrainage (komplexe Entstauungstherapie, ▶ S. 238) durchgeführt werden.

Beratungs- und gegebenenfalls Therapiebedarf besteht bei endokrinen und sexuellen Funktionsstörungen und bei erhöhter Ansteckungsgefahr infolge Immunsuppression.

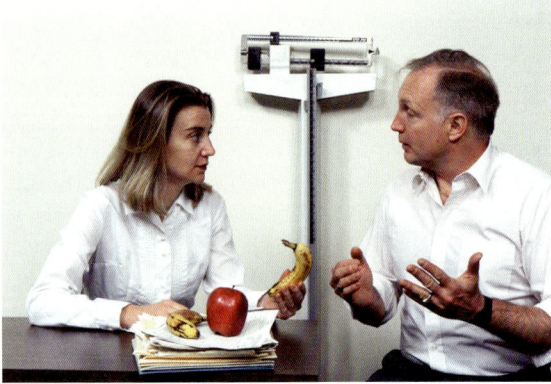

▶ Abb. 5.11   Patient bei der Ernährungsberatung.

Die **Ernährungsberatung** (▶ Abb. 5.11) hat einen hohen Stellenwert, einerseits hinsichtlich der Anpassung an Krankheits- und Therapiefolgeproblematiken, andererseits als Teil der Krankheitsverarbeitung. Probleme wie Kau- und Schluckstörungen, Diarrhöe oder Obstipation verdienen besondere Beachtung.

Die Hilfsmittelversorgung ist oft Grundvoraussetzung für die Teilhabe am beruflichen und gesellschaftlichen Leben.

Bei ca. 30–50% der Patienten ist eine **psychoonkologische Intervention** erforderlich. Zur Förderung der besonders bedeutsamen Motivation zur aktiven Mitarbeit sollten themenzentrierte Gesprächsgruppen, Entspannungstherapieverfahren sowie kreativtherapeutische Einzel- und Gruppenangebote (Kunst-, Gestaltungs- und Musiktherapie) unter salutogenetischen Aspekten zur Verfügung stehen. Spezielle Sportgruppen am Heimatort sollten die in der Rehabilitation erworbenen Fähigkeiten gezielt verstärken und der oft rasch eintretenden sozialen Isolation entgegenwirken [3].

Dem erheblichen Informationsbedürfnis hinsichtlich des Risikos eines Rezidivs bzw. der Metastasierung oder gar eines Zweitmalignoms, z.B. bei Mamma- oder Kolonkarzinom, sollte seitens der Ärzte Rechnung getragen werden; hierzu gehört auch gut aufbereitetes schriftliches Informationsmaterial. Für einige Patienten stellt auch die Klinikseelsorge ein wichtiges Betreuungsangebot dar.

Die langfristige Sicherung des Rehabilitationserfolges erfordert auch die Einbeziehung von Angehörigen.

Spezielle naturheilkundliche Therapieangebote

Diese werden von den meisten Patienten gewünscht, oft unter der wissenschaftlich derzeit nicht gesicherten Vorstellung, die Prognose dadurch maßgeblich beeinflussen zu können. Der Rehabilitationsaufenthalt sollte deshalb auch dazu genutzt werden, die Möglichkeiten und Grenzen von Naturheilverfahren erfahrbar zu machen und insbesondere ihre Potenziale im Sinne einer Verbesserung der Lebensqualität zu nutzen.

✱ **Merke: Eine spezielle Krebsdiät existiert nicht.**

Folgende Verfahren sind angezeigt:
- balneophysikalische Maßnahmen: medizinische Bäder, ansteigende Bäder, Kneipp-Anwendungen
- Bewegungstherapie in ihren verschiedenen Facetten zur positiven Beeinflussung des Immunsystems, Therapie von Schlafstörungen, Vermittlung positiver Körpererfahrungen
- Atmungstherapie, Entspannungsverfahren
- Bindegewebs- und Unterwasserdruckstrahlmassagen
- hochkalorische Wunschkost mit reichlicher Flüssigkeitszufuhr (Vollwertkost) bei sich abzeichnenden Gewichtsverlusten
- Nahrungsergänzungsmittel: Vitamine, Mineralstoffe, Aminosäuren, Fettsäuren und sekundäre Pflanzeninhaltsstoffe. Sie sollen Nährstoffdefizite ausgleichen, die Zytostatikaresistenz von Tumorzellen beeinflussen, die Toxizität von Zytostatika reduzieren und vor ionisierender Strahlung schützen.
- orale Enzymtherapie: infolge der antiödematösen, antiinflammatorischen und analgetischen Wirkung als Begleit-, Langzeit- und Palliativtherapie, zur Prophylaxe von Rezidiven, sekundären Lymphödemen, bei Wundheilungsstörungen
- *Misteltherapie*: kann während der Rehabilitation begonnen bzw. fortgeführt werden
- ergänzend: Organtherapeutika, die auf die zelluläre und humorale Immunantwort und die Hämatopoese aktivierend wirken können

> **Cave**
> - Übermotivation bei Bewegungstherapie wirkt kontraproduktiv
> - Übergewicht ist zu vermeiden
> - Alkohol nur in geringen Mengen aufzunehmen

5.4.8 Erkrankungen des Urogenitaltraktes

Nephrologische Erkrankungen

Rehabilitationsbedarf besteht bei Nierenkranken bei drohender oder bereits bestehender reduzierter körperlicher oder psychischer Leistungsfähigkeit.

Die Effektivität und poststationäre Nachhaltigkeit von multimodalen Programmen für **Nierenkranke im Vordialysestadium**, die möglichst frühzeitig durchgeführt werden sollten, ist gesichert [10]. Therapiemodule sind die medizinische, psychologische, physiotherapeutische, soziale und berufliche Beratung sowie Diätberatung einschließlich Lehrküche und individuelle Trainings- und Schulungsprogramme, z.B. bei Inkontinenz und sexuellen Funktionsstörungen.

Bei **Dialysepatienten** führt eine stationäre Rehabilitation zu einer deutlichen Verbesserung der Einschränkungen, z. B. der muskulären Atrophie [5]. Neben medikamentöser Therapie und dosierter Physio- und Sporttherapie sind Gesundheitstraining, Ernährungsberatung und -schulung – einschließlich eigenverantwortlicher Flüssigkeitsbilanzierung – sowie psychologische Gruppen- und Einzelberatungen sinnvoll. Zudem sollte mit der Prävention typischer dialyseassoziierter Begleit- und Folgeerkrankungen wie akzelerierter Arteriosklerose, koronarer Herzkrankheit und Herzinsuffizienz begonnen werden.

Urologische Erkrankungen

Bei den urologischen Erkrankungen spielt in der Rehabilitation die Harninkontinenz die bedeutsamste Rolle. Bei ausgeprägter Restharnbildung und bei Patienten mit einer Überaktivität des Blasenmuskels sollte der intermittierende Katheterismus erlernt werden. Haltungsschulung, Atemgymnastik, reflektorisches und direktes Beckenbodentraining und Myoelektrotherapie, gegebenenfalls auch eine psychologische Behandlung sind wesentliche Therapiebausteine.

Spezielle naturheilkundliche Maßnahmen

Bei rezidivierenden Harnwegsinfekten ist folgendes Vorgehen angezeigt:
- Hydrotherapie: ansteigende Bäder, wechselwarme Waschungen, Sauna, Tautreten, Wassertreten, kalte Güsse, kalte Armbäder und Trockenbürstungen als Abhärtungsmaßnahmen
- Klimatherapie: Nord- oder Ostsee oder Hochgebirge
- mikrobiologische Therapie
- Phytotherapie: Durchspülungstherapien mit pflanzlichen Teemischungen (▶ **Kap. 39** Urologische Erkrankungen)

Gynäkologische Erkrankungen

Nicht maligne gynäkologische Erkrankungen spielen in der Rehabilitation vor allem als Zweit- bzw. Begleitdiagnose eine Rolle, Rehabilitationsleistungen sind auch nach schweren Geburten oder bei Erschöpfungssyndrom indiziert.

Ziele der Rehabilitation sind die psychosoziale Betreuung, die Behandlung der gynäkologischen Grunderkrankung einschließlich möglicher Rezidive sowie die Therapie von durch Primärtherapie bedingten Folgezuständen.

In der stationären Rehabilitation werden Krankengymnastik, Balneotherapie, Gesundheitstraining, Ergotherapie, diätetische Schulung und psychosomatische Therapie kombiniert. Die Förderung von Eigeninitiative, aktivierende physikalische Therapieformen (Krankengymnastik, Muskeltraining) und gegebenenfalls Lymphdrainagen sind sehr wichtig. Diese Therapiedichte kann weder in der Akutklinik noch in der ambulanten Medizin gewährleistet werden [4].

Nach Deszensusoperation sollten insbesondere Beckenbodentraining, Blasentraining und schonendes Heben und Tragen auf dem Programm stehen.

Bei folgenden Krankheitsbildern hat sich die **Behandlung mit Mooranwendungen** bewährt:
- chronische Entzündungen im Bereich des kleinen Beckens
- Zyklusstörungen
- Ovarialinsuffizienz
- hormonell bedingte Sterilität
- Adhäsionsbeschwerden
- Infiltrate
- Hämatome nach Operationen

> **Cave**
>
> **Kontraindiziert ist eine Moortherapie (Halb- oder Vollbäder) bei akuter Entzündung, Endometriose, Gravidität, Genitaltuberkulose, pathologischen Blutungen und Karzinomen.**

In der Tumornachsorge und -anschlussheilbehandlung ist die Soletherapie infolge ihres spasmolytischen Effektes besonders geeignet. Hier sind oft auch Hilfsmittel, psychosoziale Hilfestellungen und Beratung erforderlich. Bei den häufig gegebenen Partnerschaftskonflikten ist eine psychotherapeutische Behandlung angezeigt, die z. B. auf die Vermittlung eines adäquaten Selbstwertgefühls abzielt, aber auch die Aufklärung bzw. Beseitigung von Fehlinformationen anstrebt. Nach Geburten sollte die Wochenbett- oder Rückbildungsgymnastik fortgesetzt werden [3].

Spezielle naturheilkundliche Maßnahmen
- Moorbehandlungen:
  - vaginale Moorbehandlungen (nur bei unverletzter Vagina)
  - Moorhalbbäder zur Prävention von Adhäsionen nach größeren abdominellen Eingriffen (Frührehabilitation)
  - Moorhalb- und Moorvollbäder bei Adhäsionsbeschwerden
- wechselwarme Güsse, Waschungen
- Phytotherapie: *Mönchspfeffer-, Traubensilberkerzenextrakt, Johanniskrautextrakt*

5.4.9 Hauterkrankungen

Atopische Dermatitis

Zentrale Bestandteile der Rehabilitation sind suffiziente Hautpflege, Erkennen und Elimination potenzieller Auslöser (Auslass- und Provokationsdiät), eine antiinflammatorische Therapie sowie Anleitung und spezifische Schulung hinsichtlich der Gestaltung der häuslichen Umgebung. Langfristige Erfolge kann eine antiinflammatorisch wirksame Therapie mit UVA-1 erbringen.

Aufenthalte in Rehabilitationseinrichtungen im Meeres- oder Hochgebirgsklima sind besonders zu empfehlen, da sich hier klimatische Faktoren und die Reduktion der seelischen Anspannung, die durch psychotherapeutische Betreuung und autogenes Training unterstützt werden sollte, in ihrer Wirkung addieren. Aufbau von Selbstwertgefühl und sozialer Kompetenz tragen zu einem nachhaltigen Therapieerfolg bei [3].

T Therapeutische Empfehlung
Das durch die Abwärme der Bestrahlungsgeräte häufig verursachte Schwitzen der Patienten ist zu vermeiden.

Spezielle naturheilkundliche Maßnahmen
- rückfettende Bäder bei trockener und schuppender Haut
- *Weizenkleie* oder Tannin enthaltende Bäder bei Juckreiz
- Solebäder zur allgemeinen Kräftigung
- Extrakte aus *Ringelblumen, Bittersüßstängeln, Zaubernussrinde oder -blättern, Kamillenblüten, Melissenblättern*, als Lokaltherapie; *Nachtkerzenöl, Lavendelöl*
- ergänzend Akupunktur, Moxa oder Lasertherapie

Psoriasis
Eine Rehabilitationsmaßnahme ist indiziert, wenn kurative stationäre Aufenthalte nicht oder nur kurzfristig zu einer Besserung geführt haben.

In der Rehabilitation steht neben der Schulung des Patienten im effektiven Umgang mit der Lokaltherapie vor allem die mit topischen Vitamin-D-Analoga kombinierte UVB-Therapie (311nm) bzw. Balneofototherapie (Vollbäder mit gesättigter Sole vor jeder Bestrahlung) im Vordergrund. Eine weitere Bestrahlungsform stellt die PUVA-Therapie dar, bei welcher der Fotosensibilisator Psoralen oral oder als Bad vor der UV-Bestrahlung appliziert wird.

T Therapeutische Empfehlung
Die Aufklärung über potenzielle Triggerfaktoren und die Reduktion von psychischem Stress durch psychosomatische Betreuung und Entspannungstherapie sind wichtig.

Bei **Psoriasisarthritis** sind Krankengymnastik und Moorbäder bzw. Schwefelbäder indiziert [3].

Spezielle naturheilkundliche Maßnahmen
- Ernährungstherapie: Heilfasten, arachidonsäurearme Kost, Beachtung von Triggereffekten aus der Ernährung einschließlich Genussmitteln
- Nahrungsergänzungsmittel: Selen, Fischöl, Vitamin E
- Phytotherapie: Externa: Urtinktur der *Mahonie*, Kompressen mit *Leinsamenschleim, Zaubernussrinden und -blätterextrakt, Aloe-vera-Gel*
- Psoriasisarthropathie: ▶ rheumatoide Arthritis (▶ Tab. 5.2, S. 57)

Systemische Sklerodermie
Lebenslang sind Krankengymnastik, Lymphdrainage, Bindegewebsmassage, Kneten in warmen Paraffinbädern oder mit Moor sowie mäßig warme Bewegungsbäder begleitend durchzuführen. Bei zirkumskripten Formen ist Ultraschalltherapie angezeigt.

In der Rehabilitation sollten zudem ergotherapeutische Maßnahmen, eine individuell abgestimmte Ernährungsberatung (arachidonsäurearme, ballaststoffreiche Kost, Berücksichtigung von Schluckstörungen, reichlich Flüssigkeit) und eine psychologische Betreuung einschließlich Entspannungstherapie angeboten werden. Gefäßtraining und Ausdauersport sind sinnvoll. Die Ganzkörperbestrahlung mit UVA 1 kann zur Reduktion der Entzündung und zur Erweichung von sklerosierten Arealen führen, neuerdings wird auch UVB eingesetzt.

> **Cave**
> Ein Gefäßtraining ist wegen einer möglichen Raynaud-Symptomatik mit besonderer Vorsicht durchzuführen.

Spezielle naturheilkundliche Maßnahmen
- Hydrotherapie: ansteigende Arm- und Fußbäder, lauwarme Güsse, Saunagänge
- Kneten von warmer, mit Öl versetzter *Hirse*
- Vibrationsmassage im Bereich 20 Hz: Steigerung der Kapillarperfusion
- Phytotherapie: *Bromelain* im akut entzündlichen Stadium, *Indische Flohsamenschalen* bei Obstipation, *Ginkgoblätterextrakt* in chronischen Stadien

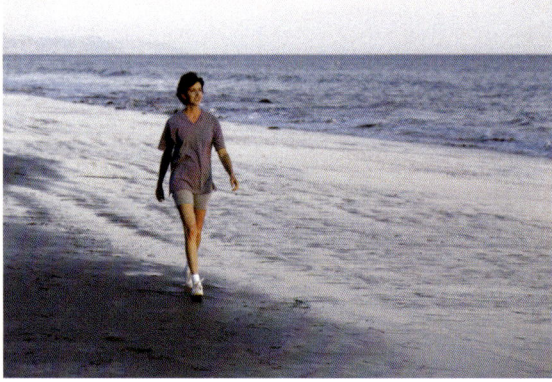

▶ **Abb. 5.12** Aufenthalte am Meer unterstützen die Heilung bei Psoriasis.

5.4.10 Tinnitus

Ziele der Behandlung sind die interdisziplinäre Aufklärung und Information, eine konfliktzentrierte Problemlösung und die Aufmerksamkeitslenkung.

Bei Tinnitus wird primär die ambulante Rehabilitation mit Hörhilfeanpassung, Hyperakusistraining und physikalischer Therapie angestrebt. Eine stationäre Therapie ist bei begleitender Depression, Angststörung oder bei Psychosen erforderlich.

Eine konsequente Nachbetreuung fördert den Langzeiterfolg sehr.

Spezielle naturheilkundliche Maßnahmen
- Hydrotherapie: ansteigende Arm- und Fußbäder
- Bewegungstherapie: nur stressfreie Formen
- Phytotherapie: *Knoblauchpulver, Ginkgoblätterextrakt*
- Entspannungstherapie*:* progressive Relaxation nach Jacobson
- adjuvante Therapien: Aderlass, Blutegel, Neuraltherapie, Akupunktur sind empirisch wirksam

5.4.11 Rehabilitation im Alter

Nach dem Medizinischen Dienst der Krankenversicherung (MDK) sollten bei einem geriatrischen Patienten die Kriterien „geriatrietypische Multimorbidität" und „höheres Lebensalter", d. h. über 69 Jahre, vorliegen.

Rehabilitationsbedarf ist gegeben, wenn – unter Beachtung der häuslichen Kontextfaktoren – Selbstständigkeit und Gestaltungsmöglichkeit der alltäglichen Grundbedürfnisse eingeschränkt sind. Sie liegt nicht vor, wenn ausschließlich kurative, pflegerische oder andere Maßnahmen angezeigt sind bzw. ausreichen.

Rehabilitationsfähigkeit besteht, wenn die vitalen Parameter stabil sind und die Stabilität des Kreislaufs sowie die allgemeine psychische und physische Belastbarkeit des Patienten diesem erlauben, mehrmals täglich aktiv an rehabilitativen Maßnahmen teilzunehmen.

Die geriatrische Rehabilitationseinrichtung ist geeignet, wenn die bestehenden Begleiterkrankungen, Schädigungen und typischen Komplikationen vom ärztlichen, pflegerischen und therapeutischen Personal behandelt werden können.

Eine positive Rehabilitationsprognose ist dann anzunehmen, wenn durch Beseitigung bzw. alltagsrelevante Verminderung der Beeinträchtigungen der Aktivitäten eine Verbesserung der Selbsthilfefähigkeit erreichbar scheint oder Adaptationsmöglichkeiten vorhanden und nutzbar sind, um Verschlimmerungen zu verhüten [3].

Therapieelemente sind neben ärztlichen Leistungen und medikamentöser Therapie Physiotherapie, Ergotherapie, Logopädie, Pflege, physikalische Therapie, Neuropsychologie und Sozialarbeit. Auch die Ernährungsberatung ist angezeigt, zumal infolge von früher Sättigung, Schmeck- und Riechstörungen, Schluck- und Kauproblemen sowie Medikamentennebenwirkungen die Gefahr der Malnutrition besteht.

Bei der physikalischen Therapie sind Verfahren mit engem Hautkontakt, wie Massagen, weiterhin Thermo- und Balneotherapie, Elektro- und Ultraschalltherapie und Lymphdrainagen gut zur Verbesserung von Stimmung, Motivation und Lebensmut geeignet. Dadurch kann die Analgetikatherapie oft erheblich reduziert werden.

> ✱ **Merke:** Die Besonderheit der geriatrischen im Vergleich zur indikationsspezifischen Rehabilitation ist die umfassendere, vorsichtigere und langsamer anforderungssteigernde Behandlung.

Spezielle naturheilkundliche Maßnahmen
- Hydro- und Thermotherapie: Kneipp-Waschungen, ansteigende Armbäder, wechselwarme Knie- und Wadengüsse, Trockenbürstung, Frottierungen und Abreibungen zur vegetativen Stabilisierung; *Heublumensack,* Leberwickel, *Lavendelölkompressen, Lavendelfußbad* bei Einschlafstörungen
- Bewegungstherapie und aktive Krankengymnastik: möglichst in Gruppen, zur Stabilisierung der Herz-Kreislauf-Funktion und zum Erhalt des Bewegungsumfangs und der Muskelfunktion
- Ernährung: nähr- und vitalstoffreiche Kost, möglicherweise Substitution von Vitaminen und Mineralstoffen bei geriatrischer Malnutrition
- mikrobiologische Therapie: Unterstützung der Immunabwehr an den Schleimhäuten
- Phytotherapie: Bitterstoffdrogen, *Knoblauchpulver, Ginkgoblätterextrakt, Taigawurzel, Ginseng, Weißdornblätter und -blüten, Minzöl, Lavendelöl, Rosenöl* und *Baldrianwurzelextrakt* gemäß ihren Indikationen
- adjuvante Therapien: Kleine Aderlässe, Blutegel, Eigenbluttherapie sind empirisch wirksam

5.4.12 Mutter-Vater-Kind-Rehabilitation

Die Ziele der Rehabilitationsleistungen der Gesetzlichen Krankenkassen nach § 41 SGB V (Mutter/Vater-Kind-Rehabilitation) sind, spezifischen Gesundheitsrisiken, Schädigungen sowie Beeinträchtigungen von Aktivitäten und Teilhabe von Müttern und Vätern im Rahmen stationärer Leistungen unter Einbeziehung psychotherapeutischer, psychosozialer und gesundheitsfördernder Hilfen entgegenzuwirken.

In Abhängigkeit von Art und Schweregrad der manifesten Beeinträchtigungen der Aktivitäten sowie der drohenden oder manifesten Beeinträchtigungen der Teilhabe können stattdessen auch ambulante oder stationäre indikationsspezifische Leistungen der medizinischen Rehabilitation erbracht werden.

Spezielle naturheilkundliche Maßnahmen
- individuell dosierte Bewegungstherapie
- Vollwertkost
- Phytotherapie: *Baldrian, Melisse, Hopfen, Lavendel, Ginseng*
- Ordnungstherapie: Entlastung, geregelter Tagesablauf, Entspannungsverfahren, persönliche Beratung, Organisation von Hilfen
- indikationsspezifische Maßnahmen

5.4.13 Rehabilitation im Kindesalter

Asthma bronchiale

In der Physiotherapie stehen Übungen zur Atemwahrnehmung, Vermittlung von Hilfen zur Vermeidung von Pressatmung und Airtrapping, Dehnübungen, Lippenbremse, atemerleichternde Stellungen und Schulung von Inhalationstechniken im Vordergrund. Die Sporttherapie dient der Vermittlung von Körperwahrnehmung, Freude an Bewegung, Spiel und Sport sowie dem Abbau von Angst vor körperlicher Belastung. Hierzu zählen auch die Durchführung von psychomotorischen und konditionellen Trainingsprogrammen sowie die Auswahl und Vorbereitung von für die häusliche Anwendung geeigneter Sportarten. Weitere Module sind Hilfen zur Krankheitsbewältigung und Berufsberatung.

Folgende **psychologische Interventionen** können indiziert sein:
- themenzentrierte therapeutische Gruppe mit Patienten bzw. Angehörigen
- Entspannungsverfahren
- therapeutische Einzelinterventionen
- systemische Familienberatung
- Verhaltensübungen im Rollenspiel
- Methoden zur Krisenintervention

Die medizinische Rehabilitation wird in der Regel stationär durchgeführt [1].

Spezielle naturheilkundliche Maßnahmen
▶ Kap. 5.4.4, ▶ Kap. 37.6.9

Atopische Dermatitis

Die Rehabilitation ist angezeigt, wenn eine interdisziplinäre Intervention erforderlich wird, die über die kurativ-medizinischen Möglichkeiten hinausgeht, d. h. insbesondere bei bestehenden oder drohenden Einschränkungen der körperlichen Aktivitäten, der Lebensqualität und der sozialen Integration. Bei der Prüfung von Rehabilitationsfähigkeit und -prognose sind auch alters- und entwicklungsspezifische Aspekte zu beachten.

Zu den wesentlichen Therapiemodulen zählen Anleitung zur Hautpflege, Balneo- und Klimatherapie (Hochgebirge, Meeresklima), Ernährungstherapie (Allergenkarenz), psychologische Interventionen und Hilfen zur Berufsfindung [1].

Balneophysikalische Maßnahmen wie Sauna, Kneipp-Anwendungen und Bäder (salzhaltig, mit antipruriginös wirksamen Substanzen) können zur Normalisierung von Schweißsekretion und Durchblutung beitragen.

Entspannungsverfahren sind bei Juckreiz und psychosozialen Problemen hilfreich.

Spezielle naturheilkundliche Maßnahmen
▶ Kap. 36 Hauterkrankungen, ▶ Kap. 37.6.10

Adipositas

Rehabilitationsbedürftigkeit besteht neben den bei Erwachsenen genannten Gründen bei eingetretener oder drohender psychosozialer Entwicklungsstörung.

Ziele der Rehabilitation sind die Steigerung des Energieverbrauchs, der körperlichen Leistungsfähigkeit, der Koordination und Ausdauer sowie die Vermittlung von Spaß und Freude an körperlicher Bewegung bei Verbesserung der Körperwahrnehmung. Weiterhin wird die Förderung von Eigeninitiative, Eigenverantwortung und von Rücksichtnahme sowie die Vermittlung von Erfolgserlebnissen angestrebt.

Effektivität und langfristige Erfolge werden entscheidend dadurch beeinflusst, inwieweit gestörte Verhaltensmuster und körperliche Krankheitsfolgen noch kompensierbar bzw. behebbar sind [1]. Anzuwenden ist eine am Einzelfall orientierte Kombination aus diätetischen, physikalischen und psychologischen Maßnahmen, die in altersbezogenen Gruppen durchgeführt wird. Mittels kindgerechter Diätberatung muss eine Normalisierung der Ernährungsgewohnheiten und die Einhaltung einer Reduktionskost angestrebt werden. Der körperlichen Aktivität einschließlich Sport unter Alltagsbedingungen kommt zentrale Bedeutung zu. In der Physiotherapie müssen insbesondere Haltungs- und Koordinationsstörungen behandelt werden.

Die psychologische Behandlung basiert auf verhaltenstherapeutischen Konzepten und sollte in alters- und indikationsbezogenen Gruppen durchgeführt werden. Neben der langfristigen Veränderung der Essgewohnheiten werden eine verbesserte Körperwahrnehmung und das Erlernen von Strategien zur Steigerung der sozialen Kompetenz angestrebt. Bei emotionalen (Ängste und Depressionen) oder komorbiden Störungen (Konzentrationsstörungen, Selbstunsicherheit) sind psychologische Einzelgespräche oder Gruppentherapien notwendig.

Generell sind langfristige, individuell ausgerichtete Nachsorgeaktivitäten erforderlich.

Spezielle naturheilkundliche Maßnahmen
Es werden besonders Wechselbäder und kalte Waschungen empfohlen.

5.5
Zusammenfassung

Rehabilitationsmaßnahmen sind bei vielen chronischen Krankheiten unverzichtbare Bestandteile des Gesamtbehandlungsplans und sollten intensiv genutzt werden. Nachhaltige und medikamenteneinsparende Effekte durch die Rehabilitation wurden bereits vielfach beschrieben und gelten für naturheilkundliche Maßnahmen in besonderer Weise.

In keinem anderen Teil des Gesundheitswesens ist theoretisch eine derartig individualisierte und zugleich multimodale naturheilkundliche Therapie, insbesondere mit den klassischen Naturheilverfahren, unter den gegenwärtigen Bedingungen möglich, sieht man von wenigen Modellprojekten im Akutbereich ab. Einschränkungen, wie das begrenzte Indikationsspektrum, Vorgaben der Kostenträger und Voraussetzungen wie Rehabilitationsfähigkeit, sind hier limitierende Faktoren.

Literatur

[1] **Arbeitsgemeinschaft der Wissenschaftlichen Medizinischen Fachgesellschaften (AWMF):** Leitlinien der Fachgesellschaft Rehabilitation in der Kinder- und Jugendmedizin (AWMF-Leitlinien). www.awmf-online.de.

[2] **Beer AM (Hrsg.):** Stationäre Naturheilkunde – Handbuch für Klinik und Rehabilitation. München: Urban und Fischer; 2005.

[3] **Bundesarbeitsgemeinschaft für Rehabilitation (Hrsg.):** Rehabilitation und Teilhabe. Wegweiser für Ärzte und andere Fachkräfte der Rehabilitation. Köln: Deutscher Ärzte-Verlag; 2005.

[4] **Diehl R et al.:** Checkliste physikalische und rehabilitative Medizin. Stuttgart: Thieme; 2000.

[5] **Fritschka E, Mahlmeister J:** Soziale und berufliche Wiedereingliederung und Erwerbsfähigkeit bei chronischer Niereninsuffizienz. In: Hörl WH, Wanner C (Hrsg.): Dialyseverfahren in Klinik und Praxis. 6. Aufl. Stuttgart: Thieme; 2004: 315–341.

[6] **Grüninger W:** Nichttraumatische Querschnittslähmungen. Darmstadt: Steinkopff; 2003.

[7] **Guzmán J et al.:** Multidisciplinary rehabilitation for chronic low back pain: systematic review. BMJ. 2001; 322: 1511–1516.

[8] **International Association for the Study of Obesity incorporating the Obesity Task Force (OITF).** www.iaso.org/ www.iotf/org.

[9] **Kompetenznetz Rheuma, DRFZ.** www.rheumanet.org.

[10] **Mahlmeister J, Fritschka E:** Langzeiteffekt einer multidisziplinären Schulung bei Patienten mit chronischer Niereninsuffizienz auf Nierenfunktion und renale Risikofaktoren. Nieren und Hochdruckkrankheiten. 2003; 10: 437–447.

[11] **Pilgramm M, Rychlik R, Lebisch H et al.:** Tinnitus in der Bundesrepublik Deutschland – Eine repräsentative epidemiologische Studie. HNO aktuell. 1999; 7: 261–265.

[12] **Schumacher K:** Der Einsatz von Organtherapeutika in der Onkologie. Der Onkologe. 2004; 10: 260–268.

[13] **Trenkwalder P:** Arterielle Hypertonie. Teil 1: Definition/Pathogenese/Diagnose. Der Internist. 2000; 21: 1502–1513.

[14] **Verband deutscher Rentenversicherungsträger (VDR) (Hrsg.):** Statistik der Rehabilitation des Jahres 2002. Würzburg; 2004.

[15] **Zentralstelle der Deutschen Ärzteschaft zur Qualitätssicherung in der Medizin (Hrsg.):** Leitlinien-Clearing-Bericht „Asthma bronchiale". München, Wien, New York: Zuckschwerdt; 2001.

[16] **Zentralstelle der Deutschen Ärzteschaft zur Qualitätssicherung in der Medizin (Hrsg.):** Leitlinien-Clearing-Bericht „COPD". (ÄZQ Schriftenreihe Bd.14) Niebüll: Videel; 2003.

6 – Naturheilverfahren in der ärztlichen Praxis

Martin Adler

6.1	Der Arzt als Unternehmer	72
6.2	Die Praxis: Struktur, Prozess, Ergebnisqualität	74
6.3	Therapieverfahren am Beispiel der funktionellen Dyspepsie	76

Naturheilverfahren schwerpunktmäßig in der Praxis anzubieten war vor 20 Jahren eine ganz besondere Herausforderung für die alltägliche Medizin. Heute hat sich die Haltung gegenüber Naturheilverfahren in der ärztlichen Praxis eher normalisiert, vielleicht sogar egalisiert.

Ärzte, die sich dafür entscheiden, eine Schwerpunktpraxis für Naturheilverfahren aufzubauen, sollten dies gründlich vorbereiten. Grundlage ist eine intensive und exzellente Ausbildung in der konventionellen Medizin. Daran sollte sich eine grundlegende Weiterbildung im Bereich der Naturheilverfahren anschließen, welche über die von der Bundesärztekammer vorgeschriebenen vier Weiterbildungskurse und die dreimonatige Hospitation bei einem zur Weiterbildung ermächtigten Kollegen bzw. das vorgeschriebene Fallseminar hinausgeht. Zu empfehlen sind der Besuch entsprechender Fort- und Weiterbildungsveranstaltungen und Diskussionen mit erfahrenen Kollegen, um wissenschaftlich bzw. empirisch fundierte Verfahren von den esoterischen zu trennen und für den Patienten sinnvoll einzusetzen.

6.1
Der Arzt als Unternehmer

Der zunehmende Wettbewerbsdruck zwischen den Praxen stellt an den Arzt Anforderungen, auf die Studium und ärztliche Weiterbildung nicht standardmäßig vorbereiten. Schon heute verlangen die Patienten sowohl umfassende Kenntnisse über aktuelle konventionelle Verfahren als auch die Beratung oder Rezeptierung bezüglich verschiedener Naturheilverfahren im Sinne einer integrativen Medizin. Neben einer optimierten beruflichen Qualifikation werden aber zunehmend auch unternehmerische und Managementqualitäten benötigt.

Grundsätzliche Strategien

- **Rückläufige Entwicklungen** in einer Praxis sind nicht als persönliche Niederlage, sondern als Chance zum Neuanfang oder zur Umstrukturierung zu werten.
- **Bedürfnisplanung** richtet sich prinzipiell nach eigenen Fähigkeiten und nach den Wünschen der Patienten.
- **Patientenorientierung** bedeutet für eine Praxis für Naturheilverfahren, nicht kurz-, sondern langfristig zu planen und mögliche, politisch bedingte Strukturanpassungen einzukalkulieren. Honorarpolitik spielt in dieser Planung kaum eine Rolle.
- **Handeln** wird in und für die eigene Praxis geplant und nicht auf der Basis berufspolitischer Vorgaben und Ankündigungen.
- Eine **individuelle Vision** für die eigene Praxis richtet sich nach den Wünschen der Patienten.
- Der **Planungsrahmen** umfasst einen exakten Zeitplan und einen spezifisch aufgestellten Wirtschaftsplan.

6.1.1 Erfolgskriterien

Ärzte, die in ihrer Praxis erfolgreich Naturheilverfahren betreiben, haben eine andere Auffassung vom Beruf und der Verwirklichung einer individuellen naturheilkundlichen Praxiskonzeption als die breite Ärzteschaft. Eine wirtschaftlich gesunde Praxis ist für sie nur über die im Folgenden angeführten Parameter, persönlichen Eigenschaften und Erfolgskriterien erreichbar.

Selbstvertrauen und Selbstsicherheit

Ohne Selbstvertrauen ist der Wechsel von einer konventionellen Praxis zu einer Praxis für Naturheilverfahren mit individuellem Spektrum kaum möglich. Nur jemand, der in sich selbst ruht, in Harmonie mit sich selbst lebt und seine eigenen Visionen verwirklicht, kann eine neue Praxiskonzeption mit der nötigen Selbstsicherheit gegenüber seinen Patienten und Mitarbeitern aufbauen und vor allem langfristig aufrechterhalten. Häufig haben Praxismitarbeiter mit einer sehr individuell geführten Praxis größte Probleme, vor allem dann, wenn sie zuvor in einer konventionell geführten Praxis gearbeitet haben. Dies ist häufig darauf zurückzuführen, dass sowohl Arzthelferinnen als auch Krankenschwestern durch ihre Ausbildung daran gewöhnt sind, mit standardisierten Prozessen umzugehen. Ein individualisiertes Vorgehen bei der Therapie ist ihnen häufig unbekannt oder wurde durch autoritäre Strukturen bisher unterdrückt.

In der Naturheilkunde sind dagegen **individuelle Behandlungsstrategien** die Regel. Das kann für Mitarbeiter eine große Herausforderung sein und gelegentlich auch zu Verunsicherung und einer persönlichen Niederlage führen. Großes psychologisches Geschick des Praxisinhabers ist erforderlich, um die Mitarbeiter so zu motivieren und zu überzeugen, dass sie mit Freude und loyal arbeiten. Unsicherheit und Stress bei den Mitarbeitern verlangen vom Praxisinhaber Geduld und Selbstsicherheit, womit er im Übrigen bei den Mitarbeitern auch Verständnis für Neues erreichen kann.

Wahrhaftigkeit

Nur der Wahrhaftigkeit vermittelnde Praxisinhaber kann gegenüber seinen Patienten und Mitarbeitern überzeugend auftreten und entsprechend akzeptiert werden. Es ist daher wichtig, sich für Praxisschwerpunkte zu entscheiden, die gegenüber den Mitarbeitern, Patienten und Kollegen authentisch vertreten werden. Ein Arzt, der z. B. ein Phytopharmakon verordnet, von dessen Wirkungen er nicht überzeugt ist, wird sehr bald bemerken, dass die Patienten, aber auch die Mitarbeiter die fehlende Authentizität spüren und ihn als Therapeuten in Frage stellen. Jedes naturheilkundliche Therapieverfahren steht so im Spannungsfeld von Handlung und persönlicher Einstellung.

> **Merke:** Aufrichtigkeit und Wahrhaftigkeit bewirken eine Ausstrahlung, die beim Patienten dauerhaftes Vertrauen schafft und für den therapeutischen Prozess im Sinne eines positiven Kontextfaktors sehr bedeutsam ist.

Profilarbeit

Bei der Erarbeitung des Praxisprofils sollte der Arzt seine persönlichen Stärken und Schwächen kennen. Jede Stärke gibt der Praxis eine unverwechselbare Note. Es gilt daher, diejenigen Fähigkeiten zu nutzen, welche die Patienten beim Praxisinhaber schätzen. Werden sie mit der erforderlichen Zuwendung angewendet, verbessert dies den therapeutischen Erfolg. Das Bewusstsein der eigenen Stärken lässt das Profil einer Praxis leichter finden und konsequenter umsetzen.

> **Merke:** Wichtig ist, die persönlichen Stärken auch im Rahmen neuer Leistungsangebote (moderner Naturheilverfahren) richtig einzusetzen und so auf den einzelnen Patienten einzugehen.

Besonderheiten der Praxis

Wer Naturheilverfahren und/oder naturheilkundlich orientierte individuelle Gesundheitsleistungen in seiner Praxis anbieten will, muss ein Leistungsspektrum wählen, dass sich durch gewisse Eigenheiten auszeichnet und darüber hinaus dem Praxisinhaber entspricht. Dabei gilt es, Konzeptionen zu entwickeln, welche die Eigenständigkeit von Methode und Praxisinhaber gewissermaßen verschmelzen lassen und damit ganz spezifische Gegebenheiten schaffen.

Ist der Arzt von bestimmten Behandlungsformen oder Patientenmodellen überzeugt, sollte er sie auch dann praktizieren, wenn sie konträr zur herrschenden Lehrmeinung oder zur aktuellen gesundheitspolitischen Auffassung sind. Entscheidende Kriterien für angemessene Behandlung sind letztlich die Hilfe, die der Patient erfährt, und die Sicherheit, dass die Praxis seinen persönlichen Bedürfnissen entspricht. Von den Patienten wird der Arzt an seinen individuellen Erfolgen gemessen, was die Kooperation mit anderen Kollegen jedoch nicht ausschließen darf.

Alle zum Arztberuf motivierenden Kriterien sollten in der naturheilkundlich orientierten Praxis zum Wohle des Patienten realisiert werden.

> **Merke:** Besonderheit einer Praxis heißt auch Service- und individuelle Gesundheitsleistungen; dies immer unter Berücksichtigung moralischer Verpflichtungen und ethischer Normen.

Effizienz

Entscheidungsfindung und -umsetzung wird von erfolgreichen Menschen immer mit den sogenannten **W-Fragen** (Was? Wann? Wie? Wo? Warum?) begleitet. In der Neuorientierung einer naturheilkundlichen Praxis sollten schlüssige Antworten auf diese Fragen gefunden werden. Dabei sollte man schrittweise vorgehen und genau überlegen, inwieweit sich im neuen Praxisprofil Authentizität, Selbstvertrauen, Entscheidungskraft und Effizienz miteinander vereinbaren lassen.

Kontinuität und Persistenz

Effektiv arbeitende Ärzte für Naturheilverfahren müssen damit rechnen, dass sie – insbesondere von Kollegen – angegriffen werden, da sie Verfahren und Konzepte vertreten, die nicht in die gegenwärtig (noch) aktuelle Richtung der Medizin passen. Es ist wichtig, sich hierdurch, aber auch durch Misserfolge nicht entmutigen zu lassen. Nachhaltige Ergebnisse benötigen Zeit bis zu ihrer Realisierung.

Ein neues Praxisprofil für Naturheilverfahren sollte nicht primär unter pekuniären Aspekten konzipiert werden. Im Zentrum der Überlegungen sollten vielmehr die **Orientierung an den eigenen Vorstellungen** und die **Vorteile für die Patienten** stehen. Dabei ist zu beachten, dass eine Grundversorgungsstrategie dem Erhalt der Pra-

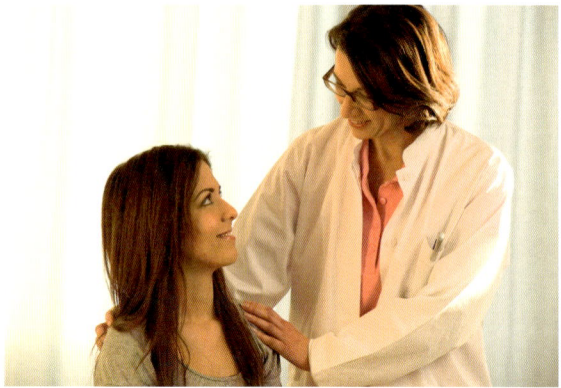

▶ **Abb. 6.1** Zeit und Einfühlungsvermögen sind wichtige Faktoren in einer naturheilkundlichen Praxis.

xis dienen und ein erweitertes Leistungsspektrum neue Chancen für Selbstzahlerleistungen offerieren kann. Diese Strategien bedeuten zunächst einen Umgewöhnungsprozess, der viel Diskussionsbedarf beinhaltet. Mit entsprechendem Durchhaltevermögen wird sich im Laufe der Zeit eine Nachfrage entwickeln, die eigendynamische Akzente aufweist und durch entsprechende Mundpropaganda ständig wächst.

Selbstkritik

Insbesondere Ärzte in leitender Funktion und selbstständige Ärzte verfügen über Charaktereigenschaften, die man gemeinhin mit dem Begriff „autoritär" zusammenfasst. Dies verwundert nicht, da der Medizinbetrieb seit alters sehr autoritär strukturiert ist. Insbesondere Spezialisten – auch im naturheilkundlichen Bereich – neigen dazu, die eigene Meinung für die einzig richtige zu halten, und versuchen dementsprechend, sie auch durchzusetzen.

Eine autoritäre Grundhaltung erschwert aber das Eingehen auf den Patienten, das erforderlich ist, um dessen Bedürfnisse zu erkennen und partnerschaftlich mitzugestalten. Die naturheilkundlich orientierten Patienten sind oft sehr gut informiert und tolerieren autoritären Umgang immer weniger, weil sie dahinter – oft zu Recht – Unsicherheit vermuten. Das Praxisprofil muss zudem ständigen Wandlungen unterworfen werden, um eine zeitgemäße, patientenorientierte Anpassung zu gewährleisten. **Einfühlungsvermögen** (▶ Abb. 6.1) und **Lernbereitschaft** sind wichtige Voraussetzungen dafür, sich im Sinne eines Dienstleisters auf ein naturheilkundlich orientiertes Praxisangebot einzulassen. Nur so können die modernen naturheilkundlichen Therapieverfahren praktiziert und Voraussetzungen für eine funktionierende Praxis geschaffen werden.

6.2 Die Praxis: Struktur, Prozess, Ergebnisqualität

Nach der Entscheidung, Naturheilverfahren in der ärztlichen Praxis umzusetzen, sollte zunächst eine **Analyse der Schwerpunkte des Praxisinhabers** vorgenommen werden. Es hat sich als sinnvoll erwiesen, mit wenigen Methoden zu beginnen und dann weitere Methoden modulartig hinzuzufügen. Der Arzt sollte prinzipiell mit den Verfahren anfangen, die ihm besonders zusagen und an denen er Freude hat.

Es ist empfehlenswert, einen Katalog aller Naturheilverfahren und komplementärmedizinischer Methoden, die den Praxisinhaber interessieren, anzulegen und diese nach persönlicher Neigung zu gewichten. Nach diesem Katalog sollten die Kurse und andere Weiterbildungsmaßnahmen ausgesucht und der eigene Werdegang in der Naturheilkunde geplant werden.

> **T** **Therapeutische Empfehlung**
> Es empfiehlt sich, nicht mehr als sieben oder acht Verfahren in der Praxis anzubieten.

Anschließend sollten **geeignete Räumlichkeiten** gesucht werden. Eine naturheilkundliche Praxis unterscheidet sich von einer fachärztlichen Standardpraxis in mehrfacher Hinsicht. So erfordert eine naturheilkundliche Anamnese in der Regel relativ viel Zeit, dies ist bezüglich der Räumlichkeiten – und der Terminvergabe – zu berücksichtigen.

Das Planungskalkül wird auch davon bestimmt, ob eine derartige Praxis eher eine Zuweisungspraxis darstellen soll oder ob die Patienten eher aufgrund therapeutischer Erfolge kommen und entsprechend behandelt werden wollen. Weiterhin sollte zu Beginn geklärt werden, ob eine Einzel- oder eine Gemeinschaftspraxis eröffnet werden soll.

> ✱ **Merke:** Bei einer Praxisplanung sollten auch Wünsche von Mitarbeitern willkommen sein.

6.2.1 Räumliche Struktur

Grundsätzlich sollte die Praxis auf die persönlichen Bedürfnisse des Inhabers zugeschnitten sein. Naturheilverfahren haben einen freundlichen, sozial förderlichen und aufbauenden Charakter, wodurch Arzt und Patienten gleichermaßen gefördert und gefordert werden. Dies sollte sich auch in den Räumlichkeiten spiegeln: Sie sollten ansprechend und großzügig gestaltet werden. Wärme und Helligkeit sind hier ganz wesentlich.

> ✱ **Merke:** Ein angenehmes Ambiente, Übersichtlichkeit und Funktionalität sind insbesondere für eine naturheilkundliche Praxis unabdingbar.

Einen Vorschlag zur Strukturierung zeigt ▶ Abb. 6.5, S. 76

Anmeldung

Im Zentrum der Praxis steht die Anmeldung (▶ Abb. 6.2). Sie sollte freundlich und einladend sein und den Patienten wirklich empfangen. Der Empfang ist zentral zu positionieren, damit von dieser Stelle die gesamte Praxis überblickt werden kann. Er teilt den ärztlichen Bereich vom Helferinnenbereich ab. Die Wege in der Praxis sollten kurz sein. Da Tageslicht in der naturheilkundlichen Praxis eine sehr große Rolle spielt, sollte es hier von allen Seiten einstrahlen. Idealerweise kombiniert man den Empfang mit dem Aufenthaltsbereich des Personals.

Sprechzimmer

Auch kleine Praxen sollten über mindestens zwei Sprechzimmer verfügen. Freundlich eingerichtete, helle und mit warmen Farben versehene Sprechzimmer (▶ Abb. 6.3) mit bequemen Möbeln sorgen für eine entspannte Atmosphäre, die eine positive Grundstimmung und therapeutische Gesprächsführung im Sinne der sprechenden Medizin ermöglicht. Durch die Psychoimmunologie ist belegt, dass eine gelungene, freundlich bewertete Kommunikation zwischen Arzt und Patient sehr bedeutsam für den Behandlungserfolg sein kann. Auch vor diesem Hintergrund ist die behagliche Ausstattung des Sprechzimmers für ein angemessenes Verständnis der erforderlichen ärztlichen Erläuterungen, z.B. über Ordnungstherapie oder auch über die sehr wichtige Ernährungstherapie, von großer Bedeutung.

Funktionsräume

Zwischen den Sprechzimmern werden die Funktionsräume (▶ Abb. 6.4) für die spezifischen naturheilkundlichen Therapien angeordnet. Diese können in Form und Funktionalität vom üblichen Praxisrahmen abweichen. Eine eventuelle Einrichtung therapeutischer Nasszellen für Kneipp-Therapie/Balneotherapie muss nach dem Bedarfsplan des jeweiligen Bundeslandes für derartige Einrichtungen ausgerichtet werden. Dieser Aspekt könnte für Arztpraxen zukünftig wieder interessanter werden, da die Mehrzahl der Physiotherapeuten aufgrund der schlechten Abrechnungsmöglichkeiten und des Mehraufwandes inzwischen auf Nasszellen für Kneipp-Therapien verzichten.

Alle Funktionsräume sollten nach dem Prinzip des „Multitasking" eingerichtet werden, d.h., dass ein Raum mehrere Nutzfunktionen haben kann.

Labor

Eventuell sind auch Räumlichkeiten für ein kleines Labor vorzusehen, da durch neue Labortechniken Bestimmungen in Serum- und Urinproben einfach und kostengünstig werden. Weiterhin sollten sowohl übliche konventionelle (Ultraschall, Doppler-Verfahren, EKG etc.) als auch

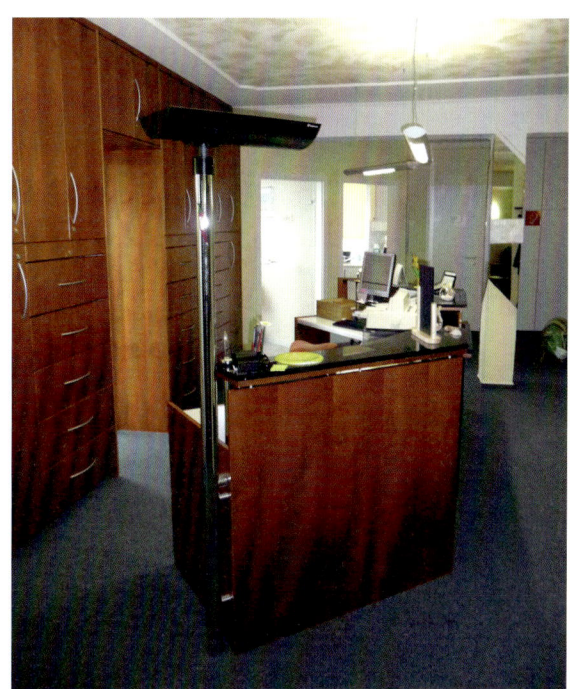

▶ Abb. 6.2 Beispiel: Anmeldung.

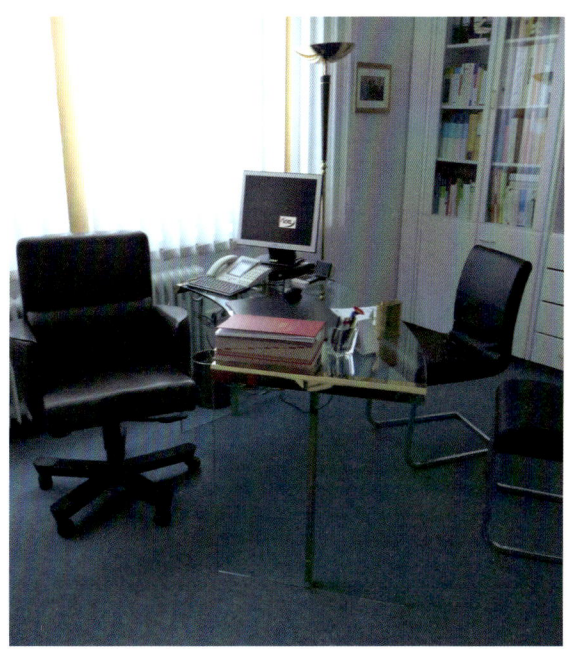

▶ Abb. 6.3 Beispiel: Sprechzimmer.

komplementärmedizinische Diagnosetechniken (z.B. EAV, Vega-Test, biometrische Funktionsverfahren) in der Praxis genutzt werden. Häufig führt der direkte Vergleich von Ergebnissen aus den beiden Diagnosetechniken zu interessanten neuen Hinweisen für Diagnose und Therapie. Dabei ist immer zu beachten, dass eine Methode nur dann sinnvoll eingesetzt ist, wenn sie nach den ihr eigenen Kriterien Nutzen bringt und eine Untersuchung wirklich auch Konsequenzen für die Therapie hat.

6 Naturheilverfahren in der ärztlichen Praxis

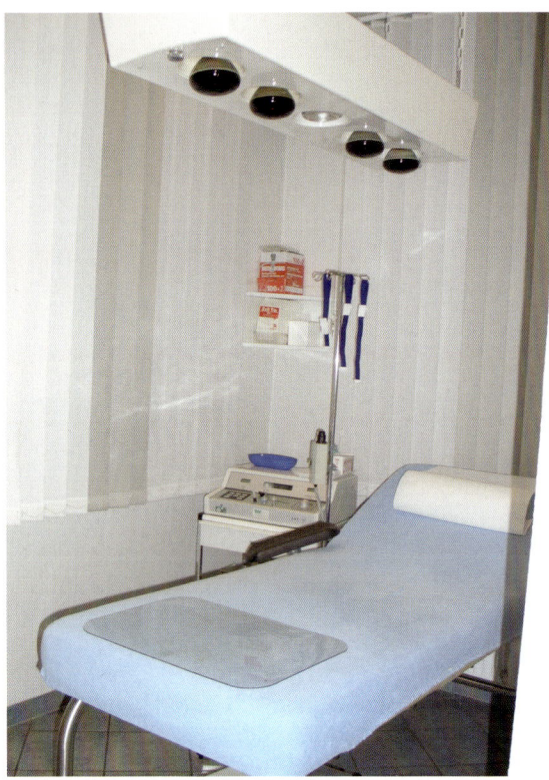

▶ **Abb. 6.4** Beispiel: Behandlungsraum.

Weitere Räume

Erfahrungen des Autors zeigen, dass ein **Lesezimmer** in der Praxis sehr sinnvoll ist. Für die meisten Patienten ist ein Lesezimmer ungewohnt, üblicherweise finden sich in den Praxen nur Wartezimmer. Der Aufenthaltsraum für Patienten einer naturheilkundlich orientierten Praxis sollte jedoch als Oase der Ruhe konzipiert sein, die in einem – aus Bibliotheken bekannten – Lesezimmer am ehesten garantiert ist. Das Lesezimmer kann weit entfernt von den Sprechzimmern sein; dem Patienten darf die längste Wegstrecke in der Praxis zugemutet werden, da er sie meist nur selten zurücklegt. Für das Praxispersonal ist er dennoch rasch erreichbar.

Das Lesezimmer sollte nach Möglichkeit so groß sein, dass es auch als **Seminarraum** dienen kann. Die in der naturheilkundlich orientierten Praxis besonders wichtige ernährungstherapeutische Säule der Naturheilverfahren kann während des Praxisbetriebs selten direkt im therapeutischen Gespräch umgesetzt werden; sie benötigt Zeit, umfangreichere Erklärungen und auch eine besondere Form der Visualisierung; hierfür eignet sich ein Raum für kleine Seminarveranstaltungen hervorragend. Die Schulung kann durch den Arzt selbst erfolgen, der sich weiterqualifiziert hat, z. B. mit der Zusatzbezeich-

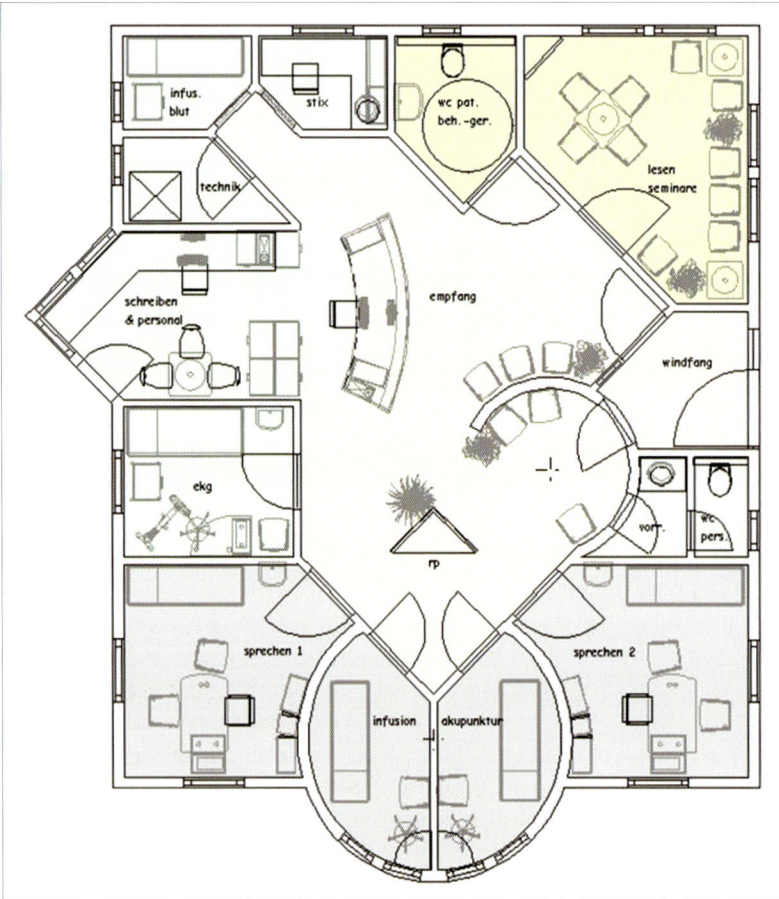

▶ **Abb. 6.5** Praxisplan einer naturheilkundlich orientierten Praxis.

nung Ernährungsmedizin, oder in Kooperation mit einer Ökotrophologin. Dieser Raum kann auch für **Entspannungsübungen** genutzt werden.

Das Lesezimmer sollte abgedunkelt werden können, moderne Medientechniken und -geräte sind sehr zu empfehlen. Der Raum kann auch zur **Fort- und Weiterbildung von Praxispersonal und Kollegen** genutzt werden.

Als Lesestoff eignen sich Zeitungen und Zeitschriften eher als Bücher, da die maximale Wartezeit auch in der naturheilkundlich orientierten Praxis 20 Min. nicht überschreiten sollte. Für Kinder sind Bilderbücher und Lesebücher mit Kurzgeschichten sowie eine Spielecke bereit zu halten.

Bewährt hat sich auch der sogenannte **Vorwartebereich**, der den Sprechzimmern direkt zugeordnet ist. Hier halten sich diejenigen Patienten auf, die nach einer Voruntersuchung durch die Helferinnen direkt den Arzt kontaktieren. Räumlichkeiten im Vorwartebereich eignen sich auch zum Unterschreiben von Rezepten und zur Zwischenablage von Patientenakten.

6.2.2 Zeitplanung

Eine naturheilkundliche Praxis hat in der Regel einen besonderen Zeitplan. Die für die naturheilkundliche Diagnostik von Patienten benötigte Zeit liegt deutlich über dem üblichen Untersuchungszeitraum. Eine Anamnese in der Naturheilkunde wird in der Regel sehr individuell gestaltet und dauert mindestens 15 Min. Da die Patienten die Termine nicht immer pünktlich einhalten, müssen in den täglichen Praxisablauf Problemzeiten eingetaktet werden.

> **T Therapeutische Empfehlung**
> Jeden Morgen sollte der Tag komplett durchgesprochen und mit den Mitarbeitern festgelegt werden, zu welchem Zeitpunkt Kapazität für Notfälle zur Verfügung steht. Diese können dann bei leichteren Fällen im Laufe des weiteren Tages genutzt werden. Eilige Notfälle haben Sonderpuffer, die unmittelbar umsetzbar sind.

6.2.3 Auswahl der Mitarbeiter

Zunächst sind die Mitarbeiter für die Praxis wichtig, erst dann geht es um die Person des Arztes. Nach diesem Kriterium sollten die Mitarbeiter ausgewählt werden. Mitarbeiter mit naturheilkundlichem Verständnis sind eher selten zu finden.

Im Einstellungsgespräch sollte der Arzt die Besonderheit der Praxis deutlich machen und die Bereitschaft zur Mitarbeit in der naturheilkundlichen Praxis herausfinden. Diese bedeutet nicht nur eine **konstruktive Einstellung gegenüber dem naturheilkundlichen Grundverständnis**, sondern auch die Bereitschaft, bei den in der Praxis angebotenen Verfahren, z. B. Blutegelanwendung oder Akupunktur, praktisch mitzuarbeiten. Die Mitarbeiter müssen von Anfang an wissen, welche Praxisbesonderheiten von großer Bedeutung sind.

Bei Auswahlgesprächen können anhand verschiedener Fallsituationen **Kreativität** und **eigenständige Mitarbeit** von Mitarbeitern überprüft werden.

Immer wieder sollten Schulungen und ein Training der Mitarbeiter hinsichtlich der Praxisbesonderheiten durchgeführt werden. Die Schulungen können fallorientiert erfolgen, wobei sowohl optimale als auch „suboptimale" Verläufe zu besprechen sind. Wichtig ist, offen und ehrlich zu diskutieren und auch Meinungen von Mitarbeitern zuzulassen. Der Arzt sollte versuchen, seine persönlichen Standpunkte zu erläutern, um so den persönlichen Kontakt zu vertiefen und dies sowohl in menschlicher als auch beruflicher Hinsicht gegenseitig nutzbringend einzusetzen. Über mehr als 15 Jahre gesammelte Erfahrungen des Autors mit regelmäßigen Mitarbeiterschulungen und -führungen verweisen auf den Erfolg derartiger Veranstaltungen.

6.2.4 Abrechnung

Aufgrund der mangelnden Reflexion im EBM müssen viele Naturheilverfahren als Analog-Leistungen abgerechnet werden. Verwiesen sei auf das Hufeland-Leistungsverzeichnis [3].

6.3 Therapieverfahren am Beispiel der funktionellen Dyspepsie

Naturheilverfahren in der täglichen Praxis bieten eine Vielzahl therapeutischer Möglichkeiten, mit denen sich auch komplizierte Krankheitsbilder behandeln lassen. Ein interessantes Beispiel aus der täglichen Praxis ist die funktionelle Dyspepsie, die besondere Schwierigkeiten in Diagnostik und Therapie aufweist.

Entsprechend den Rome-III-Kriterien muss mindestens eine der folgenden Beschwerden seit mindestens drei Monaten vorliegen und der Beginn der Beschwerden muss mindestens sechs Monate vor Stellung der Diagnose zurückliegen:
- störendes postprandiales Völlegefühl
- vorzeitiges Sättigungsgefühl
- epigastrische Schmerzen
- epigastrisches Brennen

Hierbei muss gesichert sein, dass durch diagnostische Maßnahmen einschließlich Ösophagogastroduodenoskopie feststellbare organische Veränderungen ausgeschlossen wurden [2].

Die Arbeit mit naturheilkundlichen Therapien entbindet den Therapeuten nicht davon, sich bei seiner medizinischen Artikulation dem Sprachmodus und dem Vokabular der Schulmedizin anzupassen und in der Diagnostik Möglichkeiten und Methoden der Standardmedizin zu nutzen. Auch sollte er bezüglich seiner Dokumentation die Sprache der klassischen Medizin beherrschen. Auf diese Art und Weise können die kollegiale Diskussion über jedes spezifische Krankheitsbild gepflegt und therapeutische Erfolge verglichen werden.

Kriterien der funktionellen Dyspepsie
- Die Erkrankung lässt sich nicht durch eine einzige Ursache-Wirkungs-Beziehung erklären.
- Als Ursachen sind vielfältige Funktionsstörungen bekannt.
- Die Ursachenvielfalt und häufige Überlappung der Symptome sowie Syndrome (ca. 30 %) erschweren eine gezielte therapeutische Behandlung.
- Eine Standardtherapie ist bisher nicht etabliert.

Aufgrund dieser Überlegungen sind die fünf Säulen der klassischen Naturheilverfahren, d. h. Ernährungstherapie, Phytotherapie, Bewegungstherapie, physikalische Therapie und Ordnungstherapie, als therapeutische Möglichkeiten nutzbar.

6.3.1 Ernährungstherapie

Als **Basistherapie** bei der funktionellen Dyspepsie kann die Ernährungstherapie angeführt werden (▶ Kap. 18 Ernährungstherapie).

Langjährige Praxiserfahrungen verweisen darauf, dass zuerst eine Analyse der Ernährungsgewohnheiten des Patienten in schriftlicher Form durchgeführt werden sollte. Der Patient wird gebeten, sein komplettes Ernährungsspektrum in Form eines Tagebuchs aufzuschreiben.

Die Dokumentation sollte bestimmte Faktoren berücksichtigen, die dem Patienten mittels einer Checkliste in Erinnerung gerufen werden können.

Checkliste Ernährungstherapie
1. Name und Adresse des Patienten, Körpergröße, Gewicht, BMI, Fettindex
2. tägliche Aufzeichnung mit Datum und Uhrzeit (Mehrfachnennungen!)
3. Art der Speisen mit exakter Protokollierung, z. B. 3 Scheiben Graubrot (immer mit Angabe des Gewichts), 20 g Butter etc.
4. Art der zugeführten Flüssigkeiten, z. B. 350 ml Cola-Getränk, 650 ml Mineralwasser etc.
5. Zusätzliche Nahrungsaufnahme außerhalb der Hauptmahlzeiten, Darstellung der Gewohnheiten und Bestimmung der unnötigen zusätzlichen Kalorien, z. B. Schokolade, Salzstangen etc.

Bestimmte Computerprogramme ermöglichen eine genaue Berechnung der zugeführten Kalorienmenge. So sind auch typische Ernährungsfehler bei der funktionellen Dyspepsie leicht aufzudecken. Darüber hinaus lernt der Patient durch die genaue Dokumentation seiner Nahrungsaufnahme, über die Zusammensetzung seiner Mahlzeiten nachzudenken. Die Aufnahme unnötiger Kalorien wird auf diese Art und Weise häufig erstmalig bewusst reflektiert.

🇹 Therapeutische Empfehlung
Folgende Maßnahmen sind sinnvoll:
- Nahrungsmittel, die üblicherweise als Rohkost gegessen werden, eher meiden, zumindest aber kurz über Dampf garen (blanchieren).
- Lieber warm als kalt essen.
- Kleine übersichtliche Mahlzeiten gestalten.
- Fette Nahrungsmittel meiden.
- Blähungsfördernde Lebensmittel (Hülsenfrüchte, Kohl etc.) meiden.

Auch hier gilt: „Gut gekaut ist halb verdaut!"

6.3.2 Phytotherapie

Mit einer Vielzahl therapeutisch wirksamer Einzelsubstanzen bildet die Phytotherapie das andere Standbein der Basistherapie. Der Therapeut ist gefordert, darüber nachzudenken, ob eher eine einzelne pflanzliche Droge als phytotherapeutische Monosubstanz oder eine pflanzliche Mehrfachkombination genutzt werden soll.

▶ Tab. 6.1 beschreibt die wichtigsten Wirkungen einzelner Monotherapeutika bei den multiplen Mechanismen der funktionellen Dyspepsie. Von ca. 25 sinnvollen pflanzlichen Einzeldrogen (▶ Kap. 12 Phytotherapie)

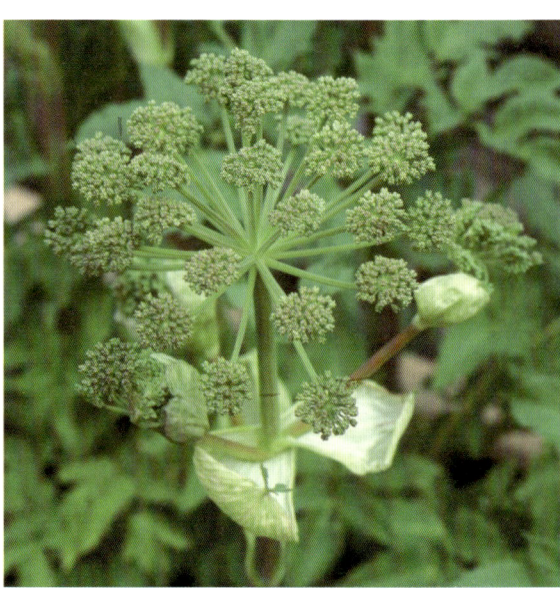

▶ **Abb. 6.6** Engelwurz (Angelica archangelica).

6.3 Therapieverfahren am Beispiel der funktionellen Dyspepsie

▶ Tab. 6.1 Phytotherapeutika bei funktioneller Dyspepsie.

Droge	Wirkung
Bittere Schleifenblume	Förderung und Modulation der Motilität
Engelwurz (▶ Abb. 6.6)	muskelrelaxierend
Kümmelfrüchte	verdauungsfördernd
Schöllkraut	spasmolytisch, prokinetisch
Süßholzwurzel	ulkusprotektiv
Kamillenblüten	antiphlogistisch
Melissenblätter	spasmolytisch
Pfefferminzblätter	spasmolytisch
Enzianwurzel	verdauungsfördernd
Artischockenblätter	verdauungsfördernd, choleretisch

sind Fertigpräparate im Handel. Eine Therapie mit Tee aus pflanzlichen Drogen ist in der Regel weniger wirksam als die Einnahme von standardisierten Extrakten.

🅣 Therapeutische Empfehlung
Auch die Verabreichung mineralischer Substanzen kann bei funktioneller Dyspepsie wirksam sein. Steht eine Hypersekretion der Magensäure im Vordergrund, eignet sich **Kieselsäuregel** mit seiner amorphen schwammartigen Struktur als Säurebinder. Bei Duodenitis kann es übermäßig entstehende Flüssigkeit binden. Auch Toxine werden in der Gitterstruktur der Kieselsäure gebunden. In ähnlicher Weise wirkt auch Heilerde.

6.3.3 Hydrotherapie

Wassertreten nach Kneipp
Das Wassertreten (▶ Kap. 13.7) ist infolge der systematischen Bewegung und des Kältereizes zu empfehlen. Es fördert die Peristaltik, steigert das Herz-Minuten-Volumen, trainiert die körperliche Ausdauer, verbessert die zelluläre und humorale Abwehr und optimiert die psychische Stimmungslage.

Zur Durchführung wird zunächst Wasser aus dem Wasserhahn in eine Wanne bis zur halben Wadenhöhe eingelassen. Die Temperatur des eingelassenen Wassers sollte ca. 10–18°C betragen. Dann folgt das Wassertreten auf der Stelle.

🅣 Therapeutische Empfehlung
Das Wassertreten kann auch zu Hause durchgeführt werden. Fehlt eine Badewanne, kann eine größere Plastikwanne mit einer Größe 40 x 40 cm und einer Höhe von 40–50 cm benutzt werden. Optimal ist das klassische Wassertretbecken nach Kneipp.

Leibwickel
Feuchtwarme Wickel (▶ Abb. 6.7) haben in der Regel eine geringere Reizstärke als die sehr heiße Wärmflasche. Sie führen über die Stimulierung des kutiviszeralen Reflexbogens zur Linderung der Beschwerden und gleichzeitig zur Sedierung des entsprechenden Dermatoms.

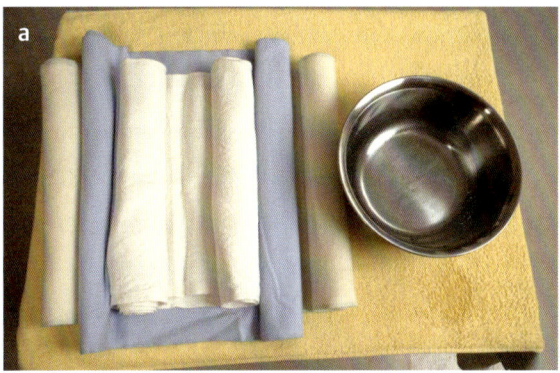
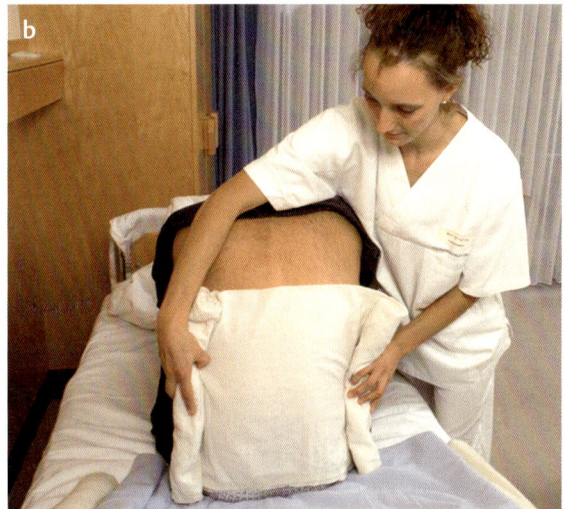
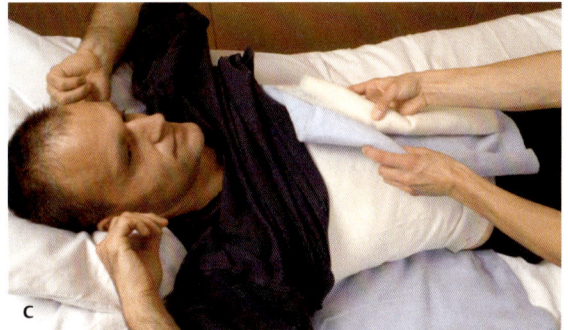

▶ Abb. 6.7 a–c Lendenwickel nach Kneipp.

Feuchtkalte Wickel, z. B. mit Peloiden wie Lehm oder Moor, haben dagegen eine mittelgradig höhere Reizstärke. Sie wirken wesentlich stärker aktivierend und weniger sedierend (▶ Kap. 13.5). Die Durchführung erfolgt in folgenden Schritten:
- Ein feuchtes Innentuch aus Leinen wird zwischen der Mammillarlinie bis handbreit oberhalb der Symphyse an den Körper straff angelegt.
- Dann wird ein großes Zwischentuch, meist aus Baumwolle, um das feuchte Leinen gelegt.
- Außen wird der Wickel mit einem Tuch aus Flanell oder Wolle fest abgeschlossen.
- Die Liegezeit beträgt – je nach Toleranz des Patienten – ca. 10–50 Min.

Spezifische Indikationen für feuchtwarme Wickel sind abdominale Koliken durch Hyperperistaltik, Meteorismus, abdominale Muskelverspannungen, z. B. nach Sport, körperlicher Anstrengung, sowie Periostreizungen. Feuchtkalte Wickel bewirken eine Aktivierung der Verdauungsorgane mit Steigerung der Cholerese und der exokrinen Pankreasfunktion und lindern Schmerzen und Fieber.

> **T Therapeutische Empfehlung**
> Durch eine ergänzende gezielte Kolonmassage (▶ Kap. 15 Massagetherapie) kann die Darmmotorik optimiert und eine deutliche Entspannung und Verbesserung des subjektiven Wohlbefindens erzielt werden.

6.3.4 Neuraltherapie

Die Neuraltherapie wird bei der funktionellen Dyspepsie häufig vergessen.

Ein besonderes Indikationsgebiet sind unspezifische, nicht direkt zuzuordnende abdominelle Schmerzen und Krämpfe (▶ Kap. 26 Neuraltherapie). Verschiedene Punktkombinationen können – nach Ausschluss eines Störfeldes – mit einem Lokalanästhetikum, wie Procain 1 % oder Lidocain 1 %, gequaddelt oder angespritzt werden.

Gibt der Patient ein individuelles Schmerzband an, kann auch dieses mit den bekannten Punktkombinationen wie Solarplexuspunkt, Vogler-Punkte (▶ Abb. 6.8) oder dem Bauchkranz nach Hopfer therapiert werden.

6.3.5 Ordnungstherapie

Die Naturheilverfahren sind ohne Ordnungstherapie langfristig nicht erfolgreich (▶ Kap. 10 Ordnungstherapie). Gerade bei der funktionellen Dyspepsie ist es wichtig, intensive Therapiegespräche zum persönlichen Krankheitsbild durchzuführen.

Dazu gehört auch das Anlegen eines **Stresskalenders**, um eine besondere psychische Belastungssituation zu erfassen. Für den Patienten muss erarbeitet werden, ob eine Konfliktvermeidung oder eine Konfliktlösung eine wesentliche kausale Krankheitsbewältigung darstellt.

Darüber hinaus sind Beschwerden aus dem Magen- oder Darmbereich immer als Signalfunktion zu werten. Somit können neben Konfliktbewältigung gerade **Entspannungsverfahren** wesentliche therapeutische Impulse setzen.

> **T Therapeutische Empfehlungen**
> Folgende einfache **ordnungstherapeutische Strategien** sind angezeigt:
> - Regelmäßige Mahlzeiten mit einem ruhigen und festen Ritual sind unabdingbar.
> - Geregelter Kauvorgang ohne Stress mit der Maßgabe, nicht zu schlingen, sondern die Nahrung im Mund gut zu zerkleinern (jeden Bissen mindestens 30-mal kauen).
> - Weniger Nahrung ist mehr.
> - Bei Konfliktsituationen den Bauch („Bauchhirn") entlasten.
> - Ursachen in sich selbst suchen, Hilfe annehmen.
> - Täglich mindestens 3-mal lachen.

Die Naturheilverfahren bieten vielfältige Möglichkeiten der Therapie. Wählt der interessierte Arzt die Therapieform aus, die ihm persönlich liegt, werden seine engagierten, sensiblen Bemühungen in den meisten Fällen erfolgreich sein.

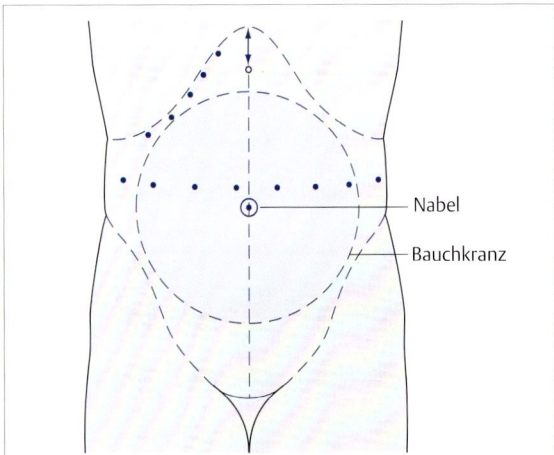

▶ Abb. 6.8 Vogler-Punkte und Bauchkranz nach Hopfer.

Literatur

[1] **Adler M:** Zukunftsstrategie für die Arztpraxis. Stockdorf: Forum-Medizin; 1999.
[2] **Drossman DA (sen. ed.):** Rome III, The Functional Gastrointestinal Disorders. 3rd ed. Lawrence USA: Allen Press; 2006.

[3] **Hufelandgesellschaft e. V. (Hrsg.):** Hufeland-Leistungsverzeichnis der Besonderen Therapierichtungen. 4. Aufl. Stuttgart: Haug; 2005.

[4] **Kraft K:** Phytotherapie. Stuttgart: Thieme; 2000.

[5] **Malfertheiner P, Holtmann G, Peitz U et al.:** Leitlinien der Deutschen Gesellschaft für Verdauungs- und Stoffwechselkrankheiten zur Behandlung der Dyspepsie. Z. Gastroenterol. 2001; 39: 937–956.

[6] **Talley NJ, Stanghellini V, Heading RC et al.:** Functional gastroduodenal disorders. Gut. 1999; 45 (Suppl 2): 37–42.

[7] **Wagner H:** Trends und Herausforderungen für die phytomedizinische Forschung in den nächsten Jahren. Gemeinsames Symposium der Deutschen Gesellschaft für Klinische Pharmakologie und Therapie (IX. Symposium), der Gesellschaft für Phytotherapie (14. Kongress) und der Gesellschaft für Arzneipflanzenforschung, 26.-28. Februar 2004, Berlin [Abstract]. http://www.phytotherapy.org/abstractband-kongress-2004.pdf

[8] **Weber K:** Erkrankungen des Oberbauchs. Natura med. 1989; 4: 9.

7 – Evidenzbasierte Medizin und ärztliches Handeln

Peter F. Matthiessen, Gudrun Bornhöft

7.1 Evidenzstufen 82
7.2 Missverständnisse bei Anwendung und Interpretation evidenzbasierter Medizin 82
7.3 Berücksichtigung der Versorgungswirklichkeit 84

Idee und Anliegen der evidenzbasierten Medizin (EbM) ist es, die Gesamtheit der von einem medizinischen Problemfeld vorhandenen publizierten Evidenz zu sichten und zu bewerten und so die Ergebnisse für die ärztliche Praxis verfügbar, beurteilbar und rasch umsetzbar zu machen. EbM versteht sich insofern primär als **Instrumentarium der klinischen Entscheidungsfindung (Medical Decision Making)** und damit als Hilfsmittel für den einzelnen Arzt bei seiner Arbeit mit Patienten. Eine zentrale Forderung ist der Rückgriff auf externe Evidenz in Form von wissenschaftlich gesicherten Erkenntnissen.

7.1
Evidenzstufen

Übereinkunftsgemäß, d. h. nach mehrheitlicher wissenschaftlicher Überzeugung, wird der Belegtheitsgrad anhand von 4 Evidenzstufen (Levels of Evidence) kategorisiert:

Die Gradeinteilung erfolgt nach einer Richtlinie der Agency for Health Care Policy and Research (AHCPR) [1, 39, 49].
- Ia Evidenz aufgrund von Metaanalysen randomisierter kontrollierter Studien
- Ib Evidenz aufgrund mindestens einer randomisierten kontrollierten Studie
- IIa Evidenz aufgrund mindestens einer kontrollierten Studie ohne Randomisation
- IIb Evidenz aufgrund mindestens einer quasi-experimentellen Studie
- III Evidenz aufgrund nicht experimenteller, deskriptiver Studien
- IV Evidenz aufgrund von Berichten/Meinungen von Expertenkreisen, Konsensus-Konferenzen und/oder klinischer Erfahrung anerkannter Autoritäten

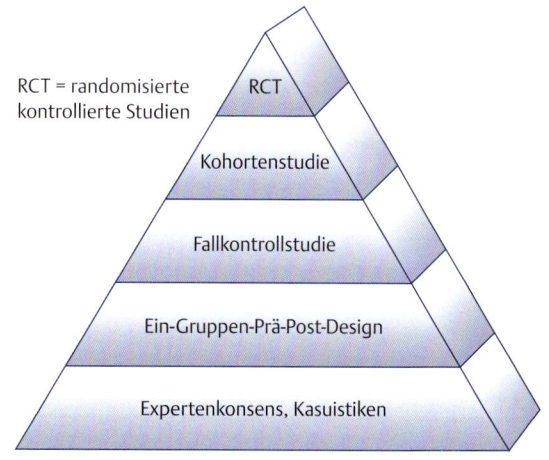

▶ **Abb. 7.1** Evidenzpyramide klinischer Studientypen.

7.2
Missverständnisse bei Anwendung und Interpretation evidenzbasierter Medizin

Obwohl Sackett als einem der Begründer der EbM eine Synthese aus externer Evidenz und individueller professioneller Expertise vorschwebte („EBM ... never replaces clinical skills, clinical judgement and clinical experience" [46, S. 5]), wurde es im Rahmen von EbM zur Gepflogenheit, als „Evidenz" nur die Ergebnisse formalisierter Verfahren der Datengenerierung, der Datenauswertung und der Datenpräsentation gelten zu lassen. Und obwohl Sackett selbst betont, dass EbM nicht auf randomisierte Studien und Metaanalysen beschränkt sei, ist es im Rahmen der nachfolgenden EbM-Euphorie zu einer weit verbreiteten Übereinkunft geworden, nur die Ergebnisse randomisierter Studien (Randomised Controlled Clinical Trials, RCTs) und deren Metaanalyse heranzuziehen.

7.2 Missverständnisse bei Anwendung und Interpretation evidenzbasierter Medizin

Zunehmend wird aber deutlich, dass EbM zwar wertvolle instrumentelle Dienste zu leisten vermag wie jede wissenschaftliche Methode, aber ihre inhärenten Beschränkungen besitzt, die sich, wenn ein methodisches Werkzeug sich verselbständigt und Allgemeinrecht beansprucht, ihrerseits zu systemimmanenten Verzerrungen und systematischen Irrtumspotenzialen auswachsen können.

Was sich im Rahmen des Wissenschaftsbetriebs und der Entscheidungsprozesse in den verschiedenen Gesundheitssystemen oftmals nicht hinreichend berücksichtigt findet, jedoch in jüngster Zeit zunehmend **Anlass zu kritischen Auseinandersetzungen in der Medizin** geworden ist, sind u.a. nachfolgend aufgeführte Sachverhalte (vgl. [32, 33, 34]):

- Die Medizin ist eine praktische, keine theoretische Wissenschaft.
- Als solche konstituiert sie sich aus der zwischenmenschlichen Begegnung. Wissenschaft ist in der Medizin nie Selbstzweck, sondern hat stets eine dienende Funktion. Konstitutiv für die Medizin ist ein ungestörtes Arzt-Patient-Verhältnis. Erkenntnismethoden, die mit diesem ungestörten Arzt-Patienten-Verhältnis kollidieren – wie dies bei Maßnahmen der Verblindung und der Zufallszuteilung der Fall ist – , sind insofern nicht nur in ethischer Hinsicht problematisch, sondern müssen auch mit Blick auf ihre Wissenschaftlichkeit als nicht sachgerecht angesehen werden.
- Das Fehlen eines positiven RCT-Ergebnisses oder eines RCT-Ergebnisses überhaupt ist kein Nachweis der Unwirksamkeit (Absence of evidence is not evidence of absence. [3]) Hier besteht die Gefahr, dass wirksame Therapien ohne RCT-Wirksamkeitsnachweis eliminiert werden.
- Ein negatives RCT-Ergebnis ist auch deshalb kein valider Nachweis der Unwirksamkeit, da eine Vielzahl von Faktoren falsch negative RCT-Ergebnisse bewirken können und umgekehrt auch viele therapierelevante Faktoren existieren, die in der Planung von RCT-Studien nicht berücksichtigt werden und somit durch ihr Fehlen ein falsch negatives Ergebnis bedingen können. Beispiele für solche Faktoren sind Störungen des Arzt-Patienten-Verhältnisses, Non-Compliance, Drop-Outs (mit ITT-Analyse), zusätzliche und kompensatorische Behandlungen, aber auch Megastudien durch eine notwendigerweise damit einhergehende Simplifizierung des diagnostisch-therapeutischen Vorgehens.
- Individualisiertes ärztliches Handeln wird zugunsten der Vergleich- und Reproduzierbarkeit von Studienergebnissen zunehmend durch standardisierte Behandlungsmethoden ersetzt.
- Signifikant positive Studienergebnisse können vorliegen, obwohl gegebenenfalls nur ein geringer Anteil von Patienten tatsächlich von der Studie profitiert. Dies gilt insbesondere für Studien an großen, aber in der Regel heterogenen Patientenkollektiven. Die Ergebnisse lassen in der Regel keine Aussagen zu, welche Patienten (bzw. Subgruppen) einen Benefit hatten und welche nicht (bzw. welchen durch die Behandlung geschadet wurde). Im Präventivbereich gelten als „Number needed to treat" derzeit Größenordnungen von 100–200 noch als seriös! Es erhebt sich die Frage: Wie vielen Menschen darf man eine Medikation zumuten, die ihnen gar nichts nützt, um einem in der Gruppe zu helfen? Auf der anderen Seite können negative Studienergebnisse vorliegen, obwohl ein Teil der Patienten durchaus von der Behandlung profitiert hat. In der Mehrzahl der Studien reicht die statistische Aussagekraft nicht aus, um selbst deutliche Unterschiede bei den Subgruppen zu diskriminieren [38].
- Die Reproduzierbarkeit auch „harter" RCTs (strenge Einschlusskriterien, Zielgrößen mit minimal subjektiver Wertung) ist überraschend gering. Hierbei ist auch die ethische Problematik zu bedenken, die eine Wiederholung eines positiv (zugunsten der Testintervention) ausgefallenen RCTs verbietet, da den Patienten der Kontrollgruppe dann eine bekanntermaßen wirksame Intervention vorenthalten würde.
- Nicht nur aus diesem ethischen Grund erfordert der Beginn einer randomisierten Studie den unentschiedenen Fall (equipoise), d.h., dass keine Präferenzen von Seiten des Arztes oder des Patienten zugunsten einer Therapie bestehen. Auch die Aufklärung der Patienten (Informed Consent) bietet keinen Ausweg aus dieser Problematik, denn die Verantwortung lässt sich nicht auf den Patienten übertragen, zumindest votiert die Deklaration des Weltärztebundes in diesem Sinne: „Die Verantwortung für die Versuchsperson trägt stets ein Arzt und nie die Versuchsperson selbst, auch dann nicht, wenn sie ihr Einverständnis gegeben hat." [62] Diese „equipoise" ist eigentlich nur für den klassischen Einsatz der RCTs, die Prüfung neuer Arzneimittel gegeben, auf die auch die Terminologie präklinische und klinische Forschung sowie Phase-I-, -II-, -III- und -IV-Studien gründet; fraglich erscheint aber, ob RCTs auch geeignet sind für die Evaluation komplexer Therapieverfahren oder gar ganzer Therapierichtungen, wenn diese schon seit Jahrzehnten in der medizinischen Grundversorgung eine tägliche Anwendung finden.
- Weiterhin scheint mit Blick auf die genannte ethische Problematik fraglich, ob staatliche Instanzen das Recht haben, randomisierte Studien – d.h. den Nachweis der Schlechterbehandlung und Benachteiligung der Patienten in der Kontrollgruppe – als Grundlage z.B. für Entscheidungen zur Kassenerstattung zu fordern. „Wenn eine Behörde", schrieb schon Gerhard

Kienle, „außerhalb der ethisch und gesetzlich geforderten Aufopferungspflicht die Durchführung von ‚Versuchen am Menschen' zur Voraussetzung dafür macht, dass bestimmte Arzneimittel dem Arzt zur Erfüllung seines Behandlungsauftrages zur Verfügung stehen, dann übt sie einen Zwang aus, durch den die Versuchsperson Mittel zum Zweck wird. Dieser Vorgang fällt unter Kants Definition der Unmoral." [24, S. 23]

- Die evidenzbasierte Auswertung identischer klinischer Studien kann (wie am Beispiel der Wertigkeit des Mammographie-Screenings gesehen; vgl. [8], zit. n. [27]) zu unterschiedlichen Schlussfolgerungen und sogar entgegengesetzten Therapieempfehlungen führen, weswegen nicht nur die RCT-Ergebnisse selbst, sondern auch die Ergebnisse systematischer Reviews von RCTs beträchtlich divergieren können.
- Die thematische Ausrichtung von RCTs entspricht häufig nicht versorgungsrelevanten und patientenorientierten Problemstellungen, sondern subjektiven Interessenlagen (Karriere, Sponsoren). Die klinische Forschung ist wegen der enormen Kosten eine Domäne der Pharmaindustrie geworden und steht dort unter dem Primat von Zulassungs- und Marketinggesichtspunkten mit der Folge, dass eine Evidenzgenerierung für Erfolg, aber nicht Gewinn versprechende sowie nicht pharmakologische Therapien auf der Strecke bleibt (vgl. u. a. [26]).

Es gibt jedoch auch andere ernst zu nehmende Richtlinien bei der wissenschaftlichen Bewertung klinischer Studien. Im *Handbuch zur Standardisierung der medizinischen und wirtschaftlichen Bewertung medizinischer Leistungen* des Schweizerischen Bundesamts für Sozialversicherung (BSV) werden z. B. als angemessene Prüfungsmethoden ausdrücklich solche genannt, welche

- die zu beurteilende Behandlungsmethode ganzheitlich bewerten,
- die realistischen Möglichkeiten der Erforschung in der Praxis gebührend berücksichtigen und
- Schlussfolgerungen auf die tatsächlich in der Praxis zu behandelnde Zielpopulation erlauben.

Aufgrund dieses Anforderungsprofils werden Evaluationsmethoden **ohne experimentelle Veränderungen der Intervention** (wie z. B. Kasuistiken) in Bezug auf die Wirksamkeitsbeurteilung entgegen der üblichen hierarchischen Evidenz (Evidenzstufen) sogar als prioritär eingestuft, weil sie der Wirklichkeit der Patientenversorgung besser Rechnung tragen.

7.3
Berücksichtigung der Versorgungswirklichkeit

Der heutige autonome Patient hat in der Regel klare Präferenzen im Hinblick auf seine Ärzte sowie auf die gewünschte Behandlungsart/das gewünschte Behandlungsverfahren und verweigert sich insofern einer Zufallszuteilung. Das war zumindest das Ergebnis bei allen – versuchten – Therapievergleichsstudien im Rahmen unserer UMR/UMK Projektkoordination (1986–1996). UMR steht für „Unkonventionelle Medizinische Richtungen", UMK für „Unkonventionelle Methoden der Krebsbekämpfung". Es handelt sich um zwei vom damaligen Bundesministerium für Forschung und Technik initiierte Programme zur wissenschaftlichen Begleitung und Koordination komplementärmedizinischer Studien durch den Autor Peter Matthiessen. Therapievergleiche zwischen Schulmedizin und Komplementärmedizin sind insofern grundsätzlich kaum randomisiert möglich.

Diejenigen Patienten, die – eine korrekte Aufklärung vorausgesetzt – in eine Randomisation einwilligen, stellen in der Regel eine hoch selektierte Klientel dar, deren Repräsentativität für die „Population der Versorgungswirklichkeit" mit Recht angezweifelt werden muss.

Es gibt irreführende Behauptungen, dass die gängige Schulmedizin in hohem Prozentsatz (80%) evidenzbasiert sei [10]. Hierzu angeführte Literatur ([12], zit. n. [27]) verweist aber auf einen ganz anderen Tatbestand: Von 122 konsekutiven allgemeinärztlichen Patientenbehandlungen waren zwar 82 „evidenzbasiert", doch nur 31 (ein Viertel) durch randomisierte Studien gestützt. Die restlichen 51 „evidenzbasierten" Maßnahmen begründeten sich auf „convincing non-experimental evidence". Dementsprechend fordern die Autoren „an appropriate paradigm of evidence based practice rather than that determined solely by clinical trials. We believe that for general practice, and possibly in other settings too, the most important evidence may be found in developing alternative methodologies which complement conclusions from randomized controlled trials." Hier findet sich also nicht der Beleg einer EbM-Basierung, sondern der Bedeutung der Erfahrungs- und Beurteilungsevidenz in der täglichen Praxis, und die Forderung nach einer Methodologie, welche diese Art von Evidenz adäquat erfassen kann (zit. n. [12]).

Inwieweit andere Methoden dieses Problem der Übertragbarkeit von „verzerrt" gewonnenen Studienergebnissen auf die Versorgungswirklichkeit besser lösen können oder vielleicht wiederum zu neuen Problemen führen, wurde von Heusser [15] anschaulich zusammengestellt (▶ Tab. 7.1).

▶ **Tab. 7.1** Vor- und Nachteile verschiedener Methoden des medizinischen Erkenntnisgewinns (nach [15]).

Methode	Gewinn/Vorteil	Verlust/Nachteil
ärztliche Erfahrung	pauschale Übersicht über reale Praxissituation mit subjektiven und objektiven qualitativen und quantitativen individuellen Faktoren	Dokumentation oft ungenügend; Unschärfe der Information; Probleme der Erinnerung
Fallberichte retrospektive	reale Praxissituation dokumentiert, enthält noch subjektive und objektive qualitative und quantitative individuelle Faktoren	Dokumentation oft unvollständig; Selektion der Fälle
retrospektive Studie	reale Praxissituation; quantitative Auswertung des ganzen Patientenguts	Dokumentation oft unvollständig; Beschränkung auf quantitative Daten
prospektive Anwendungsbeobachtung	reale Praxissituation; vollständige Dokumentation; Erhaltung von subjektiven und qualitativen Faktoren möglich	Spontaneität des ärztlichen Entscheidens beeinträchtigt
einarmige prospektive Studie	Experiment; einheitliche Therapie, „Objektivität": Unabhängigkeit vom behandelnden Arzt	Beeinträchtigung von ärztlicher Kompetenz, Individualität und Flexibilität der Behandlung
kontrollierte Studie	systematische Vergleichsmöglichkeit	Beeinträchtigung der ärztlichen Kompetenz; suboptimale Therapie in Vergleichsgruppen
randomisierte Studie	optimierte Vergleichbarkeit der Patientengruppen	Beeinträchtigung des Arzt-Patienten-Verhältnisses; Verlust der ärztlichen Kompetenz
doppelblinde Studie	gleiche Chance für subjektive Erwartungen, Behandlung und Beobachtung; „objektive" Therapie	Verlust der Beziehung Arzt-Patient-Medikament und der Kontextbezogenheit

Bei der Verwendung und Interpretation von RCTs wird meist stillschweigend Folgendes angenommen:
- Die betreffende Therapiewirklichkeit lässt sich dem RCT-Modell anpassen, so dass eine modellgerechte Prüfung möglich wird.
- Das RCT-Ergebnis lässt sich auf die betreffende Therapiewirklichkeit zurückprojizieren und hat dort Gültigkeit (externe Validität).
- Eine formal korrekte RCT-Prüfung gegenüber falsch positiven und falsch negativen Ergebnissen ist in gleichem Maße geschützt (neutrale Prüfwertigkeit).

Diese Annahmen werden aus besagten Gründen als unzutreffend erachtet.

Literatur

[1] **Agency for Health Care Policy and Research (AHCPR):** Acute pain management: operative and medical procedures and trauma. Clinical practice guideline No.1. AHCPR Publication. 1992; 92-0023 (App B). http://www.ncbi.nlm.nih.gov/books/bv.fcgi?rid=hstat6.table.9286

[2] **Alderson P, Green S, Higgins J:** Cochrane Reviewers' Handbook. Handbook 4.2.1. Chichester: John Wiley & Sons; 2004.

[3] **Altman DG, Bland JM:** Absence of evidence is not evidence of absence. BMJ. 1995; 311: 485.

[4] **Bundesamt für Sozialversicherung der Schweiz (Hrsg.):** Handbuch zur Standardisierung der medizinischen und wirtschaftlichen Bewertung medizinischer Leistungen. 3. Aufl. Bern: 1996.

[5] **Cochrane Collaboration:** The Cochrane Collaboration open learning material. 13. Diversity and heterogeneity. 2002. http://www.cochrane-net.org/openlearning/HTML/mod13-4.htm

[6] **Crowley T, Low N, Turner A et al.:** Antibiotic prophylaxis to prevent post-abortal upper genital tract infection in women with bacterial vaginosis: randomised controlled trial. Int J Gynecol Obstet. 2001; 108(4): 396–402.

[7] **de Flora S, Grassi C, Carati L:** Attenuation of influenza-like symptomatology and improvement of cell-mediated immunity with long-term N-acetylcysteine treatment. Eur Respir J. 1997;10(7): 1535:1541.

[8] **Dickersin K.** The mammography debate: A crisis for Evidence Based Medicine? 4. Symposium Evidenzbasierte Medizin. 14.:15. März 2003, Freiburg.

[9] **Editorial:** The end of homoeopathy. Lancet. 2005; 366: 690.

[10] **Ernst E:** Author's reply. Wiener klinische Wochenschrift. 2004; 116: 408.

[11] **Fisher P, Berman B, Davidson J et al.:** Are the clinical effects of homoeopathy placebo effects? Lancet. 2005; 366: 2082–2083.

[11a] **Gaus W:** Biometrische Aspekte der „Münchener Kopfschmerzstudie". AHZ. 1997; 242(6): 245–249.

[11b] **Gaus W, Högel J:** Studies on the efficacy of unconventional therapies. Problems and design. Arzneimittel-Forschung/Drug Research. 1995; 45(1): 88–92.

[12] **Gill P, Dowell AC, Neal RD et al.:** Evidence based general practice: A retrospective study of interventions in one training practice. BMJ. 1996; 312: 819–821.

[13] **Godwin M, Ruhland L, Casson I et al.:** Pragmatic controlled clinical trials in primary care: the struggle between external and internal validity. BMC Med Res Methodol. 2003; 3(1): 28.

[14] **Greenhalgh T:** Assessing the methodological quality of published papers. BMJ. 315: 305–308.

[15] **Heusser P.** Kriterien zur Beurteilung des Nutzens von komplementärmedizinischen Methoden. Forsch Komplementärmed Klass Naturheilkd. 2001; 8: 14–23.

[16] **Higgins JPT, Thompson SG.** Quantifying heterogeneity in a meta-analysis. Stat Med. 2002; 21:1539–1558.

[17] **Hogel J, Walach H, Gaus W:** Change-to-Open-Label Design. Proposal and discussion of a new design for clinical parallel-group double-masked trials. Arzneimittelforschung. 1994; 44(1): 97–99.

[18] **Horn J, de Haan RJ, Vermeulen M et al.:** Very Early Nimodipine Use in Stroke (VENUS): a randomized, double-blind, placebo-controlled trial. Stroke. 2001; 32(2): 461–465.

[19] **Jacobs J, Jimenez LM, Malthouse S et al.:** Homeopathic treatment of acute childhood diarrhea: results from a clinical trial in Nepal. J Altern Complement Med. 2000; 6(2): 131–139.

[20] **Jonas WB, Kaptchuk TJ, Linde K:** A critical overview of homeopathy. Ann Intern Med. 2003; 138: 393–399.

[21] **Kaplan MA, Prior MJ, McKonly KI et al.:** A multicenter randomized controlled trial of a liquid loperamide product versus placebo in the treatment of acute diarrhea in children. Clin Pediatr. 1999; 38(10): 579–591.

[22] **Khan KS, ter Riet G, Popay J et al.:** STAGE II – Conducting the review. PHASE 5 – Study quality assessment. In: Khan KS, ter Riet G, Glanville J, Sowden AJ, Kleijnen J (Hrsg.). Undertaking Systematic Reviews of Research on Effectiveness. CRD Report Number 4. 2. Aufl. York: 2001.

[23] **Kiene H:** Komplementäre Methodenlehre der klinischen Forschung. Cognition-based Medicine. Berlin, Heidelberg, New York: Springer; 2001.

[24] **Kienle G:** Arzneimittelsicherheit und Gesellschaft. Eine kritische Untersuchung. Stuttgart, New York: Schattauer; 1974.

[25] **Kienle GS:** Gibt es Gründe für Pluralistische Evaluationsmodelle? Limitationen der Randomisierten Klinischen Studie. Zeitschrift für ärztliche Fortbildung und Qualität im Gesundheitswesen. 2005; 99: 289–294.

[26] **Kienle GS, Hamre HJ, Portalupi E et al.:** Improving the quality of therapeutic reports of single cases and case series in oncology – criteria and checklist. Altern Ther Health Med. 2004; 10(5): 68–72.

[27] **Kienle GS, Kiene H, Albonico HU:** Anthroposophische Medizin in der klinischen Forschung. Stuttgart, New York: Schattauer; 2006.

[27a] **Kron M, English J, Gaus W:** Guidelines on methodology of clinical research in homeopathy. In: Ernst E, Hahn EG: Homeopathy: A critical appraisal. Oxford: Butterworth Heinemann. 1998: 9–47.

[28] **Labrecque M, Audet D, Latulippe LG et al.:** Homeopathic treatment of plantar warts. CMAJ. 1992; 146(10): 1749–1753.

[29] **Linde K, Clausius N, Ramirez G et al.:** Are the clinical effects of homoeopathy placebo effects? A meta-analysis of placebo-controlled trials. Lancet. 1997; 350: 834–843.

[30] **Linde K, Jonas W:** Are the clinical effects of homoeopathy placebo effects? Lancet. 2005; 366: 2081–2082.

[31] **Lüdtke R:** Homöopathie – Zum Stand der klinischen Forschung. Eine Stellungnahme der Karl und Veronica Carstens-Stiftung. Essen: KVC, 2006. www.carstens-stiftung.de/wissen/hom/pdf/Stand_der_Forschung_Homoeopathie_07MAR06.pdf

[32] **Matthiessen PF:** Der diagnostisch-therapeutische Prozess als Problem der Einzelfallforschung. In: Ostermann T, Matthiessen PF (Hrsg.): Einzelfallforschung in der Medizin. Bedeutung, Möglichkeiten, Grenzen. Frankfurt: VAS; 2003.

[33] **Matthiessen P:** Leitlinien in der Onkologie-Contra-Datstellung. DZO. 2004; 36:135–137.

[34] **Matthiessen PF:** Die Therapieentscheidung des Arztes. Zeitschrift für ärztliche Fortbildung und Qualität im Gesundheitswesen. 2005; 99: 269–273.

[35] **Moher D, Cook DJ, Jadad AR et al.:** Assessing the quality of reports of randomised trials: implications for the conduct of meta-analyses. Health Technol Assess. 1999; 3(12): 1–98.

[36] **Moller C, Berg IM, Berg T et al.:** Nedocromil sodium 2% eye drops for twice-daily treatment of seasonal allergic conjunctivitis: a Swedish multicentre placebo-controlled study in children allergic to birch pollen. Clin Exp Allergy. 1994; 24(9): 884–887.

[37] **Nicholson KG, Aoki FY, Osterhaus AD et al.:** Efficacy and safety of oseltamivir in treatment of acute influenza: a randomised controlled trial. Neuraminidase Inhibitor Flu Treatment Investigator Group. Lancet. 2000; 355: 1845–1850.

[38] **Niroomand F:** Evidenzbasierte Medizin: Das Individuum bleibt auf der Strecke. Deutsches Ärzteblatt. 2004; 101(26): 1870–1874.

[39] **Ollenschläger G, Helou A, Lorenz W:** Kritische Bewertung von Leitlinien. In: Kunz R, Ollenschläger G, Raspe HH (Hrsg.): Lehrbuch evidenzbasierte Medizin in Klinik und Praxis. (Schriftenreihe Hans Neuffer Stiftung) Köln: Deutscher Ärzte-Verlag; 2000: 156–176.

[40] **Papp R, Schuback G, Beck E et al.:** Oscillococcinum® in patients with influenza-like syndromes: a placebo-controlled double-blind evaluation. Br Homeopath J. 1998; 87: 69–76.

[41] **Penston J:** Large-scale randomised trials – a misguided approach to clinical research. Med Hypotheses. 2005; 64(3): 651–657.

[42] **Raoult D:** Are the clinical effects of homoeopathy placebo effects? – Authors' reply. Lancet. 2005; 366: 2085–2096.

[43] **Resch K:** Pragmatic randomised controlled trials for complex therapies. Forsch Komplementärmed Klass Naturheilkd. 1998; 5 (Suppl S1): 136–139.

[44] **Roland M, Torgerson DJ:** Understanding controlled trials: What are pragmatic trials? BMJ. 1998; 316(7127): 285.

[45] **Rottey E, Verleye G, Liagre R:** Het effect van een homeopathische bereiding van micro-organismen bij de preventie van griepsymptomen: een gerandoseerd dubbel-blind onderzoek in de huisartspraktijk. Tijdschrift voor Integrale Geneeskunde. 1995; 11: 54–58.

[46] **Sackett D, Richardson W, Haynes R:** Evidence Based Medicine. How to practice and teach EBM. New York, Edinburgh, London: Churchill Livingstone; 1997.

[47] **Sackett DL:** Bias in analytic research. J Chronic Dis. 1979; 32: 51–63.

[48] **Schmidt JM, Ostermayr B:** Does a homeopathic ultramolecular dilution of Thyroidinum 30cH affect the rate of body weight reduction in fasting patients? A randomised placebo-controlled double-blind clinical trial. Homeopathy. 2002; 91(4): 197–206.

[49] **Scottish Intercollegiate Guidelines Network (SIGN 50):** A guideline developer's handbook. Notes on the use of Methodology Checklist 2: Randomised Controlled Trials. http://www.sign.ac.uk/guidelines/fulltext/50/notes2.html

[50] **Shang A, Huwiler-Muntener K, Nartey L et al.:** Are the clinical effects of homoeopathy placebo effects? Comparative study of placebo-controlled trials of homoeopathy and allopathy. Lancet. 2005a; 366: 726–732.

[51] **Shang A, Jüni P, Sterne JAC et al.:** Are the clinical effects of homoeopathy placebo effects? – Authors' reply. Lancet 2005b; 366: 2083–2085.

[52] **Skandhan KP, Smith A, Avni A:** Are the clinical effects of homoeopathy placebo effects? – Authors' reply. Lancet. 2005; 366: 2085.

[53] **Vickers AJ, Fisher P, Smith C et al.:** Homeopathic Arnica 30x is ineffective for muscle soreness after long-distance running: a randomized, double-blind, placebo-controlled trial. Clin J Pain. 1998; 14(3): 227–231.

[54] **Walach H:** Das Wirksamkeitsparadox in der Komplementärmedizin. Forsch Komplementärmed Klass Naturheilkd. 2001; 8: 193–195.

[55] **Walach H, Haeusler W, Lowes T et al.:** Classical homeopathic treatment of chronic headaches. Cephalalgia. 1997; 17(2): 119–126, 101.

[56] **Walach H, Jonas W, Lewith G:** Are the clinical effects of homoeopathy placebo effects? Lancet. 2005a; 366: 2081.

[57] **Walach H, Sadaghiani C, Dehm C et al.:** The therapeutic effect of clinical trials: understanding placebo response rates in clinical trials — a secondary analysis. BMC Med Res Methodol. 2005b; 5: 26.

[58] **Wegscheider K:** Was sind faire Vergleiche zwischen Therapien? Zeitschrift für ärztliche Fortbildung und Qualität im Gesundheitswesen. 2005; 99(4-5): 275–278.

[59] **Wein C:** Qualitätsaspekte klinischer Studien zur Homöopathie. Essen: KVC; 2002.

[60] **Weiser M, Clasen B:** Randomisierte plazebokontrollierte Doppelblindstudie zur Untersuchung der klinischen Wirksamkeit der homöopathischen Euphorbium compositum-Nasentropfen S bei chronischer Sinusitis. Forsch Komplementärmed Klass Naturheilkd. 1994; 1: 251–259.

[61] **White A, Slade P, Hunt C et al.:** Individualised homoeopathy as an adjunct in the treatment of childhood asthma: a randomised placebo controlled trial. Thorax. 2003; 58: 317–321.

[62] **World Medical Association:** Declaration of Helsinki. Ethical principles for medical research involving human subjects. Bulletin of the World Health Organization. 2001; 79(4): 373–374. http://whqlibdoc.who.int/bulletin/2001/issue4/79(4)declaration.pdf

8 – Geschichte der Naturheilverfahren

Barbara Wolf-Braun

8.1	Grundlegende Konzepte	88
8.2	Verfahren	90
8.3	Anfänge der Naturheilbewegung	97
8.4	Ärztliche Naturheilkunde und biologische Medizin	98
8.5	Weitere Entwicklung der Naturheilbewegung	99

Im Folgenden werden Elemente einer Ideen- und Sozialgeschichte der Naturheilverfahren im deutschsprachigen Raum dargestellt. Der Schwerpunkt liegt hierbei auf den Naturheilverfahren im engeren Sinne, somit auf Behandlungen mittels natürlicher Wirkfaktoren wie Wasser, Licht, Sonne, Luft, Erde, später auch Heilpflanzen, Bewegung und Ernährung. Die Geschichte der sogenannten biodynamischen Heilweisen mit der Annahme feinstofflicher, kosmischer Kräfte [15, S. 179–261], wie der Homöopathie, der „Biochemie" des Dr. Schüssler, der Spagyrik und der anthroposophischen Medizin von Rudolf Steiner, wird hier nicht berücksichtigt, ebenso wenig die der religiösen und magischen Medizin, da sie aus historischer Sicht ursprünglich nicht Teil der Naturheilverfahren waren, obwohl es zahlreiche Berührungspunkte gibt. Die Homöopathie sowie die durch Pfarrer Kneipp popularisierte Anwendung von Heilkräutern wurden von den meisten Vertretern der Naturheilkunde des 19. Jahrhunderts als „nicht naturgemäß" abgelehnt.

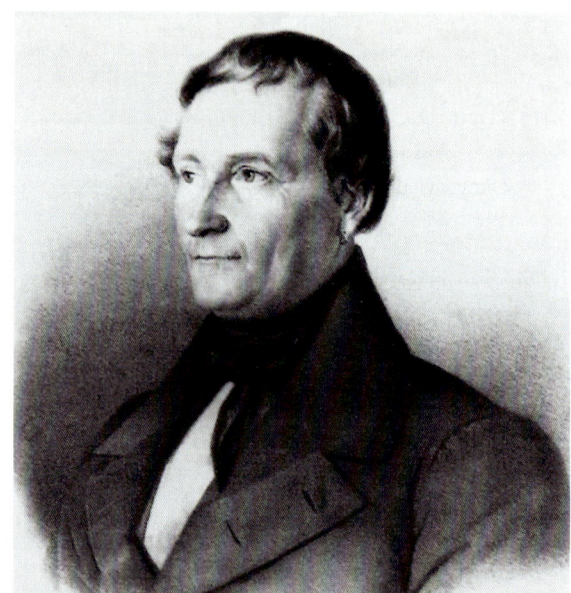

▶ **Abb. 8.1** Vinzenz Prießnitz

8.1 Grundlegende Konzepte

Gegen Ende des 17. Jahrhunderts kam es in Deutschland zu einer Wiederbelebung der seit der Antike bekannten Hydrotherapie (Wasserheilkunde). In der ersten Hälfte des 19. Jahrhunderts entwickelte sich daraus die Naturheilbewegung. Dazu trugen vor allem medizinische Laien wie Eucharius Christian Oertel (1765–1850), Vinzenz Prießnitz (1799–1851, ▶ **Abb. 8.1**) und Johann Heinrich Rausse (1805–1848) bei, die entscheidende Impulse zu einer Systematisierung und Erneuerung der Wasserheilkunde gaben. Sie waren von Rousseaus Naturismus bzw. von dessen Thesen bezüglich der Kulturschäden an der menschlichen Gesundheit beeinflusst. Er vertrat die Ansicht, der Mensch solle im Einklang mit der Natur leben, dann könne er sowohl Arzneimittel als auch Ärzte entbehren.

In der Mitte des 19. Jahrhunderts prägte der bayerische Militärarzt **Lorenz Gleich** (1798–1865) die Begriffe „Naturheilverfahren" und „Naturheilkunde" („Physiatrie"). Er gliederte die Naturheilkunde in folgende Bereiche:

- Die **Naturinstinktlehre** beschreibt das natürliche Bestreben des menschlichen Organismus nach gesund machenden Mitteln und Verhaltensweisen.
- Die **Naturdiätetik** beinhaltet die dem Naturinstinkt gemäße gesunde Lebensführung (Ernährung, Bewegung, Körperhygiene).
- Die **Naturheilverfahren (Naturheilkunst)** heilen ohne Arzneistoffe und Blutentziehung, nur mit natür-

lichen Mitteln (Naturarzneimitteln), z. B. mit Kälte und Wärme, frischer Luft, Naturkost, kaltem Wasser [4].

8.1.1 Physis

Ferner spielte das Konzept der Physis, der Selbstheilungstendenz des Organismus, das bereits in den hippokratischen Schriften genannt wird, eine bedeutende Rolle. Paradigmatisch für die natürlichen Heilungsvorgänge sind die akuten fieberhaften Krankheiten. Durch die gesteigerte Lebenswärme kann die Physis die schlechte Mischung der Säfte und die rohen, krank machenden Stoffe (Materia peccans) umwandeln: Die „Kochung" (griech. pepsis) im gesamten Organismus äußert sich als Fieber, beim örtlichen Leiden als Entzündung. So kommt es zur Krankheitsentscheidung (griech. krisis), bei der die krank machenden Säfte oder Stoffe gelöst, örtlich abgelagert oder versetzt werden. Im günstigen Fall kann die Physis die krank machenden Säfte auf natürlichem Wege ausscheiden: über Darm, Blase oder Haut, auch durch Blutflüsse, wie Nasenbluten, Hämorrhoidal- oder Monatsflüsse (Menstruation). Bei schwerer Krankheit muss die Kochung wiederholt werden, um Ausscheidungen zu bewirken.

Die Vorstellung von der Physis als einer Heilkraft hat Konsequenzen, die für die Naturheilkunde von grundlegender Bedeutung sind:
- Der Arzt muss dort eingreifen, wo die natürliche Selbsthilfe des Organismus versagt. Er soll diese kunstvoll unterstützen und ergänzen. Deshalb muss er in der Symptomatik des individuellen Krankheitsverlaufs die Zeichen der gesund machenden Aktion der Physis von den Zeichen ihres Unterliegens, der Verschärfung der Krankheit, unterscheiden, die sein Eingreifen notwendig machen. Insofern ist der Arzt „Diener der Natur".
- In einer solchen Perspektive erscheint die ärztliche Tätigkeit selber als eine die Natur nachahmende Handlung. Ihre Aufgabe ist es, Naturprozesse, die aufgrund der Schwäche der Naturheilkraft nicht ablaufen können, künstlich durchzusetzen, nach denselben Prinzipien wie die Natur. Insofern imitieren die Naturheilverfahren nach dem Selbstverständnis ihrer Anwender nur die Heilkraft der Natur.

Dieser Topos hat in der Medizingeschichte eine lange Tradition; er wurde immer wieder zur Begründung der jeweiligen Lehre herangezogen, so auch von Paracelsus, Mesmer und Hahnemann.

8.1.2 Humoralpathologie

Ein weiteres grundlegendes Konzept für die Naturheilkunde war die antike Säftelehre (Humoralpathologie), die vor allem **von Galen** im 2. Jahrhundert n.Chr. als Krankheitslehre kanonisiert wurde und bis weit in die Neuzeit vorherrschendes Konzept der abendländischen Medizin war (▶ Kap. 27 Ausleitende Verfahren). Sie erklärt die Krankheit aus einer fehlerhaften Mischung (griech. dyskrasia) der **vier Hauptsäfte** im menschlichen Körper: Blut, gelbe Galle, schwarze Galle und Schleim. Die Qualitäten der Säfte bringen das Krankheitsbild hervor. So wird durch das Aufsteigen der trockenen und heißen gelben Galle in den Kopf eine Hirnentzündung (Phrenitis) erzeugt, die zu Wahnsinn und Tobsucht führt. Die entsprechende Gegenmaßnahme besteht in Abkühlung mit kaltem Wasser auf den Kopf, Blutentziehung, besonders im Kopfbereich, kühlender und feuchter Diät bzw. Medikamenten. Dieses Vorgehen spielte noch im 19. Jahrhundert eine wichtige Rolle, d.h., es wurden kalte Duschen, kalte Bäder und Wassergüsse auf den Kopf als Heilmaßnahmen eingesetzt.

Das beschriebene therapeutische Prinzip wird im Allgemeinen als „contraria contrariis" bezeichnet, d.h. „Gegensätzliches soll mit Gegensätzlichem geheilt werden"; Hahnemann, der Begründer der Homöopathie, nannte es „Allopathie".

Die im Vordergrund der Säftelehre stehenden **Therapiemaßnahmen** sind die mehr oder weniger drastischen Ableitungen der verdorbenen Säfte durch Aderlass, Erbrechen, Abführen, Schwitzkuren, künstliche Eiterungen, Schröpfen.

Die Naturheilbewegung wandte sich vor allem gegen diese Verfahren, soweit sie künstlich waren, und stellte die hippokratische Idee der Physis als Richtschnur ärztlichen Handelns in den Mittelpunkt.

Alle Naturheilverfahren sollen den „inneren Arzt", die Naturheilkraft, unterstützen und nachahmen. Die Kraft, die den Kranken gesund macht, ist dieselbe, die den Gesunden gesund erhält. Die entscheidenden Heilkräfte, die den „inneren Arzt" anregen und stärken, gehen von den natürlichen Dingen der Umwelt aus, so von Licht, Erde, Wasser, Nahrungsstoffen; zum anderen ist die naturgemäße Lebensweise des Menschen, seine eigene Aktivität, im Sinne der Stärkung der Physis gefordert.

8.1.3 Diätetik

Hier sind wiederum die klassischen Regeln der umfassenden Diätetik, der „Lehre von der gesunden Lebensführung", von Bedeutung. Seit Galen wurden sie als „res non naturales" formuliert, als die „nicht natürlichen Dinge", die der Mensch durch aktives Verhalten für seine Gesunderhaltung schaffen muss. Für Licht und Luft, Essen und Trinken, Bewegung und Ruhe, Schlafen und Wachen,

8 Geschichte der Naturheilverfahren

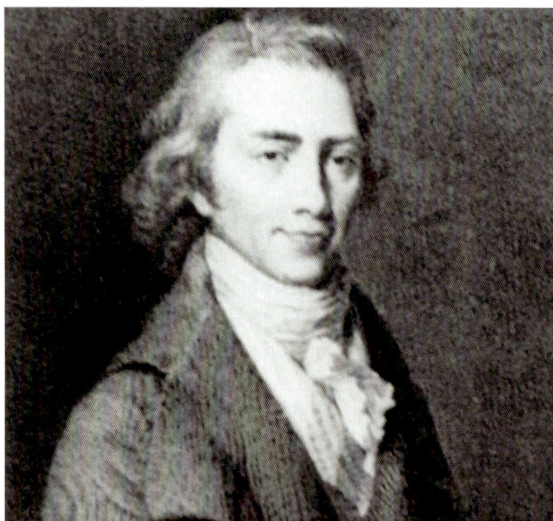

▶ **Abb. 8.2** Christoph Wilhelm Hufeland

Ausscheidungen und positive Gemütsbewegungen hat der Mensch selbst zu sorgen. Diese Aussage findet sich in zahlreichen Gesundheitsregeln. **Christoph Wilhelm Hufeland** (1762–1836, ▶ **Abb. 8.2**) schreibt in seinem Werk „Makrobiotik" aus dem Jahre 1796:

„Die Unnatur, in der wir leben, zehrt an unserer Lebenskraft und verkürzt das Leben. So gilt es alles Schädigende zu vermeiden, die Verweichlichung, die Unmäßigkeit, die Ausschweifungen, den Alkohol, die Leidenschaften, und alles zu tun, um die Lebenskraft zu stärken" [27, S. 15]. Hufeland empfiehlt auch, pflanzliche Nahrung gegenüber tierischer Nahrung zu bevorzugen, täglich in der frischen Luft zu gehen und den Körper täglich mit kaltem Wasser zu waschen.

Es waren vor allem eine Gruppe medizinischer Laien und einige Ärzte, wie J. H. Rausse, Theodor Hahn und Lorenz Gleich, die auf der Grundlage traditioneller medizinischer Konzepte wie Humoralpathologie und Naturheilkraft in der Mitte des 19. Jahrhunderts ein konsistentes und theoretisch durchdrungenes therapeutisches Konzept der Naturheilkunde entwickelten. Die Auseinandersetzung zwischen Naturheilkunde und der aufkommenden wissenschaftlichen Medizin war von Anfang an durch grundlegende theoretische Differenzen gekennzeichnet. Die Naturheilkunde unterschied sich vor allem durch ihr teleologisches Naturverständnis, die Lehre von den Krankheits- und Giftstoffen, die Betonung eines Primats des Naturinstinkts gegenüber der rationalen Erkenntnis und die Ablehnung der Arzneimittel als Auslöser chronischer Krankheiten von der wissenschaftlichen Medizin [11, S. 41].

8.2 Verfahren

8.2.1 Hydrotherapie (Wasserheilkunde)

Der Begriff der Hydrotherapie ist von dem der Balneologie bzw. Balneotherapie nicht scharf abzugrenzen. Hydrotherapie, historisch auch als „Hydriatrie" oder „Hydriatik" bezeichnet, kann als Heilbehandlung durch Anwendung – insbesondere kalten – Wassers mit verschiedenen seit der Antike überlieferten Methoden definiert werden (▶ **Kap. 13** Hydrotherapie und Balneotherapie).

Anzuführen sind das Schwimmen in fließenden Gewässern, Baden in der Wanne, aber auch die örtliche Anwendung von kaltem Wasser durch Waschungen, Wickel oder gezielten Wasserstrahl bei Übergießen oder Duschen. Auch die Anwendungen von warmem Wasser und Wasserdampf sind traditionelle Formen der Hydrotherapie. So waren feuchtheiße Umschläge und Schwitzkuren im Dampfbad schon in mittelalterlichen Badestuben üblich.

Ab der zweiten Hälfte des 17. Jahrhunderts propagierten die schlesischen „Wasserdoktoren" **Johann Sigmund Hahn** (1664–1742) und seine Söhne **Johann Gottfried** (1694–1753) und **Johann Sigmund** (1683–1773) die Hydrotherapie. Die auch als „Wasserhähne" bekannten Ärzte empfahlen die Wasseranwendung im Sinne einer frühen Form von Selbsthilfe als zu Hause anzuwendende Kur.

Die 4. Auflage der Schrift *Unterricht von Krafft und Würckung des frischen Wassers in die Leiber der Menschen besonders der Krancken, bei dessen innerlichen und äußerlichen Gebrauch* [5] von Johann Sigmund Hahn aus dem Jahre 1794 war für die Naturheilbewegung des 19. Jahrhunderts von besonderer Bedeutung. Sie war 1833 von dem Ansbacher Gymnasialprofessor Oertel neu heraus gegeben worden. Diese Neuausgabe half dem jungen **Sebastian Kneipp**, der als Theologiestudent unter einem schweren „Lungenkatarrh" litt, zu einer erfolgreichen Selbstbehandlung nach den Vorschriften von Hahn mit kalten Waschungen, Abreibungen, Bädern und Übergießungen [27, S. 81].

Bei der Anwendung von kaltem Wasser spielte die Idee der Abhärtung von Anfang an eine wichtige Rolle. So warnt bereits Hahn vor der Anwendung von warmem Wasser, das die Sinnesorgane „verzärteln" würde [5, S. 79], und auch Kneipp nennt seine Abhärtungsmittel: Barfußgehen, Kaltbaden der Arme und Beine, Kniguss [17, S. 21]. Dabei betont er stets, man müsse streng darauf achten, dass der Körper nicht zu sehr auskühlt.

Zu Beginn des 19. Jahrhunderts galt kaltes Wasser vielen Ärzten als Allheilmittel, besonders bei Fieber. Der Berliner Arzt Heim verordnete z. B. bei Scharlach kalte Bäder, „um den Ausschlag herauszubekommen." [29, S. 263] Zwischen 1816 und 1818 behandelten die britischen Militärärzte Grigor und Franklin fast 2 000 Syphiliskranke nur mit kalten Waschungen und Umschlägen, ohne Quecksilber zu verordnen [29, S. 263].

✱ Merke: Die Wasserheilkunde wurde zum wichtigsten Ausgangspunkt der Naturheilbewegung und durch das Engagement von Laien für „naturgemäße Heilmethoden" im frühen 19. Jahrhundert populär.

Wasserkur nach Vinzenz Prießnitz

Im Jahre 1826 baute der von einem Bauernhof stammende Vinzenz Prießnitz (1799–1851) in Gräfenberg (Schlesien) eine Kaltwasserheilanstalt. Bereits seit 1818 hatte er die ersten Patienten aus der Nachbarschaft mit kaltem Wasser behandelt. Ursprünglich hatte er sich bei eigenen Krankheiten, z. B. Lungenentzündung, und Verletzungen, wie Rippenbruch, mit dieser Methode selbst geheilt.

Sein therapeutisches Wissen hatte er durch eigene Beobachtungen von Tieren, durch Selbstversuche und durch Austausch mit anderen Laienheilern erworben. Im Lauf der Zeit verfeinerte er seine Wasserkur (▶ Abb. 8.3) und baute sie zu einem **abgestuften System** aus, das mehr als fünfzig verschiedene Formen der Anwendung des kalten Wassers umfasste: vorhergehendes Schwitzen, Sitz-, Fuß-, Kopf- und Augenbäder, Wassertrinken, Frottieren mit nassem Handtuch. Erstmals wandte er das Schwitzen im Bad systematisch an und führte das **Sturzbad** als festen Bestandteil der Kur ein. Er erfand den feuchtkalten Wickel, der später als **Prießnitz-Wickel** weltweit bekannt wurde, die **Luft-Wasser-Bäder**, **Teilwaschungen** sowie verschiedene **Formen des Duschens**.

Prießnitz wurde mehrfach wegen Kurpfuscherei angeklagt und einmal zu vier Tagen verschärftem Arrest verurteilt [3, S. 88]. Im Jahre 1831 wurde die Errichtung einer Badeanstalt offiziell genehmigt, allerdings unter strengen Auflagen. Erst 1837, nachdem sich eine ärztliche Untersuchungskommission von der Wirksamkeit der Prießnitz-Wasserkur überzeugt hatte, erhielt er die Erlaubnis, einen Kurbetrieb zu führen.

Ein **Kurtag** bei Prießnitz in Gräfenberg war streng geregelt: Der Kurgast wurde bereits um vier Uhr morgens zum Schwitzen in eine Wolldecke gewickelt, nach halbstündigem Schwitzen folgte ein kurzes kaltes Wannenbad (6–8 °C) in frischem Wasser, anschließend ging der Patient zur Erwärmung spazieren. Um 9.00 Uhr gab es ein gemeinsames Frühstück, danach wanderte man auf den Gräfenberg und bekam dort eine kalte Sturzdusche. Am Nachmittag folgte eine erneute Schwitzkur mit anschließendem Kaltbad, zur Erwärmung und Kräftigung mussten die Kurgäste auch körperliche Arbeiten verrichten, wie Holz sägen. Nach dem Abendessen wurden erneut kalte Teilbäder oder auch kalte Einläufe angewendet [15, S. 117f.].

Im Jahre 1837 behandelte Prießnitz mehr als 500 Kranke; 1839 waren es etwa 1 700 Kranke, darunter auch 120 Ärzte, die sich mit seiner Wasserheilkunde vertraut machten [10, S. 25, 28, S. 210]. Im Jahre 1845 gab es in Deutschland bereits zwischen siebzig und achtzig Wasserheilanstalten. Sie wurden überwiegend von Ärzten geleitet, die ihre Kenntnisse bei Prießnitz erworben hatten. Auch in Österreich, England, Frankreich und sogar in den USA wurden nach seinem Vorbild **Wasserheilanstalten** gegründet. Eine noch größere Anzahl von Ärzten bezogen einzelne seiner therapeutischen Maßnahmen in ihre Praxis ein. Die Leiter dieser Anstalten schlossen sich in einem „Hydriatischen Verein" zusammen.

Zu den ärztlichen Besuchern auf dem Gräfenberg bei dem Nachfolger von Prießnitz, Dr. med. Josef Schindler (1844–1891), zählte auch Wilhelm Winternitz (1834–1917), der sich im Jahre 1865 über die „rationelle Begründung einiger hydrotherapeutischer Prozeduren" in Wien habilitierte. Er errichtete 1872 in der Allgemeinen Wiener Poliklinik eine kleine hydrotherapeutische Station, später eine eigene Kaltwasserheilanstalt im Wienerwald. Mit Winternitz wurde das spätere Fach der Physikalischen Therapie innerhalb der Schulmedizin vorbereitet [27, S. 77].

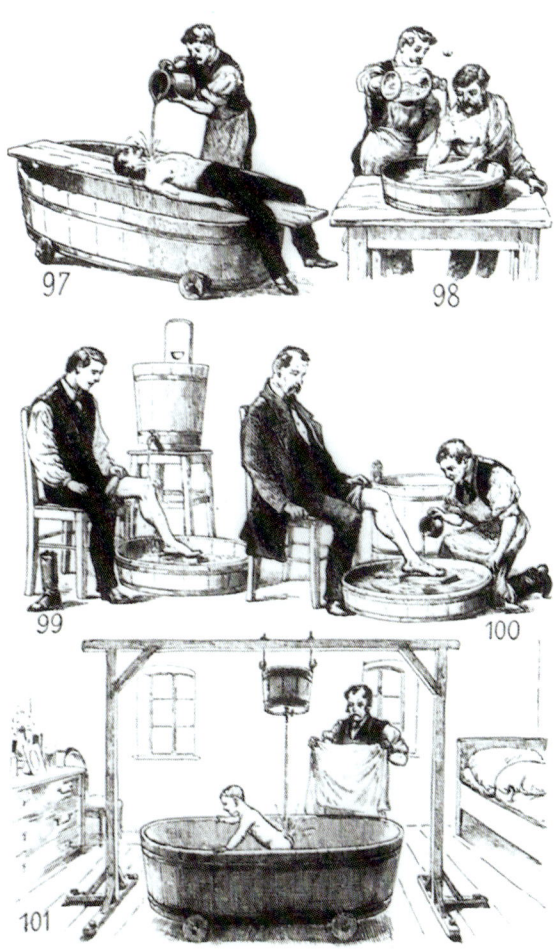

▶ Abb. 8.3 Prießnitz'sche Güsse.

Wasserkur nach Sebastian Kneipp

Der katholische Pfarrer Sebastian Kneipp (1821–1897) veröffentlichte 1886 das Buch *Meine Wasserkur*, das 1894 bereits die 50. Auflage erreichte und als Anleitung zur Selbsthilfe dienen sollte [17].

Kneipp wurde als Sohn eines armen Leinenwebers in Stefansried bei Ottobeuren geboren. Aus finanziellen Gründen konnte er erst mit 23 Jahren das Gymnasium und darauf das Jesuitenkolleg in Dillingen, später die theologische Hochschule in München besuchen. Wie oben geschildert, konnte er sich nach den Vorschriften von Johann Siegmund Hahn durch Anwendungen von kaltem Wasser heilen. Ab diesem Zeitpunkt war er bestrebt, seine guten Erfahrungen mit der Wasserkur auch anderen kranken Menschen zu vermitteln. Als Hilfspfarrer behandelte er viele Kranke bei einer Choleraepidemie durch kalte, kurze Sitzbäder, heiße Auflagen auf den Leib und Rettichsaft. Dies brachte ihm den Beinamen „Cholera-Kaplan" und die ersten Anschuldigungen wegen Kurpfuscherei ein. Im Jahre 1855 trat er eine Stelle als Beichtvater bei den Dominikanerinnen in Wörishofen an. Es gelangen ihm einige Aufsehen erregende Heilungserfolge, die ihn bekannt machten und zugleich weitere Anklagen aus der Ärzteschaft provozierten.

Sein Ruf als „Priester-Arzt" verbreitete sich rasch, so dass das Dorf Wörishofen von Hilfesuchenden regelrecht überflutet wurde. Patienten aus allen sozialen Schichten und aus fast allen europäischen Ländern suchten ihn auf. Nachdem er Erzherzog Joseph von Österreich-Ungarn von einem schweren Ischiasleiden geheilt hatte, wurde er zum Modearzt der Oberschicht.

Die Dorfbewohner waren von den neuen Gästen nicht sehr begeistert. Die Patienten trampelten barfuß die Wiesen der Bauern nieder und störten das Dorfleben. Dennoch beschloss der Gemeinderat im Jahre 1891 mit nur einer Stimme Mehrheit die Umwandlung in einen Kurort und die Errichtung eines Kurparks. Im Jahre 1889 waren 4000 Kranke bei Kneipp; sie konnten anfangs nur in Massenquartieren untergebracht werden [27, S. 80, 34].

Die Wasserkur nach Kneipp unterschied sich vor allem durch die Kürze und die Milde der Wasseranwendung von der Durchführung nach Prießnitz. Zudem hatte Kneipp die **Güsse** (▶ Abb. 8.4) eingeführt, die zu Hause in Selbstbehandlung durchgeführt werden konnten, sowie das **Wassertreten** (▶ Abb. 8.5) und das **Gehen im taufrischen Gras**. Auch der Einsatz von **Heilpflanzen** zum äußeren Gebrauch als Badezusatz und zur Teezubereitung wurde erst durch Kneipp populär. Außer Kaffee lehnte Kneipp keinerlei Nahrungsmittel aus Prinzip ab. Er war kein Vegetarier, weder Bier noch Tabak waren grundsätzlich verboten.

Obwohl Kneipp sich um eine Zusammenarbeit mit den Ärzten bemühte, wurde er immer wieder beschuldigt, die veraltete Humoralpathologie zu vertreten und seine Wasserkur ohne eigene medizinische Qualifikati-

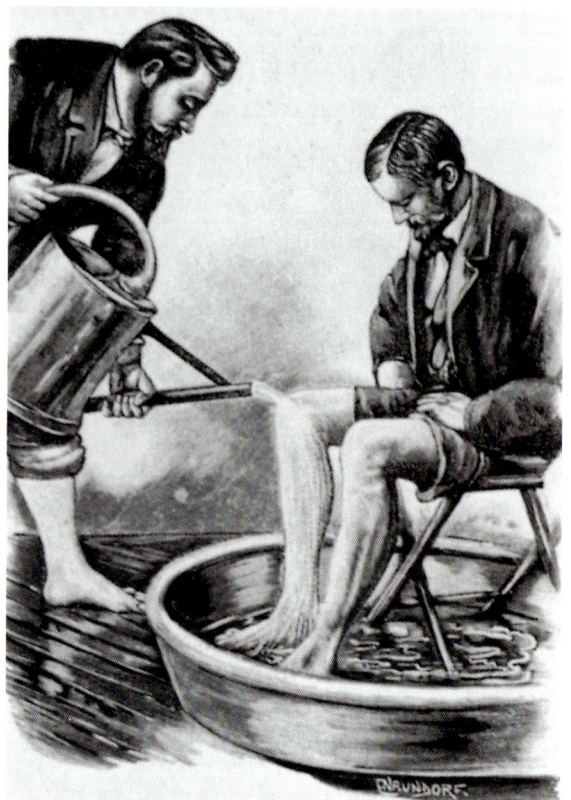

▶ **Abb. 8.4** Kneipp: Knieguss mit Gießkanne.

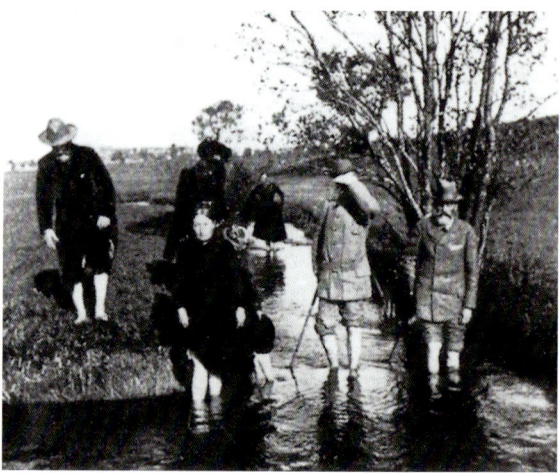

▶ **Abb. 8.5** Kneipp'sches Wassertreten.

on undifferenziert in allen Krankheitsfällen anzuwenden, also „Kurpfuscherei" zu betreiben. Professor Hugo Wilhelm von Ziemssen, ein bekannter zeitgenössischer Kliniker, verurteilte die Anhänger Kneipps unter den Ärzten: „Aufs tiefste müssen wir es bedauern, dass sich Ärzte so weit herabwürdigen konnten, zu Helfershelfern des kneippschen Hokuspokus zu werden. Wir weisen solche Afterärzte von der Schwelle der geheiligten Wissenschaft." [3, S. 144] Meist suchten täglich 25 bis 30, in der Hochsaison bis zu 300 Menschen seine Sprechstunde

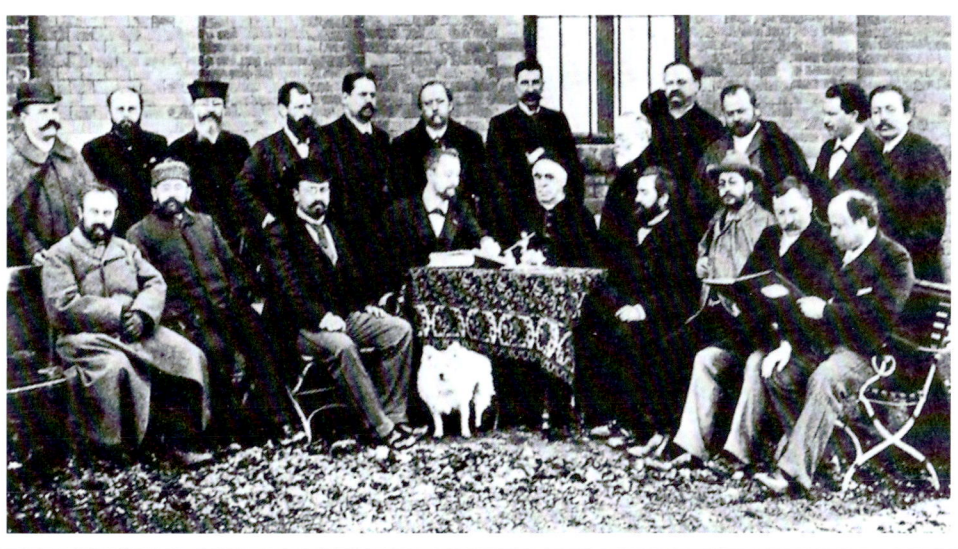
▶ **Abb. 8.6** 1894 wurde der „Internationale Verein Kneippscher Ärzte" in Wörishofen gegründet.

auf. Kneipp saß dann an der Längsseite eines Tisches, zu beiden Seiten seine Sekretäre, die die Behandlungen protokollierten, dazu sein Schüler Dr. Alfred Baumgarten als beratender Arzt. Häufig waren auch andere Ärzte zur Beobachtung anwesend. Die einzelnen Patienten wurden in Anwesenheit aller anderen von Kneipp befragt.

Wenn er einem „durch schlechten Lebenswandel" zerrütteten Patienten Wassergehen und Obergüsse, jede Stunde einen Löffel voll Milch, zudem täglich noch fünf bis acht Wacholderbeeren verordnete, ohne irgend eine Art seelischer Läuterung – wie Bußgebet oder Beichte – zu fordern, mag dies manchem Patienten als Absolution erschienen sein. Hier wurde auch ein Heilritual vollzogen, das sich auf den Einsatz von Naturheilmethoden berief (Wasser, Bewegung, Heilkräuter), jedoch implizit religiöse Elemente enthielt, zumal sie von einem Priester verordnet wurden.

Weitere Entwicklung der Kneipp-Bewegung

Die Vertreter der Naturheilbewegung betrachteten die Kneipp-Bewegung eher als Konkurrenz denn als Mitstreiter. Die Kneipp-Bewegung beteiligte sich nicht an den Kämpfen der Verbände, die auf eine bessere naturgemäße Ernährungs- und Heilweise zielten und gegen die zunehmend naturwissenschaftlich orientierte universitäre Medizin ausgerichtet waren. Kneipp zog Ärzte vielmehr zur Mitarbeit heran und unterstützte die Gründung eines „Internationalen Vereins Kneipp'scher Ärzte" (▶ **Abb. 8.6**) im Jahre 1894. Zudem galt die Anwendung von Heilkräutern als nicht vereinbar mit den Grundsätzen der Naturheilkunde [10, S. 170]. Erst im 20. Jahrhundert besserte sich das gegenseitige Verständnis zwischen Naturheil- und Kneipp-Bewegung.

Zum Internationalen Verein Kneipp'scher Ärzte zählten bis zum Jahre 1901 bereits 90 Ärzte aus dem In- und Ausland. Im Jahre 1926 kam es in Bad Wörishofen zu einer Neugründung unter dem Namen „Ärztliche Gesellschaft für Hydrotherapie" mit 52 Mitgliedern; 1933 wurde der Verband von den Nationalsozialisten in „Reichsarbeitsgemeinschaft der Kneipp-Ärzte" umbenannt und 1935 in die „Reichsarbeitsgemeinschaft für eine Neue Deutsche Heilkunde" eingegliedert. Die nach dem Zweiten Weltkrieg wieder begründete Ärztevereinigung trägt nunmehr den Namen „Ärztegesellschaft für Präventivmedizin und klassische Naturheilverfahren - Kneipp-Ärztebund e.V." und verfügt über ca. 300 Mitglieder.

Der „Kneipp-Bund" – die Laienbewegung – zählte bereits im Gründungsjahr 1897 über 10 000 Mitglieder in 76 Vereinen. Im Jahre 1936 waren es einer zeitgenössischen Schätzung zufolge bereits 48 000 Mitglieder. Wie die anderen naturheilkundlichen Laienverbände wurde auch der Kneipp-Bund während der Zeit des Nationalsozialismus im Jahre 1935 in die „Reichsarbeitsgemeinschaft der Verbände für naturgemäße Lebens- und Heilweisen" eingegliedert. Nach einem längeren Niedergang kam es ab den siebziger Jahren wieder zu einem neuen Aufschwung. Anlässlich des hundertsten Jubiläums der Kneipp-Vereine im Jahre 1994 zählte die Kneipp-Bewegung allein in der Bundesrepublik Deutschland über 150 000 Mitglieder in 650 Vereinen.

Trotz der 1871 reichsweit eingeführten Kurierfreiheit, die es jedermann gestattete, die Heilkunde in all ihren Sparten auszuüben, hatten naturheilkundlich arbeitende Therapeuten bis in die zwanziger Jahre des 20. Jahrhunderts mit den Landesregierungen, den Medizinalbeamten und den Polizeibehörden beträchtliche Schwierigkeiten; dies unabhängig davon, ob sie als Ärzte approbiert waren oder nicht. Erst in der Weimarer Republik wurde ihre Tätigkeit stärker toleriert. Dennoch gelang es der Kneipp-Bewegung nicht, einen entsprechenden Lehrstuhl durchzusetzen. Die Vertreter der Naturheilkunde, die sich auf Prießnitz beriefen, erreichten allerdings zeitweilig einen Zugang zu den Universitäten. So wurden in Berlin und Jena Lehrstühle eingerichtet [12, 15, S. 124ff., 36].

Ein Vorreiter war zu Ende des 19. Jahrhunderts Bismarcks Leibarzt, **Johann Baptist Schweninger** (1850–1924). Dieser überzeugte Anhänger der Naturheilkunde erhielt auf Anweisung Bismarcks im Jahre 1886 den gerade frei gewordenen Lehrstuhl für Dermatologie an der Charité in Berlin. Im Jahre 1900 wurde er zum Leiter des ersten öffentlichen Naturheil-Krankenhauses in Berlin-Lichterfelde ernannt.

8.2.2 Die Heilkräfte von Licht, Luft und Erde

Industrialisierung und Urbanisierung in der zweiten Hälfte des 19. Jahrhunderts lenkten die Aufmerksamkeit auf die Bedeutung von frischer Luft und Sonnenlicht als Gesundheitsfaktoren.

Arnold Rikli

Einer der ersten Vertreter der Licht- und Luftbehandlung war der Schweizer Färbereibesitzer Arnold Rikli (1823–1906, ▶ Abb. 8.7). Im Gegensatz zu den Anhängern der Wasserheilkunde bevorzugte er warme Anwendungen, darunter das von ihm erfundene **Bettdampfbad**. Zudem erfand er die **Lufthütten**, in denen sich die Kranken Tag und Nacht unbekleidet aufhalten und schlafen konnten. Zu dem von ihm vertretenen therapeutischen Repertoire gehörte auch Bewegung an der frischen Luft: Wandern, Gartenarbeit, Gymnastik, barfuß Laufen sowie Sonnenbäder mit anschließender Kühlung.

In seinem Werk *Die Thermodiätetik* entwickelte er eine eigene Reiztheorie [26]. Er ging davon aus, dass jeder Temperaturwechsel eine elektrische Strömung im peripheren Nervennetz bedinge, die zu einer Anpassung der Hauttemperatur an die Außentemperatur führe. Diese Strömung pflanze sich auf das Gehirn fort und werde von diesem über die „Nervenfäden" auf die Schleimhäute und auf die Blut- und Lymphgefäße übertragen. Bekleidung und Aufenthalt in geschlossenen Räumen würden folglich den Einfluss dieser wichtigen belebenden Reize unterbinden.

Rikli vertrat weiterhin einen sehr weit gefassten Abhärtungsbegriff, indem er proklamierte, der Mensch müsse sich äußerlich und innerlich abhärten; äußerlich, indem er sich dem Klima aussetzt, innerlich durch Vermeiden von Gewürzen, Genussmitteln und Medikamenten. Auch innere Werte wurden angemahnt: Nur der weitherzige, sich von „niederen Sinnen" befreiende und für Kunst und Wissenschaft öffnende Mensch könne gesunden [27, S. 92].

Heinrich Lahmann

Für Riklis Sonnenbäder interessierte sich neben anderen der Arzt Heinrich Lahmann (1860–1905), Gründer des „Weißen Hirsch" in Dresden, eines der bekanntesten Sanatorien der Jahrhundertwende. Er war wohl der vielseitigste Vertreter der Naturheilverfahren und führte neben der Krankenbehandlung in einem eigenen physiologisch-chemischen Laboratorium Untersuchungen zur Bestimmung des Mineraliengehalts von Nahrungsmitteln durch, um auf diese Weise wissenschaftlich fundierte Ernährungsempfehlungen auszuarbeiten. Er propagierte das **Licht-Luftbad in Lufthütten**, engagierte sich für die Kleidungsreform und empfahl poröse Baumwollkleidung. Lahmanns Forschungen zur Ernährung wurden von dem schwedischen Chemiker Ragnar Berg fortgeführt, der zudem die Notwendigkeit einer ausreichenden Versorgung mit basischen Nahrungsanteilen betonte. Damit wiesen Lahmann und Berg auf den Wert der von der Naturheilkunde propagierten pflanzlichen Ernährung mit hohem Mineralienanteil hin und überwanden die Fixierung der zeitgenössischen Ernährungsforscher auf den reinen Kalorienwert [10, S. 263].

Gustav Jaeger

Rikli stand im Gegensatz zu dem Arzt Gustav Jaeger (1832–1917), der **Wollkleidung** zum Grundelement jeder Gesundheitspflege machte. In seinem Werk *Mein System* aus dem Jahre 1885 vertrat er eine „Duftstofftheorie der Seele", der zufolge das Gehirn je nach Gefühlslage unterschiedliche Duftstoffe produziere. Auch Sympathie und Antipathie übertragen sich über solche Duftstoffe.

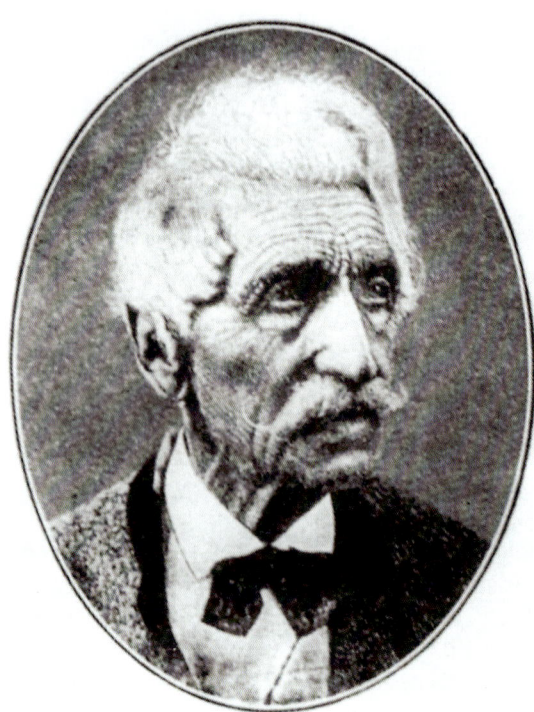

▶ **Abb. 8.7** Arnold Rikli

Das konsequente Tragen von Wollkleidung sollte die Ausdünstung schlechter, krank machender Gerüche fördern. Zudem kämpfte Jäger gegen die Denaturierung von Nahrung, gegen giftige Verpackungsmaterialien und gegen Konservierung und Färbung [27, S. 125].

Adolf Just

Viele weitere Naturärzte übernahmen Riklis Luft- und Lichtbäder, so auch der Buchhändler Adolf Just (1859–1936, ▶ Abb. 8.8). Er hatte von Kindheit an eine labile Gesundheit und behandelte sich selbst in einer einsamen Lufthütte in der Nähe von Braunschweig unbekleidet mit Licht- und Luftbädern und vegetarischer Ernährung. Im Jahre 1896 gründete er die Naturheilanstalt „Jungborn" im Harz, eine weitläufige Anlage mit zahlreichen Lufthütten. Er ging davon aus, dass das Schlafen in unmittelbarer Erdberührung zu einer Übertragung von Naturkräften führe.

Als Adolf Just eines Tages von einem Hund gebissen wurde, bestrich er die Verletzung mit frischem Lehm. Die erfolgreiche Behandlung machte ihn zum Vertreter der äußeren **Lehmkuren** und der Einnahme von **Heilerde**, die er später auch unter dem Namen „Luvos" vertrieb. Sein 1896 erschienenes Buch *Kehrt zur Natur zurück – die wahre naturgemäße Heil- und Lebensweise, Wasser, Licht, Luft, Erde, Früchte und wirkliches Christentum* [16] hatte zahlreiche Auflagen. Darin bezeichnete er jegliche technische oder künstliche Heilmaßnahme als naturwidrig. Hierzu zählte er nicht nur Operationen und Medikamente, sondern auch Hausmittel und Homöopathie, künstliche Bäder, Massage, Heilgymnastik. Er protestierte gegen das Schnürkorsett, gegen Technik und Wissenschaft, gegen Tierversuche und Kunstdünger und plädierte für Rohkost und Baumwollwäsche.

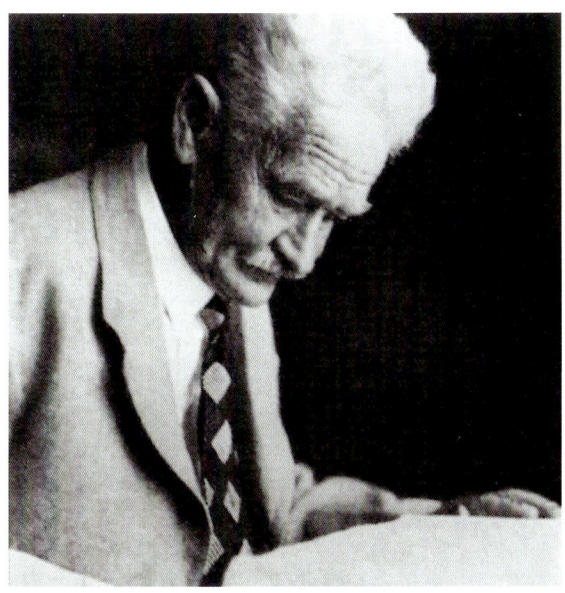

▶ **Abb. 8.8** Adolf Just

Emanuel Felke

Ein weiterer Vertreter der Wasser- und Lehmheilkunde war der evangelische Pastor Emanuel Felke (1856–1926), auch „Lehmpastor" genannt. Im Jahre 1898 gründete er eine Heilanstalt in Repelen bei Krefeld, die er ebenfalls „Jungborn" nannte. Seinen Patienten verordnete er vor allem kalte Sitzbäder, in Kombination mit Ausspülungen, Übergießungen, nassen Laken. Zudem setzte er Licht-Luftbäder, Gymnastik, Lehmanwendungen sowie homöopathische Mittel ein. Vor allem aber bediente er sich der **Augendiagnose**, um den Zustand des Blutes zu bestimmen. Er ging davon aus, dass die Verfärbungen in den Feldern der Iris auf das Vorhandensein von Giftstoffen im Körper hinweisen, so auf Chinin, Jod, Opium, Morphium oder Diphtherie-Serum. Wie die meisten zeitgenössischen Naturheiler war er der Meinung, Krankheiten seien durch eine Ansammlung schlechter Stoffe im Blut verursacht.

Analog zu Just vertrieb auch Felke eigene Reformwaren: „Felkes Zahnpasta", „Felkes Zahn- und Mundwasser" sowie „Felkes Unterwäsche".

Wegen seiner Heiltätigkeit geriet er schon früh in Konflikt mit den Kirchen- und Medizinalbehörden. Im Jahre 1889 wurde seine Heilanstalt in Repelen auf Anordnung der Düsseldorfer Regierung wegen angeblicher Gefährdung der Sittlichkeit vorübergehend geschlossen, es folgten von Ärzten angestrengte Prozesse wegen Kurpfuscherei. Insgesamt wurde er vierzehnmal angeklagt, jedoch jedes Mal freigesprochen.

Felke hatte eine größere Anhängerschaft, die 1904 einen Dachverband gründete, den „Verband der Felke-Vereine". Die Vereine waren großenteils im Rhein-Ruhr-Gebiet angesiedelt. Im Gegensatz zur Kneipp-Bewegung dauerte es sehr viel länger, bis eine entsprechende Ärztevereinigung gegründet wurde. Erst im Jahre 1965 bildete sich die „Ärztliche Arbeitsgemeinschaft für Felke-Therapie".

Im Jahr 1907 wurde in Sobernheim bei Bad Kreuznach, das bis heute Zentrum der Felke-Bewegung ist, eine weitere Heilanstalt gegründet. In den zwanziger Jahren gab es dort bereits fünf Felke-Anstalten, mit fast 30 000 Übernachtungen pro Jahr.

Felkes Lehmbehandlungen sind heute in die Balneologie integriert, während die Iris-Diagnostik eine Außenseitermethode geblieben ist [12, S. 143].

8.2.3 Ernährung und Vegetarismus

Schroth-Kur

Ein Schulfreund des berühmten Wasserdoktors Prießnitz, der ehemalige Fuhrmann Johannes Schroth (1798–1856), führte die **Ernährungsbehandlung** in die Naturheilverfahren ein und kombinierte sie mit der **Kaltwasserkur**. Die bis heute bekannte Schroth-Kur bestand aus Trockentagen – mit altbackenen Semmeln – im

Wechsel mit Trinktagen, in Kombination mit feuchtwarmen Packungen. Diese Therapie zielte auf die Ableitung der Krankheitsstoffe über Darm und Nieren, während Prießnitz den Körper über die Haut zu reinigen suchte [27, S. 574].

Schroth entwickelte eine ebenfalls erfolgreiche Alternative zur Hydrotherapie, wodurch es zu zahlreichen Kontroversen innerhalb der Naturheilbewegung kam, die in der Zeitschrift *Der Naturarzt* ausgetragen wurden. Ehemalige Patienten von Prießnitz warfen diesem zu kalte und zu lang dauernde Anwendungen vor, ebenso die falsche und zu „kalte" Ernährung der Kranken. Insgesamt wurde jedoch Hydrotherapie immer häufiger mit Ernährungstherapie kombiniert.

Vegetarismus

Der Apotheker **Theodor Hahn** (1824–1883) war der erste Vertreter der Naturheilkunde in Deutschland, der seit 1852 seinen Patienten neben der Wasserkur auch eine **vegetarische Diät** verordnete. Später wurde er Leiter der bekannten Wasserheilanstalt „Auf der Waid" bei St. Gallen. Seine 1859 veröffentlichte Schrift *Die naturgemäße Diät – die Diät der Zukunft* beeinflusste den wichtigsten Propagandisten des Vegetarismus in Deutschland, **Theodor Baltzer** (1814–1887). Dieser hatte Theologie sowie Medizin studiert und ging 1848 in die Politik, nachdem er in der Frankfurter Paulskirchenversammlung zum Abgeordneten gewählt worden war. Nach der Lektüre von Theodor Hahns Schriften beschloss er, das Rauchen aufzugeben und sich fortan fleischlos zu ernähren.

Im Jahre 1867 gründete er den „Verein für natürliche Lebensweise", der wenig später in „Deutscher Verein für naturgemäße Lebensweise (Vegetarianer)" umbenannt wurde. Auch in anderen deutschen Städten kam es bald darauf zu Vereinsgründungen; 1892 wurde der „Deutsche Vegetarier-Bund" als Dachverband mit Sitz in Leipzig gegründet. Die Vereinsmitglieder waren vorwiegend Männer aus dem Bürgertum, d. h. Kaufleute, Handwerker und Lehrer, und kamen vor allem aus Norddeutschland. Aus Bayern stammten nur wenige Mitglieder, wie in der Vereinszeitschrift „Vegetarische Warte" bedauernd festgehalten wurde [15, S. 163]. Nach dem Ersten Weltkrieg gingen die Mitgliederzahlen stark zurück; im Nationalsozialismus wurde der Vegetarier-Bund gleichgeschaltet und mit Teilen der Lebensreformbewegung im „Reichsvollkornbrotausschuss" zusammengefasst.

In seiner umfangreichen vierbändigen Schrift *Die natürliche Lebensweise* führte Baltzer volkswirtschaftliche, moralische und gesundheitliche Gründe für den Vegetarismus an und wurde damit zum Wegbereiter der Lebensreform, d. h. zahlreicher kulturkritischer Strömungen, die sich in den letzten Jahrzehnten des 19. Jahrhunderts bildeten. Sie beinhalteten Wohnungsreform, Siedlungsbewegung, Gartenstadt, Kleidungsreform, Jugendbewegung, Antialkoholismus und Tier- und Naturschutzbewegung. Beispielhaft seien hier die 1893 gegründete gemeinnützige Obstbau-Siedlung Eden bei Oranienburg, in der Tierhaltung und die Beschäftigung von Dienstboten als „Ausbeutung" betrachtet und untersagt waren, sowie die im Jahre 1902 auf dem Monte Verità bei Ascona gegründete Vegetarierkolonie genannt [18, S. 23].

Rohkostdiät

Am Ende des 19. Jahrhunderts entwickelte der Schweizer Arzt **Maximilian Bircher-Benner** (1867–1939, ▶ Abb. 8.9) das **Birchermüesli**, das ursprünglich als Krankendiät gedacht war. Nach einer Studienreise im Jahre 1897, die ihn zum oben erwähnten Sanatoriumsleiter Heinrich Lahmann und dem Wiener Professor für Hydrotherapie Wilhelm Winternitz geführt hatte, gründete Bircher-Benner in Zürich eine Privatklinik für Diätetik und physikalische Heilmethoden. Seine ärztlichen Kollegen verspotteten ihn als „Rohkostapostel" und warnten vor Eiweißmangel. Seine Rohkostdiät widersprach der damaligen Lehrmeinung, die großen Wert auf den Eiweiß- und Kaloriengehalt der Nahrung legte.

Bircher-Benner ging davon aus, dass pflanzliche Nahrungsmittel, wie Körner, Salate, Nüsse, Früchte die Sonnenenergie chemisch speichern und diese im menschlichen Körper wieder freisetzen; er bezeichnete sie als „Sonnenlichtakkumulatoren" [1]. Seine energetischen Theorien stießen auf Skepsis und Ablehnung, sogar bei manchen Ärzten, die seine Therapie selbst anwendeten. Später sah sich Bircher-Benner durch die Ergebnisse der Vitaminforschung bestätigt.

Im Jahre 1937 prägte er den Begriff der **Ordnungstherapie** als Oberbegriff für ein umfassendes naturheilkundliches Therapiekonzept (▶ **Kap. 10** Ordnungstherapie. Dieses beruht auf der nosologischen Vorstellung, dass Gesundheit Ordnung – sowohl körperlicher als auch

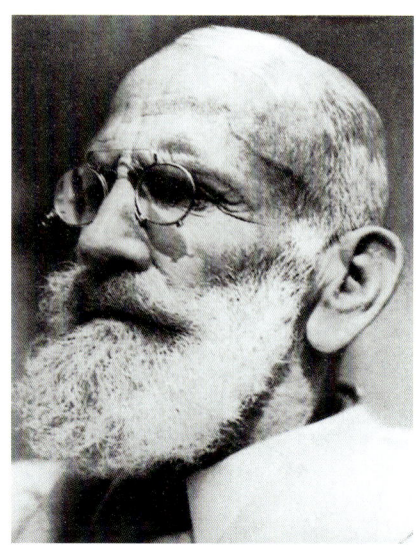

▶ **Abb. 8.9** Maximilian Bircher-Benner

psychischer Art – im menschlichen Organismus, in der Umwelt und im Tagesablauf bedeutet. Er gliederte die Ordnungstherapie in Somatotherapie, d.h. in Therapie mittels Ernährung, Sonne und Licht, Wasser, Bewegung, Atmungstechnik und Ordnung des Lebensrhythmus, sowie in Psychotherapie [23]. Im Gegensatz zu der heutigen Definition der Ordnungstherapie stellte diese bei Bircher-Benner nicht einen der fünf Bereiche der Naturheilkunde (Hydrotherapie, Bewegungstherapie, Ernährungstherapie, Phytotherapie, Ordnungstherapie) dar, sondern das übergeordnete Konzept, unter das er eklektisch andere Therapieverfahren ordnete, wobei er die Homöopathie und Phytotherapie nach eigenen Aussagen nur selten verwendete. Zugleich waren seine Ordnungsvorstellungen von eugenischem Denken im Sinne einer „Rassenverbesserung" beeinflusst [23].

Das von ihm im Jahre 1904 gegründete Sanatorium „Lebendige Kraft" auf dem Zürichberg nahm vor dem Ersten Weltkrieg bereits über hundert Patienten auf. Eine Kur dauerte zwischen vier und sechs Wochen und kostete ursprünglich 80 Schweizer Franken pro Woche. Von Anfang an gab es die Möglichkeit, zum halben Preis zu kuren, wenn man bereit war, im Garten und in der Wäscherei zu helfen. Bircher-Benner führte sein Haus mit militärischer Strenge und legte großen Wert auf Ordnung, Regelmäßigkeit und Pünktlichkeit. Dies schien aber auch prominente Kurgäste wie Hermann Hesse und Thomas Mann nicht abzuschrecken [37].

Aufgrund der großzügigen Schenkung eines reichen Patienten errichtete Bircher-Benner ein „Volkssanatorium für Ordnungstherapie", das 1939 direkt neben der Privatklinik eröffnet wurde und für weniger reiche Kurgäste gedacht war.

Bircher-Benners Ernährungstherapie wurde schon früh im Ausland rezipiert; zahlreiche Ärzte aus dem In- und Ausland besuchten seine Klinik. Erst gegen Ende seines Lebens und nach seinem Tod im Jahre 1939 wurde ihm die wissenschaftliche Anerkennung zuteil, die ihm zuvor versagt geblieben war.

8.3 Anfänge der Naturheilbewegung

8.3.1 Naturheilvereine und der „Deutsche Bund"

Besonders im letzten Drittel des 19. Jahrhunderts kam es – vor allem in Sachsen – im Zusammenhang mit zivilisationskritischen Diskussionen um gesundheitliche Schäden durch Industrialisierung und Urbanisierung zur Gründung zahlreicher Naturheilvereine. Diese schlossen sich im Jahre 1889 zu einem landesweiten Dachverband zusammen, dem „Deutschen Bund der Vereine für Gesundheitspflege und arzneilose Heilweise". Dieser Verband wechselte später häufig den Namen und war als „Deutscher Bund für naturgemäße Lebens- und Heilweise – Prießnitz-Bund e.V." (1933–1945) und seit 1945 als „Deutscher Naturheilbund (Prießnitz-Bund e.V.)" bekannt.

Aufgaben des Deutschen Bundes
- Verbreitung der naturgemäßen Lebens- und Heilweisen
- Aufklärung im Bereich der Gesundheitspflege
- Kampf gegen den Impfzwang
- Aufrechterhaltung der Kurierfreiheit
- Anerkennung der Naturheilverfahren durch Krankenkassen und Gesundheitsbehörden

Im Gründungsjahr 1889 zählte der Deutsche Bund 142 Lokalvereine mit 19 000 Mitgliedern. Im Jahre 1913, kurz vor dem Ersten Weltkrieg, erreichte er mit 885 Ortsvereinen und insgesamt 148 000 Mitgliedern einen Höchststand. Danach sank die Mitgliederzahl; in der Zeit des Nationalsozialismus waren es nur noch 120 000 Mitglieder. Im deutschsprachigen Raum erschienen um die Jahrhundertwende allein 56 naturheilkundlich ausgerichtete Zeitschriften, von denen *Der Naturarzt*, das Organ des Deutschen Bundes, mit 112 000 Exemplaren am weitesten verbreitet war. Naturheilkundliche Hausbücher erreichten innerhalb weniger Jahre Auflagen, die in die Hunderttausende gingen.

Die meisten Mitglieder der Naturheilbewegung lebten in den norddeutschen Großstädten (Berlin, Hamburg und Leipzig); zudem konzentrierten sich die Vereine in Gegenden mit überwiegend protestantischer Bevölkerung. Allerdings gewann die Naturheilbewegung nach 1890 auch in den überwiegend katholischen Regionen zahlreiche Anhänger.

In der Frühphase, d.h. von 1860 bis zum Jahr 1880, stammten die Leiter der Vereine überwiegend aus dem städtischen Bürgertum; danach erweiterte sich die soziale Basis, unter anderem aufgrund der damals bestehenden Sozialistengesetze. Sozialdemokratische Arbeiter und Gewerkschaftler führten ihre politische Arbeit in politisch neutralen unverfänglichen Organisationen, wie z.B. in Naturheilvereinen, fort.

Im Deutschen Bund waren die Selbstständigen und Angestellten überproportional vertreten. An erster Stelle standen die Handwerker mit über 30%, gefolgt von den Arbeitern mit ca. 24% sowie den kaufmännischen Angestellten und kleineren Beamten (jeweils 9%) und den selbstständigen Kaufleuten und Beamten (8,9%). Insgesamt belegen die Zahlen, dass die deutsche Naturheilbewegung um die Jahrhundertwende vor allem ein städtisches Phänomen war [12, 15, 24, 25, 33].

In den Ortsvereinen wurden Vorträge gehalten zu Themen wie „naturgemäße Krankheitsbehandlung", „allgemeine Hygiene" und „Geschlechts- und Frauenfragen". Darüber hinaus gab es praktische Einführungen in die Naturheilverfahren. Im Jahre 1891 existierten in Deutsch-

8 Geschichte der Naturheilverfahren

land bereits 131 Naturheil- und Badeanstalten, die dem Deutschen Bund angeschlossen waren [19, S. 88].

8.3.2 Das Prießnitz-Krankenhaus

Im Jahre 1926 wurde in Mahlow am Südrande Berlins das Prießnitz-Krankenhaus als erstes Krankenhaus für Naturheilkunde in dessen Trägerschaft errichtet; es verfügte über 53 Betten und weitere zehn Betten für ansteckend Kranke in einem Sonderbau. Im Jahre 1927 wurden die ersten Patienten aufgenommen und 1929 wurden bereits insgesamt 421 Patienten stationär behandelt [8, S. 116, 15, S. 134]. Der erste Leiter des Krankenhauses war **Franz Schönenberger**; ihm folgte **Alfred Brauchle**, der 1934 auf Geheiß des Reichsärzteführers die naturheilkundliche Klinik im neugegründeten Rudolf-Heß-Krankenhaus in Dresden aufbaute.

Das Prießnitz-Krankenhaus wurde nach Kriegsende der III. Inneren Universitätsklinik in Berlin-Ost eingegliedert. Im Jahre 1955 wurde auf Beschluss des Ministerrates der DDR ein „Institut für physikalische Therapie" angeschlossen, das sich dem Ausbau und der wissenschaftlichen Erforschung der physikalischen Therapie widmen sollte [8, S. 116]. Nach der Wiedervereinigung 1990 gelang es der physikalischen Therapie jedoch nicht, eine ihrer historischen und aktuellen Bedeutung entsprechende Funktion im bundesdeutschen Versorgungssystem einzunehmen. Ende 1995 wurde das Institut geschlossen.

Ähnlich verlief die Entwicklung in der Kneipp-Bewegung. Laut Satzung aus dem Jahre 1929 gehörte zu den wichtigsten Zielen die „Wissenschaftliche Erforschung und Anerkennung durch Errichtung klinischer Kuranstalten und Krankenhäuser" [20]. Während der Weimarer Republik wurden neue Kur- oder Kneipp-Anstalten, so in Bad Berneck, Bad Lauterberg und Bad Münstereifel, eröffnet; ein eigenes Krankenhaus konnte jedoch nicht errichtet werden.

8.4 Ärztliche Naturheilkunde und biologische Medizin

Um 1900 wurde die medizinische Beratung in den Naturheilvereinen immer mehr von Ärzten durchgeführt. Dies widersprach prinzipiell den Grundsätzen der alten Naturheilkundler, welche die Aushöhlung der Naturheilkunde befürchteten, falls sie einem „privilegierten Stand" von Therapeuten unterstellt würde.

Im Jahre 1902 gab es bereits 142 approbierte Ärzte, die bei Vereinen angestellt waren. 1897 wurde in Berlin der „Ärzteverein für physikalisch-diätetische Therapie" gegründet, mit ursprünglich 19 Mitgliedern. Die Zeitschrift des Vereins hieß *Archiv für physikalisch-diätetische Therapie*; sie wurde allgemein als „Ziegelroths Archiv" bezeichnet (nach dem ersten Vorsitzenden Peter Simon Ziegelroth).

Im Jahre 1903 wurde die „Vereinigung süddeutscher Ärzte für physikalisch-diätetische Therapie" gegründet, die bis 1909 auf nur 15 Mitglieder kam. Im Jahre 1904 misslang die Bildung einer Dachorganisation. Der Berliner und der Süddeutsche Verein nannten sich nun „Deutscher Verein für physikalisch-diätetische Therapie (Naturheillehre)" mit dem jeweiligen Zusatz „Nordverein" und „Südverein". Die Anzahl der Mitglieder blieb niedrig, da selbst Ärzte, die mit der Naturheilkunde sympathisierten, die Ausgrenzung durch ihre Kollegen fürchteten. Weitere Hürden waren die in der Naturheilbewegung verbreitete Praxis der Laien, von denen sich die Ärzte in der Regel distanzierten, d.h. das Prinzip, Diagnosen für überflüssig zu halten, sowie die Ablehnung der Arzneitherapie und die Impfgegnerschaft. Zudem distanzierten sich die Ärzte von dem utopisch überfrachteten Begriff „Naturheilkunde" und bevorzugten den Begriff „Naturheilverfahren". Mit der Schulmedizin wollten sie in einen konstruktiven Dialog treten [10, S. 176f.].

Im Zusammenhang mit der Lebensreform zu Ende des 19. Jahrhunderts entwickelte sich eine neue medizinische Strömung, die biologische Medizin [10, S. 202]. Die „Medizinisch-Biologische Gesellschaft", gegründet 1905 auf Initiative des Medizinalrats **Franz Bachmann**, entstand in Reaktion auf die Entwicklungen der wissenschaftlichen Medizin, die die Krankheitsursachen nunmehr in Organdefekten suchte und damit den Patienten zu einem „Fall" machte. Diese Tatsache und die Forderung nach einem wissenschaftlichen Wirksamkeitsnachweis von Behandlungsverfahren, der die Therapiemöglichkeiten drastisch einschränkte, führten zu einer unbefriedigenden Situation bei den niedergelassenen Ärzten. Als Lösung schlug die biologische Medizin eine Rückkehr zur alten hippokratischen Medizin vor. In diesem Sinne setzte man z.B. wieder Aderlass, Schröpfköpfe, Brechmittel und Blutegel ein [10, S. 205].

Im Zuge der von den der biologischen Medizin anhängenden Ärzten geforderten Therapiefreiheit kamen die Homöopathie, das Fasten, hypnotische und suggestive Verfahren und viele andere Ansätze hinzu.

Die biologische Medizin erkannte zwar die „klassischen" naturheilkundlichen Verfahren an, wollte sich aber nicht darauf beschränken. Zudem verstand sie sich als rein ärztliche Bewegung und lehnte die Kurierfreiheit ab. Im Gegensatz zur naturheilkundlichen Laienbewegung stimmten die approbierten Naturärzte mit der Haltung der biologischen Medizin überein: Auch sie wollten alle Heilformen unter Einschluss der Schulmedizin praktizieren. Es kam zu einer engen Verflechtung beider Bewegungen, zahlreiche Ärzte waren sowohl Mitglieder der Organisationen der biologischen Medizin als auch der ärztlichen Naturheilkunde.

Wie in der Lebensreformbewegung gab es auch innerhalb der biologischen Medizin von Anfang an starke eugenische und rassenbiologische Tendenzen. Dies zeigte sich bereits 1912 auf dem ersten Kongress für biologische Hygiene in Hamburg mit Vorträgen zu „Aufartung" und „Rasseverbesserung". Die eugenische Programmatik wurde in die Leitsätze der „Medizinisch-Biologischen Gesellschaft" aufgenommen. Der Vorsitzende Bachmann beklagte, die christlich-kirchliche Lehre und Lebensauffassung habe das Augenmerk „allzu ausschließlich auf die Schwachen, Kranken und Minderwertigen" gelenkt. Hingegen fehle es völlig an „Veranstaltungen zur Auslese und Förderung der Begabten, Starken und Tüchtigen". Dies bezeichnete er als „falsch verstandene, übertriebene Humanität" [10, S. 220]. Derartige Vorstellungen fanden innerhalb der Naturheilbewegung allerdings kaum Zustimmung. Insbesondere Forderungen, Kranke und Schwache im Sinne einer natürlichen Selektion ihrem Schicksal zu überlassen, entsprachen nicht ihrer optimistischen Vision einer heilenden Natur.

Hingegen wurden eugenische Vorstellungen auch bei den Vertretern der ärztlichen Naturheilkunde immer populärer [10, S. 222].

In seiner Untersuchung zur Geschichte der Naturheilkunde kommt der Medizinhistoriker Uwe Heyll zu dem Schluss, dass die Mehrheit der Naturärzte die alten Naturvorstellungen bereits vor der Zeit des Nationalsozialismus aufgegeben hatten. Stattdessen hatten sie sich anderen Konzepten zugewandt, dem Hippokratismus, dem Vitalismus, der Eugenik, diversen Ganzheitlichkeitsvorstellungen. „Gerade die theoretische Offenheit und Vieldeutigkeit ihres Standpunktes gestattete es der biologischen Ärzteschaft, ohne größere Diskussionen und Auseinandersetzungen in den Dienst der nationalsozialistischen Ideologie zu treten." [10, S. 289]

8.5
Weitere Entwicklung der Naturheilbewegung

8.5.1 Weimarer Republik und Nationalsozialismus

In der Weimarer Republik profitierte die Naturheilbewegung zunächst vom politischen Umbruch. Gegen den Widerstand der medizinischen Fakultäten wurden im Jahre 1920 in Berlin und 1925 in Jena Lehrstühle für Naturheilkunde errichtet und mit **Franz Schönenberger** und **Emil Klein** besetzt. Die Selbsthilfeeinrichtungen der Naturheilvereine und des Deutschen Bundes wurden weiter ausgebaut. Wie bereits erwähnt, wurde im Jahre 1927 in Mahlow bei Berlin das erste Naturheilkrankenhaus eröffnet.

Phase der Konsolidierung

Während des Ersten Weltkrieges und in den ersten Nachkriegsjahren hatte der Deutsche Bund etwa 30 000 Mitglieder verloren. Dieser Verlust konnte aufgrund einer Zersplitterung der Naturheilbewegung nicht kompensiert werden. Es kam zur Gründung zahlreicher konkurrierender Laienverbände, die naturheilkundliche, biochemische, homöopathische und andere Heilmethoden vertraten oder sich auf Freikörperkultur bzw. auf Aufklärung in den Bereichen Sexualität und Verhütung spezialisierten. Den größten Zulauf hatten die Vereine für Biochemie, deren Dachorganisation Ende der zwanziger Jahre etwa 200 000 Mitglieder zählte [25, S. 459]. Hinzu kam, dass in der Weimarer Republik staatliche Einrichtungen, Kommunen und Krankenkassen viele Angebote präsentierten, die im Wilhelminischen Kaiserreich fast ausschließlich von den Naturheilvereinen vorgestellt worden waren. Hierzu zählten z. B. Freizeitanlagen und Bäder. Vorrichtungen zur Anwendung physikalischer Heilmethoden wurden in neuen Krankenhäusern und Hallenbädern zum Standard, und der Staat engagierte sich im Bereich der gesundheitlichen Aufklärung mit eigenen Beratungsstellen. Die medizinkritischen Laienorganisationen blieben aus den staatlich geförderten Gesundheitskampagnen weitgehend ausgeschlossen.

Die Zahl der Anhänger alternativer, von der Schulmedizin nicht anerkannter Heilmethoden nahm weiter zu. Als Indiz hierfür galt die wachsende Zahl von nicht approbierten Heilern, von denen sich nach Schätzungen aus dieser Zeit über die Hälfte aller Deutschen behandeln ließ [7, S. 30].

„Krise der Medizin"

Um das Jahr 1925 entstand eine breite öffentliche Debatte über die sogenannte Krise der Medizin, in deren Zusammenhang auch Schulmediziner begannen, sich stärker für Außenseitermethoden zu interessieren. Die Debatte wurde durch die Veröffentlichung des medizinkritischen Buchs *Der Arzt und seine Sendung* des Chirurgen Erwin Liek ausgelöst, das auf große Resonanz stieß [21]. Im Zentrum der Diskussion stand die Krise des naturwissenschaftlichen Weltbildes der Medizin, das zu einer „Medizin ohne Seele" führe. Beklagt wurden die fortschreitende Technisierung in der Medizin, das übertriebene Spezialistentum, das „mechanisch-materialistische" Verständnis von Gesundheit und Krankheit, die Fragmentierung des Körpers sowie der Vertrauensverlust der Patienten. Selbst bekannte Vertreter der Schulmedizin, wie der Chirurg Ferdinand Sauerbruch oder der Heidelberger Internist Ludolf von Krehl, vertraten die Ansicht, praktische Heilkunst müsse mehr sein als nur Naturwissenschaft. Manche Ärzte diagnostizierten eine „Krise der Ärzteschaft" und beklagten die negativen Auswirkungen des Sozialversicherungssystems auf die Ärzteschaft und die Volksgesundheit. **Erwin Liek** vertrat gar die Ansicht, die Krankenversicherung führe zu körperlicher Verweichlichung und moralischer Entartung ([21, S. 53], zit. n. [15, S. 44]). In seinem ebenfalls viel gelesenen Buch *Das Wunder in der Heilkunde* erklärte Liek den Erfolg der Laienheiler durch deren Fähigkeit, eine magische Aura zu kultivieren; er führte ihn ausschließlich auf Suggestion zurück [22]. Da viele Krankheiten nicht durch die Wissenschaft, sondern durch den Glauben geheilt würden, müsse der Arzt auch charismatisch handeln. Er wandte sich gegen ein Verbot der Tätigkeit der Laienheiler und empfahl den Ärzten, von diesen zu lernen, um so das Vertrauen der Bevölkerung zurückzugewinnen.

Als Ergebnis der Krisendiskussion war es der biologischen Medizin Ende der zwanziger Jahre gelungen, weite Teile der Ärzteschaft mit ihren Themen zu erreichen.

Neue Deutsche Heilkunde

Die nationalsozialistische Führung versprach der Naturheilkunde und Naturheilbewegung die so lange verweigerte staatliche Anerkennung und Aufwertung. Die sogenannte Neue Deutsche Heilkunde sollte eine Synthese von Schulmedizin und Naturheilkunde verwirklichen und naturheilkundliche Grundsätze für die persönliche Gesundheitspflege in der staatlichen Gesundheitspolitik stärker berücksichtigen.

Am 25. Mai 1935 wurde die „Reichsarbeitsgemeinschaft für eine Neue Deutsche Heilkunde" gegründet. Sie beinhaltete die Verbände „Deutsche Allgemeine Gesellschaft für Psychotherapie", „Deutsche Gesellschaft für Bäder- und Klimakunde", „Deutscher Zentralverein homöopathischer Ärzte", „Kneipp-Ärztebund", „Reichsverband der Naturärzte", „Reichsverband deutscher Privatkrankenanstalten" sowie „Vereinigung anthroposophischer Ärzte". Eine Einzelmitgliedschaft war nicht möglich.

Leiter der „Reichsarbeitsgemeinschaft" war Karl Kötschau (1892–1982); Geschäftsführer wurde Oskar Väth (1881–1952), der Leiter des „Reichsverbands der Naturärzte" [6].

Zuvor waren schon zahlreiche jüdische Ärzte aus den entsprechenden Verbänden ausgeschlossen und ihrer Positionen enthoben worden, so der bereits erwähnte jüdische Arzt Emil Klein (1873–1950), der den Lehrstuhl für Naturheilkunde in Jena inne hatte – sein Nachfolger wurde Karl Kötschau –, und der Arzt und Reichstagsabgeordnete Julius Moses (1868–1942), der sich für die Kurierfreiheit engagiert hatte.

Unter den Ärzten, die biologische Heilverfahren anwendeten, waren viele Juden. Sie stellten mehr als die Hälfte der Mitglieder des „Norddeutschen Ärzteverbands für physikalische und diätetische Therapie" dar. Von Anfang an zielten die Nationalsozialisten systematisch auf die Verdrängung jüdischer und politisch missliebiger Ärzte. Dies spitzte sich im Jahre 1935 zu, als die Approbation an das „Gesetz zur Wiederherstellung des Berufsbeamtentums" vom 7. April 1933 gebunden wurde. Im Jahre 1938 konnten neun Zehntel der jüdischen Ärzte ihren Beruf nicht mehr ausüben [15, S. 47].

Nach den Vorstellungen des Reichsärzteführers Gerhard Wagner sollten die Ärzte verpflichtet werden, neben den schulmedizinischen auch naturheilkundliche Heilverfahren anzuwenden. Darüber hinaus sollten sie „Gesundheitsführer der Nation" werden sowie die Führung der Laienverbände übernehmen.

Nationalsozialistische Ideologie und Laienverbände

Die Nationalsozialisten erkannten früh die gesundheitspolitische Bedeutung der Laienverbände. Im Jahre 1935 wurden folgende Verbände in der „Reichsarbeitsgemeinschaft der Verbände für naturgemäße Lebens- und Heilweise" mit fast einer halben Million Mitgliedern zusammengefasst: „Biochemischer Bund Deutschland" (180 000 Mitglieder), „Deutscher Bund der Vereine für naturgemäße Lebens- und Heilweise (Prießnitz-Bund)" (120 000 Mitglieder), „Reichsbund für Homöopathie und Gesundheitspflege (Hahnemann-Bund)" (48 000 Mitglieder), Kneipp-Bund" (48 000 Mitglieder). „Schüssler-Bund" (32 000 Mitglieder), „Bund der Felke-Vereine" (4 000 Mitglieder) sowie „Lambert-Coué-Gesellschaft" (10 000 Mitglieder) ([15], S. 49).

Außerhalb der „Reichsarbeitsgemeinschaft" wurden keine naturheilkundlichen Vereine mehr geduldet. Zugleich war beabsichtigt, den bisherigen Schwerpunkt der Arbeit der Verbände von der medizinischen Selbsthilfe auf „die Propagierung einer gesunden Lebensführung und die Verbreitung einer allgemeingültigen Gesundheitslehre" zu verlagern [15, S. 51].

Einige führende Nationalsozialisten standen der Naturheilkunde-Bewegung nahe. Gauleiter Julius Streicher war sowohl Anhänger der Homöopathie als auch der Naturheilkunde und überzeugter Impfgegner; der Stellvertreter Hitlers, Rudolf Heß, engagierte sich für Heilpraktiker und Naturheilkrankenhäuser; Hitler selbst war überzeugter Vegetarier. In Bezug auf Vorstellungen bezüglich Gesunderhaltung, Krankheitsursachen und Begriffe wie „Ganzheit" und „Natur" fanden sich Affinitäten zwischen der Naturheilbewegung und dem Nationalsozialismus. Dies gilt auch für Wissenschaften wie Biologie, Psychologie, Medizin, in denen sich bereits in der Weimarer Republik eine antimechanistische „Ganzheitsbewegung" bildete [6, S. 337]. Die Metaphern der „Ganzheitsrhetorik" waren äußerst dehnbar und passten sich den Bedürfnissen eines totalitären Denkens an. Die ganzheitliche Perspektive der Naturheilkunde wie auch der Wissenschaften von Geist und Leben funktionierte als „Vehikel zum Transport von Ideologie" [35, S. 194].

Obwohl die Naturheilbewegung den sozialdarwinistischen Naturbegriff nicht vertrat, nach dem in der

Natur nur das gesunde Wesen überlebt, erfolgte die „Gleichschaltung" oder Integration in die „Neue Deutsche Heilkunde" ohne großen Widerstand. Dies lag wohl daran, „dass sich die Naturheilbewegung als unpolitische Individualhygiene verstand und von ihrer Ideologie her nicht in der Lage war, sich dem geforderten Nutzen für ein politisch gefordertes Volksganzes zu entziehen" ([2, S. 298] zit. n. [15, S. 50]).

Bereits 1937 wurde die „Reichsarbeitsgemeinschaft für eine Neue Deutsche Heilkunde" wieder aufgelöst, während der Zusammenschluss der Laienverbände bis 1941 weiter bestand.

Primat der Schulmedizin
In diesem Zusammenhang kam es zu einem deutlichen Kurswechsel in der nationalsozialistischen Gesundheitspolitik zugunsten der sogenannten Schulmedizin, der mit einer entsprechenden Programmatik einherging. Wichtig war nicht mehr eine gleichberechtigte Zusammenarbeit von Schulmedizin und Naturheilkunde; gefordert wurde vielmehr vor allem die Erforschung und Überprüfung naturheilkundlicher Verfahren, und zwar auf der Grundlage der Schulmedizin.

Das „Heilpraktikergesetz" aus dem Jahre 1939 hob die Kurierfreiheit auf. Dadurch erhielt ein Teil der nicht ärztlichen Behandler erstmals einen staatlich anerkannten Status, zugleich wurde jedoch die weitere Ausbildung von Praktikern unterbunden. Stattdessen sollten außerschulische Heilverfahren in die Ausbildung der angehenden Ärzte integriert werden.

Die angestrebte „Synthese" kam bis zum Ende des Nationalsozialismus nur vereinzelt im Rahmen bestimmter Krankenhäuser zustande, z.B. in dem im Jahre 1934 gegründeten Rudolf-Heß-Krankenhaus in Dresden [10, S. 247–252] oder dem 1941 eröffneten Stuttgarter Homöopathischen Krankenhaus. Weitere Krankenhäuser für Homöopathie und Naturheilkunde fanden sich in Berlin, Bremen, Gera, Hamburg, Köln, München, Nürnberg, Recklinghausen und Wuppertal [15, S. 53].

Die Gründe für diesen Kurswechsel waren vielfältig. Neben dem Widerstand führender naturwissenschaftlich orientierter Ärzte und der Kassenärzte kam es zu Machtkämpfen innerhalb der Partei und nationalsozialistischer Organisationen. Auch der mit Kriegsbeginn weiter wachsende Einfluss der chemisch-pharmazeutischen und der gerätetechnischen Industrie war von Bedeutung.

8.5.2 Bundesrepublik Deutschland
Nachkriegsära
Nach dem Krieg konnte sich die Naturheilbewegung im Osten Deutschlands, wo sie am stärksten verbreitet war, nicht mehr entfalten. In der DDR wurden die Naturheilvereine aufgelöst, die Ausbildung von Heilpraktikern war untersagt. Hingegen wurden die klassischen Naturheilverfahren durch den Fortbestand des Berliner Lehrstuhls und durch die Einführung einer dreijährigen Facharztausbildung für Physiotherapie in der akademischen Medizin verankert.

Im Westen Deutschlands lebten die großen Laienverbände nach dem Krieg wieder auf. Dennoch war die Naturheilbewegung auf lange Zeit politisch bedeutungslos [10, S. 271f.].

Mit dem „Deutschen Bund für naturgemäße Lebens- und Heilweise (Naturheilbund)" wurde im Jahre 1950 wieder eine überregionale Organisation geschaffen. Im Jahre 1979 hatte der Verband – nunmehr unter dem Namen „Deutscher Naturheilbund (Prießnitz-Bund)" – einen Tiefstand von 5000 Mitgliedern erreicht; die Mitgliederzahl stieg nach der Wiedervereinigung jedoch auf 12000 an.

Der Kneipp-Bund wurde im Jahre 1950 neu formiert, ab den siebziger Jahren gewann er erheblich an Aufschwung. Heute betreut dieser Dachverband rund 660 Kneipp-Vereine mit etwa 160000 Mitgliedern. Zentrale Anliegen sind die Verbreitung der Lehre Kneipps sowie Aus- und Fortbildung, vermittelt über zahlreiche Kurs- und Vortragsangebote. Weiterhin engagiert sich der Kneipp-Bund auch im gesundheitspolitischen Bereich. Das im Jahre 1997 in Berlin eröffnete „Büro für Gesundheit und Prävention" steht in Kontakt mit allen gesundheitspolitisch relevanten Gremien und zielt auch darauf ab, den Präventionsgedanken übergreifend zu verankern.

Bereits ab den dreißiger Jahren wurde die Homöopathie von einigen ärztlichen Gruppierungen zu den Naturheilverfahren gerechnet. Hinzu kamen die von dem Arzt Hans-Heinrich Reckeweg begründete Homotoxikologie, die Neuraltherapie (Ferdinand und Walter Huneke), verschiedene Verfahren der Sauerstoffbehandlung, die Elektroakupunktur nach Voll und die Bioresonanztherapie. Auch traditionelle Heilsysteme aus außereuropäischen Kulturen wurden in Deutschland inzwischen immer bekannter und beliebter: Die „Deutsche Gesellschaft für Akupunktur" wurde bereits im Jahre 1951 gegründet, in den folgenden Jahren gewannen auch das japanische Shiatsu, der indische Ayurveda und die tibetische Medizin an Boden.

Den **ärztlichen Vertretern** der Naturheilkunde und der biologischen Medizin gelang es in der Nachkriegszeit bald, ihre trotz aller Widerstände im Nationalsozialismus gestärkte Position allmählich auszubauen. Ganz allgemein blieb dabei, wie auch in anderen medizinischen Bereichen, eine Auseinandersetzung der Vertreter der Naturheilkunde mit ihrer NS-Vergangenheit weitgehend aus.

Ende 1949 wurde ein „Verband der deutschen Naturärzte für physikalische und diätetische Behandlung" in München gegründet. Aus diesem spaltete sich wegen Unstimmigkeiten an der Führungsspitze im Jahre

1951 eine konkurrierende Organisation ab, der „Zentralverband der Ärzte für Naturheilverfahren (ZÄN)". Hier fanden sich personelle Kontinuitäten zu den Verbänden der Biologischen Medizin und der Neuen Deutschen Heilkunde, z. B. durch den ehemaligen Leiter des Rudolf-Heß-Krankenhauses in Dresden, Alfred Brauchle, der erster Vorsitzender des Zentralverbandes wurde. Es gab aber auch eine ungebrochene Kontinuität in theoretischen Standpunkten. So beklagte Karl Kötschau, der sich im Nationalsozialismus als Verfechter des Prinzips „Vorsorge statt Fürsorge" im Sinne einer natürlichen Auslese für die Schaffung von „Gesundheitshäusern" anstelle der Krankenhäuser eingesetzt hatte, auch nach 1945 in einem Beitrag für die naturheilkundliche Zeitschrift **Hippokrates** die „völlig einseitige(n) Ausrichtung auf Schonung und Fürsorge". Dies führe zu einem fortschreitenden Verfall von Gesundheit, Leistungs- und Fortpflanzungsfähigkeit [10, S. 280].

Dass nunmehr die Anerkennung und Integration aller biologisch-naturheilkundlichen Ansätze unter dem Dach des Zentralverbands geäußert wurde, kann als Fortsetzung einer Entwicklung angesehen werden, die im Zuge der Forderung nach Therapiefreiheit bereits ab 1900 innerhalb der ärztlichen Naturheilkunde begonnen hatte. Der ZÄN organisiert seit 1951 ärztliche Fort- und Weiterbildungsveranstaltungen in Freudenstadt.

Im Jahre 1947 fanden sich ärztliche Vertreter der Kneipp-Therapie im „Kneippärztebund" zusammen, der heute unter dem Namen „Ärztegesellschaft für Präventionsmedizin und klassische Naturheilverfahren Kneippärztebund e.V." firmiert. Übergreifendes Ziel ist die „Verbesserung des allgemeinen Gesundzustandes" der Bevölkerung (§ 20 SGB V). Die Gesellschaft bietet Weiterbildungen für Ärzte an, auch zur Erlangung der Zusatzbezeichnung und des Kneipparzt-Diploms.

Als weitere ärztliche Organisation entstand um den Verleger Dr. Ewald Fischer im Jahre 1952 die „Ärztegesellschaft für Erfahrungsheilkunde e.V." („EHK"), die seit 1967 die „Medizinische Woche" in Baden-Baden als einmal jährlich stattfindenden zentralen Fort- und Weiterbildungskongress veranstaltet und heute den Untertitel „Ärztliche Vereinigung für Komplementärmedizin" führt.

Ein Kreis um den Karlsruher Arzt Gebhardt gründete im Jahre 1974 die „Hufeland-Gesellschaft e.V.", die sich als Dachverband der Ärztegesellschaften für Naturheilkunde und Komplementärmedizin versteht und die Interessen der Mitgliedsgesellschaften, insbesondere in Kontakten zur Politik, aber auch zu Kostenträgern, vertritt.

Heute haben etwa 35 000 Ärzte, d. h. mehr als 10 % aller approbierten Mediziner in Deutschland eine im weiteren Sinne naturheilkundliche bzw. komplementärmedizinische Qualifikation (einschließlich Balneologie, Homöopathie, Akupunktur und manueller Medizin). Hiervon führten Ende 2005 ca. 12 000 die Zusatzbezeichnung „Naturheilverfahren", die die Landesärztekammern infolge einer Empfehlung der Bundesärztekammer aus dem Jahre 1975 vergeben. Wenn man bedenkt, dass die ärztliche Naturheilkunde bzw. biologische Medizin vor 1933 weniger als hundert aktive Mitglieder hatte, kann man sie als Gewinnerin der historischen Entwicklung ansehen [10, S. 273, 15, S. 55].

Tendenzen und Perspektiven der Gegenwart

Im Zeichen der Ökologie- und Alternativbewegung seit den siebziger Jahren ist in der Bundesrepublik Deutschland wieder ein deutlich gestiegenes Interesse an alternativen, „natürlichen" Heilmethoden zu beobachten, von dem auch die traditionellen Naturheilvereine profitieren.

Im Zuge der Studentenbewegung um 1968 entstanden Patientenkollektive, Gemeinschaftspraxen, Gesundheitsläden und Selbsthilfegruppen; die Forderung nach einer Ganzheitsmedizin war vor allem mit einer politischen Kritik an der technisierten „Apparate-Medizin" bzw. am Gesundheitswesen verbunden, wie sie z. B. Ivan Illich (1926–2002) formulierte [14]. Es entstand die „Gesundheitsbewegung" mit ihren in den Jahren 1980 bis 1987 durchgeführten „Gesundheitstagen". Sie verstand sich ursprünglich als politische Opposition gegen die herrschende Gesundheits- und Standespolitik, wurde aber seit Mitte der achtziger Jahre immer unpolitischer und zersplitterte in dem Maße, in dem sie sich den verschiedenen alternativen Heilmethoden zuwandte. Auch im gesundheitspolitischen Programm der Grünen wurde der Schwerpunkt von der Kritik an strukturellen, pathogenen Lebens- und Arbeitsbedingungen auf die individuelle Gesundheitsvorsorge verlagert [15, S. 60f.].

In den letzten Jahrzehnten öffnete sich auch die Hochschulmedizin stärker für die Naturheilkunde und die Komplementär- und Alternativmedizin (▶ Kap. 2 Rahmenbedingungen naturheilkundlicher Aus-, Fort- und Weiterbildung). Das Fachgebiet „Naturheilverfahren" wurde erstmals 1992 in den Gegenstandskatalog aufgenommen, der das prüfungsrelevante Wissen für das Medizinstudium beschreibt. Mit Inkrafttreten der neuen Approbationsordnung für Ärzte zum 1. Januar 2003 sind Naturheilverfahren zusammen mit physikalischer Medizin und Rehabilitation über den Querschnittsbereich 12 erstmals explizit Bestandteil des Gesetzestextes und damit verpflichtend zu prüfen. Das korrespondierende Lehrangebot wird diesem Anspruch allerdings noch nicht gerecht und mangels entsprechender eigener Abteilungen an vielen Fakultäten allenfalls über Lehraufträge an externe Dozenten vorgehalten.

Festzuhalten ist, dass Mitte des 19. Jahrhunderts eine Gruppe, die hauptsächlich aus medizinischen Laien und nur wenigen Ärzten bestand, im Zusammenhang u. a. mit der Prießnitz-Kur ein umfassendes naturheilkundliches Konzept entwickelte, einen neuartigen und in sich geschlossenen Ansatz, der bis heute nachwirkt [11]. Darüber hinaus wurde die Naturheilkunde im 20. Jahrhundert in Deutschland durch eine weit verbreitete Laienbewegung (Naturheilbewegung) populär.

Eine Auseinandersetzung mit der Geschichte der Naturheilkunde kann somit dazu beitragen, die soziale, politische und kulturelle Bedingtheit ihrer Konjunkturen, ihrer Verfahren und Konzepte zu verdeutlichen.

Literatur

[1] **Bircher-Benner M:** Grundzüge der Ernährungstherapie auf Grund der Energetik. Berlin: Salle; 1909.

[2] **Bothe B:** Neue Deutsche Heilkunde 1933–1945. Dargestellt anhand der Zeitschrift „Hippokrates" und der Entwicklung der volksheilkundlichen Laienbewegung. Husum: Matthiesen; 1991.

[3] **Brauchle A:** Naturheilkunde in Lebensbildern. Leipzig: Philipp Reclam Jun.; 1937.

[4] **Gleich L:** Physiatrische Schriften 1849–1858. München: Franz; 1860.

[5] **Hahn JS:** Unterricht von Kraft und Würckung des frischen Wassers in die Leiber der Menschen besonders der Krancken, bei dessen innerlichen und äußerlichen Gebrauch. 4. Aufl. Breslau: Pietsch; 1794.

[6] **Harrington A:** Die Suche nach Ganzheit. Die Geschichte biologisch-psychologischer Ganzheitslehren: Vom Kaiserreich bis zur New-Age-Bewegung. Reinbek: Rowohlt; 2002.

[7] **Haug A:** Die Reichsarbeitsgemeinschaft für eine Neue Deutsche Heilkunde (1935/36). Ein Beitrag zum Verhältnis von Schulmedizin, Naturheilkunde und Nationalsozialismus. Husum: Matthiesen; 1985.

[8] **Hentschel RC:** Franz Schönenberger (1865-1933). Biobibliographie eines ärztlichen Vertreters der Naturheilkunde [Dissertation]. München: Ludwig-Maximilians-Universität; 1979.

[9] **Herrmann B:** Arbeiterschaft, Naturheilkunde und der Verband Volksgesundheit (1880–1918). Frankfurt, Bern: Peter Lang; 1990.

[10] **Heyll U:** Wasser, Fasten, Luft und Licht. Die Geschichte der Naturheilkunde in Deutschland. Frankfurt: Campus; 2006.

[11] **Heyll U, auf der Horst C, Labisch A:** Vorbemerkungen zur Wissenschaftsgeschichte der Naturheilkunde. Medizinhistorisches Journal. 1999; 34: 3–45.

[12] **Huerkamp C:** Medizinische Lebensreform im späten 19. Jahrhundert. Vierteljahrsschrift für Sozial- und Wirtschaftsgeschichte. 1986; 73: 158–182.

[13] **Hufeland CW:** Makrobiotik oder die Kunst, das menschliche Leben zu verlängern. Leipzig: Reclam; 1905.

[14] **Illich I:** Die Enteignung der Gesundheit – Medical Nemesis. Reinbek: Rowohlt; 1975.

[15] **Jütte R:** Geschichte der Alternativen Medizin. Von der Volksmedizin zu den unkonventionellen Therapien von heute. München: C. H. Beck; 1996.

[16] **Just A:** Kehrt zur Natur zurück! Stapelburg: Die Buchhandlung Jungborn; 1896.

[17] **Kneipp S:** Meine Wasserkur. 49. Aufl. Kempten: Wolfgang Kösel; 1894.

[18] **Krabbe W:** Gesellschaftsveränderung durch Lebensreform. Strukturmerkmale einer sozialreformerischen Bewegung im Deutschland der Industrialisierungsperiode. Göttingen: Vandenhoeck & Ruprecht; 1974.

[19] **Krabbe W:** Naturheilbewegung. In: Kerbs D, Reulecke J (Hrsg.): Handbuch der deutschen Reformbewegungen 1880–1933. Wuppertal: Peter Hammer; 1988.

[20] **Kramer F:** Beiträge zur Ausbreitung des Kneipp´schen Heilverfahrens zwischen 1920 und 1933 [Dissertation]. München: Ludwig-Maximilians-Universität; 1981.

[21] **Liek E:** Der Arzt und seine Sendung: Gedanken eines Ketzers. München: J. F. Lehmann; 1926.

[22] **Liek E:** Das Wunder in der Heilkunde. München: J. F. Lehmann; 1930.

[23] **Melzer J, Melchart D, Saller, R:** Entwicklung der Ordnungstherapie durch Bircher-Benner in der Naturheilkunde im 20. Jahrhundert. Forsch Komplementärmed Klass Naturheilkde. 2004; 11: 293–303.

[24] **Regin C:** Naturheilkundige und Naturheilbewegung im Deutschen Kaiserreich: Geschichte, Entwicklung und Probleme eines Bündnisses zwischen professionellen Laienpraktikern und medizinischer Laienbewegung. MedGG. 1992; 11: 177–202.

[25] **Regin C:** Selbsthilfe und Gesundheitspolitik. Die Naturheilbewegung in Deutschland (1889 bis 1914). MedGG. 1995; Beiheft 4.

[26] **Rikli A:** Die Thermodiätetik oder das tägliche thermoelectrische Licht- und Luftbad in Verbindung mit naturgemäßer Diät. Berlin: Grieben; 1871.

[27] **Rothschuh K:** Naturheilbewegung – Reformbewegung – Alternativbewegung. Stuttgart: Hippokrates; 1983.

[28] **Sajner J, Krizek V:** Krankendiagnosen bei Vincenz Prießnitz. Neue Münchener Beiträge zur Geschichte der Medizin und Naturwissenschaften. Medizinhistorische Reihe. 1978; 205–215.

[29] **Schott H (Hrsg.):** Die Chronik der Medizin. Dortmund: Chronik Verlag Harenberg; 1993a.

[30] **Schott H:** Heilkraft der Natur – Zur Ideengeschichte der Naturheilverfahren. In: Bühring M, Kemper FH (Hrsg.): Naturheilverfahren und unkonventionelle medizinische Richtungen. Heidelberg, New York: Springer; 1993b: 1–20.

[31] **Schott H:** Zur Geschichte der Hydrotherapie. In: Bühring M, Kemper FH (Hrsg.): Naturheilverfahren und unkonventionelle medizinische Richtungen. Heidelberg, New York: Springer; 1993: 1–10.

[32] **Sievert LE:** Naturheilkunde und Medizinethik im Nationalsozialismus. Frankfurt; Mabuse; 1996.

[33] **Stollberg G:** Naturheilvereine im Deutschen Kaiserreich. Archiv für Sozialgeschichte. 1998; 28: 287–305.

[34] **Waibel W:** Kneipp - wie ich ihn erlebte. Ehrenwirth: München; 1955.

[35] **Weiss S:** Pedagogy, professionalism and politics. Biology instruction during the Third Reich. In: Renneberg M, Walker M (Hrsg.): Science, technology and national socialism. Cambridge: Cambridge University Press; 1994.

[36] **Werner P:** Zu den Auseinandersetzungen um die Institutionalisierung von Naturheilkunde und Homöopathie an der Friedrich-Wilhelm-Universität zu Berlin zwischen 1919 und 1933. MedGG. 1993; 12: 205–220.

[37] **Wirz A:** Die Moral auf dem Teller, dargestellt an Leben und Werk von Max Bircher-Benner und John Harvey Kellogg, zwei Pionieren der modernen Ernährung in der Tradition der moralischen Physiologie. Zürich: Chronos; 1993.

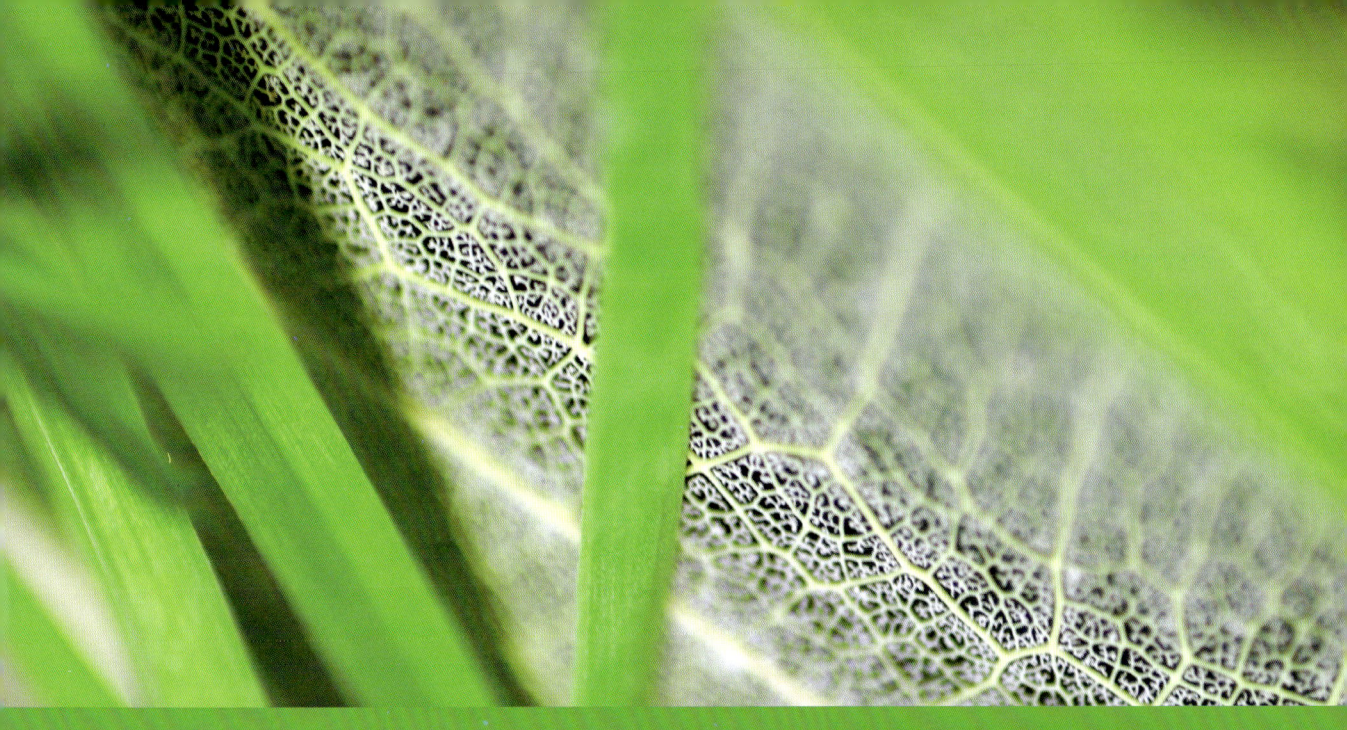

Teil 2/1 – Klassische Verfahren

9	Anamnese, Diagnostik und Labor	106
10	Ordnungstherapie	116
11	Biologische Rhythmen und chronobiologische Therapie	131
12	Phytotherapie	145
13	Hydrotherapie	181
14	Sauna, Dampfbad und weitere Verfahren zur Ganzkörperhyperthermie	209
15	Massagetherapie	223
16	Bewegungstherapie	245
17	Manuelle Medizin	262
18	Ernährungstherapie	288
19	Fastentherapie	322
20	Diagnostik und Therapie nach F. X. MAYR	341
21	Atem- und Entspannungstherapie	357
22	Klimatherapie	372
23	Heliotherapie	388
24	Ultraschall- und Elektrotherapie	403

9 – Anamnese, Diagnostik und Labor

Detmar Jobst

9.1 Patienten, Ärzte, Beschwerdebilder 106
9.2 Anamnese 106
9.3 Diagnostik 108
9.4 Labordiagnostik im Rahmen individueller Gesundheitsleistungen (IgeL) .. 114

9.1 Patienten, Ärzte, Beschwerdebilder

Ansprüche von Patienten an naturheilkundlich tätige Ärzte entsprechen nicht selten der Komplexität der zugrunde liegenden Leiden. Patienten erwarten eine möglichst umfassende Würdigung ihrer Beschwerden und ihrer Person sowie Aufgeschlossenheit für ihre persönlichen Vorstellungen (▶ Abb. 9.1).

Naturheilkundlich tätige Ärzte verfügen häufig über **eine oder mehrere Zusatzausbildungen**, wie Naturheilverfahren, Homöopathie, physikalische und rehabilitative Medizin, oder über Diplome, z. B. für Akupunktur oder Alexander-Technik. Dementsprechend unterscheidet sich das ärztliche Vorgehen hinsichtlich Anamnese, Diagnostik und Labor zum Teil deutlich von konventionellen medizinischen Anforderungen und Leistungsangeboten. Dies gilt sowohl für den Bereich der ambulanten Medizin als auch für stationäre und rehabilitative Einrichtungen.

Nicht jeder Patient sucht bei den Naturheilverfahren Hilfe. Die Häufigkeit der behandelten Erkrankungen entspricht deshalb nicht unbedingt der üblichen Prävalenz in der Hausarztpraxis.

Folgende Gegebenheiten sind **typische Konsultationsmotive**, aufgrund derer Ärzte für Naturheilverfahren aufgesucht werden:
● chronische oder chronisch rezidivierende Erkrankungen, wie Atemwegsinfekte und Allergien
● Erkrankungen, für die keine probaten Therapien bekannt sind, so z. B. Stomatitis aphthosa oder arthrotische Gelenkbeschwerden
● Erkrankungen ohne kurative Aussichten, wie „ausbehandelte" Karzinome oder multiple Sklerose
● Befindlichkeitsstörungen, psychische und psychosomatische Erkrankungen sowie Hypochondrie
● Erkrankungen mit schleichendem Beginn
● Krankheiten durch Umweltbelastungen
● Nahrungsmittelunverträglichkeiten

Häufige weitere Motive sind prophylaktische Untersuchungen, Adynamie (Energieverlust) oder das Einholen einer zweiten Meinung bei schwierig abzugrenzenden Krankheitsbildern, z. B. Borreliose und chronischem Müdigkeitssyndrom.

Bei fast allen Patienten besteht eine erhebliche Abneigung gegen chemisch definierte Pharmaka, insbesondere Psychopharmaka.

9.2 Anamnese

9.2.1 Der erste Kontakt, Gesprächsführung, Hypothesenbildung

In der hausärztlichen Medizin, welche die Naturheilverfahren in Deutschland am häufigsten integriert, geschieht es nicht selten, dass ein Patient zunächst mit einer leichteren Beschwerde, einem sogenannten Präsentiersymp-

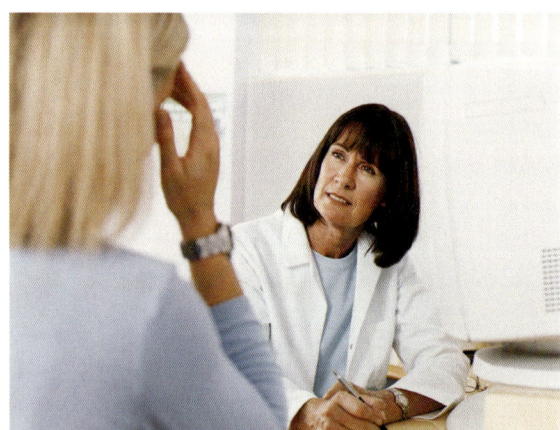

▶ **Abb. 9.1** Mehr Zeit und Offenheit wird von naturheilkundlich arbeitenden Ärzten erwartet.

tom, den Arzt aufsucht, um zu testen, „wie der so ist": Im Anamnesegespräch nutzt also nicht nur der Arzt bestimmte Strategien; es findet vielmehr ein gegenseitiges Erfassen statt. Bei den ersten Kontakten entscheidet sich, ob Patient und Arzt eine gute gemeinsame Basis finden.

Es gilt, dem Patienten aufmerksam zuzuhören, um neben der Sach- auch die Gefühlsebene zu erfassen. Ausreichende Zeit zum Gespräch sollte eingeplant werden; äußere Störungen sind zu vermeiden.

Das erste Anamnesegespräch thematisiert die Beschwerden, welche die Patienten am meisten plagen oder ängstigen, und zielt auf mögliche erste diagnostische oder therapeutische Maßnahmen, z. B. bei der Angabe von schwarzem Stuhl. Für den Patienten weniger wichtige Gründe, Vorkommnisse und Sachverhalte, die spontan nicht geäußert wurden, sollten vom Arzt erfragt werden.

Die Themen einer Anamnese sind auch von der Spezialisierung und dem Geschlecht des Arztes abhängig. Ein Arzt für Hals-Nasen-Ohren-Erkrankungen wird andere Inhalte erfragen als ein Orthopäde, auch wenn beide mit naturheilkundlichen Schwerpunkt arbeiten; eine Ärztin mit den Spezialgebieten Traditionelle Chinesische Medizin (TCM) und Schmerztherapie setzt andere Akzente als ein manualtherapeutisch tätiger Arzt, und selbst bei identischer fachlicher Ausrichtung fragen Ärztinnen anders als Ärzte [2].

Die Notwendigkeit zur **ökonomischen Gesprächsführung** steht häufig im Widerspruch zum möglichen Umfang einer Anamnese, die bei Zeitknappheit auch sukzessive bei weiteren Konsultationen erhoben werden kann. Viele Patienten sprechen wichtige Probleme erst an, wenn der Arzt den Kontakt bereits beenden will.

Die Zeitökonomie eines Arzt-Patienten-Kontaktes kann allerdings gesteuert werden. So lässt bei einer Patientin, die sich mit Oberbauchschmerzen vorstellt, die offene Frage „Wie fühlen Sie sich denn heute?" umfangreiche Antworten zu. Die geschlossene Frage „Haben Sie auch heute Bauchschmerzen?" wird dagegen in der Regel nur mit Ja oder Nein beantwortet. Prinzipiell ermuntern offene Fragen wortkarge Patienten, während geschlossene Fragen eloquente Patienten dazu veranlassen, sich zurückzuhalten.

Im Gesprächsverlauf entsteht meist eine ärztliche **Krankheitshypothese**. Fragen mit ausschließendem Charakter wie: „Werden die Bauchbeschwerden besser, wenn Sie etwas gegessen haben?" helfen dem Arzt, entsprechende Belege zu finden.

Bausteine für die Hypothesenbildung
- Detailwissen über die hypothetische Erkrankung
- richtige Einordnung der Patientenauskünfte (klinische Erfahrung)
- Übereinstimmung von Anamnese und Befund
- Wissen um die Häufigkeit dieser Erkrankung

In Rollenspielen zum Anamnesegespräch mit Medizinstudenten zeigt sich immer wieder, dass Ausschlussfragen zur Hypothesenbildung nicht erfolgreich angewendet werden können, wenn die beschriebenen Komponenten fehlen. Insbesondere der klinischen Erfahrung kommt dabei eine wichtige Rolle zu, weshalb sie auch als „**interne Evidenz**" bezeichnet wird.

Die Hypothesenbildung über ein Magenulkus sollte z. B. berücksichtigen, welche Symptome ein Magenulkus generell erzeugen kann, wie häufig funktionelle Oberbauchschmerzen und wie selten Magenulzera sind und wie diese sich von denen einer akuten Pankreatitis unterscheiden.

Weiterhin gilt es zu bedenken, dass die Antwort auf die Frage, ob Nahrungsaufnahme die Beschwerden verbessert, keine valide Lokalisation eines vermuteten Ulkus erlaubt. Schließlich sollte sich ein zu erhebender Druckschmerz im Oberbauch und nicht anderswo lokalisieren. Diese selbstverständlich erscheinende Zuordnung unterscheidet sich nicht selten von den Angaben der Patienten.

9.2.2 Wichtige Bestandteile

Nicht immer kann ein weiterführender Abschnitt im Anamnesegespräch zügig erreicht werden; so z. B., wenn mehrere Krankheiten vorliegen, soziale Umstände interferieren, Sucht oder psychische Störungen eine Rolle spielen oder viele Medikamente eingenommen werden.

Wegen der möglichen Unvollständigkeit einer Anamnese ist es üblich, eine Reihe von Details systematisch zu erfassen. Dazu gehören neben dem unmittelbaren Anlass zur Konsultation folgende **allgemeine Komponenten**:
- Vorgeschichte mit ernsthaften Erkrankungen, Krankenhausaufenthalten und Unfällen
- Dispositionen wie Unverträglichkeiten, Allergien und Infektanfälligkeit
- Familienanamnese bezüglich erblicher oder risikogebundener Erkrankungen
- Anamnese bezüglich Geburten- und Menstruationszyklus

Die sogenannte **vegetative Anamnese** umfasst
- Ernährung und Genussmittelkonsum,
- Gewichtsverlauf,
- Schlaf,
- Ausscheidung,
- Körpertemperatur,
- Trainingszustand.

Zu notieren sind weiterhin
- die Medikamentenanamnese einschließlich Einnahmeverhalten,
- der Impfstatus (laut Impfpass),
- Beruf und Familienstand,
- besondere Belastungen.

9 Anamnese, Diagnostik und Labor

9.2.3 Dokumentation

Der beschriebene Umfang der Anamnese hat zur Entwicklung von **Formblättern** oder **Fragebögen** geführt, die durch den Arzt, die Helferin oder eigenständig durch die Patienten auszufüllen sind. Vorteilhaft erscheint es, ein solches Instrument für die eigenen Belange zu entwerfen, das auch in der EDV als Maske hinterlegt werden kann. Nachteilig ist die ausschließliche Bearbeitung durch Patienten in der Wartezeit dann, wenn die Angaben vom Arzt nicht sorgfältig vor dem Patienten zur Kenntnis genommen werden.

Mitgebrachte **schriftliche Unterlagen** des Patienten müssen sorgfältig aufgearbeitet werden. Dies ist wegen des Zeitaufwandes nicht immer selbstverständlich, zumal die Unterlagen im Einzelfall recht umfangreich sein können.

Die **mündlichen Angaben** der Patienten sollten schriftlich dokumentiert werden. Die Dokumentation informiert und orientiert den Arzt auch nach längeren Pausen bei erneuten Patientenkontakten, zumal jederzeit ergänzt und fortgeschrieben werden kann (sogenannte erlebte Anamnese). Sie erleichtert die Kooperationen mehrerer Ärzte, z. B. in Gemeinschaftspraxen, und dient auch dem Umgang mit medikolegalen Fragestellungen, z. B. im Rahmen der Leistungsabrechnung.

Der Einsatz von Formblättern und EDV ist allerdings ein eher formaler Akt. Er kann vom Patienten als unpersönlich, ja sogar als abschreckend erlebt werden. Seine implizite Erwartung an die Naturheilkunde, der üblichen Medizinroutine zu entkommen, kann dadurch enttäuscht werden.

9.2.4 Narrative Medizin und Hermeneutik

Die umfassende Anamnese ist am ehesten geeignet, der gesamten Patientenpersönlichkeit gerecht zu werden. Ob der Arzt weitreichende Kenntnisse über seine Patienten erwirbt, liegt vor allem im Gespräch begründet. Den Patienten soll offenkundiges Interesse, Empathie und Kompetenz entgegengebracht werden. Ärzte sollten versuchen, sich auf die Patientensprache einzustellen.

Das Erfahren nicht medizinischer Umstände, Ansichten und Erlebnisse von Patienten wird auch als „**narrative Medizin**" beschrieben. Berichte aus der sozialen Welt der Patienten erlauben ein kompletteres (Ursachen-) Bild pathogener Faktoren. Krankheitsvorstellungen und entsprechende Befürchtungen von Patienten werden möglicherweise erst nach und nach im Verlauf einer vertrauter werdenden Arzt-Patienten-Beziehung sichtbar.

> **Merke:** Bei der Erhebung einer naturheilkundlichen Anamnese handelt es sich um einen Erkenntnisprozess, dessen stereotype Inhalte den individualisierten und individuellen Anteilen des Patienten nicht entgegenstehen dürfen.

Die sich aus dem Gesamteindruck ergebenden Deutungen des Arztes haben einen hohen Wert im Bereich der Naturheilverfahren, besonders bei Befindlichkeitsstörungen, beginnenden Erkrankungen und der Einordnung schwierig abzugrenzender Krankheitsbilder.

9.3 Diagnostik

Im Rahmen der Naturheilkunde erfolgt die Diagnostik über
- Gespräche,
- Wahrnehmen körperlicher Zeichen,
- Untersuchungen von Körperflüssigkeiten und -ausscheidungen,
- Spüren oder Messen von Schwingungen und Wellen.

Viele naturheilkundlich tätige Ärzte heben hervor, dass nicht nur die gesicherte Diagnose, sondern bereits diagnostische Anhaltspunkte oder auch nur eine Disposition therapeutische Schritte erlauben. Eine Diagnosesicherung im Sinne der konventionellen Medizin werde nicht immer angestrebt. Vielmehr genüge oft die – plausible – Interpretation eines Patientenberichtes einschließlich der Berücksichtigung bisher erhobener Befunde [5].

9.3.1 Diagnosestellung durch das Gespräch

Im Anamnesegespräch wurden bereits wesentliche diagnostische Hinweise gesammelt, Hypothesen geprüft und verworfen. Dieser erste Erkenntnisabschnitt bestimmt ca. 70 % der Diagnosen korrekt [1]. Daher dient eine anschließende Diagnostik häufig allenfalls der Diagnosesicherung, weniger dem diagnostischen Zugewinn.

Eine vollständige Diagnosestellung durch das Gespräch in Fortführung der Anamnese (Exploration) dient vor allem der **Diagnose psychischer Störungen**.

Anamnese und Diagnostik beinhalten therapeutische Anteile, ohne dass sich Arzt oder Patient dessen bewusst sein müssen. Im diagnostischen Gespräch finden sich z. B. die therapeutischen Anteile der Ordnungstherapie (▶ Kap. 10 Ordnungstherapie). Aber auch manuelle Techniken sind von erheblicher diagnostischer Bedeutung (▶ Kap. 17 Manuelle Medizin).

9.3.2 Wahrnehmbare Körperzeichen

Wichtige Merkmale

Die durch **Beschreibung von Körperzeichen** durchgeführte Diagnostik berücksichtigt folgende Merkmale:
- Gesamterscheinung
- Gang, Mobilität
- Gewicht, Größe

9.3 Diagnostik

- Körperbau
- Sprache
- Hautzeichen
- Sensorium
- Pulse
- Geruch

In dieser Hinsicht unterscheiden sich komplementäre Medizin und konventionelle Medizin nicht. Fokus der Beobachtung, Art der Beschreibung und Systematik weichen jedoch recht stark voneinander ab und sind in der komplementären Medizin deutlich vielfältiger. Die beschreibenden Zeichen werden zudem je nach kulturellem Hintergrund noch mit Ähnlichkeiten in der Natur verknüpft (Signaturenlehre), woraus therapeutische Hinweise abgeleitet werden. Die anthroposophische Aufbereitung von *Mistelkraut* in der Onkologie entstand auf der Basis eines derartigen Analogieschlusses durch Rudolf Steiner.

Körperliche Untersuchung: Fehlermöglichkeiten

Die körperliche Untersuchung spielt im Rahmen jeder ärztlichen Ausbildung eine entscheidende Rolle und belegt die Bedeutung der klinischen Diagnostik mit geringen Hilfsmitteln, z. B. dem Stethoskop, aber ohne aufwendige Apparate.

Viele Zeichen und körperliche Veränderungen deuten auf einen Krankheitsprozess hin, aber nicht alle sind zuverlässig. Manche Zeichen verweisen, zumal wenn sie keine Beschwerden verursachen, auch bei sorgfältiger Prüfung nicht auf pathologische Störungen. Hierzu zählen z. B. angeborene Pupillendifferenzen, Makula der Haut, Knickfüße im Kleinkindalter, Lingua geographica, differente Irisfarben oder androgener Haarverlust. Bestimmten Körperzeichen wurde früher eine pathologische Bedeutung zugemessen, die später als unbegründet erschien, z. B. dem Sahlischen Venenkranz, dem „Storchenbiss" oder der Blesse (weißes Haarbüschel).

Da bei jedem diagnostischen Vorgehen Fehler möglich sind, werden manche Körperzeichen nicht festgestellt oder fälschlich erhoben.

Beispiel: Tasten der Fußrückenpulse (▶ Abb. 9.3)

Folgende Fehlermöglichkeiten sind gegeben:
1. Das Zeichen an der Körperoberfläche, der Pulsschlag auf dem Fußrücken, wird vom Untersucher als krankhaft (vermindert) befundet, ist aber de facto nicht vermindert, also nicht pathologisch.
2. Der Puls ist krankhaft vermindert, wird aber vom Untersucher als nicht vermindert angegeben.

Bei richtiger Beobachtung wird der tatsächlich verminderte Puls zu Recht als pathologisch und die nicht vorhandene Pulsverminderung als solche festgestellt.

Fall 1 wird als **Alpha-Fehler (Fehler 1. Art)**, Fall 2 als **Beta-Fehler (Fehler 2. Art, Übersehfehler)** bezeichnet. Diese Fehler können jedem Untersucher unterlaufen und sind umso häufiger, je ungeübter der Untersucher ist und je unzuverlässiger das Zeichen ausfällt. Bei ausgeprägter Unzuverlässigkeit können auch mehrere Untersucher die Ergebnissicherheit nicht verbessern. Die Irrtumswahrscheinlichkeit für die korrekte Palpation der Fußpulse wird z. B. mit 50% angegeben [9]. Bei wissenschaftlichen Vergleichsuntersuchungen werden hingegen nur Irrtumswahrscheinlichkeiten bis 5% toleriert (Signifikanzniveau p).

Es ist davon auszugehen, dass viele der in der Naturheilkunde relevanten diagnostischen Zeichen eine ähnlich große Fehlerbreite bezüglich ihrer Zuverlässigkeit (Validität) aufweisen wie die in der konventionellen Medizin verwendeten Zeichen. Diese Annahme kann durch eine systematische Bestimmung der Validität gegenüber einem Standard-Messverfahren (Goldstandard) widerlegt werden; für die meisten Zeichen ist dies bisher jedoch nicht geschehen.

Für eine Diagnosestellung sind insbesondere solche Zeichen wertvoll, die eine hohe Zuverlässigkeit in der Erkennung von Krankheiten aufweisen. So stellt die **Scharlach-Röte** zusammen mit ihrer Ausbreitung vom

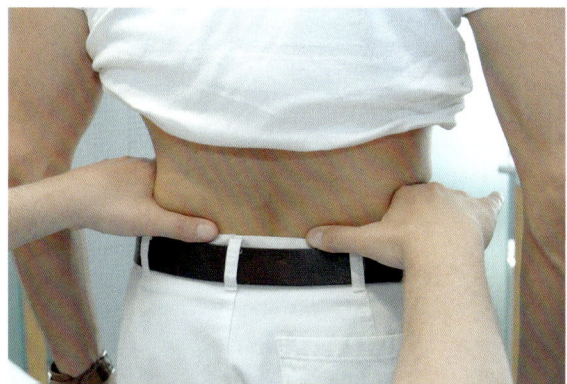

▶ Abb. 9.2 Beckenstand ertasten.

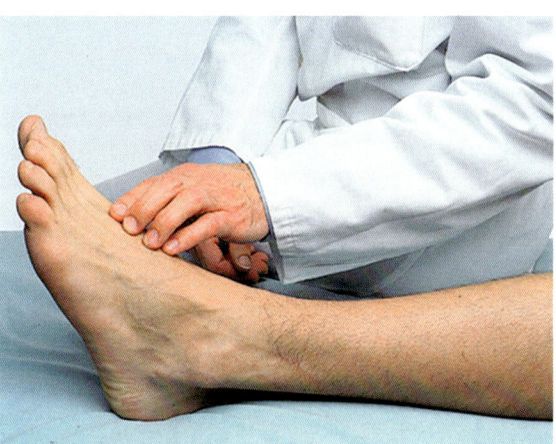

▶ Abb. 9.3 Fußrückenpuls ertasten.

weichen zum harten Gaumen hin ein recht zuverlässiges Diagnostikum für das Vorliegen einer Rachen-Angina durch beta-hämolysierende A-Streptokokken dar. Das Nichtvorliegen einer solchen Röte schließt zwar meist diese Form der Angina aus, nicht jedoch die Besiedelung des Rachens durch solche Streptokokken. Dieser Sachverhalt wird mit den Begriffen **Sensitivität** und **Spezifität** (einer Beobachtung oder eines Tests) präzisiert: Sensitivität wird definiert als der relative Anteil richtig positiver (pathologischer) Befunde bei Kranken, Spezifität steht für richtig negative (unpathologische) Befunde bei Gesunden. Scharlachröte und -lokalisation zeigen somit sensitiv die Krankheit an, sind jedoch wenig spezifisch.

9.3.3 Somatotope Projektionen

Zur diagnostischen Deutung werden in der komplementären und alternativen Medizin auch Verfahren verwendet, die sich der Vorstellung somatotoper Projektionen bedienen, d. h. der Repräsentation innerer Organe auf der Körperoberfläche, z. B. Ohr, Fußsohle, Hand oder Iris. Besonders häufig genutzt werden folgende Formen:
- Irisdiagnostik
- Manualdiagnostik
- Ohrmuscheldiagnostik
- Reflexzonendiagnostik

Diese Verfahren stützen sich auf den menschlichen Bauplan, der **gemeinsame Nervenganglien** zur sensiblen Versorgung innerer Organe und der Haut aufweist (Head-Zonen). Rückenmark und Grenzstrang sind systematisch nach Körperregionen gegliedert (Metamerie) und versorgen von dort aus Innen und Außen zugleich.

Jede der Methoden berücksichtigt neben der Repräsentanz von Organen in den (Haut-)Arealen weitere Besonderheiten, z. B. die Handlinien, die Faltung der Ohrmuschel oder die Augenfarbe.

Die Irisdiagnostik wurde wissenschaftlich als nicht valide dargestellt. Über die anderen diagnostischen Verfahren gibt es keine abschließenden Forschungsergebnisse; auch sind die anatomischen Repräsentanzen an Ohr, Fuß und Hand nicht belegt.

**Diagnostische Probleme:
Beispiel Irisdiagnostik**
Die Irisstruktur ist für die Identifikation eines Menschen hochsensitiv und hochspezifisch; so kann z. B. eine auf einem Foto dokumentierte Irisstruktur zuverlässig dem Merkmalsträger zugeordnet werden. Hinsichtlich einer Krankheitserkennung oder eines Krankheitsausschlusses existieren jedoch sehr viel sensitivere und spezifischere Methoden; die unzureichende Diagnosesicherheit und die große Fehlerbreite der Irisdiagnostik wurden in mehreren Untersuchungen dokumentiert und veröffentlicht [4, 7, 11].

Die Irisbetrachtung ist für Geübte ein sehr **ökonomisches Verfahren** und belastet die Patienten nicht. Prinzipiell genügen einige Blicke durch die Lupe, um auffällige „Vakuolen", „Wolken" oder „Lakunen" zu identifizieren.

Wird daraus allerdings geschlossen, dass ein oder mehrere innere Organe eine Störung aufweisen, z. B. eine „Leberbelastung", wächst durch die geringe Sensitivität der Zeichen der (Alpha-)Fehler sehr stark. Richtig ist nur, dass die Iris einige interessante **individuelle Strukturen** aufweist, die aber nicht unbedingt krankhafter Natur sind. Die Diagnose „Leberbelastung" jedoch führt nicht nur zu Verunsicherung von Patienten, sondern auch zu weiterer Diagnostik oder gar zu einer unmittelbaren, aber nicht indizierten Therapie. Unsicherheit zu verbreiten ist der Aufgabe des Arztes nicht angemessen; ein derartiges Vorgehen schadet den Patienten und führt zu vermeidbaren Folgekosten.

Entscheidend für das falsche Vertrauen in die Methode ist in diesem Zusammenhang, dass tatsächlich, unabhängig von den Aussagen des Diagnostikers, eine Fettleber oder eine Erhöhung der Transaminasen als Zeichen der Leberbelastung vorliegen kann. Bei fettleibigen Personen mit regelmäßigem Alkoholkonsum ist dies sogar wahrscheinlich. Die Beschreibung trifft auf einige Millionen Deutsche zu und kann leicht anamnestisch und durch Augenschein eruiert werden. Die Sensitivität der Irisdiagnostik wird damit jedoch weder belegt noch nimmt sie zu; es handelt sich um zufällige und sehr wahrscheinlich unabhängige Variablen.

Die **geringe diagnostische Validität** gilt auch für alle anderen postulierten homunkulusartigen (somatotopen) Organprojektionen auf die Körperoberfläche, also an der Ohrmuschel, den Händen oder der Fußsohle. Der methodische und der vom Untersucher abhängige Interpretationsspielraum ist bei diesen Verfahren zu groß, um eine guten Prognosewert zu erreichen. Gleiches gilt für die insbesondere in der traditionellen chinesischen Medizin übliche Zungen- und Pulsdiagnostik.

Erworbene oder angeborene Merkmale an der Körperoberfläche ermöglichen zwar die Identifikation eines Individuums, z. B. durch die Irisstruktur, Narben oder Hautlinien der Fingerkuppen; nur wenige äußere Merkmale sind jedoch ausreichend sensitiv für bestimmte Erkrankungen, z. B. eine Dupytren-Kontraktur, eine Zungenleukoplakie oder ein peripheres Pulsdefizit bei kardialer Tachyarrhythmie.

Möglicherweise geht es darum zu lernen, die Bedeutung vieler Zeichen an der Körperoberfläche besser zu entschlüsseln, um eine **zuverlässigere Aussage** treffen zu können. So gibt es inzwischen Hinweise darauf, dass Stoffwechselanomalien, wie ein erhöhtes Apoprotein E des Blutes, an der Iris ablesbar sein könnten [12]. Ebenso lässt ein Arcus lipoides corneae beim jüngeren Erwachsenen auf eine ausgeprägte familiäre Hyperlipoproteinämie schließen.

9.3.4 Typenlehre

Jeder Mensch verfügt über äußere Merkmale, mit denen sich ethnische Zugehörigkeit, Körperhaltung, Gesichtszüge und allgemeine Eindrücke charakterisieren lassen. Solche phänotypischen Merkmale bezeichnet man auch als **Konstitution** (▶ Kap. 8 Geschichte der Naturheilverfahren; ▶ Kap. 31 Symptomatik, Befund, Therapieprinzip). In der Medizin ergänzt sie den klinischen Ersteindruck, beschreibt die Haltung, den Körperbau, den Gesichtsausdruck, die Ausstrahlung und dient erst in zweiter Linie dem Erkennen von Krankheitszeichen. Anders als die somatotope Organzuordnung sind Konstitutionen von summatorischem Charakter; sie geben Auskünfte über das „Ganze" und erheben in der Regel keinen Anspruch, sich auf Details festzulegen. Nach Kretschmer gibt es den **pyknischen**, den **athletischen**, den **dysplastischen** und den **leptosomen** Körpertyp (▶ Kap. 31).

Schon früh war es offenbar sinnvoll, ergänzend neben den phänotypischen Merkmalen auch Wesensmerkmale zu beschreiben, sozusagen als Kurzcharakteristik und Ergebnis einer globalen Einschätzung von Mitmenschen. Die **Temperamentenlehre** (ursprünglich nach Hippokrates und Galen) kategorisiert Menschen ihrer Wesensart nach als Choleriker, Sanguiniker, Phlegmatiker und Melancholiker. Die Begriffe und ihre Bedeutung sind immer noch in der deutschen Sprache präsent.

Konstitutionslehren finden sich in der Traditionellen Europäischen Medizin, aber auch im Ayurveda, der Traditionellen Chinesischen Medizin (TCM) und in der Homöopathie. Im Ayurveda bleibt z. B. der Konstitutionstyp zeitlebens erhalten und wird durch Krankheiten nur modifiziert, während bei der TCM eine altersabhängige Änderung durchlaufen wird. Bei den Typologien des Ayurveda und der TCM handelt es sich um philosophisch gestützte Analogieschlüsse.

Klinisch definierte Hautzeichen, wie ein Schmetterlingserythem des Gesichts bei Lupus erythematodes visceralis, oder kongenitale Zeichen, wie die Vierfingerfurche bei Trisomie 21, zählen nicht zu den Konstitutionsmerkmalen.

Die Verknüpfung innerer Werte, Fähigkeiten oder Organabweichungen mit Merkmalen des Körperäußeren war jedoch niemals zuverlässig, weil es kaum generalisierende Belege gibt. Zudem informiert das vereinfachende Begriffsinventar der Konstitutionstypen sehr stereotyp über eine zu beschreibende Person. Eine fehlerhafte Typisierung, durch psychologische Phänomene der ersten Kontaktaufnahme wie den Primacy- und den Halo-Effekt verstärkt, kann jedoch zu einer sich selbst erfüllenden Prophezeiung oder auch zu falschen diagnostischen und therapeutischen Entscheidungen führen. Der **Primacy-Effekt** bezeichnet das Phänomen, dass der erste Eindruck bei einer Begegnung am stärksten prägt; der **Halo-Effekt** bezeichnet die positive Grundannahme über das Gegenüber bei einer ersten Begegnung, z. B. der Erstkonsultation.

Menschen mit leptosomer Konstitution wird z. B. nachgesagt, dass sie Wärme bevorzugen und gut vertragen, häufig mit Orthostasephänomenen reagieren und allgemein vagoton eingestellt seien. Was aber, wenn die Zeichen einer gleichzeitig bestehenden Hypothyreose falsch gedeutet und übersehen werden, indem sie ursächlich auf den Konstitutionstypus „leptosom" bezogen werden?

> **Merke:** Konstitutionseinteilungen können im klinischen Alltag nützlich sein, da sie die Entscheidungsfindung beschleunigen können; sie sollten aber stets mit kritischer Distanz betrachtet werden.

9.3.5 Manuelle Techniken

Manuelle Techniken, wie die kraniosakrale Therapie, die Chirotherapie, die Osteopathie und die Kinesiologie, besitzen bezüglich der klinischen Diagnostik **mehrere Besonderheiten**:

- Sie beschränken sich nicht auf die Körperhülle.
- Sie sind nicht nur mit einer diagnostischen, sondern fast immer mit einer unmittelbaren therapeutischen Absicht verknüpft.
- Da keine Vergleichsmethode für ihre Ergebnisse existiert, werden sie nach ihrer klinischen Wirkung (ex iuvantibus) beurteilt.

Chirotherapie, Massage und Physiotherapie sind in Deutschland Teil der Schulmedizin. Osteopathie, Kinesiologie, Alexander-Technik und andere manuelle Techniken verknüpfen mehr oder weniger stark die Psyche des Patienten mit dem diagnostischen und therapeutischen Geschehen.

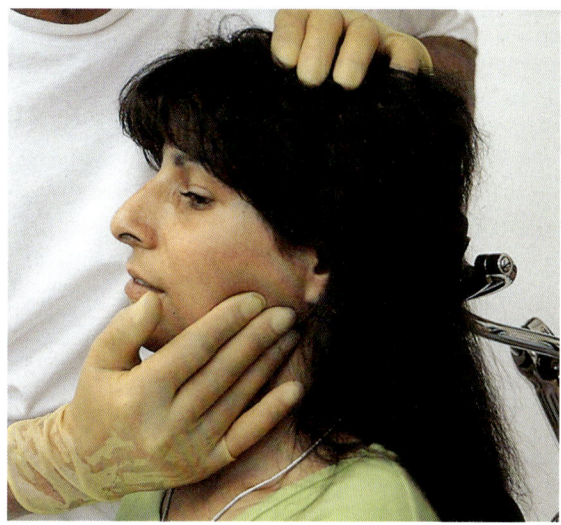

▶ **Abb. 9.4** Beweglichkeitsprüfung Kiefergelenk.

Manuelle Techniken sind meist sehr ausgefeilt. Es erfordert einigen Aufwand und **exzellente anatomische Kenntnisse**, um sie zu erlernen, gilt es doch, mit den Händen in der Tiefe der Binde- und Stützgewebe Veränderungen zu erfühlen und diese vor der Therapie durch bestimmte Griffe und Manipulationen diagnostisch zu bestätigen. Störungen der Binde- und Stützgewebe vor allem durch Sport, Traumata und Fehlbelastungen haben einen großen numerischen Anteil am Krankheitsgeschehen.

Für einige Indikationen, z. B. für das HWS-Syndrom, das LWS-Syndrom und für die kraniozervikalen Bewegungsstörungen bei Neugeborenen, ließ sich die Wirksamkeit manueller Therapieverfahren mit guter Evidenz belegen (▶ Kap. 17 Manuelle Medizin).

Die Eingriffe sind selten schmerzhaft. Nicht selten tritt bereits unter der Behandlung eine Beschwerdelinderung ein. Sie erfreuen sich daher zu Recht großer Beliebtheit. Es gibt keine konkurrierenden Methoden, die mit vergleichbarem Aufwand ähnliche diagnostische (und therapeutische) Möglichkeiten bereithalten. Gegenwärtig wird ihre Wirksamkeit in verschiedenen Forschungsprojekten überprüft.

> Möglicherweise werden die Wirkungen der manuellen Techniken von den Anwendern dann überschätzt, wenn sie von einer Gesamtwirkung auf den Organismus ausgehen, die nicht immer gegeben ist, insbesondere nicht bei internistisch oder neurologisch verursachten Beschwerden.

9.3.6 Wahrnehmen oder Messen physikalischer Phänomene

Vor der Entdeckung der Elektrizität wurden im Wesentlichen einfache Hilfsmittel genutzt, um veränderte, von Erkrankten ausgehende physikalische Signale aufzunehmen. Hierzu dienten die Hände, Wünschelruten oder Pendel. Später faszinierte das **elektrische Potenzial** mit seinen Möglichkeiten. In diesem Bereich sind vielfältige diagnostische Methoden entstanden.

Diagnostische Methoden
- Anthroposkopie (Hochfrequenzmessverfahren im elektromagnetischen Feld nach Kirchhoff)
- bioelektronische Funktionsdiagnostik
- Bioresonanzdiagnostik (z. B. Vegatest, Mora, BICOM)
- Biotensorverfahren (Handantennen)
- diagnostische Resonanztherapie und sequenzielle Frequenzdiagnostik
- Elektroakupunktur (EAV) nach Voll
- Elektroneuraldiagnostik
- energetische Terminalpunktdiagnose
- Kirlian-Fotografie
- Regulationsthermographie

Die angegebenen Verfahren stützen sich auf die **Messung von elektrischen bzw. thermischen Signalen**, die an verschiedenen Stellen der Körperoberfläche mit Elektroden abgegriffen werden. Wie bei den etablierten technischen Diagnoseverfahren EKG, EMG oder EEG werden sie aufgezeichnet, im Unterschied dazu aber teilweise dem Körper in therapeutischer Absicht wieder zugeleitet.

Die elektrophysikalischen Eigenschaften menschlicher Körper bieten eine Fülle von **Signalen** oder **Signalantworten**, je nachdem, ob körpereigene Felder, Ströme oder Wellen oder Antwortsignale auf angelegte Spannungen oder Felder abgeleitet werden. Da die Messgeräte immer empfindlicher geworden sind, befinden sich einige Diagnostiker bereits unterhalb des „Grundrauschens" der Moleküle und beschreiben ultrafeine elektromagnetische Schwingungen [3] oder Biophotonen einschließlich Kohärenzphänomenen [10], die als Steuerungssignale der Zellfunktionen und des Gesamtorganismus aufgefasst werden. Aus diesen Beobachtungen heraus wird ein System der biologischen Informationsübertragung postuliert, in dem z. B. die homöopathische Hochpotenz oder die Akupunktur als Träger therapeutischer Informationen bzw. therapeutischer Energie eine physikalisch begründbare Wirkung entfalten.

Die Hypothesen und Ergebnisse naturheilkundlich orientierter Techniken bewegen sich größtenteils im Bereich von bereits gesichertem physikalischem Wissen. Dies betrifft die elektrischen Ladungsverteilungen in Molekülen wie Wasser oder Aminosäuren ebenso wie die Änderungen des elektrischen Zellmembranpotenzials aufgrund von An- und Kationenverteilungen oder die Entladungsbedingungen von Neuronen im Netzwerk. Die Erforschung neuronaler Informationsflüsse ist inzwischen zu kybernetischen Erkenntnissen gelangt, die mit naturheilkundlichen Postulaten kompatibel sind.

Die oben genannten Diagnoseverfahren sind dagegen eher der **Alternativmedizin** zuzurechnen. Sie werden meist von Heilpraktikern, aber auch von einigen Ärzten angewendet. Die technischen Geräte sollen die subjektive Krankheitserkennung mit Blick auf eine im „energetischen, immateriellen Bereich liegende Heilkraft" verstärken: „Wenn man heute Schwingungen krankhafter Art auffangen und mit umgekehrter Polarität als Heilschwingungen zurückgeben kann, wie bei der Moratherapie, dann macht dies zwar der technische Fortschritt möglich, aber das dahinter stehende Prinzip ist ein rein naturheilkundliches, eines der qualitativen Denkweise" [8].

> Obwohl die genannten diagnostischen Geräte mit dem Fortschritt der konventionellen Medizintechnik wetteifern, materialisieren sich in ihnen **konträre Prinzipien**:
> - Subjektive Krankheitserkennung und qualitatives Denken laufen den Prinzipien der Transparenz, Validität und Quantifizierbarkeit zuwider. Daher sind jene der konventionellen medizinischen Diagnostik in Verbindung

mit technischen Geräten fremd, die gerade auf diese Eigenschaften hin entwickelt wurden. Wissenschaftliche Belege sind nur ansatzweise und nur für wenige der oben dargestellten Verfahren veröffentlicht.
- Subjektive Krankheitserkennung und qualitatives Denken entsprechen aktuellen Forschungsmethoden der konventionellen Medizin, die, aus der klinischen Psychologie und der Soziologie entlehnt, gerade wegen der Defizite der mechanischen Untersuchungen angewendet werden.

9.3.7 Untersuchung von Körperflüssigkeiten und Ausscheidungen

Wie bei der Diagnostik durch äußere Zeichen und beim Gebrauch diagnostischer Apparaturen muss man fragen, wie gut sich die Untersuchung von Körperflüssigkeiten und Ausscheidungen zur Sicherung eines Krankheitsverdachtes eignen. Das am häufigsten hierfür verwendete Körpermedium ist Blut (▶ Abb. 9.5).

Alternativmedizinische Verfahren der Blutuntersuchung

- Blutkristallanalyse (Fotovergleich der Blutgerinnung auf präparierten Objektträgern)
- Steigbildmethode nach Kaelin (kapillarphoretische Untersuchung hämolysierter Erythrozyten)
- Erythrozyten-Agglutinationstest mit Polysanen nach Spengler (Agglutinationstest mit xenogen gewonnenen Kolloiden)
- Auraskopie und Auras-Test (bildhafte Interpretation standardisierter Blutausstriche)
- elektromagnetischer Bluttest nach Aschoff (Anlegen von elektromagnetischen Schwingungen an Blutpräparationen)
- morphogenetische Blutkristallisation (Deutung von auskristallisierten Kupferchlorid-Blutgemischen)

Die genannten Methoden entstanden überwiegend in den fünfziger Jahren des 20. Jahrhunderts und erreichten in Zusammenarbeit mit einer kleineren Firma oder einem Labor jeweils nur eine geringe Verbreitung.

Allen genannten Verfahren fehlen die physiologische Begründung, die Validierung über etablierte Verfahren und die Legende, durch welche das Untersuchungsergebnis in geeigneter Form auf eine umschriebene Fragestellung antworten könnte. So werden einerseits mit technischem Geschick Kapillarbilder, Fotos verlaufender Blutstropfen und Agglutinationsreaktionen oder Kristallbilder des aufbereiteten Blutplasmas angefertigt. Andererseits kann nicht beschrieben werden, von welcher Norm sie abweichen. Klare Aussagen fallen schwer, die Interpretation der Ergebnisse beruht eher auf Mutmaßungen. Die Deutungen klingen vage oder folgen allenfalls einer Signatur. Auch das Postulat, nach dem in jedem Blutstropfen das „Ganze" im Sinne eines Hologramms darstellbar

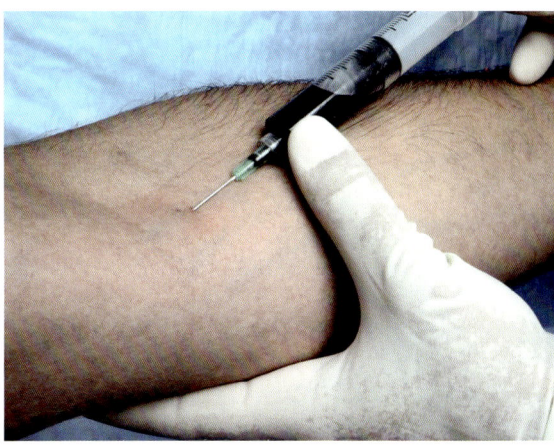

▶ Abb. 9.5   Blutabnahme.

sei, wird nicht durch Messreihen oder im Vergleich mit Standards belegt [8].

Die **mangelnde Normierung und Standardisierung** der oben erwähnten Methoden ist so augenfällig, dass man nicht von Laboruntersuchungen, sondern eher von **Artefakt-Deutungen** sprechen muss. Ihre subjektive/intuitive Deutung hängt, so entnimmt man den Darstellungen, von der Erfahrung und der Tagesform des Therapeuten ab [8].

Die Labormedizin im konventionell medizinischen Bereich wurde bereits ab Ende der sechziger Jahre des 20. Jahrhunderts Qualitätssicherungsmaßnahmen wie Ringversuchen und Messvergleichen mit Standardlösungen unterworfen, um systematische und zufällige Fehler zu erfassen. Für die Ergebnisse besteht heute Vergleichbarkeit und eine hohe Validität der angewendeten Methoden. Dies führte in den meisten Untersuchungsbereichen zur internationalen Standardisierung; alle Ergebnisse gehen von einer definierten Norm aus. Jedoch besteht bei der Festlegung der Norm trotz exzellenter Analytik ein Raum interpretativer Unschärfe angesichts der unklaren gesundheitlichen Aussagekraft mancher Messwerte, so etwa für den Serumcholesteringehalt. Das Vorliegen eindeutiger und hochvalider Messwerte kann damit ähnliche Bewertungsprobleme verursachen wie eine der oben angegebenen Blutanalysemethoden.

Durch den technischen Fortschritt scheint für manche Patienten jegliche Diagnose in realisierbarer Reichweite zu sein. Die Fixierung auf pseudopathologische Laborwerte kann sehr ausgeprägt sein und **unangebrachte Diagnostik- und Therapiewünsche** nach sich ziehen. Dem Wunsch, alles aus dem Blut zu bestimmen, was möglich ist, mag man aber nicht nur aus Kostengründen nicht nachkommen. Die Deutung einer Fülle von Laborergebnissen kann erhebliche Schwierigkeiten bereiten, z.B. bei für die Gesundheit unklaren (Norm-)Werten oder bei Ergebnissen, deren Aussagen der Befindlichkeit der Patienten widersprechen, so bei einer mittelstark erhöhten Blutsenkungsgeschwindigkeit oder einem erhöhten Borreliose-Titer.

(Labor-)Diagnostik ist zudem aus biomathematischen Gründen der Vortestwahrscheinlichkeit deutlich weniger valide, wenn sie, wie z. B. beim Screening, d. h. bei Reihenuntersuchungen, ohne eine Vorselektion durch die Anamnese stattfindet.

„Alles" aus dem Blut zu bestimmen könnte dem holistischen Anspruch eines Diagnostikers entsprechen. Bei Patienten spricht es meist für Krankheitsbefürchtungen, die sich aus unterschiedlichen Gründen zu **massiven Ängsten** *auswachsen können. Dass diese nicht völlig unrealistisch sind, belegen die Bemühungen um präventive Untersuchungen, z. B. bei Stoffwechselerkrankungen und Malignomen. Mit einer* **Vorselektion** *der zu bestimmenden* **Laborwerte** *durch* **Anamnesegespräch** *und* **Untersuchung** *kann der Bereich interpretativer Unschärfe verkleinert werden: Weniger ist hier mehr!*

9.4 Labordiagnostik im Rahmen individueller Gesundheitsleistungen (IgeL)

In vielen Arztpraxen werden Laborleistungen im Rahmen individueller Gesundheitsleistungen angeboten. Sie beziehen sich schwerpunktmäßig auf folgende Bereiche:
- Anti-Aging-Hormonstatus
- Arteriosklerose-Screening
- Diagnostik des chronischen Müdigkeitssyndroms
- Dysbiose/Stuhlflora
- Fastenkurüberwachung
- Haarausfall
- Immunstatus
- Nahrungsmittelallergie
- Osteoporoserisiko
- „Pilz"-Diagnostik
- Rauchervorsorge
- Schwermetallbelastung
- Spurenelementemangel
- Stressüberwachung
- Tumorüberwachung
- Umweltbelastung
- Vitaminmangelsituation

Die genannten Schwerpunkte entsprechen recht genau den Fragen und Befürchtungen von Patienten im naturheilkundlich-alternativmedizinischen Kontext. Die gewählten Anlässe für die Laboruntersuchungen bilden gleichzeitig deren Zweck ab: Sie sollen durch Screenen und Statuserhebungen Risiken oder Mangelerscheinungen feststellen und überwachen, können so zur Vorsorge beitragen und den Patienten helfen, Befürchtungen aller Art zu bewältigen.

Diese und ähnliche IGeL-Programme beschreiben die Grenzlinie zwischen den **menschlichen Sehnsüchten nach andauernder Gesundheit** und körperlichem Wohlergehen und der **rationellen Wirklichkeit der Medizin** nach sozialgesetzlichen Vorschriften sehr gut. Hier wird angeboten, was Katherine als definitorisches Merkmal von naturheilkundlich ausgerichteten Patienten herausstellte [6]: „Es scheint so, als stellten die Patienten höhere Ansprüche an die fachlichen Kenntnisse der Ärzte für Naturheilverfahren und die arztvermittelten Verfahren, die sie bei Ärzten ohne naturheilkundliche Ausbildung als geringerwertig einschätzen."

Allerdings kann nur ein kleinerer Teil der impliziten Versprechen eingelöst werden. Manche Laborparameter versprechen Unerfüllbares, z. B. Anti-Aging, Rauchervorsorge, Tumorvorsorge. Die Aussagekraft der oben aufgeführten Laborwerte ist häufig gering. Dies liegt sowohl in den bereits angesprochenen Fehlermöglichkeiten jeder Diagnostik als auch in der unklaren klinischen Relevanz einer Reihe von Hormon-, Vitamin- und Schwermetallbestimmungen und immunologischer Parameter, in biologischen Wertschwankungen, wie bei Hormonen, oder in einer mangelnden Indikation, wenn therapeutische Konsequenz fehlen oder wenn die Prophylaxeuntersuchungen vom Patienten als Ersatz für eigentlich erforderliche Verhaltensänderungen aufgefasst werden.

Möglicherweise sind sich naturheilkundlich Tätige dessen sehr bewusst, denn sie schöpfen die authentischeren Anhaltspunkte für Belastungen oder Erkrankungen aus der Anamnese, der Erscheinung und der körperlichen Verfassung der Patienten. Die Laboruntersuchung als Deutungsmedium besitzt hier eher eine **adjuvante, seltener richtunggebende Funktion** für die Entscheidung zu einer Therapie. Diese Entscheidung setzt nicht unbedingt eine Diagnose nach ICD-10 voraus; auch die Diagnosen energetische Schwäche (Adynamie), Über-

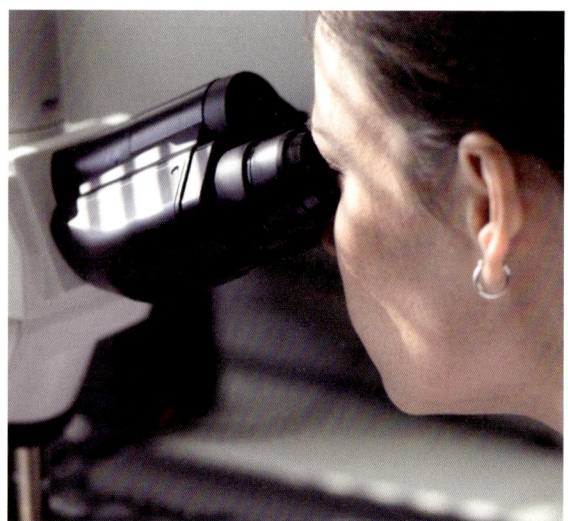

▶ **Abb. 9.6** Vielfältige Labordiagnostik.

säuerung oder Leberbelastung geben auf ihre Weise die Beschwerden der Patienten wider. Die Entscheidung zu einer Therapie ist damit relativ unabhängig von den diagnostischen Ergebnissen; sie entspringt vielmehr einem (qualitativen) hermeneutischen Erkenntnisprozess.

Fazit

Ganz entscheidend für das weitere Miteinander, für die diagnostischen Wege und für die Vorentscheidung zu einer therapeutischen Intervention ist die **erste Begegnung**. Patienten suchen sich den Arzt und die Therapie ihrer Wahl – sie sind wählerisch im guten Sinne. Als Arzt wird man die Erwartungen des Patienten abgleichen mit den Möglichkeiten der eigenen Praxis oder Klinik und frühzeitig auf deren Grenzen hinweisen.

Die ärztlichen Entscheidungen zur apparativen oder interventionellen Diagnostik und Therapie sollen immer das Wohl der Patienten, insbesondere das „**nil nocere**" in den Vordergrund stellen. Das wird leicht fallen, da die meisten erweiterten naturheilkundlichen Verfahren mit einigen Ausnahmen (z. B. Manualtherapie der Halswirbelsäule, neuraltherapeutische Injektionen an tief gelegene Ganglien, Hyperthermiebehandlung) wenig risikobehaftet sind. Die **nicht apparative Diagnostik mit den fünf Sinnen**, also die körperliche Untersuchung, darf als adäquate Ergänzung zur Anamnese nicht fehlen. Es gilt, ernsthafte Erkrankungen nicht zu übersehen oder fehlzudeuten. Die Naturheilverfahren bieten viele ergänzende Methoden zur Befunderhebung an.

Die Medizintechnik hat Einzug gehalten in die Naturheilverfahren, die ursprünglich der ländlichen Lebensumwelt der Menschen entstammten, von deren Vertretern künstliche Vorgänge abgelehnt wurden und die allen Bevölkerungsschichten preiswert zugänglich waren. Obwohl die dargestellten diagnostischen Methoden recht unzuverlässig sind, sind Patienten dennoch bereit, dafür zu bezahlen; zum einen, weil sie dem naturheilkundlich bzw. alternativmedizinisch ausgerichteten Arzt offenbar mehr Fähigkeiten zubilligen, zum anderen, weil sie Beratung, Kompetenz, humanen Umgang und Trost brauchen. Handelt der Arzt hier überzeugend, dürfen – wie in allen Formen der Medizin – zur Verstärkung des Heilungsglaubens auch einige rituelle Handlungen hinzutreten, z. B. Blutentnahme, das Anschließen von Elektroden oder die Anwendung unverständlicher Ausdrücke. Ganz im Zentrum aber müssen das **offenkundige Interesse** für das Problem und die Person des Patienten sowie **Gespräche** stehen, die sachkundig und mit menschlicher Wärme Ordnung schaffen helfen.

Literatur

[1] **Abholz HH, Fischer T:** Anamnese, körperliche Untersuchung und Dokumentation. In: Kochen MM (Hrsg.): Allgemein- und Familienmedizin. 3. Aufl. Stuttgart: Thieme; 2006.

[2] **Bertakis D, Franks P, Azari R:** Effects of physician gender on patient satisfaction. J Am Med Womens Assoc. 2003; 58(2): 69–75.

[3] **Brüggemann H:** Bioresonanz und Multiresonanztherapie. Heidelberg: Haug; 1990.

[4] **Ernst E:** Iridology: not useful and potentially harmful. Arch Ophthalmol. 2000; 118: 120–121.

[5] **Jobst D, Kraft K:** Quality aspects of the use of complementary medicine. Experiences from the work of a quality circle. Forsch Komplementärmed Klass Naturheilkd. 1999; 6(4): 217–223.

[6] **Katherine JM, Peay ER:** The choice of alternative therapy for health care: testing some propositions. Soc Sci Med. 1996; 43: 1317–1327.

[7] **Knipschild P:** Changing belief in iridology after an empirical study. BMJ. 1989; 299(6697): 491–492.

[8] **Liebau KF:** Herkunft und Zuordnung naturheilkundlicher Diagnoseverfahren. In: Forschungsinstitut Freie Berufe (Hrsg.): Dokumentation der besonderen Therapierichtungen und natürlichen Heilweisen in Europa, Bd. IV. Essen: Zentrum zur Dokumentation für Naturheilverfahren; 1992.

[9] **Sacket DL, Strauss SE, Scott Richardson W, Rosenberg W, Brain Haynes R:** Evidence based medicine - How to practice and teach. Edinburgh: Churchill Livingstone; 2000.

[10] **Schlebusch KP, Maric-Oehler W, Popp FA:** Biophotonics in the infrared spectral range reveal acupuncture meridian structure of the body. J Altern Complement Med. 2000; 11(1): 171–173.

[11] **Simon A, Worthen DM, Mitas JA 2nd:** An evaluation of iridology. JAMA. 1979; 242(13): 1385–1389.

[12] **Um JY, Hwang CY, Hwang WJ et al.:** Association between iris constitution and apolipoprotein e gene polymorphism in hypertensives. J Altern Complement Med. 2004; 10(6): 1101–1105.

10 – Ordnungstherapie

Anna Paul

10.1 Definition 116
10.2 Basisinformationen 116
10.3 Moderne integrative Ordnungstherapie: das Essener Modell 121

10.1 Definition

Ordnungstherapeutische Interventionen zielen auf die Wiedererlangung des Gespürs für die natürlichen Bedürfnisse des menschlichen Organismus sowie auf die Vermittlung von Strategien für die Gestaltung eines gesundheitsförderlichen Lebens(stiles).

Dabei sollen die natürlichen Regulations- und Abwehrkräfte angeregt und unterstützt werden, denn der Organismus verfügt über Selbstheilungskräfte, die durch tägliche Entscheidungen, z.B. bezüglich Ernährung, Konsum von Genussmitteln bis hin zu Drogen, im Blick auf Arbeitspensum und Erholung sowie die Gestaltung der sozialen Kontakte behindert oder aktiviert werden können. Dabei sind diese Entscheidungen immer im Kontext des Lebensstils, des sozialen Umfeldes und der Kultur, in der ein Mensch lebt, zu betrachten.

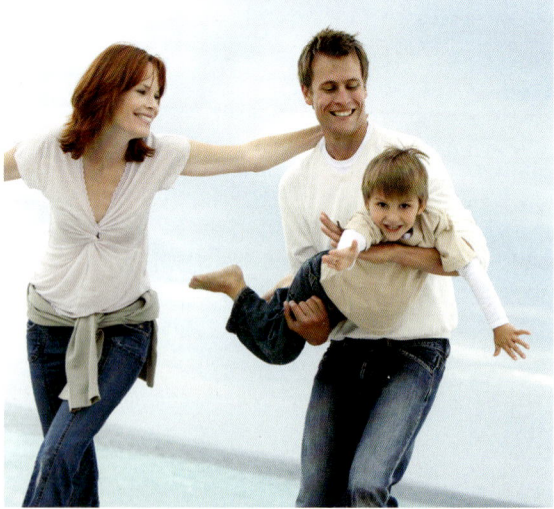

▶ **Abb. 10.1** Lebensstil und soziales Umfeld sind bei Entscheidungen über die Therapie miteinzubeziehen.

10.2 Basisinformationen

10.2.1 Geschichte

Die grundlegenden Themen und Inhalte der heutigen Ordnungstherapie finden sich schon in den Schriften der antiken Medizin, so in der **Diaita-Lehre des Hippokrates** (Hippokrates von Kos, 460–377 v.Chr.). Vor über 2000 Jahren wurde die Anleitung zur gesunden Lebensführung bereits als wichtiger Teil einer medizinischen Behandlung betrachtet. Unter Diaita verstand Hippokrates nicht nur Diät im Sinne von Ernährungsratschlägen, sondern die gesamte Lebensweise des Menschen. Dabei galten Ordnung und Ausgewogenheit wichtiger Lebensbedingungen und Lebensstilelemente als Grundlage für Gesundheit und Heilung. Bedeutsam waren folgende Lebensbereiche:
- Licht und Luft
- Essen und Trinken
- Bewegung und Ruhe
- Schlafen und Wachen
- Ausscheidungen
- Gemütsbewegungen

Erste Entwicklungen

Aus der oben beschriebenen Betrachtung entstand eine Lebensphilosophie, die sich als **Lehre des menschlichen Leibes** verstand und letztlich auf eine Kultur des Alltags zielte. Die Regelkreise zur gesunden Lebensführung wurden dabei als vernetztes, sich wechselseitig beeinflussendes System verstanden; Gesundheitsbildung betraf hier die Kultivierung des persönlichen Lebensstils (diaita privata), der die öffentliche Gesundheitspflege (diaita publica) prägt und sich in kleinen, überschaubaren Gemeinschaften (diaita communis) verwirklichen lässt. Vom Patienten wurde eine aktive Mitarbeit bei der Gestaltung seiner Lebensführung erwartet.

Der Begriff der Ordnungstherapie entstammt der europäischen Naturheilkunde, die sich, wie andere Reformbewegungen, zur Zeit der industriellen Revolution zu Systemen und Schulen formierte. Im Zuge der Industrialisierung im 19. und 20. Jahrhundert veränderte sich das Leben in den sogenannten entwickelten Ländern wie nie zuvor. Seitdem bestimmen die Vorgaben der Arbeits- und Kulturwelt die Lebensgestaltung der Menschen zunehmend; sie verdrängten den Einfluss natürlicher Rhythmen. Dieser Prozess ist so weit internalisiert, dass viele Menschen im Laufe ihres Lebens die Wahrnehmung für ein natürliches, d. h. gesundes Maß an Belastung und Erholung, an Menge und Qualität ihrer Nahrung oder an körperlicher Aktivität verlieren.

Hier setzt die Ordnungstherapie als medizinische Behandlungsstrategie an.

Im Rückblick auf neuere Entwicklungen ist **Sebastian Kneipp** (1821–1897) als der wichtigste Vertreter einer Bewegung zu sehen, die in der Zeit der zunehmenden Pharmakologisierung der Medizin die Tradition der Stärkung der Selbstheilungskräfte der Patienten aufrecht erhielt (▶ Kap. 8 Geschichte der Naturheilverfahren). **Lebensordnung und Gesundheitsbildung** gelten als die wesentlichen Bestandteile der Lebens- und Heilweise nach Kneipp. Er forderte eine ausgewogene, natürliche Lebensführung, die der gedachten Einheit von Körper, Geist und Seele gerecht wird.

Franz Kleinschrod, einer der ersten Kneipp-Ärzte, gebrauchte erstmals im Jahre 1921, 24 Jahre nach Kneipps Tod, die **Säulen-Metapher**, um die Lehre Kneipps zusammenfassend darzustellen. Er vertrat die These, die Gesundheitslehre Sebastian Kneipps beruhe auf drei Säulen: zum einen auf der Stärkung der Lebenskräfte durch das Prinzip der Abhärtung, durch das Prinzip der Arbeit und den richtigen Gebrauch der Organe. Zum anderen führt er die richtige Ernährung des Körpers an. Dritte Säule ist die angemessene geistig-seelische Einwirkung auf den Leib [25].

Max Bircher-Benner führte im Jahre 1938 den Begriff „Ordnungstherapie" ein und bezeichnete damit seine gesamte Gesundheitslehre. Diese beruht vor allem auf seiner **speziellen Ernährungstherapie** auf der Basis unbearbeiteter Rohkost in Kombination mit physikalischen Heilmethoden, z. B. Wasseranwendungen.

Der Kneippianer **Joseph H. Kaiser** übernahm den Begriff für seine Weiterentwicklung des **Säulenmodells** von Kleinschrod. Ordnungstherapie wird von Kaiser als therapeutisches Verfahren verstanden und neben die anderen vier Therapiesäulen gestellt. Er bezieht das ordnende Prinzip auf den Tagesablauf, auf angemessene Ernährung, Bewegung und Entspannung, bringt aber auch das soziale Eingebundensein, Gefühle, Gedanken, Werte, Lebensziele bis hin zu spirituellen Fragen ein [34].

Psychosomatisch-edukatorische und naturwissenschaftlich-chronobiologische Strömungen

In der weiteren Entwicklung verbreiterten sich die Ansätze der Ordnungstherapie, was zwangsläufig auch zu einem unschärferen Verständnis führte. Als zentrales Anliegen kristallisierte sich – unabhängig vom jeweiligen Ansatz – eine Wahrnehmung und Auseinandersetzung einerseits mit der Bedeutung einer Erkrankung im Lebenskontext des Erkrankten heraus, andererseits mit seinen Möglichkeiten, den Gesundungsprozess mitzugestalten und dabei auch vom Patienten kaum beeinflussbare, höherstehende Ordnungen, z. B. die der Chronobiologie (▶ Kap. 11), zu berücksichtigen.

Der Zentralverband der Ärzte für Naturheilverfahren (ZÄN) e. V. proklamierte in seiner programmatischen Schrift „Naturheilverfahren heute", die über viele Jahre als das kurz gefasste und kostenfrei verbreitete Selbstverständnis der ärztlich geleiteten Naturheilkunde in Deutschland gelten darf, den **Arzt als glaubwürdigen Pädagogen** im Sinne einer Integration von Medikus, Erzieher und Geistlichem. Abgesehen vom heute etwas befremdlich wirkenden Pathos der Formulierungen und ihrer Nähe zur Geistlichkeit wird hier ein umfassender Anspruch auf die Patientenführung erhoben [51].

Rudolf Wilhelm galt für die siebziger und frühen achtziger Jahre des 20. Jahrhunderts als der herausragende Vordenker eines zeitgemäßen und wesentlich versachlichten Konzepts der Ordnungstherapie: Er betrachtet Ordnungstherapie als wesentliches Prinzip der Naturheilverfahren und **Basis jedweder Therapie**. Ordnungstherapie stelle ein Behandlungsprinzip dar, ähnlich der Psychosomatik und Ganzheitsmedizin. Gleichzeitig weist er allerdings auch darauf hin, dass sich Ordnungstherapie, Psychosomatik und Ganzheitsmedizin schwer definieren und abgrenzen lassen [50]. Wilhelm formulierte hier eine zunächst sehr vage Klammer zwischen Naturheilkunde und der damals in der breiten Medizin bei Weitem noch nicht wie heute akzeptierten psychosomatischen Medizin.

Neben dieser Interpretation der Ordnungstherapie kristallisierte sich als ein zweiter, wesentlich eher an naturwissenschaftlich-physiologischen Erkenntnissen orientierter Strang, die **Chronobiologie** heraus. Ihr wichtigster Vertreter war zweifellos **Gunther Hildebrandt**, der aus exakten, physiologisch und biochemisch fundierten Messungen und klinischen Beobachtungen an Gesunden und Kranken die **Bedeutung der zeitlichen Ordnung für Prävention und Therapie** herausarbeitete [18, 19]. Der Naturheilkunde und der anthroposophischen Medizin gleichermaßen verbunden, versuchte er auch, die bisweilen eher willkürlich erscheinenden Vorstellungen letzterer zur Rhythmizität von Lebens-, Krankheits- und Heilprozessen auf eine naturwissenschaftliche Basis zu stellen. Eines seiner wichtigsten Postulate war die **Krisenhaftigkeit des Heilprozesses**, die sich in einer zirkaseptanen Rhythmik von „Kurkrisen" zeigte. Das Bewusstsein über die zeitliche Limitierung und die Interpretation eines letztlich produktiven Charakters dieser Krisen hilft dem Arzt in der Begleitung der Patienten.

Obwohl sowohl das psychosomatisch-edukatorische als auch das eher naturwissenschaftlich chronobiologische Konzept über mehrere Jahrzehnte zentrale Elemente des ordnungstherapeutischen Verständnisses blieben, wurde nie eine ernsthafte Vermittlung zwischen ihnen versucht. Mit dem Ende genuiner Arbeiten aus der Hildebrandt-Schule um 1990 ging der Einfluss der Chronobiologie auf das naturheilkundliche Selbstverständnis der Ordnungstherapie merklich zurück.

Psychotherapie und psychosomatische Medizin

Hans-Dieter Hentschel formulierte in den neunziger Jahren eine Modellvorstellung der Ordnungstherapie, welche die Überlappung der Ordnungstherapie in andere Verfahren aufzeigt. Damit wird die zentrale Stellung der Ordnungstherapie in einer deutlichen Abgrenzung vom sogenannten Säulenmodell (s. o.) definiert, in dem die Verfahren konzeptionell eher parallel und nicht interagierend erscheinen. Er orientiert sich an der von Dogs entwickelten **bionomen (dynamischen) Psychotherapie**, die verschiedene Verfahren wie autogenes Training, Hypnose, Lösungs- oder Atemtherapie mit physiotherapeutischen Verfahren integriert, und betont, auf diese Weise Eigenheilkräfte des Organismus entwickeln zu können, die auf der psychischen Ebene gegeben sind, sich aber nicht entfalten können [17]. Diese eher heuristisch zu nennenden Ansätze hatten sich bis zur expliziten Interpretation der Ordnungstherapie als strukturiertes Gesundheitstraining (s. u.) herauskristallisiert.

Elemente der Ordnungstherapie nach Hentschel

- ausführliches und wiederholtes ärztliches Gespräch, auch mit Angehörigen
- strukturierte psychotherapeutische Intervention durch den auch somatisch tätigen Arzt im Sinne einer „kleinen Psychotherapie"
- entspannungstherapeutische Verfahren
- Hypnose
- körperorientierte Verfahren, insbesondere die Atemtherapie
- künstlerische Therapien, insbesondere mit bildender Kunst und Musik
- Motivation und Überweisung zu einer zeitlich aufwendigeren, strukturierten Psychotherapie
- Selbsthilfearbeit

Hiermit ist ein **fließender Übergang zur psychotherapeutischen und psychosomatischen Medizin** gegeben. Allerdings wurde eine solche Nähe lange Zeit eher einseitig durch die Naturheilkunde gesucht. Die psychosomatische Medizin blieb in ihrem Konzept des Krankheitsverständnisses und der Therapie deutlich auf die analytische Psychotherapie fixiert. Erst in jüngerer Vergangenheit eröffnete sie dem Patienten neue Möglichkeiten, Körper und Seele zu erleben und diesen Erlebnissen Ausdruck zu verleihen – in Form der verschiedenen Methoden der körperorientierten Psychotherapie sowie der Kreativtherapien. Methoden wie die Atemtherapie, die Entspannungsverfahren, die Feldenkrais-Arbeit bis hin zu bioenergetischen Techniken wurden von der Naturheilkunde seit jeher akzeptiert und vertreten. Heute kann man eine breite Überlappung des Methodenspektrums feststellen, das in einer psychosomatischen Klinik bzw. einer Klinik für Naturheilkunde angeboten wird (▶ Kap. 5 Naturheilverfahren in der ambulanten und stationären Rehabilitation).

Die Konzepte und Inhalte, die seit seiner erstmaligen Verwendung mit dem Begriff „Ordnungstherapie" verbunden waren, sind immer auch vom jeweils herrschenden Zeitgeist bestimmt. War das zu Bircher-Benners Zeiten der Begriff „Ordnung", so finden sich heutige Ziele wohl eher in Begriffen wie **„Stressbewältigung"** und **„ressourcenorientierte nachhaltige Lebensstilgestaltung"**.

Das Konzept der Lebensstilmodifikation scheint heute insbesondere bei **Patienten mit chronifizierten Erkrankungen** indiziert. Die Wahl der Interventionen hängt dabei stark vom Stand der konventionellen Aus- und Weiterbildung des Arztes, seiner klinischen Erfahrung sowie den Zusatzqualifikationen und der Praxis auf naturheilkundlichem Gebiet ab. Mit der zunehmenden Evidenzbasierung ordnungstherapeutischer Interventionen und der Verbesserung der Aus- und Weiterbildungsangebote ist jedoch abzusehen, dass der einzelne Behandler in Zukunft mehr noch als bisher auf gesicherte Erkenntnisse aus der Scientific Community zurückgreifen kann. In diesem Sinne wird gegenwärtig geforscht, publiziert, gelehrt und Qualitätssicherung betrieben.

Eine Form der Intervention, die sich derart stark auf die Lebensstilgestaltung der Patienten gründet, kann nur fruchten, wenn Kooperation und Zuarbeit durch den Patienten vorhanden oder erweckbar sind. Im Idealfall erfolgt daher neben der Indikationsstellung auch eine **Motivationsförderung** zur Umsetzung regelmäßig einzusetzender Therapie- bzw. Präventionselemente wie Ernährungs-, Hydro- und Bewegungstherapie. Ziel sollte es sein, die Eigeninitiative und Expertise der Patienten im Hinblick auf ihre eigene Lebensstilmodifikationen zu stärken. Hier bietet sich eine **längerfristige Begleitung der Patienten** an, die insbesondere auch die Stufen ihrer Veränderungsbereitschaft berücksichtigt (▶ S. 123).

Strukturiertes Gesundheitstraining nach Melchart

Die Stärkung der Eigenaktivität der Patienten als Partner in der ordnungstherapeutischen Behandlung mit dem Ziel der Lebensstilveränderung wurde etwa ab Mitte der achtziger Jahre durch **Dieter Melchart** (Münchener Modell, heute Zentrum für naturheilkundliche Forschung an der TU München) in den Fokus gerückt. Melchart stellte die Förderung und Entwicklung von Eigenverantwortung und Eigenkompetenz bei Patienten in den Mittelpunkt. Der von ihm und seinem Expertenteam entwickelte Ansatz sieht die Ordnungstherapie als **gesundheitspädagogisches Konzept**, das in einem strukturierten Gesundheitstraining umgesetzt wird.

Das Gesundheitstraining orientiert sich an der von Schipperges et al. [42] formulierten **Definition der Grundbedürfnisse des Lebens** und berücksichtigt folgende Komponenten:

- Alltag und dessen Ordnung
- Ernährung und deren Prinzipien
- Gefühlsleben und dessen Dynamik
- Körper und dessen Pflege
- Kräftehaushalt und dessen Ausgleich
- Lebensraum und dessen Gestaltung

In Melcharts gesundheitspädagogischem Konzept werden den Patienten in festen Behandlungsgruppen Fähigkeiten und Inhalte vermittelt, die auf eine **grundlegende Lebensstiländerung** vorbereiten. Dabei soll die Schulung nicht mit „erhobenen Zeigefinger" durchgeführt werden, sondern durch Vorbild und Information die Erkenntnis vermitteln, dass gesündere Verhaltensweisen langfristig „nicht Lustverzicht, sondern Lustgewinn", also eine Steigerung der Lebensqualität bedeuten [33, S. 49]. Dabei setzt dieser Ansatz weniger auf eine fachbezogene Behandlung durch Spezialisten wie Ernährungsberater, Sporttherapeuten oder Psychologen, also durch Spezialisten für die verschiedenen Lebensbereiche, sondern auf eine fachübergreifende und daher integrierte Begleitung des therapeutischen Prozesses. Die ist vor allem durch Generalisten zu leisten, die – von ihrer Grundausbildung z. B. Ökotrophologen, Sportpädagogen, Psychologen, Sozialpädagogen, Pädagogen und Ärzte – sich in speziellen Weiterbildungen zum **Fachreferenten für Gesundheitstraining** qualifiziert haben.

Inhalte des strukturierten Gesundheitstrainings
- Entspannung und Stressreduktion (▶ Abb. 10.2)
- Ernährung
- Bewegung
- Gesundheitspraxis im Alltag
- Selbsthilfestrategien

Im Mittelpunkt der Schulung steht das naturheilkundliche Übungsprinzip, um eine Verhaltensänderung zu initiieren. Durch **Bewusstwerden von Zusammenhängen** und **aktives Einüben von neuen Verhaltensweisen** soll altes Verhalten modifiziert werden. Das Konzept wurde in verschiedenen klinischen vollstationären und rehabilitativen Settings erprobt und bildet heute die Basis der ordnungstherapeutischen Arbeit am Klinikum Rechts der Isar, mit der Tagesklinik des Zentrums für naturheilkundliche Forschung, München, in der Klinik für Naturheilkunde und Integrative Medizin der Kliniken Essen-Mitte, der Deutschen Klinik für Integrative Medizin und Naturheilverfahren, Bad Elster, sowie der Deutschen Klinik für Naturheilkunde und Präventivmedizin, Püttlingen/Saar.

10.2.2 Mind-Body Medicine

In den siebziger und achtziger Jahren des letzen Jahrhunderts wurden in den USA Therapiekonzepte entwickelt, die teilweise der modernen Ordnungstherapie entsprechen bzw. diese ergänzen. Zu den Gemeinsamkeiten gehören ein **ganzheitliches Menschenbild** (bio-psycho-sozial-spirituell) sowie der salutogenetische, d. h. **ressourcenorientierte Behandlungsansatz**. Die Konzepte wurden in den neunziger Jahren von den National Institutes of Health (NIH) in Washington D.C. unter dem Begriff „Mind-Body Medicine (MBM)" wie folgt zusammengefasst:

„Die Mind-Body Medicine konzentriert sich auf das **Zusammenspiel von Geist, Psyche, Körper und Verhalten** und darauf, wie emotionale, mentale, soziale, spirituelle und verhaltensmäßige Faktoren direkten Einfluss auf die Gesundheit nehmen. Als grundlegend erachtet sie eine Herangehensweise, die persönliche Fähigkeiten wie Selbstbewusstsein und Selbstpflege respektiert und fördert, und betont Techniken, die in diesem Anspruch gründen." [38]

Eine Hauptquelle für die Etablierung dieses Medizinansatzes stellt die **medizinische Stressforschung** dar. Dabei wird Stress im Zusammenhang mit unzureichenden Bewältigungsressourcen gesehen. Interventionen der Mind-Body Medicine zielen daher immer auf die Förderung von Bewältigungs- und Gesundheitsressourcen.

Als **Methoden** der Mind-Body Medicine nennen die NIH Interventionsstrategien wie Entspannungstechniken, Vorstellungsübungen, Meditation, Yoga, Tai-Chi, Qigong, kognitiv-behaviorale Techniken, Gruppenunterstützung, autogenes Training, Hypnose und Spiritualität [38].

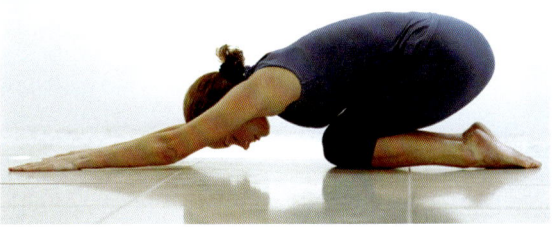

▶ **Abb. 10.2** Entspannungstechniken sind ein wichtiger Bestandteil der Ordnungstherapie.

10.2.3 Wirksamkeitsnachweis

Im Verlauf mind-body-medizinischer Interventionen tritt häufig eine Linderung der Beschwerden ein. Zum Teil treten sie auch ganz in den Hintergrund des Erlebens. Positive Ergebnisse solcher mit herkömmlichen Behandlungsstrategien kombinierter Interventionen sind metaanalytisch sowohl bei Patienten, die unter einer Reihe **chronischer psychischer Störungen** wie Depression, Angst und Panik litten, nachgewiesen als auch bei **chronischen Schmerzen**, **Fibromyalgie**, **Krebs** und **koronarer Herzerkrankung** [15]. Dabei ließen sich zum Teil über mehrere Jahre stabile Rückgänge der Beschwerden zeigen, und das Wohlbefinden sowie die Lebensqualität der Patienten stiegen.

Zudem konnten bei der **Raucherentwöhnung** sowie bei der Therapie von **Psoriasis** gesundheitsfördernde Wirkungen gezeigt werden. So reduzierten Raucher, die an solchen Programmen teilnahmen, ihren Nikotinkonsum stärker und dauerhafter als Vergleichsgruppen [2, 10]. Psoriasis heilte unter einer zusätzlich zur herkömmlichen Lichttherapie durchgeführten Methode der Stressbewältigung und Visualisierung deutlich schneller als ohne dieses Angebot [24]. Untersuchungsergebnisse mit Patienten der Kliniken Essen-Mitte deuten darauf hin, dass die Kombination aus konventionell etablierten Behandlungsformen mit ordnungstherapeutisch-mind-body-medizinischen Interventionen und Angeboten zur Etablierung eines nachhaltig gesundheitsfördernden Lebensstils Patienten, die unter **chronischen Herzerkrankungen** [36], unter **chronischen Entzündungen des Darms** [14] sowie unter **Krebs** [45] litten, zu einer Zunahme ihrer Lebensqualität verhelfen kann.

Auf Grund der breiten klinischen Anwendungsmöglichkeit sowie der Vielzahl an Therapietechniken und -methoden, die zudem je nach Patient und Anbieter unterschiedlich kombiniert werden können, fällt es nicht leicht, Mind-Body Medicine zu fassen und zu evaluieren. So ergibt sich bei der wissenschaftlichen Bewertung eine sehr **heterogene Studienlage**. Zahlreiche Studien der letzten Jahre bestätigen jedoch die Wirksamkeit der Mind-Body-Methoden innerhalb der Medizin. Ein Reviewartikel von Astin et al. [7] bewertet die Effektivität repräsentativer psychosozialer Mind-Body-Techniken wie Entspannungstechniken, kognitive Verhaltenstherapie, Meditation, Imagination, Biofeedback und Hypnose durchaus positiv. Er belegt beste Evidenz für koronare Herzerkrankungen (2 Metaanalysen, n=12879), supportive Krebstherapie (2 Metaanalysen, n=6166), Vorbereitung vor chirurgischen Eingriffen (2 Metaanalysen, n=6904), Schlafstörungen (NIH Konsens), Kopfschmerz/Migräne (2 Metaanalysen, n=3083), chronische Rückenschmerzen (1 Metaanalyse, n=1349) und moderate bis gute Evidenzen bei Arthrose/rheumatoider Arthritis (1 Review, n=4377) und Bluthochdruck (1 Metaanalyse, n=1651). Noch unklare, aber teilweise vielversprechende Evidenzen liegen vor für

- Tinnitus
- chronischen Schmerz
- Asthma bronchiale
- Fibromyalgie
- Reizdarm
- Morbus Crohn/Colitis ulcerosa
- Diabetes
- Hautleiden/Allergien

Die Ergebnisse Astins werden auch durch neuere Reviews in den Bereichen Schmerz [5, 6], chronische Rückenschmerzen [28, 41], Rehabilitation bei Herz-Kreislauf-Erkrankungen [4], onkologische Erkrankungen [44], chronische Kopfschmerzen [13], Tinnitus [31] und Übergewicht [43] unterstützt.

Im Rahmen der Mind-Body Medicine wurden auch vollständige Therapieprogramme entwickelt, so das Lifestyle Program von Dean Ornish, das Symptom Reduction Program aus Harvard und das Mindfulness-Based Stress Reduction Program (MBSR). Zum MBSR-Prgramm wurde von Grossman et al. [15] eine Metaanalyse veröffentlicht, in der 64 Studien untersucht wurden; 20 wurden als qualitativ hochwertig bewertet. Verbesserungen wurden gefunden für Lebensqualität, Depression, Angst, Coping-Stil und physische Parameter wie Wohlbefinden, Anzahl medizinischer Symptome, Schmerz, körperliche Einschränkung etc. bei Patienten mit Fibromyalgie, Schmerz, Krebs, koronarer Herzerkrankung und Angst.

10.2.4 Abrechnung

Ordnungstherapie wird im **stationären Setting** bei Kassenpatienten mit der Behandlungspauschale für den stationären Aufenthalt abgegolten. Bei Privatpatienten müssen die verschiedenen Module (Ernährung, Bewegung etc.) entsprechenden Ziffern der **GOÄ** gegebenenfalls analog angepasst werden, was zusätzlich von der Ausbildung des durchführenden Therapeuten/Arztes abhängig ist.

Im **ambulanten Setting** kann die Ordnungstherapie als **IGeL-Leistung** abgerechnet werden. Die Methoden und Programme der Mind-Body Medicine werden von den Kassen in Verträgen der Integrierten Versorgung, z. B. bei Kopfschmerz, mit aufgenommen.

10.3 Moderne integrative Ordnungstherapie: das Essener Modell

Im Jahre 1999 wurde als Modellvorhaben des Landes Nordrhein-Westfalen die Klinik für Innere Medizin mit dem Schwerpunkt Integrative Medizin an den Kliniken Essen-Mitte gegründet. Ziel der Einrichtung, die 54 stationäre Betten, eine Tagesklinik und eine Ambulanz umfasst, ist die Erforschung und Evaluation naturheilkundlicher und mind-body-medizinischer Behandlungsmöglichkeiten und deren Integration in die klinische Versorgung. Die Synthese aus naturheilkundlich-ordnungstherapeutischen Ansätzen, den Erfahrungen der amerikanischen mind-body-medizinischen Forschung in Kombination mit der konventionell bewährten Medizin sowie mit Methoden der Traditionellen Chinesischen Medizin (TCM), wie sie in Essen praktiziert wird, kann als prototypisch für die weitere Entwicklung der integrativmedizinischen Versorgung angesehen werden.

10.3.1 Grundlagen

Das Essener Modell der Patientenbetreuung (▶ Abb. 10.3) führt **evidenzbasierte Komponenten** aus verschiedenen, bislang kaum integrierten Medizinsystemen zur integrativen Medizin zusammen. So werden die Patienten sowohl schulmedizinisch als auch naturheilkundlich diagnostiziert und behandelt, d.h. es werden sowohl Symptome reduziert als auch die Selbstheilungskräfte gestärkt. Gleichzeitig schulen und unterstützen die verhaltensorientierten Maßnahmen der Ordnungstherapie und Mind-Body Medicine die Patienten bei der Krankheitsbewältigung und dabei, ihr Gesundheitsverhalten bewusst selber in die Hand zu nehmen, um es langfristig in Richtung eines gesundheitsfördernden Lebensstils zu entwickeln.

Die moderne Ordnungstherapie im Essener Modell verbindet das antike Medizinverständnis und das strukturierte Gesundheitstraining nach Melchart mit Aspekten und Methoden aus den genannten amerikanischen Lebensstilprogrammen, so dem Symptom Reduction Program nach Herbert Benson, dem Lifestyle Program für Herzkranke nach Dean Ornish und dem Mindfulness Based Stress Reduction nach Jon Kabat-Zinn. Die Zusammenstellung der Module und Methoden wird dabei je nach Indikation individuell auf die Bedürfnisse und Fähigkeiten der Patienten zugeschnitten. Diese Ordnungstherapie bezieht sich also sowohl theoretisch als auch methodisch auf die Mind-Body Medicine, schöpft dabei aus verschiedenen Programmen und erweitert diese noch um Selbsthilfeansätze aus der europäischen Naturheilkunde (Hydro- und Phytotherapie, Hausmittel) sowie der TCM (Akupressur, Phytotherapie, Qigong).

Die in Essen umgesetzte Ordnungstherapie ist eine **multimodal zusammengesetzte Therapieform** aus dem Gesamtkontext der klassischen Naturheilverfahren und der Mind-Body Medicine.

Ziel ist die Förderung und Unterstützung der Eigenaktivität der Patienten im Sinne einer gesundheitsorientierten Lebensstilstrukturierung und die Förderung ihrer körperlichen und seelischen Selbstheilungskräfte.

Die Therapie umfasst folgende Elemente:
- Bewegung
- Ernährung
- kognitive Umstrukturierung
- naturheilkundliche Selbsthilfestrategien
- soziale Unterstützung
- Spannungsregulation (Gleichgewicht zwischen Anspannung und Entspannung)

Als sozial unterstützende und kostengünstige Form zur nachhaltigen Optimierung des Lebensstils hat sich ein Gruppensetting erwiesen. Dieses hat sich für die Behandlung von Patienten mit koronarer Herzerkrankung [36, 40a], mit Schmerzerkrankungen [15] und onkologischen Erkrankungen [45] bewährt. Die Ordnungstherapie des Essener Modells wählt dabei, wie andere Programme auch, einen Mehrkomponentenansatz, der je nach Bedürfnissen und Motivation der Teilnehmenden gleichzeitig Modifikationen in verschiedenen Lebensbereichen anregt.

Prinzipien der Mind-Body Medicine

Die wesentlichen Prinzipien der modernen Ordnungstherapie/Mind-Body Medicine liegen im Aufbau und in der Stärkung von personalen gesundheitsbezogenen Schutz- und Bewältigungsressourcen im biopsychosozialen und spirituellen Kontext. Die **Fokussierung auf vorhandene Ressourcen und deren Stärkung im Lebensalltag** aktiviert und qualifiziert die Patienten zu mehr Eigenverantwortung und Selbstständigkeit im Umgang mit der eigenen Erkrankung.

Der partizipative und ressourcenorientierte Ansatz in der Mind-Body Medicine wurde wesentlich vom **Konzept der Salutogenese** geprägt, das auf den Medizinsoziologen Aaron Antonovsky zurückgeht. Er ging der Frage nach, welche Faktoren einen persönlichen Kohärenzsinn

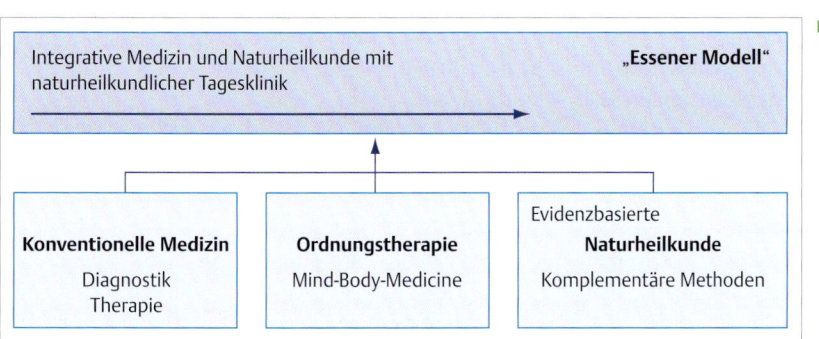

▶ **Abb. 10.3** Essener Modell.

(Sense of Coherence, SOC) ausmachen, der es je nach Ausprägung ermöglicht, Lebensereignisse zu verstehen, zu handhaben und in ein sinnvolles Ganzes einzuordnen (▶ Kap. 3 Prävention und Gesundheitsförderung).

> **Merke:** Alle ordnungstherapeutischen Methoden zielen darauf ab, den Patienten zur Identifizierung seiner Quellen für Gesundheit zu befähigen und die Entwicklung seiner salutogenen Ressourcen zu fördern.

Mit der Einbeziehung mind-body-medizinischer Methoden in das Interventionsspektrum der Ordnungstherapie wurde auch das **Prinzip der Achtsamkeit** bedeutsam. Die Schulung der Achtsamkeit zielt darauf, Präsenz zu entwickeln, also zu lernen, den gegenwärtigen Moment bewusst und aufmerksam wahrzunehmen und eine entspannte, offene Grundhaltung gegenüber dem einzunehmen, was derzeit geschieht. Zahlreiche Untersuchungen zu den Wirkungen von Achtsamkeitsschulungen für Patienten mit chronischen Erkrankungen ergaben, dass sich Schmerzzustände dauerhaft besserten [22] und Depressivität und Angst abnahmen [23] sowie die Fähigkeiten der Stressbewältigung zunahmen [40]. In jüngerer Zeit haben insbesondere die Untersuchungen von Richard Davidson [9] an der University of Wisconsin Aufsehen erregt, die anhand bildgebender Verfahren bei Gesunden zeigen, dass durch achtsamkeitsbasierte Programme eine positive Gestimmtheit und damit korrelierend auch Immunfunktionen gefördert werden. Bedeutsam ist diese Fähigkeit einerseits als ein **salutogener Faktor**, der bei Patienten zu fördern ist. Zum anderen zählt eine achtsame Haltung zu den **professionellen Fähigkeiten** in psychosozialen Berufen, da sie ein individualisiertes und ressourcenförderndes Arbeiten unterstützt [1]. Von Bedeutung ist weiterhin die **Frage der Nachhaltigkeit**:

- Wie lange und nachhaltig kann eine Therapie das Verhalten des Patienten beeinflussen?
- Übernimmt der Mensch das Gesundheitsverhalten in den Alltag?
- Welche Ansätze haben eine gute Chance, ein Gesundheitsverhalten zu prägen oder es überhaupt zu ändern?

In der Verhaltensmedizin sowie in der Rehabilitations- und Gesundheitsverhaltensforschung werden diese Fragen diskutiert. Dabei geht es um die als „**Adhärenz**" bezeichnete verinnerlichte Zustimmung und die daraus erwachsende Einhaltung der angestrebten Lebensstilveränderungen. Neben der Reduzierung oder Meidung von Risikofaktoren im pathogenetischen Sinne, z.B. von Rauchen oder Alkoholmissbrauch, wird in neueren Modellen des Gesundheitsverhaltens der Fokus auch auf die Stärkung der gesund erhaltenden Ressourcen gerichtet. Dies sind z.B. realistische Kognitionen, eine positive Lebenseinstellung, die Fähigkeit zur Selbstwahrnehmung und Selbstregulation, soziale Kompetenzen wie Empathie und Altruismus sowie das Bewusstsein für die Einbezogenheit in transpersonale Zusammenhänge. Ziele sind die **Reduzierung pathogener Faktoren** sowie die **Förderung salutogener Fähigkeiten**.

Verhaltenstheoretische Aspekte
Selbstwirksamkeitserwartung

Der Vorsatz zu einer Verhaltensänderung entsteht nicht allein aus dem Wissen um Strategien gegen potenzielle Gesundheitsrisiken. Der Mensch muss auch davon überzeugt sein, diese Handlung aus sich selbst heraus ausführen zu können. Solche Kompetenz- oder Selbstwirksamkeitserwartungen (▶ Abb. 10.4; [8]) müssen je nach Patient durch ordnungstherapeutische Interventionen erst geweckt, in jedem Fall aber überzeugend gestärkt und verankert werden.

Behandlungsansätze

- **Eigene Erfahrungen**: Zielformulierung und Umsetzung der Lebensstiländerungen müssen auf die Möglichkeiten des Patienten abgestimmt sein.
- **Lernen am Modell**: Hier werden insbesondere das Gruppensetting als Handlungsort und der Therapeut als Modell wirksam. Als heilendes Agens fördert die Gruppe Anteilnahme und soziale Entfaltung der Persönlichkeit. Soziale Unterstützung als wesentlicher Faktor für Gesundung wird angeregt und therapeutisch gestaltet.
- **Symbolische Erfahrung:** Das Verhältnis von Therapeut und Patient soll vertrauensvoll und partnerschaftlich anerkennend (achtsam) sein.
- **Körperliche, gesamtorganismische Erfahrungen:** Durch körperliche, emotionale und kognitive Erfahrungen, so die Empfindung einer wohltuenden Entspannung und einer damit einhergehenden Schmerzlinderung, werden signifikante Erlebnisse initiiert, welche die Hoffnung auf Besserung der Beschwerden stärken, zur Wiederholung und Intensivierung des positiven Erlebnisses anregen und aus der Hilflosigkeit zur erlebten Selbstwirksamkeit führen.

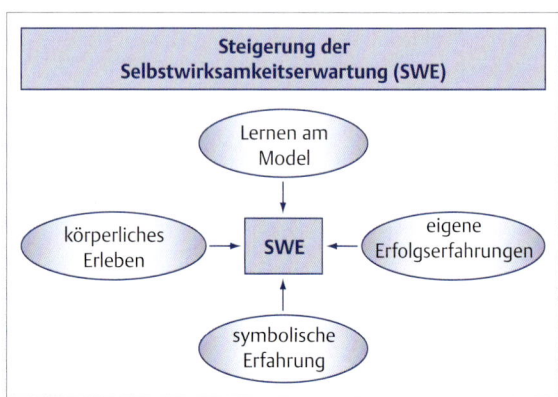

▶ **Abb. 10.4** Selbstwirksamkeitserwartung

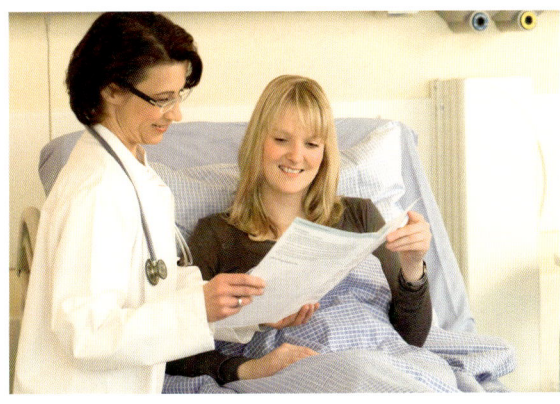

▶ **Abb. 10.5** Entsprechende Motivation zur richtigen Zeit ist wichtig.

Motivationsstufen

Häufig findet sich die leidvolle und frustrierende klinische Erfahrung, dass manche Patienten trotz plausibler und gut gemeinter Empfehlungen keine Einsicht in die Notwendigkeit der Änderung ihres Lebensstils zeigen und scheinbar wider jede Vernunft auf ihrem ungesunden Lebensstil beharren. Andere Patienten sind für diese Empfehlungen offen und setzen sie um. Eine immer noch oft gewählte Erklärungsmöglichkeit ist es, einzelnen Patienten „Therapieresistenz" zuzuschreiben. Die von Prochaska u. Di Clemente [39] empirisch gefundene Erklärung geht dagegen von **fünf Phasen der Veränderungsbereitschaft** beim Menschen aus. Es liegt beim Therapeuten, diese zu identifizieren und darauf abgestimmt therapeutisch zu intervenieren. Phasenspezifische Interventionen erhöhen die Wahrscheinlichkeit, dass ein Angebot der aktuellen Situation eines Patienten entspricht, dieser positive Erfahrungen damit macht und durch diese erfolgreichen, weil passenden Modifikationen in seiner Selbstwirksamkeitserwartung gestärkt wird. Damit sind beste Bedingungen geschaffen für ein Voranschreiten von einer Motivationsstufe zur nächsten, sobald der Patient dazu bereit ist.

Mit jeder Stufe sind bestimmte Interventionsziele und Interventionen verbunden.

Phasenspezifische Interventionen

1. Stufe: Absichtslosigkeit
- **Definition**: Die Veränderung eines vorhandenen Risikoverhaltens innerhalb der nächsten 6 Monate ist nicht vorgesehen. Die Betroffenen sind in diesem Stadium meist nicht über die langfristigen Konsequenzen ihres Verhaltens informiert, oder sie sind demoralisiert, weil sie ihr Verhalten bisher nicht ändern konnten, und wollen nicht darüber nachdenken. Manche Menschen wehren eine Veränderung ab, weil sie dann höheren sozialen Druck befürchten, wie z. B. die Furcht, aus wichtigen sozialen Gruppen ausgeschlossen zu werden.
- **Interventionsziel**: Problembewusstsein wecken.
- **Intervention**: fehlende Informationen individuell passend vermitteln; emotionalen Bezug zum Thema herstellen; Eigenverantwortung und Wahlfreiheit betonen (um Reaktanz zu vermeiden).

2. Stufe: Absichtsbildung
- **Definition**: Der Patient beabsichtigt ernsthaft, sein Verhalten innerhalb der nächsten 6 Monate zu ändern. Dies gestaltet sich jedoch schwieriger, als von ihm gewünscht. Er kann sich daher über Jahre in diesem Stadium befinden, immer mit der Absicht, dass eines Tages die Veränderung eintreten wird.
- **Interventionsziel**: Wunsch nach Veränderung unterstützen.
- **Intervention**: Unterstützen beim progressiven Auflösen der Ambivalenz durch eine systematische Auseinandersetzung mit persönlich relevanten Vor- und Nachteilen der Verhaltensalternativen.

3. Stufe: Vorbereitung
- **Definition**: Der Patient wünscht, sich in naher Zukunft zu verändern; gewöhnlich innerhalb der nächsten Monate. Typischerweise besteht ein Aktionsplan, und probehalber wurden bereits einige Veränderungen vorgenommen. Manche Menschen sind z. B. einem Fitnessstudio beigetreten oder haben den täglichen Zigarettenkonsum reduziert.
- **Interventionsziel**: Selbstverpflichtung zur Veränderung des Verhaltens stärken; kognitive, emotionale und organisatorische Aspekte der Verhaltensänderung vorbereiten.
- **Intervention**: Information über effektive Veränderungsstrategien und Unterstützung bei der Konkretisierung der individuellen Ziele und deren sukzessiver Umsetzung; Unterstützungsmöglichkeiten des Umfeldes aktivieren.

4. Stufe: Handlung
- **Definition**: Die Menschen haben begonnen, sich innerhalb der letzten 6 Monate zu verändern. Dies ist das aktivste Stadium der Veränderung, in dem die meisten Fortschritte auftreten. Es ist aber zugleich das am wenigsten stabile Stadium und korreliert mit dem höchsten Rückfallrisiko.
- **Interventionsziel**: Unterstützung bei der Verankerung des Zielverhaltens im Alltag.
- **Intervention**: Stärkung der Selbstwirksamkeit durch Aufmerksamkeitslenkung auf Erfolge; Selbstverstärkung und Belohnung durch andere anregen; Wahrnehmung und Mobilisierung unterstützender Beziehungen fördern, um Auslöser des Problemverhaltens zu vermeiden, werden Techniken der Stimuluskontrolle vermittelt oder alternative Verhaltensweisen entwickelt.

5. Stufe: Aufrechterhaltung
- **Definition**: Dieses Stadium umfasst eine Periode von mindestens 6 Monaten, nachdem die Veränderung vollzogen wurde.
- **Interventionsziel**: Habituierung des Zielverhaltens unterstützen; konstruktiven Umgang mit Rückfällen vorbereiten.
- **Intervention**: Aufmerksamkeit auf bereits erreichte und spürbare Vorteile des veränderten Verhaltens lenken; erfolgreiche Strategien verstärken; Strategien im Umgang mit „Ausrutschern" vermitteln.

Wirksamkeitsnachweis

In den vergangenen Jahren wurde in eigenen Studien in der Integrativen Medizin der Klinik Essen die therapeutische und präventive Wirkungsweise der Ordnungstherapie/Mind-Body Medicine an stationären und ambulanten Patienten sowie an Freiwilligen untersucht.

Im Jahre 2001 startete in Zusammenarbeit mit der Abteilung für Kardiologie des Krupp-Krankenhauses eine 3-jährige Untersuchung zur Ordnungstherapie an 100 ambulanten Patienten mit **Verengungen der Herzkranzgefäße**. Es wurden 2 Gruppen gebildet, eine mit Ordnungstherapie im Gruppentraining, eine andere mit einer umfassenden Informationsbroschüre über die Schulungsinhalte. Erreicht wurde bei der regulären kardiologischen Therapie in der Patientengruppe mit Ordnungstherapie eine weitere Verbesserung der Lebensqualität, eine Senkung des Blutdrucks sowie eine Minderung der Herzschmerzen. Zudem hatten die Mitglieder der ordnungstherapeutischen Gruppe ihren Lebensstil im größeren Umfang verändert als die Mitglieder der Gruppe, die nur mit den Broschüren ausgestattet war. Interessanterweise zeigten sich bei den weiblichen Patienten tendenziell bessere Effekte, insbesondere im Bereich der Depression und Angst [36].

Bei Patienten mit **Colitis ulcerosa** konnte durch den Einsatz der Ordnungstherapie die Lebensqualität deutlich verbessert werden [14].

Bei **Migränepatienten** sank durch den Einsatz einer Ordnungstherapie der chronische Medikamentenverbrauch.

Nach Einsatz der Ordnungstherapie in der Klinik zeigten die mit Ordnungstherapie behandelten Patienten eine deutliche Verbesserung hinsichtlich der internalen, gesundheitsbezogenen Kontrollüberzeugung. [20a]

Bei Patientinnen mit **Brustkrebs** wurde durch den ambulanten Einsatz der Ordnungstherapie die häufig vorhandene quälende Müdigkeit (Fatigue) deutlich verringert und die Lebensqualität verbessert [45].

In einer Studie mit dem Thema „Rauchfreies Krankenhaus" konnte durch die Integration ordnungstherapeutischer Elemente der Anteil an rauchenden Mitarbeitern im Knappschafts-Krankenhaus um über 30% reduziert werden [2].

✱ **Merke**: Ordnungstherapeutisch-mind-body-medizinische Angebote sind vor allem dort wirksam, wo sie in Kombination mit etablierten Behandlungsformen Patienten mit chronischen Beschwerden zu einer Modifizierung ihrer Lebensführung motivieren und anleiten. Je besser es den Patienten gelingt, ihren Lebensstil im Sinne eines Aufbaus von Gesundheitsressourcen zu verstetigen, desto nachhaltiger sind die Gesundheitseffekte.

10.3.2 Durchführung

Therapieebenen

Im Patientenkontakt bewegt sich die Ordnungstherapie auf drei verschiedenen Ebenen von Therapie:
- Es werden Informationen und Zusammenhänge vermittelt; regelmäßige Entspannung trägt zur Reduzierung der Muskelspannung bei.
- Es werden konkrete Handlungsweisen trainiert oder geübt, z.B. Yoga-Praxis.
- Es wird die Motivation zu nachhaltigen Verhaltensänderungen durch Bewusstmachen und Bestätigen positiver Erfahrungen ermöglicht, z.B. durch Anmerkungen wie „Seit zwei Wochen klagen Sie nicht mehr über Beschwerden, und ich sehe Sie jetzt häufig lächeln."

Diese drei Ebenen entsprechen den Elementen des Kohärenzgefühls nach Antonovsky (▶ S. 22; **Abb. 10.6**).

Um nachhaltige salutogene Lebensstiländerungen anzuregen, bedarf es eines hochgradig individualisierten therapeutischen Arbeitens. So sind je nach Motivationsstufe eher **informative, motivierende oder übende Verfahren** indiziert. In der Ordnungstherapie steht dazu eine Reihe erprobter Methoden und Verfahren zur Verfügung, die nachfolgend skizziert werden.

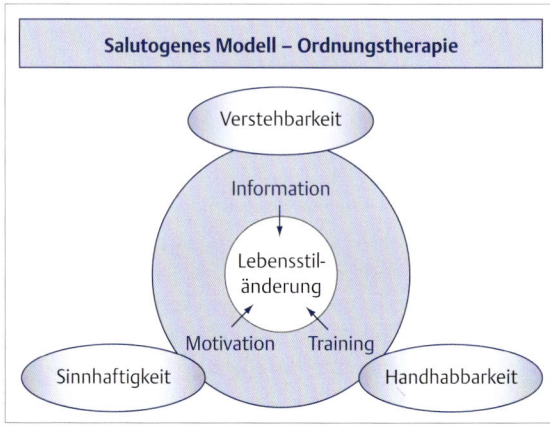

▶ **Abb. 10.6** Salutogenese-Modell – Ordnungstherapie/Mind-Body Medicine.

Therapiemodule

Das **ordnungstherapeutische Aufnahmegespräch** beinhaltet ein insgesamt ca. 45 Min. dauerndes teilstrukturiertes motivierendes Interview mit folgenden übergreifenden Inhalten:

- Erkrankung und Motivation für deren Behandlung
- Ziele des Patienten für die Behandlungszeit
- Einsicht in Zusammenhänge zwischen Lebensstil und Gesundheit/Krankheit

Weiterhin werden folgende Bereiche angesprochen:

- Tagesstruktur
- Ernährungsverhalten
- Fastenerfahrung
- Bewegungsverhalten
- Atmung und Spannungsabbau
- Entspannung
- Stressverarbeitung
- Schlaf
- Arbeit/Leistung
- finanzielle Situation
- soziales Netz
- persönliche Stärken und Schwächen
- Hobbys
- Selbsterfahrung/Psychotherapie
- einschneidende Erlebnisse
- Glaube, Lebenssinn

Ziele des Interviews sind **Erhebung und Reflexion zum Gesundheitsverhalten des Patienten** entsprechend den sozialkognitiven Modellen. Für den Patienten selbst und für den Therapeuten wird erhoben, auf welcher Motivationsstufe er sich in einzelnen Lebensstilbereichen befindet und welche Selbstwirksamkeit er für sich in den Lebensbereichen für möglich hält und erwartet.

Das Ergebnis dieses Gesprächs fließt in der interdisziplinären Teambesprechung in die Therapieplanung für den Patienten ein. Diese orientiert sich an der Diagnose sowie an den individuellen Gegebenheiten. Für die ordnungstherapeutischen Interventionen wird aus den im Folgenden dargestellten Modulen ein **individuell auf den Patienten abgestimmter Therapieplan** zusammengestellt. Weitere Therapiemodule zeigt ▶ Tab. 10.1.

Hinweise zum Modul „Symptomreduzierung"

- Das im Rahmen des Moduls „Symptomreduzierung" geführte Gespräch über Gesundheitsverhalten und Krankheitsbewältigung durch Lebensstilgestaltung kann im Blick auf den „Tempel der Gesundheit" (▶ Abb. 10.7, S. 128) wie folgt eingeleitet werden: „Betrachten Sie den Tempel der Gesundheit – ist es nicht so, dass die meiste Energie und Zeit für das Dach verbraucht werden? Und wie viel Ihrer täglichen Aufmerksamkeit geht in die Pflege der Säulen?"
- Im Weiteren kann der Therapeut darauf verweisen, dass diese Säulen meist erst bei „Störungen" beachtet und bearbeitet werden; häufig werden auch dann nur die berücksichtigt, die beeinträchtigt sind. Soziale Kontakte und Beruf sind wichtige gesundheitsfördernde Bereiche, können aber auch belasten oder gar überlasten.
- Der Patient muss die täglich neue Herausforderung annehmen: Es geht darum, durch die Pflege der „Säulen der Gesundheit", nämlich durch **Bewegung und Atmung**,

▶ **Tab. 10.1** Therapiemodule der Mind-Body Medicine: Modi, Inhalte und Ziele.

Modul	Therapie-ebene	Inhalte	Ziele
Planung Das Planungsmodul ist gerade in Bezug auf die Adhärenz entscheidend. Es ermöglicht dem Patienten eine aktive Mitarbeit.	Information/ Wissen	Prinzipien der Zielsetzung und Planung von Verhaltensänderungen	Verhaltensänderungsprinzipien kennen und verstehen

Ernährung	Information/ Wissen	• diagnosespezifisches Ernährungsverhalten kennen lernen
		• Grundprinzipien der mediterranen Vollwertkost und ihrer ernährungsphysiologischen Wirkungen
		• Mahlzeiten:
		  • Häufigkeit und Rhythmus
		  • Snack-Management
		  • Situation und Umstände der Mahlzeiten
		  • Lebensmittelauswahl
		• Lebensmittelkreis: Antioxidanzien, Fett etc.
		• Trinkverhalten, Ernährung im Alltag
			Umsetzung der Vollwerternährung und/oder diagnosespezifisches Ernährungsverhalten in den Alltag

10 Ordnungstherapie

▶ Tab. 10.1 Fortsetzung.

Modul	Therapie-ebene	Inhalte	Ziele
Ernährung	Training/Fertigkeiten	• vollwertig kochen (Lehrküche) • gezielte Lebensmittelauswahl beim Einkaufen oder im Restaurant/Kantine	• Zubereiten von Mahlzeiten • Auswahl von geeigneten Mahlzeiten
	Motivation/Einstellungen	• positive Einstellungen zu gesunder und regelmäßiger Ernährung • kognitive Umstrukturierung im Alltag • Achtsamkeitsübungen	Änderung der Einstellung

Spannungs-regulation	Information/Wissen	• Information über die physiologische Stressreaktion in Zusammenhang mit dem Auftreten von Krankheitssymptomen
		• Zusammenhänge:
		  ◦ Gewohnheiten
		  ◦ Veränderungen
		  ◦ Sicherheitsbedürfnis
		  ◦ Ängste und Stress
		  ◦ Strategien zur Stressbewältigung:
		  ◦ Zeitplanung
		  ◦ Achtsamkeit
		  ◦ Zeitmanagement
		  ◦ Entspannung
		• kognitive Umstrukturierung, d. h. Umgang mit dysfunktionalen Kognitionen und Emotionen
		• Strategien, um eigene Gewohnheiten und Einstellung(en), eigenes Verhalten im gewünschten Sinne zu verändern
		• Relaxation-Response (Entspannungsreaktion)
		• physiologische Grundlagen
		• Biofeedbackübungen
		• Prinzip der Achtsamkeit im biopsychosozialen Kontext
		• Problem des Self Talk
		• Achtsamkeit in Arbeitsalltag und Privatleben
		• Forgiveness
			Regulation von Anspannung und Entspannung im Alltag durch verschiedene situationsgerechte Methoden kennen lernen

	Training/Fertigkeiten	• Stresswahrnehmung (u. a. Biofeedback, Stresswarnsignale)
		• Auslösen der Relaxation-Response:
		  ◦ Erlernen von Body Scan (achtsamkeitsbasierte Körperreise)
		  ◦ Visualisierung
		  ◦ Tuina
		  ◦ Atemübung
		  ◦ Yoga
		  ◦ Praxis der Achtsamkeit
			• achtsamer Umgang mit eigenem Stress, Stressvermeidung
			• Anwenden verschiedener Entspannungstechniken

	Motivation/Einstellungen	Selbsterfahrung durch Gruppen- oder Einzelgespräche, Üben der kognitiven Umstrukturierung im Alltag	• gelassener werden • achtsamer Umgang mit sich selbst und der Umwelt
Symptom-reduzierung	Information/Wissen	• Einführung in das biopsychosoziale Verständnis von Gesundheit und Krankheit • Gesundheit als Balance seelischer, emotionaler, körperlicher, sozialer und geistiger Dimensionen • Wirkzusammenhänge zwischen einzelnen Lebensbereichen; deren Balance als Voraussetzung für Lebensqualität • „Tempel der Gesundheit" (▶ Abb. 10.7)	Auftreten von Symptomen erkennen und einschätzen können
	Training/Fertigkeiten	naturheilkundliche Selbsthilfestrategien anwenden, z. B. Auflagen, Wickel, Bäder, Tees	adäquate Selbsthilfestrategien anwenden und/oder medizinische Hilfe in Anspruch nehmen

▶ Tab. 10.1 Fortsetzung.

Modul	Therapie-ebene	Inhalte	Ziele
Symptom-reduzierung	Motivation/ Einstellungen	Gesundheit und Krankheit als multifaktorielles Geschehen begreifen, das durch eigenes Handeln positiv beeinflusst werden kann	• eigene Ressourcen erkennen • Risikoverhalten bewusst machen • krankheitsbedingte Grenzen im Lebensstil akzeptieren
Bewegung	Information/ Wissen	• Effekte von Bewegung auf Gesundheit • Remembered Wellness • Leistungs-Defokussierung • Integration von Bewegung in den Alltag	verschiedene situationsgerechte Möglichkeiten zur Integration von Bewegung in den Alltag kennen lernen
	Training/ Fertigkeiten	• Walking, Nordic Walking • Qigong, Yoga • Körperwahrnehmungsschulung • Achtsamkeit für den eigenen Körper in Bewegung	eigene Bewegungsvorlieben als Voraussetzung für die Habituierung von gesundheitsförderndem Bewegungsverhalten erkennen und ausprägen
	Motivation/ Einstellung	Bewegung als Lebensstilelement in den Alltag integrieren – losgelöst von sportlichem Ehrgeiz	Bewegungsverhalten im Alltag wahrnehmen und Barrieremanagement

	Training/ Fertigkeiten	• individuelles Erarbeiten der Bereiche, die verändert werden sollen:
		  • Körper/Gesundheit/Fitness
		  • Partnerschaft/Familie
		  • Job/Karriere/Ausbildung
		  • Netzwerk/soziale Beziehungen
		  • finanzielle Situation
		  • Gefühle, Zeit für sich
		  • Reflexion und Lebensplanung
		  • Umgebung (privat und beruflich)
		  • Beiträge für die Gemeinschaft
		  • Spiritualität
		• Entwicklung einer systematischen Zielplanung, die persönliche Werte, Bedürfnisse und Motivationen einbezieht
		• Erstellen eines persönlichen Aktionsplans, um motivierende Ziele in konkrete Handlungen umzusetzen (persönliches Gesundheitsprogramm zusammenstellen)
		• Erkennen der individuellen vermeintlichen externen und internen Hindernisse, z. B. innere Widerstände, Ängste, destruktive Einstellungen
			Ablauf der Verhaltensänderung für sich selbst reflektieren und entsprechende Selbstmotivationsstrategien anwenden können

	Motivation/ Einstellungen	Unterstützung bei der achtsamen und gelassenen Bewältigung der Krankheit und bei der Entwicklung eines gesundheitsförderlichen Verhaltens	Fähigkeit, die für die langfristige Perspektive der Verhaltensänderung notwendige Disziplin, Geduld und Selbstfürsorge zu entwickeln

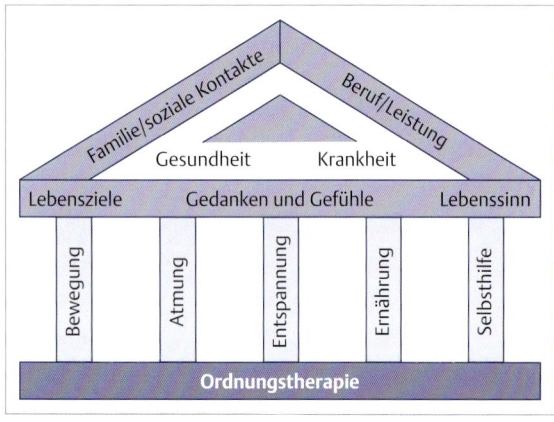

▶ **Abb. 10.7** Tempel der Gesundheit.

d. h. Stress- und Spannungsregulation, sowie durch **Entspannung**, **Ernährung** und **naturheilkundliche Selbsthilfestrategien** die eigene Gesamtstabilität, also Leistungsfähigkeit und Lebensqualität, zu erhalten.
- Im Falle der Erkrankung oder der Chronifizierung gilt es, sich im Umgang mit den „Säulen der Gesundheit" kritisch mit den eigenen Gewohnheiten auseinander zu setzen.
- Kritische Selbstanalyse, insbesondere der Gedanken und Gefühle zu den einzelnen „Säulen" und der eigenen Situation „Krankheit", hilft, die individuellen gesundheitsfördernden Verhaltensweisen, Gedanken und Gefühle zu erkennen, zu fördern oder auch zu verändern und neu zu entwickeln.

10.3.3 Weitere therapeutische Kriterien

Verordnung

Im Kontext der integrativen Medizin wird Ordnungstherapie/Mind-Body Medicine in **ambulanten**, **teilstationären** oder **stationären Settings** angewendet. Die Interventionen werden meist in Gruppen durchgeführt und können verschiedene zeitliche Formate besitzen.

In der Essener Klinik haben sich im stationären Bereich z. B. tägl. 2,5 Std. für die Dauer von 2 Wochen bewährt. Für den teilstationären Bereich der Tagesklinik erfolgen die Interventionen für 6 Std. 1-mal wöchentl. über einen Zeitraum von 10 Wochen.

Es ist sinnvoll, die Therapie wohnortnah und leicht in den Alltag integrierbar anzubieten.

> **Therapeutische Empfehlung**
> Für einen langfristigen Therapieerfolg ist es entscheidend, dass die Patienten dabei unterstützt werden, tägl. zu Hause mindestens 45–60 Min. bewusst ihren Lebensstil verändernde Verhaltensweisen in die Alltagsgestaltung einbeziehen. Je nach Situation sollte dies in den Bereichen Ernährung, Bewegung, Spannungsregulation und Achtsamkeit erfolgen.

Indikationen

Ordnungstherapie eignet sich zur **Stärkung der Gesundheitsressourcen** sowohl für erkrankte als auch für gesunde Menschen. Bei **akuter Erkrankung** können ordnungstherapeutische Interventionen je nach Schwere der Einschränkungen im Hintergrund komplementär zur eigentlichen Behandlung unterstützend wirken, z. B. durch entsprechende Modifikation der Ernährung oder durch Stressregulation. So lassen sich etwa Entspannungsverfahren prä- und postoperativ zur Verbesserung der Lebensqualität einsetzen [26, 32]. Bei **chronischen Erkrankungen** sind ordnungstherapeutische Angebote vor allem dann als komplementäre Behandlung sinnvoll, wenn ihr Verlauf bzw. die Lebensqualität der Patienten durch Lebensstilveränderungen positiv beeinflussbar sind.

Eine in der Ordnungstherapie und Mind-Body Medicine entwickelte Definition des Begriffs „Lebensstilmanagement" beschreibt diesen als **Strukturierung des Lebensstils**, die darauf abzielt, körperliche und seelische Kräfte der Selbstheilung zu fördern [27]. Diese Strukturierung umfasst vor allem den gesundheitsfördernden Umgang mit Ernährung, Bewegung, Anspannung und Entspannung und den bewusstem Umgang mit Genuss- und Suchtmitteln. Die Lebensstilbereiche Bewegung, Ernährung, Rauchen und Genussmittelkonsum sowie die Stressbewältigung entsprechen den Handlungsfeldern der **Prävention und Gesundheitsförderung**, wie sie die Krankenkassen definieren (§ 20, SGB V, 2; ▶ Kap. 3 Prävention und Gesundheitsförderung). Lifestyle Management führt diese Bereiche in einem multimodalen, integrativen Konzept zusammen.

Ziel eines salutogenetisch ausgerichteten Lifestyle-Management-Programms im Kontext von Angeboten zur Prävention und Gesundheitsförderung ist es, trotz diverser beruflicher und privater, teilweise nicht veränderbarer Stressfaktoren durch das Aufspüren und die Mobilisierung körpereigener, die Gesundheit erhaltender Kräfte im Alltag eine **höhere Lebensqualität** und ein **gesteigertes Wohlbefinden** zu erlangen und erhalten.

Das Lifestyle-Management-Programm fördert den Aufbau einer langfristig angelegten gesundheitsfördernden Einstellung durch Wissensvermittlung bezüglich des Abbaus von Risikofaktoren und durch die Vermittlung gesundheitsfördernder Fähigkeiten. Prototypen eines Lifestyle-Management-Programms wurden, gefördert durch das Bundesministerium für Bildung und Forschung und in Zusammenarbeit mit dem Institut für angewandte Innovationsforschung in Bochum, im Rahmen zweier Forschungsprojekte von Mitarbeitern der Essener Klinik pilothaft entwickelt, umgesetzt und evaluiert [27, 38a].

Kontraindikationen

Ordnungstherapie kann nicht im herkömmlichen Sinne „verordnet" werden. Sie ist immer **ein Angebot**, das auf der aktiven Mitarbeit der Patienten gründet. Dabei wird immer im Vorfeld mittels eines Gesprächs zu klären sein, welche Ziele, Erwartungen und welche Motivation der entsprechende Patient einbringt. Ordnungstherapie ist also überall dort kontraindiziert, wo ein solches Gespräch keinesfalls geführt werden kann, z.B. bei **Sprachbarrieren**, **kognitiven Barrieren** und **Desinteresse** seitens der Patienten.

> **Cave**
>
> Entspannungsverfahren sind bei Patienten mit einer Anamnese psychotischer Episoden vorsichtig anzuwenden.

Kombinationsmöglichkeiten

Ordnungstherapeutische Verfahren sind als **komplementäre Angebote** bevorzugt bei Indikationen, bei denen Lebensstilfaktoren wie Bewegung, Ernährung oder Stressbewältigung relevant sind, mit anderen Interventionen kombinierbar. Die Inhalte der Therapiemodule werden dabei indikationsabhängig angepasst.

Literatur

[1] **Altner N:** Achtsamkeit und Gesundheit. Immenhausen: Prolog; 2006.

[2] **Altner N, Richarz B, Reichardt H et al.:** Stressbewältigung durch Achtsamkeit als Unterstützung bei der Reduzierung des Tabakkonsums bei Krankenhauspersonal. In: Heidenreich TM (Hrsg.): Achtsamkeit und Akzeptanz in der Psychotherapie. Tübingen: dgvt; 2004.

[3] **Antonovsky, A:** Unraveling the mystery of health. How people manage stress and stay well. San Francisco: Jossey-Bass; 1987.

[4] **Arthur HM, Patterson C, Stone JA:** The role of complementary and alternative therapies in cardiac rehabilitation: a systematic evaluation. Eur J Cardiovasc Prev Rehabil. 2006; 13(1): 3–9.

[5] **Astin JA:** Mind-body therapies for the management of pain. Clin J Pain. 2004; 20(1): 27–32.

[6] **Astin JA, Beckner W, Soeken K et al.:** Psychological interventions for rheumatoid arthritis: A meta-analysis of randomized controlled trials. Arthritis Rheum. 2002; 47(3): 291–302.

[7] **Astin JA, Shapiro SL, Eisenberg DM et al.:** Mind-body therapies: State of the science, implications for practice. J Am Board Fam Med. 2003; 16: 131–147.

[8] **Bandura A:** Self-efficacy: The exercise of control. New York: Freeman; 1997.

[9] **Davidson R, Kabat-Zinn J, Schumacher J et al.:** Alterations in brain and immune function produced by mindfulness meditation. Psychosom Med. 2003; 65: 564–570.

[10] **Davis JM, Fleming MF et al.:** A pilot study on mindfulness based stress reduction for smokers. BMC Complement Altern Med. 2007; 7: 2.

[11] **Devine EC:** Effects of psychoeducational care for adult surgical patients: a meta-analysis of 191 studies. Patient Educ Couns. 1992; 19: 129–142.

[12] **Dusseldorp E, van Elderen T, Maes S et al.:** A meta-analysis of psychoeduational programs for coronary heart disease patients. Health Psychol. 1999; 18: 506–519.

[13] **Eccleston C, Yorke L, Morley S et al.:** Psychological therapies for the management of chronic and recurrent pain in children and adolescents. Cochrane Database Syst Rev. 2003; 1: CD003968.

[14] **Elsenbruch S, Langhorst J et al.:** Effects of mind-body therapy on quality of life and neuroendocrine and cellular immune functions in patients with ulcerative colitis. Psychother Psychosom. 2005; 74(5): 277–287.

[15] **Grossman P, Niemann L, Schmidt S et al.:** Mindfullness-based stress reduction and health benefits. A meta-analysis. J Psychosom Res. 2004; 57: 35–43.

[16] **Haddock CK, Rowan AB, Andrasik F et al.:** Home-based behavioral treatments for chronic benign headache: a meta-analysis of controlled trials. Cephalalgia. 1997; 17: 113–118.

[17] **Hentschel HD:** Naturheilverfahren – Grundlagen, Möglichkeiten, Grenzen. Deutsches Ärzteblatt. 1996; 93(11): A-697/B-568/C-534.

[18] **Hildebrandt G:** Chronobiologische Grundlagen der Ordnungstherapie. In: Brüggemann W (Hrsg.): Kneipp-Therapie. 2. überarb. Aufl. Berlin, Heidelberg, Tokyo, New York: Springer; 1986.

[19] **Hildebrandt G, Moser M, Lehofer M:** Chronobiologie und Chronomedizin. Stuttgart: Hippokrates; 1998.

[20] **Holroyd KA, Penzien DB:** Pharmacological versus non-pharmacological prophylaxis of recurrent migraine headache: a meta-analytic review of clinical trials. Pain. 1990; 42: 1–13.

[20a] **Hoffmann B, Moebus S, Michalsen A et al.:** Gesundheitsbezogene Kontrollüberzeugung und Lebensqualität bei chronisch Kranken nach stationärer Behandlung mit Integrativer Medizin – eine Beobachtungsstudie. Forsch Komplementärmed Klass Naturheilk. 2004; 11: 159–170.

[21] **Johnston M, Vogele C:** Benefits of psychological preparation for surgery: a meta-analysis. Ann Behav Med. 1993; 15: 245–256.

[22] **Kabat-Zinn J, Lipworth L, Burney, R et al.:** Four year follow-up of a meditation-based program for the self-regulation of chronic pain: Treatment outcomes and compliance. Clin J Pain. 1986; 2: 159–173.

[23] **Kabat-Zinn J, Massion AO, Kristeller J et al.:** Effectiveness of a meditation-based stress reduction program in the treatment of anxiety disorders. Am J Psychiatry: 1992, 149: 936–943.

[24] **Kabat-Zinn J, Wheeler E et al.:** Influence of a mindfulness meditation-based stress reduction intervention on rates of skin clearing in patients with moderate to severe psoriasis undergoing phototherapy (UVB) and photochemotherapy (PUVA). Psychosom Med. 1998; 60(5): 625–632.

[25] **Kleinschrod F:** Sebastian Kneipps Lehre – wissenschaftliche Begründung. Wörishofen: 1921.

[26] **Kreitzer MJ, Gross CR et al.:** Longitudinal impact of mindfulness meditation on illness burden in solid-organ transplant recipients. Prog Transplant. 2005; 15(2): 166–172.

[27] **Kriegesmann B, Thomzik M, Göttel S et al.:** Lifestyle-Management – Neue Formen der Integration von Arbeit und Gesundheit. Schriftenreihe Innovation – Forschung und Management Bd. 25) Bochum: IAI; 2006.

[28] **Krismer M, van Tulder M:** Strategies for prevention and management of musculoskeletal conditions. Low back pain (non-specific). Best Pract Res Clin Rheumatol. 2007; 21(1): 77–91.

[29] **Linden W, Chambers L:** Clinical effectiveness of non-drug treatment for hypertension: a meta-analysis. Ann Behav Med. 1994; 16: 35–45.

[30] **Linden W, Stossel C, Maurice J:** Psychosocial interventions for patients with coronary artery disease: a meta-analysis. Arch Intern Med. 1996; 156: 745–752.

[31] **Martinez Devesa P, Waddell A, Perera R et al.:** Cognitive behavioral therapy for tinnitus. Cochrane Database Syst Rev. 2007; 1: CD005233.

[32] **Matthees BJ, Anantachoti P et al.:** Use of complementary therapies, adherence, and quality of life in lung transplant recipients. Heart Lung. 2001; 30(4): 258–268.

[33] **Melchart D, Döbrich R, Ebner K et al.:** Strukturiertes Gesundheitstraining als naturheilkundliche Ordnungstherapie. Prävention. 1999; 2: 46–49.

[34] **Melzer J, Melchart D, Saller R:** Entwicklung der Ordnungstherapie durch Bircher-Benner in der Naturheilkunde im 20. Jahrhundert. Forsch Komplementärmed Klass Naturheilkd. 2004;11: 293–303.

[35] **Meyer TJ, Mark MM:** Effects of psychosocial interventions with adult cancer patients: a meta-analysis of randomized experiments. Health Psychol. 1995; 14: 101–108.

[36] **Michalsen A, Grossman P, Lehmann N et al.:** Psychological and quality-of-life outcomes from a comprehensive stress reduction and lifestyle program in patients with coronary artery disease: results of a randomized trial. Psychother Psychosom. 2005; 74(6): 344–352.

[37] **Murtagh DR, Greenwod KM:** Identifying effective psychological treatments for insomnia: a meta-analysis. J Consult Clin Psychol. 1995; 63: 79–89.

[38] **National Center for Complementary and Alternative Medicine (NIH):** Mind-Body Medicine: An Overview. 2006. http://nccam.nih.gov/health/whatiscam/mind-body/mindbody.htm

[38a] **Paul A, Lange S, Altner N:** Innovationsprozesse – willkommene Herausforderung oder krankmachende Belastung. In: Giesert M: Führung und Gesundheit, Gesundheitsgipfel an der Zugspitze. Hamburg: VSA; 2009.

[39] **Prochaska JO, Di Clemente CC:** Stages of change in the modification of problem behaviors. Prog Behav Modif. 1992; 28: 183–218.

[40] **Ockene J, Sorensen G, Kabat-Zinn J et al.:** Benefits and costs of lifestyle change to reduce risk of chronic disease. Prev Med. 1988; 17: 224–234.

[40a] **Ornish D, Scherwitz LW, Billings JH et al.:** Intensive lifestyle changes for reversal of coronary heart disease. JAMA. 1998; 280(23): 2001–2007.

[41] **Ostelo RWJG, van Tulder MW, Vlaeyen JWS et al.:** Behavioural treatment for chronic low-back pain. Cochrane Database Syst Rev. 2005; 1: CD002014.

[42] **Schipperges H, Vescovi G, Geue B:** Die Regelkreise der Lebensführung. Gesundheitsbildung in Theorie und Praxis. Köln: Deutscher Ärzte-Verlag, 1988.

[43] **Shaw K, O'Rourke P, Del Mar C et al.:** Psychological interventions for overweight or obesity. Cochrane Database of Systematic Reviews 2005, Issue 2. Art. No.: CD003818. DOI: 10.1002/14651858.CD003818.pub2.

[44] **Smith JE, Richardson J, Hoffman C et al.:** Mindfulness-Based Stress Reduction as supportive therapy in cancer care: systematic review. J Adv Nurs. 2005; 52(3): 315–327.

[45] **Spahn G, Lehmann N, Franken U et al.:** Improvement of fatigue and role function of cancer patients after an outpatient integrative mind/body intervention. J Adv Nurs. 2003; 52(3): 315–327

[46] **Superio-Cabuslay E, Ward MM, Lorig KR:** Patient education interventions in osteoarthritis and rheumatoid arthritis: a meta-analytic comparison with nonsteroidal antiinflammatory drug treatment. Arthritis Care Res. 1996; 9: 292–301.

[47] **van Tulder MW, Ostelo R, Vlaeyen JW et al.:** Behavioral treatment for chronic low back pain: a systematic review within the framework of the Cochrane Back Review Group. Spine. 2000; 25: 2688–2699.

[48] **Weatherall M.** Biofeedback or pelvic floor muscle exercises for female genuine stress incontinence: a meta-analysis of trials identified in a systematic review. BJU Int. 1999; 83: 1015–1016.

[49] **WHO:** Werte und Grundsätze der „Gesundheit für alle", 2006. http://www.euro.who.int/

[50] **Wilhelm R:** Ordnungstherapie. In: Schimmel KC (Hrsg.): Lehrbuch der Naturheilverfahren Bd I. 2. neubearb. u. erw. Aufl. Stuttgart: Hippokrates; 1990: 473–482.

[51] **Zentralverband der Ärzte für Naturheilverfahren (ZÄN):** Naturheilverfahren heute - eine Einführung. Uelzen: Medizinisch Literarische Verlagsgesellschaft; 1979.

Wichtige Adressen

Harvard Medical School
Benson-Henry Institute for Mind-Body Medicine
Department of Continuing Education
PO Box 825
USA-Boston MA 02117
www.cme.hms.harvard.edu/courses/

Institut für Naturheilkunde und Traditionelle Chinesische Medizin – TCM
Ambulanz für Integrative Medizin an den Kliniken Essen Mitte
Knappschaftskrankenhaus
Erich-Rothenfußer-Haus
Am Deimelsberg 34a
D-45276 Essen
Tel.: 0201 17425601
www.tcmambulanz-uni-essen.de

Lehrstuhl für Naturheilkunde
der Alfried Krupp von Bohlen und Halbach-Stiftung an der Universität Duisburg-Essen
Kliniken Essen-Mitte
Knappschafts-Krankenhaus
Innere Medizin V
Naturheilkunde und Integrative Medizin
Am Deimelsberg 34a
D-45276 Essen
Tel.: 0201 17425008
www.uni-due.de/naturheilkunde
www.mindbodymedicine.de

11 – Biologische Rhythmen und chronobiologische Therapie

Karin Kraft

11.1 Definition	131
11.2 Basisinformation	131
11.3 Chronopathologie	137
11.4 Therapeutische Anwendung	139

11.1 Definition

Biologische Rhythmen sind Ausdruck der zeitlichen Ordnung der Lebensvorgänge. Sie haben eine endogene und/oder exogene Basis und werden durch Außenreize, die Zeitgeber, beeinflusst. Beachtung, Bewusstmachung und, falls erforderlich, Reetablierung bzw. Rekoordination biologischer Rhythmen sind Teil der Ordnungstherapie.

11.2 Basisinformation

11.2.1 Geschichte

Wahrnehmung und Erfahrung von natürlichen Rhythmen haben die Menschheit wohl von Anbeginn geprägt. Dies belegt auch die Bibel (1. Buch Moses), die mit der Schöpfungsgeschichte beginnt, in der Gott zunächst Tag und Nacht erschafft. Nach arbeitsreichen sechs Tagen legte er dann einen Ruhetag ein.

Die Erkenntnis, dass die Beachtung natürlich vorgegebener Rhythmen der Gesundheit förderlich ist, findet sich bereits in der Antike, u. a. im Corpus Hippokraticum. Aus der Traditionellen Chinesischen Medizin (TCM) ist die **Organuhr** anzuführen, welche die tageszeitabhängigen Aktivitäten der verschiedenen Leitbahnen und damit verknüpfte Exazerbationen bzw. günstige Behandlungsmöglichkeiten von Krankheiten aufzeigt. Diese Phänomene waren auch in der Spätantike gut bekannt; so beschrieb **Caelius Aurelianus** im 5. Jahrhundert n.Chr. die Häufung von Asthmaanfällen in der Nacht und im Winter, wobei er auf das Werk von Soranus aus Ephesus (54–117 n.Chr.) Bezug nahm [1]. **Johann Strus** zeigte im Jahre 1602 in seiner *Ars sphygmica* systematisch den Einfluss von Faktoren wie Temperatur, Geschlecht, Alter, Schlaf, körperliche Aktivität und Krankheiten auf die Qualität des Pulses [19]. Im Jahre 1797 schließlich publizierte **William Falconer** ein Tabellenwerk über das Pulsverhalten einschließlich tageszeitabhängiger Variationen [4].

Nach der Erfindung der indirekten Blutdruckmessung im Jahre 1896 folgten rasch Publikationen über den zirkadianen Rhythmus des Blutdrucks, 1922 erstmals am Beispiel eines Hypertonikers [8,14]. Auch die Rhythmen anderer physiologischer Parameter wurden ab dem 19. Jahrhundert intensiv beforscht. Im Jahre 1937 führte dies zur Gründung der **Internationalen Gesellschaft zur Erforschung biologischer Rhythmen**.

Ab Mitte der sechziger Jahre erhielt die Rhythmusforschung großen Auftrieb durch ihre Bedeutung für den Langstreckenflugverkehr und die Weltraumforschung, später auch für die Medizin und den Leistungssport.

11.2.2 Terminologie

Wichtige Begriffe zur Beschreibung biologischer Rhythmen wurden größtenteils aus der Physik der Schwingungen entlehnt (▶ Tab. 11.1).

11.2.3 Einteilung biologischer Rhythmen

Viele physikalische, chemische und biologische Prozesse sind periodisch organisiert. Die Dauer der biologischen Periode reicht von Sekundenbruchteilen bis zu Jahren:
- Mehrjährige, **infraannuale Perioden** verkürzen sich zunehmend über
- ca. 1 Jahr dauernde, **zirkaannuale Perioden** sowie
- sich wöchentlich wiederholende, **zirkaseptane Perioden** bis zur
- **zirkadianen Periode**.

Der Begriff „zirkadian" wird vor allem im klinischen Sprachgebrauch – nicht ganz korrekt – für den 24-Std.-Rhythmus verwendet.

11 Biologische Rhythmen und chronobiologische Therapie

▶ **Tab. 11.1** Biologische Rhythmen.

Begriff	Erläuterung
Periodendauer (Wellenlänge)	gemessener Zeitabstand zweier korrespondierender Phasenpunkte
Frequenz	Kehrwert der Periodendauer
Amplitude	• Maß für die Auslenkung des schwingungsförmigen Ablaufs • In der Chronobiologie wird neben der Halbamplitude (Differenz zwischen Gleichwert und Maximum der Auslenkung) auch oft die Doppelamplitude (Differenz zwischen Maximum und Minimum) angegeben.
Gleichwert	errechneter Mittelwert (Mesor) der Schwingung
Phasenlage der Schwingung	Feststellung in Bezug auf die äußere Zeit bzw. auf speziell gewählte zeitliche Bezugssysteme
Akrophase	zeitliche Lage des berechneten Maximums im Bezugssystem

Die **ultradiane** Periodendauer umfasst mittelwellige, d. h. Minuten bis Stunden dauernde, sowie kurzwellige, d. h. 0,001–1 Sek. dauernde Rhythmen.

Grundsätzlich wird zwischen **endogenen** (**körpereigenen**) und **exogenen** (**außengesteuerten**) **Rhythmen** unterschieden. In der Evolution nimmt die Autonomie rhythmischer Abläufe gegenüber exogenen Einflüssen mit der Höhe der Entwicklungsstufe zu; beim Menschen ist sie am höchsten ausgeprägt.

Zirkaannuale Rhythmen

Beim Menschen sind zirkaannuale Rhythmen z. B. für Hormonhaushalt, Stoffwechsel, Temperaturregulation, Kreislauf und Sensomotorik bekannt. In Analogie zum Winterschlafverhalten entsprechen die jahresrhythmischen Umstellungen einem Wechsel zwischen einer **ergotropen Einstellung** der vegetativen Funktionen in der Sommerjahreshälfte und einer zunehmend **trophotropen Einstellung** in der Winterjahreshälfte. Die Extremphasen werden in der Regel im August und im Februar durchlaufen.

Die komplexen Umstellungen des Organismus im Jahresgang gehen mit Veränderungen von Leistungsfähigkeit, Reaktionsbereitschaft, Anpassungsfähigkeit und Abwehrlage des Immunsystems einher. Beispiele sind die sogenannte Frühjahrsmüdigkeit und der „Winterspeck", welcher die Folge eines reduzierten Stoffwechsels bei gesteigertem Schlafbedürfnis und vermehrtem Appetit auf fetthaltige Nahrung darstellt.

Auch der – endogen gesteuerte – Menstruationszyklus und die Phasenlagen von Zirkadianrhythmen werden jahreszeitlich modifiziert. Bedeutsame Zeitgeber, d. h. endogene und exogene Reize, die endogene Rhythmen modulieren können, sind **Lichtintensität**, **Belichtungsdauer** und **fotochemische Reize** der im Frühjahr stark zunehmenden ultravioletten Strahlung.

Zirkalunarrhythmen (mondumlaufabhängige, 28 Tage dauernde Rhythmen) scheinen dagegen beim Menschen nicht von Bedeutung zu sein; auch der Menstruationszyklus wird nicht von der Lunarperiodik synchronisiert.

Zirkaseptane Rhythmen

Diese endogene, in der Evolution alte Zeitstruktur dominiert bei **Früh- und Neugeborenen**, bei denen noch keine zirkadianen Rhythmen festzustellen sind, neben endogenen ultradianen Perioden, z. B. Stillperioden von anfänglich 2–3, später 4 Std.

Auch längerfristige Reaktionen des Organismus nach einer stärkeren Reizbelastung weisen häufig eine zirkaseptan-periodische Gliederung auf.

Zirkadiane Rhythmen

Der Einfluss der Zeitgeberwirkung aus dem langwelligen, mehr als 24 Std. dauernden Spektrum endogener und exogener Rhythmen auf die Tagesrhythmik, z. B. die Steuerung durch hormonale Faktoren, ist beim Menschen relativ gering. Hier dominiert der Belichtungszyklus, wobei erst **Lichtstärken über 2500 Lux**, die mehr als 6 Std. tägl. einwirken, als Zeitgeber wirken und die endogenen Rhythmen koordinieren können.

Individuell unterschiedliche Phasenbeziehungen zwischen Zeitgeberperiode und endogener Rhythmik resultieren aus dem Frequenzunterschied, der Reizstärke des Zeitgebers, der Amplitude der endogenen Oszillation sowie aus der individuellen Empfindlichkeit des Organismus gegenüber dem Zeitgeberreiz, die auch qualitativ von der zirkadianen Phase des Reizeinfalls abhängig ist. Daraus ergibt sich für den Menschen z. B. die praktisch bedeutsame Differenzierung in „Morgentypen" und „Abendtypen". Bei manchen Personen verläuft die optimale Leistungsbereitschaft in etwa synchron mit dem Tageslichteinfall, das Leistungsprofil anderer wiederum ist bis zu mehrere Stunden im Uhrzeigersinn verschoben.

✳ **Merke:** Mit steigendem Lebensalter werden neben dem Belichtungszyklus Regelmäßigkeit im Lebensablauf und insbesondere soziale Kontakte von hohem persönlichen Wert immer bedeutsamer.

Ultradiane Rhythmen

Autonome **mittelwellige Rhythmen** sind bei Mensch und Tier besonders differenziert entwickelt und umfassen größere Funktionssysteme oder Organe. Sie sind wechselseitig zu ganzzahlig-harmonischen Frequenzproportionen und bestimmten Phasenbeziehungen geordnet. So beträgt das Frequenzverhältnis zwischen Atmung und Pulsfrequenz beim gesunden ruhenden Menschen 4:1. Derartige Koordinationen werden durch **reflektorische Wechselbeziehungen** zwischen den rhythmogenen Zentren im Zentralnervensystem vermittelt.

Eher reaktiver Natur ist wohl dagegen die Periodik der Schlaftiefenschwankungen mit einer Periodendauer von 75–120 Min., deren Amplituden im Laufe des Nachtschlafs gedämpft ausklingen [6].

Die **kurzwelligen Rhythmen** werden autonom über Schwankungen des Membranpotenzials der jeweiligen Zelle erzeugt. Die im Vergleich zu den neuronalen Rhythmen deutlich langwelligeren Rhythmen des Stoffwechselsystems (Transport- und Verteilungssysteme) bevorzugen bestimmte Frequenzbanden, die in ganzzahligem Verhältnis zueinander stehen. So hat der gemeinsame Grundrhythmus glattmuskulärer Organe eine Periodendauer von 1 Minute, er ist zumindest bei den Blutgefäßen zentralnervös gesteuert. Überlagert wird dieser Grundrhythmus durch langsame Tonusschwankungen mit einer etwa 1-stündigen Periodendauer. Bei funktioneller Belastung zeigen sich Frequenzmodulationen, und es erfolgen Frequenzsprünge in den kurzwelligeren Bereich der vorgegebenen Banden.

Die Periodendauern dieser sogenannten **Arbeitsrhythmen** unterscheiden sich art- und organspezifisch. Beim Menschen beträgt das Verhältnis von Arbeits- zu Grundrhythmus für die Magenmuskulatur 3:1, für die Dünndarmmuskulatur 4:1.

Typisch für die Kopplung verschiedener rhythmischer Vorgänge aneinander ist, dass langwelligere Rhythmen die kurzwelligeren modulieren. Bei Leistungsbeanspruchung nimmt die Frequenzmodulation zu, schließlich treten Änderungen der Phasenkopplungen durch Auftreten von Frequenzsprüngen ein. Beim Menschen wurden Phasenkopplungen von Gangrhythmus, Lidschlag und Schlucken mit den vegetativen Rhythmen nachgewiesen [6].

Im Bereich der kurzwelligen Rhythmen herrscht das Prinzip gleitender Frequenzmodulationen in Abhängigkeit von äußeren Signalen vor.

Die Aktionen des Nervensystems zeigen die größte Variationsbreite bei der signalabhängigen Modulation. Prinzipiell stellt jede Nervenzelle oder Sinneszelle ein **rhythmogenes Zentrum** dar; es können aber auch Erscheinungen der internen Koordination und Synchronisation auftreten, die dann zu Bevorzugung bestimmter Frequenzen für komplexere Funktionen führen. Dies wird beim 10-Hz-Rhythmus der Alphawellen im EEG deutlich.

> **Merke:** Die harmonische Abstimmung von mittel- und kurzwelligen Rhythmen verschiedener Organsysteme wird unter Ruhebedingungen, insbesondere im Schlaf, straffer koordiniert; die funktionelle Bedeutung besteht in einer gesteigerten Ökonomie.

Rhythmische Reaktionen (Reaktive Perioden)

Spontanrhythmen können durch reaktive Perioden, die durch äußere Reize ausgelöst werden, überlagert werden.

Charakteristisch ist, dass die Periodendauern mit denen der Spontanrhythmen in ganzzahlig-harmonischen Frequenzverhältnissen stehen. Die Amplituden sind initial größer als die der Spontanrhythmen; dies kann zur **Zunahme des Schweregrades bestehender Erkrankungen** oder zur **Aktivierung latenter entzündlicher Prozesse** führen. Die Amplituden nehmen bei zunehmender Kompensationsleistung bzw. infolge Adaptation im Sinne einer gedämpften Schwingung ab. Die Phasenlage ist auf den auslösenden Reizzeitpunkt hin geordnet. Reaktive Perioden stellen das Hervortreten einer in ihrer zeitlichen Gesamtorganisation bereitliegenden und verankerten endogenen Zeitstruktur dar.

Bei der **Auslösung reaktiver Perioden** können ganze Bündel multipler und submultipler Perioden der im weiteren Verlauf dominierenden Periodik auftreten, wobei auch verschiedene Funktionssysteme unterschiedliche Periodendauern zeigen können.

Das Auftreten einer reaktiven Periodik zwischen den bevorzugten Spontanrhythmen hat eine **Schlüsselfunktion für die adaptive Steigerung** sowohl der funktionellen Ökonomie als auch der organischen Kapazität. Zudem werden die autonomen Amplituden erhöht. Dies ermöglicht länger andauernde und intensivere Erholungsprozesse mit adaptiver Kapazitätssteigerung. Weiterhin wird die aktuelle Funktionskapazität durch schnellen Wechsel zwischen Leistung und Erholung nach dem Prinzip des Intervalltrainings besser ausgenutzt.

Im Infradian-Bereich werden bei entsprechender Reizbelastung jeweils **komplexe periodische Reaktionsmuster** ausgelöst, in denen in der Regel eine Periode dominierend hervortritt, während die anderen früher gedämpft abklingen. Typisch ist das Auftreten sogenannter **Krisen**, z.B. bei Beginn eines Rehabilitationsverfahrens, bei Antritt eines Urlaubs oder nach Organtransplantationen mit einer klaren zirkaseptan-periodischen Gliederung. Die kritischen Häufigkeitsmaxima sind den jeweils ergotrop gerichteten Extremauslenkungen der periodisch fortgesetzten vegetativen Gesamtumschaltungen zugeordnet.

> **Merke:** Ältere Personen weisen bei verschiedenen Funktionsgrößen oft eine zirkadekane (10-tägige) reaktive Periodik auf. Hier nehmen die Amplituden der Perioden im Verlauf zu, sodass im Bereich des 20. Tages nach Auslösung eines umfassenden Reizes eine kritische Extremauslenkung auftritt [6].

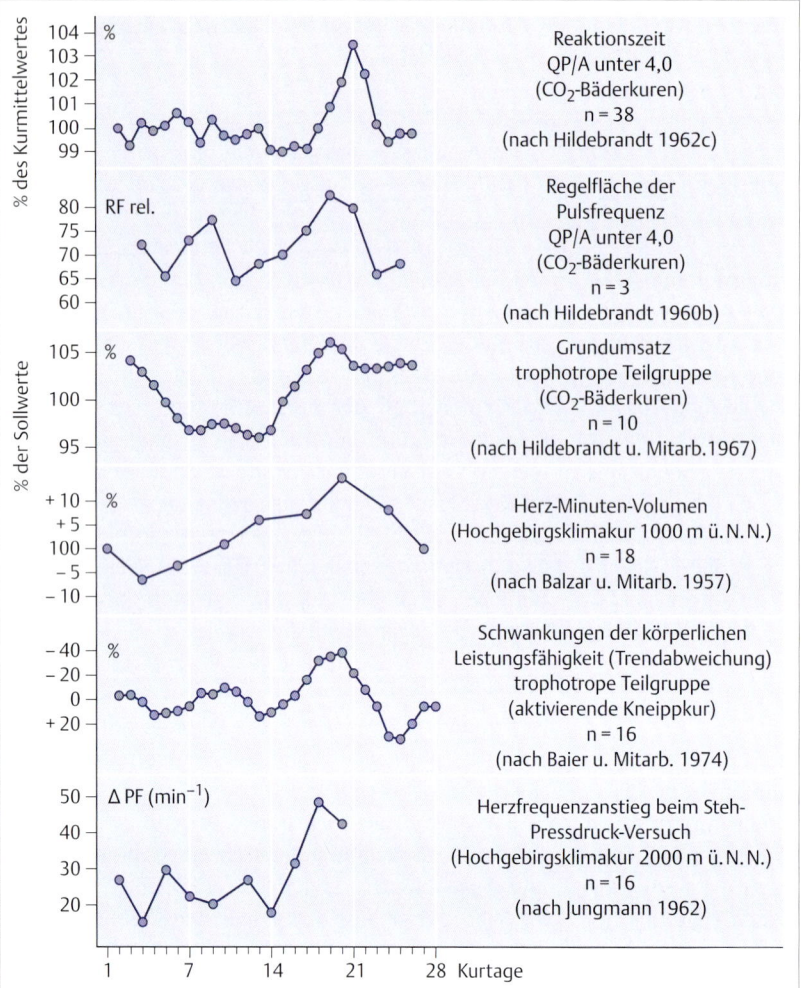

▶ **Abb. 11.1** Beispiele für den mittleren Kurverlauf verschiedener Funktionsgrößen im spätreaktiven Muster. Ergebnisse von Untersuchungen bei verschiedenen Kurformen. QP/A: Quotient aus Pulsfrequenz und Atemfrequenz.

11.2.4 Anatomische und molekularbiologische Grundlagen

Zirkadiane Rhythmen sind von ihrer Natur her endogen und werden durch **biologische, „innere" Uhren**, die durch Uhrengene exprimiert werden, angetrieben. Uhrengene wurden in verschiedenen Spezies und auch in fast allen Organen des menschlichen Körpers nachgewiesen.

Tagesrhythmen lassen sich u. a. bei der DNA-Synthese, der Mitoserate, bei Enzymaktivitäten und bei der Übertragung von Signalprozessen zwischen den Zellen nachweisen. Dies erklärt auch das Fortbestehen von zirkadianen Rhythmen unter Freilaufbedingungen, d. h. bei Wegfall der Zeitgeber der inneren Uhren, so z. B. bei Isolationsexperimenten in Bunkern und Höhlen. Bei Fehlen der Zeitgeber können sich zuvor phasensynchron laufende Rhythmen, wie die Körpertemperatur und der Schlaf-wach-Rhythmus, gegeneinander verschieben (desynchronisieren).

✱ **Merke:** Das Ausmaß dieser Verschiebung nimmt mit steigendem Lebensalter zu.

Für die Synchronisation der inneren Uhren, die beim Menschen in der Regel mit einem 24,18-Std.-Tag laufen, auf den geophysikalischen 24-Std.-Tag sind Zeitgeber wie Licht und Dunkelheit, soziale Faktoren sowie chemische und physikalische Faktoren erforderlich. Die Hauptuhr, welche die Synchronisation zentral steuert, befindet sich im **Nucleus suprachiasmaticus (NCS)** am Boden von Hirnventrikel III. Er erhält neuronale Impulse aus der Retina über die retinalen Ganglionzellen entsprechend den dort eintreffenden Lichtreizen und enthält Hunderte von Genen mit rhythmischer Aktivität, die sich gegenseitig synchronisieren [24]. Die Genexpression des Transkriptionsfaktors c-fos, der für die Steuerung des Informationsgehaltes von Lichtsignalen verantwortlich ist, zeigt im NCS von Ratten eine ausgeprägte zirkadiane Rhythmik. Der NCS steuert über neuronale und hormonelle Signale u. a. die Hypophyse und die Epiphyse, koordiniert so physiologische Rhythmen untereinander und synchronisiert sie mit der Außenwelt.

Die Epiphyse steuert die zeitliche Koordination der Sexualhormonausschüttung und sezerniert **Melatonin**, das dem Körper das Signal für Dunkelheit und vermutlich

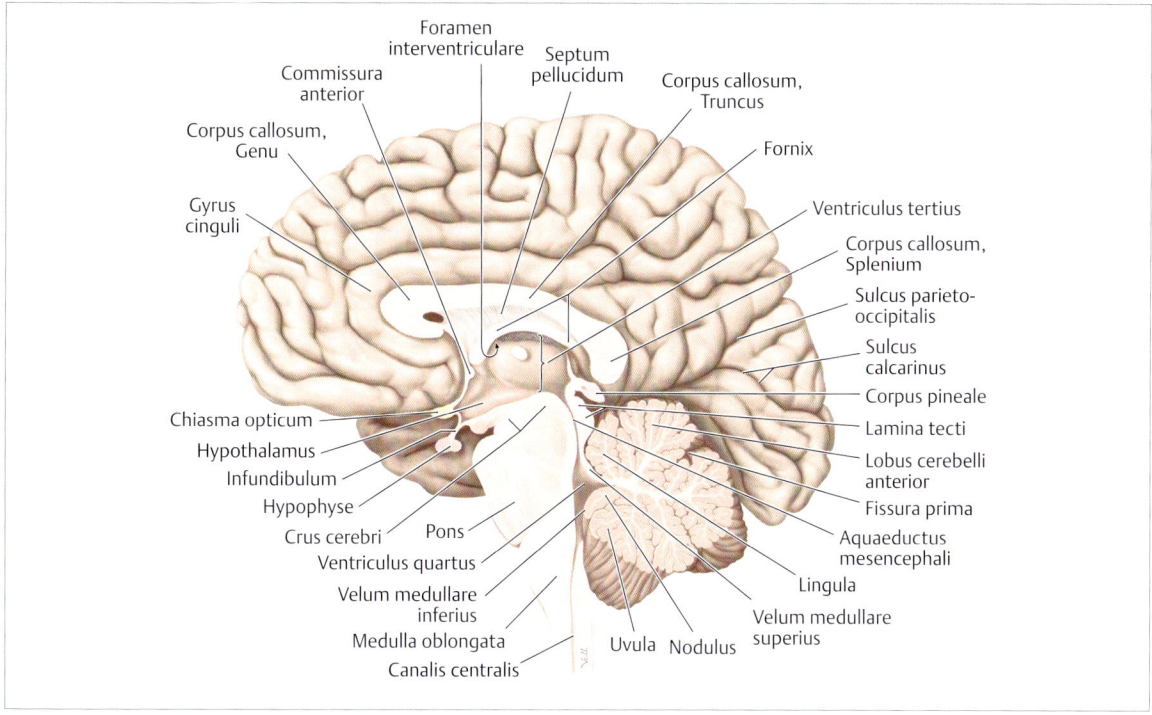

▶ Abb. 11.2 Sagittalschnitt Gehirn.

die Jahreszeit vermittelt, eine schlafanstoßende und stark antioxidative Wirkung hat und bei niedriger Körpertemperatur, Untergewicht und Stress ansteigt. Licht hemmt in jedem Lebensalter die Melatoninausschüttung.

Das Signal für Helligkeit wird vermutlich über **Kortisol** vermittelt [15], ein weiterer Taktgeber für die Körperperipherie ist die **Körpertemperatur**.

Schließlich ist mittlerweile bekannt, dass ein dem NCS übergeordneter Zeitgeber existiert, der in der Großhirnrinde lokalisiert ist und z. B. in Notfallsituationen aktiviert wird. Die peripheren Oszillatoren können die Funktion des NCS dagegen nicht beeinflussen, sie reagieren vielmehr auf den Anstoß durch den NCS. Genmutationen in Uhrengenen können beim Menschen zu Schlafstörungen führen [21].

11.2.5 Bedeutsame physiologische Rhythmen

Der gesunde Normalzustand der zeitlichen Organisation des Menschen ist einerseits durch die **Synchronisation**, d. h. durch die phasengerechte Umwelteinordnung, im Bereich der langwelligen Rhythmen gekennzeichnet, andererseits auch durch die **Frequenz- und Phasenkoordination**, die im geordneten Zusammenwirken der autonomen Rhythmen im mittel- und kurzwelligen Bereich des Spektrums besteht. Zyklischen Abläufen in physiologischen Funktionen kommt eine große Rolle in der Synchronisation des gesamten Organismus zu; sie dienen der Aufrechterhaltung von Wohlbefinden und Gesundheit.

Temperaturverlauf

Die Körperkerntemperatur steigt beim Menschen von frühmorgens ca. 36,5 °C auf ca. 37,5 °C am Nachmittag an, die Wärmeabgabe ist dabei reduziert. Die Körperzellen haben ihr Temperaturmaximum bereits gegen 9 Uhr.

Zwischen 15 und 3 Uhr führen Vasodilatation und Steigerung der Durchblutung an den Extremitäten zum Absinken der Körperkerntemperatur; dies geht mit zunehmender Müdigkeit einher. Am Stamm und am Kopf verlaufen Temperatur und Änderung der Durchblutung dagegen gleichsinnig mit der Körpertemperatur.

Auch der Stoffwechsel zeigt eine gleichsinnige Veränderung. Die Kaltreizempfindlichkeit hat ihr Maximum gegen 9 Uhr, die Beantwortung von Warmreizen fällt gegen 21 Uhr maximal aus.

> ✳ Merke: Ab dem 60. Lebensjahr verlagert sich der Tiefpunkt der Körpertemperatur entgegen dem Uhrzeigersinn und entkoppelt sich damit zunehmend vom Tag-Nacht-Rhythmus [9].

Produktion und Freisetzung von Hormonen

Produktion und Freisetzung zahlreicher Hormone erfolgen nicht kontinuierlich, sondern in Form intermittierender Episoden mit ultradianer Zeitstruktur, die einen jeweils eigenen Informationsgehalt besitzt. Diese wird in einigen Fällen durch einen zirkadianen Rhythmus überlagert. ▶ Tab. 11.2 zeigt wichtige Akrophasen.

11 Biologische Rhythmen und chronobiologische Therapie

▶ **Tab. 11.2** Akrophasen der Hormonproduktion und -freisetzung.

Hormon/Faktor	Uhrzeit
TSH	1 Uhr
Prolaktin	2 Uhr
ACTH	5 Uhr
FSH, LH	5 Uhr
Kortisol, Testosteron	6 Uhr

✳ **Merke:** Bei extremen Morgen- bzw. Abendtypen können die Akrophasen um mehrere Stunden vor- oder nachverlagert sein.

Kardiovaskuläre Funktionen

Fast alle Funktionen des Herz-Kreislauf-Systems, z.B. Blutdruck, Herzfrequenz, Schlagvolumen, Durchblutung und peripherer Widerstand sowie EKG-Parameter, zeigen einen **zirkadianen Rhythmus**. Die maximale kardiale Leistungsfähigkeit ist gegen 11 Uhr festzustellen.

Herzfrequenz und systolischer Blutdruck weisen Maxima gegen 16 Uhr auf, die Dilatationsfunktion des arteriellen Endothels ist in den frühen Morgenstunden um mehr als 40 % geringer als am späten Nachmittag [12]. Daran sind sowohl humorale als auch nervale Mechanismen beteiligt.

Die zirkadiane Blutdruckrhythmik entwickelt sich in den ersten Lebensmonaten und ist bis ins hohe Lebensalter nachweisbar.

Muskuläre Leistungsfähigkeit

Das Maximum der **Muskelkraft** findet sich gegen 15 Uhr, das Minimum gegen 3 Uhr. Es besteht ein enger Zusammenhang mit dem Tagesgang der psychischen Leistungsbereitschaft bzw. Vigilanz.

Die Akrophase der **muskulären Dauerleistungsfähigkeit** findet sich dagegen gegen 3 Uhr, das Minimum wird gegen 15 Uhr durchlaufen. Dies betrifft vor allem den mittleren Leistungsbereich; für hohe Belastungsintensitäten ergeben sich keine sicheren tagesrhythmischen Schwankungen.

Dies ist wohl darauf zurückzuführen, dass der Einfluss der vegetativen Gesamtumstellung besonders bei ausgeglichener Mittellage des vegetativen Systems hervortritt. Das Maximum der körperlichen Leistungsfähigkeit wird durch das gleichzeitige Minimum der psychischen Leistungsbereitschaft geschützt. Eine Störung dieses Phasenzusammenhanges, z.B. durch Nachtarbeit, führt immer zu Erholungsdefiziten, wenn nicht anschließend eine Resynchronisation der Zirkadianrhythmik erfolgt.

Psychische Leistungsbereitschaft und sensorische Leistungen

Folgende Gegebenheiten sind anzumerken:
- **Stimmung und Antrieb** zeigen nachts ein Minimum, zwischen 11 und 16 Uhr ein Maximum.
- **Kurzzeitgedächtnis und Rechenfähigkeit** erreichen gegen 10 Uhr ihr Maximum.
- Die Maxima der **Reaktionsgeschwindigkeit (Linealfalltest) und der Aufnahmefähigkeit** des Langzeitgedächtnisses liegen am frühen Nachmittag, das jeweilige Minimum findet sich gegen 3 Uhr.
- Die **Sehschärfe** ist gegen 3 Uhr morgens am geringsten, das Tagesmaximum liegt zwischen 12 und 16 Uhr.
- Gegenüber **epikritischen (lokalisiert-sensorischen) Schmerzen** ist der Mensch gegen 3 Uhr am unempfindlichsten, in den Mittagsstunden dagegen am sensibelsten.
- Die **affektiv-protopathische Schmerzschwelle (Tiefenschmerz)** verläuft genau gegensinnig, ebenso die Größe von Placebowirkungen.
- **Endorphine und Enkephaline** weisen beim Menschen tagsüber höhere Plasmakonzentrationen auf als nachts [9].

Schlafrhythmus

Die Freiheitsgrade des Wechsels zwischen Schlafen und Wachen sind wesentlich größer als bei den vegetativen Messgrößen. Der Schlafrhythmus ist insbesondere von der Körpertemperatur abhängig, d.h. der abendliche Abfall der Körpertemperatur begünstigt das Einschlafen. Das spontane Schlafbedürfnis zeigt einen 4-stündigen Rhythmus, der auch tagsüber nachweisbar ist.

Die zirkadiane Schlafrhythmik ist stark vom **Lebensalter** abhängig. So scheinen sich Neugeborene rascher an den Zirkadianrhythmus anzupassen, wenn zunächst ihre infradianen und ultradianen Rhythmen respektiert werden. Der ideale persönliche Schlaftakt findet sich nach den ersten Monaten.

Für Kinder bis zu 5 Jahren ist ein **Kurzschlaf am frühen Nachmittag** physiologisch, sie benötigen tägl. 10–12 Std. Schlaf. Die lipolytisch wirksamen Wachstumshormone werden nur im Schlaf und bevorzugt vor 24 Uhr während der Tiefschlafphasen ausgeschüttet.

Schulkinder und Jugendliche schlafen mittags nur, wenn sie krank sind. Jugendliche schlafen in der Regel mehr als 8 Std.

Ab dem 20. Lebensjahr nimmt die Schlafdauer auf 7 Std. ab, ab dem 30. Lebensjahr lässt die subjektive und objektive Schlafqualität deutlich nach. Ab dem 40. Lebensjahr kommen Tiefschlafphasen kaum noch vor. Ab dem 45. Lebensjahr kann ein zu kurzer Nachtschlaf nur noch schlecht kompensiert werden. Schichtarbeit wird dementsprechend zunehmend schlechter toleriert.

Entsprechend der Vorverlagerung des Minimums der Körpertemperatur ab dem 60. Lebensjahr wird auch der Einschlafbeginn immer mehr vorverlagert, damit gehen frühes Aufstehen und das Bedürfnis nach einem kurzen Mittagsschlaf einher. Ab dem 70. Lebensjahr verliert der exogene Zeitgeber Licht für das Schlafverhalten weitgehend seine Bedeutung, nächtliche Aktivitäten sind damit physiologisch. **Soziale Kontakte** haben in diesem Lebensalter die bedeutsamste Zeitgeberfunktion. Bis ins hohe Lebensalter bleibt dagegen eine Wach-Schlaf-Rhythmik von 90 Min. erhalten.

Über die optimale Schlafdauer besteht bisher Uneinigkeit, jedoch wird der **Mittagsschlaf** von Schlafforschern zunehmend befürwortet, insbesondere weil dies auch zu einer besseren Synchronisation der Rhythmen von Körpertemperatur und Schlaf-wach-Phasen führt ([25]; ▸ Kap. 3 Prävention).

Weitere medizinisch bedeutsame Rhythmen

Die **Lungenfunktion** weist am frühen Nachmittag ein Maximum auf, die Kapazität der Harnblase nimmt in der Nacht ab. Auch Urinvolumen und Harnstoffausscheidung sowie viele Routineparameter im Serum zeigen zirkadiane Rhythmen, z. B. die Eiweißfraktionen des Serums, die alkalische Phosphatase, Harnstoff-Stickstoff, Glukose, Elektrolyte, Triglyzeride, Cholesterin und Bilirubin. Die Akrophase der Erythrozytenkonzentration findet sich gegen 12 Uhr, die der Leukozyten gegen 23.30 Uhr. Die Sekretion der Magensäure hat gegen 18 Uhr ihr Maximum, was günstig für den Fettabbau ist.

Gastrointestinale Enzyme einschließlich der exokrinen Pankreasenzyme zeigen ebenfalls zirkadiane Sekretionsmuster, zusätzlich ist eine ultradiane Rhythmik nachweisbar. Die Alkoholdehydrogenase ist abends wesentlich aktiver als mittags.

Die typische Einnahme von 3 Mahlzeiten am Tag wird vermutlich durch das im Magen gebildete **Ghrelin** ausgelöst, das tagsüber alle 4–5 Std. stark ansteigt [2]. Ghrelin beeinflusst auch die Ausschüttung von Insulin, Glukagon und Leptin.

Die Abnahme der Körpergröße über den Tag ist Folge der spontanen Abnahme des Bindegewebsturgors der Bandscheiben und nicht ihrer Kompression.

11.3 Chronopathologie

Alle **langwelligen Rhythmen**, d. h. die Jahres- und Wochenrhythmen, beeinflussen Krankheitsanfälligkeit und -häufigkeit, Unfallhäufigkeit und Mortalität. Nachgewiesen wurden Mortalitätsschwankungen in Abhängigkeit vom Rhythmus der Sonnenfleckenaktivität, vom Jahresrhythmus und vom Tagesrhythmus. Der Tod tritt überwiegend in den späten nächtlichen und frühen morgendlichen Stunden und gehäuft in den Wintermonaten ein.

Die Akrophase natürlicher Geburten liegt beim Menschen ebenfalls in den frühen Morgenstunden, ebenso existieren jahreszeitliche Häufungen (späte Wintermonate bis Frühjahr) [16, 19].

Für viele, als **Saisonkrankheiten** bekannte Erkrankungen sind jahresrhythmische Häufigkeitsschwankungen typisch. Sie können auf jahreszeitlich bedingte Änderungen der Umweltbedingungen oder auf Schwankungen der Abwehrlage des Organismus zurückgeführt werden. Schwankungen der Krankheitshäufigkeit im Menstruationsrhythmus beruhen partiell auf Änderungen der Leistungsfähigkeit und Abwehrbereitschaft, können aber auch Ausdruck übersteigerter Amplituden der vegetativen Umstellungen selbst sein, so z. B. beim prämenstruellen Syndrom.

Die rhythmische Reaktion **nach stärkeren Reizbelastungen** geht mit erheblichen Schwankungen von Reaktionsfähigkeit, Krankheitsanfälligkeit, Abwehrleistung des Immunsystems und Sterbehäufigkeit einher. Auch die Zeitstrukturen von Krankheiten sind oft Ausdruck der periodischen Reaktionsweise des Organismus in der Auseinandersetzung mit der pathogenen Störung. Die auftretenden Periodendauern stehen bevorzugt in einfachen ganzzahligen Beziehungen zu denen der Spontanrhythmen. Sie nehmen mit dem Umfang der Störung zu und bestimmen den Charakter der dem Selbstheilungsprozess dienenden Reaktion.

Immunologische Abwehrreaktionen, Wundheilungsverläufe, funktionelle Anpassungsleistungen, kompensatorische Wachstumsreaktionen nach Gewebsverlust und andere Selbstheilungsprozesse sind am häufigsten durch eine **zirkaseptane Reaktionsperiodik** gegliedert, die jedoch nur bei gutem Behandlungsergebnis nachweisbar ist.

Chronisch verlaufende Krankheiten und Anpassungsvorgänge, die mit Wachstumsreaktionen verbunden sind, zeigen dagegen längere Periodendauern (14- und 21-tägig, 6 Wochen, 3, 4 und 6 Monate).

Die **typischen chronischen Krankheiten** des Menschen, wie Krebs, Diabetes mellitus, Herz-Kreislauf-Störungen, verlaufen offenbar ohne zeitliche Struktur, d. h. sie haben keinen scharfen Beginn und zeigen keine Selbstheilungstendenz. Es gibt Hinweise für die Begünstigung von Zivilisationskrankheiten u. a. durch eine gestörte Zeitordnung (Schichtarbeit, häufige Zeitsprünge durch Flugreisen, unregelmäßige Schlafzeiten).

Bei den Krankheiten können **charakteristische Veränderungen** rhythmischer Vorgänge auftreten. So ist die nächtliche Polyurie von Patienten mit Herzinsuffizienz durch eine direkte Veränderung der Rhythmik der Urinausscheidung bedingt. Bei renalen Erkrankungen ist die Rhythmik der Harnausscheidungen umso stärker durch ultradiane reaktive Perioden überlagert, je ausgeprägter die renale Funktionseinschränkung ist.

Bei Asthmatikern nimmt die Größe der Tag-Nacht-Amplitude bei der pathologisch veränderten Lungenfunktion und dementsprechend der Bedarf an Medikamenten mit dem Schweregrad der Schädigung zu.

11.3.1 Kardiovaskuläre Erkrankungen

Bei Ereignissen wie nicht ischämischen Hirninfarkten, die ein Maximum gegen 3 Uhr zeigen, ist der durch innere Uhren gesteuerte Anteil bisher nicht genau bekannt. Dies gilt auch für das Minimum der Myokardfunktion bei Herzinsuffizienz gegen 1 Uhr.

Für die Häufung von Ereignissen wie Angina pectoris, Herzinfarkt, plötzlicher Herztod und ischämiebedingter Schlaganfall in den Vormittagsstunden spielen neben der reduzierten Dilatationsfähigkeit der Arterien und dem Abfall der fibrinolytischen Aktivität vor allem der Anstieg von Blutdruck und Herzfrequenz sowie der dadurch gesteigerte myokardiale Sauerstoffverbrauch eine Rolle. Die diesen Phänomenen vorausgehende **Aktivierung des adrenergen Systems** beginnt bereits vor dem Aufstehen. Das Aufstehen selbst führt zu einer weiteren kardialen Belastung.

Ein erhöhtes kardiovaskuläres Risiko weisen auch Personen auf, bei denen die Amplitude des 24-Std.-Blutdruckrhythmus unter einem definierten Minimum liegt (sogenannte Non-Dipper).

Für die Häufung von Myokardinfarkten in den Wintermonaten werden die jahreszeitliche Abnahme der Plasmakonzentration von Stickstoffmonoxid und die Zunahme des endogenen Vasokonstriktors Endothelin 1 als Erklärung herangezogen.

11.3.2 Schlafstörungen

Die Häufigkeit von Schlafstörungen (▶ Abb. 11.3) steigt mit zunehmendem Lebensalter, die Freisetzung von Melatonin nimmt im Alter ab. Schlafstörungen führen zu **Störungen der biologischen Tagesrhythmik**, sind andererseits aber auch die Folgen gestörter innerer Zyklen.

✚ **Merke:** Häufiges Aufwachen und langes Wachliegen mit mindestens 2-maligem Einschlafen tagsüber verweisen oft auf Depressionen, insbesondere aber auch auf Morbus Alzheimer.

Bei unzureichendem Nachtschlaf verfünffacht sich das Risiko, innerhalb eines Jahres einen schweren Unfall in Haushalt, Beruf oder Verkehr zu erleiden. Der jährlich durch Übermüdung verursachte Schaden wird in Deutschland auf 10 Milliarden Euro geschätzt.

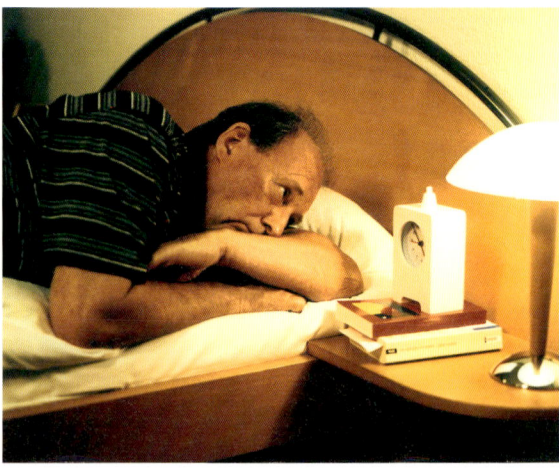

▶ Abb. 11.3 Schlafstörungen steigen mit zunehmendem Alter an und können ein Hinweis auf Depressionen sein.

11.3.3 Depression

Bei depressiven Patienten finden sich **Synchronisationsstörungen der Zirkadianrhythmik** mit Phasenverschiebungen bei Körpertemperatur, REM-Schlaf, Kortisol und in der Ausscheidung von Metaboliten des Katecholaminstoffwechsels.

Die **Winterdepression (saisonabhängige Depression)** ist durch immer wiederkehrende depressive Episoden in den Herbst- und Wintermonaten gekennzeichnet und wird von Müdigkeit, Hypersomnie, vermehrtem Appetit vor allem auf Süßigkeiten und Zunahme des Körpergewichts begleitet. Die Fotoperiode (Dauer des Tageslichts) ist bedeutsam für die Ätiologie dieser Erkrankung. Je polnäher der Aufenthaltsort ist, desto ausgeprägter sind die Symptome.

11.3.4 Tumoren

Der Einfluss von rhythmisch ausgeschüttetem **Melatonin** oder **Kortisol** auf verschiedene Tumoren konnte gesichert werden.

Nächtlich sezerniertes Melatonin hemmt die Östrogenproduktion in den Ovarien. Das Brustkrebsrisiko steigt deshalb wohl bei Frauen, die über längere Zeit Nachtarbeit leisten müssen, kontinuierlich an [5].

Kortisol aktiviert u.a. die natürlichen Killerzellen. Frauen mit **metastasierendem Mammakarzinom** und einem verschobenen oder fehlenden zirkadianen Kortisolrhythmus schlafen nicht nur schlechter, sondern haben auch eine ungünstigere Prognose [18].

Patienten mit **metastasierendem Kolonkarzinom** und ausgeprägtem Tag-Nacht-Rhythmus hinsichtlich ihrer Aktivität zeigten eine um das Fünffache erhöhte Überlebensrate gegenüber denjenigen mit geringen Aktivitätsunterschieden [11]. Bei Piloten, die hohe Flugstundenzahlen leisten, hoher Sonneneinstrahlung ausgesetzt sind oder regelmäßig Flüge über mehr als fünf Zeitzonen absolvieren, ist die Inzidenz von malignen Melanomen der Haut stark erhöht [13].

Tumorzellen zeigen gelegentlich anarche Rhythmen, die sich durch Zeitgeber nicht synchronisieren lassen. Auch in der zirkadianen Temperaturrhythmik ergeben sich in von Tumoren betroffenen Regionen Frequenzabweichungen.

11.3.5 Weitere Erkrankungen, Beschwerden, Unfälle

Für **plötzlichen Kindstod** und Symptome des **Asthma bronchiale** ist ein Maximum gegen 4 Uhr bekannt; bronchitische Symptome und epileptische Anfälle häufen sich gegen 7 Uhr.

Die Beschwerden bei **rheumatoider Arthritis** sind gegen 8 Uhr maximal ausgeprägt. **Zahnschmerzen** infolge Caries profunda sind nachts und frühmorgens stärker. **Nierenkoliken** zeigen ein nächtliches Maximum.

Beim **Fibromyalgiesyndrom** wurden erniedrigte Kortisolspiegel bei aufgehobener zirkadianer Rhythmik gefunden [9].

Zwischen Mitte März und Anfang Mai klagen 60 % der Frauen und 54 % der Männer über die sogenannte **Frühjahrsmüdigkeit**, Kreislaufbeschwerden, Unlustgefühl, starke Stimmungsschwankungen, Schlaflosigkeit und Leistungsschwäche; unsportliche Personen sind besonders betroffen. Als Ursachen werden neben den Änderungen von Helligkeit und Wetter eine unzureichende Dopamin- und Serotoninproduktion genannt sowie ein Mehrverbrauch von Energie durch Aktivierung der Zellteilung [9].

Zwei Drittel aller **Unfälle am Steuer** sind Folge von Kurzschlaf und verminderter Aufmerksamkeit. Die meisten Unfälle ereignen sich in den frühen Morgenstunden und gegen 14 Uhr, ältere Menschen verursachen insbesondere gegen 18 Uhr Unfälle. Die meisten tödlichen Autobahnunfälle ereignen sich zwischen Mai und Oktober, der Gipfel liegt im August.

11.4 Therapeutische Anwendung

In der therapeutischen Anwendung werden die Bereiche **Chronotherapie, zeitordnende Therapie und Chronohygiene** unterschieden. Die wissenschaftliche Datenlage im Sinne der evidenzbasierten Medizin ist bei der Chronotherapie noch relativ schwach, Metaanalysen oder systematische Reviews existieren lediglich im Bereich der Chronopharmakologie. Bei der zeitordnenden Therapie und der Chronohygiene finden sich einige qualitativ gute Untersuchungen mit der Evidenzklasse 2 [6, 9].

11.4.1 Chronotherapie

Definition

Die Chronotherapie beinhaltet die Verabreichung einer therapeutischen Maßnahme mittels Medikamenten oder auch nicht medikamentöses Vorgehen zur Zeit des günstigsten Wirkungseffektes (▶ Abb. 11.4).

Zu den beträchtlichen Schwankungen von Wirkung und Wirksamkeit bei der Anwendung therapeutischer Maßnahmen in Bezug auf die Anwendungszeit liegen bereits umfangreiche Untersuchungen vor. So sind nicht nur die zeitlich begrenzten Wirkungen einer einzelnen Maßnahme von der Tagesrhythmik abhängig, sondern auch die Langzeiteffekte zur gleichen Tageszeit von wiederholten Behandlungen (iterative Effekte). Die Wirkungen therapeutischer Maßnahmen können zudem im Menstruations- und Jahresrhythmus erheblichen Schwankungen unterliegen.

✱ Merke: Durch Berücksichtigung der spontanrhythmischen Umstellungen können erwünschte Effekte durch sinnvolle Abstimmung auf die jeweiligen Gegebenheiten optimiert, die unerwünschten Effekte minimiert werden.

Chronopharmakologie

Die Chronopharmakologie bezieht sich nicht nur auf spezifische Schwankungen in der Wirkung bzw. Wirksamkeit (Chronopharmakodynamik), sondern betrifft auch rhythmische Änderungen der Resorption, der Verteilung im Körper sowie der Abbaugeschwindigkeit und Ausscheidung der Medikamente (Chronopharmakokinetik).

Beim Menschen wurden für zahlreiche **lipophile Arzneimittel**, vor allem für die nicht retardierten Formen, bei morgendlicher oraler Applikation kürzere Zeiten bis

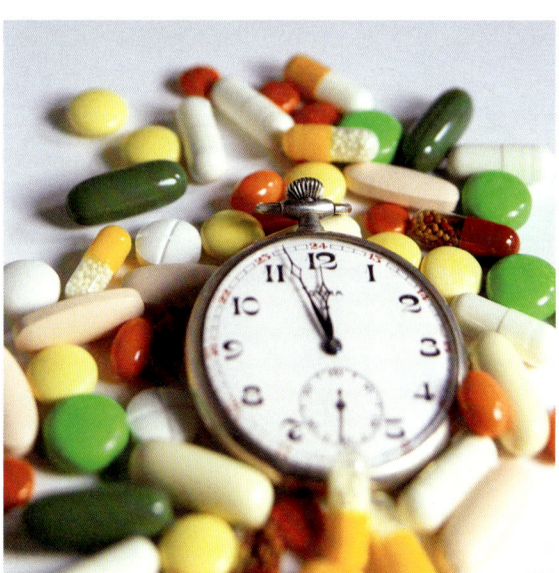

▶ **Abb. 11.4** Viele Arzneimittel sollten nach chronopharmakologischen Gesichtspunkten verabreicht werden.

zum Erreichen der maximalen Blutspiegelkonzentration und höhere Maximalkonzentrationen nachgewiesen. Diese Rhythmik scheint vorwiegend durch Rhythmen in der Magenentleerungszeit bedingt zu sein, die morgens für feste Bestandteile kürzer ist als abends. Des Weiteren hat die Änderung der gastrointestinalen Durchblutung einen großen Einfluss. Die hepatische Durchblutung ist am frühen Morgen am höchsten, um die Mittagszeit am geringsten.

Bezüglich der Metabolisierung von Arzneimitteln wurden bisher beim Menschen deutliche tageszeitabhängige Unterschiede für **CYP 2D6** dokumentiert. Die renale Ausscheidung leicht basischer oder saurer Arzneimittel verändert sich durch die Abhängigkeit ihres Dissoziationsgrades vom Urin-pH-Wert, der zirkadian variiert und während der Nacht am niedrigsten ist [9].

Chronopharmakologische Erkenntnisse finden zunehmend im therapeutischen Alltag Berücksichtigung; Beispiele zeigt ▶ Tab. 11.3.

Chronopharmakologische Untersuchungen in der Onkologie, z. B. für 5-Fluoro-Urazil, Folinsäure und Oxaliplatin, haben zur Entwicklung von ambulant zu tragenden Infusionspumpen mit mehreren Kanälen geführt, welche die Programmierung einer sinusoidalen Arzneistoffabgabe ermöglichen.

Bestrahlungen werden gegen 9 Uhr besonders gut toleriert.

Physikalische Therapie

Bei den Maßnahmen der physikalischen Therapie ist zu beachten, dass der Mensch vormittags gesteigert kälteempfindlich, nachmittags und abends vermehrt wärmeempfindlich ist.

Die Reizstärke einer identischen Anwendung variiert im zirkadianen Verlauf. Die maximalen Effekte beschreibt ▶ Tab. 11.4.

Im Verlauf des **Menstruationszyklus** treten Schwankungen der thermischen Empfindlichkeit, vegetativen Stabilität und Belastbarkeit auf. Entsprechend dem Jahresrhythmus wurde eine unterschiedliche Sensitivität gegenüber physikalischen Maßnahmen nachgewiesen.

Entspannungsverfahren

Autogenes Training ist nachmittags wirksamer [6].

Maßnahmen bei häufigen Krankheitsbildern
Winterdepression

Die Mechanismen des Ansprechens der Lichttherapie bei der Winterdepression sind vermutlich geklärt: Helles Licht (mindestens 2500 Lux), tägl. mindestens 2 Std., bewirkt

▶ **Tab. 11.3** Chronopharmakologie

Arzneimittel	Erläuterung
Amitriptylin	abendliche Einnahme wird besser toleriert als die morgendliche [9]
Antihypertensiva	• wirken zu bestimmten Tageszeiten unterschiedlich stark • Die morgendliche Häufung von Myokardinfarkten kann durch Therapie mit Betablockern verhindert werden.
H2-Blocker	• 1-malige abendliche Gabe • anschließend keine Mahlzeit mehr einnehmen
Lithium, Monoaminoxidase-Hemmer und trizyklische Antidepressiva	Veränderungen im zirkadianen Rhythmus zerebraler Rezeptoren können bewirkt werden.
Lokalanästhetika, NSAR, Opioidanalgetika	wirken am frühen Nachmittag wesentlich stärker analgetisch als frühmorgens oder nachts
NSAR	• Bei rheumatoider Arthritis abends verabreichen, bei schmerzhafter Osteoarthrose morgens. • Unerwünschte Arzneimittelwirkungen von NSAR sind bei morgendlicher Einnahme wesentlich ausgeprägter, hier treten auch die höheren Plasmakonzentrationen auf.
Opioide	Bei Karzinomschmerzen besteht tagsüber ein größerer Opioidbedarf als nachts, bei postoperativen Schmerzen ist er morgens höher als abends.
Protonenpumpenhemmer	erhöhen bei morgendlicher Einnahme den intragastralen pH-Wert stärker als bei abendlicher Einnahme
Theophyllin	Bei nächtlichem Asthma bronchiale wird eine abendliche Dosissteigerung empfohlen (Leitlinien der Fachgesellschaften).
andere Asthmamedikamente	• Die abendliche Gabe ist zu favorisieren. • Ausnahmen sind langwirksame Beta-2-Sympathomimetika.

▶ **Tab. 11.4** Zeiten maximaler Effekte bei physikalischer Therapie.

Maßnahme	Zeit des Maximaleffektes
Bürstenmassagen, Kaltanwendungen	zwischen 6 und 8 Uhr
Sauna	zwischen 13 und 15 Uhr
Ausdauertraining	zwischen 16 und 18 Uhr
Krafttraining	gegen 21 Uhr
Bäder und Wechselduschen	zwischen 15 und 19 Uhr [6]

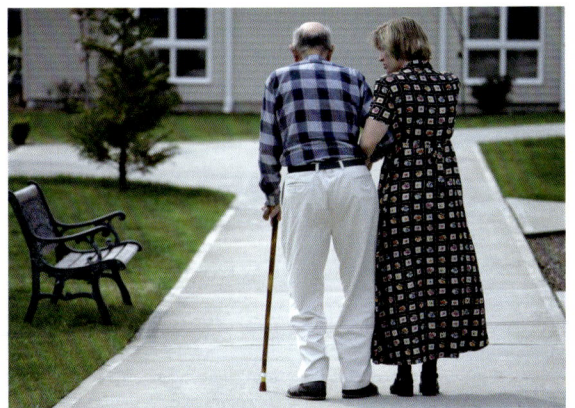

▶ **Abb. 11.5** Regelmäßige Spaziergänge sind bei Alzheimer-Patienten empfehlenswert.

eine rasche Besserung der Symptome und lässt die Glukokortikoide über die Aktivierung des NCS ansteigen [7].

Das Maximum der vegetativen Lichtempfindlichkeit findet sich bei depressiven Patienten gegen 8 Uhr.

Depression

Partieller Schlafentzug in der zweiten Nachthälfte mittels heller Beleuchtung und Phasen-Vorverschiebung des Schlaf-wach-Zyklus können zu vorübergehender Besserung führen.

Sehr helle Beleuchtung tagsüber, regelmäßige Spaziergänge und strikt regelmäßiges Leben sind während der depressiven Phasen ebenfalls angezeigt.

Morbus Alzheimer

Die Patienten profitieren von einer sehr hellen Beleuchtung tagsüber, regelmäßigen Spaziergängen und einem strikt regelmäßigen Leben.

Psychophysiologische Schlaflosigkeit

Morgendliche Exposition gegenüber sehr hellem Licht kann auch bei älteren Personen mit psychophysiologischer Schlaflosigkeit erfolgreich eingesetzt werden [10].

Insomnie

Da die abendliche Einnahme von Melatonin den physiologischen Ablauf der Nachtphase vorverlegen kann, wurde es in Dosierungen von 0,3–5,0 mg zur Therapie einer Insomnie eingesetzt [9, 24]. Es ist aber für diese Indikation in Deutschland nicht zugelassen.

Den gleichen Effekt erreicht man mit einer Wärmflasche an den Füßen oder einem heißen Fußbad, da dies zur peripheren Vasodilatation und damit zum Abfall der Kerntemperatur führt.

Nebenwirkungen, Interaktionen

Für die chronobiologische Therapie sind bei korrekter Anwendung keine Nebenwirkungen und Interaktionen bekannt.

> **Cave**
> - Melatonin, das in Deutschland und vielen anderen Ländern nicht als Arzneimittel zugelassen ist, sollte bei Kindern, in der Schwangerschaft und in der Stillzeit nicht angewendet werden, da die Funktion verschiedener Hormonsysteme gestört wird.
> - Melatonin ist bei Depressionen kontraindiziert [9].

Kombinationsmöglichkeiten

Die Beachtung biologischer Rhythmen (Chronotherapie, Chronohygiene) bei der Prävention sowie in der Therapie etabliert sich zunehmend. Maßnahmen der zeitordnenden Therapie können in die Therapiekonzepte vieler Zivilisationskrankheiten integriert werden. So können z. B. Jahresurlaub und Wochenendpausen das koronare Risiko erheblich senken [22].

Abrechnung

Die chronotherapeutisch korrekte Verordnung von **therapeutischen Maßnahmen** kann nicht gesondert als Kassenleistung abgerechnet werden. Auch die Beratung hinsichtlich Maßnahmen der Chronohygiene ist Teil der allgemeinen ärztlichen Beratung.

Maßnahmen der **zeitordnenden Therapie,** wie Lichttherapie oder Reetablierung eines verschobenen Tag-Nacht-Rhythmus, finden sich als Leistungsziffern für Maßnahmen in der Rehabilitationsmedizin und in der ambulanten Behandlung.

11.4.2 Zeitordnende Therapie

Definition

Diese Therapieform befasst sich mit der Wiederherstellung einer normalen Zeitordnung der Lebensfunktionen im Organismus und seiner Umwelteinordnung, die durch Auflösung von zeitlichen Ordnungen, z. B. durch Unregelmäßigkeit der Lebensweise, Gebrauch von Weck- und Schlafmitteln, Nacht- und Schichtarbeit, Flugreisen über mehrere Zeitzonen oder hormonelle Eingriffe in rhythmische Vorgänge gestört wurden.

Allgemeine Maßnahmen

Folgende Maßnahmen stehen am Beginn einer zeitordnenden Therapie:
- Im Vordergrund stehen eine **strenge Tageseinteilung** und die natürliche Regelung von Schlafen und Wachen, d. h. der Verzicht auf medikamentöse Maßnahmen (Schlafmittel) und die Nutzung von physiologischen Einschlafhilfen wie warmen Bädern vor dem Schlafengehen.
- Bei Patienten mit starker Störung des Schlaf-wach-Rhythmus wird empfohlen, die Neusynchronisation

durch Wecken und Belichten stufenweise vorzunehmen. Hierbei sind tägliche **Verschiebungen der Einschlafzeit** von 1–2 Std. im Uhrzeigersinn anzustreben.
- Die Verbindung von energischem Wecken, kalter Dusche, eiweißreichem Frühstück und 20 Min. Ergometertraining hat sich als sinnvolle **Reizkombination** erwiesen und führt zu einer signifikanten Verbesserung der Schlafqualität.
- Aus anderen Gründen erforderliche **medikamentöse Maßnahmen** sollten in diese Konzeption eingeschlossen werden.

Maßnahmen bei spezifischen Befindlichkeitsstörungen und Problemen

Frühjahrsmüdigkeit

Bei dieser **zirkaannualen** Störung werden Abdunklung des Schlafzimmers sowie die Zufuhr von Vitaminen, Mineralstoffen und sekundären Pflanzenstoffen durch eine gemüsereiche Ernährung empfohlen.

Weiterhin sind kleinere leicht verdauliche Mahlzeiten, morgendliche Gymnastik, Wechselduschen, Sauna und morgendliche *Rosmarinbäder* angezeigt.

Zirkadiane Störungen, z. B. Delayed Sleep Phase Syndrome (DSPS), oder Störungen des Tag-Nacht-Rhythmus bei Blinden

Durch gezielten Einsatz von Zeitgeberwirkungen wird versucht, die Synchronisation der verschiedenen zirkadianen Rhythmen zu bessern bzw. neu zu ordnen. Genutzt werden **Lichtapplikation mit hohen Intensitäten** (2000–10000 Lux, nicht bei **totaler** Blindheit erfolgreich) sowie Nachtschlafentzug.

Weitere Maßnahmen sind Änderungen der Verhaltensrhythmik und Gestaltung der äußeren Zeitgebereinflüsse [9].

Schichtarbeit

Die Empfindlichkeit, mit der Menschen auf ständige Zeitverschiebungen reagieren, ist individuell unterschiedlich und nimmt mit steigendem Lebensalter zu. Ab dem 45. Lebensjahr wird deshalb Schichtarbeit immer schlechter toleriert.

Menschen, deren biologische Uhr schneller als die physikalische geht, sind die sogenannten **Morgentypen**, die sehr früh aufwachen, ein frühes Leistungsmaximum haben und früh am Abend müde sind. Die **Abendtypen** schlafen morgens länger, ihr Leistungsmaximum liegt später, und sie gehen abends gerne spät zu Bett: Ihre biologische Uhr geht langsamer. Eine Änderung des Typus ist nicht möglich, allerdings tendiert die biologische Uhr im Alterungsprozess dazu, rascher zu gehen. Auch Tageslicht beschleunigt die biologische Uhr [17].

Die Morgentypen sind unfähig zur Phasenadaptation an Nachtarbeit, die umgekehrt von Abendtypen bevorzugt wird.

> **T Therapeutische Empfehlungen**
> - Bei unumgänglicher Nachtarbeit Beschränkung auf eingestreute Nachtschichten, denen eine **Ruhephase von mindestens 24–36 Std. Dauer** folgen sollte. Dadurch werden die sonst eintretenden zirkadianen Anpassungsreaktionen vermieden.
> - Vor Beginn einer Nachtschicht sollte man reichlich essen, während der Nachtschicht sollten 2 leichte Mahlzeiten eingenommen werden; Kaffee und Tee sind in der zweiten Nachthälfte zu meiden.
> - Es ist sinnvoll, am Arbeitsplatz eine **helle Lichttherapielampe** einzusetzen; der Tagesschlaf sollte gegenüber Licht und Geräuschen abgeschirmt erfolgen.
> - Die besten Zeiten für einen Schichtwechsel sind die Mittagszeit oder der späte Abend. Wechselschichten werden am schlechtesten toleriert, hier klagen 95% der Betroffenen über Schlafstörungen. Schichtarbeiterinnen haben gehäuft Zyklusstörungen, das Risiko einer Frühgeburt ist auf das 6-Fache erhöht. Schichtarbeiter leiden auch 4-mal häufiger unter arterieller Hypertonie.

Jetlag

Die Symptome des Jetlags sind Folge der unterschiedlichen Anpassungsgeschwindigkeit verschiedener körpereigener Rhythmen. Jetlag ist durch kein Verfahren vermeidbar, eine Gewöhnung tritt nicht ein, die Beschwerden nehmen mit dem Alter zu. Es bestehen sehr große **individuelle Unterschiede** in der Geschwindigkeit der Readaptation der inneren Uhr an die neuen Zeitgeber am Zielort. Bei Hochleistungssportlern ließen sich bei westlichen oder östlichen großen Zeitzonenübergängen am 11. Tag nach dem Flug noch massive Störungen der Kortisol- und Melatoninrhythmen nachweisen.

> **T Therapeutische Empfehlungen**
> - Ist ein längerer Aufenthalt am Zielort geplant, sollte man vor dem Flug schlafen und die Tagesaktivitäten entsprechend der neuen Ortszeit bereits eine Woche vor Beginn des Fluges verschieben.
> - Während des Fluges sollte **viel Mineralwasser**, aber kein Alkohol oder Kaffee getrunken werden, man sollte wenig essen, aber viel schlafen und sich möglichst viel bewegen.
> - Am Zielort ist es sinnvoll, sich nach der neuen Tageszeit zu richten, am sozialen Leben teilzunehmen, sich möglichst viel im Freien aufzuhalten und Sport zu treiben.
> - Empfohlen wird auch der Einsatz von sehr hellem Licht in den Morgenstunden.
> - Die abendliche Einnahme von 0,5–5 mg Melatonin über 2–5 Tage kann die Psychomotorik und die Aufmerksamkeit verbessern [9].

Durch möglichst rasche Rückkehr an den Ausgangsort können Adaptationsreaktionen vermieden werden, da diese erst am zweiten Tag einsetzen.

Arbeitsunfälle
Die genannten Anpassungsreaktionen werden auch als Erklärung der Häufung von Arbeitsunfällen insbesondere nach verlängerten Wochenenden herangezogen.

Die Phasen ultradianer Rhythmen, z. B. Atem- oder Blutdruckrhythmus, können durch **Biofeedbackverfahren** beeinflusst werden. Die autonomen Fähigkeiten zur Frequenz- und Phasenkoordination werden durch wiederholte Störungsreize, die vom Organismus überkompensiert werden können, intensiviert; dies entspricht den bekannten Prinzipien von Übung und Training.

Nebenwirkungen, Interaktionen
▶ Kap. 11.4.1 Chronotherapie

Kombinationsmöglichkeiten
▶ Kap. 11.4.1 Chronotherapie

Abrechnung
▶ Kap. 11.4.1 Chronotherapie

11.4.3 Chronohygiene
Definition
Die Chronohygiene hat die allgemeine **Prävention von Zeitordnungsstörungen** zum Ziel. Alle Gesundheitslehren der Welt enthalten in der einen oder anderen Weise die Forderung nach einer rhythmusgerechten Lebensweise. Bei fortschreitender Zivilisation löst sich der Mensch jedoch immer mehr aus den naturgegebenen Zeitordnungen durch künstliche Beleuchtung, Klimatisierung, sprunghafte Wechsel von Jahreszeit und Zeitzonen, Nachtarbeit, Weck- und Schlafmittel oder hormonhaltige Kontrazeptiva.

Wichtige Maßnahmen
Eine **optimale Tagesgestaltung** sollte folgende Kriterien berücksichtigen:
- Der Vormittag sollte auch an freien Tagen aktiv verbracht werden.
- Im Leistungstief nach dem Mittagessen sollte man eine kurze Ruhepause einlegen und die Aktivitäten abends allmählich reduzieren.
- Bei erzwungenem Frühaufstehen sollten der Weckzeitpunkt mindestens 15 Min. vorgestellt und eine möglichst helle Nachttischlampe verwendet werden.

Die **Mahlzeiten** werden entsprechend der Aktivitäten der Verdauungsenzyme zusammengestellt:
- Frühstück: komplexe Kohlenhydrate und Obst
- Zweites Frühstück: leicht verdauliches Eiweißprodukt
- Mittagessen: komplexe Kohlenhydrate und Proteine
- Nachmittag: Obst mit leicht verdaulichem Protein
- Abendessen: leicht verdauliche Proteine mit Gemüse

Nebenwirkungen, Interaktionen
▶ Kap. 11.4.1 Chronotherapie

Kombinationsmöglichkeiten
▶ Kap. 11.4.1 Chronotherapie

Abrechnung
▶ Kap. 11.4.1 Chronotherapie

Fazit
Lebensvorgänge zeigen rhythmische Abläufe, deren **genetische Determinierung** immer deutlicher wird. Die verschiedenen Möglichkeiten der chronobiologischen Therapie sollten deshalb sowohl in der Prävention als auch bei der Behandlung insbesondere von chronischen Krankheiten zunehmend mehr Beachtung finden.

Literatur
[1] **Caelius Aurelianus:** De morbus acutis & chronicis. J. C. Amman, recensuit, emaculavit, notulasque adjecit. Wetsten, Amsterdam: Editio nova; 1722.

[2] **Cummings DE, Purnell JQ, Frayo RS et al.:** A preprandial rise in plasma ghrelin levels suggests a role in meal initiation in humans. Diabetes. 2001; 50: 1714–1719.

[3] **Epperson CN, Terman M, Terman JS et al.:** Randomized clinical trial of bright light therapy for antepartum depression: preliminary findings. J Clin Psychiatry. 2004; 65: 421–425.

[4] **Falconer W:** Beobachtungen über den Puls. Leipzig: JH Heinsius; 1797.

[5] **Hansen J:** Increased breast cancer risk among women who work predominantly at night. Epidemiology. 2001; 12: 74–77.

[6] **Hildebrandt G, Moser M, Lehofer M:** Chronobiologie und Chronomedizin: Biologische Rhythmen, medizinische Konsequenzen. Stuttgart: Hippokrates; 1998.

[7] **Ishida A, Mutoh T, Ueyama T et al.:** Light activates the adrenal gland: Timing of gene expression and glucocorticoid release. Cell Metab. 2005; 2: 297–307.

[8] **Katsch G, Pansdorf H:** Die Schlafbewegung des Blutdrucks. Münch Med Wschr. 1922; 69: 1715.

[9] **Lemmer B:** Chronopharmakologie. Tagesrhythmen und Arzneimittelwirkung. 3. Aufl. Stuttgart: Wissenschaftliche Verlagsgesellschaft; 2004.

[10] **Mishima K, Mishima K, Okawa M et al.:** Diminished melatonin secretion in the elderly caused by insufficient environmental illumination. Clin Endocrinol. 2001; 86: 129–134.

[11] **Mormont MC, Waterhouse J, Bleuzen P et al.:** Marked 24-h rest/activity rhythms are associated with better quality of life, better response, and longer survival in patients with metastatic colorectal cancer and good performance status. Clin Cancer Res. 2000; 6: 3038–3045.

[12] **Otto ME, Svatikova A, de Mattos Barretto RB et al.:** Early morning attenuation of endothelial function in healthy humans. Circulation. 2004; 109: 2507–2510.

[13] **Rafnsson V, Hrafnkelsson J, Tulinius H:** Incidence of cancer among commercial airline pilots. Occup Environ Med. 2000; 57: 175–179.

[14] **Riva-Rocci S:** Un nuovo sfigmomanometro. Gazz Med Dir Torino. 1896; 47: 981–969.

[15] **Roenneberg T:** The day within. Chronobiol Int. 2003; 4: 525–528.

[16] **Roenneberg T, Aschoff J:** Annual rhythm of human reproduction: I. Biology, sociology, or both? II. Environmental correlations. J. Biol Rhythms. 1990; 5: 195–239.

[17] **Roenneberg T, Wirz-Justice A, Merrow M:** Life between clocks: daily temporal patterns of human chronotypes. J Biol Rhythms. 2003; 18: 80–90.

[18] **Sephton SE, Sapolsky RM, Kraemer HC et al.:** Diurnal cortisol rhythm as a predictor of breast cancer survival. J Natl Cancer Inst. 2000; 92: 994–1000.

[19] **Smolensky M, Lamberg L:** The body clock guide to better health. New York: Henry Holt; 2000.

[20] **Struthius J:** Ars sphygmica. Basel: Königs; 1602.

[21] **Toh KL, Jones CR, He Y et al.:** An hPer2 phosphorylation site mutation in familial advanced sleep phase syndrome. Science. 2001; 291: 1040–1043.

[22] **Wierzbicki AS, Chowienczyk PJ, Cockcroft JR et al.:** Cardiovascular risk factors and endothelial dysfunction. Clin Sci. 2004; 107: 609–615.

[23] **Wirz-Justice A, Graw P, Krauchi K et al.:** Seasonality in affective disorders in Switzerland. Acta Psychiatr Scand Suppl. 2003; 418: 92–95.

[24] **Yamaguchi S., Isejima H, Matsuo T et al.:** Synchronization of cellular clocks in the suprachiasmatic nucleus. Science. 2003; 302: 1408–1412.

[25] **Zulley J, Knab B:** Die kleine Schlafschule. Freiburg: Herder; 2002.

Wichtige Adressen

Society for Research on Biological Rythms
University of Illinois at Urbana-Champaign
162 Administration Building
506 S. Wright Street
Urbana, IL 61801, USA
http://www.srbr.org

12 – Phytotherapie

Karin Kraft

12.1 Definitionen 145
12.2 Basisinformation 145
12.3 Heilpflanzen von A–Z 149

12.1
Definitionen

Der Begriff „Phytotherapie" beschreibt die Anwendung von Pflanzen oder Pflanzenteilen (Drogen) sowie deren Zubereitungen zur Heilung oder Linderung von Krankheiten, krankhaften Beschwerden oder Funktionszuständen des Körpers und der Seele. Die Phytotherapie vertritt keine eigenen Theorien oder Lehren hinsichtlich des menschlichen Körpers, seiner Funktionsweise, der Entstehung und Erkennung von Krankheiten und der Art und Weise, wie Wirkstoffe Körperfunktionen beeinflussen. Der Zusammenhang von Dosis und Wirkung wird als pharmakologisch charakterisierbar aufgefasst.

Nach Auffassung des Gemeinsamen Ausschusses der Ärzte und Krankenkassen entspricht die Zuordnung der pflanzlichen Arzneimittel zu den vom Gesetzgeber gesondert erwähnten „besonderen Therapierichtungen", die aus der Reichsversicherungsordnung in das Sozialgesetzbuch (SGB) V übernommen wurden und zu denen auch die Anthroposophika und Homöopathika gehören, nicht mehr den Besonderheiten moderner pflanzlicher Arzneimittel. Deren Wirkstoffe, die Extrakte, sind standardisiert und können damit nach den Kriterien der evidenzbasierten Medizin beurteilt werden [1].

Phytopharmaka sind Arzneimittel, die als arzneilich wirksame Stoffe Pflanzen, Pflanzenteile oder Pflanzenbestandteile in bearbeitetem oder unbearbeitetem Zustand enthalten. Sie werden in fester oder flüssiger Form abgegeben. Für sogenannte **monographiekonforme Phytopharmaka** gilt § 105 des Arzneimittelgesetzes (AMG). Anforderungen an Qualität, Wirksamkeit und Sicherheit entsprechen prinzipiell denen der chemisch definierten Arzneimittel. Sie sind apothekenpflichtig.

Qualität und Unbedenklichkeit werden primär durch die Drogenqualitäten der Arzneibücher garantiert. Als Wirksamkeitsnachweis gelten Ergebnisse analytischer, pharmakologischer, toxikologischer und klinischer Prüfungen und anderes wissenschaftliches Erkenntnismaterial, das z. B. in Monographien dokumentiert wird. Die klinische Prüfung und Zulassung von Phytopharmaka erfolgt nach den gleichen Verfahren, die für chemisch definierte Wirkstoffe angewendet werden.

Für die **traditionellen Phytopharmaka** gilt § 109a AMG; sie sind nicht apothekenpflichtig. Präzise Indikationsangaben sind nicht zulässig. Ihre pharmazeutische Qualität wird durch die eidesstattliche Erklärung des Herstellers gewährleistet, dass die Qualität den Arzneimittelprüfrichtlinien entspricht.

Die gesetzlich vorgeschriebene **Kennzeichnung traditioneller Phytopharmaka** lautet wie folgt:
Traditionell angewendet
- zur Stärkung oder Kräftigung des ....
- zur Besserung des Befindens ...
- zur Unterstützung der Organfunktion des ...
- als Vorbeugung gegen ...
- als mild wirkendes Arzneimittel bei ....

Beispiele zu traditionellen Phytopharmaka bzw. zu traditionellen Anwendungen von Heilpflanzenzubereitungen sowie gegebenenfalls notwendige nähere Erläuterungen finden sich im Teil 3 dieses Buches (S. 517 ff.).

12.2
Basisinformation

12.2.1 Historische Entwicklung

Schon bei höher entwickelten Säugetieren wurde eine gezielte Anwendung von Heilpflanzen beobachtet. Auch in den ältesten Überlieferungen wird schon der Gebrauch von Heilpflanzen zu medizinischen Zwecken beschrieben; noch heute werden sie in vielen Regionen der Erde durch traditionelle Heiler gezielt und mit beachtlichem Erfolg eingesetzt.

In Europa gewann das antike Wissen aus dem Mittelmeerraum, das wiederum auf altägyptischen, mesopotamischen und indischen Einflüssen beruht, durch die griechische und römische Expansionspolitik den größten Einfluss. Nach dem Zerbrechen des römischen Imperiums wurden zunehmend die Klöster Horte phytomedizinischen Wissens, das einerseits durch Aufnahme von lokalen Kenntnissen aus der Bevölkerung, andererseits insbesondere durch die regen Kontakte mit der expansiven arabischen Welt stark erweitert wurde. In der Renaissance erreichten die nach der Erfindung des Buchdrucks erscheinenden **Kräuterbücher** eine weite Verbreitung, es erfolgte eine zunehmende Systematisierung des Wissens über Heilpflanzen. Dann behinderte die zum Dogma erstarrte Lehre der Humoralpathologie zunächst den weiteren Fortschritt.

Verschiedene geistige Strömungen ab Mitte des 18. Jahrhunderts führten schließlich zur naturwissenschaftlichen Neuorientierung der Medizin; die Phytotherapie erfuhr dadurch eine Rückstufung hinsichtlich ihrer therapeutischen Bedeutung. Im 19. Jahrhundert gelangen die ersten Isolierungen von Reinsubstanzen, z. B. von Morphin aus Opium durch Friedrich Wilhelm Sertürner im Jahre 1804. Das 20. Jahrhundert ist durch einen schwindenden Einfluss der Phytotherapie in der Medizin gekennzeichnet, insbesondere seit der Entwicklung von chemisch definierten patentgeschützten Pharmaka.

Heutzutage sind für viele Phytopharmaka wissenschaftliche Wirksamkeitsbelege erbracht. Ihr Status als Arzneimittel erscheint jedoch aufgrund der europäischen Harmonisierung durch legislative Maßnahmen gefährdet.

12.2.2 Qualität pflanzlicher Arzneimittel

Wirkstoff

Der Wirkstoff eines Phytopharmakons ist in der Regel ein **Extrakt** in seiner Gesamtheit. Jeder nach einem eigenen Verfahren hergestellte Extrakt stellt einen gesonderten Wirkstoff dar. Zubereitungen aus ein- und derselben Pflanzenspezies können deshalb je nach verwendetem Herstellungsverfahren unterschiedlich zusammengesetzt sein. Identische klinische Effekte können nur bei der Anwendung biopharmazeutisch weitgehend identischer Produkte erwartet werden.

Qualitätsbestimmende Faktoren für die Zusammensetzung eines pflanzlichen Extraktes sind Pflanzenspezies, Pflanzenteil, Qualität des Pflanzenmaterials (Standort, Jahreszeit, Anbau in Kulturen) und das Herstellungsverfahren, bei dem Extraktform, Extraktionsmittel und das Verhältnis von Extrakt zu aktiven Wirkprinzipien von Bedeutung sind.

Extrakte sind **Vielstoffgemische**, deren chemische Zusammensetzungen in der Regel nur zum kleineren Teil bekannt sind. Neben Hauptwirkstoffen, welche die Wirkrichtung bestimmen, enthalten sie Nebenwirkstoffe, die den Effekt der Hauptwirkstoffe modifizieren können, indem sie z. B. deren Stabilität oder Bioverfügbarkeit beeinflussen. Außerdem finden sich Begleitstoffe, die pharmakologisch unwirksam sind oder zu unerwünschten Wirkungen beitragen können.

Folgende Kategorien werden unterschieden:
- **Standardisierte Extrakte:** Sie enthalten bekannte wirksamkeitsbestimmende Inhaltsstoffe, die auf einen bestimmten Gehalt eingestellt werden. Hierdurch enthält jede Darreichungsform die gleiche Menge an wirksamkeitsbestimmenden Inhaltsstoffen.
- **Quantifizierte Extrakte:** Hier ist die Einstellung auf einen definierten Bereich von Inhaltsstoffen durch Mischung von Extrakt-Chargen erfolgt.
- **Durch das Herstellungsverfahren standardisierte Extrakte:** Meist erfolgte dies über eine gut analysierbare Leitsubstanz.

Wirksamkeitsbestimmende Inhaltsstoffe sind chemisch definierte Stoffe oder Stoffgruppen, deren substanzieller Beitrag zur therapeutischen Wirkung einer pflanzlichen Droge, d. h. dem verwendeten Pflanzenteil, oder Zubereitung aus pflanzlichen Drogen bekannt ist.

Leitsubstanzen sind chemisch definierte Inhaltsstoffe, die zu Kontrollzwecken bei der Extraktherstellung von Interesse sind; unabhängig davon können sie wirksamkeitsbestimmende Eigenschaften aufweisen.

Anwendung von Phytopharmaka: Wichtige Kriterien

- Phytopharmaka sollten aus hochwertigen pflanzlichen Drogen hergestellt werden, die bevorzugt aus kontrolliertem Anbau stammen.
- Das Herstellungsverfahren sollte optimiert und validiert sein.
- Eine Optimierung der Galenik hinsichtlich Zerfall, Freisetzung und Bioverfügbarkeit ist erforderlich.
- Die Dosierung muss monographiekonform, die Deklaration transparent sein.
- Die Wirksamkeit sollte wissenschaftlich belegt oder plausibel begründet sein.

Droge-Extrakt-Verhältnis

Eine für die Patienteninformation für zugelassene Phytopharmaka vorgeschriebene Angabe, die auch Hinweise auf die Qualität gibt, ist das Droge-Extrakt-Verhältnis (DEV). Hierbei handelt es sich um das Verhältnis der Masse eingesetzter Droge zur Masse des nach der Extraktion erhaltenen, nativen, getrockneten Extraktes. Das eventuell verbliebene Extraktionsmittel oder zugesetzte inerte Hilfsstoffe werden nicht berücksichtigt.

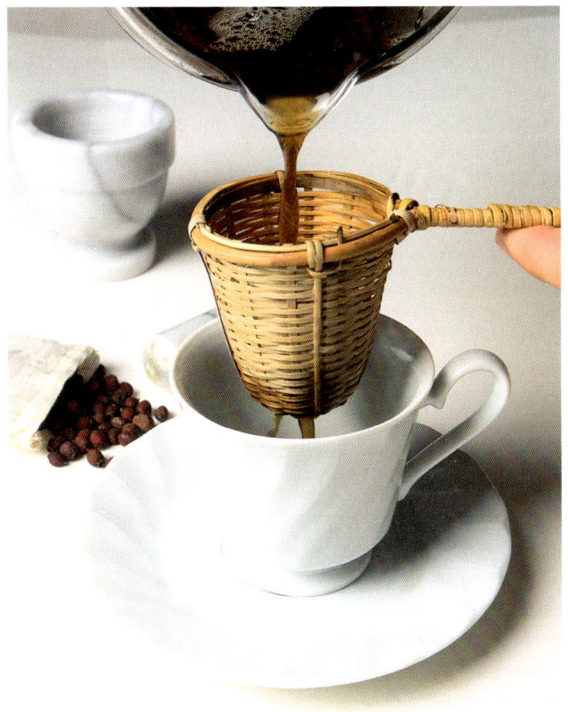

▶ Abb. 12.1 Vorgang des Abseihens eines Arzneitees.

Beispiel: „DEV von 5:1" bedeutet, dass aus 5 Teilen Droge 1 Teil Extrakt entsteht.

Hinweise zu Arzneitees

Auch Arzneitees sind Extrakte; ihre abschließende Zubereitung obliegt jedoch dem Anwender. Sie gehören also nicht zu den Fertigarzneimitteln.

Arzneitee wird in Apotheken verkauft und besteht aus einer pflanzlichen Droge oder – mehrheitlich – aus einer Mischung aus maximal sieben Kombinationspartnern. Die Qualität der Drogen muss den **Vorschriften des Deutschen Arzneibuchs (DAB)** entsprechen.

Gute Beispiele für zweckmäßig zusammengesetzte Teemischungen bieten die Arzneibücher sowie die sogenannten Standardzulassungen; es sind aber auch individuelle Rezepturen möglich.

Kontrollierte klinische Studien zur Wirksamkeit von Teemischungen gibt es bisher kaum, die Medikation beruht weitgehend auf Empirie.

Hinsichtlich der **äußeren Form** lassen sich Mischungen geschnittener Arzneidrogen (Spezies), in Teebeuteln portionierte Tees und lösliche Tees unterscheiden. Die in Filterbeuteln verkauften Tees entsprechen in vielen Fällen nicht den Vorschriften des DAB. Sie weisen eine geringere Lagerfähigkeit auf und werden deshalb portionsweise aromageschützt abgepackt.

Tassenfertige Instanttees sind keine Tees im engeren Sinne und von sehr unterschiedlicher Qualität. Die Menge an Drogenextrakt liegt zwischen 8 und 50%; granulierte Instanttees können bis zu 97% aus Zucker bestehen.

> **T Therapeutische Empfehlungen**
> - Arzneitees sollten dunkel und trocken und nicht länger als ein Jahr gelagert werden.
> - Teemischungen können sich entmischen, wenn sie länger aufbewahrt werden. Deshalb sollten sie vor Gebrauch noch einmal kräftig durchgeschüttelt werden.
> - Arzneitees vermitteln im Gegensatz zu festen Arzneiformen sensorische Wirkungen, die den **psychodynamischen Effekt** erheblich verstärken können. Sie sollten daher eher als „Kur" verwendet werden.

12.2.3 Pharmakologische Wirkungen und Wirksamkeitsnachweis

Wegen der komplexen, partiell noch unbekannten Zusammensetzung, der Verschiedenartigkeit der Extrakte und der zumeist unklaren Pharmakokinetik liegen für viele Phytotherapeutika vielfältige, teilweise sogar widersprüchliche Wirkungsnachweise vor. Grundsätzlich können diese nur Hinweise auf eine tatsächliche klinische Wirksamkeit liefern.

Die Wirksamkeit von Heilpflanzen ist in der Regel empirisch belegt, überwiegend wurden **symptomlindernde Wirkungen** nachgewiesen. Daraus ergibt sich gegenwärtig das grundsätzliche Problem des Transfers einer symptomatischen Therapie in eine klinische Indikation, der ein exakt definiertes Krankheitsbild zugrunde liegt. Diese Umsetzung ist jedoch in einer größeren Zahl von Fällen gelungen.

Bei vielen Anwendungsbereichen werden empirisch Kombinationen pflanzlicher Drogen eingesetzt. Für viele Kombinationspräparate, die als Fertigarzneimittel erhältlich sind, liegen Wirksamkeitsbelege vor.

Bedeutsame pharmakologische Wirkungen sowie entsprechende Studienergebnisse und Wirksamkeitsbelege werden im Zusammenhang mit den Ausführungen zu den einzelnen Heilpflanzen (S. 149 ff.) dargestellt.

12.2.4 Verordnungsschema

Die Extraktmenge, welche der traditionell angewendeten Einzeldosis im Sinne einer Tasse medizinischen Tees entspricht, beträgt in der Regel 200–500 mg.

Die Anwendung eines Arzneitees erfolgt in den meisten Fällen 3-mal tägl., entsprechend den Empfehlungen der Deutschen Arzneibücher. Diese Angabe beruht auf Empirie, die Angaben zu den Fertigpräparaten wurden davon abgeleitet.

Die Pharmakokinetik ist, wenn überhaupt, nur für Einzelstoffe bekannt, Studien zur Dosisfindung liegen in der Regel nicht vor.

Zu detaillierten Dosierungsempfehlungen vgl. die Ausführungen zu den einzelnen Heilpflanzen (▶ Kap. 12.3).

12.2.5 Indikationen

Pflanzliche Arzneimittel werden vorwiegend bei **Befindlichkeits- und geringfügigen Gesundheitsstörungen** eingesetzt; bei schweren Erkrankungen finden sie eher selten und dann meistens adjuvant Anwendung. Der Anteil der Selbstmedikation am Umsatz betrug 2008 79,5 %, das entspricht 1 292 Millionen Euro. Die Selbstmedikation ist seit dem Jahre 2003 massiv angestiegen.

Folgende Indikationen sind zu nennen:
- Depressionen
- dermatologische Erkrankungen
- Erkrankungen der Atemwege
- Erkrankungen des Urogenitaltraktes
- gastrointestinale Beschwerden und Erkrankungen
- Herz-Kreislauf-Erkrankungen einschließlich Venenerkrankungen
- Hirnleistungsstörungen
- Infektanfälligkeit
- psychovegetative Erkrankungen
- rheumatische Erkrankungen
- Wundheilungsstörungen und stumpfe Verletzungen
- Schmerzen

12.2.6 Unerwünschte Wirkungen/ Interaktionen

Bei pflanzlichen Arzneimitteln sind als vorhersehbare unerwünschte Arzneimittelwirkungen **Interaktionen sowie Toxizität durch Überdosierung** zwar selten, aber von Bedeutung. Bei den nicht vorhersehbaren Wirkungen spielen **Allergien** (Typ I, Typ IV) und – in Einzelfällen – die sogenannte Idiosynkrasie die größte Rolle.

Die meisten unerwünschten Wirkungen sind mild und nicht schwerwiegend. Interaktionen mit anderen Arzneimitteln werden in der letzten Zeit aus theoretischen Erwägungen heraus postuliert, nur in wenigen Fällen hat sich jedoch eine klinische Relevanz ergeben. Sie beruhen entweder auf Strukturähnlichkeiten mit chemisch definierten Wirkstoffen, z. B. bei der *Süßholzwurzel*, oder auf indirekten Effekten, z. B. bei anthranoidhaltigen Laxanzien. Zu nennen sind hier auch Enzyminduktionen (Cytochrom P 450-System, z. B. durch *Johanniskraut*).

Unerwünschte Wirkungen und gut belegte Interaktionen werden in den Ausführungen zu den einzelnen Heilpflanzen dargestellt.

12.2.7 Kontraindikationen

Das Spektrum der Kontraindikationen ist gut überschaubar. Sie lassen sich in der Regel aus dem Spektrum unerwünschter Wirkungen oder aus dem Wirkmechanismus ableiten.

Bei vielen Phytopharmaka findet sich der Hinweis auf eine Kontraindikation in Schwangerschaft und Stillzeit aufgrund fehlender Belege der Unbedenklichkeit; im Kindesalter oft aufgrund eines fehlenden Wirksamkeitsbelegs.

12.2.8 Kombinationsmöglichkeiten

Phytopharmaka sind in der Regel mit anderen medikamentösen und nicht medikamentösen Verfahren gut kombinierbar. Ausnahmen bestehen bei nachgewiesenen Interaktionen mit anderen Arzneimitteln.

12.2.9 Abrechnung

Fast alle Phytopharmaka sind seit dem 1.1.2004 nicht mehr durch die **GKV** erstattungsfähig.

Erstattung von Phytotherapeutika

Erstattet werden
- Verordnungen bei Kindern bis zum 12. Lebensjahr und Jugendlichen mit Entwicklungsstörungen
- *Flohsamenschalen* mit den Indikationen „zusätzlich zur Obstipationsbehandlung und zur unterstützenden Quellmittelbehandlung bei Morbus Crohn, Kurzdarm-Syndrom und HIV-assoziierten Diarrhöen"
- *Ginkgo biloba* als symptomatische Behandlung von hirnorganischen Leistungsstörungen im Rahmen eines therapeutischen Gesamtkonzeptes bei demenziellen Syndromen
- *Johanniskrautextrakt* zur Behandlung mittelschwerer depressiver Episoden, wenn das Arzneimittel dafür zugelassen ist
- *Mistelpräparate*, parenteral, auf Mistellektin standardisiert, in der palliativen Therapie von malignen Tumoren zur Verbesserung der Lebensqualität

> **T Therapeutische Empfehlungen**
> Für die Verordnung von Phytopharmaka, die nicht der Leistungspflicht der GKV unterliegen, sollte ein **„Grünes Rezept"** verwendet werden, um die Compliance zu verbessern. Johanniskraut ist bei der Indikation „mittelschwere depressive Episode" verschreibungspflichtig.

12.3 Heilpflanzen von A–Z

Nachfolgend werden die bedeutsamsten in Deutschland verwendeten Heilpflanzen vorgestellt, wobei die jeweils gebräuchlichste deutsche Bezeichnung an erster Stelle angeführt wird.

Typische Kombinationen pflanzlicher Drogen finden sich im Teil 3 dieses Buches (S. 517 ff.). Bei den Pflanzenporträts wurden auch die Monographien der EMEA [6] berücksichtigt, soweit sie zum Zeitpunkt der Drucklegung schon verabschiedet waren.

12.3.1 Alexandriner Sennespflanze (Cassia senna L.) [2, 3, 4, 6]

Sennesblätter (Sennae folium) enthalten als Wirkstoffe Anthranoide, Sennoside.
Pharmakologische Wirkungen: Blockade der Natrium-Kalium-ATPase (Hemmung der Resorption von Natrium und Wasser), Stimulation der aktiven Chloridsekretion in das Kolon, Stimulation von in Mukosa und Submukosa gelegenen Rezeptoren (Zunahme der Propulsion), Schwächung der interzellulären Verbindungen der Endothelzellen.
Wirksamkeitsnachweis: Es liegen keine klinischen Studien vor.
Indikation: für kurzfristige Anwendung bei gelegentlicher Obstipation.
Verordnungsschema: Tagesdosis 10–30 mg Anthranoide, d. h. die niedrigste Dosis, mit der ein weicher Stuhl erzielt wird. In der Regel genügt eine Einnahme 2–3-mal pro Woche. Ohne ärztlichen Rat nicht länger als 1–2 Wochen einnehmen.
Unerwünschte Wirkungen: kolikartige, abdominelle Beschwerden, Verstärkung von Menstruationsblutungen, Pseudomelanosis coli (keine klinische Bedeutung); bei langfristigem Abusus schwere Elektrolyt- und Wasserverluste mit konsekutivem Hyperaldosteronismus sowie Verstärkung der Obstipation und Schädigung der Nierentubuli, toxische Hepatitis, Störungen der Herzfunktion.
Wechselwirkungen: Wegen der Hypokaliämie können die Wirkungen von Herzglykosiden, Diuretika und Nebennierenrindenhormonen verstärkt werden.
Kontraindikationen: Ileus, stenosierende oder akut-entzündliche Erkrankungen des Gastrointestinaltraktes, Schwangerschaft und Stillzeit, Kinder unter 12 Jahren.

> **Cave**
> - Die Tagesdosis von 30 mg Anthranoiden darf nicht überschritten werden.
> - Eine längerfristige Anwendung sollte nur unter ärztlicher Kontrolle erfolgen.

12.3.2 Ananas (Ananas comosus L. Merr.) [3, 4]

Bromelain, ein Gemisch proteolytischer Enzyme, wird insbesondere aus den Fruchtstümpfen der *Ananaspflanze* gewonnen.
Pharmakologische Wirkungen: entzündungshemmend, ödemhemmend, antiexsudativ, fibrinolytisch.
Wirksamkeitsnachweis: In 9 älteren kontrollierten Studien bei Patienten mit posttraumatischen und postoperativen Ödemen ergaben sich Hinweise auf eine therapeutische Wirksamkeit.
Indikationen: Zur Förderung der Wundheilung bei akuten postoperativen und posttraumatischen Schwellungszuständen, insbesondere der Nase und der Nasennebenhöhlen. Zur Enzymsubstitution bei Verdauungsbeschwerden im Rahmen von Pankreaserkrankungen mit unzureichender Fermentsubstitution.
Verordnungsschema: Tagesdosis 80–240 mg Bromelain, in 2–3 Einzeldosen.
Unerwünschte Wirkungen: Magenbeschwerden, Diarrhöe, selten allergische Reaktionen.
Interaktionen: Eine Wirkungsverstärkung von Antikoagulanzien ist nicht auszuschließen. Bei gleichzeitiger Therapie mit Tetrazyklinen, Cephalosporinen, Penicillinen oder Ethambutol ist eine Wirkungsverstärkung möglich.
Kontraindikation: Blutungsneigung, Schwangerschaft, eingeschränkte Leber- und Nierenfunktion, Überempfindlichkeit gegenüber Bromelain [3, 4].

12.3.3 Anis (Pimpinella anisum L.) [2, 3, 4, 6]

Anisfrüchte (Anisi fructus) enthalten ätherisches Öl (2–6 %) und fettes Öl (30 %). *Anisöl (Anisi aetheroleum)* besteht zu 85–95 % aus trans-Anethol.
Pharmakologische Wirkungen: spasmolytisch, antibakteriell, expektorierend.
Wirksamkeitsnachweis: Es liegen keine neueren klinischen Studien vor.
Indikationen: dyspeptische Beschwerden, Expektorans bei erkältungsbedingtem Husten.
Verordnungsschema:
- innerliche Anwendung: Tagesdosis 1–3,5 g Droge, 0,3 g ätherisches Öl in 3 Einzeldosen.
- äußerliche Anwendung: Zubereitung in 5–10 % ätherischem Öl zum Einreiben, 1–3-mal tägl.

Unerwünschte Wirkungen: selten allergische Reaktionen.
Kontraindikationen: Allergie gegenüber Anis oder anderen Apiaceae oder Anethol, Schwangerschaft und Stillzeit. Anisol: Kinder unter 12 Jahren

> **T Therapeutische Empfehlung**
> Droge unmittelbar vor Anwendung anquetschen, damit das ätherische Öl austritt.

12.3.4 Arnika (Arnica montana L. bzw. A. chamissonis ssp. foliosa) [2, 3, 4]

Arnikablüten (Arnicae flos) enthalten u. a. Sesquiterpenlactone: Helenalin, 11α,13-Dihydrohelenalin (vermutlich die Wirkstoffe) als Ester, ätherisches Öl (0,2–0,35 %) und Flavone (0,4–0,6 %).
Pharmakologische Wirkungen: lokal antiphlogistisch.
Wirksamkeitsnachweis: Es liegen keine Studien vor.
Indikationen (nach Kommission E): Verletzungs- und Unfallfolgen, rheumatische Muskel- und Gelenkbeschwerden, Entzündungen der Schleimhäute von Mund- und Rachenraum, Furunkulose, Entzündungen infolge Insektenstichen und Oberflächenphlebitis.
Verordnungsschema:
- Tinktur: Für Umschläge 3–10-fach mit Wasser zu verdünnen, Einzeldosis 0,5–1,0 g.
- Salben sollten maximal 15 % Arnikaöl oder 20–25 % Tinktur enthalten.

Unerwünschte Wirkungen: gelegentlich Kontaktdermatitis (Helenalin). Bei hoher Konzentration in der Darreichungsform primär toxische Hautreaktionen.
Kontraindikationen: Arnikaallergie (Typ IV) oder Allergie auf andere Korbblütler; offene Wunden; Anwendung im Augenbereich, innerliche Anwendung.

> ✱ **Merke**: Die Tinktur hat ein höheres Sensibilisierungspotenzial als die Salbe, da der Alkohol resorptionsfördernd wirkt. Arnikatinktur dicht verschlossen vor Licht geschützt bei 4 °C lagern.

> ⸺ **Cave** ⸺
> In unverdünnter Form verursacht Arnikatinktur eine toxische Dermatitis.

12.3.5 Artischocke (Cynara scolymus L.)

Artischockenblätter (Cynarae folium) enthalten u. a. Hydroxyzimtsäuren, Flavonoide, Sesquiterpenlactone, z. B. Cynaropikrin.
Pharmakologische Wirkungen: choleretisch, cholesterinsenkend (Hemmung der Cholesterinbiosynthese), antioxidativ, perfusionssteigernd.
Wirksamkeitsnachweis: In kontrollierten klinischen Studien wurde nach jeweils 6-wöchiger Therapiedauer eine cholesterinsenkende Wirkung (bis 18,5 %, 2 Studien) bei Hypercholesterinämie bzw. eine Besserung (1 Studie) von dyspeptischen Beschwerden belegt.
Indikationen: dyspeptische Beschwerden.
Verordnungsschema:
- mittlere Tagesdosis 6 g Droge, entsprechend 500 mg Trockenextrakt, 3–4-mal tägl.
- Frischpflanzenpresssaft: 1 EL, 2–3-mal tägl.

Unerwünschte Wirkungen: keine bekannt.
Kontraindikationen: Allergie gegen Korbblütler, Verschluss der Gallenwege, Gallensteine.

12.3.6 Bärentraube (Arctostaphylos uva-ursi L. Sprengel) [2, 3, 4]

Bärentraubenblätter (Uvae ursi folium) enthalten Phenolglukoside (Arbutin 5–12 %), Methylarbutin (bis 2,5 %), Hydrochinon, Gallotannine (10–20 %) und Flavonoide.
Pharmakologische Wirkungen: antimikrobiell (Arbutin, Hydrochinon), diuretisch, adstringierend.
Wirksamkeitsnachweis: Es liegen nur ältere klinische Studien vor.
Indikationen (nach Kommission E/European Scientific Cooperative on Phytotherapy, ESCOP): unkomplizierte entzündliche Erkrankungen der ableitenden Harnwege. Zur Unterstützung von Blasen- und Nierenbeckenkatarrhen.
Verordnungsschema: Tagesdosis 10 g; Tee: 2 g Droge auf 150 ml Wasser, bis zu 4-mal tägl., entspricht 400–700 mg Arbutin.
Unerwünschte Wirkungen: Übelkeit, Magenschmerzen und Erbrechen möglich.
Kontraindikationen: Schwangerschaft, Stillzeit; Behandlung bei Kindern unter 12 Jahren (begründeter Verdacht auf mutagene, hepatotoxische und kanzerogene Wirkungen von Hydrochinonen).

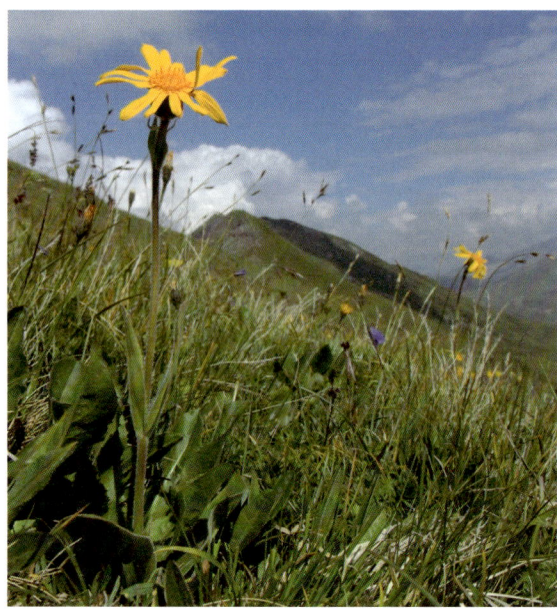

▶ **Abb. 12.2** Arnika (Arnica montana).

> **Cave**
> Ohne ärztlichen Rat sollten Bärentraubenblätter bis zum Verschwinden der Symptome, d. h. maximal 1 Woche, und maximal 5-mal im Jahr eingenommen werden.

12.3.7 Baldrian (Valeriana officinalis L.) [2, 3, 4, 6]

Baldrianwurzel (Valerianae radix) enthält ätherisches Öl (0,5–2 %, Mono- und Sesquiterpene, Valerensäuren), Phenolcarbonsäure.

Pharmakologische Wirkungen: sedierend, zentral dämpfend, antikonvulsiv, muskelrelaxierend.

Wirksamkeitsnachweis: In klinischen kontrollierten Studien mit schlafgestörten Patienten traten nach 2–4-wöchiger Therapie unter tägl. bis zu 1 200 mg *Baldrianextrakt* Besserungen der Tagesbefindlichkeit und der Schlafqualität ein, Soforteffekte fanden sich nicht. Ähnliches gilt für Kombinationspräparate aus *Baldrianextrakt*, tägl. 640 mg, und *Melissenextrakt*, tägl. 320 mg, oder Kombinationen von *Baldriankraut* und *Hopfenzapfen* und/oder *Passionsblumenkraut*, wobei auch Besserungen bei Angst- und Depressionsindizes eintraten.

Indikationen: leichte, nervöse Spannungszustände, Schlafstörungen

Verordnungsschema:
- Tee: 2–3 g Droge, 1–3-mal tägl. bzw. 30–60 Min. vor dem Einschlafen. Tee 10–15 Min. ziehen lassen.
- Extrakt: Tagesdosis ca. 600 mg, Anwendung nach Angaben des Herstellers.

Unerwünschte Wirkungen: sehr selten Übelkeit, abdominale Krämpfe und morgendliche Benommenheit.

Kontraindikationen (Monopräparate mit *Baldrian*, Kombinationspräparate): Anwendung bei Kindern unter 12 Jahren, Schwangeren und Stillenden wegen fehlender Untersuchungen.

> **Merke**: Ein Einfluss auf das Fahrverhalten durch Kombinationen von *Baldrian* und *Hopfen* oder *Baldrian* und *Melissenblättern* wurde in kontrollierten Studien ausgeschlossen [2, 3, 4].

12.3.8 Beinwell (Symphytum officinale L.) [3, 3a, 4]

Beinwellwurzel (Symphyti radix) enthält einen hohen Anteil an Schleimstoffen, Allantoin (bis 0,8 %), Gerbstoffen (8–9 %), Pyrrolizidinalkaloide (bis 0,6 %, natürliche Variabilität um den Faktor 10). Es gibt pyrrolizidinfreie Züchtungen.

Pharmakologische Wirkungen: Schleimstoffe sind lokal reizmindernd; Allantoin fördert die Wundheilung und die Zellregeneration; Pyrrolizidinalkaloide wirken bei Ratten hepatotoxisch, kanzerogen und mutagen nach oraler Zufuhr.

Wirksamkeitsnachweise: Kontrollierte klinische Studien mit positivem Wirksamkeitsbeleg liegen bei akuter Sprunggelenksdistorsion, Epicondylitis, Tendovaginitis und bei Weichteilrheumatismus vor.

Indikationen: Prellungen, Zerrungen, Verstauchungen, Arthrosen, Periarthritis.

Verordnungsschema:
- Salben und andere Zubereitungen mit 5–20 % getrockneter Droge mehrfach tägl. äußerlich anwenden.
- Tagesdosis höchstens 0,1 mg Pyrrolizidinalkaloide.

Unerwünschte Wirkungen: selten lokale Hypersensitivitätsreaktionen.

Kontraindikationen: Schwangerschaft, Stillzeit, Kinder unter 2 Jahren.

> **Therapeutische Empfehlung**
> Nur Fertigarzneimittel mit deklariertem Pyrrolizidinalkaloid-Gehalt verwenden.

> **Cave**
> - Nicht auf offene Wunden, geschädigte Haut, in die Augen und auf Schleimhäute aufbringen.
> - Die Anwendungsdauer darf 4–6 Wochen im Jahr nicht überschreiten.

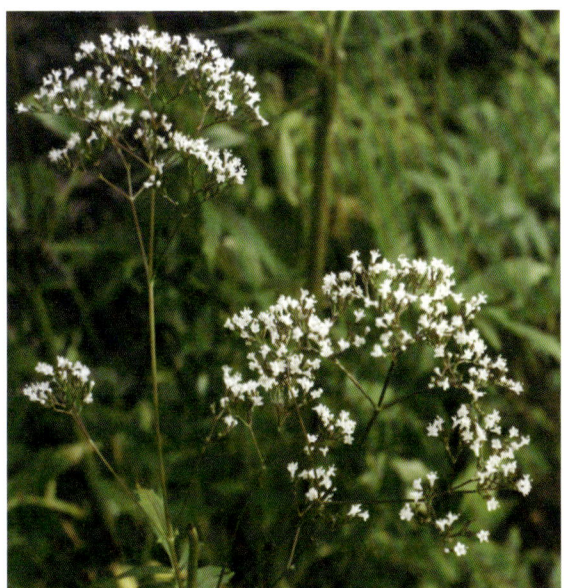

▶ **Abb. 12.3** Baldrian (Valeriana officinalis L.).

12.3.9 Birke (Betula pendula ROTH, Betula pubescens ERHART) [2, 3, 4]

Birkenblätter (Betulae folium) (getrocknet) enthalten 2–3 % Flavonoide, Monoterpenglukoside und Triterpenalkohole.

Pharmakologische Wirkungen: Sehr schwach saluretisch.

Wirksamkeitsnachweis: In einer Doppelblindstudie nahm die Bakteriurie im Vergleich zu Placebo signifikant ab.

Indikationen: Zur Durchspülung der ableitenden Harnwege, bei bakteriellen und entzündlichen Erkrankungen und bei Nierengrieß, adjuvant bei rheumatischen Beschwerden.

Verordnungsschema:
- Tee: 2–3 g Droge, 2–3-mal tägl.
- Wässriger Trockenextrakt (DEV 3–8:1): 1 g Einzeldosis, 4 g Tagesdosis.

Unerwünschte Wirkungen: selten gastrointestinale Beschwerden, allergische Reaktionen.

Kontraindikationen: Ödeme bei Herz- oder Niereninsuffizienz, Allergie gegen Birkenpollen oder -blätter.

> **T Therapeutische Empfehlung**
> Bei einer Durchspülungstherapie muss die tägl. Flüssigkeitszufuhr mindestens 2 l betragen.

12.3.10 Blutwurz, Tormentillwurz (Potentilla erecta L.) [3, 4]

Tormentillwurzelstock (Tormentillae rhizoma) enthält Gerbstoffe (17–22 %), Catechin-Gerbstoffe (15–20 %) und Gallotannine (3,5 %).

Pharmakologische Wirkungen: adstringierend, antimikrobiell, blutstillend, immunstimulierend.

Wirksamkeitsnachweis: Klinische Studien liegen nicht vor.

Indikationen: Diarrhöe, Mund- und Rachenraumentzündungen, Prothesendruckstellen.

Verordnungsschema:
- Teeaufguss: 1,5–2 g Droge, bis zu 3-mal tägl., Zubereitungen entsprechend.
- Zwischen den Mahlzeiten einnehmen bzw. lokal anwenden.
- Tinktur: lokal, unverdünnt anwenden; innerlich: 10–20 Tropfen auf 1 Glas Wasser.

Unerwünschte Wirkungen: Magenbeschwerden und Erbrechen.

Kontraindikationen: Nicht bekannt.

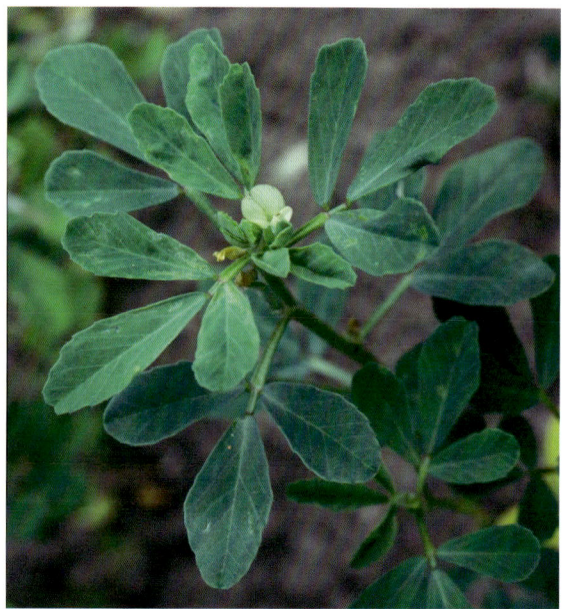

▶ **Abb. 12.4** Bockshornklee (Trigonella foenum-graecum L.).

12.3.11 Bockshornklee, griechischer (Trigonella foenum-graecum L.) [2]

Bockshornkleesamen (Foenugraeci semen) enthält Schleimstoffe (ca. 30 %), Steroidsaponine (u. a. Foenugraecin) und Bitterstoffe.

Pharmakologische Wirkungen: cholesterinsenkend durch erhöhte fäkale Cholesterinausscheidung, hypoglykämisch, antioxidativ, appetitsteigernd.

Wirksamkeitsnachweis: Bei Typ-2-Diabetikern wurden in mehreren klinischen Studien im Vergleich zu Placebo Nüchternblutzucker, der Anstieg beim Glukosetoleranztest, Gesamt- und LDL-Cholesterin und Lipide gesenkt.

Indikationen (nach ESCOP): Appetitlosigkeit, Adjuvans bei Diabetes mellitus, Adjuvans zusätzlich zu einer fettarmen Diät bei Hypercholesterinämie; Furunkulose, Ulzera, Ekzeme.

Verordnungsschema:
- innerliche Anwendung:
  - bei Appetitlosigkeit 1–6 g Drogenpulver, bis 3-mal tägl.; mit Wasser vor den Mahlzeiten.
  - Adjuvans bei Diabetes mellitus und Hypercholesterinämie: Tagesdosis 25 g Drogenpulver.
- äußerliche Anwendung: für feuchtwarme Auflage 50 g Samenpulver in 250 ml Wasser, 5 Min. kochen.

Unerwünschte Wirkungen: Selten finden sich Allergien bei äußerlicher Anwendung.

Interaktionen: Die Absorption anderer Medikamente kann bei gleichzeitiger Einnahme verzögert werden.

Kontraindikationen: nicht bekannt.

12.3.12 Brennnessel (Urtica dioica L., Urtica urens L.) [2,3,4]

Brennnesselkraut (Urticae herba) enthält u. a. (+)-Caffeoyläpfelsäure und deren Ester, 13-Hydroxyoctadiecatriensäure sowie Flavonoide und Mineralsalze, insbesondere Kalium und Siliziumdioxid.

Pharmakologische Wirkungen: aquaretisch, analgetisch, antiphlogistisch; dosisabhängige Hemmung der Sekretion von TNF-α und IL-1ß.

Wirksamkeitsnachweis: In einer klinischen Studie und 8 Anwendungsbeobachtungen bei Osteoarthrose, rheumatoider Arthritis, aktivierter Gonarthrose, Gonarthritis und Koxarthritis mit hydroethanolischem Extrakt (2-mal tägl. 670 mg), propanolischem Extrakt (2–3-mal tägl. 145 mg), gekochten *Brennnesselblättern*, *Brennnesselpulver* oder externer Anwendung frischer Blätter ergaben sich Schmerzreduktionen und Reduktionen der gleichzeitigen Einnahme von nicht steroidalen Antirheumatika (NSAR).

Indikationen (nach Kommission E/ESCOP): unterstützende Behandlung von rheumatischen Beschwerden, leichtere Gelenkbeschwerden, zur Durchspülungstherapie bei leichteren Harnwegsbeschwerden.

Verordnungsschema:
- innerliche Anwendung:
  - Tee: 2–4 g Droge, bis 3-mal tägl.
  - hydroethanolischer Extrakt: Tagesdosis entsprechend 8–12 g Droge, in 2–3 Dosen.
  - propanolischer Extrakt: 145 mg, 2–3-mal tägl.
- äußerliche Anwendung: frische Blätter auf die schmerzende Region legen, 1-mal tägl. 30 Sek.
- äußerlich bei rheumatischen Beschwerden (Brennnesselspiritus)

Unerwünschte Wirkungen: Selten finden sich leichte gastrointestinale Beschwerden und Allergien.

Kontraindikationen: Ödeme infolge eingeschränkter Herz- und Nierentätigkeit. Hypersensitivität gegenüber der Droge.

> **T Therapeutische Empfehlungen**
> - Der Therapieeffekt beginnt nach oraler Anwendung nach frühestens 11 Tagen; die **Langzeitanwendung** ist sinnvoll, erfordert aber Rücksprache mit dem behandelnden Arzt.
> - Bei einer Durchspülungstherapie muss die tägl. Flüssigkeitszufuhr **mindestens** 2 l betragen.

Brennnesselwurzel (Urticae radix) enthält u. a. Phytosterole in geringer Konzentration, Triterpene, Urtica-dioica-Agglutinin (0,1 %), Phenylpropane, Ceramide und Polysaccharide.

Pharmakologische Wirkungen: antiinflammatorisch, Hemmeffekte auf die Prostata-Aromatase (Urtica-dioica-Agglutinin) und die 5-α-Reduktase.

Wirksamkeitsnachweis: In 4 placebokontrollierten Doppelblindstudien mit einem methanolisch-wässrigen Extrakt ergaben sich bei Tagesdosen von 600 und 1 200 mg Extrakt und einer Therapiedauer zwischen 4 und 24 Wochen bei Patienten mit benigner Prostatahyperplasie Besserungen des maximalen Harnflusses und von Symptomenscores.

Indikation: symptomatische Therapie von Miktionsbeschwerden bei benigner Prostatahyperplasie Stadium I–II nach Alken, Reizblase.

Verordnungsschema: Tee: Tagesdosis 4–6 g Droge, Zubereitungen entsprechend.

Unerwünschte Wirkungen: in seltenen Fällen leichte Magen-Darm-Beschwerden; allergische Hautreaktionen.

Kontraindikationen: Hypersensitivität gegenüber der Droge.

12.3.13 Cayennepfeffer (Capsicum frutescens L. s. l.) [2, 3, 4]

Wässrig-alkoholische oder ölige Zubereitungen aus *Cayennepfefferfrüchten (Capsici fructus acer;* Capsaicin-Zubereitungen) enthalten Capsaicinoide, insbesondere Capsaicin (0,3–1 %), des Weiteren Carotinoide, Vitamin C, Flavonoide, Steroidsaponine (Gemisch = Capsicidin).

Pharmakologische Wirkungen: Freisetzung von Substanz P (Capsaicin), hierdurch werden periphere Nozizeptoren (C-Fasern) initial stimuliert und nachfolgend desensibilisiert; analgetisch, juckreizmindernd.

Wirksamkeitsnachweis: Über 10 kontrollierte Studien liegen zu postherpetischer und postoperativer Neuralgie, diabetischer Polyneuropathie und rheumatischen Erkrankungen vor, in denen mit Capsaicin-Creme (mehrheitlich 0,075 %) im Vergleich zu Placebo signifikante Schmerzlinderungen und Abnahme der Schmerzintensität bei einer Anwendungsdauer zwischen 2 und 9 Wochen erreicht wurden.

Indikation (nach Kommission E): schmerzhafter Muskelhartspann im Schulter-Arm-Bereich sowie im Bereich der Wirbelsäule bei Erwachsenen und Schulkindern.

Verordnungsschema:
- äußerlich anzuwendende halbfeste Zubereitungen (0,02–0,05 % Capsaicinoide).
- flüssige Zubereitungen (10–40 µg Capsaicinoide/cm²).
- Capsicum-Pflaster (10–40 µg Capsaicinoide/cm²).

Unerwünschte Wirkungen: Neben initial recht ausgeprägten vaskulären und sensorischen Reaktionen (Erythem, Schmerz und Wärmegefühl) gelegentlich Brennen, Stechen, entzündliche Reaktionen; selten urtikarielles Ekzem.

Kontraindikationen: Anwendungen auf geschädigter Haut, Schleimhäuten; Überempfindlichkeit gegenüber Paprikazubereitungen.

12 Phytotherapie

✱ **Merke:** Die antinozizeptiven Effekte können Stunden bis Wochen anhalten. Initialreaktionen wie Erythem, Schmerz und Wärmegefühl klingen nach wenigen Stunden ab. Bei wiederholter Anwendung entwickelt sich diesbezüglich eine Tachyphylaxie.

— Cave ——————————————
Kontakt mit Schleimhäuten ist unbedingt zu vermeiden.

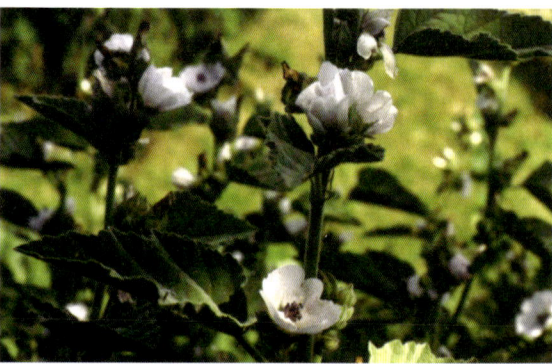

▶ **Abb. 12.5** Eibisch (Althaea officinalis L.).

12.3.14 Efeu (Hedera helix L.) [2, 3, 4, 5]

Efeublätter (Hederae helicis folium) enthalten Triterpensaponine (2,5–6 %), insbesondere α-Hederin und dessen Vorstufe Hederacosid C, die als wirksamkeitsbestimmende Inhaltsstoffe gelten.
Pharmakologische Wirkungen: spasmolytisch, antiinflammatorisch; α-Hederin wirkt indirekt ß-sympathomimetisch. Die expektorierende Wirkung soll über die durch die Saponine gereizten vagalen Nerven der Magenschleimhaut ausgelöst werden, reflektorisch sollen über sensorische vagale Fasern des Vagus die bronchialen Schleimdrüsen stimuliert und die Viskosität des Bronchialsekretes vermindert werden.
Wirksamkeitsnachweis: Es liegen 4 klinische kontrollierte Studien mit positivem Wirksamkeitsnachweis bei Patienten mit chronisch-obstruktiver Bronchitis und Asthma bronchiale vor, davon 3 bei Kindern.
Indikationen (nach Kommission E): Katarrhe der Luftwege, symptomatische Behandlung chronisch entzündlicher Bronchialerkrankungen.
Verordnungsschema: mittlere Tagesdosis 0,3 g Droge, Extrakt in äquivalenter Dosierung.
Unerwünschte Wirkungen: Bei empfindlichem Magen können bei hohen Dosen Magenbeschwerden, Brechreiz und Erbrechen auftreten.
Kontraindikationen: nicht bekannt.

🅣 **Therapeutische Empfehlung**
Die Verwendung als Teedroge wird nicht angeraten [5].

12.3.15 Eibisch, echter (Althaea officinalis L.) [2, 3, 4, 6]

Eibischblätter (Althaeae folium) und *Eibischwurzel (Althaeae radix)* enthalten bis zu 20 % Schleimstoffe.
Pharmakologische Wirkungen: Minderung des Hustenreizes durch Bildung einer schützenden Schicht im Pharynxbereich.
Wirksamkeitsnachweis: Kontrollierte klinische Studien liegen nicht vor.
Indikationen: Schleimhautentzündungen im Mund- und Rachenraum, trockener Reizhusten, *Eibischwurzel* zusätzlich zur Reizlinderung bei leichten Entzündungen der Magenschleimhaut.
Verordnungsschema:
- Tagesdosis 45 g Wurzeldroge, 5 g Blattdroge, Zubereitungen entsprechend.
- Einzeldosis (Teeaufguss): 1–2 g Blattdroge, 10–15 g Wurzeldroge.
- häufige schluckweise Applikation nach Bedarf.

Unerwünschte Wirkungen: nicht bekannt.
Kontraindikationen: nicht bekannt.
Interaktionen: Die Resorption anderer gleichzeitig eingenommener Medikamente kann verzögert werden.

🅣 **Therapeutische Empfehlung**
Eibischwurzeltee muss kalt angesetzt werden.

12.3.16 Eiche (Quercus robur L. u. a.) [3, 4]

Eichenrinde (Quercus cortex) enthält 10–16 % Gerbstoffe, insbesondere Gallotannine, und Flavonoide.
Pharmakologische Wirkungen: adstringierend, antiphlogistisch.
Wirksamkeitsnachweis: In einer neueren, kleinen, unkontrollierten Studie wurde die wundheilungsfördernde Wirkung von *Eichenrinde* gezeigt.
Indikationen (nach Kommission E): entzündliche Hauterkrankungen, lokale Behandlung leichter Entzündungen im Mund-, Rachen-, Genital- und Analbereich (äußerliche Anwendung); unspezifische akute Durchfallerkrankungen (innerliche Anwendung).
Verordnungsschema:
- innerliche Anwendung: Tagesdosis 3 g Droge als Tee, Zubereitungen entsprechend (sind zu bevorzugen).
- äußerliche Anwendung:
  - Spülungen, Umschläge, Gurgellösungen: 20 g fein geschnittene Droge mit 1 l Wasser aufkochen.
  - Als Badezusatz 5 g Droge mit 1 l Wasser aufkochen, Badedauer: 20 Min., zunächst 1-mal tägl.

Kontraindikationen: großflächige Hautschäden.

> **T Therapeutische Empfehlung**
> Nicht länger als 2–3 Wochen anwenden.

12.3.17 Engelwurz, echte (Angelica archangelica L.) [3, 3a, 4]

Angelikawurzel (Angelicae radix) enthält 0,35–1 % ätherisches Öl (hauptsächlich Monoterpene), Furanocoumarine (darunter Bergapten, Angelicin).
Pharmakologische Wirkungen: spasmolytisch, sedierend, Förderung der Magensekretion.
Wirksamkeitsnachweis: Klinische Studien liegen nicht vor.
Indikationen (nach Kommission E): dyspeptische Beschwerden, Appetitlosigkeit. Als Badezusatz bei rheumatischen Beschwerden.
Verordnungsschema:
- Tee: Tagesdosis 4,5 g Droge, Einzeldosis: 2–4 g.
- Tinktur (1:5): Tagesdosis 1,5 g.
- ätherisches Öl: Tagesdosis 10–20 Tropfen.
- Badezusatz: 150 g als Abkochung zum Vollbad.

Unerwünschte Wirkungen: Fotosensibilisierung (s. u.).
Kontraindikationen: Magen- und Duodenalulzera, Schwangerschaft.

> **Cave**
> Eine längere Exposition gegenüber Sonnenlicht (UV-Bestrahlung) während der Einnahme sollte vermieden werden, da eine Fotosensibilisierung möglich ist.

12.3.18 Enzian, gelber (Gentiana lutea L.) [2, 3, 4, 6]

Die *Enzianwurzel (Gentianae radix)* enthält 2–3 % Secoriodglykoside (darunter Gentiopicrosid und Amarogentin) sowie 5–8 % bitter schmeckende Oligosaccharide (z. B. Gentianose, Gentiobiose).
Pharmakologische Wirkungen: Anregung der Magensaftsekretion, Anregung der Speichelsekretion, sekretolytische Wirkung im Bereich der oberen Luftwege.
Wirksamkeitsnachweis: Kontrollierte klinische Studien liegen nicht vor.
Indikationen (nach Kommission E): Appetitlosigkeit, dyspeptische Beschwerden. Magenbeschwerden bei mangelhafter Magensaftbildung.
Verordnungsschema:
- Tee: 1–2 g Droge, bis 3-mal tägl.
- Tinktur (1:5, 45–70 % Ethanol V/V): Tagesdosis 1–4 ml, 3-mal tägl.

Unerwünschte Wirkungen: selten Kopfschmerzen. Bei bitterer Zubereitung Brechreiz.
Kontraindikationen: Hyperazidität, Magen- und Duodenalulzera, sehr hoher Blutdruck, Schwangerschaft.

12.3.19 Eukalyptusbaum, Gewöhnlicher Fieberbaum (v. a. Eucalyptus globulus LA BILLARDIÈRE) [2, 3, 4]

Eukalyptusöl (Eucalypti aetheroleum) wird aus den *Eukalyptusblättern (Eucalypti folium)* gewonnen und besteht zu mindestens 85 % aus 1,8-Cineol, dem Hauptwirkstoff.
Pharmakologische Wirkungen: sekretomotorisch, sekretolytisch, antitussiv, antimikrobiell, lokal schwach hyperämisierend, surfactantartige Wirkung.
Wirksamkeitsnachweis: Bei Schnupfen nahm die Nasenkongestion in der ersten Stunde nach Inhalation mit *Eukalyptusöl* im Vergleich zu Wasserdampf ab. In einer placebokontrollierten Studie konnte 1,8-Cineol, 3-mal 200 mg oral, bei steroidpflichtigem Asthma bronchiale die Steroiddosis (um 36 %) reduzieren, in 2 Studien mit Vergleichsmedikation besserten sich bei chronisch-obstruktiver Lungenkrankheit die Funktionsparameter.
Indikationen (nach Kommission E/ESCOP): symptomatisch bei Erkältungskrankheiten und Katarrhen der oberen Luftwege, adjuvant bei chronischen obstruktiven Erkrankungen (innerliche Anwendung); symptomatisch bei Erkältungskrankheiten und rheumatischen Beschwerden (äußerliche Anwendung).
Verordnungsschema:
- innerliche Anwendung *Eukalyptusöl*: Tagesdosis 0,3–0,6 ml. In ein Glas warmes Wasser geben, langsam trinken.
- äußerliche Anwendung:
  - 5–20 %ige ölige und halbfeste Zubereitungen.
  - 5–10 %ige wässrig-ethanolische Zubereitungen.

Unerwünschte Wirkungen: selten nach innerlicher Anwendung Übelkeit, Erbrechen, Durchfall.
Kontraindikationen: bei innerlicher Anwendung entzündliche Erkrankungen im Magen-Darm-Bereich und im Bereich der Gallenwege, schwere Lebererkrankungen.
Interaktionen: Fragliche Induktion des hepatischen CYP-450-Systems; die Wirkung anderer Arzneimittel könnte daher verkürzt werden.

> **Cave**
> Bei Säuglingen und Kleinkindern nicht im Bereich des Gesichtes auftragen.

12.3.20 Faulbaum (Rhamnus frangula L.) [2 ,3, 4, 6]

Faulbaumrinde (Frangulae cortex) enthält als Wirkstoffe Anthranoide (Glucofrangulin A und B, Frangulin und Emodin).

Pharmakologische Wirkungen: Blockade der Natrium-Kalium-ATPase (Hemmung der Resorption von Natrium und Wasser), Stimulation der aktiven Chlorid-Sekretion in das Kolon, Stimulation von in Mukosa und Submukosa gelegenen Rezeptoren (Zunahme der Propulsion).
Wirksamkeitsnachweis: Klinische Studien liegen nicht vor.
Indikation: kurzzeitig bei habitueller Obstipation.
Verordnungsschema:
- Tagesdosis 10–30 mg Hydroxyanthracenderivate, berechnet als Glucofrangulin A, 2 bis 3 x wöchentlich zur Nacht.
- Die niedrigste effektive Dosis ist die geeignetste.

Unerwünschte Wirkungen:
- flüssige Stühle, Hypersensitivitätsreaktionen, kolikartige, abdominelle Beschwerden.
- bei langfristiger Verwendung schwere Elektrolytverluste (insbesondere Kalium) mit konsekutivem Hyperaldosteronismus, Verstärkung der Obstipation, Albuminurie, Hämaturie; Pseudomelanosis coli (keine klinische Bedeutung).

Interaktionen: Eine Hypokaliämie kann die Wirkungen von Herzglykosiden und Antiarrhythmika verstärken; die Wirkung anderer Medikamente, die Hypokaliämie erzeugen, kann verstärkt werden.
Kontraindikationen: Ileus, Morbus Crohn, Colitis ulcerosa, Appendizitis, abdominelle Beschwerden unklarer Genese, stenosierende oder akut entzündliche Erkrankungen des Gastrointestinaltraktes; Schwangerschaft und Stillzeit; Anwendung bei Kindern unter 12 Jahren. Bei Nierenkrankheit kann eine Elektrolytstörung auftreten.

> **T Therapeutische Empfehlung**
> Eine länger als 1 Woche dauernde Anwendung sollte nur unter ärztlicher Kontrolle erfolgen.

> **Cave**
> Die Tagesdosis von 10–30 mg Glucofrangulinen darf nicht überschritten werden, da sonst die Gefahr einer toxischen Hepatitis besteht.

12.3.21 Fenchel (Foeniculum vulgare MILLER) [2, 3, 4, 6]

Fenchelfrüchte (Foeniculi fructus) enthalten ätherisches Öl (4–6 %, trans-Anethol, davon bis >90 % Fenchon), Cumarine, Flavonoide und 20 % fettes Öl.
Pharmakologische Wirkungen: spasmolytisch, Förderung der Magen-Motilität, sekretomotorisch.
Wirksamkeitsnachweis: In 2 randomisierten kontrollierten Studien wurde eine antiobstipative Wirkung für Fencheltee und eine günstige Wirkung bei Säuglingskoliken für Fenchelöl bestätigt.

Indikationen: *Fenchelfrüchte*: leichte krampfartige Magen-Darm-Beschwerden, Völlegefühl, Flatulenz, Blähungen; Expektorans bei Husten infolge Erkältung; leichte Krämpfe im Rahmen der Menstruation. *Fenchelöl*: Expektorans bei Husten infolge Erkältung
Verordnungsschema:
- Tee: Tagesdosis für Erwachsene und Kinder ab 10 Jahre 5–7 g Droge. 3-mal 1 Tasse frisch zubereitet, Früchte zuvor anquetschen
- *Fenchelsirup* und *Fenchelhonig*: Tagesdosis für Erwachsene und Kinder ab 10 Jahre 10–20 g.
- *Fenchelöl*: Tagesdosis 0,1–0,6 ml; 2 Tropfen nach jeder Mahlzeit

Unerwünschte Wirkungen: in Einzelfällen allergische Reaktionen der Haut und der Atemwege.
Kontraindikation: *Fenchelfrüchte*: bekannte Überempfindlichkeit auf Apiaceae oder Anethol, Schwangerschaft und Stillzeit, Kinder unter 4 Jahren. *Fenchelöl*: Bei Schwangeren, Stillenden, Kindern und Jugendlichen bis 18 nicht empfohlen.

> **T Therapeutische Empfehlung**
> *Fenchelfrüchte* werden in Teemischungen als Geschmackskorrigens geschätzt.

> **Cave**
> *Fenchelöl*, *Fenchelsirup* und *Fenchelhonig* sollten nicht länger als 2 Wochen ohne Rücksprache mit dem Arzt eingenommen werden.

12.3.22 Fichte, gemeine, und Tannenarten (Pica abies L. Karsten und andere) [3, 4]

Fichtennadelöl (Piceae aetheroleum) enthält 20–45 % Bornylazetat, 1–8 % Borneol und andere ungesättigte Terpenkohlenwasserstoffe.
Pharmakologische Wirkungen: sekretolytisch, hyperämisierend, schwach antiseptisch.
Wirksamkeitsnachweis: Klinische Studien existieren nicht.
Indikationen (nach Kommission E): katarrhalische Erkrankungen der oberen und unteren Luftwege; rheumatische und neuralgische Beschwerden.
Verordnungsschema:
- äußerliche Anwendung:
  - Zur Inhalation einige Tr. in heißes Wasser geben, die Dämpfe einatmen.
  - Zur Einreibung einige Tr. oder flüssige und halbfeste Zubereitungen (10–15 %ig) an den betroffenen Regionen einreiben.
- innerliche Anwendung: mehrmals tägl. einnehmen.

Unerwünschte Wirkungen: Nach falscher Applikation oder Überdosierung können verstärkt Bronchospasmen auftreten, an Haut und Schleimhäuten verstärkte Reizerscheinungen.
Kontraindikationen: Asthma bronchiale, Keuchhusten.

> **Cave**
>
> Bei Säuglingen und Kleinkindern bis zu 2 Jahren nicht im Bereich des Gesichtes auftragen.

12.3.23 Flohkraut (Plantago psyllium L. syn. Plantago afra L., Plantago indica L.) und Wegerich, indischer (Plantago ovata FORSSKAL syn. Plantago isphagula ROXBURGH) [2, 3, 4, 6]

Flohsamen (Psyllii semen), indische Flohsamen (*Plantaginis ovatae semen*) und Indische Flohsamenschalen (*Plantaginis ovatae seminis tegumentum*) enthalten in der Epidermis der Samenschale 10–20 % Schleimstoffe (komplexes Polysaccharidgemisch). *Flohsamenschalen* haben die höchste Quellungszahl (40) aller pflanzlichen Drogen.
Pharmakologische Wirkung: Bildung von kolloidalen Systemen in wässrigen Medien unter Volumenzunahme. Dadurch wird die Darmperistaltik stimuliert, der Stuhl wird weicher; antidiarrhoisch, cholesterinsenkend (Reduktion der Gallensäurenresorption), mukosaprotektiv (Bindung von Bakterientoxinen).
Wirksamkeitsnachweis: In 2 kontrollierten Studien (Placebo- bzw. Natriumdocusat) nahmen bei obstipierten Patienten Stuhlhäufigkeit und -gewicht signifikant zu bei weicheren Stühlen. In einer Crossover-Studie bei Diarrhöe, induziert durch Phenolphthalein, waren 18 g *Flohsamenschalen Weizenkeimen*, Kalziumpolykarbophil und Placebo überlegen. Die signifikante Abnahme von Beschwerden bei Morbus Crohn, Reizdarmsyndrom und Divertikulitis sind durch klinische Studien mit *Flohsamenschalen* belegt. In einer Metaanalyse führte bei mit fettarmer Kost behandelten Patienten mit Hypercholesterinämie die tägl. Einnahme von 10,2 g *Flohsamenschalen* zur Reduktion des Gesamtcholesterins um 3,9 % und der LDL-Konzentration um 6,7 % im Vergleich zu Placebo. Die postprandiale Serumblutzuckerkonzentration wurde bei Diabetes Typ 2 durch *Flohsamenschalen* um bis zu 20 % reduziert.
Indikationen: habituelle Obstipation, Reizdarmsyndrom, Zustände, bei denen eine erleichterte Defäkation erwünscht ist. Als Adjuvans zusätzlich zu einer fettarmen Kost bei leichter bis mittelschwerer Hypercholesterinämie.
Verordnungsschema:
- Erwachsene und Kinder über 12 Jahre:
  - Tagesdosis 8–40 g Samen, 7–11 g Samenschalen oder äquivalente Zubereitungen, in 2–3 Portionen.
  - bei Hypercholesterinämie Tagesdosis 7–20 g Samenschalen in 2–3 Portionen.
- Kinder 6–12 Jahre: halbe Erwachsenendosis.

Unerwünschte Wirkungen: Allergie auf Flohsamen (sehr selten); bei unzureichender gleichzeitiger Flüssigkeitszufuhr Obstruktion von Ösophagus oder Intestinum möglich, Flatulenz.
Interaktionen: Bei unmittelbar vor oder nach anderen Arzneimitteln erfolgter Einnahme von *Flohsamen(schalen)* kann deren ausreichende Resorption verhindert werden; bei insulinpflichtigen Diabetikern kann der Insulinbedarf abnehmen.
Kontraindikationen: Stenosen der Speiseröhre und des Magen-Darm-Traktes, bekannte Allergie auf *Flohsamen(schalen)*; schwer einstellbarer Diabetes mellitus, drohender oder bestehender Ileus.

> **T Therapeutische Empfehlungen**
> - Je 5 g *Flohsamen(schalen)* müssen mit mindestens 150 ml kaltem Wasser aufgerührt und so rasch wie möglich getrunken werden.
> - *Flohsamen(schalen)* frühestens 30, besser 60 Min. nach anderen Arzneimitteln einnehmen.
> - Zur Behandlung der Obstipation *Flohsamen(schalen)* nicht vorquellen lassen, nicht zusammen mit Milch einnehmen.

> **Cave**
> - Einnahme nur unter ärztlicher Aufsicht bei unklaren abdominellen Symptomen, rektalen Blutungen, Erkrankungen von Ösophagus und Kardia, Megakolon, Einnahme von Peristaltik hemmenden Medikamenten.
> - Keine Einnahme unmittelbar vor dem Zubettgehen.
> - Bei geistig behinderten Menschen Einnahme nur unter Aufsicht.

12.3.24 Gelbwurz (Curcuma longa L., syn. Curcuma domestica VALETON) [2, 3, 4]

Der *Curcuma-Wurzelstock* (*Curcumae longae rhizoma*) enthält Curcuminoide und 3–5 % ätherisches Öl.
Pharmakologische Wirkungen: choleretisch, cholekinetisch, antiphlogistisch, antioxidativ, antihepatoxisch.
Wirksamkeitsnachweis: In einer placebokontrollierten Studie bei dyspeptischem Syndrom trat eine signifikante Besserung nach 7 Tagen ein.
Indikationen: dyspeptische Beschwerden, speziell bei Völlegefühl nach den Mahlzeiten und vermehrtem Meteorismus.
Verordnungsschema:
- Drogenpulver: Tagesdosis 1,5–3 g.
- Tinktur (1:10): 3-mal tägl. 10–15 Tr. in etwas Wasser.

Unerwünschte Wirkungen: Bei längerem Gebrauch Magenbeschwerden möglich.
Kontraindikationen: Verschluss der Gallenwege.

> **T Therapeutische Empfehlungen**
> - Die Verwendung als Gewürz und Tee ist sinnvoll und insbesondere in der Geriatrie zu empfehlen.
> - *Javanische Gelbwurz (Curcuma xanthorriza ROXBURGH)* hat vergleichbare Eigenschaften.

> **Cave**
> Bei Cholezystolithiasis nur nach Rücksprache mit dem Arzt anwenden.

12.3.25 Ginkgobaum (Ginkgo biloba L.) [2, 3, 4]

Zur Extraktherstellung werden die getrockneten *Ginkgoblätter (Ginkgo folium)* verwendet.

Wichtige Stoffgruppen sind z. B. Flavonglykoside, Terpenlactone (5–7 %; davon 2,8–3,4 % Ginkgolide A, B und C), Bilobalid, Proanthocyanidine.

In Deutschland erhältliche Zubereitungen enthalten in der Regel einen Spezialextrakt mit einem DEV von 35–67:1.

Pharmakologische Wirkungen: neuroprotektiv u. a. bei fokaler und globaler zerebraler Ischämie, Verbesserung neuronaler Stoffwechselstörungen, der zerebralen Perfusion bei Hypertonie und proliferativer Vaskulopathie, Verminderung von Retinaödem. Humanpharmakologie: antioxidativ, Reduktion einer erhöhten Plasmaviskosität, Verbesserung psychomotorischer und kognitiver Funktionen.

Wirksamkeitsnachweis: Zu **hirnorganischen Leistungsstörungen** wurden über 50 klinische Studien durchgeführt, die Dosierung betrug tägl. 120–240 mg Extrakt, die Behandlungsdauer 6–52 Wochen. Die neueren Studien ab 1996 erfüllen in methodischer Hinsicht moderne Prüfrichtlinien und belegen insbesondere in der Langzeittherapie den günstigen Effekt bei leichteren bis mittelschweren Störungen.

Die Wirksamkeit bei den Indikationen Schwindel und Tinnitus vaskulärer und involutiver Genese ist durch vom Design her nicht ganz überzeugende Studien schwächer belegt. Zur Indikation arterielle Verschlusskrankheit liegen über 15 Therapiestudien vor, mehrheitlich randomisierte doppelblinde kontrollierte Studien mit schwach positivem Wirksamkeitsnachweis.

Indikationen (nach Kommission E): symptomatische Behandlung von hirnorganischen Leistungsstörungen im Rahmen eines **therapeutischen Gesamtkonzeptes** bei demenziellen Syndromen; Schwindel und Tinnitus vaskulärer und involutiver Genese; Verbesserung der schmerzfreien Gehstrecke bei peripherer arterieller Verschlusskrankheit (pAVK) im Stadium II nach Fontaine (Claudicatio intermittens) im Rahmen physikalisch-therapeutischer Maßnahmen, insbesondere Gehtraining.

Verordnungsschema:
- hirnorganische Leistungsstörungen: Tagesdosis 120–240 mg Extrakt, in 2–3 Einzeldosen; über mindestens 8 Wochen. Nach einer Behandlungsdauer von 3 Monaten sollte geprüft werden, ob die Fortsetzung der Therapie gerechtfertigt ist.
- pAVK: Tagesdosis 120–160 mg oral über mindestens 6 Wochen.
- Schwindel und Tinnitus: Tagesdosis 120–160 mg oral für 6–8 Wochen.

Unerwünschte Wirkungen: gegenüber Placebokontrollen leicht erhöhte gastrointestinale Nebenwirkungsrate, sehr selten Kopfschmerzen und allergische Hautreaktionen.

Interaktionen: eine vermutete Wechselwirkung mit Arzneimitteln, die die Blutgerinnung hemmen, wurde in klinischen Studien nicht bestätigt.

Kontraindikation: Überempfindlichkeit gegenüber *Ginkgo-biloba-Zubereitungen*.

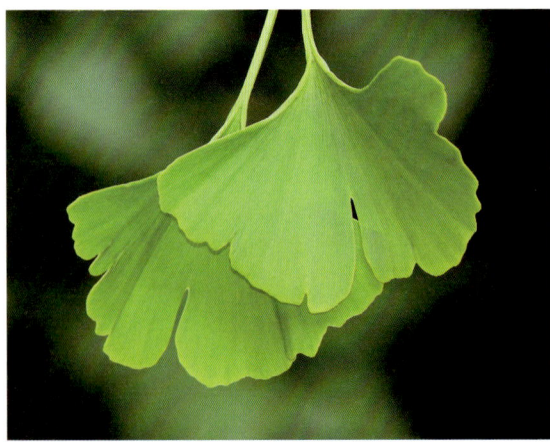

▶ **Abb. 12.6** Ginkgoblatt (Ginkgo biloba L.).

12.3.26 Ginseng (Panax ginseng C. A. MEYER) [2, 3, 4]

Die *Ginsengwurzel (Ginseng radix)* enthält eine Vielzahl von Verbindungen, insbesondere Triterpensaponine vom Dammarantyp; Ginsenoside (0,7–3 %, mindestens 12 Einzelverbindungen, gelten als eines der Wirkprinzipien); ätherisches Öl, Flavonoide und wasserunlösliche Inhaltsstoffe (Panaxynol, Panaxydol, Panaxytriol).

Roter Ginseng wird aus *Weißem Ginseng* durch Behandlung mit heißem, gespanntem Wasserdampf hergestellt, Wirkunterschiede sind nicht bekannt.

Pharmakologische Wirkungen: Erhöhung der Belastbarkeit gegenüber chemischen und anderen Noxen, antioxidativ, antientzündlich.
Wirksamkeitsnachweis: Bis 1990 wurden 37 Studien publiziert, die Besserungen der intellektuellen Leistungsfähigkeit, verschiedener Stoffwechselparameter und der allgemeinen Befindlichkeit sowie Präventionseffekte gegenüber grippalen Infekten belegen. Sie können aber hinsichtlich Planung und statistischer Auswertung modernen Studienkriterien nicht standhalten.

In 5 neueren Studien bei jungen gesunden Probanden konnte die physische Leistungsfähigkeit nicht gesteigert werden.
Indikation (nach Kommission E): zur Stärkung und Kräftigung bei Müdigkeits- und Schwächegefühl, nachlassender Leistungsfähigkeit und in der Rekonvaleszenz.
Verordnungsschema:
- Tagesdosis 1–2 g geschnittene oder gepulverte Droge (mindestens 10 mg Ginsenoside).
- Fluidextrakte: Tagesdosis 200–600 mg.

Unerwünschte Wirkungen: Gelegentlich Insomnie; bei längerem Gebrauch gelegentlich allergische Hauterscheinungen; Mastalgie, Vaginalblutungen, Amenorrhöe, Tachykardie, Palpitationen, Hypertonie, Hypotonie, Ödeme, Appetitlosigkeit, Diarrhöe, Hyperpyrexie, Pruritus, Exanthem, Kopfschmerzen, Schwindel und Euphorie wurden in Einzelfällen bei ginsenghaltigen Nahrungsergänzungsmitteln beschrieben.
Interaktionen: möglicherweise leicht blutzuckersenkende Effekte.
Kontraindikationen: wegen nicht ausreichender Untersuchungen Schwangerschaft und Stillzeit; Anwendung bei Kindern.

> **T Therapeutische Empfehlung**
> Zwischen 2 Einnahmephasen von je maximal 3 Monaten Dauer sollte eine Pause von 2 Monaten eingehalten werden.

> **Cave**
> In vielen Ländern ist die pharmazeutische Qualität häufig unzureichend; preiswerte *Ginsengpräparate* sind oft verfälscht.

12.3.27 Goldrute (Solidago virgaurea L.) [2, 3, 6]

Goldrutenkraut (Solidaginis virgaureae herba) enthält u. a. mindestens 1,5 % Flavonoide, bis 0,3 % Triterpensaponine, Phenolglykoside, Rutin und Diterpenlaktone.
Pharmakologische Wirkungen: diuretisch, antiphlogistisch, schwach spasmolytisch.
Wirksamkeitsnachweis: Es liegen Anwendungsbeobachtungen vor, welche die Indikationen unterstützen.
Indikationen (nach Kommission E): Durchspülungstherapie bei geringeren Beschwerden der ableitenden Harnwege, vorbeugend bei Harnsteinen und Nierengrieß.
Verordnungsschema: Teeaufguss 3–4 g Droge auf 150 ml Wasser, 2–3-mal tägl., Zubereitungen entsprechend.
Unerwünschte Wirkungen: nicht bekannt.
Kontraindikationen: Ödeme renaler oder kardialer Genese. Hypersensitivität gegenüber der Droge.

> **T Therapeutische Empfehlung**
> Bei einer Durchspülungstherapie muss die tägl. Flüssigkeitszufuhr mindestens 2 l betragen.

12.3.28 Heidelbeere (Vaccinium myrtillus L.) [2, 3, 4]

Die reifen getrockneten *Heidelbeerfrüchte (Myrtilli fructus)* enthalten u. a. Catechin-Gerbstoffe (5–10 %), Anthocyane (0,5 %), Terpene, Pectine und Invertzucker (30 %).
Pharmakologische Wirkungen: adstringierend, antiseptisch, antiemetisch.
Wirksamkeitsnachweis: Klinische Studien existieren nicht.
Indikationen (nach Kommisguss E): unspezifische akute Durchfallerkrankungen (innerliche Anwendung); leichte Entzündungen der Mund- und Rachenschleimhaut (äußerliche Anwendung).
Verordnungsschema:
- innerliche Anwendung
  - Tagesdosis 20–60 g, in Wasser quellen lassen.
  - Dosis über den Tag verteilen, immer gründlich kauen.
- äußerliche Anwendung: 10 %ige Abkochung.

Unerwünschte Wirkungen und Kontraindikationen: nicht bekannt.

> **T Therapeutische Empfehlung**
> *Heidelbeerfrüchte* sind wohlschmeckend, deshalb besonders für Kinder geeignet.

Seit kurzem ist ein **standardisierter anthocyanreicher Extrakt** (36 %) erhältlich [2].
Pharmakologische Wirkungen: antioxidativ, vasoprotektiv, antiinflammatorisch, antiatherogen, wundheilungsfördernd.
Wirksamkeitsnachweis: In 2 placebokontrollierten Studien bei chronisch venöser Insuffizienz ergab sich eine symptomatische Besserung, in unkontrollierten Studien eine Besserung objektiver Messparameter. Weitere

placebokontrollierte Studien ergaben Hinweise auf eine antiexsudative und antiproliferative Wirkung bei diabetischer und hypertensiver Retinopathie.
Indikation: symptomatische Therapie bei Varikosis.
Verordnungsschema: 320–480 mg standardisierter Extrakt.
Unerwünschte Wirkungen und Kontraindikationen: nicht bekannt.

12.3.29 Hopfen (Humulus lupulus L.) [2, 3, 4, 6]

Hopfenzapfen (Lupuli flos) enthalten wenig ätherisches Öl, oxidationsempfindliche Bitterstoffe (bis 22%), z. B. Lupulone und Humulone, und Flavonoide. In Hopfenextrakten ist das ätherische Öl nicht enthalten.
Pharmakologische Wirkungen: sedativ, schlaffördernd.
Wirksamkeitsnachweis: Menopausale Hitzewallungen nahmen in einer placebokontrollierten Studie (1,6–2,6 g Trockenextrakt) im Vergleich zu Placebo signifikant ab.
Indikationen: leichte Symptome von mentalem Stress; Schlafstörungen.
Verordnungsschema: Tee, 0,5 g Droge, 2–4-mal tägl., andere Zubereitungen entsprechend. Bei Schlafstörungen 1–2 g 30–60 Min. vor dem Schlafengehen.
Unerwünschte Wirkungen und Kontraindikationen: nicht bekannt.

> **T Therapeutische Empfehlungen**
> - Monopräparate im Zusammenhang mit dem Indikationsbereich Unruhezustände und Schlafstörungen werden nicht angeboten. *Hopfenzapfen* sind jedoch Bestandteil von Kombinationspräparaten, insbesondere mit *Baldrian*.
> - Reiner *Hopfentee* ist nicht wohlschmeckend, es sollten daher Mischungen mit anderen sedativ wirkenden Drogen verwendet werden.
> - Für Kleinkinder hat sich das *Hopfenkissen* bewährt.

12.3.30 Ingwer (Zingiber officinalis ROSCOE) [2, 3, 4]

Ingwerwurzelstock (Zingiberis rhizoma) enthält u. a. ätherisches Öl (2,5–3,0%; Monoterpene, Sesquiterpene), Scharfstoffe (4–7,5%; Gingerole) und Diterpenlactone.
Pharmakologische Wirkung: antiemetisch (auch bei Zytostatika), Förderung der Speichel- und Magensaftsekretion, cholagog, Steigerung von Tonus und Peristaltik des Darms.
Wirksamkeitsnachweis: In 7 kontrollierten Studien wird eine Überlegenheit gegenüber Placebo bzw. Äquivalenz gegenüber der Referenzmedikation bei Seekrankheit und morgendlicher Übelkeit und Brechreiz nach Chemotherapie belegt.

Indikationen (nach Kommission E/ESCOP): dyspeptische Beschwerden; Verhütung der Symptome der Reisekrankheit; postoperatives Antiemetikum bei kleineren Eingriffen.
Verordnungsschema:
- Tagesdosis 2–4 g gepulverte Droge, Einnahme jeweils vor der Mahlzeit.
- Tinktur (1:5): vor Reiseantritt 10–20 Tr. in ½ Glas Wasser.

Unerwünschte Wirkungen: Geringgradiges Sensibilisierungspotenzial.
Kontraindikationen: Schwangerschaftserbrechen.

12.3.31 Isländisches Moos (Cetraria islandica L. ACHARIUS) [2, 3, 4]

Isländisches Moos (Lichen islandicus) enthält über 50% Schleimstoffe (Polysaccharide) sowie bitter schmeckende Flechtensäuren.
Pharmakologische Wirkungen: Minderung des Hustenreizes durch Bildung einer schützenden Schicht im Pharynxbereich, schwach antimikrobiell, appetitanregend.
Wirksamkeitsnachweis: Klinische Studien zu den angegebenen Indikationen liegen nicht vor.
Indikationen (nach Kommission E): Schleimhautreizungen im Mund- und Rachenraum, trockener Reizhusten; Appetitlosigkeit.
Verordnungsschema:
- Husten, Schleimhautreizungen: Lutschpastillen oder Aufguss, Tagesdosis: 4–6 g Droge, in kleinen Portionen über den Tag verteilt.
- Appetitlosigkeit: Kaltmazerat, andere bitter schmeckende Zubereitungen, Tagesdosis 1–2 g Droge.

Unerwünschte Wirkungen und Kontraindikationen: nicht bekannt.

12.3.32 Johannisbeere, schwarze (Ribes nigrum L.) [6]

Johannisbeerblätter (Ribis nigri folium) enthalten mindestens 1,5% Flavonoide, ätherisches Öl, Anthocyane.
Pharmakologische Wirkung: diuretisch, antiinflammatorisch, analgetisch.
Wirksamkeitsnachweis: Klinische Studien liegen nicht vor.
Indikation (nach ESCOP): adjuvant zur Therapie rheumatischer Beschwerden.
Verordnungsschema: Tee (aus getrockneten Blättern): Tagesdosis 250–500 ml (20–50 g/l).
Unerwünschte Wirkungen und Kontraindikationen: nicht bekannt.

Therapeutische Empfehlung

Den Tee 15 Min. ziehen lassen und vor den Mahlzeiten trinken.

Cave

Bei kardialer oder renaler Insuffizienz nicht gleichzeitig mit Diuretika einnehmen.

12.3.33 Johanniskraut, echtes (Hypericum perforatum L.) [2, 3, 4, 6]

Wichtige Inhaltsstoffe alkoholischer Extrakte von *Johanniskraut (Hyperici herba)* sind Naphthodianthrone (0,1–0,15 %, insbesondere Hypericin, Pseudohypericin), Hyperforin, Flavon- und Flavonolderivate, Phenylpropanoide, Xanthonderivate, bis 1 % ätherisches Öl.

Pharmakologische Wirkung des Gesamtextraktes: breite, u. a. anxiolytische Wirkung in verhaltenspharmakologischen Modellen.

Hyperforin ist ein zentralwirksamer Reuptake-Inhibitor für Serotonin, Noradrenalin und Dopamin in vitro. Es aktiviert den nukleären Rezeptor Pregnan X (PXR), wodurch verstärkt CYP 3A4 und MDR 1 (kodiert den Effluxtransporter P-Glykoprotein) exprimiert werden.

Wirksamkeitsnachweis: In 57 kontrollierten Studien, zusammengefasst in 5 Metaanalysen, fanden sich Responderraten von 59 %/29 % (Verum/Placebo) bzw. 55 %/55 % (Verum/Vergleichspräparat) mit Tagesdosierungen von 500–1 000 mg Extrakt.

Indikationen (nach ESCOP): milde bis mittelschwere depressive Episoden, entsprechend den ICD-10-Kategorien F32.0, F32.1, F33.0, F33.1.

Verordnungsschema:
- Tagesdosis 300–1 050 mg Trockenextrakt.
- Kinder (6–12 Jahre): Tagesdosis bis 500 mg Trockenextrakt.

Unerwünschte Wirkungen: gelegentlich gastrointestinale Beschwerden, Unruhe, Müdigkeit, allergische Hautreaktionen.

Kontraindikationen: Überempfindlichkeit gegenüber der Droge. Der Extrakt darf nicht bei Behandlung mit Cyclosporin, Tacrolimus, Digoxin, Amprenavir, Indinavir und andere Protease-Inhibitoren, Irinotecan und anderen Zytostatika eingenommen werden.

Cave

Bei gleichzeitiger Einnahme von Antikoagulanzien vom Coumarin-Typ sollten die Parameter der Blutgerinnung regelmäßig kontrolliert werden. Eine gleichzeitige intensive UV-Exposition sollte vermieden werden. Der Extrakt sollte 10 Tage vor Durchführung einen elektiven chirurgischen Eingriffs wegen möglicher Interaktionen mit systemisch oder lokal wirksamen Anästhetika abgesetzt werden. Schwangere, Stillende und Personen unter 18 Jahren sollten den Extrakt wegen mangelhafter wissenschaftlicher Erkenntnislage nicht einnehmen.

Interaktionen: Mögliche Reduktion der Plasmaspiegel von Alprozolam, Amitriptilin, Fexofenadin, Benzodiazepinen, Methadon, Simvastatin, Theophyllin, Midazolam, Triptanen, Warfarin. Die Abnahme der Plasmakonzentration oraler Kontrazeptiva könnte zu Blutungen und unerwünschten Schwangerschaften führen. Die Kombination mit Serotoninreuptakeinhibitoren oder Buspiron könnte zu einem serotoninergem Syndrom führen.

Merke: Der therapeutische Effekt zeigt sich frühestens nach 3-wöchiger Therapie.

Johanniskrautöl (Hyperici herbae oleum) wird durch Übergießen von *Johanniskrautblüten* mit Olivenöl und einen anschließenden Gärprozess hergestellt. Die genaue Zusammensetzung ist nicht bekannt.

Pharmakologische Wirkung: wundheilungsfördernd, immunmodulierend, antiphlogistisch.

Wirksamkeitsnachweis: In einer placebokontrollierten Studie bei leichter bis mittelschwerer Dermatitis war eine Creme mit Hypericumextrakt, standardisiert auf 1,5 % Hyperforin, signifikant überlegen. Die Kolonisation der Haut mit Staphylococcus aureus wurde reduziert.

Indikationen (nach Kommission E): scharfe und stumpfe Verletzungen, Wunden, Verbrennungen und Myalgien (lokale Anwendung).

Verordnungsschema: flüssige und halbfeste Zubereitungen, tägl. 1–2-mal.

Unerwünschte Wirkungen und Kontraindikationen: nicht bekannt.

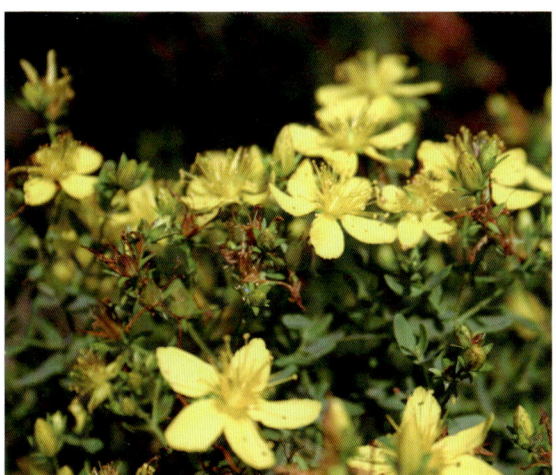

▶ **Abb. 12.7** Johanniskraut (Hypericum perforatum L.).

12.3.34 Kap-Aloe (Aloe barbadensis MILLER, Aloe capensis MILLER) [2, 3, 4, 6]

Aus Aloe werden *Aloe-Extrakt* und *Aloe-Gel* hergestellt.

Aloe-Extrakt *(Extractum aloes)* enthält Anthranoide (überwiegend vom Aloe-Emodin-Typ) und wird aus den Blättern hergestellt.

Pharmakologische Wirkungen: Blockade der Natrium-Kalium-ATPase (Hemmung der Resorption von Natrium und Wasser), Stimulation der aktiven Chloridsekretion in das Kolon, Stimulation von in Mukosa und Submukosa gelegenen Rezeptoren (Zunahme der Propulsion), Schwächung der interzellulären Verbindungen der Endothelzellen.

Indikation: Für kurzzeitige Anwendung bei gelegentlicher Obstipation.

Verordnungsschema: Tagesdosis 10–30 mg Anthranoide. Die niedrigste, noch wirksame Dosis ist angemessen. In der Regel genügt eine Einnahme 2–3-mal pro Woche.

Unerwünschte Wirkungen: kolikartige, abdominelle Beschwerden, Verstärkung von Menstruationsblutungen, Pseudomelanosis coli (keine klinische Bedeutung). Bei langfristigem Abusus schwere Elektrolyt- und Wasserverluste mit konsekutivem Hyperaldosteronismus sowie Verstärkung der Obstipation und Schädigung der Nierentubuli, toxische Hepatitis, Störung der Herzfunktion, Darmträgheit.

Wechselwirkungen: Wegen der Hypokaliämie können die Wirkungen von Herzglykosiden, Diuretika und Nebennierenrindenhormonen verstärkt werden.

Kontraindikationen: Ileus, stenosierende oder akutentzündliche Erkrankungen des Gastrointestinaltraktes; Schwangerschaft und Stillzeit; Kinder unter 12 Jahren.

> **Cave**
> - Die Tagesdosis von 30 mg Anthranoiden darf nicht überschritten werden.
> - Eine Anwendung über mehr als 1–2 Wochen darf nur unter ärztlicher Kontrolle erfolgen.

Das **Aloe-Gel** *(Aloes verae mucilago)* ist der konservierte Saft der Blätter, die im Frischzustand zu 98–99 % aus Wasser bestehen. Der Saft wurde auf das 10–40-fache eingedickt. Er ist als Kosmetikum im Verkehr. Die Trockenmasse enthält mehr als 60 % Polysaccharide (Glucomannan, Azemannan) und kleine Mengen an Pektinen.

Pharmakologische Wirkungen: wundheilungsfördernd, antientzündlich.

Wirksamkeitsnachweis: In einer Übersicht über 10 klinische Studien ergaben sich Hinweise für eine therapeutische Wirksamkeit bei Psoriasis vulgaris und Herpes genitalis. Für Biopsiewunden und Dekubitalulzera zeigten sich zu konventionellen Therapien äquivalente bis leicht überlegene Verläufe.

Indikation: äußerliche Anwendung bei entzündlichen Hauterkrankungen, Wunden, Verbrennungen.

Verordnungsschema: Meist halbfeste Zubereitungsformen. Aus der publizierten Literatur lassen sich keine konkreten Angaben entnehmen.

Unerwünschte Wirkungen: In Einzelfällen allergische Dermatitis.

Kontraindikationen: Anwendung in den ersten Wochen nach einer Dermabrasion, oder einem chemischen Peeling.

12.3.35 Kamille (Matricaria recutita L. RAUSCHERT) [2, 3, 4]

Kamillenblüten (Matricariae flos) enthalten u. a. ätherisches Öl (0,3–1,5 %, insbesondere (-)-alpha-Bisabolol, dessen Oxide und Matricin), Flavone (1–3 %, z. B. Apigenin) und pektinartige Schleimstoffe (5–10 %).

Pharmakologische Wirkungen: wundheilungsfördernd, antibakteriell, antiphlogistisch, spasmolytisch, fungizid.

Wirksamkeitsnachweis: In einer offenen unkontrollierten Studie bei gastrointestinalen Beschwerden bewirkte die tägl. Zufuhr von 5 ml *Kamillenextrakt* innerhalb von 6 Wochen eine Besserung bzw. bei 44,2 % ein Sistieren der Beschwerden.

Die Erfolge einer kurmäßigen, innerlichen Anwendung bei Ulcus ventriculi sind empirisch belegt. In 2 randomisierten Therapiestudien bei entzündlichen Dermatosen bzw. mittelgradigem atopischem Ekzem wurde eine Äquivalenz zu Externa mit 0,25 bzw. 0,5 % Hydrocortison belegt, in einer Studie mit Dermabrasio nach Tätowierung war *Kamillenextrakt* Placebo hinsichtlich des Wundheilungseffektes überlegen. Bei Hämorrhoiden 2. Grades zeigte eine äußerliche Add-on-Therapie mit *Kamillenextrakt* den besten Effekt.

Indikationen (nach Kommission E): symptomatische Therapie gastrointestinaler Beschwerden, entzündliche Erkrankungen des Gastrointestinaltraktes (innerlich); Haut- und Schleimhautentzündungen, bakterielle Hauterkrankungen einschließlich der Mundhöhle und des Zahnfleisches (äußerlich); entzündliche Erkrankungen und Reizzustände der Luftwege (Inhalationen); Erkrankungen im Anal- und Genitalbereich (Bäder, Spülungen).

Verordnungsschema:
- innerliche Anwendung:
  - Tee: 3 g Droge 3–4-mal tägl. frisch zubereiten, zwischen den Mahlzeiten trinken.
- äußerliche Anwendung:
  - Aufgüsse für Spülungen und Gurgellösungen: 3–10 %ig (m/V).
  - Badezusatz: 50 g Droge auf 10 l Wasser oder 0,8 g eines ethanolischen Extraktes auf 1 l Wasser.

- feste und halbfeste Zubereitungen: entsprechend 3–10 % Droge.
- Inhalationen: 10–20 ml eines ethanolischen Extraktes auf 1 l heißes Wasser.

Unerwünschte Wirkungen: sehr selten Kontaktallergien.

Kontraindikation: Umschläge mit Kamillenblüten im Bereich der Augen.

✚ **Merke**: Bei pollenfreien Extrakten, die als Fertigarzneimittel erhältlich sind, wurde bisher keine Allergie vom Typ I beschrieben.

12.3.36 Kiefer-Arten (v. a. Pinus palustris MILLER) [3, 4]

Kiefernnadelöl (Pini aetheroleum) enthält Monoterpene (10–50 % α-Pinen, 13–22 % ß-Pinen bis 20 % 3-Caren).

Pharmakologische Wirkungen: direkt sekretolytisch und bronchomucotrop, bronchospasmolytisch.

Wirksamkeitsnachweis: Zu einigen Kombinationspräparaten aus ätherischen Ölen liegen kontrollierte klinische Studien vor, welche die sekretolytische Wirkung bestätigen, für Kiefernnadelöl allein ist die Beleglage schwach.

Indikationen (nach Kommission E): katarrhalische Erkrankungen der Bronchien mit starker Sekretion; äußerliche leichte Muskel- und Nervenschmerzen.

Verordnungsschema:
- äußerliche Anwendung: Einige Tr. oder flüssige und halbfeste Zubereitungen (10–50 %ig) an den betroffenen Stellen einreiben.

Unerwünschte Wirkungen: Bei Asthmatikern und Patienten mit Keuchhusten können verstärkt Bronchospasmen auftreten, bei äußerlicher großflächiger Anwendung sind Reizerscheinungen möglich.

Kontraindikationen: Inhalation bei akuter Entzündung der Atmungsorgane, Überempfindlichkeit gegenüber ätherischen Ölen.

Cave
- Bei Säuglingen und Kleinkindern bis zu 2 Jahren nicht im Bereich des Gesichtes auftragen.
- Bei rheumatischen Beschwerden sollten Bäder mit Kiefernnadelöl nur im nicht akuten Stadium angewendet werden.

12.3.37 Knoblauch (Allium sativum L.) [2, 3, 4]

Die *Knoblauchzwiebel (Allii sativi bulbus)* enthält 0,5–1 % Cysteinsulfoxide, insbesondere Alliin und γ-Glutamylcysteine. Sie wird zu *Knoblauchpulver* verarbeitet; dies erfolgt unter Schonung der schwefelhaltigen Inhaltsstoffe sowie des für deren Abbau mitverantwortliche Enzyms Alliinase. Bei der Lagerung des Pulvers werden diese Stoffe kontinuierlich abgebaut.

Pharmakologische Wirkungen: in vivo arterioskleroshemmend, kardioprotektiv, lipid- und blutdrucksenkend; in vitro cholesterinsynthesehemmend, antioxidativ, profibrinolytisch, thrombozytenaggregationshemmend, antibakteriell, antimykotisch, antiviral. Humanpharmakologie: Reduktion der spontanen Thrombozytenaggregation und der Plasmaviskosität, Steigerung der endogenen Fibrinolyse und der Fließgeschwindigkeit des Blutes.

Wirksamkeitsnachweis: Es existieren über 50 klinische Studien zu kardiovaskulären Effekten. In 3 Metaanalysen bei Patienten mit Hyperlipidämie sank bei tägl. Einnahme von 600–900 mg Knoblauchpulver über mindestens 4 Wochen das Gesamtcholesterin um 6–12 %. Eine Metaanalyse von 8 klinischen Studien ergab milde blutdrucksenkende Effekte.

Eine Hemmung der Arterioskleroseprogredienz wurde in 2 Studien mit Patienten mit AVK (Stadium II nach Fontaine) belegt. In 2 placebokontrollierten Doppelblindstudien wurde der Zuwachs von arteriosklerotischen Plaquevolumina im Bereich der A. carotis communis bzw. der Koronararterien durch eine tägl. Einnahme von 900 mg Knoblauch über mindestens 4 Wochen bis mehrere Jahre signifikant reduziert, in einer weiteren mit mehr als 300 mg Knoblauch tägl. die altersbedingte Zunahme des elastischen Gefäßwiderstandes verzögert.

Indikationen: Vorbeugung der Arteriosklerose, adjuvant bei Erhöhung der Blutfette, wenn die diätischen Maßnahmen nicht ausreichend sind.

Verordnungsschema:
- getrocknetes *Knoblauchpulver*: Tagesdosis 0,5–1 g.
- *Frischknoblauch*: 4-mal tägl. 1 g (1 Zehe) oder andere Zubereitungsformen.

Unerwünschte Wirkungen: bei ca. 27 % der Anwender erhebliche Geruchsbildung, selten gastrointestinale Beschwerden, sehr selten allergische Reaktionen (Typ I und Typ IV).

Kontraindikationen: Magen- und Duodenalulzera.

✚ **Merke**: Die hochwertigen klinischen Studien mit Wirksamkeitsbeleg wurden mit gefriergetrocknetem *Knoblauchpulver* durchgeführt. Knoblauch muss über einen längeren Zeitraum (Monate bis Jahre) eingenommen werden.

12.3.38 Kümmel (Carum carvi L.) [2, 3, 4]

Kümmelfrüchte (Carvi fructus) enthalten ätherisches Öl (3–7 %, insbesondere Carvon und Limonen) und 10–18 % fettes Öl.

Pharmakologische Wirkungen: spasmolytisch, antimikrobiell, karminativ.

Indikationen (nach Kommission E): dyspeptische Beschwerden wie leichte Krämpfe, Blähungen und Völlegefühl (innerliche Anwendung); flatulente Koliken bei Kleinkindern (Kümmelöl, äußerliche Anwendung).

Verordnungsschema:
- innerliche Anwendung:
  - Erwachsene und Kinder ab 10 Jahre: Tagesdosis 1,5–6 g frisch gequetschte Droge als Tee, 3–6 Tr. *Kümmelöl.*
  - Kinder ab 4 Jahren: Tagesdosis 1–4 g Droge als Tee, 3–6 Tr. *Kümmelöl.*
  - Kinder 1–4 Jahre: Tagesdosis 1–2 g Droge als Tee, 2–4 Tr., bis zu 1 Jahr 1 g Droge, 1–2 Tr. *Kümmelöl.*
- äußerliche Anwendung: 10 %ige Lösung von *Kümmelöl* in *Olivenöl* in die Bauchhaut von Säuglingen und Kleinkindern im Uhrzeigersinn einreiben.

Unerwünschte Wirkungen und Kontraindikationen: nicht bekannt.

> **Therapeutische Empfehlung**
> *Kümmelfrüchte* unmittelbar vor der Verwendung quetschen. *Kümmelöl* auf Zucker einnehmen.

> **Merke**: *Kümmel* ist stärker karminativ wirksam als *Fenchel* und *Anis*. *Kümmeltee* ist allerdings nicht wohlschmeckend und sollte deshalb kombiniert werden.

12.3.39 Kürbis, gewöhnlicher (Cucurbita pepo L.) [3, 3a, 4]

Kürbissamen (Cucurbitae peponis semen) enthalten fettes Öl mit bis zu 68 % Linolsäure, δ-7-Phytosterole (ca. 0,5 %), Tocopherole, Carotinoide und Mineralstoffe, z. B. Selen (bis 0,5 µg/g).

Pharmakologische Wirkungen: antiphlogistisch, antioxidativ, Hemmung der 5-α-Reduktase und der Dihydrotestosteron-Bindung.

Wirksamkeitsnachweis: In einer kontrollierten Studie mit 2-mal 1500 mg Extrakt entsprechend 20 g Kürbissamen wurde nach 3 Monaten der Symptomenscore IPSS signifikant reduziert.

Indikationen (nach Kommission E): Miktionsbeschwerden bei benigner Prostatahyperplasie Stadium I–II nach Alken, Reizblase.

Verordnungsschema:
- Monopräparate: Tagesdosis 10 g als ganze oder zerkleinerte Samen, z. B. in Granulatform; entsprechend das ausgepresste Öl oder Trockenextrakte.
- Kombinationspräparate mit anderen Phytotherapeutika entsprechend den Angaben der Hersteller.
- Anwendung über Monate

Unerwünschte Wirkungen und Kontraindikationen: nicht bekannt.

> **Merke**: Handelsüblicher *Kürbissamen* eignet sich nicht zur Therapie.

12.3.40 Lavendel (Lavandula angustifolia MILLER) [3, 3a, 4]

Die getrockneten *Lavendelblüten (Lavandulae flos)* enthalten ätherisches Öl (1–3 %, Hauptkomponenten: Linalylazetat, Linalool) sowie Gerbstoffe.

Pharmakologische Wirkungen von Lavendelöl: zentral dämpfend, karminativ, neuroprotektiv, antikonvulsiv, antimikrobiell. Der Gesamtextrakt ist wirksamer als seine Hauptkomponenten. Humanpharmakologie: Untersuchungen nach inhalativer Zufuhr: zentral sedierend, stimmungsaufhellend und relaxierend, Hinweise auf Stressreduktion und Anxiolyse.

Wirksamkeitsnachweis: In kontrollierten Studien bei Patienten mit schwerer Depression, Angststörungen oder Insomnie bzw. an Wöchnerinnen konnte bei Inhalation von *Lavendelöl* akut oder über bis zu 4 Wochen eine messbare, aber nicht sehr ausgeprägte Verbesserung der jeweiligen Beschwerden erreicht werden.

Indikationen (nach Kommission E): Befindensstörungen wie Unruhezustände, Einschlafstörungen und funktionelle Oberbauchbeschwerden.

Verordnungsschema:
- innerliche Anwendung:
  - Tee: 1–2 TL Droge auf 1 Tasse, bis zu 3-mal tägl., Tagesdosis 3–5 g Droge
  - *Lavendelöl*: 1–4 Tr. auf 1 Stück Würfelzucker, bis zu 3-mal tägl.
- äußerliche Anwendung: als Badezusatz 100 g *Lavendelblüten* auf 2 l Wasser.

Unerwünschte Wirkungen: in Einzelfällen Kontaktallergien bei kosmetischer Anwendung des Öls.
Kontraindikationen: nicht bekannt.

> **Merke**: Kombinationen mit anderen beruhigenden und/oder karminativ wirksamen Drogen können sinnvoll sein.

12.3.41 Lein (Linum usitatissimum L.) [2, 3, 4, 6]

Leinsamen (Lini semen) enthält fettes Öl (ca. 30–45 %), Eiweiß (ca. 25 %) und 25 % Ballaststoffe (u. a. schleimbildende Polysaccharide (3–9 %).

Pharmakologische Wirkung: *Leinsamen* quellen auf das Mehrfache ihres Volumens auf: Stimulation der Peristaltik; antibakteriell.

Wirksamkeitsnachweis: Es liegen mehrere klinische Studien zur laxierenden Wirkung vor.

Indikationen: habituelle Obstipation, Umstände, bei denen eine leichte Defäkation mit weichen Stühlen gewünscht wird, symptomatische Therapie bei leichten gastrointestinalen Beschwerden (Schleimzubereitung, innerliche Anwendung); Hautentzündungen (äußerliche Anwendung).

Verordnungsschema:
- innerliche Anwendung:

- unzerkleinerter, zerkleinerter bzw. frisch geschroteter *Leinsamen*: Tagesdosis 15–30 g, 2–3-mal tägl. 1 EL (10–15 g), zusammen mit jeweils ca. 250 ml Flüssigkeit.
- *Leinsamenschleim*: 5–10 g ganzen oder geschroteten *Leinsamen* in 150 ml Wasser einweichen und nach 8 Std. abgießen.
- äußerliche Anwendung: für feuchtheißes Kataplasma 125 g *Leinsamenmehl* mit 1 Tasse Wasser zu Brei verrühren.

Unerwünschte Wirkungen: häufig Meteorismus, bei Überdosierung abdominelle Beschwerden.
Interaktionen: Verminderte Resorption anderer Arzneistoffe ist möglich; nicht mit Medikamenten, die die Peristaltik hemmen, einnehmen.
Kontraindikationen: Ileus jeder Genese, akute abdominelle Schmerzen jeder Genese; Hypersensitivität gegenüber der Droge; hormonabhängige Tumore (estrogener Effekt), Kinder unter 12 Jahren.

> **T Therapeutische Empfehlungen**
> - Für Schleimzubereitung Körner direkt vor der Anwendung quetschen.
> - Zur Behandlung der Obstipation *Leinsamen* nicht vorquellen. Die laxierende Wirkung beginnt 12–24 Std. nach Einnahme, der Maximaleffekt tritt nicht vor 2–3 Tagen ein.
> - *Leinsamen* sind in Form von ganzen Körnern zu lagern, da das fette Öl sonst sehr rasch ranzig wird.

> **Cave**
> - Bei insulinpflichtigen Diabetikern kann eine Reduzierung der Insulindosis erforderlich werden.
> - *Leinsamen* müssen mit ausreichend Flüssigkeit, mindestens im Verhältnis 1:10, eingenommen werden. Mit Milch wird keine Quellung erreicht.
> - Wenn die Symptome länger als 1 Woche unter der Anwendung anhalten, sollte ein Arzt aufgesucht werden.

12.3.42 Löwenzahn (Taraxacum officinale G. H. WEBER ex WIGGERS s. l.) [2, 3, 4, 6]

Löwenzahnwurzel mit -kraut (Taraxaci radix cum herba) enthält u. a. Sesquiterpenlactone, Triterpenester und Triterpenole, Phytosterole, Flavonoide, Hydroxyzimtsäuren, Polysaccharide (Fructosane, Inulin), Kalium (bis 4,5 % in den Blättern) und andere Mineralstoffe.
Pharmakologische Wirkungen: diuretisch, sekretionsfördernd, cholagog, appetitanregend.
Wirksamkeitsnachweis: Klinische Studien liegen nicht vor.
Indikationen: Störungen des Galleflusses, Anregung der Diurese, wenn ein gesteigerter Harnfluss gewünscht wird, z. B. bei Nierengrieß und rheumatischen Beschwerden; Appetitlosigkeit, dyspeptische Beschwerden.
Verordnungsschema:
- Teeaufguss: 1 EL Droge auf 1 Tasse Wasser, für Abkochung: 3–4 g geschnittene Droge auf 1 Tasse Wasser; 3-mal tägl.
- Frischpflanzenpresssaft: 5–20 ml, 2-mal tägl.
- Tinktur (1:5, Ethanol 25 % V/V): 5–10 ml, 3-mal tägl.

Unerwünschte Wirkungen: superazide Magenbeschwerden; selten Kontaktallergien durch den Milchsaft.
Kontraindikationen: Verschluss der Gallenwege, Gallenblasenempyem; obstruktiver Ileus.

> **Cave**
> Bei Cholelithiasis nur nach Rücksprache mit dem Arzt anwenden.

12.3.43 Mädesüß (Filipendula ulmaria L. MAXIMOWICZ) [2, 3]

Die blühenden *Mädesüßsprossspitzen (Filipendulae ulmariae flos/herba)* enthalten bis zu 6 % Flavonole (insbesondere Spiraeosid, weitere Quercetinderivate, Phenolglykoside, Gerbstoffe).
Pharmakologische Wirkungen: antimikrobiell, antiinflammatorisch, antiulzerogen.
Wirksamkeitsnachweis: Klinische Studien liegen nicht vor.
Indikationen (nach Kommission E): adjuvante Therapie bei Erkältungskrankheit, fiebrige Erkältungskrankheiten, bei denen eine Schwitzkur erwünscht ist, Erhöhung der Harnmenge.
Verordnungsschema:
- Teeaufguss: Einzeldosis 2 g Droge (1 TL) als Tee 2 bis mehrmals tägl.
- Zubereitungen entsprechend.

Unerwünschte Wirkungen: bei Überdosis: Magenbeschwerden und Übelkeit möglich.
Kontraindikationen: Überempfindlichkeit gegenüber Salicylaten.

12.3.44 Mäusedorn (Ruscus aculeatus L.) [2, 3, 4, 6]

Der getrocknete *Mäusedornwurzelstock (Rusci aculeati rhizoma)* enthält Steroidsaponine (4–6 %), insbesondere Ruscin, Ruscogenine, Phytosterole, ätherisches Öl und Flavonoide.
Pharmakologische Wirkungen: antiinflammatorisch, venentonisierend, ödemprotektiv, diuretisch.

Wirksamkeitsnachweis: In 6 randomisierten placebokontrollierten Studien bei Patienten mit chronisch venöser Insuffizienz bzw. Hämorrhoiden wurde eine Überlegenheit des venokonstriktiven Effektes nachgewiesen.
Indikationen: Beschwerden bei Erkrankungen der Beinvenen (chronische Veneninsuffizienz), z.B. Schmerzen und Schweregefühl in den Beinen.
Verordnungsschema:
- standardisierte Fertigarzneimittel: Tagesdosis entspr. 7–11 mg Gesamttruscogeninen.
- Therapiedauer: mehrere Monate, ab 2 Wochen nur unter ärztlicher Aufsicht.

Unerwünschte Wirkungen: selten Übelkeit, Magenbeschwerden, Diarrhöe, lymphozytäre Kolitis.
Kontraindikationen: Hypersensitivität gegenüber der Droge, Schwangerschaft, Stillperiode.

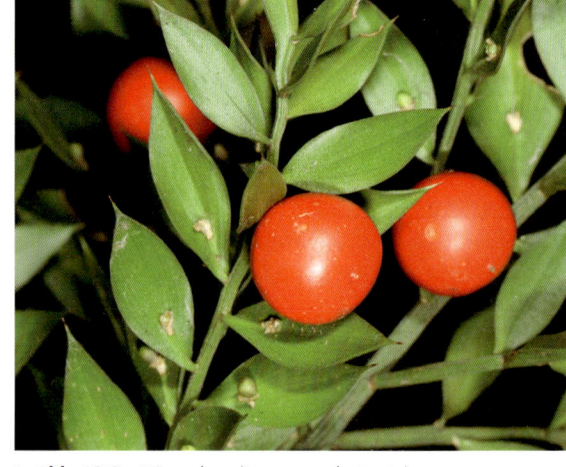

▶ **Abb. 12.8** Mäusedorn (Ruscus aculeatus L.).

12.3.45 Malve, wilde (Malva sylvestris L.) [3, 3a, 4]

Malvenblätter (Malvae folium), *Malvenblüten (Malvae flos)* enthalten 6 bis 8 % Schleimstoffe, Flavonoide und Gerbstoffe.
Pharmakologische Wirkung: reizlindernd, antitussiv durch Bildung einer schützenden Schicht im Pharynxbereich.
Wirksamkeitsnachweis: Studien mit Monopräparaten liegen nicht vor.
Indikationen (nach Kommission E): Schleimhautreizungen in Mund- und Rachenraum; trockener Reizhusten. *Malvenblätter* zusätzlich: Reizlinderung bei gastrointestinalen Entzündungen.
Verordnungsschema:
- Tagesdosis 5 g Droge, kalt ansetzen, Applikation zur Symptomlinderung nach Bedarf.
- Gurgellösung: 5 %ige Abkochung.

Unerwünschte Wirkungen und Kontraindikationen: nicht bekannt.

12.3.46 Mariendistel (Silybum marianum L. GAERTNER) [3, 3a, 4]

Mariendistelfrüchte (Cardui mariae fructus) enthalten 1,5–3 % Silymarin (Komplex, der aus den Flavonolderivaten Silybinin (50–70 %), Silydianin und Silychristin besteht), 15–30 % fettes Öl mit mehrfach ungesättigten Fettsäuren und ca. 20–30 % Proteine.
Pharmakologische Wirkungen: Silymarin bzw. Silybinin wirken membranstabilisierend, antitoxisch, radikalantagonisierend, antiatherogen, regenerationsfördernd, antiinflammatorisch, bei Hepatozyten Anstieg der ribosomalen Proteinsynthese. Bei Ratten mit experimenteller Leberzirrhose findet sich eine dosisabhängige antifibrotische Wirkung. Für Silymarin wurde ein enterohepatischer Kreislauf mit Anreicherung in den Hepatozyten beschrieben. Die Droge wirkt cholagog.
Wirksamkeitsnachweis: Durchgeführt wurden 14 placebokontrollierte Doppelblindstudien und 15 nicht kontrollierte Studien mit einem standardisierten Wirkstoff mit einer maximalen Anwendungsdauer von 41 Monaten. Bei 5 von 7 Studien zu chronischen alkoholischen Leberschäden ergaben sich für den Wirkstoff günstige Effekte bei mindestens 1 Prüfparameter, bei 4 Studien zu Leberzirrhose ergaben 2 eine signifikante Überlegenheit. 4 klinische Studien bei Hepatitis C erbrachten keine positiven Effekte.
Indikationen (nach Kommission E): Verdauungsbeschwerden, adjuvant bei chronisch-entzündlichen Lebererkrankungen, toxischen Leberschäden und Leberzirrhose.
Verordnungsschema:
- Tagesdosis 15 g zerkleinerte Droge.
- Zubereitungen entsprechend 200–400 mg Silymarin (berechnet als Silybinin) in 3 Einzeldosen.

Unerwünschte Wirkungen: in Einzelfällen leicht laxierend.
Kontraindikationen: nicht bekannt.

✳ **Merke**: Teeauszüge sind deutlich schwächer wirksam als die Zubereitungen.

12.3.47 Matebaum (Ilex paraguariensis DE SAINT-HILAIRE) [3, 4, 6]

Mateblätter (Mate folium) enthalten Coffein (0,4–1,7 %) und andere Methylxanthine sowie Gerbstoffe (4–16 %).
Pharmakologische Wirkungen: direkter, über 1–3 Std. anhaltender Effekt auf die pressorischen Kreislaufzentren, leicht positiv inotrop und chronotrop, diuretisch.
Wirksamkeitsnachweis: Studien liegen für die diuretische und ZNS-stimulierende Wirkung vor.

Indikationen: kurzfristige Beseitigung geistiger und körperlicher Ermüdungserscheinungen. Zur Durchspülungstherapie bei leichteren Harnwegsbeschwerden.
Verordnungsschema: Tee: 3-mal 1 g tägl.
Unerwünschte Wirkungen: nicht bekannt.
Kontraindikationen: Magen- und Duodenalulzera, Hypertonie, Arrhythmie, Hyperthyreose, behinderter Harnabfluss.

> **Cave**
>
> Keine Anwendung bei Schwangerschaft, Stillzeit, Personen unter 18 Jahren. Vorsicht bei gleichzeitiger Einnahme von MAO-Inhibitoren und Sympathomimetika.

12.3.48 Melisse, Zitronenmelisse (Melissa officinalis L.) [2, 3, 4, 6]

Melissenblätter (Melissae folium) enthalten u.a. 0,02 %–0,8 % ätherisches Öl (hauptsächlich Citral und Citronellal), Flavonoide und Phenylpropanoide.
Pharmakologische Wirkungen: sedierend, schlafinduzierend (hydroalkoholischer Extrakt), antiviral, choleretisch, karminativ.
Wirksamkeitsnachweis: Bei Patienten mit schwerer Demenz führte eine 2-mal tägl. durchgeführte Applikation einer Lotion, die 10 % *Melissenöl* enthielt, auf Gesicht und Arme, zu einer signifikanten Besserung der Agitiertheit und des sozialen Verhaltens im Vergleich zu Placebo. Eine placebokontrollierte Studie belegt die Wirksamkeit von *Melissenöl* bei Herpes simplex.
Indikationen: zur Besserung leichter Stresssymptome und zur Unterstützung des Schlafs, symptomatische Therapie von gastrointestinalen Spasmen (innerliche Anwendung); Herpes simplex (äußerliche Anwendung (*Melissenöl*)).
Verordnungsschema:
- innerliche Anwendung:
  - 1,5–4,5 g Droge, 2–3-mal tägl. als Teezubereitung.
  - Tinktur (1:5, in 45 % Ethanol): 2–4 ml, 3-mal tägl.
  - andere Zubereitungen entsprechend.
- äußerliche Anwendung:
  - Creme mit 1 % lyophilisiertem wässrigem Extrakt: (70:1), 2–4-mal tägl.
  - Anwendung ab den ersten Anzeichen eines Herpes labialis bis 2 Tage nach Abheilung.

Unerwünschte Wirkungen und Kontraindikationen: Keine Anwendung bei Hypersensitivität gegenüber der Droge. Keine Anwendung bei Schwangerschaft, Stillzeit, Kinder unter 12 Jahren.

> **Merke**: *Melissenblätter* sind Bestandteil zahlreicher Kombinationspräparate, insbesondere solcher mit *Baldrian*.

12.3.49 Mistel (Viscum album L.) [3, 4]

Den in Deutschland im Handel befindlichen phytotherapeutischen Präparaten liegt das frische *Mistelkraut (Visci albi herba)* zugrunde, das u.a. Mistellektine (von therapeutischer Bedeutung), aber auch saure Polysaccharide und Viskotoxine enthält. Formal werden anthroposophisch und phytotherapeutisch orientierte Anwendungen unterschieden. Zu anthroposophischen Mistelpräparaten ▶ Kap. 38 Onkologische Erkrankungen.
Pharmakologische Wirkungen: Mit *Mistelextrakten* wurden in vitro zahlreiche immunologische Effekte nachgewiesen, insbesondere Aktivitätssteigerungen von Makrophagen und NK-Zellen.
Wirksamkeitsnachweis: Die älteren Studien mit parenteraler Anwendung verschiedener *Mistelpräparate* sind in der Mehrzahl von nicht ausreichender Qualität. In neuerer Zeit ergaben 2 Studien mit einem auf *Mistellektin-1* normierten Extrakt bei Mamma- und Kolonkarzinomen bei einer Dosierung von 2,5 µg/kg KG subkutan und einer 3-monatigen Applikationszeit signifikante Verbesserungen bei einem Lebensqualitätsscore. Die Studienlage zur Segmenttherapie bei aktivierten Arthrosen ist unzureichend.
Indikationen:
- degenerativ entzündliche Gelenkerkrankungen (Segmenttherapie).
- maligne Tumoren (Palliativtherapie als unspezifische Reiztherapie).

Verordnungsschema:
- wöchentl. meist 2–3 s.c. Injektionen.
- Die Dosierung ist vom Präparat abhängig (▶ Kap. 38 Onkologische Erkrankungen).

Unerwünschte Wirkungen: Bei parenteraler Anwendung selten Schüttelfrost, hohes Fieber, Kopfschmerzen, pektanginöse Beschwerden, orthostatische Kreislaufstörungen, allergische Reaktionen, häufig vorübergehende Schwellung und Rötung an der Injektionsstelle.
Kontraindikationen: Überempfindlichkeit gegen Eiweiß, hochfieberhafte Erkrankungen, chronisch progrediente Infektionen, primäre Hirn- und Rückenmarkstumoren.

12.3.50 Mönchspfeffer, Keuschlamm (Vitex agnus-castus L.) [2, 3, 4]

Die reifen getrockneten *Mönchspfefferfrüchte (Agni casti fructus)* enthalten 0,8–1,2 % ätherisches Öl, Iridoidglykoside (Agnusid und Aucubin), Triglyceride, bizyklische Diterpene.
Pharmakologische Wirkungen: Stimulation von hypophysären Dopamin-2-Rezeptoren, Hemmung der Prolaktinausschüttung.
Wirksamkeitsnachweis: In 8 kontrollierten Studien ergab sich eine günstige Wirkung auf Folgesymptome der Hyperprolaktinämie. Mehrheitlich wurden tägl. 20 mg

eines ethanolischen *Mönchspfefferextraktes* über 3 Monate verabreicht.
Indikationen (nach Kommission E): Regeltempoanomalien, prämenstruelles Syndrom, Mastodynie.
Verordnungsschema:
- Zubereitungen entsprechend der Tagesdosis von 30–40 mg Droge für mindestens 3 Monate.
- prämenstruelles Syndrom: Tagesdosis bis 240 mg.

Unerwünschte Wirkungen: in Einzelfällen allergische Hautreaktionen.
Kontraindikationen: Schwangerschaft, Stillzeit.

> **Therapeutische Empfehlung**
> Es wird die Einnahme von **standardisierten Fertigpräparaten** empfohlen.

12.3.51 Myrrhenstrauch (Commiphora molmol ENGLER) [2, 3]

Myrrhe (Myrrha) ist das luftgetrocknete Gummiharz aus Stamm und Zweigen und enthält ätherisches Öl (2–10 %; Furanosesquiterpene), Harz (28–30 %; u. a. α-, β- und γ-Commiphorensäure, Terpene) und Gummi (30–60 %; Proteoglycan aus Galactose und 4-O-Methylglucuronsäure).
Pharmakologische Wirkungen: adstringierend auf Schleimhäute, antiexsudative Wirkung.
Wirksamkeitsnachweise: keine.
Indikationen (nach ESCOP): Gingivitis, Prothesendruckstellen, Stomatitis (Aphthen), Pharyngitis und Tonsillitis.
Verordnungsschema:
- Tinktur (1:5, 90 % Ethanol V/V): 1–5 ml auf 1 Glas Wasser, mehrmals tägl., zur Mundspülung oder zum Gurgeln.
- lokal unverdünnte Tinktur, 2–3-mal tägl. abtupfen.
- Kinder: Tinktur (1:5) verdünnt anwenden.

Unerwünschte Wirkungen: bei unverdünnter Myrrhentinktur vorübergehend leichtes Brennen möglich.
Kontraindikationen: nicht bekannt.

12.3.52 Nachtkerze, gewöhnliche (Oenothera biennis L.) [3, 4]

Das *Nachtkerzenöl (Oenotherae seminis oleum)* enthält 8–14 % γ-Linolensäure, die das therapeutische Prinzip darstellt, und 65–80 % Linolsäure.
Pharmakologische Wirkungen: antiphlogistisch, immunmodulierend, Verbesserung von diabetischer Neuropathie.
Wirksamkeitsnachweis: In 10 älteren kontrollierten Studien bei atopischem Ekzem mit oraler Zufuhr von tägl. 2–6 mg *Nachtkerzenöl*, entsprechend 160–480 mg γ-Linolensäure über 8–12 Wochen, wurde eine signifikante Besserung insbesondere des Juckreizes erreicht.

Zwei neue placebokontrollierte Studien konnten diese Ergebnisse nicht bestätigen.
Indikation: atopisches Ekzem (orale und äußerliche Anwendung).
Verordnungsschema:
- orale Anwendung: tägl. 2–3 g Nachtkerzenöl, entsprechend 160-240 mg γ-Linolensäure, Kinder < 12 J. 1–2 g. Nach den Mahlzeiten mit viel Flüssigkeit einnehmen.
- topische Anwendung:
  - Stabile Wasser-in-Öl-Emulsionen sind zu bevorzugen.
  - Fettes Öl direkt auftragen.

Unerwünschte Wirkungen: bei oraler Anwendung gelegentlich Übelkeit, Hautausschläge, Verdauungsstörungen und Kopfschmerzen.
Interaktionen: Bei gleichzeitiger Einnahme von epileptogenen Arzneimitteln (insbesondere Phenothiazine) können Temporallappenanfälle auftreten.
Kontraindikationen: Kinder unter 1 Jahr.

12.3.53 Nachtschatten, bittersüßer (Solanum dulcamara L.) [3, 4]

Bittersüßstängel (Dulcamarae stipites) enthalten Steroidsaponine und Steroidalkaloidglykoside, z. B. Solasodin, sowie Gerbstoffe.
Pharmakologische Wirkungen: kortisonähnlich, adstringierend, anticholinerg, antimikrobiell, schleimhautreizend.
Wirksamkeitsnachweis: In einer älteren Untersuchung ergaben sich deutliche Besserungen bei chronischen Ekzemen und juckenden Dermatosen.
Indikation (nach Kommission E): adjuvant bei chronischen Hautleiden wie Ekzem.
Verordnungsschema:
- Aufgüsse und Abkochungen 1–2 g Droge auf 250 ml Wasser; für Umschläge und Waschungen.
- halbfeste Zubereitungen entsprechend.
- Fertigarzneimittel.

Unerwünschte Wirkungen und Kontraindikationen: nicht bekannt, keine Anwendung bei Schwangerschaft und Stillzeit.

> **Therapeutische Empfehlung**
> Es sollten nur standardisierte Auszüge mit einem Mindestgehalt an Steroidsaponinen verwendet werden.

12.3.54 Passionsblume (Passiflora incarnata L) [2, 3, 4, 6]

Passionsblumenkraut (Passiflorae herba) enthält als Hauptinhaltsstoffe Flavonoide, hauptsächlich C-Glykoside von Apigenin und Luteolin, und geringe Mengen ätherischen Öls.

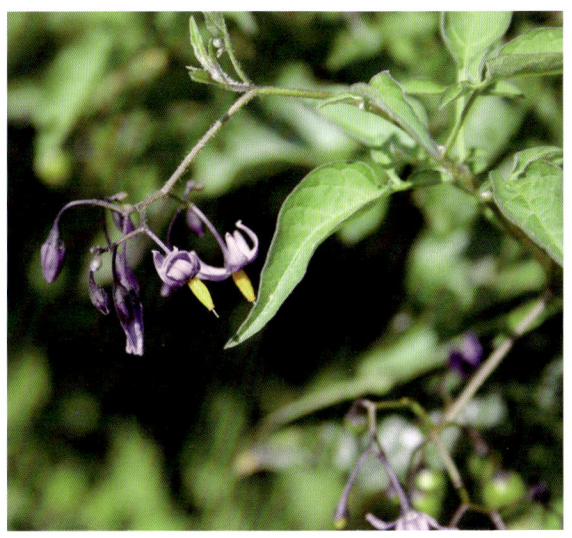
▶ **Abb. 12.9** Bittersüßer Nachtschatten (Solanum dulcamara L.).

Pharmakologische Wirkungen: sedativ, motilitätshemmend, anxiolytisch.
Wirksamkeitsnachweis: In einer kontrollierten Studie bei Patienten mit Angststörungen war ein hydroethanolischer Extrakt äquivalent zu 30 mg Oxazepam.
Indikationen (nach HMPC): zur Linderung leichter Symptome von mentalem Stress und zur Schlafförderung.
Verordnungsschema:
- Tagesdosis 4–8 g Droge, 2–4-mal tägl. als Tee.
- Tinktur (1:8): 2–4 ml, 3–4-mal tägl., Zubereitung entsprechend.

Unerwünschte Wirkungen: sehr selten Hypersensitivitätsreaktionen, in Einzelfällen Vaskulitis, Übelkeit.
Kontraindikationen: Hypersensitivität gegenüber der Droge. Schwangerschaft und Stillzeit.

✱ **Merke**: Die Droge ist Bestandteil zahlreicher Kombinationspräparate, insbesondere mit *Baldrian*.

> **Cave**
>
> Für Kinder bis 12 Jahren liegen für *Passionsblumenkraut* keine klinischen Studien vor.

12.3.55 Pestwurz, gewöhnliche (Petasites hybridus L.) [2, 3, 4]

Als Droge wird der Extrakt von *Pestwurzblättern (Petasitidis folium)* einer selektiven Anbausorte (pyrrolizidinfrei) verwendet. Er enthält Petasin, Sesquiterpene und Flavonglykoside.
Pharmakologische Wirkungen: u.a. Leukotriensynthesehemmung in neutrophilen und eosinophilen Granulozyten von Atopikern.
Wirksamkeitsnachweis: Bei allergischer Rhinitis zeigten 3 aktuelle kontrollierte klinische Studien eine Überlegenheit gegenüber Placebo bzw. Äquivalenz gegenüber einer Standardmedikation.
Indikation: allergische Rhinitis.
Verordnungsschema: Extrakt: Tagesdosis bis zu 24 mg Petasine entspricht 4,5–7 g Droge.
Unerwünschte Wirkungen: nicht bekannt.
Kontraindikationen: Schwangerschaft, Stillzeit, wenn die Exposition 0,1 μg Pyrrolizidinalkaloide übersteigt.

12.3.56 Pfefferminze, echte (Mentha piperita L.; Kulturform) [2, 3, 4, 6]

Pfefferminzblätter (Menthae piperitae folium) enthalten 0,5–4,0 % ätherisches Öl (*Pfefferminzöl*: s.u.), zudem Lamiaceen-Gerbstoffe (6–12 %), Flavonoide und Terpene.
Pharmakologische Wirkungen: spasmolytisch, choleretisch, karminativ, leicht sedativ, antiviral.
Wirksamkeitsnachweis: nicht vorhanden.
Indikationen: symptomatische Therapie von Verdauungsstörungen wie Dyspepsie und Flatulenz.
Verordnungsschema:
- Tee: 1,5–3 g zerkleinerte Droge, 3-mal tägl. (Erwachsene).
- Tinktur (1:5, 45 % Ethanol): 2–3 ml, 3-mal tägl. (Erwachsene).

Unerwünschte Wirkungen: Bei gastrointestinalem Reflux können die Beschwerden zunehmen.
Kontraindikationen: Dauergebrauch bei chronischen Magenbeschwerden; Cholangitis, gastroösophagealer Reflux. Hypersensitivität gegenüber der Droge. Schwangerschaft, Stillzeit, Kinder unter 4 Jahren.

> ⓣ **Therapeutische Empfehlung**
>
> *Pfefferminzblätter* nicht in Plastikgefäßen aufbewahren.

> **Cave**
>
> *Pfefferminzblätter* bei Cholezystolithiasis nur nach Rücksprache mit dem Arzt anwenden.

Pfefferminzöl (Menthae piperitae aetheroleum) enthält 35–45 % Menthol, 15–20 % Menthon und andere Monoterpene.
Pharmakologische Wirkungen: Kältewirkung (durch Effekte auf bestimmte TRP-Kanäle, reversibel spasmolytische Wirkung auf die glatte Darmmuskulatur (anderen Ätherischöldrogen überlegen), karminativ, cholagog, motilitätsfördernd, antimikrobiell, entschäumend.
Wirksamkeitsnachweis: Es liegen 9 meist ältere randomisierte kontrollierte Studien vor, in denen bei Reizdarmsyndrom eine Überlegenheit gegenüber Placebo bei einer Therapiedauer zwischen 14 und 180 Tagen belegt wurde. In einer Metaanalyse werden wegen methodischer Mängel weitere Studien gefordert. Der Beleg für die Überlegenheit von Retardformen bei Reizdarmsyndrom

12 Phytotherapie

gegenüber den nicht retardierten Formen steht noch aus. Bei Spannungskopfschmerzen erbrachten 3 kontrollierte Studien mit 10%igem Pfefferminzöl signifikante Verbesserungen der meisten Zielparameter, Äquivalenz zu 1 g Paracetamol.

Indikationen: krampfartige Beschwerden im oberen Gastrointestinaltrakt, Reizdarmsyndrom, Flatulenz (innerliche Anwendung); Spannungskopfschmerzen; Linderung von Husten und Erkältungssymptomen, rheumatischen Beschwerden; Pruritus bei intakter Haut (äußerliche Anwendung).

Verordnungsschema:
- innerliche Anwendung:
  - bei Erwachsenen: 2–4 Tr., bis zu 3-mal tägl., in Wasser verdünnt.
  - Retardformen (Reizdarmsyndrom): 0,2–0,4 ml, 3-mal tägl. vor den Mahlzeiten, maximal für 3 Monate
- äußerliche Anwendung:
  - Spannungskopfschmerzen: Eine kleine Menge 10%iges Pfefferminzöl in der Schläfenregion beidseits auftragen. Die Wirkung tritt nach ca. 30 Min. ein.
  - Husten und Erkältung: zur Inhalation 2–4 Tr. in heißes Wasser geben, bis zu 3-mal tägl., Nasensalbe 5–10% 3-mal tägl.
  - Juckreiz: äquivalente Dosierung zu 0,1–1 % m/m Menthol in Zubereitungen.
  - Analgesie: äquivalente Dosierung zu 1,25–16 % m/m Menthol in Zubereitungen.

Unerwünschte Wirkungen: allergische Reaktionen, perianales Brennen, eine Refluxsymptomatik kann durch nicht retardierte Formen verstärkt werden; selten Kontaktallergie, Hautreizungen oder Nasenschleimhautentzündungen. Bei oralen Überdosen epileptische Anfälle, Diarrhö, rektale Ulcera, Verlust des Bewusstseins, Apnoe, Übelkeit, Herzrhythmusstörungen, Ataxie möglich.

Kontraindikationen: Hypersensitivität gegen *Pfefferminzöl* oder Menthol; Verschluss der Gallenwege, Cholezystitis und Lebererkrankungen; Anwendung bei Kindern unter 8 Jahren; bei Kindern mit zerebralen Anfällen; lokal: Anwendung auf verletzter oder gereizter Haut, Kinder bis zu 4 Jahren.

✱ Merke: Zur Therapie der Migräne ist *Pfefferminzöl* nicht geeignet.

— Cave —
- Patienten mit Achlorhydrie, z. B. durch Einnahme von H2-Rezeptorblockern oder Protonenpumpeninhibitoren, sollten nur Retardformen einnehmen.
- Bei Gallensteinleiden nur nach Rücksprache mit dem Arzt anwenden.

12.3.57 Primel (Primula veris L., Primula elatior L. HILL.) [2, 3, 4]

Primelwurzel (Primulae radix) enthält 4–10 % Triterpensaponine, Phenolglykoside und Flavonoide.

Pharmakologische Wirkungen: bronchosekretolytisch, expektorierend.

Wirksamkeitsnachweis: Klinische Studien liegen nicht vor.

Indikationen: Als Expektorans bei Husten im Rahmen von Erkältungen.

Verordnungsschema:
- Erwachsene: Tagesdosis 1,0 g Droge als Abkochung oder vergleichbare Zubereitung.
- Kinder (4–10 Jahre): Tagesdosis 0,5–1,0 g.
- Anwendung in kleinen Portionen nach Bedarf.

Unerwünschte Wirkungen: selten Magenbeschwerden, Übelkeit, Erbrechen, allergische Reaktionen.

Kontraindikationen: Gastritis, Ulcus ventriculi; bekannte Allergie gegen Primeln, Asthma bronchiale, Kinder mit Neigung zu akuten obstruktiven Laryngitiden. Schwangerschaft, Stillzeit, Kinder unter 4 Jahren.

> 🅣 **Therapeutische Empfehlung**
> *Schlüsselblumenblüten* haben ein vergleichbares Wirkungsspektrum und sind in der Pädiatrie vorzuziehen.

12.3.58 Rhabarber (Rheum palmatum L.) [2, 3, 4, 6]

Rhabarberwurzel (Rhei radix) enthält mindestens 2,2 % Anthranoide (Hydroxyanthracenderivate), Pektine, Flavonoide, Gerbstoffe.

Pharmakologische Wirkungen: laxierend durch Blockade der Natrium-Kalium-ATPase (Hemmung der Resorption von Natrium und Wasser), Stimulation der aktiven Chlorid-Sekretion in das Kolon, Stimulation von in Mukosa und Submukosa gelegenen Rezeptoren (Zunahme der Propulsion), Reizung der Darmschleimhaut.

Indikation: Kurzzeitanwendung bei habitueller Obstipation.

Verordnungsschema:
- Erwachsene und Kinder über 10 Jahren: Droge oder Zubereitungen äquivalent zu 15–50 mg Hydroxyanthracenderivaten (Rhein).
- Einmaldosis zur Nacht (bevorzugt).
- Die richtige individuelle Dosis ist die niedrigste, die zu weichen Stühlen führt. Die Wirkung setzt 8–12 Std. nach Einnahme ein.

Unerwünschte Wirkungen: in Einzelfällen kolikartige, abdominelle Beschwerden, insbesondere bei gelegentlicher Anwendung und bei Reizdarmsyndrom, Verstärkung von Menstruationsblutungen; Pseudomelanosis coli (keine klinische Bedeutung); bei langfristiger Anwendung schwere Elektrolyt- und Wasserverluste mit

konsekutivem Hyperaldosteronismus sowie Verstärkung der Obstipationsneigung, Schädigung der Nierentubuli mit Albuminurie und Hämaturie.
Wechselwirkungen: Wegen der Hypokaliämie können die Wirkungen von Herzglykosiden und Antiarrhythmika verstärkt werden. Die hypokaliämische Wirkung von Diuretika, Süßholzwurzel und Mineralokortikoiden kann verstärkt werden.
Kontraindikationen: Ileus, stenosierende, obstruktive oder akut- bzw. chronisch-entzündliche Erkrankungen des Gastrointestinaltraktes, unklare abdominelle akute oder chronische Beschwerden; schwere Dehydratationszustände mit Elektrolytmangel; Schwangerschaft und Stillzeit; Kinder unter 12 Jahren.

> **Cave**
> *Rhabarber* nicht länger als 1 Woche ohne ärztliche Konsultation anwenden.

12.3.59 Rizinus (Ricinus communis L.) [2, 3, 4]

Das *Rizinusöl (Ricini oleum)* aus dem Samen enthält bis zu 77% Tririzinolein, aus dem im Dünndarm die Ricinolsäure freigesetzt wird.
Pharmakologische Wirkungen: Im Dickdarm Hemmung der Nettorückresorption von Wasser und Ionen. Nicht wirksam bei insuffizienter Fettverdauung. Bei hohen Dosierungen Schleimhautreizung.
Wirksamkeitsnachweis: In einer doppelblinden randomisierten Studie mit tägl. Zufuhr von 1,2–3,6 g Rizinusöl (50 mg Sennoside als Referenz) waren 2,4 g Rizinusöl äquivalent zu Senna.
Indikation: Kurzzeitig bei Obstipation.
Verordnungsschema:
- Tagesdosis 10–30 ml.
- Langsam bis Wirkungseintritt steigern.

Unerwünschte Wirkungen: Hautausschläge, Magenreizungen (sehr selten). Ab 15 ml pro Tag sind Übelkeit, Erbrechen, Koliken, schwere Durchfälle möglich.
Interaktionen: Nicht gleichzeitig mit Arzneimitteln mit geringer therapeutischer Breite einnehmen.
Kontraindikationen: Erkrankungen der Gallenwege, Ileus, stenosierende oder akut entzündliche Erkrankungen des Gastrointestinaltraktes, Schwangerschaft, Stillzeit, Kinder unter 12 Jahren.

> **Therapeutische Empfehlung**
> *Rizinusöl* sollte auf leeren Magen eingenommen werden, wegen des schlechten Geschmacks bevorzugt in Weichgelatinekapseln.

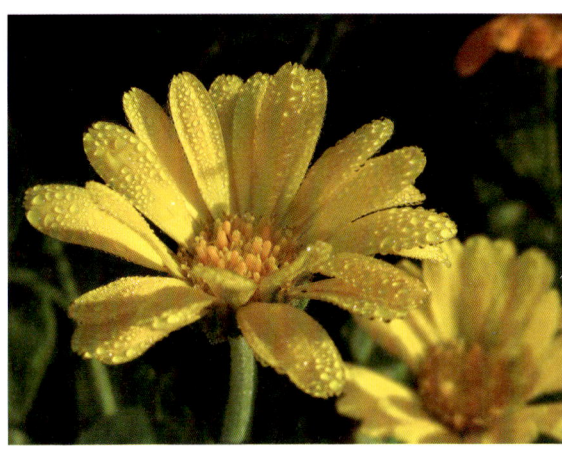

▶ **Abb. 12.10** Ringelblume (Calendula officinalis L.).

12.3.60 Ringelblume (Calendula officinalis L.) [2, 3, 4, 6]

Ringelblumenblüten (Calendulae flos) enthalten u.a. 2–10% Triterpensaponine, Flavonoide (Xanthophylle) und ätherisches Öl.
Pharmakologische Wirkungen: wässrig-alkoholische Auszüge: wundheilungsfördernd, fungizid, antimikrobiell, viruzid, antiinflammatorisch, immunmodulierend.
Wirksamkeitsnachweis: In einer offenen Studie bei Patienten mit Verbrennungen 2. und 3. Grades war Ringelblumensalbe der Salbengrundlage (Vaseline) leicht überlegen.
Indikationen: symptomatische Behandlung leichter Hautentzündungen (z.B. Sonnenbrand), adjuvant bei kleineren Wunden, entzündliche Veränderungen der Mund- und Rachenschleimhaut.
Verordnungsschema:
- Salbe
  - Anwendung auf Schleimhäuten: Auszug entsprechend 1–2 g Droge in 100 g Salbe.
  - Anwendung auf der Haut: Auszug entsprechend 2–5 g Droge in 100 g Salbe.
- Aufguss: 1–2 g Droge auf 150 ml Wasser, 2–4-mal tägl. gurgeln, spülen, als Wundauflage.
- Tinktur: 2–4 ml auf 250–500 ml Wasser, 2–4-mal tägl.
- Umschläge nach 30–60 Min. entfernen.

Unerwünschte Wirkungen: selten Hautsensibilisierung.
Kontraindikationen: bekannte Korbblütlerallergie, Kinder unter 6 Jahre.

12.3.61 Rosmarin (Rosmarinus officinalis L.) [2, 3, 4, 6]

Rosmarinblätter (Rosmarini folium) enthalten 1–2,5% ätherisches Öl (1,8-Cineol (20–50%), α-Pinen (15–26%), Campher (10–25%), α-Terpineol (12–24%), Diterpenphenole und Flavonoide.

Pharmakologische Wirkungen: cholagog, choleretisch, antihepatotoxisch, antiulzerogen, spasmolytisch, antikonvulsiv, hautreizend, durchblutungsfördernd.
Wirksamkeitsnachweis: Klinische Studien sind nicht vorhanden.
Indikationen: Kreislaufbeschwerden, dyspeptisches Syndrom (innerliche Anwendung); adjuvante Therapie bei rheumatischen Beschwerden und peripherer Kreislaufdysregulation (äußerliche Anwendung).
Verordnungsschema:
- innerliche Anwendung:
  - Teeaufguss: Tagesdosis 4–6 g Droge.
  - Fluidextrakt: (1:1) 45% Ethanol V/V, Tagesdosis 1,5–3 ml (Kreislaufbeschwerden).
- äußerliche Anwendung:
  - ethanolischer Extrakt: (1:20) als Analgetikum.
  - ätherisches Öl: (2% V/V) in Ethanol, als Analgetikum.
  - Abkochung: 1 l (1:20) zum Badewasser, 2-mal wöchentl.

Unerwünschte Wirkungen: selten Kontaktdermatitis.
Kontraindikationen: Allergie auf *Rosmarinblätter* und deren Zubereitungen, Schwangerschaft.

> **Cave**
> Keine Bäder bei großen offenen Wunden und großen Hautläsionen, bei Fieber, akuten Entzündungen, schweren Herz-Kreislauf-Erkrankungen.

12.3.62 Rosskastanie (Aesculus hippocastanum L.) [2, 3, 4, 6]

Das Pulver aus getrocknetem *Rosskastaniensamen (Hippocastani semen)* enthält ß-Aescin (ein saures komplexes Triterpensaponingemisch, 3–5%); dies ist der wirksamkeitsbestimmende Inhaltsstoff. Es wird schlecht resorbiert und hat einen hohen First-pass-Effekt.
Pharmakologische Wirkungen: antiexsudativ, gefäßabdichtend, antiinflammatorisch, venentonisierend, Aescin haftet sich partiell an das Gefäßendothel mit einer Halbwertszeit von 4–5 Tagen, bei gesunden Probanden wirkt es ödemprotektiv.
Wirksamkeitsnachweis: 8 placebokontrollierte Studien, 5 Vergleichsstudien und ein systematischer Review zeigten eine Überlegenheit der Verumtherapie hinsichtlich der Beeinflussung des Beinvolumens und des Unterschenkelumfangs bzw. eine äquivalente Wirkung. In den beiden Studien mit Schwangeren nahmen Beschwerden und Beinumfang ab.
Indikation: Beschwerden bei Erkrankungen der Beinvenen (chronisch venöse Insuffizienz), nächtliche Wadenkrämpfe, Beinödeme.
Verordnungsschema: Tagesdosis 30–150 mg Triterpenglykoside (berechnet als Aescin): Hinweise der Hersteller beachten.

Unerwünschte Wirkungen: bei innerlicher Anwendung in Einzelfällen Übelkeit, Pruritus und Magenbeschwerden (dann retardierte Darreichungsform empfohlen).
Kontraindikationen: nicht bekannt.

> **T Therapeutische Empfehlungen**
> - *Rosskastaniensamenextrakt* sollte über mindestens 3 Monate eingenommen werden.
> - Standardisierte Fertigarzneimittel bevorzugen.
> - Weitere vom Arzt verordnete nicht invasive Maßnahmen sind beizubehalten.

12.3.63 Sägepalme (Serenoa replus BARTRAM SMALL) [2, 3, 4]

Sägepalmenfrüchte (Sabal fructus) enthalten freie und konjugierte Phytosterole (D-7, D-5) und fette Öle mit gesättigten und ungesättigten Fettsäuren.
Pharmakologische Wirkungen: Hemmungen der 5-α-Reduktase und der Dihydrotestosteronbindung, antiinflammatorisch, antiödematös, alpha1-adrenozeptorantagonistisch.
Wirksamkeitsnachweis: Über 20 klinische Studien mit Behandlungszeiten zwischen 4 und 48 Wochen und 2 Metaanalysen ergaben mit verschiedenen Extrakten eine statistisch signifikante Überlegenheit der therapeutischen Wirksamkeit gegenüber Placebo bzw. Äquivalenz gegenüber Finasterid. Die besten Erfolge wurden bei der Steigerung des maximalen Harnflusses beobachtet, die Prostatagröße nahm nicht ab.
Indikation (nach Kommission E/ESCOP): Miktionsbeschwerden bei benigner Prostatahyperplasie (Stadium I–II nach Alken).
Verordnungsschema: mit lipophilem Lösungsmittel hergestellter Extrakt, Tagesdosis 320 mg.
Unerwünschte Wirkungen: in seltenen Fällen Magen-Darm-Beschwerden.
Kontraindikationen: nicht bekannt.

12.3.64 Salbei, dalmatinischer (Salvia officinalis L.) [2, 3, 4, 5, 6]

Salbeiblätter (Salviae folium) enthalten u. a. ätherisches Öl (1,5–3,5%) mit den Hauptbestandteilen α- und ß-Thujon (20–63%), 1,8-Cineol (8,4–24%) und Campher (14–37%); Monoterpenglycoside, Diterpene, Triterpene und Flavonoide.
Pharmakologische Wirkungen: antimikrobiell, antiviral, adstringierend, spasmolytisch, antihidrotisch.
Wirksamkeitsnachweis: Es liegen ältere klinische Studien vor.
Indikationen: Entzündungen und Infektionen von Mund- und Rachenschleimhaut (äußerliche Anwendung), Hyperhidrosis (innerliche Anwendung).

Verordnungsschema:
- Teeaufguss zum Gurgeln bzw. Mundspülen: 3 g getrocknete Droge in 150 ml Wasser, mehrmals täglich.
- Teeaufguss bei Hyperhidrosis: 1,5 g Droge in 150 ml Wasser, 1–4-mal tägl.
- Hyperhidrosis: Tinktur (1:10, 70% Ethanol), Tagesdosis 2,5–7,5 g.; Fertigarzneimittel, 3-mal tägl. über 2–4 Wochen.

Unerwünschte Wirkungen: Selten allergische Reaktionen.
Kontraindikationen: Schwangerschaft (alkoholische Zubereitungen).

> **Cave**
> *Salbeiblätter* nicht länger als 4 Wochen einnehmen.

12.3.65 Schlüsselblume (Primula veris L., Primula elatior L.) [2, 3, 4, 6]

▶ *Primel* (S. 170).

12.3.66 Schöllkraut (Chelidonium majus L.) [2, 3, 4]

Das *Kraut (Chelidonii herba)* enthält 0,01–1% Gesamtalkaloide, u.a. Coptisin, Chelidonin.
Pharmakologische Wirkungen: spasmolytisch, schwach analgetisch, choleretisch, antimykotisch.
Wirksamkeitsnachweis: Klinische Studien liegen für die Einzeldroge nicht vor.
Indikationen (nach Kommission E): krampfartige Beschwerden im Bereich der Gallenwege und des Magen-Darm-Traktes.
Verordnungsschema: standardisierte Trockenextrakte: Tagesdosis entsprechend 12–30 mg Gesamtalkaloide (berechnet als Chelidonin).
Unerwünschte Wirkungen: bei Überdosierung Magenschmerzen, Darmkoliken, Harndrang und Hämaturie; selten gastrointestinale Beschwerden oder Verschlechterung der Leberfunktion.
Kontraindikationen: gleichzeitige Anwendung von hepatotoxischen Stoffen, Lebererkrankungen; Schwangerschaft und Stillzeit; Kinder unter 12 Jahren.

> **🛈 Therapeutische Empfehlung**
> Es wird ausschließlich der Gebrauch von Fertigarzneimitteln empfohlen.
> Die Kombination mit anderen spasmolytisch wirksamen Gallenwegstherapeutika wird empfohlen.

12.3.67 Senf, weißer (Sinapis alba L.) [3, 4]

Weißer Senfsamen (Sinapis albae semen) enthält Glukosinolate, insbesondere Sinalbin, fette Öle, Sterole.
Pharmakologische Wirkungen: hautreizend, bakteriostatisch.
Wirksamkeitsnachweis: Klinische Studien liegen nicht vor.
Indikationen (nach Kommission E): Katarrhe der Luftwege, zur Segmenttherapie bei chronisch degenerativen Gelenkerkrankungen, Weichteilrheumatismus.
Verordnungsschema:
- Tagesdosis 60–240 g Droge.
- 4 EL Pulverdroge unmittelbar vor der Anwendung mit warmem Wasser bis zu einer breiartigen Konsistenz anrühren.
- Breiumschläge tägl. bis 4-mal, bei Kindern 5–10 Min., bei Erwachsenen 10–15 Min. auf der Haut belassen, gut abspülen.

Unerwünschte Wirkungen: bei zu langer Anwendung Nervenschädigung, Hautschäden.
Kontraindikationen: Kinder unter 6 Jahren, Nierenerkrankungen, Hypersensitivität gegenüber der Droge, Magen- und Duodenalulzera.

> **Cave**
> Maximal Anwendungsdauer bis zu 2 Wochen.

12.3.68 Sonnenhut, purpurroter (Echinacea purpurea L. MOENCH) [2, 3, 4, 6]

Der aus dem *Purpursonnenhutkraut (Echinaceae purpureae herba)* hergestellte Frischpflanzenpresssaft enthält die wirksamkeitsmitbestimmenden Alkamide wie Echinacein, Echinolon und Echinacosid sowie wasserlösliche Polysaccharide.
Pharmakologische Wirkungen: Förderung der Wundheilung; antivirale und prophylaktische Wirkung gegen Infektionen, Steigerung der Phagozytoseleistung von Granulozyten und Makrophagen, Induktion von TNF-α, Interleukinen, vermehrte Bildung von T-Lymphozyten.
Wirksamkeitsnachweis: In 3 systematischen Reviews, einer Metaanalyse und einem Cochrane-Review wurde eine signifikante Besserung von Symptomen bei Erkältungskrankheit belegt, es ergaben sich Hinweise auf eine Verkürzung der Krankheitsdauer. Einschränkend ist zu bemerken, dass verschiedene Extrakte aus unterschiedlichen Spezies verwendet wurden.
Indikationen: kurzzeitige Prävention und unterstützende Therapie bei Erkältungen; äußerlich: Therapie kleiner, oberflächlicher Wunden.
Verordnungsschema:
- innerliche Anwendung: Presssäfte, Tagesdosis 6–9 ml, Zubereitungen entsprechend, in 2–4 Portionen.

- äußerliche Anwendung: 10–20 g frischer Presssaft, entsprechende Zubereitungen.

Unerwünschte Wirkungen: vereinzelt Hypersensitivitätsreaktionen, Triggerung von allergischen Reaktionen bei Atopien.

Kontraindikationen: Allergie auf Korbblütler; aus grundsätzlichen Erwägungen chronisch-progrediente Systemerkrankungen wie Tuberkulose, Kollagenosen, multiple Sklerose und andere Autoimmunerkrankungen, Leukosen, HIV-Infektion, AIDS, Kinder unter 12 Jahren.

> **Cave**
> Die Anwendung ist auf 10 Tage zu begrenzen.

12.3.69 Spitzwegerich (Plantago lanceolata L.) [2, 3, 4]

Spitzwegerichkraut (Plantaginis lanceolatae herba) enthält 2–6 % Schleimstoffe, Iridoidglykoside und Phenylethanoide.

Pharmakologische Wirkungen: antiphlogistisch, bakterizid, immunstimulierend, hustenreizmindernd durch Bildung einer schützenden Schicht im Pharynxbereich.

Wirksamkeitsnachweis: Kontrollierte klinische Studien liegen nicht vor.

Indikationen (nach Kommission E): Katarrhe der Luftwege, entzündliche Veränderungen der Mund- und Rachenschleimhaut sowie der Haut.

Verordnungsschema:
- mittlere Tagesdosis 3–6 g Droge; Zubereitungen entsprechend.
- Häufigere Applikation ist angezeigt.

Unerwünschte Wirkungen und Kontraindikationen: nicht bekannt.

12.3.70 Süßholz (Glycyrrhiza glabra L.) [2, 3, 4]

Die *Süßholzwurzel (Liquiritae radix)* enthält u. a. Saponine (2–15 %, davon 5–15 % Glycyrrhizin) und Flavonoide (Liquiritin und Isoliquiritin).

Pharmakologische Wirkungen: antiphlogistisch, expektorierend, antiviral, sekretolytisch, antiulzerogen.

Wirksamkeitsnachweis: In 4 placebokontrollierten Studien mit deglycyrrhinierter Süßholzwurzel ergaben sich bei Magen- und Duodenalulzera nur inkonsistente Vorteile gegenüber Placebo.

Indikationen (nach Kommission E/ESCOP): Bronchialkatarrhe; adjuvante Therapie bei Ulcus ventriculi oder duodeni; adjuvant bei krampfartigen Beschwerden bei chronischer Gastritis.

Verordnungsschema:
- Tagesdosis 5–15 g kleingeschnittene Droge, entsprechend 200–600 mg Glycyrrhizin.
- Succus liquiritae: Tagesdosis 0,5–1 g bei Katarrhen der oberen Atemwege; 1,5–3 g bei Ulcus ventriculi oder duodeni.

Unerwünschte Wirkungen: Bei längerer Anwendung und höherer Dosierung (Tagesdosis über 600 mg Glycyrrhizin) können mineralokortikoide Effekte, insbesondere Hypokaliämie, auftreten.

Interaktionen (nach Kommission E): Die gleichzeitige Einnahme von Medikamenten, die zu Kaliumverlusten führen können, kann diesen Effekt verstärken.

Kontraindikationen: cholestatische Lebererkrankungen, Leberzirrhose; arterielle Hypertonie; Hypokaliämie, schwere Niereninsuffizienz; Schwangerschaft, Stillzeit.

> **Merke**: Monopräparate mit *Süßholzwurzel* sind in Deutschland nicht im Handel.

> **Cave**
> Ohne ärztlichen Rat sollte *Süßholzwurzel* in hohen Dosen nicht länger als 4–6 Wochen angewendet werden.

12.3.71 Taigawurzel (Eleutherococcus senticosus RUPRECHT et MAXIMOVICH) [2, 3, 4, 6]

Die getrocknete *Taigawurzel (Eleutherococci radix)* enthält u. a. Eleutheroside und Phenylpropanoide (Sesamin, Syringin, Coniferylaldehyde, Sinapylalkohol), außerdem Sterole und Coumarine, z. B. Isofraxidin.

Pharmakologische Wirkungen: testosteronartig, antioxidativ, immunstimulierend, antiviral, antiinflammatorisch, stresslindernd.

Wirksamkeitsnachweis: Es liegen zahlreiche ältere Studien vor, deren Qualität jedoch modernen Anforderungen nicht genügt. Die Wirksamkeit in den genannten Indikationen ist deshalb nicht ausreichend belegt.

Indikationen: Fatigue, Schwächezustände.

Verordnungsschema:
- Tagesdosis 2–3 g Drogenpulver, 1–3 Dosen/Tag.
- Fluidextrakt: Tagesdosis 2–3 ml.
- Trockenextrakt: Tagesdosis maximal 400 mg.

Unerwünschte Wirkungen: selten Schlaflosigkeit, Reizbarkeit, Kopfschmerzen.

Kontraindikationen: Hypersensitivität gegenüber der Droge. Schwangerschaft und Stillzeit, da keine ausreichenden Untersuchungen vorliegen; arterielle Hypertonie (Zusammenhang nicht belegt); Kinder unter 12 Jahren.

> **Therapeutische Empfehlungen**
> - Die Behandlungsdauer sollte aus theoretischen Sicherheitsgründen auf 2 Monate begrenzt werden.
> - Eine erneute Anwendung ist nach ca. 2 Monaten möglich.

12.3.72 Tausendgüldenkraut, echtes (Centaurium erythraea Rafn)
[2, 3, 4, 6]

Tausendgüldenkraut (Centaurii herba) enthält Bitterstoffe, insbesondere Secoiridoidglukoside und andere Iridoide.
Pharmakologische Wirkungen: Stimulation der Magensaft- und Gallenproduktion, appetitsteigernd, verdauungsfördernd.
Wirksamkeitsnachweis: Klinische Studien liegen nicht vor.
Indikationen (nach Kommission E/ESCOP): Appetitlosigkeit, dyspeptische Beschwerden, Magenbeschwerden.
  Verordnungsschema:
- Kaltauszug, Abkochung oder Teeaufguss: Tagesdosis 6 g Droge, bis 3-mal tägl.
- Tinktur (5:1, mit Ethanol 70 % V/V): 2–5 g tägl.

Unerwünschte Wirkungen: nicht bekannt.
Kontraindikationen: Magen- und Duodenalulzera.

12.3.73 Teebaum (Melaleuca alternifolia CHEEL)
[3, 3a, 4]

Das Destillationsprodukt *Teebaumöl (Melaleucae alternifoliae aetheroleum)* sollte mindestens 40 % Terpinen-4-ol, 10–28 % ß-Terpinen und maximal 15 % Cineol enthalten.
Pharmakologische Wirkungen: antibakteriell, fungistatisch, virustatisch.
Wirksamkeitsnachweis: Die Metaanalyse der wenigen bisher durchgeführten Studien erbrachte keinen überzeugenden Wirksamkeitsbeleg.
Indikationen: Wunddesinfektion, Verbrennungen, Insektenstiche, Mykosen, Acne vulgaris, Follikulitis.
Verordnungsschema: Wenige Tr. direkt bzw. in 5 %igen halbfesten Zubereitungen tägl. 1– 2-mal auftragen.
Unerwünschte Wirkungen: Allergien (1–5 %). Diese sind wahrscheinlich auf die rasch entstehenden Oxidationsprodukte der Inhaltsstoffe zurückzuführen.
Kontraindikationen: Überempfindlichkeit und Allergien gegen Teebaumöl.

> **T Therapeutische Empfehlung**
> Nur *Teebaumöl* von Apothekenqualität anwenden. Dunkel und luftdicht verschlossen aufbewahren.

> **Cave**
> Wegen erheblicher Toxizität ist die orale Anwendung nicht zulässig.

12.3.74 Teufelskralle (Harpagophytum procumbens DE CANDOLLE, Harpagophytum zeyheri Decne)
[2, 3, 4, 6]

Teufelskrallenwurzel (Harpagophyti radix), d. h. die sekundäre Speicherwurzel, enthält Bitterstoffe vom Iridoidglycosidtyp (0,5–1,6 % Harpagosid, Procumbid, Harpagid), 2-Phenylethanolderivate, Flavonoide.
Pharmakologische Wirkungen: antiphlogistisch (bei subakuten Prozessen, bei akuten Prozessen kein Effekt), dosisabhängig schwach peripher-analgetisch, choleretisch, appetitanregend.
Wirksamkeitsnachweis: In 4 placebokontrollierten und einer mit NSAR kontrollierten Studie bei Patienten mit chronischen Rückenschmerzen, Arthrosen, Lumbalgien und weichteilrheumatischen Beschwerden wurde insbesondere die analgetische Wirksamkeit belegt. Es wurden verschiedene auf Harpagosid standardisierte Extrakte verwendet, die Tagesdosierung betrug 50 bzw. 100 mg Harpagosid, die Anwendungsdauer zwischen 4 Wochen und 2 Monaten.
  Die erhältlichen Extrakte werden durch unterschiedliche Verfahren gewonnen und weisen zudem unterschiedliche Dosierungen auf.
Indikationen: Appetitlosigkeit, dyspeptische Beschwerden; zur Linderung von leichten Gelenkschmerzen.
Verordnungsschema:
- Appetitlosigkeit: Abkochung, Tagesdosis 1,5 g Droge, 3-mal tägl.
- Arthrose, Tendinitis: wässrige oder hydroalkoholische Trockenextrakte, entsprechend der Tagesdosis 4,5 g Droge (90 mg–1,6 g Trockenextrakt).

Unerwünschte Wirkungen: Diarrhöe (8 %), seltener gastrointestinale Beschwerden bei höheren Dosierungen, Kopfschmerzen, Benommenheit, allergische Hautreaktionen.
Kontraindikationen: Magen- und Duodenalulzera; Schwangerschaft, Stillzeit, Kinder unter 12 Jahren; Hypersensitivität gegenüber der Droge.

> **T Therapeutische Empfehlung**
> Bei Osteoarthrose wird eine Mindestanwendungsdauer von 2–3 Monaten unter ärztlicher Aufsicht empfohlen.

12.3.75 Thymian (Thymus vulgaris L., Thymus zygis L.) [2, 3, 6]

Thymiankraut (Thymi herba) enthält u. a. ätherisches Öl (Thymol, Carvacrol), phenolische Monoterpene, Flavonoide, Saponine und Gerbstoffe.
Pharmakologische Wirkungen: bronchospasmolytisch, expektorierend, antimikrobiell, antimykotisch, antiviral, antiinflammatorisch.

Wirksamkeitsnachweis: In einer klinischen Studie mit Patienten mit produktivem Husten waren Bromhexin und Thymiansirup symptomatisch gleich stark wirksam.
Indikationen: Husten im Rahmen von Erkältungen, akute und chronische Erkrankungen der Luftwege, äußerlich: Pruritus bei Dermatosen.
Verordnungsschema:
- Tee: Tagesdosis 3–8 g getrocknete Droge, mehrmals tägl.
- Tinktur (1:10, 75 % Ethanol): 40 Tr., bis 3-mal tägl.
- Fluidextrakte: entsprechend.
- lokale Anwendung: 5 %iger Tee.

Unerwünschte Wirkungen: sehr selten Allergien, Magenbeschwerden.
Kontraindikationen: Hypersensitivität gegenüber der Droge. Schwangerschaft, Stillzeit, Kinder unter 12 J.

12.3.76 Traubensilberkerze (Cimicifuga racemosa L. NUTTAL) [3, 4]

Der *Traubensilberkerzenwurzelstock (Cimicifugae racemosae rhizoma)* enthält 4–7 % Glykoside (Actein, Cimicifugosid), Alkaloide, Isoferulasäure, Salicylsäure und 15–20 % Harze unbekannter Struktur.

Pharmakologische Wirkungen: Reduktion der LH-Serumkonzentration, zentrale D2-Rezeptor-vermittelte Wirkungen (Senkung der Körpertemperatur), Expression von Estrogenrezeptoren im ZNS und im Knochen.
Wirksamkeitsnachweis: In einer Metaanalyse aus 5 kontrollierten Studien mit Dosierungen entsprechend einem Drogenäquivalent von tägl. 40 mg und Einnahmedauern von 12–24 Wochen besserten sich somatische, psychische und neurovegetative klimakterische Beschwerden, insbesondere die Inzidenz von Hitzewallungen, signifikant. In einer kontrollierten Studie wurden die Symptome nach hormoneller Ablationstherapie bei hormonabhängigen Tumoren nicht gebessert.
Indikation (nach Kommission E): klimakterisch bedingte neurovegetative Beschwerden, prämenstruelle und dysmenorrhoische Beschwerden.
Verordnungsschema:
- Extrakte entsprechend tägl. 40 mg Drogenäquivalent.
- Begrenzung der Anwendungsdauer auf 6 Monate (fehlende Langzeitstudien).

Unerwünschte Wirkungen: gelegentlich Magenbeschwerden.
Kontraindikationen: hormonabhängige Tumore, Schwangerschaft und Stillzeit.

✳ **Merke: Empirisch besteht eine Wirksamkeit bei Harninkontinenz.**

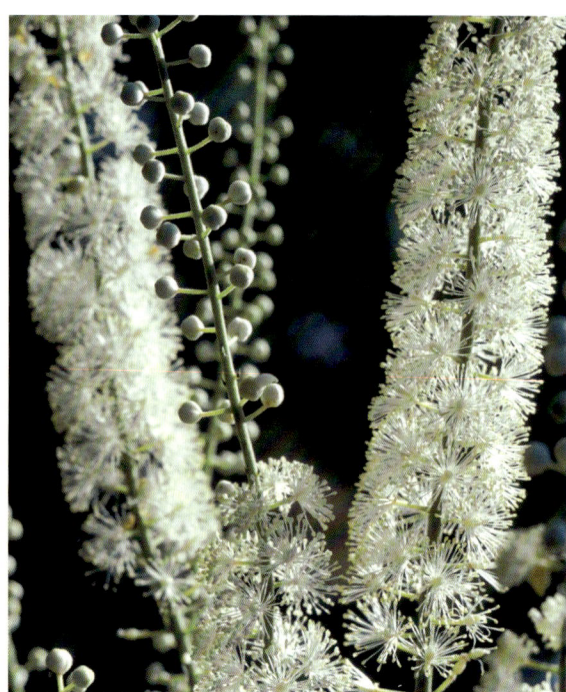

▶ **Abb. 12.11** Traubensilberkerze (Cimicifuga racemosa L. NUTTAL).

12.3.77 Trockenhefe, lebende (Saccharomyces boulardii) [3, 4]

Saccharomyces boulardii enthält mannosetragende Strukturen auf der Zelloberfläche, bakterizid wirkende Substanzen und Vitamin B.

Pharmakologische Wirkungen: Kolonisation des Darms, Verdrängung pathogener Bakterien und Hefen, bakteriostatisch, Bindung an pathogene Erreger, Reduktion von Toxinwirkungen, stimulierender Effekt auf das darmständige Immunsystem.
Wirksamkeitsnachweis: Klinische Studien mit Tagesdosierungen zwischen 250 und 600 mg oral belegen ein reduziertes Rezidivrisiko bei Infektionen mit Clostridium difficile und eine präventive Wirkung bei der antibiotikaassoziierten Diarrhöe. Eine Metaanalyse, basierend auf 4 placebokontrollierten Studien, ergab einen signifikanten Effekt. Bei Reisediarrhöe und bei Diarrhöe im Verlauf einer Sondenernährung belegt je 1 klinische Studie einen deutlichen, günstigen Effekt, bei Patienten mit Morbus Crohn nahm die Stuhlfrequenz bei einer Tagesdosis von 750 mg signifikant ab.
Indikationen: akute Durchfallerkrankungen, Prophylaxe und symptomatische Therapie von Reisediarrhöe, Diarrhöen unter Sondenernährung; adjuvant bei chronischen Formen der Akne.
Verordnungsschema:
- Prophylaxe der Reisediarrhöe, beginnend 5 Tage vor der Abreise.
- Diarrhöe: Tagesdosis 250–500 mg.
- Akne: Tagesdosis 750 mg.

Unerwünschte Wirkungen: Einzelfälle von Unverträglichkeitsreaktionen (Urtikaria, Pruritus, Exantheme); selten Blähungen.
Wechselwirkungen: Bei Antimykotika kann die gleichzeitige Anwendung zur Wirkungsbeeinträchtigung führen, bei Monoaminoxidase-Hemmern soll ein Blutdruckanstieg möglich sein.
Kontraindikationen: Überempfindlichkeit gegenüber *Hefen*.

✱ **Merke**: Die Wirksamkeit ist an die Lebensfähigkeit der *Hefezellen* gebunden.

Cave

Kinder bis zu 2 Jahren sollten *Trockenhefe* nur nach Rücksprache mit dem behandelnden Arzt erhalten.

12.3.78 Umckaloabowurzel, afrikanische (Pelargonium sidoides DE CANDOLLE) [3, 4]

Es wird ein spezieller Extrakt aus dem *Wurzelstock (Pelargonii sidoides radix)* verwendet, der Cumarine (wie Umckalin), Phenolcarbonsäuren, Polyphenole und Flavonoide enthält.
Pharmakologische Wirkungen: antibakteriell, immunmodulierend, sekretolytisch, Hinweis auf eine bakterien- und virenadhäsionshemmende Wirkung.
Wirksamkeitsnachweis: In 4 kontrollierten klinischen Studien bei akuter bakterieller Bronchitis erwies sich der Extrakt bei einer Therapiedauer von 4–7 Tagen als überlegen gegenüber Placebo bzw. Acetylcystein.
Indikation: akute Bronchitis.
Verordnungsschema: entsprechend den Empfehlungen des Herstellers.
Unerwünschte Wirkungen: Gastro-intestinale Beschwerden (>2%), in wenigen Fällen leichtes Zahnfleischbluten, selten allergische Reaktionen.
Kontraindikationen: Bekannte Allergie auf die Droge sowie Zustände mit erhöhter Blutungsneigung.

12.3.79 Uzara (Xysmalobium undulatum L.R. BROWN) [3, 4]

Die alkoholisch-wässrigen Extrakte aus *Uzarawurzel (Uzarae radix)* enthalten Gerbstoffe und Glykoside mit Cardenolidgrundgerüst (mindestens 6%).
Pharmakologische Wirkungen: vermutlich Stimulation sympathischer Nerven, dadurch motilitätshemmend am Dünndarm.
Wirksamkeitsnachweis: Anwendungsbeobachtungen.
Indikation (nach Kommission E): akute unspezifische Durchfallerkrankungen.

Verordnungsschema:
- standardisierter Extrakt.
- Tagesdosis 45–90 mg Gesamtglykoside, berechnet als Uzarin, initial entsprechend 1 g Droge bzw. 75 mg Gesamtglykoside.

Unerwünschte Wirkungen: nicht bekannt.
Kontraindikation: Therapie mit herzwirksamen Glykosiden.

🅣 Therapeutische Empfehlung
Nur standardisierte Fertigarzneimittel verwenden.

12.3.80 Wacholder (Juniperus communis L.) [2, 3, 4]

Wacholderbeeren (Juniperi pseudo-fructus) enthalten ätherisches Öl (bis zu 2%) mit Monoterpenen und Sesquiterpenkohlenwasserstoffen, z.B. Terpinen-4-ol, Flavonglykoside, Tannine und Zucker.
Pharmakologische Wirkungen: durchblutungssteigernd, diuretisch, choleretisch, antiexsudativ.
Wirksamkeitsnachweis: Anwendungsbeobachtungen.
Indikationen (nach Kommission E/ESCOP): dyspeptische Beschwerden.
Verordnungsschema:
- Tee (für Erwachsene): 2–3 g Beeren, 3-mal tägl.
- Tinktur (1:5 in 45% Ethanol): 1–2 ml, 3-mal tägl.
- ätherisches Öl: 20 bis maximal 100 mg in Weichgelatinekapseln.

Unerwünschte Wirkungen: Bei länger dauernder Anwendung oder bei Überdosierung Nierenschäden möglich.
Kontraindikationen: Schwangerschaft und Stillzeit; entzündliche Nierenerkrankungen.
Interaktionen: Nicht bekannt.

🅣 Therapeutische Empfehlungen
- Für die innerliche Anwendung sind Öle zu bevorzugen, die reich an Terpinen-4-ol sind und wenig Pinen enthalten.
- Kombinationen mit anderen aquaretisch wirksamen Drogen werden empfohlen.

Cave

Ätherisches Öl nicht länger als 4–6 Wochen einnehmen. Bei größeren Hautverletzungen und akuten Hautkrankheiten, schweren fieberhaften und infektiösen Erkrankungen, Herzinsuffizienz und Hypertonie sollten *Wacholderbeeren* nur nach Rücksprache mit dem Arzt angewendet werden.

12 Phytotherapie

12.3.81 Weide (Salix purpurea L., Salix daphnoides Villars und andere Weidenarten) [2, 3, 4, 6]

Weidenrinde (Salicis cortex) enthält Phenolglykoside (4–8 % Salicylalkoholderivate wie z. B. Salicinester, die während des Extraktionsprozesses partiell zu Salicin hydrolisiert werden), Flavonoide, Chalkone, Flavane und Polyphenole.

Pharmakologische Wirkungen: antiphlogistisch, peripher analgetisch, antipyretisch.

Wirksamkeitsnachweis: In 3 kontrollierten Studien (2 mit Placebo, 1 mit Rofecoxib, tägl. 12,5 mg) wurden bei Patienten mit Arthrosen und exazerbiertem chronischem Rückenschmerz mit Dosierungen, äquivalent zu tägl. 240 mg Gesamtsalicin, Reduktionen bei Schmerzen und in den Symptomenscores erreicht.

Indikationen: Fieber bei Erkältung, leichte Kopfschmerzen; symptomatische Therapie bei LWS-Syndrom, leichten osteoarthrotischen Beschwerden.

Verordnungsschema:
- Erwachsene: Tagesdosis entsprechend 60–240 mg Gesamtsalicin in wässrig-alkoholischen oder wässrigen Trockenextrakten, Tinkturen, Fluidextrakten.
- Tee: 1 T (1,5 g) 3–4-mal/Tag

Unerwünschte Wirkungen: allergische Reaktionen (2,9 %), gastrointestinale Symptome.

Kontraindikationen: Salicylatsensitivität; akute Arthritis; Kinder unter 4 Jahre, Schwangerschaft, Stillzeit. Schwere Leber- oder Nierenerkrankungen, Gerinnungsstörungen, Magen- und Duodenalulzera.

12.3.82 Weihrauch, Salai-Baum, indischer (Boswellia serrata ROXB. ex COLEBR.) [3, 3a, 4]

Das *Gummiharz* des Baumes enthält u. a. Boswellia-Säuren, die entzündungshemmend, immunsuppressiv und analgetisch wirken.

Wirksamkeitsnachweis: Eine neuere, mit einem Extrakt durchgeführte, kleine, kontrollierte Studie bei Patienten mit Gonarthrose erbrachte deutliche Symptomverbesserungen. In einer randomisierten Studie bei Morbus Crohn wurde eine Äquivalenz zu Mesalazin aufgezeigt.

Indikationen: adjuvant bei rheumatoider Arthritis, bei Erkrankungen der Atemwege als Expektorans, chronische Diarrhöe, Dyspepsie.

Verordnungsschema:
- 400 mg standardisierter Trockenextrakt 3-mal tägl.
- 30 Min. nach den Mahlzeiten einnehmen.

Unerwünschte Wirkungen: Nicht bekannt.
Kontraindikationen: nicht bekannt.

✚ **Merke**: Extrakte aus Indischem Weihrauch sind wegen der bisher nicht überzeugenden Studiensituation (11 ältere klinische Studien von unzureichender Qualität) in Deutschland nicht zugelassen.

12.3.83 Weißdorn (u. a. Crataegus laevigata (POIRET) DE CANDOLLE) [2, 3, 4]

Die getrockneten *Weißdornblätter mit Blüten (Crataegi folium cum flore)* enthalten u. a. Flavonoide (1–2 %), oligomere Procyanidine (2,4 %), biogene Amine (2–8 %) und Phenolcarbonsäuren.

Pharmakologische Wirkungen: Gesamtextrakt in vitro bzw. in vivo antiarrhythmisch, kardioprotektiv, positiv inotrop und dromotrop; Förderung der koronaren Durchblutung, Steigerung des Herzzeitvolumens.

Humanpharmakologie: Anstieg der spiroergometrischen Belastungstoleranz durch reduzierten myokardialen Sauerstoffverbrauch.

Wirksamkeitsnachweis: Es liegen 18 klinische Studien und eine Metaanalyse über 13 doppelblinde randomisierte kontrollierte Studien mit Monopräparaten als Adjuvans zur konventionellen Therapie bei Patienten mit Myokardinsuffizienz NYHA I–III vor. Die Behandlung mit tägl. 900–1800 mg Extrakt ergab eine signifikante Besserung typischer Symptome, eine geringe Zunahme der maximalen Belastbarkeit und eine deutliche Abnahme des Druckfrequenzproduktes.

Indikationen (nach Kommission E/ESCOP): wässrig-alkoholische Zubereitungen: Herzinsuffizienz NYHA II; Teeaufguss: nervöse Herzbeschwerden, zur Stärkung und Kräftigung der Herzfunktion.

Verordnungsschema:
- Herzinsuffizienz NYHA II: nativer wässrig-alkoholischer Extrakt mit definiertem Gehalt an Flavonoiden bzw. oligomeren Procyanidinen.
- Tagesdosis 160–900 mg Extrakt.
- Anwendung über mindestens 6 Wochen.
- andere Indikationen: Teeaufguss 1,5 g zerkleinerte Droge, 3–4-mal tägl.

Unerwünschte Wirkungen, Interaktionen und Kontraindikationen: nicht bekannt.

12.3.84 Wermut (Artemisia absinthium L.) [2, 3, 4, 6]

Wermutkraut (Absinthii herba) enthält Sesquiterpenlactonbitterstoffe, z. B. Artabsin, Absinthin, ätherisches Öl (0,2-1,5 %; bis zu 40 % Thujone: toxisch in hohen Dosierungen).

Pharmakologische Wirkungen: Tonisierung von Magen und Gallenwegen, karminativ, choleretisch, spasmolytisch, Steigerung der Magensekretion.

Wirksamkeitsnachweis: In einer Studie wurde die Wirksamkeit bei Patienten mit Morbus Crohn nachgewiesen.

Indikationen: Appetitlosigkeit, dyspeptisches Syndrom, Dyskinesien der Gallenwege.
Verordnungsschema:
- Teeaufguss: 0,75 g Droge, bis 3-mal tägl. vor den Mahlzeiten
- Extrakt: in äquivalenter Dosierung.

Unerwünschte Wirkungen: Sensitivität gegenüber der Droge.
Kontraindikationen: Schwangerschaft und Stillzeit.

> **Cave**
> Einnahmedauer auf 3–4 Wochen begrenzen.

12.3.85 Zaubernuss, virginische (Hamamelis virginiana L.) [2, 3, 4, 6]

Blätter und Rinde (Hamamelidis folium et cortex) enthalten Gerbstoffe (Hamamelitannin, Gallotannin: Rinde bis 12 %), Flavone und wenig ätherisches Öl.
Pharmakologische Wirkungen: adstringierend, antiphlogistisch, lokal hämostypisch, leicht lokalanästhetisch, antipruriginös.
Wirksamkeitsnachweis: Bei Hämorrhoidalleiden (Stadium I) waren Präparate mit 10 %igem Extrakt (*Hamamelisrinde*) in 2 klinischen Studien bei 3-wöchiger Therapie vergleichbar wirksam wie eine Kortikoid-Salbe. *Hamamelisblattextrakt* zeigte in einer mehrarmigen Pilotstudie bei Neurodermitis günstige Effekte.
Indikationen (nach Kommission E): leichte Hautverletzungen, lokale Entzündungen (Haut, Schleimhäute); Hämorrhoiden; Krampfaderbeschwerden.
Verordnungsschema:
- äußerliche Anwendung:
  - Zubereitungen, die ca. 0,1–1 g Droge äquivalent sind.
  - Extrakte entsprechend 5–10 g Droge in halbfesten und flüssigen Zubereitungen, für Abkochungen
  - 5–10 g Droge auf 150 ml Wasser (Umschläge und Spülungen). Mehrmals tägl. auf Haut und Schleimhäute auftragen.
- innerliche Anwendung: Zäpfchen, 1–3-mal tägl.

Unerwünschte Wirkungen und Kontraindikationen: nicht bekannt.

Zusammenfassung

Phytotherapeutika sind bei vielen häufigen Krankheiten und Funktionsstörungen nicht nur sinnvolle, sondern besser verträgliche und oft auch preiswertere Alternativen zu chemisch definierten Medikamenten. Für viele Extrakte und Fertigpräparate existieren inzwischen Wirksamkeitsbelege in Form von klinischen Studien mit zum Teil hohen Evidenzgraden.

Phytotherapie ist bei der Bevölkerung außerordentlich beliebt. Der zunehmende Anteil der Selbstmedikation erfordert jedoch die Information und den kompetenten Rat des behandelnden Arztes.

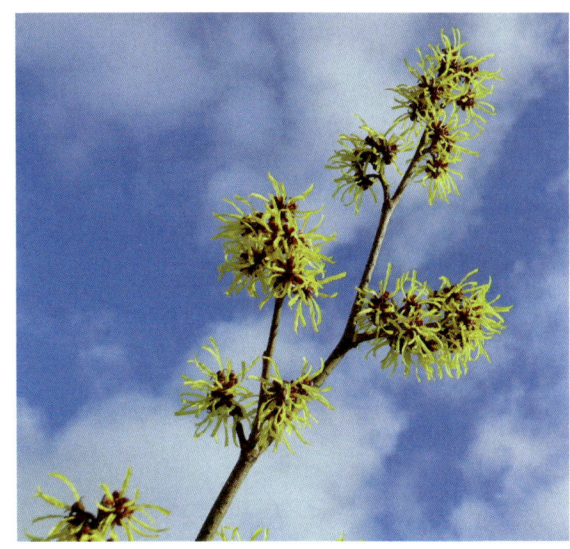

▶ **Abb. 12.12** Zaubernuss (Hamamelis virginiana L.).

Literatur

[1] **Dietrich ES:** Mitteilungen: Erläuterungen zur OTC-Ausnahmeliste und zur Übersicht über sogenannte „Lifestyle"-Präparate. Deutsches Ärzteblatt. 2004; A-961: 101.

[2] **ESCOP Monographs:** The Scientific Foundation for Herbal Medicinal Products. 2. Aufl. Stuttgart: Thieme; 2003.

[3] **Kraft K:** Checkliste Phytotherapie. Stuttgart: Hippokrates; im Druck.

[3a] **ESCOP Monographs:** The Scientific Foundation for Herbal Medicinal Products. Second edition Supplement. Stuttgart: Thieme; 2009

[4] **Schulz V, Hänsel R:** Rationale Phytotherapie: Ratgeber für Ärzte und Apotheker. Berlin, Heidelberg, New York: Springer; 2004.

[5] **Wichtl M:** Teedrogen und Phytopharmaka. 4. Aufl. Stuttgart: Wissenschaftliche Verlagsgesellschaft; 2002.

[6] **Monographien des Committee on Herbal Medicinal Products (HMPC).** www.emea.europa.eu/htms/human/hmpc/hmpcmonographs.htm

Wichtige Adressen

Committee on Herbal Medicinal Products (HMPC)
HMPC Secretariat
EMEA
7 Westferry Circus
Canary Wharf
GB-London E14 4HB
Tel.: 0044 2074188400
www.emea.europa.eu

European Scientific Cooperative on Phytotherapy (ESCOP)
Argyle House
Gandy Street
Exeter
Devon EX4 3LS
UK
Tel.: 0044 1392 424626
www.escop.com

12 Phytotherapie

Gesellschaft für Phytotherapie e. V.
Uferstr. 4
51063 Köln
Tel.: 0221 4201915
www.phytotherapy.org

Herb Research Foundation
5589 Arapahoe Ave Ste 205
Boulder, CO 80304
USA
Tel.: 001 303 4492265
www.herbs.org

Kooperation Phytopharmaka
Plittersdorfer Str. 218
D-53173 Bonn
Tel.: 0228 365640
www.koop-phyto.org

Österreichische Gesellschaft für Phytotherapie (ÖGPhyt)
c/o Department für Pharmakognosie der Universität Wien
Pharmazentrum
Althanstr. 14
A-1090 Wien
Tel.: 0043 1427755201
www.phytotherapie.at

Schöpke, Thomas
Institut für Pharmazie - Ernst-Moritz-Arndt-Universität Greifswald
Botanik für Pharmazeuten
www.pharmakobotanik.de
www.pflanzen-bilder.de

Schweizerische Medizinische Gesellschaft für Phytotherapie SMGP
Zürcher Hochschule für angewandte Wissenschaften
Life Sciences and Facility Management
Grüental, Postfach
8820 Wädenswil
Schweiz
Tel.: 0041 58 934 58 06
www.smgp.ch

Zeitschriften

Planta medica
www.thieme.de/plantamedica

Zeitschrift für Phytotherapie
www.medizinverlage.de/fz/0722348x/index.html

13 – Hydrotherapie

Rainer Brenke, Eberhard Conradi

13.1	Definition	181
13.2	Basisinformation	181
13.3	Waschungen	188
13.4	Güsse	189
13.5	Wickel	194
13.6	Packungen, Auflagen und Kompressen	198
13.7	Wassertreten	200
13.8	Bürstungen	200
13.9	Teil- und Vollbäder	201
13.10	Dämpfe	206

13.1 Definition

In Anlehnung an Cordes u. Zeibig [20] wird unter Hydrotherapie die Anwendung von Wasser in fester oder flüssiger Form oder als Dampf zu medizinischen Zwecken verstanden, wobei das Wasser im Wesentlichen als Wärmeträger dient [16]. Hydrotherapeutische Reize sind sehr differenziert anwendbar und können sehr fein dosiert werden. In fester Form findet Wasser z. B. als Eis bei der Kryotherapie Anwendung, in flüssiger Form bei Bädern, Güssen, Wickeln und als Dampf z. B. beim Kopfdampfbad, dem Dampfstrahl oder der Dampfdusche. Das **Überwiegen der thermischen Reize** in der Hydrotherapie hat dazu geführt, dass Hydro- und Thermotherapie meist gemeinsam genannt und abgehandelt werden.

Nach Conradi [16] ist Hydrotherapie bei akuten Erkrankungen oder bei chronischen Krankheitszuständen kurmäßig, d. h. als **Reizserie**, angezeigt, um langfristig adaptive Prozesse und Umstimmungen im Körper auszulösen mit dem Ziel der Optimierung der Kreislauf- und Thermoregulation sowie der Stabilisierung der vegetativen Regulationslage.

Die Mehrzahl der hydrothermotherapeutischen Maßnahmen zählt zu den **passiven Maßnahmen**. Wärme und Kälte besitzen tief greifende Wirkungen auf verschiedene Funktionskreise. Die Ursache für die große Wirksamkeit thermischer Reize ist aus der Phylogenese zu erschließen. Es ist unbestritten, dass die Thermoregulation das Primat z. B. gegenüber der Herz-Kreislauf-Regulation innehat. Beim Hitzekollaps versagt oft der Kreislauf, die Thermoregulation jedoch zunächst nicht. Hydrotherapeutische Reize bzw. Wärme und Kälte können somit eine große Wirkung auch auf das Herz-Kreislauf-System oder andere Organsysteme ausüben.

Im Folgenden werden in erster Linie der Einsatz des Wassers in flüssiger Form und der thermische Wechselreiz der Sauna besprochen. Auf die Kryotherapie wird nur am Rande eingegangen.

13.2 Basisinformation

13.2.1 Geschichte

Die Hydrotherapie hat eine lange Geschichte (▶ Kap. 8 Geschichte der Naturheilverfahren) und reflektiert in Vielem die Geschichte der Medizin [4]. Schon **Hippokrates** sprach dem Wasser als einem Urelement heilende Wirkungen zu, und in der Kultur des Altertums galt das Badewesen als wichtiger Bestandteil. Mit seinen eigenen Zünften für das Badewesen stellte das Mittelalter einen Höhepunkt der Hydrotherapie dar, deren Bedeutung allerdings im späten Mittelalter wieder schwand, als offenbar wurde, dass sich die „Lustseuchen" (venerische Erkrankungen) durch das gemeinsame Benutzen der Bäder durch Männer und Frauen ausbreiteten. Erneut popularisiert wurde die Hydrotherapie durch die als „Wasserhähne" bekannten **Siegmund** (1640–1742) und **Johann Siegmund Hahn** (1696–1773). Als „begnadeter" Laie behandelte **Vinzenz Prießnitz** (1799–1851) die verschiedensten Krankheiten mit Wasser und entwickelte die Hydrotherapie methodisch fort („Prießnitz-Umschlag"). Den ersten Lehrstuhl für Hydrotherapie erhielt **Wilhelm Winternitz**, der sich 1864 in Wien auf dem Gebiet der Hydrotherapie habilitiert und die Praxis der Hydrotherapie durch intensive Kontakte zu Prießnitz gelernt hatte.

In Deutschland machte der katholische Priester **Sebastian Kneipp** (1821–1897) die Hydrotherapie in breiten Bevölkerungskreisen bekannt. Der Legende nach kam Kneipp durch Selbsterfahrung zur Hydrotherapie: Er soll sich durch kalte Bäder in der Donau im Winter von der Tuberkulose geheilt haben. Außerdem hatte er die Schriften von Siegmund und Johann-Siegmund Hahn intensiv studiert. Die temperaturansteigenden Teilbäder wurden von dem Berliner Arzt Georg Hauffe (1872–1936) in die Hydrotherapie eingeführt.

Da Kneipp um die Gefahr wusste, dass eine Wasserheilkunde ohne die Akzeptanz durch die Ärzteschaft zur Kurpfuscherei werden konnte, trat er in Wörishofen immer auch mit Ärzten in Verbindung und forderte die Zusammenarbeit mit der Universitätsmedizin. In Preußen erhielt Ludwig Brieger den ersten vergleichbaren Lehrstuhl; er wurde 1901 als Direktor der Neuen hydrotherapeutischen Anstalt der Berliner Charité berufen. Zuvor hatte sich Virchow über lange Zeit einer derartigen Institution erfolgreich widersetzt. Obwohl langjähriger Mitarbeiter und Oberarzt von Robert Koch, zu seiner Zeit also ein klassischer „Schulmediziner", wechselte Brieger auf den neu gegründeten Lehrstuhl, ein nicht selbstverständlicher Schritt [42].

13.2.2 Wirkungen

Die Anwendung von Wasser ist für den Menschen in der Regel mit Emotionen verbunden, da Wasser für uns eine weitaus größere Bedeutung hat, als nur als Nahrungs- bzw. Reinigungsmittel oder zum Kühlen oder Wärmen zu dienen. Gerade warmes Wasser vermittelt sowohl unmittelbar als auch im übertragenen Sinne ein **Gefühl der Wärme und Geborgenheit**. Vermutlich hängt dies mit der embryonalen Entwicklung zusammen, bei welcher der Embryo im Mutterleib im Wasser eingebettet ist. Neben der physiologischen Wirkung, die vorwiegend aus einer Inanspruchnahme der Thermoregulation resultiert, entfaltet Wasser daher vielfach auch eine psychische Wirkung. So können 37 °C warme Bäder signifikant Ängstlichkeit und Schmerzen schwangerer Frauen während der Wehen reduzieren [3]. Bei **chronisch herzkranken Patienten** (NYHA II–III) vermag ein häusliches Hydrotherapieprogramm signifikant die Lebensqualität zu steigern und Symptome zu lindern [40].

Ziele hydrotherapeutischer Anwendungen
- Zufuhr von Wärme
- Entzug von Wärme
- Auslösen einer reaktiven Hyperämie und damit Wärmeproduktion, d. h. Verlagerung von Körperwärme aus dem Körperkern an die Körperoberfläche

Grundsätzlich muss zwischen **unmittelbaren Wirkungen (Immediatwirkungen)** und **langfristigen Anpassungen** unterschieden werden. Eine einmalige kurzzeitige Anwendung stellt einen Reiz für den Organismus dar, der zunächst eine Stressreaktion im Sinne eines Eustresses auslöst. Erwünscht sind langfristige Anpassungen an wiederholte Reize im Sinne einer seriellen Anwendung.

Wirkfaktoren

Bei hydrotherapeutischen Reizen ist der **thermische Faktor** von entscheidender Bedeutung. Die Einteilung nach Cordes unterscheidet von –I = kühl (24–30 °C) bzw. +I = warm (38–40 °C) bis hin zu –VI = eiskalt (0–6 °C) bzw. +VI = unerträglich heiß (48–50 °C). Da Wasser Wärme bzw. Kälte um ein Vielfaches besser leitet als Luft, kommt der Temperaturdifferenz zur Haut eine besondere Bedeutung bei der Wirkung zu. Wichtig sind weiterhin der Umfang der Anwendung, die Geschwindigkeit einer möglichen Änderung der Reizintensität sowie der Wechsel zwischen „warm" und „kalt".

Als **mechanischer Faktor** ist zunächst der **hydrostatische Druck** von Bedeutung. Er ist für den Auftrieb verantwortlich, wodurch der Körper sein Eigengewicht nicht zu tragen braucht; hierdurch werden manche Behandlungen erleichtert oder auch möglich. Unterschätzt wird oft ein anderer Effekt des hydrostatischen Druckes: Im Vollbad kommt es zu einer Blutverschiebung von 700–800 ml aus den Speichervenen des Beines in den intrathorakalen Raum, was mit einer nicht unerheblichen Herzbelastung verbunden ist.

Andere mechanische Reize, die mit einer hydrotherapeutischen Anwendung verknüpft sein können, sind **Handreibungen**, **Beschöpfung** und **Bürstungen**. Diese können die Wirkung der Hydrotherapie modifizieren. Typische Beispiele sind die sogenannten mechanischen Bäder (Bürsten- oder Schöpfbäder, ▶ Kap. 13.8.2).

Ein typisches Beispiel für die Modifikation der hydrotherapeutischen Wirkfaktoren durch **chemische Reize** ist in den Zusatzbädern (Balneotherapie, Arzneimittelbäder) gegeben. Neben dem Einsatz von ätherischen Ölen sind Kohlendioxidbäder verbreitet, die insbesondere bei Herz-Kreislauf-Erkrankungen angewendet werden. Sie entlasten das Herz und senken den Blutdruck, was vor allem dadurch zustande kommt, dass Kohlendioxid die Warmrezeptoren reizt und die Kaltrezeptoren hemmt.

Wirksam sind auch **elektrische Faktoren**. Mit der Entwicklung der Elektrotherapie wurde die Anwendung von Wasser und Strom kombiniert. Zum einen können sich die Wirkungen addieren, zum anderen kann (Leitungs-)Wasser eine sich optimal der Körperoberfläche anpassende großflächige Elektrode darstellen.

Typische Beispiele sind die **Zwei- und Vierzellenbäder** und die **hydrogalvanischen Vollbäder** (Stanger-Bäder).

Die Nachwirkzeit hydrotherapeutischer Reize hängt von ihrer Intensität und Einwirkungsdauer ab. Bei mittleren bis starken Reizen beträgt sie ca. 3–4 Std. Eine praktische Schlussfolgerung daraus ist, dass nach einem hydrotherapeutischen Reiz **ausreichend lange Reizpausen** eingehalten werden sollten, um Fehlregulationen zu vermeiden. Unter stationären Bedingungen ist diese Erkenntnis besonders wichtig, da ein Patient nicht zu viele Reize in zu kurzer Zeit erhalten sollte. Die Befindlichkeit des Patienten während und nach Reizen ist ein entscheidender Parameter.

Reizformen

Wärme und Kälte reizen die Thermorezeptoren. Ihre Dichte ist je nach Körperregion unterschiedlich. Sie nimmt von peripher nach zentral zu. Die meisten Thermorezeptoren finden sich im Bereich des Bauches bis unter die Brust und im Gesichtsbereich. Speziell die Kaltrezeptoren haben ihre geringste Dichte an den Fingern.

Im Indifferenzbereich (im Wasser 32–35 °C, in der Luft 28–32 °C) haben thermische Reize allenfalls eine geringe Wirkung auf das Thermoregulationssystem. Außerhalb dieses Bereiches unterscheidet man folgende Reizformen:

- **Kaltreize** sind kurzfristige Anwendungen von Wasser im Temperaturbereich von ca. 12–16 °C. Wasser wird schon mit einer unter 28–30 °C liegenden Temperatur als kalt empfunden, löst aber in diesem Bereich keine ausreichenden Reaktionen aus. Beispiele sind Waschungen, Güsse und Teilbäder (▶ Kap. 13.3, 13.4, 13.9). Je nach Temperatur, Umfang der Anwendung und Reizdauer kann eine unterschiedliche Dosierung erfolgen.
- **Warmreize** werden mit einer Temperatur von 37–39 °C appliziert. Ziel ist häufig die Aufwärmung nach oder vor einer Kaltanwendung.
- **Heißanwendungen** kommen meist im Zusammenhang mit einer temperaturansteigenden Anwendung zum Einsatz (allmähliche Steigerung der Wassertemperatur von 35 auf 45 °C). Beispiele sind temperaturansteigende Teilbäder und der Blitzguss (▶ Kap. 13.9, 13.4.12).
- **Wechselwarme Reize** können z. B. der Gewöhnung an Kaltreize und dem Üben des Gefäßspiels dienen; durch mehrfache Wiederholung steigt der Reizeffekt. Sie kommen besonders als Güsse und Teilbäder zur Anwendung (▶ Kap. 13.4, 13.9).

Physiologische Reaktionen

Nach Reizung der Thermorezeptoren der Haut leiten afferente Fasern die Erregung an das Thermorezeptorenzentrum im Hypothalamus weiter. Die Efferenzen erfolgen über motorische und vegetative Fasern. In Abhängigkeit vom Umfang des thermischen Reizes wird die Thermogenese in inneren Organen und der Skelettmuskulatur (Kältezittern) aktiviert, die Hautgefäße verändern ihren Durchmesser zur Wärmeabgabe oder zum Sparen von Wärme, die Schweißdrüsen steigern in Wärme ihre Produktion.

Eine typische Reaktion auf Kälte ist auch die sogenannte **Gänsehaut**, ein Relikt aus der Phylogenese, bei der ein dickeres, mit Luftpolstern versehenes Fell eine bessere Kälteisolation bewirkte.

Diese Reaktionen haben die Konstanz der Körperkerntemperatur zum Ziel. Zusätzlich beeinflussen Wärme und Kälte immunologische Reaktionen und die Aktivität des Hormonsystems, speziell des Hypophysen-Nebennierensystems. Akute thermische Reize, besonders aber serielle Anwendungen beeinflussen das Immun- bzw. Resistenzsystem [46]. Wichtige Stellglieder der Thermoregulation sind auf der einen Seite die **Vasomotorik** und damit das Herz-Kreislauf-System und das Schwitzen („physikalische Wärmeregulation"), auf der anderen Seite die **Thermogenese** mit den Anteilen zitterfreie Thermogenese (chemische Wärmeregulation) und Wärmeerzeugung über den Muskeltonus (Kältezittern). Auch das bewusste Verhalten kann im Sinne der Thermoregulation beobachtet werden, sei es das Aufsuchen einer wärmeren oder kälteren Umgebung oder die Wahl geeigneter Kleidung.

Viele Reaktionen auf hydrotherapeutische Reize können als physiologische Reaktion auf einen thermischen Reiz beschrieben werden. Zunächst lassen sich **lokale**, **reflektorische**, z. B. konsensuelle, und **generalisierte Wirkungen** unterscheiden. Beispiele für **lokale Reaktionen** sind die Vasokonstriktion der Hautgefäße bei Kälte, ihre Dilatation bei Wärme und die reaktive Hyperämie. Die Temperaturreize führen oftmals zu unterschiedlichen Reaktionen der Blutgefäße der Haut und der im Körperinneren. Nach Hauffe reagieren oberflächliche und tiefe Gefäße auf einen örtlichen thermischen Reiz gleichsinnig. Bei einem generalisierten Reiz reagieren Hautdurchblutung („Peripherie") und die Durchblutung innerer Organe („Kesselgebiet") gegensinnig. Allerdings läuft die Blutgefäßreaktion innerhalb eines Gebietes stets gleichsinnig aus.

Ein Beispiel für einen **örtlichen thermischen Reiz** mit gleichlaufender Reaktion der Durchblutung in der Tiefe ist das **ansteigende Armbad**, bei dem sich sowohl die Hautdurchblutung als auch die Durchblutung des Herzens verbessern.

Bei einer **konsensuellen Reaktion** reagieren auch körperferne Abschnitte auf einen örtlichen Reiz. Diese Erkenntnis wird z. B. dann umgesetzt, wenn im eigentlichen Behandlungsgebiet Kontraindikationen für thermische Reize bestehen, so bei einer einseitigen pAVK. Hier kann die gewünschte Durchblutungssteigerung im Erkrankungsgebiet durch Wärmeeinflüsse auf der Gegenseite erzielt werden. Dieser Sonderfall der konsensuellen Reaktion wird auch als **kontralaterale Reaktion** bezeichnet.

Klinische Wirksamkeit

Für folgende Bereiche findet sich eine – allerdings eher beansprucht als nachgewiesene – Wirksamkeit:

- Herz-Kreislauf-System; hier insbesondere Hypotonie, paroxysmale Tachykardien
- Abwehrsystem
- Endokrinium

13 Hydrotherapie

Weiterhin finden sich vigilanzfördernde, stimmungsaufhellende und antidepressive Wirkungen. Auch die präventive Bedeutung ist von hohem Wert.

13.2.3 Therapie

Während der langen Geschichte der Hydrotherapie haben sich viele verschiedene Methoden herausgebildet. Ausführliche Darstellungen finden sich z. B. bei Bachmann [2], Cordes u. Zeibig [20] und Krauß [37]. Die Einhaltung einer exakten Technik ist auch deshalb notwendig, um durch gleich bleibende Reize ein Einschleifen bedingt-reflektorischer Vorgänge zu erleichtern.

Anwendungsformen

Nach Cordes u. Zeibig [20] erfolgt die Einteilung nach der **Art der Anwendung**:
- **Anwendungen mit einem Tuch:** Waschungen, Abklatschungen, Abreibungen, Wickel, Auflagen, Kompressen, Umschläge, Packungen.
- **Anwendungen mit fließendem Wasser:** Güsse, Duschen, Unterwasserdruckstrahlbehandlungen.
- **Anwendungen mit hydrostatischem Druck:** Bäder mit und ohne Medikamentenzusätze, Teilbäder, hydroelektrische Bäder, Schwimmen, Bewegungsbad.
- **Anwendungen ohne hydrostatischen Druck:** Sauna, Dampfbäder.

Krauß [37] beschreibt folgende Einteilung nach der **Stärke des Reizes**:
- **Kleine Hydrotherapie (milde Reize):** Abwaschungen, Abreibungen, Trockenbürstungen, ansteigende Teilbäder bis zum Umfang eines Unterarm- oder Fußbades, wechselwarme Fußbäder, kalte Güsse bis zum Umfang eines Kniegusses, Wassertreten, Wickel bis zur Größe eines Brustwickels, feuchte Wärme geringen Umfangs, warme Heusackauflagen, kleine Peloidpackungen.
- **Mittlere Hydrotherapie (mittelstarke Reize):** ansteigende Bein-, Sitz- oder Halbbäder, Bürsten- und Schöpfbäder, warme Zusatzbäder, kalte Reibesitzbäder, Rumpfwickel und feuchte Dreiviertelpackungen mit mittlerer Liegedauer, Sitzdampfbäder, Sauna bei vorsichtiger Handhabung.
- **Große Hydrotherapie (stark wirksame Reize):** Überwärmungsbad, russisch-römisches Dampfbad, subaquales Darmbad, Vollblitzguss, lang liegende feuchte Dreiviertel- und Ganzpackungen, Sauna in üblicher Handhabung.

Reizintensität

Als **stark wirksam** gelten allgemein Temperaturen im Bereich von 39–45 °C sowie unterhalb von 19 °C. **Mittelstark wirksam** sind Temperaturen zwischen 23 und 27 °C sowie ein schwächerer Reiz bei 36–37 °C. Außerhalb dieses Bereiches kommen **extrem stark** wirksame Reize, z. B. bei der Heißen Rolle oder der Kryotherapie, zum Einsatz. Wassertemperaturen zwischen 28 und 35 °C haben keinen gesundheitlichen Nutzen, sieht man von den Bewegungsbädern ab.

Eine alte Regel der Physiotherapie besagt, dass kleine Reize aktivieren, mittelstarke kräftigen und fördern, übergroße Reize jedoch eher hemmen und daher dem Organismus schaden. Ob sich diese Auffassung heute in Zeiten der extrem Verarmung an natürlichen Reizen aufrecht erhalten lässt oder ob nicht auch von extremen Reizen wie kalten Seebädern oder dem Winterbaden ein gesundheitlicher Nutzen zu erwarten ist, ist kritisch zu hinterfragen. Die Erfahrungen sprechen jedenfalls dafür, dass bei Vermeidung von Übertreibungen und zu großer Reizhäufigkeit oder Reizdauer bei entsprechender Konstitution auch intensive Reize der Gesundheit förderlich sein können.

> **Merke:** Ein hydrotherapeutischer Reiz wirkt umso stärker, je deutlicher der Temperaturreiz von der Körpertemperatur abweicht, je größer die behandelte Körperoberfläche und je länger die Dauer der Anwendung ist.

▶ **Tab. 13.1** Erwünschte und unerwünschte Wirkungen von Wärme und Kälte.

	Wärme	Kälte
erwünschte Wirkungen	• Durchblutungs- und Stoffwechselsteigerung • Freisetzung von Mediatoren • Aktivierung von Lyosomen und Enzymen • Steigerung lokaler Abwehrmechanismen • Senkung der Schmerzschwelle • bessere Dehnbarkeit von bindegewebigen Strukturen • gesenkter Muskeltonus	• Schmerzlinderung durch unmittelbare Rezeptorenbeeinflussung • antientzündliche Wirkung • je nach Ausgangslage gesenkter Muskeltonus • verminderte Ödemneigung • antihämorrhagische Wirkung
unerwünschte Wirkungen	• erhöhte Ödemneigung, vor allem Lymphödeme • gesteigerte Blutungsneigung • vermehrte Aktivität kollagenolytischer Enzyme • Stimulation von Entzündungsreaktionen • unerwünschte Kreislaufeffekte	• Zirkulationsstörungen • Muskelsteifigkeit (bei langanhaltender Einwirkung) • Erhöhung der Viskosität der Synovia • ungünstige reflektorische Fernwirkungen

Wärme und Kälte weisen zum Teil vergleichbare Wirkungen und damit ähnliche Indikationen auf. Jedoch können die Patienten auch bei gleicher Diagnose unterschiedlich reagieren. Die Anwendung von Wärme und Kälte ist daher nicht nur der Diagnose und dem Behandlungsziel anzupassen, sondern auch den **individuellen Reaktionen** des Patienten. Starre Regeln und feste Temperaturverläufe, wie sie Ende des 19. und Anfang des 20. Jahrhunderts vorgegeben wurden, konnten sich nicht bewähren. Grundsätzlich erwünschte und unerwünschte Wirkungen von Kälte und Wärme finden sich in ▶ Tab. 13.1.

Therapeutische Empfehlung
Der Therapeut sollte die Erfahrungen des Patienten berücksichtigen.

Für die Reaktion auf den thermischen Reiz ist auch die **Tageszeit** von ausschlaggebender Bedeutung. Entsprechend dem zirkadianen Rhythmus und der im Tagesverlauf ansteigenden Kerntemperatur wirken Kaltreize am Morgen intensiver, weil sie der Anstiegstendenz der Körpertemperatur entgegen wirken. Analog dazu beanspruchen Wärmeanwendungen am Morgen die Regulationsleistungen des Organismus weniger stark als abends, wenn der Wärmehaushalt auf Wärmeabgabe eingerichtet ist.

Therapeutische Empfehlungen
- Als aktivierende Anwendung ist beim Bettlägerigen die morgendliche kalte Waschung physiologisch sinnvoll. Warme Vollbäder sollten dagegen am Abend eher vermieden werden, Teilbäder sind unbedenklich.
- Zum Abend hin können Kaltanwendungen den Tagesgang der Körperkerntemperatur unterstützen und den Schlaf fördern.

Cave
In der Praxis sollten Fehlreaktionen nach Möglichkeit durch einen angepassten Ablauf vermieden werden:
- **Ein zu intensiver oder falsch eingesetzter Kaltreiz, z. B. auf kalter Haut, kann zu einer lang anhaltenden Vasokonstriktion mit Blässe der Haut, Schmerzen und ausbleibender Wiedererwärmung führen.**
- **Zu intensive Heißreize, die nicht ansteigend appliziert wurden, können eine paradoxe Gefäßreaktion bewirken.**
- **Als Folge einer vegetativen Fehlregulation können Fehlregulationen des Herz-Kreislauf-Systems auftreten, so pektanginöse Beschwerden, Kreislaufkollaps, Schwindel, Kopfschmerzen oder Unruhezustände.**

Diese Störungen können durch angepasste, einschleichende Reizdosierung vermieden werden. Treten sie dennoch auf, ist der Verlauf in der Regel harmlos und meist durch einfache Maßnahmen, z.B. eine kalte Herzkompresse oder kalte Güsse bei Kollapsneigung, zu beherrschen.

✚ **Merke: Die Einschätzung des Reaktionstyps des Patienten ist Teil der Indikationsstellung.**

Anwendungsdauer
Die empfohlene Dauer hydrotherapeutischer Anwendungen entspricht langen Erfahrungen (▶ Tab. 13.2).

Grundregeln der Hydrotherapie
Bei der Anwendung hydrotherapeutischer Maßnahmen sind folgende Hinweise zu beachten:
- Die **technisch korrekte Durchführung** der Maßnahmen ist unabdingbar.
- Wichtigster Anhaltspunkt für korrekte Wasseranwendung und das Vermeiden von Fehlregulationen ist das **thermische Wohlbefinden** des Patienten.
- **Kaltreize** sind besonders für akute und lokale Krankheitsprozesse geeignet, **Wärmeanwendungen** eher für

▶ **Tab. 13.2** Dauer hydrotherapeutischer Anwendungen (Übersicht).

Anwendung	Dauer
Vollbad	10–20 Min.
Teilbad	10–15 Min.
Wechselteilbad	• indifferent oder warm: 15 Min., 1–2-mal • kalt: 8–10 Sek., 2-mal • Immer mit einem Kaltreiz abschließen.
Dämpfe	10–15 Min.
Heusackpackung	30–45 Min.
wärmeentziehende Wickel	bis zur Erwärmung der Wickeltücher, wiederholtes Anlegen
Wickel zur Erzeugung reaktiver Hyperämie	• bis zum Auftreten eines wohligen Wärmegefühls (30–45 Min.) • Ist es nach 10 Min. zu keiner Erwärmung gekommen, werden die Wickeltücher entfernt.
schweißtreibende Wickel	2–3 Std.
Güsse, Blitzguss, kalte Teilbäder, Wasser- oder Schneetreten	• keine festen Zeitvorgaben: Anwendung entsprechend dem Befinden und sichtbarer Reaktionen • Cave: Frieren, Blässe der Haut, Kälteschmerz oder lokale Missempfindungen zwingen zum Abbruch.

chronische. Der Therapeut sollte immer das Empfinden des Patienten beachten.
- Bei **kalter Haut** darf kein Kaltreiz appliziert werden. In diesem Fall sollte zuvor eine Erwärmung durch Bewegung oder durch warmes Wasser, z. B. Fußbad, erfolgen.
- Nach einem Kaltreiz sollte nach wenigen Minuten eine **Wiedererwärmung** erfolgen. Gegebenenfalls kann dieser Prozess durch Zufuhr von Wärme von außen (warmes Fußbad, Einpacken in warme Decken, Bettwärme, warme Getränke) oder durch Bewegung angestoßen werden.
- Nach Kaltwasseranwendungen (z. B. kaltes Armbad) sollte das Wasser in den meisten Fällen **nur abgestreift** und nicht vollständig abgetrocknet werden. Zum einen kann man so den Kühleffekt durch die Verdunstung nutzen, zum anderen wird die Reaktion auf den thermischen Reiz durch eine zusätzliche mechanische Reizung der Haut durch das Abtrocknen nicht behindert. In der Praxis sollte man sich z. B. nach einem Bad mit feuchter Haut ins Bett legen.
- Kaltanwendungen sollten in einem **warmen Raum** durchgeführt werden.

Weitere wichtige Kriterien betreffen folgende Parameter:
- **Reizintensität:** Hier ist die augenblickliche körperliche Verfassung zu berücksichtigen.
- **Konstitution**: Astheniker haben meist ein verstärktes Wärmebedürfnis. Teilbäder und kurzzeitige kleinere temperierte Anwendungen sollten hier bevorzugt werden. Pykniker vertragen meist kräftige, umfassende Kaltanwendungen. Athleten zeigen oft eine ausgeprägte Kälte- und Wärmesensibilität und vertragen mittlere bis grenzwertig starke Reize ohne Extreme am besten.
- **geschlechtsspezifische Besonderheiten:** Frauen sind meist kälteempfindlicher als Männer, insbesondere vor der Mensis. Nach der Mensis werden dagegen Kaltreize oftmals besser vertragen als Warmreize. Im Klimakterium sind die Reaktionen sehr verschieden.
- **vegetative Ausgangslage:** Zur Beurteilung dient neben der anamnestischen Erfassung offensichtlicher funktioneller Störungen des Wärmehaushaltes in der Praxis meist die Messung von Puls und Blutdruck. Auch die klinische Beobachtung sogenannter vegetativer Zeichen wie übermäßiges Schwitzen, Hauttemperatur, schnelles Erröten der Haut oder die Beurteilung des Dermografismus kann hilfreich sein. In früheren Jahren wurde auch großer Wert auf die Beurteilung des Puls-Atem-Quotienten gelegt. So wurde postuliert, dass bei einem Puls-Atem-Quotienten über 4 eine erniedrigte Reizschwelle vorliegt und die Reaktionsbereitschaft gefördert ist. Bei einem Puls-Atem-Quotienten unter 4 sollte das Verhalten umgekehrt sein.
- **zeitlicher Faktor:** Zu den Mahlzeiten sollte ein Abstand von mindestens 30 Min. eingehalten werden. Eine Ausnahme bilden die speziellen Anwendungen, mit denen die Verdauungsfunktion angeregt werden soll.
- **Genussmittel:** Sie beeinträchtigen die Wirkung hydrotherapeutischer Maßnahmen. Insbesondere vor und nach den Anwendungen sollte nicht geraucht werden.
- **Alter**, **Morbidität** bzw. **Komorbidität** (insbesondere Diabetes mellitus mit autonomer Polyneuropathie), **Arteriosklerose:** Diese Faktoren stellen schwer einschätzbare Regulationshinderinisse dar.

> **Cave**
>
> Bei psychischen Belastungssituationen und psychiatrischen Erkrankungen kann es zu deutlichen Fehlreaktionen kommen.

13.2.4 Methoden der Abhärtung

Sauna und Hydrotherapie

Die **Sauna** ist die effektivste und praktikabelste Methode zur Abhärtung (▶ **Kap. 14** Sauna, Dampfbad und andere Verfahren zur Ganzkörperhyperthermie). Insbesondere die Anregung des Immunsystems scheint an die milde Hyperthermie durch die Sauna gekoppelt zu sein. Eine Verbesserung der Durchblutungsregulation ist jedoch nur durch Kaltreize bzw. den Wechsel aus Warm- und Kaltreizen zu erreichen.

Eine besonders extreme Variante der Abhärtung ist das **Winterschwimmen** oder das **Eisbaden**, bei denen nach einem kurzen Erwärmungslauf im freien Gewässer ein kurzes Bad bis zu wenigen Minuten Dauer erfolgt. Neben allgemein positiven gesundheitlichen Effekten konnte eine gesenkte Infektneigung nachgewiesen werden, die wohl vor allem auf einer besseren Durchblutungsregulation der Akren und damit des Nasen-Rachen-Raumes beruht [9]. Eisbader weisen eine erhöhte vegetative Stabilität und deutliche biochemische Veränderungen im Sinne einer Stärkung antioxidativer Schutzmechanismen auf [8, 48, 49]. Die Belastung des Herz-Kreislauf-Systems ist deutlich höher als beim Saunabaden.

> **Cave**
>
> Ein arterieller Hypertonus, pAVK, Herzrhythmusstörungen sowie alle Erkrankungen, die sich durch Kälte verschlechtern, verbieten das Eisbaden.

Allerdings scheint Joggen an kalter Luft im Winter in üblicher Sportbekleidung sogar mit einer höheren Kreislaufbelastung verbunden zu sein als das kurze Eintauchen in kaltes Wasser.

Andere praktikable hydrotherapeutische Maßnahmen, denen eine abhärtende Wirkung nachgesagt werden, stellen **kurze Kaltreize** in verschiedener Form dar:
- kaltes Duschen
- kaltes Wassertreten
- kalte Armbäder
- wechselwarme Bäder für die Unterschenkel

Neben psychologischen Wirkungen kommen folgende **physiologische Anpassungen** in Betracht [10]:
- Verbesserung der Thermoregulation und damit verbundene Kreislaufumstellungen (bessere Durchblutung der Akren)
- reflektorische Beeinflussung der Schleimhautdurchblutung im Nasen-Rachen-Raum
- vegetative Stabilisierung mit Abnahme eines Hypersympathikotonus
- Beeinflussung von Immun- und Resistenzparametern, in erster Linie wohl an eine milde Hyperthermie gekoppelt
- biochemische Veränderungen im Sinne einer Stärkung antioxidativer Schutzmechanismen (Regimen refrigerans als „oxidativer Stress")
Dieser Effekt scheint an die Kaltreize gekoppelt zu sein.

Im Gegensatz zur Sauna, für die auch im Kindesalter schon vor längerem ein eindeutiger präventiver Effekt auf Erkältungskrankheiten gezeigt werden konnte [18], scheinen einfache hydrotherapeutische Anwendungen im Vorschulalter keinen Einfluss auf die Infekthäufigkeit und deren Verlauf zu haben [29]. Dem stehen frühere, klinisch positive Erfahrungen entgegen [33, 34, 41]. Bei Erwachsenen scheinen aber auf jeden Fall auch einfache kalte Güsse einen nachweisbaren Effekt im Hinblick auf die Häufigkeit grippaler Infekte zu haben, wobei ein statistisch signifikanter Einfluss ähnlich wie bei der Sauna nach einem Vierteljahr nachweisbar ist [23].

Weitere Maßnahmen
Hierzu zählen
- moderat dosiertes **körperliches Ausdauertraining**, jedoch kein Leistungssport,
- **Sonnen- bzw. UV-Bestrahlung** in vernünftigen Grenzen (**Cave:** kein Sonnenbrand, keine Übertreibung),
- **Vollwerternährung** sowie Zufuhr von Vitaminen und anderen Antioxidanzien.

Als abhärtende Maßnahme ist insbesondere bei Kindern auch das **Tragen geeigneter Kleidung** zu betrachten. Schlecht luftdurchlässige Kleidungsstücke schaffen am Körper ein Mikroklima, das dem der Subtropen entspricht. Wärmestau und Schwitzen mit Durchfeuchten der Kleidung sind daher bei körperlichen Aktivitäten unvermeidbar. Die natürlichen „Gesundheitsmotoren", wie Luft und dosierte Kaltreize, müssen die Möglichkeit haben, an die Haut zu gelangen. Daher ist es sinnvoll, mehrere dünne Kleidungsstücke übereinander zu tragen, von denen bei Bedarf auch eines ausgezogen werden kann [33, 34].

Die von Vogler beschriebene Methode der **Schleimhautregie** dient der lokalen Abhärtung. Reflektorisch soll die Durchblutung im Nasen-Rachen-Raum, den Nasen-Nebenhöhlen und im Bronchialsystem angeregt werden.

Die Schleimhautregie wird am besten mit dem morgendlichen Zähneputzen verbunden und umfasst intensives Räuspern, Gurgeln und das Bürsten von Zahnfleisch, Gaumen und – mit Vorsicht – der Zunge. Kalte Gesichtsgüsse und eventuelle Nasenspülungen mit einer isotonischen Salzlösung (z. B. Emser Salz) schließen die Maßnahme ab.

13.2.5 Indikationen und Kontraindikationen
Diese werden im Folgenden im Zusammenhang mit dem jeweiligen Verfahren vorgestellt.

13.2.6 Kombinationsmöglichkeiten
Hydrotherapeutische Maßnahmen bzw. Verfahren der Thermotherapie lassen sich mit vielfältigen anderen Verfahren kombinieren. Verbreitet ist z. B. die Kombination von Wärme (Fango oder andere warme Auflage bzw. ein warmes Bad oder die Sauna) mit einer **Massage**.

Für die zeitliche Reihenfolge gibt es sowohl für eine Wärmeanwendung vor einer Massage als auch danach Argumente. Verbreitet ist die Klassische Massage nach vorangegangener Wärmeapplikation, da hier die Muskulatur bereits entspannt ist. Für die Bindegewebsmassage wird dagegen eine umgekehrte Kombination bevorzugt, da nach Wärme und bei schweißiger Haut die Behandlungstechnik erschwert ist.

Sinnvoll ist auch eine Kombination von Wärme oder Kälte mit einer anschließenden Krankengymnastik. Wärme sowie Kälte wirken schmerzlindernd und können so gute Voraussetzungen für die **Krankengymnastik** schaffen; bei der Wärme kommt hinzu, dass Bänder, Sehnen und Gelenkkapseln nach Wärme besser dehnbar und mobilisierbar sind. Das betrifft auch die sinnvolle Kombination einer warmen oder heißen Auflage mit einer anschließenden Atemtherapie.

> **Cave**
>
> Die Kombination von intensiven Ganzkörperüberwärmungen (wie Sauna) mit sportlicher Aktivität kann problematisch sein. Dies betrifft ein erhöhtes Herz-Kreislauf-Risiko bei fehlendem zeitlichen Abstand; beim Leistungssportler kommt hinzu, dass die Reaktionsfähigkeit z. B. nach der Sauna geringer ist, was Höchstleistungen beeinträchtigen kann. Auch extreme Kaltanwendungen wie das Winterschwimmen sollten nicht mit einer nachfolgenden sportlichen Belastung kombiniert werden.

13 Hydrotherapie

13.2.7 Abrechnung

Aus dem Bereich der Hydrotherapie können nur wenige Positionen zur Abrechnung gebracht werden.

GOÄ

Position 530: Kalt- oder Heißpackungen oder heiße Rolle.
Position 531: Leitung eines ansteigenden Teilbades.
Position 532: Leitung eines ansteigenden Vollbades.

GebüH

Position 36.1: Leitung eines ansteigenden Vollbades.
Position 36.2: Leitung eines ansteigenden Teilbades.
Position 37.1: Teilheißluftbad, z. B. Kopf oder Arm.
Position 37.2: Ganzheißluftbad, z. B. Rumpf oder Beine.

13.3 Waschungen

Im Folgenden werden **kalte Waschungen** dargestellt.

Da Kaltreize am Morgen besonders anregend wirken und kalte Waschungen andererseits eine recht milde Anwendung darstellen, werden sie besonders häufig morgens durchgeführt.

Nach Kneipp gilt folgender Grundsatz: „Wessen Körper kalt ist, den fröstelt oder friert, der nehme nie eine Waschung, vor allem nie eine ganze Waschung vor." [35]

Allgemeine Durchführung

- Die Wassertemperatur sollte 12–16 °C betragen; nur im Ausnahmefall und bei besonders empfindlichen Patienten kann sie am Anfang bei ca. 20–23 °C liegen.
- Ein grobleinenes Tuch, ca. 50 x 50 cm, wird 4-fach zusammengelegt, in kaltes Wasser getaucht und danach ausgewrungen, so dass es nicht mehr tropft.
- Dann wird der warme Körper mit leichtem Druck mit dem Tuch gewaschen, sodass sich ein dünner, feuchter Film auf der Haut bildet.
- Der Patient wird nicht abgetrocknet, sondern kehrt noch feucht, mit dem Schlafanzug bekleidet, in das Bett zurück (bzw. bleibt dort) und wird mit der Bettdecke zugedeckt. Bei kleineren Anwendungen wird der behandelte Körperteil sofort nach der Behandlung zugedeckt.
- Mögliche Zusätze sind z. B. Essig, Kräuterabkochungen oder Salz.

13.3.1 Kalte Oberkörperwaschung

Wirkungen

Anregung des Kreislaufs, Förderung von Durchblutung und Hautstoffwechsel. Bei serieller Anwendung milder abhärtender Effekt, Entlastung des Herzens, Training des Wärmehaushalts.

Indikationen

Infektprophylaxe und Kreislaufanregung, auch beim bettlägerigen und schwer kranken Patienten, vegetative Labilität, Wärmehaushaltsstörungen und rheumatische Erkrankungen.

Kontraindikationen

Extreme Auskühlung.

13.3.2 Kalte Unterkörperwaschung

Wirkung

Schlaffördernd.

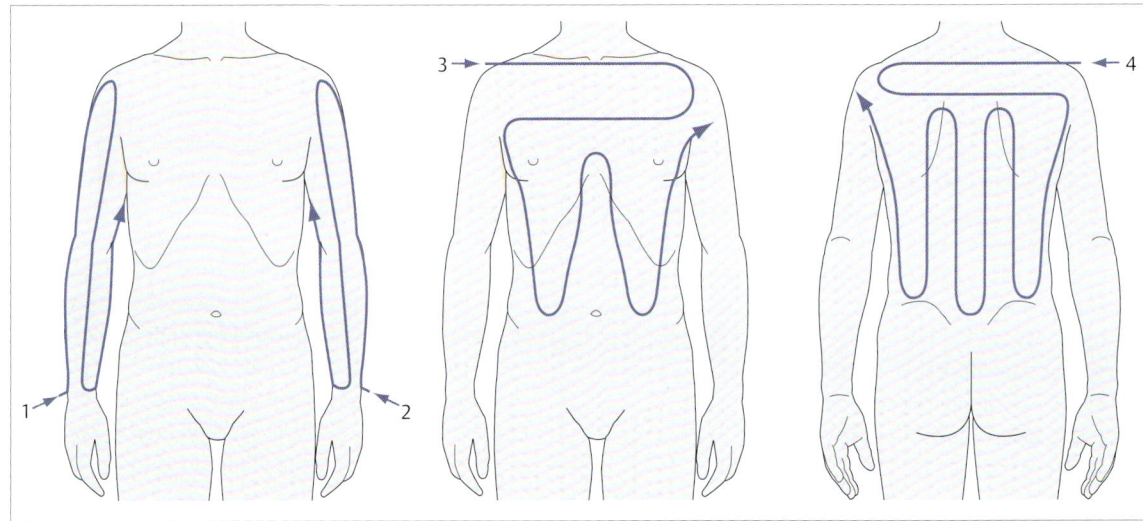

▶ Abb. 13.1 Die Oberkörperwaschung ist als milder Reiz auch für schwer kranke, bettlägrige Patienten geeignet.

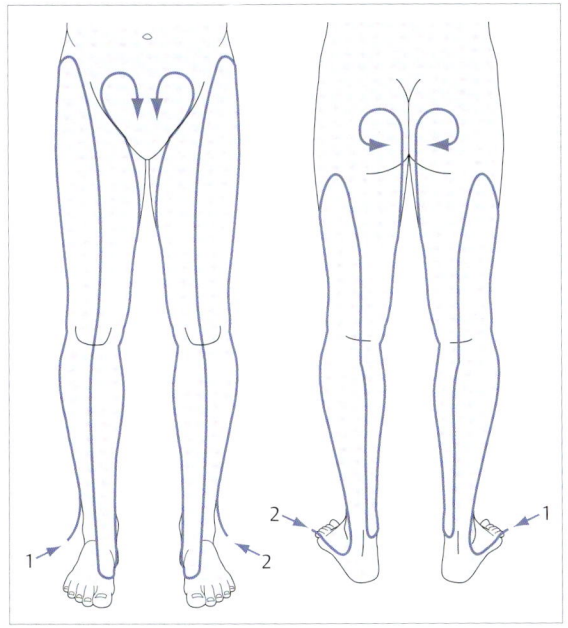

▶ Abb. 13.2 Unterkörperwaschung

Indikationen
Vegetative Labilität, Wärmehaushaltsstörungen, rheumatische Erkrankungen, Infektanfälligkeit, Einschlafstörungen, Varizen, chronisch venöse Insuffizienz, Neigung zu Obstipation und Blähungen.

Kontraindikationen
Entzündliche Erkrankungen des Urogenitalsystems und des Unterleibs, Frösteln.

13.3.3 Kalte Ganzwaschung
Wirkungen
▶ Kalte Oberkörperwaschung, jedoch intensiver. Besonders ausgeprägt ist der abhärtende und den Kreislauf anregende Effekt.

Indikationen
▶ Kalte Ober- und Unterkörperwaschung.

Kontraindikationen
Auskühlung.

13.3.4 Kalte Leibwaschung
Diese Anwendung ist heute relativ wenig verbreitet.

Wirkungen
Förderung des Schlafes, Anregung der Darmtätigkeit.

Indikationen
Einschlafprobleme, Störungen der Verdauung wie Obstipation und Blähungen.

Kontraindikationen
Akut entzündliche Erkrankungen des Urogenitalsystems, Auskühlung.

13.3.5 Kalte Serienwaschung
Wirkungen
Wiederholt nacheinander angewandte kalte Waschungen können Wärme abführen und damit Fieber senken, sie wirken schweißtreibend und regen den Kreislauf an.

Indikationen
Akute grippale Infekte oder andere Infektionskrankheiten mit Fieber.

Kontraindikationen
Temperaturanstieg während der Fieberphase, erkennbar am Kältegefühl oder Schüttelfrost. Zur Abkürzung dieser Fieberphase sollte dem Körper Wärme zugeführt werden.

13.4 Güsse

Mit einem Guss wird ein **Wassermantel** erzeugt, der den behandelten Körperteil komplett umgibt. Mit Ausnahme der Druckstrahlgüsse ist ausschließlich der thermische Reiz von Bedeutung. Zusätzliche mechanische Reize werden vermieden. Deshalb werden für die meisten Güsse Schläuche mit einem relativ großen Durchmesser verwendet, wobei viel Wasser mit wenig Druck austreten und somit den erwünschten „Ummantelungseffekt" erzeugen kann, ▶ Abb. 13.3.

Die **Einteilung nach der Temperatur** ergibt folgende Güsse:
- kalte Güsse: 10–14 °C
- temperierte Güsse: 18–20 °C

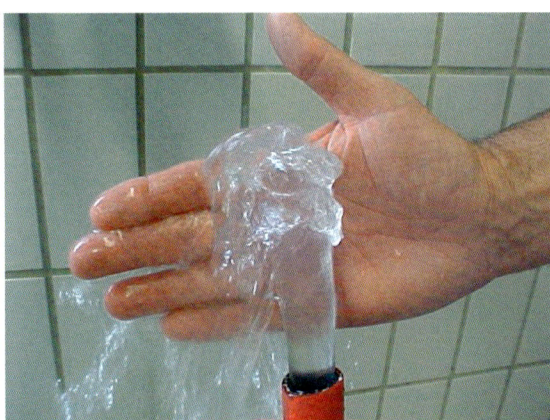

▶ Abb. 13.3 Prinzip des Gusses: Ummantelung der Haut bzw. der Extremität mit gleichmäßigem und weichem Wasserstrahl. Viel Wasser soll mit wenig Druck fließen.

13 Hydrotherapie

- heiße Güsse: 40–42 °C
- wechselwarme Güsse (Wechselgüsse) und ansteigende Güsse:
  - Beginn mit der Warmphase, ca. 38 °C, 1–2 Min.
  - Kaltphase: 10–16 °C, 10–20 Sek.

Warm- und Kaltphase erfolgen im Wechsel; jeder wechselwarme Guss wird mit einer Kaltanwendung beendet.
Nach dem Druck ergeben sich folgende Güsse:
- **Flachguss**
  - Dieser wird ohne bzw. mit nur geringem Druck verabreicht, um zusätzliche mechanische Reize, welche die Gefäßregulation beeinflussen könnten, zu vermeiden. Möglichst viel Wasser soll den zu behandelnden Körperteil sanft umfließen und „ummanteln".
  - Dazu dient ein an die Wasserleitung angeschlossener Schlauch mit einem Durchmesser von ca. 2 cm bzw. ¾ Zoll.
  - Schlauchanschlüsse für normale Wasserhähne haben meist einen zu geringen Durchmesser, weshalb man sich mit einem sogenannten umgekehrten Reduzieranschluss behelfen kann.
  - Eine Variante ist die Ausführung mit einem geeigneten Gefäß, z. B. einer Kanne oder einem Eimer.
- **Druckstrahlguss (Blitzguss)**
  - Zur thermischen Wirkung kommt der mechanische Druckreiz des Wasserstrahls. Er wird aus einer Entfernung von 3–4 m mit einem Druck von 2–4 Bar appliziert.
  - Dazu dient ein Schlauch mit relativ geringem Durchmesser bzw. eine variable Düse am Ende des Schlauches.
  - Je nach Ziel der Anwendung können die Wassertemperaturen von kalt bis heiß oder auch wechselwarm gewählt werden.

— Cave —

Blitzgüsse stellen sehr starke Reize dar, bei denen die Reaktionsfähigkeit des Patienten und die Kontraindikationen streng beachtet werden sollten. Auch aufgrund der notwendigen Technik sind sie nicht zur Selbstanwendung geeignet.

T Therapeutische Empfehlung
Zur Erzielung einer optimalen Wirkung des thermischen Reizes empfiehlt es sich, andere äußere Reizfaktoren und Ablenkungen möglichst gering zu halten, um die Reaktion ungestört ablaufen zu lassen. Nach Kneipp gilt folgende Regel: „Beim Guss halt's Maul, sonst ist die Wirkung faul." [35]

Kontraindikationen
Allgemeine Kontraindikationen sind Menstruation, kalte Haut, Frieren oder Frösteln, Harnwegsinfekte, Lumboischialgien.

13.4.1 Kalter Knieguss oder Unterschenkelguss

Wirkungen
Lokal: reaktive Hyperämie, konsensuelle Gefäßreaktionen, Förderung der Durchblutung, Blutdrucksenkung, Entstauung und Tonisierung der Venen, vegetativ ausgleichend und schlaffördernd.

Indikationen
Neigung zu kalten Füßen, vasomotorisch bedingter Kopfschmerz, pAVK Stadium I–II, Hitzegefühl in den Beinen, chronisch venöse Insuffizienz, Varicosis und Thrombophlebitis.

Kontraindikationen
▶ Kap. 13.4, Kontraindikationen

— Cave —

Keinen Kaltreiz auf kalter Haut anwenden.

13.4.2 Wechselwarmer Knieguss

Wirkungen
Anregung der Durchblutung, Gewöhnung an Kaltreize, wenn diese noch nicht vertragen oder nicht adäquat beantwortet werden; Senkung des Blutdrucks durch anhaltende Vasodilatation.

Durchführung
- Beginn mit einer Warmanwendung (36–38 °C) am rechten Bein analog dem kalten Knieguss
  ▶ Abb. 13.4 a + b.
- Nach Behandlung des linken Beines schließt sich der gleiche Guss an beiden Beinen mit kaltem Wasser an (Temperatur ca. 18 °C).
- Warm- und Kaltanwendung werden wiederholt, erst am Schluss die Fußsohlen behandeln.

Indikationen
Migräneartige Kopfschmerzen, pAVK Stadium I–II, Hitzegefühl, z. B. im Klimakterium.

Kontraindikationen
▶ Kap. 13.4, Kontraindikationen

13.4 Güsse

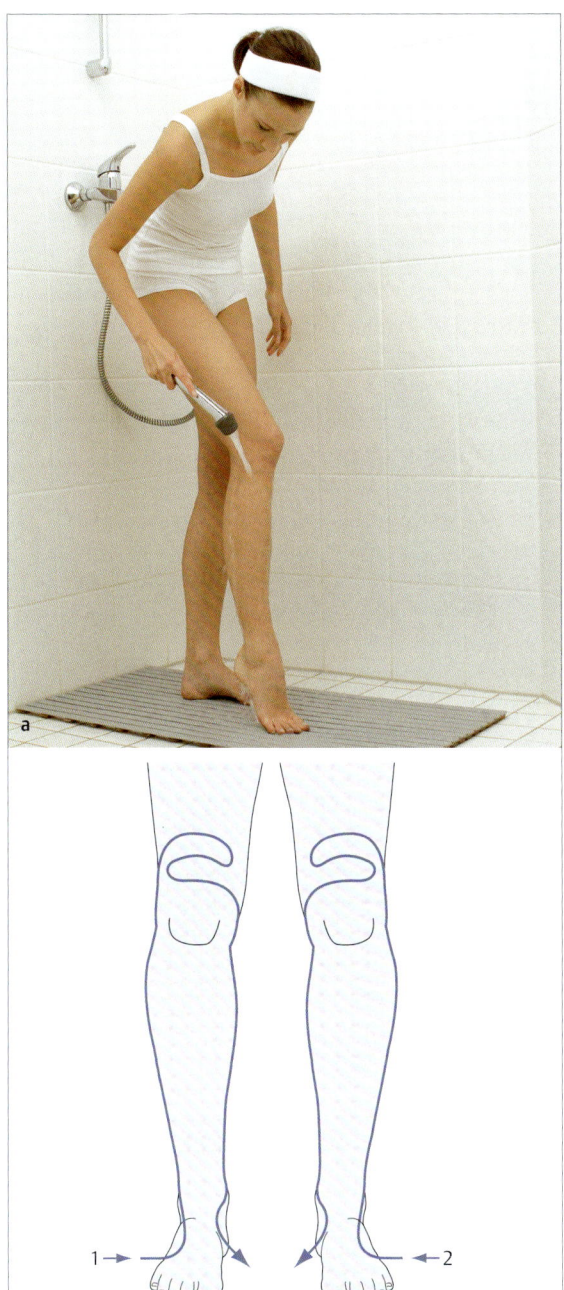

▶ Abb. 13.4 a +b Ausführung eines Kniegusses: der Wasserstrahl muss mit wenig Druck ausfließen und die Extremität „ummanteln".

13.4.3 Kalter Schenkelguss

Wirkungen
▶ Knieguss; wird er auf den Bauchbereich ausgedehnt, ist zusätzlich eine reflektorische Wirkung auf den Darm zu erwarten.

Durchführung
Die Ausführung des kalten Schenkelgusses erfolgt analog dem kalten Knieguss, allerdings wird der Gussstrahl bis über das Gesäß geführt.

Indikationen
Krampfaderleiden, pAVK Stadium I–II, Schlafstörungen, chronische Obstipation.

Kontraindikationen
▶ Kap. 13.4, Kontraindikationen

> **T Therapeutische Empfehlung**
> Bei chronischer Obstipation kann zusätzlich eine sogenannte **Leibspirale** mit kreis- oder spiralförmiger Umgießung um den Nabel zur Anwendung kommen.

13.4.4 Wechselwarmer Schenkelguss

Wirkungen
▶ Wechselwarmer Knieguss; sie sind jedoch wegen der größeren Fläche intensiver.

Durchführung
▶ Wechselwarmer Knieguss; der Schenkelguss reicht jedoch höher am Schenkel hinauf.

Indikationen
▶ Wechselwarmer Knieguss oder kalter Schenkelguss.

Kontraindikationen
▶ Kap. 13.4, Kontraindikationen

> **T Therapeutische Empfehlung**
> Durch den Wechsel von Warm- und Kaltreiz können auch Patienten therapiert werden, die bei ausschließlicher Anwendung von Kaltreizen noch kein ausreichendes Regulationsvermögen aufweisen.

13.4.5 Kalter Armguss

Wirkungen
Allgemein anregend und tonisierend, Auslösung einer reaktiven Hyperämie.

Indikationen
Allgemeine Müdigkeit oder Abgespanntheit, funktionelle Herzbeschwerden, Hypotonie.

Kontraindikationen

Schwerwiegende Herzerkrankungen, insbesondere KHK und Herzrhythmusstörungen, Asthma bronchiale, Wärmedefizit mit Frieren oder Frösteln, Raynaud-Syndrom, konstant kalte Akren.

> **T Therapeutische Empfehlung**
> Ein kalter Armguss eignet sich hervorragend zur Selbstanwendung.

13.4.6 Wechselwarmer Armguss

Wirkungen

Anregung der Durchblutung bei noch nicht ausreichender Verträglichkeit eines kalten Armgusses (Gewöhnung an Kaltreize), Blutdrucksenkung durch Vasodilatation.

Durchführung

▶ Knieguss.

Indikationen und Kontraindikationen

▶ Kalter Armguss.

> **T Therapeutische Empfehlung**
> Der wechselwarme Guss ist auch für Patienten mit unzulänglicher Regulationsfähigkeit geeignet.

13.4.7 Kalter Armguss mit Brustguss

Wirkungen

Allgemeine Anregung und Tonisierung, Auslösung einer reaktiven Hyperämie, Kreislaufanregung, Erfrischung, Gewebestraffung. Der Reiz ist wegen des größeren Gussumfangs intensiver als beim kalten Armguss.

Durchführung

- Wie beim kalten Armguss wird **am rechten Arm außen** begonnen und der drucklose Wasserstrahl bis zur Schulter geführt.
- Nach kurzem Verweilen im Schulterbereich wird der Wasserstrahl **an der Innenseite des Armes** wieder abwärts geführt.
- Nach Behandlung des linken Armes wird mit dem Wasserstrahl in Form einer Acht **über der Brust** gekreist.

Indikationen

Abhärtung bei Infektanfälligkeit, allgemeine Müdigkeit und Abgeschlagenheit.

Kontraindikationen

▶ Kalter Armguss.

13.4.8 Heißer bzw. ansteigender Lumbalguss

Aufgrund seiner hohen Temperatur gehört der heiße Lumbalguss zu den Anwendungen mit starker Reizwirkung.

Wirkungen

Muskelrelaxation und starke Hyperämisierung im behandelten Bereich, reflektorische Wirkung auf die Organe im Bauchraum und im kleinen Becken.

Durchführung

- Der Patient sitzt auf einem Hocker oder auch – bei entsprechender Mobilität im häuslichen Bereich – auf dem Badewannenrand.
- Ein Wasserstrahl von ca. 34 °C wird langsam **vom Gesäß nach kranial** geführt. Die Wassertemperatur kann allmählich innerhalb von etwa 10 Min. auf ca. 43–45 °C gesteigert werden.
- Bei Eintreten einer deutlichen Hyperämie kann der Guss beendet werden.
- Der Patient sollte sich danach gut abtrocknen und im Bett nachruhen.

> **T Therapeutische Empfehlungen**
> - Will man gezielt auf die Bauchorgane einwirken, sollten auch die entsprechenden **Segmente der Lendenwirbelsäule** bzw. **des thorakolumbalen Übergangs** in die Behandlung einbezogen werden.
> - Gegebenenfalls kann die Wärme auch eine gute **Vorbehandlung der Krankengymnastik** sein, da es in der Regel zu einer Schmerzlinderung und besseren Beweglichkeit kommt.

Indikationen

Akute, mit Schmerzen einhergehende Funktionsstörungen am Bewegungsapparat, wie akute Lumboischialgien, lokale oder pseudoradikuläre Schmerzen im LWS-Bereich z. B. als Folge von Blockierungen, sowie funktionelle abdominelle Erkrankungen oder Erkrankungen im kleinen Becken, die positiv auf Wärme reagieren.

Kontraindikationen

Wärmeunverträglichkeit, lokal entzündliche Prozesse.

> **Cave**
> Bei akuten Entzündungen im behandelten Bereich vorsichtig vorgehen.

13.4.9 Heißer Nackenguss

Diese Gussart zählt zu den Therapien mit geringer Reizstärke (▶ **Abb. 13.5**). Im Allgemeinen ist die Temperaturführung beim heißen Nackenguss ansteigend.

13.4 Güsse

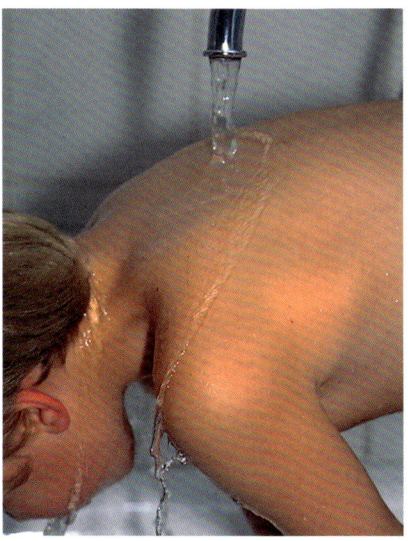

▶ **Abb. 13.5** Heißer Nackenguss: Die Temperatur wird langsam von warm bis heiß gesteigert.

Wirkungen
Muskelentspannung, allgemeine und örtliche Vasodilatation.

Durchführung
- Die Praxis des heißen Nackengusses hängt von den örtlichen Gegebenheiten ab. Zu Hause kann der Patient z. B. über den Rand der Badewanne gebeugt stehen und sich mit den Armen auf einem in der Wanne stehenden Hocker abstützen.
- Der Wasserstrahl wird **vom Nacken her bis zum oberen Ende der Halswirbelsäule** geführt.
- Temperaturverlauf: von ca. 34 °C bis zur Verträglichkeitsgrenze von ca. 43–45 °C.

> **T Therapeutische Empfehlung**
> Durch behutsame Bewegungen des Kopfes kann die muskelrelaxierende Wirkung der Wärme gesteigert werden.

Indikationen
Muskuloskeletale Beschwerden wie akuter Schiefhals, chronische Schulter-Nacken-Beschwerden, Spannungskopfschmerzen, Migräne, Tinnitus, Wetterfühligkeit, milde Depressionen.

Kontraindikationen
Hypertonus, Herzinsuffizienz ab NYHA III, Hyperthyreose.

13.4.10 Kalter Gesichtsguss
Im Gesichtsbereich finden sich extrem viele Kaltrezeptoren, weshalb hier Kaltreize besonders wirksam sind. Außerdem hat die Gesichtshaut enge reflektorische Verbindungen zur Schleimhaut des Nasen-Rachen-Raumes, was für seine abhärtende Wirkung von Bedeutung ist. Nach Kneipp gilt der kalte Gesichtsguss auch als „Schönheitsguss".

Wirkungen
Reaktive Hyperämie, reflektorische Wirkungen, lokales „Gefäßtraining", allgemein anregend.

Durchführung
- Die Anwendung kann sowohl mit einem Schlauch erfolgen als auch mit einem kleinen Gefäß, wobei das Wasser bei über das Waschbecken oder über die Badewanne gebeugtem Kopf **von der Stirn her über das Gesicht** gegossen wird.
- Dabei soll von der rechten zur linken Seite behandelt werden.

> **T Therapeutische Empfehlung**
> Um zusätzliche mechanische Hautreize zu vermeiden und den Reiz durch die Verdunstungskälte zu intensivieren, sollte das Gesicht nach dem Guss nicht abgetrocknet, sondern nur **leicht abgetupft** werden.

Indikationen
Allgemein zur Abhärtung bei Infektanfälligkeit, Erschöpfungszustände, manche Kopfschmerzsyndrome, Kreislaufregulationsstörungen.

Kontraindikationen
Kälteunverträglichkeit, insbesondere Kälteallergie.

13.4.11 Kalter Vollguss
Wirkungen
Vegetative Stabilisierung, Anregung von Stoffwechsel, Atmung und Kreislauf.

Durchführung
Hier handelt sich um eine intensive Anwendung, die nach folgenden **tradierten Kriterien** erfolgt:
- erst herzfern, dann herznah
- erst peripher, dann zentral
- erst unten, dann oben
- erst außen, dann innen
- erst rechts, dann links

Vor Beginn ist es ratsam, die Herz- und Stirngegend abzukühlen. Besonders bei Anwendung des kalten Vollgus-

ses als Abkühlungsmaßnahme, z. B. nach der Sauna oder einem warmen Vollbad, ist zügiges Vorgehen angezeigt:
- Zunächst erfolgt ein **Unterschenkelguss an der Rückseite**, anschließend ein Armguss rechts und links. Der kleinere Teil des Wassers (ca. ein Drittel) sollte vorn ablaufen, der größere (ca. zwei Drittel) hinten. Dabei sollte der Wasserstrahl bis zur Schulter geführt werden.
- Nach Umdrehen des Patienten behandelt man die **Vorderseite** in Analogie zur Rückseite. In Schulterhöhe sollte die Seite mehrfach gewechselt werden.
- Die Prozedur wird mit der sogenannten **Leibspirale** (mehrmaliges Umkreisen des Bauchbereiches mit dem Wasserstrahl im Uhrzeigersinn) fortgesetzt.
- Der Guss wird mit einem **abwärts geführten Wasserstrahl** an der Außenseite des linken Beines abgeschlossen.

> **Therapeutische Empfehlungen**
> - Der kalte Vollguss ist nur für **robuste und kreislaufstabile Patienten** geeignet und sollte niemals als eine der ersten Maßnahmen eingesetzt werden.
> - Man sollte mit kleineren Reizen, etwa in Form von Unterschenkel- oder Armgüssen, beginnen.
> - Bei allgemeiner Arteriosklerose und vegetativer Erschöpfung ist Vorsicht geboten.
> - Nach dem kalten Vollguss ist das Einhalten von Bettruhe angezeigt.

Indikationen
Der kalte Vollguss wirkt ausgesprochen abhärtend und ist als Abkühlungsmaßnahme nach der Sauna und zur Stoffwechselsteigerung beim metabolischen Syndrom und bei Übergewicht geeignet.

Kontraindikationen
Unzureichende Herz-Kreislauf-Belastbarkeit, fehlende Gewöhnung an Kälte.

13.4.12 Blitzguss
Blitzgüsse sind je nach Umfang sehr intensive und extreme Anwendungen, was wohl auch schon Kneipp veranlasst hat, sie als „**Skalpell der Hydrotherapie**" zu bezeichnen. Sie beruhen auf dem Prinzip, dass Wasser mit Überdruck auf den Körper geleitet wird (▶ Druckstrahlguss, S. 190). Blitzgüsse werden nach ihrer Durchführung spezifiziert (▶ Tab. 13.3).

> **Therapeutische Empfehlung**
> Bezüglich der Reizstärke sollte sich der Therapeut langsam an die individuelle Verträglichkeitsgrenze herantasten, was Erfahrung erfordert.

▶ **Tab. 13.3** Blitzgüsse

Bezeichnung	Ausführung
einfacher Blitzguss	kalter Knie-, Schenkel-, Rücken- oder Vollblitzguss, Heißblitzguss des Rückens
Wechselblitzguss	• 1-maliger Wechsel zwischen Heiß- und Kaltreiz • typische Anwendung: Knie-, Schenkel- und Rückenvollblitzguss
Segmentblitzguss	• an den typischen Reflexzonen (Head-Zonen oder Mackenzie-Zonen) zur reflektorischen Beeinflussung innerer Organe • Variante: Blitzgussmassagebad als Kombination aus einem warmen Dreiviertelbad mit zusätzlichem Segment- oder Rückenheißblitz Hier wird die sogenannte **5-B-Regel** (warmes Bad – Blitzguss – warmes Bad – Blitzguss – Bett) angewendet.

Wirkungen
Anregung des Stoffwechsels, Abhärtung gegenüber grippalen Infekten.

Indikationen
Ausgeprägter Muskelhartspann, chronische Ischialgien, Menstruationsbeschwerden, Funktionsstörungen des Magen-Darm-Traktes, pAVK Stadium I–II.

Kontraindikationen
Alle **akuten Erkrankungen** zählen als Kontraindikationen. Bei umfangreicheren Güssen und unzureichender Herz-Kreislauf-Belastbarkeit verbieten sich diese intensiven Anwendungen, ebenso bei einem überempfindlichen vegetativen Nervensystem, einer ausgeprägten Varicosis oder Thrombophlebitis oder anderen Entzündungen im Behandlungsbereich, bei Marcumarisierung oder Blutungsneigung allgemein.

13.5 Wickel

Ein Wickel wird als ein Umschlag um den ganzen Umfang eines Körperteiles definiert. Wickel werden in der Regel nach dem behandelten Körperteil bzw. der Körperregion benannt, z. B. Hals-, Brust-, Leib-, Arm-, Bein-, Rumpf-, Waden-, Knie- oder Fußwickel (▶ Abb. 13.6).

Wickel können zu folgenden Zwecken eingesetzt werden:
- **Wärmeentzug:** Bei einer Erwärmung des Wickeltuches muss der Wickel sofort gewechselt werden.
- **Wärmeerzeugung:** Der Wickel bleibt 30–60 Min. liegen. Ein schweißtreibender Wickel sollte für

2–3 Std. liegen bleiben, wobei der Patient aber unter Beobachtung stehen muss.

Allgemeine Durchführung

- Im Allgemeinen benutzt man nach Kneipp 3 Tücher. Das Fortlassen des Zwischentuches dient manchen Behandlern als „Rationalisierungsmaßnahme".
- Die **innere Lage** stellt ein grobes Leintuch dar, das in Wasser getaucht und anschließend so weit ausgewrungen ist, bis es nicht mehr tropft.
- Anschließend wird das nasse Tuch eng um den zu behandelnden Körperteil gelegt (am Brustkorb in Inspirationsstellung!). Größere Luftblasen sollten vermieden werden, da sonst eine schnelle Wiedererwärmung durch die einsetzende Hyperämie verhindert wird und es zu einem Kältegefühl mit Frösteln und der Gefahr der Auskühlung kommt.
- Als **Zwischentuch** wird ein trockenes Tuch aus Baumwolle über das erste Tuch gewickelt; es sollte 3–4 cm über die Ränder des ersten Tuches hinaus ragen.
- Den Abschluss bildet ein trockenes **Außentuch**, z. B. aus Flanell oder Wolle.

> **T Therapeutische Empfehlungen**
> - Die Wickeltücher sollten nach Gebrauch stets gut ausgewaschen werden.
> - Aus hygienischen Gründen sollte jeder Patient sein eigenes Wickelmaterial verwenden.

13.5.1 Kalter wärmeerzeugender Wickel

Wirkungen

Zunächst kommt es durch plötzlichen Wärmeentzug zu einer **starken vegetativen Reaktion** mit Ansteigen des Sympathikotonus. Dies ist mit Vasokonstriktion, Blutdruckanstieg und Stoffwechselaktivierung verbunden. Die Atmung vertieft und beschleunigt sich. Bleibt es bei der einmaligen Applikation des Kaltreizes und wird eine Auskühlung z. B. durch ungehinderte Verdunstung verhindert, so beobachtet man nach 5–10 Min. eine Erwärmung und vegetative Umschaltung mit Vasodilatation als Ausdruck einer **reaktiven Hyperämie**. Durch die einsetzende Hyperämie erwärmt sich der Wickel, die Wärme staut sich und kann durch das äußere Tuch bzw. die Bettdecke nur schlecht nach außen abgegeben werden, was die Erwärmung verstärkt. Gleichzeitig erfolgen eine Entspannung der Muskulatur und Schmerzlinderung. Außerdem wirkt der Wickel reflektorisch auf innere Organe.

Durchführung

- Vor der Anwendung muss der Patient harmonisch durchgewärmt sein. Geeignete Maßnahmen zur Erwärmung können z. B. aktive Bewegung, die Zufuhr warmer Getränke oder ein warmes Fußbad sein.
- Der Patient sollte zumindest bei größeren Wickeln im Bett liegen und gut eingepackt bzw. zugedeckt werden, um Auskühlungen zu verhindern und die erwünschte Gefäßreaktion zu beschleunigen.
- Die Liegedauer des typischen kalten Wickels beträgt bis zur Auslösung einer reaktiven Hyperämie 45–60 Min. Wird der kalte Wickel dagegen als „schweißtreibender" Wickel eingesetzt, so bleibt er bei sonst gleicher Technik 1½–2 Std. liegen.
- Bei nicht ausreichend schneller Wiedererwärmung nach dem Kaltreiz kann eine Unterstützung des Organismus durch Wärmezufuhr erfolgen (Wärmeflasche, warme Getränke, warmes Fußbad).

> **Cave**
> Sollte nach 8–10 Min. kein wohliges Wärmegefühl bestehen, muss der Wickel zur Vermeidung von Auskühlungen und Fehlregulationen entfernt werden.

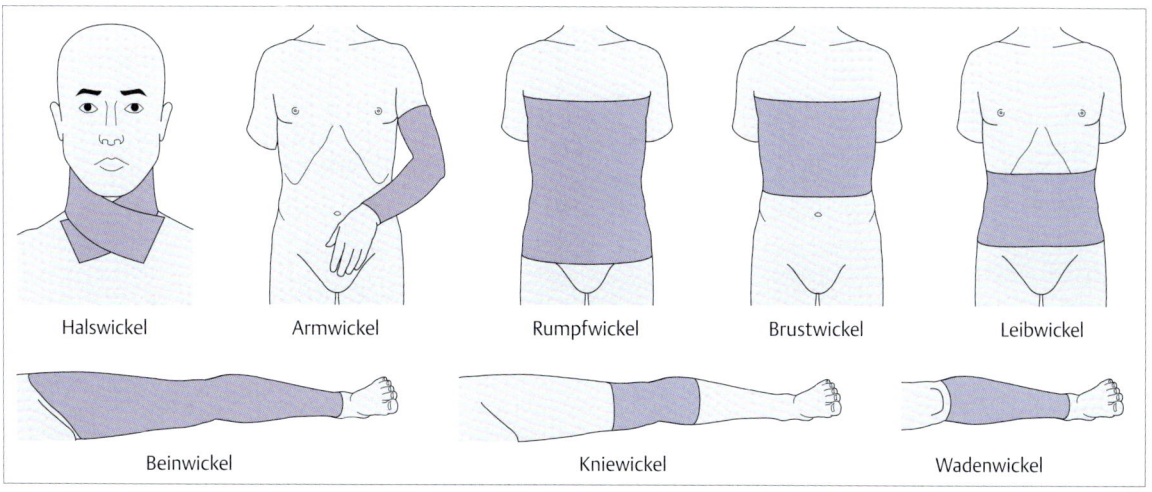

▶ Abb. 13.6 Verschiedene Wickelformen.

Halswickel · Armwickel · Rumpfwickel · Brustwickel · Leibwickel
Beinwickel · Kniewickel · Wadenwickel

Indikationen
▶ spezifische Wickel.

Kontraindikation
Unzureichende Reaktionsfähigkeit des Organismus.

13.5.2 Kalter wärmeentziehender Wickel

Besteht – z. B. bei örtlichen Entzündungsprozessen oder zur Fiebersenkung – die Indikation zum Wärmeentzug, so wird versucht, das Auslösen einer reaktiven Hyperämie zu verhindern, da diese mit einer zumindest örtlichen Überwärmung verbunden wäre. Dies erreicht man durch ein **mehrfaches Wechseln der Wickel**, wodurch eine Erwärmung verhindert wird. Manche Praktiker fordern auch eine nicht zu kalte Wassertemperatur, um eine initiale Vasokonstriktion zu minimieren.

Wirkungen
Bei geeigneter Technik Wärmeentzug, dadurch Hemmung von Entzündungsprozessen, Straffung von Gewebe, Schmerzlinderung.

Durchführung
▶ Kalter wärmeerzeugender Wickel.
- Die Anwendungsdauer beträgt ca. 7–8 Min.; der Wickel muss gegebenenfalls mehrfach erneuert werden.
- Der Wadenwickel zur Fiebersenkung sollte abgenommen werden, wenn er nicht mehr als kalt empfunden wird.
- Zudem sollte er nur **in der passenden Fieberphase** eingesetzt werden, d. h. während der Wärmeabgabe (Schwitzen).

> **Cave**
> Während des Temperaturanstieges (Schüttelfrost) ist ein wärmeentziehender Wickel (z. B. Wadenwickel) kontraindiziert, hier kann der Prozess nur durch Wärmezufuhr oder medikamentöse Dämpfung unterstützt werden.

Indikationen
Lokale Entzündungsprozesse, wie Thrombophlebitis, Hämatome, Prellungen, Überanstrengungen, z. B. nach langem Stehen oder Gehen, Fieber in der Phase der Wärmeabgabe.

Kontraindikationen
Akute Harnwegsinfekte, beginnender oder bestehender grippaler Infekt, Fieber in der Phase des Temperaturanstiegs (Schüttelfrost), Frieren oder Frösteln.

13.5.3 Warme Wickel

Bei unzureichender Regulationsfähigkeit kann es den Organismus zunächst überfordern, auf einen kalten Wickel adäquat mit der Ausprägung einer reaktiven Hyperämie zu reagieren und so Wärme zu produzieren. In diesem Fall kann die Verordnung warmer Wickel mit dem Ziel der örtlichen Wärmezufuhr angezeigt sein.

13.5.4 Nasse Strümpfe („Nasse Socken")

Wirkungen
Lokale und konsensuelle reaktive Hyperämie.

Durchführung
- Dünne Leinenstrümpfe werden in kaltem Wasser ausgewrungen und nass angezogen. Darüber werden **Wollstrümpfe** getragen, die größer als die Leinenstrümpfe sein sollten. Sie dienen der Auslösung einer reaktiven Hyperämie und sind besonders bei Neigung zu kalten Füßen, die oftmals am Einschlafen hindern, angezeigt.
- Bei kalter Haut muss eine **Vorwärmung** durch ein ansteigendes oder warmes Fußbad erfolgen.
- Die Strümpfe bleiben so lange am Fuß, wie sie als angenehm empfunden werden.

> **T Therapeutische Empfehlung**
> Wird – wie bei der Varicosis – nur der Kältereiz angestrebt, sollten die Strümpfe vor der Wiedererwärmung ausgezogen werden.

Indikationen
Einschlafstörungen, Varicosis.

Kontraindikationen
„Organisch" bedingte arterielle Durchblutungsstörungen, unzureichende Regulationsfähigkeit der Blutgefäße mit fehlender Wiedererwärmung und entzündliche Unterleibserkrankungen. Auch bei ausgeprägten lokalen Veränderungen (z. B. Fußpilz) sollte man zurückhaltend sein.

13.5.5 Kalter Lendenwickel

Wirkungen
Ausgleichend auf innere Organe und das vegetative Nervensystem.

Durchführung
- Der Bereich des Wickels umfasst den Rippenbogen bis zur Mitte der Oberschenkel (▶ Abb. 13.7).
- Die Anwendungsdauer beträgt 45–75 Min.; auf eine zeitgerechte Wiedererwärmung ist zu achten.

Indikationen

Chronische Obstipation, arterieller Hypertonus, Einschlafstörungen, Entzündungen der Magenschleimhaut, Krampfzustände im Magen-Darm-Trakt, traditionell (und wenig zeitgemäß) auch Ulcera duodeni et ventriculi, Gallenblasenentzündungen, Pankreatitis.

Kontraindikationen

Es gelten die allgemeinen Kontraindikationen zur Anwendung von Kälte. So darf ein kalter Lendenwickel nicht beim fröstelnden Patienten angelegt werden; hier ist Wärmezufuhr, z. B. ein warmes Fußbad, nötig. Bei fehlender Wiedererwärmung sollte er entfernt werden.

13.5.6 Heißer Brustwickel

Wirkungen

"Entkrampfung" der Muskulatur der Bronchien, Schleimlösung, Förderung des Auswurfs.

Durchführung

- Der Wickel sollte so lange verbleiben, wie er als warm empfunden wird.
- Zusätze zum Wasser (z. B. *Thymian*, *Heublumen*) oder Einreibungen, die ätherische Öle enthalten, können die Wirkung verstärken.

> **T Therapeutische Empfehlung**
> In der Praxis kommt häufiger als der heiße Wickel eine nicht zirkulär angewandte **heiße Auflage** zum Einsatz. Eine Variante ist die Auflage mit heißen Kartoffeln, die die Wärme besonders lange halten.

Indikationen

Atemwegserkrankungen, besonders chronische Bronchitis.

Kontraindikationen

Eine Unverträglichkeit intensiverer Wärmeanwendungen, insbesondere von Seiten des Herzens, kann die Anwendung begrenzen.

13.5.7 Kalter Brustwickel

Wirkungen

Vegetativ ausgleichende und reflektorische Wirkung auf Herz und Lunge. Entzündungshemmung, Verdünnung des Bronchialsekrets durch die verbesserte Durchblutung, Senkung des Blutdrucks, Fiebersenkung, Schmerzlinderung.

Durchführung

- Der Brustwickel reicht von der Achselhöhle bis zum Rippenbogen (▶ Abb. 13.8).
- Er bleibt bis zum Auftreten eines ausgeprägten Wärmegefühls, in der Regel 45–75 Min., liegen.
- Kommt es nach ca. 10 Min. nicht zur Wiedererwärmung, sollte er entfernt werden.

Indikationen

Funktionelle Herzerkrankungen, arterieller Hypertonus, Atemwegserkrankungen wie Bronchitis, Pneumonie, Pleuritis und Asthma bronchiale.

Kontraindikationen

Kälteempfindlichkeit, unzureichende Wiedererwärmung.

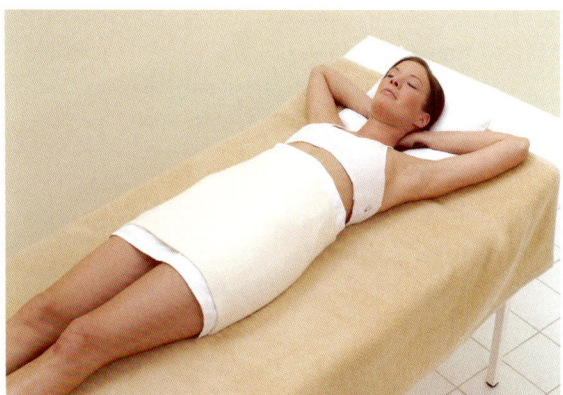

▶ Abb. 13.7 Kalter Lendenwickel: Die Tücher müssen faltenlos und straff um den Rumpf gewickelt werden.

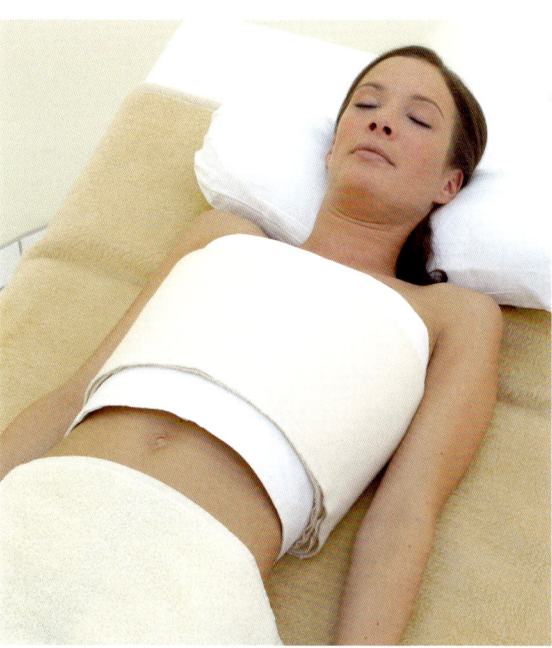

▶ Abb. 13.8 Kalter Brustwickel: Das faltenfreie und straffe Anlegen des Wickels soll in Inspiration erfolgen.

13.5.8 Kalter Halswickel

Wirkungen

Wärmeentzug oder Wärmeerzeugung (▶ S. 194), beruhigende Wirkung auf die Schleimhäute der Hals- und Rachenregion.

Durchführung

- Bei allgemein stärkerem Krankheitsgefühl sollte **Bettruhe** eingehalten werden.
- Ist das Ziel der Anwendung ein lokaler Wärmeentzug und damit meist auch eine Abschwellung, sollte der kalte Halswickel beim Auftreten einer reaktiven Hyperämie (erkennbar am einsetzenden Wärmegefühl) erneuert werden.
- Eine Variante stellt die Anwendung mit kaltem Quark dar.
- Anwendung bis zum Einsetzen eines angenehmen Wärmegefühls, bei chronischen Prozessen gegebenenfalls auch über die ganze Nacht.

Indikationen

- akute Halsentzündung, milde Hyperthyreose
- Bei chronischen Prozessen wird die wärmeerzeugende Variante bevorzugt.

Kontraindikationen

Kälteunverträglichkeit.

> **Cave**
>
> Sollte es zu einer Schmerzzunahme kommen, ist der Wickel sofort zu entfernen.

13.6 Packungen, Auflagen und Kompressen

Packungen sind Wickel, die mehr als die Hälfte des Körpers betreffen, z. B. die Dreiviertelpackung, das „nasse Hemd" oder der sogenannte spanische Mantel.

Eine **Auflage** umfasst den betreffenden Körperteil nicht zirkulär, sondern nur einen Teil, z. B. die Leberauflage.

Kompressen entsprechen den Auflagen, werden aber an einer kleineren Region eingesetzt, z. B. die Herzkompresse.

Der Aufbau von Wickeln, Kompressen und Auflagen ist vergleichbar (S. 194 f.).

13.6.1 Heublumensack

Wirkungen

Traditionell gilt der *Heublumensack* als Morphium der Naturheilkunde. Er wirkt schmerzstillend, spasmolytisch, allgemein sedierend, regt die Durchblutung und den Stoffwechsel an und hat ein gutes Wärmehaltvermögen. Zu der Wärmewirkung, die auch reflektorisch auf innere Organe übergreift, kommt je nach Applikationsort Wirkung durch Einatmung ätherischer Öle hinzu.

Durchführung

- Ein kleiner Leinensack wird zu ca. zwei Dritteln mit *Heublumen* gefüllt, verschlossen, unter fließendem Wasser angefeuchtet und anschließend in einem speziellen Erwärmer oder in einem Kochtopf mit Siebeinsatz ca. 20 Min. gedämpft.
- Anschließend wird er aufgeschüttelt, vorsichtig aufgelegt und mit einem Tuch fixiert.
- Der *Heusack* wird dann abgenommen, wenn er nicht mehr als warm empfunden wird. Meist beträgt die Liegedauer 45–60 Min.
- Eine ausreichende **Nachruhephase** ist angezeigt.

Ein *Heusack* wird meist als Fertigprodukt zum mehrmaligen Gebrauch bezogen. Die Verwendungszeit ist wegen der bei mehrfacher Anwendung möglichen Schimmelpilzbildung begrenzt, wobei die Produktinformation beachtet werden sollte.

> **Cave**
>
> Wegen der Verbrühungsgefahr ist besondere Vorsicht geboten.

Indikationen

Schmerzhafte Muskelverspannungen, von inneren Organen ausgehende Spasmen auf nicht entzündlicher Grundlage, chronisch-degenerative Gelenk- und Wirbelsäulenerkrankungen außerhalb des aktivierten Stadiums, Epikondylitis und andere Ausprägungsformen des Weichteilrheumatismus, akute und chronische Bronchitiden.

Kontraindikationen

Kardiale Dekompensation, ausgesprochene Kreislauflabilität, Entzündungen im Behandlungsgebiet.

> **Cave**
>
> Bei Pollinosis oder Asthma bronchiale wird wegen der Gefahr allergischer Reaktionen im Zweifelsfall von der Anwendung abgeraten.

13.6.2 Kalte Herzkompresse

Wirkungen

Vegetativ ausgleichend und beruhigend, Senken der Herzfrequenz.

Durchführung

- Ein Leinentuch wird in kaltes Wasser getaucht und leicht ausgewrungen.

- Danach wird es zur Größe einer Kompresse gefaltet, auf die Herzgegend aufgelegt, mit einem Baumwoll-, möglicherweise auch noch einem Wolltuch fixiert.
- Anwendungsdauer: ca. 10–15 Min.

Indikationen
Allgemeine Erregung, Herzpalpitationen, Tachykardien und andere funktionelle Herzbeschwerden.

Kontraindikationen
KHK mit Angina pectoris vera.

13.6.3 Kalte Leibauflage
Wirkungen
Reflektorische Wirkung auf Abdominalorgane, Fiebersenkung.

Durchführung
- Ein mehrfach gefaltetes Leintuch wird in kaltes Wasser getaucht, ausgewrungen, auf das Abdomen gelegt und mit einem Tuch fixiert.
- Anwendungsdauer: ca. 45–75 Min.
- Zur Fiebersenkung muss die Auflage gegebenenfalls mehrfach erneuert werden.

Indikationen
Chronische, insbesondere atonische Obstipation, Fieber.

Kontraindikationen
Kälteunverträglichkeit, insbesondere auch eine unerwünschte Reaktion innerer Organe auf den Kaltreiz.

13.6.4 Heiße Leibauflage
Wirkungen
Reflektorische Warm- bzw. Heißwirkung, Spasmolyse.

Durchführung
▶ Kalte Leibauflage.
Eine heiße Auflage (▶ **Abb. 13.9**) bleibt in der Regel liegen, bis sie abgekühlt ist.

> **Cave**
> Verbrühungsgefahr beachten.

Indikationen
Funktionelle Spasmen, Neigung zu Blähungen.

Kontraindikationen
Akute Entzündungen im Bauchbereich.

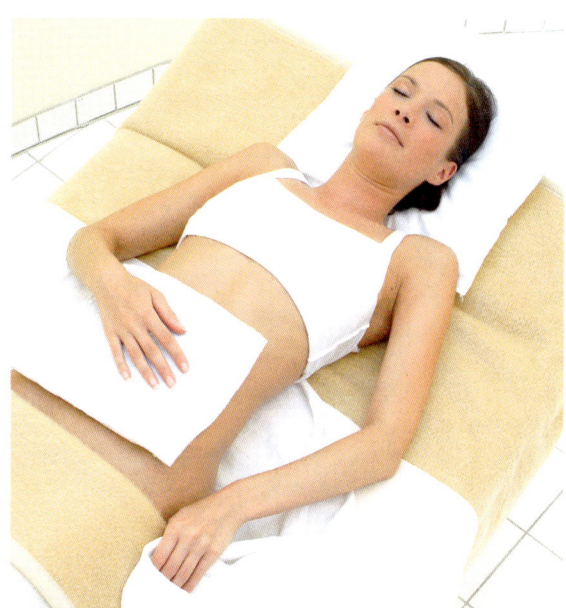

▶ **Abb. 13.9** Heiße Leibauflage: Sie bleibt so lange liegen, wie sie als warm und angenehm empfunden wird.

13.6.5 Heiße Rolle
Wirkungen
Reflektorische Heißwirkung, „Verdeckungseffekt", Spasmolyse.

Durchführung
- In ein zur Rolle gewickeltes Tuch wird vorsichtig heißes Wasser gegossen.
- Das Tuch wird in den betreffenden Regionen, z. B. Segment der Gallenblase, Lendenwirbelsäule, unter wiederholtem Anheben so abgerollt, dass ständig neue heiße Areale des Tuches mit der Haut in Berührung kommen.

> **Cave**
> Verbrühungsgefahr beachten.

Indikationen
Akute Obstruktion der Atemwege, funktionelle Spasmen, Gallen- oder Nierenkoliken, akute, von der Wirbelsäule ausgehende Schmerzen.

Kontraindikationen
Akute Entzündungen im Behandlungsbereich.

13.7 Wassertreten

Wirkungen
Erhöhung des Venentonus, Förderung des venösen Rückstroms, im arteriellen Bereich hyperämisierend. Abhärtende, schlaffördernde, allgemein sedierende und den Stoffwechsel anregende Wirkung.

Durchführung
- Wassertreten kann im Tretbecken oder ersatzweise in einer Badewanne durchgeführt werden (▶ Abb. 13.10).
- Der Wasserstand sollte bis zu ¾ der Wade reichen, die Temperatur zwischen 10 und 18 °C liegen.
- Für ½–1 Min. wird im **Storchenschritt** gegangen (jeweiliges Herausheben des Beines über die Zehenspitzen, wie ein „Storch im Salat").
- Im Anschluss an das Wassertreten sollte das Wasser nur abgestreift werden.
- Wichtig ist, dass es innerhalb weniger Min. zur Wiedererwärmung kommt. Ist dies nicht der Fall, ist das Wassertreten eine noch zu intensive Maßnahme und sollte durch mildere Anwendungen vorbereitet werden.
- Die Wiedererwärmung kann durch Bewegung, das Anlegen geeigneter Socken oder Bettruhe erleichtert werden.

Indikationen
Einschlafstörungen, pAVK Stadium I, Varicosis, Folgezustände nach Thrombophlebitis, Wärmehaushaltsstörungen, Infektanfälligkeit, arterieller Hypertonus im Stadium I, funktionelle Herzbeschwerden, Sudeck-Dystrophie Stadium I (Beine), vasomotorisch bedingte Kopfschmerzen, Wetterfühligkeit, Neigung zum übermäßigen Schwitzen, chronische Müdigkeit ohne organische Ursache.

Kontraindikationen
Kälteunverträglichkeit, lokale Hautveränderungen wie offene Wunden, Tinea, höhergradige pAVK.

13.8 Bürstungen

13.8.1 Trockenbürstungen
▶ Abb. 13.11.

Wirkungen
Anregung der Hautdurchblutung, vor allem hautregenerierende, tonisierende und die Trophik verbessernde Wirkung auf die Haut. Psychisch anregend, wohltuend, leistungssteigernd und abhärtend.

Durchführung
▶ Vollguss (S. 193 f.).

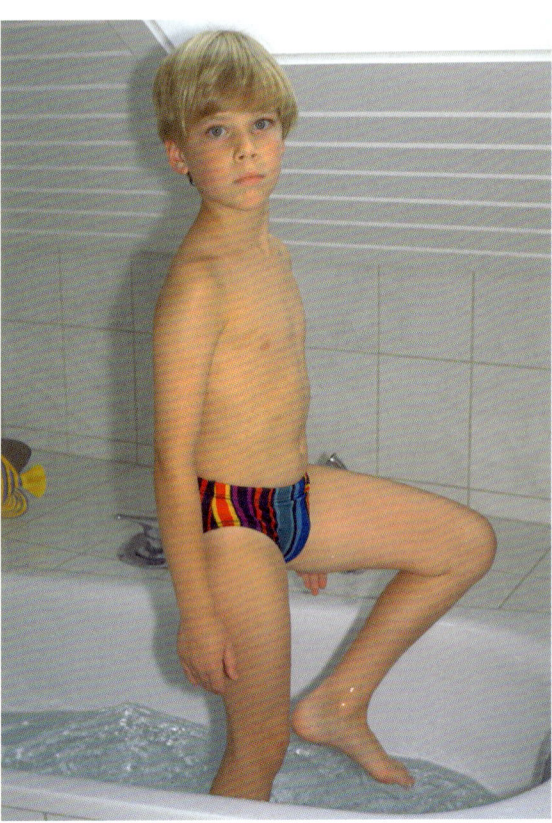

▶ **Abb. 13.10** Wassertreten: Die Beine werden jeweils ganz aus dem Wasser gehoben. Es wird zwischen ½–1 Min. getreten.

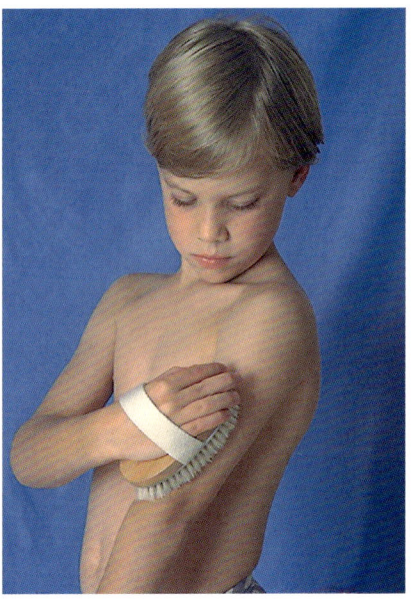

▶ **Abb. 13.11** Trockenbürstungen: Sie wird zunächst am Arm von peripher nach zentral ausgeführt, danach am Oberkörper und im Gesicht.

Indikationen

Hypertonus, Hypotonie, geringgradige Varicosis. Bei chronischen Hauterkrankungen sind Bürstungen nur vorsichtig und im Ruhestadium anzuwenden.

Kontraindikationen

Lokale Hautveränderungen, ausgeprägte Varicosis im Behandlungsbereich.

13.8.2 Bürsten- und Schöpfbäder

Wirkungen

▶ Trockenbürstungen, jedoch intensiver.

Durchführung

- Im **Wasserbad** wird bei halb sitzender Lage des Patienten eine rhythmische Massage zunächst der Beine, dann der Arme und zuletzt des Rumpfes durchgeführt. Bei den milderen Schöpfbädern erfolgt dies ausschließlich mit den in wenigen Zentimetern Abstand gegenläufig an der Außen- und Innenseite des Extremitäten bzw. des Rumpfes im Wasser entlang geführten Händen.
- Beim Bürstenbad wird die Haut mit weichen Bürsten im Wasser gebürstet.
- Das Schöpfbad wird mit einem Beschöpfen des Thorax mit einem geeigneten Gefäß beendet, wobei sich die sanften Erschütterungen durch das Beschöpfen mit Wasser bis in den Bronchialraum fortsetzen und das Abhusten erleichtern sollen.
- Die „mechanischen Bäder" können mit einem kurzen Kaltreiz (z. B. Wannenabkühlung) abgeschlossen werden.

In früheren Zeiten wurden bei diesen Bädern durch die Badefrauen Lieder gesungen, was ein rhythmisches Arbeiten erleichterte und die Wirkung möglicherweise verstärkte.

Indikationen

Arterieller Hypertonus, Hypotonus, funktionelle arterielle Durchblutungsstörungen, pAVK Stadium I, chronische Bronchitis, Asthma bronchiale, Infektanfälligkeit, chronisches Müdigkeitssyndrom, chronische Schmerzkrankheiten wie Fibromyalgie.

Kontraindikationen

Lokale Hautveränderungen, ausgeprägte Varicosis (insbesondere für Bürstenbäder).

13.9 Teil- und Vollbäder

Bei den Teilbädern sind je nach behandeltem Körperteil Dreiviertel-, Halb-, Sitz-, Arm- und Fußbäder bekannt.

Die **Höhe des Wasserstandes** ist wie folgt definiert:
- **Dreiviertelbad**: im Sitzen bis zu den Achselhöhlen
- **Halbbad**: im Sitzen bis zum Nabel
- **Vollbad**: in halb liegender Position bis zum Hals

Vollbäder und Bewegungsbäder entlasten den Bewegungsapparat durch den Auftrieb, weshalb die entzündlichen und degenerativen Wirbelsäulen- und Gelenkerkrankungen ein wichtiges Indikationsgebiet darstellen. Obwohl Vollbäder wegen der Blutverlagerung aus den Extremitäten in den Bauch- und Thoraxraum eine Belastung für das Herz darstellen, werden 37 °C warme Vollbäder auch von herzinsuffizienten Patienten (NYHA II–III) gut toleriert [14].

13.9.1 Vorbemerkung

Wirkfaktoren

Bäder haben je nach Umfang, Dauer und Temperaturführung eine sehr unterschiedliche Reizstärke. Elektrische Reize (Zwei- oder Vierzellenbad, Stanger-Bad) oder Reize durch Inhaltsstoffe meist pflanzlicher oder mineralischer Herkunft (Salze) können die Wirkung beeinflussen.

Ein wichtiger Wirkfaktor ist die Temperatur. **Warme Bäder** entsprechen einer Wassertemperatur zwischen 36 und 38 °C, **kalte Bäder** haben eine Temperatur bis 18 °C.

Bei **wechselwarmen Bädern** wird zwischen Warmphase (ca. 38 °C) und Kaltphase (ca. 10–15 °C) gewechselt, wobei Warmanwendungen immer mit einem Kaltreiz abgeschlossen werden sollten.

Von besonderer Bedeutung sind die **temperaturansteigenden Bäder**, die mit einer Wassertemperatur von ca. 33–34 °C begonnen werden und langsam auf 43–45 °C ansteigen.

> **T Therapeutische Empfehlung**
> Auf das **subjektive Befinden des Patienten** muss genau geachtet werden.

Ein weiterer wichtiger Dosierungsfaktor ist die **Dauer des Bades**. Allgemein dauern warme Voll- und Teilbäder 10–20 Min., Wechselbäder sollten für ca. 5 Min. warm und für 10 Sek. kalt durchgeführt werden. Ansteigende Bäder dauern 20–25 Min. Eine Kaltphase ist hier nicht üblich. Bei Abwandlungen der temperaturansteigenden Bäder erfolgt nach 8–12 Min. eine Kaltanwendung für ca. 6–30 Sek.

Wirkungen

Bei warmen und temperaturansteigenden Bädern sind die Wirkungen je nach Temperaturverlauf, Dauer, Umfang und damit auch Auftrieb graduell unterschiedlich. In der Regel ist eine Vasodilatation an der Haut zu erkennen. Die Schweißproduktion wird erhöht, Diurese und Darmperistaltik werden angeregt, der Blutzucker sinkt. Dies alles spricht für einen nachlassenden Einfluss des Sympathikus und ein relatives Überwiegen des Parasympathikotonus.

Kalte Bäder steigern die **sympathikoadrenerge Aktivität**, was an einer Blutdrucksteigerung, pH-Senkung und Hemmung der Darmperistaltik zum Ausdruck kommt. Kalte Bäder beeinflussen eher den Sympathikotonus, d. h. sie wirken blutverdünnend, pH-senkend, blutdrucksteigernd und dämpfend auf die Darmperistaltik.

Badezusätze werden zum Teil über die Haut resorbiert. Enthalten sie ätherische Öle, wirken sie auch über eine Inhalation. Typische Badezusätze sind Ölbäder, Salze und ätherische Öle. Sogenannte Aquasane sollen vor allem Wirkungen auf das vegetative Nervensystem haben.

> ✱ Merke: Auch ohne Zusätze bewirken vor allem Vollbäder je nach Badetemperatur Entspannung oder Aktivierung des Organismus und tragen damit zu körperlichem und seelischem Wohlbefinden bei.

13.9.2 Kaltes Armbad

Wirkungen

Bei moderatem Reizumfang vagotonisierend, „erfrischend", beruhigend, Senkung der Herzfrequenz. Die beste Wirkung soll bei einer Anwendung in den frühen Nachmittagsstunden zu erwarten sein.

Durchführung (▶ Abb. 13.12)
- Steht keine Kneipp-Anlage mit entsprechenden Armbadewannen zur Verfügung, können kalte Armbäder auch in einem ausreichend großen **Handwaschbecken** oder jedem anderen geeigneten Gefäß, das mit kaltem Wasser von ca. 12–18 °C gefüllt ist, ausgeführt werden.
- Hier werden die Arme bis etwa zur Mitte der Oberarme für etwa 30 Sek. eingetaucht.
- Danach wird das anhaftende Wasser lediglich abgestreift.
- Durch die an der Luft erfolgende Verdunstung wird die Wirkung verstärkt.

Indikationen

Hypotonie sowie Normalisierung eines erhöhten Blutdrucks, allgemeine Müdigkeit, Erschöpfungszustände, funktionelle Herzbeschwerden.

Kontraindikationen

Koronare Herzkrankheit, andere organische Herzkrankheiten, Neigung zu konstant kalten Akren sowie Krampfzustände.

13.9.3 Temperaturansteigendes Armbad

Wirkungen

Lokale und konsensuelle Vasodilatation mit verbesserter Durchblutung von Haut und (reflektorisch) Schleimhaut. Entlastung des Herzens, Blutdrucksenkung. Reflektorische Einwirkung auf innere Organe.

Durchführung

In traditionellen Hydrotherapie-Abteilungen gibt es für die Durchführung dieser Bäder spezielle **Armbadewannen** mit Anschluss für warmes und kaltes Wasser und einem integrierten Thermometer. Bei der häuslichen Anwendung sitzt der Patient möglichst bequem vor einem ausreichend großen Waschbecken, in das die Arme eingetaucht werden.

- Das Bad wird mit einer indifferenten Wassertemperatur von 33–34 °C begonnen.
- Durch allmähliches Zulaufen von heißem Wasser wird die Temperatur allmählich innerhalb von 15–20 Min. auf etwas mehr als 40 °C erhöht; diese Temperatur wird für 1–2 Min. beibehalten.
- Zum Üben der Gefäßreaktion sollte das ansteigende Armbad mit einem **kurzen Kaltreiz** abgeschlossen werden.
- Nach dem Armbad werden die Arme abgetrocknet, der Patient ruht 15–30 Min. nach.

> **T Therapeutische Empfehlung**
> Ein ansteigendes Armbad ist ausgesprochen gut verträglich und eine ausgezeichnete Maßnahme, sowohl zur **Wärmezufuhr** als auch zur Erzielung einer **allgemeinen Vasodilatation** durch konsensuelle Reaktion. Die Wirkung ist sicherer als die eines sofortigen Heißreizes, da bei über 41–42 °C die Gefahr paradoxer Gefäßreaktionen besteht (Kaltrezeptoren werden wieder aktiv und wegen ihrer oberflächlichen Lage schneller gereizt).

Indikationen

Hypertonus, KHK, Herzinsuffizienz, Kopfschmerzen, Atemwegserkrankungen wie Asthma bronchiale und Bronchitis, grippale Infekte, pAVK (auch höhergradig, da die lokale Überwärmung ausbleibt und die Durchblutungssteigerung lediglich durch konsensuelle Mitreaktion zustande kommt), Sudeck-Syndrom Stadium II (kontralaterale Anwendung), lokale rheumatische Beschwerden ohne Entzündungsreaktion, Arthrosen z. B. des Ellenbogens oder im Handbereich.

> **T Therapeutische Empfehlung**
> Bei **Arthrosen** kann statt eines ansteigenden auch ein warmes Armbad durchgeführt werden.

Kontraindikationen
Lymphödem des Armes, ausgeprägte Hautveränderungen, wie Neurodermitis, akute Gelenkentzündungen, Hyperthyreose, Wärmeunverträglichkeit.

13.9.4 Wechselwarmes Armbad

Wirkungen
Verbesserung der Durchblutungsregulation, reflektorische Wirkung auf Herz und Lunge.
Bei entsprechender orthopädischer oder dermatologischer Indikation können durch Zusätze weitere spezifische Wirkungen erzielt werden.

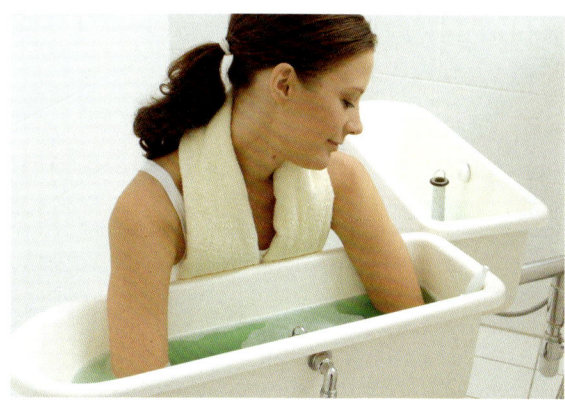

▶ **Abb. 13.12** Armbad: Kann je nach Temperaturführung als kaltes oder durch Zulassung von heißem Wasser als ansteigendes Armbad ausgeführt warden. Mit zwei Becken ist ein wechselwarmes Armbad möglich.

Durchführung
- Zwei für ein Armbad geeignete Gefäße werden mit Wasser gefüllt (36–38 °C bzw. 18 °C). Die Prozedur beginnt mit einer 5 Min. dauernden Warmphase. Daran schließt sich ein kurzer Kaltreiz von ca. 10 Sek. an. Dieser Wechsel sollte wenigstens einmal wiederholt werden.
- An das Armbad sollte sich eine **Nachruhephase** im Bett anschließen.

Möglich sind **Badezusätze,** wie *Rosmarin* bei Kreislaufstörungen, *Fichtennadeln* bei Arthrosen, *Thymian* bei Atemwegserkrankungen oder *Heublumen* bei degenerativen Gelenkerkrankungen. Wirksamer sind diese Zusätze allerdings bei Vollbädern, jedoch kann neben dem lokalen Effekt auch bei Teilbädern mit einem gewissen zusätzlichen Reiz durch das Einatmen ätherischer Öle gerechnet werden.

> **T Therapeutische Empfehlung**
> Ein wechselwarmes Armbad kann auch angewendet werden, wenn ausschließliche Kaltreize schlecht vertragen werden.

Indikationen
Hypertonus und andere Kreislauferkrankungen, wie pAVK, allgemeine Erschöpfung, Arthrosen, Kreislaufstörungen, Durchblutungsstörungen der Arme und Beine, Arthrosen (leichteren Ausmaßes), Atemwegserkrankungen, Erschöpfungszustände, dermatologische Erkrankungen, wie Rhagaden oder dyshidrotisches Handekzem.

> ✱ **Merke:** Bei dermatologischen Indikationen können als Bäderzusatz z. B. *Eichenrinde* oder *Kamille* indiziert sein.

Kontraindikationen
Entsprechen dem ansteigenden Armbad: Lymphödem des Armes, ausgeprägte Hautveränderungen, wie Neurodermitis, akute Gelenkentzündungen, Hyperthyreose, Wärmeunverträglichkeit.

13.9.5 Kaltes Fußbad

Wirkungen
▶ Kaltes Armbad.

Durchführung
▶ Kaltes Armbad.

Indikationen
Venenleiden wie chronisch venöse Insuffizienz, Sudeck-Syndrom Stadium I, funktionelle Herzbeschwerden, Kopfschmerzsyndrome, Gichtanfall, Status nach Prellungen oder anderen stumpfen Verletzungen im Unterschenkelbereich, Nasenbluten, Überhitzung, pAVK Stadium I bei ausreichender Wiedererwärmung, Einschlafstörungen.

Kontraindikationen
Akute Harnwegsinfekte, Wärmedefizit mit Frieren oder Frösteln, Überempfindlichkeitsreaktionen auf Kälte, koronare Herzerkrankung, fixierter Bluthochdruck, Nervenentzündungen, pAVK ab Stadium Fontaine II.
Bei Gesunden scheint 13 °C kaltes Wasser zu keiner Einschränkung der Durchblutung der unteren Extremitäten zu führen [24].

13.9.6 Temperaturansteigendes Fußbad („Ansteigendes Fußbad")

Wirkungen
Physiologische Reaktionen auf Wärme, reflektorische Wirkungen auf den Urogenitaltrakt mit Durchblutungssteigerung und daraus resultierender Erwärmung.

Durchführung
▶ Ansteigendes Armbad.

Indikationen
Arterielle Hypertonie, Infekte der ableitenden Harnwege, grippale Infekte zu Beginn, Störungen des Wärmehaushaltes (Neigung zu kalten Füßen), pAVK Stadium I–II, vasomotorisch bedingte Kopfschmerzen, Sudeck-Dystrophie im Beinbereich Stadium II, chronische Sinusitiden, Unterleibserkrankungen der Frau, wie chronische Adnexitis, Menstruationsbeschwerden, beim Mann chronische Prostatitis.

Kontraindikationen
Entzündliche Hautveränderungen im Anwendungsgebiet, pAVK ab Stadium III.

> **Cave**
> Bei Varicosis ist Vorsicht geboten und eine individuelle Entscheidung nötig.

13.9.7 Warmes Fußbad

Wirkungen
Folge einer lokalen Wärmeanwendung am Fuß ist eine **örtliche und konsensuelle Vasodilatation**. Außerdem kommt es zu einem vegetativen Ausgleich mit allgemeiner Entspannung, damit auch zu einem besseren Schlaf und einem Nachlassen unerwünschter vegetativer Reaktionen, z. B. Fußschweiß. Wegen der besseren Dehnbarkeit bindegewebiger Strukturen in Wärme und dem schmerzlindernden Effekt eignen sich warme Fußbäder auch zur **Nachbehandlung von Traumen**, z. B. von Distorsionen, wenngleich man hier auch die unter Wärme womöglich verstärkte Schwellungsneigung beachten muss.

Indikationen
pAVK im Frühstadium, funktionelle Durchblutungsstörungen, Schlafstörungen, Infektanfälligkeit, chronische Obstipation, Neigung zu vermehrtem Fußschweiß, Neigung zu kalten Füßen, Zerrungen und Prellungen (Nachbehandlung).

Kontraindikationen
Wärmeunverträglichkeit, schwere örtliche Durchblutungsstörungen und örtliche Hautveränderungen (Ulcus cruris, fortgeschrittene chronisch venöse Insuffizienz, ausgeprägte Fußpilzerkrankungen).

13.9.8 Wechselwarmes Fußbad

Wirkungen
Training der Gefäßregulation, Abhärtung, Stabilisierung des vegetativen Nervensystems und der Kreislaufregulation; reflektorische Wirkung auf die Durchblutung der Schleimhäute des Nasen-Rachen-Raumes, daher Infektprophylaxe.

Durchführung
▶ Wechselwarmes Armbad.

Indikationen
Neigung zu kalten Füßen, Hypotonie, Kopfschmerzsyndrome, Morbus Sudeck, besonders Stadium III, chronische Schlafstörungen, Infektanfälligkeit.

Kontraindikationen
Arterielle Durchblutungsstörungen ab Stadium III, tiefe Venenthrombose.

13.9.9 Warmes Sitzbad

Wirkungen
Förderung der Durchblutung, Dämpfen der Entzündungen, Hautpflege.

Durchführung
- Die Wassertemperatur beträgt 36–38 °C, die Dauer des Bades 10–20 Min.
- Bei traditioneller Durchführung lagert man die Unterschenkel auf einem Fußschemel, während der Oberkörper sich ebenfalls außerhalb des Wassers befindet und zur Vermeidung von Auskühlungen z. B. mit einem Pullover warm gehalten werden sollte.
- Das Bad wird mit einer kurzen Schlussabkühlung beendet, anschließend sollte **Bettruhe** eingehalten werden.

Häufig kommen **Zusätze** zur Anwendung: bei Fissuren und Analekzemen *Eichenrinde* oder *Kamille*, bei Hämorrhoiden und Prostataadenom *Zinnkraut*, bei Blasenentzündungen *Haferstroh*.

Indikationen
Erkrankungen im Analbereich, wie Hämorrhoidalleiden, Fissuren, Ekzeme mit Juckreiz, Psoriasis; chronische Zystitiden oder Adnexitiden, Prostataadenom.

Kontraindikationen
Herzinsuffizienz ab Stadium NYHA III.

13.9.10 Temperaturansteigendes Sitzbad (Ansteigendes Sitzbad)

Wirkungen
▶ Warmes Sitzbad; der Reiz ist durch seinen einschleichenden Charakter jedoch zunächst milder. Es können höhere Endtemperaturen erreicht werden.

Durchführung

- Körperhaltung: ▸ Warmes Sitzbad.
- Die Temperatur steigt durch das Zulaufen warmen bzw. heißen Wassers innerhalb von etwa 10–15 Min. auf 36–40 °C an.
- Nach einer kalten Schlussabkühlung sollte für 1 Std. Bettruhe eingehalten werden.

Indikationen

Chronische Obstipation, chronische Entzündungen der ableitenden Harnwege, Reizblase, Neigung zu krampfartigen bzw. kolikartigen Nieren- und Darmbeschwerden, Förderung des Abganges von Nieren- bzw. Uretersteinen, Analfissuren, chronische Prostatitis, Dysmenorrhöe, chronische Adnexitiden, Amenorrhöe oder Oligomenorrhöe, Kokzygodynie.

Kontraindikationen

Herzinsuffizienz ab NYHA III.

> **Cave**
> Bei Hämorrhoiden ist bezüglich zu großer Wärme Vorsicht geboten.

13.9.11 Warmes Dreiviertelbad

Wirkungen

Vegetativ ausgleichend und schlaffördernd. Bei zu hoher Wassertemperatur (über 38 °C) oder zu später Anwendung kann das Einschlafen aber auch behindert werden.

> **Cave**
> Wird das Bad zu lange ausgedehnt, kann ein Kreislaufkollaps provoziert werden.

Durchführung

- In einer Badewanne geht der Wasserstand bis zu den Brustwarzen (im Sitzen).
- Die Wassertemperatur liegt zwischen 36 und 38 °C, die Badedauer beträgt 10–15 Min.
- Als Schlussabkühlung erfolgt eine sogenannte **Wannenabkühlung** durch Zulaufen von kaltem Wasser.
- Es schließt sich eine Nachruhe von ca. 45 Min. an.

Üblich sind verschiedene **Badezusätze,** wie *Heublumen* bei Beschwerden am Bewegungsapparat, *Thymian* bei grippalen Infekten, *Rosmarin* bei Hypotonie und zur Kreislaufanregung, *Kleie* und Molke zur Hautpflege.

> **Cave**
> Vorsicht beim Aufstehen nach dem Baden, insbesondere bei Varicosis und niedrigem Blutdruck.

Indikationen

Vegetative Labilität mit Unruhezuständen, Muskelverspannungen, degenerative Erkrankungen am Bewegungsapparat, entzündliche rheumatische Erkrankungen außerhalb des akuten Schubes, Schlafstörungen.

Kontraindikationen

Herzinsuffizienz ab NYHA III.

13.9.12 Warmes Vollbad

Wirkungen

▸ Dreiviertelbad; Wirkung und Kreislaufbelastung sind jedoch intensiver. Durch den hydrostatischen Druck wird bis zu einem Dreiviertelliter Blut aus den Beinen in den Rumpfbereich verschoben, was eine deutliche Herzbelastung verursacht. Das Bad wirkt vegetativ ausgleichend und beruhigend, vagotonisierend, fördert den Schlaf, wirkt muskelrelaxierend, hautpflegend und schmerzlindernd. Durch die Wärme wird die Beweglichkeit von Gelenken und Wirbelsäule verbessert.

Durchführung

▸ Dreiviertelbad; der Patient sitzt allerdings bis zum Hals im Wasser.

> **T Therapeutische Empfehlung**
> Bei Schlafstörungen sollte die Anwendung entsprechend dem Tagesgang der Körperkerntemperatur nicht zu spät am Tag erfolgen.

Indikationen

Schmerzhafte degenerative Erkrankungen von Wirbelsäule und Gelenken, Muskelhartspann, vegetative Labilität, Schlafstörungen.

Kontraindikationen

Varicosis, Herzinsuffizienz, Hypotonie, Arthritiden im akuten Schub.

13.9.13 Überwärmungsbad

Wirkungen

Deutliche Erhöhung der Körperkerntemperatur, verbunden mit einer Immunmodulation. Milde Hyperthermiegrade regen das Immunsystem an, stärkere (ab ca. 40 °C) hemmen überschießende Reaktionen.

Durchführung

Die Anwendung erfolgt als länger andauerndes heißes bzw. ansteigendes Vollbad, wobei **Kreislaufkontrollen** und gegebenenfalls auch Überwachungen der Körperkerntemperatur erfolgen sollten.

Indikationen

Überschießende Immunreaktionen, z. B. bei entzündlichen rheumatischen Erkrankungen, Allergien, Asthma bronchiale.

Kontraindikationen

Unzureichende Belastbarkeit des Herz-Kreislauf-Systems.

Das Fasten stellt eine relative Kontraindikation dar. Die Anwendung sollte der Klinik vorbehalten bleiben.

Ein gewisses Risiko heißer Bäder besteht auch für **Schwangere**. Li et al. [38] fanden ein zweifach erhöhtes Risiko zu Fehlgeburten, wenn in der Frühschwangerschaft heiße Bäder oder der Whirlpool angewandt wurden.

13.10 Dämpfe

13.10.1 Kopfdampfbad

Hier wirkt der heiße Wasserdampf nicht nur auf die Atemwege, sondern auch auf die Gesichtshaut, meist auch den Hals und zum Teil auf den Oberkörper. Die Größe der verdampften Wassertröpfchen verhindert allerdings ihr Vordringen bis in die feinsten Luftwege. Hier sind Ultraschallvernebler angezeigt.

Wirkungen

Schleimlösend und verdünnend, sekretionsfördernd, antientzündlich und durchblutungsfördernd.

Die Wirkung kann durch Zusätze modifiziert werden, die allerdings mit dem Wasser verdampfen müssen. Zusatz von Salz ist demnach nicht angezeigt.

Ätherische Öle sind wirkungsvoll.

Durchführung

- In einem Topf werden 2–5 l Wasser zum Sieden gebracht. Das Gefäß wird auf einen Untersetzer gestellt. Als Sicherheitsmaßnahme sollte darüber ein Lattenrost oder ein Gitter gelegt werden.
- Der Patient beugt sich bei möglichst entspannter Sitzhaltung über das dampfende Wasser. Über den Oberkörper und den Kopf wird eine Decke gelegt, damit möglichst kein Dampf entweichen kann (▶ Abb. 13.13).
- Die Inhalation dauert in der Regel 8–10 Min.
- Danach wird das Gesicht mit ca. 37 °C warmem Wasser gewaschen, zusätzlich können kalte Gesichtsgüsse durchgeführt werden.

Häufig angewandte **Zusätze** sind *Kamillenblüten* oder ätherische Öle (*Pfefferminzöl, Eukalyptus, Fichtennadeln, Thymian*).

Indikationen

Grippale Infekte, Bronchitis, Entzündungen der Nasennebenhöhlen, chronische Kopfschmerzsyndrome einschließlich Migräne.

Kontraindikationen

Unverträglichkeiten und Allergien gegenüber bestimmten ätherischen Ölen verbieten deren Einsatz.

> **Cave**
> Bei Kindern sollten Kopfdampfbäder mit besonderer Vorsicht und nur im Beisein von Erwachsenen angewendet werden (Verbrühungsgefahr!).

13.10.2 Dampfstrahl (Dampfdusche)

Beim Dampfstrahl handelt es sich um eine örtliche Anwendung von heißem Wasserdampf, der mit Überdruck auf die zu behandelnde Region geleitet wird. Die Gefahr einer Verbrühung besteht bei relativ trockenen Dampf wegen der im Vergleich zum Wasser deutlich schlechteren Wärmeleitung nicht.

Wirkungen

Der intensive Wärmereiz wirkt schmerzlindernd, entspannend auf die Muskulatur und führt zu einer besseren Dehnbarkeit von Bändern und anderen bindegewebigen Strukturen an den kleinen Wirbelgelenken oder dem Ileosakralgelenk, wodurch die Mobilisierbarkeit und damit das Verschwinden möglicher Blockierungen begünstigt werden.

Durchführung

Der Patient bleibt etwa 15–20 Min. vor dem Dampfstrahl sitzen, wobei ein warmes Fußbad vor Auskühlung schützen soll.

> **Merke:** Wegen der aufwendigen Technik ist die Anwendung des Dampfstrahls an spezialisierte Einrichtungen gebunden.

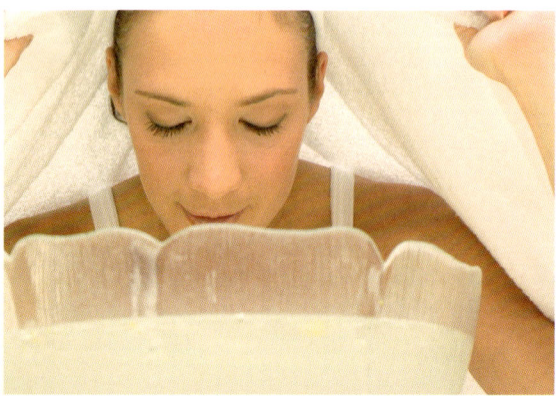

▶ Abb. 13.13 Improvisiertes Kopfdampfbad.

Indikationen

Akute oder chronische Wirbelsäulenbeschwerden, akute Lumboischialgie.

Kontraindikationen

Wärmeverträglichkeit und fehlende Herz-Kreislauf-Belastbarkeit stellen Kontraindikationen dar, ebenso ausgeprägte Hautveränderungen im Behandlungsbereich.

Zusammenfassung

Die Hydrotherapie ist mit ihren thermischen Reizen aufgrund der **Dominanz der Thermoregulation** gegenüber vielen Funktionskreisen wie auch der Herz-Kreislauf-Regulation eine äußerst wirksame Therapieform, die zudem in umfangreicher Weise abstufbar ist und an den Krankheitsverlauf angepasst werden kann. Ihr Wirkungsspektrum reicht von rein örtlichen Reaktionen über eine Beeinflussung innerer Organe bis zu Gesamtreaktionen des Organismus und der sogenannten Abhärtung.

Wärme und Kälte können mit unterschiedlichen Therapiezielen eingesetzt werden, ihre Anwendung sollte jedoch nicht nur starren Regeln folgen, sondern sich immer an der **individuellen Reaktionsweise** orientieren. Hydrotherapeutische Maßnahmen können die Regulationsfähigkeit des Herz-Kreislauf-Systems und des vegetativen Nervensystems verbessern, sie können zur Schmerzlinderung und Funktionsverbesserung am muskuloskeletalen System beitragen, die Funktion innerer Organe beeinflussen und immunmodulierend und abwehrsteigernd im Sinne einer Abhärtung wirken. In vielen Aspekten ergänzen sie die Wirkungen einer heute favorisierten Bewegungstherapie und sollten daher sinnvoll in umfassende Behandlungskonzepte eingebaut werden.

Literatur

[1] **Adler S:** Physiotherapie im Kindesalter. Leipzig: Barth; 1990.

[2] **Bachmann RM, Schleinkofer GM:** Die Kneipp-Wassertherapie. Stuttgart: Thieme; 1992

[3] **Benfield RD, Herman J, Katz VL et al.:** Hydrotherapy in labor. Res Nurs Health. 2001; 24(1): 57–67.

[4] **Brauchle A:** Zur Geschichte der Physiotherapie. In: Groh W (Hrsg.): Naturheilkunde in Lebensbildern. 4. Aufl. Heidelberg: Haug; 1971.

[5] **Brenke R:** Die Wirkung des Saunabades, Wärmephase und Abkühlung, auf die Durchblutung der Extremitäten. Int Sauna-Arch. 1990; 7: 161–164.

[6] **Brenke R:** Neuere immunologische Befunde zur Erklärung der abhärtenden Wirkung der Sauna. Int Sauna-Arch. 1992; 9: 129–135.

[7] **Brenke R, Müller GM, Materna A:** Beeinflussung der Granulozytenfunktion durch Sauna – Hyperthermie. Z Klin Med. 1987; 42: 2245–2248.

[8] **Brenke R, Siems W:** Eine biochemische Hypothese zur Erklärung der Wirkung von Kaltreizen: Das Regimen refrigerans – ein dosierter oxydativer Stress? Der Kneipparzt. 1991; 1: 21–24.

[9] **Brenke R., Siems W.:** Das Buch vom Winterschwimmen. Husum: Druck- und Verlagsgesellschaft; 1996.

[10] **Brenke R, Bühring M:** Abhärtung durch Hydrotherapie? Z Allg Med. 1997; 73: 18.

[11] **Brenke R, Polonius D:** Hydro- und Thermotherapie. In: Melchart D, Brenke R, Dobos G: Naturheilverfahren. Stuttgart: Schattauer; 2002.

[12] **Bühring M:** Das immunologische Abwehrsystem bei einer mäßig erhöhten Körpertemperatur. Int Sauna-Arch. 1987; 4: 3–11.

[13] **Bühring M:** „Abhärtung" durch Hydrotherapie. In: Bühring M, Kraft K, Matthiessen PF, Resch KL, Stange R (Hrsg.): Naturheilverfahren und Unkonventionelle Medizinische Richtungen. (Springer Loseblatt Systeme) Berlin, Heidelberg: 1993: 1–14.

[14] **Cider A, Sunnerhagen KS, Schaufelberger M:** Cardiorespiratory effects of warm water immersion in eldery patients with chronic heart failure. Clin Physiol Funct Imaging. 2005; 25(6): 313–317.

[15] **Conradi E:** Beitrag zum Anpassungsprozess des menschlichen Organismus an wiederholte thermische Belastungen [Habilitationsschrift]. Berlin: Humboldt-Universität; 1980.

[16] **Conradi E:** Stichwort „Hydrotherapie". In: Zetkin M, Schaldach K: Lexikon der Medizin. 16. Aufl. München: Fackelträger; 2006.

[17] **Conradi E, Brenke R, Ossapofsky DMA:** Der Nierenkranke in der Sauna - Untersuchungen zum Einfluss wiederholten Saunabadens auf den Verlauf der chronischen Niereninsuffizienz. Int Sauna-Arch. 1989; 6: 125–134.

[18] **Conradi E, Brenke R, Philipp S:** Häufigkeit akuter respiratorischer Erkrankungen und sekretorisches Immunglobulin A im Speichel unter dem Einfluss regelmäßigen Saunabadens von Kindern. Phys Rehab Kur Med. 1992; 2: 19–21.

[19] **Conradi E, Brenke R, Grune T et al.:** Beeinflussung des Radikal-Stoffwechsels durch Saunawärme und kurzzeitige Abkühlung. Int Sauna-Arch. 1994; 11: 55–59.

[20] **Cordes JC, Zeibig B (Hrsg.):** Physiotherapie. Hydrotherapie und Elektrotherapie. 2. Aufl. Berlin: Volk und Gesundheit; 1984.

[21] **Einenkel D:** Verbesserung des Gesundheitszustandes von Kindergartenkindern im Kreis Annaberg durch den regelmäßigen Besuch einer Betriebssauna. Z ärztl Fortb. 1977; 71: 1069–1071.

[22] **Eisermann P:** Langzeitstudie zum regelmäßigen Saunabaden einer Kindergruppe hinsichtlich thermischer Konditionierung [Dissertation]. Berlin: Humboldt-Universität; 1985.

[23] **Ernst E, Wirz P, Pecho L:** Wechselduschen und Sauna schützen vor Erkältung. Z Allg Med. 1990; 66: 56–60.

[24] **Fiscus KA, Kaminski TW, Powers ME:** Changes in lower-leg blood flow during warm-, cold-, and contrast-water therapy. Arch Phys Med Rehabil. 2005; 86(7): 1404–1410.

[25] **Fritsche I, Fritsche W:** Saunabaden. Stuttgart: Trias; 1990.

[26] **Fritsche W:** Soziologische Untersuchungen zu Sauna-Verbreitung und Sauna-Gebrauch. Int Sauna-Arch. 1986; 3: 123–128.

[27] **Fritsche W:** Sauna von A–Z. 4. Aufl. Bielefeld: Sauna Matti; 1990.

[28] **Gastl G, Földinger A, Egg D:** Wirkung von Hyperthermie im Saunabad auf die natürliche Immunität. Int. Sauna-Arch. 1985; 2: 5–7.

[29] **Grober C, Riesberg A, Mansmann U et al.:** The effect of hydrotherapy on the incidence of common cold episodes in children: A randomised clinical trial. Eur J Pediatr. 2003; 162(3): 168–176.

[30] **Hartmann A:** Die „Asiatische" Grippe 1957 – Die Sauna als Prophylaktikum. Hippokrates. 1958; 29: 153–154.

[31] **Hoffmann H:** Die Beeinflussung der Hautdurchblutung, gemessen mittels der akralen Wiedererwärmungsreaktion durch eine Serie von Saunabädern unter Berücksichtigung des tageszeitlichen Verhaltens [Dissertation]. Berlin: Humboldt-Universität; 1978.

[32] **Juhász J, Kunay M:** Wirkung der finnischen Sauna bei Kindern mit rezidivierenden Erkrankungen der Atemwege und der Lungen. Int Sauna-Arch. 1969; 7: 8–17.

[33] **Kanig F:** Infektanfällige Kinder in der ambulanten physiotherapeutischen Betreuung (Erfahrungsbericht nach Elternbefragen). Z Physiother. 1988; 40: 229–235.

[34] **Kehnscherper M.:** Profilierung einer pädiatrischen Physiotherpie. Z Physiother. 1990; 42: 265–269.

[35] **Kneipp S:** Meine Wasserkur. Zürich: Oesch; 1997.

[36] **Krauß H:** Die Sauna. Berlin: Volk und Gesundheit; 1987.

[37] **Krauß H:** Hydrotherapie. Berlin: Volk und Gesundheit; 1990.

[38] **Li DK, Janevic T, Osouli R et al.:** Hot tub use during pregnancy and the risk of miscarriage. Am J Epidemiol. 2003; 158(10): 931–937.

[39] **Materna A, Brenke R:** Abhärtung durch Saunabaden. Therapeutikon. 1991; 5: 433–437.

[40] **Michalsen A, Ludtke R, Bühring M et al.:** Thermal hydrotherapy improves quality of life and hemodynamic function in patients with chronic heart failure. Am Heart J. 2003; 146(4): E11.

[41] **Mikolásek A:** Einige Beobachtungen über den Einfluss der Sauna auf den Gesundheitszustand bei Kindern. Int Sauna-Arch. 1969; 7: 1–8.

[42] **Mochmann H, Conradi E:** Ludwig Brieger (1849–1919) – Der erste Lehrstuhlinhaber der Poliklinik für Physiotherapie in Berlin. Z Physiother. 1987; 39: 203–211.

[43] **Ott VR:** Die Sauna. Basel: Benno Schwabe; 1948.

[44] **Schaffranek L:** Auswirkung der Sauna auf die Häufigkeit der Erkältungskrankheiten und die Arbeitsunfähigkeitsdauer. Int Sauna-Arch. 1968; 6: 23–25.

[45] **Schmidt KL:** Hyperthermie und Fieber. 2. Aufl. Stuttgart: Hippokrates; 1987.

[46] **Schnizer W, Ring J, Reichert D et al.:** Einfluss einer hydrotherapeutischen Anwendung auf die zelluläre Immunantwort: In-vitro-Untersuchungen an Lymphozytenkulturen. Z Phys Med Baln Med Klim. 1988; 17: 364–365.

[47] **Schnizer W, Lindner J, Knorr H et al.:** Lymphozytenstimulierende Eigenschaft des Blutplasmas nach Saunabad. Phys Rehab Kur Med. 1992; 2: 22–24.

[48] **Siems W, Brenke R:** Changes in the glutathione system of erythrocytes due to enhanced formation of oxygen free radicals during short term whole body cold stimulus. Arch Med Res. 1992; 51: 3–9.

[49] **Siems WG, van Kujik FJGM, Maass R et al.:** Uric acid and Glutathione levels during short-term whole body cold exposure. Free Radic Biol Med. 1994; 16,3: 299–305.

[50] **Winterfeld HJ, Siewert H, Strangfeld D:** Der Einsatz der Sauna zur Therapie und Prophylaxe der essentiellen Hypertonie im Stadium I und II unter besonderer Berücksichtigung der peripheren und zentralen Hämodynamik. Int Sauna-Arch. 1986; 3: 37–46.

Wichtige Adressen

Europäische Gesellschaft für klassische Naturheilkunde
European Society for Classical Natural Medicine (ESCNM)
Wilhelm Beck Str. 27
D-88662 Überlingen
Tel.: 07551 807804
www.escnm.de

Kneipp-Bund, Bundesverband für Gesundheitsförderung
Adolf-Scholz-Allee 6–8
D-86825 Wörishofen
Tel.: 08247 30020
www.kneippbund.de

Deutscher Sauna-Bund
Kavalleriestr. 9
D-33602 Bielefeld
Tel.: 0521 966790
www.sauna-bund.de

Deutsche Gesellschaft für physikalische Medizin und Rehabilitation e. V. (DGPMR)
Geschäftsstelle
Budapester Str. 31
D-01069 Dresden
Tel.: 351 8975932
www.dgpmr.de

Verband Deutscher Badeärzte e. V.
Elisabethstr. 7a
D-32545 Bad Oeynhausen
Tel.: 05731 21203
www.badeaerzteverband.de

14 – Sauna, Dampfbad und weitere Verfahren zur Ganzkörperhyperthermie

Eberhard Conradi, Rainer Brenke

14.1	Definitionen	209
14.2	Basisinformation	209
14.3	Sauna und Dampfbad	215
14.4	Peloidbäder	218
14.5	Überwärmungsbäder	219
14.6	Infrarot-Ganzkörperhyperthermie	219

14.1
Definitionen

Der Begriff „systemische Hyperthermie" beschreibt die **Erhöhung der Körpertemperatur** im Sinne einer Ganzkörperbehandlung. Abzugrenzen davon sind lokale Wärmebehandlungen. Möglichkeiten dazu bieten unter gesundheitlicher Zielsetzung Raumluftbäder wie Sauna, Dampfbad und Infrarot-(IR-)Wärmekabinen sowie zur medizinischen Behandlung Überwärmungsbäder, Moorbäder, medizinische Infrarotkabinen und spezielle Hochfrequenzverfahren im Bereich von Kurzwelle, Dezimeterwelle und Mikrowelle, die in der Praxis als Ganzkörperbehandlung jedoch keine Bedeutung mehr haben.

Das **Saunabad** (90,0 °C, 5–10 % r.F., gemessen 10 cm unter der Decke) ist ein Heißluftbad, bei dem Erwärmung im Saunaraum und Abkühlung durch Kaltwasseranwendungen sowie Aufenthalt an frischer Luft mehrmals miteinander abwechseln. Charakteristisch für die Sauna ist ein Klima mit hoher Lufttemperatur und geringer Luftfeuchte.

Als **Dampfbad** (> 100 % r.F.) bezeichnet man Raumluftbäder mit Temperaturen von 45–49 °C und höher, über die Sättigungsgrenze hinausgehender Luftfeuchte.

Zu den Verfahren, die eine Ganzkörperhyperthermie erzielen, zählt auch das **Überwärmungsbad**. Bei dieser als Vollbad durchgeführten Anwendung wird das Badewasser durch Zulauf von heißem Wasser innerhalb einer bestimmten Zeit auf ca. 40 °C erhitzt.

Peloidbäder werden umgangssprachlich oft als „Moorbäder" bezeichnet. Sie erfolgen in Form von Teil- oder Vollbädern. Hierbei werden verschiedene natürliche, organische (Torfe) oder anorganische (Fango) schlammartige Materialien verwendet, die durch breiige Konsistenz, hohe Wärmehaltung und gleichmäßig langsamen Wärmenachschub einen schonenden Wärmeübergang gewährleisten. Auch Packungen können diesen Effekt erzielen.

IR-Wärmekabinen dienen der Körpererwärmung durch Strahler, die im Wesentlichen IR-B und IR-C, also den langwelligen Anteil des IR-Bereichs abgeben.

Davon abzugrenzen sind **medizinische IR-Anlagen**, die durch Wasserfilterung den IR-B -und -C-Anteil absorbieren und somit nahezu reines IR-A abgeben.

14.2
Basisinformation

14.2.1 Geschichte

Der Gedanke, durch Wärme gesundheitliche und therapeutische Ziele zu verfolgen, reicht mindestens bis in die Antike zurück. Ein Aphorismus von Hippokrates (460–370 v.Chr.) lautet, dass „alles, was Heilmittel nicht heilen, das Eisen heilt, alles, was Eisen nicht heilt, das Feuer heilt, aber was das Feuer nicht heilt, das muss als unheilbar gelten" [28]. Dies zeigt die hohe Wertschätzung von Wärmeanwendungen bereits im Altertum. Wärme stand gleichbedeutend für **Reinigung von Körper und Seele** sowie für Vorbeugung und Heilung von Krankheiten. Dies trifft nicht nur für die Sauna, sondern auch für die Heißluftbäder anderer Kulturkreise zu. Es erklärt den hohen Stellenwert von Wärmeanwendungen in der Volksmedizin bis heute.

Das Wort „Sauna" entstammt der finnischen Sprache und weist eine Beziehung zu dem Wort „Erdgrube" auf. Dies ist daraus zu erklären, dass die ursprüngliche Sauna eine Erdhütte war, wie man sie als Erdsauna noch heute in Finnland findet. Aufgrund ihrer Verbreitung kann man annehmen, dass die Sauna mit finnisch-ugrischen Völkergruppen aus ihrer asiatischen Heimat nach Nordeuropa kam.

Das Heißluftbad im alten Rom war das **Laconicum**, ein runder Kuppelbau, der durch Holzkohlenfeuer beheizt wurde und Raumtemperaturen von 70–80 °C erreichte; dies bei geringer Luftfeuchte, jedoch mit hoher IR-Abstrahlung.

Auch das **Sudatorium**, der Schwitzraum in römischen Badeanlagen, diente vorwiegend der Reinigung und Körperpflege. Er wurde über eine Fußbodenheizung (Hypokaustum) erwärmt. Die Anwendung als thermisches Wechselbad ist aus Abkühlanlagen und Nebenräumen abzuleiten [42].

In Nord-, Mittel- und Südamerika gab es als eigenständige Entwicklung **Schwitzhütten** bzw. **Schwitzzelte** (Sweatlodges), die durch offenes Feuer oder außerhalb erhitzter Steine beheizt wurde [30].

Aus dem islamischen Kulturkreis ist das **Hammam** (arab. Wärmespender) bekannt. Es wird angenommen, dass die Araber im Zuge der Ausbreitung des Islam im 7.–10. Jahrhundert n.Chr. mit den römischen Badeanlagen bekannt wurden und eine eigene typische Badekultur entwickelten. Das Hammam ist ein Schwitzbad mit mehreren Warmlufträumen zur Reinigung, Körperpflege und Erholung. In einem vom Unterflur beheizten Hauptraum beträgt die Temperatur ca. 38 °C bei hoher Luftfeuchte (95 % r.F.). Wie das Saunabad wird das Hammam zur Erhaltung und Wiederherstellung der Gesundheit aufgesucht. In vergangenen Jahrhunderten war das Hammam in der Türkei häufig innerhalb von Krankenhausanstalten zu finden [23].

Auch in der Schulmedizin wurde die Behandlung mit Wärme bzw. künstlichem Fieber immer wieder versucht. Im Jahre 1927 erhielt **Julius Wagner von Jauregg** für seine Bemühungen den Nobelpreis. Rheumatherapie ist auch heute noch ohne Ganzkörperhyperthermie nicht denkbar.

14.2.2 Formen der Hyperthermie

Im Unterschied zum Fieber bezeichnet man die beabsichtigte Erhöhung der Körpertemperatur mit therapeutischer Zielsetzung als „systemische Hyperthermie" (s.o.).

Einteilung nach der Temperatur

Nach Heckel [22] finden sich abhängig von der Temperaturerhöhung folgende Formen der Hyperthermie:
- **milde Hyperthermie**: bis 38,5 °C
- **mittlere Hyperthermie**: bis 39,5 °C
- **hohe Hyperthermie**: bei noch höherer Temperatur

Durch Sauna und Dampfbad sowie Infrarot-Wärmekabinen wird nur eine **milde Hyperthermie** erreicht, die keiner ärztlichen Überwachung bedarf, so dass sie vorwiegend im Freizeitbereich Anwendung finden.

Überwärmungsbäder und Moorbäder sind je nach erreichter Körpertemperatur dem **moderaten oder milden Hyperthermiebereich** zuzuordnen. Sie erfordern eine **ärztliche Begleitung**, insbesondere wenn eine Hyperthermie über 38,5 °C angestrebt wird.

Raumluftbäder

Sie werden aufgrund unterschiedlicher Temperatur und Luftfeuchte in Heißluftbäder, Warmluftbäder und Dampfbäder eingeteilt [42].

Ein typisches **Heißluftbad** ist die Sauna, die durch hohe Lufttemperatur und geringe Luftfeuchte gekennzeichnet ist. Weitere typische Heißluftbäder sind die aus der Antike bekannten, oben erwähnten Schwitzbäder, wie das Sudatorium bzw. Laconicum.

Dampfbäder sind gekennzeichnet durch hohe Luftfeuchte bis zur Übersättigung (Nebelbildung) und Temperaturen im Bereich von ca. 45–48 °C. Hier sind die Banja als typisch russische Badeform und das Caldarium der Römer zu nennen. Die **Banja** wird in blockhausartigen Badehütten durchgeführt. Die Temperaturen betragen ca. 60 °C bei hoher Luftfeuchte infolge häufiger Wasseraufgüsse auf die heißen Steine des Ofens. Das **Caldarium** ist ein Warmluftbaderaum römischer Badeanlagen mit hoher Luftfeuchte, die ein längeres Verweilen gestatten.

Warmluftbäder liegen mit ihren Temperaturen zwischen Sauna und Dampfbad bei einer mittleren Luftfeuchte. Typische Vertreter sind das Irische Warmluftbad und das Hammam. Das Irische Bad stellt eine nach dem Vorbild des Hammam entwickelte Badeform dar, die erst Mitte des 19. Jahrhunderts in Irland eingeführt wurde und auch als Irisch-römisches Bad bekannt ist.

Körpererwärmung in Infrarot-Wärmekabinen

Bei dieser neuartigen Badeform, bevorzugt im Wellness-Bereich angeboten, nimmt der Körper des Badenden die Wärme durch direkte Bestrahlung auf. Die Strahlung sollte im Bereich von IR-B und IR-C liegen. Dieser Anteil des Spektrums führt nur zu einer geringen Hyperthermie. IR-B und IR-C werden vorwiegend in der Haut absorbiert und lösen dort starkes Hitzegefühl, ja sogar Hitzeschmerz aus [37, 41]. Das Raumklima spielt bei dieser Badeform eine untergeordnete Rolle. Die Bezeichnung „Infrarot-Sauna" ist daher unzutreffend, zumal eine zwischenzeitliche Erfrischung durch Kaltreize nicht obligat ist.

Bestrahlungsgeräte, die in der Medizin Anwendung zur lokalen wie auch systemischen Hyperthermie finden, geben überwiegend IR-A ab, welches tiefer in das Gewebe eindringt. Dadurch ist es möglich, eine höhere Körpertemperatur zu erreichen, ohne dass es zu einem Hitzeschmerz auf der Haut kommt wie bei Strahlern im IR-B- und IR-C-Bereich [37].

Die Anwendung von Hochfrequenzverfahren zur Erzielung einer Körperhyperthermie im Spulen- bzw. Kondensatorfeld wird heute nicht mehr praktiziert.

14.2.3 Physikalische Grundlagen

Das **Klima in der Sauna** wird bestimmt durch
- hohe Lufttemperatur,
- geringe Luftfeuchte,
- Infrarotstrahlung von Ofen und Wänden.

Die Lufttemperatur beträgt unter der Decke 80–110 °C mit einem Temperaturgefälle von 60 °C bis auf Fußbodenhöhe, wo die Temperatur nur noch bei 40 °C liegt (▶ Abb. 14.1).

Für wissenschaftliche Fragestellungen sollte man sehr sorgfältig prüfen, in welcher Raumhöhe die Untersuchungen gemacht werden.

Die hohe Lufttemperatur in der Sauna ist nur durch die **geringe Luftfeuchte** verträglich. Die relative Luftfeuchte sollte 3–5 % betragen; das entspricht einem Wasserdampfgehalt von 10–30 g/m³. Der niedrige Wasserdampfgehalt ist Voraussetzung dafür, dass der Schweiß auf der Haut verdunsten kann, um Kühlung hervorzurufen. Der Wasserdampfdruck der Luft muss unter dem liegen, den die Luftschicht auf der schwitzenden Haut aufweist.

Durch **Wasseraufgüsse**, in Finnland als **Löyly** bekannt, auf das Steinfutter des Ofens kann die Luftfeuchte kurzzeitig erhöht werden. Der dabei entstehende Dampfstoß stellt einen zusätzlichen Hitzereiz dar.

Der plötzliche Niederschlag von Wasserdampf auf der Haut, deren Temperatur trotz der großen Hitze in der Sauna im Bereich von 39–43 °C liegt, setzt Kondensationswärme frei. Der Aufguss wird daher als zusätzlicher Hitzereiz empfunden. Außerdem wird die Hautkühlung durch das Aussetzen der Verdunstung unterbrochen.

Cave

Durch allzu häufige Aufgüsse kann der Wasserdampf in der Sauna zu hoch werden und das Wohlgefühl leiden [16, 18].

Der dritte Faktor, der die thermische Situation in der Sauna bestimmt, ist die **Infrarotstrahlung** von Ofen, aufgeheizten Wänden und Decke, deren Strahlungstemperatur bei 80–100 °C liegt. Aufgrund der Abhängigkeit der Wellenlänge einer Strahlung von der Temperatur der Strahlungsquelle liegt die Strahlung in der Sauna nahezu ganz im IR-C-Bereich, die, wie bereits erwähnt, überwiegend in der Haut absorbiert wird. Bei hoher Bestrahlungsstärke kann es bis zum Hitzeschmerz auf der Haut kommen.

Dampfbäder (45–49 °C im Sitzbereich bei gesättigter Feuchte) werden wie die Sauna als Wechselbäder durchgeführt. Nach Erwärmung im Dampfraum wird Abkühlung an frischer Luft oder mit kaltem Wasser gesucht. Die klimatischen Verhältnisse im Dampfbad werden durch die Luftfeuchte bestimmt. In Abhängigkeit von der Temperatur der Luft kann der Wasserdampfgehalt bis zur Übersättigung geführt werden [19a].

Eine Kühlung des Organismus durch Schweißverdunstung ist im Dampfbad nicht möglich, da der Schweiß auf der Haut nicht verdunsten kann. Sofort nach Betreten des Dampfraumes schlägt sich Kondenswasser auf der Haut nieder, was irrtümlich für Schweißausbruch gehalten wird.

> **Merke:** Im Dampfbad erfolgt der Anstieg der Körpertemperatur schneller als in der Sauna, da eine wichtige Komponente der Wärmeabwehr, das Schwitzen, nicht zum Tragen kommt.

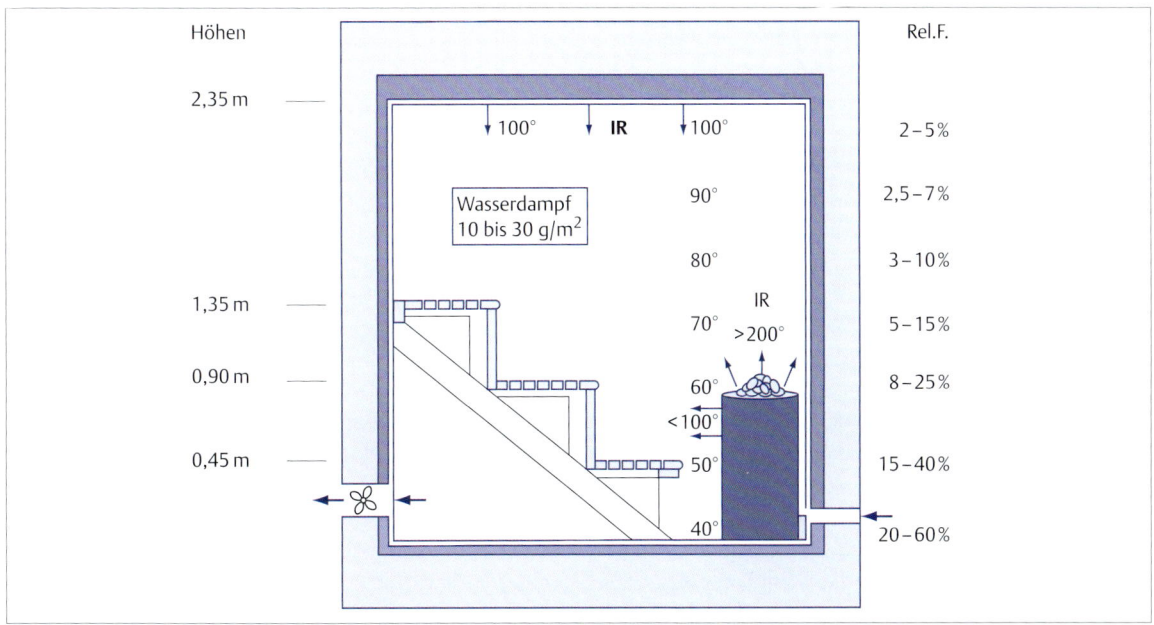

▶ Abb. 14.1 Schematische Darstellung der klimatischen Situation in einer Sauna nach 2 Stunden Beheizung (IR = Infrarot).

14.2.4 Physiologische Wirkungen und Wirksamkeitsnachweis

Die Reaktionen des menschlichen Organismus auf die Einwirkung von Wärme können mit gewissen Einschränkungen unter einheitlichem Gesichtspunkt, dem der Wärmeabwehr, gesehen werden. Anhand der Sauna, die weltweit im Erholungs- und Gesundheitsbereich Eingang gefunden hat, wurden diese Reaktionen in den letzten 50 Jahren wissenschaftlich am besten untersucht, so dass im Folgenden überwiegend auf die Literatur zum Saunabaden eingegangen wird. Daher können bei Beachtung der unterschiedlichen physikalischen Gegebenheiten der einzelnen Badeformen Parallelen gezogen werden. Entscheidend ist auf jeden Fall der **Anstieg der Kerntemperatur** im Organismus.

Die Sauna stellt eine der intensivsten thermischen Einwirkungen auf den menschlichen Körper dar. Die Wärmeübertragung auf den Körper erfolgt hier durch Konvektion, Strahlung und Wärmeleitung. Die in der Sauna durch Strahlung aufgenommene Wärmemenge beträgt bei Erwachsenen ca. 40 kJ/min [16]. Untersuchungen von Aikäs haben ergeben, dass die durch Strahlung aufgenommene Wärmemenge in etwa dem Wärmeeintrag durch die heiße Luft der Sauna gleichzusetzen ist [1].

Bei anderen Hyperthermieverfahren weicht der Wärmeaustausch zum Teil erheblich von den Verhältnissen in der Sauna ab. So wird im Überwärmungsbad der Wärmeaustausch von der großen Wärmeleitfähigkeit des Wassers bestimmt, die knapp 25-mal größer als die der Luft ist.

Wie jede Änderung der Umgebungstemperatur bedeutet der Besuch der Sauna einen Angriff auf das thermische Gleichgewicht des Körpers. Dieser versucht dieser Gegebenheit durch **Aktivierung der Schweißabgabe** sowie durch **Zunahme der Durchblutung der Körperoberfläche**, besonders der Akren, zu begegnen, um damit die Wärmeabstrahlung des Körpers zu erhöhen. Dadurch wird der Anstieg der Kerntemperatur je nach Aufenthalt in der Sauna auf ca. 1–1,5 °C begrenzt. Die Hauttemperatur steigt trotz der Kühlung durch die Schweißverdunstung nahezu kontinuierlich auf 39–43 °C und erreicht damit die untere Schmerzgrenze [16, 33].

Auf die Einwirkung der Saunahitze reagiert der Organismus als Gesamtsystem. So lassen sich nicht nur im System der Thermoregulation, sondern nahezu auf allen Funktionsebenen Reaktionen nachweisen, die in das **allgemeine Stresssyndrom** einzuordnen sind und Atmung, Stoffwechsel sowie den psychoemotionalen Bereich betreffen. Wie in der physikalischen Therapie überhaupt, sollte man zwischen dem Immediateffekt als unmittelbare Reaktion auf die äußere Einwirkung und den im Laufe wiederholten Saunabadens auftretenden Funktionsänderungen im Sinne einer physiologischen Anpassung unterscheiden [9]. Sie sind der eigentliche Grund für das Saunabaden.

Wasser- und Elektrolythaushalt

Die Sauna ist ein Schwitzbad; man geht in die Sauna, um auf natürliche Weise zu schwitzen, was bereits nach Betreten der Saunakabine beginnt. Der Schweiß auf der Haut wird jedoch nicht sofort sichtbar. Dies ist erst nach etwa 3 Min. der Fall, wenn die vom Körper produzierte Schweißmenge die Verdunstungsmenge überschreitet, d. h. dass der zunehmende Dampfdruck in der der Haut anhaftenden Luftschicht die Schweißverdunstung begrenzt.

Der **Flüssigkeitsverlust** bei einem Bad mit 3 Saunagängen liegt bei 400–1 000 ml Schweiß. Die Verlustrate in der Sauna wird mit 20–40 g/min angegeben. Der Wärmeverlust des Organismus beträgt etwa 240 kJ bei Verdunstung von 100 ml Wasser. Das bedeutet eine deutlich höhere Wärmeaufnahme in der Sauna, als durch Schweißverdunstung ausgeglichen werden kann [16].

Für den Gesunden hat der **Verlust an Mineralstoffen** durch den Schweiß keine große Bedeutung. Bei einem Saunabad verliert der Organismus 3–4 g Kochsalz und 0,5 g Kalium sowie unwesentliche Mengen an Kalzium, Magnesium, Eisen, Phosphor und Spurenelementen. Obwohl die Ausscheidung von Harnstoff mit dem Schweiß sehr gering ist, kann sie bei Nierenkranken mehr als doppelt so hoch sein, so dass nach wiederholtem Saunabaden ein Abfall des Harnstoffs sogar im Serum nachweisbar ist [16].

Herz-Kreislauf-System

Die Einwirkung der hohen Lufttemperatur sowie die Wärmeabstrahlung von den Wänden der Saunakabine bewirken eine rasche Zunahme der peripheren Durchblutung, um die aufgenommene Wärme wieder abzugeben. Dies führt zu **Senkung des peripheren Kreislaufwiderstandes** [61] und zur **Zunahme des Herzminutenvolumens** um 50–80 %. Der Anstieg des Herzminutenvolumens ist im Wesentlichen auf eine schnellere Herztätigkeit zurückzuführen [59]. Die Herzfrequenz liegt am Ende eines Saunabades von 10 Min. ca. 40–50 Schläge/min über dem Ausgangswert. Ein Risiko für den Saunabesucher besteht also nicht.

> **T Therapeutische Empfehlung**
> Bei Patienten mit **Herzrhythmusstörungen** sollte der behandelnde Arzt befragt werden.

Das **Blutdruckverhalten** in der Sauna ist unterschiedlich und hängt stark von den Bedingungen und der Gestaltung des Saunaablaufs ab. Auch die Ausgangslage des Saunabesuchers und die Gewöhnung an das Saunabaden überhaupt beeinflussen die Reaktion des Blutdrucks sowohl bei Erwärmung in der Sauna als auch in der Abkühlung. Meist kommt es am Ende der Heißluftphase zu leichtem Absinken der diastolischen und geringfügigem

Anstieg der systolischen Werte, da die Reduzierung des peripheren Kreislaufwiderstandes durch eine Zunahme der Blutdruckamplitude zur Aufrechterhaltung des Blutflusses über die Blutdruckregulation kompensiert wird.

Erhebliche Auslenkungen der Blutdruckreaktionen sind bei gesunden Saunabesuchern nicht zu erwarten, es sei denn, es bestehen Vorbehalte vor dem „Hitzestress", was bei ängstlichen Personen beim ersten Saunabad der Fall sein kann. Manche Menschen mit labilem Kreislauf haben bei schnellem Aufstehen am Ende des Saunabades **orthostatische Beschwerden**, die aber mit Verlassen des Saunaraumes wieder abklingen.

> **Merke:** Die aus Herzzeitvolumen und Herzfrequenzanstieg errechnete zusätzliche Arbeitsleistung des Herzens beträgt für die Sauna ca. 50–75 W, was als gering einzuschätzen ist und Vorbehalte der Medizin aus früherer Zeit gegen das Saunabaden gegenstandslos macht. Selbst für Herz-Kreislauf-Patienten ist diese Belastung im Allgemeinen vertretbar. Im Zweifelsfall empfiehlt sich ein Belastungstest [10].

Ergebnisse einer japanischen Arbeitsgruppe geben Anlass, die therapeutische Anwendung von Hyperthermiemaßnahmen neu zu überdenken. Ausgehend von Erfahrungen in der japanischen Badetradition wendeten sie Hyperthermie bei Patienten mit kongestiver Herzinsuffizienz im Stadium NYHA II–IV an. Nach täglicher Ganzkörperbehandlung im Dreiviertelbad bzw. einer Infrarot-Wärmekabine – als „Sauna" bezeichnet – kam es zu signifikanter **Verbesserung der Herz-Kreislauf-Situation**. Dies wurde auch auf die Reduzierung des systemischen Kreislaufwiderstandes und die Zunahme der linksventrikulären Ejektionsfraktion zurückgeführt. Entscheidend für die Rekompensation sei die Wiederherstellung der gestörten endothelialen Dysfunktion als Folge der Hyperthermie [25, 54, 55].

Während der Abkühlmaßnahmen normalisieren sich die bis dahin im Dienste der Wärmeabwehr stehenden Kreislaufreaktionen schnell.

> **Cave**
> Eine Benutzung des Kaltwasserbeckens ist bei Personen mit labilem Kreislauf nicht angebracht, da der Blutdruck erheblich ansteigen kann.

Dies gilt besonders für Personen, die nicht regelmäßig in die Sauna gehen. Brömme et al. [7] haben Blutdruckanstiege bis zu 60 mm/Hg gemessen. Auch wenn solche Blutdruckspitzen innerhalb von 1–2 Min. abklingen, sind Hypertonie-Patienten auf jeden Fall dahingehend zu beraten, zur Abkühlung statt des Tauchbeckens **Kneipp-Güsse** oder **Abduschen** einzelner Körperteile bzw. Extremitäten zu wählen.

Bezüglich eines **Risikos für Herz-Kreislauf-Patienten** besteht heute die übereinstimmende Meinung, dass die Kreislaufreaktionen denen von Gesunden ähnlich sind [21]. Die in einer nuklearmedizinischen Untersuchung an Patienten mit Koronarerkrankung nachgewiesene verminderte Perfusion des Herzens in der Sauna kann durch die Tatsache relativiert werden, dass diese Patienten unter Ergometerbelastung eine wesentlich höhere Einschränkung der Perfusion zeigten. Die gleichzeitig durchgeführten EKG-Untersuchungen während und nach dem Saunabad ergaben keine Abweichungen [20 34]. Über ähnliche Erfahrungen berichtete Luurila aus Finnland [36].

Während die Immediatwirkungen des Saunabades durch eine Vielzahl von Untersuchungen belegt ist, gibt es nur wenige Studien zur **Frage der Langzeitwirkung**. Brömme et al. hatten bereits auf das unterschiedliche Blutdruckverhalten von Menschen, die eine Sauna noch nicht oft besucht hatten, und anderen Personen, die das Baden gewöhnt waren, hingewiesen [7]. In einer Langzeitstudie über 10 Wochen konnte anhand der Herzfrequenz und ihrer Variabilität (Sinusarrhythmie) bei Normalpersonen und Patienten nach Herzinfarkt eine Zunahme des Vagustonus und Senkung des Blutdrucks nachgewiesen werden [9]. Winterfeld et al. zeigte weiter, dass es bei Hypertonie nach 3 Monaten regelmäßigem Saunabesuches zu einer anhaltenden Senkung des peripheren Kreislaufwiderstandes sowie zu einer Zunahme der linksventrikulären Ejektionsfraktion um 8 % kommt [61].

Die Anpassung der peripheren Zirkulation kommt auch in Untersuchungen zum Wärmehaushalt zum Ausdruck. Nach 2–3 Monaten optimiert sich die sogenannte akrale Wiedererwärmung, eine Reaktion der Finger auf standardisierten Kaltreiz. Dies entspricht auch Erfahrungen aus der Praxis, dass regelmäßige Saunabesucher fast immer warme Hände und Füße haben [11].

Respiratorisches System

Neben der **Haut** sind besonders die **Atemwege** vom Saunaklima betroffen. Durch Nase und Rachen strömt eine Luft ein, deren Temperatur ca. 50–70 °C über der üblichen Umgebungstemperatur liegt und überdies einen relativ niedrigen Wasserdampfgehalt aufweist. Mit jeder Einatmung kühlt sich daher die warme Luft in den oberen Atemwegen ab; dabei erwärmt sich die Schleimhaut. Gleichzeitig wird der Schleimhaut Feuchtigkeit entzogen. Dieser Austausch läuft bei der Ausatmung in der Gegenrichtung ab. Es ist davon auszugehen, dass in den Alveolen die Temperatur weitgehend ausgeglichen ist.

Diese dynamische Situation führt vor allem in der **Schleimhaut der oberen Atemwege** zu einer intensiven Beanspruchung mit Steigerung des Gewebsstoffwechsels, der Durchblutung und der Schleimproduktion sowie zu einer Entspannung der Bronchialmuskulatur. Letztendlich liegt darin der für die Verbesserung der Trophik und Funktion der Atemwege besondere Reiz [59]. In verschiedenen Untersuchungen konnte ein Funktionszuwachs durch das Saunabaden nachgewiesen werden [32, 45]. Insbesondere zeigte sich ein Anstieg der expiratorischen 1-Sekunden-Kapazität (FEV1), weshalb Patienten mit chronischer Bronchitis oder Asthma durch Saunabäder Erleichterung finden. Das Einatmen von kalter Luft in der Abkühlphase wird als besonders wohltuend empfunden.

Vegetatives Nervensystem und Psyche

Jedes Saunabad bedeutet für den Organismus eine **Stresssituation**, die zu mehrphasischer vegetativer Reaktion führt. Sowohl durch die Hitzeeinwirkung als auch durch Abkühlung werden sympathikotone Reaktionen provoziert, die erst in der Nachruhe in eine vagotone Einstellung münden [10, 40]. Langfristig kommt es zu einer Umstimmung des vegetativen Nervensystems in Richtung einer trophotropen, also erholungsbetonten Lage, die im Wesentlichen vom N. vagus bestimmt wird. In diese Antwort des Organismus sind die **vielfältigen hormonellen Reaktionen** einzuordnen, die jedoch innerhalb von wenigen Stunden wieder abklingen [31]. Sie zeigen, dass der „Wärmeeintrag durch die Sauna" in vielfältiger Weise beantwortet wird, was biologisch auch nicht anders zu erwarten ist. Besonders eingehend untersucht wurde die Freisetzung von Stresshormonen, insbesondere Adrenalin, Noradrenalin und ACTH sowie Prolaktin und Endorphin.

Der Stress in der Sauna, ausgelöst also durch „natürliche Reize", ist anders zu beurteilen als der sogenannte Alltags- oder Disstress. Er steht, phylogenetisch vorgebahnt, in einem sinnvollen Zusammenhang mit der Abwehrreaktion auf Umwelteinflüsse.

✱ **Merke:** Die zeitweilige Erhöhung der Endorphine durch die Sauna darf nicht überbewertet werden, auch wenn sie hin und wieder zur Erklärung der Saunawirkung bei bestimmten Schmerzen in Betracht gezogen wird [57].

Der großflächige, bis zur Schmerzgrenze gehende Hitzestress der Haut ist spezifisch für die Sauna. Ganz besonders zeigt sich dies beim Aufguss. Durch die starke Afferenz werden integrative basale Funktionsbereiche des Zentralnervensystems stimuliert, was letztendlich für die Befindlichkeit und nachfolgende **Entspannung** eine wesentliche Rolle spielt. Viele Saunabesucher behaupten, nach dem Bad entspannter zu sein und besser schlafen zu können. Der Entspannungseffekt lässt sich auch am herabgesetzten Muskeltonus nach dem Bad nachweisen.

Putkonen u. Eloma konnten in EEG-Studien nachweisen, dass nach Sauna die Tiefschlafphasen zunehmen [46]. Es liegt also nahe, dass sich die eigentliche Erholung nicht während des Saunabadens, sondern erst in der anschließenden Ruhephase einstellt.

Eine **psychosomatische Deutung** der Wärmeempfindung gaben Klapp et al. [27]. Die Empfindung von Wärme ist tief im Wesen des Menschen verankert und hat damit in der Sauna ihr Pendant. Er sieht beim Saunabad „eine Vielzahl lustvoller und die Selbstregulation stärkende Aspekte." Durch Aktivierung basaler Körperprozesse könne es zur Rückkehr früher Erlebniswerte kommen – Regression um der Progression willen. Somit wird Wohlgefühl ermöglicht.

Abwehrsystem

Die **Erhöhung der Widerstandsfähigkeit gegen Infekte der oberen Luftwege** durch regelmäßigen Saunabesuch, aber auch durch abhärtende Maßnahmen wie bei der Kneipp-Therapie wird in der Volksmedizin kaum bezweifelt. Erste Befragungen zur Häufigkeit von Erkältungseffekten bei Saunabesuchen wurden bereits vor 50 Jahren durchgeführt, als das Saunabaden in Deutschland erst in seinen Anfängen stand. Die überwiegende Zahl der Saunabesucher sprach sich für eine Schutzwirkung gegenüber Erkältungsinfekten aus [17, 26, 38].

Eine Vergleichsstudie [49] über mehrere Jahre in einem Großbetrieb ergab bei Saunagängern signifikant weniger Erkrankungsfälle und eine verkürzte Arbeitsunfähigkeit im Vergleich mit Personen, die nicht in die Sauna gingen [49]. Conradi et al. [11] konnten in einer 1-Jahres-Studie bei einer Schulklasse nach ca. 3 Monaten einen signifikanten Rückgang der Schulausfalltage einer Klassenhälfte zeigen. Dies war verbunden mit einer verbesserten Wiedererwärmung auf standardisiertem Kaltreiz (sogenannte Wiedererwärmungszeit). Bei einer im Ergebnis ähnlichen Studie mit Kindergartenkindern wurde im Zusammenhang mit dem Saunabesuch eine signifikante Zunahme von Immunglobulin A im Speichel nachgewiesen [4, 12]. In einer kontrollierten Studie von Ernst et al. [15], in der an Hand der Zahl der Krankheitstage Probanden nach regelmäßigem Saunabesuch oder wechselwarmer Dusche mit Kontrollpersonen verglichen wurden, zeigte sich ebenfalls nach 2 Monaten ein Rückgang der Ausfallzeiten.

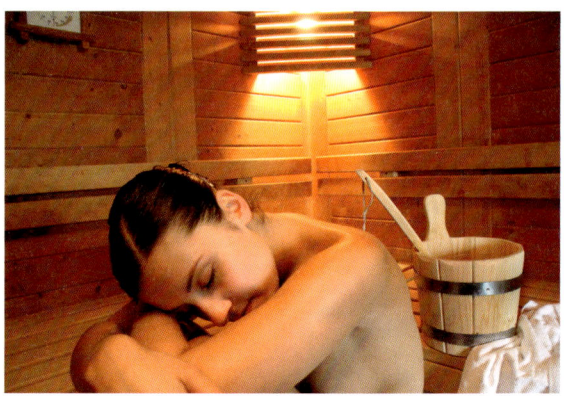

▶ **Abb. 14.2** Sauna, eine beliebte Form der Entspannung.

Die Frage nach experimentellen **Beweisen für die Reaktion des Immunsystems** auf Wärme soll zunächst unter dem übergreifenden Aspekt einer milden Hyperthermie besprochen werden.

Bühring hat die Hypothese entwickelt, dass bei milder Hyperthermie eine immunstimulierende, bei hoher Hyperthermie jedoch eine immunsuppressive Wirkung zu erwarten ist [8]. Experimentell wurde die Temperaturabhängigkeit der Lokomotion von Granulozyten bei der Phagozytose relativ frühzeitig nachgewiesen [39]. Bühring erklärte das Absinken der T-Lymphozyten im Serum bei Versuchen mit Überwärmungsbädern durch eine gestiegene Lokomotion unter der milden Hyperthermie [8].

Auch andere Befunde wiesen auf eine **Stimulierbarkeit des Abwehrsystems**. Schnizer et al. [52] berichteten über erhöhte Aktivierbarkeit der Lymphozyten im Transformationstest nach standardisiertem Saunabad, wobei die höchsten Werte nach 1 Stunde gemessen wurden. Nach Gastl et al. [19] haben Saunagänger im Vergleich zu Kontrollpersonen eine höhere Zahl von Killerzellen im Serum als Kontrollpersonen sowie eine erhöhte Stimulierbarkeit durch Interferon und Interleukin-2. Auch die Untersuchungen von Brenke [3] machten die Provokation des Interferonsystems durch Saunabesuch wahrscheinlich.

Weitere experimentelle Untersuchungen zur Stimulierbarkeit der Körperabwehr durch Wärme finden sich in einer Übersicht aus dem Jahr 2004 von Schmidt [50]. Er spricht in diesem Zusammenhang von einer Vernetzung von Thermoregulation und Immunsystem.

✱ **Merke:** Obwohl das Saunabad in erster Linie als Heißluftbad imponiert, ist zu beachten, dass jedem Saunagang eine Abkühlphase folgt, deren Auswirkungen auf den Organismus zu berücksichtigen sind.

Die Forschung zum Thema „Abhärtung" verweist auf einige Arbeiten, die die **Bedeutung des Kaltreizes** unterstreichen. So ergaben umfangreiche Untersuchungen humoraler und zellulärer Parameter des Immunsystems nach Ganzkörperguss durch Bieger et al. [2] signifikante Veränderungen im Sinne einer immunologischen Sofortreaktion, die im Laufe von 4 Wochen die Tendenz zu adaptiver Stabilisierung erkennen ließen. Im Einklang damit stehen die Ergebnisse von Kreuzfeld et al. [29]. Eine Serie von täglichem Wassertreten nach Kneipp führte zu erleichterter Aktivierbarkeit der zellvermittelten Zytokine Interleukin-2 und γ-Interferon.

Auch das antioxidative Schutzsystem ist in die Antwort des Organismus auf thermische Einwirkungen eingebunden [5, 13, 53]. Die Autoren konnten u.a. zeigen, dass Kältestress freie Radikale ansteigen lässt; angepasste Personen jedoch das Schutzsystem stabilisieren.

Zusammengefasst lässt sich sowohl aus den epidemiologischen wie auch klinischen Ergebnissen der Schluss ziehen, dass die Körperabwehr durch **moderate Hyperthermie** stimuliert werden kann, möglicherweise aber auch durch **Kaltreize**. Die Frage, ob Wärme oder Kälte die führende Rolle spielt oder ob wie bei der Sauna der Wechselreiz das wesentliche Prinzip ist, muss offen bleiben [51]. Wahrscheinlich ist aber auch, dass der Schutz vor Erkältungskrankheiten durch das Saunabaden auch von anderen Faktoren abhängt, wie z.B. dem Training des Wärmehaushaltes oder einer verbesserten Funktion der Schleimhaut der Atemwege.

14.2.5 Abrechnung

Sauna und Dampfbad sind ärztlich nicht abrechenbar.

Die Erstattung der Kosten für **Peloid-Vollbäder**, **-Teilbäder** sowie **-Packungen** wird bei gegebener Indikation durch die **GKV** übernommen. Die Abgabe von Breibädern kann im Rahmen von ambulanten Badekuren und Rehabilitation abgerechnet werden.

Die Kostenübernahme für **Infrarot-Ganzkörperhyperthermie** durch die GKV ist in Ausnahmefällen auf Antrag des Patienten möglich, besonders bei lebensbedrohlichen Erkrankungen; dies gilt in gleicher Weise für Patienten der **PKV**.

14.3 Sauna und Dampfbad

14.3.1 Grundlagen

Um die besonderen Bedingungen der Sauna und des Dampfbades zu gewährleisten, bedarf es bestimmter baulicher und technischer Voraussetzungen. So muss eine öffentliche Sauna-Anlage neben der eigentlichen Sauna-Kabine getrennte Räume aufweisen für
- Vorreinigung,
- Abkühlmaßnahmen,
- Frischluftaufenthalt,
- Nachruhe.

Diese Anordnung der Räume trifft im Prinzip auch für Dampfbäder zu.

Der Besuch der Sauna erfolgt im Allgemeinen ohne ärztliche Beratung. Trotzdem sollte der Arzt dort einem Patienten nicht nur eine Empfehlung aussprechen, sondern dem Anfänger die Grundsätze des regelmäßigen Saunabadens erklären. Unabdingbar sind **ärztliche Hinweise** zu:
- **Dosierung (Bankhöhe)**: mittlere Bank aufsuchen
- **Dauer**: 8–12 Min., danach Abkühlungsphase 10–15 Min.; insgesamt 2–3 Saunagänge
- **Häufigkeit des Saunabadens**: wöchentl. 1–2-mal

> **Allgemeine Empfehlungen zum Saunabaden**
> (modifiziert nach Fritzsche [18])
> - Wichtigste **Grundregel** ist, dass sich der Saunabesucher im Verlauf des Bades jederzeit wohl fühlt, gegebenenfalls auch vorzeitig die Saunakabine verlassen kann. Keine Wettkampfideologie!
> - Sauna ist ein **Ort der Ruhe** und soll nicht durch laute Unterhaltung oder „Events" gestört werden.
> - Personen mit leicht labilem Herz-Kreislauf-System sollten die Sauna am Vormittag aufsuchen, da der Tagesgang des Wärmehaushalts zu dieser Zeit noch auf „Aufwärmung" eingestellt und damit die Sauna besser toleriert wird.
> - Vor Übertreibungen wie übermäßigen Aufgüssen und langen Aufenthaltszeiten in der Sauna ist zu warnen.
> - Wichtig ist das warme Fußbad am Ende der Abkühlphase, um die Durchblutung der Haut anzuregen, bevor man wieder in die Sauna geht. Dies führt zu besserer Verträglichkeit.
> - Auch im Sommer sollte man regelmäßig schwitzen. Dies wird vor allem empfohlen, um den Entwärmungsmechanismus – das Schwitzen – zu trainieren.

Eine **Altersbegrenzung** besteht nur für Säuglinge. Jeder gesunde Mensch kann bis ins hohe Alter in die Sauna gehen.

Bisher war man mit der sogenannten **Säuglingssauna** sehr zurückhaltend. In neuerer Zeit hat sich aber gezeigt, dass bei Einhaltung besonderer Sorgfalt das Saunabaden auch mit Säuglingen, also Kindern im ersten Lebensjahr, möglich ist [47].

Generell zu beachten ist, dass bei **Säuglingen** und **Kleinkindern** Zeitbegrenzungen für den Aufenthalt im Saunaraum notwendig sind wegen der noch nicht ausgereiften Thermoregulation und der größeren Wärmeaufnahme auf Grund der relativ großen Oberfläche im Verhältnis zur Körpermasse. Auf jeden Fall sollten Kinder in den ersten Lebensjahren nicht ohne Aufsicht der Eltern in der Sauna sein. Ein falscher Ehrgeiz der Eltern ist hier fehl am Platz. Eine ärztliche Zustimmung zum Saunabaden von Säuglingen kann erst nach Ende des 3. Lebensmonats gegeben werden. Der Säugling sollte sauber sein und eine gute Kommunikation zur Begleitperson haben. Die **Früherkennungsuntersuchung U4** durch einen Kinderarzt muss vorliegen (Empfehlung des Deutschen Sauna-Bundes).

Einer gesonderten Erwähnung bedarf das **Saunabaden in der Schwangerschaft**. Bei einem normalen Verlauf besteht an sich kein Problem, allerdings sollten Frauen sich nicht erst in den letzten Wochen zum Saunabaden entschließen. Ein erhöhtes Risiko für das ungeborene Kind besteht nicht [18].

14.3.2 Durchführung

Folgendes Vorgehen ist angezeigt:
- Zu Beginn erfolgen gründliche Körperreinigung und sorgfältiges Abtrocknen.
- Für Anfänger empfiehlt sich die untere Bank, die im Allgemeinen als Auftrittsbank gilt. Beim Hinsetzen sollte ein trockenes Handtuch als Unterlage dienen, damit kein Schweiß aufs Holz kommt. Manche Personen bevorzugen das Saunieren im Liegen.
- Vor Verlassen der Sauna ist **langsames Aufrichten** zu empfehlen, um orthostatische Reaktionen zu vermeiden.
- Abkühlungsmaßnahmen (▶ Abb. 14.3) sollen individuell gestaltet werden. Die Verträglichkeit des kalten Tauchbades soll mit gewisser Vorsicht getestet werden, ebenso die Schwallbrause.

> **Cave**
>
> Kreislaufkranken ist vom kalten Tauchbad dringend abzuraten. Hier ist auf das allmähliche Abkühlen zu verweisen.

Das warme Fußbad vor dem zweiten bzw. dritten Saunagang dient der Aktivierung der Entwärmungsreaktion. Besonders das Schwitzen wird dadurch befördert und paradoxe Kreislaufreaktion vermieden. Aus gleichem Grund sollte man den ersten Saunagang nicht mit kalten Füßen starten, sondern mit einem kurzen warmen Fußbad.

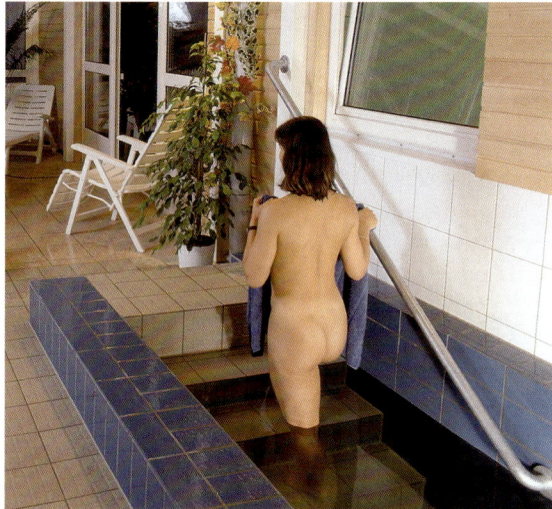

▶ **Abb. 14.3** Abkühlung und anschließende Ruhezeit nach dem Saunagang schließen den Zyklus.

14.3.3 Weitere wichtige Hinweise

Verordnung
Da Saunabad, Dampfbad und Infrarot-Wärmebestrahlung in öffentlichen Anlagen nicht als medizinische Leistungen anerkannt werden, können sie über Rezept nicht verordnet werden. Es ist also angemessen, von „Empfehlungen" zu sprechen, die jedoch bei Gesunden zur Prävention und bei Kranken in einen persönlichen Gesundheitsplan eingeordnet werden sollten.

Indikationen
Die Sauna ist bekannt als Badeform, die der Gesundheit dient. Regelmäßiges Saunabaden trägt zur Stabilisierung der körperlichen und geistigen Leistungsfähigkeit und des Wohlbefindens bei. Nach Erhebung des Deutschen Sauna-Bundes wird die Sauna von Jahr zu Jahr von immer mehr Personen aufgesucht. Im Jahre 2004 gaben laut Forsa-Umfrage 30 Millionen Bürger an, regelmäßig in die Sauna zu gehen, davon 70%, weil sie etwas für ihre Gesundheit tun wollten [43].

Aus den besprochenen vielfältigen Wirkungen lassen sich in erster Linie Indikationen zur Prophylaxe von Gesundheitsstörungen ableiten. Ein Nachweis der Effektivität regelmäßigen Saunabadens auf die Gesundheit ist schwierig, zumal gesundheitliche Störungen schwer fassbar sind. Trotzdem besteht in weiten Teilen der Bevölkerung die feste Überzeugung, durch Saunabaden der Krankheitsentstehung entgegenzuwirken.

Prophylaktische Empfehlungen betreffen folgende Indikationen:
- **Anfälligkeit gegenüber wiederholten Atemwegsinfekten:** Neben Stärkung der Körperabwehr ist die verbesserte Durchblutung der Schleimhaut der Atemwege und die Regulation des Wärmehaushaltes von Bedeutung.
- **Mangelhaftes Entspannungsvermögen und chronischer Stress:** Hier kommt der vegetativen Umschaltung in der Nachphase sowie der wärmeinduzierten Entspannung eine Schlüsselrolle zu.
- **Neigung zu Kreislauflabilität:** Die Stabilisierung einer Kreislauflabilität lässt sich durch das mit der Sauna verbundene „Gefäßtraining" erklären. Aus dieser regulierenden Wirkung leitet sich auch die Beeinflussung sowohl hypotoner als auch hypertoner Kreislaufstörungen ab.
- **Störung von Schlaf- und Wärmehaushalt** sowie anderen Grundfunktionen nach Vogler [58]. Vogler bezeichnete als Grundfunktionen vegetativ gesteuerte Funktionsabläufe im Körper, die je nach Ergebnis mit positiver oder negativer Gefühlstönung wahrgenommen werden. Außer Schlaf und Wärmehaushalt rechnete Vogler Stuhlgang, Menstruation, Hautfunktion und Atmung zu den Grundfunktionen.
- **Entmüdung bzw. Regeneration** nach anstrengenden physischen Belastungen; Sauna führt zu schneller Wiederherstellung des Gewebestoffwechsels, muskulärer und psychoemotionaler Entspannung.

Obwohl bei manchen Erkrankungen von einem direkten Einfluss des Saunabadens auf bestimmte pathogenetische Faktoren ausgegangen werden kann, muss man bei den meisten Indikationen die therapeutische Wirkung unter dem Aspekt der Basistherapie sehen. Unter dem Einfluss von Erwärmung und Abkühlung werden Bereiche des Vegetativums angeregt, die sich sekundär positiv auf den Krankheitsverlauf auswirken. Das trifft besonders für chronische Krankheiten und deren Rehabilitation zu.

Demnach ist Sauna im Sinne einer **naturheilkundlichen Basistherapie** bei folgenden Krankheiten zu empfehlen [10, 21, 35]:
- **Hypertonie:** In zahlreichen Langzeitstudien wurde eine dauerhafte Senkung des peripheren Kreislaufwiderstandes nachgewiesen [25, 61] sowie ein Ausgleich des vegetativen Tonus als wahrscheinlich angesehen [48].
- chronische **Bronchitis**, auch mit Obstruktion, Asthma bronchiale, Sinusitis [32]
- **rheumatische Erkrankungen** einschließlich Bindegewebserkrankungen, sofern nicht akute Entzündungszeichen vorliegen
- schmerzhafte **Muskelverspannung** und **Kontrakturen** im Bindegewebe, hervorgerufen etwa durch Morbus Bechterew und Sklerodermie
- Patienten mit **Fibromyalgie:** Hier wurde eine Abnahme der Druckschmerzhaftigkeit an den Triggerpunkten nachgewiesen [44].

Im Rahmen **langzeitiger Rehabilitationsplanung** kann Sauna in folgenden Fällen angewendet werden:
- nach koronarer Bypass-Operation [61] und nach Herzinfarkt, jedoch frühestens nach 3–6 Monaten [10]
- bei stabiler Angina pectoris [55]
- nach Hemiplegie, wenn Kreislauf und zerebrale Funktionen stabil sind
- bei chronischem Ekzem, Heuschnupfen
- bei Patienten mit Niereninsuffizienz (versuchsweise), vor allem zur Blutdrucksenkung. Bei Patienten im Stadium eingeschränkter Flüssigkeitsaufnahme kann unter Umständen die Trinkmenge entsprechend dem Schweißverlust erhöht werden [60]
- bei schwerwiegender Behinderung, z. B. Patienten mit Querschnittslähmung [14]

Kontraindikationen
Nach Aussage verschiedener Autoren entsteht durch Einnahme von Medikamenten, u. a. Betablockern, keine Kontraindikation zum Saunabaden [31, 56].

Es gibt nur wenige Krankheiten, die eine Kontraindikation des Saunabadens darstellen [10, 48]: Meist verbietet sich das Saunabaden allein durch **ausgeprägte Störung des Allgemeinzustandes**. Folgende Krankheitsbilder sind betroffen:
- Dekompensation nach Herz-Kreislauf-Erkrankungen Die von der japanischen Arbeitsgruppe von Tei et al. [54] veröffentlichten positiven Untersuchungsergebnisse bedürfen zunächst weiterer Nachuntersuchungen, ehe entsprechende Empfehlungen ausgegeben werden können.
- gefährliche Herzrhythmusstörung, besonders bei Risikopatienten
- Herzkrankheiten mit erhöhtem pulmonalen Widerstand
- entzündliche Herz- und Gefäßerkrankungen
- periphere Durchblutungsstörung, akute Thrombose
- Fieberzustände
- Infektionskrankheiten
- manifeste Hyperthyreose

Nebenwirkungen

Obwohl das Saunabaden im Allgemeinen gut vertragen wird, ist auf einige im Prinzip harmlose Nebenwirkungen aufmerksam zu machen, die den im Saunabaden Unerfahrenen davon abhalten können, zum Saunagänger zu werden. Dies kann sowohl die Reaktion unmittelbar auf die Hitzeeinwirkung betreffen als auch **„vegetative" Störungen** in den Stunden nach dem Saunabad.

So kann im Einzelfall bei ängstlichen Personen die plötzliche Einwirkung der Saunahitze zu Herzklopfen und Blutdruckanstieg führen, die bei ruhigem Verhalten schnell wieder abklingen. Das Auftreten von **passagerem Schwindel** muss etwas ernster bewertet werden. Es deutet auf Störung der Kreislaufregulation, eventuell erhöhtem Blutdruck hin, dem ein Außerachtlassen der Baderegeln zugrunde liegen kann (Saunabaden mit kalten Füßen!).

Bei hochgeheizter Sauna kann es auf der oberen Bank zu **Hitzeschmerz an Nase und Ohren** kommen, dem durch Aufsuchen der unteren Bankreihe begegnet werden kann.

Die bereits genannten Nachwirkungen betreffen vor allem Wärmehaushalt und Schlaf. Hin und wieder wird über Schlaflosigkeit geklagt in der Nacht nach dem Saunabad, dem durch Verlegung des Saunabads in die Vormittagsstunden zu begegnen ist, um mit dem Tagesrhythmus des Wärmehaushalts konform zu sein. Bekanntlich hat der Körper in der ersten Tageshälfte das Bestreben, Wärme aufzunehmen bzw. zu halten. In diesem Tagesgang der Körperfunktionen ist auch die Störung der akralen Durchblutung einzuordnen, die sich im Auftreten kalter Hände und Füße äußert.

Ab und zu wird auch über Kopfschmerz geklagt. Besteht dennoch der Wunsch, weiter in die Sauna zu gehen, ist auf die Einhaltung der Baderegeln sowie die Pflege der Grundfunktionen nach Vogler besonders zu achten.

Kombinationsmöglichkeiten

Sauna ist eine Badeform, die aufgrund ihrer intensiven Reizwirkung für sich steht, jedoch wird in der Praxis auch zwischen Sauna, Dampfbad und Infrarot-Wärmekabine gewechselt. Im Rahmen von Gesundheits- bzw. Wellness-Aufenthalten werden Zusatzangebote mit Massagen, Gymnastik, Antistresskursen, Ernährungsberatung usw. zunehmend wahrgenommen.

14.4 Peloidbäder

14.4.1 Grundlagen

Definition

Peloidbäder (griech. *pelos*: Schlamm) enthalten verschiedene natürliche, organische (Torfe) oder anorganische (Fango) schlammartige Materialien, deren breiige Konsistenz, hohe Wärmehaltung und gleichmäßig langsamer Wärmenachschub einen schonenden Wärmeübergang auf den Körper garantiert. Peloide werden auch zu Packungen verwendet. Die Badetemperaturen liegen zwischen 38 und 42 °C.

Je nach Umfang und Dauer des Bades wird in der Regel nach 30 Min. eine **nachhaltige Erhöhung der Kerntemperatur** um 2 °C erreicht.

Wirkung

Die besondere Wirkung beruht auf der tiefen **Durchwärmung der Gewebe**. Besonders die Dehnbarkeit bindegewebiger Strukturen, die Entspannung der Muskulatur und die Erhöhung von Stoffwechsel und Durchblutung sind hier zu nennen. Die viel diskutierte spezifische Wirkung der Inhaltsstoffe von Peloiden ist bis auf Ausnahmen (Schwefel und Östrogene) nicht gesichert [24].

Die Kombination von Peloiden mit Paraffin, zum Beispiel in Form von **Parafango**, ist auf die besonderen thermophysikalischen Eigenschaften von Paraffin zurückzuführen.

14.4.2 Durchführung

Peloidbäder stellen erhöhte Anforderungen an die Thermoregulation, da Schwitzen nur über die nicht vom Bademedium bedeckten Körperregionen erfolgen kann. Die Badetemperaturen liegen zwischen 38 und 45 °C.

Durch Packungen kommt es ebenfalls zu einem Anstieg der Kerntemperatur (s. o.), die jedoch deutlich unter dem der Breibäder liegt.

> **Cave**
>
> Besondere Aufmerksamkeit ist beim Verlassen von Breibädern geboten, da erhöhte Kollapsgefahr besteht.

Dies beruht sowohl auf der erhöhten Körpertemperatur als auch auf den Wegfall des hydrostatischen Druckes, der bei Breibädern das Doppelte beträgt als bei Wasserbädern und sich aus dem höheren spezifischen Gewicht der Peloide ableitet.

Der Aufenthalt im Bad kann durch kalte Gesichts- und Herzkompressen und sogenannte Kühlschlangen erleichtert werden.

14.4.3 Weitere wichtige Hinweise

Verordnung

In der Regel werden wöchentl. 3–5 Bäder empfohlen.

Indikationen

Entzündliche und degenerative Erkrankungen des rheumatischen Formenkreises, chronisch urologische Erkrankungen, chronische Entzündung im Genitalbereich.

Kontraindikationen

▶ Hyperthermie (S. 218).

Zu beachten sind insbesondere Patienten mit Herz-Kreislauf-Erkrankungen am Rande der Dekompensation [24].

Kombinationsmöglichkeiten

Peloidbäder und größere Packungen sind recht anstrengend, weshalb eine Kombination mit anderen Therapiemaßnahmen nicht empfehlenswert ist.

Packungen können zur Vorbehandlung vor Massage und Krankengymnastik dienen (▶ Kap. 13 Hydrotherapie).

14.5 Überwärmungsbäder

14.5.1 Grundlagen

Definition

Vollbäder werden durch Zulauf von heißem Wasser innerhalb von 30 Min. auf ca. 40 °C gebracht. Die Kerntemperatur kann dabei 38,5–39,0 °C, je nach ärztlicher Entscheidung, erreichen.

Wirkung

▶ Hyperthermie (S. 212).

Körpertemperaturen von 39 °C sind im Überwärmungsbad schneller zu erreichen, was jedoch die Verträglichkeit einschränkt.

Dem Überwärmungsbad werden **Stimulation der Körperabwehr** und vegetative Umstimmung zugeschrieben [8].

14.5.2 Durchführung

- Die Gesamtdauer beträgt 30–50 Min.
- Die Wirkung des Bades kann durch eine über 1–2 Std. belassene Trockenschwitzpackung verlängert werden [8, 58].

Subjektive Beschwerden sind ein Zeichen herabgesetzter Verträglichkeit. Sie lassen sich nur zum Teil durch **kalte Kompressen** auf Gesicht und Herzgegend mindern.

Das bei grippalen Infekten volksmedizinisch empfohlene Schwitzbad mit Schwitzpackung stellt die geringste Dosierung von Überwärmungsbädern dar.

> **T Therapeutische Empfehlung**
>
> Ständige ärztliche Aufsicht ist Voraussetzung. Dies schließt ein Protokoll über Herztätigkeit und Blutdruck ein.

14.5.3 Weitere wichtige Hinweise

Verordnung

Überwärmungsbäder sind heute stark in den Hintergrund getreten. Sie stellen auf jeden Fall eine Maßnahme dar, die der Klinik vorbehalten ist.

Die Bäder sollten 3-mal wöchentl. durchgeführt werden.

Indikationen

Rheumatische Erkrankungen besonders bei torpidem Krankheitsverlauf, vegetative Umstimmung auch bei anderen Erkrankungen.

Kontraindikationen

Sie entsprechen den anderen Maßnahmen bei Hyperthermie (S. 218).

> **Cave**
>
> Besondere Vorsicht ist beim Herzkranken am Rande der Dekompensation geboten.

14.6 Infrarot-Ganzkörperhyperthermie

14.6.1 Grundlagen

Definition

In neuer Zeit werden Anlagen zur Ganzkörperhyperthermie eingesetzt, die auf wassergefilterter IR-A-Strahlung beruhen und dadurch einen gleichmäßigen Anstieg der

Kerntemperatur ermöglichen. Durch Wasserfilterung werden die IR-B- und IR-C-Anteile der Strahlungsquellen eliminiert, die nur wenige Zehntelmillimeter in die Haut eindringen und dort weitgehend absorbiert werden. Im Unterschied dazu dringt IR-A bis zum Korium und zur Subkutis ein. Die Wärme kann dadurch konvektiv mit dem Blutstrom in den Körper weitergeleitet werden.

Die Ganzkörperhyperthermie zur Tumorbehandlung ist ein gesonderter Bereich, der in den Extrembereich der Temperaturverträglichkeit führt. Sie befindet sich noch im Versuchsstadium.

Wirkung

Die Wirkung der gefilterten IR-A-Strahlung entspricht im Wesentlichen den anderen Hyperthermieverfahren. Sie ist auf der Haut gut verträglich.

14.6.2 Durchführung

Im Allgemeinen beträgt die Behandlungszeit 30 Min. mit anschließender Wärmestauphase von einer Stunde.

Wie jede Hyperthermie erfordert auch diese Behandlung eine fortlaufende Überwachung von Kerntemperatur, Herzfrequenz, Blutdruck und EKG sowie der Strahlerleistung. Die Höhe der angestrebten Kerntemperatur ist vom Behandlungsziel abhängig und wird über die Leistung der Strahler variiert [37].

14.6.3 Weitere wichtige Hinweise

Verordnung

Eine kurmäßige Anwendung 2-mal wöchentl. wird empfohlen.

In einer neueren randomisierten Studie über Fibromyalgie wird nach einer Aufheizphase bis zum Erreichen der gewünschten Körperkerntemperatur von 38 °C die Dauer der weiteren Bestrahlung mit 15 Min. angegeben [6].

Indikationen

Hypertonie, Erkrankung des rheumatischen Formenkreises, Sklerodermie, Fibromyalgie.

Kontraindikationen

▶ Hyperthermie (S. 218).

> **Cave**
>
> Es ist zu beachten, ob die angestrebte Körpertemperatur vertragen werden kann [37].

Kombinationsmöglichkeiten

Kombinationen mit anderen Behandlungen sind nicht vorgesehen.

Zusammenfassung

Die Erhöhung der Körpertemperatur ist eine Heilmaßnahme, deren Anwendung in der Medizin auf **uralter ärztlicher Erfahrung** beruht. Heiße Raumluftbäder wie Sauna und Dampfbäder sowie Mineral- und Moorbäder finden in unterschiedlicher Weise sowohl im Therapie- als auch im Wellness-Bereich Anwendung.

Klinische Studien zum Saunabaden belegen die stimulierende Wirkung milder Hyperthermie auf nahezu alle Körpersysteme, vor allem auf das Immunsystem. Nachdem im Freizeitbereich die Zahl der Saunabesucher aufgrund eines gewachsenen gesundheitsorientierten Verhaltens der Bevölkerung in den letzten Jahrzehnten immer weiter gestiegen ist, wird auch von Ärzten Saunabaden in prophylaktische und therapeutische Empfehlungen einbezogen.

Während die Anwendung von Peloiden in der Rheumabehandlung aufgrund der besonderen thermophysikalischen Eigenschaften einen festen Platz hat, sind Überwärmungsbäder stark in den Hintergrund getreten, obwohl ältere gute Erfahrungen vorliegen. Eine neuere Entwicklung in der Ganzkörperhyperthermie beruht auf dem Einsatz von Strahlern, die durch Wasserfilterung reines IR-A abgeben und für die speziale Indikationen bereits vorliegen.

Literaturverzeichnis

[1] **Aikäs E:** Temperatur und Feuchtigkeit in der Sauna und deren Wirkung auf den Wärmehaushalt des Badenden. Sauna-Arch. 1971; 10: 19–32.

[2] **Bieger WP, Penz M, Gruber R:** Immunologie der Abhärtungsreaktion nach Hydrotherapie. Phys Rehab Kur Med. 1989; 8: 37–45.

[3] **Brenke R:** Neuere immunologische Befunde zur Erklärung der abhärtenden Wirkung der Sauna. Int Sauna-Arch. 1992; 9(4): 129–135.

[4] **Brenke R, Conradi E, Krause H et al.:** Lokale Immunabwehr und Sauna, dargestellt an der Immunglobulin-A-Konzentration im Speichel. Int Sauna-Arch. 1985; 2: 14.

[5] **Brenke R, Siems W, Maaß R:** Abhärtung durch Kaltreize unterschiedlicher Intensität; Wirkungen auf den Purin- und Radikalmetabolismus. Wien Med Wochenschr. 1994: 66–68.

[6] **Brockow Th, Wagner A, Franke A et al.:** A randomized controlled trial on the effectiveness of mild water-filtered near infrared whole-body hyperthermia as an adjunct to a standard multimodal rehabilitation in the treatment of fibromyalgia. Clin J Pain. 2007; 23: 67–75.

[7] **Brömme L, Burba D, Conradi E:** Der Einfluß unterschiedlicher Formen der Abkühlung während des Saunabadens auf ausgewählte Herzkreislaufparameter bei Gesunden und Patienten mit Hypertonie. Physiother. 1977; 29: 193–199.

[8] **Bühring M:** Klinik der Hyperthermie. Untersuchungen im Überwärmungsbad. Stuttgart: Hippokrates; 1984.

[9] **Conradi E:** Beitrag zum Anpassungsprozeß des menschlichen Organismus an wiederholte thermische Bedeutung [Dissertation]. Berlin: Humboldt-Universität; 1980.

[10] **Conradi E:** Das Saunabad. In: Bühring M, Kraft K, Matthiessen PF et al.: Naturheilverfahren und Unkonventionelle Medizinische Richtungen. (Springer Loseblatt Systeme) Berlin, Heidelberg: Springer; 2003.

[11] **Conradi E, Eiserman P, Steglich HD:** Die Beeinflussung des Wärmehaushaltes durch regelmäßigen Saunabesuch von Schulkindern als Teil einer Prophylaxe gegen akute respiratorische Infekte. Int Sauna-Arch. 1986; 3: 5–8.

[12] **Conradi E, Brenke R, Philip S:** Häufigkeit akuter respiratorischer Erkrankungen und sekretorisches Immunglobulin A im Speichel unter dem Einfluß regelmäßigen Saunabadens von Kindern. Phys Rehab Kur Med. 1992; 2: 19–21.

[13] **Conradi E, Brenke R, Grune T et al.:** Beeinflussung des Radikal Stoffwechsels durch Saunawärme und kurzzeitige Abkühlung. Int Sauna-Arch. 1994; 11: 55–59.

[14] **Engel P:** Querschnittsgelähmte im Saunabad. Therapiewoche. 1993; 43: 1210–1219.

[15] **Ernst E, Witz P, Pecho L:** Wechselduschen und Sauna schützen vor Erkältungen. Z Allg Med. 1990; 66: 55–60.

[16] **Fritzsche I, Fritzsche W:** Die Wissenschaftlichen Grundlagen des Saunabades. 3. Aufl. Steinhagen: Janssen; 1980: 1–64.

[17] **Fritzsche W:** Ergebnisse einer Befragung von Saunabesuchern. Sauna-Arch. 1979; 4: 7–30.

[18] **Fritzsche W:** Sauna von A bis Z. Bielefeld: Sauna-Matti; 1990.

[19] **Gastl G, Fodinger A, Egg D et al.:** Wirkung von Hyperthermie im Saunabad auf die natürliche Immunität. Int Sauna-Arch. 1985; 2: 5–7.

[19a] **Gehrke A:** Das Dampfbad: Medizinisch-technische Grundlagen und Auswirkungen auf den menschlichen Organismus. In: Deutscher Sauna-Bund e. V. (Hrsg.): Wenn Dampfbad – dann richtig! Reihe Fachzeitschrift zum Badewesen. Bielefeld. 1989: 25–48.

[20] **Gianetti N, Juneau M, Arsenault A et al.:** Sauna-induced myocardial ischemie in patients with coronary artery disease. Am J Med. 1999; 107: 228–233.

[21] **Hannuksela ML, Ellaham S:** Benefits and risks of sauna bathing. Am J Med. 2001; 110: 118–125.

[22] **Heckel M:** Ganzkörper-Hyperthermie und Fiebertherapie. Grundlagen und Praxis. Stuttgart: Hippokrates; 1990: 12–14.

[23] **Hentschel HD:** Hammam - Das Bad im islamischen Kulturkreis. In: Conradi E (Hrsg.): Sauna-Wellness-weltweit. Bielefeld: Sauna-Matti; 2003: 123–136.

[24] **Hildebrandt G, Gutenbrunner C:** Peloide. In: Gutenbrunner C, Hildebrandt G (Hrsg.): Handbuch der Balneologie und medizinischen Klimatologie. Berlin: Springer; 1988: 459–476.

[25] **Imamura M, Biro S, Kihara T et al.:** Repeated thermal therapy improves impaired vascular endothelial function in patients with coronary risk factors. J Am Coll Cardiol. 2001; 38: 1083–1088.

[26] **Juhász J, Kunay M:** Wirkung der finnischen Sauna bei Kindern mit rezidivierenden Erkrankungen der Atemwege und der Lungen. Sauna-Arch. 1969; 7: 8–17.

[27] **Klapp B, Fliege H, Danzer G:** Zur Psychosomatik der Wärme. In: Conradi E (Hrsg): Sauna-Wellness-weltweit. Bielefeld: Sauna-Matti; 2003: 1–8.

[28] **Kollesch I, Nickel D (Hrsg.):** Antike Heilkunst. Leipzig: Philipp Reclam jun.; 1974: 125.

[29] **Kreuzfeld A, Albrech B, Müller K:** Einfluß des Wassertretens nach Kneipp auf die Immunregulation. Phys Rehab Kur Med. 2003; 13: 208–214.

[30] **Krumbach H:** Schwitz- und Dampfbäder in Mittel- und Südamerika. In: Conradi E (Hrsg.): Sauna-Wellness-weltweit. Bielefeld: Sauna-Matti; 2003: 152–165.

[31] **Kukkonen-Harjula K, Kauppinen A:** How the sauna effects endocrine system. Ann Clin Res. 1988; 20: 262–266.

[32] **Laitinen LA, Lindquist A, Herno M:** Lungs and ventilation in sauna. Ann Clin Res. 1988; 20: 244–248.

[33] **Leppäluoto J:** Human Thermoregulation in Sauna. Ann Clin Res. 1988; 20: 240–243.

[34] **Leppo IA:** If you can't stand the heat, get out of the kitchen. Am J Med. 1999; 107: 290–292.

[35] **Lindner M, Brinkhaus B:** Die Sauna – Chancen und Risiken in Prävention und Therapie. Phys Rehab Kur Med. 2000; 10: 165–175.

[36] **Luurila OJ:** Arrhytmias and other cardiovascular responses during Finnish sauna and exercise testing in healthy men and postmyocardial infarction patients. [Academic Dissertation Helsinki]. Acta Med Scand Suppl. 1980; 641.

[37] **Meffert H, Piazena H:** Therapie mit Infrarotstrahlen. In: Bühring M, Kraft K, Matthiessen PF et al. (Hrsg.): Naturheilverfahren und Unkonventionelle Medizinische Richtungen. (Springer Loseblatt Systeme) Berlin, Heidelberg: Springer; 2003: 1–21.

[38] **Mikolásek A:** Ergebnisse der Saunaanwendung als Prävention und Therapie im Kindesalter. Sauna-Arch. 1979; 1: 3–6.

[39] **Nahas GG, Tannieres ML, Lennon JF:** Direct measurement of leukocytes motility: effect of pH and temperature. Proc Soc Exp Biol Med. 1971; 138: 350–352.

[40] **Ott VR:** Sauna-Wirkungen unter dem Gesichtspunkt der vegetativen Regulation. Sauna-Arch. 1958; 1: 121–126.

[41] **Piazena H, Meffert H:** Der Beitrag der Infrarotabstrahlung zur Erwärmung in der Sauna und durch Infrarotgeräte. In: Conradi E: Sauna-Wellness-weltweit. Bielefeld: Sauna-Matti; 2003: 240–264.

[42] **Pieper RA:** Übersicht historischer und moderner Bäderarten. Saunabetrieb und Bäderpraxis. 2004, 3: 20–31.

[43] **Pieper RA:** Als die Besseren positionieren. Sauna und Bäderpraxis 2006; 4: 2.

[44] **Piso U, Küther G, Gutenbrunner C et al.:** Analgetische Wirkung der Sauna bei Fibromyalgie Phys Rehab Kur Med. 2001; 11: 94–99.

[45] **Preisler B, Falkenbach A, Klüber B et al.:** Der Einfluß der finnischen Sauna auf Asthma bronchiale im Kindesalter. Pneumologie. 1990; 44: 1185–1187.

[46] **Putkonen PTS, Eloma E:** Sauna and physiological sleep: increased slow-wave sleep after heat exposure In: Teir H, Collan Y, Valtakari P (Hrsg): Sauna Studies. Helsinki: Vammalan Kirjapaino Oy; 1976: 270–279.

[47] **Rissmann A, Al-Karawi J, Jorsch G:** Infants physiological response to short heat stress during sauna bath. Klin Pädiatr. 2002; 214 (3): 132–135.

[48] **Sanner B, Kreuzer J, Sturm A:** Sauna bei arterieller Hypertonie. Dtsch med Wschr. 1993; 118: 1698–1703.

[49] **Schaffranek L:** Auswirkungen der Sauna auf die Häufigkeit der Erkältungskrankheiten und die Arbeitsunfähigkeitsdauer. Sauna-Arch. 1968; 6: 23.

[50] **Schmidt KL:** Neue Aspekte der Hyperthermiebehandlung. Verfahren und Wirkungen. Phys Rehab Kur Med. 2004; 14: 227–235.

[51] **Schnizer W:** Die Bedeutung der physiologischen Abkühleffekte beim Saunabaden. Int Sauna-Arch. 1995; 12: 121–126.

[52] **Schnizer W, Lindner J, Knorr H et al.:** Lymphozytenstimulierende Eigenschaften des Blutplasmas nach Hyperthermie. Int Sauna-Arch. 1992; 9: 3–6.

[53] **Siems W, Brenke R:** Changes in the glutathione system of erythrocyts due to enhanced formation of oxygen free radicals during short-term whole body cold stimulation. Arch Med Res. 1992; 51: 3–9.

[54] **Tei C:** Thermal therapy for congestive heart failure: estimation by Tei-index. J Cardiol. 2001; 37: 155–159

[55] **Tei C, Horikuri Y, Park JCh et al.:** Acute hemodynamic improvement by thermal vasodilation in congestive heart failure. Circulation. 1995; 91: 2582–2589.

[56] **Vanakoski I, Seppälä T:** Heat exposure and drugs. A review of the effects of hyperthermia on pharmacokinetics. Clin. Pharmacokinet. 1998; 34: 311–322.

[57] **Vescovi PP, Coiro V:** Hyperthermia and endorphins. Biomed Pharmacother. 1993; 47: 301–304.

[58] **Vogler R:** Physiotherapie. Klinisches Lehrbuch für Studenten, Ärzte, Krankengymnasten und Masseure. Budapest: Ungarische Akademie der Wissenschaften; 1964: 639–642.

[59] **Vuori I, Vapaatalo H (Hrsg.):** Sauna. Ann Clin Res. 1998; 20 (Special Issue): 215–294.

[60] **Wagner L:** Das thermisch induzierte Schwitzen als adjuvantes Therapieverfahren beim chronischen Hämodialysepatienten. In: Conradi E (Hrsg.): Sauna-Wellness-weltweit. Bielefeld: Sauna-Matti; 2003: 229–238.

[61] **Winterfeld HJ, Siewert H, Strangfeld D et al.:** Einsatz der Saunatherapie bei der Rehabilitation von bypassoperierten Patienten mit ischämischer Herzkrankheit (IHA). Int Sauna-Arch. 1988; 5 (2): 41–50.

Wichtige Adressen

Deutsche Gesellschaft für physikalische Medizin und
Rehabilitation e.V. (DGPMR)
Geschäftsstelle
Budapester Str. 31
D-01069 Dresden
Tel.: 0351 8975932
www.dgpmr.de

Deutscher Sauna-Bund e.V.
Kavalleriestraße 9
D-33602 Bielefeld
Tel.: 0521 966790
http://www.saunabund-ev.de

15 – Massagetherapie

Jürgen Rohde

15.1 Definition 223
15.2 Basisinformation 223
15.3 Klassische Massage 226
15.4 Periostbehandlung (Pb) 228
15.5 Kolonbehandlung 232
15.6 Bindegewebsmassage (BGM; nach Dicke) 234
15.7 Unterwasserdruckstrahlmassage (UWM) 235
15.8 Manuelle Lymphdrainage (MLD) 238
15.9 Weitere Massageverfahren 240

15.1 Definition

Die Massage ist eine in Ruhelage des Patienten ausgeführte Therapie, welche aktive Reaktionen des Körpers bewirkt [10]. Eingesetzt werden manuelle Grifftechniken, die nach Gewebsbefund über mechanische Reize direkt auf Haut, Unterhaut, Muskeln, Sehnen, Periost und Bindegewebe, einschließlich der Nerven, Lymph- und Blutgefäße, wirken. Andere mechanische Reize sind z.B. ein Fingerdruck, so bei der Akupressur, oder der Druck eines Wasserstrahls bei der Unterwasserdruckstrahlmassage (▶ Kap. 15.7).

Als wissenschaftlich anerkanntes, klassisches Naturheilverfahren hat die Massagetherapie klare Indikationen und Kontraindikationen, welche in der Regel durch die Ertastung des Gewebsbefundes und die Anamnese begründet sind.

Als Ziele gelten z.B. die positive Beeinflussung und bleibende Besserung einer gestörten Organfunktion [22] oder die Inaktivierung von muskuloskelettalen Triggerpunkten [32].

Die Formen der Reflexmassage nutzen den kutiviszeralen und periostoviszeralen Reflexbogen bevorzugt zur Behandlung von Funktionsstörungen innerer Organe. Dazu zählen Bindegewebsmassage (▶ Kap. 15.6), Periostbehandlung (▶ Kap. 15.4), Kolonbehandlung (▶ Kap. 15.5), Segmentmassage (▶ Kap. 15.9.1) und Fußreflexzonenmassage (▶ Kap. 15.9.2; ▶ Kap. 30 Segment- und Reflexzonenbehandlung).

Sind die reflektorischen Zeichen verschwunden, ist die Behandlungsserie zu beenden.

15.2 Basisinformation

15.2.1 Geschichte

Die Massage ist eine der ältesten therapeutischen Methoden in der Geschichte der Menschheit [11, 12, 13, 22, 25]. In vielen Regionen der Welt existiert eine lange Tradition an Massagetechniken. Massageartige Handgriffe wurden zu Heilzwecken, z.B. bei Schmerzen nach Traumata wie Sturz oder Schlag, und zur Beruhigung angewendet. Bekannt ist diese Art der Behandlung aus China (ab 2600 v. Chr.) und Ägypten (ab 2300 v. Chr.). Auch im antiken Griechenland sowie in Rom (Asklepios 200 v. Chr., Galen 129–199 n. Chr.) oder Persien (Avicenna 980–1037 n. Chr.) wurde die Massage eingesetzt.

Im 14. Jahrhundert wurde in Europa in den Badestuben massiert, was im 16. Jahrhundert wegen des Aufkommens der Syphilis jedoch eingestellt wurde.

Der Schwede **Pehr Henrik Ling** (1776–1839) entwickelte die Klassische Massage, die auch als „Schwedische Massage" bezeichnet und heutzutage überwiegend in Verbindung mit aktiver Bewegungstherapie durchgeführt wird.

Eine Weiterentwicklung der Massage war im 20. Jahrhundert durch die wissenschaftlichen Erkenntnisse von **Head** (1889), Mackenzie (1917) sowie **Hansen** und **Schliack** (1962) möglich, welche die Grundlagen für das Verständnis des viszerokutanen bzw. viszeromuskulären Reflexes schufen und die Therapie anhand der Theorie der umgekehrten kutiviszeralen Reflexe untermauerten.

Im 19. und 20. Jahrhundert wurden **Spezialmassagen** entwickelt. So erarbeitete **Elisabeth Dicke** in den dreißiger Jahren des 20. Jahrhunderts die Bindegewebsmassage, die von Hede **Teirich-Leube** im Jahre 1957 wissenschaftlich begründet wurde. Ebenfalls in den dreißiger Jahren propagierte **Paul Vogler** die Periost- und Kolonbehandlung, deren wissenschaftliche Begründung durch **Herbert Krauß** im Jahre 1953 erfolgte. **Emil Vod-**

der stellte im Jahre 1936 die Manuelle Lymphdrainage vor, **Otto Gläser** und **Wilhelm Albrecht Dalicho** im Jahre 1951 die Segmentmassage.

15.2.2 Wirkungen

Wichtige Parameter

Folgende **physiologische Wirkungen** der Massage sind bekannt [11, 17, 22, 34]:
- Steigerung der lokalen Durchblutung (auch kontralateral)
- Entstauung des lokalen Venen- und Lymphbereichs
- Senkung der erhöhten Muskelspannung
- „Entmüdung" der Muskulatur
- Lösen von Narben und Gewebsverklebungen
- Verbesserung von Trophik und Turgor der Haut und des Bindegewebes
- Abbau von Ödemen und Steigerung der Ausscheidung von Stoffwechsel(end)produkten
- Schmerzreduktion
- Wirkung auf innere Organe über Reflexbögen
- Förderung des normalen Spannungszustandes der Muskeln und Gefäße und Stabilisierung des Vegetativums über eine Hemmung des Sympathikus

Als **psychologische Wirkungen** der Massage gelten Verminderung der Schmerzstärke, Reduktion des Analgetikaverbrauchs, Zunahme von Entspannung, Gelassenheit und Optimismus, Verminderung von Angstgefühlen sowie Stärkung der Lebenszufriedenheit [34].

Wirksamkeitsnachweis

Eine ausführliche Übersicht über wissenschaftliche Studien zur Wirkung und Wirksamkeit der Massagen haben Walach et al. vorgelegt [34]. Beschrieben werden Untersuchungen zu physiologischen Effekten der Massage sowie klinische Untersuchungen zu Indikationen und Kontraindikationen. In einer Pilotstudie werden auch psychologische Effekte beschrieben.

Ein Gutachten zum Stand des Wirksamkeitsnachweises der **Klassischen Massage**, basierend auf 8 klinischen Studien, kommt zum Schluss, dass eine Wirksamkeit bei Spannungskopfschmerzen, Fibrositis, Stottern, schlechter Stimmung, Angst und teilweise bei Tumorschmerzen besteht. Die Befunde sind jedoch wegen der teilweise nicht ausreichenden Studienqualität kontrollbedürftig [35].

Ernst bewertet in einem Review auf der Basis von acht Publikationen die Evidenzlage der Massage [5]. Massagen scheinen bei Obstipation, Rückenschmerzen, Angstzuständen, z. B. bei adoleszenten Müttern mit Depressionen, bei prämenstruellem Syndrom und älteren Patienten im Krankenhaus, Stress und Depressionen wirksam zu sein. Bei Fibromyalgiepatienten sollen Massagen Schmerzen und Depressionen lindern und somit die Lebensqualität verbessern.

Van Tulder et al. fanden keine ausreichenden Belege zur Wirksamkeit einer Massage z. B. bei akuter Lumbalgie und Ischialgie [33]. Bei chronischer Lumbalgie und Ischialgie führt sie im Vergleich zu diversen anderen Behandlungsansätzen zur Schmerzlinderung und Funktionsverbesserung.

Im Rahmen einer Metaanalyse von 37 randomisierten Studien fanden Moyer et al., dass bei **Einzelanwendungen** der Massagetherapie Situationsangst, Blutdruck und die Herzfrequenz abnahmen, nicht aber die negative Stimmung, die Schmerzbewertung und der Kortisolspiegel [23]. Eine **Behandlungsserie** von Massagen verbesserte die Schmerzbewertung und verminderte Angst und Depression; vergleichbar wie bei Psychotherapie.

Die vielfältigen Wirkungen der Massage sind vielschichtig und entstehen über **komplexe physiologische Abläufe**, an denen auch psychosomatische Aspekte beteiligt sind. Wissenschaftliche Untersuchungen zum Einsatz der Massage bei psychosomatischen und psychiatrischen Erkrankungen sind gerechtfertigt. Insgesamt sollte die psychologische Wirkung mehr berücksichtigt werden [35].

15.2.3 Diagnostik und Therapie

Befunderhebung

Folgende Schritte sind erforderlich:
1. Anamnese: Die **7 W der Schmerzen** (**W**as? **W**o? **W**ann? **W**ie? **W**odurch beeinflusst? **W**elche Begleitbeschwerden? **W**as wurde bisher therapiert?)
2. Ganzkörperinspektion (dorsal, ventral, lateral)
3. Palpation (Haut, Muskulatur, Sehnen, Bänder, Schleimbeutel, Nerven, Gefäße, Gelenkkapseln, Periost, Knochen, innere Organe)
4. Funktionsprüfung (aktive und passive Bewegung)
5. Objektivierung (z. B. Neutral-Null-Methode, visuelle Analogskala)
6. Behandlungsplanung und Dokumentation der Untersuchungsbefunde, therapeutischer Maßnahmen und Behandlungsergebnisse

Vorgehen

Voraussetzungen für eine angemessene Behandlung sind folgende Kriterien [31]:
- ruhiger und freundlicher, blendungsfrei gestalteter Behandlungsraum
- Raumtemperatur von 23–25 °C, frei von Zugluft
- stabile, verstellbare, hygienisch bedeckte und wenig gepolsterte Massagebank
- Rollen (für Kniekehle, Fußrücken, Stirn und Bauch in Bauchlage) als Lagerungshilfen
- Gleitmittel für die Handflächen des Therapeuten bei sehr spröder, trockener Haut des Patienten
- Massagepuder bei schwitziger, feuchter Haut des Patienten

Die Nutzung eines dem Patienten gehörenden Lakens ist sinnvoll.

Der Patient wird gebeten, sich nur so weit zu entkleiden, wie es für die Massage nötig ist.

✚ **Merke:** Wichtig ist die optimale Lagerung des Patienten, bei der sich die Muskeln entspannen können.

Arbeit am Patienten am Beispiel der Klassischen Massage

- Die Arbeit am Patienten verlangt zunächst die Anamnese **in Form eines Gesprächs**, das eine ruhige, vertrauensvolle Atmosphäre erzeugen soll [26].
- Danach werden mehrere Massagegriffe in zweckmäßiger Reihenfolge kombiniert. Begonnen wird mit einer Ausstreichung mit nur leichtem Druck, um Abtransportwege „frei" zu machen und um die Patienten an die Hand zu gewöhnen.
- Zum Ende der Massage wird ausschleichender Druck bei der Ausstreichung eingesetzt.
- Das Ansetzen der Griffe ist abhängig vom Ziel der Massage. Ist Beruhigung das vorrangige Ziel, werden andere Griffe gewählt als z. B. für die lokale Schmerzlinderung. Bei schmerzenden Muskeln werden nur Streichungen, Schüttelungen und Vibrationen (▶ Tab. 15.2, ▶ S. 227) angewendet.

15.2.4 Verordnung

Nachfolgende Kriterien sind zu beachten. Die **Reizantwort** des Organismus auf den Massagereiz hängt von der Reizdosis der Massage und dem Reaktionsvermögen des Organismus ab. Die **Reizdosis** der Massage ist abhängig von der Größe der massierten Fläche, der Dauer und Häufigkeit der Massagen und der Art und Reizintensität des Massagehandgriffes.

Das **Reaktionsvermögen** des Organismus ist abhängig von Konstitutionstyp, Kondition und Lebensalter, Krankheitsort und -stadium sowie vom Gewebsbefund und der Kombination mit anderen Physiotherapiemitteln.

Folgende Gesetze beschreiben die Beziehung zwischen Reizstärke und Reaktionslage [7, 22]:

- **Ausgangswertgesetz (nach Wilder)**
  - Mit steigender Erregung des Sympathikus bzw. Parasympathikus nimmt dessen Erregbarkeit ab.
  - Je stärker ein vegetativer Nerv erregt ist, desto geringer ist seine Erregbarkeit für stimulierende und desto stärker ist die Ansprechbarkeit auf hemmende Reize.
  - Bei Überdosierung eines vegetativ wirkenden Reizes kippt der Reizzustand des einen in einen Erregungszustand des anderen Systems um (Gegenregulation).

- **Gesetz der reziproken Reizstärke (nach Kowarschik):** Die Reizstärke muss in einem reziproken Verhältnis zur Intensität der Krankheitserscheinungen, d. h. zur Größe der gestörten Reaktionslage stehen.
- **Arndt-Schulz-Regel:** Schwache Reize fachen die Lebenstätigkeit an, mittlere fördern sie, starke hemmen sie und stärkste Reize heben sie auf.

Wichtige Hinweise
- **Mehrmalige tägl.** Massagen erbringen keinen zusätzlichen Gewinn.
- Seltener angewendete Massagen können länger, häufiger angewendete kürzer dauern.
- Rasch durchgeführte Handgriffe stimulieren, langsam durchgeführte beruhigen mehr.

15.2.5 Indikationen und Kontraindikationen

Eine Übersicht zu den Indikationen findet sich in ▶ Tab. 15.1. Ausführlichere Angaben sowie Kontraindikationen enthalten die Darstellungen der einzelnen Massageverfahren.

15.2.6 Unerwünschte Wirkungen

Insbesondere bei Klassischer Massage, Bindegewebsmassage und Periostbehandlung finden sich unerwünschte Wirkungen:

- Bei Patienten unter Antikoagulanzientherapie kommt es zu großen Hämatomen.

▶ **Tab. 15.1** Indikationen der am häufigsten angewendeten Massageverfahren (Übersicht).

Massageform	Störungen und Erkrankungen/Indikationen
Klassische Massage	Erkrankungen der Muskeln, Sehnen, Bänder
Periostbehandlung	lokalisierte Schmerzen, Spasmen und innere Organe
Kolonbehandlung	Meteorismus und Obstipation
Bindegewebsmassage	vegetative Störungen (innerer Organe)
Unterwasserdruckstrahlmassage	rheumatische Erkrankungen, posttraumatische und postoperative Zustände mit Muskelhartspann und Gelenkkontrakturen, Zustand nach Poliomyelitis, schlaffe und spastische Paresen
Lymphdrainagemassage	Lymph- und Lipödeme

- Stark druckempfindliche Periost-Schmerzmaximalpunkte erfahren eine Schmerzzunahme.
- Bei relativer Überdosierung, z. B. bei schlechter aktueller Kondition, kommt es zur vasovagalen Synkope.
- Zu dichte und zu derbe Massagegriffe am Rand eines Ulcus cruris bewirken Gewebsreizungen und Blutungen.
- Bei Überempfindlichkeit der Haut kommt es zu Urticaria factitia.
- Abendliche Massage führt zu Schlafstörungen.

✳ **Merke:** Im Blick auf die Risikominimierung ist die Erfahrung des Therapeuten von großer Bedeutung [5].

15.2.7 Kombinationsmöglichkeiten

Rotlicht-Flächenstrahler (früher Heißluft-Lichtkasten) werden häufig vor der Massage zur Entspannung und Schmerzlinderung eingesetzt. Hierbei werden nur die obersten Hautschichten erwärmt.

Auch **heiße Packungen mit Peloiden**, wie Moor oder Fango, oder *Heublumensäckchen* werden oft vor der Massage angewendet. Bei umgekehrter Reihenfolge ist der Effekt hinsichtlich Beruhigung und Entspannung allerdings stärker.

Bewegungstherapie ist nach der Ruhephase der Massage günstig, darf aber bei älteren Patienten den Kreislauf nicht zu sehr belasten.

Kryotherapie, z. B. Eiswürfelbehandlung, reduziert bei Schulter-Nacken-Rücken-Verspannungen vor der Massage die Schmerzen.

> **T Therapeutische Empfehlung**
> **Intensive** Wärmeanwendung (Dampfstrahl, Sauna, medizinische Bäder) ist vor der Massage nicht angezeigt, weil nur die Haut, nicht aber die Muskulatur besser durchblutet wird [11].

Massagen sollten stets Teil eines **Gesamtbehandlungsplanes** sein. Nach Krauß [19] gelten folgende Kriterien:
- Mit **Reizstrombehandlung** kombinierte Massage kann bei akuten Muskellähmungen das Muskelgewebe trophisch anregen.
- Klassische Massagen mit muskeldetonisierender Wirkung stehen in der zeitlichen Mitte des physikalischen Therapie-Reizspektrums und sollten **vor der krankengymnastischen Übungsbehandlung**, d. h. 15–30 Min. vor Stretching und Traktion, aber **nach** der Elektrotherapie oder Wärmebehandlung erfolgen, auf jeden Fall aber 60–90 Min. Abstand zur Balneotherapie aufweisen.
- Bewährt hat sich, mit lokaler Wärmeanwendung (Heiße Rolle, Packung, *Heublumensack*) bzw. Elektrotherapie zu beginnen, die Massage durchzuführen und dann Bewegungstherapie und Wirbelsäulenextension folgen zu lassen. Übergangspausen sind nicht nötig.
- Massagen in Form von **Weichteiltechniken** sind vor manualtherapeutischen Mobilisationen oder Manipulationen günstig.

> **Cave**
> Zwischen Massage, Hydrotherapie und Heilgymnastik kann bei neurodystrophischen Prozessen oder allgemeinen vegetativen Störungen Konkurrenz auftreten. Die Kombination der Verfahren kann sich hier gelegentlich ungünstig auswirken.

15.2.8 Abrechnung

Die Verordnung der Massage ist in der **GOÄ** und der **Gebührenordnung für Unfallversicherungsträger (UV-GOÄ)** vom 01.05.2001 enthalten.

In der **PKV** werden von Fachärzten für physikalisch-rehabilitative Medizin und Ärzten mit Zusatzbezeichnung Physikalische Therapie folgende Bereiche abgerechnet:

Teilmassage (Nr. 120), Großmassage (Nr. 121), Bindegewebsmassage, Periostmassage, Manuelle Lymphdrainage (Nr. 523), intermittierende apparative Kompressionstherapie an einer Extremität (Nr. 525), intermittierende apparative Kompressionstherapie an mehreren Extremitäten (Nr. 526) sowie Unterwasserdruckstrahlmassage (Nr. 527).

GebüH

Teilmassage (20.4), Großmassage (20.5), Sondermassagen (Unterwasserdruckstrahlmassage, Lymphdrainage) (20.6).

GKV

Folgende Massagetherapien sind laut Heilmittelkatalog [10] für GKV-Patienten bei bestimmten Indikationen verordnungsfähig:

Klassische Massagetherapie, Bindegewebsmassage und Segmentmassage, Periostmassage, Kolonmassage, Unterwassermassage und Manuelle Lymphdrainage.

15.3 Klassische Massage

15.3.1 Grundlagen

Definition

Die Klassische Massage ist eine der personal- und kraftaufwendigsten Methoden der Physiotherapie und gehört zu den ältesten Physiotherapieverfahren. Sie beinhaltet eine mit den Händen ausgeführte mechanische Behandlung von Haut, Unterhaut und Muskulatur zu Heilzwecken. Hierbei werden bestimmte „klassische" Grifftechniken ausgeführt, die mit Druck- und Zugreizen, Erschütterungen und Verschiebungen arbeiten und verschiedene Wirkungen erzielen (▶ Tab. 15.2).

Wirkungen
▶ Tab. 15.2

15.3.2 Durchführung
▶ Tab. 15.2

15.3.3 Weitere wichtige Kriterien

Verordnung

Bei der Teil- oder Großmassage werden nur Körperregionen massiert.

Eine Körperganzmassage wird bei Durchführung lege artis weder vom Patienten reaktiv noch vom Behandler physisch bewältigt und ist deshalb auch seit Langem nicht mehr Teil des Maßnahmenkatalogs der physikalischen Therapie (▶ **Kap. 48** Ayurveda).

Die Verordnung erfolgt als Serie von 6–8 Massagen, 2–3-mal wöchentl., bei einer Dauer von 12–15 Min. (Teilmassage) und 15–25 Min. (Großmassage).

Eine Nachruhe von der Dauer der durchgeführten Massage sollte eingehalten werden.

Nach einer Massageserie erfolgt eine Pause von 4–6 Wochen.

> **🅣 Das kann der Patient selbst tun**
> In bestimmten Fällen, z. B. bei **gutem Bewegungsempfinden** des Patienten und entsprechender Körperregion, kann der Physiotherapeut dem Patienten die vom Arzt verordnete Massage so erläutern, dass dieser sie im Bedarfsfall selbst ausführen kann [19].

▶ **Tab. 15.2** Klassische Massage: Grifftechniken und Wirkungen (nach [11, 18]).

Griffart	Durchführung	Wirkung
Streichung (Effleurage)	großflächige Streichbewegung über der Muskulatur, meist von zentral nach peripher oder kreisförmig bei geringem Druck	Entstauung des Venen-Lymph-Systems
Knetung (Pétrissage)	s-förmige Knetbewegung einer Muskelgruppe von distal nach proximal	Entmüdung, Normalisierung des Muskeltonus („Sportmassage")
Rollung	Sonderform der Knetung in Muskellängsrichtung	Muskeldehnung
Walkung	größerflächige Knetbewegung	Entmüdung, Normalisierung des Muskeltonus
Reibung (Friktion)	je nach Druck flache oder tief dringende schnelle Reibebewegung	Erwärmung des Gewebes (Hyperämie) und Lösen der Verklebungen von Gewebeschichten
Klopfung (Tapotement)	kurze Schlagbewegung mit ulnarer Handkante, Hohlhand oder Fingern	Steigerung der Durchblutung, bei Anwendung am Thorax der Expektoration
Klatschung	kurze schlagende Bewegung mit der flachen Hand	führt, über dem Muskel angewendet, zur Fazilitation
Hackung	mit ulnarer Handkante	führt, über dem Muskel angewendet, zur Fazilitation
Vibration	niedrigfrequente Zitterbewegung, meist mit der flachen Hand	muskuläre Entspannung im Bauchraum Milderung spastischer Magen-Darm-Beschwerden
Schüttelung	lockere Schüttelbewegung von Extremitäten, Rumpf oder einzelnen Muskelgruppen	Entspannung und Krampflösung
tiefe Friktion (Deep Friction)	wird im rechten Winkel zum Faserverlauf an Muskeln, Ligamenten und Sehnen durchgeführt	Verbesserung bzw. Normalisierung der Beweglichkeit der Strukturen bei schmerzhaften traumatischen Vernarbungen und Kontrakturen
dehnende Handgriffe	Haut- und Unterhautbindegewebe werden von der Muskelfaszie abgehoben	Verbesserung der Verschieblichkeit bei starken Verklebungen wirksam auf Muskel- und Sehnenspindeln

15 Massagetherapie

Indikationen

Sie ergeben sich aus den Wirkungen der Massage [11, 17, 22]:
- rheumatischer Formenkreis (rheumatoide Arthritis, Weichteilrheumatismus, Arthrosen, spondylogene, vertebrale Schmerzsyndrome)
- Muskelhartspann, Muskelhärten im Rückenbereich, Tendomyosen oder myofasziale Triggerpunkte
- neurologische Erkrankungen (bei schlaffen Lähmungen zur Anregung des Stoffwechsels)
- Muskeldysbalancen, Verspannungen tonischer Haltemuskeln und Hemmungen phasischer Bewegungsmuskeln (Fazilitation durch Hautklatschungen)
- posttraumatische und postoperative Zustände am Bewegungssystem, Narben
- innere Erkrankungen (Herzerkrankungen, essenzielle Hypertonie, Fehlatmung und Atemstörungen, z. B. bei chronisch obstruktiver Lungenerkrankung)

Nach Krauß [19] bestehen folgende **absolute Indikationen** für Massageanwendungen:
- Verklebungen bindegewebiger Septen mit der Umgebung
- narbige Schrumpfungen
- kontrakt verkürzte Züge der Haltemuskulatur
- Gewebsdestruktionen nach längerzeitigen Ödemen
- starke Rigidität der Gewebe

Kontraindikationen

Folgende Erkrankungen sind zu nennen [11,17, 22]:
- frische Verletzungen (z. B. flächige Prellungen der Oberschenkelmuskulatur)
- posttraumatische und postoperative Schwellungen
- lokale Entzündungen von Haut, Unterhaut, Muskulatur, Venen und Lymphbahnen (z. B. Pilzerkrankungen: Infektion des Masseurs möglich; Neurodermitis: neuer Schub möglich; Myositis, Phlebothrombose und Thrombophlebitis, Lymphangitis)
- Hautmalignome
- fieberhafte Erkrankungen
- Blutungsneigung, z. B. bei Antikoagulanzientherapie
- Herz-Kreislauf-Dekompensationen, schlechter Allgemeinzustand, frischer Herzinfarkt
- komplexes regionales Schmerzsyndrom Typ 1 (CR PS$_1$, früher Morbus Sudeck)
- arterieller Verschluss (im Verschlussgebiet)
- schwere periphere Durchblutungsstörung

🗈 Zusammenfassung

Neben den neu entwickelten Spezialmassagen (▶ Teil 4 Ausgewählte komplementärmedizinische Richtungen) ist die Klassische Massage neuerdings etwas in den Hintergrund getreten; dies spiegelt sich auch im aktuellen Heilmittelkatalog wider. Ihr Einsatz ist jedoch bei Funktionsstörungen der Muskulatur und Erhöhungen des Muskeltonus uneingeschränkt berechtigt. Die Zirkulationsverhältnisse, resorptive Wirkungen des Venen-Lymph-Systems und die Trophik des Gewebes werden verbessert.

Häufige Anwendungsbereiche sind **Zervikal**-, **Thorakal**- und **Lumbalregion**. Extremitätenmassagen gelten als zweitrangig und werden mehr in der Sportmassage angewendet.

15.4 Periostbehandlung (Pb)

15.4.1 Grundlagen

Definition
Die Periostbehandlung ist eine punktförmige, rhythmisch ausgeführte Druck-„Massage", die auf dem Periost geeigneter Knochenflächen ausgeführt wird [20].

Wirkungen
Lokale Wirkungen bestehen mittels folgender Gegebenheiten [20]:
- Nachhaltige Durchblutungssteigerung regt Gewebsernährung und Proliferation (Knochenregeneration) an.
- Die Druckanwendung ist ein adäquater Reiz für die Auslösung osteoblastischer Vorgänge.
- Das Knochengewebe passt sich den funktionellen Anforderungen im Ablauf der Regenerationsvorgänge an.
- Die Keimschicht des Periosts wird angeregt.

Ferngeleitete Wirkungen ergeben eine große Zahl von Indikationen (▶ Tab. 15.3), zumal die Periostbehandlung reflektorische Abläufe in Gang setzt [20]. Ausgelöst wird der reflextherapeutische Mechanismus durch Reizungen bestimmter Rezeptoren der Propriozeption (Tiefensensibilität) und Nozizeption (Schmerzsensibilität), die im Periost reichlich vorkommen [38].

Auf dem viszeroperiostalen Weg ist die Entstehung von Periost-Maximalschmerzpunkten an definierten Periostregionen bei Erkrankung innerer Organe möglich. Umgekehrt kann mit Hilfe der Periostbehandlung über die Periostrezeptoren das innere Organ erreicht (periostoviszeraler Reflex) und dessen Erkrankung reflektorisch beeinflusst werden.

Die segmentale Innervation des Periostes, die nicht mit der der Dermatome oder Myotome übereinstimmt, konnte mit **Periost-Klopfschmerzuntersuchungen** bei Patienten mit zervikalen und lumbalen Radikulärsyndromen nachgewiesen werden [27]. Die gefundenen Periostsegmente mit Periostdysalgesie bei der Klopfschmerzuntersuchung wurden in Anlehnung an die Bezeichnungen „Kennmuskulatur" und „Kennreflex" als „Kennperiostareale" bezeichnet [27].

Die Segmentzugehörigkeiten des Periosts (▶ Abb. 15.1) zeigen ähnliche Verhältnisse wie die Sklerotom-

15.4 Periostbehandlung

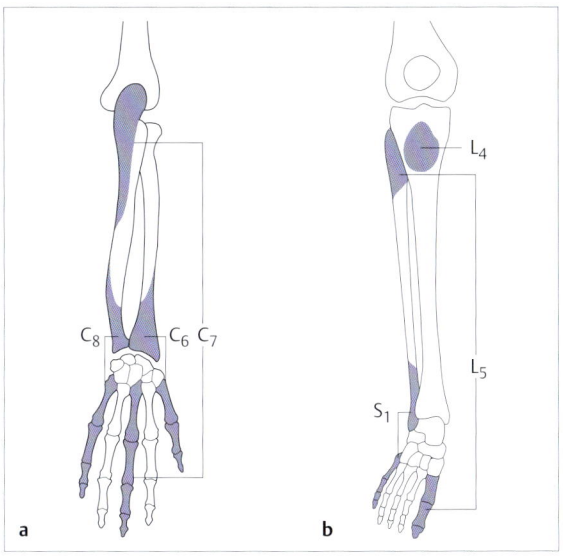

▶ **Abb. 15.1** Kennperiostareale an Arm und Bein bei zervikalen und lumbalen Radikulärsyndromen.

schemen nach Inman u. Saunders [15] und nach de Palma u. Rothmann [4].

Diese Untersuchungen mit dem Ergebnis der segmentalen Innervation des Periostes können die Periostbehandlung wissenschaftlich angemessen erklären.

15.4.2 Durchführung

- Der Therapeut nutzt als Kontaktpunkte insbesondere den Knöchel des Zeigefinger-Interphalangealgelenkes sowie die Kuppe des Zeige- oder Mittelfingers (▶ Abb. 15.2, 15.3) oder des Daumens (▶ Abb. 15.4). Die Hand stützt sich mit den nicht Druck gebenden Partien ab. Die andere freie Hand kann z. B. beim Kontakt mit der Daumenkuppe unterstützend Halt geben.
- Um ein Abrutschen zu vermeiden, sucht der Therapeut den/die Kontaktfinger und die Technik aus, welche am Knochenpunkt den besten Halt geben. Der

▶ **Tab. 15.3** Fortgeleitete Wirkungen der Periostbehandlung [20].

Organ (-System)	Wirkung
Herz	• Reduktion der Herzfrequenz durch Verlängerung der Diastole • Förderung regelmäßiger Herztätigkeit • Steigerung kardialer Leistungsfähigkeit • Förderung der koronaren Durchblutung mit Besserung hypoxämischer Veränderungen und Verringerung bis Verschwinden subjektiver Herzbeschwerden
Kreislauf	• Hypertoniker: blutdrucksenkender Effekt infolge Umschaltung auf parasympathische Erregungslage • Hypotoniker: Ansteigen des systolischen und diastolischen Blutdrucks bei Behandlung im Herzbereich, durch verstärkte Herztätigkeit • Durchblutungsstörungen: Förderung der Durchblutung, Schmerzlinderung bis Schmerzstillung
Magen	• Tonuszunahme der oberen Hälfte • Entspannung hypertonischer präpylorischer Abschnitte • Initialisierung und Stimulierung propulsiver Peristaltik • Förderung der Magensaftsekretion • Steigerung der Säurewerte bei Sub- und Normazidität (keine Beeinflussung bei Hyperazidität) • Linderung von Ulkusschmerzen
Gallenblase	• Tonus- und Peristaltikregulierung • Tonuszunahme der Gallenblasenmuskulatur • koordinierte Entspannung der Sphinktere am Gallenblasenausgang mit verstärkter Entleerung der gefüllten Gallenblase • spasmolytische und analgetische Wirkung • Förderung der Zwerchfellatmung: Verhinderung von Gallestauungen, Förderung der Cholerese • maximale Periostschmerzpunkte am rechten Rippenbogen (Gallenblasensegment) verschwinden
Atmung	• Atmungsförderung als „Durchatmen" • Atemvertiefung an den behandelten Thoraxpartien • Vertiefung der Flankenatmung • Besserung der Zwerchfellbewegung • Lungenfunktionsverbesserungen bei Pleuraschwarte, Atelektasen und Kyphoskoliose • Lösung pneumonischer Restinfiltrate • Initialisierung des Abhustens • Milderung von Reizhusten (Trachea, Kehlkopf)
Schmerzen	• Schmerzlinderung durch Prinzip der „Counterirritation"; supraspinale Hemmungsvorgänge • Linderung von Kopfschmerzen, z. B. vasokonstriktorische Kopfschmerzen (bei Hypertonikern)

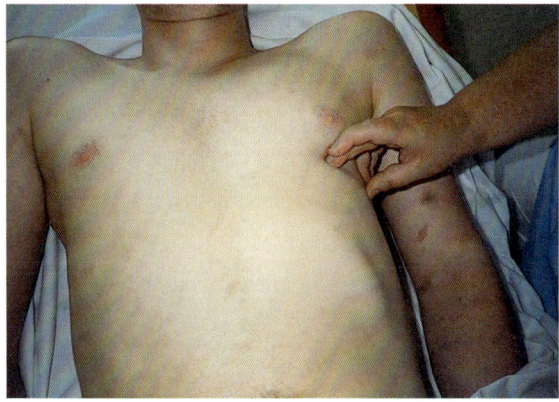

▶ **Abb. 15.2** Lokale Beschwerden bei chronischem Herzleiden: Periostbehandlung der 7. Rippe links mit der Kuppe des rechten Mittelfingers.

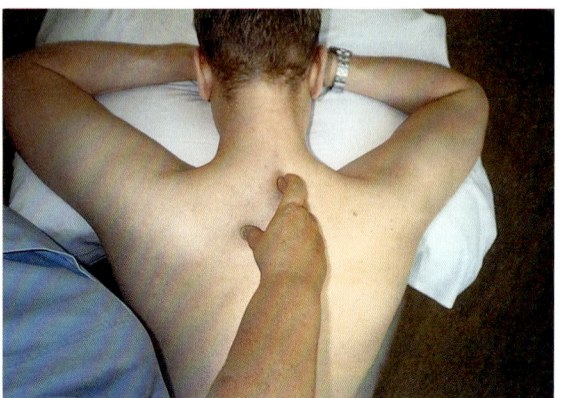

▶ **Abb. 15.3** Schmerzhafte Reizzustände bei Spondylochondrose: Periostbehandlung lateral der Spina des 7. Halswirbels, mit der Kuppe des rechten Mittelfingers, unterstützt durch den Zeigefinger.

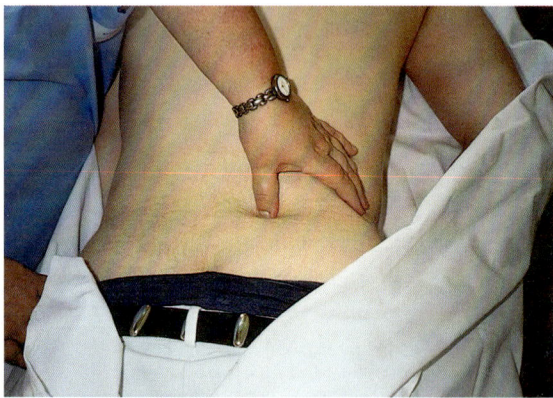

▶ **Abb. 15.4** Begleitende Kreuzschmerzen bei Krankheitsprozessen im kleinen Becken: Periostbehandlung am Oberrand des rechten Iliosakralgelenkes mit der linken Daumenkuppe.

aufgewendete Druck beträgt zwischen 1 und 15 kg. Die Kraft sollte **aus dem Rumpf** kommen, bei gestrecktem Ellenbogen- und Handgelenk.
● Beim liegenden Patienten kann das Gewicht des Oberkörpers gut auf die behandelnden Finger des stehenden Therapeuten übertragen werden. Die sitzende Position des Therapeuten hat den Vorteil einer Entlastung seiner Lendenwirbelsäule.
● Es ist möglichst enger Kontakt mit dem zu behandelnden Periostpunkt aufzunehmen, wobei es besonders wichtig ist, dass die Hand des Therapeuten nicht auf dem Knochen abrutscht.
● Der Druck wird langsam gesteigert, und die Kontaktfinger beschreiben **immer kleiner werdende Kreisbewegungen**. Der Durchmesser des Kreises beträgt 1–5 mm.; 4–10 Sek. lang wird Druck ausgeübt und ebenso lang wieder zurückgenommen.

Leichte Schmerzen sind unter der Behandlung der Periostschmerzpunkte möglich, sollten aber nicht längere Zeit anhalten.

Sollte sich der Behandlungsschmerz schnell steigern, wird die Behandlungsstelle früher gewechselt. Bei starker Schmerzhaftigkeit eines Periostschmerzpunktes beginnt der Therapeut im Umkreis des Punktes („Periostblock" nach Vogler). Die dadurch erzielte Schmerzlinderung um ca. 50 % hält 4–5 Std. an [28]. Die bei der Periostbehandlung oft auftretende Schmerzzunahme, die eventuell bis zu einige Std. nach der Behandlung anhält, kann damit durch adäquate Reizdosierung und „Periostblock"-Anwendung vermieden werden.

Meist bezeichnen die Patienten den Schmerz bei der Periostbehandlung als „angenehm".

T Therapeutische Empfehlungen
● Eine **starke Schmerzhaftigkeit** von für die Behandlung besonders bedeutsamen Periostpunkten kann zum aktuellen Abbruch der Periostbehandlung führen.
● Bei der **Behandlung am Thorax und an den Rippen** lässt der Therapeut die behandelnde Hand von der Atmung tragen. Bei der Exspiration dringt er tiefer ein, bei der Inspiration lockert er den Druck.

Cave
Der spontane Atemrhythmus des Patienten darf nicht gestört werden.

▶ **Tab. 15.4** beschreibt weitere wichtige Behandlungsfelder.

15.4.3 Weitere wichtige Kriterien
Verordnung
Nach Krauß ist die Verordnung von 6–8 Periostbehandlungen angezeigt, 2–3-mal wöchentl., je nach Notwendigkeit und Bekömmlichkeit [20].

Das Erreichen der optimalen Behandlungsintensität bedarf längerer Erfahrung. Die Rückfrage beim Patienten über seine Empfindung verweist meist auf die richtige Dosierung.

▶ **Tab. 15.4** Periostbehandlungsfelder bei Erkrankungen innerer Organe.

innere Organe	Behandlungsfelder
Gallenblase und Gallengangsystem	rechter Rippenbogen, Sternum, Processus ensiformis, Rippen paravertebral in Höhe Skapulamitte
Genitalorgane und Blase	Crista iliaca, Os sacrum, 4. und 5. LWK-Querfortsätze, Iliosakralgelenke, Spina iliaca posterior superior
Harnleiter	12. Rippe beidseitig, Crista iliaca
Herz	1.–6. Rippe links (ventral), Sternum
Kopf	Hinterhaupt, Mastoid, Querfortsätze der HWS, Jochbögen, Glabella, Spina scapulae
Magen, Duodenum	Rippenbögen beidseitig, untere Sternumhälfte

🅣 Therapeutische Empfehlung

Bei Behandlungsgebieten, die der Patient selbst gut mit seinen Fingern erreichen kann, z. B. bei Kopf- und „Herzschmerzen", kann der Physiotherapeut oder Arzt die Periostbehandlung mit dem Patienten einüben und diesem so eine Möglichkeit der Selbstbehandlung eröffnen.

Indikationen

▶ **Tab. 15.5** Indikationen der Periostbehandlung [19].

Region	Krankheitsbild
Kopfbereich	• vasomotorisch bedingte Kopfschmerzen • vertebragene Kopfschmerzen (kombiniert mit Klassischer Massage) • Spannungskopfschmerz, Kopfschmerz bei gelotisch veränderter Kopfschwarte (kombiniert mit Klassischer Massage) • Migräne: Intervallbehandlung (kombiniert mit Klassischer Massage) • atrophische Rhinitis • vasomotorische Rhinitis bei Vorhandensein aktueller Maximalpunkte im Kopfbereich • arthrotische Kiefergelenkprozesse
Thorax	• Angina pectoris • lokale Beschwerden bei chronischen Herzleiden (▶ Abb. 15.2) • paroxysmale Tachykardie

▶ **Tab. 15.5** Fortsetzung.

Region	Krankheitsbild
	Periostbehandlung als Hilfsmethode der Atemtherapie: • massive Atemhindernisse (Pleuraschwarten, Kyphoskoliose, traumatische Thoraxdeformierungen) • pneumonische Restzustände • Atelektase • tracheal bedingter Hustenreiz
vertebragene Syndrome	• schmerzhafte Reizzustände bei Spondylochondrose (▶ Abb. 15.3) • chronische rheumatische Prozesse, z. B. Anfangsstadium der Spondylitis ankylosans • der Chirotherapie nicht zugängliche funktionelle Blockierungen (d. h. mit starker Rezidivneigung) • statisch bedingte Kreuzschmerzen • begleitende Kreuzschmerzen bei Krankheitsprozessen im kleinen Becken (▶ Abb. 15.4)
Abdominalorgane	• funktionelle Magen-Darm-Störungen • Schmerzzustände bei Ulcus ventriculi oder Ulcus duodeni • Einflussnahme auf den Tonus und die Kinetik der Gallenwege • Anregung zur Entleerung der Gallenblase • begleitende Maßnahme bei Schmerzzuständen des Urogenitaltraktes
Extremitätengelenke, z. B.: Schultergelenk	Omarthrose, Capsulitis adhaesiva, rheumatoide Arthritis (RA) im chronischen Stadium, Akromioklavikulargelenkstörungen
Ellenbogengelenk	Epikondylalgie
Hand- und Fingergelenke	(Poly-)Arthrose und RA, Sympatische Reflexdystrophie CRPS 1
Hüftgelenk	Koxalgie, Koxarthrose
Kniegelenk	Gonarthrose, Retropatellararthrose
Sprung- und Zehengelenke	Arthrose, RA, CRPS 1

Kontraindikationen

Kontraindikationen bestehen bei allen Prozessen mit stärkerer Beeinträchtigung der Strukturfestigkeit des Knochens [20]:

- Osteoporose schweren Grades
- Osteomalazie schweren Grades
- akute Ostitis
- primäre oder metastatische Tumoren
- traumatische Läsionen, die der Ruhigstellung bedürfen
- sehr starke Schmerzhaftigkeit der Periostmaximalpunkte

8 Zusammenfassung

Die Periostbehandlung nach Vogler und Krauß ist eine massageähnliche Druckbehandlung an geeigneten Schmerzpunkten [20]. An diesen Punkten können Schwellungen, Verdickungen und Dellen des Periostes getastet werden, die nach der Periostbehandlung verschwinden.

Reflektorisch wirkt sich die Periostbehandlung auf **segmental zugehörige innere Organe** aus und kann zur Therapie von Funktionsstörungen eingesetzt werden. Sie führt zur Linderung von Schmerzen am Bewegungssystem um ca. 50 % auf der visuellen Analogskala, die ca. 3–5 Std. anhalten.

Die wissenschaftliche Begründung wurde durch den Nachweis der segmentalen Innervation des Periostes erbracht [27].

Folgende **empirische Erfahrungen** sind bekannt:
- Einfluss auf den vegetativen Tonus, Bewegungsfunktion und Zirkulation der Bauchorgane
- „Glättung" des vegetativen Tonus der Abdominalorgane im Sinne des Ausgleichs spastischer und atonischer Symptome am Kolon
- Unterstützung des rhythmischen Druckwechsels im Bauchraum und damit Anregung der Blut- und Lymphzirkulation der Abdominalorgane

Studienergebnisse beschreiben folgende Wirkungen:
- Normalisierung bis Besserung spastischer und meteoristischer Kolonbezirke
- Normalisierungstendenz bezüglich der Herzfrequenz, Blutdrucksenkung bei Hypertonikern mit Kolonspasmen
- Anregung der Magensekretionsleistung und -motorik [2]
- Verbesserung der Darmtransitzeit bei Patienten mit Obstipation von 3,0 auf 2,2 Tage [14]

15.5 Kolonbehandlung

15.5.1 Grundlagen

Definition

Die Kolonbehandlung ist ein reflextherapeutisches Verfahren, bei dem mit der massierenden Hand Druck- und Gleitbewegungen an fünf anatomisch festgelegten, retroperitoneal gelegenen, sogenannten Kolonpunkten durchgeführt werden. Die Behandlung erfolgt stets in Richtung Darmausgang.

Mit Hilfe der Kolonbehandlung lässt sich die Dickdarmfunktion verbessern.

Wirkungen

Nach Krauß greift die Kolonbehandlung direkt an den mechanischen Rezeptoren der Kolonwand an (Auerbach- und Meissner-Plexus) und beeinflusst so Kolonperistaltik und -tonus [20]. Weiterhin ist die atemabhängige Druckerhöhung in der Bauchhöhle in der Exspiration bedeutsam.

15.5.2 Durchführung

Der Beginn der Kolonbehandlung sollte nicht bei nüchternem Magen und frühestens 1 Std. nach der Mahlzeit erfolgen. Blase und Darm sollten entleert sein, bei Bedarf durch Bleibeklistier oder Einlauf. Auf warme Füße des Patienten ist zu achten.

Die Umgebung des Patienten sollte ruhig sein, damit der Patient entspannen kann, Unterhaltungen sind zu unterlassen.

Die Kolonbehandlung erfolgt über **fünf anatomische Kolonpunkte** (▶ Abb. 15.5). Dies sind die Kolonbereiche, die durch das Peritoneum an der hinteren Bauchwand fixiert sind, also retroperitoneal liegen.

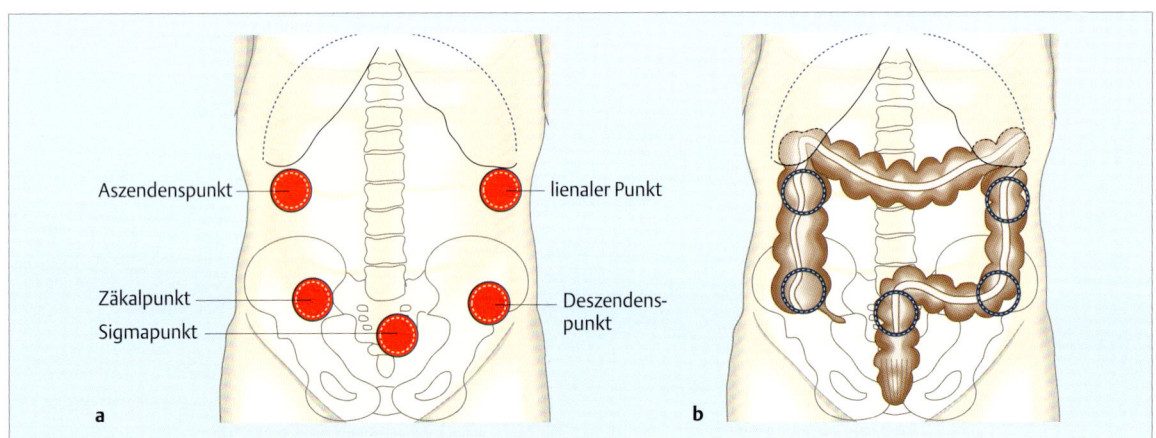

▶ **Abb. 15.5** Fünf Punkte der Kolonbehandlung. **a** Lokalisation, **b** Projektion auf das Kolon.

Die gewünschten Kolonpunkte werden mit ca. 90 %iger Sicherheit gefunden [20]:

Punkt 1 (Zäkalpunkt): 2–3 Querfinger oberhalb der rechten Spina iliaca ventralis

Punkt 2 (Aszendenspunkt): unterhalb des rechten Rippenbogens (▶ Abb. 15.6)

Punkt 3 (Lienaler Punkt): unterhalb des linken Rippenbogens

Punkt 4 (Deszendenspunkt): 2 cm oberhalb der linken Spina iliaca ventralis, korrespondierend zu Punkt 1

Punkt 5 (Sigmapunkt): medial und kaudal von Punkt 4 über dem Promontorium (▶ Abb. 15.7)

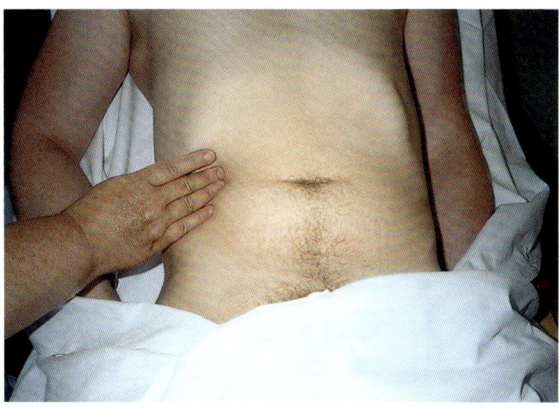

▶ **Abb. 15.6** Kolonpunkt 2.

- Auf jedem Kolonpunkt führt der Behandler eine **elliptische Bewegung** durch, mit Hauptbewegung in die Tiefe (in Exspiration) und in Richtung der Peristaltik. Die Hand führt schaufelnd-ziehende Bewegungen aus. In der Inspiration lässt sich die massierende Hand wieder nach oben tragen. Die Hand passt sich also an den spontanen Atemrhythmus an.
- Jeder Kolonpunkt wird 2–4 Min. behandelt, die Gesamtbehandlung dauert ca. 20 Min.
- Danach wird die Kolonbehandlung abgeschlossen: Es erfolgen 4–6 großflächige, mit beiden Händen ausgeführte Streichungen des Kolonrahmens, im Verlauf der Peristaltik; dann wird mit einer Hand über der Mitte des Abdomens eine beruhigende Vibration ausgeführt.
- Auch die Kolonbehandlung kann vom Patienten nach Unterweisung durch den Therapeuten in der Regel in Eigenregie als **Selbstbehandlung** durchgeführt werden.

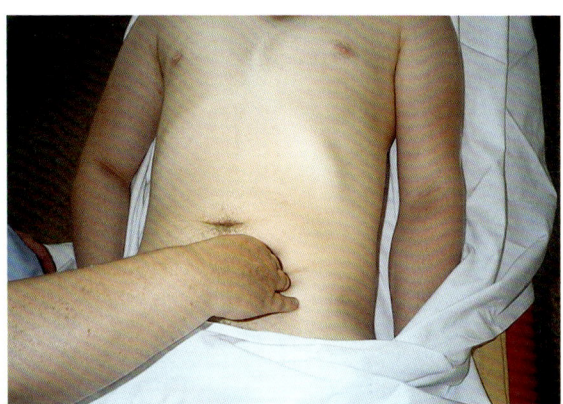

▶ **Abb. 15.7** Kolonpunkt 5.

15.5.3 Weitere wichtige Kriterien

Verordnung
Sinnvoll ist die Verordnung von insgesamt 6–12 Kolonbehandlungen, tägl. 1-mal.

> **T Das kann der Patient selbst tun**
> Eine Selbstbehandlung kann 1–2-mal tägl. erfolgen, so z. B. bei der chronischen Obstipation oder bei Meteorismus. Hier ist die Kombination mit *Kümmel-Fenchel-Anis-Tee* sinnvoll (3 Tassen tägl.).

Indikationen
Folgende Erkrankungen sind zu nennen [2, 20,28]:
- chronische habituelle Obstipation
- Reizdarmsyndrom (Ausnahme: Diarrhöe, Hepatomegalie)
- Obstipation mit Meteorismus
- gastroenterokardialer Syptomenkomplex (Stenokardie, Dysrhythmie)
- abdominelle Spasmen bei Migräne
- Kolonspasmen (im Sinne „abdomineller Dystonie") mit spastischen Gallengangserkrankungen
- Ulcus duodeni mit „abdomineller Dystonie"

> **Cave**
> - Die Kolonbehandlung darf keine Schmerzen auslösen.
> - Schmerzhafte Punkte sollten in Absprache mit dem verordnenden Arzt nicht bearbeitet werden.

Atypische Kolonbehandlung
Diese wird z. B. bei Adipositas, Kyphoskoliose, Enteroptose des Querkolons, weiterhin bei Senk- und Hufeisenniere durchgeführt; hier liegen die Kolonpunkte atypisch.
- Bei Z. n. Appendektomie und Cholezystektomie sowie bei Hepatomegalie beginnt die Kolonbehandlung erst mit Kolonpunkt 3.
- Bei Splenomegalie werden die Kolonpunkte 3 und 4 ausgelassen.
- Bei Verwachsungen nach Adnexitis ist Kolonbehandlung oft nicht möglich. In diesem Fall sind die Kolonpunkte 1 und 5 auszulassen.

15 Massagetherapie

Kontraindikationen

Relative Kontraindikationen sind
- örtlich begrenzte Entzündungen an Bauchhaut, Bauchdecke und Bauchorganen,
- Angina mesenterialis, Hepatitis, Aszites [20].

Relative Kontraindikationen bestehen auch, wenn Kolonpunkte nicht palpatorisch zu finden sind oder sich die Patienten nicht kooperativ verhalten.

> **Cave**
> - Während der Menstruation und 3 Tage davor und danach ist keine Kolonbehandlung durchzuführen.
> - Die Behandlung nach abdominellen Eingriffen sollte frühestens 2 Monate postoperativ einsetzen.

Als **absolute Kontraindikationen** gelten
- Ileus,
- Colitis ulcerosa,
- Divertikulitis,
- akute Entzündungen im Abdomen und kleinen Becken (z. B. Appendizitis, Gallenblasenempyem, Perihepatitis, Pyelonephritis, Adnexitis, Peritonitis),
- Karzinose des Abdomens, intraabdominelle Tumoren,
- Gravidität, extreme Adipositas [20].

Zusammenfassung

Die Kolonbehandlung setzt an **fünf Kolonpunkten** an, die sich durch ihre retroperitoneale Lage nicht verändern und deshalb meist gut aufgefunden werden können. Die massierende Hand führt schaufelnde Druck- und Gleitbewegungen auf dem Kolon durch, die nach rektal gerichtet sind; dies unter Beachtung der Atembewegungen der Bauchdecke.

Mit der Kolonbehandlung lassen sich gestörte Tonus- und Mobilitätsverhältnisse im Dickdarm günstig beeinflussen, z. B. bei chronischer Obstipation, Reizdarmsyndrom und Meteorismus. Bei Obstipation wird die Darmpassagezeit (Transitzeit) verkürzt.

15.6 Bindegewebsmassage (BGM; nach Dicke)

15.6.1 Grundlagen

Definition
Diese Reflexzonenmassage greift mit tangentialen Zugreizen am subkutanen Bindegewebe an. Man unterscheidet Haut-, Unterhaut- und Faszientechnik, je nachdem, welche Gewebsschicht behandelt wird [30].

Die Bindegewebszonen entstehen über die viszerokutane Reflexbahn; die BGM arbeitet mit der „Reflexumkehr", also mit dem **kutiviszeralen Reflex**.

Wirkungen
Die therapeutischen Wirkungen entstehen an den segmental zugeordneten inneren Organen; Allgemeinwirkungen finden sich als sympathische Früh- und parasympathische Spätreaktionen [1, 11, 22].

Der Patient hat bei der Bindegewebsmassage ein ziehendes, reißendes und schneidendes Gefühl.

> **Cave**
> Folgende Nebenwirkungen stellen Fehlreaktionen und Alarmzeichen dar und zwingen zur Überprüfung der Indikation:
> - Herzklopfen, -rasen und -beklemmungen
> - Kurzatmigkeit, Atembeklemmungen und Atemnot
> - Übelkeit und Erbrechen
> - Schwindelgefühle bis zur Ohnmacht

15.6.2 Durchführung

- Die sogenannten Bindegewebszonen werden durch **Inspektion** am Rücken des sitzenden Patienten als Hauteinziehungen festgestellt (▶ Abb. 15.8).
- Der Therapeut kann sie auch mit den Fingern palpieren, mit Hilfe des Paravertebralstriches, durch Verschiebung der Gewebsschichten mit den Fingerkuppen, mit den Fingerphalangen und durch die Abhebung der Gewebsschichten mit Daumen und Zeigefinger, wobei die sogenannte Kibler-Falte gebildet wird.
- Bei der BGM bewegt der Masseur die Fingerkuppen des III. und IV. Fingers durch Haut und Unterhaut des Rückens, des Kopfes bzw. der Extremitäten und beseitigt so die Verklebungen und Verquellungen der Verschiebeschichten der Organzonen. Von therapeutischer Relevanz ist der **Zugreiz an Kutis, Subkutis und Muskelfaszie**.

Nach der Ausdehnung der Massage am Rücken wird ein „kleiner" von einem „großen" Grundaufbau unterschieden, der stets an den unteren Rückenanteilen beginnt.

Unterschieden werden je nach Fingerstellung eine **flache** und eine **steile Strichführung**.

Grundlegend wichtige Strichführungen sind
- Anhakstriche,
- flächige Querstriche,
- Anhak- und Dehngriffe.

✻ Merke: Die erste Behandlung ist durch die Befunderhebung und durch die Erkennung der vegetativen Reaktionslage am zeitaufwendigsten.

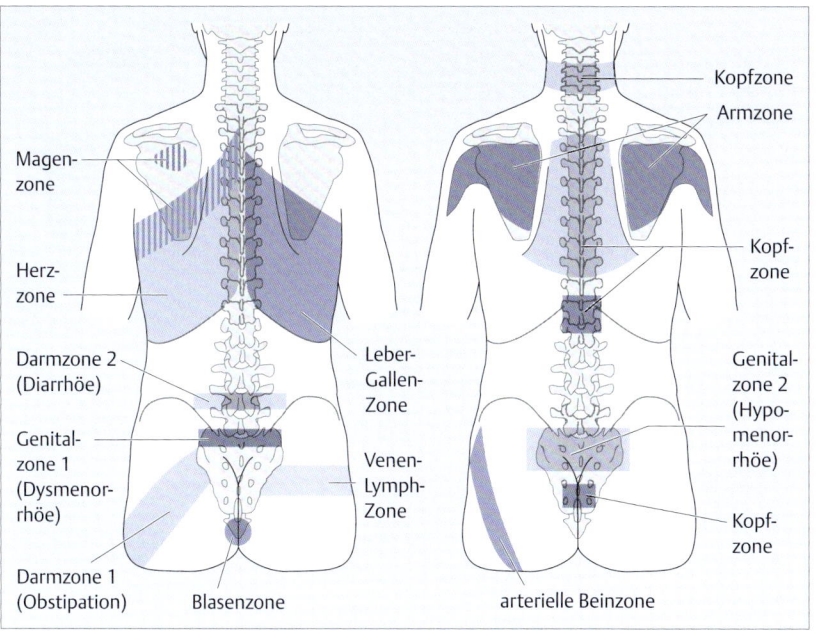

▶ **Abb. 15.8** Sichtbare Hauteinziehungen (Bindegewebszonen).

15.6.3 Weitere wichtige Kriterien

Verordnung

Angezeigt ist meist eine Langzeittherapie von 6–12 Massagen, abhängig von der Art der Erkrankung, von Krankheitsstadium und -schwere. Die Dauer der BGM beträgt 20–30 Min.

Die Massage ist anfangs tägl., später wöchentl. 3–4-mal und nach Besserung wöchentl. 2-mal durchzuführen. Bei Wiederholungsserien ist eine Intervallbehandlung wirkungsvoll. In den Pausen sollten andere Formen der physikalischen Therapie angewendet werden.

Es ist eine Nachruhe von mindestens 45 Min. wegen möglicher erheblicher vegetativer Reaktionen einzuhalten.

Indikationen

Die BGM ist eine wissenschaftlich anerkannte Sonderform der Massage mit festen Indikationen, die vor allem **Funktionsstörungen innerer Organe** betreffen. Indikationen sind reflektorische Bindegewebsveränderungen bei folgenden Krankheitsbildern:
- Schmerzsyndrome (z. B. Migräne)
- funktionelle Störungen innerer Organe (z. B. Asthma bronchiale)
- Menstruationsstörungen (z. B. Dysmenorrhöe)
- rheumatische Erkrankungen
- periphere Durchblutungsstörungen der unteren Extremitäten
- nicht entzündliche Venenleiden (z. B. Ulcus cruris varicosum)
- $CRPS_1$ ab Stadium II

Kontraindikationen
- akute Erkrankungen (besonders Entzündungen)
- frischer Herzinfarkt
- dekompensierte Myokardinsuffizienz
- Zeit der Menstruation
- Malignome
- Psychosen

Zusammenfassung

Die Bindegewebsmassage nach Dicke ist eine Methode, die die viszerokutanen Reflexverbindungen für die Diagnostik und die Umkehrung dieser Reflexe für die Therapie nutzt. Es ergibt sich eine reflektorische Einwirkung auf die vegetativen Efferenzen (z. B. Vasomotorik und vegetative Motorik des Magen-Darm-Traktes). Darüber liegen klinische Studien am Menschen und überzeugende tierexperimentelle Studien vor.

15.7 Unterwasserdruckstrahlmassage (UWM)

15.7.1 Grundlagen

Definition

Bei der UWM liegt der Patient im warmen Wasser in einer Spezial-Kunststoffwanne. Ein warmer Düsendruckstrahl wird großflächig massierend unter Wasser auf die schmerzenden Bereiche des Bewegungssystems gerichtet.

Wirkungen

Nach Muschinsky [24] werden Wassertemperatur, Auftrieb, hydrostatischer Druck und der unter Wasser angewendete warme Wasserstrahl therapeutisch genutzt und bewirken:
- periphere Hyperämisierung durch Gefäß- und Kapillardilatation
- Detonisierung von hypertonen Muskeln
- Anregung von Gewebestoffwechsel und Trophik
- Förderung der Resorption im Gewebe
- Lösung von Gewebsverklebungen und Vernarbungen
- Schmerzlinderung und psychovegetative Entspannung
- Fernwirkung auf innere Organe über den kutiviszeralen Reflex durch Behandlung hyperalgetischer Haut- und Muskelareale

Nebenwirkungen

- orthostatische Beschwerden bis hin zur Synkope bei schnellem Aufstehen und Aussteigen aus der Wanne
  Abhilfe: Ablassen des Wassers vor Verlassen der Wanne und langsames Aufstehen
- Synkope bei Behandlung direkt nach einer Mahlzeit
- passagere hypoglykämische Zustände (Hunger, Diabetes mellitus) infolge Stoffwechselanregung und Vermehrung der Insulinausschüttung
  Hilfe: Traubenzucker bereithalten.
- Gefühl der „Halseinengung" bei Patienten mit Hyperthyreose und Struma
  Abhilfe: Weniger Wasser einfüllen.
- Defäkations- und Miktionsreiz
  Hilfe: Blase und Darm vor Behandlung entleeren.

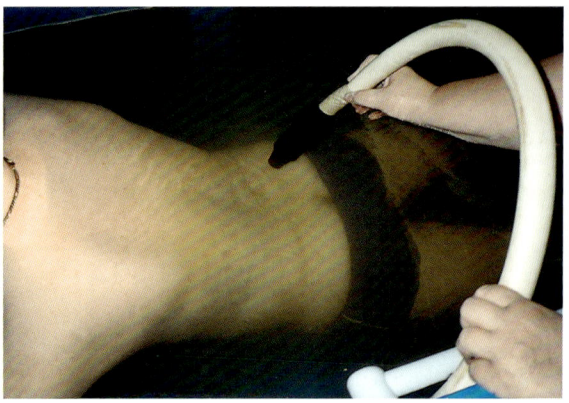

▶ **Abb. 15.9** Unterwasserdruckstrahlmassage in Bauchlage.

- Nach der Behandlung sollte eine Ruhezeit von mindestens 30 Min. eingehalten werden.

> **T Therapeutische Empfehlung**
> Ein **Rumpfwickel** bei allgemein guter Durchwärmung unterstützt in der Nachruhe die allgemeine Entspannung.

> **Cave**
> Wegen des relativ harten und unflexiblen Wasserdruckstrahls darf die Therapie nicht im Gesichts- und Halsbereich, in den Achseln und der Leistenregion, am ventralen Thorax und den Mammae, am Abdomen und in den Nierenlagern angewendet werden.

15.7.2 Durchführung

- Der Patient liegt in einer mit ca. 500–700 l Wasser (35–38 °C) gefüllten Wanne. Er kann in Rücken-, Bauch- und Seitlage sowie im Sitzen behandelt werden (▶ Abb. 15.9).
- Der Unterwasserdruckstrahlmassage liegt ein Wasserumwälzverfahren zugrunde. Ein Pumpenaggregat presst angesaugtes Wasser mit einer Leistung von 5–6 atü über einen Schlauch, der am Ende mit einer Düse versehen ist. Der Wasserstrahl trifft in einem Winkel von 30–90° unter Wasser auf dem zu behandelnden Körperteil auf. Die Düse wird ca. 5–15 cm vom Patienten entfernt gehalten (▶ Tab. 15.6).
- Der Wasserstrahl drückt die Körperoberfläche unter Wasser ein und erzeugt die massierende Kraft für die zu massierende Körperregion.
- Der Querschnitt des Wasserstrahls lässt sich mit verschieden großen Düsen regulieren.
- Behandelt wird stets **von distal nach proximal**. Bei Rückenlage wird der Kopf auf einer hängenden Kopfstütze gelagert.

15.7.3 Weitere wichtige Kriterien

Verordnung

Sinnvoll sind insgesamt 6–12 Anwendungen, wöchentl. 2–3-mal, dann 4–6 Monate Pause.

Die zu verordnende **Reizstärke** der Unterwasserdruckstrahlbehandlung lässt sich in Gering, Mittel und Hoch einteilen (▶ Tab. 15.6). Die Reizstärke richtet sich nach der individuellen Empfindlichkeit und Belastbarkeit des Patienten sowie dem Stadium der Erkrankung.

Indikationen nach Muschinsky [24] und Rohde [29]

- Erkrankungen des rheumatischen Formenkreises
  - lumbale Radikulärsyndrome in der postakuten Rehabilitationsphase
  - chronisch rezidivierende Lumboischialgien und Lumbalgien mit Verspannungen des M. erector spinae bei Spondylarthrose
  - Spondylitis ankylosans, rheumatoide Arthritis mehrerer großer Gelenke
  - Koxarthrose

- **Posttraumatische und postoperative Zustände mit Muskelhartspann und Kontrakturen großer Gelenke**
  - Nachbehandlung nach Frakturen, Luxationen, Distorsionen, Sportverletzungen
  - Nachbehandlung 4–6 Monate nach Operationen (z. B. Bandscheibenoperation, Endoprothesenoperation)
  - CRPS Typ I Stadium III
  - Inaktivitätsatrophien nach längerer Ruhigstellung
- **Neurologische Erkrankungen**
  - Zustand nach Poliomyelitis
  - schlaffe und spastische Paresen

Kontraindikationen

Allgemeine Kontraindikationen für ein Vollbad:
- Herz- und Kreislaufinsuffizienz (auch kompensiert)
- Zustand nach Herzinfarkt (bis zu 3 Monate)
- Endo-, Myo- und Perikarditis
- pulmonale Hypertonie
- gastrokardialer Symptomenkomplex (Roemheld)
- Thrombophlebitis (Emboliegefahr)
- Aneurysmen

Spezielle Kontraindikationen für die Unterwasserdruckstrahlmassage:
- akute entzündliche Prozesse, wie infektiöse und nässende Hauterkrankungen
- Gelenktuberkulose
- maligne Tumoren (auch Verdacht!) und Metastasen
- Gravidität

- arterielle Durchblutungsstörungen (z. B. arterielle Verschlusskrankheit Stadium Fontaine III–IV)
- Varizen im Behandlungsgebiet
- Blutungsneigung (auch Antikoagulanzientherapie)
- Erkrankungen, die einen chirurgischen Eingriff erfordern
- höheres Lebensalter (Altersgrenze ca. 65 Jahre)

T Therapeutische Empfehlung
Die Therapie sollte nicht direkt postprandial erfolgen.

Die Stärke des **Strahldrucks** sollte im Mittel betragen:
- 0,5–0,8 atü an ventraler Patientenseite und
- 1,5–1,8 atü an dorsaler Seite.

Zusammenfassung
Die Unterwasserdruckstrahlmassage (UWM) ist eine Spezialmassage, die in einer geräumigen, mit warmem Wasser gefüllten Kunststoffwanne mit einem regulierbaren, unter Druck stehenden Wasserstrahl durchgeführt wird. Die Ganzkörperbehandlung wird in Rücken-, Bauch- oder Seitlage oder im Sitzen durchgeführt unter besonderer Beachtung der schmerzenden Körperregion.

Die Behandlung erreicht vor allem auch **tiefere Muskelschichten**, insbesondere bei der Rücken- und Gesäßmuskulatur. Sie ist in der Phase der Rehabilitation von großer Bedeutung, ihre schmerzlindernde Fähigkeit wird von den Patienten sehr geschätzt.

▶ Tab. 15.6 Dosierung der Reizstärke der Unterwasserdruckstrahlmassage.

	Reizstärke		
	gering	mittel	hoch
Strahldruck	1 kp/cm²	2 kp/cm²	3 kp/cm²
Atü	0,5–1,0 atü	2,0 atü	3,0 atü
Körper-Düsen-Abstand	15 cm	10 cm	5 cm
Düsenquerschnitt	12 mm	8 mm	4 mm
Wasserstrahl-Auftreffwinkel	30°	60°	90°
Wannen-Wassertemperatur	35 °C	36 °C	37 °C (38 °C)
Senkung der Wassertemperatur von 35 °C um	3 °C	6 °C	9 °C
Behandlungszeit	10 Min.	15 Min.	20 Min.
Nachruhe	← mindestens 30 Min. →		

15.8 Manuelle Lymphdrainage (MLD)

15.8.1 Grundlagen

Definition

Die Manuelle Lymphdrainage ist eine der sanftesten Formen der Massage. Mittels kreisender Druckimpulse fördert sie besonders den Abfluss der interstitiellen Flüssigkeit über das Lymph- und Venensystem und ist daher bei Lymphstauungen und entsprechender Indikation Methode der Wahl. 90 % der Lymphgefäße liegen dicht unter der Haut und können daher gut ausmassiert werden.

Die Manuelle Lymphdrainage wird meist als **Teil der komplexen physikalischen Entstauungsbehandlung (KPE)** durchgeführt, bei der zudem elastische Binden und Strümpfe eingesetzt werden.

„Lymphdrainage" hat sich als Kurzbezeichnung für die physikalische Lymphdrainage- und Ödemtherapie eingebürgert.

Wirkungen

- Steigerung der Motorik der Lymphgefäße sowie Erhöhung der Transportkapazität mit der Folge der Ödemrückbildung
- verbesserte Bildung der Lymphe
- Verschiebung von Lymph- und interstitieller Flüssigkeit
- Lockerung proliferierten Bindegewebes

Zahlreiche klinische und experimentelle Studien belegen die Wirksamkeit der KPE. Vergleichende Studien zwischen behandelten und nicht behandelten Patienten mit Lymphödemen liegen aus ethischen Gründen nicht vor [36]. Experimentelle Studien belegen jedoch die Wirksamkeit der KPE beim Lymphödem: In lymphszintigraphischen bzw. Mikrofluoreszenz-Studien wurde gezeigt, dass der Lymphfluss durch die KPE angeregt und beschleunigt wird [37].

Wirkungen der Kompression im Rahmen der KPE [1]

- Die Erhöhung des Gewebedrucks senkt die ultrafiltrierende Kraft und vermindert die lymphpflichtige Wasserlast.
- Muskel- und Gelenkpumpe erhalten durch die Kompression ein starkes Widerlager, wirken intensiver und verbessern den venösen und lymphatischen Rücktransport.
- Die Bandage engt das Lumen der Lymphgefäße und Venen ein, insuffiziente Klappen können ihre passive Funktion wieder erfüllen.
- Der Behandlungserfolg der Manuellen Lymphdrainage wird erhalten durch Verhinderung des Lymphrückflusses.
- Die Flussgeschwindigkeit in den Venen wird erhöht (Prophylaxe der Thrombose).
- Es kommt zur Vergrößerung der Resorptionsfläche durch die Kompression mit der Folge der Abschwellung traumatischer und postoperativer Ödeme.

15.8.2 Durchführung

Die **Bewegungsübungen** unter der Kompression sind ein bedeutender Bestandteil der KPE. Diese besteht aus zwei Phasen [5]:

- **Phase 1: Entspannungsphase:** Sie dauert 2–4 Wochen oder auch länger und umfasst tägl. Manuelle Lymphdrainage mit anschließender Kompression mittels Kurzzugbinden, Bewegungsübungen zur Muskelpumpenaktivierung sowie Hautpflege.
- **Phase 2 : Optimierungs- und Konservierungsphase:** Sie erfordert Kompressionsstrümpfe oder Strumpfhosen der Kompressionsklassen III oder IV nach Maß sowie Manuelle Lymphdrainage, 1–2-mal wöchentl., weiterhin Bewegungsübungen und Hauptpflege.

T Therapeutische Empfehlung
Die 1–2-malige jährliche Wiederholung der Phase 1 hat sich bewährt.

Vorgehen

Die Manuelle Lymphdrainage nach Dr. Vodder soll die Abflusswege der Lymphe freimachen, wobei das proximale Gebiet vor dem distalen entleert werden muss [16]. Zu Beginn der Behandlung vergeht etwas Zeit, bis der Lymphfluss in Gang kommt; er hält jedoch nach der Massage noch einige Stunden an.

Die einzelnen Griffe setzen sich aus einer **Kombination von runden und ovalen, kleinen und großen, tiefen und flachen Kreisbewegungen** zusammen. Dabei wird die Haut verschoben, es kommt aber zu keinem Gleiten über die Haut.

Die **Druckrichtung** wird von der Lymphabflussrichtung bestimmt und erzeugt den angemessenen Pumpeffekt auf das Gewebe. Die Druckstärke liegt zwischen 30 und 40 Torr, steigt von Null zum Maximaldruck an und endet wieder bei Null, wobei dieser Rhythmus 5–7-mal pro Behandlungspunkt wiederholt wird.

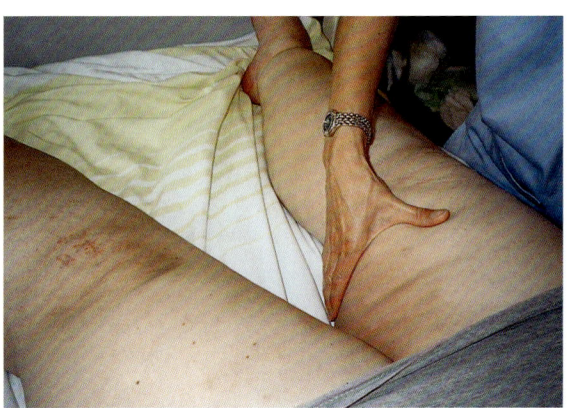

▶ **Abb. 15.10** Pumpgriff am rechten Oberschenkel.

Griffe

- stehende Kreise
- Pumpgriff; die Handfläche der massierenden Hand zeigt nach unten (▶ Abb. 15.10)
- Schöpfgriff; die Handfläche zeigt nach oben (▶ Abb. 15.11)
- Drehgriff; wird z. B. an großen Körperarealen (Rücken) angewendet
- Effleurage; zarte Streichbewegungen, mit denen die Behandlung begonnen und beendet wird

In den USA wurden apparative Systeme entwickelt, weil dort die KPE unbekannt ist. So bringt die **Intermittierende apparative Kompression (IAK)** intermittierende Kompressionsdrucke auf. Es eignen sich nur Mehrkammersysteme mit zwölf Kammern, damit ein kontinuierlicher Druck von der Peripherie nach zentral aufgebaut werden kann. Dennoch ist eine manuelle Vor- und Nachbehandlung notwendig, um einen plötzlichen Anstieg der lymphpflichtigen Last zu vermeiden [37].

> **Cave**
> Bei arteriellen peripheren Durchblutungsstörungen und kardialen Ödemen dürfen keine Kompressionen angewendet werden.

15.8.3 Weitere wichtige Kriterien

Verordnung
Die **Großbehandlung** stellt eine Teilbehandlung dar und sollte mindestens 30–45 Min. dauern. Folgende Beispiele seien angeführt:

- Armödeme beidseitig
- Beinödeme beidseitig
- idiopathische Ödeme
- Lipödeme
- sekundäre Armlymphödeme nach Mammakarzinom

Die **Ganzbehandlung** betrifft den ganzen Körper und sollte bis zu 60 Min. dauern [10].
Beim Lipödem kann die IAK (s. o.) nützlich sein [37].

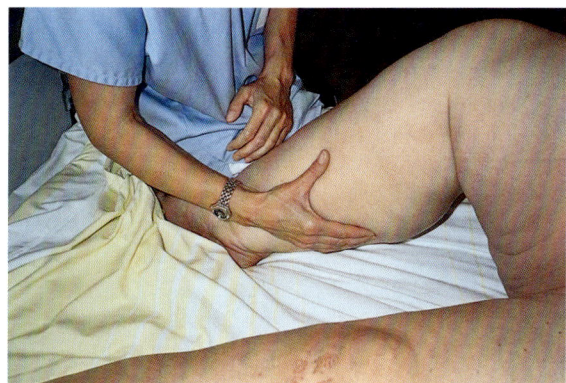

▶ Abb. 15.11 Schöpfgriff am rechten Unterschenkel.

Indikationen

Die Manuelle Lymphdrainage wird bei den Hauptindikationen im Rahmen der KPE in Verbindung mit Kompression angewendet [1, 37].

Als Hauptindikationen gelten folgende Krankheitsbilder:

- primäres und sekundäres chronisches Lymphödem, z. B. auch nach Mastektomie und Strahlentherapie [6]
- Lipödem

> **Cave**
> Ohne Behandlung verschlechtert sich ein Lymphödem unweigerlich. Es kommt zu Fibrosierung und Sklerosierung der Kutis und Subkutis. Maligne Entartungen zum Lymphangiosarkom (Stewart-Treves-Syndrom) sind möglich.

T Therapeutische Empfehlung
Die Behandlung muss **lebenslänglich** durchgeführt werden.

Ohne Kompression zu behandelnde Indikationen:

- akute rheumatische Erkrankungen (Gelenk- und Weichteilrheumatismus)
- systemische Sklerodermie
- CRPS Typ I

Folgende Indikationen erfordern eventuell eine **Kopf-Lymphdrainage**

- lymphostatische Enzephalopathie
- traumatische und postoperative Schwellungen
- Trigeminusneuralgie
- vasomotorische Migräneformen (umstritten)
- Tinnitusformen (umstritten)

Kontraindikationen

Absolute Kontraindikationen

- frische Thrombosen
  Vorgehen: 4–6 Wochen warten, Lungenemboliegefahr
- akute bakterielle (z. B. Erysipel), virale und pilzbedingte Entzündungen mit regionaler Lymphadenitis
  Vorgehen: warten, bis Fieber und Lokalerscheinungen abgeklungen sind – Gefahr der Generalisierung!
- schmerzhafte Lymphknoten [1]

Relative Kontraindikationen

- regionales Tumorrezidiv ohne spezifische Tumortherapie
- kardiale Ödeme bei schwerer Herzinsuffizienz, Therapie nach Rekompensation möglich
- akute Kontaktekzeme: Generalisierungsgefahr, Therapie nach Abklingen der akuten Phase möglich [1]

15 Massagetherapie

Kontraindikationen der Behandlung am Hals
- Überempfindlichkeit des Karotissinus (Gefahr der Asystolie)
- Herzrhythmusstörungen
- Alter über 60 Jahre
- Hyperthyreose

Kontraindikationen der Bauchbehandlung
- Gravidität, während der Menstruation
- Zustand nach Ileus
- Bauchaortenaneurysma
- Kolondivertikulitis
- Colitis ulcerosa, Morbus Crohn
- Strahlenschäden an Blase und Darm
- tiefe Beckenvenenthrombose
- Asthma bronchiale und Asthma cardiale

Zusammenfassung

Die Manuelle Lymphdrainage ist vor allem bei der Therapie von Lymphödemen gegebenenfalls komplexe physikalische Entstauungstherapie (KPE) die Methode der Wahl.

Die KPE besteht aus Manueller Lymphdrainage, Kompression, Bewegungsübungen in der Kompression sowie Hautpflege.

15.9 Weitere Massageverfahren

15.9.1 Segmentmassage

Diese Form der Massage behandelt Haut, Bindegewebe der Unterhaut, Muskulatur und Periost innerhalb eines bestimmten gestörten Organ-Segmentes (z.B. Herz-Segment). Sie ist sehr zielgerichtet und ökonomisch [7].

Wirkungen

Hyperämisierung, Resorptionsförderung, Schmerzstillung und Normalisierung des Vegetativums

Indikationen

chronische Erkrankungen innerer Organe, die zu reflektorischen algetischen Krankheitszeichen in der Peripherie führen, z.B. bei stenokardischen und kranialen Schmerzen

Kontraindikationen
- akute Erkrankungen
- akute Gewebsentzündungen
- chirurgisch-operative Indikationen (▶ Kontraindikationen der Klassischen Massage, S. 226).

15.9.2 Fußreflexzonenmassage (nach Fitzgerald)

Diese Methode arbeitet mit bestimmten Grifftechniken und Druckimpulsen an den sogenannten Fußreflexzonen und wird zu den Umstimmungstherapien gezählt.

Indikationen

Insbesondere **Funktionsstörungen innerer Organe**. Bei vegetativ sehr stark gestörten Patienten, z.B. mit akuter Migräne oder sehr schmerzhaftem Radikulärsyndrom, wird empirisch über gute Schmerzlinderungen und Beruhigungen berichtet. Sie ist oft die einzige von diesen Patienten tolerierte Form der Massage.

Die wissenschaftliche Begründung sowohl hinsichtlich des Wirkmechanismus als auch hinsichtlich der Wirksamkeit ist bisher unzureichend [11].

Kontraindikationen
- akute Lymphangitis oder Phlebitis im Abflussbereich
- infektiöse und hochfieberhafte Erkrankungen
- Psychosen (auch im Intervall)
- Risikoschwangerschaft
- akute rheumatische Erkrankungen im Bereich der Fußgelenke
- CRPS am Fuß
- generalisierte Fußmykose
- Gangrän am Fuß

15.9.3 Bürstenmassage

Hierbei handelt es sich um Bürstungen der Haut von Extremitäten und Rumpf mit Hilfe von Handbürsten in einer bestimmten Reihenfolge und Richtung [21].

Die Hautbürstungen zählen zu den Abhärtungsmaßnahmen mit langer Tradition, sind aber wissenschaftlich kaum belegt.

Die Bürstenmassage oder Hautbürstung ist eine der wichtigsten **Maßnahmen der vorbeugenden Gesundheitspflege**.

Durchführung

Die Durchführung erfolgt als **Trockenbürstung der Haut**. Die Fremdbehandlung wird mit zwei Bürsten (Strich und Gegenstrich), die Eigenbehandlung mit einer Bürste ausgeführt.

Möglich ist auch die **Hautbürstung in der Sauna**; hierbei wird die anregende Wirkung gesteigert und die Adaptation des Kreislaufes erleichtert. Die Bürstung unter einer Brause dient der Besserung z.B. von Rückenschmerzen und Muskelverspannungen durch Spondyloosteochondrose.

Bürstungen im Halbbad sind sinnvoll bei hypotoner Dysregulation.

Mit der Bürstenstrichrichtung nach zentripetal wird der venöse und lymphatische Rückfluss, nach zentrifugal die periphere Durchblutung, z. B. bei kalten Händen und Füßen, angeregt. In Kombination mit Halbbad (Bürstenbad) und Sauna ergeben sich sehr gute kreislaufanregende und -unterstützende Wirkungen.

> **T Das kann der Patient selbst tun**
> Die Bürstenmassage kann als Selbstbehandlung sehr gut morgens zu Hause durchgeführt werden.

Wirkungen
- Bildung gefäßaktiver Stoffe (Histamin)
- Anregung von Herz und Kreislauf bei Hypotonie
- Anregung der peripheren kapillären Durchblutung mit zentraler Entlastung bei essenzieller Hypertonie (zentrifugale Bürstungsrichtung)
- Förderung des Venen- und Lymphabflusses (zentripetale Bürstungsrichtung)
- Verbesserung der Hautelastizität
- massive Anregung der Durchblutung des Hautorganes
- Unterstützung der Abhärtung

Indikationen
- mangelnde Hautdurchblutung, z. B. kalte Hände und Füße
- hypotone Kreislauf-Dysregulationen
- essenzielle Hypertonie
- Polyarthrosen der Hände und Füße
- rezidivierende Infekte

Kontraindikationen
Relative Kontraindikationen:
- leichte nervöse Erregbarkeit
- Histaminüberempfindlichkeit
- unzureichend therapierte Hyperthyreose
- Varicosis (im Behandlungsgebiet)

Absolute Kontraindikationen:
- Hauttumoren
- Ekzeme

> **Cave**
> Bei abendlicher Durchführung kann der Nachtschlaf gefährdet sein.

15.9.4 Heilmassage (nach Hamann)
Verwendet werden die Griffe der Klassischen Massage, zusätzlich noch dehnende Griffe [8]. Die Heilmassage setzt weiterhin gezielt an den gestörten Gewebsschichten an, entsprechend dem erhobenen Befund.

Indikationen
▶ Klassische Massage (▶ Kap. 15.3).
Sie wird bisher nicht sehr verbreitet angewendet.

Die Wirkungsprinzipien entsprechen denen der Klassischen Massage und der Segmentmassage (s. o.).

Kontraindikationen
▶ Klassische Massage (▶ Kap. 15.3).

15.9.5 Chinesische Tuina-Massage
Diese spezielle Massageform ist Teil der TCM [10]. Ziel ist es, mit bestimmten Handgriffen die gestörte Harmonie zwischen Yin und Yang wiederherzustellen. Die manuellen Techniken sind streng systematisiert mit dem ausdrücklichen Bezug auf die Lehre von den Funktionskreisen und die Lehre von den Leitbahnen. Lokalisierte Schmerzbefunde und Verspannungen werden so in einen größeren funktionellen und diagnostischen Zusammenhang gebracht. Erklärungsmöglichkeiten der Wirkung entsprechen denen der Klassischen Massage (▶ Kap. 15.3).

Indikationen
Als Haupt- oder Ergänzungsbehandlung dient Tuina in folgenden Fällen:
- Erkrankungen des Bewegungsapparates an Muskeln und Sehnen, Gelenken und Nervenbahnen
- Erkältungskrankheit, Husten
- Störungen der Ausscheidungsfunktionen
- Schlafstörungen
- gynäkologische Störungen

> **T Therapeutische Empfehlung**
> Für Kinder existiert eine besonders sanfte Variante zur Therapie von fieberhaften Infekten, Durchfall oder Gedeihstörungen.

Einige kontrollierte klinische Studien liegen vor, Kontraindikationen werden nicht angegeben.

15.9.6 Chinesische Akupressur und japanisches Shiatsu
Beide Methoden sind **Fingerdruckmassagen auf bestimmten Akupunkturpunkten**, die auf den verschiedenen Leitbahnen liegen [11] (▶ Kap. 25 Akupunktur). Bei der Shiatsu-Behandlung wird der Druck zudem entlang der Leitbahnen mittels Fingern, Handflächen oder Ellenbogen, Knien und Füßen ausgeübt. Zusätzlich fließen Dehntechniken, Gelenkrotationen und atemunterstützende Maßnahmen ein.

Häufig ergeben sich positive Wirkungen auf das vegetative Nervensystem und das Immunsystem beim Patienten.

Erklärungsmöglichkeiten bezüglich der Akupressur finden sich im Phänomen der Counterirritation, bezüglich Shiatsu zudem in der Anregung der verschiedensten Körperfunktionen.

Indikationen
- funktionelle Organstörungen
- vegetative Regulationsstörungen
- Rekonvaleszenz
- weichteilrheumatische Beschwerden

Kontraindikationen
- großflächige Störungen der Hautintegrität (Verbrennungen, Ekzeme etc.)
- Z. n. Trauma im Behandlungsgebiet
- Psychosen (auch im Intervall)
- infektiöse oder hochfieberhafte Erkrankungen

> **Therapeutische Empfehlung**
> Die Akupressur wird auch für die Selbstbehandlung bei kleineren Alltagsbeschwerden, funktionellen Organstörungen und weichteilrheumatischen Schmerzen an den Patienten vermittelt.

15.9.7 Sportmassage

In der Sportmassage wird eine gezielte Auswahl von Grifftechniken aus der Klassischen Massage verwendet. Diese Form der Massage regt spezielle Muskelgruppen an, fördert die Durchblutung und den Abtransport von Stoffwechselendprodukten, lockert und entkrampft [17]. Sie unterstützt die Erholungsphase und führt zur „Entmüdung". Im Leistungssport wird sie oft nach Höchstleistungen angewendet (z. B. Radfahren, Sprinten, Marathonlauf u. a.).

Die **Präaktivitätsmassage** bei Ausdauersport, der einen niedrigeren Muskeltonus benötigt, zielt auf Tonusreduzierung und Durchblutungsförderung.

Explosivsportarten, z. B. Sprint, benötigen tonisierende und die Durchblutung fördernde Maßnahmen. Hier müssen die Massagen in hohem Tempo und höherer Intensität und unmittelbar vor dem Wettkampf durchgeführt werden, da die Tonuserhöhung kurzfristig wieder abgebaut ist.

Die **Postaktivitätsmassage** zielt auf Regeneration des Organismus nach dem Wettkampf. Die Durchblutungserhöhung sowie die Anregung des venösen und lymphatischen Rückflusses steigern den Abtransport von Stoffwechselmetaboliten. Die in geringem Tempo, geringer Kraft und Intensität durchgeführten Massagegriffe vermindern das Auftreten von Muskelermüdung und „Muskelkater" (Delayed Onset Muscle Soreness, DOMS).

Die Wirkungen der Postaktivitätsmassage sind wissenschaftlich nur schwach belegt [1a].

15.9.8 Gesundheitsmassage

Sie ist im Wellnessbereich sehr verbreitet und dient zur Förderung der Entspannung und des allgemeinen Wohlbefindens. Im Gesichtsbereich dient sie auch als kosmetische Massage.

Es werden Grifftechniken aus der Klassischen Massage (▶ S. 227) sowie aus dem Bereich der Lymphdrainage (▶ S. 239) verwendet.

15.9.9 Saugglockenmassage [39]

▶ Kap. 27 Ausleitende Verfahren.

Die Saugglockenmassage ist eine anregend wirkende Hautreizmethode, die in Form von Reibungen mit dem Rand der Saugglocke (bei Unterdruckanlegung) oder des Schröpfkopfes erfolgt und auch als „trockene Erythrodiapedese" bezeichnet wird.

Indikationen
- allgemeine Schwächezustände
- flächenhafte Leeregelosen
- Restbeschwerden nach Pleuritis
- Ulcus ventriculi, Ulcus duodeni
- Lösung von Muskelverspannungen

Kontraindikationen
- akute Entzündungen in oder unter der Haut
- variköser Symptomenkomplex der Unterschenkel mit höhergradigen Veränderungen
- Blutgerinnungsstörungen
- Antikoagulanzientherapie

Kontrollierte Studien liegen nicht vor.

15.9.10 Akupunktmassage (nach Penzel)

Die Akupunktmassage beinhaltet ein massageähnliches Entlangstreichen auf gestörten Akupunktur-Leitbahnen mithilfe eines Metallstäbchens [3]. Der gestörte Energiefluss entlang der Leitbahnen soll so wiederhergestellt werden und damit Energieausgleich und Harmonisierung erfolgen. Die Wirkung ist empirisch belegt.

Indikationen
- akute und chronische Beschwerden am Bewegungssystem (Wirbelsäule, Gelenke, Muskeln und Sehnen)
- Befindlichkeitsstörungen
- Beschwerden im Sinne der vegetativen Dystonie
- funktionelle Störungen, z. B. Migräne, Spannungskopfschmerz, Vertigo, Tinnitus, Neuralgien, Pylorospasmus und Schiefhals der Säuglinge, Beschwerden bei der Zahnung der Kinder
- funktionelle gastrointestinale Störungen
- Reizblase
- Asthma bronchiale und Allergien; bei beiden Krankheitsbildern als Intervallbehandlung

Kontraindikationen

- alle Krankheitsbilder, die nicht für physikalische Therapie geeignet sind und einer chirurgischen oder internistischen, z. B. einer substituierenden, Therapie bedürfen
- erstes Trimenon der Schwangerschaft
- komplizierte Schwangerschaft
- Krampfleiden (z. B. Epilepsie)
- alle Erkrankungen und Leiden, bei denen eine Erstverschlechterung durch eingreifende „Energieverlagerungen" vermieden werden muss

Zusammenfassung

Die Massage ist eine Urform der physikalischen Therapie. Sie ist wissenschaftlich begründet und hat klare Indikationen und Kontraindikationen. Als Teil des Medizinstudiums (Querschnittsbereich Rehabilitation, physikalische Therapie, Naturheilverfahren) gehört sie zu den klassischen Naturheilverfahren.

In ihren verschiedenen Formen ist sie unentbehrlich bei der **Behandlung von Lymphödemen** und **reflektorischen Krankheitszeichen** in Haut, Unterhaut, Muskulatur und Periost.

Die Massage lässt sich gut gegen andere physikalische Verfahren abgrenzen und wird von vielen Patienten als menschliche Zuwendung und echte „Behandlung" geschätzt. Der verordnende Arzt sollte dennoch stets prüfen, ob dieses arbeitsaufwendige Verfahren nicht durch andere Verfahren ersetzbar ist.

Die Massage wird oft als „passives" Verfahren" in Misskredit gebracht. Sie sollte nicht angewendet werden, wo aktive Gesundheitspflege und Körperbewegung (Sport) eher und sicherer erfolgreich sind. Bei bestimmten Muskelverspannungen der tonischen Haltemuskulatur im Rahmen von Muskeldysbalance-Syndromen führen spezielle Verfahren der Manuellen Medizin und Osteopathie (postisometrische Relaxation) sowie die Lösung funktioneller Blockierungen der kleinen Wirbelgelenke eher zum Ziel.

Die Wirkungen der Massage kommen nicht nur über mechanische Einflüsse auf die Muskulatur zustande, sondern über **komplexe psychosomatische Zusammenhänge**. Es fehlen noch gut kontrollierte randomisierte, klinische Studien zur Massageanwendung bei psychosomatischen und psychiatrischen Erkrankungen, bei denen ein Berührungsmangel im Hintergrund steht. Die bisher belegte günstige psychologische Wirkung bei Angst, Stimmungsschwankungen und Energiemangel muss in der Perspektive der Forschung wesentlich mehr berücksichtigt werden [35].

Literatur

[1] **Brenke R, Polonius D, Kretzschmer K:** Massagen. In: Melchart D, Brenke R, Dobos G et al. (Hrsg.): Naturheilverfahren. Stuttgart, New York: Schattauer; 2002: 332–361.

[1a]**Best TM, Hunter R, Wilcox A et al.:** Effectiviness of sports massage for recovery of skeletal muscle from strenousexercise. Clin J Sport Med; 2008; 18: 446–450.

[2] **Camrath J:** Die manuelle Kolonbehandlung nach Vogler [Dissertation]. Berlin: Humboldt-Universität; 1964.

[3] **Charanne H:** Akupunkt-Massage nach Penzel – prinzipielle diagnostische und therapeutische Aspekte einer modernen Behandlungsmethode auf klassischen Grundlagen. EHK. 1996; 45: 29–35.

[4] **de Palma A, Rothmann, RH:** The intervertebral disc. In: Krämer J: Bandscheibenbedingte Erkrankungen. Stuttgart: Thieme; 1978: 57.

[5] **Ernst E (Hrsg.):** Praxis Naturheilverfahren – Evidenzbasierte Komplementärmedizin. Heidelberg: Springer; 2001.

[6] **Földi M:** Probleme der Lymphologie und manuellen Lymphdrainage. Physikalische Therapie. 1989; 10: 497–500, 574–577.

[7] **Gläser O, Dalicho AW:** Segmentmassage. Leipzig: Thieme; 1972.

[8] **Hamann H:** Massage in Bild und Wort. 3. Aufl. Berlin: Volk und Gesundheit; 1980.

[9] **Hansen K, Schliack H:** Segmentale Innervation. Stuttgart: Thieme; 1962.

[10] **Heilmittel-Katalog** 2007/2008 (Heilmittel der physikalischen Therapie). Ludwigsburg: Intellimed.

[11] **Hentschel HD:** Massagetherapie. In: Hentschel HD (Hrsg.): Naturheilverfahren in der ärztlichen Praxis. 2. Aufl. Köln: Deutscher Ärzteverlag; 1996.

[12] **Hentschel HD:** Alles über Massage. Der Allgemeinarzt. 1999; 21: 340–357.

[13] **Hentschel HD:** Die Massage im Lauf der Jahrtausende. Physikalische Therapie. 2003; 24; 62–67; 163–167.

[14] **Herm F, Romatowski C, Pfennig PH:** Effektivitätsprüfung der Kolonreflexmassage mittels Kolontransitzeitmessungen. Phys Rehab Kur Med. 1995; 49 (5. Sonderheft): Abstracts der „Freien Vorträge". 100. Kongress der Deutschen Gesellschaft für Physikalische Medizin und Rehabilitation.

[15] **Inman VT, Saunders JB:** Referred pain from skeletal structures. J Nerv Ment Dis. 1944; 99: 660. In: Jenkner FL: Nervenblockaden auf pharmakologischem und auf elektrischem Weg. Wien, New York: Springer; 1983.

[16] **Kaseroller R:** Kompendium der manuellen Lymphdrainage nach Vodder. Heidelberg: Haug; 1996.

[17] **Kolster B:** Massage. Berlin, Heidelberg, New York: Springer; 2003.

[18] **Kraft K:** Massage. In: Kraft K: Naturheilverfahren und Homöopathie. Stuttgart: Enke; 1994: 44–53.

[19] **Krauß H:** Leitfaden der physikalisch-diätetischen Therapie. Berlin: Volk und Gesundheit; 1977.

[20] **Krauß H:** Periostbehandlung, Kolonbehandlung, zwei reflextherapeutische Methoden (nach Vogler). 6. Aufl. Leipzig: Thieme; 1986.

[21] **Krauß H:** Hydrotherapie. 5. Aufl. Berlin: Volk und Gesundheit; 1990.

[22] **Lange A:** Massage. In: Lange A: Physikalische Medizin. Berlin, Heidelberg, New York: Springer; 2003: 171–249.

[23] **Moyer CA, Rounds J, Hannum JW:** A meta-analysis of massage therapy research. Psychol Bull. 2004;130: 3–18.

[24] **Muschinsky B:** Massagelehre in Theorie und Praxis. Stuttgart, Jena, New York: G. Fischer; 1992.

[25] **Nepper HU:** Massage. In: Hüter-Becker A, Schewe H, Heipertz W: Physiotherapie. (Bd. 6) Stuttgart, New York: Thieme; 1996: 1–83.

[26] **Peter E:** Die klassische Massage. In: Drexel H, Hildebrand G, Schlegel KF (Hrsg.): Physikalische Medizin. (Bd. 3) Stuttgart: Hippokrates; 1990: 15–25.

[27] **Rohde J.:** Zervikales und lumbales Radikulärsyndrom – Untersuchungen zur Klopfschmerzhaftigkeit des Periostes der Extremitäten. Manuelle Medizin. 1997; 6: 313–318.

[28] **Rohde J:** Die Kolonbehandlung. In: Bühring M, Kraft K, Matthiessen PF (Hrsg.): Naturheilverfahren und Unkonventionelle Medizinische Richtungen. (Springer Loseblatt Systeme) Berlin, Heidelberg: Springer; 1998.

[29] **Rohde J:** Massagetherapie. In: Augustin M, Schmiedel V: Leitfaden Naturheilkunde. 4. Aufl. München, Jena: Urban & Fischer; 2003: 371–393.

[30] **Schliack H, Harms E (Hrsg.):** Bindegewebsmassage nach Dicke. 13. Aufl. Stuttgart: Hippokrates; 2001.

[31] **Schoberth H.** Klassische Massage. In: Bühring M, Kraft K, Matthiessen PF (Hrsg.): Naturheilverfahren und Unkonventionelle Medizinische Richtungen. (Springer Loseblatt Systeme) Berlin, Heidelberg: Springer; 1993: 1–33.

[32] **Travell JG, Simons, DG:** Handbuch der Muskel-Triggerpunkte – untere Extremität. München, Jena: Urban & Fischer; 2000.

[33] **van Tulder M, Koes B:** Lumbalgie und Ischialgie, akute und chronische. In: Ollenschläger G, Bucher HC, Donner-Banzhoff N et al. (Hrsg.): Kompendium evidenzbasierte Medizin. Bern: Huber; 2004: 236–247.

[34] **Walach H, Klöpfer D, König M, Ludwig E:** Wirkung und Wirksamkeit der Massage. Heidelberg: Haug; 1995.

[35] **Walach H, Brandmeier R:** Gutachten zum Stand des Nachweises der Wirksamkeit der klassischen Massage aufgrund klinischer Studien. In: Bühring M, Kraft K, Matthiessen PF (Hrsg.): Naturheilverfahren und Unkonventionelle Medizinische Richtungen. (Springer Loseblatt Systeme) Berlin, Heidelberg: Springer; 1998: 1–11.

[36] **Werner GT et al.:** Wirkungen einer Serie von Ganzkörpermassagen auf zahlreiche Parameter des Immunsystems. Phys Rehab Kur Med. 7; 1997: 51–54.

[37] **Werner GT:** Manuelle Lymphdrainage und entstauende physikalische Maßnahmen. In: Bühring M, Kraft K, Matthiessen PF (Hrsg.): Naturheilverfahren und Unkonventionelle Medizinische Richtungen. (Springer Loseblatt Systeme) Berlin, Heidelberg: Springer; 1998: 1–25.

[38] **Wolff HD, Dvorak J:** Manuelle Medizin (Chirotherapie). In: Schimmel KC (Hrsg.): Lehrbuch der Naturheilverfahren. (Bd. II) 2. Aufl. Stuttgart: Hippokrates; 1990: 99–115.

[39] **Zöbelein H:** Die petechiale Saugmassage. Heidelberg: Haug; 1984.

Wichtige Adressen

Deutsche Gesellschaft für physikalische Medizin und Rehabilitation e. V. (DGPMR)
Geschäftsstelle
Budapester Str. 31
D-01069 Dresden
Tel.: 0351 8975932
www.dgpmr.de

16 – Bewegungstherapie

Thorsten Doering

16.1 Definition 245
16.2 Basisinformation 245
16.3 Durchführung 250
16.4 Weitere wichtige Kriterien 252
16.5 Trainingskriterien bei spezifischen Krankheitsbildern . 254

16.1 Definition

Bewegungstherapie ist der planmäßige Einsatz gezielter, dosierter, methodischer Bewegungsabläufe zur Erhaltung, Förderung und Wiederherstellung der Leistung des Bewegungs- und Nervensystems unter Einschluss des seelischen Erlebens und der dabei beteiligten Funktion von Kreislauf, Atmung und Stoffwechsel. Bewegungstherapie kann bei vielen Erkrankungen **präventiv**, **therapeutisch** und **rehabilitativ** eingesetzt werden und ist eine fundamentale Voraussetzung für die Gesunderhaltung des Organismus. Sie stellt eine der **fünf großen Säulen der Naturheilverfahren** dar.

Der Begriff „Bewegungstherapie" ist weitgehend synonym mit dem der Kinesiotherapie. Teilgebiete der Ergotherapie, Physiotherapie, Sporttherapie sowie Bereiche der Gestalttherapie, wie z. B. Tanztherapie, oder spezielle Formen der psychologisch orientierten Bewegungstherapie, wie beispielsweise Eutonie, Feldenkrais sowie Konzentrative Bewegungstherapie (KBT), werden subsumiert.

Das **Spektrum der Bewegungstherapie** reicht von unspezifischer allgemeiner körperlicher Aktivität, z. B. in Form von Freizeitsport (▶ Abb. 16.1), über ein strukturiertes und pädagogisch geleitetes körperliches Training und Gymnastik bis hin zu hoch differenzierter, am körperlichen Befund orientierter Krankengymnastik und Manueller Therapie.

In der Bewegungstherapie wird das systematische Wiederholen von Bewegungsabläufen, die zu einer Verbesserung der Koordination oder des Bewegungsausmaßes einzelner Gelenke führen, als „**Üben**" bezeichnet. Im Gegensatz dazu wird unter „**Trainieren**" die zunehmende Steigerung der physischen und psychischen Anforderungen verstanden, welche eine Erhöhung der Leistungsfähigkeit des Gesamtorganismus oder auch nur einzelner Muskelgruppen zum Ziel hat.

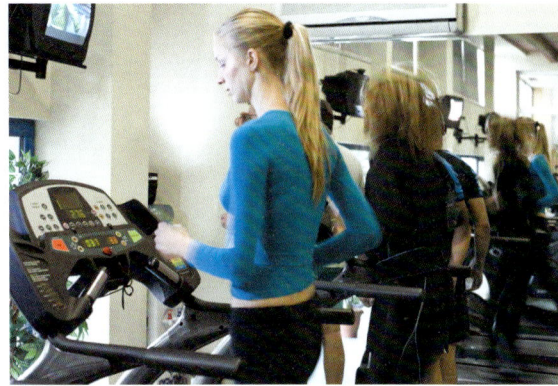

▶ **Abb. 16.1** Fitnessstudio, ein beliebter Ort für Freizeitsport.

Die **Sporttherapie**, welche in den übergeordneten Bereich der Bewegungstherapie einzuordnen ist, beschreibt „ … eine bewegungstherapeutische Maßnahme, die mit geeigneten Mitteln des Sports gestörte körperliche, psychische und soziale Funktionen kompensiert, regeneriert, Sekundärschäden vorbeugt und gesundheitlich orientiertes Verhalten fördert." [8]

16.2 Basisinformation

16.2.1 Geschichte

Der Einsatz bewegungstherapeutischer Übungen bei der Behandlung von Verletzungen ist seit langer Zeit bekannt. Hindus und Chinesen nutzten therapeutische Übungen bereits vor ca. 3000 bis 4000 Jahren bei der Behandlung verletzter Menschen. Schon **Hippokrates** (460–370 v. Chr.) vertrat die Meinung, dass Bewegungsübungen einen wichtigen Faktor im Heilungsprozess verletzter Bänder und Gelenke darstellen. **Paulus de Gineta** betonte im 5. Jahrhundert n.Chr., das Erreichen einer Leistungsgrenze trage dazu bei, die menschlichen Organe auf ihre normale Funktion vorzubereiten.

Des Weiteren ist die Bewegungstherapie ein wesentlicher Bestandteil der **Kneipp-Therapie**, wo sie bei richtiger Dosierung und Anwendung zur Steigerung des allgemeinen Leistungsvermögens beiträgt sowie Organe und Organsysteme günstig beeinflussen kann.

Die Bewegungstherapie entwickelte sich vor allem aus den Vorstellungen zur aktiven Erholung im 19. Jahrhundert durch „Turnvater Jahn". Nachdem sie kurzzeitig an Bedeutung verloren hatte, erfuhr sie in den letzten Jahrzehnten des 20. Jahrhunderts eine bemerkenswerte Weiterentwicklung. In der jüngsten Vergangenheit haben epidemiologische Studien die Bedeutung von Bewegungsübungen bei der Prävention von Krankheiten hervorgehoben. Besonders für ältere Menschen, so die WHO, soll laut den Richtlinien zur Förderung von körperlicher Aktivität älterer Menschen die Bedeutung von Bewegung betont werden. Konkrete Ratschläge sollen zu körperlicher Aktivität anregen [3].

16.2.2 Formen der Bewegungstherapie

Folgende Aspekte sind zu beachten:
1. Die allgemeine Anregung zu **vermehrter körperlicher Aktivität** durch entsprechendes Freizeitverhalten, z.B. regelmäßiges Spiel und Sport, ist für den gesamten Organismus von großem gesundheitlichen Wert. Ähnliches gilt für die gleichzeitig vermittelten sozialen Kontakte und die Kommunikation in einer größeren Gruppe.
2. Unterschiedliche **Übungen der Krankengymnastik** und spezielle **Formen der Sporttherapie** orientieren sich am umschriebenen pathologischen Befund einer speziellen Erkrankung.
3. Manche Formen der Bewegungstherapie, wie **Eutonie**, **Konzentrative Bewegungstherapie (KBT)**, **Qigong**, **Tai-Chi**, **Yoga** (▶ Abb. 16.2), **Feldenkrais-Methode** und **Atemtherapie** (▶ Kap. 21 Atem- und Entspannungstherapie), leiten über zu meditativen Verfahren. Dabei werden Bewegung, Atmung und Körperlichkeit zu einem bewussten Erlebnis geführt. Der Übende lernt, sich diesem hinzugeben.

Um eine **dauerhafte Compliance** des Patienten zu erreichen, muss die Betätigung Spaß machen, ohne großen Aufwand durchführbar sein und möglichst soziale Aspekte berücksichtigen. Sie muss den individuellen Anforderungen der Person gerecht werden. Beispiele für entsprechende Bewegungsformen sind Jogging, Nordic Walking, Schwimmen, Radfahren, Tanzen, ausdauerorientierte Gymnastik und Ski-Langlauf. Darüber hinaus sind Spiele in der Gruppe zu nennen. Hierbei kann vor allem auch die Motivation zu einer längerfristigen sportlichen Betätigung gesteigert werden.

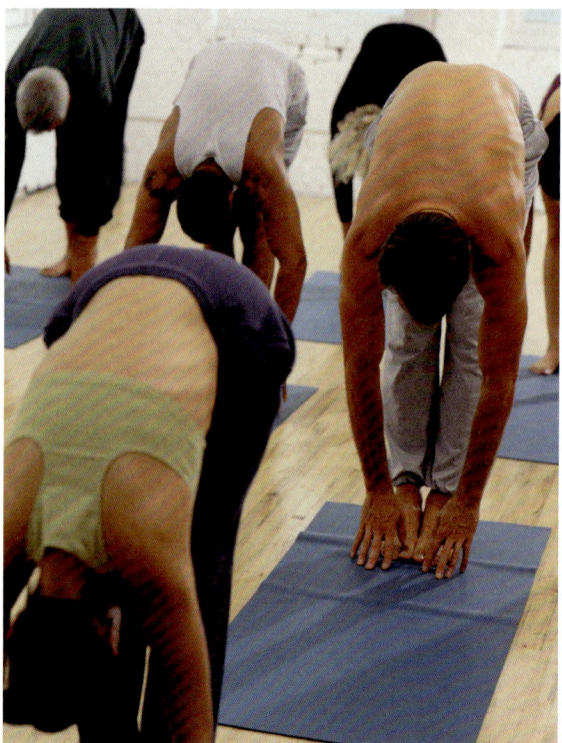

▶ **Abb. 16.2** Yoga – Zusammenspiel von Bewegung und Atmung.

Nur die dauerhafte, regelmäßige und individuell gesteuerte Belastung des Bewegungssystems und eine **regelmäßige Beanspruchung sämtlicher Körperfunktionen** können das Bewegungssystem gesund und leistungsfähig erhalten. Regelmäßige körperliche Aktivität stellt eine wichtige Komponente vieler therapeutischer Programme in der Medizin dar. Nach einem Herzinfarkt beginnt z.B. die Rehabilitation mit Bewegungstherapie am ersten Postinfarkt-Tag. Bewegung und spezielles Ausdauertraining wirken auf verschiedenen Ebenen salutogenetisch auf den menschlichen Organismus ein.

Noch vor wenigen Jahren galt eine mehrwöchige Bettruhe nach einem Herzinfarkt als unverzichtbar; Asthma-Kinder wurden körperlich geschont und vom Schulsport befreit. Heute werden Patienten mit einer kardialen oder respiratorischen Insuffizienz durch eine gut gesteuerte, individuelle und regelmäßige Bewegungstherapie stufenweise trainiert. Auch in Orthopädie und Traumatologie wird Bewegungstherapie sofort postoperativ eingesetzt, um Muskelatrophie (1–7% pro Tag bei Bettlägerigkeit), Gelenkkapselschrumpfungen (nach 3–5 Tagen Bettlägerigkeit ca. 10%) sowie mögliche neurophysiologische Einschränkungen (nach ca. 1 Woche Bettlägerigkeit Beginn einer leichten Koordinationsstörung) zu vermeiden.

Inaktivität und Immobilisation sind als Bestandteile einer medizinischen Intervention häufig notwendig und angemessen, ziehen aber zwangsläufig ungünstige Folgen nach sich.

> **T Therapeutische Empfehlung**
> Vollständige und lang andauernde Inaktivität sollte möglichst vermieden werden.

Eine komplette Rehabilitation zielt nicht nur auf die Gesundung verletzten Gewebes, sondern auch auf die **Genesung von sekundären Erkrankungen**, die von der Verletzung oder der Krankheit an anderen Bereichen des Körpers verursacht wurden. Ein Verständnis der nachteiligen Effekte eingeschränkter Aktivität erlaubt deren Minimierung und dem Individuum eine vollständige Rückkehr zu den gewünschten Aktivitäten.

Viele Patienten, die in Rehabilitationsprogrammen Bewegungstherapie erhalten sollen, haben **chronische Begleiterkrankungen** oder **-behinderungen**, die den Aufbau eines Übungsprogramms und die Adaptation an die Übungen beeinflussen. Oft ist ein besonderer Entwurf eines Übungsprogramms notwendig, wenn Krankheiten oder Behinderungen eine Rolle spielen. Es ist wichtig, die Beziehung zwischen den Übungen und der bestehenden medizinischen Kondition zu verstehen, damit mögliche nachteilige Auswirkungen vermieden werden können.

> **T Therapeutische Empfehlung**
> Ein Übungsprogramm sollte die Standardbehandlung der Krankheit nicht behindern und dem Krankheitszustand angepasst werden.

16.2.3 Wirkungen

Bereiche
Regelmäßige sportliche Betätigung ist Teil einer gesunden Lebensführung, hat positiven Einfluss auf viele physiologische und psychische Funktionen des Menschen und trägt dazu bei, Risikofaktoren zu senken. Nachfolgend werden die betroffenen Funktionen sowie die positiven Auswirkungen körperlicher Ertüchtigung dargestellt.

Wirkungen körperlicher Ertüchtigung
- **Herz**
  - Verringerung des Belastungs- und Ruhepulses
  - Verbesserung der Sauerstoffversorgung des Herzens durch Förderung der Durchblutung
  - Reduzierung des Sauerstoffbedarfs des Herzmuskels bei Belastung und Ruhe
- **Blut und Gefäße**
  - Reduzierung des Blutdrucks
  - Anregung/Verbesserung des Zuckerstoffwechsels
- **Atmung und Lunge**
  - Verbesserung des Gasaustauschs im Körper
  - Stabilisierung der Atemmuskulatur
- **Energetische Funktionen**
  - Anstieg des Kalorienverbrauches
  - Senkung des Anteils an Körperfett, Gewichtsreduktion
- **Stütz- und Bewegungsapparat**
  - Stärkung der Zugfestigkeit von Sehnen, Knochen und Bändern
  - präventive Wirkung auf Gelenk- und Bandscheibenbeschwerden
  - Verbesserung von Haltung und Beweglichkeit
  - Optimierung der körperlichen Bewegungsabläufe und Verletzungsprophylaxe
- **Psychische Wirkungen**
  - Verringerung der Ausschüttung von Stresshormonen, Stressabbau
  - Anxiolyse und antidepressive Wirkungen

> **✱ Merke:** Die therapeutische Wirkung der sportlichen Betätigung ist abhängig von Häufigkeit, Dauer und Intensität sowie der Art der Bewegung und dient insgesamt der Verbesserung des Bewegungsstatus.

Wirksamkeitsnachweis
Um den positiven Zusammenhang zwischen Bewegungstherapie und der damit in Aussicht gestellten Verbesserung des allgemeinen Leistungsvermögens, der Organe sowie des Organsystems nachzuweisen, wurden eine Reihe von Studien durchgeführt, die sich meist auf ein spezielles Krankheitsbild beziehen. Beispiele zu Linksherzinsuffizienz sowie zu Spondyloarthropathie sind nachstehend aufgeführt (▶ Tab. 16.1, 16.2).

Fortgeschrittene Linksherzinsuffizienz
Anhand mehrerer – wenn auch kleiner – Studien konnte gezeigt werden, dass Patienten mit fortgeschrittener Linksherzinsuffizienz ohne Risiko an Trainingsprogrammen teilnehmen können und dass sich die üblichen Merkmale für das Ansprechen auf das Training, wie Anstieg der Herzfrequenz, Änderung der Atmungsfrequenz und maximale Sauerstoffaufnahme, in positiver Richtung verändern (▶ Tab. 16.1). Darüber hinaus konnte gezeigt werden, dass durch Bewegungstherapie das Gleichgewicht zwischen Sympathikus- und Parasympathikustonus in den niedrig- und hochfrequenten Maxima der R-R-Intervallvariabilität verschoben werden kann. Die vor dem Training vorherrschende Prädominanz des Sympathikustonus über dem Vagustonus wurde durch das Training dramatisch verändert, was zu einer Prädominanz des Vagustonus führte.

Neuere kontrollierte Studien mit einem randomisierten und kontrollierten Cross-over-Design und Anwendung eines regelmäßigen selbstständig durchgeführten Trainingsprogrammes haben den **positiven Effekt von**

aerobem Ausdauertraining bei Herzerkrankung bestätigt. Am Ende der Trainingsphase erlebten die Patienten eine signifikante Verbesserung der Symptome der Linksherzinsuffizienz und der Belastungskapazität; weiterhin veränderte das Training Teile der neurohumoralen Aktivierung, welche als Hauptfaktor der Progressions- und Sterblichkeitsrate bei chronisch erkrankten Herzpatienten zählen.

Die **ExTraMATCH Studie**, eine Metaanalyse randomisierter kontrollierter Trainingsstudien, wurde in diesem Zusammenhang durchgeführt, um den Einfluss von Training auf die Prognose von Patienten mit Herzinsuffizienz zu evaluieren [21]. Sie umfasste 9 Einzelstudien mit insgesamt 801 Patienten, wovon 395 der Trainingsgruppe und 406 der Kontrollgruppe angehörten. Die Dauer der untersuchten Trainingsprogramme betrug mindestens 8 Wochen bis hin zu 1 Jahr und länger, die mittlere Beobachtungsdauer betrug 705–739 Tage.

Mithilfe der Studie konnten die positiven Wirkungen eines dosierten und überwachten aeroben Trainings bestätigt werden. Hierzu zählten neben der Verbesserung des Lebensgefühls und der Krankheitsprognose die Verringerung der Symptomatik, die Steigerung der Lebenserwartung und der Leistungsfähigkeit sowie die Senkung der Mortalität und eine Reduzierung der stationären Krankenhausbehandlungen bzw. -aufenthalte.

Mit der Auswertung wissenschaftlich durchgeführter Studien bei an **Morbus Bechterew (Spondylitis ankylosans)** erkrankten Patienten konnte nachgewiesen werden, dass eine regelmäßige Ausübung von Bewegungsprogrammen (z. B. Rückentraining, Sporttherapie) auch bei einer Krankheitsdauer von mehr als 15 Jahren einen positiven Einfluss auf die Schmerzintensität und den Gesundheitsstatus hat (▶ Tab. 16.2).

▶ **Tab. 16.1** Studien zur Bewegungstherapie bei chronischer Herzinsuffizienz (Übersicht).

Jahr	Autor	Kollektiv	Parameter	Outcome
1993	Adamopoulos S et al. [1]	n=12; RCT[1]	• Muskelmetabolismus (P-MRT) Muskel-pH • Phosphokreatin • ADP • Muskelermüdbarkeit • (Plantarflexion)	durch Training: • Ermüdbarkeit ($p<0{,}002$) Phosphokreatinin • ADP-Anstieg ($p<0{,}003$) reduziert • Phosphokreatin-Resynthese beschleunigt ($p<0{,}05$)
1992	Coats AJS et al. [4]	n=17; RCT	• kardialer Output • systemischer Gefäßwiderstand • Ventilation • CO_2-Produktion • RR-Variabilität • autoregressive EKG-Spektralanalyse • Norepinephrin	durch Training: • kardialer Output gesteigert ($p<0{,}05$) • system. Gefäßwiderstand verringert • allgemeine Verlagerung von sympathischer zur vagalen Tonuslage
1999	Dixhoorn van JJ, Duivenvoorden HJ [9]	n=156 (76[2]); RCT	• auftretende kardiale Ereignisse • Rehospitalisierungen aufgrund kardialer Ereignisse	• durch zusätzliche Entspanungstherapie Rehospitalisierungen um 31 % gesenkt • kardiale Ereignisse bei 39 % aufgetreten (Kontrollgruppe 48 %)
1997	Giannuzzi P et al. [12]	n=77 (39[1]); RCT	• Belastungskapazität • Volumen linker Ventrikel Ejektionsfraktion	in Trainingsgruppe erhöht waren: • Belastungskapazität ($p<0{,}01$) • Ejektionsfraktion ($p<0{,}01$) in Kontrollgruppe erhöht war: • Volumen linker Ventrikel ($p<0{,}01$).
1995	Kiilavuori K et al. [17]	n=20 (8[1]); RCT	• Langzeit-EKG (hoch-/ niedrigfrequente Komponenten) • maximaler Sauerstoffverbrauch • Trainingsdauer	in Trainingsgruppe tagsüber: • Anstieg der Hochfrequenzkomponente um 22–55 % ($p<0{,}0001$) • Abschwächung der Niedrigfrequenzkomponente ($p<0{,}05$) • Trainingsdauer um 71 % verlängert ($p<0{,}01$) • maximaler. Sauerstoffverbrauch um 15 % gesteigert ($p<0{,}09$)

▶ Tab. 16.1 Fortsetzung.

Jahr	Autor	Kollektiv	Parameter	Outcome
1995	Mancini DM et al. [18]	n=14	• Vitalkapazität • willkürliche Ventilation • in-/exspiratorischer Druck • Sauerstoffverbrauch unter Belastung • 6-min-Gehtest • Dyspnoe (Borg-Skala)	durch Atemtraining: • erhöhte Vitalkapazität ($p < 0,05$) • willkürliche Ventilation ($p < 0,05$) • inspiratiover Druck ($p < 0,01$) • exspiratorischer Druck ($p < 0,001$) • 6-Min-Gehtest ($p < 0,001$) • Sauerstoffverbrauch ($p < 0,05$)
1996	Meyer K et al. [19]	n=16	• Sauerstoffverbrauch unter Belastung • Laktat • Ventilation • Puls • RR system. • Norepinephrin, Epinephrin • subjektive Ermüdung • Dyspnoe (Borg-Skala)	• Puls/RR erhöht bei Trainingsmodell 10 s • Belastung/60 s Erholung ($p < 0,05$) • Katecholamine erhöht bei Trainingsmodell 15 s • Belastung/60 s Erholung ($p < 0,005$) • bei allen Trainingsmodi erhöhte Ermüdung, Dyspnoe
1998	Piepoli M et al. [20]	n=134	• Belastungsdauer • maximale Sauerstoffaufnahme • Atmungs-/CO_2-Ausatmungskoeffizient • Dyspnoe • (Weiteres)	durch Training: • Belastungsdauer erhöht um 17 % ($p < 0,01$) • maximale Sauerstoffaufnahme erhöht um 13 % ($p < 0,01$) • Atmungskoeffizient gesenkt um 8 % ($p < 0,01$) • allgemeine Verbesserung der Dyspnoe

[1] RCT Randomized controlled trial
[2] Patienten in Trainingsgruppe

▶ Tab. 16.2 Studien zu Spondyloarthropathien, insbesondere Morbus Bechterew (Übersicht).

Jahr	Autor	Thema/ Fragestellung	N	Intervention	Instrument zur Ergebnismessung	Ergebnis
1998	Santos H Brophy S Calin A [23]	Wo liegt das Übungsoptimum?	Pat.: 4282 Kontr.: keine	nur Befragung	Fragebogen über Art und Umfang körperlicher Übungen	• verbesserte Funktion und geringere Krankheitsaktivität bei Pat. mit 2–4 Std. wöchentl. Übungen • keine Unterschiede in Krankheitsaktivität • Regelmäßige Übungen korrelieren mit Betreuung durch Rheumatologen, persönlicher Überzeugung und höherem Bildungsstand.
2000	Seckin Ü Bölükbasi N Gürsel G et al. [25]	Zusammenhang zwischen Lungenfunktion und Belastungstoleranz?	Pat.: 20 Kontr.: 20	keine	• Funktionsstatus anhand BASFI und körperlichem Aktivitätsgrad • Brustumfang • modifizierter Schobertest • Lungenfunktionstest und Belastungstest nach Bruce-Protokoll	• ähnlicher körperlicher Aktivitätsgrad in beiden Gruppen • Brustumfang und modifizierter Schobertest signifikant niedriger in Patientengruppe • Lungenfunktionstest ergab in Patientengruppe restriktive Lungenerkrankung. • Ergebnisse des Belastungstoleranztests in beiden Gruppen ähnlich, außer in der Patientengruppe mit niedrigerer Leistungsstufe

16 Bewegungstherapie

▶ Tab. 16.2 Fortsetzung

Jahr	Autor	Thema/ Fragestellung	N	Intervention	Instrument zur Ergebnismessung	Ergebnis
2000	Uhrin Z Kuzis S Ward M [26]	Zusammenhang von Übungen und Gesundheitsstatus?	Pat.: 220 Kontr.: keine	unbeaufsichtigte Entspannungs- und Rückenübungen ohne festes Protokoll	Fragebogen über Trainingsgewohnheiten, Gesundheitszustand, Schmerzintensität und Steifheit (visuelle Analogskala)	• kein kurzfristiger (6 Monate) Zusammenhang zwischen Trainingsumfang und Gesundheitsstatus • Pat. mit Krankheitsdauer ≤ 15 a: geringere Schmerzintensität und Steifheit, wenn mehr als wöchentl. 200 Min. Training im Vergleich zu wöchentl. 0–30 Min. • Pat. mit Krankheitsdauer > 15 a • niedrigerer Schmerzindex und HAQ-Disability-Index bei Rückenübungen an 5–7 Tagen wöchentl. im Vergleich zu gar keinen Übungen • Weniger intensives Training ergab keinen signifikant verbesserten Gesundheitsstatus.
1995	Viitanen JV Lehtinen K Suni Kautiainen H [27]	15-monatige Nachuntersuchung nach intensiver stationärer Physiotherapie	Pat.: 141 Kontr.: keine	3–4-wöchige stationäre Physiotherapie und Trainingskurs	8 zervikale und thorakolumbale Bewegungsumfangsmessungen	• nach dem Kurs signifikante Verbesserung aller gemessenen Parameter • nach 15 Monaten nur Brustumfang und Vitalkapazität signifikant von Baseline ausgehend verschlechtert, zervikale Rotation, Finger-Boden-Abstand signifikant besser • Krankheitsdauer beeinflusste Behandlungsergebnisse nicht.
1994	Gerking K Becker-Capeller D [11]	Leistung eines sporttherapeutischen Programms bei Spondylitis ankylosans?	Pat.: 17 Kontr.: 17	4-wöchiges Heilverfahren (Stretching, Krafttraining)	Schober Ott FBA Atembreite Ausdauerleistung	• Pat.: Atembreite, Finger-Boden-Abstand und subjektives Befinden verbessert • Kontr.: WS-Beweglichkeit verbessert

16.2.4 Abrechnung

Die Vergütung der durch den behandelnden Arzt/Therapeuten erbrachten Leistungen wird durch die **GOÄ** geregelt. Alle bewegungstherapeutischen Leistungen, welche nach GOÄ berechnet werden können, sind im Abschnitt E II (Krankengymnastik und Übungsbehandlungen) des Gebührenverzeichnisses aufgeführt.

Neben verschiedenen krankengymnastischen Einzel- oder Gruppenbehandlungen beinhaltet Abschnitt E II auch unterschiedliche Extensionsbehandlungen (z. B. Glissonschlinge) sowie die Prothesengebrauchsschulung.

16.3 Durchführung

Die **Sensomotorik** bildet die Grundlage zum Verständnis von Bewegungsabläufen. Haltung und Bewegung sind auf ständige Informationen aus der Peripherie angewiesen, so z. B. auf optische und taktile Reize sowie auf Afferenzen aus Muskeln, Sehnen und Gelenken.

Vorbereitende Maßnahmen

Vor Beginn eines Übungsprogramms sind folgende Maßnahmen angezeigt:

1. **Standardisiertes, stufenweises Belastungstraining:** Insbesondere Einsteiger, Übergewichtige sowie Diabetiker und kardiologische Risikogruppen benötigen dieses Training, um die Belastungsgrenze, die ohne gesundheitliche Gefahren erreicht werden kann, festlegen zu können.
2. **Instruktion der Patienten zur Kontrolle der Pulsfrequenz unter Belastung:** Damit kann eine angemessene Belastungsintensität ermittelt werden. Heutzutage ist die Pulsmessung mit moderner Technik möglich. Die Zielwerte können täglich bestimmt werden (▶ Tab. 16.3).

> **Cave**
>
> Die in ▶ Tab. 16.3 angegebenen Belastungspulsfrequenzen sind bei gesunden Personen angemessen, nicht jedoch bei Patienten unter einer speziellen Therapie. Diese Werte sind gegebenenfalls unter Berücksichtigung der EKG-Befunde zu ändern.

▶ **Tab. 16.3** Altersabhängige Zielwerte für die Herzfrequenz (HF) in der Sporttherapie, entsprechend 60–75 % der altersbezogenen maximalen Leistungsfähigkeit.

Alter	HF-Zielwert [min^{-1}]
20–29	115–145
30–39	110–140
40–49	105–130
50–59	100–125
60–69	95–115

Die meisten Personen mit niedrigem Krankheitsrisiko können – nach entsprechender Einweisung – die sportlichen Aktivitäten unbeaufsichtigt durchführen.

Die Belastungsintensität sollte vom **Anstieg der Herzfrequenz** sowie vom subjektiv empfundenen Grad der Anstrengung abhängig gemacht werden, sofern diese nicht durch Medikamente, z. B. Betablocker, beeinflusst ist, sowie vom subjektiv empfundenen Grad der Anstrengung.

So kann mit Hilfe der **Borg-Skala** das subjektive Dyspnoe-Empfinden des Patienten während oder unmittelbar nach einem Leistungstest quantifiziert und die Trainingsintensität bei schwer eingeschränkten Patienten bestimmt werden. Hierbei schätzt der Patient die subjektive Dyspnoe auf einer Skala von 1–10 ein (neuere Version der Borg-Skala) oder auf einer Skala von 6–20 (ältere Version der Borg-Skala), wobei die Punktwerte die subjektiven Empfindungen des Patienten bezeichnen und in ihrer Ausprägung von leicht, also kaum wahrnehmbar, bis sehr schwer reichen.

> **T Therapeutische Empfehlung**
> Vor allem bei Patienten mit **Multimorbidität** sind auf die jeweilige Person und die einzelnen Erkrankungen abgestimmte Therapien notwendig.

Grundstruktur eines Trainingsprogramms (Beispiel)
1. 5–10 Min. Aufwärmphase (Warm-up)
   - ansteigende Herz-Kreislauf-Belastung
   - Mobilisierung der großen Gelenke
   - Dehnung und Lockerung der Arbeitsmuskulatur
   - mentale Vorbereitung auf Belastung
   - soziale Aspekte
2. 20–30 Min. Belastungsphase (Work-out) mit Erreichen der Ziel-Pulsfrequenz
   Nach Möglichkeit sollte gesichert werden, dass im ökonomischen, d. h. insbesondere **aeroben Stoffwechselbereich** gearbeitet wird.
3. 5–10 Min. Ausklangphase (Cool-down)
   - Nachbereitung der Belastung durch Dehn- und Mobilisierungsübungen
   - langsame Senkung der Herz-Kreislauf-Aktivität
   - mentale und freudebezogene Belastungsformen

Krankengymnastik

Wie oben angeführt, stellt die Krankengymnastik ein wesentliches Teilgebiet der Bewegungstherapie dar. Während in der Sporttherapie eher allgemeine Kenntnisse über körperliches Training und pädagogische Fähigkeiten zur Führung und Motivation von Patientengruppen gefordert werden, werden in der Krankengymnastik **gute medizinische Kenntnisse und Fähigkeiten** vorausgesetzt, um körperliche Untersuchungen durchzuführen und pathologische Befunde zu erkennen.

Methoden
- passive Maßnahmen mit Lagerungen, „passiven" Bewegungen und Traktionen
- aktive Behandlungstechniken mit isotonischen und isometrischen Bewegungsübungen
- verschiedene Formen einer Krankengymnastik auf neurophysiologischer Grundlage (z. B. Bobath oder Vojta)
- spezielle Schulungsprogramme, z. B. bei Skoliose, in Form der Rückenschule, der Atemschulung bei Asthma bronchiale oder der Schwangerschaftsgymnastik
- spezielle Gymnastiken (z. B. Atemgymnastik) mit meditativen Anteilen am Übergang zu meditativen Behandlungsverfahren

▶ **Tab. 16.4** beschreibt die Grundelemente der Krankengymnastik mit jeweiliger Indikation und Wirkung.

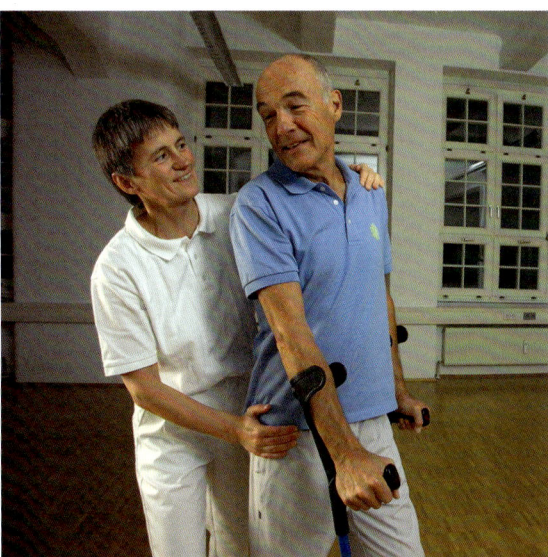

▶ **Abb. 16.3** Gangschule mit Unterarmgehstützen.

16 Bewegungstherapie

▶ Tab. 16.4 Grundelemente der Krankengymnastik.

Methode	Indikation	Wirkung
aktive Bewegungen degenerativ-entzündlicher Muskeln	• Gelenkerkrankungen • Atrophie • Lähmungen der Muskulatur • Durchblutungsstörungen	• Schmerzfreiheit • Förderung der Beweglichkeit • Muskelkräftigung • Durchblutungsförderung
Bewegung im Wasser	• degenerativ-entzündliche Wirbelsäulenerkrankung • Adipositas • Muskelhartspann	• durch Auftrieb Reduzierung des Körpergewichtes und • Förderung der Bewegung • Muskelentspannung durch Wärme
Entspannung	Burn-out, psychovegetative Erschöpfung	Lösen von Spannungszuständen
isometrische Muskelanspannungen	Hypertrophie geschwächter Muskulatur (Haltungsschwäche)	• Kraftsteigerung • Verbesserung der Haltung
koordinative Übungen	• Lähmungen, neurologische Erkrankungen • multiple Sklerose • Morbus Parkinson	bewusstes Empfinden von Bewegungsabläufen oder Spannungszuständen
Komplexbewegungen		Anregung der Muskulatur durch propriozeptive Reize
Lagerung	Pneumonie- und Dekubitusprophylaxe (auch im Bereich der häuslichen Pflege)	• Entstauung • Weichteilentlastung
passive Bewegungen	• drohende Kontrakturen (Intensivstation) • zentrale und spastische Lähmungen	• mechanische Wirkung • Muskeldetonisierung

Vorgehen

Das Vorgehen der Therapeuten ist prinzipiell abhängig vom vorliegenden Krankheitsbild sowie dem Schweregrad der Erkrankung, d.h., die angewandten Methoden müssen individuell auf den jeweiligen Patienten abgestimmt werden.

Häufig beginnt die krankengymnastische bzw. bewegungstherapeutische Arbeit mit passiven Methoden (z.B. Lagerung zur Dekubitusprophylaxe) und geht dann – mit voranschreitendem Heilungsprozess – in aktive Bewegungsformen (z.B. zur Vorbeugung gegen Muskelatrophie) über.

> **Therapeutische Empfehlungen**
> - Unabdingbar ist die genaue Information der Patienten über den aktuellen Gesundheits- bzw. **Krankheitszustand**, damit Unter- bzw. Überforderung vermieden wird.
> - Die Patienten sollten Hinweise zu Übungsprogrammen erhalten, die in Eigenregie und auch im häuslichen Umfeld durchgeführt werden können.
> - Die Patienten sind im Umgang mit entlastenden Hilfsmitteln zu schulen.

Krankengymnastik ist in die konventionelle Medizin voll integriert. Sie bedarf an dieser Stelle keiner weiteren Besprechung. Klinisch relevante Fragestellungen bestehen für den Stellenwert im Vergleich zu Pharmakotherapie, Manueller Medizin und Massagebehandlungen bei orthopädischen Erkrankungen.

Krankengymnastik in der Gruppe: Modul Haltungsschulung (Beispiel)

- **Ziel** dieses Moduls ist das Erlernen sowie Einüben der physiologischen Körperhaltung.
- Während des Kurses sollten die Grundlagen der Anatomie besprochen sowie Aktivitäten des alltäglichen Lebens eingeübt werden.
- Der Kurs zur Haltungsschulung sollte zusammenhängend durchgeführt werden und aus 4 Einheiten von je 30 Min. bestehen.
- Die optimale Gruppengröße beträgt nicht mehr als 15 Personen.

16.4 Weitere wichtige Kriterien

Verordnung

Verordnungen enthalten stets Informationen über **Art**, **Dauer**, **Häufigkeit** sowie **Steigerungsrate** der verschriebenen körperlichen Aktivität. Die individuelle Abstimmung über die Therapie erfolgt anhand der Kriterien Krankengeschichte, Risikofaktoren, Verhaltenscharakteristika, persönliche Ziele, bevorzugte sowie notwendige spezielle Übungsformen.

Generell werden Bewegungstherapien verordnet, um den nachteiligen physischen Auswirkungen einer inaktiven Lebensweise oder einer Periode reduzierter Aktivität, die mit Krankheit oder Verletzung einherging, entgegenzuwirken.

Bei der Verordnung bewegungstherapeutischer Maßnahmen sind nachfolgende Kriterien zu beachten:
- Risikoeinschätzung
- Verletzungs- und Krankheitsvorsorge
- Umweltfaktoren
- Durchführbarkeit
- Compliance

Die **Risikoeinschätzung** erfolgt bei älteren und alten Patienten in erster Linie, um zu verhindern, dass aufgrund der körperlichen Aktivitäten Herzkomplikationen bis hin zum plötzlichen Herztod auftreten. Bei der klinischen Bewertung des Risikos ist wichtig, dass die Vorzüge therapeutischer Übungen weitaus höher sein müssen, als das (geringe) Risiko von Komplikationen. Eine Differenzierung erfolgt nach
- **geringem Risiko**: Es sind keine Symptome kardiopulmonarer Erkrankungen sichtbar bzw. nicht mehr als koronarer Risikofaktor vorhanden.
- **erhöhtem Risiko**: Die Symptome verweisen auf kardiopulmonare oder metabolische Erkrankung und/oder zwei bis drei größere Risikofaktoren.
- **hohem Risiko**: Kardiale, pulmonare oder metabolische Erkrankung ist bekannt.

Therapeutische Empfehlung
Vor dem Beginn kraftvoller therapeutischer Übungsprogramme sollten zur Risikominimierung eine medizinische Untersuchung sowie ein Belastungstest durchgeführt werden.

Übungsprogramme sollten so konzipiert sein, dass sie der Verschlimmerung bzw. Verursachung gesundheitlicher Probleme entgegenwirken. Der erwünschte Effekt der Verletzungs- und Krankheitsvorsorge wird durch die **Individualisierung der Übungsprogramme** erzielt.

Weiterhin müssen **Umweltfaktoren,** d. h. die klimatischen Verhältnisse während der Übungsausführung, beachtet werden, da heiße und/oder feuchte sowie kalte Bedingungen in Verbindung mit körperlicher Aktivität das Gesundheitsrisiko erhöhen. In der Regel steigen Herzfrequenz und Empfindung der vollbrachten Leistung im Verhältnis zur Temperatur, daher sind sie wichtige Parameter zur Regulation des Arbeitsausmaßes bei höheren klimatischen Bedingungen.

Bei der Entwicklung von Übungsprogrammen gilt es zu beachten, dass diese **ohne spezielle Ausrüstung**, also auch im häuslichen Umfeld, durchführbar sein sollten.

Ohne **Compliance**, also das Verständnis des Patienten, dass er sich aktiv an der bewegungstherapeutischen Arbeit beteiligen muss, können keine Behandlungserfolge erzielt werden. Bereits im Vorfeld der Verordnung sollte der Patient sorgfältig darüber aufgeklärt werden, dass ein Erreichen der Behandlungsziele nach wenigen Tagen bzw. Wochen unmöglich ist.

Therapeutische Empfehlung
Eine gut in den Tagesablauf zu integrierende Aktivität, die zudem Spaß macht, kostengünstig ist und dem Patienten vermittelt, dass sich seine körperliche Leistungsfähigkeit und Fitness bei regelmäßiger Ausführung erhöht, ist in Bezug auf die Erfolgschancen am effektivsten.

Indikationen
Folgende Indikationen werden in der wissenschaftlichen Hochschulmedizin einheitlich anerkannt und beeinflussen verschiedene Ebenen (▶ Tab. 16.5):
- Herz-Kreislauf-Erkrankungen
- Verbesserung trophischer Verhältnisse und der vegetativen Regulation
- Verbesserungen der Ventilation und der körperlichen Leistungsfähigkeit bei respiratorischer Insuffizienz, insbesondere verursacht durch obstruktive Krankheitsbilder
- metabolisches Syndrom
- psychiatrische Erkrankungen
- Schwäche der allgemeinen immunologischen Abwehr
- onkologische Erkrankungen

▶ Tab. 16.5 Beeinflussung verschiedener Ebenen durch Bewegungstherapie (nach [14]).

Ebene der Beeinflussung	Beispielhafte Indikationen
Skelettsystem: mechanische Ebene	LWS- und BWS-Syndrom, Osteoporose, Arthrose, Venenleiden
Stoffwechselsystem: metabolische Ebene	metabolisches Syndrom, Hypertonie, Diabetes mellitus, Arteriosklerose, Adipositas, Infektanfälligkeit, Herz-Kreislauf-Erkrankungen, nervöse Herzrhythmusstörung
vegetatives System: Steuerungsebene	Hypertonie, Stresssyndrom, Pulmonalsystem (Asthma bronchiale, chronisch obstruktive Lungenerkrankung), Fibromyalgie, Malignome
psychisch-geistige Ebene	Depressionen, Schlafstörungen, psychovegetative Erschöpfung, Somatisierungsstörung, Hypochondrie

Sportmedizin ist an den Universitäten ausreichend repräsentiert; neben den eigentlichen Fragestellungen zum Leistungssport werden jetzt auch in großem Umfang therapeutische Fragestellungen bei definierten Krankheitsbildern untersucht. In der praktischen Medizin und in der akademischen Lehre werden sportmedizinische Behandlungen aber noch vernachlässigt.

Kontraindikationen

Folgende Krankheitsbilder sind zu nennen:
- nicht kompensierte Herz- und Lungeninsuffizienz
- entzündliche Gelenkerkrankungen im Akutstadium
- hereditäre Knochenstoffwechselerkrankungen mit der Gefahr von Knochenbrüchen

Das Auftreten starker Schmerzen verweist nicht zwangsläufig auf eine Kontraindikation. Hier sollte vielmehr individuell genau geprüft werden, ob die Schmerzen **akut** sind. Ist dies der Fall, kann es ratsam sein, die Bewegungstherapie abzusetzen. Bei Kompression eines Nervs muss z. B. untersucht werden, ob durch die Kompression eine Verstärkung der Schmerzsymptomatik hervorgerufen wird.

Im Allgemeinen lassen sich manche der auf eine Kontraindikation hinweisenden Wirkungen reduzieren, indem, wie bereits erwähnt, stabilisierende und rückengerechte Bewegungsformen angewandt werden.

Nebenwirkungen

Zu Nebenwirkungen, die in Zusammenhang mit der Durchführung bewegungstherapeutischer Maßnahmen und Übungen auftreten können, zählen temporär auftretende Schmerzen, Muskelkater oder chronische Erschöpfungszustände. Durch ein an den Gesundheitszustand angepasstes Bewegungsprogramm können Nebenwirkungen jedoch minimiert bzw. vollständig reduziert werden.

Kombinationsmöglichkeiten

Eine sinnvolle und effektive Möglichkeit, die Bewegungstherapie mit anderen Therapieformen zu kombinieren, stellt die Verbindung zwischen dem ernährungstherapeutischen und dem bewegungstherapeutischen Ansatz dar. Dabei ist es das Hauptanliegen der Ernährungstherapie, die Patienten von einer kalorienreichen Ernährung und ungesunden Lebensgewohnheiten, wie Tabak- oder Alkoholkonsum, hin zu einer ausgewogenen, aktiven und gesunden Lebensweise zu führen. Wichtig ist jedoch, dass eine **langfristige Stabilisation** des Gesundheitszustandes nur über eine konsequente Änderung des Lebensstils erreicht werden kann.

16.5
Trainingskriterien bei spezifischen Krankheitsbildern

16.5.1 Chronische Herzerkrankung

- **therapeutisches Ziel**
  - Erhöhung der kardiorespiratorischen Leistungsfähigkeit
  - Senken des myokardialen Sauerstoffverbrauchs
  - Verbesserung der Muskelökonomie
  - Verbesserung des Muskelstoffwechsels
- **Übungsform (Art der Bewegung)**
  - vorrangig aerobes Training (Ausdauertraining)
  - Kraftausdauerübungen
  - Widerstandstraining mit dynamischen Arbeitskomponenten bei Patienten mit kompensierter Herzerkrankung
- **zu fordernde Leistung**
  - Orientierung an aktuell durchgeführtem Belastungs-EKG
  - 40–60 % HFR
  - 20–45 Min. pro Übungseinheit
- **spezifische Dosierung**
  - stufenweise Steigerung der Belastung
  - entsprechende Cool-down-Phasen
- **Eingangsbedingungen (Niveau der Patienten)**
  - vorherige Risikoeinschätzung
  - EKG/Blutdrucküberwachung
  - Notfallmaßnahmen im Herzsport, z. B. Anwesenheit eines Arztes, Vorhandensein eines Defibrillators und Notfallkoffers
- **Ausschlusskriterien**
  - fortgeschrittene Klappenfehler
  - dekompensierte Linksherzinsuffizienz
  - unkontrollierte Rhythmusstörungen
  - dekompensierte Herzinsuffizienz
  - maximale Arbeitskapazität unter 5 MET (Der Begriff „MET" steht für Metabolic Equivalent und beschreibt den Energieverbrauch im Sitzen. 1 MET entspricht der Sauerstoffaufnahme von 3,5 ml/kg/min.)

Spezifische Kriterien

Die allgemeinen Richtlinien für aerobe Übungen sind für Patienten mit stabilen Krankheitsverläufen anwendbar.

Bei Patienten mit **ischämischen Veränderungen** im Rahmen einer Belastungsuntersuchung, **Angina-pectoris-Symptomatik** oder **Rhythmusstörungen** während der Übungen ist eine Intensität von 10–15 Schlägen pro Min. unterhalb der Schwelle für Ischämie, Angina pectoris oder Rhythmusstörungen vorgeschrieben.

Abgestufte und langsame **Abkühlphasen** sind besonders wichtig für Personen mit bekannten Herzkrankheiten, um das Risiko von Rhythmusstörungen und

Hypotonie aufgrund des Absackens von Blut in die unteren Extremitäten zu vermindern.

Widerstandstraining kann von den meisten Patienten mit einer stabilen Herzerkrankung durchgeführt werden, so lange eine bedeutende dynamische Arbeitskomponente eingeschlossen ist.

Wird eine Intensitätskontrolle durchgeführt, ist das **Puls-Druck-Produkt** ein besserer Indikator für die ischämische Schwelle während des Widerstandstrainings als nur Herzfrequenz.

> **Merke:** Zur genauen Bestimmung eines Puls-Druck-Produkts muss der Blutdruck während der Muskelkontraktion gemessen werden, da der Blutdruck nach dem Absetzen der Widerstandslast schnell absinkt.

Therapeutische Empfehlungen
- Besteht ein hohes Risiko für einen Herzanfall während der Übungen, sollte man mit der Übungsintensität vorsichtiger beginnen und eine angemessene Beaufsichtigung sicherstellen.
- Eine tragbare EKG- und Blutdrucküberwachung ist wünschenswert.

16.5.2 Frührehabilitation bei Herzinfarkt

Die Bewegungstherapie muss besonders in den ersten Tagen der akuten Erkrankung sowie auch in der weiteren Rekonvaleszenz zur Vermeidung von Komplikationen ärztlich verordnet und streng individuell durchgeführt werden (▶ Abb. 16.4).

Beginn und **Dauer** der Frühmobilisation richten sich nach der Art des Herzinfarktes:

- Der Patient mit **komplikationslosem kleinem Infarkt** (CK <500 Y/l, ohne Angina pectoris, Rhythmusstörungen und/oder Linksherzinsuffizienz) beginnt in der Regel am 1. Tag nach Infarkt mit der Frühmobilisation und beendet sie zwischen dem 10. und 14. Tag (s. u.).
- Der Patient mit **komplikationslosem großem Infarkt** (CK >900 Y/l, ohne Angina pectoris, Rhythmusstörungen und Linksherzinsuffizienz) beginnt die Frühmobilisation am 2. Tag nach Infarkt und beendet sie zwischen dem 12. und 16. Tag (s. u.).
- Der **komplizierte Infarkt**, der mit Angina pectoris und/oder Rhythmusstörungen bzw. Linksherzinsuffizienz verbunden ist, erfordert ein individuelles Vorgehen.

> **Cave**
> - Die krankengymnastischen Übungen dürfen keine kardialen Beschwerden provozieren.
> - Der Herzfrequenzanstieg sollte in der Frühmobilisation unter 20/min liegen; es darf keine Dyspnoe auftreten.
> - Die eventuelle Blutdrucksteigerung sollte systolisch <20 mm Hg und diastolisch <10 mm Hg betragen.

Programme
Herzinfarkt-Frühmobilisationsprogramm Akutphase für unkomplizierten kleinen Herzinfarkt (CK< 500 Y/l])

- **Mobilisationsstufe 1: Intensivstation, 24 Stunden nach Infarkt**
  Am Tag des akuten Infarktes ist in der Regel komplette körperliche Ruhigstellung notwendig.
  Bei unkompliziertem kleinem Infarkt kann 24 Stunden nach dem Herzinfarkt die Frühmobilisation begonnen werden.
  - Thromboseprophylaxe-Übungen (5 Min. ohne Pressatmung)
  - Atemtherapie, 5 Min.
  - aktive Übungen in langsamem Rhythmus aus Rückenlage, 5 Min.
  - aktive Übungen im Sitzen mit Rückenlehne im Bett
  - Sitzen an der Bettkante (bei stabilen Herz-Kreislauf-Verhältnissen)
  - Stand vor den Bett (eventuell kurzzeitig möglich)
- **Mobilisationsstufe 2: 2. Tag nach Infarkt**
  (bei weiter stabilen Herz-Kreislauf-Verhältnissen)
  - leichte aktive Übungen liegend und am Bettrand sitzend, 5 Min.
  - aufstehen, Stand mit wechselseitiger Beinbelastung, 5 Min.
  - Gehtraining mit Sitzpausen auf Zimmerebene für 5–10 Min.
- **Mobilisationsstufe 3: 3.–5. Tag nach Infarkt**
  Bei unkompliziertem kleinem Infarkt ist nach dem 3. Tag die Kreatinkinase (CK) unter 100 Y/l abgesunken, sodass eine Verlegung bei stabilen Verhältnissen auf eine Normalstation möglich ist.

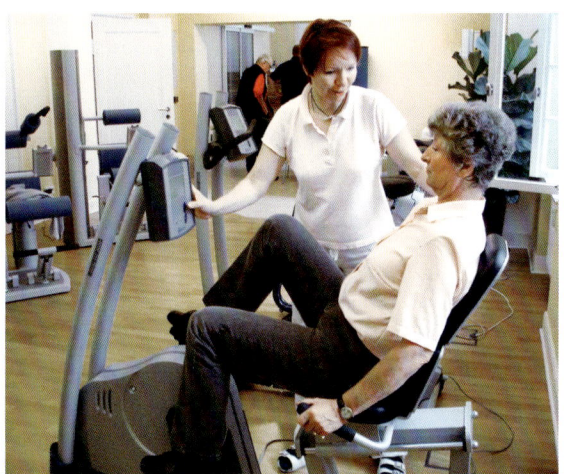

▶ **Abb. 16.4** Das individuelle Ausdauertraining sollte anfangs unter Aufsicht stattfinden.

16 Bewegungstherapie

Angezeigt sind folgende Übungen:
- leichte Hockergymnastik, 15 Min.
- Gehen, 2–10 Min. 50 m–300 m, steigernd
- leichte Übungen, sitzend 15 Min.
- Gehen, 10–20 Min. auf Flurebene

- **Mobilisationsstufe 4: 6./7.–14. Tag nach Infarkt**
  - Gymnastik auf dem Hocker, 10 Min.
  - im Stand peripheres Muskeltraining, 10 Min.
  - Gehtraining auf Flurebene, 10 Min.
  - Treppensteigen, beginnend mit 5–8 Stufen und bis zu 2 Etagen steigernd

Herzinfarkt-Frühmobilisationsprogramm Akutphase für unkomplizierten großen Infarkt (CK > 900 Y/l)

- **Mobilisations-Stufe 1: Intensivstation, 1.–2. Tag nach Infarkt**

Am Tag des akuten Infarktes ist komplette körperliche Ruhigstellung notwendig.
Je nach Zustand des Patienten wird am 1.–2. Tag nach Infarkt mit der Frühmobilisation begonnen:
  - niedrig dosierte Thromboseprophylaxeübungen, 5 Min.
  - Atemtherapie, 5 Min.
  - aktive Übungen in langsamem Rhythmus aus Rückenlage, 5 Min.
  - aktive Übungen im Sitzen mit Rückenlehne im Bett
  - Sitzen an der Bettkante (bei stabilen Herz-Kreislauf-Verhältnissen)

Herzfrequenz-Limit (HFL): muss individuell festgelegt werden
Blutdruck-Limit (RRL): muss individuell festgelegt werden

- **Mobilisations-Stufe 2: 3.–5. Tag nach Infarkt**
  (bei weiter stabilen Herz-Kreislauf-Verhältnissen)
  - leichte aktive Übungen liegend und am Bettrand sitzend, 5 Min.
  - Stand vor den Bett (kurzzeitig möglich)
  - Aufstehen, Stand mit wechselseitiger Beinbelastung, 5 Min.

- **Mobilisationsstufe 3: 6.–12. Tag nach Infarkt**
  - leichte Gymnastikübungen auf dem Hocker, 15 Min.
  - Gehtraining mit Sitzpausen auf Zimmerebene, 5–10 Min.
  - Gehen, 2–10 Min., 50 m–300 m, steigernd
  - leichte Übungen sitzend, 15 Min.
  - Gehen, 10–20 Min. auf Flurebene

- **Mobilisationsstufe 4: 12.–16. Tag nach Infarkt**
  - Gymnastik auf dem Hocker, 10 Min.
  - im Stand peripheres Muskeltraining, 10 Min.
  - Gehtraining auf Flurebene, 10 Min.
  - Treppensteigen, mit 5–8 Stufen beginnend und bis auf 2 Etagen steigernd

Kontraindikationen zur Belastungssteigerung
- Wiederauftreten oder Persistieren von Angina pectoris oder schweren Herzrhythmusstörungen.
- Persistieren einer Tachykardie von über 100/min bei Körperruhe
- ST-Hebungen über den 6. Tag hinaus
- Anstieg der Herzfrequenz bei der Mobilisation über 120 pro Min. oder über 20 Schläge über dem Ausgangswert
- Abfall der Herzfrequenz um mehr als 10 Schläge
- Dyspnoe, Schwindel, Blässe oder Schweißausbrüche

16.5.3 Diabetes mellitus

- **therapeutisches Ziel**
  - Verbesserung der Glukosekontrolle durch Steigerung der Insulinaktivität über körperliches Training
  - Beeinflussung diabetischer Nebenwirkungen (Neuropathie, Nephropathie, Retinopathie, Arteriosklerose)
- **Übungsform (Art der Bewegung)**
  - Ausdauertraining
  - erhöhte Gesamtaktivität
  - Muskelaufbau
  - Beseitigung von Sekundärerkrankungen
  - dosierte Kraftausdauer
- **zu fordernde Leistung**
  - altersentsprechend
  - abhängig vom Trainingsgrad
  - tägl. 45 Min. pro Übungseinheit
- **spezifische Dosierung** abhängig von
  - aktuellem Belastungs-EKG
  - einer eventuellen Niereninsuffizienz
  - möglichem Stadium der diabetischen proliferativen Retinopathie
- **Eingangsbedingungen (Niveau der Patienten) und Hinweise**
  - aufgrund hohen Risikos kardiovaskulärer Krankheiten: Empfehlung eines Belastungstests vor Übungsbeginn
  - gute Einstellung Typ-I-Diabetiker
  - Aufklärung bezüglich Vorsichtsmaßnahmen
  - Hinweise auf gutes Schuhwerk sowie gute Fußhygiene
- **Ausschlusskriterien bzw. Vermeidung von Übungen**
  - Vermeidung von unkontrollierter Gewichtsbelastung bei übergewichtigen Diabetikern
  - Vermeidung von unharmonischen oder blutdrucksteigernden Übungen bei Diabetikern mit Retinopathie (Vermeidung von Pressatmung)

Spezifische Kriterien

Die allgemeinen Richtlinien für aerobes Training können auf **Diabetiker** angewendet werden. Jedoch ist es wichtig zu beachten, dass das Verwenden der Pulsrate zur Erstellung einer Übungsintensität unangemessen für Diabetiker mit autonomen Neuropathien und chronotropischen Insuffizienzen sein kann. In diesen Fällen mag die empfundene Anstrengung ein angemesseneres Maß für die Intensität sein.

Außerdem erfordert die zu empfehlende Trainingsmethode einige Überlegungen.

> **T Therapeutische Empfehlungen**
> - Übergewichtige Diabetiker sollten Gewichtheben vermeiden, um die Fußirritation zu minimieren.
> - Bei Diabetikern mit Retinopathie sind sehr unharmonische oder blutdrucksteigernde Trainingsmethoden nicht angezeigt.

16.5.4 Arthritis

- **therapeutisches Ziel**
  - Verbesserung der Gelenkstabilität und der Bewegungsmuster
  - Minimierung der Gelenkbeanspruchung
- **Übungsform (Art der Bewegung)**
  - Widerstandstraining und Beweglichkeitsübungen
  - Schwimmen (▶ Abb. 16.5)
  - Rad fahren
  - Nordic Walking
  - Walking
- **zu fordernde Leistung**
  - Aktivitäten mit geringer Belastung der Gelenkflächen
  - in Gelenkfunktionsstellung eventuell mit Schienen oder Bandagen
- **spezifische Dosierung**
  - regelmäßig
  - täglich

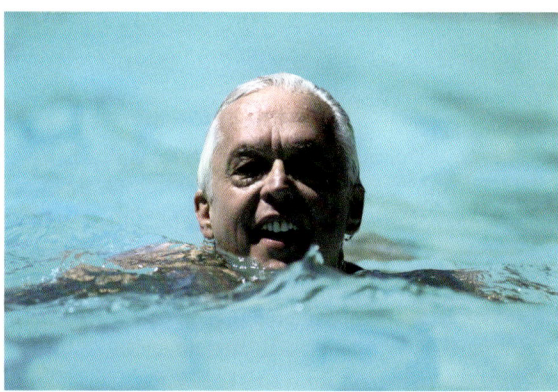

▶ Abb. 16.5 Schwimmen ist wegen der Gelenkentlastung besonders gut geeignet.

  - abhängig vom genauen Krankheitsbild und -verlauf
  - Vermeidung von Gewichtheben
- **Eingangsbedingungen (Niveau der Patienten)**
  Anpassung des Übungsprogramms an Fortschritte im Krankheitsverlauf
- **Ausschlusskriterien**
  Hohe Krankheitsaktivität bei rheumatischer Arthritis erfordert Minimierung der sportlichen Aktivitäten zur Vermeidung von Gewebeschäden (s. u.).

Spezifische Kriterien

Die Entwicklung eines Übungsprogramms bei Arthritis muss an den **Fortschritt der Patienten im Krankheitsverlauf** angepasst werden. Ist die Krankheitsaktivität bei rheumatischer Arthritis hoch, sollten die sportlichen Aktivitäten minimiert werden, um Gewebeschäden zu vermeiden. Die Verschreibung von kurzen, aber häufigen Sitzungen kann toleriert werden, um die negativen Effekte der Inaktivität minimieren und auch während Phasen hoher Krankheitsaktivität den Bewegungsumfang aufrechterhalten zu können.

> **T Therapeutische Empfehlung**
> - Gewichtheben ist zu vermeiden, es sind **Aktivitäten mit geringer Belastung** auszüben, um die Belastung der Gelenke zu minimieren.
> - Schwimmen und Radfahren sind die am besten tolerierten Sportarten.
> - **Widerstandstraining** und **Beweglichkeitsübungen** sind wichtig, um Gelenkstabilität und Bewegungsmuster zu verbessern.

16.5.5 Übergewicht

- **therapeutisches Ziel**
  - leichte Anhebung des Aktivitätsniveaus
  - Maximierung des Energieverbrauches
  - Unterstützung der Gewichtsreduktion
  - Unterstützung der Blutdrucksenkung
  - Verbesserung des Glukose- und Fettstoffwechsels
- **Übungsform (Art der Bewegung)**
  - aerobes Training (Ausdauertraining)
  - Übungen, die die Belastung der Gelenke minimieren
  - Radfahren
  - Rudern
  - Treppensteigen
  - Wassergymnastik
  - Nordic Walking (▶ Abb. 16.6)
  - Walking
- **zu fordernde Leistung**
  - individuelle schrittweise Verbesserung des Bewegungsstatus

16 Bewegungstherapie

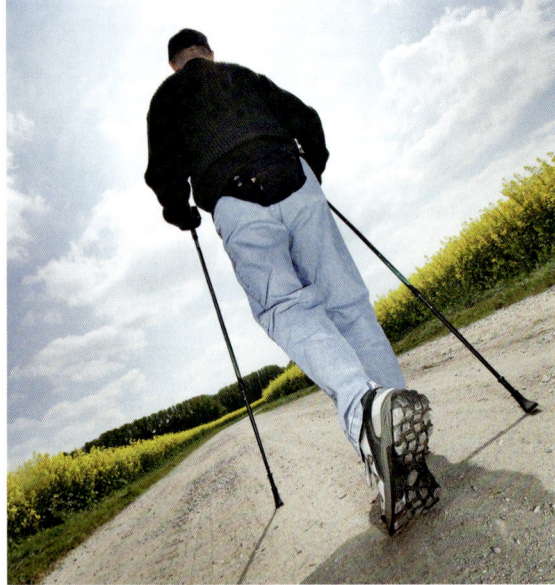

▶ **Abb. 16.6** Nordic Walking.

- Motivation zur regelmäßigen körperlichen Aktivität
- 40–70 % HFR
- 20–60 Min. pro Übungseinheit
- 4–7-mal wöchentl.
- **spezifische Dosierung**
  - tägliches Training
  - individuelle Ausrichtung unter Beachtung der Begleiterkrankungen unter sportmedizinischer Begleitung
- **Eingangsbedingungen (Niveau der Patienten)**
  - Erfragen früherer Erfahrungen mit körperlicher Aktivität zur Entwicklung einer Compliance bezüglich therapeutischer Übungen
  - die Knöchel stützendes Schuhwerk
  - ausreichende Flüssigkeitszufuhr
- **Ausschlusskriterien**
  - akute Wirbelsäulen- oder Gelenkschäden
  - dekompensierte Herz-Lungen-Erkrankung

Spezifische Kriterien

Gewichtsabnahme wird durch eine negative Kalorienbilanz erreicht. Diese wird am besten durch die Kombination einer **verminderten Kalorienaufnahme** und eines **gesteigerten Kalorienverbrauchs** bewirkt. Bewegungstherapie steigert den totalen Kalorienverbrauch und wird somit als Teilkomponente zur Behandlung von Übergewicht empfohlen.

Andere Probleme in Verbindung mit Übergewicht stellen Muskelkater und orthopädische Verletzungen dar. Deshalb sollten aerobe Trainingsprogramme für übergewichtige Personen Übungen beinhalten, die die Belastung der Gelenke minimieren, z. B. Gehen, Radfahren, Rudern, Treppensteigen und Wassergymnastik.

Übergewichtige Personen haben im Allgemeinen einen inaktiven Lebensstil und können Sport als negative Komponente betrachten.

> **T Therapeutische Empfehlung**
> Das Erfragen von früheren Erfahrungen mit körperlichen Aktivitäten ist wichtig für die Entwicklung einer Compliance bezüglich therapeutischer Übungen.

16.5.6 Periphere Arteriosklerose

- **therapeutisches Ziel**
  - Verbesserung der funktionellen Kapazität
  - Durchblutungsförderungsmaßnahmen, insbesondere für die herzfernen Körperbereiche
- **Übungsform (Art der Bewegung)**
  - Intervalltraining
  - Walking
  - Nordic Walking
- **zu fordernde Leistung**
  - Intensitäten mit größtmöglich tolerierbaren Beinbeschwerden
- **spezifische Dosierung**
  - zu Beginn 2-mal tägl. 20–30 Min.
  - später 1-mal tägl. 40–60 Min.
- **Eingangsbedingungen (Niveau der Patienten)**
  Belastungstest vor Beginn des Übungsprogramms empfohlen aufgrund häufiger Verbindung mit Koronarkrankheiten
- **Ausschlusskriterien bzw. Vermeidung von Übungen**
  - fortgeschrittene Gangunsicherheit
  - akute Infektion bei Ulcus cruris

Spezifische Kriterien

Periphere Arteriosklerose ist häufig eine Folge von Hypertonie, Hyperlipidämie oder Diabetes mellitus bzw. von Kombinationen dieser drei Erkrankungen. Ein Teilaspekt sind die zerebrovaskulären Erkrankungen. Wegen der häufigen Vergesellschaftung mit der koronaren Herzerkrankung wird diesen Patienten empfohlen, einen **Belastungstest** vor dem Beginn des Übungsprogramms durchzuführen. Ein diskontinuierliches Testprotokoll kann die Testergebnisse verbessern.

Wegen der Einschränkungen aufgrund der Beinbeschwerden mit dem Fahrradergometer kann ein **Armergometer** erforderlich sein, um eine ausreichende myokardiale Belastung zu erzielen. Walking und Nordic Walking sind die besten Trainingsmethoden, um eine hohe Motivation zu bewirken.

Trainingssitzungen sollten aus einem **Intervalltraining** bei Intensitäten mit den größtmöglich tolerierbaren Beinbeschwerden bestehen.

16.5 Trainingskriterien bei spezifischen Krankheitsbildern

> **T Therapeutische Empfehlung**
> Wenn die funktionelle Kapazität verbessert ist, sollte die Intensität gesteigert werden, damit **zentrale kardiovaskuläre Adaptationen** stattfinden können.

16.5.7 Onkologische Erkrankungen

- **therapeutisches Ziel**
  - den Folgen der Inaktivität entgegenwirken
  - Verbesserung des psychologischen Zustandes
  - Stärkung des Immunsystems durch mäßige Übungen
  - Stärkung sozialer Kontakte
- **Übungsform (Art der Bewegung)**
  - aerobes Training (moderates Ausdauertraining)
  - Gehen
  - Wandern
  - Walken
  - Schwimmen
- **zu fordernde Leistung**
  - niedrige Intensität
  - individuelle Dosierung
- **spezifische Dosierung**
  2–3-mal wöchentl. ca. 30 Min.
- **Eingangsbedingungen (Niveau der Patienten)**
  individuelle Berücksichtigung des Tumorstadiums sowie der Lokalisation der Tumore
- **Ausschlusskriterien**
  - Zytotoxität
  - Immunsuppression
  - Gerinnungsstörungen
  - schwere Anämie
  - kardiale oder pulmonale Schädigungen durch chemotherapeutische Medikamente
  - Schwierigkeiten bei der Deckung des Nahrungsbedarfs und Elektrolythaushaltes

Spezifische Kriterien

Sport entwickelt sich zur anerkannten Komponente in der Rehabilitation von onkologischen Patienten. Er wirkt Folgen der Inaktivität entgegen und verbessert den **psychischen Zustand**. Weiterhin gibt es Hinweise darauf, dass das **Immunsystem** durch mäßige Übungen gestärkt wird und **Erschöpfungszustände (Fatigue)** gebessert werden.

Eine Anzahl von Problemen kann der sportlichen Aktivität von Patienten mit onkologischen Erkrankungen widersprechen. Die onkologische Behandlung kann Zytotoxität, Immunsuppression, Gerinnungsstörungen und Anämie verursachen. Einige chemotherapeutische Medikamente verursachen eine direkte kardiale oder pulmonale Schädigung, was wiederum die Ausübung von Bewegungstherapie beeinflusst.

Weiterhin können Schwierigkeiten bei der Deckung von Nahrungsbedarf, angemessener Hydration und Elektrolythaushalt auftreten. Andere unerwünschte Wirkungen, wie Erschöpfung und Infektionen, können die Übungsprogramme ernsthaft beeinträchtigen.

Die allgemeinen Richtlinien für aerobes Training sind auf Patienten mit onkologischen Erkrankungen grundsätzlich anwendbar. Allerdings sollte die Intensität normalerweise am unteren Ende der Skala liegen. Patienten mit bekanntem oder potenziellem Befall des Skeletts, besonders von Wirbelsäule, Becken, Oberschenkel und Rippen, sollten **Übungsmethoden ohne Gewichtheben** anwenden.

Bei einem erhöhten Risiko von Verletzungen, Frakturen oder Gleichgewichtsproblemen sollte das Widerstandstraining eher mit **Maschinen** als mit freien Gewichten durchgeführt werden.

> **T Therapeutische Empfehlung**
> Patienten mit einer verminderten Anzahl von Blutplättchen wird empfohlen, das Widerstandstraining 36 Stunden vor der Blutabnahme für Enzymtests zu vermeiden, da es die Enzyme beeinflussen kann, die zur Bestimmung des klinischen Verlaufs getestet werden.

16.5.8 Depression

- **therapeutisches Ziel**
  - Wiederherstellung des ungestörten körperlichen und psychischen Wohlbefindens
  - Aufbau/Neuentwicklung des Körperbewusstseins
  - Verbesserung der Alltagsmotorik
  - Verbesserung der körperlichen Belastbarkeit
- **Übungsform (Art der Bewegung)**
  - individuell differenzierter Bewegungsansatz
  - Belastung auf Alter, Leistungsbereitschaft und -fähigkeit abgestimmt

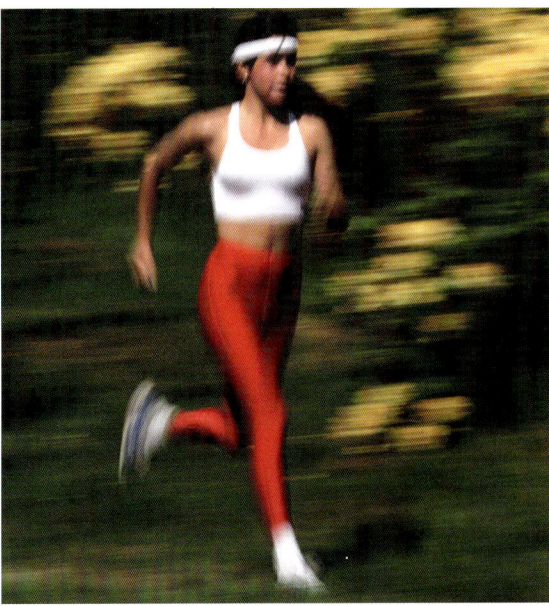

▶ **Abb. 16.7** Ausdauertraining hat einen nachgewiesen, antidepressiven Effekt.

- breit gestaltetes Angebot, um vielfältige Bewegungsanreize zu initiieren
- relativ einförmige Bewegungen
- Ausdauertraining (▶ Abb. 16.7)
- Gymnastik
- **zu fordernde Leistung**
  - Differenzierung entsprechend individuellem Anspruchs- und Fertigkeitsniveau
  - Vermeidung von Über- und Unterforderung zur Vorbeugung vor erneuten Misserfolgssituationen
  - zunächst Stärkung der gesunden Fähigkeiten
  - 40–70 % HFR
- **spezifische Dosierung**
  - regelmäßig
  - dauerhaft
  - soll Integration in den Alltag ermöglichen
  - 30 Min. pro Übungseinheit
- **Eingangsbedingungen (Niveau der Patienten)**
  - vor Beginn des Übungsprogramms Klärung der Sporttauglichkeit durch präventive Untersuchung
  - Neben der psychischen Symptomatik bestehen im Einzelfall auch ausgeprägte somatische, speziell motorische Manifestationen.
- **Ausschlusskriterien**
  - akute psychische Dekompensation
  - Suizidversuch
  - psychotische Krisen

16.5.9 Morbus Bechterew (Spondylitis ankylosans)

- **therapeutisches Ziel**
  - Schmerzlinderung
  - Beweglichkeitserhaltung
  - Entzündungshemmung
  - Vermeidung einer unphysiologischen Körperhaltung
  - Vorbeugung einer Atemexkursionseinschränkung
  - Muskelkräftigung
- **Übungsform (Art der Bewegung)**
  - Wandern
  - Bergwandern
  - Skilanglauf
  - Radfahren
  - Schwimmen
  - Volleyball
- **Ausschlusskriterien**
  - schwere Osteoporose
  - entzündlicher Gelenk- und Sehnenscheidenbefall
  - sehr ausgeprägte Fehlhaltungen und Versteifungen
  - ausgeprägte kardiopulmonale Erkrankungen

Wichtige Hinweise

Morbus Bechterew kann bei Beginn der Beschwerden häufig noch nicht von den Spondylarthritiden anderer Genese unterschieden werden. Diese Tatsache sollte aber nicht zu einem Behandlungsnihilismus führen, da die physikalische Therapie schon in frühen Stadien für den Verlauf der Erkrankung große Bedeutung hat und die Behandlung aller Spondylarthritiden mit physikalischen Maßnahmen sehr ähnlich durchgeführt wird. Die physikalische Therapie hat trotz medikamentöser Therapiemaßnahmen in den letzten Jahrzehnten zunehmende Bedeutung gewonnen, wobei der Schwerpunkt der Behandlung in der Bewegungstherapie liegt.

Das Prinzip der aktiven Bewegungstherapie liegt bei der Behandlung der Spondylitis ankylosans somit in **lockernden und dehnenden Übungen**, die zur Lordosierung der Brustwirbelsäule und Kräftigung der langen Rückenstrecker führen. Aber auch passive Anwendungen, besonders mit **Wärme**, haben weiterhin ihre Bedeutung.

Im **akuten Stadium** werden schmerzlindernde Lagerungen, vorsichtige passive Bewegungstherapie und neuerdings auch Ganzkörper-Kältetherapie durchgeführt. Diese werden im **subakuten Stadium** gegebenenfalls verbunden mit Wärmetherapie und Krankengymnastik.

In wenig aktiven Stadien kann zusätzlich intensive Bewegungstherapie einschließlich Sporttherapie durchgeführt werden.

Zusammenfassung

Körperliche Bewegung, ob in Form von unspezifischer körperlicher Aktivität, strukturiert geleitetem Training oder differenzierter, am Befund orientierter Therapie, trägt wesentlich dazu bei, die physische und psychische Leistungsfähigkeit zu bewahren bzw. wiederherzustellen, hat präventiven Charakter und ist darüber hinaus Bestandteil der Gesunderhaltung des Organismus. Um die gewünschten Behandlungserfolge zu erzielen und eine dauerhafte Compliance des Patienten zu erreichen, gilt es jedoch, folgende Merkmale zu vereinen:

Die therapeutische Bewegungsform sollte so gewählt werden, dass sie in Intensität und Dauer an individuelle Anforderungen des Patienten sowie das spezifische Krankheitsbild angepasst ist. Dabei sollte es sich bei der Bewegungstherapie in jedem Falle um eine **längerfristige sportliche Aktivität** handeln, die für den Patienten ohne größeren Aufwand, selbstständig, regelmäßig und vor allem mit **Freude und Begeisterung** durchführbar ist.

Literatur

[1] **Adamopoulos S, Coats AJS, Brunotte F et al.:** Physical training improves skeletal muscle metabolism in patients with chronic heart failure. J Am Coll Cardiol. 1993; 21: 1101–1106.

[2] **Böger GW, Hoppe K, Möller FW:** Physiotherapie in der Orthopädie und Rheumatologie. Stuttgart: Hippokrates; 1995.

[3] **Bundesministerium für Familie, Senioren, Frauen und Jugend:** Die Heidelberg Richtlinien zur Förderung von körperlicher Aktivität älterer Menschen. In: Bundesministerium für Familie, Senioren, Frauen und Jugend (Hrsg.): Sport mit Älteren – Markt der Möglichkeiten. Bonn; 1998: 263–272.

[4] **Coats AJS, Adamopoulos S, Radaelli A et al.:** Controlled trial of physical training in chronic heart failure: exercise performance, hemodynamics, ventilation, and autonomic function. Circulation. 1992; 85: 2119–2131.

[5] **Conradi E, Brenke E (Hrsg.):** Bewegungstherapie. Grundlagen, Ergebnisse, Trends. Berlin: Ullstein; 1993.

[6] **Cordes JC (Hrsg.):** Physiotherapie. Lehrbuch für Medizinstudenten. Berlin: Verlag Volk und Gesundheit; 1990.

[7] **Cordes JC, Arnold W, Zeibig B (Hrsg.):** Physiotherapie. Grundlagen und Techniken der Hydro-/ Elektrotherapie und Massage. Berlin: Verlag Volk und Gesundheit; 1989.

[8] Deutscher Verband für Gesundheitssport und Sporttherapie: Sporttherapie. www.rehasport24.de/GesSpuStherapie.html

[9] **van Dixhoorn JJ, Duivenvoorden HJ:** Effect of relaxation therapy on cardiac events after myocardial infarction: a 5-year follow-up study. J Cardiopulm Rehabil. 1999; 19: 178–185.

[10] **Doering TJ, Brückle W, Steuernagel B et al.:** Morbus Bechterew. Aktueller Stand der Diagnostik und Therapie für die ambulante Betreuung. München: Hans Marseille; 2002.

[11] **Gerking K, Becker-Capeller D:** Neue Therapieansätze in der physikalischen Behandlung der Spondylitis ankylosans – Ein Vergleich konservativer und sporttherapeutischer Bewegungsprogramme – Ergebnisse einer randomisierten Studie. Deutsche Zeitschrift für Sportmedizin. 1994; 45(7/8): 288–307.

[12] **Giannuzzi P, Temporelli P, Corra U et al.:** Attenuation of unfavorable remodeling by exercise training in postinfarction patients with left ventricular dysfunction. Results of the Exercise in Left ventricular Dysfunction (ELVD) Trial. Circulation. 1997; 96: 1790–1797.

[13] **Glatthaar G:** Bewegungs- und Sporttherapie bei depressiven Erkrankungen. Richtlinien des Deutschen Sportärztebundes. Deutsche Zeitschrift für Sportmedizin. 1999; 4: 109–111.

[14] **Hiemeyer K:** Bewegungstherapie. In: Melchart D, Brenke R, Dobos G et al.: Naturheilverfahren. Stuttgart: Schattauer; 2002.

[15] **Hüter-Becker A (Hrsg.):** Physiotherapie. Massage, Gruppenbehandlung, Hygiene, Erste Hilfe, Verbandtechnik, Allgemeine Krankheitslehre. Stuttgart: Thieme; 1996.

[16] **Hüter-Becker A, Schewe H, Heipertz W et al. (Hrsg.):** Physiotherapie. Untersuchungs- und Behandlungstechniken. Stuttgart: Thieme; 1996.

[17] **Kiilavuori K, Toivonen L, Näveri H et al.:** Reversal of autonomic derangements by physical training in chronic heart failure assessed by heart rate variability. Eur Heart J. 1995; 16: 490-495.

[18] **Mancini DM, Henson D, LaManca J et al.:** Benefit of selective respiratory muscle training on exercise capacity in patients with chronic congestive heart failure. Circulation. 1995; 91: 320-329.

[19] **Meyer K, Samek L, Schwaibold M et al.:** Physical responses to different modes of interval exercise in patients with chronic heart failure – application to exercise training. Eur Heart J. 1996; 17: 1040–1047.

[20] **Piepoli M, Flather M, Coats AJS:** Overview of studies of exercise training in chronic heart failure: the need for a prospective randomized multicentre European trial. Eur Heart J. 1998; 19: 830–841.

[21] **Piepoli MF, Davos C, Francis DP et al.:** Exercice training meta-analysis of trials in patients with chronic heart failure (ExTraMATCH). BMJ. 2004; 328: 189–192.

[22] **Samitz G, Mensink G (Hrsg.).** Körperliche Aktivität in Prävention und Therapie. Evidenzbasierter Leitfaden für Klinik und Praxis. München: Hans Marseille; 2002.

[23] **Santos H, Brophy S, Calin A:** Exercise an ankylosing spondylitis: how much is optimum? J Clin Rheumatol. 1998; 25: 2156–2160.

[24] **Schüle K, Jochheim KA (Hrsg.):** Helios II programme. The function of sports in the rehabilitation process. Köln: Echo; 2000.

[25] **Seckin Ü, Bölükbasi N, Gürsel G et al.:** Relationship between pulmonary function and exercise tolerance in patients with ankylosing spondylitis. Clin Exp Rheumatol. 2000; 18(4): 503–506.

[26] **Uhrin Z, Kuzis S, Ward M:** Exercise and changes in health status in patients with ankylosing spondylitis. Arch Intern Med. 2000; 23: 2969–2975.

[27] **Viitanen JV, Lehtinen K, Suni J et al.:** 15 months' follow-up of intensive inpatient physiotherapy and exercise in ankylosing spondylitis. J Clin Rheumatol. 1995; 14: 413–419.

[28] **Weidemann H, Meyer K:** Lehrbuch der Bewegungstherapie mit Herzkranken. Pathophysiologie, Trainingslehre, Praxis. Darmstadt: Steinkopff; 1991.

Wichtige Adressen

Deutscher Olympischer Sportbund e. V.
Medien- und Öffentlichkeitsarbeit
Otto-Fleck-Schneise 12
D-60528 Frankfurt am Main
Tel.: 069 67000
www.dosb.de

Deutscher Verband für Gesundheitssport und Sporttherapie (DVGS) e. V.
Vogelsanger Weg 48
D-50354 Hürth
Tel.: 02233 65017
www.dvgs.de

Deutsche Gesellschaft für Sportmedizin und Prävention (Deutscher Sportärztebund) e. V.
Geschäftsstelle
Klinik Rotes Kreuz
Königswarter Str. 16
D-60316 Frankfurt/Main
Tel.: 069 4071412
www.dgsp.de

Deutscher Verband für Physiotherapie – Zentralverband der Physiotherapeuten/Krankengymnasten (ZVK) e. V.
Deutzer Freiheit 72–74
D-50679 Köln
Tel.: 0221 9810270
www.zvk.org

Deutsche Gesellschaft für Integrative Leib- und Bewegungstherapie e. V. (DGIB)
Bredstedter Str. 17
D-22049 Hamburg
Tel.: 040 61189073
www.dgib.net

Verband Physikalische Therapie (VPT)
Hofweg 15
D-22085 Hamburg
Tel.: 040 22723222
www.vpt-online.de

17 – Manuelle Medizin

Jürgen Rohde

17.1 Definition 262
17.2 Basisinformation 262
17.3 Diagnostik 272
17.4 Therapie 273
17.5 Fort- und Weiterbildung 287

17.1 Definition

Der international gebräuchliche Begriff „Manuelle Medizin" beinhaltet die Lehre von Physiologie, Untersuchung, Differenzialdiagnostik, Behandlung und Vorbeugung reversibler Funktionsstörungen des muskuloskeletalen Systems. Die Anwendung umfasst die ärztliche Diagnostik und Therapie (Chirotherapie) sowie Forschung und Aus-, Fort- und Weiterbildung von Ärzten und Physiotherapeuten.

Die Manuelle Medizin zählt zu den Reflextherapien (▶ Kap. 30 Segment- und Reflexzonenbehandlung). Als sogenanntes Querschnittsfach stellt sie ein interdisziplinäres Arbeitsgebiet dar und erhält ihren Wissenszuwachs aus der breiten Palette der sie begründenden Fachgebiete.

Synonyme, wenngleich selten gebraucht, sind die Bezeichnungen „Funktionspathologie des Bewegungssystems", „myoskeletale Medizin", „funktionelle Neuroorthopädie" und „parietale Osteopathie".

17.2 Basisinformation

17.2.1 Geschichte

Handgriffe unter vertikalem Zug an der Wirbelsäule zur Behandlung von schmerzenden Funktionsstörungen sind von den Ägyptern aus der Zeit um 3000 v. Chr. überliefert. Ähnliches ist aus Indien und Ostasien bekannt. Wesentlich genauer sind die Beschreibungen sogenannter Manipulationen unter Zug durch die Schule des Hippokrates (400 v. Chr.) sowie durch Galen (129–199 n. Chr.) und Avicenna (980–1037 n. Chr.).

Im 12. und 13. Jahrhundert wurde die Manuelle Medizin von Mönchen, Badern und Barbieren durchgeführt, war aber nicht sehr geschätzt. Paracelsus (1493–1541) wendete sie nicht an.

Detaillierte manuelle Techniken zur Behandlung der Wirbelsäule beschrieb **Ambroise Paré** (1510–1590), der „Vater der Chirurgie". **Francis Glisson** (1597–1677) wendete zur Streckung der Wirbelsäule die nach ihm benannte Schlinge an.

Mit dem im Jahre 1903 vom Schweizer Arzt **Oskar Naegeli** herausgegebenen Buch „Nervenleiden und Nervenschmerzen, ihre Behandlung und Heilung durch Handgriffe" begann die eigentliche Geschichte der Manuellen Medizin in Europa. Die dort geschilderten Behandlungsweisen sind als Naegeli-Handgriffe bekannt [97].

In den USA kam es 1874 durch **Andrew Still** (1828–1917) zur Begründung der **Osteopathie**. An den Universitäten wurde die osteopathische Ausbildung parallel zum Medizinstudium angeboten und Grundlagenforschung betrieben. Diese Schulen legten besonders großen Wert auf Untersuchung und Behandlung der Funktionsstörungen. Die Osteopathie ist bis heute in den USA eine anerkannte Hochschulausbildung.

Im Jahre 1895 begründete **Daniel David Palmer** (1845–1913) in den USA die **Chiropraktik**. Diese ursprünglich von Laien durchgeführte Art der Behandlung beinhaltete zunächst Handgriffe am Übergang der Wirbelsäule vom Kopf zum Hals. In der Diagnostik wurden strukturelle Unregelmäßigkeiten der Wirbelsäule betont. Eingeklemmte Rückennerven sollten durch Reposition befreit werden. Bei der Behandlung werden kurze Hebel benutzt, d. h. die Kontaktgriffe werden an Wirbelfortsätzen angesetzt.

Die Osteopathen wenden neben Manipulationen auch Weichteiltechniken und „weiche" Mobilisationen an (▶ S. 277). Der Osteopath **Fred L. Mitchell sen.** gab den ersten Anstoß zu den modernen neuromuskulären Techniken, insbesondere zu den „muscle energy procedures". Es erfolgte eine Angleichung an die konventionelle Medizin.

Am Ende des Zweiten Weltkrieges überprüften in Deutschland der Internist **Gutzeit** und der Chirurg **Zukschwerdt** die Erfolge unterschiedlicher manueller Therapiemethoden und konnten sie generell bestätigen.

Die Manuelle Medizin entwickelte sich in drei Phasen. Während der **skeletären Phase** standen die mechanischen Vorstellungen der pathologisch-anatomischen Medizin im Vordergrund. In der **muskulären Phase** wurde die Muskulatur einbezogen (Lewit, Janda). Im Zentrum der **neurophysiologischen Phase** steht vor allem die Steuerung, also die Neurophysiologie und Psychopathologie des Bewegungssystems. Die Arbeit am gestörten Bewegungssystem kann so als „neuro-muskulo-skeletale Medizin" bezeichnet werden.

Entwicklung von Ärztegesellschaften

Im Jahre 1953 wurde in Hamburg die Ärztliche Forschungs- und Arbeitsgemeinschaft für Chiropraktik (FAC) gegründet. Kurz danach entstand unter Karl Sell in Isny die erste ärztliche Fortbildungsstätte für Manuelle Therapie, das Dr.-Karl-Sell-Ärzteseminar. Beide Seminare gründeten 1966 die **Deutsche Gesellschaft für Manuelle Medizin (DGMM)**.

Im Jahre 1979 wurde die Chirotherapie durch den Ärztetag als ärztliche Heilmethode anerkannt und der Weiterbildungsgang zum Erreichen der Zusatzbezeichnung festgelegt.

In der ehemaligen DDR wurden im Jahre 1965 die ersten Ärzte-Kurse für Manuelle Therapie unter der fachlichen Leitung von Professor Lewit (Prag) und der organisatorischen Leitung von Professor Krauß – vom Fach Physiotherapie innerhalb der Akademie für Ärztliche Fortbildung der DDR – durchgeführt. Im Jahre 1968 fand der erste sogenannte Lehrer-Kurs statt. Danach entwickelte sich die Manuelle Therapie in der DDR im Rahmen der **Sektion Manuelle Medizin der Gesellschaft für Physiotherapie** recht zügig.

Im internationalen Rahmen entstanden Ärztegesellschaften für Manuelle Medizin in der Schweiz, Belgien, Österreich und Italien. Im Jahre 1965 wurde auf dem Londoner Kongress die Fédération Internationale de Médecine (FIMM) gegründet. Im Jahre 1983 zählten dazu 22 Staaten mit ihren ärztlichen Gesellschaften für Manuelle Medizin.

Derzeit finden sich in Deutschland unter dem Dach der DGMM, die über 10 000 Mitglieder verzeichnet, das Ärzteseminar Berlin (ÄMM) e. V., das Ärzteseminar Hamm (der FAC) sowie das Ärzteseminar Dr. Karl Sell in Isny-Neutrauchburg.

Die ärztliche Osteopathie hat sich qualitativ und quantitativ kontinuierlich weiterentwickelt, einen allgemein akzeptierten nationalen und internationalen Standard erreicht und die Manuelle Medizin erheblich befruchtet [25]. Besonders in Deutschland fand sie zunehmend Eingang in die Manuelle Medizin, die dadurch als Behandlungssystem eine enorme Dynamik entfalten konnte.

Den Erkenntnisfortschritt in der Manuellen Medizin in den letzten 50 Jahren beschreibt Cramer [25]. Weitere Informationen zur Geschichte der Manuellen Medizin bieten z. B. die Bücher von Cramer et al. [26], Lewit [73] und Marx [84].

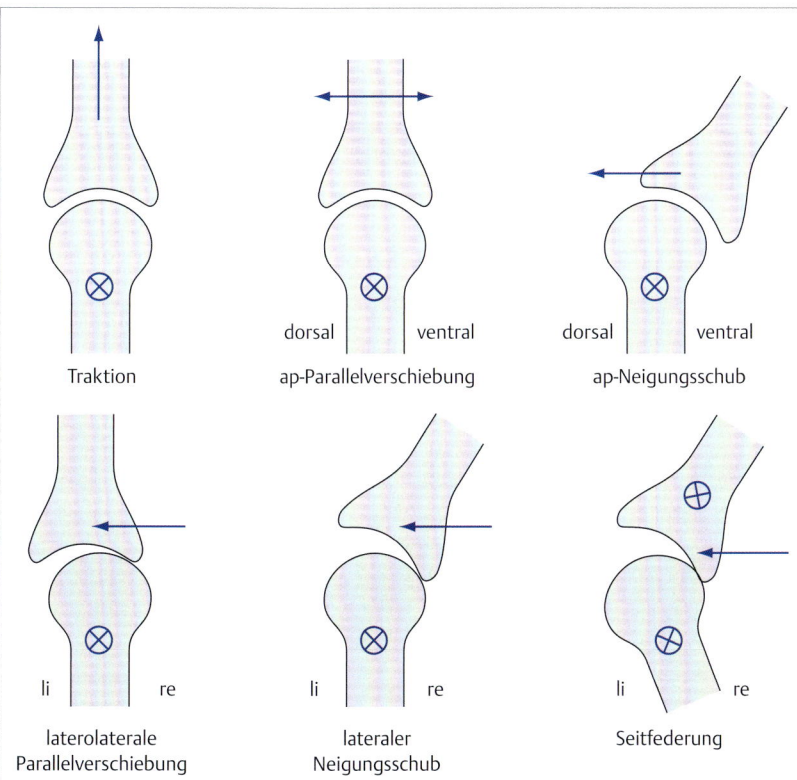

▶ **Abb. 17.1** Gelenkspiel (Joint Play).

Bedeutung der Manuellen Medizin

Das junge Fach der Manuellen Medizin hat sich innerhalb der Schulmedizin und der Naturheilverfahren einen hohen Stellenwert erarbeitet. Die Manuelle Medizin ist unverzichtbarer Bestandteil bei der konservativen Behandlung von schmerzhaften Funktionsstörungen des Bewegungssystems. Durch viele wissenschaftliche Untersuchungen in den letzten Jahrzehnten fundiert, wurde dieser wissenschaftsorientierte Bereich an einigen Universitäten zum **anerkannten Lehrfach**, das durch exakte Untersuchungs- und Behandlungsmethoden imponiert [143].

Die Manuelle Medizin weist eine enge Beziehung zu den Bereichen physikalische und rehabilitative Medizin, konservative Orthopädie und Physiotherapie auf. Sie erstreckt sich auf Therapie, Rehabilitation und Prävention und ist damit eine attraktive Behandlungsmethode.

Die praktische Anwendung setzt eine **qualifizierte Weiterbildung für Ärzte und Physiotherapeuten** voraus, welche in drei Seminaren der Deutschen Gesellschaft für Manuelle Medizin durchgeführt wird (▶ Wichtige Adressen).

> **Merke:** Der ausgebildete Arzt kann mit den bloßen Händen aktiv am Patienten behandeln und ist so ein „Behandler" im Wortsinne.

Die ständig ergänzten und verfeinerten Techniken der Manuellen Medizin können sehr gut mit anderen Methoden, insbesondere der Reflextherapie, kombiniert werden, so z. B. mit Massage (▶ Kap. 15), Hydrotherapie (▶ Kap. 13), Elektrotherapie (▶ Kap. 24) oder mit der Neuraltherapie (▶ Kap. 26).

Um die ganze Breite und Vielfalt der Indikationen der Methode darstellen zu können, werden im Folgenden die Möglichkeiten in den einzelnen Fachgebieten und insbesondere die neueren Entwicklungen aufgezeigt.

17.2.2 Terminologie

▶ Tab. 17.1 enthält wichtige Grundbegriffe zu Gelenk, Muskulatur, Nervensystem und Manueller Therapie [5, 73, 127, 129].

▶ **Tab. 17.1** Manuelle Therapie: wichtige Grundbegriffe.

Begriff	Erläuterung
Gelenk	
Arthron	Funktionseinheit des peripheren Gelenkes (knöcherner Anteil, Muskulatur, nervale Steuerung und Gefäße)
Vertebron	segmentale Funktionseinheit zweier benachbarter Wirbel (knöcherner Anteil, Muskulatur, nervale Steuerung und Gefäße)
translatorisches Gleiten	paralleles Gleiten der beiden Gelenkpartner gegeneinander
Gelenkspiel (Joint Play) (▶ Abb. 17.1)	Fähigkeit der Gelenkflächen zu translatorischem Gleiten gegeneinander mit Hilfe passiver Bewegungen und translatorischer Verschiebungen der Gelenkpartner unter Traktion
Endegefühl	strukturabhängiges Gefühl vor dem Ende passiver Bewegungen im Gelenk: • weich-elastisch: Muskelstopp • Sehne fest-elastisch: Bänderstopp • hart-elastisch: Knorpelstopp • hart-unelastisch: Knochenstopp [5]
Nullstellung	Ausgangsstellung für die Messung des Gelenkbewegungsausmaßes nach der Neutral-Null-Methode
Ruhestellung	Mittelstellung in der physiologischen oder pathologisch veränderten Bewegungsbahn
Hypermobilität	vermehrte Gelenkbeweglichkeit (lokal oder generalisiert) [125]
Blockierung (Somatic Dysfunction, Nozireaktion)	reversible, hypomobile Funktionsstörung innerhalb des Bewegungsraumes eines Gelenkes
Barrierephänomen	vor dem Ende einer passiven Gelenksbewegung oder Gewebeverschiebung zu tastende Spannung
Kapselmuster	gesetzmäßige Reihenfolge der Funktionseinschränkung eines strukturell gestörten Extremitätengelenkes und seiner Kapsel (nach [27])
Verkettung	Kombinationen z. B. von artikulären oder muskulären Funktionsstörungen

▶ Tab. 17.1 Fortsetzung.

Begriff	Erläuterung
Muskulatur	
muskuläre Dysbalancen	klinisch nachweisbares Ungleichgewicht zwischen überwiegend tonischer Haltemuskulatur und überwiegend phasischer Bewegungsmuskulatur [59, 61]
Muskelmuster	Verspannungen der überwiegend tonischen und Hemmung der überwiegend phasischen Muskeln in einer bestimmten Reihenfolge bei schmerzhafter Störung eines Extremitätengelenkes Folge: eingeschränkte Funktionsbewegungen der großen befallenen Extremitätengelenke [109]
Triggerpunkt	eng umschriebene knotenartige Stelle im Muskel oder Unterhautzellgewebe mit tastbar erhöhter Spannung und höchster Empfindlichkeit auf Druck (Maximalpunkt)
Tender Point	winzige Stelle höchster Berührungsempfindlichkeit in der Muskulatur des Bindegewebes (dumpfer Druckschmerz), nicht immer zuverlässig palpierbare Gewebsveränderung
Nervensystem	
Afferenz	sensible Informationen aus der Peripherie, die zum Zentralnervensystem fließen
Nozizeption	Wahrnehmung eines Schmerzreizes, der eine Schädigung oder Gewebsläsion anzeigt, welche aus dem peripheren Nervensystem zum Zentralnervensystem geleitet wird
Nozireaktion	Reaktion, die durch einen nozizeptiven Reiz ausgelöst wird, z. B. reflektorisch algetisches Krankheitszeichen (RAK) und segmental zugeordnete Blockierung
Pseudoradikulärsyndrom	Nozireaktion, die in der Verteilung des Schmerzes ein Radikulärsyndrom nachahmt, ohne pathogenetische Beziehungen zur Nervenwurzel (Radix)
reflektorisch algetische Krankheitszeichen (RAK)	sichtbare, palpierbare und durch Reize auslösbare Phänomene, die bei lokalem Auftreten (oder Verstärkung) eine Nozizeption im zugeordneten Segment anzeigen
Reflextherapie	Diagnostik und Therapie, beruhend auf nervalen Verbindungen von Strukturen bzw. Organen, z. B. kutiviszerale oder kutimuskuläre Reflexe
Segment	Gewebe, insbesondere Haut-, Unterhaut-, Periost- oder Muskelgewebe, das vom selben Nerv versorgt wird
propriozeptive sensomotorische Fazilitation	Behandlungsmethode zur Erleichterung der Automatisierung von krankengymnastisch erlernten Motorikkorrekturen über die Verstärkung der Afferenz aus den Extremitäten („Kurzfußtechnik" [60])
Übertragungsschmerz (Referred Pain)	Schmerzempfindung in einem Areal der Körperdecke, in das sie projiziert wurde; Head-Zonen sind z. B. Übertragungsareale aus den inneren Organen.
Manualtherapie	
Verriegelung	Die verriegelte WS-Stellung verhindert Mitbewegungen von nicht zu behandelnden WS-Segmenten. Hierbei sind alle Kapselanteile gleichmäßig und maximal gestrafft. Die Gelenkflächen sind kongruent, eine translatorische Bewegung ist nicht möglich.
freie Richtung	Für die Manipulation frei gegebene Richtung. Die nozireaktive Muskelverspannung ist am geringsten.
gesperrte Richtung	Für die Manipulation nicht frei gegebene Richtung. Die nozireaktive Muskelverspannung nimmt deutlich zu.
Vorspannung	Gewebsspannung, die vor der Mobilisation in der Behandlungsrichtung (kurz vor Ende der Bewegung) aufgesucht und eingestellt wird
Federung	elastisches, weiches Nachgeben am Ende einer passiven Bewegung
Schlüsselregion	Übergangsbereich zwischen WS-Abschnitten mit wechselnder Bewegungs- und Haltefunktion: Zervikokranialregion mit Kopfgelenken (C 0/C 1–C 2/C 3), zervikothorakale, thorakolumbale und lumbosakroiliakale Region
Fazilitation	Erleichterung der Gelenkmobilisation und der Muskelaktivierung und -anspannung durch Blickbewegung und Atmung; Ausnutzen der Gravitation in der postisometrischen Relaxationsphase [158]

17 Manuelle Medizin

17.2.3 Diagnostische und therapeutische Parameter

Gelenk

Blockierung

- **Wesen**
  - Störung des Gelenkspiels
- **Substrat**
  - Hypothese der Einklemmung der Meniskoide zwischen die Chondrosynovial-Membran zweier benachbarter Gelenkflächen
- **Klinische Zeichen**
  - eingeschränkte Funktionsbewegung
  - eingeschränktes Gelenkspiel
  - unelastisches Endegefühl (Federung)
  - Bewegungsschmerzen
  - reflektorische Verspannungen der überwiegend tonischen und Hemmung der überwiegend phasischen Muskeln (▶ Muskelmuster)
- **Ursachen**
  - Fehlbelastung (z. B. durch Vergreifen, Vertreten, Verheben)
  - Traumen
  - reflektorische Vorgänge, z. B. bei Erkrankung innerer Organe (▶ S. 269; [15])
  - Ruhigstellung, z. B. durch Hemiparese, Gips
  - strukturelle Gelenkveränderungen, z. B. bei Arthrosen, rheumatoider Arthritis
- **Folgen**
  - schmerzreflexbedingte Veränderungen im Segment:
    - hyperalgetische Zone (HAZ) in der Haut
    - Verquellungen und Einziehungen in der Unterhaut
    - vermehrte Ruhespannung in der Muskulatur
    - Eindellungen und Verquellungen im Periost
  - Druckschmerzpunkte, z. B. im Periost [152]
  - kompensatorische Hypermobilität im Nachbarsegment (Hand- und Fußwurzelgelenke)
  - weitere Blockierungen
- **Falsche Interpretationen**
  - Wirbelverrenkung
  - Subluxation eines Wirbels
  - Wirbelfehlstellung
  - herausgesprungener Wirbel

Barrierephänomen

- **Differenzierungen**
  - anatomische Barriere: Knochen, Gelenkkapsel und Bänder
  - physiologische Barriere:
    - weich und elastisch
    - liegt vor der anatomischen Barriere
    - verursacht die Vorspannung
  - pathologische Barriere:
    - liegt vor der physiologischen Barriere
    - ist unelastisch
    - stoppt plötzlich die Bewegung
    - verringert das Bewegungsausmaß
    - ist die typische Barriere der Blockierung [73] (▶ Abb. 17.2)
- **Umsetzung bei Mobilisation und Manipulation**
  - Das Barrierephänomen ist ein Modell zur Erklärung der Mobilisation und Manipulation und wird besonders in der osteopathischen Literatur verwendet [42].
  - Die repetitiven **Mobilisationstechniken** normalisieren die pathologische Barriere weich federnd und verschieben das Bewegungsende in Richtung physiologischer Barriere. Dadurch erfolgt eine Auflösung der pathologischen Barriere unter Nutzung von Entspannungs- und Release-Phänomenen. Der Punkt N$_1$ verschiebt sich zu N (Neutralstellung des Gelenkes).
  - Bei der **Manipulation** wird durch den Behandlungsimpuls die pathologische Barriere mittels „Überrumpelung" der Muskulatur überschritten (nach [73]).
  - Das Barrierephänomen gilt auch für Weichteile, Faszien sowie für die Muskulatur (s. u.). Zu ihrer Behandlung wurden vielfältige osteopathische Techniken entwickelt, so z. B. die neuromuskulären Behandlungen (s. u.).

Kapselmuster

- **Bedeutung**
  - Das Kapselmuster ist für die Differenzialdiagnostik bezüglich Gelenk, Kapsel und Muskulatur von großer Bedeutung: Die Bewegungsfunktion ist in allen Funktionsebenen in einer bestimmten Reihenfolge eingeschränkt.
- **Beispiele**
  - Schultergelenk:
    - Außenrotation–Abduktion–Innenrotation [27]
    - Abduktion–Außenrotation–Innenrotation [127]
  - Ellenbogengelenk:
    Flexion–Extension
  - Handgelenk–Radiokarpalgelenk:
    Palmarflexion und Ulnarduktion
  - Handgelenk–Mediokarpalgelenk:
    Dorsalflexion und Radialduktion

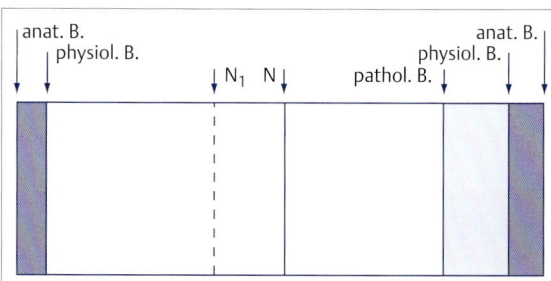

▶ **Abb. 17.2** Barrierephänomen
anatom. B. = anatomische Barriere; phys. B. = physiologische Barriere; pathol. B. = pathologische Barriere; N = Punkt der Neutralstellung des Gelenkes; N$_1$ = Punkt der (verschobenen) Neutralstellung bei pathologischer Barriere

- Hüftgelenk:
  Innenrotation – Extension – Abduktion – Außenrotation – Flexion
- Kniegelenk:
  Flexion – Extension
- oberes Sprunggelenk:
  Dorsalextension – Plantarflexion

Gelenkbeweglichkeit

- **Differenzierungen**
  - Grad 0: knöcherner Block, Ankylose
  - Grad 1: schwere, schmerzhafte Blockierung
  - Grad 2: leichte Blockierung
  - Grad 3: normale Beweglichkeit
  - Grad 4: Hypermobilität und Lockerung

Verkettung

- **Diagnostik**
  Bei Nachweis einer Störung sollte überprüft werden, ob weitere Verkettungsstörungen bestehen, um entsprechende Rezidive zu vermeiden [73, 74].

Detaillierte Ausführungen hierzu finden sich bei Baumgartner [5], Lewit [73], Sachse [127], Sachse u. Schildt-Rudloff [129].

Muskulatur
Muskelhypertonus (Muskelverspannung, Hartspann)

- **Differenzierungen**
  - umschrieben, z. B. als myofaszialer Triggerpunkt [148, 149]
  - generalisiert, z. B. bei Fibromyalgie

Muskelverkürzung (Verminderte Verlängerungsfähigkeit)

- **Ursachen**
  - reflektorisch bedingt – eher muskulärer Faktor
  - reversibel strukturell bedingt – muskulärer und bindegewebiger Faktor
  - irreversibel strukturell bedingt – Kontraktur

Gestörte Muskelaktivierung

- **Kennzeichen**
  - gestörtes Bewegungsmuster – muskuläre Dysbalance (s. u.) als Ursache oder Folge
  - Parese

Muskelkraftminderung

- **Differenzierungen**
  - reflektorisch als Hemmung
  - strukturell (neurogen oder myogen)
  - gestörtes Bewegungsmuster

Muskeldysbalance [59, 61]

- **Eigenschaft**
  Die Muskeldysbalance unterliegt bestimmten Gesetzmäßigkeiten.
- **Klinische Syndrome**
  - oberes gekreuztes Syndrom
  - unteres gekreuztes Syndrom
  - Etagensyndrom

Oberes gekreuztes Syndrom

- **Symptome**
  - Verspannung der oberen Schultergürtelfixatoren bei Abschwächung der unteren Skapulafixatoren
  - Verspannung von M. pectoralis major und M. pectoralis minor bei Abschwächung der Interskapularmuskulatur
  - Abschwächung der tiefen Halsbeuger bei Verspannung der Nackenstrecker
- **Folge**
  - fixierte Lordose der oberen Halswirbelsäule
  - Vorhaltung von Hals und Schultern, oft mit vermehrter Brustwirbelsäulen-Kyphose

Unteres gekreuztes Syndrom

- **Symptome**
  - Verkürzung der Hüftbeuger und Abschwächung des M. glutaeus maximus
  - Verkürzung des lumbalen M. erector spinae und Abschwächung des M. rectus abdominis
  - Verspannung des M. tensor fasciae latae und des M. quadratus lumborum und Abschwächung des M. glutaeus medius
- **Folge**
  lumbosakrale Hyperlordose

Etagensyndrom

- **Symptome**
  Hyper- und hypotrophe Muskelgruppen wechseln sich in kaudokranialer Richtung ab:
  - Hypertrophie der ischiokruralen Muskeln
  - Hypotrophie von Gesäßmuskeln und M. erector spinae lumbalis
  - Hypertrophie des thorakolumbalen M. erector spinae
  - Hypotrophie der Interskapularmuskulatur
  - Hypertrophie der oberen Schultergürtelfixatoren
- **Folge**
  eventuell hypermobiler lumbosakraler Übergang

Muskelmuster [109, 115]

- **Bedeutung**
  Der Terminus „Muskelmuster" ist eine logische Entsprechung des Begriffes „Kapselmuster" [27]. Es tritt bei funktionalen und strukturellen Erkrankungen der Extremitätengelenke (z. B. Arthrose) auf.

- **Schultergelenk**
  - Verkürzung des oberen M. trapezius (= Schlüsselmuskel)
  - Verkürzung der Innenrotatoren (M. pectoralis major, M. latissimus dorsi, M. teres major)
  - Verkürzung der Adduktoren (M. pectoralis major, M. latissimus dorsi, M. teres major)
  - Verkürzung der Außenrotatoren (M. teres major)
  - Hemmung der Antagonisten (unterer M. trapezius, Mm. rhomboidei, M. serratus anterior)
- **Hüftgelenk**
  - Verkürzung der kurzen Adduktoren (= Schlüsselmuskeln)
  - Verkürzung der Flexoren (M. iliopsoas, M. rectus femoris, M. tensor fasciae latae)
  - Verkürzung des lumbalen M. erector spinae
  - Hemmung des M. glutaeus medius und maximus und M. rectus abdominis
- **Kniegelenk**
  - Verkürzung des M. rectus femoris, des M. tensor fasciae latae, der ischiokruralen Muskulatur, des M. soleus
  - Hemmung des M. vastus medialis

Triggerpunkt (Trp)
- **Therapeutische Bedeutung**
  - Der Druck auf diese Knoten kann typische Übertragungsschmerzen triggern.
  - Von besonderer klinischer Bedeutung sind die myofaszialen Triggerpunkte. Mit schnellender Palpation quer über die verspannten Muskelfaserbündel kann der Therapeut am myofaszialen Triggerpunkt eine lokale Zuckungsreaktion auslösen (Local Twitch Response).
  - Triggerpunkte haben konstante Übertragungsschmerzareale.
  - Neue Entwicklungen bezüglich der Triggerpunkte finden sich in Mense [89].

Tender Point (TeP)
- **Bedeutung**
  Diskutiert werden entzündliche Pathologie oder umschriebene Reizbarkeitserhöhung des Nervensystems. Der Entstehungsmechanismus ist noch nicht endgültig geklärt. Wichtige Hypothese (Endplattenhypothese) durch Simons [89].

Manuelle Behandlung
Schlüsselregionen

- **Therapeutische Bedeutung**
  Funktionsstörungen in diesen Bereichen sind **pathogenetisch bedeutsam** und sollten immer zuerst behandelt werden.

Hemmung
- **Bedeutung**
  - Hierbei ist eine Motoneuronengruppe kaum aktivierbar („schlafende Neurone"), so z. B. nach einer Gelenkschädigung, zum Schutz des Gelenkes (M. vastus medialis bei Schädigung der Kniegelenke), oder nach schweren Schmerzzuständen oder Nervenkrankheiten (Ischias, Poliomyelitis).
  - Bei Hemmung kann z. B. durch Aktivierung des Antagonisten eine zu große Motoneuronenaktivität vermindert werden („Antagonistenhemmung").

17.2.4 Wirkungen

Durch den Manipulationshandgriff wird die verspannte, vorwiegend tonische Muskulatur so beeinflusst, dass die festgeklemmte Gelenkzotte (Meniskoidmodell, s. o.) freigegeben wird. Der pathologische Afferenzstrom aus der Blockierung wird reduziert, wodurch die Effekte der Nozireaktion entfallen; der Schmerz aus dem blockierten Gelenk lässt nach und verschwindet.

Die pathologische Barriere wird in Richtung anatomischer Barriere verschoben und so der Neutralpunkt des Gelenkes wieder normalisiert (▶ Abb. 17.2).

Bei der gezielten Manipulation oder dem wiederholten repetitiven Mobilisationsimpuls wird das eingeschränkte Gelenkspiel normalisiert.

> **Merke:** Die neuromuskulären Therapien (NMT) (s. u.) sind sehr weiche Techniken und zeigen meist keine negativen Nebenwirkungen; sie sind daher auch ohne wesentliche Kontraindikationen.

Gelenkblockierung und reflektorische Wechselbeziehungen

Die einzelnen Strukturen des Arthron sind über die **Tiefensensibilität (Propriozeption)** in verschiedenen Segmenten repräsentiert. Alle Afferenzen aus einem Segment laufen in der gleichnamigen Hinterwurzel zusammen und werden über die Hinterhornschaltzellen (Interneuron Pool) an die vegetative und motorische Efferenz zu Reflexbögen geschaltet.

Die Folgen auf einen nozizeptiven Reiz sind im Segment von Haut (hyperalgetische Zonen, HAZ), Unterhaut, Muskulatur und Periost als **reflektorisch-algetische Krankheitszeichen** festzustellen [50, 124]. Anhand von Periost-Klopfschmerz-Untersuchungen an den Extremitäten bei zervikalen und lumbalen Radikulärsyndromen wurde die segmentale Innervation des Periostes lokalisiert, Kennperiostareale wurden benannt [111] (▶ Abb. 15.1, S. 229). Diese Ergebnisse wurden durch weitere Untersuchungen der Tiefensensibilität (Pall- und Kinästhesie) bei Patienten mit lumbalen Radikulärsyndromen erklärt [112].

Weiterhin zeigte sich bei Kompression lumbaler Nervenwurzeln eine statische Instabilität von Knie-, Sprung- oder Metakarpophalangealgelenken, was eine segmentale Zuordnung ermöglicht. Ausgehend von dem von Hansen u. Schliack [50] verwendeten Begriff „Kennreflex" und diesen weiterführend, entstand der Terminus „Kenngelenk" [113].

Die Ursachen der reflektorisch-analgetischen Krankheitszeichen sind zumeist Strukturkrankheiten innerer Organe sowie Störungen im Bewegungssystem.

Reflektorische Wechselbeziehungen zwischen inneren Organen und der Wirbelsäule sind als **viszerovertebrale** und **vertebroviszerale Wechselbeziehungen** bekannt. Die viszerovertebralen Wechselbeziehungen, welche die vom Bewegungssystem (Wirbelsäulengelenk) ausgehende Beeinflussung des inneren Organs repräsentieren, sind fundierter untersucht als die vertebroviszeralen Wechselbeziehungen, bei denen das innere Organ vom Bewegungssystem (Wirbelsäulengelenk) beeinflusst wird [68, 70, 90, 91, 131, 138]. Das Bindeglied dieser Wechselbeziehungen ist das Nervensystem; sie finden ihren Ausdruck in den reflektorisch-algetischen Krankheitszeichen sowie in Blockierungsmustern an der Wirbelsäule (▶ Tab. 17.2).

Sind viszerovertebrale Wechselbeziehungen gegeben, fließen also aus dem inneren Organ dem Wirbelsäulengelenk nozizeptive Afferenzen zu, erhöht sich der Grundtonus der Efferenzen. Die Strukturen des Segmentes werden erregt bzw. erregbar (Bahnung, Fazilitation). Es entsteht das **pseudoradikuläre Syndrom** [14] mit
- Muskelhartspann,
- Hyperalgesie im Dermatom,
- segmentalen Veränderungen im Unterhautbindegewebe und Periost,
- Dyskinesien in inneren Organen.

Insbesondere an der Wirbelsäule spielen diese Reflexmechanismen als Folge und als Ursache eine Rolle.

Die vertebroviszerale Induktion ist noch nicht gesichert. Es gibt Hinweise darauf, dass die Manuelle Therapie bei Wirbelsäulenblockierungen die Funktionsstörungen innerer Organe, z. B. Spasmen glatter Muskulatur von Hohlorganen und Gefäßengstellungen, günstig beeinflussen kann [129]. Stellt die Wirbelsäule den primären Faktor in der Pathogenese dar, liegt eine vertebragene Störung vor.

Wichtige Kriterien
- Der nozizeptive Reiz kann, unabhängig von der Schmerzempfindung des Patienten, durch die reflektorisch-algetischen Krankheitszeichen (RAK) im Segment objektiviert werden.
- Die Symptome des pseudoradikulären Syndroms, d. h. die algetischen und reflektorischen Krankheitszeichen, werden nach Hansen u. Schliack [50] als Einheit betrachtet.

Kopfgelenke

Der kraniozervikale Übergang der Wirbelsäule umfasst den Bereich der sogenannten Kopfgelenke vom Okziput bis C2/C3, der in der Physiologie und Pathophysiologie eine eigenständige Rolle spielt. Die anatomischen, gelenkmechanischen, muskel- und neurophysiologischen Fakten unterscheiden sich sehr stark von denen der mittleren und unteren Halswirbelsäule.

Funktionsstörungen der Kopfgelenke bewirken z. B. folgende **klinische Syndrome**:
- zervikale Gleichgewichtsstörungen mit Gangunsicherheit
- Tinnitus
- Hör- und Schluckstörungen
- Globusgefühl mit und ohne Dysphagie und Dysphonie
- Kopf- und Halsschmerzsyndrome
- Otalgie oder Zungenbeintendopathien
- verschwommenes und unscharfes Sehen

Lewit [71] verweist im Zusammenhang mit Kopfgelenkblockierungen besonders auf **Gleichgewichtsstörungen**. Er weist sie im Zweiwaagentest nach und bezeichnet sie als „latenten Schwindel". Das Gleichgewicht wird durch Afferenzen aus dem Labyrinth sowie aus der Netz-

▶ Tab. 17.2 Hyperalgetische Zonen (HAZ, nach [50]) und Wirbelsäulenblockierungsmuster bei Krankheiten innerer Organe.

Organ	hyperalgetische Zonen	Wirbelsäulenblockierungen	Autor
Herz	C3, C4, Th1–Th8 li.	Th4–Th8	Rychlikova [121]
Lunge, Bronchien	C3, C4, Th3–Th9 li. o. re.	Th7–Th10	Köberle [65]
Magen	C3, C4, Th5–Th9 li.	Th4–Th8	Lewit [73]
Leber, Gallenblase	C3, C4, Th6–Th10 re.	• „echte" Gallen- und Lebererkrankung: Th6–Th8	Lewit [73]
		• Cholezystopathie: Th11–L2	Rychlikova [121]
Nieren	C3, C4, Th9–L2 li. oder re.	Th10–L1	Metz [90, 91]

haut und vom Bewegungssystem, hier besonders von den Kopfgelenken, gesteuert [72].

Viele Autoren zeigten durch elektrophysiologische Untersuchungen eine direkte neurale Verbindung vom Kopfgelenksbereich z. B. zu den Vestibularis-Kerngebieten, zu den Augenmuskelkernen und zur Formatio reticularis auf und erkannten die Bedeutung der Propriozeptoren für Stellreflexe und Augenbewegungen.

Der Propriozeptoreneinfluss ist in das Gleichgewichtssystem stark integriert und nur unter Laborbedingungen erkennbar. Bei durch Kopfgelenksblockierungen verursachtem Schwindel kann ein Zervikalnystagmus auftreten, der nach manualmedizinischer Behandlung möglicherweise verschwindet.

Biedermann [8, 9] fand bei Neugeborenen und Kleinkindern ein Krankheitssyndrom, welches mit Kopfgelenksblockierungen einhergeht, und bezeichnete dies als **kopfgelenkinduzierte Symmetriestörung (KISS-Syndrom**; vgl. hierzu auch Seifert et al. [141]).

Wichtige Details zur Neurophysiologie der Kopfgelenke finden sich auch bei Wolff [154] und Neuhuber [99].

Nackenbereich

Die Forschungen bezüglich des **Schleudertraumas**, das heute besser als **Beschleunigungstrauma** bezeichnet wird und auch als **Weichteildistorsion der oberen Halswirbelsäule** bekannt ist [40], brachten neue neurophysiologische Erkenntnisse zum Kopf-Hals-Übergang. In diesem Bereich findet sich eine Massierung von Propriozeptoren, die korrigierende Informationen liefern. Das dichte Rezeptorenfeld im Nacken besitzt direkte afferente Verbindungen zu den Vestibulariskernen [100, 104].

Experimentelle und klinische Untersuchungen sprechen dafür, dass dieses Rezeptorenfeld in den Gelenkweichteilen und den tiefen autochthonen Muskeln der obersten Region der Halswirbelsäule bis C 2/C 3 zu finden ist [100, 159].

Auch Doerr u. Thoden [30] verweisen auf **Verknüpfungen der zervikalen Afferenzen mit dem Hirnstamm**, z. B. der Formatio reticularis, und den Augenmuskelkernen. Die zervikalen Propriozeptoren können auch absteigend die spinalen Extensoren- und Flexorenneurone beeinflussen. Zentrale Steuerungen können also von Funktionsstörungen der Kopfgelenke gestört werden.

Moorahrend [94] weist als Ergebnis der Tätigkeit einer Konsensgruppe von 27 Kollegen darauf hin, dass die Beschleunigungsverletzung in der Regel ein multisegmentales Geschehen an der Halswirbelsäule darstellt. Es finden sich insbesondere Schädigungen im Bereich von C 0/C 1 und/oder C 1/C 2 und an der unteren Halswirbelsäule vor allem im Bereich von C 5/C 6 oder C 6/C 7.

Subjektive Beschwerden finden sich als
- hochzervikaler, dienzephaler Beschwerdekomplex mit Nacken-, Kopfschmerzen, die bis hinter das Auge ziehen,
- Gleichgewichtsstörungen,
- Übelkeit,
- Schlafstörungen,
- Schluckbeschwerden.

Besondere Bedeutung haben hier auch die Rezeptorenfelder im hohen Nackenbereich.

Zum Schleudertrauma, vor allem auch zu juristischen Aspekten, vgl. Senn u. Schmidt [142] mit 3 141 Literaturangaben.

Wichtige Details zur Neurophysiologie des Nackenbereichs finden sich bei Wolff [154].

Kieferbereich

Kiefergelenkdysfunktionen sind von großer Bedeutung bei folgenden Krankheitsbildern:
- Otalgien
- atypischen Gesichtsschmerzen
- Zephalgien
- Dysphonien
- Globusgefühl [106]

Durch Störungen des neuromuskulären Gleichgewichts im stomatognathen System (Kiefergelenk, vertikale Kieferrelation und Kaumuskulatur) kommt es durch **Rekompensation** zu Schmerzen, die in verschiedene Regionen des Kopf-Hals-Bereiches projiziert werden.

Ondontogene Herde und Kiefergelenkerkrankungen können auch Vertigo, Tinnitus, Hörstörungen und Otalgien hervorrufen. Ursache ist die enge nervale Verschaltung (sensibel, motorisch und vegetativ) von Muskeln, Sehnen, sensiblen Fasern des Zahnhalteapparates, der Kiefergelenkkapsel und der Mundschleimhaut [107].

Wichtige Details zu den Wirkungen der Manuellen Therapie finden sich bei Wolff [155].

17.2.5 Wirksamkeitsnachweis

Nach erfolgter Manipulation oder Mobilisation kann der Therapeut die Wirksamkeit der Handgriffe direkt feststellen. Normalisiert sich die Beweglichkeit im Gelenk und damit das Gelenkspiel, war der Handgriff erfolgreich. In diesem Fall gibt der Patient die Schmerzlinderung bzw. Schmerzlosigkeit der Funktionsbewegung an. Weiterhin werden die reflektorischen Phänomene der Blockierung (RAK) in Haut, Unterhaut, Muskulatur und Periost der Gelenkumgebung reduziert bis abgebaut.

Der Abbau des klinischen Schmerzsyndroms lässt sich sehr gut mit Hilfe der **visuellen Analogskala (VAS)** dokumentieren.

In den letzten zehn bis 15 Jahren wurden sehr viele Forschungs- und Studienergebnisse zur Manuellen Medizin publiziert [11, 12, 33, 34, 35, 38, 88, 127, 131, 147]. Auch die Zahl der Publikationen aus der osteopathischen Medizin hat sich erheblich vergrößert [6, 20, 29, 42, 63, 76, 77, 92, 102].

Schwerla et al. [139] bewerteten 9 von 30 Studien aus der europäischen Literatur, welche die vorgegebenen Qualitätskriterien erreichten, und folgerten, dass infolge der geringen Anzahl kontrollierter klinischer Studien sich derzeit keine eindeutigen Aussagen über der Wirksamkeit der Osteopathie treffen ließ. Es erscheint erforderlich und auch geboten, durch methodisch adäquate Studien die Bedeutung der Osteopathie zu evaluieren. Vorgeschlagen wird ein Bewertungssystem, das sich essenziell an höchsten internationalen Standards orientiert.

Ernst betont nach Sichtung von 3 Studien, die osteopathischen Techniken würden es „verdienen, zur Behandlung von Patienten mit Kreuzschmerzen genutzt zu werden. Für alle anderen Indikationen ist die Datenlage nicht ausreichend, um stichhaltige Empfehlungen abgeben zu können." [36, S. 84]

Des Weiteren berichtet er über 8 Studien, welche die **chiropraktischen Diagnosemethoden** untersuchten, und kommt zum Schluss, dass die gängigen chiropraktischen Diagnosemethoden nicht zu reproduzierbaren Ergebnissen führen.

Anhand von 9 großen, z.T. randomisierten Studien und zahlreichen systematischen Reviews wird betont, die Evidenz sei nicht überzeugend, es ließe sich aber „nicht ausschließen, dass Chiropraktik bei akuten und chronischen Kreuzschmerzen hilfreich sein könnte. Es mag sich lohnen, Chiropraktik für diese Patienten in Betracht zu ziehen". [36, S. 55]

Die Wirksamkeit der spinalen Manipulation bei **akuten und chronischen Rückenschmerzen** ist in ▶ Tab. 17.3 dargestellt. Die Ergebnisse lassen eine mäßige Evidenzlage zu.

Bei 33 Patienten mit **Lumboischialgien** bei lumbalem Radikulärsyndrom konnte durch Schwebe-Laken-Bäder kombiniert mit manuellen Traktionen, zumeist am Lasègue-positiven Bein, eine anschließende Schmerzverringerung von 47,2 % nach VAS festgestellt werden, die 3,3 Std. anhielt. Bei 69 Patienten mit gleicher Symptomatologie (s.o.) konnte durch 15-minütige apparative Traktion der Lendenwirbelsäule mit Mikrowelle eine Schmerzverringerung von 48,9 % nach VAS festgestellt werden, welche 5,5 Std. anhielt [119].

Kopp et al. [66] konnten experimentell nachweisen, dass der systematische Einsatz von Aufbissbehelfen zur Feinadjustierung der Okklusion sogar die Beweglichkeit der Hals-, Brust- und Lendenwirbelsäule beeinflusst.

17.2.6 Abrechnung

GOÄ

Position 3305: Chiropraktische WS-Mobilisierung
Position 3306: Chirotherapeutischer Eingriff an der WS
Position 800: Eingehende neurologische Untersuchung
Position 523: Spezialmassage (Faszientechnik)
Position 515: Traktion

▶ Tab. 17.3 Metaanalysen zur Wirksamkeit der spinalen Manipulation bei akuten und chronischen Rückenschmerzen.

Metaanalyse	akute Rückenschmerzen	chronische Rückenschmerzen
Nachemson et al. [96]	• moderate Evidenz für kurzzeitige Schmerzminderung • eingeschränkte Evidenz für bessere Schmerzlinderung als bei Physiotherapie oder Medikamenten und für Langzeitwirksamkeit	• hohe Evidenz für kurzfristige Schmerzlinderung • moderate Evidenz gegenüber Routinebehandlung (Bettruhe, Analgetika und Massage)
Ernst [36]	chiropraktische WS-Manipulation: • erhebliche Zweifel an der angeblich erwiesenen Effektivität • mäßig schlüssige Evidenz bei akuten und chronischen Rückenschmerzen	
	• osteopathische WS-Manipulation und -Mobilisation: bei subakuten oder chronischen Kreuzschmerzen zeigten sich Besserungen nach 12-wöchiger Behandlung ohne signifikante Unterschiede • zu wenig vergleichende Studien über die Effektivität von Chiropraktik und Osteopathie	
Cochrane Library 2001 [7]	mäßige Evidenz für Schmerzreduktion	mäßige Evidenz
van Tulder et al. [150]	Nutzen unbekannt (widersprüchliche Belege der Wirksamkeit)	Nutzen unbekannt (widersprüchliche Belege)
Cochrane Collaboration 2004 [7]	Manuelle Therapie ist der Scheintherapie überlegen und gleichwertig mit Analgetika, physikalischer Therapie, Übungsbehandlung und Rückenschule.	gleichwertig den unter „akut" genannten Verfahren, aber nicht überlegen

Position 507: Krankengymnastische Einzelbehandlung, gegebenenfalls manuelle Weichteiltechniken.

EBM 2000 plus

Position 30201: Chirotherapeutischer Eingriff an der Wirbelsäule (Dokumentation der Funktionsanalyse).

Position 30200: Chirotherapeutischer Eingriff an einem oder mehreren Extremitätengelenken (Dokumentation der Funktionsanalyse je Sitzung).

Beide Nummern sind 2-mal im Quartal berechenbar; nie zusammen berechnungsfähig.

✷ **Merke: Für die Abrechnung sind die Zusatzbezeichnung Chirotherapie und die Genehmigung der zuständigen KV erforderlich. Weitere Details finden sich bei Heimann [52].**

17.3 Diagnostik

Folgende Voraussetzungen sind zu beachten:
- erfolgreiche Absolvierung der vorgeschriebenen Weiterbildung in Manueller Medizin mit Zertifikat durch die zuständige Ärztekammer, gegebenenfalls Zustimmung der zuständigen KV
- ausreichende Anamnese
- komplexe Diagnostik (bildgebende Verfahren, s. u.)
- Möglichkeit der Überweisung zu anderen Spezialgebieten (z. B. Neurochirurgie bei absoluter Operationsindikation bei Bandscheibenvorfällen)
- Möglichkeit der komplexen Therapie (s. u.)
- Beachtung der Indikationen und Kontraindikationen (s. u.)
- Aufklärung des Patienten (Pflicht bei Manipulation der HWS und insbesondere der Kopfgelenke)

17.3.1 Anamnese

Die zunächst durchzuführende Anamnese vertebragener Störungen ergibt nach Gutzeit [49] folgende **charakteristischen Merkmale**:
- chronisch intermittierender Verlauf
- Systemcharakter
- Abhängigkeit von Lage, Haltung und Belastung
- Trauma als wesentlicher ätiologischer Faktor
- Faktoren, die über das vegetative Nervensystem wirksam werden
- fast regelmäßige Erkennbarkeit eines psychischen Faktors
- paroxysmaler Charakter
- asymmetrische Lokalisation, häufig einseitig
- Alter als bedeutender anamnestischer Faktor

17.3.2 Manualmedizinische Untersuchung

Sie umfasst Inspektion und Palpation. Die **Inspektion** [73] beinhaltet
- die orientierende Untersuchung der Gesamthaltung durch Betrachtung des stehenden Patienten von den Füßen bis zum Kopf von dorsal, von lateral mit Lot, von ventral sowie von kranial-dorsal;
- eine Untersuchung im Sitzen, die angeschlossen werden kann (z. B. am Computer),
- eine Prüfung der Gewichtsverlagerung im Stehen auf zwei Fußwaagen, bei gleichmäßig belasteten Füßen,
- die Betrachtung des Ganges,
- die Betrachtung der pathogenetischen Bewegung (Heben, Tragen).

Da die Wirbelsäule auch ein Gleichgewichtsorgan ist, stellen funktionelle Wirbelsäulenblockierungen die häufigste Ursache für eine unterschiedliche Belastung beider Beine auf der Waage dar, wobei Unterschiede von mehr als 5 kg zwischen links und rechts als Abweichung gelten. Bei wiederholter Messung bleiben diese Befunde konstant. Mehr als 70 % sind nach manualmedizinischer Behandlung ausgeglichen [73].

Die **Palpation** umfasst die manualmedizinische Untersuchung
- der Gelenke zur Feststellung der Funktionsstörungen bezüglich der Blockierungen oder Hypermobilität der Gelenke von Wirbelsäule und Extremitäten und zur Erkennung von Störungen des myofaszialen Systems im Blick auf Muskeldysbalancen der überwiegend phasischen und tonischen Muskulatur,
- der Muskeltriggerpunkte [148, 149] und
- der Spannungszustände der Faszien und des Bindegewebes.

Die **medizinische Untersuchung** ist wichtig für das Stellen der Behandlungsindikation. Folgende **spezielle Untersuchungsverfahren** dienen zur differenzialdiagnostischen Absicherung:
- bildgebende Verfahren
  - Röntgenuntersuchung (in der Regel in zwei Ebenen) zur Erkennung struktureller Normabweichungen und Kontraindikationen: obligatorisch vor der Manipulation der Halswirbelsäule (auch zur Erkennung von kontraindizierten Anomalien, z. B. Densaplasie)
  - ap-Aufnahme der Kopfgelenke nach Sandberg-Gutmann [73]
  - Computertomographie (CT)
  - Magnetresonanztomographie (MRT)
  - Szintigraphie (u. a. m.)
- laborchemische Parameter (z. B. BSR, BB usw.)
- gegebenenfalls Perkussion, Auskultation, neurologische Untersuchung und auch sonst übliche ärztliche Untersuchungen

17.4 Therapie

17.4.1 Techniken

Weichteiltechniken

Diese massageähnlichen Kompressionen, Reibungen und Dehnungen von Muskeln und Sehnen, Bindegewebe und Faszien dienen zur Behandlung von Funktionsstörungen der Arm- und Beingelenke und der Wirbelsäule. Sie werden am zweckmäßigsten zu **Beginn der Behandlung** eingesetzt. Häufig werden sie vom Arzt an den Physiotherapeuten übergeben.

Beispiele für Weichteiltechniken

- **Inhibitionstechnik:** Kompression eines myofaszialen Schmerzmaximalpunktes (Triggerpunktes) für die Dauer von 1 Min. [148, 149]
- **Dehnung:** quer zum Muskelfaserverlauf, z. B. mit dem aufgesetzten Daumen auf dem medialen bzw. lateralen Rand des M. erector spinae in Bauchlage.
- **Friktion:** tiefes Reiben einer gestörten Struktur (Deep Friction), z. B. am Muskel-Sehnen-Übergang (nach Cyriax [27])

Mobilisationen

Diese Technik beinhaltet wiederholte Bewegungsführungen an die pathologische Barriere. Ziel ist die Wiederherstellung des Joint Play zur Verbesserung oder Wiederherstellung der Gelenkbeweglichkeit bei Blockierungen von Extremitäten und Wirbelsäule.

Traktionen sind eine Sonderform der Mobilisation und sehr schonend (▶ S. 278).

> **Therapeutische Empfehlung**
> **Automobilisationen** der Extremitäten [115] und Wirbelsäulengelenke kann der Patient nach Demonstration durch den Arzt oder Physiotherapeuten und entsprechender Einübung selbstständig zu Hause durchführen (▶ S. 277).

Manipulationen

Hierbei wird im Unterschied zur Mobilisation die Beweglichkeit der Extremitätengelenke oder der Wirbelsäule durch eine **rasche, zielgerichtete und schmerzlose Bewegung** in die freie Richtung wieder hergestellt.

Bei der Impuls-(Stoß-)Manipulation wird die pathologische Barriere erreicht. Bevor der Muskeldehnungsreflex schützend eintreten kann, wird er quasi „überrumpelt".

> **Merke:** Nach der Impulsmanipulation besteht eine Gelenkhypermobilität mit vermehrter Dehnbarkeit [73].

> **Cave**
> Die Manipulation an der Wirbelsäule darf nur durch den Arzt erfolgen. Eine wiederholte Impulsmanipulation in kurzen Abständen ist bedenklich, weil die Schutz- und Barrierefunktion teilweise aufgehoben ist. Dadurch ist das Komplikationsrisiko wesentlich größer.

Neuromuskuläre Therapie (NMT)

Funktionsstörungen der Muskeln und Gelenke werden durch isometrische Anspannung und folgende Entspannung (Postisometrische Relaxation, PIR) bzw. Dehnung in Richtung der Bewegungseinschränkung behoben.

Folgende aus Sicht des Patienten aktiv ausgeübte Techniken werden unterschieden:
- **Muskelenergietechnik (Muscle-Energy-Technik, nach Mitchell [92]):** Diese Technik entspricht im deutschen Sprachraum der Postisometrischen Muskelrelaxation (PIR, s. u.).
- **Augen-Muskel-Technik (Fazilitation der Mobilisation):** mittels Blick und Atmung
- **Atemtechnik:** Muskelanspannung in Inspiration, Muskelrelaxation in Exspiration

Postisometrische Muskelrelaxation

Durchführung:
- Den verspannten Muskel isometrisch gegen Widerstand mit ca. 10–25 % der Maximalkraft über 7–10 Sek. anspannen.
- Der Therapeut gibt das Kommando zur Entspannung.

Wichtige **Indikationen**:
- Vorbereitung und Durchführung der Mobilisation der Extremitätengelenke
- Behandlung myofaszialer Triggerpunkte

> **Therapeutische Empfehlung**
> Die minimale Anspannung bestimmter verspannter Muskelfasern wird durch eine gedachte Anspannung des zu behandelnden Muskels über 10–15 Sek. bei gedrücktem Triggerpunkt erreicht [73].

Dehnung (Stretching)

Durchführung:
- Maximale isometrische Aktivierung des Muskels über 7 Sek. aus der Mittelstellung des Gelenkes heraus.
- Nach schneller Entspannung: kräftige maximale Verlängerung des Muskels.
Diese Stellung wird über 20 Sek. durch den Behandler gehalten.

- Danach wird eine bequeme Mittelstellung über mindestens 20 Sek., besser 60 Sek. eingenommen, bevor neu gedehnt wird.

Insgesamt wird ca. 3–5-mal gedehnt.
Indikation: reversibel strukturelle Verkürzung des Muskels

Faszienverschiebetechniken
Die eingeschränkte Verschieblichkeit der tiefen Faszien, z. B. an Ellenbogen-, Hand- und Kniegelenk, in der Malleolengegend oder der Hals- und Thorakolumbodorsalfaszie, verursachen Bewegungseinschränkungen der Extremitätengelenke, der Hals-, Brust- und Lendenwirbelsäule.
 Durchführung:
- Vorspannung aufbauen
- Nachgeben der pathologischen Barriere (Release) abwarten
- Erreichen der physiologischen Barriere

Ohne wesentlichen Druck oder Zug auszuüben muss der Therapeut abwarten, bis nach einigen Sekunden das sogenannte **Release-Phänomen (Entspannungsphänomen)** einsetzt [73]. Diese Entspannung kann 5–30 Sek. anhalten und darf nicht gestört oder vorzeitig beendet werden, weil sich sonst nicht die volle Wirkung einstellt. Da sowohl Gelenke als auch die umgebenden Weichteile das pathologische Barrierephänomen aufweisen, müssen beide Partien behandelt werden.

> **🛈 Therapeutische Empfehlung**
> Das Release-Phänomen kann auch am Gelenk erreicht werden; es ergibt sich durch bloßes Abwarten in Vorspannung und ist dann die Folge einer Druckmobilisation [73].

> **Cave**
> - Behandlungen gegen die reflektorische Abwehrspannung des Patienten können schädigend wirken, wenn keine schmerzfreie Vorspannung (Verriegelung) möglich ist: Der ungezielte Einsatz viel zu großer Kraft bewirkt ein sogenanntes „Durchreißen": Der Manipulationshandgriff läuft über mehrere Segmente; es besteht die Gefahr der Schädigung.
> - Die Vorspannung muss schmerzfrei eingestellt werden. Andernfalls besteht die Möglichkeit einer grobpathologischen Störung, die nicht manualtherapeutisch behandelt werden darf.

> - Patienten mit geringer Blockierung der Wirbelsäule, aber starker vegetativer Labilität sollten sehr vorsichtig behandelt werden, am besten nur mit Mobilisation.
> - In der Behandlung ist jede Schmerzsteigerung unbedingt zu vermeiden. Manipulationen im befallenen Segment bei akuter Lumbago infolge Nucleus-pulposus-Prolaps haben eine schlechte Prognose.
> - Bestehen beim Bandscheibenprolaps der Lendenwirbelsäule Blockierungen des Sakroiliakalgelenkes, der kleinen Wirbelsäulengelenke in der Umgebung des Prolapses sowie Koxalgien oder Kokzygodynien, sollten diese, soweit dies schmerzfrei möglich ist, weich behandelt werden.
>   Die Blockierungsschmerzen werden so möglicherweise ausgeschaltet, das Schmerzsyndrom wird gelindert. Dies ist auch im hohen Alter oder in der Schwangerschaft möglich. In einer Studie wurden bei Patienten mit L 5-Radikulärsyndrom (RS) bei 42 % Kokzygodynien und bei Patienten mit S 1-RS bei 50 % Blockierungen des proximalen Tibiofibulargelenkes und bei 40 % Sakroiliakalgelenk-Blockierungen gefunden [114].
> - Bei bestimmten Anomalien, wie basilärer Impression, Spondylolisthese oder Skoliosen, kann die chirotherapeutische Behandlung Blockierungssymptome und damit oft Schmerzen verringern. Ohne Blockierung keine manualtherapeutische Behandlung!

17.4.2 Weitere wichtige Kriterien
Verordnung
Ärzte mit der Zusatzbezeichnung „Manuelle Medizin/Chirotherapie" können alle manualmedizinischen Behandlungen durchführen. Die Manuelle Therapie, insbesondere die Weichteiltechniken und Mobilisationen, kann auch an Physiotherapeuten delegiert werden. Voraussetzung ist die erfolgreiche Absolvierung manualtherapeutischer Kurse.

Vor der Behandlung stehen Anamnese, Untersuchung, Dokumentation, Indikationsstellung und Aufklärung des Patienten sowie die Festlegung der pathogenetischen Aktualitätsdiagnose [47].

Die Verordnung umfasst je nach Befund 6–8 Sitzungen. Kombinationsverordnungen sind möglich.

Im Anschluss an die manualmedizinische Behandlung können auch rehabilitative Maßnahmen zur Wiedereingliederung in den Lebens- und Arbeitsprozess, z. B.

Krankengymnastik, Sporttherapie, Änderung der Lebensführung (▶ S. 281), verordnet werden.

Abhängig von der jeweils im Vordergrund stehenden Störung und dem Stadium der Erkrankung erfolgt ein **abgestuftes Therapieprogramm** (▶ Tab. 17.4, 17.5).

✱ **Merke:** Die Therapie sollte immer der pathogenetischen Aktualitätsdiagnose folgen.

Indikationen
Orthopädie
- vertebragene Schmerzsyndrome (z. B. zervikokraniales, zervikothorakales, thorakolumbales, lumboiliosakrales Schmerzsyndrom, Kokzygodynie)
- Radikulär- und Pseudoradikulärsyndrom [13]

Neurologie
- kraniale Schmerzsyndrome, Migräne, Schwindel
- funktionelle Engesyndrome mit Nervengleitstörungen

▶ **Tab. 17.4** Therapeutische Strategie bei funktionellen Störungen (Übersicht).

Störungen	Therapie
Haut und Unterhaut	
reflektorisch algetische Krankheitszeichen	• Physiotherapie • Faszientechniken • Bindegewebsmassage
Muskulatur	
Verspannungen	Postisometrische Relaxation
reversible strukturelle Verkürzungen	Dehnungsbehandlung
myofasziale Triggerpunkte	minimale, gedachte Muskelanspannungen (durch den Patienten)
geschwächte Muskeln	• Kräftigung als Rezidivprophylaxe von Verspannungen durch Herstellung der muskulären Balance • Sehr effektiv ist die Propriozeptive sensomotorische Fazilitation nach Janda u. Vavrova [60].
maximale Schmerzpunkte an den Sehnen (Tender Point)	verlängerte minimale isometrische Anspannung
Periostpunkte	• Periostbehandlung nach Vogler u. Krauß [152] • therapeutische Lokalanästhesie

Innere Medizin
- Funktionsstörungen der Wirbelsäule bei Erkrankungen innerer Organe (viszerovertebrale Syndrome, s. o.)
- Blockierungsmuster der Wirbelsäule

Cave

Im akuten Stadium der Erkrankung innerer Organe (z. B. Stenokardie-Phase, Herzinfarkt) ist die Manuelle Medizin kontraindiziert und zumeist zwecklos, da Rezidive durch Einstrom von Afferenzen aus den inneren Organen erfolgen.

🛈 **Therapeutische Empfehlung**
Je mehr die Erkrankung der inneren Organe in die Phase der Stabilisierung kommt, desto eher ist die Therapie der vertebragenen Funktionsstörungen (Blockierungsmuster) indiziert und wirksam.

Pädiatrie
- kopfgelenksinduzierte Symmetriestörungen bei Säuglingen und Kleinkindern (KISS-Syndrom)
- nach Biedermann [9, 10] finden sich folgende Symptome:
  - Kopfschiefhaltung
  - C-Skoliose
  - opisthotone Haltung, meist mit asymmetrischer Haarabriebstelle am Hinterkopf („KISS-Fleck")
  - fixe unveränderliche Schlafposition
  - Asymmetrie der Arm- und Beinmotorik
  - unruhiger Schlaf mit nächtlichem Aufschreien
  - berührungsempfindlicher Nacken beim Waschen und Anziehen
  - Asymmetrie von Gesicht und/oder Hinterkopf
  - unklare Fieberschübe
  - Essstörungen, Appetitstörungen, Gedeihstörungen

Als Ursache, insbesondere für die Kopfgelenksblockierungen, wird u. a. das **Geburtstrauma** genannt [123].

Auf die Zusammenhänge von funktionellen Kopfgelenkstörungen und Lagereaktionen bei Neugeborenen verwiesen schon Seifert [140] sowie Buchmann u. Bülow [15]. Seifert et al. [141] stellen fest, dass die Dysfunktion im Bewegungssystem, und hier besonders die Kopfgelenksblockierungen, wegen ihres Einflusses auf die sensomotorische Entwicklung von Säuglingen eine besondere Bedeutung haben.

Die manualmedizinische Mitbetreuung ist sinnvoll und auch von erheblicher präventiver Bedeutung.

Zur **Qualitätssicherung der Manuellen Medizin bei Kindern** werden multizentrische Studien verschiedener Arbeitsgruppen als sinnvoll erachtet. Die Datenlage zur Effektivität verschiedener Behandlungsmodelle lässt zurzeit keine klare Aussage zu.

▶ **Tab. 17.5** Manualmedizinische Strategie und Krankheitsstadium.

Stadium	Therapie
akutes Stadium	• schmerzarme Entlastungshaltung • eventuell 1–3 Tage Bettruhe, z. B. mit Stufenbettlagerung beim schweren Radikulärsyndrom • bei rheumatoider Arthritis oder aktivierter Gon- und Koxarthrose zusätzlich eventuell Kryotherapie, Analgetika und Antiphlogistika-Verordnung **Cave** • Mobilisationen und Manipulationen zurückhaltend anwenden • Später können eventuell vorsichtige Traktionen am Gelenk bzw. an der Wirbelsäule durchgeführt werden.
chronisches Stadium	• manualmedizinische Methoden, z. B. Mobilisationen, Manipulationen und/oder Muskelbehandlung • Verfahren der Osteopathie • reflextherapeutische Verfahren

- Lohse-Busch [80] fand bei Kindern mit **infantiler Zerebralparese (ICP)** eine deutliche Förderung der grobmotorischen Fähigkeiten nach manualmedizinisch-physiotherapeutischer Komplexbehandlung von Funktionsstörungen der Wirbelsäule. Über günstige Erfahrungen mit Manueller Medizin in der frühen postoperativen Rehabilitation von ICP-Kindern berichtet auch Martin [82].
- Die Begriffe „sensomotorische Integrationsstörung" (SMI) bzw. „sensomotorische Dysfunktion" (SMD) im Kindesalter gehen auf die Veröffentlichungen von Coenen [22, 23] zurück. Es geht hierbei besonders um gestörte Grob- und Feinmotorik, Bewegungs-Unlust, ungünstige muskuläre Stereotypien sowie eine Vielzahl manualmedizinisch-funktioneller Störungen. Das therapeutische Konzept der Manuellen Medizin zielt auf Ökonomisierung durch Änderung der Afferenzmuster und Verbesserung der motorisch-dynamischen Stereotype.
- Das **Aufmerksamkeitsdefizit-Hyperaktivitätssyndrom (ADHS)** betrachten Buchmann jr. u. Häßler [19] nicht als Folge von Kopfgelenksblockierungen. Göhmann [39] fand bei ca. 80 % seiner untersuchten Kinder mit ADHS Kopfgelenksblockierungen (Pauschalurteil ohne Beleg).
- Auf den sogenannten **Anteflexionskopfschmerz** wies Gutmann [48] schon bei Schulkindern hin, er nannte ihn auch den „Schulkopfschmerz", der in Anteflexion der oberen Halswirbelsäule infolge von Hypermobilität von Dens axis und vorderem Atlasbogen (Dehnung des insuffizienten Ligamentum transversum atlantis) nach längerem Lesen am Tisch auftritt. Therapiemaßnahmen:
  - Blockierung C 0/C 1 lösen
  - Schrägpult
  - Vermeidung bestimmter Turnübungen (Kopfrolle, Nackenstand)
  - weiche Krawatte
  - Behandlung von Muskeldysbalancen

✪ **Merke:** Lohse-Busch [79, 80] weist besonders auf die Notwendigkeit der Manuellen Medizin im Kindesalter hin, die sich bisher im Hintergrund entwickelt hat und jetzt in allen drei DGMM-Seminaren in Sonderkursen gelehrt wird.

Traumatologie
Als Beispiel sei das Schädel-Hirn-Trauma genannt.

✪ **Merke:** Das Trauma stellt eine wichtige Ursache für funktionelle Störungen des Bewegungssystems, insbesondere der Wirbelsäule, dar. Trauma-Patienten sind deshalb manualmedizinisch zu untersuchen und gezielt zu behandeln [53].

Sportmedizin, physikalisch-rehabilitative Medizin
Muskuläre Dysbalancen und Überlastungen mit Muskel-Sehnen-Schmerzsyndromen, die sich bei starker Differenz zwischen Belastung und Belastbarkeit, insbesondere beim Hochleistungssport, entwickeln können [93, 151].

✪ **Merke:** In der physikalisch-rehabilitativen Medizin, welche sich sehr stark mit dem Bewegungssystem und seinen Schmerzsyndromen beschäftigt, hat sich die Manuelle Medizin als wesentlicher Bestandteil der Diagnostik und Therapie etabliert.

Gynäkologie und Geburtshilfe
- Schmerzen der Lendenwirbelsäule
- Kreuz- und Beckenschmerzen
- Dysmenorrhöe (in Verbindung mit Blockierungen der Lendenwirbelsäule und Beckenverwringung, vgl. [73])

HNO-Heilkunde
- chronische Tonsillitis
- Otalgien
- Schluck- und Stimmstörungen
- Globusgefühle
- Schwindel und Tinnitus

Auch diese Krankheitsbilder treten gehäuft bei Kopfgelenksblockierungen auf. Bei 90% der Kinder und Jugendlichen mit chronischer Tonsillitis fanden Abramovic u. Lewit [1] Blockierungen im Bereich der Kopfgelenke, besonders bei C0/C1.

Die Rezidivneigung konnte durch Behandlung der Blockierungen annähernd beseitigt werden.

Kieferorthopädie
- kraniomandibuläre und kraniovertebrale Dysfunktion
- chronische Gesichtsschmerzen

In den letzten zehn bis 15 Jahren wurden neue Zusammenhänge zwischen Halswirbelsäule und Kiefergelenken, Okklusionsstörungen und Gesichtsschmerzen erkannt und als „orofaziales" bzw. „mandibulokraniales Syndrom" benannt [73]. **Kraniomandibuläre** und **kraniovertebrale Dysfunktion** werden als mögliche Ursachen für kieferorthopädische Störungen, insbesondere bei Kindern, angesehen [83, 135, 136, 137, 146]. Plato [105] hatte schon auf die Zusammenhänge und Wechselwirkungen von Gesichtsschmerzen, kraniomandibulärer, kraniozervikaler und kraniosakraler Dysfunktionen aufmerksam gemacht.

Der Manuellen Medizin und der Osteopathie (Muskel-Faszien-Techniken und Triggerpunktbehandlung) werden von Plato bei der Behandlung chronischer Gesichtsschmerzen eine große Bedeutung beigemessen. Auch Fink et al. [37] sehen im Manualtherapeuten einen wichtigen Kooperationspartner in der Zahnheilkunde.

Spezifische Anwendung
Mobilisationen
Die Mobilisationen stellen die Basistherapie dar [73] und sind bei folgenden Funktionsstörungen indiziert:
- reversible Funktionsstörungen der Gelenke der Extremitäten und der Wirbelsäule, welche für die Beschwerden des Patienten relevant sind
- rezidivierenden Funktionsstörungen, die mit Schmerzen einhergehen, z.B. Arthrosen

Mit Hilfe der Mobilisationen können besonders schwere und Schmerz verursachende Blockierungen (Grad 1 nach Stoddart) in leichte Blockierungen (Grad 2) übergeführt werden, wodurch das Risiko der Behandlung erheblich verringert bis ausgeschaltet wird.

✱ **Merke: Die Mobilisationen eignen sich gut zur Behandlung und zum „Weichmachen" sehr harter Blockierungen.**

Eine besonders schonende, z.B. bei Kindern und älteren Patienten anzuwendende Behandlungsform ist die **weiche Mobilisation**.

Automobilisationen (Selbstübungen) sind indiziert, wenn häufigere Mobilisationen angewendet werden sollen, um z.B. die rezidivierenden Funktionsstörungen und Schmerzsyndrome zu vermindern.

> **T Therapeutische Empfehlung**
> Bei rezidivierenden Funktionsstörungen kann der Patient 2–3-mal tägl. eine Automobilisation durchführen [117].

> **Cave**
> **Nach Behandlung der Halswirbelsäule sollte der Patient erst 15 Min. nach der Behandlung die Praxis verlassen, besonders dann, wenn er aktiv am Straßenverkehr teilnimmt.**

Stoßmanipulationen
Die Anwendung erfolgt bei reversiblen Gelenkfunktionsstörungen (Blockierungen) der Extremitäten- und Wirbelsäulengelenke. Für diese Techniken bestehen besonders viele Kontraindikationen.

An den **Kopfgelenken (C0/C1)** sollten Manipulationen äußerst zurückhaltend und nur dann eingesetzt werden, wenn die Blockierung nach sorgfältiger Mobilisation noch nicht aufgehoben ist und z.B. die reflektorischen Phänomene der Blockierung, d.h. die hyperalgetische Zone, die Muskelverspannung, die Schmerzpunkte oder die myofaszialen Triggerpunkte, nicht verschwinden. Zunächst sind die schonenden Mobilisationen und insbesondere die durch Blick und Atmung geführten neuromuskulären Techniken anzuwenden. Letztere sind besonders schonend, „weich" und äußerst wirksam und zeitsparend.

Voraussetzung ist immer, dass die Vorspannung im Segment schmerzfrei und gut zu erreichen ist und der Patient schmerzfrei in Entspannung gelagert werden kann.

Zu Beginn sollte die leichte Blockierung **in Richtung der Funktionsstörung** behandelt werden. Liegen mehrere Blockierungsrichtungen vor, behandelt man zweckmäßig zuerst in die relativ freie Richtung.

> **T Therapeutische Empfehlung**
> Je älter der Patient ist und je akuter seine Beschwerden sind, die z.B. in Form starker Schmerzen und Schwindelgefühle auftreten, desto weicher sollte die Behandlungstechnik sein; auf Stoßmanipulationen sollte dann verzichtet werden.
> Auf jeden Fall sollte man bei der Manipulation der schmerzhaften Richtung aus dem Wege gehen.

> **Cave**
> - Manipulationen dürfen nicht zu häufig angewendet werden. Erzielt der Therapeut nach 3–4 Mobilisationen keinen Erfolg, sollte er davon Abstand nehmen.
> - Gewaltsame Stoßmanipulationen sind niemals indiziert. Das akustische Phänomen des „Knackens" darf nicht erzwungen werden. Die gewaltsame Stoßmanipulation kann eine Gelenkschädigung herbeiführen.

Traktionen

Traktionen sind für Gelenke besonders schonend. Sie bewirken eine **Entfernung der Gelenkflächen voneinander** und sind in der Regel schmerzlindernd (▶ Traktionstest nach Lewit [69]). An der Wirbelsäule öffnen sie die Foramina intervertebralia in geringem Ausmaß und führen so zu einer Wurzelentlastung.

Die Traktion ist indiziert
- an Halswirbelsäule und Lendenwirbelsäule, besonders bei Radikulärsyndromen, unter der Voraussetzung, dass sie schmerzlindernd wirkt und gut verträglich ist;
- bei akutem Lumbago und akutem Schiefhals,
- an Hüft-, Knie- und Schultergelenk; sie wirkt dort besonders schmerzlindernd [110].

> **Therapeutische Empfehlung**
> Die Behandlung an den Extremitätengelenken und an der Wirbelsäule sollte mit dem **Probezug** beginnen.

Eine sehr wirksame Kombination mit der Traktion der Lendenwirbelsäule ist nach eigenen Erfahrungen die **Faszienverschiebetechnik** bezüglich der Glutäal- und Lumbodorsalfaszie in Bauchlage von kaudal nach kranial.

Gute Erfahrungen bestehen auch mit den Traktionen in Form von Selbstmobilisationen an den Extremitätengelenken (▶ **Abb. 17.3**, [115]).

▶ **Abb. 17.3 a–h** zeigen die bei Schmerzpatienten äußerst wirksamen Traktionen an der Wirbelsäule und den Extremitätengelenken.

> **Merke:** Die Weichteiltechniken und die neuromuskulären Techniken dienen der Vorbereitung der Mobilisation bzw. Manipulation.

Unerwünschte Wirkungen, Risiken
- Die Behandlungen an Wirbelsäule und Extremitätengelenken führen in manchen Fällen zu muskelkaterähnlichen Beschwerden, die bis zu einem Tag anhalten können.
- Sehr selten wird durch die manualmedizinische Behandlung im Segment ein Bandscheibenvorfall oder eine andere Vorschädigung, z. B. die Einengung des Rückenmarkkanals, aktiviert.
- Vorübergehende oder bleibende Lähmungen an den Extremitäten treten äußerst selten auf (s.o.).

> **Cave**
> Die Behandlung an der Halswirbelsäule kann trotz aller Sorgfalt in sehr seltenen Fällen, so bei entsprechender Veranlagung (Prädisposition) oder bei bestimmten Erkrankungen, bereits bestehende Einrisse in der Innenwand hirnversorgender Arterien, sogenannte Dissektionen, aktivieren. Die Folge kann die Bildung von Blutgerinnseln sein, mit Verschluss des Blutgefäßes (Embolie). Dadurch entstehen möglicherweise lebensgefährliche Hirnschäden, Schädigung des Stammhirnes mit bleibender Lähmung der Extremitäten und anderen Funktionsausfällen [41, 108, 120, 132]. Vorherige dokumentierte Aufklärung des Patienten über die Risiken ist Pflicht.

In Anbetracht der etwa 14 Millionen ärztlichen manualmedizinischen Wirbelsäulenbehandlungen pro Jahr in Deutschland kommen die genannten schwerwiegenden Schädigungen sehr selten vor.

> **Therapeutische Empfehlungen**
> - Ein **Fragebogen** zur Anamnese und ein **Aufklärungsgespräch** kann vorbeugend wirken.
> - Zur manualmedizinischen Behandlung wird prinzipiell nur dann geraten, wenn der erwartete Heilerfolg die genannten Risiken deutlich überwiegt.

Kontraindikationen

Wie im Zusammenhang mit den Indikationen dargestellt, gelten die weichen, mithilfe der Neuromuskulären Therapien (NMT) angewendeten Mobilisationstechniken heute als Basisbehandlung.

Die Impulsmanipulationen kommen nur begrenzt zur Anwendung; dies auch nur dann, wenn sie durch Mobilisationen gut vorbereitet werden können [73]. Es bestehen nur absolute Kontraindikationen der Manuellen Medizin und nicht adäquate Techniken bei einer „Nichtindikation".

Absolute Kontraindikationen für Handgrifftherapie:
- frische Weichteilverletzungen, frische Z. n. Trauma
- akuter Bandscheibenvorfall (keine Behandlung im befallenen Segment)
- dekompensierte, segmentale Hypermobilität
- akute Entzündungen und Infektionen der Gelenke
- schwere Osteoporose, die zu pathologischen Frakturen neigt

17.4 Therapie

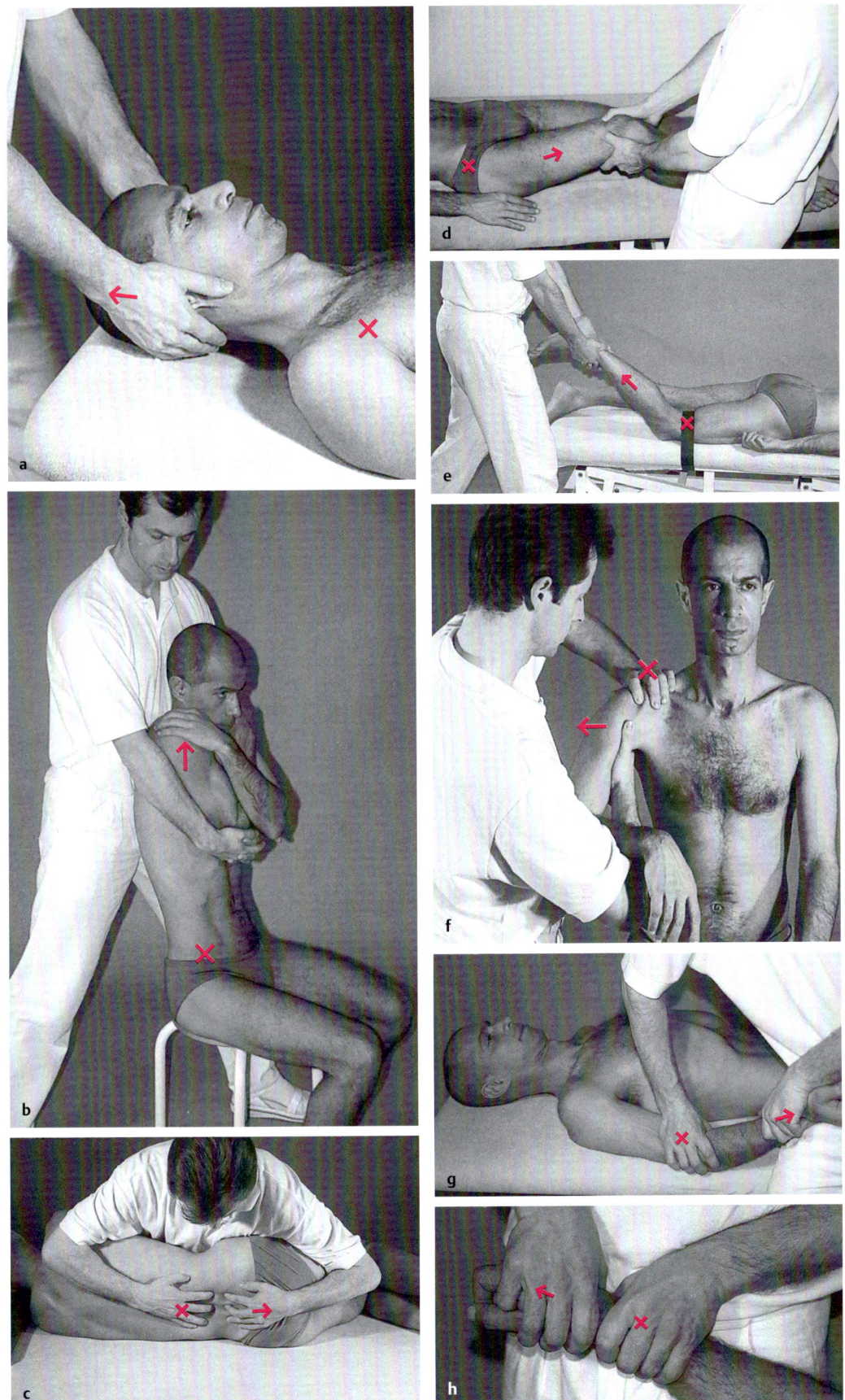

▶ Abb. 17.3a–h Traktionsmobilisationen a Halswirbelsäule; b untere Brustwirbelsäule; c Lendenwirbelsäule; d Hüftgelenk;
e Kniegelenk; f TSchultergelenk; g Ellenbogengelenk; h Radiokarpalgelenk.

- bestimmte Missbildungen und Anomalien (z.B. Densaplasie)

> **Cave**
> Fehlerhafte Techniken können zur Schädigung des Patienten führen.

Kontraindizierte Behandlungen:
- intensive Untersuchungen im akuten Schmerzzustand
  Cave: Kollaps
- mobilisierende Behandlung im hypermobilen Segment
  bei lokalisierter Hypermobilität
- Impulsmanipulationen der Halswirbelsäule (insbesondere der Kopfgelenke) sowie entsprechende Untersuchungen in Rotation, Rückbeuge und Traktion, vor allem bei älteren Patienten und Patienten mit akutem Schwindel
  Cave: Drosselung und Läsion der A. vertebralis möglich

Kombinationsmöglichkeiten

Wie beschrieben, wurde in der jüngsten Entwicklung die bisherige Chirotherapie mit der Osteopathie zu einer modernen Manuellen Medizin verschmolzen [17, 18]. Der in Deutschland chirotherapeutisch ausgebildete Arzt findet in den **osteopathischen Techniken** eine umfangreiche Ergänzung, die in jedes schmerztherapeutische Konzept integriert werden kann [57].

Bereiche der Osteopathie

- parietale Osteopathie, z.B. myofasziale Techniken [2, 20, 21, 28, 63, 92, 95, 102]
- viszerale Osteopathie [6, 29]
- kraniosakrale Osteopathie [75, 78, 145]; sie ist teilweise umstritten

Physiotherapie

Im Rahmen der Physiotherapie [143] kann die Manuelle Medizin wie folgt kombiniert werden:
- **Hydrotherapie**
  - Bewegungsbad
  - Unterwassermassage
  - Sauna mit anschließenden Rumpfwickeln oder Packungen
  - Schwebe- oder Lakenbad [67, 24]
- **Massage**
  - Klassische Massage
  - Bindegewebsmassage
  - Periostbehandlung
    Oft ist die Behandlung der Muskeltriggerpunkte sowie der Tenderpunkte am effektivsten. Dies gilt auch für die Postisometrische Relaxation bei Muskelverspannungen der tonischen Muskeln im Rahmen der Muskeldysbalance.
- **Progressive Muskelrelaxation (PMR) nach Jacobson**
- **Sport- und Trainingstherapie [46]**
- **Schröpfungen**
- **Elektrotherapie**
  - Ultraschall-Wärmetherapie
  - galvanische Längs- und Querdurchflutungen (der Gelenke)
  - Zwei- und Vierzellenbäder
  - Ionto- und Phonophorese
  - Transkutane elektrische Nervenstimulation (TENS)
- **Bewegungstherapie**
  - Stemmübungen nach Brunkow

> **T Therapeutische Empfehlung**
> Bei einem Schmerzsyndrom am Bewegungssystem sollten alle Verfahren kombiniert werden, die eine Anhebung der Schmerzschwelle verursachen.

In der **Rehabilitation** spielt die Manuelle Medizin eine sehr große Rolle und dient zur
- Verringerung der Schmerzrezidive sowie zur
- Förderung der Selbstständigkeit des Patienten durch die Möglichkeit der Selbstmobilisationen der Wirbelsäule und der Extremitätengelenke.

Sehr gute Erfahrungen wurden mit dem Einsatz der Manuellen Medizin in der Frührehabilitation im **Akutkrankenhaus** gemacht, z.B. beim Radikulär- und Pseudoradikulärsyndrom [116].

Therapeutische Lokalanästhesie

Diese wird z.B. angewendet, wenn nach der Behandlung noch heftige Schmerzen bestehen. Bestehen nach der manuellen Behandlung weiterhin Schmerz-Maximalpunkte, z.B. am Periost, wirkt die Infiltration mit einem Lokalanästhetikum meist sehr schmerzlindernd, ebenso die Bandinfiltration und Nadelung beim lumbalen Bänderschmerz.

Bei vegetativ labilen Patienten mit tiefer Schmerzschwelle können 1–2 Tage nach der manuellen Behandlung Schmerzverstärkung und Muskelkater entstehen. In diesem Fall ist die Medikation einer **sedativ-analgetischen Mischung** ratsam.

Von sehr guter schmerzlindernder Wirkung sind meist die periduralen Infiltrationen, beim Radikulärsyndrom auch die CT-gesteuerte periradikuläre Therapie (PRT), wenn die Manuelle Medizin wegen Schmerzverstärkung nicht möglich ist.

Bei ergebnislos gebliebener Reflextherapie ist auch die Infiltration an das Sakroiliakalgelenk oder an das Schultergelenk, z.B. bei schmerzhafter Bursa subacromialis, sowie an schmerzhafte Narben oder sogenannte

Störfelder an Zähnen, Tonsillen, Nebenhöhlen sinnvoll [31].

Bei sehr schmerzhaften oberflächigen hyperalgetischen Hautzonen sind oft **Chloräthylspray** oder **Quaddelungen mit einem Lokalanästhetikum** angezeigt. Meist ist der durch die Quaddelung erzeugte Schmerz im Rahmen der Counterirritation ausreichend wirksam (s. Gate-Control-Theorie [86]). Detaillierte Informationen finden sich bei Gross [45] und Jenkner [62].

Spezifische Naturheilverfahren

Weitere auf die Haut wirkende Methoden, die bei noch bestehenden Schmerzen nach der manuellen Behandlung ausgeführt werden können, sind z. B.
- Kryotherapie (Eislolly),
- Schröpfen (bei Leerezuständen des Gewebes),
- Blutegeltherapie (bei Füllezuständen des Gewebes),
- Anwendung von Senfpflaster.

Detaillierte Informationen finden sich bei Augustin u. Schmiedel [3], Grifka [43], Hentschel [54], Herget et al. [56], Melchart et al. [85], Schimmel [133].

Akupunktur

Sie kann insbesondere an den **schmerzhaften Maximalpunkten** durchgeführt werden, z. B. in Form der Periost-Akupunktur. Anzuführen ist auch das „Periostpicken" nach Mann [81].

Nach den Untersuchungen von Melzack et al. [87] korrelieren die Akupunkturpunkte und die Triggerpunkte nach Travell in 71 % miteinander. Nach Baldry [4] handelt es sich allerdings um zwei verschiedene Punktetypen. Ihre enge räumliche Beziehung beruht wohl darauf, dass von A-delta-Afferenzen innervierte Akupunkturpunkte in der Haut und der Subkutis direkt über intramuskulären, vor allem C-afferent innervierten Triggerpunkten liegen.

Detaillierte Informationen finden sich bei Baldry [4], Herget et al. [56], Perschke [103]. Herget beschreibt die Akupunktur und weitere alternative Methoden bei Kopf- und Gesichtsschmerz [55].

Propriozeptive sensomotorische Fazilitation (PSF)

Die **Kurzfußtechnik** nach Janda u. Vavrova [60] führt durch Anspannung der Fuß- und Beinmuskulatur zur isometrischen Anspannung der tiefen autochthonen Rückenmuskulatur und damit zur Stimulation der aufrechten Haltung.

Sie ist insbesondere bei chronischen Rücken- und Kreuzschmerzen, bei lumbalen Radikulärsyndromen und bei Z. n. Nucleus-pulposus-Prolaps-Operationen angezeigt.

✱ **Merke: Die Propriozeptoren der Fußsohle bewirken die Aktivierung posturaler Ketten.**

Rücken- und Gelenkschule, Physiotherapie

Bei chronischem Kreuzschmerz ist die Rückenschule, d. h. das Erlernen eines **wirbelsäulengerechten Verhaltens** im Alltag, z. B. beim Liegen, Sitzen, Stehen, Heben, Tragen, und die Durchführung eines wirbelsäulenfreundlichen Sportes sinnvoll.

Die Gelenkschule hat sich bei Gelenkschmerzen sehr bewährt [117, 118]. Sie bezieht sich auf alle Extremitätengelenke [44, 64, 98] und vermittelt ein **gelenkgerechtes Verhalten** im Alltag beim Sitzen, Stehen, Tragen, Heben. Weiterhin stellt sie gelenkfreundliche Sportarten vor und verweist darauf, gelenkfeindlichen Sport zu meiden. Details finden sich bei Kempf [64] und Lewit [117].

Muskuläre Fehlsteuerungen und Störungen der Statik sind die wichtigsten Ursachen für Fehlbelastungen und vertebragene Störungen. Die Physiotherapie ist bei der Behandlung dieser Zustände und bei der Vorbeugung von Rezidiven vor allem dann von großer Bedeutung, wenn Training, medizinisches Aufbautraining und Selbstübungen noch kontraindiziert sind, weil dabei fehlerhafte Bewegungsmuster stabilisiert werden.

Psychotherapie

Bei vertebragenen Störungen wird häufig der sogenannte psychische Faktor bedeutsam, so vor allem bei chronischen Kopfschmerzen, Schwindel, Erbrechen, Tinnitus und Schlaflosigkeit.

Insbesondere bei **neurotischer Entwicklung** ist die Psychotherapie berechtigt und notwendig. Angewendet werden z. B. das autogene Training, die Progressive Muskelentspannung nach Jacobson oder die psychologische Gesprächsführung.

Verhaltenstherapie und Medikamente (*Johanniskraut*, Antidepressiva) sind oft unverzichtbar [51].

Weitere wichtige Maßnahmen

Bei der **Diagnose von Schiefebenen**, z. B. einer Skoliose, spielen Kopf- und Basislot in der Frontalebene eine große Rolle.

Auch die **Korrektur statischer Störungen** ist von Bedeutung. Schiefebenen in der Lendenwirbelsäule oder im Beckenbereich, z. B. einseitige Beinverkürzung (Pes planus), lassen sich oft durch Schuheinlagen, welche dauernd getragen werden müssen, korrigieren. Es zeigt sich dann eine horizontale Aufrichtung des Beckens mit einem positiven ästhetischen Effekt und einem Gewichtsausgleich im Zwei-Waagen-Test. Diese Maßnahme hat bei Schulkindern echte Bedeutung im Sinne der Prävention, weil sich dadurch Beinlängendifferenzen ausgleichen lassen. Details zur Korrektur statischer Störungen finden sich bei Lewit [73].

Häufig ist auch eine **Änderung der Lebensführung** angezeigt. Ursachen von Rezidiven können verschiedene Faktoren sein. Die im Folgenden beispielhaft beschriebe-

nen Gegebenheiten sind zu beachten und entsprechend zu modifizieren:
- andauernde Kopf- und Rumpfvorbeuge
- beruflich bedingte Fehlbelastungen, wie Bücken und das Tragen von Lasten und Arbeiten über Kopf
- Beschaffenheit des Autositzes
- Computerarbeitsplatz, der eine HWS-Rotation notwendig macht
- hochhackige Schuhe
- Höhe des Kopfkissens
- mangelnde Bewegung
- Schlafhaltung (besonders Bauchlage)
- tief einschneidender, enger Büstenhalter
- Übergewicht und Adipositas
- ungünstige Stuhl- und Tischhöhe
- zu enger Gürtel; **Cave**: Meralgia paraesthetica

Merke: Die statischen Anforderungen müssen in diesen Fällen optimiert werden.

Auch **Immobilisierung** kann sinnvoll sein. Bei akuten schmerzhaften Störungen der Wirbelsäule kann die einige Tage dauernde Bettruhe notwendig werden, so z. B. bei akuten Bandscheibenvorfällen oder bei Z. n. Trauma.

Weitere Möglichkeiten der Immobilisierung:
- Schanz'scher Kragen
- Korsett: bei „Insuffizienz" der Wirbelsäule mit statischer und dynamischer Dekompensation
- Beckengurt (nach Biedermann): bei rezidivierenden Beckenverwringungen und beim hohen hypermobilen Assimilationsbecken
- weicher Kragen (nach Wolff) für die Nacht und bei Arbeiten in Körpervorbeugehaltungen bei Anteflexionskopfschmerzen infolge Hypermobilität C 1/C 2

Therapeutische Empfehlung
Die Immobilisierung sollte so selten und so kurz wie möglich erfolgen.

Cave
Langdauernde Immobilisierung hält Blockierungen der Wirbelsäule aufrecht und verschlechtert die Trophik der Muskulatur.

Prävention
Mit der Definition des KISS-Syndroms [8, 9, 10] wurden Funktionsstörungen, insbesondere der Kopfgelenke, als Ursache für Hemmnisse der kindlichen Bewegungsentwicklung in Betracht gezogen (▶ S. 275). Diese Problematik wird, weiter gefasst, seither in der Pädiatrie in Zusammenarbeit mit Manualmedizinern bearbeitet.

Bei gesunden Schulkindern fand Lewit [73] in 40% Beckenverwringungen und in 15% Kopfgelenkblockierungen. Diese Störungen waren innerhalb von 7 Jahren relativ konstant und hatten nur eine geringe Lösungstendenz. Nach der Manipulation verschwanden die Blockierungen und zeigten kaum Rezidivneigung. Die Beseitigung der Blockierung ist hier Gegenstand der Prävention. Von großer Bedeutung ist die präventive Untersuchung und Behandlung bei
- Neugeborenen, Kleinkindern und Schulkindern,
- Patienten nach Unfällen,
- Leistungssportlern,
- bestimmten Berufsgruppen mit besonderer Belastung der Wirbelsäule, z. B. Kraftfahrern, Schwerarbeitern, Lastenträgern, Fallschirmspringern.

Merke: Bei hohem Assimilationsbecken mit Hypermobilität L 5/S 1 werden statische Belastungen sowie Arbeiten in Vorbeuge (Feldarbeiten), bei hypermobiler Halswirbelsäule wird die Arbeit in Anteflexion schlecht vertragen.

Die genannten Aspekte sollten in der **Berufsberatung** angesprochen werden.

Von großer Bedeutung für die Prävention ist die **Physiotherapie** (s.o.), welche die Manuelle Medizin hier ergänzen kann.

Auch die Erziehung zu richtiger Bewegung durch den **Schulsport** ist unerlässlich. Muskelfehlsteuerungen (Stereotypstörungen) müssen diagnostiziert und gezielt behandelt werden.

Bei der zur Verkürzung neigenden, tonischen Muskulatur ist die Beweglichkeit, bei der zur Erschlaffung neigenden, insbesondere phasischen Muskulatur die Muskelkräftigung zu fördern. Es gilt, dem jeweiligen Typ entsprechende Übungen als aktiv umzusetzende Methoden zur Prävention zusammenzustellen.

Merke: Ein Kind muss die Funktionen und Leistungen üben, die ihm Schwierigkeiten bereiten.

Zusammenfassung
Die Manuelle Medizin beinhaltet die Lehre von Physiologie, Untersuchung, Differenzialdiagnostik, Behandlung und Vorbeugung reversibler, funktioneller Störungen der Beweglichkeit des muskuloskeletalen Systems. Sie ist **Querschnittsfach** und zählt zu den **Reflextherapien**.

Häufig ist der Schmerz ein Leitsymptom.

Als Erklärungsmodell für die Bewegungsstörung spielt die **Blockierung** (Störung des Joint Play) bzw. die Barriere eine wichtige Rolle.

Vor der Therapie stehen die ausführliche Anamnese und alle diagnostischen Möglichkeiten (z. B. Inspektion, Palpation, bildgebende Verfahren).

Zur therapeutischen Anwendung kommen Weichteiltechniken, Mobilisationen, Manipulationen und die sogenannten neuromuskulären Therapien.

Durchgeführt wird die Manuelle Medizin von speziell ausgebildeten Ärzten, im Rahmen einer **Zusatzbezeichnung** „Chirotherapie" der zuständigen Ärztekammer. Ein besonderer Kooperationspartner der Ärzte sind speziell ausgebildete Physiotherapeuten, an die Manipulationen der Extremitätengelenke, Mobilisationen der Wirbelsäule und Zusatztechniken (z. B. neuromuskuläre Therapie) delegiert werden können. Die Handgriffe kann man nicht aus Büchern erlernen!

Indikationen und Kontraindikationen sind zu beachten, ebenso Fragen der Aufklärung der Patienten hinsichtlich Risiken der Behandlung (z. B. bei Manipulation der Halswirbelsäule).

Im Rahmen einer **komplexen Therapie** sind Kombinationen mit Physiotherapie, Krankengymnastik, speziellen Naturheilverfahren, therapeutischer Lokalanästhesie, Akupunktur, Rücken- und Gelenkschule, Maßnahmen zur Korrektur statischer Störungen, Immobilisationen, Änderungen der falschen Lebensführung, Psychotherapie, Maßnahmen der Prävention u. Ä. sehr erfolgversprechend.

Die weitere Entwicklung der Manuellen Medizin erfolgt in letzter Zeit in der Auseinandersetzung mit den Sichtweisen der **osteopathischen Schulen**. Dabei geht es vor allem um die Kontinuität des Bindegewebes am gesamten Körper, wodurch auch viszerale und neurofasziale Beweglichkeitsstörungen einbezogen werden. Dadurch werden besonders „weiche", schonende und damit für die Patienten risikoarme Verfahren bevorzugt.

Der wissenschaftlichen Bearbeitung der Manuellen Medizin mittels randomisierter und kontrollierter Studien muss in Zukunft große Beachtung geschenkt werden.

Literatur

[1] **Abrahamovic M, Lewit K:** Chronische Tonsillitis und die obere Halswirbelsäule. In: Lewit K, Gutmann G: Funktionelle Pathologie des Bewegungssystems. Rehabilitacia. 1975 (Suppl 10–11): 124–125.

[2] **Assche van R:** J Autonome Osteopathische Repositionstechnik (AORT). Behandlung über Triggerpunkte und Positionierung. 2. Aufl. Heidelberg: Haug; 2003.

[3] **Augustin M, Schmiedel V:** Leitfaden Naturheilkunde. 4. Aufl. München, Jena: Urban und Fischer; 2003.

[4] **Baldry PE:** Akupunktur, Triggerpunkte und muskuloskeletale Schmerzen. Uelzen: Medizinisch literarische Verlagsgesellschaft; 1996.

[5] **Baumgartner H, Bischoff HP, Dvorak J et al.** (Arbeitsgruppe Konsens des Projektes „Manuelle Medizin" der Bertelsmann-Stiftung) (Hrsg.): Grundbegriffe der Manuellen Medizin. Berlin, Heidelberg, New York: Springer; 1993.

[6] **Barral JP, Mercier P:** Lehrbuch der viszeralen Osteopathie. (2 Bde.) München, Jena: Urban und Fischer; 2002.

[7] **Beyer WF, Weber KP:** Wirksamkeit der Manuellen Therapie – Evidenz- oder eminenzbasierte Therapie. Manuelle Medizin. 2005; 43: 7–12.

[8] **Biedermann H:** Kopfgelenkinduzierte Symmetriestörungen bei Kleinkindern. Kinderarzt. 1991; 22: 1475–1481.

[9] **Biedermann H:** KISS-Syndrom der Neugeborenen und Kleinkinder. Manuelle Medizin. 1993; 31: 97–107.

[10] **Biedermann H (Hrsg.):** Manual Therapy in Children. Edinburgh: Churchill Livingstone; 2004.

[11] **Bischoff HP:** Manuelle Therapie für Physiotherapeuten. Balingen: Spitta; 1999.

[12] **Bischoff HP:** Chirodiagnostische und chirotherapeutische Technik. 4. Aufl. Balingen: Spitta; 2002.

[13] **Bischoff HP:** Orthopädie und Manuelle Medizin. Manuelle Medizin. 2003; 41: 299–300.

[14] **Brügger A, Rhonheimer C:** Pseudoradikuläre Syndrome des Stammes. Bern, Stuttgart: Huber; 1965.

[15] **Buchmann sen. J, Bülow B:** Funktionelle Kopfgelenkstörungen bei Neugeborenen im Zusammenhang mit Lagereaktionsverhalten und Tonusasymmetrie. Manuelle Medizin. 1983; 21: 59–62.

[16] **Buchmann sen. J, Weber K:** Weiche Techniken in der Manuellen Medizin. Stuttgart: Hippokrates; 1997.

[17] **Buchmann jr. J:** Manuelle Medizin und Osteopathie in Deutschland oder Was ist Neues an der Osteopathie? Manuelle Medizin. 2002; 40: 235–237.

[18] **Buchmann jr. J:** Manuelle Medizin und Osteopathie in Deutschland – Versuch einer Standortbestimmung vor der Novellierung der Weiterbildungsordnung. Phys Rehab Kur Med. 2002; 12: 315–316.

[19] **Buchmann jr. J:** Aufmerksamkeitsdefizit – Hyperaktivitätssyndrom (ADHS). Manuelle Medizin. 2004; 42.

[20] **Chaitow L:** Neuromuskuläre Techniken in der Manuellen Medizin und Osteopathie. München, Jena: Urban und Fischer; 2002.

[21] **Chaitow L:** Muskelenergietechniken in der Osteopathie und Manuellen Medizin. Heidelberg: Haug; 2004.

[22] **Coenen W:** Die sensomotorische Integrationsstörung. Manuelle Medizin. 1996; 34: 141–145.

[23] **Coenen W:** Koordinations- und Konzentrationsstörungen im Kindesalter. Manuelle Medizin. 2002; 40: 352–358.

[24] **Conradi E:** Schmerz und Physiotherapie. Berlin: Volk und Gesundheit; 1990.

[25] **Cramer A:** 50 Jahre Erkenntnisfortschritt in der Manuellen Medizin. Manuelle Medizin. 2003; 41: 291–293.

[26] **Cramer A, Doering J, Gutmann G:** Geschichte der manuellen Medizin. Berlin, Heidelberg, New York: Springer; 1990.

[27] **Cyriax J:** Textbook of Orthopaedic Medicine, Vol. 1. Diagnosis of soft Tissue Lesions. 6th ed. London: Balliere Tindall; 1975.

[28] **Debroux JJ:** Faszienbehandlungen in der Osteopathie. Heidelberg: Haug; 2004.

[29] **de Coster M, Pollaris A:** Viszerale Osteopathie. Stuttgart: Hippokrates; 1995.

[30] **Doerr M, Thoden U:** Zervikal ausgelöste Augenbewegungen. In: Wolff HD (Hrsg.): Die Sonderstellung des Kopfgelenkbereiches. Berlin, Heidelberg: Springer; 1988: 83–91.

[31] **Dosch P:** Lehrbuch der Neuraltherapie nach Huneke (Procain-Therapie). 14. Aufl. Heidelberg: Haug; 1996.

[32] **Dutia MB:** The muscle and joints of the neck. Their specialization and role in head movement. Progr. Neurobiol. 1991; 37: 165–178.

[33] **Dvorak J, Dvorak V, Schneider W et al.:** Manuelle Medizin – Diagnostik. 5. Aufl. Stuttgart, New York: Thieme; 1997.

[34] **Dvorak J, Dvorak V, Schneider W et al.:** Manuelle Medizin – Therapie. 3. Aufl. Stuttgart, New York: Thieme; 1997.

[35] **Eder M, Tilscher H:** Chirotherapie. 4. Aufl. Stuttgart: Hippokrates; 1998.

[36] **Ernst E (Hrsg.):** Praxis Naturheilverfahren – Evidenzbasierte Komplementärmedizin. Heidelberg: Springer; 2001.

[37] **Fink MG, Tschernitschek H, Schliephake H et al.:** Physikalische Medizin in der Zahnheilkunde, Klassifizierung der Myoarthropathien. Phys Rehab Kur Med. 2001; 11: 221–228.

[38] **Frisch H:** Programmierte Untersuchung des Bewegungsapparates – Chirodiagnostik. 8. Aufl. Berlin, Heidelberg: Springer; 2001.

[39] **Göhmann U:** Aufmerksamkeitsdefizit – Hyperaktivitätssyndrom (ADHS). Zum Beitrag von Buchmann und Häßler (2004). Manuelle Medizin. 2004; 42: 458.

[40] **Graf-Baumann T, Lohse-Busch H (Hrsg.):** Weichteildistorsionen der oberen Halswirbelsäule. Berlin, Heidelberg: Springer; 1997.

[41] **Graf-Baumann T, Möhrle A, Weißauer W:** Manuelle Medizin – Untersuchung und Behandlung. In: Weißauer W, Ulsenheimer K (Hrsg.): Diomed-Aufklärungssystem. Ebelsbach: Diomed; 2004.

[42] **Greenman PE:** Lehrbuch der Osteopathischen Medizin. 3. Aufl. Heidelberg: Haug; 2005.

[43] **Grifka J (Hrsg.):** Naturheilverfahren. München, Wien, Baltimore: Urban & Schwarzenberg; 1995.

[44] **Grifka J:** Die Knieschule. Reinbek: Rowohlt; 1998.

[45] **Gross D:** Therapeutische Lokalanästhesie. 3. Aufl. Stuttgart: Hippokrates; 1985.

[46] **Gustavsen R:** Trainingstherapie im Rahmen der Manuellen Medizin. Stuttgart, New York: Thieme; 1984.

[47] **Gutmann G:** Die pathogenetische Aktualitäts-Diagnostik. In: Lewit K, Gutmann G: Funktionelle Pathologie des Bewegungssystems. Rehabilitacia. 1975 (Suppl 10–11): 15–24.

[48] **Gutmann G:** Der vertebragene Kopfschmerz. Ein Überblick zur Pathogenese, Diagnostik und Therapie. In: Tilscher H, Wessly P, Eder M et al. (Hrsg.): Kopfschmerzen. Berlin, Heidelberg: Springer; 1988: 64–74.

[49] **Gutzeit K:** Anamnese und Klinik vertebragener Erkrankungen. In: Junghanns H (Hrsg.): Röntgenkunde und Klinik vertebragener Krankheiten. (Die Wirbelsäule in Forschung und Praxis Bd. 1). Stuttgart: Hippokrates; 1956: 22–28.

[50] **Hansen K, Schliack H:** Segmentale Innervation – ihre Bedeutung für Klinik und Praxis. Stuttgart: Thieme; 1962.

[51] **Hasenbring M:** Lumbago-Ischialgie-Syndrome. In: Ahrens S, Hasenbring M, Schultz-Venrath U et al.: Psychosomatik in der Neurologie. Stuttgart, New York: Schattauer; 1995: 203–227.

[52] **Heimann D:** Leitfaden Manuelle Therapie. Lübeck, Stuttgart, Jena, Ulm: Fischer; 1998.

[53] **Hennig P:** Manuelle Diagnostik und Theorie in der Traumatologie. Manuelle Medizin. 2003; 41: 110–112.

[54] **Hentschel HD (Hrsg.):** Naturheilverfahren in der ärztlichen Praxis. 2. Aufl. Köln: Deutscher Ärzteverlag; 1996.

[55] **Herget HF:** Schmerztherapie durch Naturheilverfahren. In: Zens M, Jurna I: Lehrbuch der Schmerztherapie. Stuttgart: Wissenschaftliche Verlagsgesellschaft; 1993.

[56] **Herget F, Elies MKH, Herget H:** Kopf- und Gesichtsschmerz – Systematische Darstellung ganzheitlicher Behandlungsmöglichkeiten. Köln: Könemann; 2000.

[57] **Hogrefe HG:** Osteopathische Medizin – Eine Standortbestimmung. Manuelle Medizin. 2002; 40: 228–234.

[58] **Hülse M, Neuhuber WL, Wolff HD (Hrsg.):** Der kranio-zervikale Übergang – Grundlagen, Klinik, Pathophysiologie. Berlin, Heidelberg: Springer; 1998.

[59] **Janda V:** Manuelle Muskelfunktionsdiagnostik. 4. Aufl. München, Jena: Urban & Fischer; 2000.

[60] **Janda V, Vavrova M:** Sensory Motor Stimulation. In: Liebenson C (Ed.): Rehabilitation of the spine. Baltimore: Williams and Wilkins; 1996: 319–328.

[61] **Janda V, Lewit K, Hermach H et al.:** Krankengymnastik und muskuläre Fehlsteuerung. In: Lewit K: Manuelle Medizin. 7. Aufl. Heidelberg, Leipzig: Barth; 1997: 315–390.

[62] **Jenkner FL:** Nervenblockaden auf pharmakologischem und auf elektrischem Weg – Indikationen und Technik. Wien, New York: Springer; 1983.

[63] **Jones LH:** Strain – Counterstrain – osteopathische Behandlung der Tenderpoints. München, Jena: Urban & Fischer; 2001.

[64] **Kempf HD:** Rückenschule. 2. Aufl. München, Jena: Urban & Fischer; 2003.

[65] **Köberle G:** Arthrologische Störmuster bei chronisch obstruktiven Atemwegserkrankungen. In: Lewit K, Gutmann G: Funktionelle Pathologie des Bewegungssystems. Rehabilitacia. 1975 (Suppl 10–11): 96–97.

[66] **Kopp S, Friedrich A, Pfaff G, Langbein U:** Beeinflussung des funktionellen Bewegungsraumes von Hals-, Brust- und Lendenwirbelsäule durch Aufbissbehelfe. Manuelle Medizin. 2003; 41: 39–51.

[67] **Krauß H:** Hydrotherapie. Berlin: Volk und Wissen; 1990.

[68] **Kunert W:** Wirbelsäule und Innere Medizin. 2. Aufl. Stuttgart: Enke; 1975.

[69] **Lewit K:** Trakčni test. Traktionstest. Čas. lek. čes. 1955 (3); 94: 60–66.

[70] **Lewit K:** Wirbelsäule und innere Organe. Manuelle Medizin. 1972; 10: 37–41.

[71] **Lewit K:** Der latente Schwindel. In: Buchmann J, Badtke G, Sachse J (Hrsg.): Tagungsbericht 2. gemeinsame Arbeitstagung Sektion Manuelle Therapie in Gesellsch. Physioth. der DDR. Potsdam: 1984: 182–192.

[72] **Lewit K:** Kopfgelenke und Gleichgewichtsstörungen. In: Wolff HD (Hrsg.): Die Sonderstellung des Kopfgelenkbereiches. Berlin, Heidelberg: Springer; 1988: 149–154.

[73] **Lewit K:** Manuelle Medizin. 7. Aufl. Heidelberg, Leipzig: Barth; 1997.

[74] **Lewit K:** Verkettungen in der muskuloskeletalen Medizin. Funktionskrankheiten des Bewegungssystems. 2003; 11(2): 159–168.

[75] **Liem T:** Kraniosakrale Osteopathie. 2. Aufl. Stuttgart: Hippokrates; 1998.

[76] **Liem T, Dobler TK:** Leitfaden Osteopathie. München, Jena: Urban & Fischer; 2002.

[77] **Lomba JA, Peper W:** Handbuch der Chiropraktik und strukturellen Osteopathie. 3. Aufl. Heidelberg: Haug; 2007.

[78] **Lomba JA:** Craniosacrale Osteopathie in der Kinder- und Erwachsenenpraxis. München: Pflaum; 2005.

[79] **Lohse-Busch H:** Manuelle Medizin bei kindlichen muskuloskeletalen Schmerzen. Manuelle Medizin. 2002; 40: 32–40.

[80] **Lohse-Busch H:** Untersuchung und Behandlung der Muskulatur aus der Sicht der manualmedizinischen Kinderbehandlung in der FAC. Manuelle Medizin. 2004; 42: 227–235.

[81] **Mann F:** Die Revolution der Akupunktur – Neue Konzepte einer alten Heilkunde. Gießen: AMI; 1997: 111–119.

[82] **Martin S:** Erfahrungen mit Manueller Medizin in der frühen postoperativen Rehabilitation von ICP-Kindern. Manuelle Medizin. 2004; 42: 52–54.

[83] **Marx G:** Über die Zusammenarbeit mit der Kieferorthopädie und Zahnheilkunde in der manuellen Medizin. Manuelle Medizin. 2000; 38: 342–345.

[84] **Marx G:** Manuelle Medizin. In: Melchart D, Brenke R, Dobos G et al.: Naturheilverfahren – Leitfaden für die ärztliche Aus-, Fort- und Weiterbildung. Stuttgart: Schattauer; 2002: 362–384.

[85] **Melchart D, Brenke R, Dobos G et al.:** Naturheilverfahren. Stuttgart: Schattauer; 2002.

[86] **Melzack R, Wall PD:** Pain mechanisms: A new theory. Science. 1965; 150: 971–979.

[87] **Melzak R, Stilwell DM, Fox EJ:** Trigger points and acupuncture points for pain: correlations and implications. Pain. 1977; 3: 3–23.

[88] **Mennell J, Mac M:** Joint Pain – Diagnosis and Treatment Using Manipulative Techniques. Boston: Brown; 1964.

[89] **Mense S:** Neue Entwicklungen im Verständnis von Triggerpunkten. Manuelle Medizin. 1999; 37: 115–120.

[90] **Metz EG:** Rücken- und Kreuzschmerzen, Bewegungssystem oder Nieren. Berlin: Springer; 1986.

[91] **Metz EG:** Viszerovertebrale Wechselbeziehungen. In: Schildt-Rudloff K (Hrsg.): Thoraxschmerz. Berlin: Ullstein & Mosby; 1994: 147–180.

[92] **Mitchell jr. FL, Mitchell PKG:** Handbuch der Muskel Energie Techniken. (Bd. 1, 2) Stuttgart: Hippokrates; 2004.

[93] **Moll H:** Manuelle Medizin in der Sportmedizin. Manuelle Medizin. 2003; 41: 301.

[94] **Moorahrend U:** Interdisziplinärer Konsens zur HWS-Beschleunigungsverletzung. In: Moorahrend U (Hrsg.): Die Beschleunigungsverletzung der HWS. Stuttgart, Jena, New York: Fischer; 1993: 197–207.

[95] **Myers TW:** Anatomy Trains – myofasziale Leitbahnen. München: Urban und Fischer; 2004.

[96] **Nachemson A, Jonsson E:** Back pain – a scientific enigma in the new millenium. Phys Rehab Kur Med. 2001; 11: 2–8.

[97] **Naegeli, O:** Nervenleiden und Nervenschmerzen – Ihre Behandlung und Heilung durch Handgriffe. 4. Aufl. Heidelberg: Haug; 1979.

[98] **Nentwig CG, Krämer J, Ullrich CH:** Die Rückenschule. 3. Aufl. Stuttgart: Enke; 1997.

[99] **Neuhuber WL:** Der kranio-zervikale Übergang: Entwicklung, Gelenke, Muskulatur und Innervation. In: Hülse M, Neuhuber WL, Wolff HD (Hrsg.): Der kranio-zervikale Übergang. Berlin, Heidelberg: Springer; 1998: 11–31.

[100] **Neuhuber WL, Zenker W:** The central distribution of cervical primary afferents in the rat, with emphasis on proprioceptive projections to vestibular, perihypoglossal and upper thoracic spinal nuclei. J Comp Neurol. 1989; 280: 231–251.

[101] **Neumann HD:** Manuelle Medizin. Eine Einführung in Theorie, Diagnostik und Therapie. 5. Aufl. Berlin, Heidelberg, New York: Springer; 1999.

[102] **Paoletti S:** Faszien – Anatomie, Strukturen, Techniken, spezielle Osteopathie. München, Jena: Urban & Fischer; 2001.

[103] **Perschke O:** Akupunktur und Manuelle Medizin in Praxis und Therapie. Wien, München, Bern: Maudrich; 1996.

[104] **Pfaller K, Arvidson J:** Central distribution of trigeminal and upper cervical primary afferents in the rat studied by anterograde transport of horseradish peroxidase conjugated to wheat germ agglutinin. J Comp Neurol. 1988; 268: 91–108.

[105] **Plato G:** Gesichtsschmerz aus manualmedizinischer und kieferorthopädischer Sicht. Manuelle Medizin. 2001; 39: 254–258.

[106] **Plato G, Kopp S:** Kiefergelenk und Schmerzsyndrome. Manuelle Medizin. 1999; 37: 143–151.

[107] **Prochno T:** Tinnitus aus Sicht der Zahnmedizin. Deutsches Ärzteblatt. 1997; 94(7): 313–315.

[108] **Refisch A, Bischoff P:** Manipulation und Läsionen der Zervikalarterien. Manuelle Medizin. 2004; 42: 109–118.

[109] **Rohde J:** Das Muskelmuster – Ergebnisse von Muskelfunktionsuntersuchungen bei Schulter- und Hüftgelenkserkrankungen. Z Physiother. 1985; 37: 43–49.

[110] **Rohde J:** Klinische Untersuchungen zur Wirkung von Traktionen. Z Physiother. 1985; 37: 341–343.

[111] **Rohde J:** Zervikales und lumbales Radikulärsyndrom – Untersuchungen der Klopfschmerzhaftigkeit des Periosts der Extremitäten. Manuelle Medizin. 1997; 35: 313–318.

[112] **Rohde J:** Untersuchungsergebnisse der Tiefensensibilität bei lumbalen Radikulärsyndromen. Manuelle Medizin. 1998a; 36: 55–60.

[113] **Rohde J:** Die „Kenngelenke" – Segmentabhängige Gelenkinstabilitäten der unteren Extremitäten bei lumbalen Radikulärsyndromen. Manuelle Medizin. 1998b; 36: 27–31.

[114] **Rohde J:** Schmerzhafte Funktionsstörungen in der Becken-Hüftregion bei lumbalen Radikulärsyndromen. Manuelle Medizin. 1999; 37: 85–88.

[115] **Rohde J:** Automobilisationen der Extremitätengelenke. München, Jena: Urban & Fischer; 2002.

[116] **Rohde J:** Schmerzreduktion bei Patienten mit akuten lumbalen Radikulär- und Pseudo-Radikulärsyndromen nach stationärer manueller Therapie und komplexer Physio- und Schmerztherapie – Vergleichende Untersuchungen in einem Akut-Krankenhaus. Manuelle Medizin. 2002; 40: 203–209.

[117] **Rohde J:** Die „Gelenkschule" – gelenkgerechtes Verhalten im Alltag für alle Extremitätengelenke. Manuelle Medizin. 2003; 41: 189–198.

[118] **Rohde J:** Die Gelenkschule – Teil 2. Untersuchungen zum Einfluss des Fahrradergometertrainings auf die Gelenkschmerzen bei Gonarthrose. Manuelle Medizin. 2004; 42: 279–286.

[119] **Rohde J:** Schmerzmessungen mit der visuellen Analogskala vor und nach Traktionen bei lumbalen Radikulärsyndromen. Manuelle Medizin. [unveröffentlicht]

[120] **Rosner AL:** Zerebrovaskuläre Ereignisse, Risiken der zervikalen Manipulationsbehandlung im Licht neuerer Erkenntnisse – ein Überblick. Manuelle Medizin. 2003; 41: 215–223.

[121] **Rychlikova E:** Reflektorische und vertebragene Veränderungen bei der ischämischen Herzerkrankung und ihre therapeutische Bedeutung. In: Lewit K, Gutmann G: Funktionelle Pathologie des Bewegungssystems. Rehabilitacia. 1975 (Suppl 10–11): 109–115.

[122] **Rychlikova E:** Vertebragene Funktionsstörungen und Cholezystopathie. In: Lewit K, Gutmann G: Funktionelle Pathologie des Bewegungssystems. Rehabilitacia. 1975 (Suppl 10–11): 125.

[123] **Sacher R:** Geburtstrauma und (Hals-)Wirbelsäule. (Teil 1, 2) Manuelle Medizin. 2003; 41: 9–14, 15–21.

[124] **Sachse J:** Massage. Berlin: Ullstein und Mosby; 1992.

[125] **Sachse J:** Die Formen der Hypermobilität und ihre klinische Einordnung. Manuelle Medizin. 2004a; 42: 27–32.

[126] **Sachse J:** Der gestufte Bewegungstest zur Beurteilung des Bewegungstyps. Manuelle Medizin. 2004b; 42: 41–51.

[127] **Sachse J:** Extremitätengelenke. 7. Aufl. München, Jena: Urban und Fischer; 2005.

[128] **Sachse J, Janda V:** Konstitutionelle Hypermobilität – eine Übersicht. Manuelle Medizin. 2004; 42: 33–40.

[129] **Sachse J, Schildt-Rudloff K:** Wirbelsäule – Manuelle Untersuchung und Mobilisationsbehandlung. 4. Aufl. München, Jena: Urban und Fischer; 2000.

[130] **Sachse J, Lewit K, Berger M:** Die lokale pathologische Hypermobilität – eine Übersicht. Manuelle Medizin. 2004; 42: 17–26.

[131] **Schildt-Rudloff K (Hrsg.):** Thoraxschmerz. Berlin: Ullstein & Mosby; 1994.

[132] **Schilgen M, Refisch A, Ringelstein EB:** Chirotherapie und Vertebralisläsion. Manuelle Medizin. 2004; 42: 103–107.

[133] **Schimmel KC (Hrsg.):** Lehrbuch der Naturheilverfahren. (Band 1, 2) 2. Aufl. Stuttgart: Hippokrates; 1990.

[134] **Schulze B:** Formen der Muskelspannungsänderung und adäquate Therapieformen – Einführung in die Weichteil- und Muskelbehandlung. Manuelle Medizin. 2003; 41: 183–188.

[135] **Schupp W:** Manuelle Medizin, Pädiatrie und Kieferorthopädie. Manuelle Medizin. 2003; 41: 302–308.

[136] **Schupp W:** Kraniomandibuläre Dysfunktionen und deren periphere Folgen – eine Literaturübersicht. Manuelle Medizin. 2005; 43: 29–33.

[137] **Schupp W, Marx G:** Manuelle Behandlung der Kiefergelenke zur Therapie der kraniomandibulären Dysfunktion. Manuelle Medizin. 2002; 40: 177–182.

[138] **Schwart E:** Der Thoraxschmerz aus der Sicht des Internisten. Manuelle Medizin. 1996; 34: 18–22.

[139] **Schwerla F, Haas-Degg K, Schwerla B:** Evaluierung und kritische Bewertung von in der europäischen Literatur veröffentlichten, osteopathischen Studien im klinischen Bereich und im Bereich der Grundlagenforschung. Forsch Komplementärmed Klass Naturheilkd. 1999; 6: 302–310.

[140] **Seifert I:** Kopfgelenksblockierung bei Neugeborenen. In: Lewit K, Gutmann G: Funktionelle Pathologie des Bewegungssystems. Rehabilitacia. 1975 (Suppl 10–11): 53–57.

[141] **Seifert I, Sacher R, Riedel M:** Gemeinsame Überlegungen zur Manuellen Medizin bei Säuglingen. Manuelle Medizin. 2003; 41: 37–38.

[142] **Senn J, Schmidt H (Hrsg.):** Schleudertrauma – neuester Stand: Medizin, Biomechanik, Recht und Case Management. Zürich: Verlag Kopf und Kragen; 2004.

[143] **Smolenski UC:** Wissenschaftskultur in der Manuellen Medizin. Manuelle Medizin. 2002; 40: 323–324.

[144] **Soyka M, Meholm D:** Physiotherapie bei Wirbelsäulenerkrankungen. München, Jena: Urban & Fischer; 2000.

[145] **Speece CA, Crow WT, Simmons SL:** Osteopathische Körpertechniken nach W. G. Sutherland (LAS). Stuttgart: Hippokrates; 2003.

[146] **Stiesch-Scholz M, Tschernitscheck H, Mink M:** Wechselwirkungen zwischen dem temporo-mandibulären und kraniozervikalen System bei Funktionserkrankungen des Kauorgans. Phys Rehab Kur Med. 2002; 12: 83–88.

[147] **Stoddart A:** Manual of osteopathic technique. London: Hutchinson; 1961.

[148] **Travell JG, Simons DG:** Handbuch der Muskel-Triggerpunkte. Obere Extremität, Kopf und Thorax. Lübeck, Stuttgart, Jena, Ulm: Fischer; 1998.

[149] **Travell JG, Simons DG:** Handbuch der Muskel-Triggerpunkte, untere Extremität. München: Urban & Fischer; 2000.

[150] **van Thulder M, Koes B:** Welche Effekte haben unterschiedliche Behandlungsmethoden bei akuter und chronischer Lumbalgie und Ischialgie? In: Ollenschläger G, Bucher HC, Donner-Banzhoff N et al. (Hrsg.): Kompendium evidenzbasierte Medizin. 3. Aufl. Bern, Göttingen, Toronto, Seattle: Huber; 2004.

[151] **Villiger B, Tritschler T, Zinsli M:** Manuelle Medizin und Sport: Laufen, Joggen. Manuelle Medizin. 2000; 38: 289–293.

[152] **Vogler P, Krauß H:** Periostbehandlung, Kolonbehandlung. 5. Aufl. Leipzig: Thieme; 1980.

[153] **Wolff, HD:** Neurophysiologische Aspekte der Manuellen Medizin. 2. Aufl. Berlin, Heidelberg, New York, Tokio: Springer; 1983.

[154] **Wolff HD (Hrsg.):** Sonderstellung des Kopfgelenkbereiches. Berlin, Heidelberg: Springer; 1988.

[155] **Wolff HD:** Manuelle Medizin (Chirotherapie). In: Schimmel KC (Hrsg.): Lehrbuch der Naturheilverfahren. (Bd. 2) 2. Aufl. Stuttgart: Hippokrates; 1990: 99–115.

[156] **Wolff HD:** Systemtheoretische Aspekte der Sonderstellung des kraniozervikalen Überganges. In: Hülse M, Neuhuber WL, Wolff HD: Der kraniozervikale Übergang. Berlin, Heidelberg: Springer; 1998: 1–9.

[157] **Wolff HD:** Manuelle Medizin zwischen Vergangenheit und Zukunft. Manuelle Medizin. 2002; 40: 257–259.

[158] **Zbojan L:** Zum Einsatz der Antigravitationsmethode in der Behandlung muskulärer Fehlsteuerungen und Enthesopathien bei Sportlern. In: Buchmann J, Badtke G, Sachse J (Hrsg.): Manuelle Therapie – Bericht der 2. Arbeitstagung Sektion Manuelle Therapie in der Gesellschaft für Physiotherapie der DDR mit dem wissenschaftlichen Bereich Sportmedizin der Pädagogischen Hochschule Potsdam. 1984: 73–85.

[159] **Zenker W:** Anatomische Überlegungen zum Thema Nackenschmerz. Schweizer Rundschau Med. Praxis. 1988; 77: 333–339.

Wichtige Adressen

Ärztevereinigung für Manuelle Medizin – Ärzteseminar Berlin (ÄMM) e. V.
Frankfurter Allee 263
D-10317 Berlin
Tel.: 030 52279440
www.dgmm-aemm.de

Deutsche Gesellschaft für Muskuloskeletale Medizin e. V.
Akademie Boppard
Obere Rheingasse 3
D-56154 Boppard/Rhein
Tel.: 06742 80010
www.dgmsm.de

Deutsche Gesellschaft für Manuelle Medizin (DGMM)
Ärztehaus Mitte
Westbahnhofstr. 2
D-07745 Jena
Tel.: 03641 622 178
www.dgmm.de

Dr. Karl-Sell-Ärzteseminar Neutrauchburg (MWE) e. V.
Riedstr. 5
D-88316 Isny im Allgäu
www.manuelle-mwe.de

Manuelle Medizin
Organ der Deutschen Gesellschaft für Manuelle Medizin e. V.
Springer Medizin Verlag GmbH
Tiergartenstr. 17
D-69121 Heidelberg
Tel.: 06221 4870
www.springer.com/medicine/journal/337

17.5
Fort- und Weiterbildung

Die oben genannten Ärzteseminare bieten Ärzten und Physiotherapeuten die Weiterbildung in Manueller Medizin im Rahmen von Kursen an. Ärzte können nach Kursabsolvierung und erfolgreicher Prüfung bei den Landesärztekammern die Zusatzbezeichnung „Manuelle Medizin" bzw. „Chirotherapie" beantragen.

Die Untersuchungs- und Behandlungstechniken der Manuellen Medizin werden ständig ergänzt, so mit den oben erwähnten weichen Techniken aus der Osteopathie. Letztere wurden in den letzten Jahren immer sanfter und für den Patienten verträglicher und zeigten Erfolge bei vielen Schmerzsyndromen, z. B. an Kopf, Becken und inneren Organen. Die Kurse für Manuelle Medizin haben in diesem Rahmen die Themenbereiche der myofaszialen und viszerofaszialen Funktionsstörungen bei Schmerzsyndromen der Region von Becken, Lenden und Hüften sowie der Region von Halswirbelsäule und Thorax in Theorie und Praxis integriert.

18 – Ernährungstherapie

Gunther Hölz, Gabriele Wagner

18.1 Definition 288
18.2 Basisinformation 288
18.3 Wichtige Energieträger 293
18.4 Ernährungsformen 304
18.5 Therapiekonzepte bei spezifischen Erkrankungen 312

> Lass Nahrung Deine Medizin sein
> und Medizin Deine Nahrung!
> Hippokrates (460–377 v.Chr.)

18.1
Definition

Über die Ernährung wird der Organismus mit den essenziellen Nährstoffen und gesundheitsfördernden Inhaltsstoffen, wie Kohlenhydraten, Proteinen, Fetten, Mineralien, Spurenelementen, Vitaminen, sekundären Pflanzenstoffen, Ballaststoffen und Wasser, versorgt. Sie sind Grundlage für Wachstum und Körperfunktionen, gleichen natürliche Substanzverluste aus und erhalten die Struktur des Körpers. Die Zufuhr erfolgt durch die tägliche Nahrungsaufnahme.

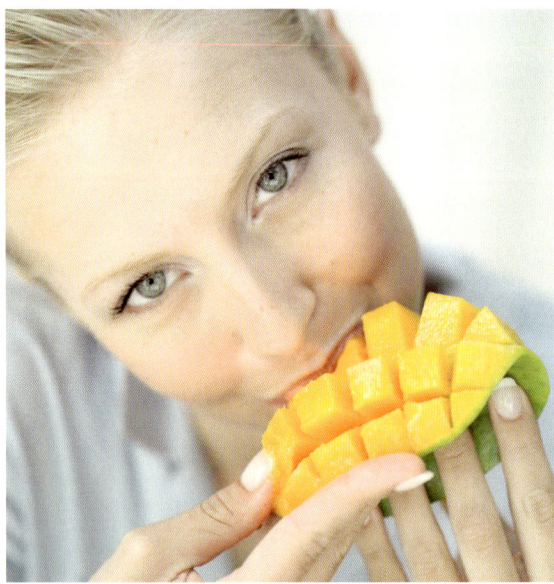

▶ Abb. 18.1 Mango hat einen hohen Vitamin A- und C-Gehalt.

Ernährungstherapie ist definiert als Behandlung insbesondere von Stoffwechselkrankheiten durch gezielte Um- und Einstellung der Ernährung. Die Bedeutung sowohl krankmachender als auch gesundheitsfördernder Nahrungsinhaltsstoffe hinsichtlich der Prävention verschiedener Erkrankungen wurde lange Zeit unterschätzt. Eine ausgewogene Ernährung liefert alle notwendigen Nährstoffe in angemessener Menge. Das Verhältnis der brennwertliefernden Nährstoffe ist definiert, die Zufuhr an Vitaminen, Mineralstoffen, Spurenelementen, sekundären Pflanzenstoffen und Wasser in den D-A-CH-Referenzwerten in Form von Empfehlungen, Schätz- und Richtwerten angegeben [19].

18.2
Basisinformation

18.2.1 Geschichte

Der bewusste Umgang mit Essen und Trinken ist eine Dimension der menschlichen Kultur und aller Religionen (▶ Kap. 10 Ordnungstherapie). Schon im Corpus Hippokraticum wurde der „diaita", der Lehre von einer gesunden Lebensweise, ein fester Platz eingeräumt. Krankheiten resultierten aus dem Ungleichgewicht der vier Körpersäfte Blut, Schleim, gelbe und schwarze Galle. Symptome der Erkrankungen zeigen das Bestreben des Körpers, kranke Säfte unschädlich zu machen und auszustoßen. Diese Bestrebungen des Körpers sollen durch Lebensumstellung, Diät, Arzneimittel und operative Eingriffe unterstützt werden. Im Corpus Hippokraticum findet sich die bis heute aktuelle Aussage: „Wenn wir jedem Individuum das richtige Maß an Nahrung und Bewegung zukommen lassen könnten, hätten wir den sichersten Weg zur Gesundheit gefunden."

Anregungen für ernährungsabhängige Erkrankungen lieferte auch Theophrastus Bombastus von Hohenheim (1493–1541), bekannt unter dem Namen **Paracelsus**.

Seiner Meinung nach waren Rheumatismus, Gicht und Gallensteine Stoffwechselerkrankungen, die durch die vorbeugende und heilende Wirkung einer natürlichen Lebensweise verhindert werden können.

Als Reformator im Gesundheitswesen galt **Christoph Wilhelm Hufeland** (1762–1836) (▶ **Kap. 8** Geschichte der Naturheilkunde). In seinem 1796 veröffentlichten Werk *Die Kunst, das menschliche Leben zu verlängern* [37] verdeutlicht er die Wichtigkeit einer besonderen Ernährung und eines harmonischen Lebensstils. Er plädierte für die Nutzung der Heilkraft der Natur und für die Anwendung von Diätetik und physikalischer Therapie und hatte damit einen großen Einfluss auf die naturheilkundliche Bewegung.

Der Arzt **Maximilian Oskar Bircher-Benner** (1867–1939) entwickelte die Idee der **Rohkost-Diät** und ging in seiner Schrift *Grundzüge der Ernährungstherapie auf Grund der Energetik* [9] davon aus, dass nicht der Gehalt an Nährstoffen für die Qualität der Nahrungsmittel entscheidend sei, sondern die in ihnen auf eine nicht näher bezeichnete Weise gespeicherte Sonnenenergie. Der hohe Gehalt an Sonnenenergie in der Frischkost sei unentbehrlich für Gesundung und Gesunderhaltung des Menschen; rohe Nahrungsmittel seien wertvoller als gekochte, pflanzliche Nahrung sei wertvoller als Fleisch. Behandelte oder bearbeitete Lebensmittel wie Weißmehle oder Zucker lehnte er ab. Das bekannteste Gericht seiner Diät war das „Bircher Müesli", ein Rohkostgericht, das nach Bircher-Benner mit der Nahrung der Schweizer Alphirten verwandt ist, deren Lebensweise ihm als besonders gesund und vorbildlich galt.

Als Pionier der Vollwert-Ernährung galt der Arzt und Ernährungswissenschaftler **Werner Georg Kollath** (1892–1970). In seinem 1950 veröffentlichten Buch *Der Vollwert der Nahrung und seine Bedeutung für Wachstum und Zellersatz* [47] erklärt Kollath Grundsätze der „Vollwert-Lehre" und setzt sich für die Verbreitung der Vollwerternährung ein. Wichtigste Grundlage seiner Vollwertkost bildeten eigene Forschungen und Erkenntnisse. „Lasst unsere Nahrung so natürlich wie möglich sein" war seine Devise. Seine Auseinandersetzung mit der herkömmlichen analytischen Medizin und Ernährungslehre ließen ihn immer stärker an deren Aussagekraft und Wahrheitsgehalt zweifeln. Kollath führte langfristig und ganzheitlich angelegte Untersuchungen an Nagetieren mit Mangelernährung durch.

In seiner Ernährungslehre unterschied Kollath **sechs Gruppen der Nahrung**, deren Wertigkeit von Stufe 1 bis zu Stufe 6 abnahm:

- Stufe 1: unverändertes Rohmaterial
- Stufe 2: mechanisch aufgeschlossenes, zerkleinertes Material
- Stufe 3: durch Fermentation aufgeschlossenes Material
- Stufe 4: erhitztes Material
- Stufe 5: konserviertes Material
- Stufe 6: präpariertes Material

Die Stufen 1–3 bezeichnete er als „**Lebensmittel**", die Stufen 4–6 als „**Nahrungsmittel**". Letztere gelten nicht als gesunde Ernährung. Stufe 4 und 5 können zur Kalorienzufuhr dienen, Stufe 6 ist abzulehnen.

Der Arzt **Max Otto Bruker** (1909–2001) wurde Ende der fünfziger Jahre bekannt durch seinen vehementen Kampf gegen den Industriezucker. Er unterschied zwischen „ernährungsbedingten", „lebensbedingten" und „umweltbedingten Erkrankungen", legte in seiner ärztlichen Praxis vorrangig Wert auf die Beseitigung der Krankheitsursachen und setzte traditionelle Behandlungsmethoden der Naturheilkunde und die Umstellung der Ernährungsgewohnheiten ein. Als Vertreter der Vollwert-Ernährung propagierte er den Verzehr von „Frischkornbrei" und Vollkornbrot.

Die Vollwert-Ernährung des späten 20. und 21. Jahrhunderts basiert auf den Erkenntnissen Kollaths. Ihr wichtigster Vertreter ist der Gießener Ernährungswissenschaftler **Claus Leitzmann**. Gemeinsam mit seinen Mitarbeitern passte er Kollaths sechsstufiges Modell an die Gegebenheiten und Bedürfnisse des späten 20. Jahrhunderts an und entwickelte ein einfacheres und funktionaleres Vierstufenmodell. Die moderne Vollwert-Ernährung soll eine hohe Lebensqualität, insbesondere Gesundheit, Schonung der Umwelt und weltweit soziale Gerechtigkeit fördern. Sie basiert auf definierten Grundsätzen, die sowohl Gesundheitsverträglichkeit als auch Umwelt- und Sozialverträglichkeit einbeziehen.

18.2.2 Grundkomponenten

Die Ernährung des Menschen besteht im Wesentlichen aus **sieben Grundkomponenten**, die die unterschiedlichsten Aufgaben erfüllen. **Kohlenhydrate** und **Fette** stellen die wichtigsten Energiequellen dar. Für Körperwachstum, Regeneration und nahezu alle regulatorischen Prozesse sind als dritter energieliefernder Nährstoff **Proteine** sowie **Vitamine, Mineralstoffe** und **Spurenelemente** von entscheidender Bedeutung.

Eine weitere Gruppe der gesundheitsfördernden Inhaltsstoffe unserer Nahrung sind die **sekundären Pflanzenstoffe,** die wie die Ballaststoffe nur von Pflanzen gebildet werden. Eine einheitliche Definition des Begriffs „sekundäre Pflanzenstoffe" existiert bislang nicht. Nach Leitzmann et al. sind sie als Teilgruppe der bioaktiven Substanzen „gesundheitsfördernde Inhaltsstoffe von Lebensmitteln, die keinen Nährstoffcharakter im engeren Sinne besitzen" [52, S. 80]. Im Gegensatz zu den primären Pflanzenstoffen (Kohlenhydrate, Fett und Protein) dienen sie im sekundären Stoffwechsel von Pflanzen als Abwehrstoffe und Wachstumsregulatoren und kommen nur in geringen Konzentrationen vor. Es wird vermutet,

18 Ernährungstherapie

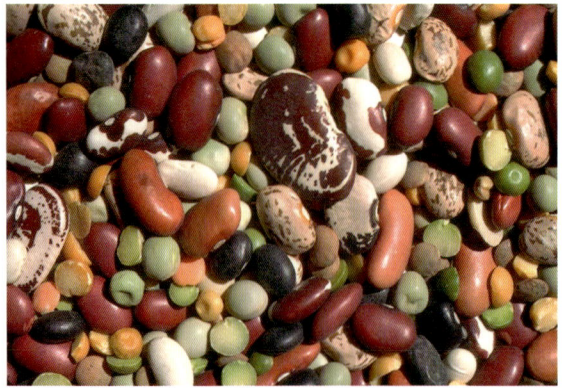

▶ **Abb. 18.2** Hülsenfrüchte: wertvolle Proteinlieferanten.

dass 60 000–100 000 sekundäre Pflanzenstoffe in der Natur existieren. Allerdings wurden diesbezüglich bisher nur etwa 5 % der Pflanzen der Erde chemisch analysiert. Da früher insbesondere die gesundheitsschädlichen Eigenschaften der sekundären Pflanzenstoffe betrachtet wurden, entstand die Bezeichnung „antinutritive Inhaltsstoffe". Heute stehen vornehmlich die protektiven Wirkungen im Vordergrund.

Das **gesundheitsfördernde Potenzial** dieser sekundären Pflanzenstoffe konnte inzwischen in zahlreichen Studien dargelegt werden. In ihrem Buch *Bioaktive Substanzen in Lebensmitteln* [73] zeigten Watzl und Leitzmann auf, dass ein erhöhter Verzehr z. B. von Kohlarten, Tomaten, Hülsen- und Zitrusfrüchten in zahlreichen epidemiologischen und tierexperimentellen Studien zu einer geringeren Häufigkeit bestimmter Krebsarten führte. Daraus wurde abgeleitet, dass die regelmäßige Zufuhr bestimmter sekundärer Pflanzenstoffe eine wichtige Bedeutung für die Erhaltung von Gesundheit und Leistungsfähigkeit haben kann [45].

Ein Teil der Ballaststoffe wird durch die Enzyme der Mikroorganismen im Dickdarm fermentiert. Dabei entstehen neben Gasen auch kurzkettige Fettsäuren, die vom Menschen verwertet werden können. Die dabei gewonnene Energie ist jedoch auf Grund der geringen Zufuhr von Ballaststoffen zu vernachlässigen.

Nährstoffbedarf

In welcher Menge der Körper essenzielle Substanzen zur Aufrechterhaltung aller Körperfunktionen benötigt, ist nicht für alle Nährstoffe geklärt, da der Bedarf schwer bestimmbar und individuell sehr unterschiedlich ist. Faktoren, die den Nährstoffbedarf beeinflussen, sind Geschlecht, Alter, Körpergröße, Körpergewicht, körperliche Aktivität, Stress, physiologischer Status, Gesundheitsstatus, Ernährungsgewohnheiten und die Aufnahme von Fremdstoffen oder Pharmaka [51].

Trotz der Problematik, den Nährstoffbedarf nur schwer ermitteln und nicht verallgemeinern zu können, werden von unterschiedlichen nationalen und internationalen wissenschaftlichen Gremien Nährstoffempfehlungen ausgesprochen. In Deutschland gelten die Referenzwerte der Deutschen Gesellschaft für Ernährung (DGE), die in Zusammenarbeit mit der Österreichischen Gesellschaft für Ernährung (ÖGE), der Schweizer Gesellschaft für Ernährungsforschung (SGE) sowie der Schweizer Vereinigung für Ernährung (SVE) erarbeitet wurden [19].

Die **D-A-CH-Referenzwerte der DGE, ÖGE, SGE und SVE für die Nährstoffzufuhr** richten sich an definierte Bevölkerungsgruppen und sind für einzelne Personen nur als Orientierung zu sehen. Sie beinhalten **Empfehlungen**, **Schätzwerte** und **Richtwerte**. Die empfohlenen Nährstoffangaben sollen nahezu alle Personen der jeweils angegebenen Bevölkerungsgruppe vor ernährungsabhängigen Gesundheitsschäden schützen und die Voraussetzung für volle Leistungsfähigkeit gewährleisten.

Der innerhalb einer Bevölkerungsgruppe statistisch erfasste, reale Nährstoffbedarf ist allerdings wesentlich geringer. So ergibt die Nährstoffempfehlung aus dem Grundbedarf plus Mehrbedarf der definierten Bevölkerungsgruppe – abhängig von Geschlecht, Alter, Wachstum, Schwangerschaft, Stillen sowie von körperlicher Leistung, Klima, Krankheiten, Stress etc. – den durchschnittlichen Gruppenbedarf. Um Unzulänglichkeiten der Bedarfsermittlung zu kompensieren, wird dieser Gruppenbedarf auf empirischer Grundlage um 20–30 % (bis maximal 60 %) erhöht.

Für Vitamin E und K, Betacarotin, Biotin, Pantothensäure und einige Spurenelemente wurden Schätzwerte festgelegt, die als Hinweise auf eine angemessene und gesundheitlich unbedenkliche Zufuhr zu sehen sind.

Die Richtwerte für Fett, Cholesterin, Kohlenhydrate, Ballaststoffe, Alkohol, Wasser oder Fluorid dienen der Orientierung, wenn eine Regelung der Zufuhr innerhalb bestimmter Grenzen aus gesundheitlichen Gründen notwendig ist.

Die Zufuhr von sekundären Pflanzenstoffen ist mangels wissenschaftlicher Untersuchungen zur Ermittlung des Bedarfs nicht validiert. Aus dem Konsum von tägl. 450–600 g Gemüse und 300–400 g Obst, von Vollkornprodukten, Hülsenfrüchten, Nüssen und Ölsaat resultiert eine nach heutigen Erkenntnissen ausreichende Zufuhr von sekundären Pflanzenstoffen. Ihre Beteiligung an der präventiven Wirkung verschiedener Krankheiten ist unbestritten [19].

Nährstoffrelationen

Nach den Empfehlungen der DGE sollten Kohlenhydrate, Fett und Proteine in folgenden Anteilen aufgenommen werden:
- Kohlenhydrate: tägl. > 50 Energieprozent
- Fett: tägl. 30 Energieprozent
- Protein: tägl. 8–10 Energieprozent

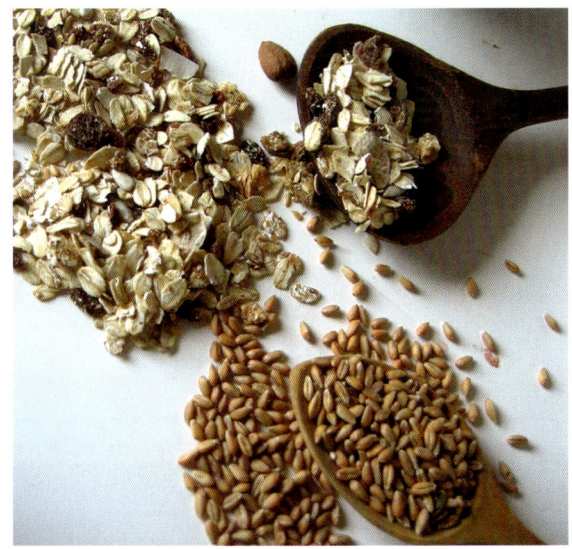

▶ **Abb. 18.3** Getreide hat einen hohen Sättigungswert.

Für die Deckung des Energiebedarfs spielen Kohlenhydrate und Fette die wichtigste Rolle. Richtwerte für die Zufuhr der Kohlenhydrate müssen den individuellen Energiebedarf, den Bedarf an Protein und die Richtwerte für die Fettzufuhr berücksichtigen. Eine vollwertige und gesundheitsfördernde Ernährung sollte im Rahmen einer sinnvollen Begrenzung der Fett- und Eiweißzufuhr für gesunde Erwachsene einen Kohlenhydratanteil von 50 % der zugeführten Energie und mehr in Form von vorzugsweise **komplexen Kohlenhydraten** enthalten, was bei einem Physical-Activity-Level (PAL) von 1,4 für Frauen tägl. ca. 230 g und für Männer ca. 300 g Kohlenhydraten entspricht. Der Faktor 1,4 gilt als Mehrfaches des Grundumsatzes für Menschen mit sitzender Tätigkeit und wenig körperlich anstrengenden Freizeitaktivitäten und bezieht den Energiebedarf der körperlichen Aktivität mit ein.

Stärkehaltige und ballaststoffreiche Lebensmittel, wie Getreide, Getreideerzeugnisse, möglichst aus Vollkorn, Gemüse, Obst, Hülsenfrüchte und Kartoffeln, besitzen zudem durch ihr großes Volumen einen hohen Sättigungswert und enthalten neben Vitaminen und Mineralstoffen zahlreiche sekundäre Pflanzenstoffe [22, 67].

> **T Therapeutische Empfehlung**
> Eine hohe Zufuhr an isolierten Kohlenhydraten, insbesondere Mono- und Disacchariden sowie raffinierter und modifizierter Stärke, sollte vermieden werden [19].

Vergleicht man die Empfehlungen der DGE mit empirischen Daten, z.B. aus der **V**erbundstudie **E**rnährungserhebung und **R**isikofaktoren **A**nalytik (VERA) [33], so wird ersichtlich, dass die Kohlenhydratzufuhr mit 42 % der Nahrungsenergie für Frauen und 40,6 % für Männer deutlich unter den Zufuhrempfehlungen liegt (▶ Tab. 18.1). Die Proteinzufuhr von 14,2 % der Nahrungsenergie für Männer und 14,4 % für Frauen liegt dagegen erheblich über der empfohlenen Menge. Bei der Fettzufuhr liegen die Frauen mit 42 % der Nahrungsenergie und die Männern mit 39,2 % um fast 10 und 12 % über der empfohlenen Zufuhr.

> **T Therapeutische Empfehlung**
> Die Empfehlungen für die Zufuhr von Proteinen gelten für **gesunde Menschen**. Bei bestimmten Erkrankungen kann der Proteinbedarf weitaus höher liegen, während bei anderen wiederum eine Proteinrestriktion bis zum minimalen Erhaltungsbedarf angezeigt sein kann.

Nahrungsenergiezufuhr

Die Nahrungsenergieaufnahme ist in den letzten Jahrzehnten in Deutschland immer weiter angestiegen und übersteigt im Durchschnitt deutlich die empfohlene Zufuhr (▶ Tab. 18.1). Hyperkalorische Ernährung ist wesentlich verantwortlich für die Entstehung von Übergewicht, Adipositas und einer Vielzahl damit assoziierter Erkrankungen.

Bei den Empfehlungen für die Nahrungsenergiezufuhr wird der **durchschnittliche Bedarf der jeweiligen Bevölkerungsgruppe** als Richtwert gewählt, was allerdings bedeutet, dass diese Empfehlungen für die Hälfte der Personen zu niedrig sind. Vor dem Hintergrund der ohnehin zu hohen Nahrungsenergieaufnahme in den westlichen Industrieländern ist diese Handhabung jedoch gerechtfertigt. Die Richtwerte für die Energiezufuhr sind nicht ohne Weiteres auf einzelne Personen anwendbar, da neben Geschlecht, Körpermasse und Alter vor allem die **körperliche Aktivität** den Energieumsatz des Individuums bestimmt. Der tatsächliche Energiebedarf einer einzelnen Person kann nur durch regelmäßige Gewichtskontrollen beurteilt werden.

> **T Therapeutische Empfehlung**
> Übergewicht als Folge einer den individuellen Energiebedarf chronisch überschreitenden Energieaufnahme hat deutliche Auswirkungen auf die Gesundheit; begünstigt werden z.B. die Entstehung von Diabetes mellitus, KHK, Hypertonie, Hyperurikämie, Gallensteinen, degenerativen Skeletterkrankungen und verschiedenen Krebsarten [75].

Jüngste Entwicklungen zeigen mittlerweile eine permanent überschrittene Zufuhr aller energieliefernden Nährstoffgruppen (▶ Tab. 18.1).

18.2.3 Wirkungen

Die Vollwert-Ernährung deckt den Bedarf des Organismus an essenziellen Nährstoffen schon bei relativ niedrigem Energiegehalt. Die eingeschränkte Aufnahme von tierischem Protein, gesättigten Fettsäuren und Zucker

18 Ernährungstherapie

▶ **Tab. 18.1** Altersabhängigkeit der ermittelten Aufnahme von Nährstoffen (in Prozent der D-A-CH–Referenzwerte) für Deutschland (aus [21]).

Alter	Energie		Protein		Fett		Kohlenhydrate		Zucker in % der aufgenommenen Energie/Tag (Gesamtbevölkerung)	
	Männer	Frauen	Männer	Frauen	Männer	Frauen	Männer	Frauen	Monosaccharide	Disaccharide
19–25	91,5	108	129,5	132,5	110,5	121	79,5	99,5	7,7	16,8
25–51	103,5	121,5	140	166	123	145,5	80,5	105	7,0	14
51–65	128,5	136,5	165	189	152,5	175,5	99	115,5	7,0	14,5
65 und älter	150,5	145,5	182	176	182,5	176	122,5	119,5	6,7	15,7

und eine vermehrte Aufnahme von Vitaminen, Mineralien, Spurenelementen, sekundären Pflanzenstoffen und Ballaststoffen aus nährstoffreicher Fischkost birgt wesentliche ernährungsphysiologische Vorteile. Wichtig sind neben nutritiven und metabolischen Aspekten ein ausgeglichener Wasserhaushalt, die Entsäuerung und Entgiftung des Körpers und die vorteilhafte Wirkung auf Entzündungsprozesse.

18.2.4 Wirksamkeitsnachweis

Verschiedene Studien belegen den Stellenwert der Ernährungstherapie bezüglich der präventiven und kurativen Behandlung definierter organischer Erkrankungen und Stoffwechselstörungen. So zeigten sich z. B. nach Ornish et al. [61] mittel- und langfristig positive Ergebnisse bei Herzinfarktpatienten. Appel [2] wies eine durch geringfügige Ernährungsmodifikation erzielte Blutdrucksenkung bei Hypertonikern nach. Kurzzeitiges Fasten hatte nach Kjeldsen-Kragh et al. [42] einen positiven Einfluss auf rheumatoide Arthritis.

18.2.5 Diagnostik

Wichtige Voraussetzungen sind allgemeine Anamnese, Ernährungsanamnese, körperliche Untersuchung, Laboruntersuchungen sowie bei Notwendigkeit die erforderliche Stuhldiagnostik. Die Ernährungsanamnese kann anhand eines **Fragebogens** bzw. eines über mehrere Tage erhobenen **Ernährungsprotokolls** erfolgen.

Wichtig sind Art und Menge der aufgenommenen Nahrung bzw. die Erfassung der Verzehrhäufigkeit von Lebensmittelgruppen oder einzelner Lebensmittel, vorausgegegangene Diätformen und psychosoziale Komponenten zur Einschätzung des Ernährungsverhaltens bzw. der Ernährungsgewohnheiten.

> **Therapeutische Empfehlung**
> Bei Unverträglichkeiten jeglicher Art ist eine **Stuhldiagnostik** unverzichtbar, da sich hier wichtige Hinweise auf mögliche Ursachen ergeben.

18.2.6 Indikationen

Eine gesunde Ernährung ist bei chronischen Erkrankungen unabdingbar. Insbesondere folgende Krankheitsbilder werden günstig beeinflusst:
- Stoffwechselerkrankungen (Diabetes mellitus Typ 2, Fettstoffwechselstörungen, Gicht)
- Herz-Kreislauf-Erkrankungen (Arteriosklerose, arterielle Hypertonie)
- Erkrankungen des Verdauungsapparates (Obstipation, Gallensteine, chronische entzündliche Darmerkrankungen, Pankreaserkrankungen, spezifische und unspezifische Unverträglichkeiten)
- Nieren-, Krebserkrankungen, Allergien, Osteoporose
- entzündliche und degenerative Erkrankungen

> **Merke:** Im Sinne der Prävention ernährungsabhängiger Erkrankungen ist eine Umstellung auf Vollwertkost auch bei Gesunden von Vorteil.

18.2.7 Abrechnung

GOÄ

In ▶ Tab. 18.2 finden sich ausgewählte Leistungen aus der GOÄ, die im engeren oder weiteren Sinne dem ernährungsmedizinischen Leistungsspektrum zugeordnet werden können. Die Liste kann aufgrund der Eigenschaft der Ernährungsmedizin als Querschnittsfach keinen Anspruch auf Vollständigkeit erheben. Einzelne Leistungen sind in üblicher Weise als Analogleistungen gekennzeichnet, da ihr Leistungsinhalt in der GOÄ nicht abgebildet ist, eine entsprechende Berechnung jedoch meist akzeptiert wird.

▶ **Tab. 18.2** Abrechnung der Ernährungstherapie nach GOÄ.

GOÄ Nr.	Kurzlegende	1-fach/€	2,3-fach/€	3,5-fach/€
20	Beratungsgespräch in Gruppen von 4–12 Teilnehmern	6.99	16.09	24,48
A 30	ausführliche ernährungsmedizinische Anamnese bei Nahrungsmittel-Unverträglichkeiten (z. B. Fruktosemalabsorption/Laktoseintoleranz), Dauer mindestens 60 Min.	52,46	120,65	183,60
A 31	ernährungsmedizinische Folgeanamnese, Dauer mindestens 30 Min.	26,23	60,33	91,80
33	strukturierte Schulung einer Einzelperson mit einer Mindestdauer von 20 Min.	17,49	40,22	61,20
34	Erörterung (Dauer mindestens 20 Min.) der Auswirkungen einer Krankheit auf die Lebensgestaltung	17,49	40,22	61,20
76	schriftlicher Diätplan, individuell für den einzelnen Patienten aufgestellt	4,08	9,38	14,28

EBM

Von wenigen Ausnahmen abgesehen gibt es im EBM 2000plus keine spezifischen ernährungsmedizinischen Abrechnungsziffern. Die entsprechenden Leistungen sollen in den allgemeinen Betreuungsziffern abgebildet sein.

18.3 Wichtige Energieträger

18.3.1 Kohlenhydrate

Die **Monosaccharide Glukose** und **Fructose** sind in nennenswerten Mengen nur in Nahrungsmitteln wie Früchten und Honig enthalten. Das **Disaccharid Saccharose** ist das bedeutendste Süßungsmittel. **Oligosaccharide** findet man in Lebensmitteln nur in ganz geringen Mengen, im Unterschied zu den **Polysacchariden**, deren wichtigsten Anteil die Stärke darstellt. Man findet sie vor allem in Getreide, Kartoffeln und Hülsenfrüchten. Die **Polysaccharide Lignin**, **Zellulose**, **Hemizellulose** und **Pektin** sind unverdaulich, gelten als Ballaststoffe und sind fast ausschließlich Bestandteile pflanzlicher Lebensmittel.

Unverdauliche Kohlenhydrate haben vor allem Ballaststofffunktion und entfalten durch Faserstruktur, Wasserbindungsvermögen, Fermentierbarkeit und Adsorptionsfähigkeit verschiedene gesundheitsfördernde Wirkungen (▶ Tab. 18.3). Sie wirken nicht isoliert, sondern in Verbindung mit den in der Nahrung enthaltenen Nähr- und Begleitstoffen, was einen Verzehr ballaststoffhaltiger Lebensmittel im Rahmen einer gesunden Ernährung sinnvoll macht [45]. Bekannt sind die positiven Wirkungen bei Erkrankungen wie Obstipation oder Diabetes mellitus, Hypercholesterinämie und anderen Stoffwechselerkrankungen.

Wirkungen

Blutzuckerwirksamkeit

Die Blutzuckerwirksamkeit kohlenhydrathaltiger Lebensmittel ist abhängig von der Struktur der enthaltenen Kohlenhydrate, der Zusammensetzung der Nährstoffe und dem Verarbeitungsgrad der Lebensmittel. Isolierte Mono-, Di- oder Polysaccharide (Zucker, Süßigkeiten, Weißbrot, Kuchen, geschälter Reis) werden schnell resorbiert und führen zu einer hohen Insulinantwort. Kohlenhydrate mit hohem Ballaststoffanteil (Vollkorngetreide, ungeschälte Hülsenfrüchte, Obst und Gemüse) bewirken eine verzögerte Magenentleerung infolge der Gelbildungsfähigkeit wasserlöslicher Ballaststoffe, die den Pylorus nur langsam passieren. Dies bewirkt eine **Verzögerung der Glukoseresorption** und damit eine **deutlich niedrigere Insulinsekretion**.

Neue Erkenntnisse weisen darauf hin, dass hohe Insulinspiegel langfristig Atherosklerose fördern und möglicherweise mit Morbus Alzheimer korrelieren [27]. Bei einer überschießenden Insulinsekretion kann der anschließende Abfall des Blutzuckerspiegels unter Normalwerte zu Unwohlsein und Heißhunger führen. Dies

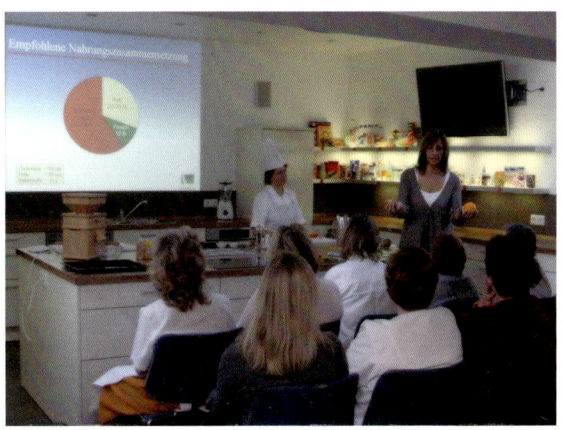

▶ **Abb. 18.4** Gesundheitstraining in der Lehrküche.

begünstigt vor allem eine Überernährung und eine Zunahme des Körpergewichtes. Besonders betroffen sind Menschen mit hoher Bauchfetteinlagerung, deren Blutinsulinspiegel sich meist weit über dem Normalwert befindet. Insulin stimuliert das Enzym Lipoprotein-Lipase, das für Einlagerung und Verbleib von Fett in den Fettzellen sorgt, und hemmt die Carrierfunktion des Carnitins und damit den Abtransport und die Verbrennung freier Fettsäuren in der Mitochondrienmatrix der Muskelzellen. Des Weiteren steigert Insulin die Serotoninausschüttung im Gehirn, was Wohlbefinden auslöst und die Schmerzgrenze erhöht. Dieser Mechanismus könnte unter anderem eine Art „Sucht" nach Süßigkeiten erklären.

> **T Therapeutische Empfehlung**
> Ballaststoffreiche und wenig verarbeitete Kohlenhydrate enthalten in der Regel viel mehr Vitamine, Mineralstoffe, Spurenelemente und sekundäre Pflanzenstoffe und stellen zudem ein geringeres Kariesrisiko dar. Gegenüber einfachen Zuckern, isolierten Stärken und Weißmehlen sind sie zu bevorzugen.

Sättigung

Die Sättigungswirkung eines Lebensmittels wird besonders beeinflusst von seiner **Konsistenz** und der damit verbundenen Kauintensität und Kaudauer beim Verzehr. Die Konsistenz wird auch durch den Wasser- und Ballaststoffgehalt bestimmt. Durch intensives Kauen unerhitzter oder naturbelassener, wenig verarbeiteter Lebensmittel wird vermehrt Speichel abgesondert, der zur Magenfüllung und somit auch zur Sättigung beiträgt. Außerdem werden durch das lange und intensive Kauen physiologische Sättigungsmechanismen aktiviert, die erst nach ca. 20 Min. in Gang gesetzt werden. Die heute übliche Kost ist häufig mechanisch zerkleinert, stark verarbeitet, konzentriert und oft auch noch hoch erhitzt und führt so zur Aufnahme von zuviel Nahrungsenergie bei einem zu geringen Kauaufwand [45].

Ein weiterer Aspekt ist die **Magenfüllung**. Ist der Magen gefüllt, tritt vorerst Sättigung ein, die relativ unabhängig vom Energiegehalt der Mahlzeit ist. Beim Verzehr von Mahlzeiten mit hoher Energiekonzentration wird eine wesentlich höhere Energiemenge pro Magenfüllung aufgenommen.

▶ **Tab. 18.3** Ballaststoffe und ihre Wirkungen (aus [45]).

Ballaststoffe	Primäre Wirkungen	Sekundäre Effekte	Ernährungsphysiologisch relevante Konsequenzen
Faserstruktur	• erhöhter Kauaufwand (Kaudauer, Kaudruck) • erhöhte Speichelsekretion • langsamere Nahrungsaufnahme • große Magen- und Darmfüllung	• Zahnreinigung und Neutralisation von Säuren • frühere und stärkere Sättigungswirkung	• bessere Zahngesundheit • bessere Darmgesundheit • niedrigeres Körpergewicht
Wasserbindungsvermögen, Quellfähigkeit, Viskosität	• verzögerte Magenentleerung • Einschluss von Nährstoffen, Enzymen und Gallensäuren • erhöhte Darmfüllung • Substrate für bakterielle Fermentation • erhöhtes Stuhlgewicht und Stuhlvolumen	• längere Sättigungswirkung • langsamere enzymatische Hydrolyse • verzögerte Nährstoffresorption • verminderte Gallensäurenrückresorption • bakterielle Bildung kurzkettiger Fettsäuren • normale Transitzeit	• niedrigeres Körpergewicht • niedrigere und gleichmäßigere Blutzuckerverläufe • verminderte Blutcholesterinspiegel • Normalisierung der Stuhlfrequenz • leichtes Absetzen des Stuhls
Fermentierbarkeit	bakterielle Bildung kurzkettiger Fettsäuren	• Senkung des pH-Wertes im Kolon • positive Wirkung auf qualitative und quantitative Zusammensetzung der Darmflora • eingeschränkte Bildung von sekundären Gallensäuren • Hemmung der Cholesterinsynthese • Energielieferant • Wachstum und Differenzierung von Mukosazellen	• verminderte Blutcholesterinspiegel • Verminderung des Darmkrebsrisikos
Adsorptionsfähigkeit und Ionenaustausch	• Pufferung der Magensäure • Bindung von Gallensäuren • Bindung organischer Schadstoffe • Bindung von Mineralstoffen	• verringerte Gallensäurewirkung • verringerte Verfügbarkeit von Schadstoffen • verringerte Verfügbarkeit von Mineralstoffen	• verminderte Blutcholesterinspiegel • verminderte Toxizität von Schadstoffen • Verminderung des Darmkrebsrisikos

✱ **Merke:** Ballaststoffreiche Lebensmittel führen bei geringerer Energiedichte und intensiviertem und längerem Kauaufwand zu einer schnelleren und anhaltenderen Magenfüllung als ballaststoffarme, wirken also länger sättigend (▶ Tab. 18.3).

Bedeutung der Ballaststoffe
Ballaststoff ist ein Sammelbegriff für teilweise oder völlig unverdauliche, meist pflanzliche Nahrungsbestandteile. Sie sind wasserlöslich oder wasserunlöslich.

Wasserlösliche Ballaststoffe sind Pektin (in Zellwänden von Obst), Inulin (Topinambur), Samenschleime (Johannisbrotkernmehl, Guarkernmehl, Tarakernmehl, Leinsamenschleim) und Meeresalgenextrakte (z. B. Agar). Sie bilden im Magen hochviskose Gele, die z. B. zu einer längeren Verweildauer des Speisebreis im Magen, zu einer anhaltenderen Sättigung und einer geringeren Blutzuckerwirksamkeit führen.

✱ **Merke:** Die wichtigsten Eigenschaften und Funktionen der Ballaststoffe im Stoffwechsel beruhen auf der Faserstruktur, dem Wasserbindungsvermögen, der Fermentierbarkeit und der Adsorptionsfähigkeit (▶ Tab. 18.3).

Wasserunlösliche Ballaststoffe bleiben trotz ihrer hohen Wasserbindekapazität als Partikel erhalten. Am bekanntesten sind neben der **Zellulose** (pflanzliche Gerüstsubstanz) **Hemizellulose** (Endosperm vom Getreide, Membranbestandteile in Obst, Gemüse, Kaffee und Kakao) und **Lignin** (in pflanzlichen Zellmembranen).

Als unmittelbare Folge ballaststoffarmer Ernährung gilt Obstipation, die wiederum Erkrankungen wie Divertikulose, Darmkrebs und Hämorrhoiden begünstigt. Auch Karies, Übergewicht, Gastritis, Gallensteine, Diabetes mellitus, Hypercholesterinämie, Hypertonie und Atherosklerose stehen in ursächlichem Zusammenhang mit einer ungenügenden Aufnahme von Ballaststoffen.

Kohlenhydratzufuhr
Allgemeine Kriterien
Die DGE empfiehlt, weniger als 10 % der aufgenommenen Energiemenge als Zucker zuzuführen [19].

Es wird ein moderater Umgang mit isolierter Glukose (Traubenzucker) bzw. isolierter Saccharose (Haushaltszucker) und isolierter Fructose (Fruchtzucker) empfohlen. Die gesundheitlichen Folgen eines hohen Saccharose-Glukose-Konsums, wie Karies, Obstipation, Übergewicht, pathologische Verschiebung der physiologischen Darmflora, Unverträglichkeiten, entzündliche Hautveränderungen etc. sind ausreichend belegt. In Tierversuchen wurde auch ein Zusammenhang zwischen dem Konsum von isolierter Fructose und Übergewicht gezeigt.

Das Deutsche Institut für Ernährungsforschung bezeichnet Fruchtzucker in Getränken mittlerweile als einen **bedeutenden Dickmacher in den Industrienationen**. Während die Aufnahme von Fruchtzucker aus Obst als positiv bewertet wird, gilt der Konsum von Erfrischungsgetränken mit hohem Fructoseanteil als problematisch.

In den USA stieg der Verzehr von fructosehaltigem Mais-Sirup, eingesetzt als Süßungsmittel für Erfrischungsgetränke, in den letzten 20 Jahren um mehr als 1 000 % an; dies könnte für die dort dramatisch ansteigende Zahl der übergewichtigen Menschen mitverantwortlich sein. Dabei beruht die Gewichts- und Fettzunahme durch den Fructosekonsum nicht nur auf gesteigerter Energiezufuhr, sondern auch auf dem Einfluss der Fructose auf die Stoffwechseltätigkeit.

> **T Empfehlungen für die Praxis**
> Empfohlen wird eine Gesamt-Kohlenhydratzufuhr von > 50 % der zugeführten Nahrungsenergiemenge, wobei die zugesetzten Zuckerarten nicht mehr als 10 % der Energiezufuhr einnehmen sollten. Die derzeitige Aufnahme komplexer Kohlenhydrate liegt laut Ernährungsbericht 2004 jedoch in allen Altersgruppen deutlich unter 30 %, während die Aufnahme zugesetzter Zuckerarten deutlich über den von der WHO empfohlenen 10 Energieprozenten liegt.
>
> Die tägl. **Kohlenhydratzufuhr eines Erwachsenen** bei ausreichender körperlicher Tätigkeit könnte folgendermaßen aussehen:
> - **Vollkornbrot**: 200–300 g (4–6 Scheiben) oder 150–200 g Vollkornbrot und 40–60 g Vollkorngetreideflocken
> - **Kartoffeln**: 200–250 g oder
> - **Vollkornteigwaren**: 200–250 g (gegart) oder
> - **Naturreis**: 150–180 g (gegart)
> - **Obst**: 300–400 g
>
> Die empfohlene Menge von tägl. 400–600 g Gemüse trägt zur Kohlenhydratzufuhr nur unwesentlich bei.
>
> Als **alternative Süßungsmöglichkeiten**, in moderaten Mengen genossen, gelten
> - frisches Obst in Speisen (Müsli, Süßspeisen, Kuchen),
> - klein geschnittene Trockenfrüchte, über Nacht in Wasser (Verhältnis 1:1) eingeweicht und am nächsten Tag mit dem Einweichwasser zum „Trockenfrüchtemus" püriert (Marmeladen, Kuchenfüllungen, Desserts),
> - Honig,
> - Apfeldicksaft, Birnendicksaft, Agavendicksaft,
> - Vollrohrzucker.

Hinweise zur Kohlenhydratmenge
Insgesamt hat die Zufuhr komplexer Kohlenhydrate in den letzten Jahrzehnten zugunsten des Fett- und Eiweißkonsums abgenommen. Die Aufnahme von isolierten Zuckern wie Mono- und Disaccharide hat sich dagegen drastisch erhöht und liegt bei ca. 20–25 % der mittleren täglichen Energiezufuhr [21]. Dies resultiert aus allgemein veränderten Ernährungsgewohnheiten und übermäßigem Konsum von Süßgetränken, Süß- und Backwaren.

18 Ernährungstherapie

Eine wesentlich zu hohe Zufuhr von ballaststoffreichen Kohlenhydraten hingegen ist aus Gründen der starken Sättigungswirkung nur bedingt möglich und hat bei ansonsten bedarfsgerechter Ernährung keine negativen Auswirkungen [52].

Werden zu wenige Kohlenhydrate zugeführt, erfolgt zunächst eine Mobilisierung der Glykogenreserven des Körpers. Diese sind bereits nach einem Tag erschöpft, anschließend beginnt die **Glukoneogenese**: Durch Umbau von Pyruvat, Laktat, Glyzerin, glukogenen Aminosäuren und anderen Stoffwechselmetaboliten wird Glukose neu gebildet (▶ Kap. 19 Fastentherapie). Die Aminosäuren stammen aus dem Abbau von Körperproteinen. Körperfett wird abgebaut zu Glyzerin und Fettsäuren. Das Glyzerin dient als Substrat für die Glukoneogenese, Fettsäuren werden teilweise zu Ketonkörpern abgebaut und dienen vielen Zellen als Energiequelle. Häufen sich jedoch bei einer lang anhaltenden kohlenhydratarmen Ernährung zu viele nicht verwertete Ketonkörper im Blut an, kann es zu einer Ketoazidose kommen. Es kommt zu einer **ph-Wert-Abnahme** und zur **Beeinträchtigung verschiedener Stoffwechselprozesse** [52].

Die **Gesamt-Ballaststoffaufnahme** in Deutschland lag vor 130 Jahren bei 100 g pro Person und Tag [68]. Derzeit beträgt sie durchschnittlich 23 g pro Person und Tag [21]. Die Zufuhr von Ballaststoffen nimmt in der Regel mit höherem materiellem Wohlstand ab. Während die Bevölkerung in ländlichen Gebieten der Entwicklungsländer tägl. zwischen 50 und 120 g Ballaststoffen erhält, sind es in den Industrieländern ca. 20 g. Vegetarier nehmen mit tägl. ca. 40 g Ballaststoffen rund doppelt so viel auf [24]. Empfohlen werden **tägl. 30–40 g Ballaststoffe**. Da Ballaststoffe unterschiedliche Wirkungen haben und in unterschiedlicher Zusammensetzung vorkommen, sollten Vollkornprodukte, Gemüse, Obst, Kartoffeln und Hülsenfrüchte gleichermaßen als Ballaststofflieferanten gelten. Isolierte Ballaststoffpräparate können durch starke Bearbeitung ihre physiologischen Wirkungen verlieren.

Die unterschiedlichen Effekte der löslichen und unlöslichen Ballaststoffe sind ganz besonders mittels einer komplexen **Ernährung mit verschiedenen ballaststoffreichen Lebensmitteln** zu erzielen. Beispiele finden sich in ▶ Tab. 18.4.

> **Merke:** Eine Ernährung mit naturbelassenen Lebensmitteln, einem hohen Anteil an Salaten, Gemüse (auch Kohlgemüse, Kraut- und Wurzelgemüse), Obst, Vollkorngetreide und regelmäßigem Verzehr von Nüssen und Ölsaat sowie Hülsenfrüchten (Rohware, wöchentl. mindestens 200–300 g) gewährleistet eine ausreichende Deckung von Ballaststoffen mit unterschiedlichen Effekten.

▶ **Tab. 18.4** Beispiele für den Ballaststoffgehalt verschiedener Lebensmittel.

Lebensmittel	Ballaststoffgehalt
60 g Hülsenfrüchte (getrocknete Bohnen, Erbsen)	10 g
20 g geschroteter Leinsamen	7,8 g
125 g Heidelbeeren	6 g
200 g Pellkartoffeln	5 g
150 g Kohl und Kraut	5 g
1 Scheibe (50 g) Vollkornbrot	4 g

18.3.2 Fette

Nahrungsfette werden in **tierische und pflanzliche** sowie nach ihrem Zustand in **feste und flüssige** Fette eingeteilt (▶ Tab. 18.5). Der Energiegehalt beläuft sich auf 9 kcal/g Fett.

Etwa 93 % der Nahrungsfette sind **Triglyzeride**. Die Fettsäuren unterscheiden sich durch ihre Kettenlänge und ihren Sättigungsgrad. Kurzkettige Fettsäuren verfügen über bis zu 4 Kohlenstoffatome, mittelkettige Fettsäuren über 6–12 und langkettige Fettsäuren über mehr als 12 Kohlenstoffatome. In Nahrungsfetten sind Kettenlängen von 16, 18 und 20 am häufigsten vertreten. Außer den Triglyzeriden enthält Nahrungsfett z. B. Cholesterol, Phospholipide, Sphingomyelin, Glykolipide und Phytosterole.

Ernährungsphysiologisch bedeutsam sind der **Grad der Sättigung** und die **Lage der Doppelbindungen** (▶ Tab. 18.6). Liegt die erste zwischen dem 3. und 4. Kohlenstoffatom (vom Methylende aus gesehen), handelt es sich um eine **Omega-3-Fettsäure**. Bekannte Vertreter sind die Alphalinolensäure (ALA), die Eicosapentaensäure (EPA) und die Docosahexaensäure (DHA). Liegt die erste

▶ **Tab. 18.5** Einteilung der Nahrungsfette.

	tierische Fette/Öle	pflanzliche Fette/Öle
hoch gesättigt (fest)	• Milchfett • Schweinefett • Rinderfett	• Kokosfett • Palmkernfett
hoch ungesättigt (flüssig)	• Lebertran • Fischöle	• Olivenöl • Rapsöl • Leinöl • Sojaöl • Walnussöl • Sonnenblumenöl • Sesam-, Kürbis-, Erdnussöl • Traubenkern-, Weizenkeimöl

▶ **Tab. 18.6** Wichtige ungesättigte Fettsäuren in unserer Nahrung.

Fettsäuren	Kettenlänge: Doppelbindungen
Omega-3-Fettsäure	
Alphalinolensäure (ALA)	18:3
Eicosapentaensäure (EPA)	20:5
Docosahexaensäure (DHA)	22:6
Omega-6-Fettsäuren	
Linolsäure (LA)	18:2
Omega-9-Fettsäure	
Ölsäure (OA)	18:1

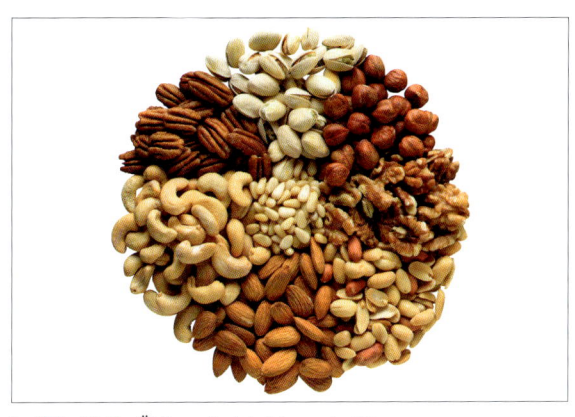

▶ **Abb. 18.5** Ölsäure findet sich u.a. in Nüssen.

Doppelbindung zwischen dem 6. und 7. Kohlenstoffatom, handelt es sich um eine **Omega-6-Fettsäure**, z. B. Linolsäure (LA) und Arachidonsäure (AA). Die Ölsäure (OA) ist eine **Omega-9-Fettsäure**, ihre erste und einzige Doppelbindung befindet sich zwischen dem 9. und 10. Kohlenstoffatom.

Die wichtigsten mehrfach ungesättigten Fettsäuren, z. B. die Linolsäure und Alphalinolensäure, sind **essenziell**, d. h. sie müssen mit der Nahrung aufgenommen werden. Sie dienen als Vorstufe für viele Gewebshormone und werden in Zellmembranen eingebaut.

✱ Merke: Tierische Fette enthalten überwiegend gesättigte Fettsäuren. Pflanzenfette, insbesondere Pflanzenöle, weisen sehr hohe Anteile von ungesättigten Fettsäuren auf. Die Relation von einfach zu mehrfach ungesättigten zu gesättigten Fettsäuren ist von ernährungsphysiologischer Bedeutung.

Vorkommen und Bedeutung

Gesättigte Fettsäuren

Sie finden sich überwiegend in
- fettreichen Fleisch- und Wurstwaren,
- Schmalz, Rindertalg,
- fettreichen Milcherzeugnissen, wie Butter, Käse und Sahne,
- fettreichen Fertigprodukten,
- fettreichen Süßwaren und Knabberartikeln,
- Kokosfett und Palmfett.

Einfach ungesättigte Fettsäuren (Omega-9-Fettsäure)

Die **Ölsäure (OA)** findet sich vor allem in Oliven- und Rapsöl, Avocado, Oliven, Nüssen (z. B. Mandeln, Macadamianüsse (▶ **Abb. 18.5**) und Samen.

Innerhalb der Gesamtfettzufuhr in der Nahrung sollte die Ölsäure mindestens **ein Drittel** ausmachen. Sie senkt das LDL-Cholesterin, aber nicht die HDL-Cholesterin-Konzentration [19].

Essenzielle mehrfach ungesättigte Omega-3-Fettsäuren

Alphalinolensäure ist in Lein-, Raps- und Walnussöl, Sojaprodukten, aber auch in den Chloroplasten grüner Blattgemüse, z. B. Portulak, Spinat, Kohlgemüse oder auch Linsen (▶ **Abb. 18.6**) enthalten.

Eicosapentaensäure und **Docosahexaensäure** kommen hauptsächlich in Fischen, insbesondere in Kaltwasser-Seefischen wie Hering, Makrele, Seelachs und Thunfisch, vor. Binnenfische enthalten wesentlich weniger Omega-3-Fettsäuren.

Bei den üblich verzehrten Landtieren ist der Gehalt an Omega-3-Fettsäuren sehr niedrig, während wild lebende Tiere einen weitaus höheren Anteil bieten. **Weidehaltung von Wiederkäuern mit Grünfütterung** führt zu einem hohen Anteil essenzieller Fettsäuren mit einem niedrigen Omega-6-Omega-3-Fettsäurenverhältnis. Auch Milchprodukte von Tieren aus der Weidehaltung enthalten einen höheren Anteil an Omega-3-Fettsäuren [45].

EPA und DHA können im Organismus in begrenzten Mengen aus der Alphalinolensäure synthetisiert werden. Die wünschenswerte Zufuhr an Omega-3-Fettsäuren liegt bei **0,5 % der Gesamtenergiezufuhr**, was beim Erwachsenen etwa 1000–2000 mg/d entspricht. Das in der Nahrung zugeführte Mengenverhältnis von Omega-6 zu Omega-3-Fettsäuren sollte 5:1 aufweisen, tatsächlich aber liegt das Verhältnis derzeit in Deutschland bei 8:1 [19]. Die Zufuhr von Omega-3-Fettsäuren sollte zu Lasten der Zufuhr von Omega-6-Fettsäuren gesteigert werden, zumal die hohe Zufuhr der Omega-6-Fettsäuren das Enzym, das die Omega-3-Fettsäuren umbaut, kompetitiv hemmt. Neben ihren essenziellen Funktionen können Omega-3-Fettsäuren erhöhte LDL-Cholesterin- und Triglyzerid-Werte normalisieren.

Die höhere Aufnahme von EPA und DHA aus Lebensmitteln führt dazu, dass die Arachidonsäure aus Membranphospholipiden in fast allen Zellen ersetzt wird, und

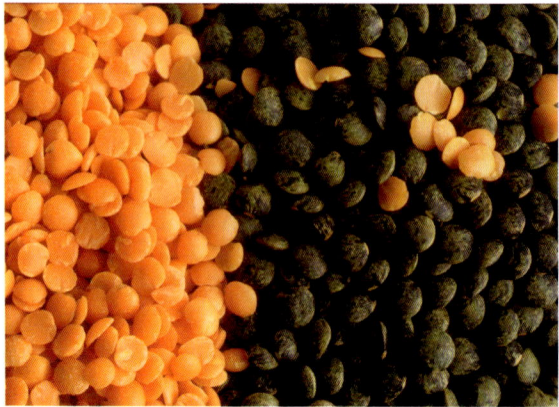

▶ Abb. 18.6   Linsen enthalten Alphalinolensäure.

erklärt so die Veränderungen im Stoffwechsel, die durch die Eigenschaften der Metaboliten der Prostaglandine, der Prostazykline und Thromboxane der Serie 3 und der Leukotriene der Serie 5 hervorgerufen werden. Von medizinischer Bedeutung ist, dass aus EPA ein nur schwach wirksames Thromboxan entsteht, sodass die Prostazyklinwirkung überwiegt. Damit wird die Thromboseneigung verringert, die Blutungsneigung jedoch erhöht. Während die aus der Arachidonsäure entstehenden Leukotriene der Serie 4 eher vermehrt thrombotische, chemotaktische, vasokonstriktorische und inflammatorische Eigenschaften haben und im Allgemeinen immunsuppressiv wirken, weisen Leukotriene der Serie 5 eine weit geringere physiologische Aktivität auf, was eine positive Wirkung auf Häufigkeit und Stärke von Entzündungsreaktionen nach sich zieht. So kann eine höhere Zufuhr von Omega-3-Fettsäuren zu Lasten der Omega-6-Fettsäuren eine **Verbesserung von Immunfunktionen** bewirken [8].

Omega-6-Fettsäuren

Linolsäure (LA) findet sich in Getreidekeimölen, Sonnenblumenöl, Sojaöl, Walnussöl, Sesamöl, Distelöl, Rapsöl, Nüssen, Ölsaat, Vollkornprodukten, Margarine.

Die Linolsäure ist auch Ausgangssubstanz der Arachidonsäure und wird zu den Eicosanoiden der Serie 2 und zu den Leukotrienen der Serie 4 metabolisiert, die an der Regulation von zahlreichen Funktionen wie Blutgerinnung, Immun- und Entzündungsreaktionen beteiligt sind.

Für die Linolsäurezufuhr werden für Heranwachsende und Erwachsene **2,5 % der Gesamtenergiezufuhr** empfohlen. Das entspricht einer tägl. Menge von 8–10 g [18]. Durchschnittlich werden 7–15 g aufgenommen [19, 57]. Da jedoch während der Raffination und der Hydrierung von Ölen trans-Fettsäuren entstehen können, die die biologische Aktivität der essenziellen cis-cis-Linolsäure nicht mehr besitzen, kann sich der Bedarf an biologisch aktiver Linolsäure erhöhen. Dennoch sollte nicht in erster Linie die Aufnahme von Omega-6-Fettsäuren gesteigert werden, sondern eher die Zufuhr von Omega-3-Fettsäuren und Omega-9-Fettsäuren.

Arachidonsäure (AA) ist nur in tierischen Zellen, wie Innereien, Muskelfleisch und tierischen Fetten, sowie in Lipiden des Hühnereis und im Milchfett enthalten, da die meisten Tiere Linolsäure in Arachidonsäure umwandeln können. Besonders viel Arachidonsäure enthalten Schweineschmalz, Kalbs- und Schweineleber, Eigelb, aber auch Thunfisch.

Die Arachidonsäure ist eine essenzielle Fettsäure, die nur in kleinen Mengen benötigt wird. Aus ihr werden im Stoffwechsel Thromboxane gebildet, die proaggregatorisch und vasokonstriktorisch wirken, sowie Leukotriene, die entzündungsfördernde und stark chemotaktische Effekte ausüben.

✱ **Merke:** Die hohe Zufuhr von Arachidonsäure über einen hohen Fleisch- und Wurstkonsum ist maßgeblich an der Entstehung entzündlicher Erkrankungen beteiligt.

Trans-Fettsäuren

Hinsichtlich der Konfiguration der essenziellen Fettsäuren handelt es sich stets um cis-Isomere. Diese Konfiguration ist die Voraussetzung für die biologische Wirksamkeit der Fettsäuren und für die Bildung von Eicosanoiden. Trans-Isomere kommen in der Natur nur in sehr kleinen Mengen vor, z. B. im Fett und in der Milch von Wiederkäuern. Sie entstehen hauptsächlich in der **industriellen Fettherstellung** bei der Raffination von Ölen und in Hydrierungsprozessen (Fetthärtung), finden sich in raffinierten Ölen, Margarinen, Bratfetten, Salatsaucen, Cocktailsaucen, Fertigprodukten allgemein, Backwaren, Nuss-Nougat-Cremes, Süßigkeiten und frittierten Produkten und erhöhen den Bedarf an essenziellen Fettsäuren.

Trans-Fettsäuren verursachen einen Anstieg des LDL-Cholesterins bei gleichzeitiger Abnahme der HDL-Konzentration im Blut und möglicherweise auch einen Anstieg der Triglyzeride [41] und haben somit eine atherogene Wirkung.

Der regelmäßige Konsum der oben genannten Produkte führt zu einer durchschnittlichen tägl. Aufnahme von 4–5 g trans-Fettsäuren. Die größte Risikogruppe stellen Kinder, Jugendliche und junge Erwachsene der Fast-Food-Generation dar [63]. Die Aufnahme von trans-Fettsäuren ist allerdings in den letzten Jahren aufgrund entsprechender Produktionsvorschriften an die Lebensmittelindustrie deutlich gesunken.

> **T** **Therapeutische Empfehlung**
> Die Zufuhr von trans-Fettsäuren sollte eine tägl. Menge von 1 g nicht überschreiten.

Wirkungen

Herz-Kreislauf-System

Hauptanwendungsgebiet für Omega-3-Fettsäuren ist die gezielte **Vorbeugung von Herz-Kreislauf-Erkrankungen**. Studien haben gezeigt, dass Blutfettwerte durch Omega-3-Fettsäuren normalisiert werden: Sowohl das LDL-Cholesterin, damit auch das Gesamt-Cholesterin, als auch die Triglyzeride werden deutlich gesenkt, die HDL-Konzentration ändert sich nicht. Bei Patienten, die bereits gerinnungshemmende Medikamente einnehmen, sollte bei einer regelmäßigen Gabe von Omega-3-Fettsäuren zur Sicherheit die beschriebene Wirkung in Betracht gezogen werden [52, 72].

Entzündliche Erkrankungen

Omega-3-Fettsäuren verringern die Bildung von körpereigenen, inflammatorisch wirkenden Stoffen. Die entzündungshemmende Wirkung der Omega-3-Fettsäuren tritt erst allmählich ein, da sie sich nur langsam im Körpergewebe anreichern. Sie wirken meist nachhaltiger als chemische Arzneimittel und sind weitaus besser verträglich. Eine ausreichende Deckung von Omega-3-Fettsäuren aus der entsprechenden Ernährung stellt eine ideale Ergänzung zu herkömmlichen Therapien entzündlicher Erkrankungen, z. B. **Psoriasis** und **Neurodermitis**, dar. Omega-3-Fettsäuren sind auch wichtig bei der Behandlung **chronisch entzündlicher Darmerkrankungen**, wie Morbus Crohn oder Colitis ulcerosa.

Die Erfolge bei chronisch entzündlichen **rheumatischen Erkrankungen** sind bei einer Aufnahme von tägl. 2–3 g EPA und DHA durch zahlreiche Studien gut belegt. Auch Allergien, Asthma, multiple Sklerose, Prostata- und Blasenbeschwerden werden günstig beeinflusst.

Zentrales Nervensystem

Eine ausreichend hohe Versorgung mit Omega-3-Fettsäuren während der Schwangerschaft und danach kann sowohl das Sehvermögen als auch die spätere Intelligenz der Kinder fördern. Sie fördern bei Kindern die **Nervenreifung** und beim Erwachsenen die **Hirnleistung**, weil die allgemeine Durchblutung verbessert und so dem Gehirn mehr Sauerstoff zugeführt wird.

✹ **Merke:** Patienten mit Morbus Alzheimer weisen oft ein deutliches Defizit an Omega-3-Fettsäuren auf.

Stoffwechsel und Regulation

Im Fettgewebe läuft die Lipogenese neben der Lipolyse ab. Die beiden Stoffwechselwege werden unterschiedlich reguliert, die Geschwindigkeit durch Hormone wie Insulin und Katecholamine beeinflusst. Insulin stimuliert die Lipoproteinlipase, wodurch mehr Glyzerin und freie Fettsäuren entstehen, die ins Fettgewebe aufgenommen werden können. Da das Insulin den Transport der Glukose in die Fettzelle erst ermöglicht, kann dort eine **gesteigerte Synthese von Triglyzeriden** erfolgen. Sinkt die Glukosekonzentration im Blut, führt dies zu einer vermehrten Ausschüttung von Adrenalin und Noradrenalin, welche die Lipolyse und die Fettsäurenabgabe aus dem Fettgewebe fördern, so dass die Konzentration freier Fettsäuren im Blut ansteigt. Diese werden teilweise zu Ketonkörpern abgebaut (▶ Kap. 19 Fastentherapie). Auch Schilddrüsenhormone und Glukokortikoide wirken lipolytisch [52].

Wichtige Begleitsubstanzen

Vitamin E schützt als Antioxidans mehrfach ungesättigte Fettsäuren vor Peroxidation, wirkt protektiv auf Blutgefäße, Nervensystem, Muskulatur und Retina und unterstützt die Zellatmung [8]. Ölsaaten, Nüsse sowie daraus hergestellte Speiseöle enthalten reichlich Vitamin E. Da die mehrfach ungesättigten Fettsäuren die Resorption von Vitamin E im Darm beeinträchtigen [52], steht dem Organismus nicht das gesamte in Speiseölen und Nüssen vorhandene Vitamin E zur Verfügung; Nüsse, Ölsamen und Öle, die reich an mehrfach ungesättigten Fettsäuren sind, erhöhen vielmehr den entsprechenden Bedarf. Die Schätzwerte für die tägliche Zufuhr von Vitamin E berücksichtigen daher auch die Zufuhr an ungesättigten Fettsäuren: Für Erwachsene werden 11 und 15 mg Tocopherol-Äquivalente empfohlen [19].

Die durchschnittliche Zufuhr von Vitamin E liegt unter den Empfehlungen, eine vermehrte Zufuhr von Weizenkeimöl, Oliven- und Rapsöl sowie Haselnüssen und Mandeln wird angeraten.

Als Fettbegleitstoff tierischer Fette kommt **Cholesterin** nur in tierischen Lebensmitteln vor. Milch und Milcherzeugnisse wie Sahne und Käse tragen in Deutschland durchschnittlich mit etwa 30 % zur Cholesterinzufuhr bei, Fleisch und Fleischerzeugnisse mit ca. 25 %, Eier mit weiteren 25 %, verarbeitete Produkte wie Teig-, Back- und Süßwaren mit 10–12 %, Butter und andere tierische Fette mit 8 % [57].

✹ **Merke:** In Milchprodukten ist Cholesterin ein direkter Fettbegleitstoff; sein Gehalt ist somit von der Höhe des jeweiligen Fettgehalts abhängig.
In Fleisch und Fleischerzeugnissen ist Cholesterin ein Bestandteil der Zellmembranen, d. h. der Cholesteringehalt hängt von der Zahl der Zellen pro Gewichtseinheit ab.

Die im Folgenden beschriebenen Empfehlungen für die Fettzufuhr sind im Rahmen der ernährungsbedingten Fettstoffwechselstörungen wichtige **Faktoren für eine normnahe Cholesterineinstellung**. Erweitert um die Empfehlung bezüglich einer ausreichenden Ballaststoffzufuhr (insbesondere lösliche Ballaststoffe in Obst, Gemüse, Hafer und Hülsenfrüchten), ausreichender körperlicher Bewegung, Stressreduktion, Reduktion des eventuell vorhandenen Übergewichts durch bedarfsgerechte Energiezufuhr, Einhalten eines moderaten Alkoholkonsums und einer Reduktion des Kaffeekonsums senken sie sowohl präventiv als auch therapeutisch das KHK-Risiko.

Fettzufuhr
Allgemeine Hinweise
Die DGE befürwortet folgende Modalitäten:
- Gesamtfettzufuhr: ca. 30 % der Nahrungsenergie, d. h. tägl. ca. 60–80 g
- gesättigte Fettsäuren: < 30 % der Gesamtfettzufuhr
- einfach ungesättigte Fettsäuren: 30–40 % der Gesamtfettzufuhr
- mehrfach ungesättigte Fettsäuren (Omega-6-Fettsäuren und Omega-3-Fettsäuren): 30 % der Gesamtfettzufuhr
- Verhältnis ungesättigte Fettsäuren zu gesättigten Fettsäuren: mindestens 2:1
- Verhältnis von Omega-6- zu Omega-3-Fettsäuren: 5:1
- Omega-6-Fettsäuren für einen Erwachsenen: tägl. 8–10 g
- Omega-3-Fettsäuren für einen Erwachsenen: tägl. 1–2 g
- trans-Fettsäuren: ≤ 1 % der Nahrungsenergie
- Cholesterinzufuhr: tägl. < 300 mg
- Cholesterinzufuhr: bei erhöhtem LDL-Cholesterin tägl. < 200 mg

> **Empfehlungen für die Praxis**
> - Tierische Fette sollten zugunsten von pflanzlichen Fetten reduziert werden.
> - Für die Fettzufuhr sind insbesondere Olivenöl, Rapsöl, Leinöl und Walnussöl sowie Nüsse und Ölsamen empfehlenswert.
> - Besonders wichtig ist der regelmäßige Verzehr von **kalt gepresstem, ganz frischem Leinöl**, das einen Omega-3-Fettsäurengehalt von nahezu 60 % aufweist. Aus tägl. 10 g (1 EL) entstehen im Körper durch Enzyminduktion nach mehreren Wochen regelmäßiger Einnahme ca. 700 mg EPA und DHA. Zusätzliche 5 g **Weizenkeimöl** wirken aufgrund des hohen Vitamin-E-Gehalts als wertvolle Antioxidanzien.
> Eine ähnliche Zufuhr von Omega-3-Fettsäuren erreicht man über einen mäßigen, aber regelmäßigen **Fischverzehr (▶ Abb. 18.7).**
> - Als Streichfett ist ein mäßiger Verzehr von Butter sinnvoll; nur hochwertige Pflanzenmargarinen ohne gehärtete Fette und mit sehr hohem Anteil an nativem Kaltpressöl sind angezeigt.
> - Der Verzehr großer Mengen an fettem Fleisch und Wurst sowie fetter Milchprodukte führt zur Aufnahme von reichlich gesättigten Fettsäuren. Bei einer Gesamtfettzufuhr von tägl. maximal 80 g Fett und einem Anteil von maximal 24 g gesättigten Fettsäuren ist ein **moderater Konsum tierischer Produkte** empfohlen.

Beispiele
- wöchentl. bis zu 2-mal mageres Fleisch von Weidetieren; insgesamt maximal 300 g (inklusive Geflügel und Wurstwaren).
- wöchentl. bis zu 2-mal Seefisch (Hering, Makrele); insgesamt maximal 250 g.
- wöchentl. bis zu 2–3 Eier; inklusive in Speisen verarbeiteter Eier.

Omega-3-Fettsäuren
Die empfohlene Menge von 1 000–2 000 mg Omega-3-Fettsäuren ist mit üblichen Verzehrmengen an Fisch oder Speiseölen nur schwer zu erreichen. Bei einem durchschnittlichen Omega-3-Fettsäurengehalt von 2 000 mg pro 100 g Seefisch (▶ Tab. 18.7) errechnet sich bei einem Fischkonsum in Deutschland von 7,5 kg pro Kopf/Jahr eine Omega-3-Fettsäurenzufuhr von wöchentl. ca. 2 800 bzw. tägl. 400 mg. Eine Verdoppelung des Fischkonsums mit einer Zufuhr von umgerechnet tägl. 800 mg wäre als Basis ausreichend, ist jedoch aus ökologischen Gründen nicht empfehlenswert, da unsere Meere überfischt sind und die teilweise hohe Belastung von Schwermetallen ein weiteres Problem darstellt. Die fehlende Menge könnte durch den Konsum von Speiseölen wie Rapsöl und Leinöl, durch Nüsse und Ölsaat, Hülsenfrüchte und Grüngemüse (▶ Tab. 18.8) ausgeglichen werden. So erbrächte eine Mischung für z. B. Salatöl von tägl. 5 g Leinöl und tägl. 5 g Rapsöl pro Kopf eine ALA-Zufuhr von tägl. 3 150 mg. Da diese zu maximal 10–15 % in EPA und nur zu 4 % in DHA metabolisiert wird, ergibt sich hieraus eine Menge von insgesamt ca. 440 mg EPA und DHA.

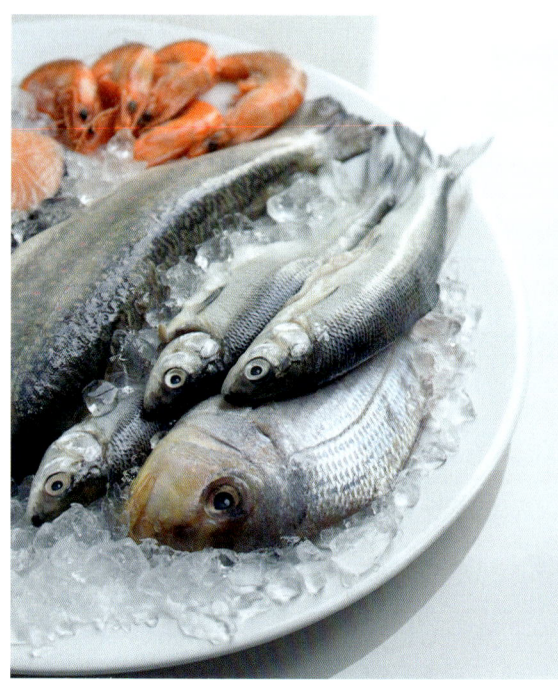

▶ Abb. 18.7 2-mal Fisch in der Woche ist ideal.

▶ Tab. 18.7 Omega-3-Fettsäuren in Seefischen (Vergleich Seefisch – Binnenfisch; aus [16]).

Omega-3-fettsäurenreiche Fische	EPA (mg/100 g)	DHA (mg/100 g)
Hering	2 040	680
Hering (Ostsee)	740	1 170
Lachs (Salm)	750	1 860
Makrele	630	1 120
Bachforelle	140	475

▶ Tab. 18.8 Alphalinolensäure in pflanzlichen Lebensmitteln (aus [16]).

Omega-3-fettsäurenreiche Lebensmittelportionen	Alphalinolensäure (ALA) (mg)
1 EL Leinöl (10 g)	5 400
1 EL Leinsamen (20 g; frisch geschrotet)	3 340
30 g Walnuss	2 247
1 EL Rapsöl (10 g)	920
200 g Grünkohl	710
50 g Sojabohnen	465
200 g Rosenkohl	310
1 EL Vollsojamehl (20 g)	280
100 g Löwenzahn	280
200 g Spinat	270
200 g Blumenkohl	220
20 g Sesamsaat (ungeschält und geschrotet)	134
50 g Mandeln	120

✱ **Merke: Stehen Leinöl, Nüsse, Ölsaat, Hülsenfrüchte und Grüngemüse regelmäßig auf dem Speiseplan, ist eine ausreichende Zufuhr von Omega-3-Fettsäuren gewährleistet.**

ⓘ Zusammenfassende Hinweise
- Fettzufuhr
  - tägl. ca. 60–80 g für Normalgewichtige
  - tägl. ca. 40–60 g für Übergewichtige
  - davon möglichst zwei Drittel aus pflanzlichen Quellen
- sichtbare Fette
  - als Brotaufstrich:
    - Butter (tägl. maximal 20 g)
    - Kaltpressölmargarinen (Reformhaus)
    - kalt gepresstes Leinöl, gewürzt, auf Vollkornbrot
    - kalt gepresstes Olivenöl, gewürzt, auf getoastetem Vollkornbrot
  - für Salatsaucen:
    - keine raffinierten und extrahierten Öle verwenden
    - Öle über den Löffel abmessen (1 TL=5 g, 1 EL=10–12 g Fett)
    - kalt gepresstes/natives Olivenöl/Rapsöl aus ökologischem Anbau, Nussöle, Leinöl
  - zum Backen:
    - Butter
    - unraffinierte, kalt gepresste Pflanzenöle wie Rapsöl, Olivenöl
  - zum Braten:
    - naturbelassenes Kokosfett (sparsam)
    - Butterreinfett (sparsam; Fette nicht überhitzen!)
  - Sichtbare Fette können leicht portioniert werden.
- versteckte Fette
  - in Wurst, fettem Fleisch, fettem Geflügel, fettem Fisch, Milchprodukten, Käse, Nüssen, Ölsaat, Gebäck, Süßigkeiten
  - Sie werden hinsichtlich ihres Fettgehaltes weit unterschätzt.

18.3.3 Proteine

Der qualitative Beitrag eines Lebensmittels zur Proteinversorgung ist abhängig vom Gehalt an essenziellen Aminosäuren, von der Verdaulichkeit und von der Verfügbarkeit der Proteine. Alle Proteine aus Lebensmitteln tierischer und pflanzlicher Herkunft enthalten die neun essenziellen Aminosäuren, jedoch in unterschiedlichen Mengen. In Lebensmitteln pflanzlicher Herkunft finden sich in der Regel geringere Mengen essenzieller Aminosäuren als in Lebensmitteln tierischer Herkunft. Der Gesamtproteingehalt tierischer Nahrungsmittel ist deutlich höher als der der meisten pflanzlichen Lebensmittel. Hülsenfrüchte weisen jedoch vergleichbar hohe Konzentrationen essenzieller Aminosäuren auf.

✱ **Merke: Für die im Körper synthetisierbare Proteinmenge ist die im Nahrungseiweiß am geringsten vorkommende und daher limitierend wirkende Aminosäure von entscheidender Bedeutung.**

Eine wichtige Rolle spielt auch die **Verdaulichkeit** der Nahrungsproteine. Da tierische Proteine nicht von Ballaststoffen umgeben sind, können sie nahezu komplett von Verdauungsenzymen abgebaut und resorbiert werden. Pflanzliche Proteine, die von Ballaststoffen umgeben sind, können durch Enzyme nur dann verdaut werden, wenn die pflanzliche Nahrung ausreichend zerkleinert wird, z.B. durch gründliches Kauen.

Die Verfügbarkeit ist oft von der Art und Weise der Nahrungsverarbeitung abhängig. Denaturierte Proteine sind für die Verdauungsenzyme schneller zugänglich als native Proteine. Erhitzt man Proteine hoch und lang, kann es zu Strukturveränderungen oder zur Bildung von Reaktionsprodukten mit z.B. Kohlenhydraten (Glykierung) kommen.

Biologische Wertigkeit

Die höchste biologische Wertigkeit in unserer Nahrung weist das **Eiprotein** mit 94% auf (▶ Abb. 18.8); es wird als Referenzgröße für andere Nahrungsproteine mit 100% gleichgesetzt. Während bei einer normalen Mischkost die Empfehlung für die tägl. Proteinzufuhr bei 0,8 g/kg Körpergewicht liegt, würden bei einer ausschließlichen Zufuhr von Eiprotein 0,5 g/kg Körpergewicht als tägl. Mindestbedarf ausreichen.

Werden zu einer Mahlzeit verschiedene Lebensmittel mit unterschiedlich limitierenden Aminosäuren kombiniert, erhöht sich die biologische Wertigkeit der aufgenommenen Proteine. Eine Kombination von Bohnen und Mais liefert ein vollwertiges Eiweiß, da der niedrige Methioningehalt der Bohnen durch den Überschuss dieser Aminosäure im Maisprotein ergänzt und der zu geringe Lysingehalt im Maiseiweiß durch das sehr reichlich vorhandene Lysin in den Bohnen ausgeglichen wird. Es kommt zu einem **Aufwertungs- bzw. Ergänzungseffekt**, bei dem eine biologische Wertigkeit von über 100 erreicht wird (▶ Tab. 18.9).

Gleiche Ergänzungseffekte lassen sich mit Kombinationen aus Hülsenfrüchten und verschiedenen Getreidearten, aus Getreide mit Nüssen und Ölsaat, aus Kombinationen mit Kartoffeln und Hülsenfrüchten erzielen. Kommen noch geringe Mengen an tierischen Proteinen aus Ei, Milch- oder Sauermilchprodukten hinzu, entspricht die Proteinversorgung den ernährungsphysiologischen Anforderungen allemal.

✚ **Merke:** Die höchste biologische Wertigkeit weist die Kombination Kartoffel und Vollei auf: 35% Volleiprotein mit 65% Kartoffelprotein ergibt eine biologische Wertigkeit von 138 [46].

Da es in fast allen Ernährungsformen zur Kombinationen verschiedener Lebensmittel und somit auch zur Kombination verschiedener Nahrungsproteine kommt und in den Industrieländern eine deutlich erhöhte Proteinzufuhr zu verzeichnen ist, wird eine gegebenenfalls zu geringe biologische Wertigkeit der zugeführten Proteine durch die überhöhte Proteinzufuhr ausgeglichen.

✚ **Merke:** Wichtig ist die Frage der biologischen Wertigkeit von Proteinen vor allem für streng vegetarisch bzw. vegan lebende Menschen. Vegetarier, die sich vollwertig ernähren, Getreide, Hülsenfrüchte, Nüsse, Ölsaat und in kleinen Mengen Milchprodukte und Ei in ihrer Ernährung einsetzten, weisen keine Eiweißunterversorgung auf.

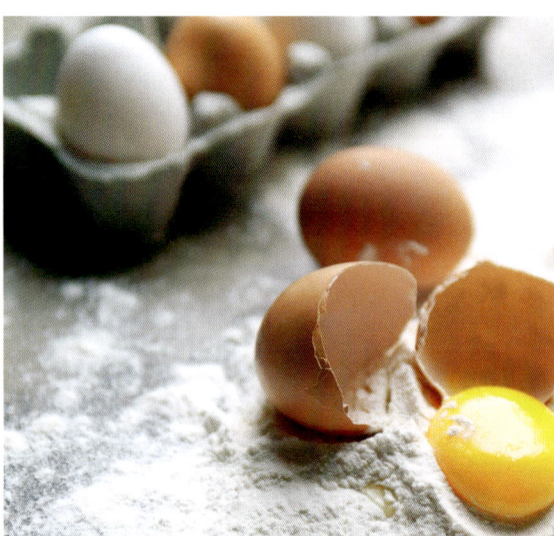

▶ **Abb. 18.8** Eiprotein: höchste biologische Wertigkeit.

▶ **Tab. 18.9** Biologische Wertigkeit einzelner und kombinierter Lebensmittel (nach [39]).

Nahrungsproteine und günstige Kombinationen	biologische Wertigkeit
einzeln	
Vollei (Referenzwert)	100
Kartoffel	86
Edamer Käse	85
Kuhmilch	84
Soja	84
Schweizer Käse	83
Rindfleisch	83
Thunfisch	83
Reis	83
Roggen	83
Mais	76
Bohnen	73
Weizen	58
günstige Lebensmittelkombinationen	
Vollei und Kartoffel	138
Vollei und Soja	124
Vollei und Weizen	118
Vollei und Bohnen	108
Milch und Weizen	106
Milch und Roggen	101
Bohnen und Mais	101
Milch und Kartoffeln	92
Rindfleisch und Kartoffeln	90

Proteinzufuhr
Bedarf
Der experimentell ermittelte durchschnittliche Bedarf des Erwachsenen an Protein hoher Qualität (Ei, Milch, Fleisch, Fisch; wahre Verdaulichkeit ≥ 95 %) beträgt tägl. 0,6 g/kg Körpergewicht [77]. Da individuelle Schwankungen auftreten können und die Verdaulichkeit der Proteine in einer gemischten Kost häufig vermindert ist, empfiehlt die DGE für gesunde Erwachsene eine Zufuhr von tägl. 0,8 g/kg Körpergewicht [19].

Die empfohlene Menge von tägl. 44–60 g Eiweiß versorgt laut Nationaler Verzehrsstudie [17] Erwachsene mit leichter und mittlerer sportlicher Aktivität mit ausreichend Protein. Tatsächlich liegt die Proteinzufuhr in den westlichen Industrienationen bei weitem über diesen Empfehlungen. In den USA werden seit Beginn des 20. Jahrhunderts fast unverändert tägl. 80–125 g Protein verzehrt, in Deutschland 70–100 g [7, 52].

Ob eine erhöhte Proteinzufuhr gesundheitsschädliche Auswirkungen hat, ist umstritten. Jedoch ist eine überhöhte Proteinzufuhr auch nicht mit positiven physiologischen Effekten verbunden [58]. Mit steigender Proteinzufuhr erhöht sich die Menge an ausscheidungspflichtigen Endmetaboliten des Proteinstoffwechsels, parallel steigt die glomeruläre Filtrationsrate an [10] und die renale Kalzium-Exkretion erhöht sich [4, 38, 79]. Das kann die Kalzium-Bilanz und die Knochengesundheit negativ beeinflussen [5, 26] und birgt die Gefahr der Bildung von Kalziumoxalatsteinen in den Nieren [35]. Des Weiteren bewirkt ein zunehmender Proteinkonsum eine mäßige metabolische Azidose [4, 30] mit potenziell negativen Folgen für die Aufrechterhaltung der Skelettmuskelmasse [3]. Ferner finden sich Hinweise für einen Zusammenhang zwischen hoher Proteinzufuhr und Insulinresistenz [54, 66].

Tierische und pflanzliche Proteine
Bei einer erhöhten Proteinzufuhr sind tierische Proteine ungünstiger, da sie einen höheren Gehalt an Methionin und Cystein aufweisen. Der Abbau dieser schwefelhaltigen Aminosäuren erhöht die Säureausscheidung der Nieren. Durch das Säurepotenzial tierischer Proteine kommt es zur **metabolischen Azidose**, die die Proteinsynthese vermindert, den Abbau erhöht und damit zu einer negativen Stickstoffbilanz sowie zu Knochen- und Muskelverlust führt [58].

Wenn die mit der Nahrung aufgenommenen Proteine aus tierischen Lebensmitteln stammen, werden gleichzeitig Gesamtfett, gesättigte Fettsäuren, Cholesterin und Purine zugeführt. Dadurch werden Übergewicht, Hypertonie, Hypercholesterinämie, Atherosklerose, Gicht und Diabetes mellitus begünstigt. Chronisch entzündliche Darmerkrankungen, Nierenerkrankungen, Erkrankungen des rheumatischen Formenkreises und weitere Autoimmunerkrankungen, Allergien sowie Erkrankungen der Haut profitieren außerordentlich von einer starken Reduktion tierischer Fette und Eiweiße. Eine tägl. Proteinzufuhr von mehr als 2 g pro kg Körpergewicht geht mit verminderten Plasmakonzentrationen bestimmter Aminosäuren einher [28, 55], wie sie sonst nur unter katabolen Stressbedingungen auftreten [1, 14].

Fleisch, Fisch, Eier werden nicht ausdrücklich empfohlen, ein mäßiger Verzehr wird aber auch nicht abgelehnt. Im Bericht des World Cancer Research Fund des American Institute for Cancer Research von 2007 wird die Empfehlung ausgesprochen, im Rahmen der Krebsprävention überwiegend pflanzliche Lebensmittel zu verzehren, den Verzehr von rotem Fleisch zu begrenzen und von verarbeitetem Fleisch (gesalzen, gepökelt, gebeizt, geräuchert, konserviert) zu vermeiden. Ein mäßiger Konsum von Fleisch wird mit wöchentl. maximal 500 g angegeben [76]. Damit möglichst viele Menschen diese Menge nicht überschreiten, muss der durchschnittliche Fleischverzehr in der Bevölkerung deutlich niedriger liegen.

> **Empfehlungen für die Praxis**
> Ein Verzehr **tierischer Eiweißlieferanten** könnte folgendermaßen aussehen:
> - Wöchentl. bis zu 2 Fleischmahlzeiten mit jeweils 150 g.
> - Wöchentl. bis zu 2 Fischmahlzeiten mit jeweils 125 g.
> - Wöchentl. maximal 2–3 Eier.
>
> Wünschenswerte **tägl. Eiweißzufuhr**:
> - Kinder ca. 20–50 g
> - Jugendliche ca. 50–60 g
> - Erwachsene ca. 40–60 g
>
> Die empfohlenen Eiweißmengen sollten mindestens **zu zwei Dritteln aus pflanzlichen Quellen** stammen. Eine überhöhte Zufuhr von Proteinen ist grundsätzlich eher problematisch.

Pflanzliche Eiweißträger
Ist aus gesundheitlichen Gründen eine Reduktion tierischer Eiweiße erforderlich oder sollten diese vorerst sogar aus der Ernährung ausgeschlossen werden, muss eine ausreichende Eiweißzufuhr aus pflanzlichen Quellen gesichert sein.

Durch Kombination verschiedener pflanzlicher Eiweißträger kann eine besonders hohe biologische Wertigkeit des zugeführten Eiweißes erreicht werden. Als wichtigste Eiweißträger im pflanzlichen Bereich sollten wöchentl. ca. 300 g Hülsenfrüchte (Rohgewicht) und saisonal die verfügbaren Kohlarten in den Speiseplan einbezogen werden, da diese mehr Eiweiß enthalten als andere Gemüsesorten. Eine besonders hohe biologische Wertigkeit des Eiweißes findet sich mit einem Eiweißgehalt von etwa 10 Energieprozent in der Kartoffel.

18 Ernährungstherapie

Empfehlenswerte Kombinationen pflanzlicher Eiweißträger

- Kartoffel und Hülsenfrüchte
- Hülsenfrüchte und Mais
- Weizen/Dinkel mit Hülsenfrüchten (allgemein) und Sesam
- Weizen/Dinkel mit Soja und Sesam
- Naturreis mit Hülsenfrüchten (allgemein) und Sesam
- Bohnen mit Weizen/Dinkel und Mais
- Soja mit Weizen/Dinkel und Naturreis
- Soja mit Weizen/Dinkel und Sesam
- Soja mit Nüssen und Sesam
- Soja und Hirse
- Sesam mit Bohnen, Nüssen und Soja

Zum Eiweißgehalt in pflanzlichen Lebensmitteln ▶ Tab. 18.10.

▶ **Tab. 18.10** Pflanzliche Eiweißträger (aus [16]).

Lebensmittel (pro 100 g)	Kohlenhydrate (in g)	Eiweiß (in g)	Fett (in g)	Energie (in kcal)
Hülsenfrüchte, getrocknet				
Bohnen	47,8	21,3	1,6	291
Erbsen	41,9	22,9	1,4	274
Kichererbsen	48,6	19,8	3,4	304
Linsen	52,0	23,5	1,4	315
Sojabohnen	6,1	33,7	18,1	322
Getreide				
Haferflocken	63,3	12,5	7,0	366
Hirse	68,8	9,8	3,9	350
Mais, Korn	64,7	8,5	3,8	327
Vollreis	73,4	7,2	2,2	342
Weizen, Korn	61,0	11,7	2,0	309
Dinkel, Korn	63,2	10,8	2,7	320
Roggen, Korn	60,7	8,8	1,7	293
Buchweizen	71,0	9,1	1,7	336
Getreidekeimlinge				
Weizenkeimlinge	48,3	26,6	9,2	382
Roggenkeimlinge	32,6	39,0	11,2	387

▶ **Tab. 18.10** Fortsetzung.

Lebensmittel (pro 100 g)	Kohlenhydrate (in g)	Eiweiß (in g)	Fett (in g)	Energie (in kcal)
Nüsse und Ölsaat				
Cashewnüsse	30,5	17,2	42,0	569
Erdnüsse	8,3	26,0	48,1	570
Erdnüsse geröstet	9,4	26,4	49,4	588
Haselnüsse	11,4	13,0	61,0	647
Kokosnüsse	4,8	3,9	36,5	363
Kürbiskerne	5,0	25,0	50,0	600
Leinsamen, ungeschält	–	28,8	30,9	393
Mandeln	3,7	19,0	54,0	577
Sonnenblumenkerne	12,3	26,5	49,0	596
Walnüsse	12,1	15,0	62,0	666
Kartoffeln	14,8	2,0	0,1	70
Sojaprodukte				
Vollsojamehl	20,0	40,0	20,0	334
Sojasprossen	5,0	5,0	1,0	50
Sojamilch	5,5	3,0	2,0	53
Tofu (Sojaquark)	2,0	8,0	5,0	200

18.4 Ernährungsformen

18.4.1 Mediterrane Ernährung

Definition

Begriffe wie „Mittelmeerküche" oder „Mediterrane Küche" bezeichnen die Kochkulturen der verschiedenen an das Mittelmeer angrenzenden Länder, die bestimmte gemeinsame Elemente aufweisen.

„Mediterrane Ernährung" bezeichnet, basierend auf den Erkenntnissen aus der 7-Länder-Studie, eine Auswahl und Zubereitung von Lebensmitteln, wie sie in den fünfziger und sechziger Jahren des letzten Jahrhunderts im Mittelmeerraum, insbesondere unter der Landbevölkerung in Oliven-Anbaugebieten, z.B. auf Kreta, verbreitet war. Sie umfasst den reichlichen Verzehr von Obst,

(Wild-)Gemüse, Brot, Getreideprodukten, Kartoffeln, Hülsenfrüchten, Nüssen und Samen. **Olivenöl** ist der Hauptfettlieferant. Es werden täglich geringe Mengen von Milchprodukten, vornehmlich Joghurt und Käse, verzehrt. Fisch und Geflügel werden häufiger verzehrt als „rotes Fleisch", jedoch nur in geringen Mengen. Rotwein wird, wenn überhaupt, in Maßen getrunken, d. h. ein Glas zu den Mahlzeiten. Die meisten Lebensmittel werden regional und saisonal ausgewählt, sind wenig verarbeitet und werden frisch zubereitet.

Die traditionelle mediterrane Ernährung ist kohlenhydratbetont. Die Gesamtfettzufuhr liegt bei etwa 35 Energieprozent, es werden nur wenig gesättigte und reichlich einfach ungesättigte Fettsäuren konsumiert. Die Kost ist naturgemäß reich an Vitaminen, Mineralstoffen, Spurenelementen und sekundären Pflanzenstoffen.

„Mediterranean Diet" bezeichnet jedoch mehr als nur eine Ernährungsweise, sie ist vielmehr Lebensstil: „Mediterran" steht für körperliche Aktivität, Zeiten der Muße (Siesta), die große Bedeutung familiärer und anderer sozialer Kontakte und eine stressarme, relativ gleichförmige Lebensweise im Einklang mit der Natur.

Wissenschaftliche Grundlagen

In den fünfziger und sechziger Jahren des letzten Jahrhunderts wurde in der **7-Länder-Studie** die Häufigkeit von Gefäß- und Krebserkrankungen im möglichen Zusammenhang mit der Ernährungsweise in den USA, Finnland, Niederlande, Italien, dem ehemaligen Jugoslawien, Griechenland und Japan untersucht. Für die Mittelmeerländer ergab sich eine geringe Aufnahme an gesättigten Fettsäuren, hohe Zufuhr an einfach ungesättigten Fettsäuren, mäßige Zufuhr an mehrfach ungesättigten Fettsäuren sowie ein vergleichsweise hoher Anteil an Kohlenhydraten in der Nahrung. Nach einem Beobachtungszeitraum von 15 Jahren lag die Mortalität infolge koronarer Herzkrankheit in den Mittelmeerländern (bezogen auf 15 Jahre und 10 000 Einwohner) bei 331, während sie in Nordeuropa 3-mal so hoch war. In Japan und Kreta hatten die Einwohner die niedrigste Mortalitätsrate durch Herzinfarkt. Ihre Nahrung enthielt viel Alphalinolensäure, in Japan durch Soja- und Rapsöl, in Kreta durch Portulak und Walnüsse. Noch in den achtziger Jahren starben in den USA fast 40-mal mehr Menschen an KHK als auf Kreta.

Eine darauf aufbauende Interventionsstudie war die randomisierte **Lyon Diet Heart Study** mit 605 Frauen und Männern, die bereits einen Herzinfarkt erlitten hatten (Lorgeril, INSERM) und nun in 2 Gruppen aufgeteilt wurden. Ziel dieser Studie war die Testung der Hypothese, die „Kreta-Diät" habe einen positiven Einfluss auf das Überleben von Herzinfarktpatienten. Beide Gruppen hatten das gleiche koronare Risikoprofil.

Die Interventionsgruppe mit 302 Patienten verzehrte mehr Gemüse, Salate und Obst, mehr Hülsenfrüchte, Samen und Nüsse, weiterhin eher Fisch und wenn Fleisch, dann eher Huhn. Butter und Sahne wurden durch eine kostenlos über den gesamten Zeitraum zur Verfügung gestellte Margarine ersetzt, deren Fettsäurenzusammensetzung der des Olivenöls entsprach und zusätzlich eine Omega-3-Fettsäure enthielt. Die Zubereitung der Speisen sollte mit Oliven- oder Rapsöl erfolgen. Diese Gruppe konsumierte im Durchschnitt 30 % der aufgenommenen Kalorien in Form von Fett: 8 % gesättigte Fettsäuren, 13 % einfach ungesättigte Fettsäuren, 5 % mehrfach ungesättigte Fettsäuren und tägl. 203 mg Cholesterin.

Die Kontrollgruppe mit 303 Personen erhielt hingegen nur allgemeine Ratschläge ihrer betreuenden Ärzte, sich mit Bedacht zu ernähren. Sie konsumierten im Durchschnitt 34 % der aufgenommenen Kalorien in Form von Fett: 12 % gesättigte Fettsäuren, 11 % einfach ungesättigte Fettsäuren, 6 % mehrfach ungesättigte Fettsäuren und tägl. 312 mg Cholesterin. Ihre Art der Ernährung war vergleichbar mit der durchschnittlichen Ernährungsweise der Menschen in den Vereinigten Staaten. Sie hielten sich nicht an die allgemeinen Ernährungsratschläge, die Menschen mit hohem Risiko für koronare Herzerkrankungen gemacht werden.

Im Unterschied zur Kontrollgruppe konsumierte die Interventionsgruppe weniger Fette, gesättigte Fette, Cholesterin und Linolsäure, aber wesentlich mehr Öl- und Alphalinolensäure. Sie erzielte eine bessere Gewichtskontrolle, während sich bei den Blutfetten nur geringe Unterschiede ergaben.

Die für 5 Jahre geplante Studie wurde bereits nach 27 Monaten abgebrochen, weil sich in der Interventionsgruppe ein um 70 % niedrigeres Risiko für das Auftreten eines nicht tödlichen Herzinfarktes im Vergleich zur Gruppe mit konventioneller Ernährung ergab. Verantwortlich gemacht wurde dafür zum einen das Konzept der Mittelmeerkost, d. h. der geringe Anteil an gesättigten Fettsäuren und der hohe Anteil an einfach ungesättigten Fettsäuren, an komplexen Kohlenhydraten und Ballaststoffen, an Mikronährstoffen wie Kalium, Kalzium, Magnesium, diversen Spurenelementen, Vitaminen und sekundären Pflanzenstoffen, zum anderen die günstige Wirkung der Alphalinolensäure. Die hohe Akzeptanz der mediterranen Ernährung machte eine konsequente Durchführung möglich.

Elemente der mediterranen Ernährung
Olivenöl

Zentraler Bestandteil der mediterranen Ernährung ist das natürlich belassene, native Olivenöl. Es wird für die Speisezubereitung und anstelle von Aufstrichfetten verwendet und dient als Fettquelle. Die Gesamtfettzufuhr entspricht durchschnittlich ca. 35 % der Energie.

Die gesundheitsfördernde Wirkung des Olivenöls beruht auf dessen hohem Gehalt an **einfach ungesättigten Fettsäuren** (ca. 75 %). Diese senken das Gesamt- und LDL-Cholesterin signifikant und sind ohne Einfluss auf die HDL-Konzentration. In mehreren Studien konnte gezeigt werden, dass bei einer erhöhten Zufuhr von einfach ungesättigten Fettsäuren und einer reduzierten Zufuhr von gesättigten und mehrfach ungesättigten Fettsäuren eine Senkung der Triglyzeride möglich ist [20, 50].

Die im natürlich belassenen Olivenöl, dem „extra virgine olive oil", in größeren Mengen enthaltenen sekundären Pflanzenstoffe (Phenole, Hydrocarbone, Sterine und natürliche Geschmacks- und Aromastoffe) sind für Geschmack und Stabilität des Öles verantwortlich und tragen zur Verhinderung der Entstehung freier Radikale und der dadurch verursachten Oxidation von Lipiden bei. Sie wirken entzündungshemmend, immunmodulierend, antikanzerogen und antioxidativ.

✽ **Merke: Tierische Fette werden in der mediterranen Ernährung durch Oliven- oder Rapsöl ersetzt.**

Gemüse und Obst

Die wichtigste Rolle spielen frisches Gemüse, auch Wildgemüse (reich an Alphalinolensäure), und Obst. Sie enthalten sekundäre Pflanzenstoffe, z. B. Carotinoide. Polyphenole findet man als Flavonoide in Obst, Gemüse und Hülsenfrüchten sowie als Phenolsäuren z. B. in Walnüssen und Trauben. Glukosinolate (Senföle) finden sich in Kohlarten, Radieschen, Meerrettich, Kresse und Senf.

Für diese Verbindungen wurden antimikrobielle, antioxidative, kardioprotektive, cholesterinsenkende, immunmodulierende und entzündungshemmende Wirkungen nachgewiesen.

Vollkorngetreideprodukte, Kartoffeln, Hülsenfrüchte, Nüsse, Ölsaat

Hülsenfrüchte liefern hochwertiges Eiweiß und reichlich Ballaststoffe sowie sekundäre Pflanzenstoffe, z. B. Saponine oder Phytosterine, die den Gesamt- und LDL-Cholesterinspiegel senken, antikanzerogen, antimikrobiell und immunmodulierend wirken und zu einer schnellen und anhaltenden Sättigung führen. Erwähnenswert sind auch die Phytoöstrogene, die ebenfalls eine antikanzerogene und antioxidative Wirkung zeigen.

Nüsse und Ölsaat liefern Vitamine, Mineralien, Spurenelemente, essenzielle Fettsäuren und Phytosterine, deren kardioprotektive Wirkung nachgewiesen ist.

✽ **Merke: Isolierte Kohlenhydrate, wie Auszugsmehle und Zucker, sind nur in geringen Mengen Bestandteil der mediterranen Ernährung.**

Kräuter und Gewürze

Die reichlich verzehrten frischen Kräuter, Knoblauch und Gewürze enthalten viele Mineralien, Spurenelemente, Vitamine und Glukosinolate, Sulfide, Polyphenole, Flavonoide, Saponine und Terpene. Sie wirken antioxidativ und antimikrobiell bis antikanzerogen.

✽ **Merke: Eine besonders antioxidative und antikanzerogene Wirkung schreibt man Knoblauch, Basilikum, Oregano, Rosmarin, Dill und Pfefferminze zu.**

Milchprodukte

Milchprodukte werden in geringen Mengen gegessen, bevorzugt Joghurt und Frischkäse von Ziege und Schaf.

Fisch und Fleisch

Meeresfisch wird häufig, aber nur in kleineren Mengen genossen. Er enthält reichlich EPA und DHA.

An manchen Festtagen wurde bei den Kretern Fleisch in kleinen Mengen verzehrt, vor allem Lamm, Ziege und Geflügel.

Wein

Die im täglichen Glas Rotwein enthaltenen Polyphenole tragen zur kardioprotektiven Wirkung bei.

Die mediterrane Ernährung ist nicht nur eine Form der Ernährung, sondern vielmehr einer von mehreren Aspekten eines **bewussten und gesunden Lebensstils**. Die Menschen der Mittelmeerregionen hatten viel körperliche Bewegung. Ihr Leben lief eher in ruhigeren Bahnen und dadurch stressfreier. Zeiten der Ruhe und Muße waren genau so wichtig wie familiäre und soziale Beziehungen. Sozialkontakte vermitteln Geborgenheit; Reden und Ausleben von Gefühlen sind wichtig für die Psycho-Hygiene. Die klimatischen Bedingungen, das intensive Sonnenlicht und die Natur waren wichtig für Seele und Geist und verknüpften das Ganze zu einem attraktiven Lebensstil. In welchem Ausmaß diese Lebensstilelemente zum Gesamtresultat beitragen, ist noch unklar.

18.4.2 Vollwert-Ernährung

Definition

Vollwert-Ernährung ist eine überwiegend pflanzliche (laktovegetabile) Ernährungsweise. Verwendet werden gesundheitlich wertvolle, frische Lebensmittel; gering verarbeitete Lebensmittel werden bevorzugt. Neben geringen Mengen an Fleisch, Fisch und Eiern werden hauptsächlich Gemüse und Obst, Vollkornprodukte, Kartoffeln, Hülsenfrüchte, Nüsse und Ölsaat sowie Milch und Milchprodukte verwendet. Unerhitzte Frischkost kann in großer Menge verzehrt werden.

Auch die Umwelt-, Wirtschafts- und Sozialverträglichkeit des Ernährungssystems ist von Bedeutung, weshalb Erzeugnisse aus ökologischer Landwirtschaft sowie regionale und saisonale Produkte verwendet werden.

Ein wichtiges Ziel besteht darin, mit Vollwert-Ernährung hohe Lebensqualität, faire Wirtschaftsbeziehungen und soziale Gerechtigkeit weltweit zu fördern und die Umwelt zu schonen [45].

Grundlagen

Wichtige Wegbereiter der heutigen Vollwert-Ernährung waren Max Bircher-Benner mit seinen klinischen Erfahrungen und Werner Kollath mit seinen experimentellen Befunden (▶ S. 289). Ihre frühen Erkenntnisse führten zum Begriff „Vollwert der Nahrung". Sie erkannten den Wert der nicht bzw. gering verarbeiteten Lebensmittel, die neben ihrem Reichtum an lebensnotwendigen und gesundheitsfördernden Inhaltsstoffen auch für die Widerstand- und Selbstheilungskräfte des Körpers bedeutsam sind [45]. Kollaths Hauptwerk *Die Ordnung unserer Nahrung* aus dem Jahre 1942 führte den Begriff „Vollwertkost" für eine Kost ein, die „alles enthält, was der Organismus zu seiner Erhaltung und zur Erhaltung der Art benötigt" [48, S. 6]. Er prägte den Satz: „Lasst unsere Nahrung so natürlich wie möglich" und unterschied nicht oder wenig Verarbeitetes, das „Lebensmittel", vom stärker Verarbeitetem, dem „Nahrungsmittel" (▶ S. 289). Sein Werk wurde zur Grundlage der heutigen Vollwert-Ernährung.

Das heutige Konzept der Vollwert-Ernährung wurde von den Ernährungswissenschaftlern **Claus Leitzmann**, **Karl von Koerber** und **Thomas Männle** entwickelt, 1981 erstmals veröffentlicht und in den neunziger Jahren des letzten Jahrhunderts u. a. durch die **Gießener Vollwert-Ernährungsstudie** wissenschaftlich belegt.

An dieser Studie nahmen 418 gesunde Frauen im Alter von 25–65 Jahren teil, welche die Vollwert-Ernährung praktizierten. Ihr Gewicht lag im Normbereich, 1 Frau rauchte. Als Vergleichsgruppe dienten 175 Frauen, deren Ernährung dem Bundesdurchschnitt entsprach, die sogenannten Mischköstlerinnen, von denen einige übergewichtig waren; 20 % rauchten.

Eine Hälfte der **Vollwertköstlerinnen** ernährte sich ovolaktovegetabil, die andere Hälfte verzehrte wöchentl. durchschnittlich 1 Portion Fleisch und 2 Scheiben Wurst. Wichtige Elemente der Nahrung waren Gemüse, Obst (hoher Rohkostanteil), Hülsenfrüchte, Vollkornprodukte, Quark und Käse, Butter und kaltgepresste native Öle als sichtbare Fette und Honig, Rohzucker oder Dicksäfte als Süßungsmittel. Wasser, Früchte- und Kräutertees wurden als Getränke bevorzugt. Die **Mischköstlerinnen** verzehrten 5-mal mehr Fleisch und Fleischwaren und wesentlich mehr Süßigkeiten sowie viele Produkte aus Auszugsmehlen, tranken mehr Milch, Kaffee, schwarzen Tee und Erfrischungsgetränke und verwendeten häufig raffinierte Öle, Speck und Schmalz. Sie aßen wesentlich weniger Gemüse und Hülsenfrüchte, weniger Rohkost und viel weniger Obst. Folgende **Ergebnisse** sind von Bedeutung:

- **Nährstoffrelationen**: Die Nahrung der Vollwertköstlerinnen erreichten günstigere Nährstoffrelationen. Ihre Nahrung enthielt mehr Kohlenhydrate sowie weniger Fett und Proteine als die der Mischköstlerinnen. Mit Ausnahme des Fettanteils von 37 % lagen die Vollwertköstlerinnen recht nahe an den Empfehlungen der Deutschen Gesellschaft für Ernährung, die Vegetarierinnen lagen in den erreichten Nährstoffrelationen noch günstiger.
- **Vitaminzufuhr**: Sie war bei den Vollwertköstlerinnen in den meisten Fällen höher als in der Vergleichsgruppe und lag über den Zufuhrempfehlungen der DGE. Allerdings wurden etwas geringere Mengen an Vitamin D, B_2 und B_{12}, die in erster Linie in tierischer Nahrung vorkommen, aufgenommen. Nur die vegetarischen Vollwertköstlerinnen lagen hier unter den DGE-Empfehlungen.
- **Mineralienzufuhr**: Sie lag bei den Vollwertköstlerinnen höher als die Empfehlungen und in der Aufnahme von Kalium, Calcium, Magnesium und Eisen (größtenteils aus pflanzlichen Lebensmitteln) über der der Mischköstlerinnen.
- **Ballaststoffe**: Die Vollwertköstlerinnen nahmen tägl. 45 g mehr Ballaststoffe aus Obst, Brot, Backwaren und Gemüse als die Mischköstlerinnen auf, die deutlich unter den Zufuhrempfehlungen der DGE lagen.
- **Cholesterinzufuhr**: Sie war ebenfalls geringer als bei den Mischköstlerinnen.
- **Betacarotin**: Die Vollwertköstlerinnen zeigten fast doppelt so hohe Blutwerte des antioxidativ wirksamen Betacarotins.

Unabhängig von Bewegung und Gewicht hatten die Vollwertköstlerinnen einen höheren HDL-Cholesterinspiegel und einen niedrigeren LDL-HDL-Quotienten, die Vegetarierinnen zudem einen niedrigeren Triglyzeridspiegel.

Dimensionen und Ziele

Die **Vollwert-Ernährung** berücksichtigt außer der Verträglichkeit der Nahrung eine ökologische, ökonomische und soziale Dimension [45].

Ziele sind
- hohe Lebensqualität, insbesondere Gesundheit,
- Schonung der Umwelt,
- faire Wirtschaftsbeziehungen,
- soziale Gerechtigkeit.

Elemente der Vollwert-Ernährung
▶ Tab. 18.11.

Mediterrane Ernährung und Vollwert-Ernährung: Vergleich

Zwischen der traditionellen mediterranen Ernährung und der Vollwert-Ernährung bestehen inhaltlich keine allzu großen Unterschiede (▶ **Tab. 18.12**). Die Kombination beider Ernährungsformen zu einer **„vollwertigen mediterranen Ernährung"**, bei der vollwertige Lebensmittel mediterran zubereitet werden, ließe in der Bevölkerung eine hohe Toleranz und Compliance erwarten.

▶ **Tab. 18.11** Empfehlungen für die Vollwert-Ernährung (aus [45]).

reichlich verzehren	mäßig verzehren	selten verzehren	möglichst meiden
Gemüse, z. T. Frischkost	Nüsse	konservierte Lebensmittel	isolierter Zucker
Obst, z. T. Frischkost	Ölsamen und Ölfrüchte	Nichtvollkornprodukte	Süßwaren
Vollkornprodukte	native, kalt gepresste Öle	raffinierte Fette	isolierte Substanzen
Kartoffeln	Butter	Fleisch(-erzeugnisse)	Fertigprodukte
Hülsenfrüchte	Milch(-erzeugnisse)	Alkohol	
Wasser	Fleisch, Fisch, Ei	Kaffee	
Kräuter- und Früchtetee	jodiertes Salz	schwarzer Tee	
Kräuter, Gewürze	Honig		

▶ **Tab. 18.12** Vergleich: mediterrane Ernährung und Vollwert-Ernährung.

Lebensmittel	Mediterrane Ernährung	Vollwert-Ernährung
Gemüse, z. T. Frischkost	+++	+++
Obst, z. T. Frischkost	+++	+++
Vollkornprodukte	+++	+++
Kartoffeln/Reis	+++	+++
Pasta/Teigwaren	+++	+
Hülsenfrüchte	+++	+++
Wasser	+++	+++
Kräuter-/Früchtetee		+++
Kräuter, Gewürze	+++	+++
Nüsse	++	++
Ölsamen, Ölfrüchte	++	++
native Öle	++	++
Butter	–	++
Milch(-erzeugnisse)	+	++
Fleisch, Ei	+	++
Fisch	++	++
jodiertes Salz	+	++
Honig	++	++
konservierte Lebensmittel	–	+
Nichtvollkornprodukte	++	+
raffinierte Fette	–	+
Fleisch(-erzeugnisse)	–	+
Alkohol	+	+
Kaffee	+	+
schwarzer Tee	+	+
isolierter Zucker	–	–
Süßwaren	–	–
isolierte Substanzen	–	–
Fertigprodukte	–	–

+++ hoher Konsum; ++ mäßiger Konsum; + geringer Konsum;
– kein Konsum, möglichst meiden

Zusammenfassung

Die Vollwert-Ernährung hat den Anspruch, nicht nur individuelle Bedürfnisse abzudecken, sondern auch gesundheitsverträglich, umweltverträglich und sozialverträglich zu sein. Als laktovegetabile Ernährungsform bevorzugt sie nur wenig verarbeitete Lebensmittel. Vollkornprodukte, Gemüse und Obst, Kartoffeln, Hülsenfrüchte, Nüsse und Ölsaat sowie Milch und Milchprodukte in mäßigen Mengen. Auf Fleisch, Fisch und Ei muss nicht verzichtet werden, sie werden jedoch nur in kleinen Mengen verzehrt. Die Lebensmittel sollten aus saisonalem und regionalem ökologischem Anbau stammen, unverpackte Lebensmittel in Umwelt schonenden Mehrwegsystemen bevorzugt und Herstellung und Verarbeitung unter sozialverträglichen Bedingungen unterstützt werden.

Die Vollwert-Ernährung ist als **Dauerkostform** geeignet, da sie eine ausreichende Nährstoffzufuhr gewährleistet. Sie ist die ideale Umsetzung einer energieärmeren und nährstoffdichteren Ernährung, liefert die erwünschte Menge an Ballaststoffen und ist per se **fettarm**, **cholesterinarm** und **purinarm**. Sie ist die einzige Ernährungsform, die auf Dauer energiereduziert bei voller Nährstoffversorgung eingesetzt werden kann und somit erfolgreich zu einer Gewichtsnormalisierung beiträgt.

18.4.3 Weitere naturheilkundliche Kostformen

Rohkost-Ernährung

Begründer der Rohkost-Ernährung im deutschsprachigen Raum waren der Erfinder der Heilerde und Naturheiler **Adolf Just** (1859–1936) und der Arzt **Maximilian Bircher-Benner** (1867–1939) (▶ S. 289). Ihnen folgten zahlreiche Ärzte, die den Wert der therapeutischen Wirkung einer vollwertigen, vegetarischen Kost mit hohem Anteil unerhitzter Lebensmittel – zuweilen auch eine längere Zeit der strengen Rohkostkur – erkannten.

Ziele

Ziele der Rohkost-Ernährung sind Gesundheit, längeres Leben, Prävention und Therapie von Krankheiten.

Komponenten

Nach der Gießener Rohkost-Studie [44] enthält Rohkost-Ernährung weitgehend oder ausschließlich unerhitzte pflanzliche, teilweise auch tierische Lebensmittel. Es werden Lebensmittel einbezogen, die verfahrensbedingt erhöhten Temperaturen ausgesetzt sind (z. B. kalt geschleuderter Honig, kalt gepresste Öle), ebenso Lebensmittel, bei deren Herstellung Hitzezufuhr erforderlich ist (z. B. Trockenfrüchte, Trockenfleisch und -fisch und bestimmte Nussarten). Außerdem können kalt geräucherte Erzeugnisse (z. B. Fleisch und Fisch) sowie essig- und milchsaueres Gemüse Bestandteil der Rohkost-Ernährung sein [53].

Da Rohkost-Ernährung unterschiedlich interpretiert wird, unterscheidet sich auch die Lebensmittelauswahl bei den einzelnen Ernährungsformen. Je nach Interpretation beinhalten sie weitgehend oder ausschließlich unerhitzte pflanzliche Lebensmittel, teilweise auch tierische. Jedoch sind die unterschiedlichen Hypothesen der Begründer oft nicht nachvollziehbar.

In jede Rohkost-Ernährung sollten Wildkräuter, gekeimtes Getreide, Avocado, Nüsse und Ölsaat einbezogen werden. Da wichtige Lebensmittel und Energieträger wie Kartoffeln und Reis nur durch Erhitzung genießbar und verdaulich werden, werden diese nicht einbezogen.

Hülsenfrüchte können gekeimt und anschließend blanchiert werden.

> **T Therapeutische Empfehlungen**
> Grundsätzlich ist die Zufuhr von Eiweiß, Vitamin B_2, Vitamin B_{12}, Vitamin D, Kalzium, Eisen und Jod zu beachten. Für Risikogruppen wie Schwangere, Stillende, Ältere und Kinder ist Rohkost-Ernährung als Dauerkost nur dann geeignet, wenn, unterstützt durch fachliche Hilfe, der Bedarf an diesen Nährstoffen auch wirklich gedeckt ist.

Indikationen

Der Einsatz von Rohkost-Ernährung soll bei **chronisch entzündlichen Erkrankungen** jeglicher Art hilfreich sein. Die meisten Erfahrungen liegen vermutlich bei entzündlichen Gelenkerkrankungen vor.

Bircher-Benner-Kost

Diese Ernährungsform ist eine vollwertige laktovegetabile Kost mit mindestens 50 % Rohkostanteil.

Komponenten

Bircher-Benner-Kost ist aus folgenden Bestandteilen zusammengesetzt:
- pflanzliche Frischkost: Gemüse, Salate, Obst
- maßvoll hitzeveränderte Pflanzenkost (schonend erhitztes Vollgetreide und Gemüse)
- knapp bemessene Zugabe von Kuhmilch, Käse, Butter und noch sparsamer von Eiern

Alles sollte aus **anerkannt ökologischem Anbau** stammen.

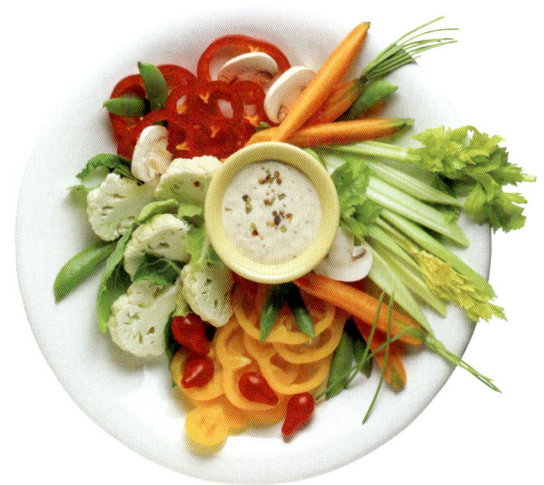

▶ Abb. 18.9 Rohkost ist nicht für jeden geeignet.

Durch den Verzicht auf Fleisch und Wurstwaren kommt es zu einer wesentlich geringeren Zufuhr von tierischen Fetten, Cholesterin und Purinen.

Indikationen

Gicht, Koronare Herzkrankheit und Lipid-Stoffwechselstörungen.

Mit der Devise „Was uns gesund macht, hält uns gesund" setzte Bircher-Benner Gemüse-, Obst- und Kräutersäfte zur unbelasteten Mobilisierung der Selbstheilungskräfte ein. Er sah seine Ernährung als **Heilnahrung** und Anregung für die Darmfunktion. Pflanzliche Frischkost galt als Träger hohen Sonnenenergiegehaltes.

Vollwertkost nach Bruker

Die vitalstoffreiche Vollwertkost nach dem Arzt **Max Otto Bruker** entstand aus der Fortführung und Weiterentwicklung des Gedankenguts von Kollath und Bircher-Benner (▶ S. 289). Bruker gab in vielen Büchern Empfehlungen bezüglich der Stärkung von Abwehrkräften und der Prävention und Heilung von Zivilisationskrankheiten. Die industrielle Fertigung von Nahrungsmitteln lehnte er ab. Er unterschied zwischen „lebendiger Nahrung", wie frischem, keimfähigem Getreide, Obst, Gemüse und Kräutern, die er als „Lebensmittel" bezeichnete, und „toter Nahrung", wie industriell verarbeitete Mehle und Zucker, den „Nahrungsmitteln".

Komponenten

Die Vollwertkost nach Bruker ist bevorzugt **ovolaktovegetabil** mit geringen Mengen Fleisch. Vitamine, Mineralstoffe, Spurenelemente, Ballaststoffe, Enzyme, ungesättigte Fettsäuren und in Pflanzen enthaltene Aromastoffe fasste er unter dem Begriff „Vitalstoffe" zusammen.

Ein Drittel der Nahrung soll aus Frischkost bestehen, Auszugsmehle sind durch Vollkornmehle zu ersetzen, Zucker ist zu meiden. Tägl. 3 EL Frischkornbrei aus unerhitztem, keimfähigem Getreide mit frischem Obst, Zitronensaft, Nüssen und Sahne gehören zur Basis seiner frischkostbetonten Ernährung. Konserven und Industriefette kommen nicht zum Einsatz. Die Lebensmittel sollten so naturbelassen wie möglich bleiben und aus ökologischem Anbau stammen.

Wichtige Bestandteile sind Getreide, Obst, Gemüse, Nüsse, Ölsaat, kaltgepresste, native Öle, Sahne und Butter. Die Energiezufuhr wird nicht begrenzt, der Verzehr von Fleisch, Wurst und Fisch nicht empfohlen. Käse, Vorzugsmilch, Milchprodukte und Eier sollen nur eingeschränkt verwendet werden. Die Vitalstoffzufuhr ist deutlich erhöht.

> **T Therapeutische Empfehlung**
>
> Vorzugsmilch ist unerhitzt und sollte aus Gründen der schlechteren Proteinverdaulichkeit im Babyalter bzw. wegen Infektionsgefahr für Risikogruppen wie Kleinkinder, Schwangere, Stillende und Senioren pasteurisiert werden.

Hay'sche Trennkost

Der amerikanische Arzt **William Howard Hay**, der unheilbar nierenkrank war, stieß während seiner Arbeit auf Berichte eines Militärarztes, der die Lebensweise des im Himalaja lebenden Hunza-Volkes beschrieb. Dieses Volk ernährte sich ausschließlich von naturbelassenen Nahrungsmitteln wie Gemüse, Früchten, Nüssen, Vollkornbrot, Milch und Käse, arbeitete täglich in der Natur und kannte keinerlei Zivilisationskrankheiten. Hay ernährte sich ab diesem Zeitpunkt nur noch von naturbelassenen Lebensmitteln. Er gesundete und lebte noch viele Jahre. In Deutschland wurden seine Grundsätze nach dem Zweiten Weltkrieg von dem deutschen Arzt **Ludwig Walb** bekannt gemacht, dessen Ehefrau die Bezeichnung „Trennkost" erfand.

Konzept

Hay ging davon aus, dass kranke Zellen und Gewebe durch ein Übermaß an Säure entstehen. Hier erkannte er folgende Hauptursachen:
- zu viel Proteine
- zu viel raffinierte und denaturierte Kohlenhydrate
- verzögerte Verdauung
- falsche Zusammensetzung der Nahrung

Nach dieser Theorie können Kohlenhydrate und Proteine im Verdauungstrakt nicht gleichzeitig optimal aufgespaltet und resorbiert werden, da einige digestive Enzyme nur im alkalischen und andere nur im sauren Milieu aktiv sind. Auf diese Weise ist die Verdauung unvollständig, Unverdautes gelangt in den Dünndarm und kann dort bei vorhandener Wärme in Fäulnis oder Gärung übergehen. Die Mischkost führt zu einer Übersäuerung des Organismus. Daher sah er die Notwendigkeit einer **ausgewogenen Relation von säure- und basenbildenden Nahrungsmitteln** in der Ernährung. Säurebeladenes Blut führt im Gehirn zu verlangsamtem Denken, schlechter Urteilskraft, Gedankenschwäche, Konzentrationsschwierigkeiten und pathologischer Müdigkeit.

Indikationen

Nach Hay ist diese Kostform sowohl zur Prävention als auch zur Therapie ernährungsabhängiger Krankheiten geeignet.

Makrobiotische Ernährung

Ernährung nimmt in der makrobiotischen Lehre einen hohen Stellenwert ein, da sie **Grundlage der biologischen Existenz** ist. Die makrobiotische Ernährung ist Teil einer Weltanschauung (Zen-Buddhismus). Durch pflanzliche Nahrung soll ein Maximum an Gesundheit, Lebenskraft, geistiger und körperlicher Aktivität erhalten werden. Namen wie **Georges Ohsawa**, **Mishio Kushi** und **Steven Acuff** stehen für die Verbreitung und Vertiefung dieser Ernährungsform, wobei insbesondere Kushi und Acuff die Makrobiotik weiter entwickelten und modernisierten.

Komponenten

Die makrobiotische Ernährung ist eine überwiegend vegetabile Kost mit einem hohen Anteil an Vollgetreide, vorwiegend Reis, sowie mit Gemüse (davon zwei Drittel gekocht), Hülsenfrüchten, Sojaprodukten, Tofu, Nüssen, Samen und Meeresalgen, geringen Mengen an Obst (eher als Kompott) und magerem Fisch (wöchentl. 1-mal). Als Getränke werden Wasser, Kräutertee und Gemüsesäfte in eher moderaten, dem Bedarf angepassten Mengen empfohlen. Alle Lebensmittel sollten aus ökologischem Anbau stammen.

Gemieden werden tierische Fette, Zucker, Milch und Milchprodukte (außer Sauermilchprodukten), Fleisch, rohe Früchte, Produkte aus Nachtschattengewächsen, schwarzer Tee, Kaffee, scharfe Gewürze, alkoholhaltige Getränke und industriell verarbeitete Lebensmittel.

Einteilung der Lebensmittel

In der makrobiotischen Lehre werden Lebensmittel nach ihren **Energietendenzen** eingeteilt, die sich bei Pflanzen wie folgt zeigen:

- **Wärmende und zusammenziehende Energietendenz (Yang):**
  eher klein, hart, dicht, schwer, trocken, rundlich, langsam und nach unten wachsend, wenig ölhaltig, eher natrium- als kaliumhaltig, im kühleren Klima gedeihend, eher salzig und bitter schmeckend.
- **Kühlende und ausdehnende Energietendenz (Yin):**
  eher groß, weich, locker, leicht, wasserhaltig, länglich, schnell und nach oben wachsend, ölhaltig, eher kalium- als natriumhaltig, im wärmeren Klima gedeihend, eher süß, sauer und scharf schmeckend.

> **Cave**
> Makrobiotische Kost ist für Schwangere, Stillende, Kinder und Senioren ungeeignet [53].

Die F. X. Mayr-Diät

▶ **Kap. 20** Diagnostik und Therapie nach F. X. Mayr.

„Die Gifte im Darm sind es, die den Menschen vorzeitig alt und hässlich machen", so der österreichische Arzt Franz Xaver Mayr (1875–1965) Anfang des 20. Jahrhunderts. Mayr erkannte früh, dass der „chronische Verdauungs-Stoffwechselschaden des heutigen Menschen der Zivilisationsschaden Nr. 1 ist" [65, S. 8].

Enteropathie nach Mayr

Nach Mayrs Forschung bestand das erste Kennzeichen von Krankheit in einer geringeren Leistung der Verdauungsorgane. „Verdauungsgesund" bedeutete für ihn der richtige Aufschluss und die Aufnahme der Nährstoffe sowie die Umsetzung in Substanz, Kraft und Energie. Viele Beschwerden resultieren aus dieser Verdauungsschwäche, die heute als „Enteropathie nach Mayr" bezeichnet wird.

Weiterhin entdeckte Mayr, dass mit jeder chronischen Verdauungsschwäche eine **Veränderung der Bauchform** einhergeht, und erkannte, dass durch übermäßige Bildung von Darmgasen und durch Kotreste spezifische Vergrößerungen der Bauchformen entstehen, je nach Menge und Art der Füllung mit und ohne Entzündungsgeschehen.

In der Giftbelastung und Stauung der Darmlymphe sah er eine Beeinträchtigung der allgemeinen Widerstandskraft, da sich die Hauptmasse des Immunsystems (70–80 %) im Darmlymphsystem befindet.

Stadien der Enteropathie

- **Stadium 1** geht beschwerdearm mit einer Kaliberveränderung des Verdauungsrohres einher; die beginnende Verschmutzung und Entzündung der Darmschleimhaut ist mit dem Anfangsstadium von Gasbauch oder Kotbauch verbunden.
- **Stadium 2** ist gekennzeichnet durch Verstopfung oder Breistühle bis hin zu Durchfällen (Dyspepsie), es kommt zu Völle- und Blähungszuständen, Luftaufstoßen, Sodbrennen und anderen Beschwerden im Bauchraum.
- **Stadium 3** weist organisch erfassbare Leiden auf, wie Gastroduodenalulzera, Leber-Galle-Leiden, Divertikulitis, Kolitis und viele andere Krankheitsprozesse inner- und außerhalb des Bauchraumes [65].

Die Heilmethode Mayrs umfasste die Komponenten:
- **Heilfasten** mit Kräutertee, Mineralwasser und tägliche Gaben von Karlsbader Salz zur Darmreinigung, kombiniert mit Darmmassagen
- **Milch-Semmel-Kur**, in der als intensives Kautraining altbackene Semmeln mit Milch häppchenweiße ganz langsam eingespeichelt und mindestens 50-mal gekaut werden, unterstützt durch ärztliche Bauchbehandlungen
- **milde Ableitungsdiät** mithilfe von basenreicher Schonkost

Ernährungsempfehlungen

Mayr legte großen Wert auf eine Kost, die reich an Basen- und arm an Säurebildnern ist. Säurelieferanten sollen grundsätzlich mit Basenspendern kombiniert, Fleisch oder Fisch also mit Kartoffeln, Gemüse und Salat, aber nicht mit Nudeln oder Reis verzehrt werden. Proteinreiche Lebensmittel werden durch basische Lebensmittel wie Gemüse, Gemüsesuppe, Salate, Kartoffeln, Gemüsesaucen mit Rahm, Gewürzsaucen und Frischkräutern adäquat ergänzt.

Isolierte Kohlenhydrate, aber auch Vollkorngetreide zählen zu den Säurespendern; da **Vollkorngetreide** einen hohen Gehalt an Vitalstoffen hat, ist nur dieses zu empfehlen und mit basenbildenden Lebensmitteln zu kombinieren. Mais, Dinkel, Haferflocken und Hirse sind leicht verdauliche und relativ wenig säuernde Getreidearten.

Naturbelassene, kaltgepresste Öle werden meist gut vertragen und machen nicht dick. Butter gehört zu den wertvollsten Fetten, ist leicht verdaulich und eine gute Ergänzung zu den Ölen, sollte aber nicht in großen Mengen verzehrt werden.

Rohgemüse, insbesondere Wurzelgemüse, sind leicht verdauliche und starke Basenspender. Sie werden mengenmäßig besser vertragen [65].

> **T Therapeutische Empfehlungen**
> - Wichtig ist es, sich für die Mahlzeiten Zeit zu nehmen, entspannt in Ruhe und Muße behaglich zu essen und den kultivierten Essgenuss durch appetitlich angerichtete Speisen und gute Atmosphäre zu fördern. Dabei sollte auf Medienkonsum, Ärger, Hektik und Diskussionen verzichtet werden.
> - Grundsätzlich sollten nur kleine Bissen genommen und diese jeweils 50-mal gekaut und eingespeichelt werden. Dadurch werden rascher Sättigungsmechanismen in Gang gesetzt.

18.5 Therapiekonzepte bei spezifischen Erkrankungen

Trotz vieler Bemühungen weist die Bundesrepublik Deutschland nach wie vor ungünstige Ernährungsmuster auf. Die Ernährung ist zu reichhaltig: Sie ist fettreich, zu süß, zu proteinhaltig und enthält viel zu wenig Obst und Gemüse [49]. Die Beziehung zwischen nutritiven Faktoren und Krankheitsbildern verweist auf die Bedeutung der naturheilkundlichen Ernährungstherapie, die zunächst im präventiven Rahmen relevant ist, die entsprechenden Maßnahmen aber auch zur Therapie einsetzt. Die hier bevorzugte Ernährung enthält grundsätzlich **überwiegend frische pflanzliche Lebensmittel**, die **reich an Ballaststoffen** sind und eine **hohe Nährstoffdichte** aufweisen.

Die Möglichkeiten der Ernährungstherapie in Prävention und Therapie werden von Gesundheitspolitik und Bevölkerung, aber auch von der Ärzteschaft weit unterschätzt. Eine sinnvolle Ernährung ist Grundbaustein der Primärprävention, die bei vielen ernährungsabhängigen Krankheiten zusätzlich eine Veränderung des Bewegungsverhaltens, Nikotinverzicht und besseren Umgang mit Alltagsstressoren erfordert. Eine solche Änderung des Lebensstils bietet sowohl in der Prävention als auch in der Therapie enorme Potenziale, die in verschiedenen Studien weltweit als gesichert dokumentiert werden konnten. Nach Schätzungen aus verschiedenen Untersuchungen können durch Lebensstilkorrekturen kardiovaskuläre Ereignisse um ca. 50%, in Finnland konnte die kardiovaskuläre Mortalität sogar um 65%, gesenkt werden. In epidemiologischen Studien konnte zudem gezeigt werden, dass Krebsneuerkrankungen allein durch 2 tägl. zusätzlich zugeführte Obst- und Gemüseportionen um 20% gesenkt werden können.

Die Umsetzung entsprechender Strategien stößt auf Hindernisse in der Gesundheitspolitik sowie bei der Bevölkerung, die in einer passiven Erwartungshaltung verharrt. Aber auch bei vielen Ärzten steht die symptombezogene Kuration vor einer kausalmedizinischen Intervention.

Durch die **Änderung des Lebensstils und der Ernährungsgewohnheiten** lassen sich Morbidität und Mortalität vieler Erkrankungen nebenwirkungsfrei und kostengünstig beeinflussen. Für die Ärzte werden **Kooperationsmodelle** in der Praxis mit Ernährungsberatern, Bewegungstherapeuten und Verhaltenspsychologen notwendig.

> **T Therapeutische Empfehlungen**
> - Das Wissen um ernährungsabhängige Krankheiten und um entsprechende Therapiemöglichkeiten sollte im ärztlichen Gespräch immer wieder genutzt werden.
> - Notwendig sind **langfristige Strategien**. Dem Arzt als zentralem Ansprechpartner kommt hier eine große Bedeutung zu.

18.5.1 Adipositas und metabolisches Syndrom

Adipositas und metabolisches Syndrom sind chronische Erkrankungen, die eine erhebliche Einschränkung der Lebensqualität und eine deutlich erhöhte Mortalität bewirken und die häufigste Indikation zur Ernährungstherapie darstellen. Da die langfristige Behandlung der Adipositas und des metabolischen Syndroms schwierig ist, kommt der **Prävention** eine besondere Bedeutung zu, insbesondere im Kinder- und Jugendalter.

Diagnostik

Das Risiko für metabolische und kardiovaskuläre Komplikationen lässt sich mit Hilfe des **Taillenumfanges** noch einfacher als mit dem Body Mass Index (BMI) klassifizieren (▶ Tab. 18.13).

Übergewicht und Adipositas stellen die Hauptursache für das metabolische Syndrom dar, das durch Koexistenz mehrerer Erkrankungen bzw. Risikomerkmale definiert ist (▶ Tab. 18.14).

Therapie

Der tägl. Energiebedarf eines Erwachsenen beträgt durchschnittlich 30 kcal/kg Normalgewicht mit erheblichen individuellen Schwankungen. Der Grundumsatz nimmt ab dem 30. Lebensjahr deutlich ab. Hinsichtlich der Ernährungstherapie der Adipositas und des metabolischen Syndroms sind Modifikationen für die Energiedichte einzelner Nahrungsmittel und den gesamten Energiegehalt zu berücksichtigen.

> **T Therapeutische Empfehlungen**
> Zu Beginn einer Gewichtsreduktionsbehandlung sollten sich Arzt und Patient einvernehmlich auf eine **realistische Zielvorstellung** einigen. Die initial gut erreichbare Reduktion von 10 % des Ausgangsgewichtes wirkt sich meist positiv auf die Komorbiditäten aus und ermöglicht eine deutlich erfahrbare Steigerung der Lebensqualität.

Vorübergehend können restriktive Ernährungsformen hilfreich sein. Da die Ursachen der Adipositas sehr vielschichtig sind, sollte die Behandlung immer durch ein erfahrenes **Team aus Arzt**, **Ernährungsfachkraft**, **Bewegungstherapeut** und **Verhaltenspsychologe** erfolgen. Eine langfristige Gewichtsreduktion kann z.B. in einer ernährungstherapeutischen Schwerpunktpraxis realisiert werden [74].

Bei der großen Verbreitung der Erkrankung mit immer noch deutlicher Progression sind **Public-Health-Strategien** (Mitarbeit aller gesellschaftlich relevanten Gruppen wie Schulen, Sportvereine, Medien etc.) besonders notwendig.

Langfristige Erfolge sind nur zu erreichen, wenn es den Betroffenen gelingt, über längere Zeit Lebensstilkorrekturen vorzunehmen. Vordergründig betrifft dies insbesondere das **Ernährungsverhalten**, ebenso notwendig ist jedoch eine dauerhafte **Änderung des Bewegungsverhaltens** und das Anstreben eines **ausgeglichenen Lebensstils**.

Grundsätzlich sollte die **Individualität des Betroffenen** berücksichtigt werden, wobei die Frage nach **Akzeptanz** und **Verträglichkeit der Nahrung** von zentraler Bedeutung ist. Einfühlsame Beratung und Begleitung seitens des beschriebenen Ernährungsteams bessern die Prognose für die betroffenen Patienten. Der Patient sollte den Freiraum erhalten, festzustellen, welche Ernährungsweise ihm zur Erreichung des gemeinsam besprochenen Zieles am besten dient, z.B. eine strenge oder eine nur gemäßigt vegetarische Kostform oder aber eine Annäherung an die mediterrane Kost (▶ Mediterrane Ernährung, S. 304).

Wichtig sind folgende Kriterien:
- Die Nahrung sollte vollwertig sein.
- Es dürfen keine essenziellen Nahrungsbestandteile fehlen, was wiederum zu Mangelzuständen führen könnte.

Bei der Beratung sollte darauf geachtet werden, was der Patient isst; weiterhin sind Störfaktoren im Essverhalten zu eruieren. Viele Patienten sind über die notwendigen Ernährungs- und Lebensstilkorrekturen, z.B. beim Bewegungsverhalten, sehr gut informiert, es gelingt ihnen im

▶ **Tab. 18.13** Adipositasassoziierte metabolische Komplikationen: Risikofaktor Taillenumfang [32].

Risiko für metabolische und kardiovaskuläre Komplikationen	Taillenumfang (cm)
erhöht	Männer ≥ 94 Frauen ≥ 80
deutlich erhöht	Männer ≥ 102 Frauen ≥ 88

▶ **Tab. 18.14** Kriterien für die Diagnose des metabolischen Syndroms nach American Heart Association (AHA) bzw. nach National Heart, Lung and Blood Institute (NHLBI) [31].

Kriterium	Detail
erhöhter Taillenumfang	Männer ≥ 102 cm Frauen ≥ 88 cm
erhöhte Triglyzeride (nüchtern)	≥ 150 mg/dl (1,7 mmol/l) oder Medikamenteneinnahme zur Behandlung erhöhter Triglyzeride
niedriges HDL-Cholesterin (nüchtern)	Männer < 40 mg/dl (1,0 mmol/l) Frauen < 50 mg/dl (1,3 mmol/l)
Bluthochdruck	≥ 130 mmHg systolischer Blutdruck oder ≥ 85 mmHg diastolischer Blutdruck oder Medikamenteneinnahme zur Behandlung von bestehendem Bluthochdruck
erhöhte Nüchternblutglukose	≥ 100 mg/dl (5,6 mmol/l) oder Medikamenteneinnahme zur Behandlung erhöhter Nüchternblutglukose

18 Ernährungstherapie

Alltag jedoch oft nicht, ihre Vorsätze umzusetzen („innerer Schweinehund"). Hier muss die Beratung intensiviert und möglicherweise durch Verhaltenstherapie ergänzt werden.

Ausdauer und Geduld sind sowohl beim Patienten als auch beim Berater gefragt, da kurzfristige Interventionen nur in seltenen Fällen ein langfristig günstiges Ergebnis erreichen.

Fastentherapie

Als Einstieg zu einer dauerhaften Änderung der Ernährungsgewohnheiten hat sich eine Fastentherapie hervorragend bewährt (▸ Kap. 19 Fastentherapie). Zum einen kommt es pathophysiologisch zu einer raschen Durchbrechung der Insulinresistenz, zum anderen gelingt es den Betroffenen durch die tiefen Erlebnisse im Fasten, Lebensstilkorrekturen zu realisieren. Obwohl die Gewichtsreduktion nicht primäres Ziel der Fastentherapie ist, motiviert hier der Erfolg die Betroffenen in hervorragender Weise, auch dauerhaft eine Änderung der Ernährungsgewohnheiten anzustreben.

Vollwertnahrung

Im Anschluss daran eignen sich die Konzepte einer naturheilkundlichen Ernährungsweise nach den Grundlagen der Vollwertnahrung in idealer Weise (▸ S. 306). Hierbei sollte nicht nur auf die Quantität der Grundbausteine Fett, Eiweiß und Kohlenhydrate geachtet werden, sondern auch auf deren **Qualität** und die damit verbundenen unterschiedlichen Wirkungen im Körper. Folgende Kriterien sind von Bedeutung:

- **Fette**
  - Der Fettanteil sollte 30 % nicht übersteigen.
  - Insbesondere in der Abnehmphase sollte die Fettzufuhr auf 25 % der Gesamtenergiezufuhr begrenzt werden. Dies entspricht einer Tageszufuhr von ca. 60–80 g Fett, was in der Gewichtsreduktionsphase bis auf 40 g Fett reduziert werden kann.
  - Hochwertige pflanzliche, kalt gepresste Öle werden bevorzugt.
  - Tierische Fette spielen eine untergeordnete Rolle.
- **Eiweiß**
  - Eine tägl. Zufuhr 0,6–0,8 g/kg Normalgewicht ist angezeigt.
  - Eine ausreichende Zufuhr von pflanzlichem Eiweiß, z. B. durch Hülsenfrüchte, ist wichtig.
  - Mit der Reduktion des tierischen Fettanteiles reduziert sich die Zufuhr an tierischem Eiweiß, was insbesondere für die Vermeidung der Folgeerkrankungen der Adipositas wichtig ist.
- **Kohlenhydrate**
  - Sie können über 50 % der Gesamtenergiezufuhr ausmachen.
  - Die früher empfohlene vollständige Liberalisierung der Kohlenhydratzufuhr (keine Einschränkung bei Quantität und Qualität) und die Fokussierung auf die Beschränkung der Fettzufuhr waren zu hinterfragen, zumal Qualität und Wirkungsweise der Kohlenhydrate im Stoffwechsel nicht oder nicht genügend berücksichtigt wurden.

Zuordnung der Lebensmittel nach dem glykämischen Index (bzw. der glykämischen Last)
Zur allgemeinen Sättigung sollten Lebensmittel mit niedrigen glykämischen Index bevorzugt werden, Lebensmittel mit mittleren glykämischen Index können teilweise verwendet werden. Die Zufuhr von Lebensmitteln mit hohem glykämischem Index sollte weitgehend gemieden und Ausnahmesituationen vorbehalten sein.

> **Therapeutische Empfehlungen**
> - Frisches Obst, Gemüse und Vollkornprodukte sollten den Schwerpunkt der Ernährung darstellen.
> - Schnell aufschließbare Kohlenhydrate in zucker- und weißmehlhaltigen Lebensmitteln (z. B. Fast Food) sind zu meiden.
> - Tierische Lebensmittel sind zu reduzieren.

18.5.2 Diabetes mellitus

Diabetes mellitus zählt zu den häufigsten endokrinen bzw. metabolischen Erkrankungen.

Vorkommen

Die Prävalenz des **Typ-1-Diabetes** ist in Mitteleuropa ansteigend, jedoch mit einem Vorkommen bei 0,1–0,3 % der Bevölkerung noch relativ niedrig. Als Ursache gilt eine zellvermittelte Autoimmunreaktion der Betazellen des Pankreas, die zu einem absoluten Insulinmangel führt.

Typ-2-Diabetes dominiert mit einem Anteil von 93–95 % aller Diabetes-Fälle [71]. Vor dem Hintergrund der raschen Zunahme von übergewichtigen Menschen kann auch von einer deutlichen Zunahme des Typ-2-Diabetes in den kommenden Jahren ausgegangen werden. Über 80 % der Patienten mit Diabetes Typ 2 sind übergewichtig. Wichtigstes pathophysiologisches Kriterium ist die Insulinresistenz mit einer verschlechterten Glukoseutilisation, die dann zu einem relativen Insulinmangel führt.

Therapie

Da der überwiegende Teil der Typ-2-Diabetiker übergewichtig ist, sollte die **Gewichtsreduktion** immer im Vordergrund stehen. Schon eine moderate Gewichtsabnahme von 5–10 % des Ausgangsgewichtes verbessert die Insulinempfindlichkeit und damit auch die Glukosetoleranz. Auch die häufigen „Begleiterkrankungen", wie Fettstoffwechselstörung und Bluthochdruck, werden günstig beeinflusst. Eine Normalisierung des Stoffwechsels benötigt seitens des Arztes und des Patienten Geduld und regelmäßige Motivation.

Besonders geeignet zu einer raschen Durchbrechung der Insulinresistenz und zur verbesserten Glukoseutilisation ist das **therapeutische Fasten**. In den meisten Fällen wird die Insulinresistenz bei Typ-2-Diabetikern bereits nach 5–7 Fastentagen durchbrochen. Dem Patienten fällt es dann leichter, weiter abzunehmen oder zumindest die erreichte Gewichtsreduktion zu stabilisieren. Eine nach wenigen Monaten wiederholte kurze Fastentherapie kann bei dieser Patientengruppe bei erneutem Auftreten der Insulinresistenz sinnvoll sein.

Wichtig ist auch die hohe Wirksamkeit von **regelmäßiger Bewegung** im mittleren Intensitätsbereich (z.B. tägl. 30 Min. flottes Gehen oder Ergometertraining) zur Prävention und Therapie des Diabetes.

Energieaufnahme

Die **Kohlenhydrataufnahme** kann sowohl bei Typ-1- als auch bei Typ-2-Diabetikern zwischen 45 und 60 % der Gesamtenergieaufnahme betragen. Kohlenhydrate mit günstiger Blutzuckerwirksamkeit, d. h. mit niedrigem glykämischem Index, sollten bevorzugt werden. Unerhitzte Lebensmittel weisen günstigere Eigenschaften bezüglich der Blutzuckerwirksamkeit auf als Gekochtes oder Gebackenes. Ein möglichst hoher, von der allgemeinen Nahrungsverträglichkeit bestimmter Ballaststoffanteil ist zu beachten. Eine wichtige Rolle spielen Vollkornprodukte, da hier der postprandiale Glukoseanstieg im Vergleich zu Weißmehlprodukten geringer ist und verzögert verläuft.

Ein Grund für die relativ hohe Kohlenhydrataufnahme von 45–60 % ist auch die notwendige Restriktion der Protein- und Gesamtfettzufuhr, insbesondere bei übergewichtigen Diabetikern.

> **T Therapeutische Empfehlungen**
> - Diabetespatienten mit medikamentöser Therapie, d.h. peroralen Hypoglykämika und/oder Insulin, sollten die unterschiedliche Wirksamkeit der Kohlenhydrate kennen und ihre Medikation entsprechend anpassen.
> - Bei ausgeprägter Insulinresistenz kann es sinnvoll sein, die Kohlenhydratmenge drastisch einzuschränken, um einen postprandialen Blutzuckeranstieg zu vermeiden. Eine Zufuhr von 2–3 BE pro Mahlzeit ist empfehlenswert. Ersatzweise soll der Gemüseanteil gesteigert werden, um eine ausreichende Sättigung zu erreichen.
> - Zwischenmahlzeiten sollten entfallen: Die Gesamtenergie muss ebenfalls drastisch reduziert werden.

Die **Proteinaufnahme** sollte an der unteren Norm der allgemeinen Ernährungsempfehlungen liegen, d. h. zwischen 0,6 und 0,8 g/kg Normalgewicht betragen. Dies gilt insbesondere für Typ-1-Diabetiker, da der Einfluss auf die Mikroalbuminurie hier gesichert ist. Von prognostisch wichtiger Bedeutung ist die Proteinbegrenzung für Typ-2-Diabetiker, die bereits eine manifeste Mikroalbuminurie haben. Proteine aus pflanzlichen Nahrungsmitteln haben wegen des notwendig assoziierten höheren Ballaststoffanteils und des reduzierten Fettanteils im Vergleich zu tierischen Proteinen für den Körper wohl günstigere Eigenschaften als tierische Nahrungsmittel.

Die tägl. **Fettzufuhr** sollte wie bei gesunden Personen 30 % der Gesamtnahrungsenergie nicht überschreiten. Besonderer Wert ist allerdings auf die Fettzusammensetzung zu legen. Gesättigte Fettsäuren und trans-Fettsäuren führen zu einem Anstieg der postprandialen Insulinämie bei übergewichtigen Typ-2-Diabetikern [15]. Gesättigte Fettsäuren, z. B. aus fetten Fleisch- und Wurstwaren sowie Molkereiprodukten, sollten deshalb nicht mehr als 10 % der Gesamtenergiezufuhr ausmachen, trans-Fettsäuren möglichst gemieden werden. Bevorzugt werden einfach und mehrfach ungesättigte Fettsäuren, z. B. aus Oliven-, Raps-, Lein- oder Walnussöl sowie aus Nüssen und Ölsaaten [71].

18.5.3 Fettstoffwechselstörung

Fettstoffwechselstörungen sind weitverbreitet und ein bedeutsamer Risikofaktor für die Arteriosklerose und deren Folgeerkrankungen, insbesondere der koronaren Herzerkrankung. Im Rahmen des metabolischen Syndroms und der Adipositas wurden Zusammenhänge bereits beschrieben (▶ S. 312). Weitere Anmerkungen zur Wirksamkeit der verschiedenen Fette und Öle finden sich auf S. 297 ff.

Formen

Die **familiäre Hypercholesterinämie** ist im Vergleich zur **alimentär bedingten Hypercholesterinämie** mit bis zu 5 % aller Hyperlipoproteinämien eher selten [40]. Sie ist durch ernährungstherapeutische Maßnahmen praktisch nicht zu beeinflussen und bedarf – insbesondere bei weiteren vorliegenden Risikofaktoren – einer medikamentösen Behandlung.

Therapie

Bei der **Hyperlipoproteinämie** ist die Ernährungstherapie meist in Zusammenhang mit den anderen kardiovaskulären Risikofaktoren einer notwendigen Lebensstilkorrektur zu sehen.

Die wichtigsten Nahrungsmittel zur Behandlung der **Hypercholesterinämie** sind **pflanzliche Lebensmittel**, wie Vollkornprodukte, Obst, Gemüse und Hülsenfrüchte. Sie zeichnen sich durch einen niedrigen Fettanteil und einen hohen Ballaststoffanteil (Faserstoffe und wasserlösliche Ballaststoffe) aus. Pflanzliche Öle, wie Rapsöl, Olivenöl, Leinöl, Walnussöl und Nüsse sowie Ölsaaten, sind empfehlenswert, ihre hohe Energiedichte ist jedoch zu berücksichtigen.

▶ **Tab. 18.15** Empfehlungen zur Nährstoffzufuhr bei Hypercholesterinämie (aus [36, 78]).

Lebensmittel	empfohlene Zufuhr (in % der Nahrungsenergie)
Fett (gesamt)	25–30 %
gesättigte Fettsäuren	7–10 %
einfach ungesättigte Fettsäuren	≥ 10 %
mehrfach ungesättigte Fettsäuren (dabei Quotient Omega-6-Fettsäure zu Omega-3-Fettsäure ca. 5:1)	7–10 %
Kohlenhydrate	≥ 50 %
raffinierte Kohlenhydrate: Zucker	< 10 %
Ballaststoffe	tägl. > 25 g
Cholesterin	tägl. < 200–300 mg

Die Gesamtfettzufuhr sollte bei maximal 30 % der Gesamtnahrungszufuhr liegen, die gesättigten Fettsäuren sollten auf 7 % bis maximal 10 % begrenzt werden (▶ Tab. 18.15).

Zusätzlich zu den Empfehlungen für die Behandlung der Fettstoffwechselstörungen sollte bei der **Hypertriglyzeridämie** der Alkoholkonsum zunächst möglichst ganz eingeschränkt und zuckerhaltige Lebensmittel ebenfalls stark reduziert werden.

Bei der relativ seltenen **Chylomikronämie** können langkettige Fettsäuren durch mittelkettige Triglyzeride (MCT-Fette) ersetzt werden.

Allgemein werden wöchentl. 2 Mahlzeiten mit an Omega-3-Fettsäuren reichem Fisch z. B. Makrele, Lachs oder Hering, empfohlen.

18.5.4 Hypertonie

Bei der Behandlung der Hypertonie steht die Medikation im Vordergrund. Nicht medikamentöse Therapieverfahren werden trotz ihrer großen Wirksamkeit zu wenig berücksichtigt. Unter Ausnutzung aller nichtmedikamentösen Möglichkeiten können Medikamente eingespart werden bzw. erst richtig wirken, häufig wird eine Blutdruckmedikation sogar überflüssig.

Therapie

Ernährungstherapeutisch ist in erster Linie die **Kochsalzrestriktion** zu nennen. Das Ausmaß der so erzielbaren Blutdrucksenkung scheint individuell sehr unterschiedlich zu sein, trotzdem ist die Wirkung in den meisten Fällen deutlich. Empfohlen wird eine allgemeine Kochsalzrestriktion auf die tägl. Zufuhr von 6 g NaCl [8]. Strengere Kochsalzbeschränkungen sind in der Praxis kaum realisierbar; der tägl. Kochsalzverzehr beträgt 12–15 g, häufig liegt er auch deutlich darüber.

Ein großer Teil der Kochsalzzufuhr stammt aus Fleisch- und Wurstwaren, Käse und Brot (▶ Tab. 18.16). Auch Fertiggerichte enthalten oft sehr viel Kochsalz, so dass mit einem Fertiggericht oft die empfohlene Tageshöchstmenge von 6 g bereits erreicht wird.

Bei der Nahrungszubereitung kann mit Kräutern und Gewürzen Kochsalz eingespart werden, ohne dass sich dabei die geschmackliche Qualität der Ernährung verschlechtert.

Auch bei Mineralwasser sollte auf den Natriumgehalt geachtet werden, der sehr unterschiedlich sein kann. Bei sehr hohem Mineralwasserkonsum kann eine relevante Natriummenge eingespart werden. Mineralwässer mit einem Natriumgehalt von < 20 mg Natrium/l sind zu bevorzugen.

Durch eine **vermehrte Kaliumzufuhr** kann der Blutdruck ebenfalls günstig beeinflusst werden. Kalium kommt vor allem in pflanzlichen Nahrungsmitteln vor. Besonders kaliumreich sind Hülsenfrüchte, Sojabohnen und Trockenobst (▶ Tab. 18.17).

Eine besonders wirksame Maßnahme bei Hypertonie ist die **Gewichtsreduktion.** Unabhängig von der Natrium- und Kaliumzufuhr kann pro Kilogramm mit einer Senkung des systolischen um 2,0 und des diastolischen Blutdrucks um 1,3 mmHg gerechnet werden [70]. Weiterhin sollten Hypertoniepatienten ihren **Alkoholkonsum** deutlich einschränken oder ganz auf Alkohol verzichten, da ein eindeutiger, direkter Zusammenhang zwischen Alkoholzufuhr und Blutdruck besteht. Koffeinhaltige Getränke sollten ebenfalls in ganz geringer Menge zugeführt werden.

▶ **Tab. 18.16** Kochsalzgehalt ausgewählter Lebensmittel (aus [23]).

Lebensmittel	Kochsalzgehalt (g NaCl/100 g)
Matjeshering	6,4
Nüsse, gesalzen	3,8
Schinken, roh	3,7
Salami	3,2
Schmelzkäse (45 % i. Tr.)	2,8
Dill- und Salzgurken	2,5
Räucherfisch	1,3
Mischbrot	1,4
Sauerkraut	0,9
Kalbfleisch	0,3

▶ Tab. 18.17 Kaliumgehalt ausgewählter Lebensmittel (aus [23]).

Lebensmittel	Kaliumgehalt (mg K⁺/100 g)
Sojabohnen	1750
Weizenkleie	1400
Aprikosen (getrocknet)	1370
weiße Bohnen	1300
Pistazienkerne	1020
Meerrettich (roh)	554
Champignons (Zucht)	418
Bachforellen	413
Rinderfilet	340
Kiwi	295
Kuhmilch (3,5 % Fett i. Tr.)	157

✚ **Merke:** Regelmäßige körperliche Aktivität im Rahmen der notwendigen Lebensstilkorrektur wirkt bei der Behandlung der arteriellen Hypertonie außerordentlich günstig.

18.5.5 Nahrungsmittelallergien und Nahrungsmittelintoleranzen

Definitionen

Nahrungsmittelallergien sind immunologische Reaktionen, die nach Niggemann [43] bei Zufuhr eines bestimmten Nahrungsmittels folgende Symptome verursachen können:

- **Magen-Darm-Trakt**
  - Übelkeit
  - Diarrhöe
  - Obstipation
  - Bauchschmerzen, Blähungen
- **Haut**
  - Nesselsucht
  - Quincke-Ödem
  - Ekzemverschlechterung
  - Juckreiz
- **Atemwege**
  - Asthma bronchiale
  - Rhinokonjunktivitis
  - Kehlkopfschwellung
  - Husten
- **sonstige Symptome**
  - Kopfschmerzen, Migräne
  - Fieber
  - schockartige Symptome
  - Verhaltensauffälligkeiten
  - Gewichtsverlust, Gedeihstörung

Jüngere Menschen scheinen häufiger betroffen zu sein als ältere, Frauen häufiger als Männer. Eine Nahrungsmittelallergie kann auch erstmals im Erwachsenenalter auftreten.

Bei vielen **psychischen Symptomen**, wie Erschöpfungssyndromen oder depressiven Syndromen, wird eine Nahrungsmittelallergie vermutet. Der Nachweis ist schwierig; er bedarf einer sorgfältigen Anamnese mit Nahrungsprotokollen und – bei entsprechendem Verdacht – einer Allergenkarenz. Verschiedene Hauttests können durchgeführt werden, sind in ihrer Aussagefähigkeit jedoch ebenso wie Bluttests (Rast-Tests) kaum verlässlich.

Von Allergien oft schwer abzutrennen sind **Nahrungsmittelintoleranzen**, bei denen es sich um nicht immunologische, pseudoallergische Reaktionen handelt. Auslöser einer pseudoallergischen Reaktion können Konservierungsmittel, Farbstoffe, Glutamat oder auch biogene Amine wie Histamin oder Tyramin sein.

Therapie der Nahrungsmittelallergien

Heilfasten als diagnostisches Kriterium

Für die Diagnosesicherung kann das **Heilfasten** (▶ Kap. 19 Fastentherapie) hilfreich sein, das z. B. als Reisschleimfasten mit minimaler allergener Potenz durchgeführt wird. Verschwinden die Beschwerden, können mit einer vorsichtig einschleichenden Rotationsdiät die potenziell allergieauslösenden Nahrungsmittel leichter herausgefunden werden.

Individuelle Allergenkarenz

Hier ist eine gute Kooperation seitens des Patienten notwendig, weiterhin muss regelmäßig ein Ernährungsprotokoll geführt werden.

Fertigprodukte sollten gemieden werden; der Betroffene sollte die Speisen möglichst selbst herstellen.

Therapie der Nahrungsmittelintoleranzen

Einzig mögliche Therapie ist eine **individuelle Diät mit Elimination der potenziell unverträglichen Substanzen**. Da die verursachenden Stoffe oft in Fertigprodukten vorkommen, sollten diese ganz gemieden werden.

Intoleranzen gegen Laktose, Fructose und Zuckerersatzstoffe, wie Sorbit und Xylit, sowie gegen Gluten gehören formell nicht zu den Nahrungsmittelallergien bzw. -intoleranzen, führen aber häufig zu ähnlichen Symptomen und Beschwerden.

Relativ häufig ist die **Laktoseintoleranz**. Sie beruht auf einer fehlenden oder verminderten Aktivität des Enzyms Laktase. Die Patienten klagen häufig über uncharakteristische abdominelle Beschwerden mit Flatulenz,

Völlegefühl und auch Diarrhöe. Diagnostisch kann der H$_2$-Exhalationstest richtungsweisend sein, ist jedoch nicht immer zuverlässig. Am aussagekräftigsten ist die Symptomfreiheit nach Weglassen von Lebensmitteln mit hohem Laktosegehalt, wie bei Milch- und Milchprodukten.

✱ **Merke:** Laktose ist als Zusatzstoff in vielen Lebensmitteln enthalten.

Die Häufigkeit einer **Glutenunverträglichkeit** scheint derzeit zuzunehmen. Der klinische Befund ist wohl von der glutenindurzierten Enteropathie (einheimische Sprue/Zöliakie) abzugrenzen; diese kann diagnostisch mikroskopisch mit dem Nachweis einer Zottenatrophie im Dünndarm gut gesichert werden. Auch serologische Tests (Nachweise von Gliadin- und Endomysium-Antikörpern) gelten heute als nahezu beweisend für Nachweis wie Ausschluss.

> **Cave**
>
> Glutenhaltige Lebensmittel wie Weizen, Dinkel, Kamut, Roggen, Gerste und Hafer und ihre Produkte müssen gemieden werden.

Die Industrie bietet allerdings eine Reihe von glutenfreien Lebensmitteln, sodass die Ernährung für die Betroffenen ausgewogen gestaltet werden kann.

Die Betroffenen klagen über eine Reihe diffuser Symptome, hauptsächlich über abdominelle Beschwerden. Häufig liegt eine Kreuzreaktion zur Laktoseintoleranz vor.

Bei klinischem Verdacht lohnt sich ein vorübergehendes Meiden glutenhaltiger und laktosehaltiger Nahrungsmittel. Diagnostisch und therapeutisch kann eine Fastentherapie weiterhelfen: Bei anschließender Symptomfreiheit sollte eine glutenfreie Ernährung eingehalten werden. Da es sich möglicherweise um eine Barriereproblematik der Darmmukosa handelt, ist nach einer mindestens 6-monatigen Glutenkarenz wieder von einer besseren Verträglichkeit auszugehen.

Bei ausreichender Häufigkeit und Intensität erlauben die genannten Symptome die Diagnose eines **Reizdarmsyndroms,** sodass auch hier an Nahrungsmittelunverträglichkeiten gedacht werden muss. Allerdings sind die Studienergebnisse zum Therapieerfolg nach Berücksichtigung vermuteter Unverträglichkeiten bislang widersprüchlich.

18.5.6 Rheumatische Erkrankungen

Unter diesem Begriff wird eine Vielzahl chronisch-entzündlicher und degenerativer Erkrankungen zusammengefasst. Die Wirksamkeit der Ernährungstherapie bei den chronisch-entzündlichen Formen ist insbesondere am Beispiel der chronischen Polyarthritis in vielen Studien gut belegt ([42], Übersicht bei [60]). Als Wirkmechanismus vermutet man eine Beeinflussung der Entzündungskaskade sowie eine Verminderung immunologischer Reaktionen.

Ernährungstherapie kann klinische Symptome wie Morgensteifigkeit, Gelenkschwellungen, Schmerzintensität und allgemeine Abgeschlagenheit bessern; auch der Rückgang der Entzündungsparameter wie BSG und CRP ist gut zu beobachten.

Neben zusätzlichen Behandlungselementen wie Physiotherapie, Bewegungstherapie und medikamentöser Therapie sollte Ernährungstherapie die Grundlage der Behandlung darstellen, da sie die Ursache der entzündlichen und immunologischen Erkrankungen deutlich beeinflusst.

Therapie bei chronischer Polyarthritis

Die meisten Untersuchungen zur Ernährungstherapie liegen bei der chronischen Polyarthritis vor. Das nachstehende Ernährungskonzept ist jedoch im Analogieschluss auch auf andere entzündliche rheumatische Erkrankungen übertragbar [56] und intermittierend sicherlich auch effektiv bei degenerativen Gelenkserkrankungen einsetzbar.

- **Phase 1: Fastentherapie:** Die schnellsten und effektivsten Erfolge sind durch die Fastentherapie belegt, wobei sich hier die Methode nach Buchinger bewährt hat (▶ Kap. 19 Fastentherapie). Liegen keine Kontraindikationen vor, sollte diese bei der chronischen Polyarthritis immer der **Auftakt zu einer Ernährungstherapie** sein. Oft zeigt sich schon nach wenigen Therapietagen eine deutliche Beeinflussung sowohl der klinischen als auch der Laborparameter.
- **Phase 2: tierisch fett- und glutenfreie Ernährung**
  - Die tierisch fettfreie Kost gründet sich überwiegend in der Vermeidung der Zufuhr von Arachidonsäure, die ausschließlich in tierischen Produkten vorkommt.
  - Die Begründung für eine glutenfreie Kost beruht auf der Erfahrung, dass über ein Drittel der Patienten mit chronisch-rheumatischen Erkrankungen vom Vermeiden des Glutens profitiert. Je nach Verträglichkeit sollte ein hoher Frischkostanteil zugeführt werden, um eine möglichst gute Versorgung mit bioaktiven Substanzen zu gewährleisten.
  - Diese Phase sollte je nach klinischem Krankheitsbild ca. 12 Wochen andauern. Gegebenenfalls sind hier mögliche individuelle Unverträglichkeiten, z. B. hoch raffinierte Kohlenhydrate, Alkohol, Kaffee, Tee oder Zitrusfrüchte zu berücksichtigen. Auf eine hohe Zufuhr von Pflanzenölen mit hohem Gehalt an Alphalinolensäure, wie Lein-, Raps-, Walnuss- oder Sojaöl, sollte geachtet werden.
  - Eine ausreichende Kalziumzufuhr kann das hier erhöhte Osteoporoserisiko mindern. Da kalzi-

umreiche Molkereiprodukte zunächst gemieden werden sollen, muss dies durch kalziumreiche Mineralwässer, kalziumreiche Gemüse, Kräuter sowie Saaten oder Nüsse ausgeglichen werden. Allerdings ist der Kalziumbedarf bei der oben beschriebenen Ernährungsweise wesentlich geringer, da durch die vegetarische Ernährung weniger Schwefelverbindungen und Phosphat zugeführt wird, was wiederum die Aufnahme von Kalzium begünstigt.

- Unterstützt wird die antioxidative Abwehr durch die Vitamine C und E und das Provitamin Betacarotin sowie durch Spurenelemente wie Selen, Zink und Kupfer. Hier ist unbedingt auf eine ausreichende Zufuhr zu achten, gegebenenfalls kann auch eine Supplementierung notwendig und sinnvoll sein.

- **Phase 3: überwiegend laktovegetabile Kost:** Bei anhaltendem gutem klinischem Erfolg kann nach ca. 12 Wochen langsam zu einer laktovegetabilen Kost übergegangen werden. Individuelle Unverträglichkeiten müssen selbstverständlich weiterhin berücksichtigt werden.

Literatur

[1] **Abcouwer SF, Lohmann R, Bode BP et al.:** Induction of glutamine synthetase expression after major burn injury is tissue specific and temporally variable. J Trauma. 1997; 42: 421–428.

[2] **Appel LJ, Champagne CM, Harsh DW et al.:** Effects of comprehensive lifestyle modifications on blood pressure control. JAMA. 2003; 289(16): 2083–2093.

[3] **Bailey JL:** Metabolic acidosis and protein catabolism: mechanisms and clinical applications. Miner Electrolyte Metab. 1998; 24: 13–19.

[4] **Ball D, Maughan RJ:** Blood and urine acid-base status of premenopausal omnivorous and vegetarian women. Br J Nutr. 1997; 78: 683–693.

[5] **Barzel US, Massey LK:** Excess dietary protein can adversely affect bone. J Nutr. 1998; 128: 1051–1053.

[6] **Bierhaus A, Nawroth P:** RAGE – Hypothese, aktueller Forschungsstand. Universitätsklinikum Heidelberg, Forschungsmagazin Ruperto Carola. 2002; 3.

[7] **Biesalski HK, Grimm P:** Taschenatlas Ernährung. 4., akt. Aufl. Stuttgart: Thieme; 2007.

[8] **Biesalski HK, Fürst P, Kasper H et al.:** Ernährungsmedizin. 3. Aufl. Stuttgart: Thieme; 2004.

[9] **Bircher-Benner MO:** Grundzüge der Ernährungstherapie auf Grund der Energetik. Berlin: Otto Salle; 1905.

[10] **Brändle E, Sieberth HG, Hautmann RE:** Effect of chronic protein intake on the renal function in health subjects. Eur J Clin Nutr. 1996; 50: 734–740.

[11] **Brehme U:** Fett im Fokus: Nährstoff mit zwei Gesichtern. UGB-Forum. 2002; 19(4): 203–206.

[12] **British Nutrition Foundation (BNF):** n-3-fatty Acids and Health, Briefing Paper. London: BNF; 1995.

[13] **Buyken A:** Mittelmeerküche auf Rezept. UGB-Forum. 2003; 20(1): 35–38.

[14] **Calder PC:** Fuel utilization by cells of the immune system. Proc Nutr Soc. 1995; 54: 65–82.

[15] **Christiansen E, Schnider S, Palmvig B et al.:** Intake of a diet high in trans monounsaturated fatty acids or saturated fatty acids. Effects on postprandial insulinemia and glycemia in obese patients with NIDDM. Diabetes Care. 1997; 20: 881–887.

[16] **Deutsche Forschungsanstalt:** Der kleine Souci-Fachmann-Kraut, Lebensmitteltabelle für die Praxis. Stuttgart: WVGmbH; 2004.

[17] **Deutsche Gesellschaft für Ernährung (DGE) (Hrsg.):** Ernährungsbericht 1996. Frankfurt/M: DGE; 1996: 40–41.

[18] **Deutsche Gesellschaft für Ernährung (DGE) (Hrsg.):** Ernährungsbericht 2000. Frankfurt/M: DGE; 2000a: 46–55, 304.

[19] **Deutsche Gesellschaft für Ernährung (DGE):** Die Referenzwerte für die Nährstoffzufuhr. D-A-CH-Referenzwerte der DGE, ÖGE, SGE, SVE. 1. Aufl. Frankfort/M: Umschau/Braus; 2000b. http://www.dge.de/modules.php?name=Content&pa=showpage&pid=3&page=1.

[20] **Deutsche Gesellschaft für Ernährung (DGE) (Hrsg.):** Dyslipoproteinämie – Leitlinien Fett. Frankfurt/M: DGE; 2004a.

[21] **Deutsche Gesellschaft für Ernährung (DGE) (Hrsg.):** Ernährungsbericht 2004. Frankfurt/M: DGE; 2004b.

[22] **Deutsche Gesellschaft für Ernährung (DGE):** Kohlenhydrate in der Ernährung. **DGE erarbeitet evidenzbasierte Leitlinie. DGE; 2008**. http://www.dge.de/modules.php?name=News&file=article&sid=836.

[23] **Elmadfa I, Aig W, Muskat E:** Die große GU-Nährwert-Kalorien-Tabelle.1997. München: Gräfe & Unzer; 1997.

[24] **Elmadfa I, Leitzmann C:** Ernährung des Menschen. 3. Aufl. Stuttgart: Ulmer; 1998: 155.

[25] **Fankhänel S:** Mediterrane Ernährung. Ernährungs-Umschau. 2002; 49(6): 244–245.

[26] **Feskanich D, Willet WC, Stampfer MJ et al.:** Protein consumption and bone fractures in women. Am J Epidemiol. 1996; 143: 472–479.

[27] **Fishel M, Watson GS, Montine TJ et al.:** Hyperinsulinemia provokes synchronous increases in central inflammation and beta-amyloid in normal adults. Arch Neurol. 2005; 62(10): 1539–1544.

[28] **Forslund AH, Hambraeus L, van Beurden H et al.:** Inverse relationship between protein intake and plasma free amino acids in healthy men, at physical exercise. Am J Physiol. 2000; 278: 857–867.

[29] **Foster-Powell K, Holt SH, Brand-Miller JC:** International table of glycemic index and glycemic load values. Am J Clin Nutr. 2000; 76(1): 5–56.

[30] **Frassetto LA, Todd KM, Morris jr. RC et al.:** Estimation of net endogenous noncarbonic acid production in humans from diet potassium and protein contents. Am J Clin Nutr. 1998; 68: 576–583.

[31] **Grundy SM, Cleeman Ji, Daniels SR et al.:** Diagnoses and management of the Metabolic Syndrome. An American Heart Association/National Heart, Lung, and Blood Institute scientific statement. Circulation. 2005; 112: 2735–2752.

[32] **Hahnefeld M:** Das metabolische Syndrom, Definitionen, Common soil für Diabetes und kardiovaskuläre Erkrankungen, Konsequenzen für die Therapie. AdipositasSpektrum. 2006; 3: 7.

[33] **Heseker H, Adolf T, Eberhardt W et al.:** Lebensmittel- und Nährstoffaufnahme Erwachsener in der Bundesrepublik Deutschland. In: Kübler W, Andreas H J, Heeschen W et al. (Hrsg): Vera-Schriftenreihe Bd. 3. 2. Aufl. Niederkleen: Wissenschaftlicher Fachverlag Dr. Fleck; 1994: 123 ff.

[34] **Hoffmann I, Groenewald M, Leitzmann C:** Mit Vollwertkost gut versorgt. UGB-Forum. 1999; 5: 283–286.

[35] **Holmes RP, Goodman HO, Hart LJ et al.:** Relationship of protein intake to urinary oxalate and glycolate excretion. Kidney Int. 1993; 44: 366–372.

[36] **Hooper L et al.:** On behalf of the British Dietetic Association. Dietetic Guidelines: Diet in Secondary Prevention of CVD, 1st. update August 2004; JHND. 17(4): 337–349.

[37] **Hufeland CW:** Makrobiotik oder Die Kunst das menschliche Leben zu verlängern. 6. Aufl. Berlin: 1842.

[38] **Itoh R, Nishiyama N, Suyama Y:** Dietary protein intake and urinary excretion of calcium: a cross sectional study in healthy Japanese population. Am J Clin Nutr. 1998; 67: 438–444.

[39] **Jekat F:** Nahrungseiweiß. AID-Verbraucherdienst. 1984; 29(9): 179–184.

[40] **Kasper H:** Ernährungsmedizin und Diätetik. München: Urban & Fischer; 2002: 104 f.

[41] **Katan MB, Zock PL, Mensing RP:** Trans fatty acids and their effects on lipo-proteins in humans. Annu Rev Nutr. 1995; 15: 473–493.

[42] **Kjeldsen-Kragh J, Haugen M, Borchgrevink CF et al.:** Controlled trial of fasting and one-year vegetarian diet in rheumatoid arthritis. Lancet. 1991; 338(8772): 899–902.

[43] **Kleine-Tebbe J, Lepp U, Niggemann B et al.:** Nahrungsmittelallergie und -unverträglichkeit: Bewährte statt nicht evaluierte Diagnostik. Deutsches Ärzteblatt. 2005; 102(27).

[44] **Koebnick C, Strassner C, Leitzmann C:** Bewertung der Rohkost-Ernährung in der Ernährungsberatung. Ernährungs-Umschau. 1997; 44: 444–448.

[45] **von Koerber K, Männle T, Leitzmann C:** Vollwert-Ernährung. 10. Aufl. Stuttgart: Haug; 2004.

[46] **Kofrányi E:** Die biologische Wertigkeit gemischter Proteine. Die Nahrung. 1967; 11(7/8): 863–873.

[47] **Kollath W:** Der Vollwert der Nahrung und seine Bedeutung für Wachstum und Zellersatz. Darmstadt: Wissenschaftliche Verlagsgesellschaft; 1950.

[48] **Kollath W:** Die Ordnung unserer Nahrung. 17. unveränd. Aufl. Stuttgart: Haug; 2005 (1942).

[49] **Krems C, Bauch A, Götz A et al.:** Nationale Verzehrsstudie II. Karlsruhe: Bundesforschungsanstalt für Ernährung und Lebensmittel; Berlin: Robert Koch-Institut; 2005.

[50] **Kris-Etherton PM, Taylor DS, Zhao G:** Is there an optimal diet for the hypertriglyceridemic patient? J Cardiovasc Risk. 2000; 7: 333–337.

[51] **Leitzmann C, Hahn A:** Vegetarische Ernährung. Stuttgart: Ulmer; 1996.

[52] **Leitzmann C, Müller C, Michel P et al.:** Ernährung in Prävention und Therapie. 3. Aufl. Stuttgart: Hippokrates; 2009.

[53] **Leitzmann C, Keller M, Hahn A:** Alternative Ernährungsformen. 2. Aufl. Stuttgart: Hippokrates; 2005.

[54] **Linn T, Geyer R, Prassek S et al.:** Effect of dietary protein intake on insulin secretion and glucose metabolism in insulin-dependent diabetes mellitus. J Clin Endocrinol Metab. 1996; 81: 3938–3943.

[55] **Matthews DE, Campbell RG:** The effect of dietary protein intake on glutamine and glutamate nitrogen metabolism in humans, Am J Clin Nutr. 1992; 55: 963–970.

[56] **Mayr P, Adam O:** Gesunde Ernährung bei Morbus Bechterew. 1. Aufl. Stuttgart: Haug; 1999.

[57] **Mensink G, Burger M, Beitz R et al.:** Was essen wir heute? Ernährungsverhalten in Deutschland. Berlin: Robert Koch-Institut; 2002.

[58] **Metges CC, Barth CA:** Metabolic consequences of a high dietary protein intake in adulthood: Assessment of the available evidence. J Nutr. 2000; 130: 886–889.

[59] **Montoya MT, Porres A, Serrano S et al.:** Fatty acid saturation of the diet an plasma lipid concentrations, lipoprotein particle concentration, and the cholesterol efflux capacity. Am J Clin Nutr. 2002; 75(3): 484–491.

[60] **Müller H, Wilhelmi de Toledo F, Resch KL:** Fasting followed by vegetarian diet in patients with rheumatoid arthritis: a systematic review. Scand J Rheumatol. 2001; 30: 1–10.

[61] **Ornish D, Brown SE, Scherwitz LW et al.:** Can lifestyle changes reverse coronary heart disease? Lancet. 1990; 336(8708): 129–133.

[62] **Pape D, Schwarz R, Gillessen H:** Ernährung und Bewegung nach dem Insulinprinzip. Das ganzheitliche Gesundheitsprogramm, die Bild-CD-ROM. Köln: Deutscher Ärzteverlag; 2003.

[63] **Pfalzgraf A, Tim M, Steinhart H:** Gehalte an trans-Fettsäuren in Lebensmitteln. Zeitung für Ernährungswissenschaft. 1994; 33: 24–43.

[64] **Puska P, Keller I:** Primary prevention of non-communicable diseases. Experiences from population based intervention in Finland for the global work of WHO. Z Kardiol. 2004; 93 (Suppl 2): 37–42.

[65] **Rauch E:** Die F.X. Mayr-Kur und danach gesünder leben. 4. Aufl. Stuttgart: Haug; 1991.

[66] **Remer T, Pietrzik K, Manz F:** A moderate increase in daily protein intake causing an enhanced endogenous insulin secretion does not alter circulating levels or urinary excretion of dehydroepiandrosterone sulfate. Metabolism. 1996; 45: 1483–1486.

[67] **Rimm EB, Ascherio A, Giovannucci E et al.:** Vegetable, fruit and cereal fiber intake and risk of coronary heart disease among men. JAMA. 1996; 275: 447–451.

[68] **Rottka H:** Der Verzehr von Pflanzenfaserballaststoffen in der Bundesrepublik Deutschland. In: Rottka H (Hrsg.): Pflanzenfasern-Ballaststoffe in der menschlichen Ernährung. Stuttgart: Thieme; 1980: 65.

[69] **SCF,** Nährstoff- und Energiezufuhr in der Europäischen Gemeinschaft, Europäische Kommission (Hrsg.): Stellungnahme vom 11. Dez.1992. (Bericht wissenschaftlicher Lebensmittelausschuss (SCF) 31. Folge) Luxemburg: Amt für amtliche Veröffentlichungen der EG; 1994.

[70] **Shah M, Jeffrey RW, Laing B et al.:** Hypertension Prevention Trial (HPT): food pattern changes resulting from intervention on sodium, potassium, and energy intake. Hypertension Prevention Trial Research Group. J Am Diet Assoc. 1990; 90(1): 69–76.

[71] **Statistisches Bundesamt:** 1998 – Gesundheitsbericht für Deutschland. Stuttgart: Metzler-Poeschel; 1998.

[72] **Stone NJ:** Fish consumption, fish oil, lipids and coronary disease, Am J Clin Nutr. 1997; 65(4): 1083–1086.

[73] **Watzl B, Leitzmann C:** Bioaktive Substanzen in Lebensmitteln. Stuttgart: Hippokrates; 1999.

[74] **Winckler K:** Organisation der Adipositas- und Ernährungstherapie in der Kassenarztpraxis. Modell und Erfahrungsbericht. Akt Ernähr Med. 2005; 30: 39–42.

[75] **Wirth A:** Adipositas. Berlin: Springer; 1997: 47.

[76] World Cancer Research Fund/American Institute for Cancer Research: Food, Nutrition, Physical Activity and the Prevention of Cancer: a Global Perspective. Washington, DC: AICR; 2007: Kap. 4, 8.

[77] **World Health Organisation (WHO):** Energy and protein requirements. Report of a Joint FAO/WHO/UNU Expert Consultation. (WHO Technical Report Series 724) Genf; 1985.

[78] **World Health Organization (WHO):** The International Task Force for Prevention of Coronary Heart Disease, Pocket Guide to Prevention of Coronary Heart Disease. 2003.

[79] **Zemel MB:** Calcium utilization: effect of varying level and source of dietary protein. Am J Clin Nutr. 1998; 48 (Suppl): 880–883.

Wichtige Adressen
Fort- und Weiterbildung

Ärztegesellschaft Heilfasten & Ernährung e.V.
Wilhelm-Beck-Str. 27
D-88662 Überlingen
www.aerztegesellschaftheilfasten.de

Wissenschaftliche Fachgesellschaft naturheilkundlich orientierter Ärzte, speziell für alle Fastenformen, vegetarische Kostformen, Frischkostdiäten, mediterrane Ernährung usw. Diplom „Fastenarzt".

Bundesverband Deutscher Ernährungsmediziner e.V. (BDEM)
Reichsgrafenstr. 11
D-79102 Freiburg
Tel.: 0761 7040214
www.bdem.de

Der Verband repräsentiert einen Zusammenschluss von Ernährungsmedizinern zur Wahrung, Förderung und Vertretung der berufspolitischen und sonstigen Belange.

Deutsche Akademie für Ernährungsmedizin e.V. (DAEM)
Reichsgrafenstr. 11
D-79102 Freiburg
Tel.: 0761 78980
www.daem.de

Die DAEM vergibt an approbierte Ärzte das Zertifikat über die Qualifikation „Ernährungsmediziner/in DAEM/DGEM". Nach Erwerb der Qualifikation „Ernährungsbeauftragte(r) Arzt/Ärztin" bzw. vergleichbarer erfolgreicher Absolvierung des 80-stündigen Fortbildungskurses an einer anderen anerkannten Institution und anschließender erfolgreicher Teilnahme am Seminarblock 5 der DAEM (beinhaltet die Fallprüfung) kann die Qualifikation „Ernährungsmediziner/in DAEM/DGEM" bei der DAEM beantragt werden.

Die DAEM vergibt ferner an approbierte Ärzte das Zertifikat über die Qualifikation „Ernährungsbeauftragte(r) Arzt/Ärztin" nach Teilnahme an den Seminarblöcken 1–4 der Akademie oder des Bundesverbandes, entsprechend der 80-stündigen Kursfortbildung nach dem Curriculum Ernährungsmedizin der BÄK sowie erfolgreichem Absolvieren einer schriftlichen Abschlussprüfung.

Beide Titel sind derzeit noch nicht Zusatzbezeichnungen im Sinne der Rahmenweiterbildungsordnung der Bundesärztekammer, Bestrebungen gehen jedoch dahin.

Deutsche Gesellschaft für Ernährungsmedizin e.V.
DGEM e.V. Info- und Geschäftstelle
Olivaer Platz 7
D-10707 Berlin
Tel.: 030 3198315007
www.dgem.de

Führende Fachgesellschaft für konventionelle Ernährungsmedizin mit angegliederter Akademie.

Wissenschaftliche Informationen

Deutsche Gesellschaft für Ernährung e.V. (DGE)
Godesberger Allee 18
D-53175 Bonn
Tel.: 0228 3776800
www.dge.de

Wichtigster deutschsprachiger Meinungsbildner für Ist- und Sollzustand der Ernährung.

Deutsches Institut für Ernährungsforschung Potsdam-Rehbrücke (DIfE)
Arthur-Scheunert-Allee 114–116
D-14558 Nuthetal
Tel.: 033 200880
www.dife.de

Größtes deutschsprachiges Grundlagenforschungsinstitut für Ernährung.

naturaldatabase
www.naturaldatabase.com

Kommerziell initiierte, wissenschaftlich gut abgesicherte Datenbank zu allen Nahrungsergänzungen.

Verband für Unabhängige Gesundheitsberatung e.V. (UGB)
Sandusweg 3
D-35435 Wettenberg/Gießen
Tel.: 0641 808960
www.ugb.de

Verband mit angeschlossener Akademie.

19 – Fastentherapie

Françoise Wilhelmi de Toledo

19.1 Definition 322
19.2 Basisinformation 322
19.3 Heilfasten nach Buchinger 331
19.4 Tee- oder Wasserfasten 334
19.5 Molkefasten 334
19.6 Saftfasten 335
19.7 Weitere verwandte Methoden 336

19.1 Definition

Fasten bedeutet einen **freiwilligen Verzicht auf feste Nahrung und Genussmittel** für einen begrenzten Zeitraum meist von fünf Tagen bis zu fünf Wochen. Reichliche Flüssigkeitszufuhr, regelmäßige Darmentleerung und ausreichende Bewegung im Wechsel mit Ruhe [87] sind unverzichtbare Begleitmaßnahmen.

Die medizinische Nutzung des Fastens zur Prävention oder Therapie von Krankheiten wird als „Fastentherapie" bezeichnet [26].

Bei fehlender Zufuhr von fester Nahrung wird der Verdauungstrakt ruhig gestellt; dies führt zu **immunologischen Veränderungen**. Zudem werden der Bedarf an Mikro- und Makronährstoffen und der Energiebedarf für die Verdauung und den Transport von Nährstoffen durch den temporären Ausfall der Verdauungsfunktion auf ein Minimum reduziert.

Die Fähigkeit, längere Perioden ohne Nahrungszufuhr zu überleben, ist eine in frühester Zeit erworbene Anpassungsleistung von Menschen und Tieren an die klimatischen Gegebenheiten der Erde. Vor der Entwicklung von Technologien der Nahrungsmittelkonservierung wurde möglichst viel Nahrung aufgenommen, solange sie verfügbar war; entsprechende Fettreserven wurden angelagert. Nahm die Verfügbarkeit von Nahrungsmitteln ab, z.B. gegen Ende der Winterzeit, wurden das kalorische Defizit und der Bedarf an Substraten durch Metabolisierung von Fettreserven bzw. mobilisierbarem Gewebe, wie Bindegewebe und Muskelgewebe, möglicherweise auch pathologische Strukturen, gedeckt. Zudem treten rasch Eiweißsparmechanismen in Kraft.

In Europa entwickelten Ärzte und Therapeuten aus dem ursprünglichen Wasserfasten, bei dem nur Wasser getrunken und keine feste Nahrung zugeführt wurde, Modifikationen mit verschiedenen Zusätzen, wie Obstsäften und Gemüsebrühen, Milch und Semmeln [86]. Diese Zusätze führen tägl. maximal 250–500 kcal (1046–2092 kJ) zu.

Das Heilfasten nach Buchinger stellt die maximale Version einer stationären Fastentherapie dar. Der Begriff „Heilfasten" [10, 45] ist eine Wortschöpfung des deutschen Arztes **Otto Buchinger** (1878–1966); er bezeichnet ein **ganzheitliches, interdisziplinär begleitetes Fasten** mit therapeutischer oder präventiver Intention [84]. Zusätzlich zur medizinischen findet sich auch eine mitmenschliche und eine spirituelle Dimension, deren Impulse zur Veränderung des Lebensstils und zur Neuorientierung von wesentlicher Bedeutung sind [6]. Das Fasten findet an einem naturnahen Ort, fern von alltäglichen Zwängen statt und beinhaltet die Gabe von Obstsäften und Gemüsebrühe bis zu ca. 250 kcal (1 046 kJ) tägl.

Aus diesem ganzheitlichen Fastenkonzept sind wiederum Fastenangebote entstanden, die nur den einen oder anderen Aspekt berücksichtigen: andere Fastenzusätze, andere Begleitformen (nicht medizinisch oder ohne Begleitung, nur mit einem Manual), andere Settings (keine Kliniken, sondern Herbergen, Hotels oder die häusliche Umgebung). In diesem Beitrag wird die umfassendste Version eines ganzheitlichen, medizinischen, betreuten, stationären Heilfastens, das **Buchinger Heilfasten**, beschrieben.

19.2 Basisinformation

19.2.1 Geschichte

Der zeitbegrenzte Verzicht auf Nahrung war schon immer Bestandteil religiöser Praktiken. **Fastenkulturen mit religiös-spiritueller Zielsetzung** existieren weltweit [71]. Auch Religionsgründer und große Geistliche fasteten, so Buddha und Gandhi; Jesus enthielt sich vor dem Anfang seiner Mission während 40 Tagen in der Wüste des Essens und Trinkens. Beide Testamente der Bibel berichten über kurzes und langes Fasten, so von Königin Esther (drei Tage) oder Prophet Elias (40 Tage). Dabei wird meist weder gegessen noch getrunken. Biblisches Fasten ist stets dreidimensional: Der Mensch fastet für sich selbst, die Anderen und Gott – was durch die Triade „Fasten, beten, Almosen geben" reflektiert wird. In Anlehnung an Augustinus schreibt der Jesuitenpater Brantschen: „Das Gebet und die tätige Nächstenliebe sind die zwei Flügel des Fastens, ohne die es nicht abheben kann." [86, S. 253]

Religionen und philosophische Schulen haben die Fähigkeit zu fasten ritualisiert. Das religiös orientierte Fasten wird in der Regel einmal jährlich als fester Bestandteil der Liturgie angeboten bzw. dem Menschen zur Demut und Buße auferlegt. So sind **Fastentage** und **Fastenzeiten** in vielen Religionen etabliert (z. B. Yom Kippur, Ramadan, christliche Fastenzeit), wenngleich die Fasteninhalte in der heutigen Zeit sehr oft gelockert wurden.

Das Fasten hat verschiedene Gründe: Wird es bejaht, orientiert das Fasten den Menschen nach innen, begünstigt das Gebet und die Betrachtung des eigenen Lebens: Bin ich noch in meiner Kraft? Entwickle ich mein göttliches Potenzial oder bin ich entgleist? Hier ergibt sich die Möglichkeit des Umkehrens, der biblischen „Teshuva". Die Gründe für die freiwillige Nahrungsenthaltung sind die dabei eintretende Orientierung des Menschen auf sich selbst mit der Förderung der Bereitschaft zu beten und der Beschäftigung mit inneren Werten. Auf der Ebene der Gemeinde trägt das Fasten zu friedlicherem Umgang miteinander bei: Miteinander fasten fördert die Gemeinschaft, wirft die Fastenden auf ihre existenzielle Gleichheit zurück. Schließlich wirkt Fasten reinigend und vitalisierend und normalisiert den Stoffwechsel.

Seit den achtziger Jahren sind freiwillige Fastenangebote in christlichen Gemeinden mit medizinischer Begleitung entstanden. Die Berücksichtigung der individuellen gesundheitlichen Ausgangslage (Konstitution, Gewicht, körperliche Gesundheit und seelisches Gleichgewicht) führt zu einem „**leibfreundlichen Fasten**" im Gegensatz zur früher oft leibfeindlichen Askese.

Ende des 19. Jahrhunderts erlebte das **medizinische Fasten** in den USA und in Europa eine Renaissance [86] (▶ Abb. 19.1). Die weitere Entwicklung führte einerseits zu einer zunehmenden Entschlüsselung der Fastenphysiologie durch wissenschaftliche Untersuchungen [2, 11, 17], andererseits zur methodischen Weiterentwicklung des traditionellen Fastens durch empirisch praktizierende Ärztinnen und Ärzte [10, 16, 51, 60, 72].

Die Forschung in den Bereichen Hunger, Übergewicht, Hungerstreik [31] und Anorexia nervosa lieferte wichtige Informationen über den Stoffwechsel des Nicht-Essenden. Da Fasten aber nicht mit Hungern gleichzusetzen ist und mehr bedeutet als die Umsetzung des Wunsches der Gewichtsreduktion, können Ergebnisse aus den Studien mit Hungernden, Übergewichtigen und Essgestörten nicht unbedingt auf freiwillig Fastende übertragen werden. Inzwischen wird immer deutlicher, dass die **innere Zustimmung** sowie das **Umfeld des Fastenden** eine große Rolle für die Ergebnisse spielt [36].

Wissenschaftliche Beobachtungen an Tieren, etwa dem Königspinguin, den Zugvögeln und den Winterschlaf

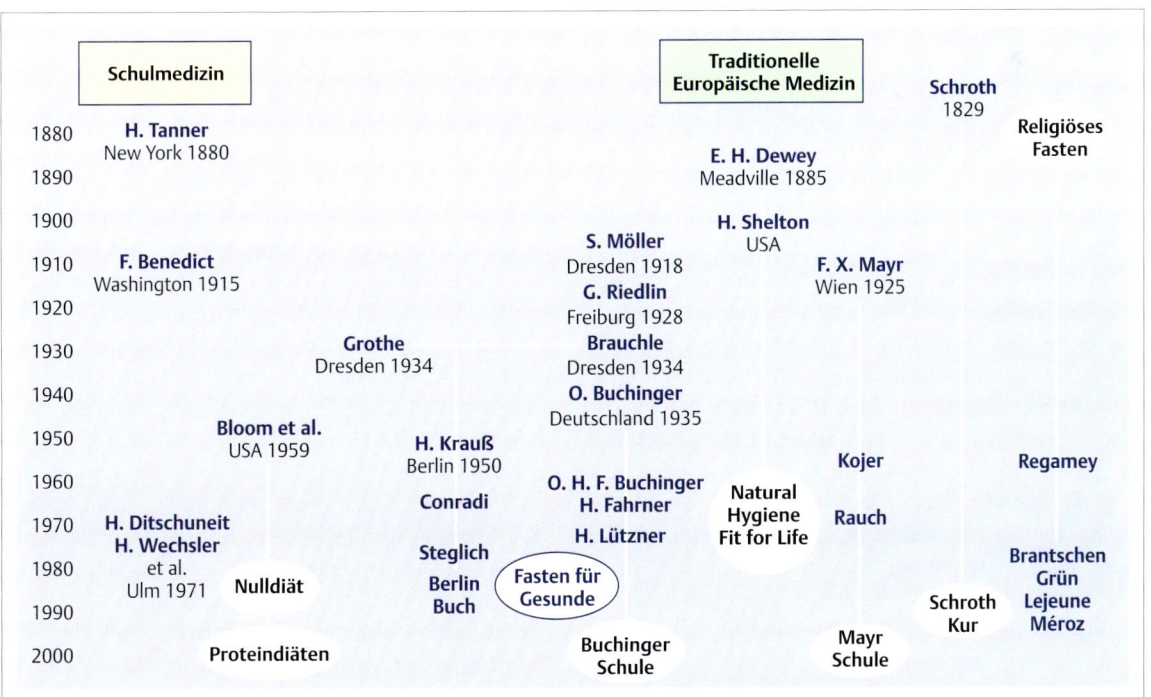

▶ Abb. 19.1 Geschichte des medizinischen Fastens im 20. Jahrhundert. Die Daten entsprechen den Veröffentlichungen.

haltenden Tieren, geben weitere wichtige Informationen [4, 5, 12, 13, 34].

Zwei naturheilkundliche Schulen gaben im deutschsprachigen Raum wesentliche methodische Empfehlungen zum Fasten weiter: die Buchinger-Schule und die F. X.-Mayr-Schule. Als Grundlage einer modernen Fastentherapie wurde im Jahr 2002 ein Konsensus „Leitlinien der Fastentherapie" am Beispiel des Buchinger-Fastens veröffentlicht [87].

Die „Fresswelle" nach dem Zweiten Weltkrieg und das infolgedessen zunehmende Übergewicht der Bevölkerung in den westlichen Ländern führte zur Entwicklung der sogenannten **Nulldiät** (Null-Kalorien-Diät), die der raschen Gewichtsabnahme diente [3]. Über Wochen und Monate erhielten Übergewichtige in Krankenhäusern nur kalorienfreie Flüssigkeiten (Mineralwasser, Kaffee, Tee), teilweise mit Vitamin- und Elektrolytsubstitution, ohne dass gleichzeitig Bewegungsprogramme, Darmhygiene oder eine fastenspezifische Betreuung durchgeführt wurden [77]. Auch Ernährungsschulung und verhaltenstherapeutische Betreuung zur Erhaltung des erreichten Gewichtes waren nicht gewährleistet. Die Übergewichtigen nahmen zwar ab [47], die Methode wurde aber wegen der hohen Kosten von den Kostenträgern bald abgelehnt. Kompensatorisch entstanden Proteingetränke, die das ambulante Fasten ermöglichen sollten und in Supermärkten frei verkauft wurden. Nach Todesfällen durch ein minderwertiges Proteingetränk [32, 38] wurden diese wie auch die **Very Low Calory Diet (VLCD)** durch den Gesetzgeber reguliert. Das Verfahren sollte nur wenige Wochen lang angewendet werden.

Wasserfasten, Teefasten sowie Nulldiät sind heute kaum noch von Bedeutung.

19.2.2 Physiologische Wirkungen und Wirkmechanismen

Das Prinzip des Fastenstoffwechsels besteht in der schrittweisen Umstellung von der Nutzung äußerer Nahrungsquellen auf die Körperreserven. Diese werden zu 75–95% aus dem Fettgewebe entnommen. Eiweiß, Vitamine und Mineralien werden sparsamer umgesetzt, z. B. durch Umstellung des Zentralnervensystems auf Fettverbrennung und Rückgang der Verdauungs- und Assimilationsvorgänge, und aus Depots bzw. mobilisierbaren Geweben herangezogen. Folgende **Hauptvorgänge** sind gegeben:
- Glykogenolyse in der Leber
- Lipolyse (vermehrte Freisetzung von Triglyzeriden aus dem Fettgewebe)
- Proteolyse (Abbau von Protein zu Aminosäuren für Glukoneogenese und Zellstoffwechsel)

Fastenstoffwechsel

Nach dem raschen Verbrauch der Glykogenreserven beginnen die Lipolyse zur Bereitstellung von Fettsäuren, Glyzerin und Ketonen und die Proteolyse für die Glukoneogenese durch die Leber und später die Nieren. In wachsendem Umfang wird aus Aminosäuren, Glyzerin und teilweise aus Propionsäure Glukose gebildet [29]. Der Höhepunkt dieser Glukoneogenesephase wird in der zweiten Fastenwoche erreicht. Die Nieren decken bis dahin etwa die Hälfte des Glukosebedarfs.

Mit dem immer geringer werdenden Glukoseangebot schalten die Zellen auf die **Metabolisierung von Fettsäuren und Ketonen** um, dies führt zum Rückgang der initialen Ketonurie. Auslösendes Signal ist der absinkende Blutzuckerspiegel, der eine stufenweise gesteuerte Katecholamin-, Glukagon-, Glukokortikoid- und Wachstumshormonausschüttung bewirkt [64], die in phasenhaft sich überschneidendem Ablauf die Glykogenolyse, Lipolyse und Proteolyse stimulieren.

Gehirn, Nervengewebe, Erythrozyten und Nierenmark benötigen zu Fastenbeginn zwingend Glukose, die übrigen Körperzellen können bereits zu Fastenbeginn freie Fettsäuren und Ketonkörper als Substrat verwenden. Auch die von Glukose abhängigen Gewebe können sich im Fastenverlauf ab der dritten Fastenwoche auf Fett- bzw. Ketonkörperverbrennung umstellen.

Die Glykogenspeicher aus Leber und Muskulatur reichen für etwa 24 Std.; in dieser Zeit fällt der Insulinspiegel ab. Das führt zu einer Reduktion der Glukoseaufnahme in Muskulatur und andere Gewebe. Der Randle-Zyklus, in dem Triglyzeride aus Glukose und Glyzerin unter Insulineinwirkung aufgebaut werden, kann jedoch nur in Richtung Glukose – Fettsäure ablaufen, d. h. aus Fettsäuren kann keine Glukose entstehen. Das im Serum gleichzeitig ansteigende Glukagon steuert deswegen die bedarfsgerechte Proteolyse, um die **Glukoneogenese** zu ermöglichen. Dafür stehen nach naturheilkundlicher Auffassung mobilisierbare Eiweiße aus dem Blut, dem Bindegewebe, der Muskulatur und der Basalmembran der Kapillaren [80] zur Verfügung. Auch aus Leber, Pankreas und Darmschleimhaut werden Proteine freigesetzt; diese Organe verkleinern sich während des Fastens [17, 74].

Die Glukoneogenese wird durch Transaminasen, die hepatische ALT und die renale AST bewerkstelligt. Substrate sind für die Nieren vorwiegend Glutamin, für die Leber hauptsächlich Alanin. Letzteres entsteht in der arbeitenden Muskulatur durch Aminierung von Pyruvat [30]. **Körperliche Tätigkeit** unterstützt somit die Stoffwechselvorgänge im Fasten [28].

Durch den vermehrten Zellkernabbau und den Rückstrom exogener Harnsäure aus dem Bindegewebe steigt beim Fasten die Serumharnsäurekonzentration an. Zudem wird ihre Ausscheidung durch die ebenfalls ansteigenden Ketonkörper gehemmt.

✱ **Merke:** Eine bedrohliche Azidose (Fastenazidose) wird durch die Bildung von Ammonium in den Nieren, die nach und nach die Glukogenese übernehmen, verhindert. Die beim Fasten zugeführten Gemüsesäfte tragen zusätzlich zur Alkalisierung des Stoffwechsels bei.

Dadurch wird die Wiederverwendung von Ketonkörpern, Fettsäuren und Milchsäure erleichtert, die Alkalireserven werden geschont. Die Säureneutralisierung bzw. die renale Ausscheidung erfordern eine reichliche Flüssigkeitszufuhr, bei Bedarf ist ein Basenpräparat hilfreich.

Der bei der Desaminierung entstehende Ammoniak wird renal eliminiert. Dies spart Energie, da die aufwendigere Harnstoffbildung entfällt. Gleichzeitig stehen dadurch alkalische Valenzen zur Kompensation saurer Stoffwechselprodukte zur Verfügung [66].

Aus 100 g Eiweiß (ca. 1 883 kJ) lassen sich nur etwas mehr als 50 g Glukose gewinnen. Ohne weitere Sparmaßnahmen wäre der Organismus rasch am Ende seiner Eiweißreserven. Zwar können Milchsäure und Glyzerin zu Glukose im Cori-Zyklus aufgebaut werden; dessen eiweißsparender Effekt reicht aber bei Weitem nicht aus. Durch die **zunehmende Lipolyse** stehen vermehrt Fettsäuren und Ketone als Brennstoff zur Verfügung, Glukose wird zudem nur noch von bestimmten Nervenzentren und den Erythrozyten benötigt, Muskulatur und Bindegewebe sind dagegen zur Fettverbrennung befähigt. Die im Tagesablauf immer wieder absinkenden Blutzuckerwerte und der niedrige Insulinspiegel erleichtern Ketonen und Fettsäuren die Passage durch das Sarkolemm und damit den Eintritt in die Muskulatur [67, 68]. Bei länger dauerndem Fasten werden auch vom Gehirn in zunehmendem Maße die hydrophilen Ketosäuren verbrannt, die die Blut-Hirn-Schranke leicht passieren können. Zuletzt werden auch Fettsäuren vom Gehirn mitverwertet [11, 33].

Ab der dritten Fastenwoche gewinnt der Organismus seine Energie fast ausschließlich aus der **Fettsäureoxidation**, die Glukoneogenese aus Eiweiß von initial 100 g Protein ist auf 15 g (ca. 293 kJ) abgefallen.

Die Stickstoffbilanz ist im Fasten immer negativ. Beträgt der Stickstoffverlust anfangs gegebenenfalls tägl. mehr als 16 g, so liegt er in der dritten Phase der Stoffwechselumstellung bei ca. 2 g und weniger tägl. Die **Ketosäuren** werden zum wichtigsten sich selbst steuernden Brennstoff, denn sie hemmen die Proteolyse aus der Muskulatur und unterbrechen die Betaoxidation der Fettsäuren auf der Ketostufe. Damit wird die Nachlieferung des Hauptbrennstoffs gesichert.

Den **Zeitverlauf** der Umschaltung auf „innere Ernährung" zeigt ▶ Abb. 19.2.

Der oft angesprochene **Abbau von körpereigenem Eiweiß** während des Fastens, der zunehmend geringer wird, wird in der Naturheilkunde als therapeutisch relevant wahrgenommen [14]. Die selektive Proteolyse durch Autophagie und Lysosom-Proteosomstimulation könnte einen der Mechanismen darstellen, der den Rückgang von entzündlichen Prozessen und Symptomen, z. B. bei Asthma bronchiale, Allergien oder Rheumatoidarthritis plausibel erklärt. Ebenso könnte dies für den postulierten Anti-Aging-Effekt des Fastens zutreffen [54].

Wirkmechanismen

Die Fastentherapie ist eine multidisziplinäre Behandlungsform, die in eine Vielzahl von Stoffwechselvorgängen eingreift und verschiedene Organsysteme sowie die Psyche beeinflusst. Grundsätzlich bewirkt das Fasten eine **Vitalisierung**, vorausgesetzt der Fastende bejaht die Situation und befindet sich in einem kompetenten Umfeld, das Geborgenheit vermittelt.

Folgende Wirkmechanismen sind bekannt:
- Insulinsenkung und Fettabbau durch Ausbleiben der Glukosezufuhr

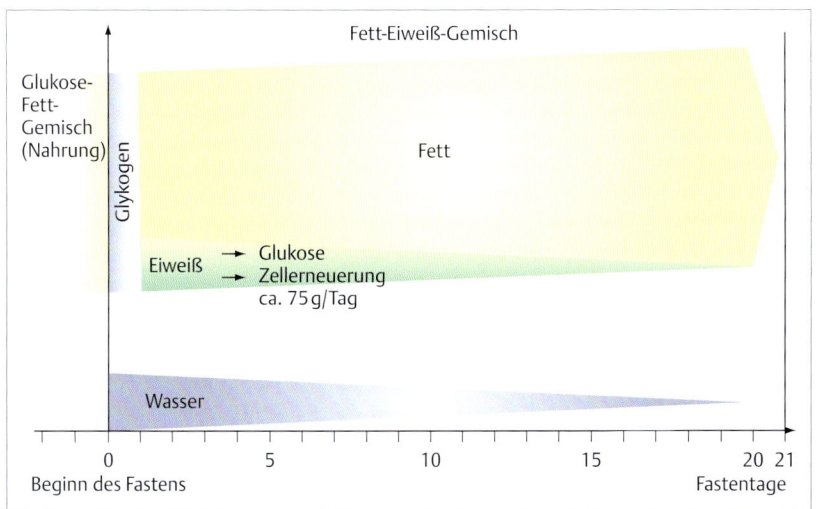

▶ **Abb. 19.2** Umschaltung auf innere Ernährung beim Fasten.

19 Fastentherapie

- Ruhigstellung des Magen-Darm-Trakts, damit Veränderungen der Darmflora [41], Verminderung der Antigen-Allergen-Last, Unterbrechung der Zufuhr entzündungsfördernder Substanzen, z. B. von Arachidonsäure (s. u.)
- vorübergehende Diuresesteigerung [53]
- Proteolyse (intra- und extrazellulär, s. u.)
- neurovegetative Gesamtumschaltung
- Verstärkung der Serotoninwirkung [37]
- Verbesserung der Fließeigenschaften des Blutes [20]
- Ketose, die bei Kindern zu einer Abnahme der Neigung zu epileptischen Anfällen führen kann [39]
- Blutdrucksenkung

Gemäß naturheilkundlicher Vorstellung werden in den Geweben eingelagerte Substanzen wie Harnsäure und Salz ausgeschieden, Cholesterin und Proteine aus atherosklerotischen Gefäßwänden abgebaut. Aus dem Bindegewebe sollen Proteoglykane und Glukosaminoglykane freigesetzt werden. Schließlich werden exogene Schadstoffe, z. B. Konservierungsstoffe, Farb- und Aromastoffe, Pestizide und Schwermetalle, ausgeschieden.

Fasten regt nachweislich das serotoninerge System an. Die **Potenzierung der Serotoninwirkung** in den Synapsen durch reduzierte Wiederaufnahme sowie die Abnahme der Kortisol-Blutwerte nach der initialen 1–3-tägigen sympathikoadrenergen Phase bewirken eine gehobene Stimmung und eine innere Harmonisierung. Fastende Patienten sind zudem sensibler, sie berichten über ein verlangsamtes Innentempo, haben ein erhöhtes Stillebedürfnis und einen leichteren Schlaf bei verstärkter Traumtätigkeit. Einer zeitweiligen Beeinträchtigung der Merk- und Reaktionsfähigkeit stehen Phasen besonderer gedanklicher Klarheit und Kreativität gegenüber. Zudem werden eine verstärkte Introspektion und Introversion gefördert.

Methodisch richtig durchgeführtes Fasten ist nicht mit Hungergefühlen verbunden. Die Leistungsfähigkeit bleibt erhalten und die Fähigkeit des menschlichen Organismus zur Selbstheilung wird unterstützt.

Wirksamkeitsnachweis

Studien zum Buchinger-Fasten wurden ursprünglich nicht randomisiert durchgeführt; dies aus verständlichen Gründen, denn Patienten bestimmen meist selbst, dass sie fasten wollen. Ab den achtziger Jahren wurden große Studien mit proteinmodifiziertem Fasten zur Gewichtsreduktion veröffentlicht, meist durch die Herstellerfirmen finanziert.

Eine randomisierte, kontrollierte Studie zeigte eine günstige Wirkung bei **rheumatoider Arthritis** [40]. Seit wenigen Jahren wird Fasten wieder intensiver beforscht. So kann bei mäßigem Übergewicht das Gewicht nach 1–2 stationären Fastenetappen deutlich reduziert werden. Durch eine 1-mal jährlich durchgeführte Fastenzeit bleibt das neue Gewicht stabil [85].

Bei **massiver Adipositas** liegen zum stationärem Fasten in Etappen überzeugende Ergebnisse vor, auch die Nachhaltigkeit der Maßnahme wird bestätigt [73]. Patienten mit Adipositas Grad 2–3 nahmen durch ein Heilfasten nach Buchinger über 16–25 Tage zwischen 5,1 und 15 kg ab, die Reduktion des Körperfettes betrug zwischen 3,3 und 8,5 kg [75]. Eine rasche erneute Gewichtszunahme im Sinne eines Jojo-Effekts trat nicht ein [8, 9].

Die wissenschaftliche Literatur zu Nulldiät und VLCD gibt wichtige Hinweise über den menschlichen Stoffwechsel bei kalorischer Restriktion zur Behandlung von Übergewicht. Die Ergebnisse können aber nur bedingt zur Dokumentation der Fastenwirkungen herangezogen werden, da die Philosophie, die Methodik und das therapeutische Umfeld unterschiedlich sind. Auch die Betreuung von Fastenden ist mit derjenigen von Übergewichtigen, die einer kalorischen Restriktion unterworfen werden, meist nicht vergleichbar.

Daten aus der Beobachtung von Magersüchtigen sollten nicht zur Beurteilung von Wirkungen freiwilligen Fastens herangezogen werden.

Fastenwirkungen bei spezifischen Erkrankungen

Fasten und metabolisches Syndrom

Beim Fasten nehmen Frauen durchschnittlich 200–350 g tägl. ab, Männer 250–450 g. Zur Behandlung von Übergewicht (BMI über 25 kg/m^2) eignen sich lediglich Fastenkuren mit interdisziplinärer therapeutischer Begleitung.

Erhöhte Lipid- und Blutzuckerwerte fallen zumeist schon innerhalb einer Woche in den Normalbereich ab. Der Rückgang des extrazellulären Flüssigkeitsvolumens führt zur deutlichen Abnahme von Pulsfrequenz und Blutdruck. Die Insulinresistenz nimmt ab, da die Insulinrezeptorzahl zunimmt und das Körpergewicht abfällt. Die Glukagonsekretion nimmt beim Fasten dagegen zu. Glukagon mobilisiert energiereiche Substrate aus Leber und Fettgewebe, am Muskel hat es keine direkte Wirkung. Es fördert die hepatische Bereitstellung von Glukose, die **Betaoxidation** der freien Fettsäuren und die **Ketonkörperbildung**, die Cholesterinsynthese wird dagegen gehemmt. Im Fettgewebe fördert Glukagon die Lipolyse synergistisch mit Adrenalin und Noradrenalin, die beim Fasten intensiver wirken.

Die Bedeutung des Fastens bei Adipositas liegt in der zentralen, neurohormonalen Gleichgewichtswiederherstellung sowie in der **raschen Gewichtsreduktion** und beim Erwerb der **Fähigkeit, das reduzierte Gewicht zu halten**. Bewegung, Entspannung und Gesundheitstraining sollen die Menschen befähigen, nach dem Fasten anders zu essen und die minderwertige hochkalorische Ernährung, die durch massives Marketing propagiert wird, zu meiden, sich körperlich zu aktivieren und Stress besser zu bewältigen.

Im psychischen Bereich bietet Fasten die Chance, die Lebenssituation hinsichtlich der Bewältigung äußerer Anforderungen, der Zufriedenheit mit der beruflichen Situation und dem Beziehungsnetz sowie mit Aspekten des Lebensgenusses jenseits von Essen und Trinken zu reflektieren. So kann ein **neues emotionales Gleichgewicht** entstehen. Patienten mit metabolischem Syndrom lernen, fett- und zuckerhaltige Nahrung sowie alkoholische Getränke zu meiden und diese nicht zum Ausgleich negativer Gefühlszustände heranzuziehen.

> **Cave**
>
> Beim Fastenbrechen (▶ S. 334) muss die Nahrung vorsichtig und langsam wieder zugeführt werden, um Verdauungsstörungen sowie eine überschießende Insulinfreisetzung zu vermeiden.

Fasten – Ruhigstellung von Magen-Darm-Trakt und Immunmodulation [83]

Fasten bewirkt folgende Prozesse:
- Die Produktion von Magensäure, Galle, Pankreas- und Darmsekreten sowie die Peristaltik werden auf ein Minimum reduziert.
- Die Darmmukosa bildet sich weitgehend zurück, regeneriert aber bei erneuter Nahrungsaufnahme rasch [18].
- Die Zufuhr von in der Nahrung enthaltenen Antigenen und Allergenen sowie von entzündungsfördernden Substanzen, wie von Arachidonsäure, wird unterbrochen.
- Die Darmflora verändert sich, da das Substratangebot fehlt.
- Gärungsprozesse und Fäulnisprozesse gehen zurück, damit werden Immunsystem und Leber entlastet.

Der Verdauungstrakt wird bei der Geburt exogen mit Bakterien besiedelt. Ihr Spektrum ändert sich u. a. in Abhängigkeit von der Ernährung. Die Bakterien leben in Symbiose mit ihrem Wirt und verursachen keine Symptome, solange Ernährungs- und Verdauungsvorgänge normal verlaufen.

Gelangen unvollständig verdaute Nahrungsreste in den Dickdarm, vermehren sich selektiv Bakterien, die diese als Substrat benutzen und Gase produzieren: Es kommt zu Blähungen und anderen **abdominellen Beschwerden**. Die Gase und andere Substanzen können durch die Darm- und Gefäßmembranen treten und belasten das darmassoziierte Immunsystem sowie die Leber und Ausscheidungsorgane. In diesem Zusammenhang werden gehäuft chronische Zystitiden, rezidivierende grippale Infekte und Obstipation beobachtet. Pathogenetisch können die Auswahl der Nahrungsmittel, die individuelle Verdauungskraft sowie das Essverhalten, besonders wenn unter Stress gegessen wird, beteiligt sein.

Beim Menschen wurde ein reversibler Rückgang der Darmschleimhaut unter einer langen Nulldiät beschrieben. Einige Fastenexperten sind der Meinung, hier finde sich ein therapeutisches Potenzial des Fastens für Kolitis und Lebererkrankungen [50].

Fasten und Arteriosklerose

Durch eine **extrem fettarme Diät**, **Bewegung** und **Meditation** über mehrere Jahre bildete sich eine manifeste Arteriosklerose im Vergleich zur Kontrollgruppe deutlich zurück [65]. Der – allerdings kürzere – totale Fettentzug beim Fasten, begleitet von Bewegung und Entspannung, könnte ähnliche Wirkungen zeigen. Die Besserung von pektanginösen Beschwerden und Claudicatio intermittens nach einer Fastentherapie sowie die Besserung aller Komponenten des metabolischen Syndroms [22, 23, 24, 25, 62] lassen dies vermuten.

Fasten bei Allergien und entzündlichen Erkrankungen

Beim Fasten wird die Zufuhr von nahrungsbegleitenden Mikroorganismen, Pflanzenschutzmitteln und anderen Fremdsubstanzen sowie von antigen und allergen wirkenden Nahrungsbestandteilen unterbrochen. Dies entlastet das darmassoziierte Immunsystem, Entzündungen und Allergien bessern sich. Durch die große Vielfalt von Lebensmitteln, insbesondere von industriell verarbeiteten Nahrungsmitteln, werden heutzutage gewöhnlich ca. 150 verschiedene potenzielle Allergene tägl. aufgenommen. Naturnah lebende Völker nehmen maximal 10–12 Allergene tägl. auf, während des Buchinger-Heilfastens verringert sich die Anzahl auf 2–4 tägl.

Auch Vorstufen entzündungsfördernder Fettsäuren, insbesondere die **Arachidonsäure** (▶ Kap. 18 Ernährungstherapie), werden beim Fasten nicht mehr zugeführt. Infolgedessen nehmen die durch die aus den Derivaten der Arachidonsäure (Prostaglandine, Thromboxane, Eicosanoide) herrührenden entzündlichen Beschwerden, z. B. Arthritiden, innerhalb weniger Tage ab. Hinzu kommt, dass die Verminderung des viszeralen Fettes die Freisetzung von entzündlichen Botenstoffen reduziert.

Autophagie und Fasten

Fastenärzte gehen davon aus, dass im Fasten vorzugsweise entbehrliche bzw. pathologische Strukturen abgebaut und deren Bestandteile vom Körper genutzt werden (Eiweißrecycling). Insbesondere soll es sich um **gealterte Proteine** und um **Lipide** handeln.

In den letzten Jahren nimmt die wissenschaftliche Diskussion um die sogenannte **Autophagie** zu, deren primäre Funktion die Adaptation der Körperzellen auf den

Hungerzustand ist. Die Fähigkeit zur Autophagie nimmt mit zunehmendem Alter ab. Eine kurze Hungerphase aktiviert eine **Automakrophagie**, bei der nicht selektiv langlebige Zytoplasmaanteile und oxidativ geschädigte Organellen in Autophagosome verpackt werden, die sich an die Lysosomen anlagern und schließlich mit ihnen fusionieren. Dadurch wird der Zelle Substrat zum Aufbau ihrer Bestandteile zur Verfügung gestellt. Allerdings können nicht alle Bestandteile der Autophagosomen abgebaut werden. Lipofuszin und partiell abgebaute Organellen sammeln sich deshalb dennoch in langlebigen Zellen an. Möglicherweise wird dadurch der autophagische Zelltod eingeleitet. Zudem findet eine **Mikroautophagie** statt, bei der an die lysosomale Membran angrenzendes Zytoplasma oder Kernbestandteile direkt aufgenommen werden.

Ein längerer Hungerzustand induziert die **durch Chaperone vermittelte Autophagie**. Dies geschieht über den Anfall von Ketonkörpern, die bei Geweben, welche Ketonkörper nicht als Energiegrundlage verwenden können, diese Form der Autophagie aktivieren. Hierdurch werden bestimmte Proteine, deren Struktur direkt durch transmembranöse Lysosomenbestandteile erkannt wird, in die Lysosomen aufgenommen und abgebaut [15].

Die Lipolyse steigt im Fasten an. Dadurch stehen freie Fettsäuren als Energiequelle für die Skelettmuskeln und andere Gewebe sowie Glyzerin zur hepatischen Glukoneogenese zur Verfügung. Die Leber oxidiert die freien Fettsäuren und produziert Ketonkörper, die für Skelettmuskeln, andere Gewebe und allmählich auch das zentrale Nervensystem Energie liefern. Das Ubiquitin-Proteasom-System ist für den gesteigerten Skelettmuskelabbau verantwortlich [27].

19.2.3 Phasen des Fastens und Fastenangebote

Ein Fasten besteht aus folgenden Phasen ([84]; ▶ Abb. 19.3):
1. Entscheidung zum Fasten
2. Vorbereitung des Fastens
3. Fasten
4. Fastenbrechen und Aufbauphase

Die Phase des eigentlichen Fastens unterscheidet sich bei den verschiedenen Fastenformen. Die Aufbauphase stellt eine entscheidende Etappe für den therapeutischen Erfolg eines Fastens dar. Sie kann von 4 Tagen bis zu mehreren Monaten dauern.

Aus dem Buchinger-Fasten wurden verschiedene Fastenangebote entwickelt:
- **stationäres Heilfasten** in spezialisierten Fastenkliniken, geleitet durch einen Fastenarzt
- **ambulantes Fasten**, geleitet durch niedergelassene Ärzte
- **Fasten für Gesunde**, meist in der Gruppe, ambulant oder an einem dafür geeigneten Ort für 5–10 Tage, geleitet durch nicht ärztliche, speziell ausgebildete Fastenleiter, ohne therapeutische Intention, im Hintergrund mit ärztlicher Supervision

Beim stationären Fasten handelt es sich um eine tief greifende internistische psychosomatisch orientierte Heilmethode [57, 63, 69].

Das Fasten für Gesunde beinhaltet eine erlebnisstarke Form der Erwachsenenbildung zur Gesundheitsförderung und Verhaltensänderung mit Training zum Konsumverzicht und Auftakt zur Ernährungsumstellung. Diese Laienbewegung hat zur Popularisierung des Fastens in Deutschland beigetragen [52].

Kurzfasten für Gesunde mit den Buchinger-Zusätzen, bei dem tägl. bis zu 20 km oder mehr in der Gruppe gewandert wird, wird **Fastenwandern** genannt [59].

Die **Fastendauer** richtet sich heute eher nach zeitlichen oder finanziellen als nach medizinischen Kriterien, da Kostenträger nicht immer die Bandbreite der Fastenindikationen berücksichtigen. Fastenzeiten von 30–40 Tagen waren in früheren Zeiten üblich, sind jedoch selten geworden. Welche Fastenzeit optimal ist, wird durch den Fastenarzt entschieden.

In der Regel beträgt das stationäre Buchinger Fasten 2–3 Wochen, einschließlich anschließender Aufbautage. Die Fastenwirkungen werden durch einen spezifischen Kostaufbau konsolidiert.

Viele Menschen wiederholen das Fasten regelmäßig im Sinne einer Lebenshygiene.

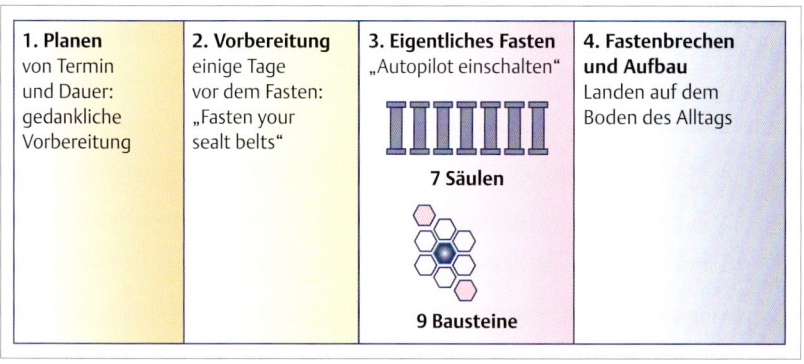

▶ **Abb. 19.3** Die vier Phasen des Fastens.

19.2.4 Verordnung

Die Verordnung entspricht eher einer Empfehlung. Sie basiert auf den im Folgenden genannten Indikationen sowie auf dem Wunsch des Patienten.

19.2.5 Indikationen und Kontraindikationen

Folgende Indikationen und Kontraindikationen gelten nur für medizinisch-therapeutisch begleitetes Fasten. Das Fasten zielt auf die Reduktion von Risikofaktoren einschließlich Stress sowie auf die Beeinflussung von Risikofaktoren wie Rauchen, erhöhter Alkoholkonsum, Adipositas, Lipidstoffwechselstörungen.

Die Sekundärprävention, die auch ambulant ärztlich begleitet ist, zielt auf Übergewicht/Adipositas, Lipidstoffwechselstörungen, Hyperurikämie, beginnende Insulinresistenz, milde Hypertonie.

Indikationen

Die Indikationen des stationären Fastens [26, 87] sind durch zahlreiche Publikationen – in einigen Fällen durch randomisierte kontrollierte klinische Studien – abgesichert und basieren im Übrigen auf ärztlichen Erfahrungswerten.

- **Herz- Kreislauf-Erkrankungen**
  - stabile koronare Herzkrankheit [55], Herzinsuffizienz (NYHA I–II), arterielle Durchblutungsstörungen (Stadium I und II nach Fontaine)
  - venöse Insuffizienz, z.B. Ulcus cruris
  - Niereninsuffizienz im Stadium der kompensierten Retention
  - arterielle Hypertonie
- **Erkrankungen des Bewegungsapparats**
  - Arthrosen, Spondylarthrosen, aktivierte Arthrosen
  - rheumatoide Arthritis [61]
  - Morbus Bechterew (chronisch und beim Schub)
- **Erkrankungen des Gastrointestinaltraktes**
  - funktionelle Magen-Darm-Erkrankungen
  - Obstipation, Reizdarmsyndrom
  - chronisch-entzündliche Darmerkrankungen: Colitis ulcerosa, Morbus Crohn, Divertikulitis
  - Fettleber [50]
- **Psychosomatische und neurologische Erkrankungen**
  - psychische und körperliche Erschöpfung
  - depressive Verstimmtheit (ICD 10) [58]
  - chronische Müdigkeit
  - Migräne und andere Kopfschmerzen [49]
  - Schlaflosigkeit
  - Fibromyalgie und chronische Schmerzsyndrome [58]
- **Atemwegs- und Hauterkrankungen**
  - chronische Infektanfälligkeit (obere Atemwege, ableitende Harnwege),
  - exogen allergisches Asthma bronchiale [19]
  - Allergien
  - Neurodermitis im Erwachsenenalter, Psoriasis, Erwachsenenakne
- **Stoffwechsel**
  - Diabetes mellitus Typ 2, metabolisches Syndrom, Hyperlipidämie, Hyperurikämie
  - gynäkologische Erkrankungen: Endometriose, Menopausensyndrom, rezidivierende Ovarialzysten, nicht organisch bedingte Kinderlosigkeit, prämenstruelles Syndrom

Bei Autoimmunerkrankungen, z.B. Multipler Sklerose oder Kollagenosen, wurden Verbesserungen beobachtet.

Kontraindikationen für eine Fastentherapie

- Kachexie
- Anorexia nervosa
- dekompensierte Hyperthyreose
- fortgeschrittene zerebro-vaskuläre Insuffizienz bzw. Demenz
- fortgeschrittene Leber- oder Niereninsuffizienz
- Schwangerschaft und Stillzeit

Risikoindikationen bzw. -begleitdiagnosen für eine Fastentherapie

Eine Behandlung sollte nur durch erfahrene Fastenärzte erfolgen.
- Suchterkrankungen
- Diabetes mellitus Typ I
- Psychosen
- bösartige Erkrankungen
- fortgeschrittene koronare Herzerkrankung
- Netzhautablösung
- Ulcus ventriculi et/ut duodeni

Problemmedikationen während einer Fastentherapie

- nicht steroidale Antirheumatika
- systemische Kortikoide
- Antihypertonika (insbesondere Betablocker und Diuretika)
- Antidiabetika
- Kontrazeptiva (eingeschränkte Wirkung)
- Antikoagulantien
- Psychopharmaka (insbesondere Neuroleptika und Lithium)
- Antiepileptika

19.2.6 Nebenwirkungen

Sowohl in Fastengruppen als auch beim ärztlich begleiteten Fasten können im Einzelfall Befindlichkeitsstörungen und Krisen körperlicher oder psychischer Art vorkommen. Sie sind oft als Heilungskrisen einzustufen und können meist mit empathischer Zuwendung und naturheilkundlichen Anwendungen gelindert werden.

> **T Therapeutische Empfehlung**
> **Zahnbeherdungen** (z. B. Granulome) sind vor Antritt der Fastentherapie zu sanieren, da sie häufig zu Störungen beim Fastenablauf führen.

Während des Fastens können folgende Befindlichkeitsstörungen auftreten:
- hypotone Kreislaufdysregulation
- Kälteempfindlichkeit
- Kopfschmerzen
- LWS-Beschwerden
- Müdigkeit
- Mundgeruch
- Sodbrennen
- Übelkeit
- unruhiger Schlaf
- Wadenkrämpfe
- abdominelle Krämpfe
- Essphantasien
- Hungergefühl

> **T Therapeutische Empfehlungen**
> - **Herzklopfen** tritt meist nachts auf, die Frequenz ist selten erhöht. Hier sollten Mg2+ und K+ substituiert werden.
> - Bei **niedrigem Blutdruck** sind morgendliche Wechselduschen oder Trockenbürsten indiziert.
> - **Hungergefühle** sind selten vorhanden und oft eher Gelüste auf gewisse Nahrungsmittel. Eine ungenügende Darmentleerung kann sie auslösen. Zwischenmahlzeiten in Form einer Tasse Dinkelschleim können hilfreich sein, ein Einlauf sollte durchgeführt werden.
> - Bei **abdominellen Krämpfen** ist eine Prießnitz-Leibauflage angezeigt.

Unwohlsein kann meist in den ersten drei Tagen auftreten und ist mit der Stoffwechselumstellung sowie vegetativen Umschaltung verbunden. Symptome können Kopfschmerzen, Müdigkeit, Reizbarkeit, leichte depressive Verstimmung und flüchtiges Krankheitsgefühl sein.

> **T Therapeutische Empfehlungen**
> - vermehrtes Trinken und Abführen
> - Darmreinigung
> - Ruhe
> - Zufuhr von Mikronährstoffen

19.2.7 Risiken und Abbruchkriterien

Das Hauptrisiko bei einer Fastentherapie stellt die **inadäquate Einnahme von Medikamenten** dar. Einige Wirkstoffgruppen müssen in der Dosis adaptiert bzw. ganz abgesetzt werden, um unerwünschte Wirkungen zu vermeiden. Ist dies nicht möglich, ist Fasten kontraindiziert:
- Antidiabetika
- Antihypertonika, vor allem Betablocker und Diuretika
- Antikoagulanzien
- Kontrazeptiva (**Cave**: eingeschränkte Wirkung)
- nicht steroidale Antirheumatika (NSAR)
- Psychopharmaka, vor allem Neuroleptika und Lithium
- systemische Kortikoide

Folgende **Abbruchkriterien** sind zu nennen:
- höhergradige kardiale Arrhythmien
- Non-Compliance
- psychovegetative Entgleisungen mit Angst oder Zwangssymptomen
- sonstige psychotische oder paranoide Reaktionen
- symptomatische Kreislaufdepression über mindestens 2 Tage:
  Herzfrequenz < 45/min, RRsys < 70 mmHg und/oder RRdia < 40 mm Hg
- therapierefraktäre Magenbeschwerden
- therapieresistenter Kaliummangel, Elektrolytstörungen (K+ < 3,0 mmol/l oder Na+ < 125 mmol/l oder Cl- < 90 mmol/l)

Wichtige Hinweise
- Anstatt der in der Regel beobachteten antidepressiven, anxiolytischen und harmonisierenden Wirkung können beim Fasten eine depressive Stimmungslage und Ängste verstärkt werden. Gut zureden, emotionale Unterstützung und Psychotherapie sind empfehlenswert.
- Bei der Aufnahmeuntersuchung zum medizinisch betreuten Fasten wird ca. 20–30 % der Patienten empfohlen, eine individuelle Ernährungstherapie anstatt der Fastentherapie durchzuführen; z. B. wenn für Fasten und Aufbau weniger als 10 Tage zur Verfügung stehen oder der Patient körperlich und/oder emotional zu wenig Vitalität aufweist.
- Durch einen fachkundigen Ausschluss, den der Patient oft dankbar annimmt, können viele Schwierigkeiten vermieden werden.

> **Cave**
> Bei Verdacht auf Anorexia nervosa, z. B. bei jungen Patientinnen mit einem BMI unter 21 kg/m², ist größte Vorsicht geboten. Die angstlösende Wirkung des Fastens kann unbewusst als Bewältigungsstrategie psychischer Probleme missbraucht werden.

19.2.8 Kombinationsmöglichkeiten

Mit dem Fasten können die meisten Naturheilverfahren sowie psychotherapeutische Begleitmaßnahmen, z. B. Verhaltenstherapie, und andere regulierende Verfahren kombiniert werden:
- alle Therapien mit den Zielen Stressabbau und Förderung des emotionalen Gleichgewichts
- Aromatherapie, Homöopathie, Akupunktur
- ausleitende Verfahren
- Balneo- und Klimatherapie
- Entspannungsverfahren
- Ernährungstherapie (Kurse)
- Manuelle Therapie, Körpertherapie
- Ordnungstherapie
- physikalische Therapie, wie Hydro-, Thermo-, Elektro- und Bewegungstherapie
- Physiotherapie
- Phytotherapie

19.3 Heilfasten nach Buchinger

Aufgrund der richtungsweisenden Bedeutung für die Fastentherapie wird im Folgenden das Heilfasten nach Buchinger ausführlich beschrieben. Das auf Otto Buchinger zurückgehende Fasten mit Wasser, Tee, Gemüsebrühe und Säften, etwas Honig und einer umfassenden naturheilkundlichen Begleittherapie, sowie die schon erwähnte, ganzheitliche Haltung hat sich z. B. gegenüber dem Wasser- und Teefasten als überlegen erwiesen. Aufgrund ihrer abnehmenden Bedeutung und um Wiederholungen zu vermeiden, werden Varianten, bei denen lediglich die Gabe bestimmter Zusätze verabreicht werden, kürzer abgehandelt.

19.3.1 Grundlagen

Definition

Das Heilfasten nach Buchinger stellt die umfassendste Version einer stationären Fastentherapie dar. Es wird durch ein ganzheitliches, interdisziplinäres Team begleitet: Medizin, Bewegung, Massage und Physiotherapie, Ernährung und Psychotherapie. Das Buchinger Heilfasten hat eine **therapeutische** und/oder eine **präventive Intention**. Zusätzlich zur medizinischen Dimension sind beim Heilfasten auch die psychosoziale und spirituelle Dimension von wesentlicher Bedeutung.

Wirkungen

▶ Wirkmechanismen (S. 325).

19.3.2 Durchführung

Vorbereitung

Die **Planungsphase** setzt das erste Signal zur Einstellung auf das Fasten und dessen Vorbereitung. Eine Woche vor Fastenbeginn sollten größere Stressoren vermieden werden. Auf Alkohol und andere Genussmittel sollte verzichtet werden, um die Umstellung zur erleichtern. Der Fastende muss ausführlich über den Ablauf und die Wirkungen, z. B. auch über mögliche Anfangsschwierigkeiten (Fastenkrise), informiert sein.

Am **Vorbereitungstag (Umschalt-** oder **Entlastungstag)** empfiehlt sich eine vegetarische Kost (ca. 4 200 kJ). Kaffee, schwarzer Tee, Alkohol und Nikotin sind abzusetzen und während der gesamten Fastenzeit nicht zulässig. Das Abendessen wird durch eine Portion Obst ersetzt. Eine leichte körperliche Aktivität und geistig-seelische Einstimmung sind erforderlich. Alltagsaktivitäten sollten reduziert und häufigere Ruhephasen eingelegt werden.

Die **Befunderhebung** erfolgt im Rahmen der medizinischen Betreuung, die alle Formen des stationären und ärztlich begleiteten ambulanten Fastens begleitet.

Folgende Erhebungen werden initial durchgeführt:
- **Anamnese:** Im ausführlichen Anamnesegespräch sollten auch Essstörungen, die psychosoziale Umgebung und Einnahmen von Medikamenten und Nahrungsergänzungsmitteln angesprochen werden. Der Patient muss ausreichend Gelegenheit für Fragen nach Ziel und Methodik der Fastentherapie erhalten und über die entscheidende Bedeutung der Eigenmotivation aufgeklärt werden.
- **körperliche Untersuchung:** Zusätzlich zur üblichen Vorgehensweise sollte insbesondere die Konstitution erfasst werden (▶ Kap. 31 Symptomatik, Befund, Therapieprinzip). Der **Fülletyp (Plethoriker)** ist beim Fasten in der Regel unkompliziert, der **Leeretyp** braucht ein besonders schonendes Fastenumfeld. Dies sollte im Therapieplan berücksichtigt werden.
- **apparative Untersuchungen:** EKG und Belastungs-EKG. Bei Bedarf sind 24-Std.-Blutdruckmessung, Echokardiographie, Abdomen- und Schilddrüsensonographie, farbkodierte Doppler-Sonographie der Gefäße, Elektro-Bioimpedanz-Messung und Schlaf-Apnoe-Screening zu empfehlen.
- **Laboruntersuchung:** BSG, Triglyzeride, Cholesterin, Blutgase, Nüchternblutzucker, Elektrolyte, Nierenretentionswerte, Leberwerte, Blutbild, TSH basal und Urin-pH sollten stets initial gemessen und im Verlauf bei Bedarf kontrolliert werden. Die Leberenzyme steigen in den ersten 48 Std. üblicherweise an.

Die Erstellung eines **Therapieplanes** im Anschluss an die Befunderhebung erleichtert eine koordinierte Fastenbetreuung.

19 Fastentherapie

Fastenphase
Eine Fastentherapie nach Buchinger beruht auf folgenden **sieben Säulen**: Flüssigkeitszufuhr (insbesondere Wasser, Säfte und Brühen), Förderung der Ausscheidungen, Bewegung, Ruhe, Betreuung, supportive Maßnahmen und Nahrung für die Seele.

Flüssigkeitszufuhr
Während der Fastenphase sollte die aufzunehmende Flüssigkeitsmenge insgesamt ca. 2,5–3 l tägl. betragen:
- 0,25 l Frucht- oder Gemüsesaft (möglichst frisch gepresst)
- 0,25 l Gemüsebrühe (frisch aus Gemüse hergestellt)
- natriumarme Mineralwässer und Kräutertees (*Fenchel*, *Pfefferminze*, *Brennnessel* oder auf die spezielle Indikation abgestimmt), dazu 30 g Honig

Neben der erforderlichen Flüssigkeitszufuhr werden **Mikronährstoffe** sowie **Kohlenhydrate** damit zugeführt. Dadurch wird die Proteolyse reduziert, das Allgemeinbefinden wird verbessert.

> **Cave**
> Bei Patienten mit Reizdarmsyndrom oder Kolitis sollte man auf Fruchtsäfte und Honig verzichten, besser sind entsprechende Mengen Dinkel- und Leinsamenschleim.

Förderung der Ausscheidungen
Darm: Abführende Maßnahmen sind notwendig, weil die Peristaltik des Darmes beim Fasten abnimmt. Eine Basalsekretion der Verdauungssäfte, z. B. der Galle, bleibt erhalten, der Säuregehalt des Magensaftes nimmt ab. Ein Rückgang der Schleimhäute erfolgt nach und nach und die Zahl der Darmbakterien nimmt infolge des Substratmangels ab. Die resultierende Stuhlmasse muss eliminiert werden. Fastende erhalten am Morgen des ersten Fastentages 20–40 g (je nach Körpergewicht) **Glaubersalz (Natriumsulfat)**, das in 0,5–0,75 l lauwarmem Wasser aufgelöst und innerhalb von 20 Min. getrunken wird. Die Peristaltik wird dadurch ruhig gestellt, wodurch Hungergefühle sistieren. Danach wird jeden zweiten Tag ein Einlauf mit 1–2 l Wasser (37 °C) durchgeführt, wenn keine individuelle Kontraindikation besteht. Die ausscheidungspflichtigen Stoffe, die mit dem Gallensaft in den Darm sezerniert werden und infolge der mangelnden Peristaltik möglicherweise rückresorbiert würden, werden dadurch rausbefördert.

> **T Therapeutische Empfehlungen**
> - Bei Hypotonikern und Patienten mit Magen-Darm-Beschwerden ist eine niedrige Glaubersalzdosis zu wählen.
> - Patienten mit asthenischer Konstitution sollen eine zu starke Entwässerung vermeiden.

Nieren: Eine tägl. Trinkmenge von mindestens 2,5 l ist erforderlich, um die Nierenaktivität zu fördern und eine mögliche Bildung von Kristallen (z. B. Harnsäure) zu hemmen.

Lungen: Angezeigt sind leichte körperliche Aktivität, Atemtherapie und Yoga. Flüchtige Stoffwechselprodukte werden so vermehrt abgeatmet, die Sauerstoffextraktion durch die Muskelzellen erhöht sich.

Leber: Tägliche Leberwickel fördern die Leberdurchblutung und damit die Entgiftungsleistung (▶ **Kap. 13** Hydrotherapie). Sie werden in der Regel während der Mittagsruhe für ca. 30 Min. appliziert.

Haut: Durchblutung und Schwitzen werden aktiv über körperliche Bewegung angeregt, passiv über heiße Duschen/Bäder, Hydrotherapie (Wechselknieguss, Hauffe-Armbad, Wechselsitzbad mit *Schafgarbe* oder *Lavendel*, *Lavendelvollbad*) und andere Kneipp-Anwendungen (Wickel, Packungen), Sauna, morgendliche Bürstenmassage und heiße Getränke.

Da Fastende wegen der aufgrund der stark reduzierten Verdauungsvorgänge abnehmenden endogenen Wärmeproduktion leicht frieren, profitieren sie besonders von den Wärmeanwendungen.

Bewegung
Eine tägliche, an die individuelle Leistungsfähigkeit angepasste ausdauerorientierte körperliche Bewegung regt die Zirkulation in allen Organen an und fördert so **Eliminations- und Regenerationsprozesse**:
- Erhöhung der Leistungsfähigkeit der Muskulatur einschließlich des Myokards, gleichzeitig Prävention des Inaktivitäts-Eiweißkatabolismus
- Erzeugung von Körperwärme
- Verbesserung des Lymphflusses
- Förderung des vegetativen Gleichgewichtes
- verbesserte Ausscheidung über die Haut
- Verbesserung des Wohlbefindens, des Selbstwertgefühls und der psychosozialen Integration

Geeignet sind Ausdauersportarten, z. B. Wandern und Schwimmen, sowie Gruppen- oder Einzelgymnastik, Atemgymnastik, Ergometertraining.

> **T Therapeutische Empfehlung**
> Sportliche Höchstleistungen und Wettkampfsituationen sind beim Fasten zu meiden.

Ruhe
Ruhephasen im Tagesablauf sind wichtig. Der Fastende benötigt Zeit für **Selbsterfahrung** und **Selbstreflexion**, gegebenenfalls spirituelle Praxis, Schweigezeiten, Stille und Meditation. Geeignete Entspannungsverfahren sind

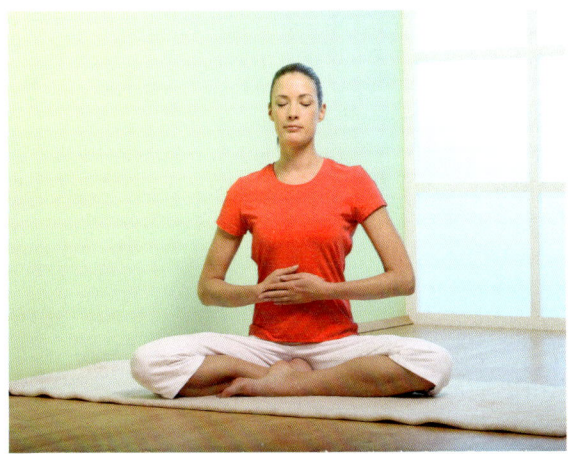

▶ **Abb. 19.4** Entspannungsmethoden sind Bestandteil einer bewussten Fastenzeit.

Atemtherapie, progressive Relaxation, autogenes Training, Qigong.

Betreuung
Zur Fastentherapie gehören tägliche begleitende Gespräche im Rahmen einer fachkundig geleiteten Gruppe.

> **T Therapeutische Empfehlung**
> Fastenkrisen können leichter gemeinsam bewältigt werden.

Durch die massive Unterbrechung von Verhaltensmustern und die Impulse zu Verhaltensänderungen gewinnt der Patient Abstand von pathogenen Ernährungs- und Lebensgewohnheiten und wird für die begleitende intensive und individuell ausgerichtete Ernährungsberatung zugänglich.

Nahrung für die Seele
Die Pflege bzw. Wiederentdeckung von Quellen der **positiven Emotionen** wie Kunst, Literatur, Musik, Meditation, Natur sowie von mitmenschlichen Beziehungen und Spiritualität stabilisieren die emotionale Balance. Da Quellen der Freude außerhalb der Nahrungsaufnahme erschlossen werden, wird der Verzicht auf pathogene, aber Genuss bringende Alltagsgewohnheiten erleichtert. „Während des Fastens geht es dem Körper gut, aber die Seele hungert." (Buchinger 1947, zit. n. [42]).

Supportive Maßnahmen
- konventionelle Massageverfahren einschließlich Lymphdrainage (▶ **Kap. 15** Massagetherapie); zudem Fußreflexzonenmassage, Shiatsu
- Entspannungsverfahren (▶ **Kap. 21** Atem- und Entspannungstherapie)
- Supplementierung von Vitaminen und Mineralstoffen
- Supplementierung von Makronährstoffen

> **T Therapeutische Empfehlungen**
> - Morgendliche Bürstenmassagen helfen bei Anlaufschwierigkeiten und morgendlicher Müdigkeit infolge eines niedrigen Blutdrucks.
> - Je nach Beschwerden ist individuelle Krankengymnastik angezeigt.
> - Bei einer Fastendauer von 2–4 Wochen ist, bei zuvor ausgewogenem Ernährungsstatus, eine zusätzliche Zufuhr von Mikronährstoffen in der Regel entbehrlich. Für Fastende gelten andere Normwerte als für Essende [82].
> - Bei Verdacht auf marginale Versorgung oder bei erhöhtem Bedarf (z. B. Vitamin C bei Rauchern, Vitamin B_1 bei erhöhtem Alkoholkonsum, Kalzium und Folsäure bei Zustand nach mehreren Schwangerschaften) kann eine Supplementierung durchgeführt werden; entweder durch Fertigarzneimittel oder über zusätzliche Säfte und Gemüsebrühen sowie kalt gepresste Öle (z. B. Sonnenblumen- und Leinöl in Quarkemulsion).
> - In Einzelfällen kann eine Eiweißzufuhr mit naturbelassenen Produkten (Buttermilch, Molke, fettarmer Joghurt, sonstige Milchprodukte bzw. Sojamilch) sinnvoll sein.
> - Durch bilanzierte Mineralpräparate bzw. Entsäuerungspulver können einige Symptome abgemildert werden.

Ein multidisziplinäres therapeutisches Team berücksichtigt weiterhin die **neun therapeutischen Bausteine** Medizin, Ernährung/Diätetik, Physio- und Bewegungstherapie, Gesundheitspädagogik, Psychotherapie, Pflege, Kultur und Spiritualität.

Jeder Fastende erhält **Bewegungstherapie**. Ziel ist, die Anleitung und Motivation zu langfristiger körperlicher Aktivität sowie Freude an der Bewegung und der Natur zu vermitteln. **Physiotherapie** ist in vielen Fällen erforderlich, um gestörte Bewegungsmuster zu normalisieren und pathologisch bedingte Bewegungseinschränkungen zu kompensieren. Hier ist es wichtig, Hausübungsprogramme mit dem Fastenden zu erarbeiten.

Das Fasten gewährleistet eine Unterbrechung aller Verhaltensmuster. Motivation, Schulung und Training hinsichtlich der Reduktion von Risikofaktoren gehören zur, das Fasten begleitenden, **Gesundheitspädagogik:** Eine Verhaltensmodifikation erfolgt, indem Hunger und Sättigung wieder bewusster wahrgenommen werden und das eigene Essverhalten entsprechend den nutritiven Bedürfnissen normalisiert wird.

Nach Fasten und Kostaufbau sollte die Ernährung den Empfehlungen der **fettmodifizierten Vollwerternährung** folgen. Die Berücksichtigung der individuellen Verträglichkeit [43, 44] ist von größter Bedeutung (Zufuhr von hochqualitativen kalt gepressten Ölen, z. B. *Sonnenblumenöl*, Omega 6, und *Leinöl*, Omega 3, im Verhältnis 5:2)

Fastenbrechen und Aufbauphase

Beim Fastenbrechen am letzten Fastentag werden in der Regel mittags ein reifer Apfel, abends eine sämige Kartoffelsuppe gegessen.

Während der Aufbauphase werden die Verdauungsenzyme innerhalb einiger Tage wieder sezerniert. In der Regel werden 4 Aufbautage (beginnend bei 3 300 bis ca. 6 700 kJ) durchgeführt, bis wieder eine normale Darmpassage und eine spontane Darmentleerung eingetreten sind.

Nach dem Fasten stellt sich der natürliche Sättigungsreflex wieder ein, dadurch werden adäquate Nahrungsportionen aufgenommen. Die Geschmacksempfindung ist verfeinert, dies führt zu einer reduzierten Zufuhr von Salz, Zucker und Fett.

> **T Therapeutische Empfehlung**
> Langsames bewusstes Kauen ist wichtig.

Die **Aufbaukost** ist eine leichte, ovolaktovegetabile Kost mit 3 Mahlzeiten, die Omega-6- und Omega-3-Fettsäuren im Verhältnis 5:2 (kalt gepresste *Sonnenblumen-* und *Leinöle*) entsprechend der individuellen Verträglichkeit zuführen. Nach etwa 14 Tagen kann auf vegetarisch betonte Vollwertkost umgestellt werden.

Fastendauer

Das Optimum des Heilfastens (einschließlich Vorbereitungszeit und Fastenbrechen) liegt je nach individueller Konstitution zwischen 2 und 4 Wochen. Kürzere Fastenperioden können besonders bei Untergewichtigen von Vorteil sein. Das ambulante Fasten wird in der Regel über 1 Woche durchgeführt, erfahrene Personen können auch länger fasten.

Das Fasten kann nach 6 Monaten wiederholt werden, bei gravierenden rheumatischen und allergischen Erkrankungen auch früher.

> **T Therapeutische Empfehlungen**
> - Ab 5 Tagen Dauer sollte stationär gefastet werden.
> - Einzelne Fastentage sind zur Erhaltung des Normalgewichtes und eines guten Allgemeinzustandes empfehlenswert und insbesondere auch bei Allergien oder rheumatischen Erkrankungen sinnvoll. Hier sind keine Umschalt- und Aufbautage erforderlich.
> - Neuerdings gibt es Hinweise auf die Vorteile des Auslassens einzelner Mahlzeiten, insbesondere der Abendmahlzeit (Dinner Cancelling) [54].

19.3.3 Weitere wichtige Kriterien

Verordnung
▶ Kap. 19.2.4

Indikationen und Kontraindikationen
▶ Kap. 19.2.5

Nebenwirkungen
▶ Kap. 19.2.6

Kombinationsmöglichkeiten
▶ Kap. 19.2.8

19.4 Tee- oder Wasserfasten

19.4.1 Grundlagen

Definition
Beim Wasserfasten handelt es sich um eine **Nullkaloriendiät**. Teefasten kann gegenüber dem Wasserfasten den Vorteil bieten, dass im Kräutertee basische Valenzen enthalten sind, die den physiologisch sauren Fastenstoffwechsel balancieren.

Wirkung
▶ Wirkmechanismen (S. 335).

19.4.2 Durchführung

Beide Fastenformen bieten prinzipiell keine Vorteile gegenüber dem Buchinger Fasten. Sie werden heute gemeinhin nicht mehr als eigenständige Therapien durchgeführt. Auch als Vorstufe im Rahmen der F.X. Mayr-Therapie werden sie immer weniger verwendet.

19.5 Molkefasten

19.5.1 Grundlagen

Definition
Bei der Molkekur (Molkefasten), die schon im 19. Jahrhundert vielerorts angeboten und auch im klassischen Altertum durchgeführt wurde, wird Molke als **Proteinquelle** während des Fastens genutzt.

Wirkung
Molke enthält im Molkeneiweiß alle essenziellen Aminosäuren. Dies ist gerade bei älteren oder geschwächten Menschen von Vorteil [78]. Zu weiteren Wirkmechanismen ▶ S. 325.

19.5.2 Durchführung

Tägl. werden 1–1,5 l proteinangereicherte Diät-Kurmolke zugeführt. Der Energiegehalt beträgt 1 300–1 500 kJ, pro Liter sind 30 g Eiweiß enthalten. Zudem werden Frischpflanzensäfte (*Brennnessel*, *Löwenzahn*, *Artischocke*,

Weißdorn, 1:1 mit Wasser verdünnt), Kräutertees und Quell- oder Mineralwasser getrunken. Insgesamt sollen 3 l Flüssigkeit tägl. getrunken werden.

Der Molkegeschmack kann durch Obstsäfte verbessert werden.

Zusätzlich sollte eine adäquate **Bewegungstherapie** durchgeführt werden.

19.5.3 Weitere wichtige Kriterien

Verordnung

Die Fastendauer beträgt 1–3 Wochen. Über 1 Woche empfiehlt sich ärztliche Betreuung.

Molkefasten kann ambulant oder stationär durchgeführt werden.

Indikationen

Alle typischen Fastenindikationen (▶ Kap. 19.2.5). Besonders geeignet bei
- chronischer Obstipation,
- sehr schlanken Patienten,
- leichten Leberfunktionsstörungen.

Kontraindikationen
- Ablehnung des Molkegeschmacks
- Schwangerschaft und Stillzeit
- Kinder bis 15 Jahre
- Menschen ab 70 Jahre mit Begleiterkrankungen
- sehr geschwächte Patienten
- alle unter Buchinger-Fasten aufgeführten Kontraindikationen

Nebenwirkungen

Zu Nebenwirkungen, Risiken und Abbruchkriterien ▶ Kap. 19.2.5

Kombinationsmöglichkeiten

▶ Kap. 19.2.8

19.6 Saftfasten

19.6.1 Grundlagen

Definition

Zugeführt werden frische, aus der Jahreszeit entsprechendem **rohem Obst und Gemüse** hergestellte Säfte, die 3-mal tägl. getrunken werden; dies bei völliger Nahrungsenthaltung. Hierbei werden reichlich antioxidativ wirkende sekundäre Pflanzenstoffe, Vitamine und Mineralstoffe aufgenommen.

Wirkung

Die Diurese wird in den ersten Tagen durch ein günstiges Verhältnis von Natrium zu Kalium gefördert [35]. Hungerfreiheit ist nicht immer garantiert, da die Peristaltik durch die Säfte angeregt wird (▶ Wirkmechanismen, S. 325.

19.6.2 Durchführung

Zur Einleitung ist ein **Obsttag** empfehlenswert, da Ballaststoffe eine sättigende Wirkung haben, wodurch der Einstieg erleichtert wird.

Beim Saftfasten ist **Frischsaft** aus reifem, möglichst ökologisch angebautem Obst zu bevorzugen, aber auch im Handel erhältliche, qualitativ hochwertige Obst- und Gemüsesäfte, mit Wasser im Verhältnis 1:1 verdünnt, sind angezeigt.

Insgesamt werden tägl. 3-mal 250 ml Saft schluckweise getrunken oder mittels eines Teelöffels aufgenommen. In den Zwischenzeiten werden Wasser und Kräutertee verabreicht. Zusätzlich werden initial, bei Obstipation tägl., Einläufe durchgeführt.

Der Kostaufbau erfolgt mittels frischkostreicher vegetarischer Kost.

Die Gesamttrinkmenge umfasst, ergänzt durch Kräutertees und Wasser, mindestens 3 l tägl. Die Gesamtkalorienzufuhr beträgt tägl. 400–500 kcal.

19.6.3 Weitere wichtige Kriterien

Verordnung

Die Fastendauer beträgt 3–4 Wochen. Über 1 Woche empfiehlt sich ärztliche Betreuung.

Indikationen

Alle typischen Fastenindikationen sowie akute Gichtanfälle.

Kontraindikationen
- Unverträglichkeit von Frischsäften
- alle unter Buchinger-Fasten aufgeführten Kontraindikationen

Nebenwirkungen

Zu Nebenwirkungen, Risiken und Abbruchkriterien ▶ Kap. 19.2.5

Kombinationsmöglichkeiten

▶ Kap. 19.2.8

19 Fastentherapie

19.7 Weitere verwandte Methoden

Viele Angebote werden als „Fastentherapie" bezeichnet, obwohl sie eine Diätform darstellen. Es gibt sie in zahlreichen Varianten, so mit Zusätzen von Getreideprodukten, Flaschensäften (Obst und Gemüse) oder Ahornsirup.

Das modifizierte oder **proteinsubstituierte Fasten** ist eine Methode zur Reduktion von Übergewicht, bei der tägl. 33–50 g Eiweiß, 25–45 g Kohlenhydrate, 1–7 g Fett, 2–3 l Flüssigkeit sowie die empfohlene Menge an Vitaminen und Mineralstoffen als Formelprodukte aufgenommen werden.

> **Cave**
>
> Das proteinsubstituierte Fasten ist für Kinder und Jugendliche nicht empfehlenswert, da diese eher bewegungsbetonte Programme mit Hinweise zur gesunden Ernährung benötigen.

19.7.1 Intensivdiätetik nach F. X. Mayr

Definition
Hierbei handelt es sich um eine aus mehreren Stufen bestehende „Darmsanierungskur", die von dem österreichischen Arzt F. X. Mayr entwickelt wurde. **Schonung**, **Säuberung** und **Schulung** sind die Grundprinzipien.

Im Vordergrund stehen die Schonung des Verdauungstraktes durch intensivdiätetische Therapie mit Esschulung und gegebenenfalls Fasten sowie eine originelle spezifische Diagnostik von Magen-Darm-Störungen.

Die im Folgenden dargestellte Übersicht wird in ▶ Kap. 20 Diagnostik und Therapie nach F.X. Mayr spezifiziert.

Wirkung
Es kommt zu einer Entlastung des Gastrointestinaltraktes.

Durchführung
Stationäre Bedingungen
Die Patienten erhalten tägl. morgens nüchtern zum Abführen einen Teelöffel Bittersalz, aufgelöst in 250 ml warmem Wasser.

- **1. Phase: Tee-Wasser-Fasten**
  Sie wird derzeit immer seltener angewendet: Über 7–14 (21) Tage werden Kräutertees, basische Mineralwässer und basische Gemüsebrühen verabreicht. Vormittags sollte Bettruhe mit feuchten Auflagen eingehalten werden.
- **2. Phase: Zusatz von Milch und Weißmehlbrötchen**
  Zusätzlich zum Inhalt der ersten Stufe werden über 2–3 Wochen morgens und mittags jeweils ½ l Milch und ein 3–4 Tage altes zähes Weißmehlbrötchen (Kursemmel aus Weizen oder Dinkel) verabreicht.

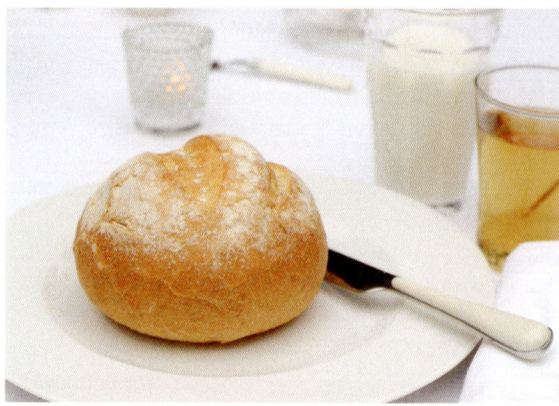

▶ **Abb. 19.5** Das Brötchen sollte 3–4 Tage alt sein und jeder Biss mind. 30–40-mal gekaut werden.

- Die Milch wird löffelweise zwischen jedem Brötchenbissen zugeführt und gekaut. Jeder Brötchenbissen wird gründlich eingespeichelt, 30–40-mal gekaut und dann erst geschluckt.
- Bei Milchunverträglichkeit weicht man auf Buttermilch (je nach Verträglichkeit), Sojamilch oder Mandelmilch aus. Abends wird löffelweise Tee verabreicht.

Die erste und zweite Phase werden stationär über einen Gesamtzeitraum von 3–4 Wochen durchgeführt.

- **3. Phase: Milde Ableitungsdiät**
  Sie wird über 3–4 Wochen durchgeführt. Die Milch der zweiten Phase wird durch Quark, Hüttenkäse, Hafer- und Reisschleim ersetzt. Dann geht man auf eine Kost mit knapp bemessenen Mengen sehr leicht verdaulicher, basenreicher Nahrungsmittel über. Abends werden Kräutertee und Kursemmel verabreicht.

> **T Therapeutische Empfehlung**
>
> Wichtig sind die tägl. ärztliche Manuelle Lymphdrainage des Abdominalbereichs und ausreichende Bewegung.

Ambulante Durchführung
Während der **Vorkur** sollte der Patient tägl. morgens Bittersalzlösung trinken, sich reichlich bewegen sowie Kräutertee bzw. viel Flüssigkeit zwischen den Mahlzeiten trinken.

Folgende Speisen sind zu meiden:
- Zucker, Süßigkeiten, Alkohol, Bohnenkaffee, Nikotin
- stark Fetthaltiges, insbesondere Produkte aus Schweinefleisch
- schwer verdauliche Kost wie Frittiertes, grobes Vollkornbrot, Rohkost, unreifes Obst

Es kann sich Teefasten über 5–8 Tage anschließen, das allerdings, wie erwähnt, immer seltener durchgeführt wird.

Danach wird über 2–3 Wochen die Milch-Semmel-Kur durchgeführt.

Bei besonders geschwächten Patienten wird gleich auf die Anfangsphase der milden Ableitungsdiät (s.o.) übergegangen.

Im Anschluss folgt die Hauptphase der milden Ableitungsdiät über mehrere Wochen, in der alle Nahrungsverbote der Vorphase eingehalten werden sollen. Als Trinkflüssigkeit werden alkalische Mineralwässer verabreicht.

T Therapeutische Empfehlung
Es besteht die Möglichkeit, nach einem Heilfasten nach Buchinger nach der Aufbauphase einige Tage der zweiten Stufe der F.X. Mayr-Kur einzuschieben.

Indikationen
- Verdauungsbeschwerden einschließlich Obstipation, Diarrhöe, Gärungsdyspepsie, Divertikulose, Hämorrhoiden
- Beschwerdebilder im Bereich der Wirbelsäule, wie Fehlhaltungen, Verspannungen, Zervikal- und Lumbalsyndrome
- alle typischen Fastenindikationen

Kontraindikationen
▶ Kap. 20 Diagnostik und Therapie nach F.X. Mayr.

Nebenwirkungen
Die zur Kur empfohlene Milch kann bei Laktoseintoleranz, Lymphstauung oder Erkrankungen des allergischen Formenkreises zu Unverträglichkeiten führen [56].

Kombinationsmöglichkeiten
▶ Kap. 19.2.8

19.7.2 Schroth-Kur
Definition
Bei der Schroth-Kur handelt es sich um eine Kombination aus Schwitzpackungen und der Schroth-Diät, wobei rhythmisch zwischen Trocken- und Trinktagen abgewechselt wird.

Wirkung
Die Schwitzpackung wirkt
- über kutiviszerale Reflexe auf innere Organe,
- hyperämisierend, spasmolytisch, metabolisch, immunologisch und analgetisch.

Weiterhin kommt es zu einem Anstieg des Kalorienverbrauchs.

Die Diät führt zur Entlastung des Stoffwechsels und des Gastrointestinaltraktes.

Durchführung
Die Schroth-Kur wird stationär in einer Klinik oder ambulant in einem spezialisierten Kurheim durchgeführt.

Die **Schroth-Packung** ist eine feuchtkalte Ganzpackung; sie wird tägl. außer sonntags frühmorgens nach dem Verzehr eines Zwiebacks und dem Trinken eines Glases heißen Kräutertees angelegt. Anschließend wird der Patient zusammen mit 3 Wärmflaschen für 2–3 Std. in Federbetten und Wolldecken verpackt, die Körpertemperatur steigt an.

Die **Schroth-Diät** ist hypokalorisch, fett-, eiweiß- und salzarm und streng vegetarisch. Typisch ist der rhythmische Wechsel zwischen Trockentagen (montags, mittwochs, freitags), kleinen Trinktagen (dienstags, samstags) und großen Trinktagen (donnerstags, sonntags). An den Trockentagen beträgt die Flüssigkeitszufuhr ca. 400 ml, an den kleinen Trinktagen 500 ml, an den großen Trinktagen 1 l.

Die Flüssigkeiten sollen in kleinen Schlucken über mehrere Std. verteilt getrunken werden.

Die Kurdauer beträgt 3–4 Wochen.

Indikationen
- alle Komponenten des metabolischen Syndroms
- rheumatische Erkrankungen
- chronisch entzündliche Prozesse, wie Bronchitis, Sinusitis, Adnexitis
- Hauterkrankungen, wie Akne, Neurodermitis, Furunkulose, Psoriasis

Kontraindikationen
▶ Kap. 19.2.5

Nebenwirkungen
Die Symptome bei Hyperurikämie, Nephropathien, koronarer Herzkrankheit und ausgeprägten Fettstoffwechselstörungen können sich verstärken, daher sollte die tägl. Flüssigkeitsmenge individuell erhöht werden.

Kombinationsmöglichkeiten
▶ Kap. 19.2.8

Literatur

[1] **Adams NJ, Slotow RH (eds):** Proceedings of the 22nd International Ornithological Congress. Johannesburg: BirdLife South Africa; 1999.

[2] **Benedict FRG:** A Study of prolonged Fasting. Washington; 1915.

[3] **Bloom WL:** Fasting as an introduction to the treatment of obesity. Metabolism. 1959; 8: 214.

[4] **Boos M, Thouzeau C, Delacour G et al.:** Body condition assessment and prediction of fasting endurance in wild rabbits (Oryctolagus cuniculus). Wildl Res. 2005; 32: 75–83.

[5] **Bourgeon S, Martinez J, Criscuolo F et al.:** Fasting-induced changes of immunological and stress indicators in breeding female Eiders. Gen Comp Endocrinol. 2006; 147: 336–342.

[6] **Brantschen N:** Fasten neu erleben. 5. Aufl. Freiburg: Herder; 1999.

[7] **Breuss R:** Krebs, Leukämie und andere scheinbar unheilbare Krankheiten mit natürlichen Mitteln heilbar. Bludenz: Eigenverlag; 1990.

[8] **Brubacher D, Jordan P, Wilhelmi de Toledo F et al.:** Prediction of eight development on a 250 kcal/day diet by a simple two-compartment model. Akt Ernähr Med. 1998; 6: 293–298.

[9] **Brubacher D, Jordan P, Wilhelmi de Toledo F et al.:** Relationship between the rate of weight loss in a low calorie diet (250 kcal/day) and age, body mass index, gender, and number of fasting cycles. Akt Ernähr Med. 1999; 24: 138–142.

[10] **Buchinger O:** Das Heilfasten. 23. Aufl. Stuttgart: Hippokrates; 1999.

[11] **Cahill jr. GF:** Starvation in man. Clin Endocrinol. 1976; 5: 397–415.

[12] **Cherel Y, Groscolas R:** Relationships between nutrient storage and nutrient utilization in fasting birds. In: Adams NJ, Slotow RH (eds): Proceedings of the 22nd International Ornithological Congress. Johannesburg: BirdLife South Africa; 1999: 17–343.

[13] **Cherel Y, Hobson KA, Bailleul FR et al.:** Nutrition, physiology, and stable isotopes: New information from fasting and molting penguins. Ecology. 2005; 86: 2881–2888.

[14] **Chiappa AC, Leitzmann C:** Die Proteinfrage beim therapeutischen Fasten [Diplomarbeit]. Gießen; 1999.

[15] **Chu CT:** Autophagic stress in neuronal injury and disease. J Neuropathol Exp Neurol. 2006; 655: 423–432.

[16] **Dewey EH:** Die Fastenkur. Frankfurt: Otto Salle; 1922.

[17] **Ditschuneit H:** Der Stoffwechsel bei Fettsucht und bei komplettem Fasten. Ernährung & Medizin. 1971; 8: 169–177.

[18] **Dunel-Erb S, Chevalier C, Laurent P et al.:** Restoration of the jejunal mucosa in rats re-fed after prolonged fasting. Comp Biochem Physiol A. 2001; 129: 933–947.

[19] **Dzhugostran VI, Niamtsu ET, Zlepka VD et al.:** Enterosorption and therapeutic fasting in the treatment of patients with bronchial asthma. Klin Med (Mosk). 1991; 69(4): 54–56.

[20] **Ernst E, Matrai A:** Normalization of hemorrheologic abnormalities during weight reduction in obese patients. Nutrition. 1987; 3: 337–339.

[21] **Fahrner HA:** Können Ulkusträger fasten? Stuttgart: Hippokrates; 1966.

[22] **Fahrner HA:** Heilfasten gegen Infarktgefährdung. Phys Med u Reh. 1969; 5: 120.

[23] **Fahrner HA:** Indikationen und Gegenindikationen der Fastentherapie bei Koronarsklerose. Therapiewoche. 1970; 6(20): 240.

[24] **Fahrner HA:** Die Fastenbildung bei Diabetes mellitus. Phys Med u Reh. 1972; 296.

[25] **Fahrner HA:** Fasten in der Therapie der Hyperurikämie und Gicht. Phys Med u Reh. 1979; 1: 38.

[26] **Fahrner HA:** Fasten als Therapie. 2. Aufl. Stuttgart: Hippokrates; 1991.

[27] **Finn PF, Dice JF.** Proteolytic and lipolytic responses to starvation. Nutrition. 2006; 22(7–8): 830–844.

[28] **Floret A:** Auswirkungen eines sportlichen Trainings auf die allgemeine körperliche und kardio-zirkulatorische Leistungsfähigkeit bei Übergewichtigen während einer Fastenkur unter besonderer Berücksichtigung eines ganzheitlichen Therapieansatzes am Beispiel der stationären Buchinger-Heilfastenmethode [Diplomarbeit]. Köln; 1992.

[29] **Förster A:** Stoffwechselkrankheiten. Stuttgart: Thieme; 1975.

[30] **Förster H:** Therapie der Fettsucht mittels extremer Maßnahmen. Inn Med. 1979; 6.

[31] **Frommel D, Gautier M, Questiaux E et al.:** Voluntary total fasting: a challenge for the medical community. Lancet. 1984; 1: 1451–1452.

[32] **Garnett ES, Barnard DL, Ford I et al.:** Gross fragmentation of cardiac myofibrils after therapeutic starvation for obesity. Lancet. 1969; 1: 914–916.

[33] **Gries A, Berthold P, Berger M:** Adipositas. Heidelberg: Springer; 1976.

[34] **Groscolas R, Robin JP:** Long term fasting and re-feeding in penguins. Comp Biochem Physiol A. 2001; 128: 645–655.

[35] **Heun E:** Die Rohsäftekur. 2. Aufl. Stuttgart: Hippokrates; 1960.

[35a] **Horne BD, May HAT, Anderson JL et al:** Usefulness of routine periodic fasting to lower risk of coronary artery disease in patients undergoing coronary angiography. Arthroscopy. 2008; 102(7): 814–819.

[35b] **Huber R, Nauck M, Basler N et al.:** Effects of subtotal tasting on plasmatic coagulation, fibrinolytic status and platelet activation: A controlled pilot study in healthy subjects. Nutrition. 2005; 15(3): 212–218.

[36] **Huether G:** Essen als Droge. München: Ernährungsforum des Instituts Danone für Ernährung e. V.; 1999.

[37] **Huether G, Zhou D, Schmidt S et al.:** Long-term food restriction down-regulates the density of serotonin transporters in the rat frontal cortex. Biol Psychiatry. 1997; 41(12): 1174–1180.

[38] **van Itallie T, Yang, M:** Cardiac dysfunction in obese dieters: a potentially lethal complication of rapid massive weight loss. Am J Clin Nutr. 1984; 39: 695–702.

[39] **Jarrar RG, Buchhalter JR:** Therapeutics in pediatric epilepsy, part 1: The new antiepileptic drugs and the ketogenic diet. Mayo Clin Proc. 2003; 78(3): 359–370.

[40] **Kjeldsen-Kragh I, Haugen M, Borchgrevink CF et al.:** Controlled trial of fasting and one-year vegetarian diet in rheumatoid arthritis. Lancet. 1991; 338: 899–902.

[41] **Kjeldsen-Kragh I, Rashid T, Dybwad A et al.:** Decrease in anti-Proteus mirabilis but not anti-Escherichia coli antibody levels in rheumatoid arthritis patients treated with fasting and a one year vegetarian diet. Ann Rheum Dis. 1995; 54(3): 221–224.

[42] **Klepzig H, Buchinger O:** Ein Leben für das Heilfasten. 1. Aufl. Friedrichshafen: Gessler; 2000.

[43] **Koerber K, Männle T, Leitzmann C et al.:** Vollwert-Ernährung – Konzeption einer zeitgemäßen Ernährungsweise. Heidelberg: Haug; 1999.

[44] **Kousmine C:** Gesundheit auf dem Teller. Neuchatel, Paris: Delachaux & Nièstle; 1984.

[45] **Kuhn C:** Heilfasten. Freiburg: Herder; 1999.

[46] **Laurell S, Lundquist A:** Fatty acid patterns determined simultaneously in human adipose tissue, liver, and plasma during starvation. Scand J Clin Lab Invest. 1971; 27: 29.

[47] **Liebermeister H, Hilzensauer B, Morath D:** Spätergebnisse nach Gewichtsreduktion bei Fettsüchtigen. Akt Ernähr Med. 1989; 14: 143–148.

[48] **Levine B, Klionsky DJ:** Development by self digestion; molecular mechanisms and biological functions of autophagy. Dev Cell. 2004; 6: 463–477.

[49] **Lipecki R:** Klinische Studie zur Effizienz einer kombinierten Heilfastenbehandlung als Migränetherapie [Dissertation]. Würzburg: Julius-Maximilians-Universität; 1990: 1–53.

[50] **Lützner H:** Fastentherapie bei Lebererkrankungen. Phys Med u Reh. 1973; 2: 85.

[51] **Lützner H:** Aktive Diätetik. Stuttgart: Hippokrates; 1993.

[52] **Lützner H:** Wie neu geboren durch Fasten. München: Gräfe und Unzer; 2006.

[53] **Maoz E, Shamiss A, Peleg E et al.:** The role of atrial natriuretic peptide in natriuresis of fasting. J Hypertens. 1992; 10(9): 1041–1044.

[54] **Martin B, Mattson MP, Maudsley S:** Caloric restriction and intermittent fasting: two potential diets for successful brain aging. Ageing Res Rev. 2006; 5(3): 332–353.

[55] **Mattson MP, Wan R:** Beneficial effects of intermittent fasting and caloric restriction on the cardiovascular and cerebrovascular systems. J Nutr Biochem. 2005; 16(3): 129–137.

[56] **Mayr FX:** Die Darmträgheit. 3. Aufl. Bad Goisern: Neues Leben; 1953.

[57] **Michalsen A, Hoffmann B, Moebus S et al.:** Incorporation of fasting therapy in an integrative medicine ward: evaluation of outcome, safety, and effects on lifestyle adherence in a large prospective cohort study. J Altern Complement Med. 2005; 11(4): 601–672.

[58] **Michalsen A, Kuhlmann MK, Ludtke R et al.:** Prolonged fasting in patients with chronic pain syndromes leads to late mood-enhancement not related to weight loss and fasting-induced leptin depletion. Nutr Neurosci. 2006; 9(5–6): 195–200.

[59] **Michl C:** Fastenwanderungen. Kaiserslautern: Mensch-Umwelt-Erde; 2001.

[60] **Möller S:** Das Fasten als Heil- und Verjüngungsmittel. Leipzig: Akademische Buchhandlung Lippold; 1918.

[61] **Müller H, Wilhelmi de Toledo F, Resch KL:** Fasting followed by vegetarian diet in patients with rheumatoid arthritis: A systematic review. Scand J Rheumatol. 2001a; 30: 1–10.

[62] **Müller H, Wilhelmi de Toledo F, Schuck P et al.:** Blutdrucksenkung durch Fasten bei adipösen und nichtadipösen Hypertonikern. Perfusion. 2001b; 14: 108–112.

[63] **Müller H, Wilhelmi de Toledo F, Lischka E et al.:** Ergebnisqualität in zwei naturheilkundlich orientierten Reha-Kliniken: Indikationsbezogene Vergleiche mit dem SF-36. 11. Rehabilitationswissenschaftliches Kolloquium, München, März 2002.

[64] **Norrelund H, Nair KS, Jorgensen JO et al.:** The protein-retaining effects of growth hormone during fasting involve inhibition of muscle-protein breakdown. Diabetes. 2001; 50(1): 96–104.

[65] **Ornish D, Scherwitz LW, Billings JH et al.:** Intensive lifestyle changes for reversal of coronary heart disease. JAMA. 1998; 280(23): 2001.

[66] **Owen OE, Felig P, Morgan AP et al.:** Liver and kidney metabolism during prolonged starvation. J Clinic Invest. 1969; 48: 574–583.

[67] **Palmblad J:** Fasting (acute energy deprivation) in man: Effect on polymorpho-granulocyte functions, plasma iron and serum transferring. Scand J Haemat. 1976; 17: 217.

[68] **Palmblad J, Fohlin L, Norberg R:** Plasma levels of complement factors 3 and 4 and opsonic functions in Anorexia nervosa. Acta Paediatr. 1979; 68: 617.

[69] **Peper E:** Evaluation der Effekte und Erfolge von stationären Heilfastenmaßnahmen. Frankfurt: Peter Lang; 1999.

[70] **Rauch E:** Lehrbuch der Diagnostik und Therapie nach F. X. Mayr. 3. Aufl. Heidelberg: Haug; 2004.

[71] **Regamey P:** Die Wiederentdeckung des Fastens. München: Herold; 1963.

[72] **Riedlin G:** Fastenkuren und Lebenskraft. Freiburg: Lorenz; 1928.

[73] **Schubmann R, Graban I, Hölz G et al.:** Ergebnisqualität stationärer Rehabilitation bei Patienten mit Adipositas. Deutsche Rentenversicherung. 1999; 9/10: 1–22.

[74] **Siegenthaler W, Blum H:** Klinische Pathophysiologie. 9. Aufl. Stuttgart: Thieme; 2006.

[75] **Steiniger J, Schneider A, Rohde J:** The vitality of obese patients after weight reduction by fasting. Forsch Komplementärmed Klass Naturheilkd. 2003; 10: 12–18.

[76] **Thalacker-Mercer AE, Fleet JC, Craig BA et al.:** Inadequate protein intake affects skeletal muscle transcript profiles in older humans. Am J Clin Nutr. 2007; 85(5): 1344–1352.

[77] **Stewart WK:** Features of a successful therapeutic fast of 382 days duration. Postgrad Med J. 1973; 49: 203–209.

[78] **Wechsler J et al.:** Ergebnisse der Adipositas-Behandlung mit angereicherter Molke. Ärztezeitschrift für Naturheilverfahren. 1986; 11: 71–79.

[79] **Weindruch R.:** Caloric restriction, gene expression, and aging. Alzheimer Dis Assoc Disord. 2003; 17(Suppl 2): 58–59.

[80] **Wendt L:** Krankheiten verminderter Kapillarmembranpermeabilität. 2. Aufl. Frankfurt: Koch; 1973.

[81] **Wenzel H, Wechsler JG, Hutt V et al.:** Ergebnisse einer klinisch-kontrollierten Studie mit einer relativ kohlenhydratreichen, eiweiß- und fettarmen Reduktionsdiät (Schrothkur). Akt Ernähr Med. 1984; 9: 51–56.

[82] **Wilhelmi de Toledo F:** Methodische Probleme bei der Beurteilung des Vitaminhaushaltes im Fasten [Dissertation]. Basel; 1990.

[83] **Wilhelmi de Toledo F:** Therapeutisches Fasten nach Buchinger und Immunsystem: Erfahrungen und Hypothesen. Ärztezeitschrift für Naturheilverfahren. 1995; 36(5): 331–341.

[84] **Wilhelmi de Toledo F:** Buchinger Heilfasten: Ein Erlebnis für Körper und Geist. Stuttgart: Trias; 2006.

[85] **Wilhelmi de Toledo F, Friebe R, Hebisch D, Kuhn Ch, Platzer G, Scharg S:** The Klinik Buchinger Program for the treatment of obesity. In: Ditschuneit H, Gries F, Hauner H et al. (eds): Obesity in Europe. London: Libbey; 1994a: 289–293.

[86] **Wilhelmi de Toledo F, Klepzig H:** Kurze Geschichte des Fastens. Ärztezeitschrift für Naturheilverfahren. 1994b; 4: 250–258.

[87] **Wilhelmi de Toledo F:** Leitlinien zur Fastentherapie. Forsch Komplementärmed Klass Naturheilkd. 2002; 9: 189–198.

Wichtige Adressen

Ärzte-Gesellschaft Heilfasten & Ernährung e. V. (ÄGHE)
Wilhelm-Beck-Str. 27
D-88662 Überlingen
Tel.: 07551 807825
www.aerztegesellschaftheilfasten.de

Klinik Buchinger am Bodensee
Klinik für Heilfasten und Integrative Medizin
Wilhelm-Beck-Str. 27
D-88662 Überlingen
Tel.: 07551 8070
www.buchinger.com

20 – Diagnostik und Therapie nach F. X. Mayr

Alex Witasek

20.1	Definition	341
20.2	Basisinformation	341
20.3	Diagnostik	345
20.4	Therapie	351
20.5	Hinweise zur Ausbildung	356

20.1 Definition

Die F.X. Mayr-Medizin versucht, eine Symbiose aus Erfahrungsheilkunde, Naturheilkunde und universitärer Medizin zu erreichen. Als Vorsorge-, Regenerations- und Ernährungsmedizin sowie speziell im Blick auf Indikationen der funktionellen Orthopädie eignet sie sich gut zur Vermeidung, Erkennung und Behandlung chronischer Erkrankungen, insbesondere der häufigen Zivilisationserkrankungen.

Die **Diagnostik nach F.X. Mayr** beansprucht, negative Abweichungen eines ursprünglich guten Gesundheitszustandes schon lange vor Ausbruch einer manifesten Erkrankung erkennen zu können. Der Mayr-Arzt bedient sich dabei überwiegend der Anamnese und seiner fünf Sinne in der Wahrnehmung des Patienten.

Die **Therapie nach F.X. Mayr** geht von der **elementaren Bedeutung des Darmes** für die Steuerung der Gesundheit des Menschen aus und beschäftigt sich daher primär mit der Regeneration des gesamten Verdauungstraktes. Im Zentrum des therapeutischen Handelns stehen die salinische Darmberieselung, diätetische Maßnahmen und spezielle Bauchbehandlungen durch den Arzt. Schonung, Säuberung, Schulung und Substitution bewirken eine Entgiftung, Entschlackung und Entsäuerung des gesamten Organismus.

20.2 Basisinformation

20.2.1 Geschichte

Der österreichische Arzt und Forscher F.X. Mayr (1879–1965) beschäftigte sich intensiv mit der Erforschung der Zusammenhänge zwischen Ernährungsweise, funktionellen Darmstörungen und körperlichen und geistigen Degenerationsprozessen bis hin zu chronischen Erkrankungen. Weiterhin bemühte er sich, das Aussehen des ideal gesunden Menschen äußerst detailliert zu beschreiben und mit einfachen Messmethoden reproduzierbar zu erfassen. Bis heute ist er wohl der Einzige, der das Aussehen eines ideal gesunden Abdomens beschrieben hat.

F.X. Mayr war bis zu seinem Tod im 86. Lebensjahr als Arzt aktiv, schrieb mehrere Bücher und bildete interessierte Kollegen im Sinne seiner Lehre aus.

20.2.2 Pathogenetisches Konzept

In den westlichen Industriegesellschaften ist häufig eine falsche Ernährungsweise Ursache von Funktionsstörungen des Magen-Darm-Traktes und Beeinträchtigungen vieler anderer Körperfunktionen. Wir essen **zu schnell**, **zu oft** und **zur falschen Zeit**, speicheln zu wenig ein. Häufig wird kein natürliches Sättigungsgefühl mehr gespürt und bis zum absoluten Völlegefühl gegessen. Unter Stress, bei dem die Aktivität des sympathischen Nervensystems die des für die Verdauung zuständigen parasympathischen unterdrückt, ist die Verdauungsleistung zusätzlich geschwächt: Unzureichend gekaute und vom Speichel kaum vorverdaute Nahrung muss im Magen länger als geplant verweilen, damit die Salzsäure angemessen wirken kann. Der übersäuerte Speisebrei belastet das Duodenum und erschöpft im Laufe der Zeit die Basenreserven der Bauchspeicheldrüse und der Duodenaldrüsen. Da die Pankreasfermente nur im neutralen bis alkalischen Bereich ihre volle Wirksamkeit entfalten können, bedingt ein übersäuertes Duodenum eine **Verdauungsschwäche**. Halb verdaute Speisen gelangen in tiefere Darmabschnitte. Dort werden sie von den Darmbakterien zersetzt, wobei bei Fäulnis Indol, Kresol, Skatol und biogene Amine, bei Gärung Methanol, Äthanol, Propanol, Butanol und Säuren entstehen.

Diese Fäulnis- und Gärungsgifte gelangen in den enterohepatischen Kreislauf, wo sie von der Leber entgiftet werden können, z.B. im Abbau durch Alkoholdehydrogenase; sie werden aber auch über die Lymphe direkt in den großen Kreislauf geschwemmt, wodurch sie alle Organsysteme erreichen. Diese **intestinale Autointoxikation** ist die Grundlage des **Enteropathiesyndroms**. Primär wird der Darm selbst geschädigt: Nach einem anfänglichen Exzitationsstadium, in dem er mit Krämpfen und eher Durchfall reagiert, erschlafft die Darmwand schließlich, die Verweildauer des Stuhls verlängert sich und verstärkt so die Wirkung der in ihm enthaltenen Gifte. Dieser Circulus vitiosus kann zu chronischer Obstipation, Bildung von Kotsteinen, Divertikeln und deren Entzündung führen.

Dass der Stuhl auch kanzerogene Substanzen enthält, ist nachgewiesen. Prädilektionsstellen für Kolonkarzinome sind **Rektum**, **Sigma**, **linke Flexur** und **Zökum**, da die Verweildauer des Stuhls dort am längsten ist.

Alter Stuhl kann in den Ausbuchtungen des Dickdarmes angelagert sein. Auch bei täglichem Stuhlgang kann eine Obstipation vorliegen, wenn sich Stuhlmengen über drei oder mehr Tage im Darm befinden.

Stadien der Darmschädigung
- Exzitationsstadium mit Verkrampfung und Überaktivität
- Hypotonie mit Erschlaffung, verminderter Bewegung
- Atonie mit totaler Erschlaffung

Diese Stadien spiegeln sich besonders in der Haut sowie in der Körperhaltung. Der erschlaffte, gereizte Darm beansprucht mehr Platz im Bauchraum, und die Bauchatmung wird durch Verringerung der Zwerchfellbeweglichkeit eingeschränkt, wodurch die Durchblutung und somit die Regenerationskraft des Verdauungssystems leidet. Die Verminderung des Lungenvolumens bedingt eine **Verringerung der Sauerstoffaufnahme**, was mit Gärung und Zufuhr von säureüberschüssigen Nahrungsmitteln die Entstehung einer latenten Gewebsübersäuerung begünstigt.

> ✱ **Merke:** Das Enteropathiesyndrom beinhaltet die durch falsche Ernährungsweise und Überforderung des Verdauungstraktes verursachte Funktionsbeeinträchtigung aller Organsysteme und stellt die häufigste Zivilisationskrankheit dar.

20.2.3 Verdauungstrakt und Bewegungsapparat

Bei den Gründen für eine stationäre F. X. Mayr-Kur stehen **Beschwerden des Bewegungsapparates** an erster Stelle. Auf die enge Verbindung zwischen Enteropathie und Veränderungen im Bereich des Bewegungsapparates verweisen die folgenden Ausführungen.

Orthopädische Erkrankungen

Das **Zervikalsyndrom** beruht häufig auf einem Zwerchfellhochstand. Der elastische Lungenzug, mesenterialer Lymphstau, intraabdominelle Fettablagerungen und abnorme Gas- und Kotmengen im Darm verhindern eine ausreichende Kontraktion des Zwerchfells. Dadurch ist die Bauchatmung eingeschränkt, Lunge und Herz finden zu wenig Platz. Um die Verkleinerung des Thorax auszugleichen, weitet sich dieser nach der Seite, der epigastrische Winkel wird größer und der Schultergürtel angehoben. Die Mm. levatores scapulae, trapezii und scaleni sind jedoch nicht für eine derartige Dauerbelastung ausgelegt und neigen zu Verkürzungen und Gelosenbildung.

Besonders fatale Wirkung haben die **einseitigen Schulterhochstände**. Eine Lebervergrößerung bzw. Irritation des Colon ascendens führt zu einem Hochstand der rechten Schulter, eine Irritation des Colon descendens (meist mit Blähungen vergesellschaftet) lässt die linke Schulter höher stehen. Der Schulterhochstand ist ein aktiver muskulärer Prozess. Maßgeblich daran beteiligt ist der **M. trapezius**, der am Dornfortsatz der Halswirbelsäule entspringt und eine Drehung bewirkt, wenn eine Asymmetrie des Muskeltonus der beiden Mm. trapezii vorhanden ist. Ein Hochstand der rechten Schulter führt zu einer Linksrotation der Halswirbelsäule und nach der Lovett-Regel zu einer Einschränkung der Seitneigung nach rechts. Häufig finden sich hierbei auch Blockaden von Halswirbeln. Auch Migräne und Schulter-Arm-Syndrom können auf Störungen des Intestinaltrakts beruhen.

Thoraxschmerz verweist vordergründig auf Herz und Lunge. Oft sind jedoch blockierte Rippen, Zerrungen und Insertionstendopathien der Zwischenrippenmuskulatur Ursachen der Beschwerden. Zwerchfellhochstand, die überstrapazierte Brustatmung und asymmetrische Reizungen im Abdomen sind dafür verantwortlich, dass die Interkostalmuskulatur überlastet ist und die Brustwirbelsäule eine verstärkte Kyphose und teilweise sogar eine Skoliose entwickelt. Magenbuckel, Duodenumbuckel, Gallenbuckel, linker Flexurenbuckel und Leberbuckel sind eindrucksvolle Zeichen einer Beeinflussung der Rippen- und Thoraxmuskeln durch gestörte Bauchorgane.

Auch die **Lumbalgie** beruht häufig auf abdominellen Störungen. Das Beschwerdebild wird von vielen als legitime Alterserscheinung geduldet und erlitten. Die scheinbare Therapieresistenz erklärt sich aus dem starken Einfluss des Darmes auf den unteren Teil des Achsenorgans.

Bedeutung des M. iliopsoas

Die abdominell bedingte Fehlhaltung der Becken-Hüftregion ist der Ursprung vieler **Körperhaltungen nach Mayr**. Eine Schlüsselrolle nimmt dabei der M. iliopsoas ein. Die eng nachbarschaftliche Beziehung zwischen Dickdarm und Psoas-Muskel prädestiniert für wechselseitige Störungen. Ist der gesamte Dickdarm gereizt, verkürzen sich **M. iliacus** und **M. psoas major** und hyperlordosieren die Lendenwirbelsäule. Der Alphawinkel des Sakrums ist vergrößert und das typische Koxarthrosebecken geschaffen. Klassische Folge ist die **Entenhaltung** (▶ Abb. 20.4g). Die Patienten neigen zur Bildung einer Koxarthrose, die sich im Anfangsstadium oft mit Knieschmerzen äußert.

Damit der Patient mit Entenhaltung nicht nach vorne fällt, muss er die ischiokrurale und krurale Muskulatur verstärkt anspannen. Eine Überlastung dieser Muskeln kann zu ischialgiformen Schmerzen und Insertionstendopathien im Bereich des Kniegelenkes und der Ferse (Achillodynie, Fersensporn) führen. Erfahrungen des Autors verweisen darauf, dass Insertionstendopathien die Hälfte aller chronischen Gonalgien verursachen.

Die Irritation des Colon ascendens oder des Colon descendens bewirkt die Verkürzung nur eines Iliopsoas-Muskels. Die daraus folgende Kippung des Os ileum nach ventral und die Verwringung des Beckens kreieren eine **funktionelle Beinlängendifferenz** mit all ihren Folgen:
- Die Iliosakralgelenke werden überlastet.
- Knie- und Hüftgelenk des scheinbar längeren Beines und das Sprunggelenk des scheinbar kürzeren Beines werden stärker beansprucht.
- Die Wirbelsäule reagiert mit kompensierender Skoliose.

Die Beziehung zwischen Dickdarm und M. iliopsoas zeigt sich immer wieder an der gegenseitigen Beeinflussung dieser zwei ungleichen Organe. Wenn nach einer Bauchbehandlung oder nach einer erfolgreichen Mayr-Therapie der Dickdarm nicht mehr entzündet und nicht mehr spastisch ist, lässt sich der M. iliopsoas leichter dehnen, seine Funktionalität normalisiert sich und die durch ihn ehemals verursachten Beschwerden verschwinden. Umgekehrt kann die Dehnung bzw. Dekontraktion des M. iliopsoas den Dickdarm positiv beeinflussen.

> **T Therapeutische Empfehlung**
> Ist während einer Mayr-Therapie das Zökum anhaltend druckdolent, empfiehlt es sich in jedem Fall, den M. iliopsoas zu prüfen und gegebenenfalls zu dehnen und zu dekontrahieren. Als Dehnungsmethode bewährt sich die **Postisometrische Relaxation**, als Dekontraktionsmethode die Beugung des Hüftgelenks gegen den Widerstand des Patienten, indem dieser die glutäale und ischiokrurale Muskulatur anspannt.

Auch die anderen Körperhaltungen nach Mayr haben fatale Auswirkungen auf die Lendenwirbelsäule. So ist die **Anlaufhaltung** (▶ Abb. 20.4f) mit ihrer verminderten bis aufgehobenen Lordose der LWS eine hervorragende Voraussetzung für eine Diskusprotrusion oder gar eine

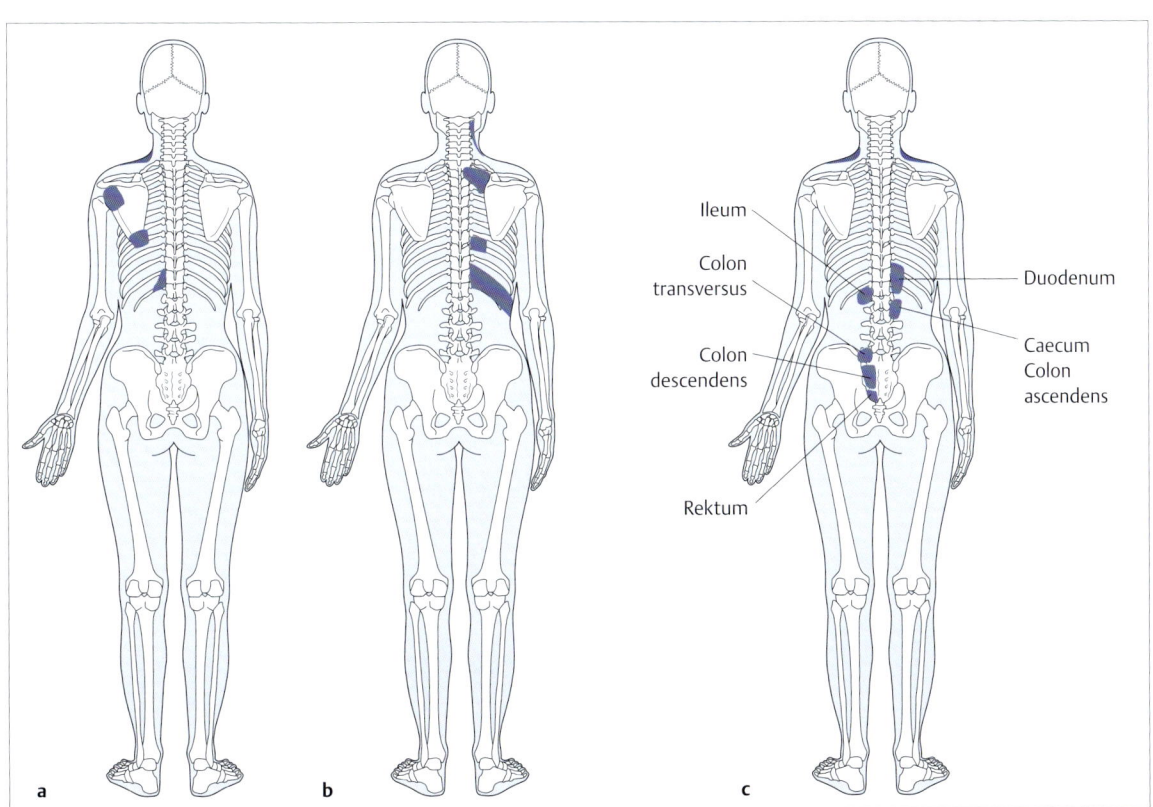

▶ **Abb. 20.1** Projektionssymptome **a** des Magens (dorsal); **b** von Leber und Gallenblase (dorsal); **c** der Darmabschnitte (dorsal).

Diskushernie. Der verstärkte Druck der Lendenwirbel auf den vorderen Teil der Bandscheiben erleichtert das Ausbrechen des Nucleus pulposus nach dorsal bei stärkerer Belastung. Die ischialgiformen Beschwerden durch die stärke Beanspruchung der ischiokruralen Muskulatur entsprechen denen der Entenhaltung.

Patienten mit lässiger Haltung und **Sämannshaltung** (▶ Abb. 20.4e) müssen den M. quadriceps stärker anspannen, damit sie nicht nach hinten umfallen. Dieser drückt dann die Kniescheibe stärker an das Kniegelenk, was zur Chondropathia patellae führt. Darüber hinaus sind diese Patienten meist eher muskelschwach und leiden unter einer instabilen Lendenwirbelsäule mit Pseudospondylolisthesen und Beschwerden bei längerem Sitzen und Liegen.

Weitere intestinal-orthopädische Zusammenhänge zeigen die viszeromuskulären und viszerokutanen Reflexzonen (▶ Abb. 20.1).

20.2.4 Tonuslehre

Die funktionellen und trophischen Störungen des Darms und der anderen Gewebe verlaufen in mehreren Stadien (▶ Abb. 20.2). Aus gesunder Normotonie entwickelt sich bei akuter Reizung, Belastung bzw. Intoxikation eines an sich gesunden Gewebes ein relativ kurzzeitiges hypertones Exzitationsstadium. Dieses geht bei längerer Belastung in eine Hypotonie aller Gewebe über. In diesem Stadion sind die körpereigenen Regenerations- und Selbstheilungskräfte schon eingeschränkt. Hält die Belastung länger an, entwickelt sich eine Gewebsatonie mit irreversiblen Dystrophien. Hier ist bereits der **biologische Schnitt nach Reckeweg** eingetreten. Im Einzelnen kommt es zu folgenden Reaktionen:

- **Stadium 1: normotoner Darm** (▶ Abb. 20.2a)
- **Stadium 2: hypertones Stadium** (▶ Abb. 20.2b)
  - Darm: Spasmen, akute Diarrhöe, abdomineller Druckschmerz, Ulcus duodeni durch Hyperazidität
  - Magen: Hyperazidität, Sodbrennen
  - Haut: weißer Dermografismus, spastische Blässe durch Gefäßspasmus, Hyperhydriosis
  - Muskulatur: Hypertonus, verkrampfte Körperhaltung („Habachthaltung", ▶ Abb. 20.4b), spastische Gesichtszüge, zusammengepresste Lippen
  - Haare: stehen zu Berge, fett
- **Stadium 3: hypotones Stadium** (▶ Abb. 20.2c)
  - Darm: träge, Neigung zur Obstipation, Verdauungsschwäche durch verringerte Verdauungsdrüsenaktivität, Ulcus duodeni durch Hyposekretion der Brunner- und Lieberkühn-Drüsen, verminderte Schleimproduktion und Protektion, Divertikulose wegen Schwächung der Darmwand und erhöhtem Innendruck durch Gasbildung
  - Magen: längere Verweildauer der Speisen, dadurch Völlegefühl, Hakenmagen, eventuell Hypazidität
  - Haut: trocken, Rötung durch Gefäßdilatation, Faltenbildung, Zellulite
  - Muskulatur: Hypotonie, müder Gesichtsausdruck, schlaffe Körperhaltung lässige Haltung, Sämannshaltung (▶ Abb. 20.4e), Anlaufhaltung (▶ Abb. 20.4f), Neigung zu Gelenks- und Wirbelsäuleninstabilität
  - Haare: trocken, gespalten, brüchig
- **Stadium 4: atones Stadium** (▶ Abb. 20.2d)
  - Darm: starke Enteroptose, Megakolon bzw. Colon elongatum, ausgeprägte Obstipation, Pankreasinsuffizienz, Maldigestion, durch angelagerte Kotreste und Schleimhautdystrophie manchmal Diarrhöe
  - Magen: Anazidität, Ulcus ventriculi
  - Haut: trocken, Striae, faltiges, zerfurchtes Gesicht, Rhagaden
  - Muskulatur: Tonus vermindert, schlaff
  - Haare: Ausfall

20.2.5 Wirkungen

Wichtige Komponenten
- Entstauung der Mesenteriallymphe und der Leber
- Durchblutungsförderung des Bauchraumes
- Entlastung eines gedehnten Mesenteriums bei Enteroptose

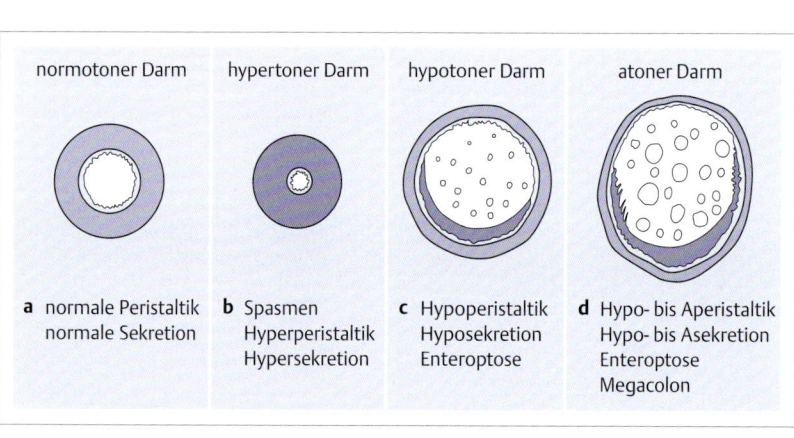

▶ Abb. 20.2 a–d Tonuslehre nach F.X. Mayr: Darmstörungen.
a normotoner Darm;
b hypertones Stadium;
c hypotones Stadium;
d atones Stadium.

- Verringerung der Enteroptose
- Ablösung alter Stuhlreste von der Schleimhaut der Darmhaustren
- Aktivierung der Sekretion von Lymphe in das Darmlumen
- Verbesserung der Zwerchfellatmung, dadurch Vergrößerung der Vitalkapazität
- Verkleinerung des epigastrischen Winkels und Entspannung der Interkostalmuskulatur
- Entspannung eines eventuell verkürzten M. iliopsoas
- Verbesserung vieler Laborwerte, so der Insulinsensibilität, eine Reduktion der Blutfette, des GammaGTs, des Neopterins, des BMI und des Blutdrucks
- Gewichtsregulation

Die Heilung der Enteropathie und die Verbesserung der Körperhaltung machen die F.X. Mayr-Therapie zu einem **orthopädischen Therapeutikum.** Da die Gelenkknorpel und Bandscheiben im Erwachsenenalter von ihren Umgebungsflüssigkeiten ernährt werden, ist die Reinigung und Reinhaltung dieser Kompartments sehr wichtig.

> **Merke:** Die Verbesserung der Hämorrheologie, d. h. der Mikrozirkulation, und die Entsäuerung der Gewebe sind die orthopädisch wirksamsten Entschlackungskriterien.

Weiterhin kommt es zur Verbesserung der enteralen Resorptionsrate von Vitalstoffen, insbesondere von Mineralstoffen, zur Sanierung des Magen-Darm-Traktes und damit zur Verbesserung der Körperhaltung und nicht zuletzt zur Verringerung von Übergewicht.

Durch die Verbesserung der körpereigenen Sensibilitäten und Regulative fördert die Mayr-Kur auch **regionale Heilungsprozesse**.

Wirksamkeitsnachweis

Eine retrospektive Langzeitstudie [15] über die Entwicklung von Gewicht, Blutdruck und Blutlaborparametern von Patienten, die über mehrere Jahre jährlich eine mindestens 2-wöchige stationäre Therapie nach F.X. Mayr durchführten, ergab die in ▶ Abb. 20.3 (Auswahl) dargestellten, jeweils am Beginn der Kuren ermittelten Werte.

20.2.6 Abrechnung

Die Diagnostik und Therapie nach F.X. Mayr kann in Deutschland im Rahmen des EBM ambulant nicht mit der GKV abgerechnet werden.

In der vollstationären bzw. rehabilitativen Versorgung ist die Durchführung einer Mayr-Therapie bei entsprechender ärztlicher Qualifikation und Küche grundsätzlich möglich, stößt jedoch schon aufgrund der Behandlungsdauer im DRG-System (▶ **Kap. 4** Stationäre Therapie mit Naturheilverfahren) zusehends auch in Reha-Verfahren (▶ **Kap. 5** Naturheilverfahren in der ambulanten und stationären Rehabilitation) auf Grenzen.

20.3 Diagnostik

Im Unterschied zum in der Medizin üblichen Vorgehen untersucht der Mayr-Arzt den Patienten, bevor er die Anamnese erhebt. Dadurch ist er von der Krankengeschichte unbeeinflusst und betrachtet unvoreingenommen den physischen Aspekt seines Patienten. Darüber hinaus kann er den Patienten auf Beschwerden und Verhaltensmuster aufmerksam machen, an die dieser sich bereits gewöhnt hat oder die ihm nicht bewusst sind. Danach erfolgt eine **ausführliche Anamnese**, bei der auch gezielte Fragen nach scheinbaren reinen Befindlichkeitsstörungen gestellt werden, z. B. nach verstopfter Nase, rezidivierendem Herpes labialis, Aphten, Infektanfälligkeiten, Hautausschlägen, Ein- und Durchschlafstörungen mit Angabe der Uhrzeit für Aufwachphasen, Ernährung (Nahrungsmittel, Uhrzeit und Dauer der Nahrungsaufnahme, Süßhunger), Stuhlbeschaffenheit und Konsistenz, Blähungen, Müdigkeit ohne schulmedizinische Erklärung. Alle hier genannten Punkte haben einen direkten oder indirekten Zusammenhang mit dem Verdauungstrakt und verweisen möglicherweise auf eine Autointoxikation.

Die äußerst sensible Diagnostik ermöglicht es, Abweichungen vom idealen Gesundheitszustand schon vor Ausbruch einer manifesten Erkrankung zu erkennen. So kann die Therapie sehr individuell angepasst und gesteuert werden. Gerade im Rahmen der fast täglich durchgeführten ärztlichen manuellen Bauchbe-

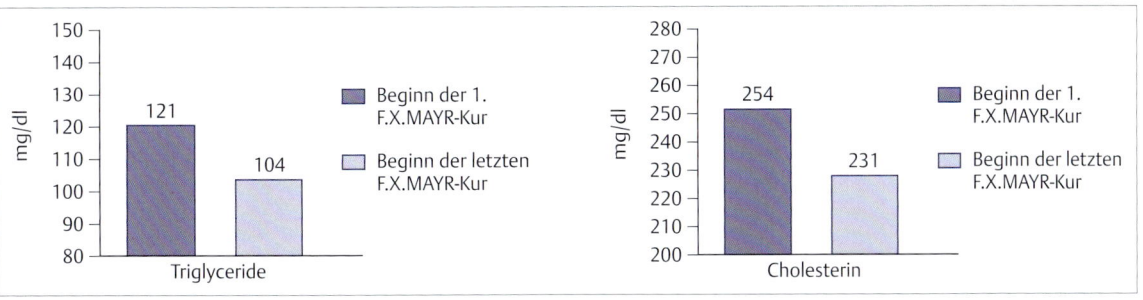

▶ **Abb. 20.3** Entwicklung von Triglyceriden und Cholesterin.

handlungen kann mittels der diagnostischen Wertigkeit der Therapieverlauf so genau beobachtet werden, dass vorteilhafte Korrekturen der Diät und Behandlungen möglich sind.

20.3.1 Körperhaltungen

Folgende Aspekte sind zu beachten:
- Die von F.X. Mayr beschriebenen Körperhaltungen schaffen Platz für einen irritierten Darm und für ein durch mesenterialen Lymphstau hervorgerufenes Radixödem.
- Muskelverkürzungen, insbesondere der Mm. iliacus und psoas major, und Schwächen bzw. Gewebserschlaffungen verursachen gerade die schwachen Haltungen.
- Haltungsänderungen bewirken Störungen im Bewegungsapparat, die Diskushernien (besonders bei Anlaufhaltung) und Koxarthrosen (besonders bei Entenhaltung) verursachen (▶ S. 343).
- Auch die Körperhaltung ist Ausdruck der Persönlichkeit und der psychischen Situation.

▶ Abb. 20.4 verweist auf den Zusammenhang zwischen der Körperhaltung und der pathologisch veränderten Bauchform. Meist sind fließende Übergange gegeben. Die pathologische Haltung des jeweiligen Patienten hängt allerdings nicht nur von der Bauchform, sondern auch von **konstitutionellen Gegebenheiten** ab.

Normale Haltung
Sie findet sich nur bei einem **gesunden Abdomen**. Das Lot des Körpers verläuft durch den Schwerpunkt des Kopfes, schneidet den Trochanter major und den Malleolus lateralis des Sprunggelenks. Die Verlängerung des Sternums kaudal des Manubriums trifft die Symphyse (▶ Abb. 20.4a).

Habachthaltung
Sie ist meist mit Gasbauch (s. u.) kombiniert. Aufgrund von Überfüllung beansprucht der Magen-Darm-Trakt viel Platz; dies führt zu einer **Vorwärtskippung des Beckens mit verstärkter Lendenlordose** (▶ Abb. 20.4b). Dabei erfolgt eine kompensatorische Aufrichtung des Oberkörpers bis zur Flachrückenbildung. Der Patient neigt zu generellem Muskelhypertonus.

Diese Haltung ist sehr ermüdend und führt häufig zu Blockierungen in den Bereichen der BWS und des Nackens.

Großtrommelträger
Die zunehmende Ausdehnung des Bauchraumes führt zur Großtrommel: Der **Thorax ist nach allen Richtungen erweitert**, die **Bauchwand nach vorne gestülpt**, der **Oberkörper rückgeneigt** (▶ Abb. 20.4c). Ursachen der Leibesfülle sind übermäßige Nahrungszufuhr sowie stark geblähte Darmschlingen.

Großtrommelträger sind leistungsstark, meist besteht wenig subjektiver Leidensdruck. Häufig finden sich ein Roemheld-Syndrom mit Kurzatmigkeit, Nackenverspannungen und Herzbeschwerden, Hyperhydriosis, Blähungen, Gärungsstühle, Schnarchen bis zur Schlafapnoe, Gonalgie, Senkfüße, metabolisches Syndrom.

Lässige Haltung
Durch eine Hyperlordose der kaudalen LWS wird für den Verdauungsapparat mehr Platz im Becken geschaffen. Es besteht eine **Beckenkippung nach vorne** und kom-

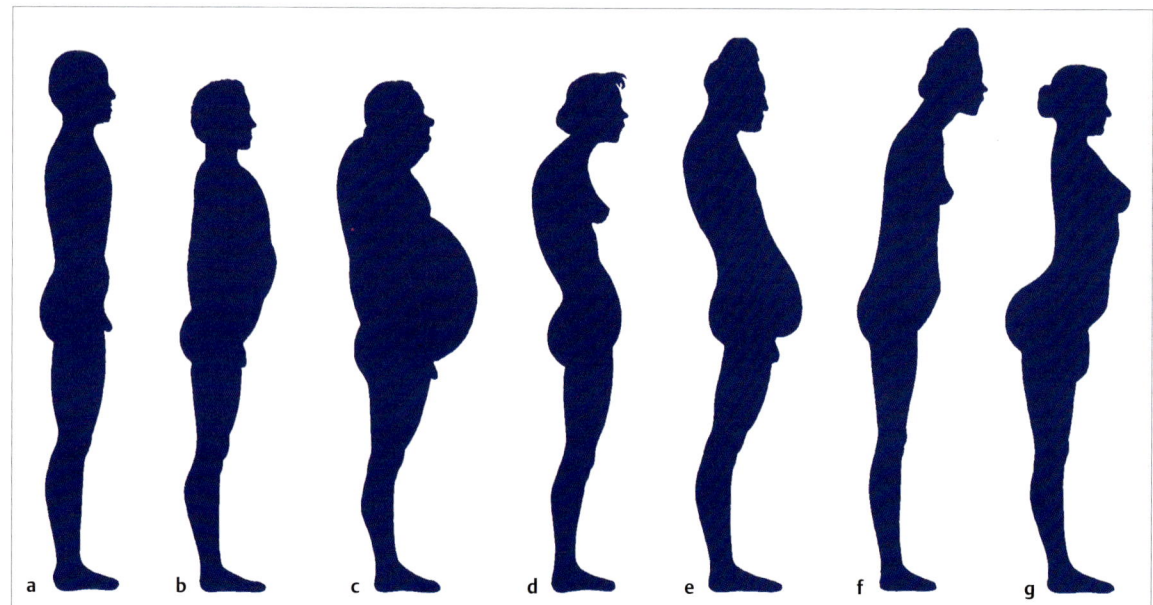

▶ Abb. 20.4 a–g Körperhaltungen nach F.X. Mayr. **a** normale Haltung; **b** Habachthaltung; **c** Großtrommelträger; **d** lässige Haltung; **e** Sämannshaltung; **f** Anlaufhaltung; **g** Entenhaltung.

pensatorische **Hyperhyphosierung der BWS** (▶ **Abb. 20.4d**). Die Schultern fallen nach vorne, der Brustkorb sinkt ein, Der Bauch ist nach vorne gestreckt.

Die generell schwache Körperhaltung und Neigung zur Gewebsdystrophie ist mit den Symptomen Obstipation, Trockenheit, Drüsenschwäche, Kältegefühl, Magenbeschwerden, instabile Gelenke, Neigung zu Lumbalgien, nervöse Schlafstörung, Gleichmut bis zur Depression verbunden.

Sämannshaltung

Die ausgeprägte Enteroptose führt zu **schlaffem Kotbauch** mit sackförmig herunterhängendem, vorgewölbtem Unterbauch (▶ **Abb. 20.4e**). Eine LWS-Lordose ist verbunden mit Rückneigung des Oberkörpers und Rundrückenbildung. Der Thorax ist hochgezogen.

Häufig finden sich Überlastungsbeschwerden durch den Rundrücken. Typus und Beschwerden ähneln der lässigen Haltung.

Anlaufhaltung

Durch **Aufhebung der Lendenlordose** wird dorsal mehr Platz für den Verdauungstrakt geschaffen (▶ **Abb. 20.4f**). Häufig finden sich schmerzhafte Muskelverspannungen im Bereich der HWS, der Schultern und der oben ventralen Thoraxbereiches. Es besteht die Gefahr einer Diskushernie.

Die hypotone Haltung verweist auf besondere Schwäche der Rückenmuskulatur.

Entenhaltung

Der belastete Darm bewirkt eine **intensive Vorwölbung des Bauches** und führt zu dieser Haltung (▶ **Abb. 20.4g**), die vorwiegend bei Frauen angetroffen wird. Eine extreme Beckenkippung ist verbunden mit verstärkter Lendenlordose und aufgerichtetem Oberkörper mit vorgewölbtem Brustkorb. Bei einer Enteroptose liegt der Dünndarm ventral von Uterus und Adnexen. Die Hyperlordose liegt beim 1. Lendenwirbel. Die damit verbundene Beckenstellung begünstigt Koxarthrose. Weiterhin finden sich Lumbalgien und Hartspann im Nackenbereich.

20.3.2 Bauchformen

Je nach Zustand des Verdauungstraktes ergeben sich die in ▶ **Abb. 20.5** dargestellten Bauchformen:
- normaler Bauch (▶ **Abb. 20.5a**)
- Kahnbauch (▶ **Abb. 20.5b**): Er ist Ausdruck eines hypertonen Stadiums und muss nicht mit Untergewicht verbunden sein.
- eiförmiger Gas-Kotbauch (▶ **Abb. 20.5c**)
- schlaffer Kotbauch (▶ **Abb. 20.5d**): Der maximale Umfang liegt deutlich kaudal des Nabels.

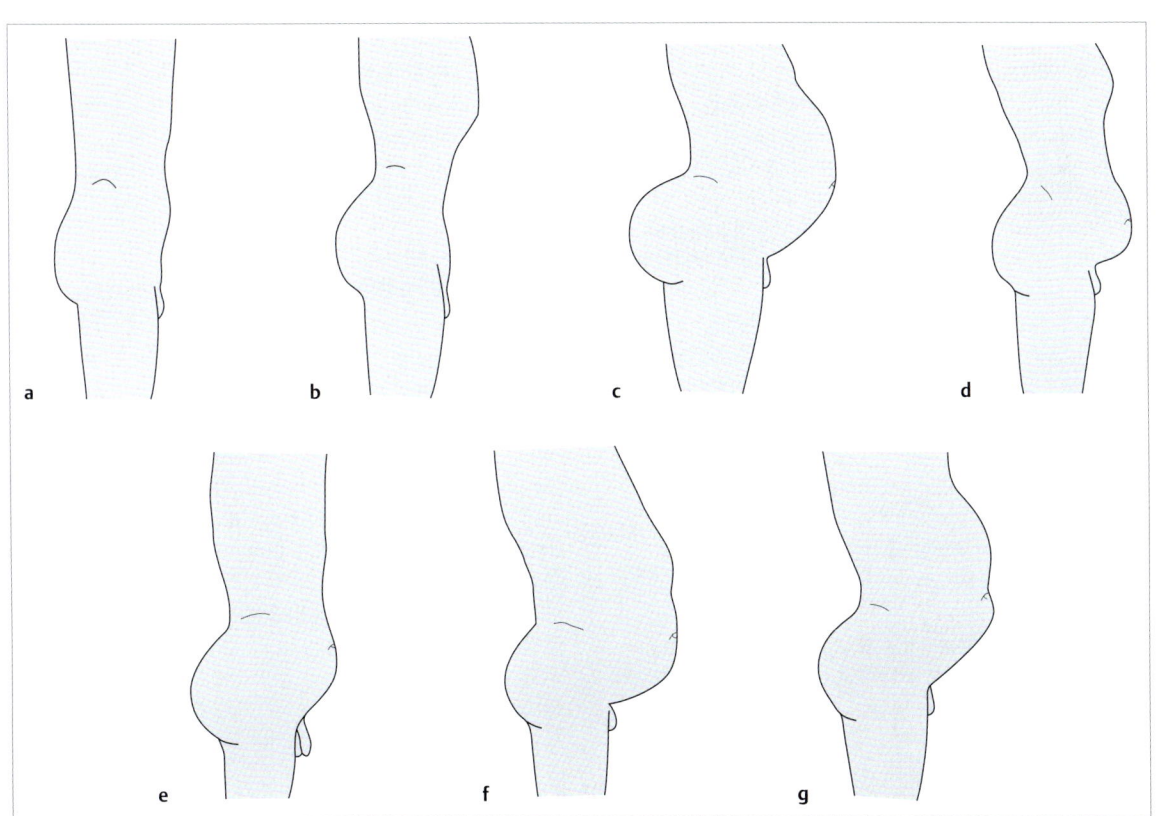

▶ **Abb. 20.5 a–g** Bauchformen nach F. X. Mayr. **a** normaler Bauch; **b** Kahnbauch; **c** eiförmiger Gas-Kotbauch; **d** schlaffer Kotbauch; **e** entzündlicher Kotbauch; **f** schlaffer Gas-Kotbauch; **g** entzündlicher Gas-Kotbauch.

- entzündlicher Kotbauch (▶ **Abb. 20.5e):** Hier bilden sich entzündlich gereizte Areale nebeneinander aus.
- schlaffer Gas-Kotbauch (▶ **Abb. 20.5f**): Die Vorwölbung des Oberbauchs beruht auf Gasbildung, die des Unterbauchs auf kotgefüllten Darmschlingen. Der maximale Umfang liegt in Höhe des Oberbauchs.
- entzündlicher Gas-Kotbauch (▶ **Abb. 20.5g**): Er stellt eine Mischung von Gasbauch und entzündlichem Kotbauch dar. Der maximale Umgang liegt in Nabelhöhe.

20.3.3 Tonus des Magen-Darm-Traktes

Die Palpation des Abdomens erlaubt eine genaue Beurteilung des Tonus von Magen, Dünndarm und Dickdarm.

- **Magen**
  - Ist die Luftblase im Magen vergrößert und ein Plätschern perkutierbar, ist der Tonus des Magens vermindert.
  - Eine verdickte, resistenter tastbare Magenwand deutet auf eine chronisch-rezidivierende oder früher durchgemachte Gastritis.
- **Radixödem**
  - Bei der intestinalen Autointoxikation bildet sich ein Ödem der Radix mesenterii, das den Darm nach unten und der Seite verdrängen kann.
  - Bereich: ca. 8 cm links oberhalb des Nabels bis 8 cm rechts unterhalb des Nabels, meist gut tastbar.
- **Dünndarm**
  - schlaffer Kotbauch: verminderter Tonus
  - entzündeter Kotbauch: erhöhter Tonus
  - Bei Enteroptose ist das Dünndarmmaß verkleinert oder die U-Delle überhaupt nicht mehr sichtbar. Sie ist oft mit Zwerchfellhochstand, kompensatorischem Schulterhochstand und einer Einschränkung der HWS-Beweglichkeit verbunden.
  - Beim **Enteroptosegriff** steht der Arzt hinter dem Patienten und prüft die erreichbaren Winkel bei Rechts- und Linksdrehung der HWS. Die Schultern werden festgehalten. Anschließend legt er die Arme um den Patienten nach vorne und hebt das Dünndarmpaket nach kranial. In diesem Zustand der künstlich aufgehobenen Enteroptose zeigt sich die HWS wesentlich beweglicher, und die Rotationswinkel werden größer.
- **Zökum**
  - An der Ileozökalklappe kann sich aggressiver Gärungs- oder Fäulnisstuhl stauen. Durch Blähungen und verminderten Tonus schließt sie in manchen Fällen nicht mehr dicht, Zökum und terminales Ileum werden gereizt, was zum Ileozökalklappensyndrom mit Schmerzen im rechten Unterbauch führt.
  - Während einer F. X. Mayr-Therapie ist oft relativ lange ein Druckschmerz über dem Zökum auslösbar, der durch die Bauchbehandlungen reduziert oder aufgehoben werden kann.

Differenzialdiagnostisch ist zu beachten, dass 70 % der operierten Appendizes nicht entzündet sind und als „subakute Appendizitis" bezeichnet werden.

- **Kolon**
  - normotones Kolon: weich, aber gut tastbar und umgreifbar
  - hypertones Kolon: typische Walzenform, wie sie auch bei Morbus Crohn tastbar ist
  - Am besten lassen sich Colon ascendens und descendens begutachten. Das Colon ascendens tastet man mit Daumen und radialer Handkante, das Colon descendens mit Kleinfinger und ulnarer Handkante.

Die begleitende leichte Perikolitis mit ödematösem Mesokolon macht die Umgebung härter, womit die Umgreifbarkeit möglicherweise nicht mehr gegeben ist.

- **Anus**
  - **Noduli haemorrhoidales** sind typische Zeichen eines hypotonen bzw. atonen Stadiums.
  - Durch die rasante Stuhlpassage während der F. X. Mayr-Therapie können sie virulent werden und manchmal auch bluten. Oft führt erst eine F. X. Mayr-Therapie zur Diagnosestellung, da vorher die Hämorrhoiden nicht bemerkt wurden.
  - Die Tonusverbesserung während der Therapie verbessert längerfristig den Hämorrhoidenbefund.

20.3.4 Défense musculaire

Die Untersuchungsmethode der **Sucussionen** (▶ Abb. 20.6) dient dem Erkennen abdominaler Reiz- und Entzündungszustände. Sie ist sehr treffsicher:

Der Therapeut klopft mit den Fingerspitzen sacht, aber bestimmt entlang der Medianlinie des Abdomens von der Symphyse bis zum Xiphoid und mit der Faust auf Hüften und den kaudalen seitlichen Thorax. Die Festigkeit der Schläge richtet sich nach der Konstitution des Patienten. Oft geben die Patienten keinen Schmerz an, da sie stärkere Schmerzreize erwarten. Eine erhöhte Défence der Bauchmuskulatur deutet aber auf eine gewisse Empfindlichkeit, die nochmals hinterfragt werden kann.

Alle Sucussionen können durch **Erhöhung der Klopfintensität** gesteigert werden.

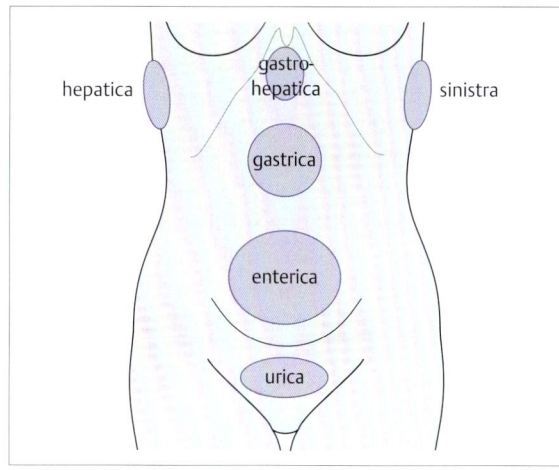

▶ **Abb. 20.6** Grafik der Sucessionen.

Cave

Sind starke Blähungen vorhanden, wirken die Gase als Stoßdämpfer und führen zu falsch negativen Befunden.

20.3.5 Körpermaße

F.X. Mayr hat eine Vielzahl von Messungen von Körpermaßen entwickelt, die sich besonders gut zur Dokumentation des Therapieverlaufes und Behandlungserfolges eignen.

Im Stehen gemessene Körpermaße

Folgende Maße sind von Bedeutung:
- vorderes und hinteres Halsmaß, um die Haltung der HWS zu dokumentieren
- Schulterhöhe und Schulterblattabstand
- Bauchumfang, Hüftumfang, Brustumfang

Die Ursachen für Schulterhöhendifferenzen, welche im Folgenden beispielhaft erläutert werden, sind vielfältig. Beinlängendifferenz und Skoliose sind die geläufigen Erklärungen. Viel häufiger ist jedoch der Verdauungstrakt Ursache dieser orthopädischen Fehlstellung (s. o.):
- Ein **Schulterhochstand rechts** verweist primär auf eine Leberbelastung. Die Leber benötigt mehr Platz, das rechte Zwerchfell bleibt höher gestellt, kompensatorisch wird die rechte Schulter angehoben.
- Ein **Schulterhochstand links** deutet auf häufige Blähungen hin. Die Gase sammeln sich vor allem im Colon descendens. Dieses wird stärker belastet und irritiert – die meisten Divertikel entstehen im Sigma –, somit entwickelt sich links ein Zwerchfellhochstand. Um genügend Platz für Herz und Lunge zu schaffen, wird automatisch die linke Schulter höher gehalten.

Im Liegen gemessene Körpermaße

An vier Parametern soll deren Bedeutung exemplarisch erläutert werden.

Die **Lage des Zwerchfells** wird knapp rechts des Sternums perkutiert und in Querfingern kranial des Xiphoids angegeben.

Normalerweise sollte sich die Zwerchfellgrenze auf der Höhe des Xiphoids befinden. Ist die Luftblase des Magens sehr groß oder bestehen starke Blähungen, kann die Perkussion schwierig sein, da sich in diesem Fall der tympanische Klopfschall über der Lunge kaum vom Klopfschall über dem geblähten Abdomen unterscheidet.

Ein Zwerchfellhochstand findet sich sehr häufig und verbessert sich meist schon während einer einzigen Bauchbehandlung. Nach einer 3-wöchigen Therapie nach F.X. Mayr befindet sich fast bei jedem Patienten das Zwerchfell wieder an der richtigen Stelle über dem Xiphoid.

Der **epigastrische Winkel** wird mit den beiden Daumen gemessen (▶ **Abb. 20.7**). Da das Xiphoid eine sehr unterschiedliche Größe haben kann, ist darauf zu achten, dass die Daumen während der Messung in die Nische zwischen Xiphoidspitze und Rippenansätze ragen.

Der Winkel sollte im Idealfall 30–40 Grad betragen. Er kann einseitig oder symmetrisch vergrößert sein, wenn ein Zwerchfellhochstand eine kompensatorische Erweiterung des Thorax verlangt. Auch er verkleinert sich schon während einer zehnminütigen Bauchbehandlung eindrucksvoll.

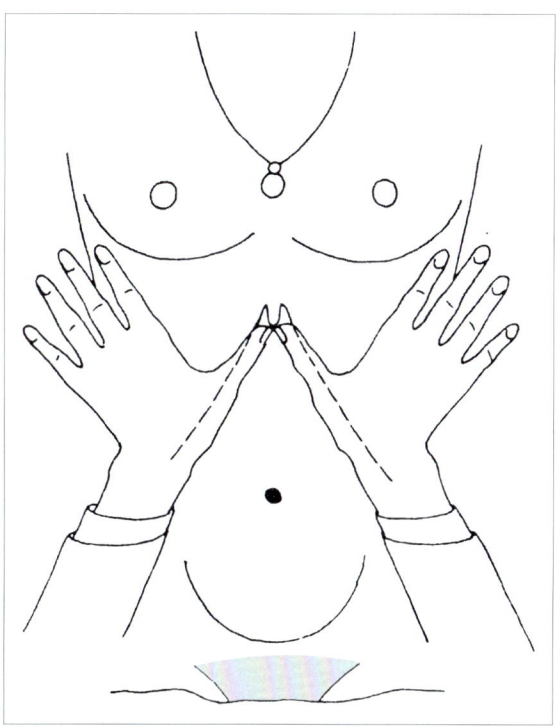

▶ **Abb. 20.7** Mayr-Maß epigastrischer Winkel.

Das **Großbauchmaß** wird gemessen, indem die gespreizte Hand auf den Patientenbauch gelegt und mit dem Kleinfinger die linke Spina iliaca anterior superior und gleichzeitig mit dem Zeigefinger der linke Rippenbogen berührt wird. Dann wird der Abstand vom radialen Handgelenk zur rechten Spina iliaca anterior superior in QF gemessen.

Dieses Maß ist relativ und dient hauptsächlich zur Verlaufskontrolle. Der Einfluss von Meteorismus ist nicht zu unterschätzen. Eine Verkleinerung des Großbauchmaßes in den ersten 2 Therapietagen um 2–3 QF ist hauptsächlich auf eine massive Entgasung des Darms zurückzuführen.

Die **Beinlängendifferenz** kann auf einem einseitig irritierten Kolon beruhen, das über eine einseitige Verkürzung des M. iliacus eine Beckenverwringung verursacht

20.3.6 Humoraldiagnostische Zeichen

Physiologische Ausscheidungsorgane der durch Fehlverdauung entstandenen Toxine sowie der Stoffwechselendprodukte sind Darm, Niere und Lunge. Ist die Darmschleimhaut irritiert, kann das sogenannte **Leaky-Gut-Syndrom** auftreten. Die Darmschleimhaut wird durchlässiger, ausscheidungspflichtige Substanzen werden rückresorbiert und akkumulieren im Blut. Besonders bei Darmträgheit kann der Darm seiner Ausscheidungspflicht nicht mehr ordnungsgemäß nachkommen. Notventile müssen dieses Defizit kompensieren. Ihre Ausscheidungsleistung und die Beschaffenheit der Körpersäfte und der Matrix sind gut zu beobachtende humoraldiagnostische Zeichen (▶ Tab. 20.1).

> **Merke:** Die wiederholt durchgeführte Diagnostik nach Mayr gibt wichtige Hinweise auf den Therapieerfolg und ermöglicht eine individuelle Justierung der Behandlung, Diätetik und Substitution.

▶ **Tab. 20.1** Humoraldiagnostische Zeichen.

wichtige Parameter	Hinweise
Foetor urinarius	• Durch die Niere werden zur Entsäuerung des Körpers H^+-Ionen ausgeschieden. • Die aufgenommene Nahrung spiegelt sich häufig im Geruch des Urins, z. B. nach dem Genuss von Spargel.
Foetor ex ore	• Die Lunge ist der zweite wichtige Säureausscheider, indem sie CO_2 abatmet. • Faulige oder sauere Atemluft zeugen von übler Fehlverdauung.
Foetor sudoris	• Penetranter und übel riechender Schweiß verweist auf bakterielle Zersetzungsvorgänge im Magen-Darm-Trakt.
Foetor genitalis	• Die Drüsen der Geschlechtsorgane sind ebenfalls an der Detoxifikation des Körpers beteiligt.
Haut	• Die Hautfarbe verweist auf Vitalität, Sauerstoffversorgung und Ablagerungen. • Der Turgor der Haut wird mittels des Tonusgriffes nach F.X. Mayr getastet: Über dem lateralen Jochbeinbogen wird die Haut mit Daumen und Zeigefinger abgehoben. • Eine trockene, schlaffe Haut ist immer ein Zeichen für Dystrophie und Neigung zur Atonie. Auch die konstitutionelle Komponente spielt eine große Rolle. • Enthält der Schweiß viele Toxine und Säuren, entzünden sich die Schweißdrüsen. Akneforme Exantheme sind die Folge. • Exantheme an den Intertrigostellen deuten auf einen aggressiven Schweiß hin.
Schleimhaut	• Entgiftung über die Schleimhaut zeigt sich an schlechtem Mundgeschmack und ausgeprägtem Zungenbelag. • Zungenbeläge können alle Intensitäten und Farben zeigen. Während einer Entgiftungstherapie nach F.X. Mayr beteiligen sich die Schleimhäute ebenfalls am Entgiftungsprozess. • Die effektivste Zungendiagnostik findet man in der Traditionellen Chinesischen Medizin.
Augen	• Bei zu aggressiver Tränenflüssigkeit kommt es zu Reizkonjunktivitis. • Eine aggressive Tränenflüssigkeit zeichnet Tränenstraßen an den lateralen Augenwinkeln, vor allem an jener Seite, auf der der Patient zu schlafen pflegt. • Ein Subikterus lässt Rückschlüsse auf die Leberbelastung zu, muss allerdings in Bezug auf Rassenunterschiede und einen möglichen Morbus Gilbert-Meulengraacht relativiert werden.
Blutgefäße	• Teleangiektasien sind typischer Ausdruck der Gewebserschlaffung, so bei Alkoholikern und Vegetariern, welche Alkohole mittels Gärung im Darm produzieren.

20.4 Therapie

20.4.1 Anwendung der Heilprinzipien

Die Therapie nach F. X. Mayr basiert auf den Säulen Schonung, Säuberung, Schulung und Substitution.

Schonung

Dieses Prinzip wird vor allem durch die **Zusammenstellung der Diät** und die **Art der Nahrungsaufnahme** gewahrt. Die diätetische Einstellung reicht von Teefasten über Milchdiät und die erweiterte Milchdiät bis hin zur milden Ableitungsdiät nach Rauch.

Diesbezügliche Hinweise finden sich auch in Kap. 19 Fastentherapie.

Als erste Phase kann das **Teefasten** durchgeführt werden.

> **T Therapeutische Empfehlungen**
> - Werden die verschiedenen Kräutertees mit Honig konsumiert, müssen sie **gelöffelt** werden. Damit wird der Honig schneller resorbiert, der Blutzucker steigt und das Sättigungsgefühl tritt früher ein.
> - Leidet der Patient unter Meteorismus, soll kein Honig verwendet werden.

Die **Milch-Semmel-Diät** ist das bekannteste und gleichzeitig verkannteste Element der F. X. Mayr-Therapie. Der Darm wird so lange geschont, bis er sich regeneriert hat; das Kauen wird geschult, damit danach Vollwertkost wieder gut verdaut werden kann.

Das Wichtigste an dieser Diätstufe ist das **Essverhalten**:
- Ein Bissen einer altbackenen Semmel wird so lang gekaut (30–40-mal), bis im Mund eine Suppe aus Speichel und Semmelbröseln entstanden ist.
- Dann wird ein Teelöffel Milch zugeführt, im Mund gut vermischt und geschluckt.
- Auf diese Weise wird die Milch im Mund soweit vorverdaut, dass das Duodenum eine deutliche Entlastung der Verdauungsarbeit erfährt. Zusätzlich wird auch hier der Effekt eines baldigen Sättigungsgefühls erreicht, und oft sind die Patienten schon nach einer halben Semmel und einem Achtelliter Milch satt.

Alternativen bei Kuhmilchallergie sind Schafsmilch, Ziegenmilch oder deren Joghurts. Bei Laktoseintoleranz werden Sojamilch, Kastanienmilch, Mandelmilch, Malzkaffee oder Kräutertee verwendet.

Diese Diät wird morgens und mittags serviert, abends gibt es Kräutertee mit etwas Honig.

> **T Therapeutische Empfehlungen**
> - Der Patient sollte während der gesamten Milchdiät die **gleiche Kombination** beibehalten, da die Monotonie ein Therapieprinzip darstellt, das in Verbindung mit der weitgehend ungewürzten Nahrung die Geschmacksknospen neu sensibilisiert und die Verdauungsdrüsen nicht überreizt.
> - Dadurch kann er später mit weniger Zucker, Salz, Würze, Alkohol und anderen Reizstoffen auskommen.

Bei der **Milch-Semmel-Diät mit Eiweißzulage** dienen die Zulagen dem langsamen, schonenden Diätaufbau oder der individuellen Eiweißsupplementierung bei geschwächten Patienten. Folgende Zulagen haben sich bewährt: Vitaminaufstrich, Quark, Tofu mit Frischkräutern, Lachsaufstrich, Hartkäse, Avocadoaufstrich, Putenbrust.

Die **Milch-Semmel-Diät mit Eiweißzulage und Basensuppe** enthält mittags eine pürierte Gemüsesuppe. Da die Suppe nicht so gründlich eingespeichelt wird, kann die Verdauungsleistung eingeschränkt bleiben. Die Erweiterung der Diät um die Suppe stellt eine relativ große Umstellung der bis zu diesem Zeitpunkt stark geschonten Verdauungstätigkeit dar.

Bei der **milden Ableitungsdiät** bekommt der Patient erstmals mittags ein warmes und abwechslungsreicheres Essen. Sie ist vollwertig und trotzdem extrem schonend. Vor allem sollen Gärung und Fäulnis vermieden werden und ein Säure-Basen-Gleichgewicht bestehen. Abends gibt es eine Semmel mit Zulage.

Die **milde Ableitungsdiät mit Dessert** erlaubt leichte Cremes und Kuchen in kleinen Mengen. Die **milde Ableitungsdiät mit Dessert und Salat** ist die Endstufe der Schondiät. Die Verordnung der Diätform wird ganz individuell vorgenommen und richtet sich nach der Konstitution und dem Gesundheitszustand des Patienten:

- **Untergewichtige Patienten mit einem Maldigestionssyndrom** bekommen nur die Milch-Semmel-Diät mit Eiweißzulage, allerdings hochkalorisch, mit Abendessen und manchmal sogar Zwischenmahlzeiten.
- Bei **chronischen Entzündungen** oder **Infektneigung** wird Leinöl dazu gegeben.
- Bei **Allergieneigung** und hyperergischer Reaktionslage werden alle Histaminspender weggelassen.
- Bei Verdacht auf **intestinale Kandidose** werden statt Semmeln Kartoffeln verabreicht, Süßes ist kontraindiziert.

> **Therapeutische Empfehlungen**
> - Der Patient sollte individuell aus einer strengeren Diät herausgeführt werden; je langsamer und schonender, desto besser.
> - Da das Verdauungssystem keine Zellulase aufweist und Rohkost relativ schwer verdaulich ist, darf diese niemals direkt nach einer strengen Diät, z. B. Milch-Semmel, gegessen werden und kommt im Aufbau erst zum Schluss. Auch diesbezüglich muss immer die **individuelle Verdauungskraft** des Einzelnen berücksichtigt werden.

Säuberung

Jeden Morgen wird **Bitterwasser**, d.h. 1 gestrichener TL Magnesiumsulfat in ¼ l Wasser, getrunken. Diese salinische Berieselung des Darmes hilft, alten Stuhl auszuspülen und in den Darm abgegebene Körpergifte und Schlacken möglichst schnell zu entsorgen, bevor sie über die oft irritierte und damit besonders permeable Darmschleimhaut rückresorbiert werden können. Darüber hinaus werden durch das Bitterwasser der Gallenfluss und damit die Darmperistaltik angeregt.

Eine zweite wichtige Säuberungshilfe stellt die **ärztliche manuelle Bauchbehandlung** dar.

Das Trinken von ca. 3 l Wasser bzw. Kräutertees fördert die Ausscheidung harnpflichtiger Substanzen. Wie stark der Körper während einer Mayr-Therapie entgiftet, zeigen Geruch und Aggressivität von Stuhl, Atemluft, Schweiß und sogar Tränenflüssigkeit.

Schulung

Das Training gründlichen Kauens und Einspeichelns der Kursemmel und die über den Tag verteilte relativ große Trinkmenge führen zu einem **gesunden Essverhalten**. Der Patient lernt wieder ein natürliches Sättigungsgefühl zu spüren und seinen Geschmackssinn zu sensibilisieren. Das Essen soll wieder zur Mahl-Zeit im Wortsinne werden.

> **Therapeutische Empfehlung**
> Das bewusste Erleben und Genießen der von der Natur mit so mannigfaltigen Gerüchen und Geschmacksnuancen ausgestatteten Lebensmitteln, das bewusste Erleben der Nahrungsaufnahme als **Genuss** und **Zeit der Ruhe** soll helfen, dieser essenziellen Betätigung in unserem Leben einen höheren Stellenwert zu geben und sie nicht als Völlerei und falsch verstandene Ersatzbefriedigung zu missbrauchen.

Die manuelle Bauchbehandlung schult darüber hinaus die Zwerchfellatmung, welche von vielen Menschen nicht mehr spontan praktiziert werden kann, obwohl sie die natürliche Ruheatmung darstellt. Die Zwerchfellatmung unterstützt den Lymphfluss und die Durchblutung des Bauchraumes.

Substitution

Zeigen sich Zeichen einer latenten Gewebsazidose bzw. Mineralstoff- oder Vitaminmangel, werden Basen, Mineralstoffe und Vitamine individuell substituiert. Einen besonderen Stellenwert nimmt dabei das **Basenpulver** ein. Dieses Mineralstoffgemisch, das überwiegend Natriumhydrogenkarbonat, Kaliumhydrogenkarbonat, Kalziumkarbonat und Magnesiumcitrat enthält, wirkt einer Fastenazidose entgegen und bekämpft erfolgreich eine inzwischen sehr häufig zu beobachtende latente Gewebsazidose.

Nach der Lanser Säure-Basen-Studie [13] werden Gelenk- und Muskelschmerzen, Herzbeschwerden, Bauchbeschwerden, Bluthochdruck, Hautausschläge, Juckreiz, Schlafstörungen etc. durch Basenpulver positiv beeinflusst. Sogenannte Kurkrisen mit Kopfschmerzen und Übelkeit in den ersten 3 Tagen hatten nur 30% der Basenpulvergruppe, jedoch 70% der Placebogruppe. Dass trotz eines Gehaltes von 48% $NaHCO_3$ der Serum-Natrium-Spiegel bei Basenpulvergabe im Vergleich zur Placebogruppe sank, rührt daher, dass in der Niere die Natriumausscheidung mit der H^+-Ionen-Ausscheidung konkurriert und im dicken aufsteigenden Ast der Henle-Schleife Chlorid nötig ist, um Na^+ rückresorbieren zu können.

Der Einfluss von $NaHCO_3$ auf den Blutdruck ist auf keinen Fall mit dem von NaCl gleichzustellen.

Auch Blutsenkungsgeschwindigkeit, Fibrinogen und Gesamtcholesterin fielen in der Verumgruppe signifikant stärker ab [13].

Dosierung: 3-mal tägl. 1 TL Basenpulver in 0,25 l Wasser zwischen den Mahlzeiten, bei besonders empfindlichem Reizmagen 5-mal tägl. ½ TL in 0,25 l lauwarmem Wasser.

Kontraindikationen: Unverträglichkeit, Fäulnisdyspepsie, akute Gastritis sowie Malignome.

> **Therapeutische Empfehlung**
> Dystrophiker, d. h. Menschen mit dünner Haut, eher asthenischer Konstitution, geringer Drüsenaktivität (trockene Haut und Schleimhäute) und niedrigem Blutdruck benötigen mehr **Kochsalz** und sollen das Essen zusätzlich salzen.

Oft erweist sich auch die zusätzliche Verabreichung von Magnesium und Kalium als sinnvoll. Antioxidanzien helfen, freie Sauerstoffradikale einzudämmen.

20.4 Therapie

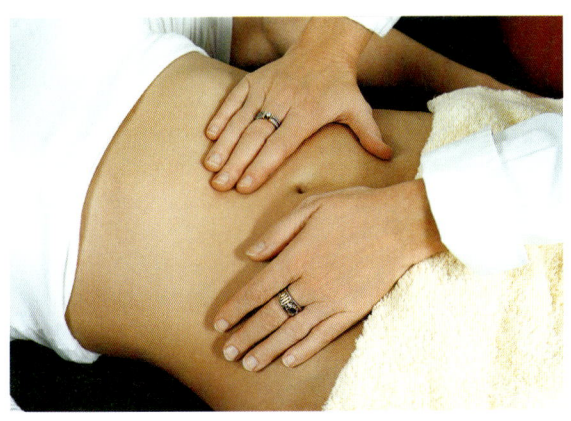

▶ **Abb. 20.8** Bauchbehandlung

20.4.2 Manuelle Bauchbehandlung

Die manuelle Bauchbehandlung (▶ **Abb. 20.8**) ist essenzieller Bestandteil der F.X. Mayr-Therapie, sie darf nur von entsprechend ausgebildeten Ärzten durchgeführt werden. Dabei steht der Arzt in Bauchhöhe seitlich zum Bett bzw. zur Liege, ertastet mit seinen Händen das Dünndarmkonvolut und komprimiert dieses rhythmisch. Darüber hinaus kommen noch einige Spezialtechniken zum Einsatz, die befundorientiert variiert werden können. Folgende Wirkungen werden beansprucht:

- **Verkleinerung des Radixödems:** Durch die abdominelle Lymphdrainage werden die Lymphstauung im Mesenterium verkleinert und der Lymphfluss insgesamt verstärkt.
- **Durchblutungsförderung im Bauchraum:** Spasmen des Magen-Darm-Traktes werden gelöst, seine Regeneration wird gefördert.
- **Übung der natürlichen Zwerchfellatmung:** Viele Menschen haben die Bauchatmung verlernt, die als natürliche Ruheatmung das Zwerchfell wie eine Membranpumpe, den Lymphfluss und die Durchblutung im Bauchraum fördert.
- **Aktivierung der Zottenpumpe:** Die Sezernierung von Lymphe, Stoffwechselendprodukten und anderen ausscheidungspflichtigen Substanzen in das Darmlumen wird verstärkt und die Entgiftung des Körpers gefördert.
- **Tonisierung des Dünndarms:** Der Enteroptose wird entgegengewirkt.

Aufgrund des direkten Kontaktes des Arztes zum auf dem Rücken liegenden und gesprächsfähigen Patienten sowie der ganzheitsmedizinischen und psychologischen Begleitung und Beratung während der gesamten Therapiedauer öffnet sich dieser leichter. Zusammenhänge zwischen Psyche und Körper werden schneller und genauer sichtbar. Der Aufbau eines **intensiven Vertrauensverhältnisses** verbessert die Compliance des Patienten. Gleichzeitig kann der Arzt Informationen zur eigenverantwortlichen Gesunderhaltung, so z. B. zur Ernährung im Alltag, vermitteln (▶ S. 354).

20.4.3 Weitere wichtige Kriterien

Verordnung

Wichtig ist eine ausführliche Information und Aufklärung der Patienten mit Hilfe von schriftlichen Unterlagen und Vorträgen bzw. Beratungsgesprächen.

Therapiedauer

Die ideale Dauer einer Therapie nach F.X. Mayr beträgt ambulant 3–4 Wochen, stationär 2–4 Wochen (▶ **Kap. 19** Fastentherapie). ▶ **Tab. 20.2** verweist auf die jeweiligen Vor- und Nachteile bezüglich der Durchführung.

Diätverlauf

Dem vitalen Patienten ohne zehrende Erkrankungen wird im Rahmen einer 3-wöchigen Therapiezeit folgender Diätverlauf verschrieben:

1. 10 Tage Brötchen mit Milch oder Joghurt und einer Eiweißzulage
2. 2 Tage mittags eine Basensuppe dazu
3. 5 Tage milde Ableitungsdiät 3/1 (schonende Trennkost ohne Süßspeise und ohne Rohkost)
4. 4 Tage milde Ableitungsdiät 3/2 (wie 3/1 ohne Trennkost)
5. Eine Woche lang 3/3, bevor die Alltagskost dominiert (mittags Rohkost, mit Süßspeise)

▶ **Tab. 20.2** Durchführung der F.X. Mayr-Therapie.

	ambulante Therapie	stationäre Therapie
Vorteile	<ul><li>lange Behandlungsdauer möglich</li><li>langsame diätetische Einleitung und Ausleitung möglich</li><li>kein Urlaub nötig</li><li>günstigerer Preis</li></ul>	<ul><li>24 Std. medizinische Betreuung</li><li>Aufenthalt im Kreise Gleichgesinnter</li><li>keine Ablenkung und Verführung zu Kurfehlern</li><li>Urlaubsatmosphäre wirkt selbst heilend</li><li>viel Zeit für sich selbst</li><li>kompetente Zusatztherapien vor Ort</li></ul>
Nachteile	<ul><li>keine 24-Std.-Betreuung</li><li>keine Akuthilfe bei Kurkrisen oder Zwischenfällen</li><li>weniger Verständnis der Mitmenschen</li><li>Verführungen durch die Umwelt</li><li>keine Ruhe, Beruf und Familienangelegenheiten belasten weiter</li><li>kein großes Spektrum an Zusatztherapien</li></ul>	<ul><li>relativ kurze Therapiedauer wegen beschränkter Urlaubszeit</li><li>Nachbetreuung durch geografische Trennung vom Heimatort oft mangelhaft</li><li>höhere Kosten</li></ul>

Wöchentl. sollen mindestens 3 ärztliche manuelle Bauchbehandlungen durchgeführt werden.

Hinweise zur Durchführung finden sich auch in Kap. 19 Fastentherapie.

Ernährungsempfehlungen für den Alltag

- Beachten der Säure-Basen-Balance; Verringerung von Kaffee, Alkohol, Zucker und Weißmehlprodukten und Verwendung wertvoller Öle mit ungesättigten Fettsäuren.
- **Langsam essen:** Während eines langsamen Mahls wird die Nahrung schon verdaut und teilweise ins Blut aufgenommen. Das sich einstellende Sättigungsgefühl verhindert die übermäßige Nahrungsaufnahme.
- **Gut kauen und einspeicheln:** Durch gutes Kauen soll das Essen fein zermahlen werden: Die Oberfläche der Nahrung wird vergrößert, dies erleichtert den Verdauungsfermenten die weitere Aufschlüsselung, und der Verdauungsapparat wird erheblich entlastet.
- **In entspanntem Zustand essen:** Stress und Überlastung führen zu einer erhöhten Sympathikusaktivität. Das parasympathische Nervensystem, das für die Durchblutung des Magen-Darm-Traktes und die Bereitstellung von Verdauungsfermenten mit verantwortlich ist, wird in seiner Wirkung abgeschwächt. Die Darmperistaltik wird reduziert. Bei Stress kommt es daher leichter zu Fehlverdauung in Form von Gärung und Fäulnis und damit zu Blähungen, Völlegefühl, Müdigkeit, bis hin zu echten Magenschmerzen, Darmkrämpfen oder auch Stuhlverstopfung.
- **Vor dem Essen den Durst mit Wasser stillen:** Wird zum Essen Wasser getrunken, werden die Verdauungssäfte verdünnt und wirken weniger intensiv. Günstig ist es daher, eine ¼ Std. vor dem Essen ausreichend Wasser zu trinken. Darüber hinaus besteht der Vorteil, dass sich durch die reichliche Flüssigkeitszufuhr der Hunger in Grenzen hält und das natürliche Sättigungsgefühl früher eintritt.
- **Bei Sättigungsgefühl aufhören:** Kleine Tellerportionen sind hilfreich, rechtzeitig das Sättigungsgefühl wahrzunehmen. Ein weiteres Problem können Süßspeisen zum Dessert darstellen. Sie verlocken uns durch Stimulierung des Lustzentrums im Gehirn und eine überschießende Insulinsekretion, mehr davon zu essen als notwendig. Eine längere Pause zwischen Hauptgang und Dessert kann eine bessere Mengensteuerung erleichtern.
- **Abends keine Rohkost essen:** Da die Verdauungsleistung nachts reduziert wird, ist Rohkost problematisch: Die nicht ausreichend verdauten Früchte und Salate werden dann von den Darmbakterien in Form von Gärung zersetzt. Hierbei entstehen 10-mal so giftige Alkohole wie im herkömmlichen Wein. Darüber hinaus werden Säuren gebildet, die den Magen-Darm-Trakt reizen.

Indikationen und Kontraindikationen

Indikationen

- **Metabolisches Syndrom:** Da diese Zivilisationskrankheit maßgeblich durch Fehlernährung verursacht wird, kann sie durch die Ordnungstherapie nach F. X. Mayr sowie intensivere Bewegung besonders positiv beeinflusst werden. Neben der Gewichtsabnahme sei hier die Verbesserung der Insulinsensitivität betont.
- **Leberbelastung** durch Alkohol, Medikamente bzw. nichtalkoholische Fettleber (NASH). Die choleretische Wirkung des Bittersalzes, die Leberentstauung durch die manuelle Bauchbehandlung und die reduzierte Autointoxikation verkleinern eine funktionell vergrößerte Leber; u. U. erhöhte Leberenzyme reduzieren sich.
- **Gastritis, Duodenitis, Reizmagen:** Die schonende Kost, die langsame und kauintensive Nahrungszufuhr und vor allem die Regeneration der Verdauungsleistung im Duodenum entlasten den Magen und wirken einer Übersäuerung entgegen.
- **Darmerkrankungen:** unspezifische Kolitis, Reizdarmsyndrom, chronisch rezidivierende Divertikulitis, Diarrhöe, chronische Obstipation
- **Chronische Kopfschmerzen:** Migräne und Spannungskopfschmerz werden über Verbesserung des Serotoninstoffwechsels und Entlastung der Schulter- und Nackenmuskulatur positiv beeinflusst.
- **Exantheme:** Durch die Aktivierung der primären Ausscheidungssysteme müssen die Schweiß- und Talgdrüsen nicht mehr als Notventile fungieren und werden nach einer möglichen Anfangsverschlimmerung weniger leicht durch reizende Stoffe entzündet.
- **Erkrankungen des Bewegungsapparates:** chronisch entzündliche rheumatische Erkrankungen, andere Gelenk- und Wirbelsäulenbeschwerden
- **Schlafstörungen:** Verbesserung des Gewebstonus, Gewichtsabnahme, Abheilung einer durch Reflux entstandenen Laryngitis posterior und Verringerung von Gärungs- und Fäulnisalkoholen sind eine hervorragende Therapie gegen das Schnarchen und die Schlafapnoe. Die nachhaltige Ernährungsumstellung und Sensibilisierung für ein natürliches Sättigungsgefühl kommen dem Schlaf allgemein zugute.
- **Psychovegetative Erschöpfung, Leistungseinbruch**
- **Selbstfindung:** Der katabole Stoffwechsel und die intensive Auseinandersetzung mit dem eigenen Körper und Geist steigern die Sensibilität für sich selbst und die eigenen Bedürfnisse.

> **Merke:** Die F. X. Mayr-Therapie stellt oft eine kausale Therapie, immer aber eine nützliche adjuvante Behandlung für orthopädische Krankheitsbilder dar.

Kontraindikationen
- schwerere psychische Erkrankungen (Schizophrenie, Psychosen, Suizidgefährdung)
- Multiple Sklerose
- Colitis ulcerosa und Morbus Crohn
- Thyreotoxikose
- akute Infekte
- infauste Malignome

Unerwünschte Wirkungen
Am Anfang der Therapie kann es kurzzeitig zu verschiedenen unangenehmen Erscheinungen kommen, die normalerweise spätestens nach zwei Tagen verschwinden:
- Entzugserscheinungen (Kaffee, Stressentzug)
- toxisches Exanthem durch verstärkte Ausscheidungen über die Haut
- Magnesiummangel, wenn er bereits im Vorfeld latent vorhanden war
- Gichtanfall, wenn bereits eine Hyperurikämie bekannt ist und keine entsprechende Medikation gegeben wurde
- Übelkeit und Kopfschmerz als Ausdruck einer forcierten initialen Entgiftung

Kombinationsmöglichkeiten
Gute Kombinationen sind Kneipp-Anwendungen, Lymphdrainagen, medizinische Massagen, Osteopathie, Packungen mit *Algen*, *Moor*, *Heu*, Neuraltherapie und die Traditionelle Chinesische Medizin. Letztere enthält viele Aspekte der Mayr-Lehre und der damit verbundenen Ernährungsempfehlungen.

Zusammenfassung
Die Diagnostik und Therapie nach F. X. Mayr ist eine seit vielen Jahrzehnten bewährte Methode speziell zur **Behandlung chronisch funktioneller Beschwerden und Erkrankungen**. Sie wurde im Laufe der Zeit ständig weiter entwickelt und an die neuesten Erkenntnisse der Ernährungsphysiologie und Stoffwechselmedizin angepasst. Von den meisten anderen Fastenkuren und Diätprogrammen unterscheidet sie sich durch ihre exakte und sensible Diagnostik, die ärztlichen manuellen Bauchbehandlungen und die Essschulung. Im Vordergrund des therapeutischen Anliegens steht nicht die Gewichtsabnahme, sondern die Regulation des Verdauungstraktes, die Verbesserung aller Organfunktionen und eine nachhaltige Motivation zu einem gesunden Lebensstil. Mit den vier Säulen Schonung, Säuberung, Schulung und Substitution werden die körpereigenen Regulations- und Regenerationskräfte gestärkt. Hiermit wird die Hippokratische Philosophie umgesetzt: Nicht der Arzt heilt die Krankheit, sondern der Körper heilt sich selbst.

Literatur

[1] **Bergsmann O, Bergsmann R:** Projektionssymptome. Reflektorische Krankheitszeichen als Grundlage für holistische Diagnose und Therapie. Wien: Facultas; 1997.

[2] **Fyfe F:** Einfluß einer Regenerationstherapie nach Dr. F. X. Mayr auf die intestinale Mikroflora und das Immunsystem. Naturheilpraxis. 1990; 8.

[3] **Hausen A, Ledjeff E, Witasek A et al.:** Experimentelle Studien an Darminhaltsstoffen bei standardisierter Ernährung nach F. X. Mayr. EHK. 2005; 54: 497–507.

[4] **Kogelnig R, Witasek A, Grabken E et al.:** Die Auswirkungen mineralstoffreicher Heilwässer im Vergleich zu mineralstoffarmem Wasser während einer zweiwöchigen stationären Regenerationstherapie nach den Aspekten der F. X. Mayr-Kur. EHK. 2005; 4.

[5] **Kogelnig R:** Atemfeedback und psychologisches Gespräch im Verlauf einer Fasten- und Regenerationskur nach Dr. F. X. Mayr [Diplomarbeit]. Innsbruck: Psychologische Fakultät der Universität Innsbruck; 2002.

[6] **Ledjeff E, Artner-Dworzak E, Witasek A et al.:** Neopterin concentrations in colon dialysate. Pteridines; 2001; 12: 155–160.

[7] **Pirlet K:** Zur Problematik der Vollwerternährung. EHK. 1992; 5.

[8] **Rauch E:** Die Darmreinigung nach Dr.med. F. X. Mayr. 42. Aufl. Stuttgart: Haug; 2001.

[9] **Rauch E:** Die F. X. Mayr-Kur und danach gesünder leben. 4. Aufl. Stuttgart: Haug; 2001.

[10] **Rauch E:** Lehrbuch der Diagnostik und Therapie nach F. X. Mayr. 3. Aufl. Stuttgart: Haug; 2004.

[11] **Werner B:** Leitfaden zur F. X.Mayr-Kur und zu ergänzenden Verfahren der biologischen Medizin. Heidelberg: Haug; o. J. (antiquarisch).

[12] **Winkler M:** Regeneration und Funktionsverbesserung von Zellen durch ärztlich kontrolliertes Fasten. Biologische Medizin. 1989; 4.

[13] **Witasek A:** Auswirkungen eines basischen Mineralstoffgemisches auf den Organismus während standardisierter Ernährungsbedingungen im Sinne einer Therapie nach Dr. F. X. Mayr. EHK. 1996; 8.

[14] **Witasek A:** Hypertonie, eine Stoffwechselerkrankung? In: Bachmann R, Saller R (Hrsg.): Naturheilverfahren in der Praxis. Balingen (Schweiz): Perimed-Spitta; 1998.

[15] **Witasek A:** Veränderungen von Beschwerdebildern, klinischen Meßdaten und Laborbefunden durch eine Therapie nach Dr. F. X. Mayr. In: Bachmann R, Saller R (Hrsg.): Naturheilverfahren in der Praxis. Balingen (Schweiz): Perimed-Spitta; 1998.

[16] **Worlitschek M:** Die Praxis des Säure-Basen-Haushaltes. 6. Aufl. Heidelberg: Haug; 2008.

Wichtige Adressen
Internationale Gesellschaft der Mayr-Ärzte
Kochholzweg 153
A-6072 Lans
Tel.: 0043 664 9228294
www.fxmayr.com

20.5 Hinweise zur Ausbildung

Die Internationale Gesellschaft der Mayr-Ärzte hat über 600 ordentliche Mitglieder und strenge Ausbildungsrichtlinien. Um Mayr-Arzt werden zu können, müssen 3 Kurse von je 2 Wochen Dauer absolviert werden, im Rahmen derer die Kursteilnehmer selbst eine Therapie nach F. X. Mayr durchlaufen. Jeder Mayr-Arzt hat Selbsterfahrung als Patient und kann sich somit besser mit seinen eigenen Patienten identifizieren.

Um das Qualitätssiegel der Internationalen Gesellschaft der Mayr-Ärzte zu erhalten, muss mindestens alle 2 Jahre ein Refresherkurs mit 15 Unterrichtsstunden besucht werden.

Die Mayr-Medizin ist von der Österreichischen Ärztekammer anerkannt. Jeder fertig ausgebildete Mayr-Arzt erhält nach bestandener Prüfung ein Ärztekammerdiplom.

21 – Atem- und Entspannungstherapie

Karoline von Steinaecker

21.1	Definition	357
21.2	Basisinformation	358
21.3	Hypnose und Hypnosetherapie	365
21.4	Autogenes Training	366
21.5	Progressive Muskelrelaxation (PMR)	366
21.6	Funktionelle Entspannung	367
21.7	Meditation	368

21.1 Definition

Atem- und Entspannungsverfahren umfassen eine Reihe verschiedener Verfahren, die sich dem menschlichen Befinden eher über körperliche Prozesse wie das Atmen und die pathisch-rezeptive Wahrnehmung der eigenen Leiblichkeit nähern als über das gesprochene Wort [75, 79]. Straus nennt die pathische Wahrnehmung das zu „erleidende" Moment der Wahrnehmung im Gegensatz zum gnostischen, dem „erkennenden" [82].

Auch Viktor v. Weizsäcker gebraucht die Begriffe des pathischen sowie des ontischen Attributs des Lebens, wobei er der pathischen Seite des Lebens den Vorrang gibt: „.... Wer das Leben verstehen will, muss sich am Leben beteiligen ... Wer sich am Leben beteiligen will, muss es verstehen." [86, S. 175] Zu den klassischen Atem- und Entspannungsverfahren zählen Hypnose und Hypnosetherapie, autogenes Training, Progressive Muskelentspannung (PMR), funktionelle Entspannung sowie Meditation. Die Atmungs- und Entspannungstherapie rekurriert auf einige wichtige Komponenten, die im Folgenden dargestellt werden.

21.1.1 Wichtige Begriffe

Von grundsätzlicher Bedeutung sind die Begriffe **Atmung** und **Atem**. Die Weiterentwicklung einzelner Lebewesen ist abhängig von der Entwicklungsmöglichkeit der Atmungsorgane. So prägt nach Schmitt [68] die Beziehung zwischen Verbesserung der Atembewegung und Intensivierung der inneren Lebensvorgänge die Entwicklung der Stammesgeschichte.

Die Atmung reagiert empfindlich und unmittelbar auf psychische und physische Veränderungen. Sie ist die einzige Körperfunktion, die ununterbrochen unwillkürlich abläuft, aber auch willentlich gesteuert werden kann:

- Mechanisch besteht eine Wechselwirkung zwischen Atembewegung und zahlreichen Körperorganen und deren Funktionen.
- Kreislaufdynamisch hängt die Atembewegung eng mit der Herzfunktion und dem Körper- und Pulmonalkreislauf zusammen.
- Chemisch werden über die Atmung die Sauerstoffversorgung, die CO_2-Konzentration, die Ionenkonzentration und damit die Stoffwechsellage beeinflusst.
- Die Atmung steuert über das vegetative Nervensystem die Organe und deren Funktionen.
- Die Organmotorik, vor allem die Atemmotorik, beeinflusst über die Dehnungsrezeptoren der inneren Organe das Empfindungsbewusstsein für den Körperinnenraum.

Atemtherapie: Gemeint ist hier nicht die klinische Atmungstherapie, ein physiotherapeutisches Verfahren, das sich mit den Krankheiten und Funktionsstörungen von Lunge und Stimmapparat beschäftigt. Vielmehr steht der **Atem mit seiner fühl- und erlebbaren Bewegung** im Mittelpunkt (▶ Abb. 21.1). Über die Atemrhythmik wird die Stimmungslage wahrnehmbar, z. B. Ruhe oder

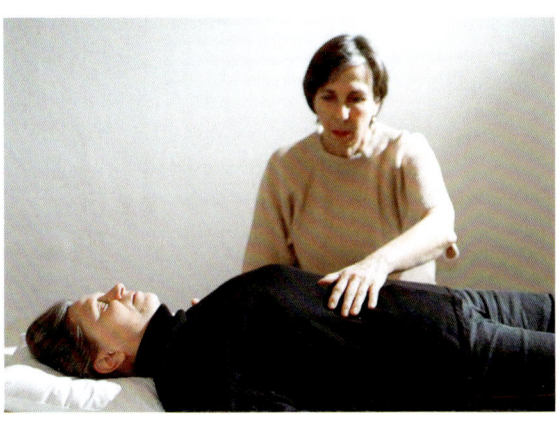

▶ Abb. 21.1 Aufmerksamkeitslenkung nach median.

Unruhe. Die Atembewegung kann darüber hinaus über den kinästhetischen Sinn ein inneres Raumgefühl entstehen lassen, das von Enge oder Weite gekennzeichnet ist.

In vielen Religionen wird der Atem als das Medium zur geistigen Versenkung und zur spirituellen Übung benutzt. Diesen Sinn hat er in unserer westlich zivilisierten Welt verloren, dennoch wird er auch hier als ein Mittler zu innerer Versenkung und Selbstfindung in den verschieden Atem- und Entspannungsverfahren genutzt.

In der Phänomenologie schließlich wird zwischen **Körper** und **Leib** unterschieden. Der Leib wird als unmittelbar gefühlt verstanden, während der Körper als „externer Blick" auf den Leib verstanden werden kann. Das Individuum als Leibliches ist in vielfältige widersprüchliche Diskurse und Praktiken positioniert. Es kann, um ein Beispiel zu geben, sein Leiden als Produkt einer entzündlichen Reaktion, eines blockierten Energieflusses, eines Ungleichgewichts der Säfte oder als psychosomatisch begründet begreifen. In diesem Sinne sind sowohl der Körper als auch die leibliche Erfahrung als eine leibliche Erfahrung von Geschichte und nicht nur als rein biologisch-physiologische Funktionseinheit zu betrachten.

Zur Präzisierung des therapeutischen Verständnisses ist somit von „Leib" anstatt von „Körper" zu sprechen; entsprechend dem allgemeinen Sprachgebrauch wird nachfolgend jedoch das Wort „Körper" verwendet, auch wenn der Leib gemeint ist.

21.1.2 Bezüge

Die atem- und entspannungstherapeutischen Verfahren verwenden die Atembewegung und verschiedene Tonusphänomene als Parameter zur Beurteilung des momentanen menschlichen Befindens. Diese Verfahren führen mit Hilfe der Aufmerksamkeitslenkung zur **differenzierten Wahrnehmung des Atemgeschehens und des Körpererlebens**. Der Körper stellt den Orientierungspunkt für die Umweltwahrnehmung als Mittelpunkt subjektiven Erlebens dar und dient als Bezugsfeld des Empfindens, als Ausdrucksorgan und Artikulationsstelle zwischen Selbst und Umwelt [5]. Es handelt sich somit nicht um die krankengymnastische Atmungstherapie, die pathologische Atemstrukturen behandelt.

> ✱ **Merke:** Atem- und Entspannungsverfahren sind eine psychophysische Methode, die über das subjektive Körpererleben des Patienten eine Brücke zu seinem psychischen Befinden und unbewussten Strukturen herstellt. Die Atembewegung spielt dabei als Mittler eine zentrale Rolle.

Im lebenslangen Entwicklungsprozess eines Menschen entstehen **individuelle Atemmuster und muskuläre Tonusphänomene**, die auch durch das Körperbild Ausdruck finden: Die individuelle, rhythmische Atembewegung und der Muskeltonus können damit Auskunft über die Befindlichkeit eines Menschen geben. Ebenso beeinflussen unbewusst verlaufende emotionale Befindlichkeiten und die damit verbundenen Körperhaltungen und gedanklichen Prozesse das Atemgeschehen. Die enge Wechselwirkung von Atem und Körperhaltung, seelischer Verfassung, Bewegung, Denken und Sprechen bzw. Stimme und Gesang ist mehrfach wissenschaftlich untersucht und belegt [6, 10, 26]. Sie bildet die Basis der Atem- und Entspannungstherapie und setzt methodisch bewusst an der leiblichen, geistigen, seelischen sowie sozialen Erlebensstruktur eines Menschen an.

Wesentliche **Gemeinsamkeiten von Atem- und Entspannungsverfahren** sind
- Schulung der Achtsamkeit für den Augenblick,
- Aufmerksamkeitslenkung auf die körperliche Empfindungen sowie
- Schulung der körperlichen Selbstwahrnehmung im Alltag.

Atem- und Entspannungstherapie wird sowohl in der Gesundheitserziehung als auch in der Persönlichkeitsentwicklung und im therapeutischen Setting der Krankenbehandlung eingesetzt.

Eine ausführliche Darstellung der verschiedenen Atem- und Entspannungstherapien würde den Rahmen dieses Beitrages sprengen. Einige relevante klinische Verfahren werden deshalb nur in einer kurzen Übersicht vorgestellt (▶ S. 365 ff.). Hierzu zählen Hypnose und Hypnosetherapie, autogenes Training, Progressive Muskelentspannung und Meditation. Hinweise zu Mind-Body-Medicine und MBSR von Kabat-Zinn finden Sie in den ▶ Kap. 10.2 u. ▶ Kap. 32.3.

21.2 Basisinformation

21.2.1 Geschichte

Entspannung ist ein Begriff der Neuzeit. Eine der ersten Atemtherapeutinnen, **Hede Kallmeyer** (1881–1976), spricht anfänglich von „Erschlaffungsübungen" [44]. Sie beginnt in Deutschland 1908 mit ihren ersten Forschungsarbeiten zu Atem- und Entspannungsübungen [43]. Auch der Amerikaner **Edmund Jacobson** (1885–1976) findet bei seinen ersten Untersuchungen keine Literatur, in der das Wort „Entspannung" im Index auftaucht. Die Entwicklung der Atem- und Entspannungstherapie ist in Deutschland durch die **Reformbewegung** geprägt [76], die auf der Kritik an der industriellen Zivilisation basierte, deren Merkmale Zweckrationalität, Technisierung, Vermassung, Normierung sowie Verwissenschaftlichung und das Effektivitätsprinzip waren. Im Rahmen dieser sogenannten Maschinen-Wissenschaft bezeichneten die deutschen Wissenschaftler und Mitglieder der

Akademie der Wissenschaften Hermann von Helmholtz (1821–1902), Emil du Bois-Reymond (1818–1896) und Rudolf Virchow (1821–1902) mit ihrem biophysiologischen Programm alles, was nicht durch Physiologie und Physik, d. h. mechanisch, erklärt werden konnte, als „metaphysisch". Dieser einseitigen Auslegung traten die oben genannten Reformbewegungen mit entsprechenden Lebensphilosophien, wie der von Ludwig Klages, entgegen. Das Körperverständnis der Lebensphilosophien war ein „ganzheitliches" [32], das der Vermassung, Instrumentalisierung und Vereinnahmung des Körpers durch die Technisierung des Alltags entgegentreten wollte.

In diesem Rahmen entwickelten um die Jahrhundertwende vorwiegend Frauen Atem- und Entspannungsverfahren. Die ersten waren die Ärztin **Bess Mensendieck** (1864–1958), die Gesangslehrerinnen **Clara Schlaffhorst** und **Hedwig Andersen** sowie die Gymnastiklehrerinnen **Hede Kallmeyer** und **Elsa Gindler** [66].

Über Entstehung und Inhalt der Atem- und Entspannungsverfahren wurde von ihren Protagonistinnen nur wenig schriftlich niedergelegt, wahrscheinlich, weil diese Verfahren initial überwiegend aus subjektiven, eher privat erscheinenden Gründen entwickelt wurden. Die individuelle Lebenssituation und körperliche Befindlichkeit bildeten das Motiv zur Entwicklung (selbst-)erzieherischer Methoden. Der eigene Körper und der Atem waren das nahe liegende Betätigungsfeld. Die sprachliche Definition oder gar eine allgemein verständliche Theoriebildung war gegenüber dem eigenen körperlichen Gewahrwerden und Empfinden zweitrangig. Die Motive zur Entwicklung der Atem- und Entspannungsverfahren lassen sich im heutigen Gesamtkonzept und in den Grundlagen der verschiedenen Methoden wieder finden.

Im Bereich der Psychotherapie tätige Ärzte, wie Otto Fenichel, Fritz Perls, Wilhelm Reich, wurden informell über ihre Ehefrauen von den oben genannten Frauen und deren methodischen Ansätzen beeinflusst [25]. Danach verlief die Entwicklung der einzelnen Entspannungsverfahren und Methoden zunächst weitgehend unabhängig voneinander.

Diese Divergenz in der Entwicklungsgeschichte wandelt sich mittlerweile wieder eher in eine Konvergenz: Je intensiver sich die Forschung mit den Verfahren beschäftigt, desto deutlicher werden ihre Gemeinsamkeiten. Eine **erste Systematisierung** der Atem- und Entspannungsverfahren wurde von **Davidson u. Schwartz** vorgenommen [8], ihre Ansätze konnten sich jedoch nicht durchsetzen. Es gibt daher bis heute kein ultimatives Entspannungsverfahren und auch keine dementsprechende allgemeingültige Ausbildung.

Der **Berufsverband der Atemtherapeutinnen (AFA)**, der 98 % weibliche Mitglieder aufweist, repräsentiert den Zusammenschluss einer Reihe von Atem- und Entspannungsverfahren. Sie haben ein gemeinsames Curriculum, Qualitätskriterien für Ausbilder und Ausbildung und Ausbildungsrichtlinien. Der Verband bemüht sich seit Jahren um eine berufsrechtliche Anerkennung der Ausbildungsstätten, stößt berufspolitisch dabei aber auf vielfältige Schwierigkeiten. Die Atem- und Entspannungsverfahren (AFA), die im Folgenden näher beschrieben werden, haben mit anderen Entspannungsverfahren gemeinsam, dass der individuelle Erlebnisspielraum erweitert wird, und zwar in Bezug auf allgemeine Körpererfahrung, Entspannung und Persönlichkeitsentwicklung.

Folgende **Arbeitsweisen** gehören zu den im Weiteren als Atem- und Entspannungsverfahren beschriebenen Methoden:

- Eutonie nach Gerda Alexander
- Psychotonik nach Volkmar Glaser
- Atemtherapie, aufbauend auf dem „Erfahrbaren Atem" von Ilse Middendorf
- Atem-, Stimm- und Sprachtherapie nach Schlaffhorst-Andersen
- Atemtherapie nach Cornelis Veening

Auch hier findet sich ein gemeinsames Curriculum mit verschiedenen thematischen Schwerpunkten, eine gemeinsame Ausbildungsordnung sowie gleiche Qualitätsanforderungen an die Ausbilder und Ausbilderinnen.

Im Gegensatz zu den fernöstlichen Kulturen besitzt die westliche Welt kaum noch religiös orientierte körperlich-seelische Übungsrituale. Seit der griechischen Antike, insbesondere seit Plato, stehen die Ratio und der mit Vernunft begabte Mensch im Vordergrund. Die jüdisch-christlichen Religionen unterstützen das Verdrängen körperlich-seelischer Zusammenhänge. So liegt es nicht in der kulturellen Erfahrung, aufgehoben in meditativen Zuständen Erleichterung und Stützung für den Alltag zu erfahren.

21.2.2 Wirkungen

Über den Atem mit seinem rhythmischen Geschehen steht der Mensch in beständigem Kontakt mit der Umwelt, sowohl durch unbewusste rhythmische Ein- und Ausatmung als auch in der bewussten sprachlichen Äußerung, die vom Atem getragen wird. Einwirkung auf das rhythmische Geschehen des Atems haben unter anderem Bewegung, kontaktende Berührung, emotionaler Zustand und Umweltfaktoren (▶ Abb. 21.2).

Spezifika

Zu den Grundlagen aller Atem- und Entspannungsverfahren zählt die **Bewegungseinfühlung und Aufmerksamkeitslenkung** auf das eigene Körpererleben (Interozeption) sowie auf das innere Körpererleben (Viszerozeption) und die Imaginationsanleitungen. Dabei kommt es zu **Veränderungen der Wahrnehmung (Somatognosis)**.

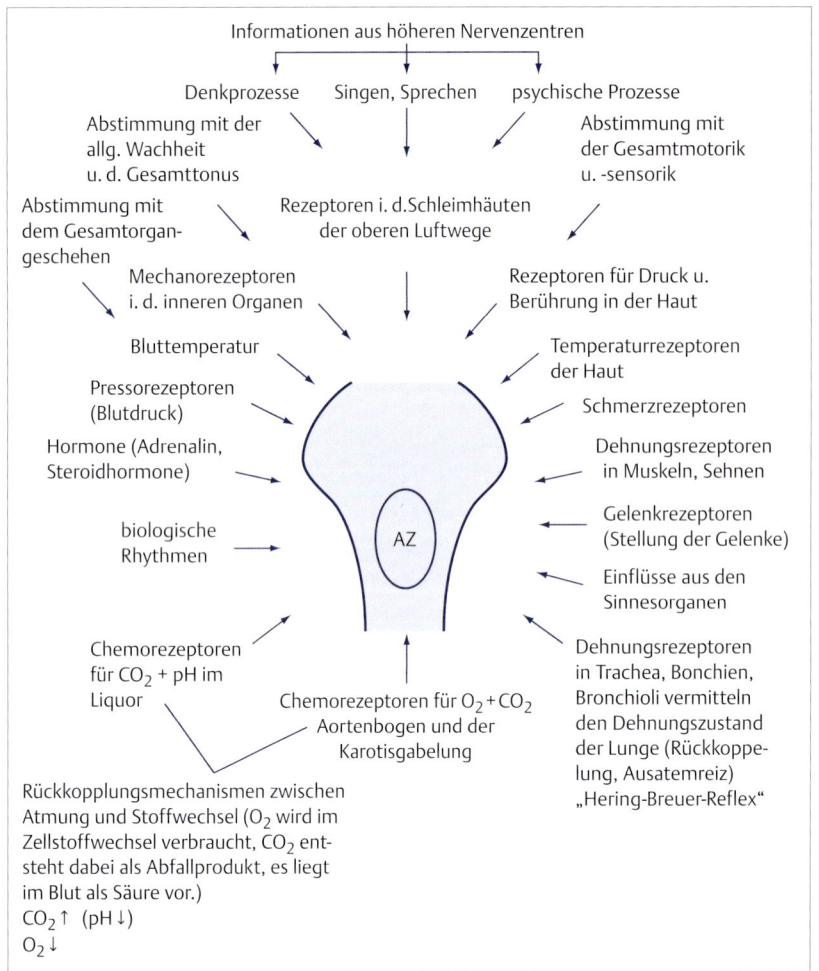

▶ Abb. 21.2 Regulation der Atmung.

Diese psychophysiologische Wirkung wird mit methodisch unterschiedlichen Übungen (Induktionen/Reizwirkungen) hervorgerufen.

Die Wahrnehmungsveränderungen wirken sich auf verschiedenen Ebenen aus, so z.B. auf **das Körperbild (Körperschema)**, das eine wichtige Bedeutung für die Konstruktion der eigenen Realität hat. Hier kommt es zu Veränderungen der Innen- und Außenraumwahrnehmung, der Bewegung sowie der Bewegungsabläufe.

Eine methodisch-pädagogische Besonderheit ist das sogenannte **Nachspüren** nach einer Übung. Die Pause zwischen den Übungen dient der mentalen Aufarbeitung, d.h. Bewegungsablauf oder sensorische Erfahrung werden nochmals durchgespielt und verarbeitet. Dadurch wird das als positiv und angenehm Erfahrene in das Eigenerleben integriert [65].

Im Verlauf der Wahrnehmungsschulung kommt es nicht nur zu positiven Gefühlen des Wohlbefindens, sondern auch zu Erfahrungen eines pathogenen Selbstbilds oder selbstschädigender Handlungsmuster. Das Wieder-in-Besitz-Nehmen des eigenen Körpers (Leibes) ist sowohl für die kognitive wie auch für die affektive Entwicklung von großer Bedeutung. Diese Erfahrungen bedürfen der kognitiven Aufarbeitung. Das sich verändernde Verhalten bedarf anschließend des Transfers in das reale Alltagsverhalten. Wahrung und Stabilisierung von positiver Wirkung entstehen über häufiges Wiederholen der Übungen bzw. der Induktionen. Durch die Wiederholungen der Reize entsteht schließlich **Habituation**.

Die Schulung der Eigenwahrnehmung befördert das Lernen körperlicher Empfindungsfähigkeit. Hierüber entsteht eine Anerkennung dem eigenen Körper und sich selbst gegenüber aus dem inneren Erleben heraus. Entspannung ist damit kein einfacher Weg zum Wohlbefinden. Probleme zu lösen bedeutet hier insbesondere, sich den Problemen zu stellen. Diese Form der Selbstwahrnehmung ist eine **aktive Selbsthilfe**, welche die Übernahme der Verantwortung für die eigene Gesundheit, d.h. für Stress, Alltagssorgen, Krankheit und Behinderung erleichtert. Gleichzeitig kann auch ein Zugang zu eigenen inneren Ressourcen gefunden werden. Bestenfalls wird der Übende inspiriert, etwas für sich zu tun und seine Ressourcen nicht mit automatischen und unreflektierten Reaktionen sowie zerstörerischen Gedanken zu vergeuden.

Atem- und Entspannungsverfahren sind daher nicht nur auf eine definierte psychische oder physische Kon-

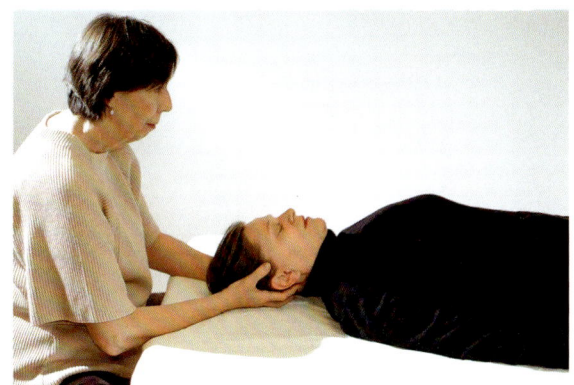

▶ **Abb. 21.3** Übung zum „sich tragen lassen".

stellation oder Erkrankung ausgerichtet, können aber durchaus auch symptomorientiert eingesetzt werden.

Atem- und Entspannungsverfahren lassen sich klar von der Psychotherapie abgrenzen. Die Psychotherapie stellt den verbalen Austausch und die erlebte Beziehung in den Mittelpunkt. Sie bedient sich vor allem der Einfühlung, Stützung, Klärung und Umorientierung. Bei den Atem- und Entspannungsverfahren stehen das leibhaftige Erleben des eigenen Körpers (▶ Abb. 21.3) und die Atembewegung im Mittelpunkt des Verfahrens und des Therapieprozesses. Die **Verbindung des Körpererlebens mit der seelischen Verfassung und den dazugehörigen Funktionen und Ausdrucksformen** des Menschen, wie Atem, Mimik, Gestik, Motorik, wird verständlicher, wenn man sich vergegenwärtigt, dass sich jeder Affekt aus mehreren Komponenten zusammensetzt. Die somatischen und die psychischen Anteile sind nicht voneinander zu trennen und beeinflussen sich wechselseitig, ohne dass alle Komponenten wahrgenommen werden müssen. So wird das Phänomen der Angst überhaupt erst an Körperreaktionen sicht- und fühlbar und erst dann auch als Angstgefühl durch die Körperreaktion gespürt. Affekte, wie z. B. Wut, resultieren in einer Blutdruckerhöhung, also physiologischen Veränderungen, die als solche aber nicht wahrgenommen werden.

✳ Merke: Atem- und Entspannungsverfahren arbeiten darauf hin, gestützt auf die enge Verbindung von Affekten, Emotionen, Gedanken und körperlichem Erleben, psychische Inhalte bzw. Problemfelder über die Arbeit am Körper zu erkennen und zu verändern und Ressourcen zu aktivieren.

Es geht hier im Sinne von Aaron Antonovskys Salutogenese-Modells um das **Kohärenzgefühl** (▶ Kap. 3 Prävention und Gesundheitsförderung).

Entspannungsverfahren

Die physiologische Wirkung von Entspannungsverfahren entspricht einem normalen physiologischen Reaktionsmuster, die verschiedenen Verfahren mit ihren unterschiedlichen methodischen Vorgehensweisen ähneln sich deshalb hinsichtlich ihrer Reaktionen. Der Entspannungszustand stellt einen Zwischenzustand zwischen Wachen und Schlafen dar, in dem z. B. Gelassenheit, Heiterkeit, aber auch Traurigkeit empfunden werden können. Nach länger anhaltenden Entspannungszuständen tritt eine Dämpfung der Aktivität der Formatio reticularis und eine Balance zwischen retikulärem und septalhippokampalem Aktivierungssystem ein [64]. Nach einer 5–20 Min. betragenden Übungszeit zeigen sich folgende **psychologische Merkmale**:
- affektive Indifferenz (Affekte und Emotionen lassen sich kaum noch provozieren)
- Außenreize werden während des Übens kaum bis gar nicht mehr wahrgenommen
- erhöhte Wahrnehmungsschwelle
- geistige und körperliche Frische [85]

Bei ungeübten Personen kann das Entspannungsverfahren leicht zum Einschlafen führen.

Als **physiologische Kennzeichen** der Entspannung gelten folgende Veränderungen:
- **elektrodermale Veränderung**
  Abnahme der Hautleitfähigkeit
- **kardiovaskuläre Veränderungen**
  - periphere Gefäßerweiterung (Vasodilatation, insbesondere in den Hautbereichen)
  - geringfügige Verlangsamung des Pulsschlages
  - Senkung des arteriellen Blutdrucks
- **neuromuskuläre Veränderungen**
  - Abnahme des Tonus der Skelettmuskulatur
  - Verminderung der Reflex-Tätigkeit
- **respiratorische Veränderungen**
  - Abnahme der Atmungsfrequenz
  - Gleichmäßigkeit der einzelnen Atemzyklen
  - Abnahme des Sauerstoffverbrauchs
- **zentralnervöse Veränderungen**
  - Veränderungen der hirnelektrischen Aktivität (EEG) [85]

▶ **Abb. 21.4** zeigt die schematische Darstellung der Entwicklung eines Entspannungszustands anhand von charakteristischen EEG-Veränderungen und damit einhergehenden Wachheitsgraden und Schlafstadien.

Atemtherapie

Bei der Atemtherapie dient die auf die Atmung zielende Aufmerksamkeitslenkung dem Erreichen eines Entspannungszustandes. Dabei tritt eine **Dämpfung der sympathikoadrenergen Erregungsbereitschaft** ein. Es handelt sich nicht um einen schlafähnlichen Zustand, der durch eine parasympathische Dominanz charakterisiert ist, sondern um einen Zustand der **entspannten Wachheit**, die in der Entspannung dem Idealzustand entspricht. Bei Anfängern kommt es häufig zu Schläf-

21 Atem- und Entspannungstherapie

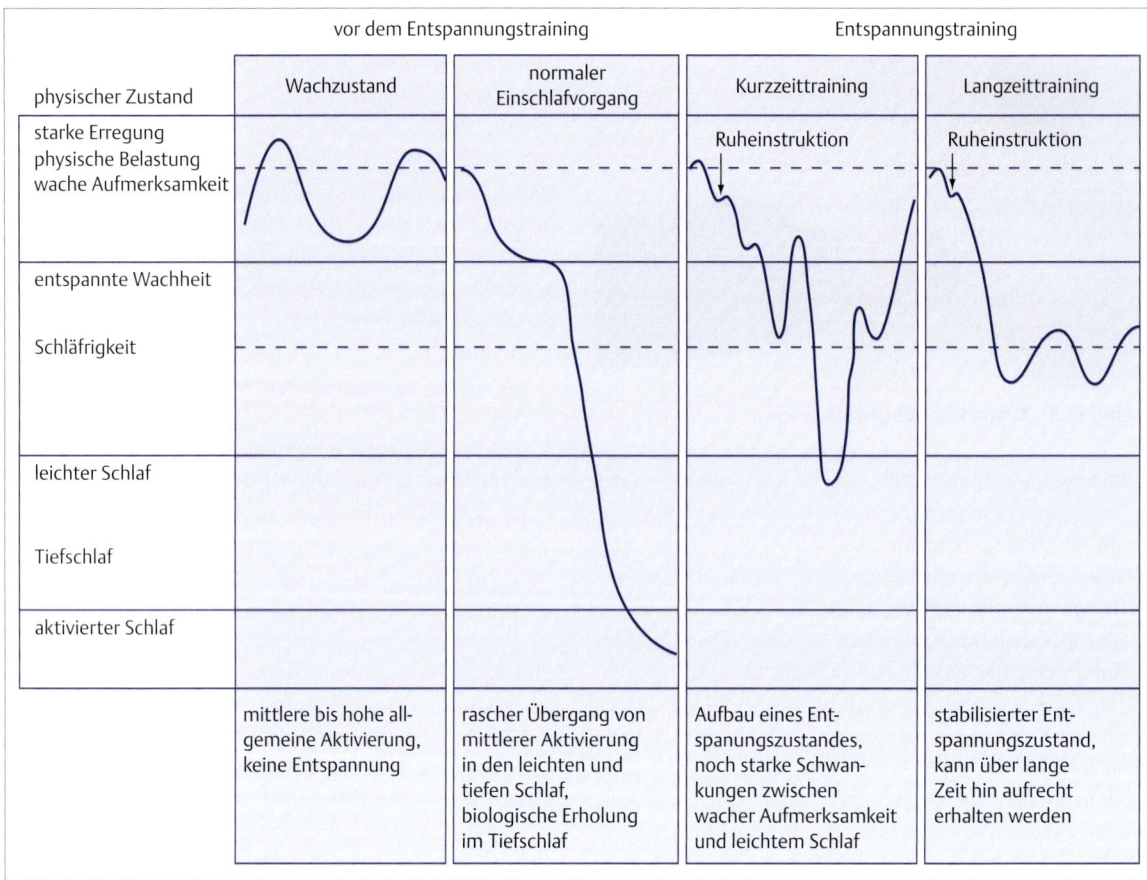

▶ Abb. 21.4 Entwicklung eines Entspannungszustandes.

rigkeit oder sogar zum Einschlafen. Diese Phase kann jedoch durch in ausreichendem Maß durchgeführte Übung in die entspannte Wachheit überführt werden, die dann auch als „Tiefe der Entspannung" bezeichnet wird.

Atemtherapie nutzt den Effekt der Entspannung und die Zunahme der Körperspürfähigkeit zur besseren Integration des Körperbildes, das bei Krankheit und Schmerz gestört ist. Ausgehend vom individuell vorhandenen Potenzial wird versucht, dieses zu aktivieren und steigern.

Atem- und Entspannungsverfahren ist gemeinsam, dass der Übende über die Sensitivierung und Fokussierung auf körperliche und imaginative Vorgänge aufgefordert wird, die eigene Person ernst zu nehmen und den eigenen Körperprozessen, auch Ungewohntem oder Unerwartetem bis hin zu paradoxen Ereignissen, Wert beizumessen.

21.2.3 Arbeitsweisen und Lernziele

Arbeitsweisen

Nach v. Steinäcker et al. [78] sind folgende Arbeitsweisen der Atmungs- und Entspannungstherapie von Bedeutung:

- Aufmerksamkeitsschulung
- Bewegungseinfühlung
- direkte Atemführung über Anleitung und Imagination
- direkte und indirekte Beeinflussung des Atems
- indirekte Atemführung über Dehnimpulse
- kognitives Aufarbeiten des Erfahrenen und Erlebten
- Körperspür- und Kontaktarbeit
- Ruhe- und Dehnlagerungen
- Tonusregulation
- Übungen mit Stimme, Sprache und Gesang
- verlangsamte Bewegungsübungen
- Zulassen des Atemflusses

Lernziele

Ziel der Atem- und Entspannungstherapie ist ein **subjektives Empfinden von Gesundheit**. Das subjektive Wohlbefinden beinhaltet ein Akzeptieren von Wandlungsprozessen. Diese werden konzeptionell erarbeitet und sind primär in die **sensomotorischen**, die **emotional-psychosozialen** und die **kognitiven** Lernziele zu unterteilen (s.u.). Sie werden in der Praxis durch reflektierte Atem- und Entspannungserfahrung vermittelt.

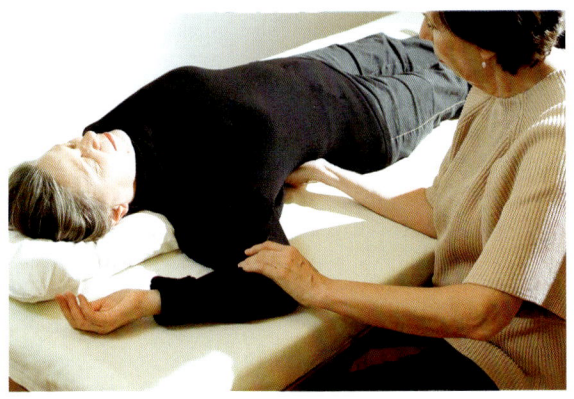

▶ **Abb. 21.5** Aufmerksamkeitslenkung nach abdominal-dorsal.

Sensomotorische Lernziele

- Schulung der Eigenempfindung und Wahrnehmungsfähigkeit: Dieser Vorgang beinhaltet die intero- und exterozeptive Wahrnehmungsschulung. Hierbei werden die taktilen, kinästhetischen, vestibulären, auditiven und olfaktorischen Sinne angesprochen.
- Beziehungsaufnahme zum eigenen Leib: Experimentieren mit differenzierten Arbeitsangeboten wie Dehnung, Bewegung, Verlagerung der Schwerkraft, Tasten, Berühren, Massage, Singen, Kontemplation, aufmerksame Spürübungen und Partnerübungen
- Wahrnehmungsschulung von natürlichen Körpersignalen, wie Hunger, Durst, Schmerz, Unbehagen, Ermüdung oder Erschöpfung. Erlernen eines sinnvollen und der eigenen Person angemessenen Umgangs mit sich selbst.
- Differenzierung des Körperselbst: Lernen der Unterscheidung von Ich und Du, Innen und Außen, leiblicher Integrität und Einheitserfahrung (entsprechend dem Kohärenzgefühl nach Antonovsky)
- Bewusstwerden des Leibgedächtnisses
- Erlernen einer Tonusregulation, d. h. der Fähigkeit des Spannungsaufbaus und der Entspannung
- Schulung von Koordinationsfähigkeit und Gleichgewichtssinn
- Förderung der Beweglichkeit für die Steigerung von Geschicklichkeit, Kraft und Ausdauer
- Erweiterung der Haltungs- und Bewegungsmöglichkeiten, Kultivierung von Alltagbewegungen
- Erfahrung des eigenen Atems und des individuellen Atemrhythmus
- Wahrnehmung der unbewussten und reflektorischen Atemfunktionen
- Erleben einer gelösten und von der Atembewegung getragenen Haltung
- Förderung einer frei fließenden Atmung
- Üben der Stimme als Teilaspekt von Atem und Bewegung und Emotionalität

Emotionale und psychosoziale Lernziele

- Schulung einer Persönlichkeitsbildung, Entwicklung von Begegnungs-, Kontakt- und Liebesfähigkeiten
- Die pädagogische Aufgabe setzt sich zum Ziel die Unterscheidung von Ich und Du, Innen und Außen, Erfahrung einer leiblichen Integrität und emotionalen Einheitserfahrung im Umgang mit der Partnerin/dem Partner
- Schulung des individuellen Körperausdrucks (Mimik, Gestik, Haltung und Bewegungsmuster) und seiner Wirkung auf Umwelt/Gruppe
- Entwicklung von Mut, Kreativität und Freude
- Stärkung der psychischen Stabilität
- Schulung des Körpererlebens auf der affektiven Ebene (Körper-Kathexis)
  Ziel ist, den Beziehungszusammenhang einzelner Körperbereiche und deren emotionale Besetzung miteinander herzustellen (Körperzufriedenheit).
- Förderung des Selbstbewusstseins durch die Entwicklung des Körperbewusstseins
- Mut zu spontanen Bewegungen, Sichmitteilen in der Bewegung
- Erkennen des eigenen einengenden Leistungsmaßstabs
- Förderung der Eigenaktivität und der Bereitschaft einer am eigenen Wohlbefinden orientierten Lebensführung
- Aufbau einer positiven Grundstimmung
- Entwicklung von Willensstärke und Selbstbestimmung
- Anleitung zu Eigenverantwortung und individueller Handlungsfähigkeit
- Entwicklung und Vermittlung alternativer Erlebnis- und Ausdrucksfähigkeiten
- Gestalten der inneren Befindlichkeit in äußere (sich äußernde) Bewegung
- Integration nicht (be-) gelebter Anteile
- Entfaltung der individuellen Persönlichkeit

Kognitive Lernziele

- Erweiterung des Wissens vom eigenen Körper
- Lernen der Interaktionszusammenhänge und Abhängigkeiten zwischen sich und der Umwelt (Gruppe oder Einzelperson)
- Erlernen der Fähigkeit, Erfahrungen und Erleben zu verbalisieren
- Einsicht in die Zusammenhänge und Gesetzmäßigkeiten von Atmung, Bewegung, Haltung und Stimme
- Schulung der Eigenwahrnehmung: Bei dieser Aufgabe handelt es sich um die Schulung von Gestalt- und Raumorientierung einer Person sowie ihres Bewegungsflusses. Ziel ist die Erarbeitung eines Körperschemas auf der perzeptiven Ebene.
- Schulung der Eigenempfindung: Intero- und exterozeptive Wahrnehmungsschulung über Atembewegung, Bewegung und taktile Reize. Angestrebt wird die Vermittlung verbalen und wahrnehmungspsychologischen Wissens, wozu sowohl formales Wissen als auch Phantasiebilder vom Körper gehören, und in den Zusammenhang mit dem eigenen Körperempfinden zu bringen. Ziel ist, eine psychische Repräsentanz zu erreichen [78].

21.2.4 Methodik

Gruppentherapie

Die Gruppentherapie umfasst Eutonie, Psychotonik, Atemtherapie (nach Middendorf) sowie Atem-, Stimm- und Sprecherziehung von Schlaffhorst-Andersen. Bei fast allen Verfahren sind 1–1½ Std. mit ca. 10–20 Teilnehmern erforderlich.

Über das Üben von sehr verlangsamten Bewegungsabläufen wird dem Einzelnen zunächst Körpererfahrung vermittelt.

Die Übungen sind auf das Erlernen von Spürfähigkeit und Wahrnehmungsschärfung ausgerichtet und sollen über das Akzeptieren des Ist-Zustandes eine Weiterentwicklung ermöglichen. Die pädagogisch-therapeutischen Aufgaben liegen damit in der **Gesundheitserziehung** und **Gesunderhaltung**. Hierzu gehört das Sich-subjektiv-gesund-Fühlen.

Einzeltherapie

Hier liegt der Patient vollständig bekleidet und bequem gelagert auf einer Arbeitsliege. Die Therapeutin sitzt daneben und beginnt mit einer **verbalen Aufmerksamkeitslenkung** den Patienten auf sein derzeitiges Körpergeschehen aufmerksam zu machen und ihn gleichzeitig auf die Behandlung vorzubereiten und einzustimmen. Anschließend werden mit **massageähnlichen Berührungen**, die anregen, jedoch nicht manipulieren sollen, wie Dehnungen der Muskulatur, langsames Bewegen (▶ Abb. 21.6) von Armen oder Beinen bzw. Gelenken, die Aufmerksamkeit gelenkt sowie die Empfindungsfähigkeit verstärkt.

Bei der Berührung seitens des Therapeuten wird der Bewegungs- oder Dehnimpuls vorwiegend im Atemrhythmus des Patienten gesetzt, sowohl beim Einatmen als auch beim Ausatmen. Dadurch wird der Atemrhythmus gedämpft, verstärkt oder allgemein bewusst gemacht. Dehnungen, die in den Einatemimpuls hinein gesetzt werden, können das Einatmen vertiefen. Impulse, die in die Atemruhe gesetzt werden, können den Rhythmus verlangsamen. Ähnliches gilt für Interventionen, die in das Ausatmen gesetzt werden; so kann z. B. durch einen aktiven Druck des Patienten die Ausatmung verstärkt werden. Durch diese dem individuellen Rhythmus angepasste Arbeitsweise treten nur selten emotionale und affektive Entladungen oder Entgleisungen auf. Die Integration von Empfindungen und Gefühlen ist durch diese sehr sensitive Arbeitsweise für den Patienten leichter. Es wird in seinem individuellen Maß gearbeitet. In den Aufmerksamkeitsfoci von Therapeut und Patient scheint sich ein additiver Effekt im Atem- und Entspannungsprozess zu ergeben, der jedoch noch nicht näher untersucht worden ist [54].

Die Lage des Patienten scheint passiv zu sein. Sie ist aber in der Achtsamkeit, die von ihm verlangt wird, mit dem Entspannungszustand zu vergleichen, in dem er sich, wie oben beschrieben, zwischen Wachsein und Einschlafen befindet. Durch die Berührungen und Interventionen des Therapeuten nimmt die Wahrscheinlichkeit des Abgleitens in Gedanken oder in den Schlaf ab. Der Patient befindet sich damit in einer **pathischen und perzeptiven Wahrnehmungsebene**.

> ✱ Merke: Die lange Verweildauer im Entspannungszustand in einer Einzeltherapie ist für deren hohe Wirksamkeit verantwortlich [85].

Eine Einzelbehandlung, die in der Regel 1–1½ Std. dauert, beginnt mit einem Gespräch von ca. 10 Min., geht dann über in die Behandlungsphase (ca. 40–60 Min.) und endet mit einem Abschlussgespräch von 10–15 Min. über die Erfahrungen und Empfindungen während der Behandlung.

Die abschließende Erörterung einer Einzelstunde dient dem **mentalen Transfer** der Erfahrungen in den Alltag.

21.2.5 Verordnung

Im Allgemeinen ist es günstig, die Verordnung auf die individuellen Bedürfnisse und Wünsche des Patienten abzustimmen.
- Gruppentherapie
  - 1–1½ Std. wöchentl.
  - bei schwerwiegenderen Erkrankungen: 2-mal 1–1½ Std. wöchentl.
  - Zeitraum: 10 Wochen
- Einzeltherapie
  - 1-mal 1 Std. wöchentl.
  - bei schwerwiegenderen Erkrankungen oder nur langsam sich aufbauender Empfindungsfähigkeit: 2 Std. wöchentl.
  - Zeitraum: 10–20 Wochen

Über eine **Weiterverordnung** entscheidet der Therapieerfolg; dies muss der behandelnde Arzt und/oder die Therapeutin beurteilen.

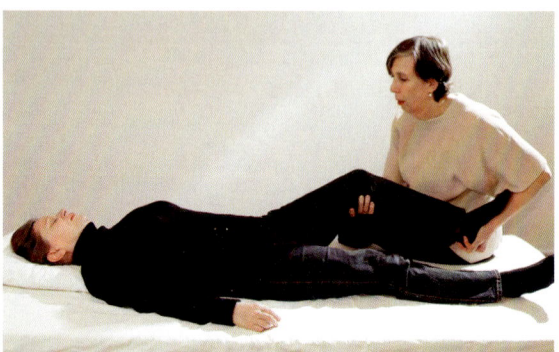

▶ Abb. 21.6 Aufmerksamkeitslenkung nach lumbodorsal.

21.2.6 Indikationen

- funktionelle Organstörungen und Organschädigungen (Gastrointestinaltrakt, kardiovaskuläres System, Respirationstrakt, Urogenitalsystem und Bewegungsapparat)
- Geriatrie (Mobilisierung und Vitalisierung)
- gestörtes körperliches Selbstgefühl, z.B. narzisstische Störungen oder Essstörungen in Verbindung mit Psychotherapie oder Psychoanalyse
- internistische Erkrankungen mit psychosomatischer Beteiligung
- postoperative Rehabilitation und Rehabilitation bei schweren Krankheiten, z.B. Krebs
- Rehabilitation nach akutpsychiatrischer Behandlung
- Schwangerschaftsbegleitung und Geburtsvorbereitung

21.2.7 Kontraindikationen

Atem- und Entspannungsverfahren sind kontraindiziert bei **akuten Krankheiten**. Weitere Kontraindikationen:

- akute oder chronifizierte Psychosen
- fehlende Lernbereitschaft/ Motivation
- geringes sensomotorisches Empfinden bzw. ungenügende Fähigkeit, dieses zu entwickeln, z.B. infolge von Alkohol- oder Medikamentenabusus
- Neigung zu Überanstrengung/Überforderung
- schwere Depressionen
- schwere oder stark eingeschränkte Empfindungsstörungen
- starke Egozentrierung mit rechthaberischem und undiszipliniertem Verhalten
- ungenügende Lernfähigkeit wie Oligophrenie oder Demenz
- Verwirrtheitszustände

21.2.8 Kombinationsmöglichkeiten

Die Atem- und Entspannungstherapien werden häufig mit anderen Methoden kombiniert [55], am häufigsten mit anderen bewegungsorientierten Methoden (49%), häufig aber auch mit Gesprächs-, Stimm- und Musiktherapieelementen (▶ Abb. 21.7).

21.2.9 Abrechnung

Die Leistungen von niedergelassenen Atem- und Entspannungstherapeuten werden in der Regel nicht von den gesetzlichen Krankenkassen erstattet; ausgenommen sind Leistungen von Ärzten mit einer Kassenzulassung und einer entsprechenden Qualifikation.

In diesem Fall können nach **GOÄ** folgende Ziffern angewendet werden:

Position 845:	Behandlung einer Einzelperson durch Hypnose	8,74 Euro oder 20,10 Euro
Position 846:	übende Verfahren (z.B. autogenes Training) in Einzelbehandlung, Dauer mindestens 20 Min.	8,74 Euro oder 20,10 Euro
Position 847:	übende Verfahren (z.B. autogenes Training) in Gruppenbehandlung mit höchstens 12 Teilnehmern, Dauer mindestens 20 Min., je Teilnehmer	2,62 Euro oder 6,03 Euro

21.3 Hypnose und Hypnosetherapie

21.3.1 Grundlagen

Definition

Die klassische Hypnose sieht den hypnotischen Zustand als einen veränderten Bewusstseinszustand (Trance), der zu einer erhöhten Suggestibilität des Patienten führt. Eine in diesem Zustand gegebene direkte Suggestion sollte daher – anders als im Wachzustand – von besonderer Wirkung sein und den Alltag des Patienten auch außerhalb des therapeutischen Rahmens beeinflussen. Oft wird rein symptomorientiert gearbeitet, d.h. man versucht, belastendes Erleben oder Verhalten suggestiv zu ändern, ohne psychodynamische Zusammenhänge zu berücksichtigen.

Die klassische Hypnose wird zunehmend als wichtiger Teil der Hypnosetherapie angewendet. Vereinfacht kann die Hypnose als **symptomorientierte Suggestivtherapie in Trance** bezeichnet werden, die moderne Hypnosetherapie dagegen als eine **emotionale Therapie**

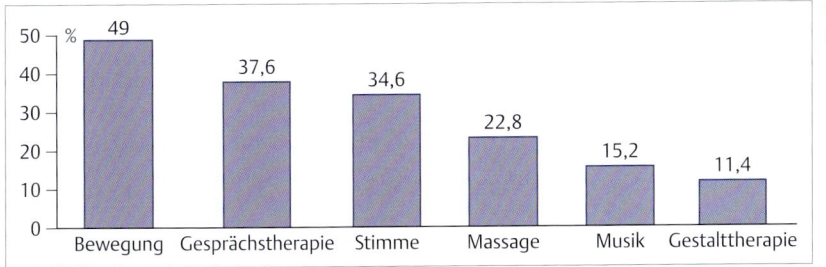

▶ **Abb. 21.7** Kombination mit anderen Verfahren.

in Trance, die die Bedeutung des Symptoms und dessen lebensgeschichtliche Begründung berücksichtigt.

Wirksamkeitsnachweis
Zur Effektivität von Hypnosetherapie existieren klinische Studien zu Prüfungsangst, Flugangst, Schlafstörungen, Neurodermitis, Übergewicht, Rauchen und Migräne. Alle Studienergebnisse zeigen eine signifikante Verbesserung nach der Hypnosetherapie [34, 59, 61, 71, 73, 80].

21.3.2 Durchführung
Die Hypnose ist für die moderne Hypnosetherapie wegen des besseren Zugangs zu Gefühlen wichtig. An Stelle der klassischen „Implementierung" direkter Suggestionen werden die belastenden oder hemmenden Gefühle des Patienten, auf denen sein Leidensdruck beruht, und die unangemessenen Verhaltensweisen und Kognitionen (pathogenes Selbstbild, negative Routinegedanken) in Hypnose bearbeitet. Dabei wird auch die Lebensgeschichte des Patienten berücksichtigt. Falls erforderlich, werden auch alte Gefühle und Konflikte in der hypnotischen Altersregression bearbeitet: Belastende Situationen werden wieder und neu erlebt und mit hypnotisch induzierten positiven Emotionen verknüpft, die der Patient möglichst bereits aus eigener Erfahrung kennt. Die therapeutische Nutzung positiver Lebenserfahrungen des Patienten wird auch als **Utilisation von Ressourcen** bezeichnet [19]. Mit Hilfe des Therapeuten muss das neue Erleben dann in den Alltag integriert werden.

21.4 Autogenes Training

21.4.1 Grundlagen
Definition
Das autogene Training ist eine Methode der **konzentrativen Selbstentspannung** [73]. Es zählt zu den bekanntesten Entspannungsverfahren in Europa.

Das autogene Training wird im klinischen Alltag sowohl therapiebegleitend als auch als unterstützende Form der Selbsthilfe angewendet. Es basiert auf folgenden Prinzipien:
- Reduktion und Dämpfung extero- und interozeptiver Stimulation
- mentale Wiederholung psychophysiologisch adaptierter Selbstinstruktionen
- kognitive Aktivität in Form von „passiver Konzentration"

Wirksamkeitsnachweis
Verschiedene klinische Studien belegen die erfolgreiche Anwendung bei psychosomatischen Störungen sowohl bei Erwachsenen als auch bei Kindern und Jugendlichen, insbesondere spannungslösende Effekte bei Angstsymptomen sowie bei leichten bis mittelschweren depressiven Episoden [9, 36, 40, 45].

Im **Rehabilitationsbereich** belegen Studien Wirkungen z. B. in Verbindung mit Stressbewältigungsprogrammen bei Herz-Kreislauf-Erkrankungen, essenzieller Hypertonie, in der Dermatologie, insbesondere bei Neurodermitis, bei entzündlichen Darmerkrankungen, chronischen Schmerzen sowie diversen Sucht- und Abhängigkeitserkrankungen. Bei Kopfschmerz und Morbus Raynaud scheinen die Progressive Relaxation oder das Biofeedback überlegen zu sein [79].

21.4.2 Durchführung
Selbstsuggestion und speziell angeleitete Körperwahrnehmungen sind die Basis des übenden Verfahrens, bei dem eine Unter- und eine Oberstufe unterschieden werden.

In der **Unterstufe** lässt sich mit Übungen zur Wahrnehmung von Schwere und Wärme nach mehrwöchigem Training eine psychovegetative Umstellung erreichen. Nach den ersten 4 Übungen kommt die Konzentration auf die Herztätigkeit und die Atemtätigkeit hinzu. Die „**Sonnengeflecht-Übung**" lässt ein Wärmegefühl im Bauch entstehen, die „**Stirnkühle-Übung**" einen kühlen Kopf. Diese 6 physiologisch orientierten Übungen bilden die Basis des autogenen Trainings. Wird der suggestive Text von einem Therapeuten vorgesprochen, gelingt die psychovegetative Umstellung erfahrungsgemäß schneller. Die einzelnen Übungen lassen sich in verschiedener Weise kombinieren.

In der sogenannten Zurücknahme erfolgt die Rückführung auf ein normales Aktivierungsniveau.

Die **Oberstufe** geht über die Grundübungen hinaus und führt mit eher **meditativen Übungen** zu Farb- und Bilderleben. Die visionären Erscheinungen werden in 7 Phasen eingeteilt, die sich parallel zum autogenen Tiefenentspannungszustand entwickeln. Außerdem werden z. B. Vorsätze für den Alltag erarbeitet, die sich individuell und nach dem jeweiligen Befinden und Bedarf einsetzen lassen.

Die Grundstufe des autogenen Trainings wird bei einem großen Spektrum psychosomatischer Störungen angewandt.

21.5 Progressive Muskelrelaxation (PMR)

21.5.1 Grundlagen
Definition
Edmund Jacobson entwickelte 1908 an der Harvard Universität das Verfahren der Progressiven Muskelrelaxation, das dann 1929 erstmalig von ihm beschrieben wurde

[37]. Dieses willentliche Verfahren verzichtet explizit auf suggestive Elemente und basiert auf der Tatsache, dass ein ruhiger und entspannter psychischer Zustand nur bei einer Reduktion der neuromuskulären Spannung möglich ist bzw. dass durch die Entspannung der Muskulatur auch die Aktivität im zentralen Nervensystem herabgesetzt werden kann. Durch ein **bewusstes Anspannen und Lösen** der peripheren Muskulatur werden zentralnervöse und mentale Prozesse beeinflusst.

Wirksamkeitsnachweis

Besonders erfolgreich erweist sich die PMR bei der Behandlung der **essenziellen Hypertonie** und des **Spannungskopfschmerzes**. In der Angstbehandlung, die historisch als Hauptdomäne der progressiven Muskelentspannung gesehen wird, dient sie als flankierende Maßnahme während der Exposition in vivo [31].

In einem Review von 16 klinischen Studien ergab sich allgemein eine signifikant gute Wirksamkeit der PMR in klinischen Anwendungsbereichen wie psychologischer Schmerztherapie [1, 63] und bei kardiovaskulären und gastrointestinalen Erkrankungen [87]. Darüber hinaus zeigten sich günstige Wirkungen auf die Abwehrfunktionen des Immunsystems bei mit HIV-infizierten Patienten [12].

21.5.2 Durchführung

Bei der Anwendung des Verfahrens werden systematisch Muskelgruppen in einer bestimmten Reihenfolge (Arm-, Bein-, Rumpf- und Kopfbereich) jeweils 1–2 Min. lang zunächst angespannt und die dabei entstehenden Wahrnehmungen registriert. Anschließend folgt die Phase der Entspannung für etwa 3–4 Min. Dabei geht es nicht um maximale Anspannung und Entspannung, sondern um die Wahrnehmung zunehmend geringerer Anspannungen und deren Lösungsmöglichkeit. Das besondere Augenmerk liegt daher auf der **Sensibilisierung gegenüber feinsten Muskelspannungen** und deren Spannungsminderung.

Das Verfahren wird im Liegen oder im Sitzen erlernt. Die Teilnehmer sollen dazu angeleitet werden, die erlernte Spannungsminderung auch in Alltagsverrichtungen einfließen zu lassen.

Die PMR wurde durch ihre Aufnahme in die Verhaltenstherapie in Deutschland bekannt, wobei die Anzahl der benutzten Muskelgruppen auf 20 [88] und dann auf 16 Muskelgruppen reduziert wurde [3]. Dieses verkürzte Verfahren ist wohl die am meisten angewendete Form in den letzten Jahren.

> **Merke:** Die PMR ist wohl das am häufigsten untersuchte und angewendete Entspannungsverfahren.

21.6 Funktionelle Entspannung

21.6.1 Grundlagen

Definition

Diese körperorientierte Entspannungstherapie baut auf der Gestaltkreistheorie [87] auf. **Marianne Fuchs**, die Begründerin dieser Methode, entwickelte das Verfahren vorerst nur in der Einzeltherapie. Sie hat mit den allgemein beschriebenen Atem- und Entspannungsverfahren große Ähnlichkeit.

Auch hier steht die Atmung im Mittelpunkt des therapeutischen Geschehens. Ziel der Therapie ist eine **verbesserte und differenziertere Körperselbstwahrnehmung**. Wichtig sind insbesondere
- der Bezug zum Boden als „äußerer Halt",
- das knöcherne Skelett, als „innerer Halt",
- die Innenräume des Körpers,
- die Haut als Außengrenze.

Ziele

Auch in diesem Verfahren ist der zentrale Ansatz die propriozeptive **Eigenwahrnehmung**, darüber hinaus soll der **Eigenrhythmus** gefunden werden. Die körperlichen Wahrnehmungen sollen bei diesem Verfahren auch verbalisiert werden.

21.6.2 Durchführung

Das Übungsmanual hat folgende Stufen:
1. Es setzt jeweils Bewegung und Wahrnehmung im Ausatmen an.
2. Bewegung und Wahrnehmungsübung werden 2–3-mal wiederholt.
3. Nach dem Wahrnehmen und Bewegen wird nachgespürt.

Im Übrigen arbeitet die funktionelle Entspannung mit den Ebenen, auf denen Konflikte entstehen: der sensomotorischen, der emotional-psychosozialen und der kognitiven Ebene. Der Therapeut versucht, diese verschiedenen Ebenen mit kreativen Mitteln über das körperliche Begreifen nachzuvollziehen und zu leiten. Er begleitet darüber hinaus über das Verbalisieren von körperlichen Prozessen hin zum Begreifen und Erfassen von Unbewusstem sowie von im Körperlichen manifestierten Problemen.

Das Verfahren wird in einigen psychosomatischen Kliniken in Deutschland angewendet [52].

21.7 Meditation

21.7.1 Grundlagen

Definition

Der Begriff „Meditation" beruht auf lat. meditari, zu deutsch „betrachten" oder „nachsinnen". Die Meditation stellt eine Art Versenkung dar, bei der man das Geschehen in sich selbst oder ein Meditationsobjekt betrachtet.

In Europa wird die Meditation mit asiatischen Religionen verbunden, bei denen sie der Förderung spirituellen Wachstums, der Bewusstseinserweiterung und der tiefen inneren Ruhe und Versenkung dient. Viele Meditationspraktiken wurden aus dem **Buddhismus** und **Hinduismus** übernommen. Die größte Verbreitungswelle gab es durch den Besuch **Vivekanandas** Ende des 19. Jahrhunderts in den USA. Die meditativen Praktiken des Ostens vermischten sich mit denen des christlichen Gebets und mit den verschiedenen zeitgeistlichen Strömungen, so um 1900 mit der Körperkulturbewegung, ab 1940 mit der Psychoanalyse, speziell mit dem Zen-Buddhismus, und um 1970 mit der Hippiebewegung, hier vor allem mit der transzendentalen Meditation, nach einem Besuch der Beatles bei Maharischi Yogi.

In Europa wurden aus den verschiedenen Meditationsformen **Techniken ohne religiösen Bezug** entwickelt. In westlichen Kliniken dienen sie zur Entspannung, Stressbewältigung und Wiedergewinnung von Gelassenheit.

Allen Formen der Meditation gemeinsam ist die innere Versenkung und der Ausschluss von Umweltreizen.

Wirksamkeitsnachweis

In einer randomisierten klinischen Studie bei 52 Patienten mit **mittelschwerer stressbedingter Hypertonie** absolvierte die Therapiegruppe unter Anleitung eine christlich geprägte, ganzheitliche kontemplative Meditation und übte spirituelle Atemtechniken ein, die Kontrollgruppe wurde nicht behandelt. Nach 4 Wochen Einführung und weiteren 4 Wochen Meditation (2-mal tägl. jeweils 40 Min.) war der Blutdruck der Teilnehmer so stark gesunken, wie es sonst nur mit Medikamenten möglich ist [53].

21.7.2 Durchführung

Man unterscheidet ganz allgemein zwischen rezeptiven und konzentrativen Formen. Zu den **rezeptiven Formen** zählen z. B. die Zen- und die Vipassana-Meditation. Beiden gemeinsam ist die Ziellosigkeit, d. h. Gedanken und Bilder sind zulässig. In der **konzentrativen Meditation**, die der westlichen zielorientierten Lebensweise mehr entgegenkommt, nimmt man Objekte, Worte, Leitsätze oder Klänge auf, auf die man sich während der Meditation konzentriert. Diese inneren „Anker" erleichtern das Ausschließen äußerer Reize. Diese Meditationsform entspricht damit dem autogenen Training mit seinen Leitsätzen oder der Progressiven Muskelrelaxation mit ihren An- und Entspannungszyklen.

> **Merke:** Meditation ist nicht mit normalen Entspannungsverfahren zu vergleichen; sie stellt eher eine psychische Anstrengung im Sinne einer passiven Konzentration auf ein äußeres oder inneres Objekt dar, mit der Folge automatisch eintretender subjektiver Ganzheitserlebnisse [14].

Einfachste Form der Meditation ist die gerichtete Achtsamkeit auf das Atemgeschehen von **Einatem – Ausatem – Pause**. Das Geschehenlassen der autonomen Atmung ist hierbei die größte Herausforderung. Es geht darum, nicht in das Atemgeschehen einzugreifen und sich von Bewertungen wie „gut" und „schlecht" zu lösen. In ähnlicher Weise meditiert man, jedoch ohne Achtsamkeit auf den Atem, bei der Konzentration auf sogenannte **Mantren** (Wort oder Begriff) oder ein **Yantra** (Gegenstand, der in die Hand passt) [50].

Psychophysiologisch reagieren gesunde Menschen bei der bewussten Hinwendung auf ihre eigene Atembewegung mit einer Beruhigung der Denkvorgänge sowie einer allgemeinen Entspannung. Meditierende sprechen auch von einem allgemeinen Wohlbefinden nach der Meditation.

> **Cave**
>
> Nicht jedem Menschen ist eine Meditation anzuraten. Die Meditationsform sollte individuell ausgewählt sein.

Zusammenfassung

Die Atem- und Entspannungstherapie ist mit den verschiedenen methodischen Arbeitsweisen dazu geeignet, Emotionen und Empfindungen wieder als Teil körperlicher „Bewegungen" wahrzunehmen.

Das Erleben von Gefühlsanmutungen in der Entspannung und bei der Körpererfahrung lässt die Erfahrung zu, dass Gefühle eine **leibliche Resonanz** haben. Sie werden wieder in ihren Ausdrucksphänomenen erlebt und können damit in das Eigenerleben integriert werden.

Die Arbeit mit Atem- und Entspannungsmethoden geht daher weit über das entspannende Moment hinaus.

Literatur

[1] **Basler HD, Rehfisch HP:** Cognitive-behavioral therapy in patients with ankylosing spondylitis in a German self-help organization. J Psychosom Res. 1991; 35: 345–354.

[2] **Beh D:** Atemgymnastik. Bewusst atmen – entspannt leben. München: BLV; 1999.

[3] **Bernstein DA, Borkovec TD:** Entspannungstraining. 9. Aufl. Stuttgart: Pfeiffer (bei Klett) 2000

[4] **Birkenbihl V:** Signale des Körpers. Körpersprache verstehen. 14. Aufl. Landsberg am Lech: MVG; 1985.

[5] **Blankenburg W:** Der Leib als Partner. PPmP. 1983; 33(6): 206–212.

[6] **Bloch S, Lemeignan M, Aguilera N:** Specific respiratory patterns distinguish among human basic emotions. Int J Psychophysiol. 1991; 11: 141–154.

[7] **Bühring M, Kemper FH:** Naturheilverfahren und unkonventionelle medizinische Richtungen. Heidelberg: Springer; 1992.

[8] **Davidson RJ, Schwartz GE:** Psychobiology and Relaxation and related States: Multi Process Theory. In: Mostofkski ID (ed.): Behavioral Control and the Modification of physiological Activity. Engelbut Cliffs NJ: Prentice Hall; 1976.

[9] **Devineni T, Blanchard EB:** A randomized controlled trial of an internet-based treatment for chronic headache. Behav Res Ther. 2005; 43(3): 277–292.

[10] **Döring-Seipel E:** Stimmung und Körperhaltung. Eine experimentelle Studie. Weinheim: Psychologie Verlags Union; 1996.

[11] **Dornieden R:** Wege zum Körperbewusstsein. Körper- und Entspannungstherapien. München: Pflaum; 2002.

[12] **Doubrawa R:** Progressive Muskelrelaxation – neuere Forschungsergebnisse zur klinischen Wirksamkeit. Entspannungsverfahren. 2006; 23: 6–18.

[13] **Downing G:** Körper und Wort in der Psychotherapie. Leitlinien für die Praxis. München: Kösel; 1996.

[14] **Ebert D:** Physiologische Aspekte des Yoga. München: Gustav Fischer; 1986.

[15] **Edel H, Knauth K:** Atemtherapie. 5. Aufl. Berlin: Ullstein; 1993.

[16] **Ehrenberg H:** Atemtherapie in der Physiotherapie/Krankengymnastik. München: Pflaum; 1998.

[17] **Ehrenfried L:** Atmen, Bewegen, Erkennen. Berlin: Eigenverlag Lily Ehrenfried; 1986.

[18] **Eliade M:** Yoga. Unsterblichkeit und Freiheit. Frankfurt: Insel; 1985.

[19] **Erickson MH, Rossi EL:** Hypnotherapy – an exploratory Casebook. New York: John Wiley & Sons; 1979.

[20] **Fischer K:** Einführung in die Psychomotorik. München: Ernst Reinhardt; 2001.

[21] **Fischer K, Kemmann-Huber E:** Der bewusste zugelassene Atem. Theorie und Praxis der Atemlehre. München: Urban & Fischer; 1999.

[22] **Fuchs M:** Funktionelle Entspannung. Theorie und Praxis einer organismischen Entspannung über den rhythmisierten Atem. 4. Aufl. Stuttgart: Hippokrates; 1989.

[23] **Fuchs T:** Leib, Raum, Person. Entwurf einer phänomenologischen Anthropologie. Stuttgart: Klett; 2000a.

[24] **Fuchs T:** Psychopathologie von Leib und Raum. Phänomenologisch - empirische Untersuchen zu depressiven und paranoiden Erkrankungen. Darmstadt: Steinkopff; 2000b.

[25] **Geuter U:** Körperpsychotherapie und Erfahrung. Zur Geschichte, wissenschaftlichen Fundierung und Anerkennung einer psychotherapeutischen Methode. Report Psychologie. 2004; 29(2).

[26] **Glaser V:** Sinnvolles Atmen. Bern: Humata; 1957.

[27] **Glatzer M:** Neue Wege der Atem- und Körpertherapie. Die Psychotonik GLASER im Licht aktueller Entwicklungen. Stuttgart: Hippokrates; 1997.

[28] **Görlitz G:** Körper und Gefühl in der Psychotherapie – Basisübungen. 3. Aufl. Stuttgart: Pfeiffer (bei Klett); 2003.

[29] **Grawe K et al.:** Internet Publikation für Allgemeine und Integrative Psychotherapie IP-GIPT. Erlangen: http://www.sgipt.org/wisms/ptf/grawe1.htm

[30] **Grossmann-Schnyder M:** Berühren. Praktischer Leitfaden zur Psychotonik in Pflege und Therapie. 3. Aufl. Stuttgart: Hippokrates; 2000.

[31] **Hamm A:** Progressive Muskelentspannung. In: Vaitl D, Petermann F: Handbuch der Entspannungsverfahren. Bd. 1: Grundlagen und Methoden. 2. Aufl. Weinheim: Psychologie Verlags Union; 2000: 330.

[32] **Harrington A:** Die Suche nach Ganzheit. Die Geschichte biologisch-psychologischer Ganzheitslehren, Kaiserreich, Nationalsozialismus, New-Age-Bewegung. Reinbek: Rowohlt; 2000.

[33] **Heisterkamp G:** Heilsame Berührungen. Praxis leibfundierter analytischer Psychotherapie. 2. Aufl. Stuttgart: Pfeiffer (bei Klett); 1999.

[34] **Heumann, Schmidt:** Raucherentwöhnung in Hypnose. 1998. www.meg-tuebingen.de/1-hypnose-hypnoseforschung.htm

[35] **Heyer-Grote L:** Atemschulung als Element der Psychotherapie. Darmstadt: Wissenschaftliche Buchgesellschaft; 1970.

[36] **Herrmann JM:** Essenzielle Hypertonie und Stress. Wann helfen Yoga, Psychotherapie und autogenes Training? MMW Fortschritte der Medizin. 2002; 144(19): 38–41.

[37] **Jacobs D:** Die menschliche Bewegung. Kastellaun: Alloys Henn; 1977.

[38] **Jacobson E:** Progressive Relaxation. Chicago IL: University of Chicago Press; 1929.

[39] **Jacobson E:** Entspannung als Therapie. Progressive Relaxation in Therapie und Praxis. Stuttgart: Pfeiffer (bei Klett); 1990.

[40] **Jensen M, Patterson DR:** Hypnotic treatment of chronic pain. J Behav Med. 2006; 29(1): 95–124.

[41] **Johnen W:** Muskelentspannung nach Jacobsen. München: Gräfe & Unzer; 1999.

[42] **Kabat-Zinn J:** Gesund durch Meditation. Das große Buch der Selbstheilung. 10. Aufl. München: Otto Wilhelm Barth; 2003.

[43] **Kallmeyer H:** Heilkraft durch Atem und Bewegung. Erfahrungen eines Lebens für die Gymnastik. 3. Aufl. Heidelberg: Haug; 1970.

[44] **Kallmeyer H, Kallmeyer E:** Künstlerische Gymnastik. Berlin: Kulturverlag; 1910.

[45] **Kanji N. White AR, Ernst E:** Autogenic training reduces anxiety after coronary angioplasty: a randomized clinical trial. Am Heart J. 2004; 147(3): E10.

[46] **Kepner IJ:** Körperprozesse. Ein gestalttherapeutischer Ansatz. Köln: Edition Humanistische Psychologie; 1988.

[47] **Krauß H:** Atemtherapie. 2. Aufl. Stuttgart: Hippokrates; 1984.

[48] **Laws M:** Das Wirken des Ordinarius Paul Vogler (1899–1969) am Institut für Natürliche Heilweise der Berliner medizinischen Fakultät [Dissertation]. Berlin: Freie Universität; 1993.

[49] **Linden W:** Meditation. In: Vaitl D, Petermann F: Handbuch der Entspannungsverfahren. (Bd. 1: Grundlagen und Methoden) 2. Aufl. Weinheim: Psychologie Verlags Union; 2000: S. 256 ff.

[50] **Linden W:** Autogenic training. A narrative and quantitative review of clinical outcome. Biofeedback Self Regul. 1994; 19(3): 227–264.

[51] **Lindemann G:** Die Verschränkung von Körper und Leib als theoretische Grundlage einer Soziologie des Körpers und leiblicher Erfahrungen. In: Friedrich J, Westermann B (Hrsg.): Unter offenem Horizont. Anthropologie nach Helmuth Plessner. Frankfurt: Peter Lang; 1995: 133–149.

[52] **Loew TH, Martus P, Rosner F et al.:** Wirkung von funktioneller Entspannung im Vergleich mit Salbutamol und einem Plazeboentspannungsverfahren bei akutem Asthma bronchiale. Prospektive randomisierte Studie mit Kindern und Jugendlichen. Monatsschrift Kinderheilkunde. 1996; 144(12): 1357–1363.

[52a] **Loew TH, Götz K, Hornung R et al.:** Die AFA-Therapie als Burnout-Prophylaxe im Lehrerberuf. Forschende Komplementärmedizin und Klassische Naturheilkunde. 2009; 3.

[53] **Manikonda JP, Störk S, Tögel S et al.:** Contemplative meditation reduces ambulatory blood pressure and stress-induced hypertension: a randomized pilot trial. J Hum Hypertens. 2008; 22(2): 138–140.

[54] **Mehling WE:** Atemtherapie. Aachen: Shaker; 1999.

[54a] **Mehling WE, Hamel KA, Acree M et al.:** Randomized controlled trial of breath therapy for patients with chronic low-back pain. Alternative Therapies in Health and Medicine. 2005; 11(4): 44–52.

[54b] **Mehling WE:** The Experience of breath as a therapeutic intervention – psychosomatic forms of breath therapy. Forschende Komplementärmedizin und Klassische Naturheilkunde. 2001; 8: 359–367.

[55] **Merleau-Ponty M:** Phänomenologie der Wahrnehmung. Berlin: Walter de Gruyter; 1966.

[56] **Middendorf I:** Der Erfahrene Atem. Eine Atemlehre. 7. Aufl. Paderborn: Junfermann; 1991.

[57] **Middendorf I:** Der Erfahrbare Atem in seiner Substanz. Paderborn: Junfermann; 1998.

[58] **Milz H:** Der wiederentdeckte Körper. Vom schöpferischen Umgang mit sich selbst. München: Artemis & Winkler; 1992.

[59] **Parow J:** Funktionelle Atmungstherapie: Normalatmung, Fehlatmung, Atmungsverfall, Asthmatisches Syndrom, Atmungsrehabilitation. 4. Aufl. Heidelberg: Haug; 1980.

[60] **Prudlo U, Bergmeister H et al.:** Hypnotherapeutische Intervention bei Flugangst. Tübingen: Psychologisches Institut der Universität Tübingen; 2001 [unveröffentl.].

[61] **Revenstorf D, Zeyer R:** Hypnotherapeutische Kurzbehandlung von Prüfungsangst. Experimentelle und klinische Hypnose. 1992; 8: 71–88.

[62] **Rohrmann S:** Psychobiologische Effekte von Autogenem Training und Progressiver Muskelrelaxation bei Patienten mit Multipler Sklerose, Patienten mit Rückenschmerzen und Gesunden. ZPPP. 2001; 4: 373–387.

[63] **Röhricht F:** Körperorientierte Psychotherapie psychischer Störungen. Ein Leitfaden für Forschung und Praxis. Göttingen: Hogrefe; 2000.

[64] **Routtenberg A:** The two-arousal-hypothesis: Reticular formation and limbic system. Psychol Rev. 1968; 75: 75–80.

[65] **Russel A:** Psychomotorik. Empirie der Alltags-, Sport- und Arbeitsbewegung. Darmstadt: Steinkopff; 1976.

[66] **Sammer U:** Entspannung erfolgreich vermitteln. Progressive Muskelentspannung und andere Verfahren. 2. Aufl. Stuttgart: Pfeiffer (bei Klett); 1999.

[67] **Schipperges H:** Leiblichkeit. Studien zur Geschichte des Leibes. Aachen: AFV; 2001.

[68] **Schmitt J:** Atemheilkunst. 5. Aufl. Bern: Humata; 1969.

[69] **Schmitz H:** Der Gefühlsraum. (System der Philosophie Bd. III/2) Bonn: Bouvier; 1969.

[70] **Schmitz H:** Leib und Gefühl. Materialien zu einer philosophischen Therapeutik. 2. Aufl. Paderborn: Junfermann; 1992.

[71] **Senser C:** Hypnotherapie bei atopischer Dermatitis. Aktuelle Dermatologie. 2004; 30: 103–108.

[72] **Shorter E:** Von der Seele in den Körper. Die kulturellen Ursprünge psychosomatischer Krankheiten. Reinbek: Rowohlt; 1999.

[73] **Schultz JH:** Das autogene Training. 20. Aufl. Stuttgart: Thieme; 2003 (1. Ausg. 1932).

[74] **Schultz R, Weinmann C:** Hypnotherapeutische Behandlung bei primärer Insomnie. Tübingen: Psychologisches Institut der Universität Tübingen; 2001 [unveröffentl.].

[75] **Spachtholz B:** Relax. Die neue Entspannungskultur. Regensburg: Fit for Business; 1999.

[76] **von Steinaecker K:** Luftsprünge. Anfänge moderner Körpertherapien. München: Urban & Fischer; 2000.

[77] **von Steinaecker K:** Arbeitsweisen der Atem- und Entspannungstherapien. In: Berufsbild der Atemtherapeuten/Atempädagogen. Berlin: Selbstverlag der Arbeits- und Forschungsgemeinschaft für Atempflege; 2005.

[77a] **von Steinaecker K, Welke J, Bühring M et al.:** Pilotuntersuchung zu atemtherapeutischem Gruppenunterricht bei Patienten mit Asthma bronchiale. Forschende Komplementärmedizin und Klassische Naturheilkunde. 2007; 14: 86–91.

[78] **von Steinaecker K, Camerer C, Koch E et al.:** Die Atem- und Leibpädagogik. Vorläufiges Arbeitspapier der pädagogischen Arbeitsgruppe AFA. Berlin: Unveröffentlichtes Manuskript; 2001.

[79] **Stetter F:** Was geschieht, ist gut. Entspannungsverfahren in der Psychotherapie. Psychotherapeut. Heidelberg: Springer; 1998.

[80] **Stich A, Mewes I:** Gewichtsreduktion unter Hypnose und Verhaltenstherapie. http://homepages.uni-tuebingen.de/revenstorf/prasent.htm; 2001.

[81] **Stokvis B, Wiesenhütter E:** Der Mensch in der Entspannung. Lehrbuch autosuggestiver und übender Verfahren der Psychotherapie und Psychosomatik. 2. Aufl. Stuttgart: Hippokrates; 1961.

[82] **Straus E:** Die Formen des Räumlichen, ihre Bedeutung für die Motorik und die Wahrnehmung. In: Straus E: Psychologie der menschlichen Welt. Gesammelte Schriften. Berlin: Springer; 1960 (1930): 141–178.

[83] **von Uexküll T, Fuchs M, Müller-Braunschweig H:** Subjektive Anatomie. Theorie und Praxis körperbezogener Psychotherapie. Stuttgart: Schattauer; 1994.

[84] **Vaitl D:** Die Entspannungsreaktion. In: Vaitl D, Petermann F: Handbuch der Entspannungsverfahren. Bd. 1: Grundlagen und Methoden. 2. Aufl. Weinheim: Psychologie Verlags Union; 2000.

[85] **Vaitl D, Petermann F:** Handbuch der Entspannungsverfahren. Bd. 1: Grundlagen und Methoden. 2. Aufl. Weinheim: Psychologie Verlags Union; 2000.

[86] **von Weizsäcker V:** Der Gestaltkreis. Theorie der Einheit von Wahrnehmen und Bewegen. Stuttgart: Thieme; 1986 (1940).

[87] **Wilk C, Turkowski B:** Progressive muscle relaxation in cardiac rehabilitation: pilot study. Rehabil Nurs. 2001; 26: 238–242.

[88] **Wolpe J:** Psychotherapy by reciprocal Inhibition. Stanford: Stanford University Press; 1958.

[88a] **Yoneyama F:** Relation between breathing and phonation. Universität Tokio. Auf DVD veröffentlicht (dvd-wissen.com). Die Studie wird in Kürze bei der AFA-Geschäftsstelle erhältlich sein (Stand: Juli 2009).

[89] **zur Lippe R:** Vom Leib zum Körper. Naturbeherrschung am Menschen in der Renaissance. Reinbek: Rowohlt; 1988.

Wichtige Adressen

Arbeitsgemeinschaft Funktionelle Entspannung e. V.
Killingerstr. 66
D-91056 Erlangen
Tel.: 09131 43 01 27
www.afe-deutschland.de

Berufsverband der Atemtherapie und Atempädagogik e. V. (AFA)
Wartburgstraße 41
D-10823 Berlin
Tel.: 030 3953860
www.afa-atem.de

Fachgruppe Entspannungsverfahren BDP
Geschäftsstelle
Dipl.- Psych. Elisabeth Westhoff
Semmelweisstr. 10
D-50767 Köln
Tel.: 0221 5901906
www.entspannungsverfahren.com

Geschäftsstelle der Deutschen Gesellschaft für Hypnose und Hypnotherapie e. V. (DGH)
Druffels Weg 3
D-48653 Coesfeld
Tel.: 02541 880760
www.hypnose-dgh.de

Hypnose-Verband Deutschland e.V
Eppendorfer Landstraße 33
D-20249 Hamburg
Tel.: 040 43180415
www.hypnose-verband.de

22 – Klimatherapie

Angela Schuh

22.1	Definition	372
22.2	Basisinformation	372
22.3	Klimaexpositionsverfahren	379
22.4	Spezifischer Einsatz der bioklimatischen Zonen	381

22.1
Definition

Klimatherapie nutzt die biopositiven Auswirkungen von Wetter und Klima zu Prävention, Therapie und Rehabilitation (▶ Tab. 22.1). Hierzulande rufen vor allem kühle Luft und Wind günstige Adaptationen im Körper hervor. Die Sonnenstrahlung und das sichtbare Licht sind ebenfalls von großer Bedeutung für die Gesundheit. Weitere Elemente der Klimatherapie sind hohe Luftreinheit und die Absenz bzw. Reduktion von Pollen und sonstigen Allergenen.

Klimatherapie wird im Mittelgebirge, Hochgebirge und an der See mittels verschiedener Klimaexpositionsverfahren durchgeführt.

▶ **Tab. 22.1** Gesundheitsfördernde Faktoren der Klimaelemente (aus [25]).

Klimafaktor	Effekt
Kühle und Wind	• Thermoregulationstraining und Verbesserung des Immunsystems (Abhärtung) • Steigerung der Ausdauerleistungsfähigkeit „Training en repos"
Sonnenstrahlung (UVB)	• Lichtschwiele • Vitamin-D_3-Synthese (Proliferation der Haut, Verstärkung der Knochendichte, der Leistungsfähigkeit, des Immunsystems, antikanzerogene Wirkung, Blutdruck, Autoimmunkrankheiten)
sichtbares Licht	Melatoninunterdrückung
Luftreinheit und Allergenreduktion	• Entlastung von Haut und Atemwegen • Verminderung der Hyperreagibilität von Haut und Atemwegen

22.2
Basisinformation

22.2.1 Wirkfaktoren und physiologische Wirkungen

Im Folgenden finden sich detaillierte Angaben zu den Klimafaktoren, verbunden mit der Darstellung verschiedener Untersuchungsergebnisse.

Kühle Luft und Wind

Ein Kühlregime aufgrund klimatischer Faktoren führt bei richtiger Dosierung zu gesicherten physiologischen Adaptationen im Sinne einer **Abhärtungsreaktion**. Das therapeutische Ziel der Abhärtung besteht aus einer unmittelbaren gesundheitsschonenden Reaktion des Körpers auf einen Kaltreiz und gleichzeitig aus gesundheitsfördernden Veränderungen im Körper, die eine erhöhte Abwehr gegen Infekte nach sich ziehen.

Jeder Kältereiz auf die Haut ruft zunächst Sofortreaktionen hervor, die bei konstanter Kerntemperatur in der Haut, der Muskulatur und im Kreislauf stattfinden und sich primär durch eine lokale Vasokonstriktion der Arterien, Kapillaren, arteriovenösen Anastomosen und oberflächlichen Venen der Haut darstellen. Die Durchblutung wird lokal und konsensuell gedrosselt.

Neben einer **Erhöhung des Venentonus** bewirkt der Kaltreiz zusätzlich eine **verstärkte Durchblutung** der Muskulatur. Sie beruht auf der Aufrechterhaltung des Temperaturgleichgewichts durch Wärmebildung in Form des Kältezitterns. Die Wirkung auf den Kreislauf zeigt sich nach der akuten Zunahme in einer Abnahme von Herzfrequenz (Kältebradykardie) und Herzzeitvolumen. Der Blutdruck kann leicht ansteigen.

Im Verlauf der Abhärtung werden zahlreiche gesundheitsfördernde Reaktionen auf einen Kaltreiz auf die Haut erlernt, die sich z. B. subjektiv in einer Verminderung der Kälteempfindlichkeit zeigen. Bezogen auf das **Kreislaufsystem** vermindert sich der initiale Blutdruckanstieg bei

Kältereiz nach Kälteadaptation [2]; die Reduktion der Herzfrequenz nach einem Kaltreiz ist bei Abgehärteten ebenfalls stärker ausgeprägt [1]. Abhärtung führt erfahrungsgemäß zu einer **verminderten Infektanfälligkeit**, allerdings sind die physiologischen Abläufe der Verbesserung der Widerstandskraft gegen Infekte und insbesondere die relevanten Vorgänge im Immunsystem erst in Ansätzen geklärt (Übersicht in [12]). Dennoch konnte erstmals der Nachweis einer direkten Beteiligung des Immunsystems an der Abhärtungsreaktion geführt werden, wobei sich ein eindeutiger Zusammenhang zwischen einer klinischen Abhärtungswirkung (verbesserte Abwehrleistung) und messbaren immunologischen Veränderungen im Sinne des Th1-/Th2-Gleichgewichts zeigte. In den Blutproben der gesunden Probanden wurde nach einer vierwöchigen Serie von Wassertreten ein signifikanter Anstieg des Anteils der T-Lymphozyten gemessen, die nach Stimulation die Th1-Zytokine IFN-Ψ und IL-2 produzierten. Der Effekt hielt noch drei Monate nach Studienbeginn an. Die Kontrolle zeigte zu keinem Zeitpunkt Veränderungen. Es zeigte sich zusätzlich in den ersten vier Wochen ein deutlicher Einfluss auf Infektdauer und -stärke, nicht jedoch auf die Anzahl.

Die Anwendung leichter Kältereize ist die wissenschaftliche Grundlage für klimatherapeutische Anwendungen am Meer und im Gebirge (▶ S. 377 ff.).

Zusätzlich zu den abhärtenden Adaptationen steigern kühle Luft und Wind akut die Leistungsfähigkeit während körperlicher Arbeit und langfristig die eines aeroben Ausdauertrainings. Die dazu benötigte Reduktion der Hauttemperatur lässt sich während körperlicher Arbeit, z. B. während einer Terrainkur (▶ S.379), im Freien in Abhängigkeit von den klimatischen Bedingungen (u. a. Lufttemperatur, Luftfeuchtigkeit, Luftbewegung, Strahlung) über die Bekleidung regulieren.

Vergleichende Untersuchungen zeigten, dass die Reduktion der mittleren Hauttemperatur nur ca. 2 °C betragen sollte [23]; dies ist ausreichend, um die gewünschten Wirkungen zu erzielen. Die mittlere Hauttemperatur wiederum korreliert direkt mit dem **subjektiven thermischen Empfinden** [5]. Somit kann in der Praxis der Klimatherapie das Kühlregime ganz einfach über das subjektive thermische Empfinden erzielt bzw. dosiert werden.

Während der Klimaexposition sollte man sich so bekleiden, dass man sich „leicht kühl" fühlt [23]. Ein Ausdauertraining mit derart kühler Körperschale führt zusätzlich zu dem durch die Bewegung erreichten Trainingseffekt zu einem kälteinduzierten Anwachsen des aeroben Muskelstoffwechsels in einer Größenordnung, die einer **Verdopplung des Trainingseffekts** im Vergleich zum Training bei indifferenten thermischen Bedingungen entspricht (▶ Abb. 22.1).

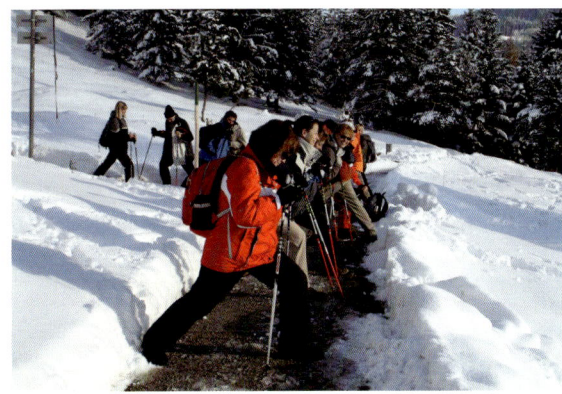

▶ **Abb. 22.1** Kältereize in der Klimatherapie.

✚ **Merke:** Der Einsatz der klimatischen Faktoren niedrige Lufttemperaturen und/oder Wind führt zu klaren gesundheitsfördernden Effekten und stellt ein wesentliches Element in der Klimatherapie dar.

Sonnenstrahlung (UV-Anteil)

Zahlreiche Untersuchungen belegen, dass **Vitamin D** der wesentliche Vermittler für die biopositiven Effekte der Heliotherapie ist. Lediglich 10 % des Vitamin D können über die Nahrung zugeführt werden; ca. 90 % werden von der UVB-Strahlung in der Haut gebildet (▶ **Kap. 23** Heliotherapie).

Die Stärke des Tageslichtes im Freien schwankt z. B. mittags zwischen 50 000 Lux im Sommer und 500 Lux im Winter. Im Flachland strahlt die Sonne an einem trüben Sommermittag im Freien mit einer Lichtstärke von mindestens 10 000 Lux; bei einem Blick aus dem Fenster nimmt man dort an einem Frühlingstag etwa 3 000 Lux auf. In einem Raum mit Tageslicht werden ungefähr 400 Lux erreicht [11].

Nach einer Schweizer epidemiologischen Studie [31] klagt im Winter jeder zehnte Erwachsene über körperliche und seelische Beschwerden, insbesondere subjektive Verstimmungen. Die Beschwerdehäufigkeit war dabei unabhängig von der geographischen Lage des Wohnortes, das sich z. B. in einem nebelreichen Tal oder an einem sonnenreichen Alpensüdhang befand. Setzt sich eine Person dem Tageslicht zu selten oder zu kurz aus, kommt es zu lichtabhängigen seelischen Verstimmungen und Beschwerden, die in die sogenannte **Winterdepression** (**Seasonal Affective Disorder, SAD**) übergehen können [14]. Wirkfaktor für diese lichtabhängigen Verstimmungen und die SAD ist das Hormon **Melatonin**. Die Grenze zur biologischen Wirksamkeit des Lichtes kann bei 2 000–2 500 Lux gezogen werden; ab dieser Lichtintensität wird die Melatoninproduktion vollständig supprimiert [32].

Zur Lichttherapie wird helles Licht eingesetzt.

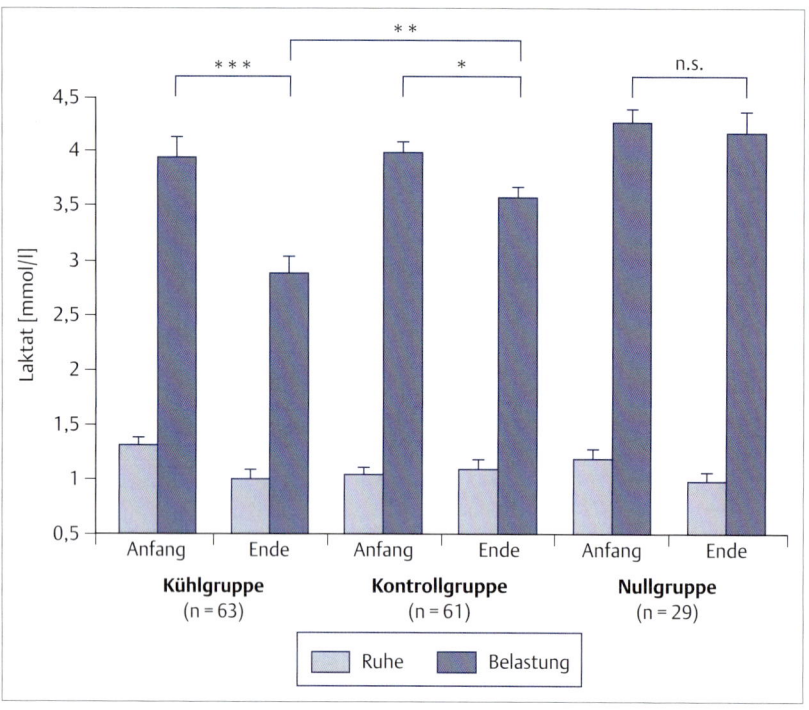

▶ **Abb. 22.2** Laktatkonzentration bei standardisierter Fahrradergometrie, in Ruhe und bei der gleichen Belastung vor und nach leichtem Ausdauertraining (Terrainkur, einheitliche Dosierung durch ansteigende Gehgeschwindigkeit und Trainingszeit).
153 Kurpatienten sind in 3 Gruppen aufgeteilt; thermische Bedingungen sind während Begehung für 2 randomisierte Kollektive unterschiedlich. Kühlgruppe: durch Kleidungsvorgaben um 2 Grad erniedrigte Hauttemperatur, subjektives Empfinden „leicht kühl"; Kontrollgruppe: thermisch ausgeglichen; Nullgruppe: ohne Ausdauertraining. (* = signifikant, p ≤ 0,5, n.s. = nicht signifikant).

🅣 Therapeutische Empfehlung

Ein Spaziergang von tägl. 1 Std. reduziert die Beschwerden der saisonalen Depression im selben Maße wie eine tägl. durchgeführte 1-stündige künstliche Bestrahlung mit sogenannten Lichtlampen.

Eine Klimatherapie in Gebieten mit hoher Lichtintensität wie dem Hochgebirge (▶ S. 381) führt in den Wintermonaten zu einer eindeutigen Verbesserung der Symptome (▶ **Kap. 11** Biologische Rhythmen).

Luftreinheit und Allergenfreiheit

Atemwegserkrankungen jeder Genese wie Asthma bronchiale, COPD, chronische Erkältungskrankheiten und Bronchitis sowie allergisch bedingte Erkrankungen (Atopien) der Haut, z. B. Neurodermitis, werden durch Luftverschmutzung ausgelöst bzw. verschlechtert. Schon seit geraumer Zeit ist bekannt, dass sich die einzelnen Luftschadstoffe gegenseitig in ihrer Wirkung verstärken. Sie schädigen und entzünden die Schleimhäute der Atemwege.

Neben der Luftreinheit ist die **Absenz von Aeroallergenen** in der Luft ein besonders wichtiger präventiver Faktor im Blick auf die Ausprägung von allergisch bedingten Atemwegs- und Hauterkrankungen. Die wichtigsten Aeroallergene sind Pollen, Schimmelpilze und die Exkremente von Hausstaubmilben.

🅣 Therapeutische Empfehlung

Da sich Allergien meist erst im Laufe der Zeit durch Akkumulation, d. h. häufige Auseinandersetzung mit einem Allergen, manifestieren, lässt sich z. B. Heuschnupfen durch den **regelmäßigen Aufenthalt in pollenfreier Umgebung** während der Hauptblütezeit vollkommen vermeiden; ein Abstieg in den unteren Respirationstrakt sowie die Manifestation eines exogen allergischen Asthma bronchiale können verhindert werden.

22.2.2 Bioklimatische Zonen

In Deutschland wird im Mittelgebirge, Hochgebirge und an der See Klimatherapie durchgeführt.

Mittelgebirgsklima

Das Mittelgebirgsklima umfasst Höhenlagen von **300–1 000 m ü. d. M.** Auch die wenigen Erhebungen, die über 1 000 m Seehöhe und in einer Mittelgebirgslandschaft, wie z. B. im Südschwarzwald, liegen, sind klimatherapeutisch nicht dem Hochgebirge zuzurechnen. Die klimatischen Bedingungen der Mittelgebirge wirken überwiegend **schonend und entlastend**, die reizintensiven Elemente sind nur gering ausgeprägt (▶ Tab. 22.2).

Die **Waldgebiete** der Mittelgebirge weisen ein eigenes Lokalklima, das Waldklima, auf, das je nach Baumart, Belaubung, Höhe der Bäume und Dichte des Bestandes zu unterschiedlichsten klimatischen Verhältnissen führt (▶ **Tab. 22.3**). Die zahlreichen Wälder in den Mittelgebirgslagen weisen für die Klimatherapie überwiegend positive Eigenschaften auf.

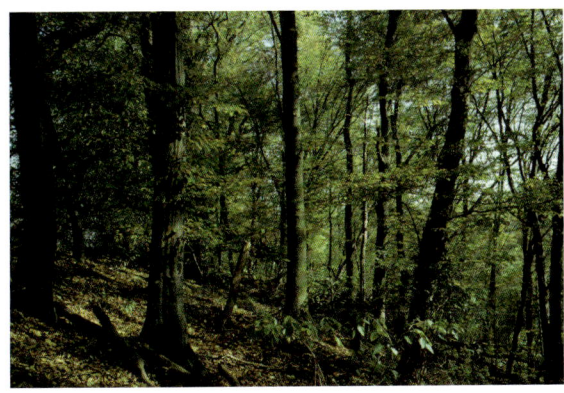
▶ Abb. 22.3 Waldgebiet in einem Mittelgebirge.

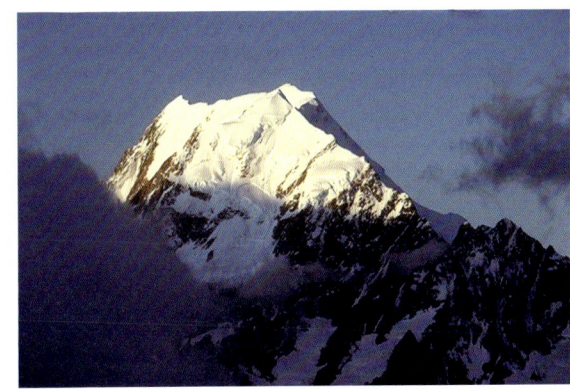
▶ Abb. 22.4 Hochgebirge.

▶ Tab. 22.2 Elemente des Mittelgebirgsklimas (aus [25]).

Reizintensität	Klimafaktoren	Veränderung	Jahresgang
	Einfluss aktuelles Wetter ↑	Luv (windzugewandt): häufig Wolkenstau und Regen Lee (windabgewandt): geringere Bewölkung hohe Sonnenscheindauer	ganzjährig
schonend und entlastend	Waldklima (▶ Tab. 22.3)		
	Luftreinheit ↑		ganzjährig aufgrund der Wälder, besonders auch im Winterhalbjahr in höheren Lagen über der Inversion
	Wärmebelastung ↓		im Sommer insbesondere in den höheren Lagen und in den Wäldern nur geringe Wärmebelastung, wenig schwüle Tage
	nächtliche Abkühlung ↑		im Sommer durch Berg-/Talwindzirkulation
	Nebel ↓		nur auf Anhöhen, insbesondere im Winter
	Wind ↓		im Sommer tagsüber leichte lokale Luftzirkulation durch Hang- und Talwinde
	Luftfeuchtigkeit ⇔		ganzjährig geringe Schwankungen der Luftfeuchtigkeit, das Jahr über gleichmäßig verteilte Niederschläge
reizintensiv	UV-Strahlung ↑	+3%/100 m	Herbst bis Frühjahr oberhalb der Inversion strahlungsintensive, klare Bedingungen
	Lufttemperatur ↓	−0,6 °C/100 m	bei windexponierten Kuppen und Tälern im Winter Kältestress möglich

Im Mittelgebirgsklima können fast alle Indikationen behandelt werden (▶ S. 381).

Die klimatischen Bedingungen bezüglich der körperlichen Schonung und Entlastung von belastenden Stoffen wie Luftverunreinigungen sind zwar ausgezeichnet, jedoch ist die Reizintensität im Gegensatz zu Hochgebirge und See meist nicht hoch genug, um ein klinisches Bild direkt zu beeinflussen.

Hochgebirgsklima

Die Klimatherapie im Hochgebirge wird in den so genannten mittleren Höhen zwischen **1 000 und maximal 3 000 m** durchgeführt. Schwerpunkte sind hier die **klimatische Terrainkur** und die **Heliotherapie**.

Mit zunehmender Meereshöhe ändern sich fast alle Komponenten der Lufthülle (▶ Tab. 22.4).

▶ **Tab. 22.3** Elemente des Waldklimas (aus [25]).

Elemente des Waldklimas		Tages- und Jahresgang	Klimatherapeutische Wirkungen
Strahlung	• Strahlungsumsatz im Kronenbereich • Sonnenstrahlung (Infrarot, sichtbares Licht und Ultraviolettstrahlung) vermindert	• tagsüber: Strahlung wird an der Krone reflektiert und absorbiert, dringt kaum ein • nachts: Abstrahlung von Wärme von der Krone, in Bodennähe kaum Abkühlung	• Schutz vor Wärmebelastung • Lichtschutz
Lufttemperatur	• Wald ist am Tag und im Sommer kühler als Umgebung, nachts und im Winter wärmer • am Tag vor allem in Bodennähe beträchtlich kühler als im Freiland • keine Extremwerte	• durch Strahlungsumsatz beeinflusst • tagsüber: höchste Temperatur in der Krone, in Bodennähe deutlich kühler • nachts: größte Abkühlung in der Krone, in Bodennähe kaum Abkühlung • bei Laubwald im Winter vertikale Temperaturverteilung ähnlich Freiland	• Schutz vor Wärmebelastung • Kälteschutz
Regen und Wind	im Wald stark reduziert	• Regen wird im Kronenbereich aufgehalten • Wind wird im Waldinneren abgebremst, auf Lichtungen stärker	• Windschutz • Regenschutz
Luftfeuchtigkeit	immer hoch, da Blätter und Nadeln Wasserdampf abgeben	Dampfdruck tagsüber in Form einer zweigipfligen Welle: • erster Gipfel gegen 10 Uhr • zweiter, höherer Gipfel gegen 18 Uhr	**Cave:** an sehr heißen Tagen Schwüle
Duftstoffe	• ätherische Öle, Harze und Aromastoffe • für Geruch vor allem Terpene verantwortlich		angenehmer Geruch
saubere Luft	• Staub reduziert • kein Ozon		Entlastung der Atemwege
Ruhe	Lärm deutlich verringert		Lärmschutz

Das Hochgebirgsklima ist überwiegend **reizintensiv,** zeichnet sich aber auch durch die entlastende Wirkung der Klimafaktoren **hohe Luftreinheit** und **Allergenreduktion** aus. So sind die Hausstaubmilben, deren Exkremente ein wesentliches Allergen darstellen, unter den klimatischen Bedingungen des Hochgebirges ab ca. 1600 m Höhe mit niedrigeren Temperaturen und der verringerten absoluten Luftfeuchtigkeit nicht lebensfähig.

Die Pollenarmut des Hochgebirges beruht vor allem auf der durch die Höhenlage verringerten bzw. veränderten Vegetationsdecke und ihrer gegenüber dem Flachland verspäteten Blütezeit. Schimmelpilze, deren Stoffwechselprodukte und Sporen ebenfalls ein erhebliches Allergenpotenzial darstellen, können sich aufgrund der geringen Luftfeuchtigkeit im Hochgebirge ebenfalls nicht entwickeln.

Von Bedeutung ist weiterhin, dass sich der Sauerstoff-Partialdruck der Luft parallel zum Luftdruck vermindert. Deshalb liegen auch der Sauerstoffpartialdruck in den Alveolen und der arterielle O_2-Partialdruck bereits in mittleren Höhen deutlich niedriger als auf Meereshöhe. Aufgrund der nicht linearen Sauerstoff-Bindungskurve des Hämoglobins bleibt das Blut trotzdem noch bis in Höhen von ca. 2500 m fast vollständig mit Sauerstoff gesättigt; die Abnahme beträgt höchstens 2–3 %. Diese **milde Hypoxie** in den klimatherapeutisch relevanten Höhenlagen aktiviert dennoch bei Gesunden bereits in geringeren Höhen ab ca. 1000 m Schutzmechanismen gegen Sauerstoffmangel. Am bedeutsamsten sind die zeitabhängigen Veränderungen im autonomen Nervensystem, wobei es bei akuter Höhenexposition zu einer Stimulation des Sympathikus und damit Verstärkung der Kreislaufarbeit kommt. Zusätzlich wird die Abkopplung des Sauerstoffs vom Hämoglobin und die Abgabe in das Gewebe erleichtert, und es kommt zu einer **vermehrten Bildung von Hämoglobin.** Außerdem kommt es zu einer **Zunahme der Erythrozyten**.

Insgesamt spielt der Sauerstoffmangel in mittleren Höhenlagen bis ca. 2500 m bei Gesunden keine limitierende Rolle; sie erfahren bei einem längeren Aufenthalt nur die positi-

▶ Tab. 22.4 Elemente des Hochgebirgsklimas (aus [25]).

Reizintensität	Klimafaktoren	Veränderung	Jahresgang
reizstark	O_2-Partialdruck ↓	-12%/1000m (in den unteren 3000m, darüber exponentiell)	
	UV-Strahlung ↑	+30%/1000m	• Herbst bis Frühjahr oberhalb der Inversion strahlungsintensive, klare Bedingungen • höhere Anzahl Sonnenstunden als im Flachland • vergleichbare Strahlungsintensität im Flachland nur kurzzeitig in Sommermonaten
	Lufttemperatur ↓	-0,6°C/100m	• in geschützten Lagen auch im Winter Sonnenexposition möglich • in windexponierten Kuppen und Gipfellagen Kältestress
	Windgeschwindigkeit ↑		
schonend und entlastend	Allergene ↓		• Hausstaubmilben- und Schimmelpilzabsenz ganzjährig • Pollenabsenz entsprechend den lokalen Bedingungen
	Luftreinheit ↑		• ganzjährig • besonders gut im Winterhalbjahr durch Lage über der Inversion
	Luftfeuchtigkeit ↓	-25%/1000m	absolute Luftfeuchtigkeit ganzjährig gering

ven gesundheitsfördernden Wirkungen, welche die Höhenadaptation nach sich zieht und die insgesamt denjenigen eines Trainings des Herz-Kreislauf-Systems entsprechen.

Sauerstoff-Transportkapazität (durch Vergrößerung des Blutvolumens) und Sauerstoff-Ausschöpfung in der Peripherie (durch Anpassungsreaktionen in der Skelettmuskulatur) werden verbessert. Sportler erleben dagegen eine Begrenzung ihrer körperlichen Leistungsfähigkeit, die zu Trainingszwecken allerdings erwünscht ist.

Der absolute Wassergehalt der Luft (Dampfdruck) beträgt bereits in 2 000 m Höhe durchschnittlich nur noch die Hälfte des Tieflandwertes. Dadurch wird sowohl den Schleimhäuten der Atemwege als auch über die Verdunstung der Haut im Hochgebirge wesentlich mehr Wasser entzogen als im Flachland.

Die klimatherapeutisch wichtige Ultraviolettstrahlung ist in einer Höhenlage von ca. 2 000 m um 60 % höher als in Meereshöhe. Im Hochgebirgsklima sind im Herbst und Winter vor allem im UVB-Spektralbereich zwischen 0,29 und 0,35 µm besonders hohe Strahlungsintensitäten zu verzeichnen [30], was einen ganzjährig therapeutischen Einsatz der **Sonnenstrahlung** ermöglicht. Im Hochgebirge herrscht außerdem aufgrund des geringen Wasserdampfgehaltes in der Luft, der starken Himmelsstrahlung – festzustellen am tiefblauen Himmel – und der intensiven direkten Sonnenstrahlung an den meisten Tagen des Jahres sehr viel helleres Tageslicht als im Flachland.

Indikationen und Kontraindikationen der Klimatherapie im Hochgebirge richten sich in Abhängigkeit von dem zu behandelnden Krankheitsbild nach der Reizstärke der Klimaelemente (▶ S. 375).

Seeklima (Nord- und Ostsee)

Klimatherapie an der See wird mittels der genannten Klimaexpositionsverfahren – ergänzt um das Seebad – durchgeführt. Die Elemente des Meeresklimas üben vorwiegend klimatherapeutische Reize aus und bewirken beim Körper eine Adaptation (▶ Tab. 22.5).

Insbesondere wegen der höheren Windgeschwindigkeiten ist das Klima an der Nordsee wesentlich reizintensiver als das der Ostsee [25]. Das reizintensive Klima führt dazu, dass Wärmeabgabe und Abkühlung des Körpers ganzjährig sehr hoch sind; um eine Überdosierung zu vermeiden, ist häufig ein **Windschutz** nötig. Die Adaptation an die Kältereize führt vor allem zu Abhärtung und Leistungssteigerung.

Einen weiteren entscheidenden Faktor des Seeklimas stellt die Abnahme der anthropogenen Luftverunreinigungen und der Pollenkonzentration dar. Allgemein kann man davon ausgehen, dass die Luftqualität an der deutschen Nord- und Ostsee sehr gut ist.

22 Klimatherapie

▶ **Tab. 22.5** Elemente des Seeklimas [25].

Reizintensität	Klimafaktoren	Besonderheiten
reizstark	Lufttemperatur ↓	auch im Sommer gemäßigte Lufttemperaturen
	UV-Strahlung ↑	im Sommer hoher UV-Strahlungsgenuss aufgrund Himmelsstrahlung
	Wind ↑	ganzjährig kühler, böiger Wind mit hohen Windgeschwindigkeiten
	Aerosole des Meerwassers	abhängig vom Salzgehalt
schonend und entlastend	Pollen ↓	abhängig vom Seewind
	Luftreinheit ↑	abhängig vom Seewind
	Luftfeuchtigkeit ↑ Schwüle ↓	Schwüle auch im Sommer nur sehr selten wegen geringer Lufttemperatur

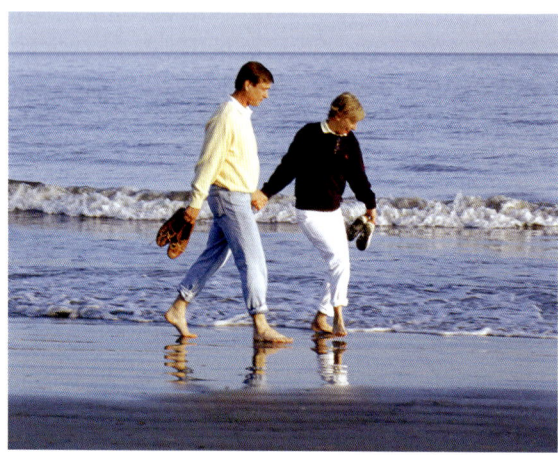

▶ **Abb. 22.5** Das Meeresklima an der Nordsee ist reizintensiver als an der Ostsee.

> **Merke:** Die hohe Luftqualität im Meeresklima ist von der Windrichtung abhängig, da der Weg der Luft über das Meer das Ausmaß der Luftreinheit und vor allem der mitgeführten Allergene bestimmt. Je länger die Luft über das Meer gestrichen ist, desto mehr Schadstoffe sind ausgefällt und ausgeregnet.

An den dem offenen Meer zugewandten Küsten und Inseln der **Nordsee** herrscht bei Westwind größtmögliche Luftreinheit und Pollenfreiheit. Die vom Wind abgewandten Gebiete können pollenbelastet sein.

Auch an der **Ostsee** sind im Vergleich mit dem Landesinneren in der Regel gute lufthygienische Bedingungen vorhanden. Dennoch ist hier die Situation hinsichtlich der Pollen- und Schadstoffkonzentrationen nicht so günstig wie an der Nordsee, da bei Landwind ein erhöhter Polleneintrag verursacht wird bzw. Luftschadstoffe aus dem Hinterland herangetragen werden können.

Die zusätzlich ganzjährig vorhandene **hohe Luftfeuchtigkeit** befeuchtet und entlastet damit die Atemwege. Wegen der verhältnismäßig geringen Lufttemperaturen im Sommer sind Tage mit Wärmebelastung, d. h. „schwüle" Tage ab 22 °C und 75 % Luftfeuchtigkeit, selten [25].

Für die intensive Strahlung an der See im Sommer ist die als **Himmelsstrahlung** bezeichnete indirekte Sonnenstrahlung verantwortlich. Sie wird diffus aus dem blauen Himmel gestreut und enthält einen sehr großen Anteil der hautwirksamen UV-B-Strahlung. Zur Therapie einsetzbare UV-Intensitäten sind an der See nur von April bis September vorhanden.

Das **maritime Aerosol** besteht überwiegend aus Wasser, Salz und Jod. Es wird bei bewegtem Meer (Produktion von Gischt) in die Luft versprüht. Die Menge des herangetragenen Aerosols hängt von der Häufigkeit des Seewindes sowie vom Salzgehalt des Meerwassers ab und nimmt mit zunehmendem Abstand von der Brandungszone rasch ab. Der Salzgehalt des Nordseewassers beträgt etwa 3 %, an der deutschen Ostsee nimmt er von West nach Ost stark ab und liegt zwischen 1 und 2 %. Die Salzkonzentrationen der Luft sind allerdings an Nord- und Ostsee überraschend gering. Salz weist eine sekretolytische Wirkung auf, die zu einer Verflüssigung des Schleimes in den Atemwegen führt und dessen Abtransport erleichtert [15]. Unabhängig von Salzgehalt wirken sich jedoch auch der Wasseranteil des Aerosols bzw. die hohe Luftfeuchtigkeit sehr günstig auf die Atemwege aus; allein durch die Befeuchtung der Atemwege mit Wassertröpfchen wird der Schleim dünnflüssiger. Die Jodmenge, die ein Urlauber oder Patient während eines Nord- oder Ostseeaufenthaltes über die Einatemluft aufnehmen könnte, reicht dagegen bei Weitem nicht für einen biologischen Effekt, z. B. bei Hypothyreose, aus.

22.2.3 Abrechnung

Klimatherapie kann im Rahmen von ambulanten und stationären Vorsorge- und Rehabilitationsmaßnahmen durchgeführt werden. Die Kosten übernehmen in der Regel – nach Genehmigung der Maßnahme – die Krankenkassen und die Rentenversicherungen, z.B. die Landesversicherungsanstalt (LVA).

22.3 Klimaexpositionsverfahren

Für eine täglich erfolgreiche klimatherapeutische Behandlung muss der Körper während mehrerer Wochen unter exakter Dosierung den biometeorologischen Bedingungen ausgesetzt werden.

Heute werden überwiegend die klimatische Terrainkur, die Frischluft-Liegekur und die Heliotherapie eingesetzt. Auch das Baden im Meer zählt im weitesten Sinne zu den Klimaexpositionsverfahren.

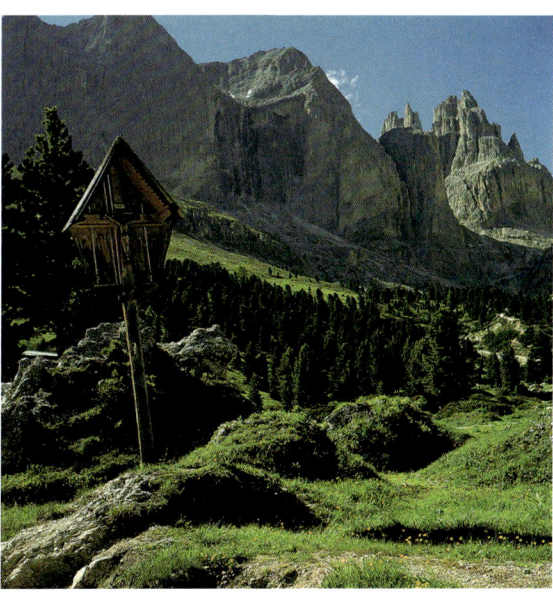

▶ **Abb. 22.6** Ziele der Terrainkur: Ausdauertraining und Kälteadaption.

22.3.1 Klimatische Terrainkur

Definition

Die Terrainkur beinhaltet das **kurmäßig dosierte Gehen** auf ansteigenden Wegen oder im Sand, am Strand. Während der klimatischen Terrainkur werden die Teilnehmer von der Struktur und Beschaffenheit des Geländes und den besonderen klimatischen Bedingungen des Kurortes beeinflusst.

Hauptelement der Terraintherapie ist das **körperliche Ausdauertraining**. Die mit der aktiven Bewegung verbundene planmäßige Steigerung der körperlichen Ausdauerleistungsfähigkeit beeinflusst das kardiovaskuläre System, den Muskelstoffwechsel, den Bewegungsapparat und das respiratorische System.

> **Merke:** Die Terrainkur ist das am weitesten verbreitete Klimaexpositionsverfahren und wird in fast allen Kurorten und Rehabilitationskliniken an der See sowie im Mittel- und im Hochgebirge eingesetzt [24].

Durchführung

Zur Durchführung von Terrainkuren bedarf es eines ausgedehnten vermessenen und klassifizierten **Terrainkurwegenetzes**, das die dosierte Ganzkörperbelastung im Gelände und die gezielte Klimaexposition von Patienten ermöglicht.

Die klimatische Terrainkur wird in der Regel unter zielgerichteter und wohldosierter Einbeziehung der Klimafaktoren Wind und Kühle durchgeführt. Damit wird zusätzlich zum Ausdauertraining eine **Kälteadaptation** („Abhärtung") erzielt. Die Teilnehmer erfahren dabei eine leichte periphere Abkühlung, die über die Bekleidung dosiert wird. Eine klimatische Terrainkur kann somit als Kombination von Ausdauertraining und gleichzeitiger Kälteadaptation mit geringerer körperlicher Belastung als unter thermisch ausgeglichenen oder gar warmen Bedingungen vorgenommen werden und führt dennoch zu einem deutlich höheren Trainingseffekt.

Während einer klimatischen Terrainkur sollten sich die therapeutischen Auswirkungen des körperlichen Trainings während der Wanderungen und die günstigen Einflüsse des Klimas gegenseitig ergänzen, d.h. zusätzliche Trainingsreize durch entsprechende klimatische Bedingungen wie kühle Luft, Wind und UV-Strahlung gesetzt werden.

> **Therapeutische Empfehlung**
> Das Ausdauertraining während der Terrainkur kann auch mit hervorragendem Erfolg an der See durchgeführt werden, wo neben dem immer vorhandenen Kühlregime, z.B. beim Gehen am Wassersaum mit oder gegen den Wind, auch das **Gehen im Sand** einen ausgeprägten Trainingsreiz und damit eine deutliche Beanspruchung des Herz-Kreislauf-Systems nach sich zieht.

Neben den kühlen Klima- und Körperbedingungen hat auch der UVB-Anteil der Sonnenstrahlung eine den Muskelstoffwechsel und das Herz-Kreislauf-System stärkende Wirkung (▶ Kap. 22.3.3 Heliotherapie) und führt während einer Terrainkur an sonnigen oder leicht bewölkten Tagen zu einem zusätzlichen leichten Anstieg der Ausdauerleistungsfähigkeit.

Verordnung

Hollmann [9] beschreibt folgende **Trainingsvorgaben bei Ausdauertraining**:
- 3–4 Wochen
- 20–40 Min.
- 3–4-mal wöchentl.
- 65–70% maximale O_2-Aufnahme, Laktat 2–4 mmol/l
- Puls (180 minus Lebensalter) pro Min.

Cave: Bei **Trainingsbeginn** und völlig **Untrainierten**:
- 60% maximale Sauerstoffaufnahme
- Puls (160 minus Lebensalter) pro Min.

Indikationen
- koronare Herzkrankheit (KHK)
- Hypertonie
- Osteoporose
- Atemwegserkrankungen
- Prävention von Erkältungskrankheiten
- Atopien

22.3.2 Frischluft-Liegetherapie

Definition

Die Frischluft-Liegekur ist das älteste klimatherapeutische Verfahren und wurde als Behandlungsregime für die Lungentuberkulose bekannt. Die Frischluft-Liegekur erlaubt eine exakte Dosierung der klimatischen Reize ohne gleichzeitige körperliche Belastung.

Auch heute noch wird die Frischluft-Liegekur – mit anderer Zielrichtung – in Form einer **leichten Kälteexposition während ruhigem Liegen** vorgenommen.

Die physiologische Basis der Frischluft-Liegekur ist das Ruhen, kombiniert mit leicht reduzierter Hauttemperatur, das zu einer deutlichen körperlichen Entspannung führt. Die Frischluftliegekur wird ohne gleichzeitige körperliche Aktivität vorgenommen, führt aber dennoch zu einer leicht gesteigerten Leistungsfähigkeit und wurde deshalb in der früheren Literatur als „Training en repos" beschrieben.

Durchführung

Die Frischluft-Liegekur wird auch bei niedrigen Lufttemperaturen durchgeführt. Der Patient liegt z. B. auf Balkon oder Terrasse, am Strand im Strandkorb oder am weit geöffneten Fenster. Er wird mit einer Decke bedeckt und sollte weder schwitzen noch frieren, aber ein leichtes Kühlregime haben, jedoch ohne zu frösteln.

Verordnung

Die Dauer beginnt wetterabhängig bei wenigen Minuten und kann bis auf 2 Std. tägl. ausgedehnt werden.

Indikationen
- Rekonvaleszenz
- Bewegungseinschränkung oder -unfähigkeit
- Trainingsmangel
- Erkrankungen des Atemtraktes

22.3.3 Heliotherapie

Definition

Bei der Heliotherapie werden der ganze Körper oder erkrankte Teile der Haut der Sonne exponiert. Die Adaptation an die Sonnenstrahlung aktiviert verschiedene Mechanismen. Wesentliches therapeutisches Ziel der Heliotherapie ist die Zunahme der Vitamin-D_3-Synthese [26].

Durchführung

Die gesundheitsfördernden Effekte und therapeutischen Erfolge sowie die Risikovermeidung beruhen auf der **adäquaten Dosierung der Sonnenstrahlung**. Diese hängt von der individuellen UV-Empfindlichkeit und der **Eigenschutzzeit** ab. Die MED verweist auf den Zeitpunkt, ab dem sich die Haut rötet. Sie ist individuell verschieden und wird u. a. wie die Eigenschutzzeit vom Hauttyp bestimmt.

Um die biopositiven Effekte des UVB-Lichtes nicht zu schmälern, wird Heliotherapie ohne Sonnenschutz durchgeführt.

> **Cave**
> Es sollten weder Erythem noch Sonnenbrand auftreten.

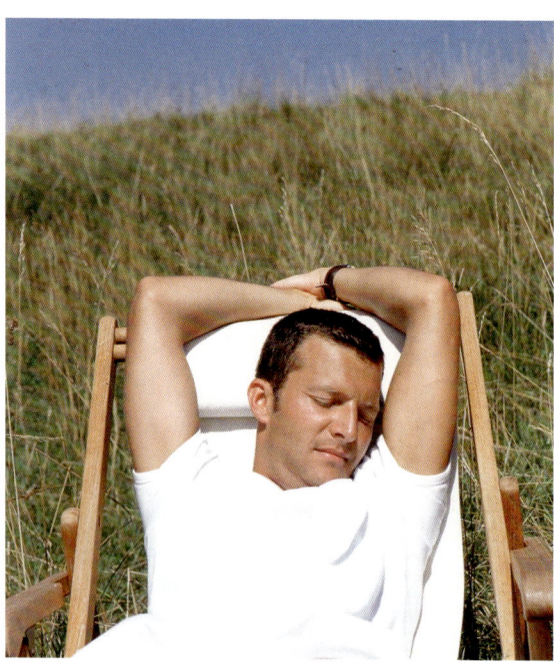

▶ **Abb. 22.7** Frischluft-Liegekur: klimatischer Reiz in Ruhe.

Verordnung

Pro Anwendung sollte die UV-Bestrahlung nicht über 1 MED liegen.

Indikationen

- Psoriasis
- Neurodermitis
- Osteoporose
- funktionelle Herz-Kreislauf-Erkrankungen
- saisonale Depression

Weitere Angaben finden sich in Kap. 23 Heliotherapie.

22.3.4 Seebad

Definition

Das Seebad bedeutet meist einen **massiven Kältereiz** und wirkt sich erheblich auf Kreislauf- und Stoffwechselregulation aus. Insbesondere **kalte Brandungsbäder** haben eine intensive Wirkung auf den Körper, die klimatherapeutisch genutzt wird. Zusätzlich zum Kältereiz, der bei richtiger Dosierung zu Adaptationen im Rahmen der Abhärtung führt, bedeutet ein Bad im bewegten Meer eine körperliche Belastung in Größenordnungen von bis zu 150 Watt.

Durchführung

Angezeigt ist eine Badedauer von anfangs tägl. 3–7 Min., die bis zu 30 Min. gesteigert werden kann. Das Meerbad kann bis zu 2-mal tägl. durchgeführt werden.

22.4 Spezifischer Einsatz der bioklimatischen Zonen

22.4.1 Klimatherapie im Mittelgebirge

Indikationen

Grundsätzlich sind alle Patienten, die keine zusätzlichen starken Klimareize wie im Hochgebirge oder an der See vertragen können, für die Klimatherapie im Mittelgebirge gut geeignet.

Das Mittelgebirgsklima bietet insbesondere für **multimorbide Patienten** oder **sehr alte Menschen**, deren Regulationsfähigkeiten – auch bezüglich der Thermoregulation – deutlich eingeschränkt sind, ideale Voraussetzungen. Auch für sehr **kleine Kinder**, die ebenfalls von der Reizintensität in den übrigen Klimazonen überfordert wären, ist es geeignet.

Die Klimaexpositionsverfahren Terrainkur, Liegekur und Heliotherapie werden in einer gegenseitig stützenden sinnvollen Kombination aufeinander abgestimmt und durch zusätzliche krankheitsspezifische physikalisch-therapeutische Maßnahmen zielorientierter Erholung und Gesundheitserziehung ergänzt. Folgende Indikationen sind zu nennen:

- Rekonvaleszenz nach schweren Erkrankungen und Operationen
- chronische schwere Erkrankungen
- nicht allergische Atemwegserkrankungen
- Herz- und Gefäßerkrankungen
- Trainingsmangel
  Hier können im Mittelgebirge ideale Geländebedingungen genutzt werden.

Kontraindikationen

Da im Mittelgebirge Allergene im Form von Pollen, Schimmelpilzen und Hausstaubmilben gehäuft vorkommen, sind alle Formen von Atopien zu nennen. Hierzu zählen

- allergisches Asthma,
- Heuschnupfen,
- Neurodermitis.

22.4.2 Klimatherapie im Hochgebirge

Wirksamkeitsnachweis

Bei **atopischem Ekzem** und **allergischem Asthma bronchiale** konnten sowohl akute als auch langfristige Erfolge der Hochgebirgsklimatherapie dokumentiert werden (Übersicht bei [27, 30]).

Bei insgesamt über 6000 Patienten mit atopischem Ekzem und allergischem Asthma bronchiale wurden die Häufigkeit der Krankheitsschübe, Hautbefunde, Verbrauch topischer Kortikosteroide sowie Arbeits- und Schulunfähigkeitszeiten 1 Jahr vor stationärer Aufnahme, bei Aufnahme in eine Rehabilitationsklinik in Davos, bei Entlassung und in einer Nachfolgeuntersuchung 3, 6 und 12 Monate nach Entlassung erhoben [4]. Sowohl bei Neurodermitis als auch bei Asthma bronchiale bestand noch nach 12 Monaten eine deutliche Verbesserung der Parameter (▶ Abb. 22.8).

Eine kontrollierte Studie bestätigt den hervorragenden und längerfristig anhaltenden Effekt der Hochgebirgsklimatherapie bei **Jugendlichen mit Asthma bronchiale** infolge einer Hausstaubmilbenallergie [6]. Die Patienten unterzogen sich einer 10-wöchigen Kur in 1600 m Höhe. Es ergaben sich signifikante Verbesserungen aller gemessenen Parameter im Vergleich zu der auf Seehöhe behandelten Gruppe. Lebensqualität und bronchiale Reaktion verbesserten sich, die Histamin- und AMP-Konzentrationen konnten im Provokationstest während des Höhenaufenthaltes verdoppelt werden (▶ Abb. 22.9). Die Eosinophilenzahlen nahmen ab und die Entzündungsparameter normalisierten sich. Diese signifikanten Verbesserungen waren noch 6 Wochen nach Beendigung des Höhenaufenthaltes festzustellen, während sich bei der Kontrollgruppe keine Veränderungen der Parameter ergaben.

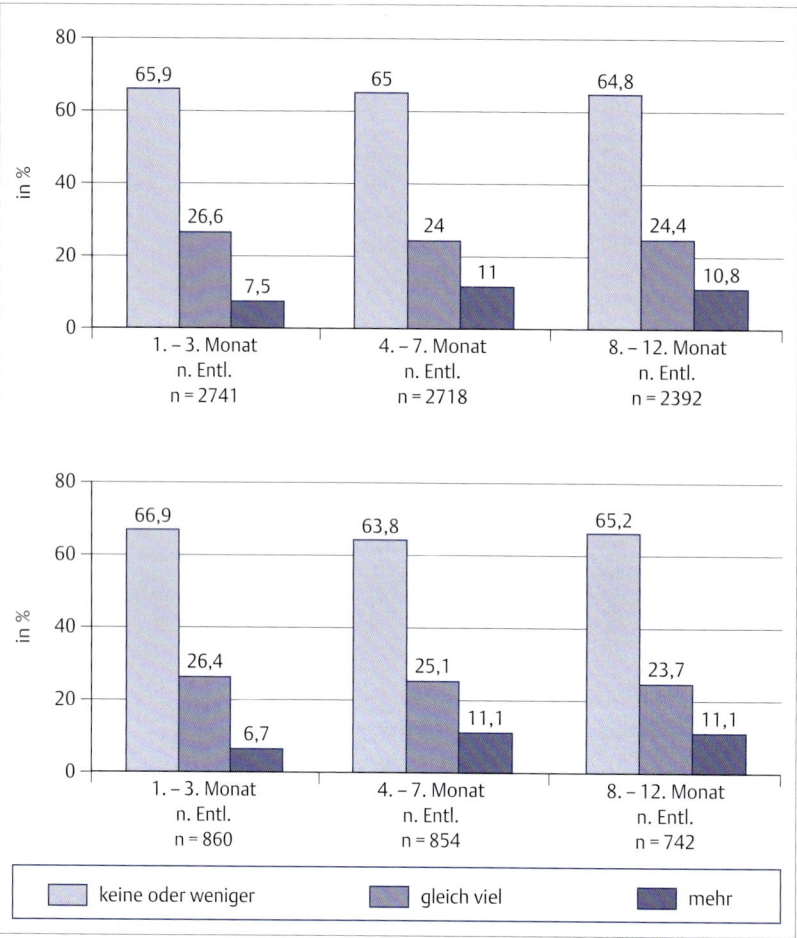

▶ Abb. 22.8 Häufigkeit von Neurodermitis- (oben) und Asthma-bronchiale-Schüben (unten) nach Hochgebirgsklimatherapie.

Die Ergebnisse sind somit allein der Haustaubmilbenfreiheit in dieser Höhenlage zuzuschreiben und zeigen, dass eine zeitlich begrenzte Allergenvermeidung im Hochgebirgsklima bei atopischen Jugendlichen mit leichtem bis mittelschwerem Asthma bronchiale klinisch von Vorteil ist.

Indikationen
Erwachsene
- chronisch-rezidivierende Hauterkrankungen, wie Psoriasis: Hier wird die starke UV-Strahlung genutzt (▶ Kap. 23 Heliotherapie).
  Atopien: Günstig hierfür ist das weitgehende Fehlen von Inhalationsallergenen wie Pollen, Hausstaubmilben oder Schimmelpilzen sowie Luftschadstoffen. Hier findet sich die evidenzbasierte Domäne der Hochgebirgsklimatherapie.
- nicht allergische Atemwegserkrankungen, wie chronische Bronchitis, chronisch-obstruktive Ventilationsstörungen, nicht allergisch bedingtes intrinsisches Asthma, chronisch-obstruktive Bronchitis (COPD): Luftreinheit und Abhärtung führen nachweislich zu einer Verbesserung [7]
- Osteoporose
- Trainingsmangel
- saisonale Depression

> **T Therapeutische Empfehlung**
> Besonders wertvoll sind die Voraussetzungen für die Osteoporoseprävention und Rehabilitation während der im Unterland strahlungsarmen Zeiten **Frühjahr**, **Herbst** und **Winter**, da dieses dann häufig unter einer Nebel- bzw. Hochnebeldecke liegt. Zu dieser Zeit scheint in den Bergen häufig die Sonne, wobei die Reflexion des Schnees die ganzjährig hohe UVB-Strahlungsintensität noch verstärkt.

Kinder
Bei Kindern ist die Klimatherapie in Höhenlagen zwischen 1 000 und 2 000 m eine der wirkungsvollsten Behandlungsmöglichkeiten bei
- allergisch bedingten Haut- und Atemwegserkrankungen
- Schwäche und Infektanfälligkeit

22.4 Spezifischer Einsatz der bioklimatischen Zonen

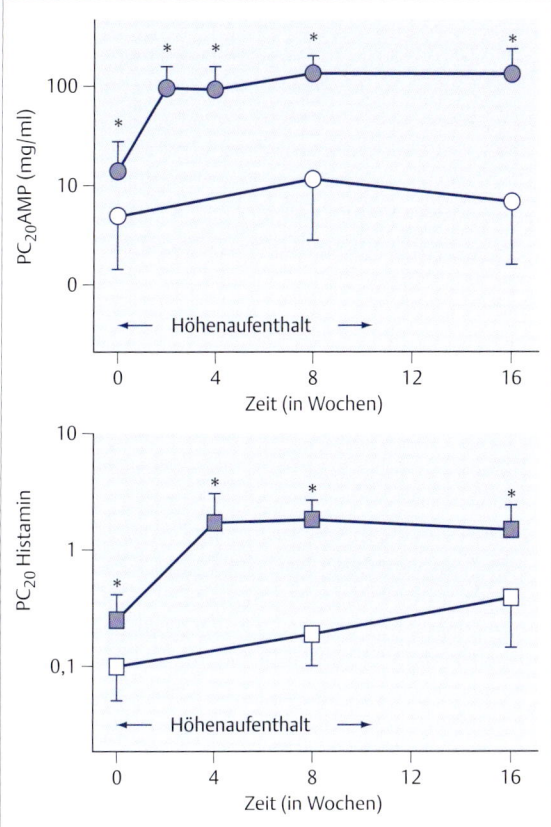

▶ **Abb. 22.9** Die bronchiale Überempfindlichkeit auf AMP (a) und Histamin (b) im Provokationstest während des Höhenaufenthaltes (geschlossene Symbole) und bei der Kontrollgruppe (offene Symbole) * = signifikant, p ≤ 0,05.

Mehrere Studien zeigen, dass sich die klinischen Parameter bei atopischen Kindern durch den Höhenaufenthalt schnell und deutlich verbessern [16, 18, 29].

Kontraindikationen
- Erkrankungen, bei denen die Sauerstoffsättigung des arteriellen Blutes bereits im Tiefland reduziert ist
- Z. n. schweren Erkrankungen
- schwere maligne Erkrankungen
- lichtprovozierbare Dermatosen
- Lupus erythematodes
- akute Infektionskrankheiten
- schwere oder akute psychische Erkrankungen
- schwere oder akute neurologische Erkrankungen
- akute Entzündungen der Nieren und ableitenden Harnwege

T Therapeutische Empfehlungen
- Patienten mit koronarer Herzkrankheit und ältere Menschen sollten während der ersten 5 Tage Aufenthaltes in der Höhe, d. h. während der Höhenakklimatisation, körperliche Belastungen auch in Form von klimatherapeutischen Anwendungen (Terrainkur) vermeiden [13].
- Höhenlagen über 2 500 m sollten nach den heutigen Erkenntnissen von diesen Personen grundsätzlich, d. h. auch in Ruhe, gemieden werden (Übersicht in [25]). Bei Senioren und Kleinkindern sind Vorsichtsmaßnahmen zu beachten.
- Bei COPD-Patienten muss die Höhenexposition sehr vorsichtig erfolgen.
- Aufgrund der verhältnismäßig langen Anpassungsphase sollte die Klimatherapie in einem Reizklima wie dem Hochgebirgsklima mindestens drei Wochen dauern.

22.4.3 Seeklimatherapie

Wegen der speziellen klimatischen Verhältnisse sind bei einigen Indikationen Nordsee oder Ostsee günstiger als das Hochgebirgsklima.

Für geschwächte, sehr empfindliche oder hyperreagible Patienten ist eher das mildere **Ostseeklima** zu bevorzugen. Auch für Kleinkinder und bestimmte Gruppen von Senioren wird die Ostsee aufgrund ihrer abgeschwächten klimatischen Reizfaktoren empfohlen.

Die Jahreszeit, in der die Klimatherapie vorgenommen werden soll, spielt ebenfalls eine erhebliche Rolle für deren Erfolg. Sie muss indikationsbezogen und unter Beachtung der starken jahreszeitlichen Veränderung der klimatischen Bedingungen und der Reizstärke ausgewählt werden.

✻ Merke: Generelle Voraussetzung für eine Klimatherapie an der Nordsee ist, dass die starke Reizintensität vom Patienten ertragen bzw. kompensiert werden kann.

Wirksamkeitsnachweis

Obwohl **Asthma bronchiale** eine der wichtigsten Indikationen für die Klimatherapie an der See ist, liegen bis heute nur wenige wissenschaftliche Studien über Behandlungserfolge bei Erwachsenen vor.

Eine Untersuchung [17] bescheinigt bei 90 % der Patienten nach einer Behandlung auf den Nordseeinseln Erscheinungsfreiheit bzw. wesentliche Besserung. Zwölf Monate später wurde der Behandlungserfolg noch von 83 % der Patienten mit allergischen Atemwegserkrankungen als gut bzw. sehr gut bezeichnet, und die Patienten waren symptomfrei. In einer weiteren Studie zur Klimatherapie an der Nordsee zeigte sich neben der klinischen Verbesserung der obstruktiven Ventilationsstörung auch eine Immunmodulation (Zunahme von Suppressorzellen) [21].

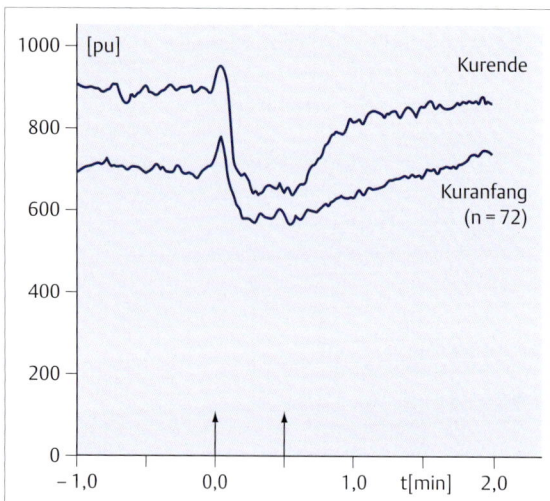

▶ **Abb. 22.10** Mittelwerte der Nasenschleimhautdurchblutung von 72 Probanden im zeitlichen Verlauf zu Beginn und am Ende einer Klimakur auf Sylt. Die mittlere Durchblutung ist am Ende der Kur deutlich höher als zu Beginn. Anfang und Ende des Kaltreizes sind durch Pfeile gekennzeichnet.

Bei Kindern ist der therapeutische Effekt am größten und hält über Monate bis Jahre an. Ein signifikant **höheres Durchblutungsniveau der Nasenschleimhaut** von infektanfälligen Kindern fand sich nach einer 6-wöchigen Klimakur auf Sylt (▶ **Abb. 22.10**). Auch die konsensuelle Reaktion nach einem Kaltreiz auf die Füße zeigte eine tendenziell kürzere Erholungszeit der Durchblutung [28].

Indikationen

An Nord- und Ostsee herrschen hervorragende klimatische Bedingungen, die zur allgemeinen Prävention und dem Training der Funktionen sowie für Therapie und Rehabilitation zahlreicher, insbesondere auch chronischer Erkrankungen bei Erwachsenen und im Kindesalter eingesetzt werden können.

Erwachsene

- **Präventiv-Maßnahmen** gegen **Erkältungskrankheiten** bzw. **gesteigerte Infektanfälligkeit** der oberen Atemwege: Die Kältereize aufgrund der niedrigen Lufttemperaturen und des intensiven und turbulenten Windes an der See sind hier die wichtigsten Faktoren. Für die entstehenden Adaptationen sind die Klimata von Nord- und Ostsee ganzjährig gleichermaßen geeignet. Zusätzlich zu den abhärtenden Klimafaktoren sind die saubere Luft, die Inhalation von Meerwasser-Aerosol, die Exposition gegenüber hoher UV-Strahlung sowie dosierte Seebäder im Sommer wichtige klimatherapeutische Elemente in der Prävention von Erkältungskrankheiten.
- **Chronische Bronchitis** (Husten länger als drei Monate im Jahr) und **chronisch-obstruktive Bronchitis** (COPD): Dies sind die Hauptindikationen der Klimatherapie an Nord- und Ostsee. Bei Patienten mit Erkrankungen der Atemwege sind vor allem die saubere Luft, die hohe Luftfeuchtigkeit und das Salz des Brandungsaerosols die wesentlichen Wirkfaktoren.
- **Chronisch-rezidivierende Hautkrankheiten:** Die Sonnenbestrahlung stellt hier neben Seewasserbad, Hautpflege, Schulung und Entspannung die Hauptkomponente der klimatherapeutischen Behandlung dar und führt zur deutlichen Verbesserung des Hautzustandes. Die positiven therapeutischen Effekte der Heliotherapie sind auch an der See auf die verstärkte Vitamin-D_3-Synthese zurückzuführen [26].
- **Atopien:** Das Seeklima bietet hier nur für **Pollenallergiker** Entlastung, da an Nord- und Ostsee wegen der immer herrschenden hohen Luftfeuchtigkeit Hausstaubmilben und Schimmelpilze vorhanden sind.
- **Asthma bronchiale**: Die reine Luft im Seeklima, d. h. der Fortfall von Luftverschmutzung, die hohe Luftfeuchtigkeit und die Verringerung des Polleneintrags ist auch hier von hervorragender Bedeutung. Das hyperreagible Immunsystem wird normalisiert. Damit kann eine weitere Verschlechterung der Lungenfunktion aufgehalten werden. Ist das Asthma bronchiale nicht mit einer Pollenallergie vergesellschaftet, sind Nord- und Ostseeklima gleichermaßen geeignet.
- **Neurodermitis:** Die im Seewind durchgeführte Behandlung ist hier besonders sinnvoll. Eine multizentrische Studie zur Behandlung der Neurodermitis an Nord- und Ostsee [8] zeigte eine objektivierte Besserung des Hautzustandes zwischen Anfang und Ende der Heilmaßnahme bei mehr als 90 % der Patienten mit einer Reduktion des zur Quantifizierung eingesetzten EASI-Scores um im Schnitt 50 %. Nur 2 % der Patienten wurden mit gleichbleibenden EASI-Werten und 5 % in einem verschlechterten Zustand entlassen.

> **T Therapeutische Empfehlung**
> Für alle Krankheitsbilder, die mit einer Pollenallergie einhergehen, ist während der lokalen Blütezeiten von Frühjahr bis Herbst das Klima der Nordsee grundsätzlich günstiger als das der Ostsee. Während der Wintermonate sind Nord- und Ostsee gleichermaßen geeignet.

Kinder

Bei Kindern werden Meeresklimakuren seit langer Zeit durchführt und sind empirisch bewährt. Durch gezielte Abhärtung bewirkt Klimatherapie an der See eine Verbesserung von
- thermoregulatorischen Reaktionen und
- Durchblutungsverhältnissen des Organismus bei Temperaturwechsel.

Kontraindikationen

Die massive Reizintensität der klimatischen Faktoren der Nordsee, weniger der Ostsee, bedeutet eine zusätzliche Belastung. Kontraindiziert ist daher ihre Anwendung bei Rekonvaleszenz nach schweren Erkrankungen.

> **T Therapeutische Empfehlungen**
> - Die Empfehlung für einen Aufenthalt oder eine Klimatherapie in der See sollte bei Vorliegen von malignen Erkrankungen sehr gut abgewogen werden, um die Gefahr von Rezidiven durch die intensiven Klimareize zu mindern.
> - Je nach Schweregrad und Ursache sind bestimmte Erkrankungen generell für die Klimatherapie an der Nordsee ungeeignet, die Klimatherapie an der Ostsee – unter gleichzeitiger hochqualifizierter medizinischer Betreuung – ist jedoch möglich bzw. sogar gut geeignet (▶ Tab. 22.6).

> **Cave**
> - Beim – immer kalten – Seebad nimmt der Quickwert deutlich ab. Patienten, die gerinnungshemmende Mittel einnehmen müssen, sind deshalb bei Auskühlung gefährdet.
> - Für die Rehabilitation derartiger Erkrankungen sowie für schwere Herzerkrankungen kann nur das mildere Ostseeklima bei zusätzlich vorsichtiger Klimaexposition in Betracht gezogen werden.

▶ **Tab. 22.6** Indikationen der Klimatherapie und geeignete Klimazonen (Übersicht) [25]. Die Reihenfolge der Klimazonen erfolgt nach Präferenz, wenn nicht anders angegeben.

Krankheitsbild	Klimazone	bevorzugte Jahreszeiten
Prävention von Erkältungskrankheiten, Abhärtung	• Nordsee • Ostsee • Hochgebirge	ganzjährig
nicht allergische Atemwegserkrankungen (chronische Sinusitis und Bronchitis)	• Nordsee • Ostsee • Hochgebirge	ganzjährig (Ostsee: Frühjahr bis Herbst)
COPD	• Ostsee • Mittelgebirge	ganzjährig (Ostsee: Frühjahr bis Herbst)
nicht allergische Hauterkrankungen (Psoriasis, jugendliche Akne, Vitiligo)	• Hochgebirge • Nordsee • Ostsee • Totes Meer	ganzjährig (Nordsee und Ostsee: nur im Sommer)
Atopien (Neurodermitis, Asthma bronchiale, Heuschnupfen)	• Hochgebirge • Nordsee • Ostsee	ganzjährig (Ostsee: ohne Pollenallergie ganzjährig, sonst außerhalb der relevanten Pollensaison)
Umstimmung	• Nordsee • Ostsee • Hochgebirge	ganzjährig
Trainingsmangel	• Hochgebirge • Nordsee • Ostsee • Mittelgebirge	ganzjährig
Osteoporose	• Hochgebirge • Nordsee • Ostsee	ganzjährig (Nordsee und Ostsee: nur im Sommer)
saisonale Depression	• Hochgebirge • Totes Meer	

Zusammenfassung

Klimatherapie zählt zu den Naturheilverfahren. Sie untersucht die gesundheitsfördernden Auswirkungen des Wetters und des Klimas auf den Menschen. Weiterhin stellt sie deren Einsatz und Nutzen zu Prävention, Therapie und Rehabilitation dar.

Insbesondere **chronische Erkrankungen von Haut und Atemwegen** sind Gegenstand der Klimatherapie. Sie wird auch bei einer Vielzahl weiterer, klar umrissener Krankheitsbilder und Beschwerden wie Osteoporose, Herz-Kreislauf-Erkrankungen, Trainingsmangel des ganzen Körpers, jahreszeitlich abhängigen Verstimmungen und saisonaler Depression sowie zur Rekonvaleszenz nach schweren Erkrankungen eingesetzt. Von besonderer Bedeutung ist die Klimatherapie auch in der Sekundärprävention und allgemeinen Gesundheitsförderung.

Klimatherapie wird an Nord- und Ostsee vor allem als **Rehabilitationsmaßnahme** bei chronischen Erkrankungen und in Form von **Mutter-Kind-Kuren** in Rehabilitationsfachkliniken durchgeführt. Auch im Hochgebirge und in den Mittelgebirgen wird sie stationär und als ambulante indikationsbezogene Kurortherapie vorgenommen. Die Klimaexpositionsverfahren Terraintherapie, Frischluft-Liegetherapie und Heliotherapie werden so eingesetzt, dass sie sich gegenseitig ergänzen; gegebenenfalls werden sie durch thalassotherapeutische, sporttherapeutische, balneologische und weitere physikalisch-therapeutische Maßnahmen ergänzt.

Die Evidenz der Klimatherapie ist zu einem großen Teil anhand objektiver Parameter gegeben. Die moderne, auf wissenschaftlich gesicherter Grundlage und mit großem Erfolg angewendete Klimatherapie wird zur gezielten Behandlung fest umrissener Krankheitsbilder eingesetzt und bewirkt neben der Prävention bzw. Gesundheitsförderung eine langfristige Besserung der Beschwerden.

22 Klimatherapie

Literatur

[1] **Ashkar E, Marsiglia JC, Berreta JA et al.:** Effects of diet composition on the metabolic and heart rate response to cold water exposure in man. Braz J Med Biol Res. 1985; 18: 227–232.

[2] **de Lorenzo F:** Might cold adaptation reduce thrombotic events? Rapid responses for Bouley et al. BMJ. 2001; 323: 601–602.

[3] **de Lorenzo F, Sharma V, Scully M et al.:** Cold adaptation and the seasonal distribution of acute myocardial infarction. QJM. 1999; 92(12): 747–51.

[4] **Drzimalla K, Wagner SA, Disch R:** Langzeitergebnisse der Hochgebirgsklimatherapie in Davos. Allergologie. 1999; 22: 29–35.

[5] **Fanger PO:** Thermal Comfort. New York: McGraw-Hill; 1972.

[6] **Grootenhorst DC, Dahlen SE, van den Bos JW et al.:** Benefits of high altitude allergen avoidance in atopic adolescenz with moderate to severe asthma, over and above treatment with high dose inhaled steroids. Clin Exp Allergy. 2001; 31: 400–408.

[7] **Harre ES, Price PD, Ayrey RB et al.:** Respiratory effects of air pollution in chronic obstructive pulmonary disease: a three month prospective study. Thorax. 1997; 52(12): 1040–1044.

[8] **Harms V, Buhles N, Fölster-Holst R et al.:** Die Behandlung der Neurodermitis an Nord- und Ostsee: verwendete Therapien und Quantifizierung der Befundverbesserung. Eine multizentrische Studie. Phys Rehab Kur Med. 2002; 12: 89–94.

[9] **Hollmann W:** Sportmedizin. Arbeits- und Trainingsgrundlagen. Stuttgart: Schattauer; 2000.

[10] **Hultgren N:** Effects to altitude upon cardiovascular diseases. J Wilderness Med. 1992; 3(3): 301–308.

[11] **Kasper S, Kapitany T, Neumeister A et al.:** Der antidepressive Effekt der Lichttherapie. Münch Med Wschr. 1994; 136: 160–162.

[12] **Kreutzfeld A, Müller K:** Verbesserung der Immunregulation durch Methoden der Physikalischen Therapie. Phys Rehab Kur Med. 2001; 11: 188–195.

[13] **Levine BD, Zuckerman JH, de Filippi CR:** Effect of high-altitude exposure in the elderly: the Tenth Mountain Division study. Circulation. 1997; 96(4): 1224–1232.

[14] **Magnusson A, Boivin D:** Seasonal affective disorder: an overview. Chronobiol Int. 2003; 20(2): 189–207.

[15] **Menger W:** Klimatherapie an Nord- und Ostsee. Jena: Fischer; 1997.

[16] **Peroni DG, Boner AL, Vallone G et al.:** Effective allergen avoidance at high altitude reduces allergen induced bronchial hyperresponsiveness. Am J Respir Crit Care Med. 1994; 194(6): 1442–1446.

[17] **Peters E, Menger W:** Erfolge der Thalassotherapie an der Nordsee bei Asthma und Bronchitis. In: Chlebarov S (Hrsg.): Thalassotherapie. Immenstadt: Grabe; 1993: 185–187.

[18] **Piacentini GL, Martinati L, Mingoni S et al.:** Influence of allergen avoidance on the eosinophil phase of airway inflammation in children with allergic asthma. J Allergy Clin Immunol. 1996; 97: 1079–1084.

[19] **Ponchia A:** Il cardiopatico in montagna: indicazioni comportamentali (The heart patient in the mountains: the behavioral indications). Ital Heart J. 2000; 1(Suppl 4): 488–496.

[20] **Rose DM, Winkelmann BR:** Flugreisetauglichkeit von Patienten mit Herz-Kreislauferkrankungen. In: Landgraf H, Rose DM, Aust PE (Hrsg.): Flugreisemedizin. Berlin, Wien: Blackwell; 1996.

[21] **Schmidt-Wolf I, Fischer J:** Einfluß eines Aufenthaltes im Nordseeklima auf die Lymphozytensubpopulationen im peripheren Blut bei Patienten mit exogen allergischem Asthma bronchiale und chronischer Bronchitis. Pneumonologie. 1990; 44: 241–242.

[22] **Schuh A:** Thermische Einflüsse auf die Bewegungstherapie [Dissertation]. München: 1984.

[23] **Schuh A:** Ausdauertraining bei gleichzeitiger Kälteadaptation: Auswirkungen auf den Muskelstoffwechsel. Phys Rehab Kur Med. 1991; 1: 22–28.

[24] **Schuh A:** Die klimatische Terrainkur. Schwerpunktthema. Heilbad u. Kurort. 2003; 55: 4–9.

[25] **Schuh A:** Klima- und Thalassotherapie. Stuttgart: Hippokrates; 2004.

[26] **Schuh A, Kneist W, Philipona R et al.:** A special therapeutical effect of sunlight: dose dependent vitamin D_3 synthesis after 3 weeks heliotherapy at different altitudes (1600m, 800m and sea level). Int. Congress of Biometeorology & Int. Conference on Urban Climatology. 8.–12.11.1999, Sydney. Abstractbook; 1999: 63.

[27] **Schuh A:** Die Evidenz der Klima- und Thalassotherapie. Ein Review. Schweiz Zschr GanzheitsMedizin. 2009; 21(2): 96–104.

[28] **Stick C, Rischewski C, Eggert P et al.:** Änderung der Nasenschleimhautdurchblutung bei infektanfälligen Kindern nach einer Klimakur an der See. Phys Rehab Kur Med. 2000; 10: 6–10.

[29] **van Velzen E, van den Bos JW, Benckhuijsen JA et al.:** Effect of allergen avoidance of hight altitude on direct or indirect bronchial hyperresponsiveness and markers of inflammation in children with allergenic asthma. Thorax. 1996; 51(6): 582–584.

[30] **Vocks E:** Climatotherapy in atopic eczema. In: Ring J: Handbook of atopic eczema. 2. Aufl. Berlin: Springer; 2004.

[31] **Wirz-Justice A:** A Decade of Light Therapy for Seasonal Affective Disorder. In: Jung EG, Holick MF (Hrsg.): Biologic effects of light 1993. Proceedings of a symposium, Basel, Switzerland, June 3–5, 1993.

[32] **Wirz-Justice A:** Melatonin and phase shifting. In: Holick MF, Jung EG. (Hrsg.): Biologic effects of light 1998. Proceedings of a symposium, Basel, Switzerland, Nov 1–3, 1998. London/Dordrecht: Kluwer; 1999.

Wichtige Adressen

Wissenschaftliche Institute in Deutschland

Institut für Gesundheits- und Rehabilitationswissenschaften der Ludwig-Maximilian-Universität München
Marchionistr. 17
D-81377 München
Tel.: 089 218078220
http://reha.klinikum.uni-muenchen.de/

Institut für Pathophysiologie und Klimatologie der Universität Kiel
Christian-Albrechts-Universität zu Kiel
Christian-Albrechts-Platz 4
D-24118 Kiel
Tel.: 0431 88000 24188 Kiel
www.uni-kiel.de

23.2 Basisinformation

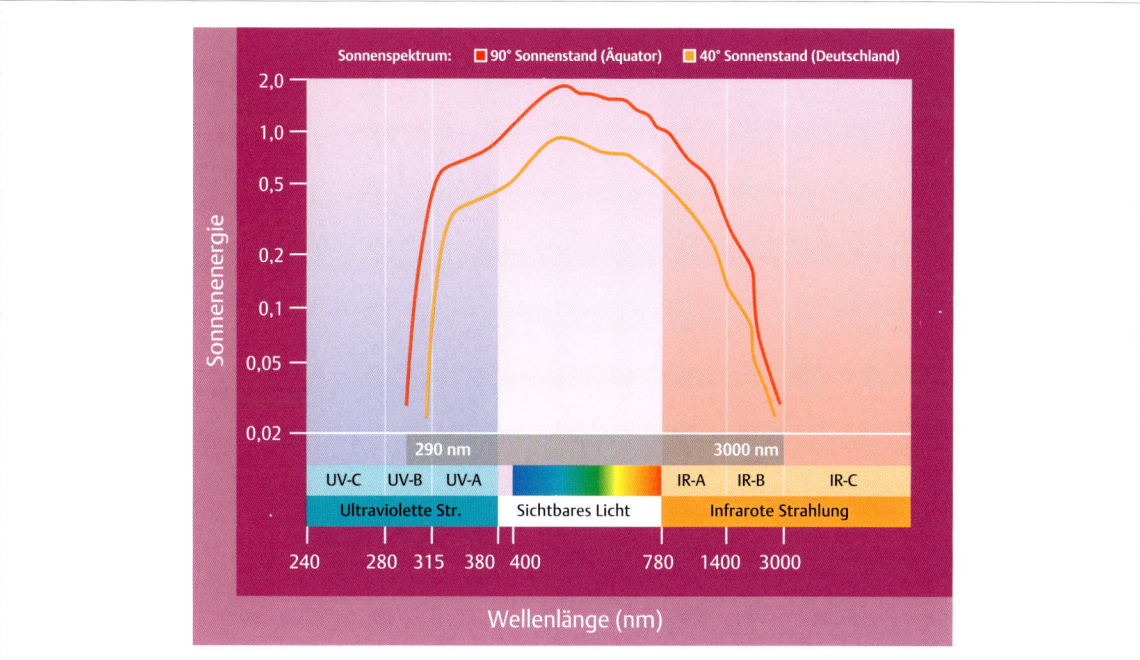

▶ Abb. 23.1 Sonnenstrahlung auf der Erdoberfläche.

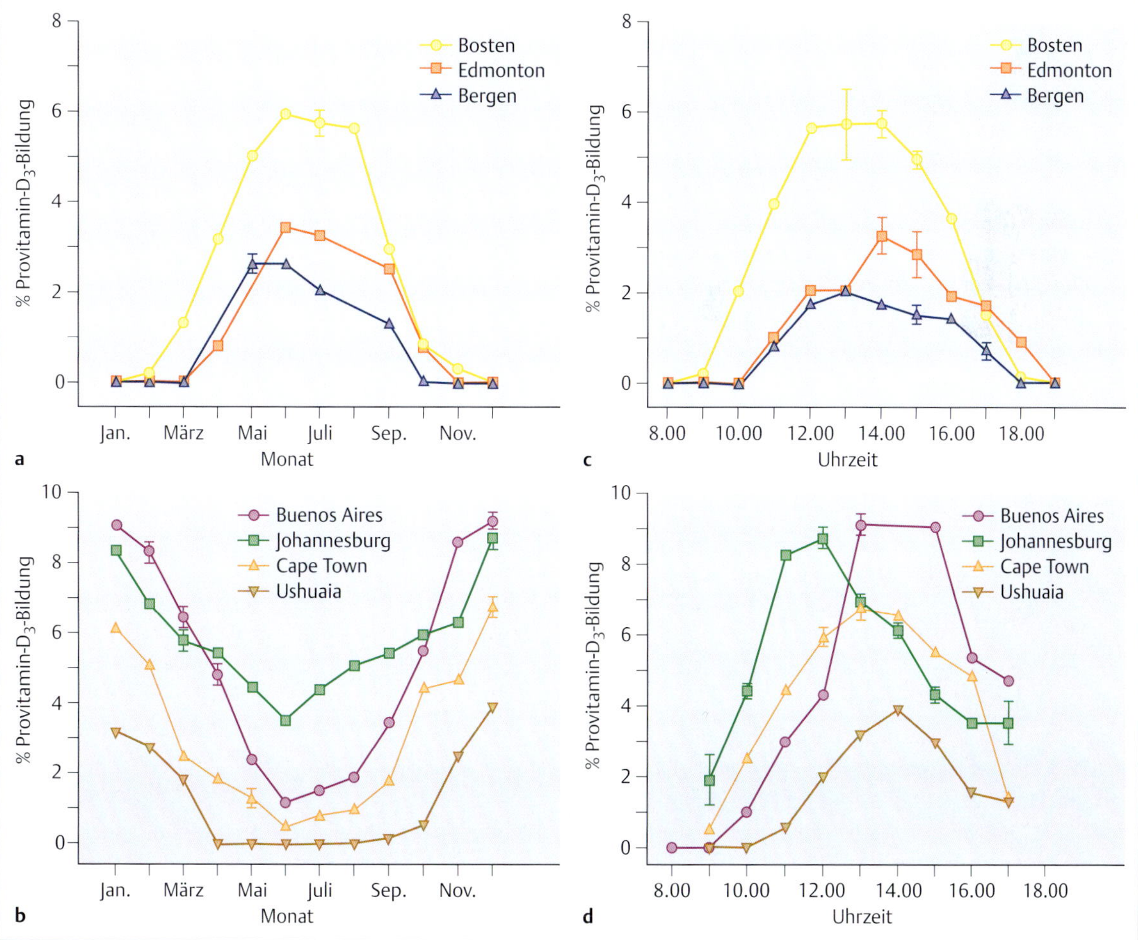

▶ Abb. 23.2 a–d Einfluss von Jahreszeit, Tageszeit und Breitengrad auf die Synthese von Provitamin D_3 in der nördlichen und südlichen Hemisphäre.

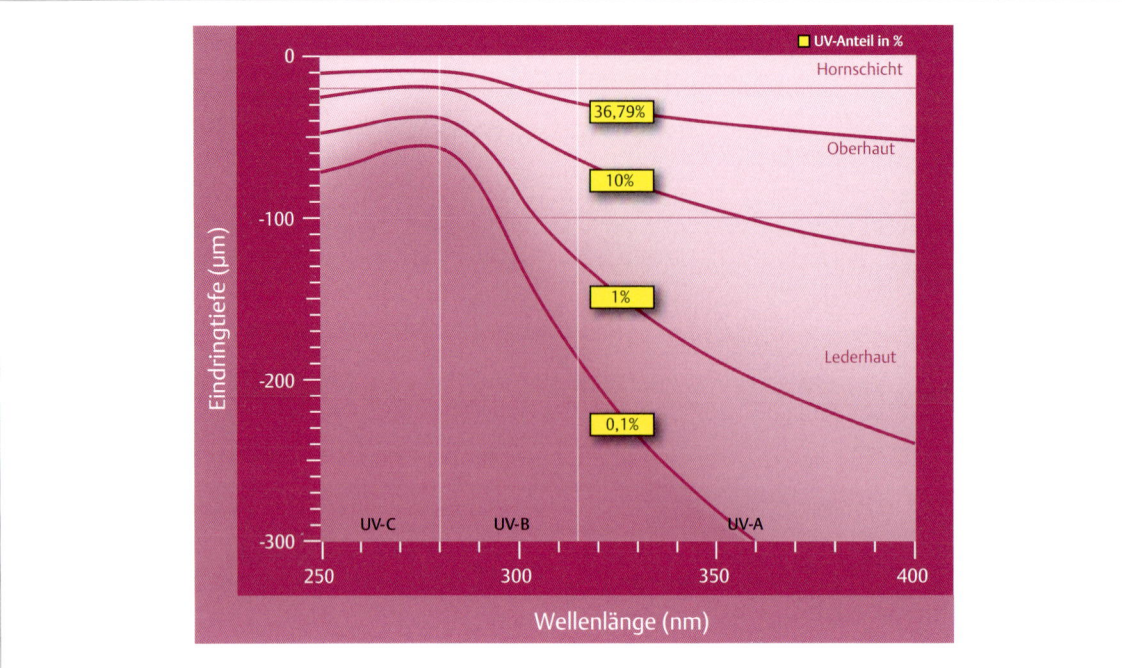

▶ **Abb. 23.3** Eindringtiefe optischer Strahlung in die Haut.

23.2.3 Wirkungen
Physiologische Effekte auf der Haut
Die biologischen Wirkungen der Sonnen- und speziell der UV-Strahlung sind dosisabhängig; dies hängt wiederum mit der Wellenlänge zusammen. Da die Desoxyribonukleinsäure (DNS) UV-Energie absorbieren kann, kann es bei Überforderung der zellulären Reparatursysteme zu karzinomatöser Entartung der (Haut-) Zellen kommen, d. h. zur Entwicklung von Basaliom, Spinaliom oder malignem Melanom.

Die wichtigste fotobiologische Funktion der Haut ist der **Schutz gegenüber den physikalischen Energie- und Wärmestrahlungseffekten**. Durch Einwirkung von Sonnenlicht entstehen die UV-bedingte Pigmentierung [19, 20] und die Lichtschwiele, die eine besonders wichtige Schutzfunktion innehaben. Medizinisch bedeutsame Effekte sind zudem die Vitamin-D-Bildung und die Antikörperaktivierung (▶ **Abb. 23.4**).

Systemische Wirkungen
Dieser Begriff fasst alle nicht dermatologischen Effekte der UV-Strahlung zusammen. Die über das Vitamin-D-Hormonsystem vermittelten Wirkungen sind am besten untersucht [3, 4, 45]. Sie wirken über den nukleären Vitamin-D-Rezeptor (VDR) [6, 7, 57, 73, 78, 84] und werden in kalzämische (klassische) und nicht kalzämische (systemische, ▶ **Abb. 23.5**) oder pleiotrope Wirkungen unterteilt [42, 46].

Wirkungen über den Vitamin-D-Rezeptor [46, S. 208]
Kalzämische Wirkungen
- Dünndarm
- Knochen
- Nieren

Nicht kalzämische Wirkungen
- Hypophyse
- Erschöpfungszustand
- Geschlechtsdrüsen
- Thymusdrüse
- Nebenschilddrüse
- Pankreas
- Brust
- Magen
- Plazenta
- Epidermis
- Melanozyten
- Haarfollikel
- Haut
- Monozyten
- Lymphozyten

Darüber hinaus gibt es auch von Vitamin D unabhängige, z. B. immunologische und antioxidative Wirkungen, die durch die Strahlungsenergie selbst ausgelöst und meist über enzymatische Reaktionen vermittelt werden.

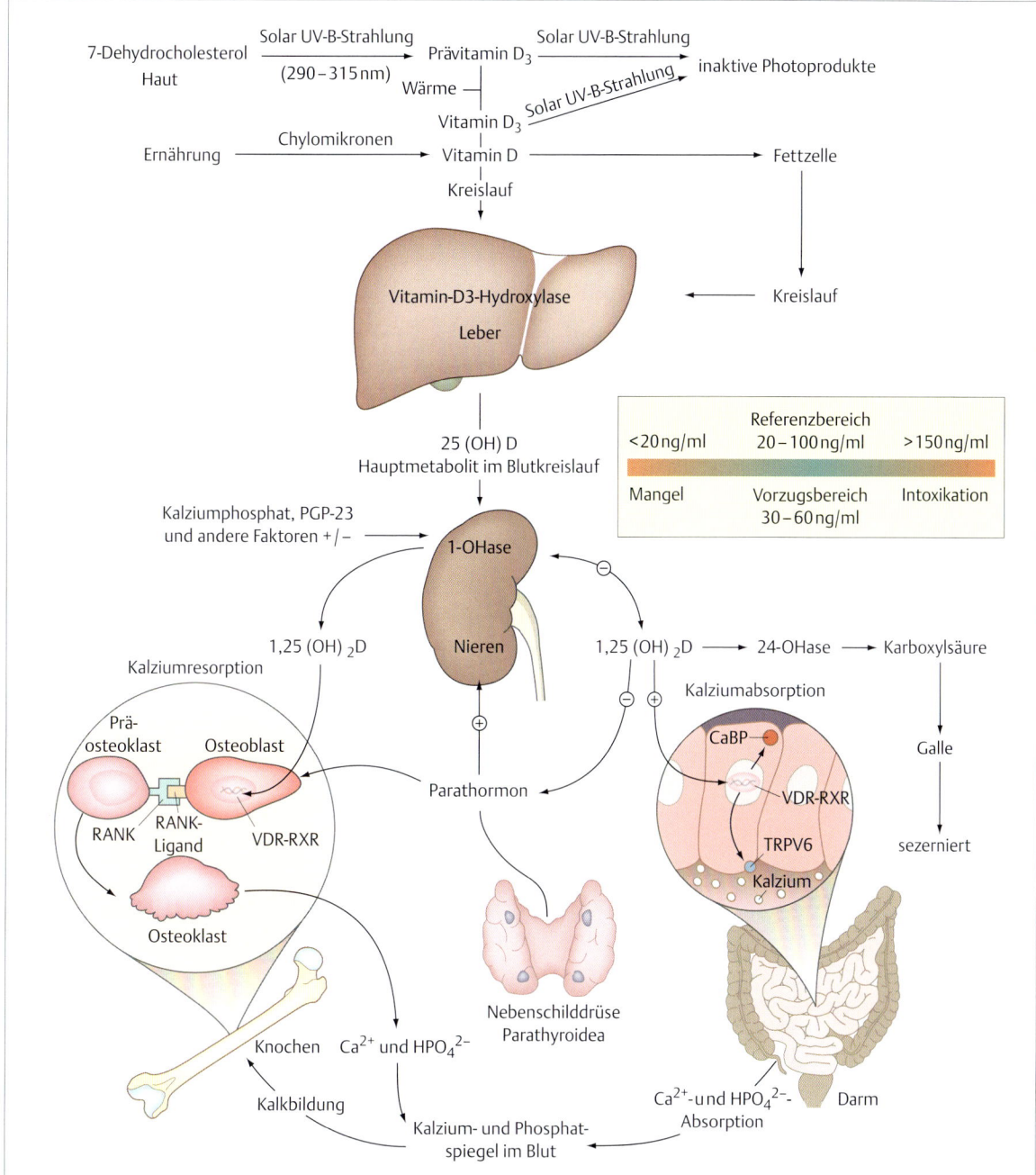

▶ Abb. 23.4 Schematische Darstellung der Aktivierung und Speicherung von Vitamin D in der Haut sowie dessen Syntheseweg und sein Einfluss auf die Kalziumhomöostase und die Zelldifferenzierung.

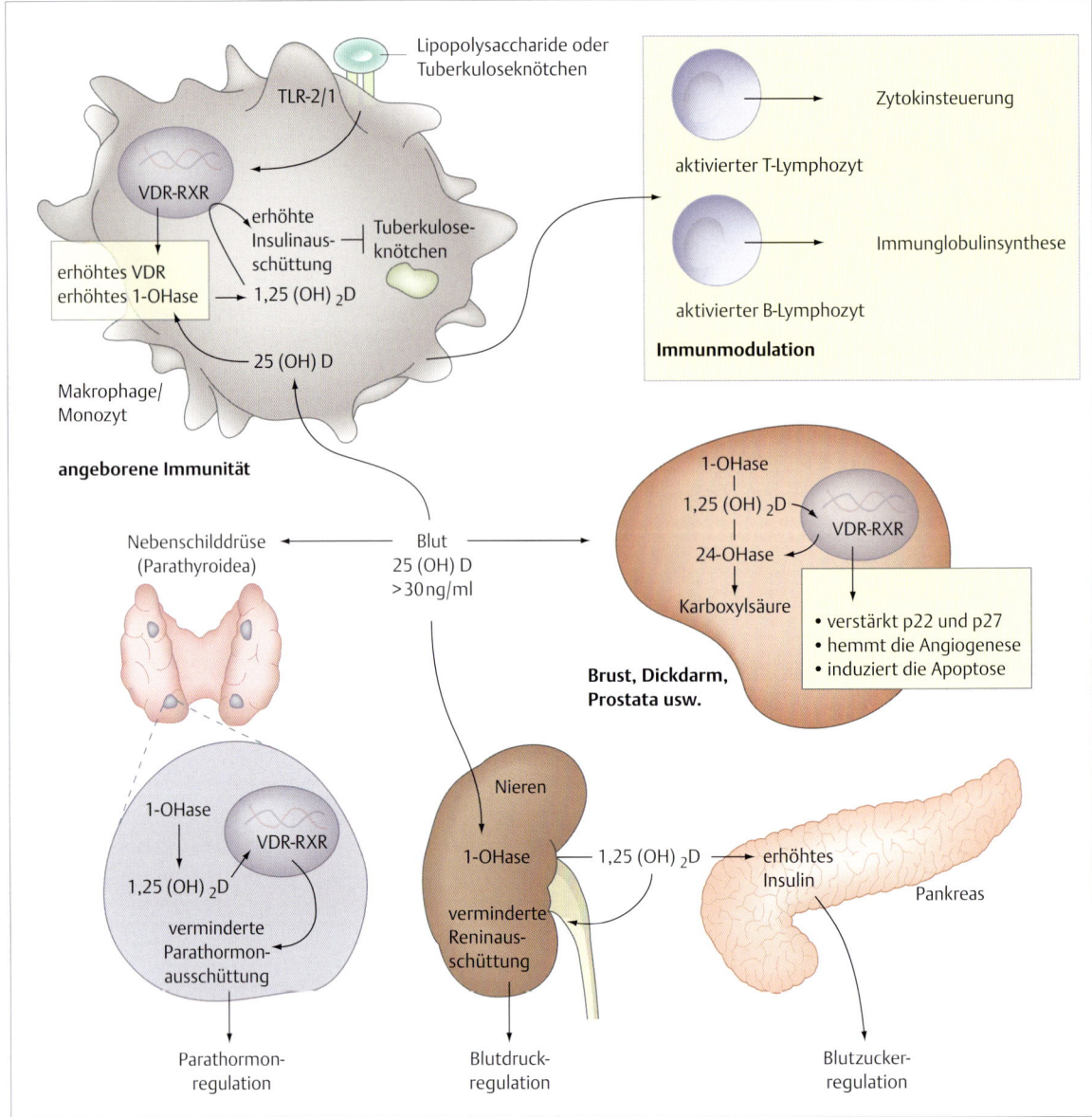

▶ **Abb. 23.5** Autokrine und parakrine Synthese von 25-Hydroxy-Vitamin D_3 zu 1,25-Dihydroxy-Vitamin D_3 als extrarenale Synthese bei den nicht kalzämischen Wirkungen von Vitamin D.

Wirksamkeitsnachweis
Vitamin-D-Mangel

Für die Vitamin-D-Bildung am bedeutsamsten sind **Haut** und **Nieren** [46]. Die Stoffwechselkapazität beider Organe nimmt mit zunehmendem Lebensalter ab. Die Altershaut benötigt eine höhere Energiemenge bzw. eine längere Expositionszeit an UV-Strahlung, um ausreichend Vitamin D_3 aus den kutanen Vorstufen zu aktivieren (▶ Abb. 23.9, S. 396).

Ältere Menschen weisen deshalb infolge verkürzter oder fehlender Sonnenexposition oder aufgrund von Kleidungsgewohnheiten auch im Sommer [2, 14, 35a, 105, 108] oft einen Vitamin-D-Mangel auf [32]. Vermehrte Pigmentierung und/oder dunkle Hautfarbe stellen ebenfalls ein Risiko dar (▶ Abb. 23.6).

Extrarenale Vitamin-D-Synthese

In der Haut kann in vitro [74, 75] und in vivo [49, 71] das hormonell wirksame **Calcitriol** (1,25-Dihydroxyvitamin D3) auch direkt gebildet werden. Der komplette Enzymsatz für die Vitamin-D-Synthese ist in der Haut vorhanden; unter UV-Exposition wird die Vitamin-D-25-Hydroxylase aktiviert [23, 67]. Diese extrarenale Synthese wurde in vielen Organen (z. B. Prostata, Inselzellen des Pankreas, Skelettmuskulatur, glatte Gefäßmuskulatur, Makrophagen) nachgewiesen [4, 45]. Die systemischen Wirkungen von Vitamin D werden nach dem heutigen Kenntnisstand überwiegend durch die lokale autokrine Calcitriolsynthese bewirkt; entscheidende Voraussetzung ist ein ausreichend hoher Blutspiegel von 25-Hydroxyvitamin D3 [38a, 46, 106a, 114].

23.2 Basisinformation

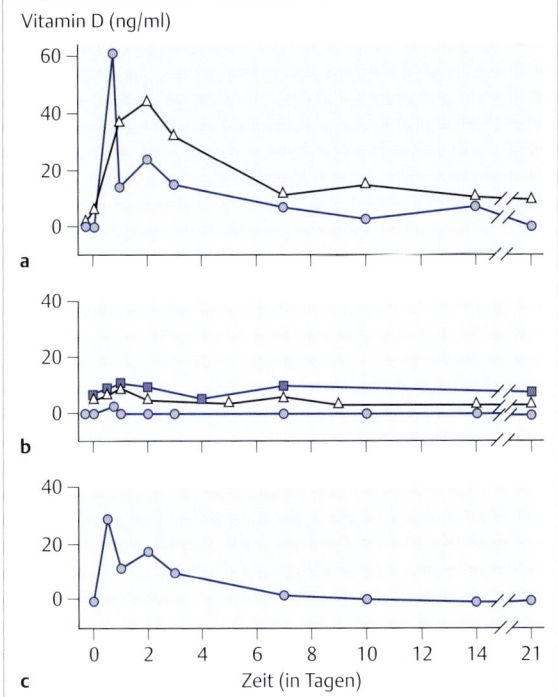

▶ **Abb. 23.6** Verläufe von nativem Vitamin D$_3$ (Chloecalficerol) bei zwei hellhäutigen Europäern (**a**) sowie bei drei Menschen mit schwarzer Hautfarbe (**b**) nach Ganzkörper-UV-Bestrahlung mit 0.054 J/cm². Sowie Reexposition einer Person mit schwarzer Hautfarbe ([**c**]; ─○─ aus [**b**]) mit 0.32 J/cm² Ganzkörper-UV-Bestrahlung.

Niereninsuffizienz

Besondere Risikogruppen für Vitamin-D-Mangel sind **chronisch Nierenkranke** und **Dialysepatienten**, da infolge der Nierenfunktionsstörung die renale Umwandlung in Calcitriol deutlich reduziert ist. Sowohl mit Ganzkörper- als auch mit Teilkörperexposition gegenüber sonnenähnlichen UV-Spektren konnte gezeigt werden, dass bei dieser physiologischen kutanen Aktivierung der Vitamin-D-Haushalt ohne wesentliche Nebenwirkungen oft völlig normalisiert werden kann [59, 62, 64, 66, 69, 83, 109].

Knochenstoffwechsel

Die Therapie der Rachitis ist eine historische Indikation der Heliotherapie [37, 98, 103]. Aus dem Therapieerfolg mit der künstlichen Höhensonne wurde abgeleitet, dass Vitamin D in der Haut durch den UVB-Anteil der UV-Strahlung gebildet wird [50].

Für den Knochen ist die physiologisch wichtigste Wirkung von Vitamin D die **Förderung der Kalziumresorption** aus dem Intestinaltrakt und damit aus der Nahrung, um durch Mineralisation die Knochenfestigkeit zu sichern [24, 30, 67, 94].

Bei älteren Menschen mit Knochenfrakturen ist oft eine durch Vitamin-D-Mangel bedingte Osteomalazie nachweisbar [106]. Durch Heliotherapie mit regelmäßigen suberythematösen UV-Expositionen wird eine Hyperkalzämie und dadurch auch eine Hyperkalziurie mit der Gefahr von Nephrokalzinose vermieden.

Sekundärer Hyperparathyreoidismus

Vitamin D reguliert die **Produktion von Parathormon** aus den Nebenschilddrüsen (negativer Regelkreis mit Calcitriol). Bei Vitamin-D-Mangel wird vermehrt Parathormon in die Zirkulation ausgeschüttet (sekundärer Hyperparathyreoidismus); dadurch wird u.a. die Knochenresorption gesteigert [81, 102]. Der sekundäre Hyperparathyreoidismus ist bei Niereninsuffizienz eine bedeutsame Komplikation. Bei chronischen Dialysepatienten fielen bei Normalisierung der Vitamin-D-Spiegel die erhöhten Parathormon-Werte ab [83].

Essenzielle Hypertonie

Saisonale Blutdruckschwankungen sind lange bekannt [9, 93], ebenso eine Zunahme der Häufigkeit an kardiovaskulären Todesfällen während des Winterhalbjahres. Auch nimmt die Inzidenz der Hypertonie mit zunehmendem Breitengrad zu [95, 104], dies wird u.a. durch die abnehmende Sonnenenergie vom Äquator zu den Polen erklärt [112].

Sowohl bei Patienten mit milder essenzieller Hypertonie als auch bei Koronar- und Dialysepatienten senkte serielle Ganzkörperbestrahlung mit einem sonnenähnlichen Wellenspektrum einen erhöhten Blutdruck nachhaltig; dieser Effekt hielt auch noch 6–9 Monate nach Bestrahlungsende an [23, 60, 61, 63, 106] (▶ **Abb. 23.7**).

Da die glatte Gefäßmuskulatur Vitamin-D-Rezeptoren besitzt [84], ist diese Wirkung einerseits auf die lokale autokrine Calcitriolsynthese zurückzuführen. Darüber hinaus wird bei Calcitriolmangel vermehrt Renin gebildet [78]. Diese Hochregulation des Renin-Angiotensin-Systems könnte die saisonale Schwankung des Blutdrucks erklären [93].

Kreislaufregulation

Die „**Kreislaufstärkung**" stellt eine der ältesten Indikationen für Heliotherapie dar [99]: Durch den UVB-Anteil des Sonnenspektrums werden beim Ausdauertraining ähnliche Effekte ausgelöst [11, 96]. Nach UVB-Bestrahlung nahm die Pulsfrequenz sowohl in Ruhe als auch unter fahrradergometrischer Belastung und nach Orthostase bei Gesunden, aber auch bei Koronar- und Dialysepatienten signifikant ab [10, 55].

Es existieren valide epidemiologische Daten, nach denen Vitamin-D-Mangel die kardiovaskuläre Mortalität erhöht [3a, 18, 23a, 58, 77, 101, 107, 115] und eine regelmäßige ganzjährige natürliche bzw. künstliche UVB-Exposition präventiv wirken kann.

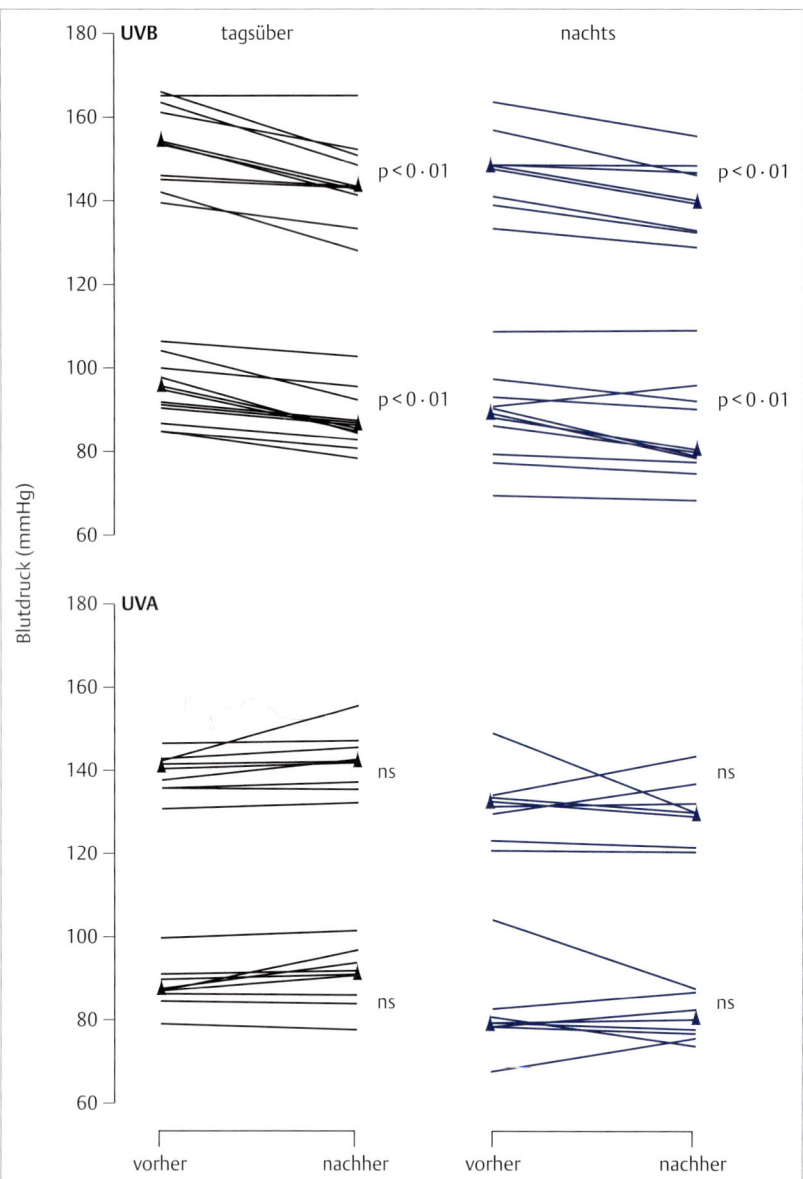

▶ **Abb. 23.7** Wirkung von UV-Strahlung auf den Blutdruck tags und nachts.

Muskelstoffwechsel

Bei Menschen mit Osteomalazie und/oder Hyperparathyreoidismus wurde schon vor über 30 Jahren auch Muskelschwäche beschrieben [31, 34, 102]. Eine durch Vitamin-D-Mangel, insbesondere im höheren Lebensalter, bedingte **Muskelschwäche (Sarkopenie) mit konsekutiver Gang- und Standunsicherheit** ist wahrscheinlich die Hauptursache von Stürzen, die zu osteoporosebedingten Frakturen führen [33, 54, 86]. Diese ist wohl primär durch Vitamin D vermittelt: Es wurden 1,25-Vitamin-D3-Rezeptoren in der Skelettmuskulatur beschrieben [7, 8]. Als Hinweis auf eine trainingsähnliche Adaptation der Skelettmuskulatur durch UV-Bestrahlung nimmt infolge der Rechtsverschiebung der aerob-anaeroben Schwelle auch die Laktattoleranz zu [10, 55].

Bei Dialysepatienten war der Muskelkraftzuwachs bei einer Kombination von Heliotherapie mit Krafttraining ausgeprägter als unter alleinigem Krafttraining [63]. Der Ausgleich von Vitamin-D-Mangel scheint damit additiv den Kraftzuwachs der Muskulatur zu stärken. Dies dürfte besonders für ältere Menschen von Bedeutung sein.

Immunstimulation

Die bekanntesten Indikationen für Heliotherapie sind **Abwehrschwäche** und **Infektionen** bzw. Infektionskrankheiten [5, 92].

Mitte des 19. Jahrhunderts beschrieb der Kinderorthopäde Schreber [98], dass infektanfällige und allgemein geschwächte Kinder durch längere Aufenthalte im Klinikgarten („Schrebergärten") gesund wurden.

Bei Kindern, die besonders im Winter an rezidivierenden Infekten der oberen Luftwege litten und über 12 Wochen 2-mal wöchentl. mit Ganzkörper-UV bestrahlt wurden, stieg die phagozytäre Aktivität der Granulozyten, ein Marker der leukozytären Abwehrkette, signifikant an, die Zahl der Infektmanifestationen nahm ab [65].

Antioxidative Kapazität

Bei Erwachsenen im jüngeren und mittleren Lebensalter [21, 53, 90, 91] und bei geriatrischen Patienten wurde unter suberythematöser serieller Bestrahlung mit sonnenähnlichen UV-Spektren, d.h. durch UVB und UVA, das antioxidative System (AOS) günstig beeinflusst. Durch UV-Strahlung können die integrale antioxidative Kapazität wasserlöslicher (AKW) und lipidlöslicher Stoffe (AKL) sowie das Gluthation- und das Superoxiddismutase-System stimuliert werden. Die durch die Stimulation der Toll-like Receptors (TLR 2/1) in Makrophagen vermittelte Freisetzung der bakteriziden Substanz LL-37 durch Vitamin D [79] erklärt die Heilerfolge der Heliotherapie [46, 56, 113].

Immunologische Erkrankungen

Heliotherapie hat einen positiven Einfluss auf immunologisch ausgelöste Erkrankungen, wie z.B. multiple Sklerose [36] oder rheumatoide Arthritis. Vitamin-D-Rezeptoren wurden bei Makrophagen [36, 87] und bei anderen immunkompetenten Zellen nachgewiesen [87].

Diabetes mellitus

Tierexperimentelle Daten [82] und Studien an Schwangeren [53] ergaben Hinweise, dass die Manifestation eines Diabetes mellitus Typ 1 durch einen im mittleren Normalbereich liegenden Vitamin-D-Blutspiegel zumindest hinausgezögert werden kann [85]. Die Inselzellen des Pankreas besitzen Vitamin-D-Rezeptoren und könnten möglicherweise unterschiedlich Vitamin-D-sensitiv sein [83, 110, 111].

Karzinome

Es gibt zunehmend epidemiologische Daten über negative Korrelationen zwischen der Häufigkeit von Krebsmanifestationen innerer Organe und der Sonnen- bzw. UV-Exposition [1, 35, 68]. Das relative Risiko steigt z.B. von Süd nach Nord (auf der Nordhalbkugel) ebenso an wie von ländlicher zu städtischer Umgebung. Am besten ist dies dokumentiert für Prostata-, Kolon-, und Mammakarzinome [17, 28, 29, 80]. Diese Tumorzellen besitzen Vitamin-D-Rezeptoren, und ihr Wachstum korreliert positiv mit Calcitriolmangel [68].

23.2.4 Abrechnung

Die apparative Heliotherapie wird als „Lichttherapie" unter den „Physikalisch-Medizinischen Leistungen" geführt.

EBM

Eine UV-Bestrahlung entspricht im EBM der Position 564: „Selektive Fototherapie mittels indikationsbezogenem optimiertem UV-Spektrum".

GOÄ

Position 560: Behandlung mit UV-Licht

Die unter den Studienergebnissen genannten **nicht dermatologischen Indikationen** sind derzeit nicht in den Katalog der **GKV** aufgenommen. Sie sind als **IGeL-Leistung** oder privat zu liquidieren.

23.3 Durchführung

Heliotherapeutische Expositionen sowohl gegenüber Sonnenlicht als auch gegenüber künstlicher Bestrahlung nutzen das **therapeutische Fenster**, d.h. die Differenz zwischen (unerwünschter) erythemwirksamer und (erwünschter) biopositiver Strahlungsenergie.

Für die Erythemwirkung, besonders aber für den Erfolg der biopositiven Wirkungen sind generell folgende Faktoren zu berücksichtigen:
- Hauttyp (▶ Tab. 23.1)
- exponierte Körperpartien
- Lebensalter
- Vorbräunung

Gewöhnlich sind Rücken und Abdomen UV-sensibler als Gesicht oder Arme. Mit zunehmendem Lebensalter verändert sich die Hautzusammensetzung und damit auch der kutane Gehalt an Pro-Vitamin D.

23.3.1 Natürliche Sonnen-/UV-Strahlung

Eine Vitamin-D-wirksame natürliche Sonnenexposition ist oberhalb des 50. nördlichen Breitengrades nur in den Monaten **April bis September** möglich. Entsprechend Aufenthaltsort, Monat und Tageszeit sind unterschiedliche (Erst-)Expositionszeiten zu berücksichtigen (▶ Tab. 23.2). Diese Zeitangaben gelten für eine Exposition von ca. 25% der Körperoberfläche, d.h. Gesicht, Hände und Arme bzw. Arme und Beine. Bei Ganzkörperexposition aktiviert 1 MED (minimale erythemwirksame Dosis) je nach Hauttyp (III–V) zwischen 5000 und 12000 IE Vitamin D (Vergleich mit oraler Gabe von Cholecalciferol). Bei Exposition von 0,5 MED und ca. 25% der Körperoberfläche entspräche dies der Aktivierung von 600–1500 IE Vitamin D pro 10–20 Min. Sonnenexposition. Eine na-

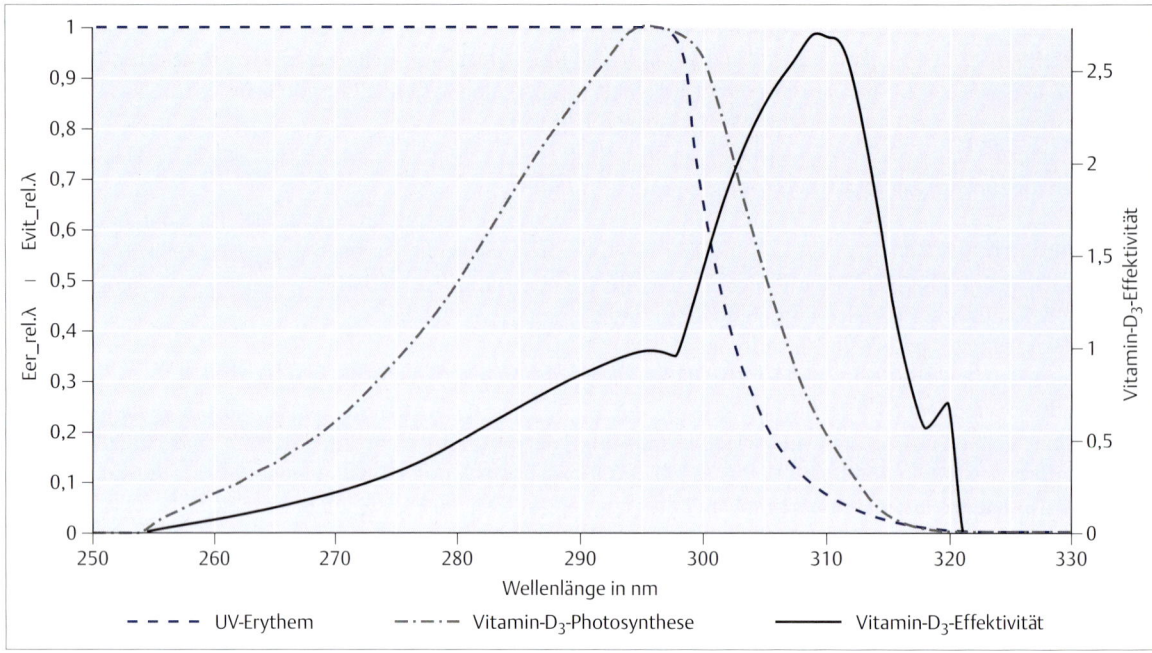

▶ **Abb. 23.8** Relative Wirkungsfunktionen des UV-Erythems, der Vitamin-D3-Fotosynthese sowie der Effektivität der Vitamin-D3-Fotosynthese.

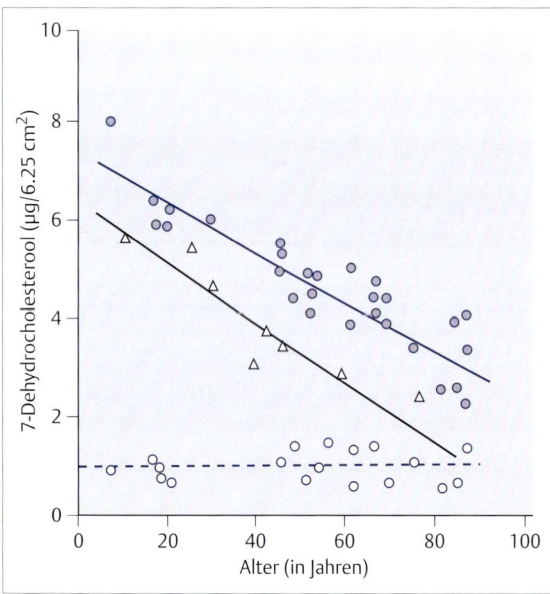

▶ **Abb. 23.9** Abnahme des Gehaltes an 7-Dehydrocholesterol (Pro-Vitamin D)-Konzentration in der menschlichen Haut im Altersgang.

türliche Heliotherapie dient primär der Prävention von Mangelzuständen. Dies ist am besten belegt für Vitamin D, z.B. während des Winterhalbjahres oder im höheren Lebensalter [43, 46].

23.3.2 Künstliche UV-Bestrahlung

Therapie und Rehabilitation sind mit dem Einsatz künstlicher Strahlungsquellen günstiger zu steuern. So kann das entsprechende Wirkungsspektrum gezielt ausgewählt werden, um unter Kenntnis der Strahlungsdaten einen **individuellen Einsatz** zu ermöglichen. Von Vorteil ist dabei, dass die fotobiologisch wirksame Dosis (H_{biol}) für die Vitamin-D-Synthese (H_{vd}), als derzeitig bestem biologischen Marker, mit <200 J/m² deutlich unterhalb derjenigen für das UV-Erythem mit 200–450 J/m² liegt (▶ **Abb. 23.8**). Die Dosierung kann sich deshalb an der MED für den nicht vorbestrahlten Hauttyp II orientieren (Eigenschutzzeit ▶ **Tab. 23.1**). Für den Hauttyp II ist eine MED (entspr. DIN 5031) festgelegt mit 250 J/m², für Hauttyp III mit 350 J/m² und für Hauttyp VI mit 450 J/m².

Erfahrungsgemäß sollte eine therapeutische Anwendung für systemische Indikationen mit 50 % der individuellen MED begonnen werden, also bei Hauttyp II mit 125 J/m², Hauttyp III mit 175 J/m² und Hauttyp VI mit 225 J/m². Da sich der fotobiologisch wirksame Bereich für die verzögerte Pigmentierung mit den H_{biol}-Bereichen der Vitamin-D-Bildung und des UV-Erythems überlagert, muss die UV-Dosis langsam kontinuierlich gesteigert werden, um die pigmentationsbedingt eintretenden Absorptions- und damit Wirkungsverluste auszugleichen ([105], ▶ **Abb. 23.10**, S. 399).

▶ **Tab. 23.1** Europäische hellhäutige Hauttypen und ihre Reaktion auf die Sonne (aus [12]).

Hauttyp	I	II	III	IV
Haut	sehr hell	hell	hell bis hellbraun, frisch	hellbraun, oliv
Sommersprossen	häufig	selten	keine	keine
Haare	rötlich, blond	blond bis braun	dunkelblond bis braun	dunkelbraun
Augen	blau, grau	blau, grün, grau, braun	grau, braun	dunkel
Bezeichnung	keltischer Typ	hellhäutiger Europäer	dunkelhäutiger Europäer	mittelmeerischer Typ
Verteilung in Mitteleuropa	2 %	12 %	78 %	8 %
Reaktion auf die Sonne				
Sonnenbrand	immer und schmerzhaft	fast immer, schmerzhaft	selten bis mäßig	kaum
Bräunung	keine	kaum bis mäßig	fortschreitend	schnell und tief
mittlere Erythemschwellendosis bei Erstbestrahlung	22 J/m^2	250 J/m^2	350 J/m^2	450 J/m^2
Eigenschutzzeit in der Sonne	15–20 Min.	20–25 Min.	28–35 Min.	36–45 Min.

▶ **Tab. 23.2** Gefahrlose und für die Vitamin-D-Bildung wirksame Sonnenexposition (aus [48])

Tropische Breitenregion (etwa 0.–23. Breitengrad; Honolulu, Jamaika, US-Virgin Islands)												
Tageszeit	8–11 Uhr				11–15 Uhr				15–18 Uhr			
Jahreszeit	Nov–Feb	März–Mai	Juni–Aug	Sept–Okt	Nov–Feb	März–Mai	Juni–Aug	Sept–Okt	Nov–Feb	März–Mai	Juni–Aug	Sept–Okt
Minuten Sonnenbestrahlung												
Hauttyp I	10–15	5–10	3–5	5–10	5–10	3–8	1–5	3–8	10–15	5–10	3–5	4–10
Hauttyp II	15–20	10–15	5–10	10–15	10–15	5–10	2–8	5–10	15–20	10–15	5–10	10–15
Hauttyp III	20–30	15–20	10–15	15–20	15–20	10–15	5–10	10–15	20–30	15–20	10–15	15–20
Hauttyp IV	30–45	20–30	15–20	20–30	20–30	15–20	10–15	15–20	30–45	20–30	15–20	20–30
Hauttyp V–VI	45–60	30–45	20–30	30–45	30–45	20–30	15–20	20–30	45–60	30–45	20–30	30–45
Subtropische Breitenregion (etwa 23.–35. Breitengrad; Miami San Diego, Los Angeles)												
Tageszeit	8–11 Uhr				11–15 Uhr				15–18 Uhr			
Jahreszeit	Nov–Feb	März–Mai	Juni–Aug	Sept–Okt	Nov–Feb	März–Mai	Juni–Aug	Sept–Okt	Nov–Feb	März–Mai	Juni–Aug	Sept–Okt
Minuten Sonnenbestrahlung												
Hauttyp I	15–20	10–15	5–10	10–15	10–15	5–10	1–5	5–10	15–20	10–15	5–10	10–15
Hauttyp II	20–40	15–20	10–15	15–20	15–30	10–20	5–10	10–20	20–40	15–20	10–15	15–20
Hauttyp III	30–60	15–30	10–20	15–30	20–30	15–25	10–15	15–25	30–60	15–30	10–20	15–30

23 Heliotherapie

▶ Tab. 23.2 Fortsetzung

Hauttyp IV	45–75	30–45	15–30	30–45	30–45	20–30	15–20	20–30	45–75	30–45	15–30	30–45
Hauttyp V–VI	60–90	45–60	30–45	45–60	40–60	30–40	20–30	30–40	60–90	45–60	30–45	45–60

Mittlere Breitenregion (etwa 35.–50. Breitengrad; Hyannis, New York, San Francisco)

Tageszeit	8–11 Uhr				11–15 Uhr				15–18 Uhr			
Jahreszeit	Nov–Feb	März–Mai	Juni–Aug	Sept–Okt	Nov–Feb	März–Mai	Juni–Aug	Sept–Okt	Nov–Feb	März–Mai	Juni–Aug	Sept–Okt
Minuten Sonnenbestrahlung												
Hauttyp I	0	15–20	10–15	15–20	0	10–15	2–8	10–15	0	15–20	10–15	15–20
Hauttyp II	0	20–30	15–20	20–30	0	15–20	5–10	15–20	0	20–30	15–20	20–30
Hauttyp III	0	30–40	20–30	30–40	0	30–40	15–20	30–40	0	30–40	20–30	30–40
Hauttyp IV	0	40–60	30–40	40–60	0	30–40	20–25	30–40	0	40–60	30–40	40–60
Hauttyp V–VI	0	60–75	40–60	60–75	0	40–60	25–35	40–60	0	60–75	40–60	60–75

Hohe Breitenregion (etwa 50.–75. Breitengrad; Anchorage, Stockholm)

Tageszeit	10–12 Uhr				12–15 Uhr				15–17 Uhr			
Jahreszeit	Okt–März	April–Mai	Juni–Aug	Sept	Okt–März	April–Mai	Juni–Aug	Sept	Okt–März	April–Mai	Juni–Aug	Sept
Minuten Sonnenbestrahlung												
Hauttyp I	0	20–25	15–20	20–25	0	10–20	5–10	10–20	0	20–25	15–20	20–25
Hauttyp II	0	25–40	20–30	25–40	0	15–25	10–15	15–25	0	25–40	20–30	25–40
Hauttyp III	0	30–50	25–40	30–50	0	20–30	15–20	20–30	0	30–50	25–40	30–50
Hauttyp IV	0	45–60	30–50	45–60	0	30–40	20–30	30–40	0	45–60	30–50	45–60
Hauttyp V–VI	0	60–90	50–60	60–90	0	40–60	30–40	40–60	0	60–90	50–60	60–90

23.4 Weitere wichtige Kriterien

Verordnung

In der Regel ist ein serielles Bestrahlungsschema zu empfehlen mit 10–15 Sitzungen, 2-mal wöchentl. oder in mindestens 2-tägigen Abständen, nach initialer Hauttestung mit dem in Anwendung kommenden UV-Spektrum.

Indikationen

Zu nennen ist der **primäre Vitamin-D-Mangel** als Folge von Lebensstil, Lebensalter oder dunkler Hautfarbe, z. B. bei Migranten.

Die Hälfte der deutschen Bevölkerung weist einen leichten bis mittelgradigen Vitamin-D-Mangel auf, unabhängig von Lebensalter oder Geschlecht [38]. Eine Hauptursache dürfte die lebensstilbedingte mangelhafte Sonnenexposition sein. Daneben findet sich ein tendenziell saisonaler Verlauf.

Bei älteren Menschen läuft zudem die UV-induzierte Aktivierung von Provitamin D in der Altershaut langsamer ab. Die Expositionszeiten müssen also verlängert werden. Aus dem gleichen Grund benötigen Menschen mit dunklerer Hautfarbe (Hauttypen IV– VI) deutlich längere Expositionszeiten (▶ **Abb. 23.11**). Dies gilt insbesondere, wenn sie sich oberhalb des 35. nördlichen oder südlichen Breitengrades aufhalten.

Sekundärer Vitamin-D-Mangel erfordert Heliotherapie in folgenden Fällen:

23.4 Weitere wichtige Kriterien

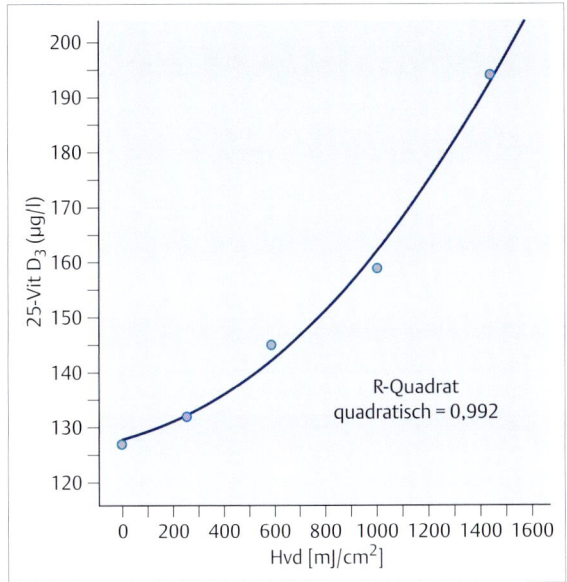

▶ **Abb. 23.10** Exponentielle Korrelation zwischen Vitamin-D-wirksamer Dosis (Hvd) und 25(OH)D$_3$-Blutspiegel.

- Rachitis, Osteomalazie [2, 24, 30]
- Muskelschwäche (Myopathie)
- sekundärer Hyperparathyreoidismus
- funktionelle Dysregulation/Trainingsmangel
- essenzielle Hypertonie, KHK, Z. n. Myokardinfarkt
- immunologisch ausgelöste Erkrankungen (Diabetes mellitus Typ I, rheumatoide Arthritis, multiple Sklerose)
- Infektionskrankheiten (virale und bakterielle Infekte, Tuberkulose)
- Karzinome: Prostata-, Kolon-, Mamma-, Ovarialkarzinom

Kontraindikationen
- Hauttyp I
- akute Hautkrankheiten
- atypische und/oder angeborene große Naevi oder mehr als 40–50 Naevi
- Vorstufen von Hautkrebs, z. B. aktinische Keratose
- akute allgemeine Krankheitssymptome
- Z. n. Organtransplantation
- Behandlung mit Immunsuppressiva
- Behandlung mit potenziell fotosensibilisierenden Medikamenten/Substanzen

Kombinationsmöglichkeiten
Heliotherapie kann mit allen Maßnahmen der physikalischen Therapie kombiniert werden. Besonders wirksam sind Kombinationen mit Bewegungs- und Sporttherapie, Hydro- und Balneotherapie, Sauna und anderen Formen der Klimatherapie.

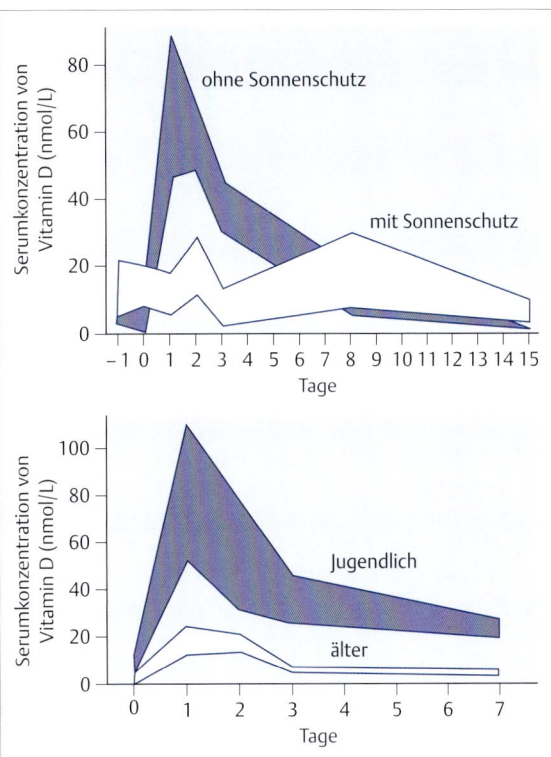

▶ **Abb. 23.11** Vergleich der Blutspiegel von nativem Vitamin D$_3$ (Cholecalciferol) nach Ganzkörper-UV-Bestrahlung mit 1 MED$_{II}$ bei jüngeren und bei älteren Menschen).

Zusammenfassung
Heliotherapie stellt eines der ältesten Naturheilverfahren dar. Die Höhepunkte ihres Einsatzes in der jüngeren Medizingeschichte lagen zwischen 1850 und 1950 (Heilung von Rachitis, Therapie der Tuberkulose; Medizin-Nobelpreis 1903). In den letzten 20 Jahren wurden im Körper universell Vitamin-D-Rezeptoren nachgewiesen; dadurch kann ortsständig autokrin direkt Calcitriol gebildet werden. Diese **extrarenale Vitamin-D-Synthese** repräsentiert die „nicht klassischen" systemischen Effekte, d. h. Wirkungen an der Skelett- und glatten Gefäßmuskulatur, am Herzmuskel, an Karzinomzellen (Kolon, Prostata, Mamma), an den Inselzellen des Pankreas und an den Makrophagen.

Die immunologischen Wirkungen (Infektabwehr, antioxidatives System) werden wohl zusätzlich durch das UVA-Spektrum mit beeinflusst. Die moderat dosierte Sonnen-/UV-Exposition dürfte unter Berücksichtigung von Hauttyp und individuellen Komponenten deshalb auch in Zukunft einen wichtigen Stellenwert für die Gesundheit des Menschen einnehmen.

Literatur
[1] **Ainsleigh HG:** Beneficial effects of sun exposure on cancer mortality. Prev Med. 1993; 22(1): 132–140.
[2] **Albrecht C:** Wirkungen serieller UV-B-Bestrahlung auf den Knochenmineralgehalt, die Knochenmorphometrie und die

Vitamin D_3-Synthese bei ambulanten chronischen Hämodialysepatienten [Dissertation]. Berlin: Freie Universität; 1999.

[3] **Andersen R, Molgaard C, Skovgaard LT et al.:** Teenage girls and elderly women living in northern Europe have low winter vitamin D status. Eur J Clin Nutr. 2005; 59: 533–541.

[3a] **Autier P, Gandini S:** Vitamin D supplementation and total mortality. Arch Intern Med. 2007; 167(16): 1730–1737.

[4] **Barthel HR, Scharla SH:** Mehr als nur Knochenschutz-Vitamin D zur Prävention von Stürzen, Krebs, Bluthochdruck und Autoimmunerkrankungen. Dtsch med Wschr. 2003; 128: 440–446.

[5] **Bernhard O:** Heliotherapie im Hochgebirge mit besonderer Berücksichtigung der chirurgischen Tuberkulose. Stuttgart: Enke; 1912.

[6] **Bischoff HA, Borchers M, Gudat F et al.:** In situ detection of 1,25-dihydroxyvitamin D_3 receptor in human skeletal muscle tissue. Histochem J. 2001; 33: 19–24.

[7] **Bischoff-Ferrari HA, Borchers M, Gudat F et al.:** Vitamin D receptor expression in human muscle tissue decrease with age. J Bone Miner Res. 2004; 19: 265.

[8] **Boland R:** Role of vitamin D in skeletal muscle function. Endocr Rev. 1986; 7: 434–448.

[9] **Brennan PJ, Greenberg G, Miall WE et al.:** Seasonal variation in arterial blood pressure. BMJ. 1982; 285: 919–923.

[10] **Bühring M, Britzke K, Krause R et al.:** Serielle UV-Exposition mit einem natürlichen Strahlenspektrum (UVA und UVB) bessert die Kreislaufregulation und die aerobe Kapazität (Laktatstoffwechsel) bei Patienten mit koronarer Herzerkrankung. Phys Rehab Kur Med. 1996; 6: 16–18.

[11] **Bühring M, Docionek P, Schulz-Amling W et al.:** Unterschiedliche Effekte einer Bestrahlung mit UVA und mit UVB. Kreislauffunktionswerte und Vigilanz nach einmaliger und nach serieller Exposition. Strahlentherapie. 1982; 158: 490–497.

[12] **Bundesamt für Strahlenschutz:** UV-Fibel (Geprüftes Sonnenstudio). 2. Aufl. Salzgitter; 2007.

[13] **Celsus AC:** Über die Arzneiwissenschaft in acht Büchern. 2. Aufl. Braunschweig: Vieweg; 1906.

[14] **Chapuy MC, Preziosi P, Maaner M et al.:** Prevalence of vitamin D insufficiency in an adult normal population. Osteoporos Int. 1997; 7: 439–443.

[15] **Chel VGM, Ooms ME, Popp-Snijders C et al.:** Ultraviolet irradiation corrects vitamin D deficiency and suppresses secondary hyperparathyroidism in the elderly. J Bone Miner Res. 1998; 13: 1238–1242.

[16] **Chen TC:** Photobiology of Vitamin D. In: Holick MF (Hrsg.): Vitamin D-Physiology, Molecular Biology, and Clinical Applications. Totowa/New Jersey: Humana Press; 1999: 17–37.

[17] **Chen TC, Holick M:** Vitamin D and prostate cancer prevention and treatment. Trends Endocrinol Metab. 2003; 14: 423–430.

[18] **Claßen B:** Der Einfluss serieller UVB-Expositionen auf Parameter der Herzfrequenzvariabilität als Ausdruck der autonomen Neuropathie von chronischen Hämodialysepatienten unter Berücksichtigung des Vitamin-D-Stoffwechsels [Dissertation]. Berlin: Charité; 2007.

[19] **Clemens TL, Henderson SL, Adams JS et al.:** Increased skin pigment reduces the capacity of skin to synthesise vitamin D_3. Lancet. 1982; 9: 74–76.

[20] **Dawson-Hughes B:** Racial/ethnic considerations in making recommendations for vitamin D for adult and elderly men and women. Am J Clin Nutr. 2004; 80: 1763–1766.

[21] **Deuse U:** Der Einfluss serieller UV-Exposition auf die antioxidative Homöostase im menschlichen Blutplasma [Dissertation]. Berlin: Freie Universität; 2002.

[22] Deutsches Institut für Normung: DIN 5031-Strahlungsphysik und Lichttechnik/Photobiologische wirksame Strahlung. Berlin: 2004.

[23] **Dobberke J, Krause R, Hopfenmüller W et al.:** Long term blood pressure reduction after UVB irradiation. Photoderm Photoimmunol Photomed. 2001; 17: 141.

[23a] **Dobnig H, Pilz S, Scharnagl H et al.:** Independent association of low serum 25-Hydroxyvitamin D and 1,25-Dihydroxyvitamin D levels with all-cause and cardiovascular mortality. Arch Intern Med. 2008; 168(12): 1340–1349.

[24] **Falkenbach A:** Veränderungen des Knochenstoffwechsels nach UV-Exposition. Licht und Gesundheit. Berlin: Technische Universität; 2001: 178–187.

[25] **Finsen NR:** The red light treatment of smallpox. BMJ. 1895; II: 1412–1414.

[26] **Finsen NR:** Über die Anwendung von concentrierten chemischen Lichtstrahlen in der Medicin. Leipzig: Vogel; 1899.

[27] **Finsen NR, Forchhammer H:** Resultate der Lichtbehandlung bei unseren ersten 800 Fällen von Lupus vulgaris. Mitt Fins med Lichtinst. 1904; 5/6: 1–48.

[28] **Freedman DM, Dosemeci M, McGlynn K:** Sunlight and mortality from breast, ovarian, colon, prostate, and nonmelanoma skin cancer: A composite death certificate based case-control study. Occup Environ Med. 2002; 59(4): 257–262.

[29] **Garland CF, Garland FC, Gorham ED:** Solar radiance and colon, breast and ovarian cancer mortality rates. In: Holick MF, Jung EG (Hrsg.): Biologic Effects of Light. Berlin: de Gruyter; 1995: 281–292.

[30] **Glerup H, Eriksen E:** Osteomalacia and severe vitamin D deficiency – A review of the clinical and paraclinical findings and guidelines for the treatment with vitamin D. Ugeskr Laeger. 1999; 161: 2515-2521.

[31] **Glerup H, Eriksen E:** Hypovitaminosis D Myopathy. In: Holick MF (Hrsg.): Biological Effects of Light. Boston: Kluwer; 2001: 185–192.

[32] **Glerup H, Mikkelsen K, Poulsen L et al.:** Commonly recommended daily intake of vitamin D is not sufficient if sunlight exposure is limited. J Intern Med. 2000a; 247: 260–268.

[33] **Glerup H, Mikkelsen K, Poulsen L et al.:** Hypovitaminosis D myopathy without biochemical signs of osteomalacic bone involvement. Calcif Tissue Int. 2000b; 66(6): 419–424.

[34] **Grady D, Halloran B, Cummings S et al.:** 1,25-Dihydroxyvitamin D_3 and muscle strength in the elderly: a randomized controlled trial. J Clin Endocrinol Metab. 1991; 73: 1111–1117.

[35] **Grant WB:** An estimate of premature cancer mortality in the United States due to inadequate doses of solar ultraviolet-B radiation, a source of vitamin D. Cancer. 2002; 94(6): 1867–1875.

[35a] **Hagenau T, Vest R, Gissel TN et al.:** Global vitamin D levels in relation to age, gender, skin pigmentation and latitude: an ecologic metaregression analysis. Osteoporos Int. 2009; 20: 133–140.

[36] **Hernan MA, Olek MJ, Ascherio A:** Geographic variation of MS incidence in two prospective studies of US women. Neurology. 1999; 51: 1711–1718.

[37] **Hess AF, Unger LF:** Cure of infantile rickets by sunlight. JAMA. 1921; 77: 33–41.

[38] **Hinzpeter B, Mensink GBM, Thierfelder W et al.:** Vitamin D status and health correlates among German adults. Epub ahead of print. doi: 10.1038/sj.ejcn.1602825.

[38a] **Hintzpeter B, Scheidt-Nave C, Müller MJ:** Higher prevalence of vitamin D deficiency is associated with immigrant background among children and adolescents in Germany. The journal of nutrition. 2008; 138: 1482–1490.

[39] **Hippokrates:** Sämtliche Werke. Übersetzung von R. Fuchs. München: Lüneburg; 1895–1900.

[40] **Holick MF:** The cutaneous photosynthesis of previtamin D_3: an unique photoendocrine system. J Invest Dermatol. 1981; 76: 51–58.

[41] **Holick MF:** Photosynthesis of vitamin D in the skin: effect of enviromental and life-style variables. Federation Proceed. 1987; 46: 1876–1882.

[42] **Holick MF:** Noncalcemic Actions of 1,25-Dihydroxyvitamin D_3 and clinical Implications. In: Holick MF (Hrsg.): Vitamin D-Physiology, Molecular Biology, and Clinical Applications. Totowa NJ: Humana Press; 1999a.

[43] **Holick MF:** Sunlight "Dilemma": Risk of skin cancer or bone disease and muscle weakness. Lancet. 2001; 50: 4–6.

[44] **Holick MF:** Vitamin D. In: Holick MF, Dawson-Hughes B (Hrsg.): Nutrition and Bone Health. Totowa NJ: Humana Press; 2004.

[45] **Holick MF:** The vitamin D epidemic and its health consequences. J Nutr. 2005; 135: 2739–2748.

[46] **Holick MF:** Vitamin D-Deficiency. N Engl J Med.. 2007; 357: 266–281.

[47] **Holick MF, Dawson-Hughes B (Hrsg.):** Nutrition and Bone Health. Totowa NJ: Humana Press; 2004.

[48] **Holick MF, Jenkins J:** Schützendes Sonnenlicht – Die heilsamen Kräfte der Sonne. Stuttgart: Haug; 2005.

[49] **Holick MF, Uskokovis M, Henley JW et al.:** The photoproductions of 1α,25-dihydroxyvitamin D in skin. N Engl J Med. 1980; 303: 349–354.

[50] **Howest S:** Verhalten der antioxidativen Eigenschaften des Blutplasmas nach UV-Ganzkörperbestrahlung [Dissertation]. Berlin: Charité; 2007.

[51] **Hufeland CW:** Die Kunst das menschliche Leben zu verlängern. 2. Aufl. Jena: Akademische Buchhandlung; 1798.

[52] **Huldschinksky K:** Heilung von Rachitis durch künstliche Höhensonne. Dtsch med Wschr. 1919; 45: 712–713.

[53] **Hypponen E, Laara E, Reunanen A et al.:** Intake of vitamin D and risk of type 1 diabetes: A birth cohort study. Lancet. 2001; 358(9292): 1500–1503.

[54] **Janssen HC, Samson MM, Verhaar HJ:** Vitamin D deficiency, muscle function, and falls in elderly people. Am J Clin Nutr. 2002; 75: 611–615.

[55] **Klamroth R:** Der Einfluß serieller UVB-Exposition auf die körperliche Leistungsfähigkeit ambulanter Hämodialyse-Patienten unter besonderer Berücksichtigung des Vitamin D-Stoffwechsels [Dissertation]. Berlin: Freie Universität; 1996.

[56] **Krapf R:** Warum Tuberkulosebehandlungen in Sanatorien (wahrscheinlich) wirksam waren. Schweiz Med Forum. 2006; 6: 641.

[57] **Krause R, Bennhold I, Albrecht C et al.:** Bone mineral density, vitamin D metabolism and vitamin D receptor after UV(B) irradiation in hemodialysis patients. In: Holick MF, Jung EG (Hrsg.): Biologic Effects of Light. Berlin: de Gruyter; 1995: 67–69.

[58] **Krause R, Bennhold I, Britzke K et al.:** Reduction of cardiac risk factors in coronary and hemodialysis patients after UV(B) therapy. In: Holick MF, Jung EG (Hrsg.): Biologic Effects of Light. Berlin: de Gruyter; 1995: 70–72.

[59] **Krause R, Bennhold B, Matulla B et al.:** Regular UV(B) irradiation in prevention and therapy of vitamin D deficiency in hemodialysis patients. In: Holick MF, Jung EG (Hrsg.): Biologic Effects of Light. Berlin: de Gruyter; 1995: 64–66.

[60] **Krause R, Bühring M, Hopfenmüller W et al.:** Ultraviolet B and Blood Pressure. Lancet. 1998; 352: 709–710.

[61] **Krause R, Dobberke J, Hopfenmüller W et al.:** Is the blood pressure lowering of UV-B independent from vitamin D? J Hypertens. 2000a; 18(Suppl 4): 7.

[62] **Krause R, Dobberke J, Hopfenmüller W et al.:** UV-irradiation during wintertime prevents onset of mild hypertension around the year. Dtsch Med Wschr. 2000b; 125(Suppl 3): 44.

[63] **Krause R, Fuhrmann I, Weber F et al.:** Improvement of Physical Capacity by Exercising and UV-Irradiation during Hemodialysis. ASN Renal Week. 2004: Poster [F-PO307].

[64] **Krause R, Klamroth R, Matulla-Nolte B et al.:** Are UV-irradiation effects similar to erythropoietin? Case study in hemodialysis patients during serial UVB-irradiation. In: Holick MF, Jung EG (Hrsg.): Biologic Effects of Light. Boston: Kluwer; 1999: 45–48.

[65] **Krause R, Kühn G, Pose M et al.:** Suberythemal UV-irradiation increases immunological capacity in children with frequent cold. In: Holick MF, Jung EG (Hrsg.): Biologic Effects of Light. Boston: Kluwer; 1999.

[66] **Krause R, Matulla B, Chen TC et al.:** Regular UV(B)-irradiation: an effective way to normalize calcitriol deficiency in hemodialysis patients. Clin Lab. 1996; 24: 305–307.

[67] **Krause R, Matulla-Nolte B, Dobberke J et al.:** UV irradiation is superior to vitamin D supplementation due to extrarenal synthesis of calcitriol. Nephrol Dial Transpl. 2003; 18(S4): 145.

[68] **Krause R, Matulla-Nolte B, Essers M et al.:** UV radiation and cancer prevention: What is the evidence? Anticancer Res. 2006; 26: 2723–2728.

[69] **Krause R, Winter P, Dobberke J et al.:** Partialbody UV(B) irradiation on dialysis. Photoderm Photoimmunol Photomed. 2001; 17: 143.

[70] **Krause R, Winter P, Matulla-Nolte B et al.:** Vitamin-D-Kinetik unter UV-Exposition. Med Klin. 2006; 101: 95(A).

[71] **Lambert PW, Stern PH, Avoili RC et al.:** Evidence for extrarenal production of 1α25-dihydroxyvitamin D in man. J Clin Invest. 1982; 69: 722–725.

[72] **Leca AP:** Die Medizin im alten Ägypten. In: Toellner R (Hrsg.): Illustrierte Geschichte der Medizin. (Bd. 1) Salzburg: Andreas & Andreas; 1986: 109–144.

[73] **Lee BKW et al.:** Association of blood pressure and hypertension with lead measures and polymorphisms in the vitamin D receptor. Environ Health Perspect. 2001; 109: 383–389.

[74] **Lehmann B, Genehr T, Knuschke P et al.:** UVB-induced conversion of 7-dehydrocholesterol to 1α, 25-dehydroxyvitamin D3 in an in vitro human skin equivalent model. J Invest Dermatol. 2001; 117: 1179–1185.

[75] **Lehmann B, Rudolph T, Pietzsch J et al.:** Conversion of vitamin D3 to 1α,25-dihydroxyvitamin D3 in human skin equivalents. Exp Dermatol. 2000; 9: 97–103.

[76] **Lentner A:** Geschichte der Lichttherapie. Aachen: Eigenverlag RWTH; 1992.

[77] **Levins PC, Carr DB, Fisher JE et al.:** Plasma (beta)-endorphin and (beta)-lipotropin response to ultraviolet radiation. Lancet. 1983; 2(8342): 166.

[78] **Li YC, Kong J, Wei M et al.:** 1,25-dihydroxyvitamin D_3 is a negative endocrine regulator of the renin-angiotensin system. J Clin Invest. 2002; 110(2): 229–238.

[79] **Liu PT, Stenger S, Li H et al.:** Toll-Like-Receptor triggering of a vitamin D-mediated human antimicrobial response. Science. 2006; 311: 1770–1773.

[80] **Luscombe CJ, Fryer AA, French ME et al.:** Exposure to ultraviolet radiation: association with susceptibility and age at presentation with prostate cancer. Lancet. 2001; 358: 641–642.

[81] **Malabanan A, Veronikis IE, Holick MF:** Redefining vitamin D insufficiency. Lancet. 1998; 351: 805–806.

[82] **Mathieu C, Gysemans C, Giulietti A et al.:** Vitamin D and diabetes. Diabetologia. 2005; 48: 1247–1257.

[83] **Matulla-Nolte B:** Serielle UV-Therapie bei sekundärem Hyperparathyreoidismus und renaler Osteopathie (klinische Studie und Grundlagenforschung bei Hämodialysepatienten mit Vitamin D-Mangel) [Dissertation]. Berlin: Freie Universität; 1998.

[84] **Merke J, Hofman W, Goldschmidt D et al.:** Demonstration of 1,25 $(OH)_2$ vitamin D_3 receptors and actions in vascular smooth muscle cells in vitro. Calcif Tissue Int. 1987; 41: 112–114.

[85] **Norris JM:** Can the sunshine vitamin shed light on type 1 diabetes? Lancet. 2001; 358(9292): 1476–1478.

[86] **Pfeifer M, Begerow B, Minne HW:** Vitamin D and muscle function. Osteoporos Int. 2002; 13: 187–194.

[87] **Ponsonby AL, McMichael A, van der Mei I:** Ultraviolet radiation and autoimmune disease: insights from epidemiological research. Toxicology. 2002; 181–182: 71–78.

[88] **Pozzilli P, Manfrini S, Crinó A et al.:** Low levels of 25-hydroxyvitamin D_3 and 1,25-dihydroxyvitamin D_3 in patients with newly diagnosed type 1 diabetes. Horm Metab Res. 2005; 37: 680–683.

[89] **Ray R:** Molecular Recognition and Structure-Activitiy Relations in Vitamin-D-Binding Protein and Vitamin-D-Rezeptor. In: Holick MF (Hrsg.): Vitamin-D-Physiology, Molecular Biology, and Clinical Applications. Totowa NJ: Humana Press; 1999.

[90] **Röckl T:** Die Auswirkung von Ganzkörperbestrahlung mit verschiedenen UV-Spektren auf Antioxidantien im intravasalem Kompertiment [Dissertation]. Berlin: Freie Universität; 2003.

[91] **Röckl T, Hüttler M, Beneke R et al.:** UV-irradiation affects antioxidants in the intravascular compartment. In: Holick MF, Jung EG (Hrsg.): Biologic Effects of Light. Boston: Kluwer; 1999.

[92] **Rollier A:** Die Heliotherapie der Tuberkulose mit besonderer Berücksichtigung ihrer chirurgischen Formen. Berlin: Springer; 1913.

[93] **Rose G:** Seasonal variation in blood pressure in man. Nature. 1961; 4760: 235.

[94] **Rosen CJ, Morrison A, Zhou H et al.:** Elderly women in northern New England exhibit seasonal changes in bone mineral desity and calciotropic hormones. Bone Mineral. 1994; 25: 83–92.

[95] **Rostand SG:** Ultraviolet light may contribute to geographic and racial blood pressure differences. Hypertension. 1997; 30: 150–155.

[96] **Rummel M, Falkenbach R, Föhrenbach R et al.:** Die körperliche Leistungsfähigkeit nach einer seriellen Bestrahlung mit UVB. In: Bernett P, Jeschke D: Sport und Medizin – Pro und Contra. München: Zuckschwerdt; 1991: 854–856.

[97] **Schnaufer H:** Der Einfluss serieller UV-Therapie auf arteriellen Blutdruck, Herzfrequenz und Kalziumstoffwechsel bei Patienten mit milder Hypertonie [Dissertation]. Berlin: Freie Universität; 2004.

[98] **Schreber M:** Über die Anwendung der Sonnenbäder zu Heilzwecken, insbesondere gegen gewisse chronische Krankheiten des kindlichen Alters. Jahrbuch für Kinderheilkunde und psychische Erziehung. 1858; 1: 169–172.

[99] **Schuh A, Kneist W, Schmidt HJ:** Steigerung der Ausdauerleistungsfähigkeit von durchschnittlich trainierten Personen durch natürliche Sonnenstrahlung (Heliotherapie). Phys Rehab Kur Med. 1993; 3: 95–99.

[100] **Scragg R:** Seasonality of cardiovascular disease mortality and the possible protective effect of ultraviolet radiation. Int J Epidemiol. 1981; 10(4): 337–341.

[101] **Scragg R, Jackson R, Holdaway IM et al.:** Myocardial infarction is inversely associated with plasma 25-hydroxyvitamin D_3 levels: a community-based study. Int J Epidemiol. 1990; 19(3): 559–563.

[102] **Smith R, Stern G:** Muscular weakness in osteomalacia and hyperparathyroidism. J Neurol Sci. 1969; 8: 511–520.

[103] **Sniadecki J:** On the Cure of Rickets (1840). Nature. 1939; 143: 141.

[104] **Stephen GR:** Ultraviolet light may contribute to geographic and racial blood pressure differences. Hypertension. 1997; 30: 150–156.

[105] **Tangpricha V, Pearce EN, Chen TC et al.:** Vitamin D insufficiency among free-living healthy young adults. Am J Med. 2002; 112: 659–662.

[106] **Vieth R:** The role of vitamin D in the prevention of osteoporosis. Ann Med. 2005; 37: 278–285.

[106a] **Vieth R:** What is the optimal vitamin D status for health. Progress in Biophysics and Molecular Biology. 2006; 92: 26–32.

[107] **Watson KE, Abrolat ML, Malone LL et al.:** Active serum vitamin D levels are inversely correlated with coronary clacification. Circulation. 1997; 96: 1755–1760.

[108] **Webb AR, Pilbeam C, Hanafin N:** A one-year study to evaluate the roles of exposure to sunlight and diet on the circulating concentrations of 25-OH-D in an elderly population in Boston. Am J Clin Nutr. 1990; 51: 1075–1081.

[109] **Winter P:** Teilkörperbestrahlung mit einem sonnenähnlichen Wellenspektrum (UVB + UVA) während der Hämodialyse und dessen Einfluss auf den Vitamin-D-Metabolismus [Dissertation]. Berlin: Charité; 2007.

[110] **Wortsman J, Matsuoka LY, Chen TC et al.:** Decreased bioavailability of vitamin D in obesity. Am J Clin Nutr. 2000; 72: 690–693.

[111] **Ye WT, Reis AF, Dubois-Laforgue D et al.:** Vitamin D receptor gene polymorphisms are associated with obesity in type 2 diabetic subjects with early age of onset. Eur J Endocrinol. 2001; 145: 181–186.

[112] **Yeni M:** Optimierte Technik für Photo- und Lichttherapie [Dissertation]. Berlin: Technische Universität; 2004.

[113] **Zasloff M:** Fighting infections with vitamin D. Nat Med. 2006; 12: 388–390.

[114] **Zehnder D, Bland R, Williams MC et al.:** Extrarenal expression of 25-hydroxyvitamin D_3-1α-Hydroxylase. J Clin Endocrinol Metab. 2001; 888–894.

[115] **Zittermann A:** Vitamin D in preventive medicine: are we ignoring the evidence? Br J Nutr. 2003; 89: 552–572.

[116] **Zittermann A, Schulze-Schleithoff S, Tenderich G et al.:** Low vitamin D status: a contributing factor in the pathogenesis of congestive heart failure? IAAC. 2003; 41: 105–112.

Wichtige Adressen

Deutsche Gesellschaft für Physikalische Medizin
und Rehabilitation e. V.
Geschäftsstelle
Budapester Str. 31
D-01069 Dresden
Tel.: 0351 8975932
www.dgpmr.de

Deutsche Gesellschaft für Photobiologie e. V.
c/o Klinik und Poliklinik für Dermatologie
Universität Regensburg
Franz-Josef-Strauß-Allee 11
D-93053 Regensburg
Tel.: 0941 9449658
www.photobiologie.org

European Society for Classical Natural Medicine
www.escnm.de

Arbeitsgruppe Heliotherapie in der Abteilung für Naturheilkunde
Campus Benjamin Franklin, Charité-Universitätsmedizin Berlin
c/o Immanuel-Krankenhaus
Königstr. 63
D-14109 Berlin
Tel.: 030 80505690
www.charite.de/naturheilkunde/forschung.html

Technische Universität Berlin
Fachgebiet Lichttechnik
Prof. Dr. S. Völker
Einsteinufer 19
D-10587 Berlin
Tel.: 030 31422277
www.li.tu-berlin.de

24 – Ultraschall- und Elektrotherapie

Wolfgang Jenrich

24.1 Ultraschalltherapie 403
24.2 Elektrotherapie 406

24.1 Ultraschalltherapie

24.1.1 Definition

Die **Ultraschalltherapie** beinhaltet die Anwendung mechanischer Wellen im Ultraschallbereich (> 16 kHz) mittels eines Ultraschallgerätes. Sie arbeitet mit folgenden Frequenzen:
- **niederfrequent**, d. h. bis 120 kHz
- **hochfrequent**, d. h. 700–4 000 kHz

Niederfrequent arbeitende therapeutische Geräte verwenden aus technischen Gründen eine Frequenz von 55–68 kHz. Die meisten hochfrequent arbeitenden Geräte verwenden eine Frequenz von 800–1 000 kHz.

Die Zugehörigkeit der Ultraschall- und Elektrotherapie zu den Naturheilverfahren ergibt sich aus den Wirkungsmechanismen. Die Anwendungen von Strom bewirken einen Reiz, der **körpereigene Reaktionen** und **Mechanismen stimuliert**. Die Hochfrequenzverfahren und die Ultraschalltherapie beschleunigen Heilungsprozesse in ihren natürlichen Abläufen.

Ausgehend von den jeweiligen Wirkungen ist die Hochfrequenztherapie als Sonderform der Thermotherapie und die Ultraschalltherapie als Sonderform der Mechanotherapie zu betrachten.

24.1.2 Basisinformation

Geschichte
Die Entwicklung des Ultraschalls beruht auf **Pierre Curie**, der im Jahre 1880 den piezoelektrischen Effekt am Quarzkristall nachwies. Die erste Anwendung der Ultraschalltherapie erfolgte 1938 durch **Pohlman**, der ein therapeutisch nutzbares Ultraschallgerät konstruierte.

Physikalische Grundlagen
Bei der Ultraschalltherapie wandelt der Schallkopf eines Ultraschallgerätes elektrische Schwingungen in mechanische um (reziproker piezoelektrischer Effekt von Barium-Titanat). Durch periodisch vom Erregungsort ausgehende Verdichtungen und Verdünnungen des beschallten Mediums gerät dieses in Bewegung.

Hochfrequente Ultraschallwellen breiten sich in Form eines fokussierten – relativ engen – Wellenbündels aus, niederfrequente Ultraschallwellen dagegen von den derzeitigen Schallköpfen analog zum hörbaren Schall kugelsymmetrisch als divergierendes Schallfeld im Raum. Die **Schalldichte** nimmt mit dem Quadrat der Entfernung ab; daraus resultiert eine therapeutische Eindringtiefe des niederfrequenten Ultraschalls von 3–4 cm.

Die nicht punktförmigen Schallköpfe besitzen viele Ausgangspunkte für einzelne Wellen, die sich im Schallfeld in Form von Verstärkungen bis zum Vierfachen (Intensitätsmaxima) und Auslöschungen (Intensitätsminima) überlagern können (Interferenz).

Die Ultraschallwellen folgen teilweise optischen Gesetzen in Form von **Reflexionen**, **Brechungen** und **Absorption**. An der Grenze zu einem Medium anderer Dichte, z. B. an den Übergängen der verschiedenen Ge-

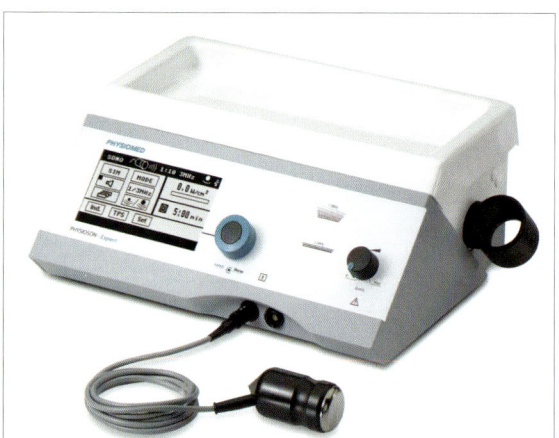

▶ Abb. 24.1 Ultraschalltherapiegerät

webearten, werden sie reflektiert und gebrochen. Da Luft eine vollständige Reflexion bewirkt, ist eine luftfreie Ankopplung des Schallkopfes durch Öl, Gel oder Wasser notwendig. Am Knochengewebe werden 30–70 % und an der Rückfläche kleiner Körperteile 100 % reflektiert.

Die Therapie wird mit bewegtem Schallkopf durchgeführt, um Inhomogenitäten, die insbesondere im Hochfrequenzbereich auftreten, zu verwischen.

Das Schallfeld des niederfrequenten Ultraschalls ist homogener, die Reflexionen und Interferenzen sind geringer ausgeprägt. Da er aber durch den Knochen fortgeleitet wird, ist bei gehörnahen Beschallungsorten ein **Ultraschallpfeifen** wahrzunehmen.

Physiologische Wirkungen

Der Effekt der Ultraschalltherapie beruht auf der Vibrationswirkung und der thermischen Wirkung.

Die **Vibrationswirkung** ist der aus den Zug- und Druckbeanspruchungen der beschallten Gewebe resultierende Vorgang. Die **Intensivierung des Gewebsstoffwechsels** und die **Beschleunigung geweblicher Heilungsprozesse** stellen die Hauptwirkung des niederfrequenten Ultraschalls dar: Die Proteinsynthese wird beschleunigt: Es kommt zu einer erhöhten Kollagensynthese in den Fibroblasten von Sehnen, zur verstärkten Zellregeneration nach Muskeltraumen und zur verbesserten Knorpelwiederherstellung bei Arthritis.

Gleichzeitig verändert sich die mechanische Belastbarkeit von Sehnen und die Kraftentwicklung der kontrahierenden Muskulatur bei Gesunden, aber auch z. B. bei Rheumapatienten nimmt zu.

Diese Prozesse verlaufen langsam; eine klinische Wirkung ist deshalb oft erst nach 4–8 Wochen zu erwarten. Eine analgetische Wirkung ergibt sich meist erst sekundär als Folge der oben genannten Prozesse.

Die **thermische Wirkung** des **hochfrequenten** Ultraschalls entsteht durch Absorption im Gewebe. Die Muskulatur hat einen größeren Absorptionskoeffizienten als Fettgewebe, daraus ergibt sich eine Halbwertstiefe des hochfrequenten Ultraschalls für Fettgewebe von 5 cm und für Muskulatur von 1–2 cm. Mit Zunahme der Durchblutung der Muskulatur kann die Absorption ansteigen. Infolge der im konkreten Fall unbekannten Absorption und Reflexion in und an den verschiedenen Geweben ist die Wärmeverteilung in der Tiefe nur schlecht vorhersehbar.

Das Knochengewebe absorbiert den Ultraschall bis zu 5-mal stärker als das Muskelgewebe. Eine Durchdringung zum Gelenkinneren findet wegen der geringen Halbwertstiefe von 0,2 cm im Knochengewebe nicht statt. Durch Reflexion an der Grenzschicht zum Knochen findet eine hohe **Wärmebildung** statt.

Der **thermische Wirkungsanteil** des Ultraschalls verstärkt die Mikrozirkulation und beschleunigt den lokalen Stoffwechsel.

Der niederfrequente Ultraschall hat nur eine **minimale Wärmewirkung**, insbesondere wird die Haut betroffen. Er wird in den Weichteilen gering absorbiert und durchdringt das Knochengewebe gut, dadurch entfallen die Energiespitzen im Bereich des Periosts.

Wirksamkeitsnachweis

Da die meisten klinischen Studien zur Ultraschalltherapie mit der falschen Zielstellung einer raschen Schmerzreduktion erfolgten, ist das Ergebnis dieser Studien überwiegend negativ. Gesichert ist dagegen das Auftreten einer analgetischen Spätwirkung [13].

Klinisch und experimentell konnte die Wirkung des „sklerosierenden" Ultraschalls zur besseren **Belastbarkeit hypermobiler Bänder** nachgewiesen werden. Es fand sich eine Zunahme der Fibrillendurchmesser der Bandstrukturen [18]. Die Durchführung erfolgte mit 1,5 Watt/cm², semistatisch, 6 Min., 15-mal [18]. Der Einfluss des Ultraschalls in Richtung einer verbesserten Dehnfähigkeit normaler oder verkürzter Bänder ist nur minimal und klinisch kaum vorhanden (Verbesserung um 13 %) [17]. Der Effekt anschließender Dehnungsübungen kann nur leicht (um ca. 20 %) verbessert werden.

Ein weiteres Vorgehen nutzte 1,5 Watt/cm², semistatisch, 7 Min., 12-mal [12].

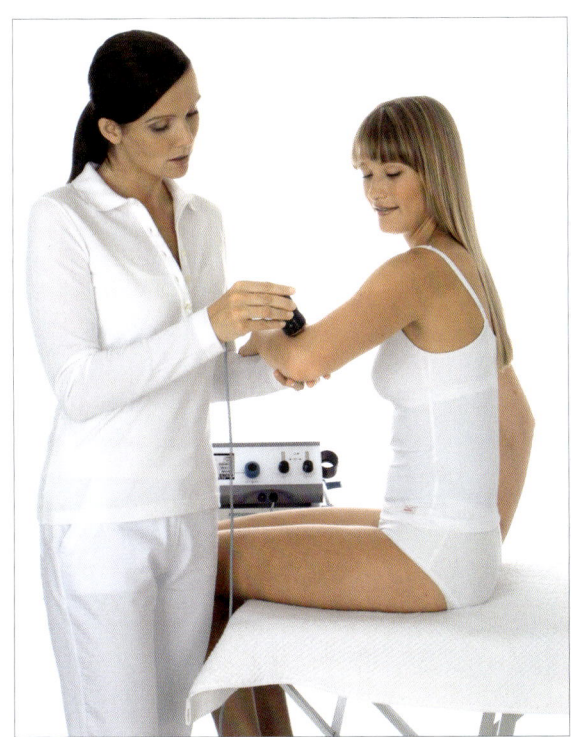

▶ **Abb. 24.2** Ultraschallbehandlung der Epicondylitis.

24 Ultraschall- und Elektrotherapie

Abrechnung

Die Ultraschalltherapie kann nach der GOÄ unter Position 539 abgerechnet werden; nach dem EBM als Wärmetherapie unter Ziffer 02510.

24.1.3 Durchführung

- **Applikation:** Um einen reflexionsfreien Übergang zu ermöglichen, ist der Schallkopf stets mit Gel, Öl oder Wasser anzukoppeln.
- **Vorgehen**
  - Zum Verwischen des ungleichmäßigen Schallfeldes wird der Schallkopf kreisend bewegt.
  - Die dynamische Bewegung auf einer Fläche von 25 cm² ermöglicht kaum eine reproduzierbare Dosis; besser ist die semistatische Applikation mit Bewegungen um 1–2 cm.

> **T Therapeutische Empfehlung**
> Bei einer **Behandlung im Wasserbad (subaquale Behandlung)** sollte der Abstand des wasserdichten Schallkopfes vom Behandlungsgebiet nicht über 2 cm betragen.

- **Dosierung:** Die Intensität des hochfrequenten Ultraschalls beträgt 0,5–1,6 Watt/cm², die des niederfrequenten 0,1–0,5 Watt/cm².
- **Behandlungsdauer:** jeweils 5–10 Min., 2–3-mal wöchentl.

Nach der 4.–6. Behandlung darf es zu einer leichten Schmerzverstärkung kommen, die bis zur nächsten Behandlung wieder abklingt.

Die Besserung von Schmerzen tritt oft erst nach der Beendigung einer Serie von 10 Behandlungen ein. Myogelosen können nach 1–3 Behandlungen verschwunden sein.

> **Cave**
> Periostschmerzen und Schmerzen entlang eines Nerves oder an der Rückseite kleiner Körperteile (Finger, Hand) verweisen auf eine Überdosierung.

24.1.4 Weitere wichtige Kriterien

Verordnung
▶ Tab. 24.1, 24.2.

▶ **Tab. 24.1** Beispiel 1: Verordnung der Elektro- und Ultraschalltherapie bei (sub-) akuten Wirbelsäulenbeschwerden.

Krankheitsbild	Therapie
akute Beschwerden (Nachtschmerz stärker ausgeprägt als der Belastungsschmerz)	• Galvanisation • 20–40 Min. mit großen Elektroden
subakute Beschwerden (Nachtschmerz nicht stärker als der Belastungsschmerz)	• diadynamischer Strom DF • 10–20 Min., motorisch unterschwellig • zuerst als Queranlage im Segment und anschließend als Längsanlage im Ausstrahlungsbereich mit großen Elektroden
subakute Beschwerden bei empfindlicher Haut oder dickem Fettpolster	• breiter biphasischer Impulsstrom mit 0,3–0,7 ms Breite und mit variabler analgetischer Frequenz von 100 ±25 Hz • motorisch unterschwellig, 20–30 Min. • Elektrodenposition erfolgt wie beim diadynamischen Strom
begleitende Störungen der Hauttrophik und Bindegewebszonen	• schmale biphasische Impulsströme mit 0,1–0,3 ms Breite oder • amplitudenmodulierte Mittelfrequenzströme mit zirkulationsfördernder Frequenz/Modulation von 2–5 Hz für die Haut oder 8–12 Hz für das Bindegewebe • 20 Min., motorisch gerade schwellig
mangelnde posturale Stabilität	• Stimulation des oberflächlichen Zervikalplexus mit biphasischem Strom (Impulsbreite 0,1–0,3 ms, 100 Hz) • vom mittleren Hinterrand des M. sternocleidomastoideus zum Dornfortsatz C 4 auf der Gegenseite • 20 Min.
mangelnde Durchblutung	• Galvanisation nach Scherbak • zervikal: große (+) Elektrode am Hinterrand des M. sternocleidomastoideus, andere: dorsal; lumbal: große (+) über Kreuzgebiet, andere über A. femoralis • 30–40 Min., sensibel schwellig
Myogelosen	• niederfrequenter Ultraschall • 0,4 Watt/cm², 3 Min., semistatisch

▶ **Tab. 24.2** Beispiel 2: Verordnung der Elektro- und Ultraschalltherapie bei chronischen Wirbelsäulenbeschwerden.

Krankheitsbild	Therapie
muskuläre Belastungsschmerzen in Kombination mit neuralen Reizerscheinungen (Spontan- oder Druckschmerz als Schmerz im Nervenverlauf oder Hautversorgungsgebiet)	• geschwellter, detonisierender biphasischer Impulsstrom (Impulsbreite 0,3–0,7 ms, 25 Hz) oder • geschwellter amplitudenmodulierter (25 Hz) Mittelfrequenzstrom • Schwellung und Pause je 3–5 Sek. • Intensität motorisch gerade schwellig, 10–25 Min. • Elektrodenqueranlage im Segment und Längsanlage im Ausstrahlungsbereich
chronischer Muskelschmerz	• Spulenfeldkurzwelle • thermosensibel schwellig
Bänderbeschwerden	• hochfrequenter Ultraschall • 0,8–1,5 Watt/cm², 6 Min., semistatisch (im Bereich der Querfortsätze und Bandansätze)
Beschwerden an muskulären Maximalpunkten	• schmaler biphasischer Strom (Impulsbreite 0,1–0,3 ms), 2–4 Hz • hohe Intensität, 3 Min. • kleine Elektrode unter Druckgabe

mangelnde Durchblutung	• Stimulation des Ganglion stellatum mit biphasischem Strom (Impulsbreite 0,5–0,7 ms, 6–8 Hz, motorisch unterschwellig):
	  • kleine Elektrode am vorderen Rand des M. sternocleidomastoideus, 2 QF über Jugulum in leichter Kopfrückbeuge
	  • große Elektrode dorsal über C 6–Th 3
	  Die richtige Anlage ist an einem zur Schulter ausstrahlenden Wärmegefühl zu erkennen. In manchen Fällen sind eine Kopfdrehung zur Gegenseite und eine Neigung des Kopfes nach hinten günstiger.
	• Wegen der unterschiedlichen individuellen Weichteilanordnung ist das Ganglion nicht immer elektrotherapeutisch erreichbar

muskuläre Schwäche	• biphasischer Strom (Impulsbreite 0,1–0,3 ms) oder • geschwellter Mittelfrequenzstrom • Frequenz bzw. Modulation (von tonisch zu phasisch ansteigend) von 15–45 Hz, Schwellung 5–7 Sek., Pause 3–5-mal länger • Intensität motorisch 25–50 % überschwellig: bei Muskelverkürzung 3 Sek. Schwellung (15–25 Hz), dann 20 Sek. Pause für Dehnung

✱ **Merke:** Die Ultraschalltherapie, die als Thermotherapie verordnet werden kann, erfordert einen qualifizierten Behandler; deshalb entfällt ein Heimeinsatz von Geräten.

Indikationen
- Tendopathien (s. o.)
- Arthrosen
- vertebragene Schmerzsyndrome
- Myogelosen
- Zustände nach Kontusionen
- Distorsionen und Zerrungen

--- Cave ---
Die rheumatoide Arthritis sollte nur außerhalb der akuten Phase behandelt werden.

Kontraindikationen
Hochfrequenter Ultraschall ist in folgenden Fällen und an bestimmten Organen kontraindiziert:

- akute Erkrankungen der inneren Organe
- Blutgerinnungsstörungen
- maligne Tumore
- parenchymatöse Organe, Geschlechtsorgane, Epiphysenfugen (Wachstumsalter), Gehirn, Auge und Rückenmark

Kontraindikationen des **niederfrequenten Ultraschalls**:
- Tinnitus
- Kopfbereich

Kombinationsmöglichkeiten
▶ S. 408

24.2 Elektrotherapie

24.2.1 Definition
Bei dem Verfahren der Elektrotherapie werden elektrische Ströme mit Hilfe von elektrischen Geräten angewendet. Sie wird nach dem Frequenzspektrum eingeteilt:

- Galvanisation: 0 Hz
- Niederfrequenztherapie: 1–1 000 Hz
- Mittelfrequenztherapie: 1–100 kHz
- Hochfrequenztherapie: > 100 kHz

24.2.2 Basisinformation

Geschichte

Aus der Antike sind vereinzelte Anwendungen der natürlichen Elektrizität des Zitterrochens bei Beschwerden des Bewegungsapparates bekannt. Die ersten therapeutischen Versuche durch **Kratzenstein** im Jahre 1741 setzten nach den Entdeckungen von Volta, Galvani und Faraday ein. Sie wurden am Ende des 19. Jahrhunderts und in der ersten Hälfte des 20. Jahrhunderts systematisch fortgeführt. Die Hochfrequenztherapie wurde als Kurzwellentherapie 1929 durch **Schliephake** in die therapeutische Praxis eingeführt.

Die Fortschritte der elektronischen Industrie ermöglichten eine Miniaturisierung in Form von computerisierten Heimgeräten, die ständig fortentwickelt werden.

Die Ausbildung der Physiotherapeuten, die diese Verfahren anwenden, hat, bedingt durch ein relativ großes Volumen an Unterrichtsstunden, meist ein hohes Niveau. Um die benötigten Geräte beurteilen zu können, sollte der Therapeut über Grundkenntnisse der Elektrotherapie verfügen. Infolge der raschen Weiterentwicklung der Geräte ist zudem eine ständige Weiterbildung erforderlich.

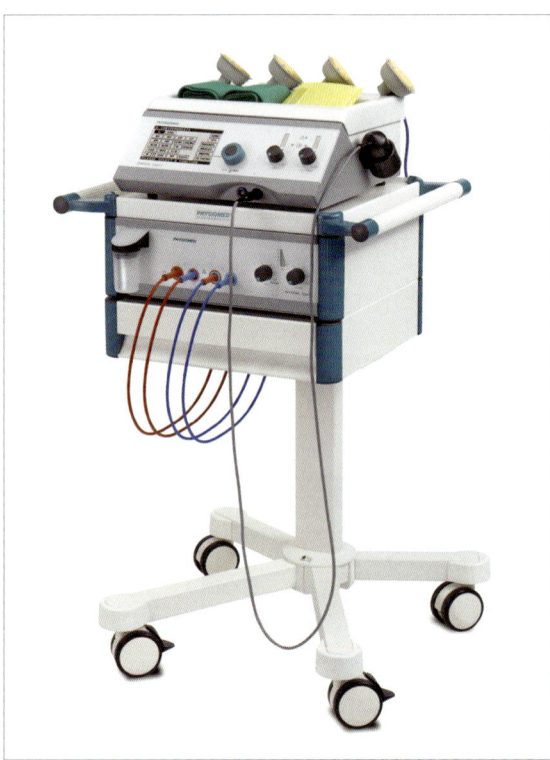

▶ **Abb. 24.3** Reizstrom- und Ultraschallgerät mit Vakuum-Applikation.

Der sinnvolle Einsatz der Elektrotherapie in Akutkrankenhäusern wird durch die mittlerweile erhebliche Verkürzung der Verweildauer stark beeinträchtigt. Im **rehabilitativen Bereich** ist die Elektrotherapie dagegen optimal einsetzbar.

Physikalische Grundlagen
▶ einzelne Verfahren.

Physiologische Wirkungen und Wirksamkeit
▶ einzelne Verfahren.

Verordnung

Nach dem Heilmittelkatalog des Jahres 2004 kann die Elektrotherapie bei den Erkrankungen der Stütz- und Bewegungsorgane und bei peripheren Nervenläsionen erstattungsfähig verordnet werden. In der Verordnung sind Leitsymptomatik, Therapieziel und Art der Behandlung anzugeben.

Die Parameter der Behandlung können vom Verordner nicht im Detail vorgegeben werden, da sie herstellerabhängig und damit nicht standardisiert sind.

Mit Ausnahme der diadynamischen Ströme und des Ultrareizstromes bei akuten Schmerzzuständen reicht ein Block aus 6 Behandlungen, wie im Heilmittelkatalog vorgesehen, meist nicht aus.

Bei längerfristigen Anwendungen sollte der Einsatz von **Heimgeräten** erwogen werden, deren zeitweilige Miete nach Erprobung bei der zuständigen Krankenkasse beantragt werden muss. Für jede Stromart gibt es inzwischen batteriebetriebene Taschengeräte.

Die verschiedenen elektrotherapeutischen Methoden sollten entsprechend den aktuellen Beschwerden und den jeweiligen lokalen Befunden verordnet und eingesetzt werden. Beispiele finden sich in ▶ **Tab. 24.1** und ▶ **Tab. 24.2**. Detaillierte Ausführungen zur Methodenauswahl finden Sie in dem Artikel *Elektrotherapeutische Differenzialtherapie* [8].

> **Cave**
>
> Wegen der Verätzungsgefahr ist vom Heimeinsatz der Galvanisation, der diadynamischen Ströme und des Ultrareizstromes abzuraten.

Kombinationsmöglichkeiten

Die Elektrotherapie ist sehr gut mit der Krankengymnastik kombinierbar.

- Das **Wiedererlernen motorischer Fertigkeiten** wird durch eine vorhergehende Anwendung analgetischer Ströme im Bereich von 100 Hz gehemmt, durch niedrigfrequente von 1–10 Hz aber gefördert.
- Zur **Behandlung muskulärer Triggerpunkte** sollte der hochfrequente Ultraschall von 1,4 Watt/cm² in semi-

statischer Anwendung mit einem schmalen (Impulsbreite 0,1–0,3 ms) biphasischen Strom von 2–4 Hz gekoppelt werden (Applikationszeit pro Triggerpunkt ca. 1–2 Min.).
• Die von einigen Herstellern als sinnvoll angegebene Kombination von Reizstrom und Ultraschall ist nicht optimal, da Reizstromanwendungen meist einen höheren Zeitbedarf als Ultraschallanwendungen haben. Eine Ausnahme stellt die Behandlung muskulärer Triggerpunkte dar.

> **Cave**
>
> Eine Kombination der Galvanisation oder monophasischer Ströme mit der Kryotherapie ist wegen der größeren Verätzungsgefahr nicht zu empfehlen, eine analgetische Wirkungsverstärkung ist mit schmalen biphasischen Impulsströmen möglich.

Abrechnung
GOÄ
Position 548   Kurzwellen-, Mikrowellenbehandlung (ein Körperteil)
Position 549   Kurzwellen-, Mikrowellenbehandlung (verschiedene Körperregionen)
Position 551   Reizstrombehandlung
Position 552   Iontophorese
Position 553   Vierzellenbad
Position 554   Hydroelektrisches Vollbad
Position 555   gezielte Niederfrequenzbehandlung bei spastischen und/oder schlaffen Lähmungen (je Sitzung)

EBM
Position 02511   Elektrotherapie
Position 02512   gezielte Elektrostimulation bei spastischen und/oder schlaffen Lähmungen
Position 02510   Wärmetherapie (Hochfrequenzverfahren, Ultraschall)
Position 30712   Anleitung des Patienten zur Selbstanwendung der transkutanen elektrischen Nervenstimulation

Hinweise zur Gerätesicherheit
Nach der **Medizinprodukte-Betreiberverordnung (MPBetreibV)** vom **29.6.1998**, zuletzt geändert am 31.10.2006, dürfen Medizinprodukte nur ihrer Zweckbestimmung entsprechend von Personen mit der erforderlichen Sachkenntnis betrieben werden.

Der Anwender hat sich vor der Anwendung von der Funktionsfähigkeit des Gerätes zu überzeugen.

Die in der Anlage 1 der MPBetreibV aufgeführten Medizinprodukte, zu denen „Medizinprodukte zur Erzeugung und Anwendung elektrischer Energie zur unmittelbaren Beeinflussung der Funktion von Nerven und/oder Muskeln .... (mit Ausnahme batteriebetriebener Reizstromgeräte)" gehören, dürfen nur nach einer Funktionsprüfung und nach einer Einweisung durch eine vom Hersteller beauftragte Person genutzt werden.

Nach den Angaben des Herstellers muss der Betreiber fristgemäß, mindestens aber alle zwei Jahre **sicherheitstechnische Kontrollen mit Protokoll** durchführen lassen.

Für die Produkte der Anlage 1 ist ein **Medizinproduktebuch** zu führen. Hier sind Typ, Gerätenummer, Funktionsprüfungen, Namen des Einweisers, der Einzuweisenden, Zeitpunkte der Einweisungen, sicherheitstechnische Überprüfungen und Funktionsstörungen und Meldungen von Vorkommnissen an Behörde und Hersteller einzutragen.

Für alle aktiven, d. h. energetisch durch eine Strom- oder eine andere Energiequelle, jedoch nicht durch den menschlichen Körper oder die Schwerkraft betriebenen Medizinprodukte ist ein **Bestandsverzeichnis** mit Angaben zu Gerätetyp, Gerätenummer, Anschaffungsjahr, Hersteller, CE-Kennzeichnung, Standort und Fristen der sicherheitstechnischen Kontrollen zu führen.

Die Gebrauchsanweisungen der Geräte müssen jederzeit zugänglich sein. Dies betrifft auch die Medizinproduktebücher, die außerdem noch fünf Jahre nach Außerbetriebnahme des Gerätes aufbewahrt werden müssen.

24.2.3   Galvanisation
Definition
Die Galvanisation ist die therapeutische Anwendung eines Stromes mit konstanter Stärke und Richtung.

Physikalische Grundlagen
Bei der Galvanisation bewegen sich die Kationen unter der Einwirkung des Gleichstroms zur Kathode, die Anionen zur Anode. Durch die unterschiedliche Wanderungsgeschwindigkeit der Ionen verändern sich das Elektrolytmilieu der Zellen sowie Durchlässigkeit und Ladungszustand der Zellmembranen; der Gewebestoff-

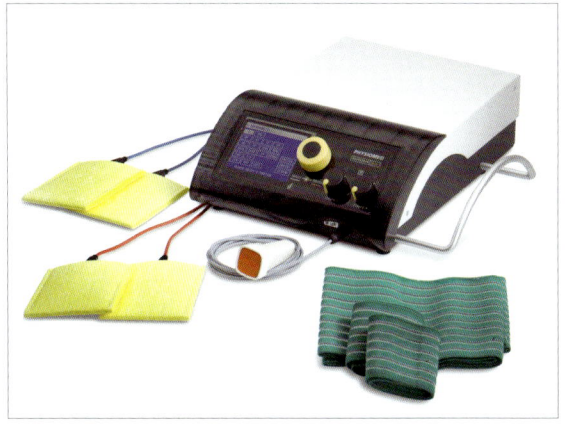

▶ **Abb. 24.4**   Tragbares Reizstromgerät.

wechsel wird intensiver. Die Ausbreitung des Gleichstroms im Körper ist abhängig von der **elektrischen Leitfähigkeit der Gewebe** im Körper. Der Hauptwiderstand befindet sich in der Haut, damit entfällt ein Großteil der galvanischen Wirkungen auf Reaktionen der Körperoberfläche. Diese erzeugen jedoch reflektorische Wirkungen in der Tiefe. Die Ausbreitung des galvanischen Stroms in der Tiefe erfolgt vor allem entlang der guten Stromleiter, wie Blut- und Lymphgefäße und Muskulatur.

Nach Überwinden des Hautwiderstandes streuen ab ca. 2–3 cm Tiefe die – virtuellen – Stromlinien auseinander und die Stromdichte nimmt ab. Bei kleinen Elektroden ist die Streuung besonders groß, deshalb sollten **möglichst große Elektroden** verwendet werden. Werden diese quer zur Längsachse einer Extremität angeordnet, kann eine unmittelbare Tiefenwirkung erzielt werden.

Längs angeordnete und oberflächlich gelegene Muskelgruppen werden wegen der besseren, viermal höheren Leitfähigkeit der Muskulatur mit einer Längsdurchflutung in Längsrichtung behandelt. Ionisierbare Medikamente wandern unter dem Gleichstromeinfluss in Richtung des Pols der entgegengesetzten Ladung. Dieser Mechanismus wird als **Iontophorese** zum transdermalen Einbringen von Medikamenten genutzt.

Physiologische Wirkungen

Die Galvanisation wirkt trophisch, vasomotorisch, analgetisch und erregbarkeitssteigernd:

Die **trophische Wirkung** zeigt sich in einer verstärkten Zellteilung des Epithels und des Bindegewebes und in sich schneller schließenden Hautwunden.

Die **vasomotorische Wirkung** ist zweiphasig: Auf die erste Phase mit einer kurzen Verengung der Blutgefäße folgt die zweite mit einer Erweiterung der Blutgefäße durch die Reizung freier vasoaktiver Nervenendigungen (Auslösung von Axonreflexen).

Die hellrote Hyperämie ist wegen der rascheren Freisetzung vasodilatatorischer Mediatoren unter der Kathode etwas stärker, hält bis zu 2 Std. an und erscheint wieder nach Anwendung thermischer Reize. Sie wird fast vollständig gehemmt durch den Einsatz von Lokalanästhetika. Durch eine Entspeicherung von Mediatoren lässt das Erythem in einer Anwendungsserie nach, nach einigen Tagen Pause tritt es wieder in voller Stärke auf. Es werden nicht nur die oberflächlichen, sondern auch die tiefer liegenden Gefäße der Muskulatur erweitert. Durch die erhöhte Strömungsgeschwindigkeit im kapillären Bereich werden Entzündungsmediatoren schneller abtransportiert.

Die ausgeprägte **schmerzstillende Wirkung** tritt unter beiden Elektroden auf, ist jedoch unter der Anode stärker vorhanden. Sie tritt langsamer ein als bei Impulsströmen, überdauert jedoch die Stromflusszeit der Galvanisation erheblich.

Die **erregbarkeitssteigernde Wirkung** ist unter der Kathode stärker ausgeprägt. Infolge der Membranpotenzialverschiebungen wird die Reizschwelle des motorischen Nerven herabgesetzt. Eine Muskelerregung löst der galvanische Strom jedoch nicht aus, nur eine plötzliche Unterbrechung des Stromflusses führt zu einer Muskelkontraktion.

Wird ein Nerv mit einer **rückenmarksnahen Elektrode** und einer **Elektrode distal** im Bereich eines oberflächlichen Verlaufs über eine lange Wegstrecke und mit einer ausreichenden Stromdichte galvanisiert, so ändert sich seine Erregbarkeit:

- Bei einer proximalen Kathode und einer distalen Anode („aufsteigende Durchströmung") erhöht sich die Erregbarkeit.
- Bei umgekehrter Elektrodenanordnung („absteigende Durchströmung") sinkt sie.
- Diese elektrotonische Wirkung ist mit einer Querdurchflutung oder einer kurzstreckigen Längsdurchflutung des Nervs nicht zu erzielen

Die Wirkung der **hydroelektrischen Anwendungen** (Vierzellen- und hydroelektrisches Vollbad mit dem elektrolythaltigen Wasser als Elektrodenfläche) reicht nur bis in den obersten Teil der Lederhaut. Die gleichzeitige großflächige Erregung oberflächlich gelegener freier Nervenendigungen beeinflusst vor allem die vegetative Reaktionslage.

Bei der **Iontophorese** wandern die ionisierbaren Medikamente in Richtung des Pols entgegengesetzter Ladung. Teilweise werden sie sofort durch das kapillare Gefäßsystem abtransportiert, der Rest bildet ein bis zu drei Tagen in der Hornhaut existierendes Depot mit kontinuierlicher Freisetzung.

> **Cave**
> Die hydroelektrischen Anwendungen dürfen nur mit einer Spannung bis 25 V betrieben werden.

Wirksamkeitsnachweis

Die trophische und vasomotorische Wirkung der Galvanisation wurde klinisch und experimentell bestätigt. Die erregbarkeitssteigernde Wirkung kann unmittelbar wäh-

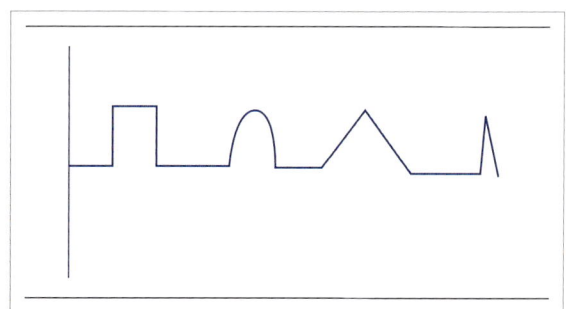

▶ **Abb. 24.5** Impulsformen: Rechteck-, Sinus-, Dreieck- und Nadelimpuls.

24.2 Elektrotherapie

rend einer Behandlung mittels Bestimmung der motorischen Schwelle nachgeprüft werden.

Durchführung
Die Galvanisation wird wegen der Verätzungsgefahr mit Plattenelektroden und 3 cm dicken, den Elektrodenrand um 3 cm überragenden und gut angefeuchteten Elektrodenunterlagen durchgeführt. Es werden möglichst große Elektroden verwendet. Bei den Vierzellenbädern und dem Stangerbad wird je nach Anordnung der Elektroden von **Längs- und Querdurchflutung** gesprochen, die entsprechende Wirkung ergibt sich aus der Elektrodenanordnung.

Bei der **Iontophorese** wird das als Gel vorliegende Medikament durch eine stromdurchlässige Zellophanfolie von der Elektrodenunterlage getrennt.

> **T Therapeutische Empfehlung**
> Die vom Medikamentenhersteller angegebene Eignungsangabe und Polung sind zu beachten.

- **Dosierung**
  - Die Intensität sollte 0,1 mA/cm² der Elektrodenfläche nicht übersteigen.
  - Damit keine Kontraktionen auftreten, wird die Intensität nach dem Einschalten langsam gesteigert und nach Behandlungsende ebenso langsam reduziert.
- **Behandlungsdauer:** 20–40 Min.

> **Cave**
> Während der Behandlung darf nur ein leichtes Kribbeln, jedoch nie ein Brennen auftreten.

Indikationen
- akute Schmerzzustände am Bewegungsapparat und peripheren Nervensystem
- schlaffe Lähmungen (Vorbehandlung zur Verbesserung der motorischen Erregbarkeit)
- chronisch degenerative Gelenkerkrankungen (Trophikverbesserung)
- frische Zerrungen und Prellungen (Ödemreduktion und Durchblutungsförderung)

Zusätzliche Indikationen:
- Iontophorese (gemäß den Indikationen der Arzneimittelwirkungen)
- hydroelektrische Anwendungen (gemäß den Indikationen für eine milde Wärmetherapie)

Kontraindikationen
- metallische Fremdkörper und Herzschrittmacher im Behandlungsgebiet (notwendiger Mindestabstand: 50 cm)
- Blutungen oder Blutungsgefahr
- Emboliegefahr
- strahlentherapeutisch behandelte oder sensibilitätsgestörte Hautareale
- frische Thrombosen

> ✱ **Merke:** Bei den schmalen (< 0,3 ms) und balancierten (gleiche Flächengröße des negativen und des positiven Impulsanteils) biphasischen Strömen und bei balancierten Mittelfrequenzströmen zählen metallische Fremdkörper nicht zu den Kontraindikationen.

Zusätzliche Kontraindikationen:
- Iontophorese (gemäß der Spezifik der verwendeten Arzneimittel)
- hydroelektrische Anwendungen (gemäß der Herz- und Kreislauf-Belastung durch den hydrostatischen Druck im Stangerbad)

24.2.4 Niederfrequenztherapie

Definition
Die Niederfrequenztherapie umfasst die Anwendung von Impulsströmen (▶ Abb. 24.5). Die Stromimpulse können eine unterschiedliche Form haben, sie können gleichgerichtet sein oder ihre Stromrichtung wechseln. Nach jedem Stromimpuls erfolgt eine Pause.

Die Stromimpulse werden meist als Folge appliziert. Wegen auftretender **Gewöhnungseffekte** werden gewöhnlich die Frequenz der Impulsfolge bzw. die Form und/oder die Amplitude der Stromimpulse verändert. Daraus ergibt sich eine große Vielfalt von Stromarten.

Die Einteilung der Niederfrequenztherapie erfolgt daher nach den Anwendungszielen. Diese bestehen in der Schmerzbehandlung, der Verbesserung der Gewebsdurchblutung und -trophik, der Kräftigung der Muskulatur sowie der Behandlung der schlaffen Lähmung.

Physikalische Grundlagen
Die Niederfrequenztherapie arbeitet mit mono- und bipolaren Impulsströmen. Bei den monopolaren Impulsströmen ändert sich die Stärke, jedoch nicht die Richtung des Stromes. Damit erfolgt ein Ladungstransport zu den Elektroden mit der Möglichkeit der lokalen Verätzung durch erhöhte Elektrolytkonzentrationen. Zu den breiten monophasischen Impulsströmen zählen

- die **diadynamischen Ströme nach Bernard** (Sinushalbwellen von 50 und 100 Hz einzeln oder in wechselnder Zusammenstellung, z. B. Stromformen DF 100 Hz und CP mit einsekundigem Wechsel zwischen 50 Hz und 100 Hz) und
- der **Ultrareizstrom nach Träbert** (Rechteckimpulse mit einer Impulsdauer von 2 ms und einer Impulspause von 5 ms).

> ✱ **Merke:** Schmale, steile Impulse haben eine besonders gute Tiefenwirkung.

24 Ultraschall- und Elektrotherapie

Physiologische Wirkungen

Die bei der Niederfrequenztherapie angewendeten Impulsströme werden bei verschiedenen Indikationen mit unterschiedlichen Frequenzen eingesetzt, wobei die Frequenzbereiche nicht scharf abgegrenzt sind. Außerhalb dieser Bereiche sind noch entsprechende, allerdings weniger ausgeprägte Wirkungen nachweisbar.

Schmerzbehandlung: 100 Hz, 2–4 Hz

Die Frequenz von 100 Hz stellt das Optimum zur **Behandlung akuter Schmerzen** dar, das analgetische Frequenzspektrum reicht jedoch von 50–250 Hz. Eine elektrische Stimulation mit diesen Frequenzen bewirkt sowohl bei sensiblen Nervenfasern (A-Beta-Fasern) als auch bei lokaler Einwirkung im Schmerzgebiet über eine **Hemmung multimodaler Hinterhornneurone** eine Anhebung der mechanischen Schmerzschwelle, der taktilen Schwelle, der Schwelle von Muskelschmerzen und der Empfindlichkeit von muskulären Maximalpunkten. Weiterhin kommt es zur Ausschüttung des Endorphins Dynorphin A und einer Verminderung zerebraler Schmerzpotenziale. Die am Ort der Läsion durch Histamin erweiterten Gefäße verengen sich, die Eiweißdurchlässigkeit der Endstrombahngefäße nimmt ab und entzündliche Ödeme gehen zurück. Nachweisbar ist auch ein juckreizmindernder Effekt.

Zu beachten ist die **zeitweilige Reduktion der Erregbarkeit des motorischen Kortex** für nachfolgendes motorisches Lernen nach Anwendung einer Impulsfolge dieses Frequenzbereiches an der entsprechenden – für eine zu erlernende Bewegung benötigten – Muskulatur. Werden Impulsströme mit breiten (> 0,3 ms) Impulsen, z. B. diadynamische Ströme, eingesetzt, so kommt zur frequenzbedingten noch eine galvanische Wirkungskomponente, vor allem eine erheblich verlängerte analgetische Nachwirkung.

Setzt man zur Schmerzminderung eine Stimulation der A-Delta- und C-Fasern mit niedrigen Frequenzen von 2–4 Hz als Einzel- oder Gruppenfrequenz in höherer Intensität (motorisch schwellig) ein, erreicht man eine **Schmerzhemmung chronischer Schmerzen** über Neurone im Hirnstamm und eine supraspinale Enkephalinausschüttung.

Die Stimulation der sensiblen Fasern des oberflächlichen Zervikalplexus (Längsanlage am Hinterrand des M. sternocleidomastoideus der betroffenen Seite, 100 Hz, sensibel schwellig) erhöht bei **Neglect-Patienten** mit halbseitiger Vernachlässigung des Körpers und der Umgebung in einer oder mehreren Sinnesqualitäten die Rumpfstabilität und verbessert das taktile Empfinden und Handbewegungen der betroffenen Seite erheblich.

Verbesserung der Gewebsdurchblutung und -trophik: Impulsströme mit Frequenzen bis 20 Hz

Eine Wirkung auf die **Mikrozirkulation der Haut** erreicht man mit Impulsfolgen von 2–4(–10) Hz. Nachgewiesen wurden eine verstärkte kutane Durchblutung und eine (um ein Drittel) beschleunigte Wundheilung mit vermehrter Bildung von DNA [10]. Bei diabetischer Polyneuropathie nehmen die Beschwerden nachhaltig ab, die Nervenleitgeschwindigkeit verbessert sich. Die **Zunahme der Mikrozirkulation** der Muskulatur bei Stimulation mit einer Impulsfolge von 8–12(–20) Hz in subtetanischer Intensität, bezogen auf die tonischen Muskelfasern (kräftige Vibration, aber keine Kontraktion), geht mit dem Wachstum muskulärer Kapillargefäße ab dem 7. Tag einher.

Die Muskelstimulation ist auch reflektorisch über Axon- und spinale Reflexe wirksam: Eine Stimulation des M. vastus medialis mit niedrigen Frequenzen, z. B. 5 Hz, verbessert die **Mikrozirkulation im Kniegelenk**.

Bei Reizung im Bereich des Grenzstrangs ist die Sympathikusstimulation mit einem Optimum bei 5 Hz und einem Spektrum von 0,5–30 Hz wirksam.

Eine besonders intensive **Stimulation des Zellstoffwechsels** mit einer Erhöhung des zellulären cAMP bewirkt die Anwendung einer Impulsfolge an der – für tonische Fasern – untersten Tetanusschwelle von ca. 10 Hz. Die **Motorik von Lymphgefäßen** wird durch Frequenzen von 0,25–1 Hz stimuliert.

> **Merke:** Eine rhythmische niederfrequente periphere motorische Stimulation (1 Hz) für mindestens 45 Min. führt zu einer erhöhten Erregbarkeit des motorischen Kortex, die über die Stimulation hinaus für 2 Std. anhält. Damit werden motorische Lernprozesse erleichtert.

Kräftigung der Muskulatur: Schwellströme mit biphasischen Impulsen

Hier werden meist Schwellströme mit biphasischen Impulsen mit einer gut verträglichen Impulslänge von < 0,3 ms eingesetzt.

Ab einer Frequenz von 10 Hz, der Tetanusschwelle der tonischen Muskelfasern, muss die Impulsfolge unterbrochen werden. Dies erfolgt durch eine **Modulation der Impulsamplituden** (langsam an- und absteigend: Schwellung). Dadurch wird eine Dauerkontraktion der Muskulatur, die den Muskeltonus erhöht und die Muskeldurchblutung vermindert, vermieden. Unterhalb 10 Hz werden die Impulsfolgen nicht moduliert.

Ein Schwellstrom mit geringer Intensität – motorisch gerade eben schwellig – **vermindert Verspannungen** und verspannungsbedingte Beschwerden (detonisierende Wirkung).

Dieselbe Wirkung hat ein Impulsstrom mit niedriger Frequenz (0,5–1 Hz). Bei mittlerer und starker Intensität ist er zur **Aktivierung bei Muskelschwächen** einsetzbar.

Mit einer Intensität von 25 % über der motorischen Schwelle kann eine wirksame muskuläre **Arbeitshyperämie und Durchblutungserhöhung** erzeugt werden. Die Durchblutungsreaktionen elektrisch ausgelöster und willkürlicher Kontraktionen gleicher Stärke stimmen überein. Ab 8 Min. Stimulationszeit kann die Durchblutungserhöhung in einem Areal bis zu 6 cm Abstand nachgewiesen werden. Vorhandene trophische Veränderungen der Haut und Akrozyanosen werden geringer. Die Muskel-Venen-Pumpe wird aktiviert, statische Schwellungen nehmen ab (Intensität von 5 % über der motorischen Schwelle).

Kraftzunahmen sind bis zum Zweieinhalbfachen der motorischen Schwelle möglich, aber nicht immer notwendig. Bei betagten Patienten mit Gonarthrose konnte nach Stimulation des M. quadriceps femoris nur ein geringer Kraftzuwachs erreicht werden, der allerdings ausreichte, um die Aufstehfunktion deutlich zu verbessern und die Stand- und Gangsicherheit zu erhöhen [21]. Die Impulsfrequenzen bei Muskelatrophien werden von 3 Hz auf 45 Hz erhöht; bei höheren Frequenzen ist die Ermüdung der Muskelfasern zu groß. Die Schwellungsdauer wird von 5 auf 15 Sek. erhöht, die Pause von 40 auf 10 Sek. herabgesetzt und die Behandlungszeit von 5 auf 30 Min. verlängert.

Nach einer 30-minütigen Stimulation 3-mal wöchentl. über 6 Wochen lassen sich histochemische und metabolische Anpassungen, wie eine erhöhte oxidative Kapazität, eine verbesserte Kapillarisierung und eine geringe Muskelfaserhypertrophie nachweisen [16].

Die Annäherung an eine **physiologische-motorische Aktivierung** ist mit 15–25 Hz zu erreichen. Die elektrischen Reizschwellen der Muskelfasern mit einer initialen phasischen und einer nachfolgenden tonischen Aktivierung verhalten sich umgekehrt zur natürlichen Aktivierung. Bei der natürlichen Aktivierung werden zuerst die tonischen und erst später die phasischen Fasern in die Kontraktion einbezogen. Im Frequenzbereich von 15–25 Hz haben die tonischen Fasern eine höhere Arbeitsleistung (vollständiger Tetanus ab 10 Hz) als die phasischen (unvollständiger Tetanus bis 30 Hz). Dadurch kann eine gleichmäßige Stimulationsleistung beider Faserarten auch unter der Bedingung der umgekehrten – elektrischen – Reizschwellen erreicht werden.

> **Therapeutische Empfehlung**
> Zur Beeinflussung einer durch Spastik abgeschwächten Muskulatur sollten die Frequenzen deutlich unter der untersten Tetanusschwelle (10 Hz) liegen. Begonnen werden kann mit 2 Hz; je nach Verträglichkeit wird die Frequenz gesteigert.

Therapie der schlaffen Lähmung: Impulse von 0,5 Hz

Vor der Anwendung der Impulsströme zur Behandlung der schlaffen Lähmung sollte möglichst eine I/t-Kurvendiagnostik durchgeführt werden (▶ **Abb. 24.6**).

Die günstigste Impulsdauer zur Behandlung der schlaffen Lähmungen entspricht dem Fußpunkt (Punkt mit dem niedrigsten Stromstärkebedarf) der Dreieckimpuls-I/t-Kurve. Diese wird mit fortschreitender Besserung verkürzt.

Die Stimulation der Nerv-Muskel-Einheit beeinflusst die Reinnervation positiv (Stimulation im Nervenverlauf mit Impulsen von 0,5 Hz, niedriger Stromintensität und in Bezug zur Läsion proximal-distaler Elektrodenanlage).

Bei niedriger Dosierung, motorisch gerade schwellig, lässt sich am denervierten Muskel eine **Erhöhung der mikrovaskulären Perfusion** nach Stimulation nachweisen. Die niedrig dosierte Reizstromtherapie der Schädigungen des peripheren motorischen Neurons erfolgt mit Exponential- oder Dreiecksimpulsen, um die Akkommodation der gesunden Muskulatur zu nutzen und damit isolierte Kontraktionen der geschädigten Muskulatur zu erreichen.

Um die Gefahr von Verätzungen zu vermeiden und um die Ermüdung zu verringern, wendet man die Impulse **zweiphasig bipolar** an. Bei einer Impulsdauer über 10 ms ist ein Dreieckimpuls zur Verringerung des „Durchschlagens" der gesunden Muskeln zu verwenden; gesunde Muskeln reagieren auf schräge Impulse mit einer höheren motorischen Schwelle. Die Pausendauer ist 3–5-mal länger als die Impulsdauer, die Therapiezeit beträgt einige Minuten. Sobald die Kontraktion schwächer wird, ist die Behandlung abzubrechen.

> Eine intensivere Stimulation erhält man bei einer nur gleichlangen Pausendauer; die Impulsfolge wird mit einer Schwelldauer von 10 Sek. und einer Schwellpause von 70 Sek. geschwellt. Durch diese Nutzung eines Summationseffektes können kräftigere Kontraktionen erzielt werden.

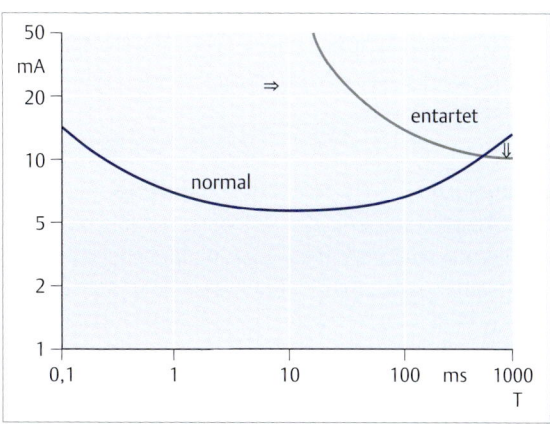

▶ **Abb. 24.6** I/t-Kurve mit Dreiecksimpulsen.

Wirksamkeitsnachweis

Niederfrequenz- und Mittelfrequenzströme sind in vergleichenden Studien bei den angegebenen Indikationen als wirksam bestätigt worden [9, 15].

Durchführung

Bei Strömen mit breiten Impulsen werden gleiche Elektrodenunterlagen wie bei der Galvanisation (s. o.) verwendet.

Hat der positive und der negative Impulsanteil den gleichen Flächeninhalt, sind die bipolaren Impulsströme balanciert und optimal verträglich. Auch durch eine kurze Impulsdauer < 0,3 ms ist die Verätzungsgefahr minimiert.

Derartig kurze und balancierte Impulse können ohne Elektrodenunterlage mittels Elektrodengel unmittelbar auf der Haut appliziert werden.

Schmerzminderung

- **Applikation**
  - Sie erfolgt gezielt über Muskeln, peripheren Nerven oder Gelenken.
  - Bei akuten Schmerzen ist eine Impulsfolge von 50–250 Hz mit konstanter oder wechselnden Frequenzen angezeigt.
  - Für chronische Schmerzen 2–4 Hz als Einzelimpulse oder (Burst-) Gruppen.
- **Behandlungsdauer:** 10–30(–50) Min.; 12-mal.
- **Intensität**
  - Sie ist soweit zu erhöhen, dass ein Vibrationsgefühl spürbar ist. Lässt dieses während der Behandlung nach, kann die Intensität bis zum Wiederauftreten dieser Wahrnehmung nachgeregelt werden.
  - Für die Anwendung biphasischer Ströme mit schmalen Impulsen von < 0,3 ms genügt die Ankopplung mit Elektrodengel. Teilweise können für diesen Zweck TENS-Geräte eingesetzt werden.
  - Beim Einsatz der diadynamischen Ströme und des Ultrareizstromes ist die Elektrodenunterlage wie bei der Galvanisation zu verwenden.

> **Cave**
>
> Bei Anwendung der Frequenzen von 50–250 Hz zur Schmerzminderung dürfen keine Kontraktionen auftreten.

Verbesserung der Gewebsdurchblutung

- **Intensität:** Nach Auswahl der gewünschten Wirkfrequenzen wird über 10 Hz eine submotorische Intensität und unter 10 Hz eine gerade eben motorische eingesetzt.
- **Behandlungsdauer**
  - 20–60 Min.; 12-mal.
- Je länger die Behandlung dauert, umso effektiver ist die Wirkung. Auch die Wirkungsdauer ist entsprechend länger.

Impulsströme zur Kräftigung der Muskulatur

- **Intensität**
  - Neben der gewünschten Frequenz ist die gewünschte Intensität in Bezug zur jeweiligen motorischen Schwelle auszuwählen.
  - Ab 10 Hz aufwärts ist die Impulsfolge zu schwellen.
- **Behandlungsdauer:** 30 Min.; 3-mal wöchentl. bei einer Serie von 4–6 Wochen (Heimbehandlungsgeräte).

Behandlung der schlaffen Lähmung

Sie erfordert Spezialkenntnisse, z. B. in der Reizstromdiagnostik [4], und sollte dem entsprechend ausgebildeten Behandler überlassen werden.

Indikationen

Monophasische Ströme

- Die Indikationen der **diadynamischen Ströme** und des **Ultrareizstromes** ähneln bezüglich der analgetischen und trophischen Wirkungen denen der Galvanisation (▶ S. 410), wobei die analgetische Nachwirkung länger als bei schmalen biphasischen Impulsfolgen anhält.
- Sie sind reizintensiver mit einer zusätzlichen muskelstimulierenden Komponente, insbesondere der Ultrareizstrom.
- Die Indikationen umfassen hauptsächlich muskuläre und arthrogene Schmerzzustände am Bewegungsapparat.
- Der Ultrareizstrom wird vor allem bei Myalgien eingesetzt.

Biphasische Ströme

- Schmerzzustände am Bewegungsapparat (vor allem bei empfindlichen Patienten)
- Störungen der Gewebstrophik und -durchblutung
- Muskelatrophien bei akuten und chronischen Erkrankungen der Stütz- und Bewegungsorgane, nach Traumen sowie bei Erkrankungen des peripheren Nervensystems
- partielle schlaffe Lähmungen

Kontraindikationen

Monophasische Ströme

- ▶ Galvanisation (▶ S. 409).

Biphasische Ströme

- Schrittmacher im Behandlungsgebiet (Mindestabstand 50 cm)
- frische Thrombosen

24.2.5 Mittelfrequenztherapie

Definition
Die Mittelfrequenztherapie beinhaltet die Anwendung mittelfrequenter Wechselströme im Bereich zwischen 2000 und 36000 Hz. Andere Frequenzen werden von den Geräteherstellern derzeit nicht eingesetzt. Diese ändern ihre Frequenz oder werden niederfrequent in ihren Amplituden moduliert. Auf diese Weise erfolgt eine Kombination nieder- und mittelfrequenter Wirkungsanteile.

Die Indikationsbereiche sind denen der Niederfrequenztherapie vergleichbar (▶ S. 414).

Physikalische Grundlagen
Auch die Mittelfrequenzströme besitzen mit dem mittelfrequenten Trägerfrequenzband eine ausgeprägte Tiefenwirkung. Durch den im Vergleich zur Niederfrequenztherapie ca. 100-mal **geringeren Hautwiderstand** wird die Haut deutlich entlastet. Das Mittelfrequenzband wird wegen eines schnellen Gewöhnungseffektes entweder durch Veränderungen der Mittelfrequenz selbst oder durch niederfrequente Amplitudenmodulationen verändert.

Physiologische Wirkungen
Die Mittelfrequenzstimulation hat einige Wirkungsbesonderheiten: Die bessere Tiefenwirkung ermöglicht es, mit großen Elektroden wirksame **Volumendurchströmungen** ganzer Muskelgruppen zu erzielen. Bei Nichtmodulation (nieder- oder mittelfrequent) tritt eine schnelle Ermüdung ein, die Wirkung lässt nach.

Die Hauptwirkung ist eine **lokale, nicht fortgeleitete Summationswirkung** an der Zellmembran. Bei längerer Einwirkung erfolgt eine Stimulation des Zellstoffwechsels. Infolge der hohen Frequenz und der Refraktärzeit für Muskel- und Nervenzellen ist eine reizimpulssynchrone Erregung nicht mehr möglich. Durch die Vielzahl von Einzelperioden ergibt sich eine lokale, nicht fortgeleitete Summationswirkung der Membrandepolarisation (Gildemeister-Effekt). Die Wirkung der positiven Halbwelle wird durch die gleich große negative Halbwelle nicht vollständig aufgehoben. Es bleibt ein lokaler Rest an Depolarisation, dessen Größe unter anderem vom Funktionszustand der Zellen abhängig ist. Mit dem nächsten Halbwellenpaar kommt wieder ein Rest dazu, es erfolgt eine treppenförmige Summierung bis zur Auslösung der Erregung.

Im Anschluss an das ausgelöste Aktionspotenzial kommt es zu einer **Plateaubildung des Membranpotenzials** in halber Höhe während der weiteren Flusszeit des mittelfrequenten Stromes. Dadurch ergibt sich eine nicht synchrone Aktivierung der Muskelfasern. Diese Wirkung ist apolaritär, d. h. jede Elektrode ist gleich aktiv.

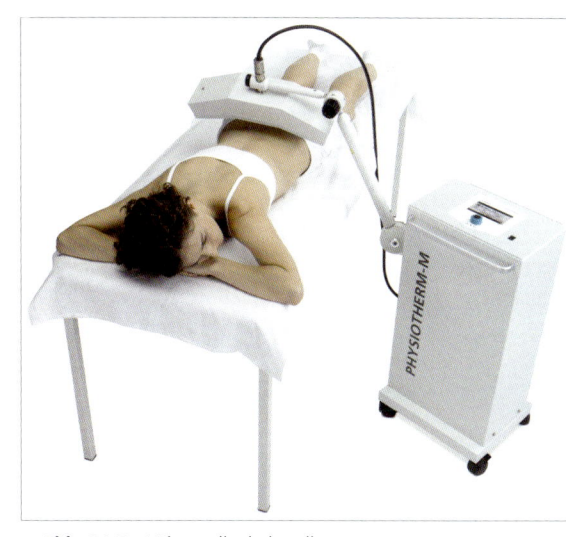

▶ Abb. 24.7 Mikrowellenbehandlung.

✚ Merke: Je niedriger die Mittelfrequenz ist (2000–1000 Hz) und je stärker sie mit steilen Niederfrequenzimpulsen moduliert wird, desto größer ist der Anteil der synchronen Aktivierung der Muskelfasern (niederfrequenter Wirkungsanteil) und umso geringer ist der der asynchronen Aktivierung (mittelfrequenter Wirkungsanteil).

Die Kraftentwicklung ist bei 1 kHz am stärksten und fällt mit steigender Mittelfrequenz (bis 10 kHz um 50 %) ab.

Infolge der von Patient zu Patient unterschiedlichen kapazitiven Überbrückung der Haut mit ihren Rezeptoren und des unterschiedlich großen niederfrequenten Wirkanteils ist auch die analgetische Wirkung verschieden ausgeprägt. Zumeist ist sie jedoch, insbesondere bei nicht ganz oberflächlichen Schmerzen, ausgezeichnet. Die Effekte der niederfrequenten Modulationen ähneln denen der niederfrequenten Impulse:
- Analgesie 100 (50–250) Hz
- Wirkung auf die Gewebszirkulation 2–20 Hz
- Detonisierung durch Schwellungen
- Annäherung an eine physiologische motorische Aktivierung 15–25 Hz

Die Besonderheit der Mittelfrequenztherapie ist die Verbesserung des muskulären Stoffwechsels und die Erhöhung der muskulären Ausdauer durch den Summationseffekt und durch die Volumendurchströmung einer gesamten Muskelgruppe.

Wirksamkeitsnachweis
Mittelfrequenzströme sind in vergleichenden Studien bei den angegebenen Indikationen als wirksam bestätigt worden [6, 9].

Durchführung

Bei der Mittelfrequenztherapie werden bei gleicher therapeutischer Zielstellung die selben Modulationsparameter gewählt wie bei der Behandlung mit Impulsströmen; dies betrifft Frequenzen, Intensität und Zeitparameter.

Soll der **Summationseffekt** der Mittelfrequenz für eine Stimulation des Zellstoffwechsels genutzt werden, so sind **Behandlungszeiten bis zu 1 Std.** notwendig.

Ist eine **Volumendurchströmung** ganzer Muskelgruppen gewünscht, so sind große Elektroden und Geräte mit ausreichender Ausgangsleistung einzusetzen, wobei die motorische Schwelle gerade eben erreicht werden sollte.

Indikationen

- Die Indikationen ähneln bezüglich der muskulären und analgetischen Wirkung denen niederfrequenter Impulsströme (▶ S. 414). Die Wirkungen der niederfrequenten Modulationen sind analog denen niederfrequenter Impulsströme, wobei die mittelfrequente muskulär wirksame Komponente dazu kommt.
- Der Unterschied liegt bei einer **optimalen Elektrodenanordnung** in der größeren Tiefen- und muskulären Volumenwirkung (s.o.).
- Ihre Besonderheit ist die **Verbesserung des muskulären Stoffwechsels** und die **Erhöhung der muskulären Ausdauer** durch den Summationseffekt und durch die Volumendurchströmung einer gesamten Muskelgruppe.
- Die Mittelfrequenztherapie ist sehr effektiv bei den chronischen Erkrankungen des Bewegungsapparates.

Kontraindikationen

- Schrittmacher im Behandlungsgebiet (Mindestabstand 50 cm)
- frische Thrombosen

24.2.6 Hochfrequenztherapie

Definition

Die Hochfrequenztherapie ist die Anwendung hochfrequenter (> 100 kHz) elektromagnetischer Schwingungen zur Erzeugung von Wärme im Organismus. Hierzu zählen die Kurzwellen-, die Dezimeter- und die Mikrowellentherapie. Folgende **Frequenzen und Wellenlängen** sind gegeben:
- Kurzwelle: 27,12 MHz, 11,06 m
- Dezimeterwelle: 433,92 MHz, 69 cm
- Mikrowelle: 2450 MHz, 12,5 cm

Die Frequenzen sind wirkungsphysiologisch nicht optimal, jedoch aus funktechnischen Gründen nicht veränderbar.

Physikalische Grundlagen

Die Hochfrequenzverfahren erzeugen im Organismus auf verschiedene Weise Wärme.

Bei der Kurzwellentherapie werden die Anwendungen im **Kondensator- und im Spulenfeld** eines elektrischen Schwingkreises unterschieden. Im Kondensatorfeld verschieben sich die elektrischen Ladungen entsprechend dem Einfluss des hochfrequenten Stromes. Nach dem Joule-Gesetz wird ein Teil der Energie in Reibungswärme umgewandelt, Schichten mit hohem Widerstand wie Haut und Fettgewebe werden zehnmal stärker erwärmt als die Muskulatur. Im Spulenfeld entstehen im gut leitenden Gewebe durch Induktion Wirbelströme, die sich in Wärme umsetzen. Muskulatur und Fettgewebe werden gleich stark erwärmt, allerdings ist die Tiefenwirkung gering (bis 3 cm).

Bei der Therapie mit **Mikrowellen** werden die Wellen des abgestrahlten Feldes im Körper absorbiert und in Wärme umgewandelt. Die gut leitende Muskulatur wird stärker erwärmt als das Fettgewebe, denn die Mikrowellen werden an der Grenze des Fettgewebes reflektiert. Im Abstand von 1 cm vor dem Ende der Fettgewebsschicht entsteht das erste thermische Maximum, an der nächsten Gewebsgrenze das nächste. Die Wärmeverteilung ähnelt dem Spulenfeld, durch die Reflexionen ist es jedoch etwas ungleichmäßiger.

Physiologische Wirkungen

Die Wirkung der Hochfrequenztherapie ist durch eine relativ geringe reflektorische, jedoch eine intensive **direkte Wärmewirkung** in den oberflächlichen und tieferen Geweben gekennzeichnet. Es handelt sich um die sogenannte **mittelbare Wärmewirkung** durch Umwandlung aus einer anderen Energieform.

Eine ausgeprägte Zunahme der Durchblutung bei den Hochfrequenzanwendungen ist bei Gewebstemperaturen über 42 °C zu erreichen. Der erhöhte Blutstrom dient der Kühlung des Gewebes und damit dem Schutz vor lokalen Überhitzungen (Beginn der Eiweißkoagulation ab 45–50 °C).

> **Cave**
>
> Schlecht vaskularisierte Gewebe, z. B. Sehnen, welche die zugeführte Wärme nur minimal über den Weg einer Durchblutungszunahme abtransportieren können, reagieren empfindlich auf die Hochfrequenzbehandlungen.

Eine zu starke Erwärmung von Sehnen führt zu einem lokalen Druckanstieg und einer Schmerzzunahme. Allerdings ist die Hochfrequenzbehandlung der zugehörigen Muskulatur bei Sehnenerkrankungen äußerst wirksam.

Unter der Hochfrequenztherapie ist klinisch eine **Abnahme von Muskelverspannungen** zu beobachten. Der Ablauf von Muskelkontraktionen erfolgt infolge der

Wärmewirkung schneller. Am Nerven kommt es zu einer Steigerung der Erregbarkeit, ersichtlich an der Verkürzung der Chronaxie und der Zunahme der Nervenleitgeschwindigkeit. Die Steigerung erfolgt bis zu einem Sättigungsverhalten, welches einem angenehmen Wärmegefühl entspricht. Der lokale Stoffwechsel wird durch die Wärmeanwendung beschleunigt, Muskelverletzungen verheilen schneller [1].

Wirksamkeitsnachweis

Für die Hochfrequenztherapie fehlen neuere Untersuchungen, da die Anwendungshäufigkeit weltweit erheblich zurückgegangen ist und technische Weiterentwicklungen nicht mehr erfolgen.

Durchführung

Bei den Hochfrequenzverfahren strahlen im Verlauf der Anwendung der **Kurzwelle** Kabel und Elektroden – mit Ausnahme abgeschirmter Spulenfeldelektroden und Kabel – die Hochfrequenz in den Raum, deshalb sollen Herzschrittmacherpatienten den Kurzwellenbehandlungsraum nicht betreten.

- **Applikation**
  - Die Kondensatorfeldelektroden werden mit einem Abstand (größere Tiefenwirkung mit größerem Abstand), die Spulenfeldelektroden ohne Abstand appliziert.
  - Die Elektroden sind so anzuordnen, dass es keine Feldlinienkonzentrationen an vorspringenden Körperteilen gibt.
  - Bei der Mikrowellentherapie werden Großfeldstrahler mit Abstand und Kontaktstrahler ohne Abstand eingesetzt.
- **Dosierung**
  Häufigste Dosisstufen für
  - subakute Krankheitsformen: Stufe II, d. h. thermosensibel schwellig mit gerade eben wahrnehmbarem Wärmegefühl
  - chronische Krankheitsformen: Stufe III, d. h. thermosensibel überschwellig mit einer angenehmen, deutlichen Wärmeempfindung
- **Behandlungsdauer:** 5–20 Min.

> **Cave**
> - Metall und Flüssigkeiten im Behandlungsfeld (z. B. Liegen: können sich überhitzen).
> - Im und am Patienten sowie in dessen Radius bis zu 6 m sollten sich keine elektronischen Geräte (Herzschrittmacher, Hörgeräte usw.) befinden.
> - Bei Behandlung in Augennähe sind wegen der Kataraktgefahr der Augenlinse Mikrowellenschutzbrillen zu tragen.

Indikationen

- myalgische Syndrome
- nicht aktivierte Arthrosen
- chronisch entzündliche Prozesse, z. B. Sinusitis oder Adnexitis

Kontraindikationen

- akut entzündliche Prozesse
  Am Bewegungsapparat kann ab dem subakuten Stadium in thermosensibel unterschwelliger und schwelliger Dosierung behandelt werden.
- arterielle Verschlusskrankheit
- regionales sympathisches Schmerzsyndrom
- Gravidität
- Thrombosen, Ödeme
- in der Behandlungsregion: Metallimplantate, Granatsplitter, Zahnfüllungen aus Metall
- Sensibilitätsstörungen (im Behandlungsfeld)
- Herzschrittmacher

Fazit

Die Elektrotherapie bietet ein vielfältiges Spektrum an Behandlungsmöglichkeiten, welches bei optimalem Einsatz als Reiz- und Stimulationstherapie klinische und funktionelle Erfolge ohne Nebenwirkungen erbringt.

Literatur

[1] **Bansal PS, Sobti VK, Roy KS:** Histomorphochemical effects of shortwave diathermy on healing of experimental muscular injury in dogs. Indian J Exp Biol. 1990; 28: 766–770.

[2] **Bjordal JM:** Clinical Electrotherapy. Kristiansand: Høyskole-Forlaget; 2001.

[3] **Bossert FP, Vogedes K:** Elektrotherapie, Licht- und Strahlentherapie. München: Urban & Fischer; 2003.

[4] **Bossert FP, Jenrich W, Vogedes K:** Leitfaden der Elektrotherapie. München: Elsevier; 2006.

[5] **Gersh MR (Hrsg.):** Electrotherapy in Rehabilitation. Philadelphia: Davis; 1992.

[6] **Jarit J, Mohr KJ, Waller R et al.:** The effects of home interferential therapy on post-operative pain, edema, and range of motion of the knee. Clin J Sport Med. 2003; 13: 16–20.

[7] **Jenrich W:** Grundlagen der Elektrotherapie. München: Urban & Fischer; 2000.

[8] **Jenrich W:** Elektrotherapeutische Differenzialtherapie. Man Med. 2008; 46: 316–324.

[9] **Johnson MI, Tabasam G:** An investigation into the analgesic effects of interferential currents and transcutaneous electrical nerve stimulation on experimentally induced ischemic pain in otherwise pain-free volunteers. Phys Ther. 2003; 83: 208–223.

[10] **Khalil Z, Merhi M:** Effects of aging on neurogenic vasodilator responses evoked by transcutaneous electrical nerve stimulation relevance to wound healing. J Gerontol A Biol Sci Med Sci. 2000; 55: 257–263.

[11] **Kitchen S, Bazin S (Hrsg.):** Clayton´s Electrotherapy. 10. Aufl. London: Saunders; 1996.

[12] **Knight CA, Rutledge CR, Cox MEet al.:** Effect of superficial heat, deep heat, and active exercise warm-up on the extensibility of the plantar flexors. Phys Ther. 2001; 81: 1206–1214.

[13] **Kröling P, Gottschild S, Kober L et al.:** Ultraschalltherapie der Epikondylopathia humeri. Phys Rehab Kur Med. 2000; 10: 1–5

[14] **Nelson RM, Hayes KW, Currier DP (Hrsg.):** Clinical Electrotherapy. 3.Aufl. Stamford: Appleton & Lange; 1999.

[15] **Palmer ST, Martin DJ, Steedman WM et al.:** Alteration of interferential current and transcutaneous electrical nerve stimulation frequency: effects on nerve excitation. Arch Phys Med Rehabil. 1999; 80: 1065–1071.

[16] **Perez M, Lucia A, Rivero L et al.:** Effects of transcutaneous short-term electrical stimulation on M. vastus lateralis characteristics of healthy young men. Pflügers Arch. 2002; 443: 866–874.

[17] **Reed BV, Ashikaga T, Fleming BC et al.:** Effects of ultrasound and stretch on knee ligament extensibility. J Orthop Sports Phys Ther. 2000; 30: 341–347.

[18] **Riede D:** Auswirkungen des Ultraschalls auf das Bindegewebe der Ratte. ZEE. 1999; 1: 45–46.

[19] **Robinson AJ, Snyder-Mackler L:** Clinical Electrophysiology. Electrotherapy and Electrophysiologic Testing. 2. Aufl. Baltimore: Williams & Wilkins; 1994.

[20] **Rohde J:** Elektrotherapie und Ultraschalltherapie. In: Augustin M, Schmiedel V (Hrsg.): Leitfaden Naturheilkunde. 4. Aufl. München: Urban & Fischer; 2003.

[21] **Talbot LA, Gaines JM, Ling SM:** A home based protocol of electrical muscle stimulation for quadriceps muscle strength in older adults with osteoarthritis of the knee. J Rheumatol. 2003; 30: 1571–1578.

[22] **Walsh DM:** TENS: Clinical Applications and Related Theory. New York: Churchill Livingstone; 1997.

Wichtige Adressen

Deutsche Gesellschaft für Elektrostimulation und Elektrotherapie (GESET)
Hedonallee 1
D-49811 Lingen
Tel.: 0591 9181111
www.geset.de

Arbeitsgemeinschaft für Elektrotherapie (AGET) im ZVK e. V.
Kirchfeldstraße 40
D-40217 Düsseldorf
Tel.: 0211 9191921
www.zvk.org

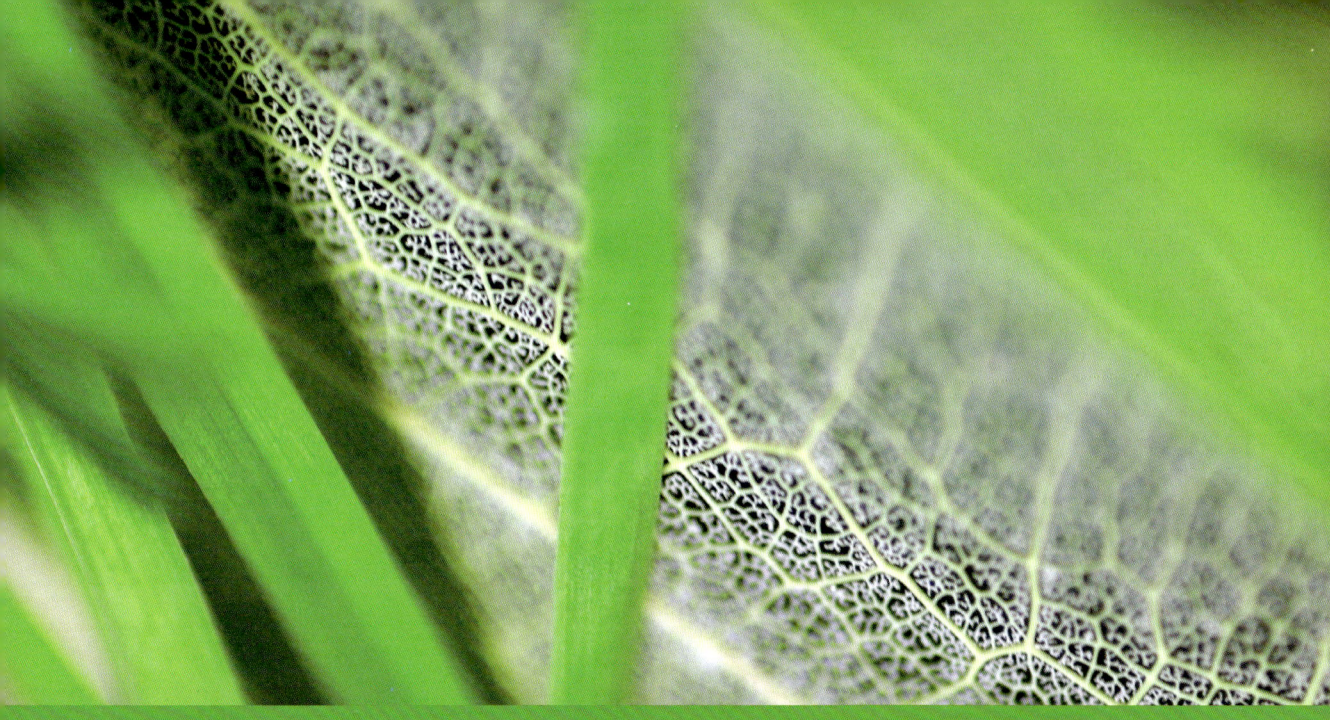

Teil 2/2 – Erweiterte Verfahren

25	Akupunktur	420
26	Neuraltherapie	432
27	Ausleitende Verfahren	449
28	Eigenbluttherapie, Sauerstoff- und Ozontherapie	468
29	Mikrobiologische Therapie	485
30	Segment- und Reflexzonenbehandlung	499

25 – Akupunktur

Michael Hammes

25.1 Definition 420
25.2 Basisinformation 420
25.3 Therapie 426
25.4 Weitere wichtige Kriterien 428

25.1 Definition

Die Akupunktur ist eine Behandlungsweise, die in China und anderen asiatischen Ländern seit mindestens 2 500 Jahren praktiziert wird. In den westlichen Ländern erfreut sich die Akupunktur seit etwa 30 Jahren zunehmender Beliebtheit in der Behandlung von Schmerzzuständen, aber auch bei einigen Störungen körperlicher Funktionen und Erkrankungen. Der Begriff „Akupunktur" bezeichnet das **Stechen von Nadeln** (lat. *acus pungere*), der in China gebräuchliche Ausdruck „Zhen Jiu" meint **Akupunktur und Moxibustion**, also neben dem Nadelstechen auch die Wärmebehandlung mit über der Haut abgebrannten Naturstoffen, meist *Beifußkraut*. Im Rahmen der Traditionellen Chinesischen Medizin (TCM) werden im Sinne der Reizung spezifischer Areale, Akupunkturpunkte genannt, auch Anwendungen des Mikroaderlasses und des Schröpfens zum therapeutischen Repertoire gezählt.

Die Perzeption und Rezeption der Akupunktur in den außerasiatischen Ländern ist zunehmend und insbesondere unter modern naturwissenschaftlich ausgebildeten Medizinern von der Beschreibung eines besonderen Behandlungsverfahrens geprägt. Dieser Zugang ist jedoch durch die Ausblendung des spezifischen konzeptionellen Hintergrundes der Akupunktur reduktionistisch.

Der Akupunktur untrennbar zugehörig sind die chinesischen Vorstellungen von den Leitbahnen, den Reizorten, den Grundwirksamkeiten des Organismus und den Tätigkeiten der inneren Organe. Aus China stammt die Bezeichnung „Traditionelle Chinesische Medizin (TCM)" in Abgrenzung zur dort seit einigen Jahrzehnten ebenfalls etablierten Westlichen Medizin.

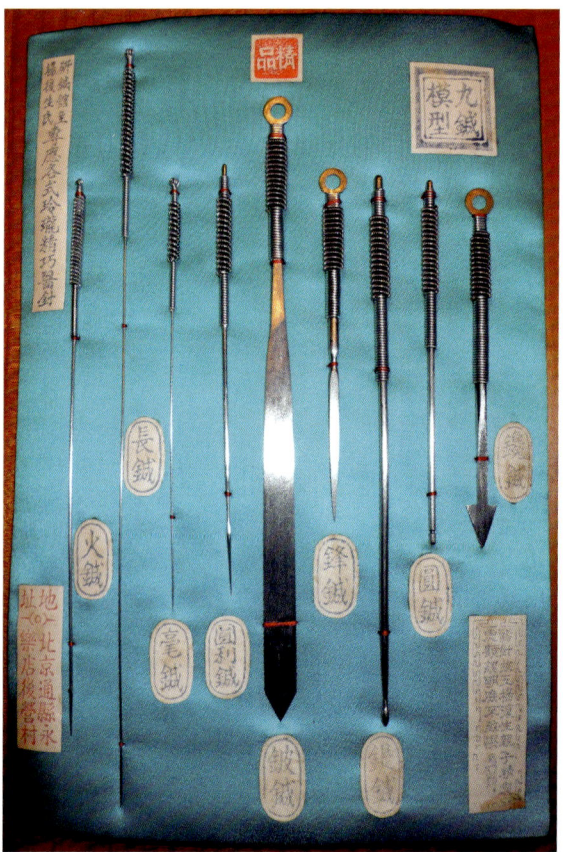

▶ **Abb. 25.1** Die klassischen Neun Nadeln, wie sie in dem Text „Huang Di Nei Jing" beschrieben werden.

25.2 Basisinformation

25.2.1 Geschichte

In der Shang-Dynastie, die vom 17. bis zum 11. Jahrhundert v. Chr. regierte, herrschte eine Orakel- und Ahnenheilkunde vor. Unter der vom 11. Jahrhundert bis 256 v. Chr. herrschenden Zhou-Dynastie waren dämonenmedizinische Konzepte verbreitet. In der **Periode der Streitenden Reiche** (475–221 v.Chr.) wurden die Vorstellungen der chinesischen Medizin von systematischen Korrespondenzen innerhalb der **Yin-Yang-Lehre** und der **Fünf-Wandlungsphasen-Theorie** geprägt. Unter verschiedenen, miteinander konkurrierenden Schulen bildete sich allmählich eine dominierende Meinung zur Theorie der Leitbahnen und zur Pulsdiagnose heraus.

Der legendäre Arzt **Hua Tuo** (112–207 n.Chr.) soll über das Rezept für ein anästhetisch wirkendes Pulver verfügt, die Leibesübung „Spiel der Fünf Tiere" entwickelt und die paravertebralen Extra-Punkte in der Akupunktur beschrieben haben.

Zhang Zhong-jing (Zhang Ji, 196–204 n.Chr.) verfasste das Werk *Shanghan Zabing Lun* (Abhandlung über schädigende Kälte und verschiedene Erkrankungen), welches die genaue Differenzierung von Syndrommustern in die TCM einführte und eine große Anzahl auch heute noch – insbesondere in Japan – angewendeter Rezepturen der Drogenheilkunde verzeichnet.

Im 3. Jahrhundert n.Chr. verfasste **Wang Shu-he** mit *Maijing* (Klassiker der Pulse) die erste Monographie zur Pulslehre. **Huang-fu Mi** (215–282 n.Chr.) beschrieb in der Schrift *Zhenjiu Jiayijing* (ABC-Monographie der Akupunktur und Moxibustion) die Lokalisation und Wirkweise von 300 paarigen und 49 unpaarigen Akupunkturpunkten.

In den folgenden Jahrhunderten erfuhr die Medizin eine **zunehmende Differenzierung** hinsichtlich der Aufteilung in Fachgebiete und der Ausprägung einzelner Behandlungsmethoden. So zielte **Wang Wei-yi** auf eine Standardisierung und höhere Verbindlichkeit in der Akupunktur und schuf im Jahre 1026 n.Chr. ein in Bronze gegossenes **Modell des menschlichen Körpers mitsamt der Akupunkturpunkte**. Zur Illustration verfasste er die später per Dekret im ganzen Land verbreitete Schrift *Tongren Shuxue Zhenjiu Tujing* (Illustrierte Aku-Moxi-Monographie über die Löcher auf dem Bronzemenschen). Es wurden 303 paarige und 51 unpaarige Akupunkturpunkte aufgeführt.

Gao Wu resümierte mit seinem vielbeachteten Werk *Zhenjiu Juying* (Sammlung der Essenzen der Akupunktur und Moxibustion; 1550 n.Chr.) das Wissen um die Nadel- und Moxabehandlung seiner Zeit.

Das Jahr 1578 n.Chr. steht für einen Höhepunkt in der Entwicklung der chinesischen Arzneimittelkunde. Der herausragende Heilkundige und **autodidaktische Naturforscher Li Shi-zhen** erstellte ein monumentales Lebenswerk zur Pharmakopöe seiner Zeit, das *Bencao Gangmu* (Abriss der heimischen Pharmakopöe). Es konnte erst 1590 gegen große Widerstände der Verleger sowie der etablierten Gelehrten gedruckt werden und fand nach dem Ableben seines Verfassers die Anerkennung, die ihm gebührte. Mit hoher pharmazeutischer und pharmakologischer Präzision sind 1892 Heildrogen verzeichnet, darunter 374 bisher nicht beschriebene, zudem mehr als 10 000 Rezepturen und 1 000 Illustrationen.

Das von Yang Ji-zhou verfasste Werk **Zhenjiu dacheng** (Monographie der Akupunktur und Moxibustion; 1601 n.Chr.) stellt das noch heute meist zitierte klassische Handbuch zur Akupunktur dar.

Für die kaiserliche Akademie der Qing-Dynastie wurde unter Aufsicht von **Wu Qian** ein Lehrbuch kompiliert, welches als Pflichtlektüre der auszubildenden Mediziner diente. Das Werk *Yizong Jinjian* (Goldener Spiegel des Vermächtnisses der Heilkunst; 1742 n.Chr.) gab einen systematischen Überblick über die damals autorisierte Medizin am Kaiserhof und dokumentierte auch einige außergewöhnliche Verfahren, wie die ersten Versuche einer Pockenimpfung in China oder besondere Techniken der Knochenrichtkunst.

Im 20. Jahrhundert erlebte China turbulente Wandlungen, die mit dem Ende des Kaiserreichs und der Gründung der Republik China eingeleitet wurden. In den Jahren 1911–1913 formierte sich die **All-Chinesische Studiengesellschaft für Traditionelle Medizin**. Im Jahre 1914 äußerte sich der chinesische Unterrichtsminister zur traditionellen Medizin wie folgt: „Ich habe beschlossen, die alte einheimische Praxis zu verbieten und die rohe Kräuterwirtschaft abzuschaffen." [42, S. 3] Den tradierten Vorstellungen des Alten Chinas wurden angesichts der Übermacht der Kolonialmächte und Japans zunehmend Misstrauen und Verachtung entgegengebracht. So schrieb die Tageszeitung Renmin ribao noch 1944: „Die Krankheiten, welche die chinesische Medizin heilen kann, sind eh solche, die sich von selbst erledigen." [42, S. 10]

Nach der Gründung der Volksrepublik China im Jahre 1949 ließ allerdings ein Jahr später Guo Mo-ruo, Erziehungsminister und Stellvertretender Ministerpräsident, verlauten: „Chinesische Medizin muss sich die Wissenschaftlichkeit der westlichen Medizin aneignen; die westliche Medizin muss vom volksnahen Charakter der chinesischen Medizin lernen." [42, S. 10, 11]

Die Jahre 1955 und 1956 verzeichnen dann die Gründung der **Nationalen Forschungsakademie für TCM** in Peking und den Aufbau von Hochschulen für TCM in Chengdu, Shanghai, Peking und Kanton. Die Kommunistische Partei Chinas verkündete das Motto: „Chinesische und westliche Medizin, vereinigt euch!"

Mao Ze-dong nahm 1958 eine **Neubewertung der tradierten Medizin** vor: „Die chinesische Medizin und Arzneikunde sind eine große Schatzkammer; Anstrengungen müssen unternommen werden, um sie nutzbar zu machen und auf ein höheres Niveau zu heben." [42, S. 25] Die chinesische Medizin überstand zwar die Kulturrevolution, eine Umsetzung der geforderten Fusion mit der westlichen Medizin zeichnete sich hingegen nicht ab. So zog das Gesundheitsministerium der VR China 1980 die Schlussfolgerung: „Die traditionelle chinesische Medizin, die westliche Medizin und die Vereinigung beider Systeme stellen drei große Kräfte dar, die alle weiterentwickelt werden müssen. Sie werden für eine lange Zeit parallel nebeneinander bestehen." [42, S. 16]. Tatsächlich gibt es in China für die westliche Medizin und die Traditionelle Chinesische Medizin jeweils ein eigenes Gesundheitsministerium mit den angeschlossenen Verwaltungsbehörden, einen eigenen Studiengang mit separaten Hochschulen und getrennte Krankenhäuser mit spezifischen Schwerpunkten.

In den westlichen Ländern wird der TCM und damit auch der Akupunktur von den Sachwaltern der Gesundheitssysteme meist abverlangt, auf naturwissenschaftlicher Grundlage erklärbar zu sein und mit den hier zur Verfügung stehenden Theoremen beschrieben zu werden. Erkenntnistheoretisch ist diese Vorgehensweise problematisch. Eine Diskussion über die möglichen nachteiligen Konsequenzen für die Praxis der Akupunktur ist nur gegen erhebliche Widerstände zu führen. Die Auseinandersetzung mit den transkulturellen Inhalten der Akupunktur kann von Annäherung, Aneignung, Vereinnahmung und Unterschlagung geprägt sein. Im vorliegenden Kapitel sollen daher keine fertigen Lösungen präsentiert werden, der Leser soll vielmehr für die besonderen Fallstricke des Themas sensibilisiert werden. Die Darstellung der Akupunktur in diesem Kapitel muss demnach die **Einbindung in den kulturhistorischen Kontext** berücksichtigen.

25.2.2 Konzept

Akupunkturpunkte

Die chinesische Akupunkturlehre benennt umschriebene Areale an der Oberfläche des menschlichen Leibes, die einen Zugang zum System der Leitbahnen, früher auch „Meridiane" genannt, ermöglichen. Die sogenannten **Akupunkturpunkte** werden in China als „Shu" (wörtlich „Ort des Transports") bzw. als „Xue" (wörtlich „Loch" oder „Vertiefung") bezeichnet. Den Akupunkturpunkten kommt nach chinesischer Vorstellung die Funktion zu, Einfluss auf den **Transport der Lebenskraft Qi** nehmen zu können. Dies geschieht mittels der Nadelreize, welche durch besondere Techniken der Nadelstimulation dem Organismus regulative Informationen übermitteln.

Die typische palpatorische Qualität vieler Akupunkturpunkte ist die einer **Vertiefung**. Akupunkturpunkte liegen häufig in Lücken von Muskeln, Sehnen und Knochen oder im Bereich von Gefäß-Nerven-Straßen. Eine einheitliche Histologie oder Ultrastruktur von Akupunkturpunkten lässt sich jedoch nicht durchgängig formulieren. Ein Teil der klassisch beschriebenen Akupunkturpunkte stimmt mit myofaszialen Triggerpunkten überein.

De Qi

An den beschriebenen Reizpunkten lösen inserierte Akupunkturnadeln besondere Wahrnehmungen aus, die im Chinesischen als „De Qi" („Erreichen" oder „Ankommen des Qi") bezeichnet werden. Die genadelte Person beschreibt Parästhesien, die als dumpf drückend, warm, elektrisierend, muskelkaterähnlich schwer, teilweise auch stromfluss- oder stromschlagartig ausstrahlend bezeichnet werden. Der Behandler kann mit entsprechender Übung eine **Tonusänderung des Gewebes** als erhöhte Festigkeit an der Nadel oder erhöhten Widerstand gegen die Bewegung der Nadel wahrnehmen. Mit bestimmten Manipulationstechniken der Nadel können Qualität und Dosis des Reizes moduliert werden (▶ S. 426).

Leitbahnen

Die von der Akupunkturlehre beschriebenen **Leitbahnen** sind keiner einheitlichen Anatomie und keinem einzelnen physiologischen Subsystem unterzuordnen. Zwar ergeben sich teilweise Kongruenzen mit Muskelfunktionsketten, Gefäß-Nerven-Verläufen, segmentalen Gliederungen des Nervensystems, Schmerzausstrahlungen und Lymphabflussstraßen; dennoch sind die Leitbahnen nicht mit diesen anatomischen Gegebenheiten gleichzusetzen. Man kann formulieren, dass die Idee der Leitbahnen in der Akupunktur eine mögliche **synthetische Zusammenschau** der den biologischen Wissenschaften bekannten Regulationssysteme (Nervensystem, Gefäßsystem, Lymphsystem, Immunsystem etc.) darstellt. Diese Art der phänomenologischen Zusammenfassung ist für Entwickler klinischer Syndrome vielleicht noch nachvollziehbar, dem analytisch denkenden Naturwissenschaftler allerdings fremd. Aus diesem Grund werden die chinesische Auffassung der Organe, die häufig über die in auch in den hiesigen Sprichwörtern festgehaltenen psychosomatischen Archetypen verständlich wird, und die an leiblichen Wahrnehmungen orientierte Lehre von den Grundwirksamkeiten gerne als unwissenschaftlich abgelehnt. Diese Ablehnung von Konzepten wie Qi, Yin und Yang ist eines eingeschränkten Wissenschaftsbegriffes verdächtig, der auch die nicht naturwissenschaftlich fundierte Psychologie, die Geisteswissenschaften, die Musik und die bildende Kunst ausblendet. Der größere Teil der modernen Medizin zieht ihre Berechtigung allerdings aus einem solchen Blickwinkel.

Eine rein mechanistische Betrachtung der Akupunktur ist möglich, aber in hohem Maße einschränkend. An dieser Stelle sei auch darauf hingewiesen, dass die aktuelle offizielle Darstellung der Akupunktur bzw. der traditionellen Medizin in der Volksrepublik China nicht vollständig ist und einige historische sowie aktuelle Ausformungen unterschlagen werden. Neuere Übersetzungen klassischer Texte und Berichte von in China ausgebildeten Ärzten haben diese Umstände erhellt.

25.2.3 Wirkungen

Psychophysiologische Wirkungen

Im Bereich der Schmerztherapie ist die Akupunktur das am besten untersuchte nicht pharmakologische Verfahren. Dennoch ist die klinische Wirkweise der Akupunktur keineswegs wissenschaftlich geklärt. Dies trifft in noch größerem Maße auf klinisch beobachtete Effekte außerhalb der Schmerzlinderung zu.

Die schmerzlindernden Wirkungen der Akupunktur lassen sich in lokoregionale und systemische, in physiologische und psychologische Effekte untergliedern.

Lokoregionale Effekte

Im Gewebe kann die Akupunktur zur über den Axonreflex vermittelten **Ausschüttung von vasoaktiven Neuropeptiden** wie dem Calcitonin Gene Related Peptide (CGRP) und der Substanz P (SP) und zu einer **erhöhten Durchblutung** in der Umgebung der Nadel führen. Möglicherweise werden aufgrund der wachstumsfördernden Wirkung der Substanzen reparative Vorgänge beschleunigt. Das auf das Mikrotrauma der Nadelung hin freigesetzte CRGP und peripher ausgeschüttete Endorphine könnten entzündungshemmende und schmerzlindernde Effekte entfalten [32, 36]. Diese hypothetischen Mechanismen sind jedoch bislang wissenschaftlich nicht hinreichend abgesichert.

Die Akupunktur kann zur **Auflösung muskulärer Triggerpunkte** führen. Die Nadelung der charakteristisch schmerzhaft verhärteten Areale mit Auslösefunktion für Schmerz und assoziierte vegetative Reaktionen bewirkt einen Detonisierung durch das Auslösen einer Muskelzuckungsreaktion (Twitch Response), die durch eine Stimulation der motorischen Endplatten initiiert wird.

Bei Akupunkturbehandlungen treten offenbar zu Beginn kurzfristige, thermographisch nachweisbare **Blutflussminderungen** auf, denen eine längere, die Behandlung selbst überdauernde Phase der Durchblutungssteigerung folgt [37]. Hintergrund sind vermutlich segmentalreflektorische Reaktionen des vegetativen Nervensystems und lokale Gewebemediatoren wie CGRP.

Im genadelten Segment werden nozizeptive Afferenzen am Hinterhorn gehemmt. Spezifisch für diese Inhibition über ein Interneuron ist die **Aktivierung von A-Delta-Fasern** durch leicht schmerzhafte Reize. Möglicherweise kommt so auch eine Langzeithemmung der synaptischen Übertragung nozizeptiver Impulse an den Hinterhornneuronen im Sinne der Long Term Depression zustande.

Die Nutzung kutiviszeraler Reflexe kann zu einer **Veränderung der vegetativen Regulation innerer Organe** führen. So befinden sich die in der Akupunkturlehre beschriebenen paravertebral gelegenen Rücken-Shu-Punkte sowie die ventral am Rumpf liegenden Mu-Punkte größtenteils in den Head-Zonen der korrespondierenden Organe. Während der Akupunkturbehandlung infertiler Frauen konnte eine verbesserte Durchblutung des Uterus nachgewiesen werden [49].

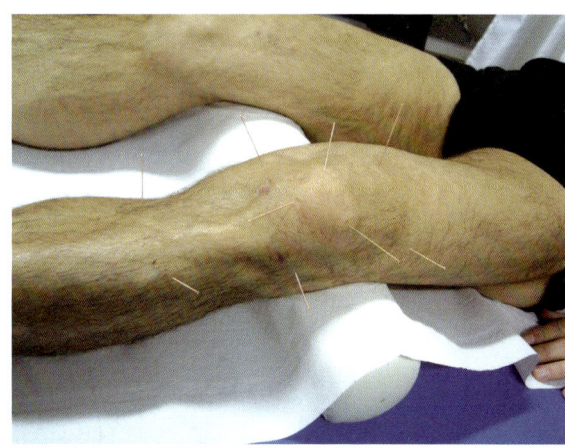

▶ **Abb. 25.2** Typische Nadelung bei Kniebeschwerden.

Systemische Effekte

Für die schmerzlindernde Wirkung der Akupunktur wird von einigen Autoren die **Aktivierung der deszendierenden Hemmung** angeführt. Es handelt sich dabei um die zentrale, deszendierend projizierende Instanz der körpereigenen Schmerzabwehr. Die Aktivierung erfolgt gemeinhin durch psychophysiologischen Stress und durch schmerzhafte Stimuli.

Die sogenannte **Stressanalgesie** wird unter anderem über Endorphine und die Hypothalamus-Hypophysen-Nebennieren-Achse vermittelt. Hohe Reizstärken in der Akupunktur können dieses System kurzfristig aktivieren.

Die Diffuse Noxious Inhibitory Control (DNIC) arbeitet nach dem Prinzip „Schmerz hemmt Schmerz": Schmerz in einem Teil des Körpers hemmt die Empfindung von Schmerzen insgesamt. Die Stärke der kurzfristigen Hemmung korrespondiert mit der gewählten Reizstärke.

Akupunktur aktiviert das endorphinerge System. **Erhöhte Konzentrationen von Endorphinen** wurden im Blut und im Nervensystem von Individuen gefunden, die zuvor mit Nadelreizen stimuliert worden waren [27]. Nachhaltige Effekte der Akupunkturtherapie können hiermit allerdings kaum erklärt werden. Es wird diskutiert, dass wiederholte Akupunktursitzungen zu einer adaptiven tonischen Aktivierung des endorphinergen Systems führen könnten.

Untersuchungen mit funktioneller Kernspintomographie (fMRI) und Positronen-Emissionstomographie (PET) des Zerebrums ergaben Hinweise für eine akupunkturinduzierte **Modulation der Aktivierung limbischer Strukturen**, welche die affektive Dimension von Schmerzen verarbeiten [19, 28, 33]. Dies könnte die Beobachtung in einer eigenen Studie erklären, dass es bei hoch chronifizierten Schmerzpatienten unter einer Akupunkturtherapie zu einer präferenziellen Beeinflussung des affektiven Schmerzerlebens kommt [24]. Im Rahmen eigener Studien konnten Aktivierungen im Bereich des Hypothalamus und des periaquäduktalen Graus (PAG) sowie zahlreicher zerebraler Strukturen, die normalerweise in die Verarbeitung von Schmerzen involviert sind (Insula, Zerebellum, sensomotorischer Kortex, Gyrus cinguli) nachgewiesen werden [26].

Nach den Ergebnissen einer weiteren Pilotstudie scheint die Akupunktur auch einen Effekt auf die **zerebrovaskuläre Erregbarkeit** zu besitzen [1]. Dies spielt eine besondere Rolle bei der Migräne, bei der als pathophysiologischer Faktor eine Dysregulation der zerebrovaskulären Kopplung angenommen wird. Mittels transkranieller Doppler-Sonographie konnte im Verlauf einer prophylaktischen Behandlung mit Akupunktur bei den Therapierespondern ein positiver Effekt auf die zerebrovaskuläre Erregbarkeit des Gehirns beobachtet werden. Bei den Non-Respondern hingegen zeigte sich weiterhin ein alteriertes zerebrovaskuläres Reaktionsmuster.

Die **vegetative Reaktion** auf den Nadelreiz hängt sowohl von der Stärke der Nadelstimulation als auch vom funktionellen Zustand des stimulierten Individuums ab. Während Patienten mit niedrigem Vagotonus unter der Nadelung kaum vegetative Reaktionen aufweisen, zeigen Migränepatienten mit hohem Vagotonus einen deutlichen Abfall der parasympathischen Aktivität. Diese vegetativen Effekte, welche durch eine initiale sympathikotone Reaktion während der Akupunktur und eine Sympathikolyse nach der Nadlung gekennzeichnet sind, spiegeln tendenziell den Ablauf einer Stressreaktion des Organismus wider. Die poststimulative Sympathikolyse könnte eine Erklärung für die von den Patienten häufig berichtete entspannende Wirkung direkt nach der Akupunktur darstellen. Langfristig konnten im Verlaufe wiederholter Sitzungen sympathikolytische Wirkungen der Akupunktur beobachtet werden.

Die PET offenbarte eine **Aktivierung des Hypothalamus** bei gesunden Probanden unter Elektroakupunktur. Die Modulation der Hypothalamus-Hypophysen-Achse führt zu einer Reihe von humoral-endokrinen Veränderungen, insbesondere einer Modulation der Ausschüttung von Endorphinen, Oxytocin und Serotonin, also Hormonen und Neurotransmittern, die die Schmerzwahrnehmung modulieren. Wissenschaftlich ungeklärt ist, an welchen Stellen des Nervensystems diese Stoffe anbinden, in welchem Ausmaße diese Ausschüttungen in der Behandlungssituation auftreten und für welche Effekte sie dann verantwortlich zu machen sind.

Wichtig für die Beurteilung der Hintergründe der therapeutischen Leistungsfähigkeit der Akupunktur ist die Berücksichtigung des Umstands, dass die Akupunktur im klinischen Kontext in der Regel nicht einem singulären Reizereignis, sondern einer **Sequenz von Behandlungen** entspricht, in denen der Patient repetitiv mit Nadelreizen stimuliert wird.

Hierdurch ist die Möglichkeit gegeben, eine Adaptation des Organismus an den wiederkehrenden Reiz zu evozieren. Das bei der Akupunktur auftretende, intensiv und als fremdartig empfundene Nadelgefühl (De-Qi-Gefühl) stellt einen adaptogenen Reiz dar, der zu einer verbesserten Kompensation natürlicher Schmerzreize führen kann.

Aus Sicht der Adaptationsphysiologie entscheiden Parameter wie Stärke, Dauer und Wiederholungsfrequenz des adaptogenen Reizes über die Reaktion des Organismus. Die Auswahl der geeigneten **Reizintensität** erscheint daher wesentlich für die therapeutische Praxis. Zudem haben **Konstitution** und **funktioneller Zustand** des Patienten einen Einfluss.

Psychologische Wirkungen

Die psychologischen Wirkungen der Akupunkturtherapie sind wesentlich weniger erforscht als die neurobiologischen Effekte. Einige Wissenschaftler betrachten die Wirkung der Akupunktur im Wesentlichen als ausgeprägten Placeboeffekt.

Der Placebobegriff entstammt der Erforschung medikamentöser Therapien. Die Anwendung einer Placebotherapie als Kontrollmaßnahme in einer klinischen Studie setzt voraus, dass das aktive Agens, die Wirksubstanz, bekannt ist und eine Behandlungssituation erzielt werden kann, in der zufällig und für die Beteiligten nicht identifizierbar nur die tatsächliche Präsentation dieser Substanz variiert wird. Diese Bedingungen sind nicht in einfacher Weise auf interventionelle Therapien übertragbar. So existiert kein allgemein akzeptiertes Modell für ein Akupunkturplacebo. Aufgrund der vielen Variablen in der Akupunkturbehandlung (Punktauswahl, Stichrichtung, Stichtiefe, Art und Stärke der Manipulation etc.) ist die einheitliche Definition eines Placebos für Akupunkturstudien ohnehin nicht möglich. Damit ist auch die Anwendung des Placebobegriffs in der Akupunkturforschung höchst problematisch. Günstiger für Studien sind **Kontrollinterventionen**, deren spezifische Wirkung allerdings in der Regel ebenfalls nicht bekannt ist.

Für das Zustandekommen von Placeboeffekten in pharmakologischen Studien werden auch die **Zuwendung und Empathie des Arztes**, die **Heilungserwartung des Patienten** und die **Plausibilität der Behandlung** reklamiert. Davon werden die substanzspezifischen Effekte des Pharmakons getrennt. Die Akupunkturbehandlung stellt dagegen einen Prozess dar, in dem spezifische Wirkungen untrennbar mit den unspezifischen Effekten verwoben sind. Einflussgrößen, die bei der Testung eines Pharmakons als nicht spezifisch („Placeboeffekt") betrachtet würden, haben im Rahmen einer Akupunkturbehandlung einen spezifischen Charakter. Hierzu zählen auch die der Nadelung vorausgehende chinesische Diagnostik sowie die intensive Arzt-Patienten-Interaktion während der Provokation des Nadelgefühls.

Ein wesentlicher Bestandteil des Behandlungseffekts in einer Akupunktursitzung ist wohl die **psychophysische Entspannungsreaktion**. Durch die vegetativen Reaktionen unter der Akupunkturbehandlung kann die anhaltende Fehlregulation des „Stresssystems" unterbrochen werden. Dabei weist die Akupunktur den besonderen Umstand auf, dass diese Entspannungsreaktion im Kontext einer **nozizeptiven Reizung** (Nadelung) auftritt. Die Patienten können so Entspannung erfahren, obwohl die Integrität ihres Leibes verletzt und ein unangenehmer Reiz präsentiert wird. Da chronische Schmerzpatienten häufig von Gefühlen der Hilflosigkeit und des Kontrollverlusts dominiert werden, kann das Erlebnis der Beherrschbarkeit, Voraussehbarkeit und Begrenztheit der iatrogenen Schmerzreize somit im Sinne des lerntheoretischen Modells zu einer „Dekonditionierung" von antizipiertem Schmerz und Angst führen.

Die **Suggestion** hat für Behandlungseffekte bei Schmerz eine erhebliche Bedeutung: Eine explizite Stimulation der Erwartungshaltung führt zum Auftreten stärkerer Wirkeffekte, vermutlich über das opioiderge System, da Suggestionseffekte partiell durch den Opioidantagonisten Naloxon unterbunden werden können. Bei der Akupunktur verstärkt Suggestion die Eigenwirkungen. Zudem könnte der ritualhafte Charakter der Akupunktur wiederum das Auftreten von Suggestionseffekten begünstigen.

Die individualisierende, die Vielfalt psychovegetativer Symptome berücksichtigende chinesische Diagnostik fördert darüber hinaus das Vertrauen des Patienten und bietet Anhaltspunkte für weitere ordnungs- und ernährungstherapeutische oder präventive Ratschläge.

Wirksamkeitsnachweis

Die Problematik klinischer Akupunkturstudien liegt wie bei anderen interventionellen Verfahren unter anderem in der Heterogenität der Behandlungspraxis begründet. Es wird von den Anwendern und Ausbildern der Akupunktur nicht nur akzeptiert, sondern auch propagiert, dass das gleiche klinische Problem auf verschiedene Art mit Akupunktur behandelt werden kann. Das westliche, nach „Entweder-oder" strukturierte Denken sieht sich im Widerspruch zu dem chinesischen „Sowohl-als-auch".

Bei der Behandlung chronischer Schmerzen, z. B. dem chronischen LWS-Syndrom oder der radikulären Lumboischialgie, konnte für keine Monotherapie eine Überlegenheit in der klinischen Wirkung gegenüber anderen Behandlungsmethoden gezeigt werden [18]. Damit treten die Aspekte **Nebenwirkungsarmut** und **Therapiecompliance** in den Vordergrund; hier hat die Akupunktur eine günstige Position.

Einige, auch in bedeutenden wissenschaftlichen Zeitschriften publizierte Studien sind aus Sicht der Anwender nicht sinnvoll gestaltet bzw. wurden falsch interpretiert. So wird versucht, zu viele Einflussgrößen gleichzeitig zu kontrollieren (Reizortlokalisation, Reizortauswahl, Wirkattribution des Reizortes, Stichtiefe, Reizart etc.). Außerdem wird die Frage nach der Bedeutung der Auswahl der Reizorte bei einem bestimmten Syndrom häufig mit der Frage der generellen Wirksamkeit der Methode konfundiert. Bei Metaanalysen werden oft Methodik und Datenanalyse überbewertet bei relativer Geringschätzung oder Unkenntnis der handwerklichen Qualitäten der Akupunkturausübung.

Hinsichtlich **Studien** chinesischen Ursprungs ist bisher kaum bekannt, dass in China die Wissenschaftlichkeit im Bereich der traditionellen Medizin grundsätzlich eine andere Bedeutung hat als in der westlichen naturwissenschaftlichen Medizin. Letztere stellt die Frage nach der Wirksamkeit einer Behandlung in den Mittelpunkt; andere Aspekte sind von nachgeordneter Bedeutung. In China ist dagegen die Wirksamkeitsfrage bei der traditionellen Medizin nachrangig. Vielmehr sind die Aspekte **Sinnhaftigkeit der Prozedur** sowie **Authentizität** und **Reputation** des Behandlers bestimmend für die Bewertung einer Therapie. Diese muss sich in einen historischen Interpretationsstrang einfügen, glaubhaft vermittelt werden und in der Bevölkerung Anklang finden. Die Aufgabe dieser Form der Wissenschaft ist es, den Wert der Therapie zu untermauern.

Aus der **Perspektive der wissenschaftlichen Evidenz** für die Wirksamkeit der Akupunktur kann Folgendes zusammengefasst werden:

- Es besteht eine hohe Evidenz für die Wirksamkeit der Akupunktur bei **postoperativer Übelkeit** und **Erbrechen**, insbesondere für Reizungen des Punktes **Pe 6**. Die Effektstärke ist mit pharmakologischen Interventionen gleichwertig, die Rate unerwünschter Wirkungen ist geringer [51].
- Bei **chronischem Lendenwirbelsäulen-Syndrom**, bei **Knieschmerzen** und bei **Kopfschmerzen**, insbesondere der Migräne, ist die Akupunktur mit Standardtherapien mindestens gleich wirksam, bei allerdings geringeren Nebenwirkungen [7, 11, 13, 20, 35, 46, 52, 57, 58].
- Weitere Hinweise bestehen für eine Wirksamkeit beim **Geburtsschmerz**, bei der **Epicondylopathia radialis** und bei **Schmerzsyndromen der Halswirbelsäule** [16, 29, 43]. Die Rolle der Akupunktur für neuropathische Schmerzen oder für das Fibromyalgiesyndrom ist noch unklar.
- Außerhalb der Schmerzerkrankungen ergeben sich Hinweise auf mögliche Anwendungen der Akupunktur zur **Symptomkontrolle** bei **allergischer Rhinitis**, **Asthma bronchiale**, **Reizdarmsyndrom**, **Schlafstörungen** und **Depressionen** [30, 31, 47, 59].
- Der Stellenwert in der Behandlung **neurologischer Erkrankungen** wie Morbus Parkinson und multipler Sklerose, bei Pruritus und bei Fertilitätsstörungen ist kaum wissenschaftlich untersucht.

25.2.4 Abrechnung

Die Abrechnung akupunkturbezogener Leistungen erfolgt nach der **GOÄ**. Die Aspekte der medizinischen Notwendigkeit der Behandlung, der Inhalte eines Behandlungsvertrags, der Formalitäten des Honorarvertrags, der Anwendbarkeit der Analogbewertung und der angemessenen Bewertung erbrachter Leistung erfordern besondere Aufmerksamkeit, um juristische Auseinandersetzungen mit den Patienten zu vermeiden.

Akupunktur kann mit den Positionen 269 und 269a zur Abrechnung gebracht werden, Anamneseerhebung, Beratung und Untersuchung werden von den Positionen 1, 3, 4, 5, 6, 7, 8, 30, 31, 34, 800, 801 und 831 abgedeckt. Akupunktur zur Behandlung von Kniegelenksbeschwerden und unteren Rückenschmerzen kann mittlerweile als Kassenleistung in einem definierten Umfang von qualifizierten Ärzten abgerechnet werden.

> **🇹 Therapeutische Empfehlung**
> Die möglichen Schwierigkeiten der Kostenerstattung auch bei privaten Versicherern sollten mit dem Patienten ausführlich besprochen werden. Da sich die Akupunktur noch nicht vollständig in der hiesigen Medizin etabliert hat, besteht eine **besondere Aufklärungspflicht des Arztes**, und es ist eine erhöhte Sensibilität für die Dokumentationsaufgaben des Arztes angeraten.

25.3 Therapie

25.3.1 Grundlagen

Der Patient muss zunächst über die besonderen Aspekte einer Akupunkturbehandlung aufgeklärt werden. Dies kann mit Unterstützung eines Formblattes geschehen. Die häufigen unerwünschten Wirkungen (▶ S. 428) müssen genannt werden. Je nach Einsatzgebiet ist darauf zu verweisen, dass es sich nach derzeitigem Erkenntnisstand um einen Heilversuch handelt.

> **🇹 Therapeutische Empfehlungen**
> Patienten vor Behandlung auf folgende Punkte hinweisen:
> - Bei der Nadelung sind Sensationen zu erwarten, die vorübergehend schmerzhaften Charakter annehmen können.
> - Nach dem Einstich der Akupunkturnadeln können vorübergehend Symptome wie Schwindel, Herzrhythmusstörungen und Blutdruckabfall auftreten.
> - Einstichstellen können einige Stunden nach der Akupunktur, manchmal auch am Tag danach noch schmerzhaft sein.
> - Durch die Akupunkturnadel können kleine Blutgefäße verletzt werden. Dadurch kann die Einstichstelle etwas bluten oder ein Hämatom entstehen.
> - Wie bei einer intramuskulären Injektion besteht auch beim Stechen von Akupunkturnadeln das sehr geringe Risiko einer Entzündung (Spritzenabszess). Die Übertragung einer Hepatitis und die Übertragung von HIV (AIDS) sind ausgeschlossen, da mit sterilen Nadeln behandelt wird.
> - In extrem seltenen Fällen kann die Akupunkturnadel abbrechen. Dadurch kann ein operativer Eingriff zur Entfernung erforderlich sein.
> - In der Literatur wurde beschrieben, dass bei nicht sachgerechter Verwendung von Akupunkturnadeln innere Organe wie Herz und Lunge verletzt wurden.

Weiterhin sind folgende **praktische Aspekte** von Bedeutung:
- Der Patient sollte für die geplante Behandlungszeit, d.h. für durchschnittlich 10–30 Min., eine entspannte und ausreichend angenehme Position einnehmen. Die liegende Position ist zu bevorzugen.
- In Rückenlage werden die Knie, in Bauchlage die Sprunggelenke mit einer Rolle unterstützt.
- Bei Behandlungen der Nackenregion wird der Kopf ausreichend unterstützt und eine freie Atmung – etwa durch einen Gesichtsausschnitt im beweglich einstellbaren Kopfteil – gewährleistet.
- Der Patient sollte weder hungrig noch mit stark gefülltem Magen-Darm-Trakt oder mit voller Harnblase in die Behandlung gehen.
- Auf adäquate Temperierung des Behandlungsraums und ruhige Umgebung ist zu achten.
- Gegebenenfalls kann entspannungsfördernde Musik präsentiert werden.

25.3.2 Durchführung

Der Behandler sollte mit den anatomischen Gegebenheiten des zu behandelnden Areals und der erforderlichen Position für die Lagerung des Patienten vertraut sein und eine **schmerzarme Einstichtechnik** mit rascher Penetration der Haut sowie die notwendigen Manipulationstechniken für die Nadelstimulation beherrschen.

Die Basistechniken umfassen **das Auffüllen (BU-FA)** und **das Ableiten (XIE-FA)**. Erkrankungen, die von der chinesischen Medizin als Leerezustände identifiziert werden, d.h. im weitesten Sinne als Erschöpfungszustände, werden auffüllend behandelt, während Füllezustände, die von der chinesischen Medizin auf äußere Störfaktoren oder Stauungssituationen der Lebensenergie zurückgeführt werden, mit ableitender Methodik zu therapieren sind. Hierbei kann die Drehtechnik oder die Hebe-Senk-Technik angewendet werden:

- Bei der **auffüllenden Drehtechnik** wird die Nadel hochfrequent (ca. 4–8 Hz) und niedrigamplitudig (<180°) zwischen Daumen und Zeigefinger hin- und hergedreht.

- Die **ableitende Drehtechnik** beinhaltet eine niedrigfrequente (0,5–1 Hz) und hochamplitudige (> 360°) Drehung der Nadel.
- Die **Hebe-Senktechnik** wird analog angewandt, wobei zum Auffüllen eine Bewegungsamplitude von etwa 0,2 cm und zum Ableiten eine Bewegungsamplitude von > 0,5 cm eingehalten wird.

> **T Therapeutische Empfehlung**
> Der Patient sollte die Möglichkeit haben, gegebenenfalls mit einem **Alarmgeber** auf sich aufmerksam zu machen.

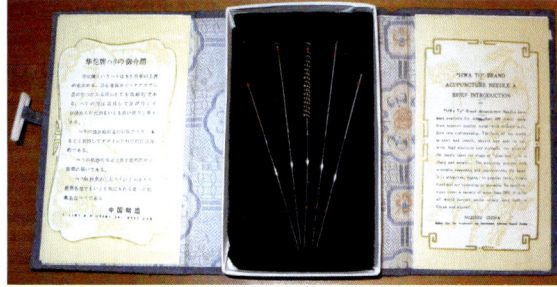

▶ **Abb. 25.3**   Die traditionelle Nadelform, wie sie in China üblich ist.

Material

Für die Akupunktur werden **sterile Einmalnadeln** von möglichst hoher Fertigungsqualität benutzt. Gängige Größen der Nadeln – abhängig vom Anwendungsort – sind: 0,20 × 15 mm; 0,25 × 40 mm; 0,30 × 50 mm; 0,35 × 75 mm; 0,35 × 100 mm; 0,40 × 125 mm. Für die wiederholte Sterilisation in der eigenen Praxis müssen Nadeln besonderer Qualität verwendet werden; die üblichen Einmalnadeln sind dazu in der Regel ungeeignet.

> **Cave**
> - Die mehrfache Anwendung von nicht resterilisierten Nadeln ist obsolet.
> - Die Anwendung der Moxibustion, z. B. mit glimmendem *Beifußkraut* über der Haut, erfordert besondere Sorgfalt in der Überwachung des Patienten, um Brandverletzungen zu vermeiden.

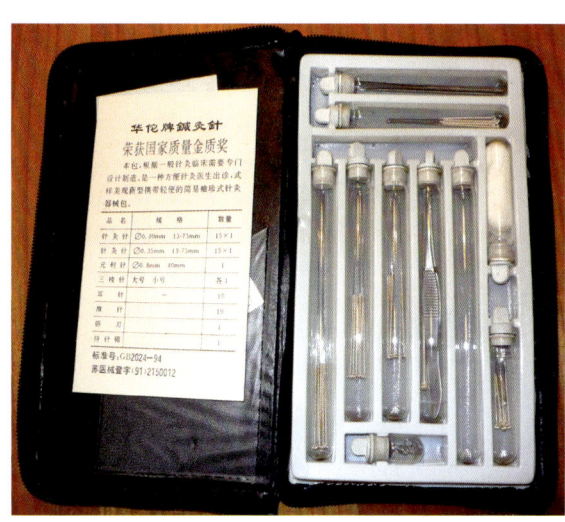

▶ **Abb. 25.4**   In dem abgebildetem Nadelset aus China finden sich die üblicherweise benutzten Nadelgrößen.

Häufigkeit und Art der Behandlung

Meist kommen Behandlungskonzepte zum Einsatz, die **Kombinationen verschiedener Reizorte** vorsehen. Die Auffassungen zur Häufigkeit der Behandlung variieren zwischen China und den westlichen Ländern zum Teil erheblich. Während hierzulande **Behandlungsfrequenzen** von wöchentl. 1 Sitzung durchaus üblich sind, werden ambulant behandelte chinesische Patienten an jedem Werktag, stationär aufgenommene in manchen Fällen sogar tägl. 2-mal genadelt. Es besteht ein relativer Konsens, dass 8–12 ambulante Behandlungen einen Therapiezyklus darstellen.

Die Behandlung kann über **mehrere aufeinanderfolgende Behandlungszyklen** geführt werden, zwischen den Behandlungsphasen können **Behandlungspausen** von 1 bis zu mehreren Wochen liegen. In China werden Akupunkturbehandlungen zuweilen über viele Monate bis zu Jahren vorgenommen.

Eine allgemeine Vorgabe über die Behandlungshäufigkeit und Gesamtzahl von Sitzungen wäre angesichts des derzeitigen Erkenntnisstandes nicht evidenzbasiert und damit willkürlich. Bei unkomplizierten Erkrankungen wird allerdings in der Regel das Ansprechen auf die Behandlung nach spätestens 6 Sitzungen beurteilt.

> **T Therapeutische Empfehlung**
> Zu Beginn der Behandlung sollte mit dem Patienten besprochen werden, nach wie vielen Sitzungen die Akupunktur abgebrochen wird, wenn erwünschte Effekte ausbleiben.

In Studien wurden Behandlungseffekte nach Therapieende von bis zu 6 Monaten, selten bis zu 1 Jahr oder darüber hinaus beobachtet. Ein Beispiel für eine langfristige Nachbeobachtung zeigen Frisk et al. [17].

Die Entscheidung über die Art der Akupunktur kann sich an bewährten Vorgehensweisen oder am Untersuchungsbefund orientieren. Bei Störungen mit einer größeren Anzahl von Begleitsymptomen ist eine Einschätzung des Funktionszustandes des Patienten nach den Maßgaben der traditionellen chinesischen Diagnostik Voraussetzung der Behandlung.

25.4

Weitere wichtige Kriterien

Indikationen

Im Westen wird Akupunktur am häufigsten in der **Schmerztherapie** angewendet, in China dagegen in der Akutbehandlung und Rehabilitation von Schlaganfallpatienten.

Ein grundsätzliches Anwendungsmerkmal scheint die Zugänglichkeit der Störung für ein Reiz-Reaktions-Prinzip, das adaptogene Vorgänge auslöst, zu sein. Dies trifft vor allem bei funktionellen Störungen mit Beteiligung des schmerzverarbeitenden Systems, des Bewegungssystems, des vegetativen Nervensystems und des Immunsystems zu.

> ✱ **Merke: Mit Akupunktur werden keine Krankheiten, sondern der Anteil an funktionellen Störungen (Dysregulation) am Krankheitsgeschehen und die kognitiv-affektiven Attributionen des Patienten zu seiner Erkrankung behandelt. Die Akupunktur wendet sich folglich weniger der Krankheit als dem Kranksein des Patienten zu. Aus diesem Grunde sind Indikationslisten etwa im Sinne der ICD-10 wenig sinnvoll.**

Neben einer klaren Evidenz für die positive Beeinflussung von postoperativer Nausea und Vomitus bestehen gute Erfahrungen für die Anwendung der **Akupunktur außerhalb von Schmerzerkrankungen** in folgenden Fällen:
- Pruritus
- zur Unterdrückung des Würgereflexes
- allergische Rhinitis, zur symptomatischen Therapie
- asthmatische Beschwerden
- Beeinträchtigung des Riechvermögens
- Schlafstörungen
- Geburtshilfe
- Fertilitätsstörungen
- Depression und Angststörungen
- Kreislaufdysregulationen und Verdauungsstörungen

Einzelne Rehabilitationskliniken in der westlichen Welt haben Akupunkturbehandlungen erfolgreich in die Versorgung von Schlaganfallpatienten integriert.

Kontraindikationen

Absolute Kontraindikationen der Akupunktur sind nicht bekannt. **Relative Kontraindikationen**
- psychiatrische Patienten: Hier kann die Gefahr von Selbstverletzungen und abnormen Reaktionen bestehen.
- schwangere Frauen: Aus forensischen Gründen empfiehlt sich ein abwägender Einsatz der Akupunktur, eindeutige Hinweise auf akupunkturassoziierte Risiken in der Schwangerschaft bestehen nicht.
- antikoagulierte Patienten: Es besteht ein erhöhtes Risiko für die Auslösung von Blutungen. Besonders tiefe Nadelungen etwa im Gesäß- und Lumbalbereich sind nach Möglichkeit zu meiden.
- Patienten mit Hautläsionen: Im betroffenen Bereich wird nicht genadelt.
- Patienten mit Kontaktallergien auf Nickel und Chrom: Bei Reaktionen auf inserierte Akupunkturnadeln ist keine Behandlung mit dem gewählten Nadelmaterial möglich.

Unerwünschte Wirkungen

Da die Akupunkturnadeln sehr dünn sind, ist die Akupunktur der Prototyp eines minimal invasiven Verfahrens. Dennoch kann sie mit Komplikationen und unerwünschten Wirkungen verbunden sein. Neuere Untersuchungen geben jedoch Hinweise darauf, dass schwerwiegende Komplikationen der Akupunktur nur selten auftreten und in der Regel auf eine unsachgemäße Anwendung zurückzuführen sind.

In großen Studien mit jeweils mehr als 30 000 Akupunkturbehandlungen, aber auch in den von deutschen Krankenkassen initiierten Akupunkturstudien mit über 90 000 Patienten zeigten sich folgende als unerwünscht klassifizierte Wirkungen:
- Entspannungsgefühl (in bis zu 86 % der Behandlungssitzungen)
- Schmerzhaftigkeit der Nadelung (1–45 %)
- Müdigkeit (2–41 %)
- Blutungen und Blutergüsse (0,03–38 %)
- Störungen der Kreislaufregulation (bis zu 1 %)
- mehrere Tage anhaltende Schmerzen oder Missempfindungen, mehrere Tage anhaltende Verschlimmerung der Beschwerden (jeweils weniger als 0,1 %)
- Hautreaktionen, Angst- und Panikattacken, Lethargie, Benommenheit, Orientierungsstörungen, Übelkeit, Erbrechen (jeweils weniger als 0,1 %; [38, 39, 56, 60])

Es liegen einige Kasuistiken über Organverletzungen wie Pneumothorax und einzelne Berichte über Perikardtamponaden nach Akupunktur vor [21, 55]. In seltenen Fällen führten Stichverletzungen innerer Organe durch Akupunkturnadeln zum Tod [41].

Japanische Kasuistiken berichten über Nadelteile, die nicht lege artis entfernt wurden und im Körper des Patienten wanderten [22, 61]. Andererseits traten bei insgesamt 66 000 dokumentierten Behandlungen durch lizenzierte Akupunkteure weder ein Pneumothorax noch andere schwerwiegende Zwischenfälle auf [38].

Übertragungen von Virusinfektionen durch Akupunktur sind hauptsächlich aus Asien bekannt, wo Nadeln mehrfach wiederverwendet werden [9].

Kombinationsmöglichkeiten

Es existieren kaum Daten zur Kombination der Akupunktur mit anderen Behandlungsformen. Bei Schmerzen kann eine **Pharmakotherapie** synergistisch wirken. Dies gilt möglicherweise insbesondere für den Einsatz von Trizyklika und anderen schmerzmodulierenden Antidepressiva.

Eine zeitgleiche Anwendung von lokal- und regionalanästhetischen Verfahren mit der Akupunktur im gleichen Areal ist nicht sinnvoll. An die Akupunktur können jedoch vorteilhaft **manualtherapeutische Eingriffe** und **krankengymnastische Behandlungen** angeschlossen werden. Für komplexe Störungen werden in China, aber zunehmend auch von westlichen Therapeuten zusätzlich Phytopharmaka und Rezepturen aus chinesischen Heildrogen verordnet. An die chinesische Akupunktur knüpfen in der Regel Hinweise zur Diätetik entsprechend der chinesischen Ernährungslehre und zur Lebensführung im Sinne der Ordnungstherapie an. Akupunktur kann auch zur Vorbereitung oder Unterstützung einer Psychotherapie genutzt werden.

Zusammenfassung

Unter Akupunktur verstehen wir eine aus der chinesischen Kultur überlieferte Behandlungsweise, die an **genuine Konzepte des antiken Medizinverständnisses** in China geknüpft ist. Zur Akupunktur gehören **kulturelle Konstrukte**, z. B. die Leitbahnen, Qi, Yin, Yang und die chinesische Organlehre. Die Vielfalt der historischen Deutungen im Ursprungsland ist der westlichen Welt nur in Ausschnitten bekannt. Die Traditionelle Chinesische Medizin ist ein Produkt des aus der Gründung der Volksrepublik hervorgegangenen Neuen China.

Im engeren Sinne bedeutet Akupunktur das Nadelstechen. Im weiteren Sinne sind Anwendungen der Moxibustion, des Schröpfens, des Aderlasses, des Schabens der Haut und der Massage hinzuzurechnen, wenn sie auf spezifische Theoreme der chinesischen Akupunkturlehre rekurrieren.

Die biologischen Wissenschaften und die Psychologie haben Erklärungsmodelle für die klinischen Akupunktureffekte entwickelt. In der westlichen Welt hat sich die Akupunktur vor allem in der Schmerztherapie etabliert. Grundsätzlich scheint die Akupunktur zur **Beeinflussung funktioneller, psychovegetativer Störungen** geeignet. Sie zeichnet sich bei korrekter Anwendung durch eine sehr geringe Rate unerwünschter Wirkungen aus.

Literatur

[1] **Bäcker M, Sander D, Hammes MG et al.:** Altered cerbrovascular response pattern in interictal migraine during visual stimulation. Cephalalgia. 2001; 21: 611–616.

[2] **Bäcker M, Hammes MG, Valet M et al.:** Different modes of manual acupuncture stimulation differentially modulate cerebral blood flow velocity, arterial blood pressure and heart rate in human subjects. Neurosci Lett. 2002; 333(3): 203–206.

[3] **Bäcker M, Gareus IK, Knoblauch NT et al.:** Akupunktur in der Schmerztherapie – Hypothese zu adaptiven Prozessen. Forsch Komplementärmed Klass Naturheilkd. 2004a, 11(6): 335–345.

[4] **Bäcker M, Hammes MG (Hrsg.):** Akupunktur in der Schmerztherapie: Ein integrativer Ansatz. München: Urban & Fischer (Elsevier); 2004b.

[5] **Bäcker M, Hammes M, Sander D et al.:** Changes of cerebrovascular response to visual stimulation in migraineurs after repetitive sessions of somatosensory stimulation (acupuncture): a pilot study. Headache. 2004c; 44(1): 95–101.

[6] **Birch S, Hesselink JK, Jonkman FA et al.:** Clinical research on acupuncture. Part 1. What have reviews of the efficacy and safety of acupuncture told us so far? J Altern Complement Med. 2004; 10(3): 468–480.

[7] **Brinkhaus B, Witt CM, Jena S et al.:** Acupuncture in patients with chronic low back pain: a randomized controlled trial. Arch Intern Med. 2006; 166(4): 450–457.

[8] **Carlsson C:** Acupuncture mechanisms for clinically relevant long-term effects–reconsideration and a hypothesis. Acupunct Med. 2002; 2–3: 82–99.

[9] **de Groot M:** Akupunktur: Komplikationen, Kontraindikationen und Patientenaufklärung. Forsch Komplementärmed Klass Naturheilkd. 2001; 8: 256–262.

[10] **Derry CJ, Derry S, McQuay HJ et al.:** Systematic review of systematic reviews of acupuncture published 1996-2005. Clin Med. 2006; 6(4): 381–386.

[11] **Diener HC, Kronfeld K, Boewing G et al.:** Efficacy of acupuncture for the prophylaxis of migraine: a multicentre randomised controlled clinical trial. Lancet Neurol. 2006; 5(4): 310–316.

[12] **Dincer F, Linde K:** Sham interventions in randomized clinical trials of acupuncture – a review. Complement Ther Med. 2003; 4: 235–242.

[13] **Endres HG, Böwing G, Diener HC et al.:** Acupuncture for tension-type headache: a multicentre, sham-controlled, patient- and observer-blinded, randomised trial. J Headache Pain. 2007; 8(5): 306–314.

[14] **Ernst E, White AR:** Prospective studies of the safety of acupuncture: a systematic review. Am J Med. 2001; 110(6): 481–485.

[15] **Ernst G, Strzyz H, Hagmeister H:** Incidence of adverse effects during acupuncture therapy – a multicentre survey. Complement Ther Med. 2003; 2: 93–97.

[16] **Fink M, Wolkenstein E, Karst M et al.:** Acupuncture in chronic epicondylitis: a randomized controlled trial. Rheumatology (Oxford). 2002; 41(2): 205–209.

[17] **Frisk J, Carlhäll S, Källström AC et al.:** Long-term follow-up of acupuncture and hormone therapy on hot flushes in women with breast cancer: a prospective, randomized, controlled multicenter trial. Climacteric. 2008; 11(2): 166–167.

[18] **Furlan AD, Tomlinson G, Jadad AA et al.:** Examining heterogeneity in meta-analysis: comparing results of randomized trials and nonrandomized studies of interventions for low back pain. Spine. 2008; 33(3): 339–348.

[19] **Gareus IK, Lacour M, Schulte AC et al.:** Is there a Bold response of the visual cortex on stimulation of the vision related acupoint Gb 37? J Magn Reson Imaging. 2002; 15(3): 227–32.

[20] **Haake M, Müller HH, Schade-Brittinger C et al.:** German Acupuncture Trials (GERAC) for chronic low back pain: randomized, multicenter, blinded, parallel-group trial with 3 groups. Arch Intern Med. 2007; 167(17): 1892–1898.

[21] **Halvorsen TB, And SS, Naess AB et al.:** Fatal cardiac tamponade after acupuncture through congenital sternal foramen. Lancet. 1995; 345(8958): 1175.

[22] **Hama Y, Kaji T:** A migrated acupuncture needle in the medulla oblongata. Arch Neurol. 2004; 61(10): 1608.

[23] **Hammes M, Ots T:** 33 Fallbeispiele zur Akupunktur-Therapie aus der VR China. Stuttgart: Hippokrates; 1996.

[24] **Hammes MG, Flatau B, Bäcker M et al.:** Wirkung der Akupunktur auf die affektive und sensorische Schmerzbewertung. Untersuchung bei Patienten in unterschiedlichen Chronifizierungsstadien. Der Schmerz. 2001; 16(2): 103–113.

[25] **Hammes M, Jung K:** Akupunktur und körperliche Leistungsfähigkeit. Der Einfluss der Nadelung einzelner Akupunkturpunkte auf Parameter der Fahrrad-Spiroergometrie. Dt Ztschr f Akup. 2004a; 47(1): 6–17.

[26] **Hammes MG, Valet M, Reichenbach-Klinke B et al.:** Pain relief of electroacupuncture corresponds with hypothalamic and periaqueductal gray activation – a single-blind placebo controlled fMRI study [Abstract]. Sydney: ICMART-Congress; 2004b.

[27] **Han J, Terenius L:** Neurochemical basis of acupuncture analgesia. Annu Rev Pharmacol Toxicol. 1982; 22: 192–220.

[28] **Hui KK, Liu J, Makris N et al.:** Acupuncture modulates the limbic system and subcortcal gray structures of the human brain: evidence from MRI studies in normal subjects. Hum Brain Mapp. 2000; 9: 13–25.

[29] **Irnich D, Behrens N, Gleditsch JM et al.:** Immediate effects of dry needling and acupuncture at distant points in chronic neck pain: results of a randomized, double-blind, sham-controlled crossover trial. Pain. 2002; 99(1-2): 83–89.

[30] **Joos S, Schott C, Zou H et al.:** Immunomodulatory effects of acupuncture in the treatment of allergic asthma: a randomized controlled study. J Altern Complement Med. 2000; 6(6): 519–525.

[31] **Kalavapalli R, Singareddy R:** Role of acupuncture in the treatment of insomnia: a comprehensive review. Complement Ther Clin Pract. 2007; 13(3): 184–193.

[32] **Kashiba H, Ueda Y:** Acupuncture to the skin induces release of substance P and cacitonin gene-related peptide from peripheral terminals of primary sensory neurons in the rat. Am J Chin Med. 1991; 12: 9–12.

[33] **Kong J, Ma L, Gollub RL et al.:** A pilot study of functional magnetic resonance imaging of the brain during manual and electroacupuncture stimulation of acupuncture point (LI-4 Hegu) in normal subjects reveals differential brain activation between methods. J Altern Complement Med. 2002; 8(4): 411–419.

[34] **Linde K, Vickers A, Hondras M et al.:** Systematic reviews of complementary therapies – an annotated bibliography. Part 1: Acupuncture. BMC Complement Altern Med. 2001; 1(1): 3.

[35] **Linde K, Streng A, Jürgens S et al.:** Acupuncture for patients with migraine: a randomized controlled trial. JAMA. 2005; 293(17): 2118–2125.

[36] **Lundberg JM, Franco-Cereceda A, Alving K et al.:** Release of calcitonin gene-related peptide from sensory neurons. Ann N Y Acad Sci. 1992; 657: 187–193.

[37] **Lundeberg T:** Effects of sensory stimulation (acupuncture) on circulatory and immune systems. In: Ernst E, White A (eds.): Acupuncture, a scientific appraisal. Oxford: Butterworth-Heinemann; 1999: 115–127.

[38] **MacPherson H, Thomas K, Walters S et al.:** A prospective survey of adverse events and treatment reactions following 34000 consultations with professional acupuncturists. Acupunct Med. 2001; 2: 93–102.

[39] **Melchart D, Weidenhammer W, Streng A et al.:** Prospective investigation of adverse effects of acupuncture in 97733 patients. Arch Intern Med. 2004; 164(1): 104–105.

[40] **Melchart D, Streng A, Hoppe A et al.:** Acupuncture in patients with tension-type headache: a randomised controlled trial. BMJ. 2005; 331(7513): 376–382.

[41] **Norheim AJ:** Adverse effects of acupuncture: a study of the literature for the years 1981–1994. J Altern Complement Med. 1996; 2(2): 291–297.

[42] **Ots T:** Medizin und Heilung in China. Annäherungen an die traditionelle chinesische Medizin. 3. Aufl. Hamburg: Reimer; 2007.

[43] **Pennick VE, Young G:** Interventions for preventing and treating pelvic and back pain in pregnancy. Cochrane Database Syst Rev. 2007; 2: CD001139.

[44] **Pfab F, Hammes M, Bäcker M et al.:** Preventive effect of acupuncture on histamine-induced itch: a blinded, randomized, placebo-controlled, crossover trial. J Allergy Clin Immunol. 2005; 116(6): 1386–1388.

[45] **Qiu Mao-liang:** Chinese Acupuncture and Moxibustion. Oxford: Churchill Livingstone; 1993.

[46] **Scharf HP, Mansmann U, Streitberger K et al.:** Acupuncture and knee osteoarthritis: a three-armed randomized trial. Ann Intern Med. 2006; 145(1): 12–20.

[47] **Schneider A, Weiland C, Enck P et al.:** Neuroendocrinological effects of acupuncture treatment in patients with irritable bowel syndrome. Complement Ther Med. 2007; 15(4): 255–263.

[48] **Shanghai College of Traditional Chinese Medicine:** Acupuncture – a comprehensive text (1962) [Übersetzung v. O'Connor J, Bensky D]. Seattle: Eastland Press; 1981.

[49] **Stener-Viktorin E, Waldenström U, Andersson SA:** Reduction of blood flow impedance in the uterine arteries of infertile women with electro-acupuncture. Hum Reprod. 1996; 11: 1314–1317.

[50] **Stör W:** Abrechnung und Qualitätsmanagement in der Akupunktur. München: Urban & Fischer (Elsevier); 2006.

[51] **Streitberger K, Ezzo J, Scheider A:** Acupuncture for nausea and vomiting: an update of clinical and experimental studies. Auton Neurosci. 2006; 129(1-2): 107–117.

[52] **Streng A, Linde K, Hoppe A et al.:** Effectiveness and tolerability of acupuncture compared with metoprolol in migraine prophylaxis. Headache. 2006; 46(10): 1492–1502.

[53] **Unschuld PU:** Medizin in China. Eine Ideengeschichte. München: C.H. Beck; 1980.

[54] **Wang H, Qi H, Wang BS et al.:** Is acupuncture beneficial in depression: A meta-analysis of 8 randomized controlled trials? J Affect Disord. 2008; Jun 10.

[55] **White A:** A cumulative review of the range and incidence of significant adverse events associated with acupuncture. Acupunct Med. 2004; 22(3): 122–123.

[56] **White A, Hayhoe S, Hart A et al.:** Survey of adverse events following acupuncture (SAFA): a prospective study of 32000consultations. Acupunct Med. 2001; 2: 84–92.

[57] **Witt CM:** Acupuncture in patients with osteoarthritis of the knee or hip: a randomized, controlled trial with an additional nonrandomized arm. Arthritis Rheum. 2006; 54(11): 3485–3493.

[58] **Witt C, Brinkhaus B, Jena S et al.:** Acupuncture in patients with osteoarthritis of the knee: a randomised trial. Lancet. 2005; 366(9480): 136–143.

[59] **Xue CC, An X, Cheung TP et al.:** Acupuncture for persistent allergic rhinitis: a randomised, sham-controlled trial. Med J Aust. 2007; 187(6): 337–341.

[60] **Yamashita H, Tsukayama H, Tanno Y et al.:** Adverse events related to acupuncture. JAMA. 1998; 280(18): 1563–1564.

[61] **Yamashita H, Tsukayama H, Tanno Y et al.:** Adverse events in acupuncture and moxibustion treatment: a six-year survey at a national clinic in Japan. J Altern Complement Med. 1999; 3: 229–236.

[62] **Yamashita H, Tsukayama H, White AR et al.:** Systematic review of adverse events following acupuncture: the Japanese literature. Complement Ther Med. 2001; 9(2): 98–104.

Wichtige Adressen

Academy of Chinese Acupuncture e.V.
Jenaer Straße 16
D-10717 Berlin
Tel.: 030 853 96 32
www.akupunkturfortbildung.de

Arbeitsgemeinschaft für Klassische Akupunktur und Traditionelle Chinesische Medizin (AGTCM)
Wisbacher Straße 1
D-83435 Bad Reichenhall
Tel.: 08651 690919
www.agtcm.de

Deutsche Ärztegesellschaft für Akupunktur e.V. (DÄGfA)
Würmtalstraße 54
D-81375 München
Tel.: 089 71005-11
www.daegfa.de

Deutsche Akademie für Akupunktur und Aurikulomedizin e.V. (DAAAM)
Geschäftsstelle
Ambazacstraße 4
D-90542 Eckental
Tel.: 09126 295210
www.akupunktur-arzt.de

Deutsche Akupunktur Gesellschaft e.V.
Goltsteinstr. 26
D-40211 Düsseldorf
Tel.: 0211 369099

Deutsche Gesellschaft für Akupunktur und Neuraltherapie e.V. (DGfAN)
Geschäftsstelle
Mühlgasse 18 b.
D-07356 Bad Lobenstein
Tel.: 036651 55075
www.dgfan.de

Deutsche Gesellschaft für Traditionelle Chinesische Medizin e.V. (DGTCM)
Karlsruherstr. 12
D-69126 Heidelberg
Tel.: 06221 374546
www.dgtcm.de

Deutsches Forschungsinstitut für Chinesische Medizin e.V.
Silberbachstrasse 10
D-79100 Freiburg
Tel.: 0761 77234

Forschungsgruppe Akupunktur GbR
Kasernenstraße 1b
D-40213 Düsseldorf
Seminarorganisation: Gisela Kraus
Griesstraße 25
D-85567 Grafing
Tel.: 08092 8 47 34
www.akupunktur.info

Lehrstuhl für Naturheilkunde
Kliniken Essen Mitte
Knappschafts-Krankenhaus
Am Deimelsberg 34a
D-45276 Essen
Tel.: 0201 174-25008
www.uni-due.de/naturheilkunde

Private Universität Witten/Herdecke gGmbH
Alfred-Herrhausen-Straße 50
D-58448 Witten
Tel.: 02302 926-700
www.uni-wh.de

SMS Internationale Gesellschaft für Chinesische Medizin e.V.
Franz-Joseph-Str. 38
D-80801 München
Tel.: 089 38888031
www.tcm.edu

26 – Neuraltherapie

Hans Barop, Lorenz Fischer

26.1 Definition 432
26.2 Basisinformation 432
26.3 Diagnostik 439
26.4 Therapie 442

26.1 Definition

Neuraltherapie nach Huneke ist eine Methode, die Lokalanästhetika zu Diagnostik und Therapie einsetzt. Die Injektionsbehandlung nutzt die regulatorischen Eigenschaften des Grundsystems und des vegetativen Nervensystems über den segmentreflektorischen Weg sowie über das sogenannte Störfeld. **Gezielte Reizsetzung** und gleichzeitige **selektive Reizlöschung** beeinflussen die Organisation im Nervensystem sowie die Gewebeperfusion. Pathologische Funktionen werden dadurch normalisiert.

Das **Störfeld** ist durch einen chronischen pathologischen Reizzustand vegetativer Afferenzen gekennzeichnet. Es umfasst einen Gewebeabschnitt oder ein Organ, das unabhängig von der segmentalen Zuordnung eine Krankheit auslöst oder unterhält. Die Fortleitung des Reizes erfolgt über den ubiquitär vorhandenen Sympathikus, der in der Peripherie mit dem Grundsystem vernetzt ist.

Die Normalisierung der engrammatischen pathologischen Reizbarkeit wird durch die Infiltration des Lokalanästhetikums im Bereich des sympathischen Segments oder in ein Störfeld erreicht. Hierdurch wird der sympathische Leitungsbogen unterbrochen und die anschließende Normalisierung des Sympathikus zur Therapie genutzt.

Oft werden die Termini „Diagnostische Lokalanästhesie" oder „Therapeutische Lokalanästhesie" (TLA) verwendet. Dies entspricht der segmentalen Neuraltherapie. Allerdings benutzt die TLA nicht das Konzept des Störfeldes.

26.2 Basisinformation

26.2.1 Geschichte

Um 1880 nutzte Siegmund Freud Kokainlösungen zur Therapie von schmerzhafter Stomatitis oder Paradontitis, nachdem er im Eigenversuch die anästhesierende Wirkung von Kokain beobachtet hatte. Vor diesem Hintergrund anästhesierte der Ophthalmologe Koller vor Augenoperationen die Konjunktiva mit Kokain. Unabhängig hiervon beobachtete Spiess, Ordinarius für Hals-Nasen-Ohren-Heilkunde an der Universität Frankfurt/Main, die anhaltende schmerzlindernde Wirkung von Procain anhand wiederholter „Anästhesierung" im Rahmen einer Tonsillektomie. Weiterhin erkannte er eine raschere Abheilung von Tonsillektomie-Wunden und Wundinfektionen sowie deren geringere Inzidenz nach Operationen in Lokalanästhesie.

Ab 1925 verwendeten **Ferdinand und Walter Huneke** das Lokalanästhetikum **Procain** zu therapeutischen Zwecken – anfänglich zur Behandlung einer Migräne, später auch zur Schmerztherapie bei anderen Erkrankungen. So entstand das Behandlungskonzept der Segmenttherapie. Die Entdeckung des **Sekundenphänomens** im Jahre 1940 bildete die Grundlage für die Störfelddiagnostik und Störfeldtherapie (▶ S. 437 u. 441). Bei einer Patientin, die Ferdinand Huneke an der Schulter erfolglos mit der Segmenttherapie behandelt hatte, verschwand der Schulterschmerz schlagartig nach dem Unterspritzen einer Osteomyelitisnarbe am Unterschenkel. Die außerhalb jeglicher segmentalen Zuordnung zum erkrankten Segment liegende Erkrankungsursache wurde von Huneke als „Störfeld" bezeichnet.

Segment- und Störfeldtherapie mittels Lokalanästhetika wurde in den vergangenen Jahrzehnten von zahlreichen Ärzten angewendet und bei vielen Indikationen von der konventionellen Medizin übernommen.

26.2.2 Moderne Physik und Kybernetik

Theoretische Grundlagen zum Verständnis der die Regulationsmedizin prägenden Selbstorganisation finden sich in der modernen Physik und in der Kybernetik. Beide Fachrichtungen vertreten eine ganzheitliche Betrachtung, die dem individuell arbeitenden Organismus gerecht wird.

Die **Quantenphysik** befasst sich im Wesentlichen mit der Wechselwirkung von elektromagnetischen Wellen bzw. Photonen und Materie auf atomarer und subatomarer Ebene. Die experimentelle Arbeit von Aspect [2], nach der Photonen schneller als mit Lichtgeschwindigkeit kommunizieren können, unterstreicht die Theorie Bohms [6], der ein Quantenpotenzial außerhalb von Raum und Zeit postuliert. Beide Arbeiten verweisen auf das **holistische Prinzip**, nach dem jeder Teil des Systems die Gesamtinformation enthält.

Nach **Popp** [31] findet sich im Inneren jeder lebenden Zelle ein Feld **elektromagnetischer Wellen (Biophotonen)** mit stabilen Phasenbeziehungen, welche die Fähigkeit zur Information aufweisen. In Verbindung mit dem Grundsystem besteht ein **Biophotonenfeld**, das den gesamten Organismus durchzieht und Vorgänge in Zusammenarbeit mit materiellen Strukturen koordiniert. Exogene sowie endogene Einflüsse, so z. B. Störfelder, können je nach Frequenzmuster mit dem individuellen Biophotonenfeld eines Organismus reagieren.

Experimentell wurde nachgewiesen, dass die quantenphysikalische Information eines Mikroorganismus die Krankheit bedingt [15, 37, 38]. Da lebende Organismen durch quantenphysikalische Vorgänge dominiert sind [45], die wiederum auf einer ganzheitlichen Vernetzung beruhen, dient Letztere als Basis für die selbstorganisierenden Prozesse im Organismus. Methoden wie die Neuraltherapie nutzen diese Erkenntnisse therapeutisch.

Ein weiterer wichtiger Aspekt findet sich in der von **Prigogine** entdeckten Selbstorganisation chemischer Reaktionen [32]. Bei energetisch offenen Systemen, zu denen Lebewesen zählen, findet sich eine **nicht lineare Thermodynamik** [27]. Die an die Chaostheorie erinnernde Nicht-Linearität, das nicht vorhandene thermodynamische Gleichgewicht, verweist auf irreversible, nicht berechenbare und nicht umkehrbare Vorgänge. Die Systeme organisieren sich in Abhängigkeit von inneren und äußeren Impulsen, zu denen z. B. ein bei der Neuraltherapie vorgenommener Stich zählen kann, in immer neue Ordnungszustände. Prigogine [32] bezeichnet entsprechende Strukturen als „dissipativ" und betont, die Energie, die den „Umschlag" in einen bestimmten Ordnungszustand bewirkt, verteile sich blitzartig über das ganze System. Demnach ist jedes Molekül über den gesamten Zustand informiert, sodass das System als Ganzes handeln kann, was wiederum dem holistischen Prinzip entspricht. Geeignete – auch kleinste – Energiemengen können so gewaltige Auswirkungen haben. Die Annahme, dass es keine isolierten Vorgänge im Nervensystem gibt [16, 20, 40], wird hier bestätigt.

Die Iteration (positive Rückkoppelung) in der nicht linearen Thermodynamik kann auch in die Schmerzphysiologie integriert werden (s. u.).

Ordnungszustände, die sich nicht im thermodynamischen Gleichgewicht befinden, können durch vernetzte Regelkreise biophysikalischer, biochemischer und neuronaler Art generiert werden. Die Kybernetik stellt diese Prinzipien modellhaft vor. Als Lehre von Kontrolle und Information beruht sie auf den **Grundprinzipien Homöostase und Ökonomie** [48]. Regler mit negativer Rückkopplung garantieren ein starres Verhalten in einem bestimmten Zustand bei konstantem Sollwert. Regler mit positiver Rückkopplung („Nicht-Linearität") dienen im Sinne des holistischen Prinzips der Entwicklung neuer dynamischer Ordnungszustände und sind sehr anpassungsfähig.

Ziel jeder regulationsmedizinischen Maßnahme ist die **Entlastung des Grundsystems**, damit die kybernetischen Regelkreise wieder nach dem Prinzip von Homöostase und Ökonomie arbeiten können. Der gestörte Organismus versucht, mit Hilfe geeigneter energetischer und materieller Impulse und im Zusammenhang mit den Gegebenheiten der Umwelt und den inneren Bedingungen (Ordnungssysteme) einen sinnvollen, dynamischen Ordnungszustand zu generieren.

26.2.3 Anatomische Parameter und funktionelle Aspekte

Das anatomische Substrat, das den diagnostischen und therapeutischen Zugriff zum Organismus ermöglicht, findet sich im Grundsystem sowie dem Vegetativum, insbesondere dem Sympathikus. Über den vegetativen Ast des Grundregulationssystems werden sowohl die lokale als auch die Störfelderkrankung angegangen.

Die **anatomischen Grundlagen** und die **Topographie des vegetativen Nervensystems** sind demnach für die Durchführung der Neuraldiagnostik und Neuraltherapie von entscheidender Bedeutung. Die probatorisch-diagnostischen Injektionen sowie die daraus abgeleiteten therapeutischen Infiltrationen sind nur dann risikoarm durchführbar, wenn umfassende anatomische Kenntnisse vorliegen.

Grundsystem nach Pischinger/Heine

Das Grundsystem nach Pischinger/Heine ist definiert als Grundsubstanz plus kapillare, zelluläre, humorale und nervöse Komponente (▶ **Abb. 26.1**). Die Grundsubstanz besteht aus einem Netzwerk hochpolymerer Zucker-Protein-Komplexe [8, 22, 30]. Das Grundsystem durchzieht den ganzen Extrazellulärraum und stellt eine Funktionseinheit dar. Es ist zuständig für Ernährung, unspezifische Abwehr und Anpassung an veränderte Bedingungen und besitzt die Fähigkeit zur eigenständigen Informationsleitung und -speicherung. Auch hier sind moderne Physik und Kybernetik wichtige Erklärungsgrundlagen. Die Grundsubstanz stellt als **energetisch offenes System** eine dissipative Struktur dar. Da die Parenchymzellen nur bei morphologisch und funktionell intaktem Grundsystem reibungslos arbeiten, können chronische System- und Organerkrankungen Folge einer Dysfunktion des Grundsystems sein.

Die grundsätzlich gegebene Regulationsfähigkeit eines geschädigten Grundsystems kann durch Zusatzbelastungen wie einen viralen Infekt, eine Narbe oder ein Zahngranulom dekompensieren. Bei diesem in der Neuraltherapie als „Zweitschlag" [40] bezeichneten Phänomen kann eine chronische Erkrankung entstehen.

Vegetatives Nervensystem

Die Funktion des Vegetativums besteht in der Reizleitung auf verschiedenen Ebenen. Als funktionelle Einheit stimmt es alle Organfunktionen nach den kybernetischen Prinzipien von Homöostase und Ökonomie aufeinander ab.

Der nahezu ubiquitär vorhandene **Sympathikus** ist Teil des vegetativen Nervensystems. Dieses durchdringt mittels feinster Geflechte die Grundsubstanz. An allen Stellen dieses Maschenwerks kann es nach van der Zypen blitzartig zur Übertragung eines Reizes kommen [51]. Über Grundsystem und Sympathikus kann der Reiz über die segmentale Ordnung hinaus an jede Stelle des Körpers gelangen. Dies sind interessante Aspekte in Bezug auf das Störfeld.

Der mit allen Organsystemen des Organismus vernetzte Sympathikus steuert die Durchblutung und beeinflusst die Organsysteme. Als den Gesamtorganismus durchziehendes Informationssystem gewährleistet er dessen Ver- und Entsorgung und ist vor allem in Zusammenhang mit den Phänomenen **Entzündung**, **Degeneration** und **Schmerz** zu betrachten.

Der **Parasympathikus** umfasst den Faseranteil, der neben dem Sympathikus die inneren Organe innerviert, aber nicht über den Grenzstrang verläuft. Die parasympathischen Fasern sind mit Ausnahme des N. vagus keine selbstständigen Nerven, sondern nutzen Hirn- und Rückenmarksnerven, um zu den Eingeweiden und Gefäßen der Körperhöhlen, teilweise zu den Drüsen und glatten Muskeln zu gelangen. Eine wenig bekannte Funktion besteht in der aktiven **Gefäßerweiterung** [33]. Es besteht also ein parasympathischer Nervenfaseranteil des überwiegend sympathischen perivasalen Nervengeflechtes, welcher der aktiven Vasokonstriktion des Sympathikus im Intestinum entgegensteht. Diese parasympathische Funktion ist sehr wichtig für alle regenerativen Vorgänge im Organismus sowie für das Organwachstum, z. B. bei starker Beanspruchung [33, 34].

Die **antagonistische Funktion von Sympathikus und Parasympathikus** ist in der Peripherie durch unterschiedliche Neurotransmitter gewährleistet: Noradrenalin und Adrenalin für den Sympathikus (Ausnahme: Schweißdrüsen) und Acetylcholin für den Parasympathikus. Beide Leistungen sind funktionell nicht nur voneinander abhängig, sondern ergeben den für die Homöostase notwendigen Synergismus. Anatomisch sind die synergistischen Funktionen durch Verbindungen der vegetativen Zentren auf der Ebene des Dienzephalon vorgegeben, weiterhin auf extrakranieller Ebene über den N. jugularis als Verbindung zwischen Ganglion cervicale superius und Ganglion inferius nervi vagi. Zudem bestehen auf ganglionärer Ebene zwischen den beiden vegetativen Anteilen direkte Verbindungen im Ganglion coeliacum. Nicht zuletzt ist in der Endformation, im Grundsystem, auf breiter Ebene ein Informationsaustausch zwischen Sympathikus und Parasympathikus gewährleistet [9, 34].

Die Eigenschaften des vegetativen Nervensystems unterscheiden sich von denen des somatischen Systems in einigen Punkten, die für die Neuraltherapie von grundsätzlicher Bedeutung sind. Die wichtigste Eigenschaft ist die sogenannte **Engrammierbarkeit**:

Veränderungen im Bereich der kapillaren Endstrecke stellen eine Reizungsfolge des perivasalen Sympathikus dar. Die Reizantwort hängt von der Reizstärke und dem Zustand des jeweiligen Organismus ab. Ein anhaltender Reiz kann eine Sensibilisierung des perivasalen Sympathikus bewirken. Dabei erniedrigt sich die Reizschwelle, sodass bei physiologischem Reiz eine pathologische Reizantwort erfolgt.

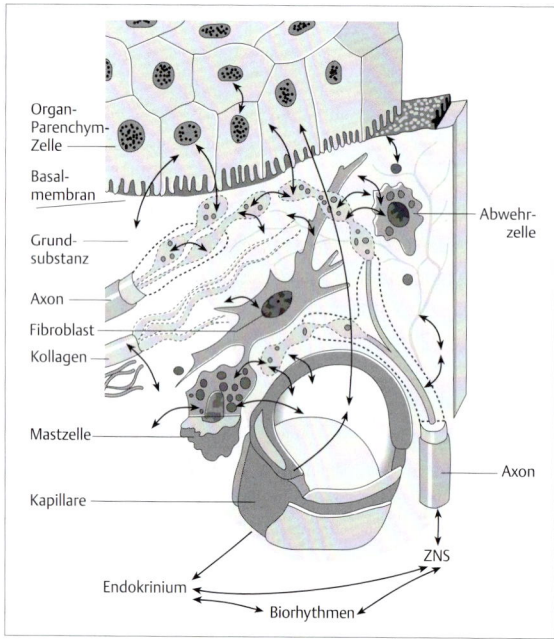

▶ **Abb. 26.1** Grundsystem nach Pischinger/Heine (schematisch).

Applikation des Lokalanästhetikums

Bestehen proximal der Reizungsstelle im Bereich des irritierten efferenten Sympathikus zusätzliche Reize, kann dies eine starke Reaktion an beliebiger Stelle des Organismus auslösen, die als **Störfelderkrankung** bezeichnet wird.

Der Ablauf der Reizung über den Sympathikus, die Wirkung am Gefäßsystem im Bereich der kapillaren Endstrecke und schließlich am spezifischen Organ ist Grundlage der Gewebeveränderungen mit der entsprechenden Symptomatik.

> ✱ **Merke**: Aus einer wiederholten pathologischen Reizung mittels verschieden starker Reize des perivasalen Sympathikus kann eine chronische Erkrankung entstehen.

Die lokale Applikation eines Lokalanästhetikums am **Reizort** kann den beschriebenen Ablauf unterbrechen und die erniedrigte Reizschwelle weit über die Anästhesiezeit hinaus wieder auf normale Höhe bringen. Durch **wiederholte Applikation** des Lokalanästhetikums können die Veränderungen dauerhaft wieder aufgehoben werden. Über Reizung und Ausschaltung von sympathischen Afferenzen und Efferenzen wird die Gewebeperfusion verbessert. Dies führt zur funktionellen Normalisierung der Vasomotoren, zur Normalisierung der Funktion des Interstitiums und damit der inneren Organe, der Gelenke, der Muskulatur, des Kapsel-Band-Apparates.

Der **Verteilungsweg des Sympathikus** ist im Wesentlichen an den Verlauf von Spinalnerven und Gefäßen gebunden. Die Topografie des Sympathikus umfasst die spinalen Kerngebiete von C 8–L 2, den paravertebralen Grenzstrang mit den zum Teil segmental angelegten Ganglien sowie die prävertebral angelegten Ganglien, mit dem Ganglion coeliacum als größtem Vertreter. Da die Efferenzen und Afferenzen des Sympathikus auch mit Spinalnerven und Gefäßen verlaufen, orientieren sich neuraltherapeutische Injektionen neben den erwähnten Ganglien auch an diesen Strukturen, efferent von den wirbelsäulennahen Nervenplexus bis zur Endformation im Grundsystem. Die Injektion in den **wirbelsäulennahen Bereich der Spinalnerven** erfasst einerseits die Efferenzen des Sympathikus einschließlich der Sympathikusfasern der Vasa nervorum, andererseits auf sympathisch-afferentem Wege indirekt das Spinalganglion mit den zugehörigen Sympathikusfasern.

Das im Wesentlichen aus C-Fasern bestehende vegetative Nervensystem zeigt eine stärkere Regenerationsfähigkeit als das somatische Nervensystem. Nach Verletzung mit partieller regionaler Zerstörung wachsen die vegetativen Fasern zusammen mit Kapillareinsprossungen in das Narbengewebe.

> ✱ **Merke**: Die Reizbarkeit des vegetativen Nervensystems verstärkt sich von zentral nach peripher

[33]. Diese spezielle Eigenschaft wird in zahlreichen Therapien umgesetzt, so bei Massagen oder der neuraltherapeutischen Quaddeltherapie.

Segmentreflektorik

Als **Rückenmarksegment** wird in der Regel eine „Scheibe" des Rückenmarks mit der dazu gehörenden grauen Substanz und den Wurzelfäden verstanden, die sich zu einem Spinalnervenpaar vereinigen. Die Spinalnerven versorgen mit ihren verschiedenen Faserqualitäten eine bestimmte Körperregion, das periphere Segment. Haut, Muskulatur, Knochen und inneres Organ werden in afferenter und efferenter Richtung reflektorisch untereinander verschaltet (▶ Abb. 26.2). Bei beiden Richtungen spielen der Sympathikus und dessen Grenzstrang eine tragende Rolle.

Die Entstehung eines Circulus vitiosus innerhalb dieser Segmentreflektorik kann am Beispiel der im ganzen Körper verteilten **Nozizeptoren** aufgezeigt werden. Diese Endaufzweigungen sensibler Nervenfasern melden Schaden und – bei Bewusstwerdung – Schmerz [49]. Eine Reizung von Nozizeptoren erzeugt eine **Reflexantwort**: Durchblutungsänderung, Hautturgorerhöhung, Hyperalgesie, Dysregulation des metamer zugehörigen inneren Organs, Muskelhartspann. Dies beruht darauf, dass nozizeptive Afferenzen aus Haut, Muskulatur und innerem Organ auf dieselbe Hinterhornzelle konvergieren [5, 46, 50]. Daraufhin erfolgt die weitere Verschaltung divergent gleichzeitig in Richtung Haut, Muskulatur und inneres Organ sowie zum Gehirn. So werden z. B. sympathische und motorische Kerne gleichzeitig erregt. Der Circulus vitiosus wird weiter verstärkt, indem der efferente Sympathikus in der Peripherie unter pathologischen Bedingungen kurzschlussartig auf nozizeptive Afferenzen koppeln kann [3]. Dadurch wird die Nozizeptorenaktivität im Sinne eines Circulus vitiosus weiter erhöht [3, 19, 35].

Diese Koppelung kann auf neuraltherapeutischem Weg wieder „gelöst" werden, so über eine wiederholte **kurzzeitige Unterbrechung des Sympathikus**. Danach können sich die neuralen Rückkoppelungsschleifen wieder von neuem selbst organisieren.

Wie stark der Sympathikus zusätzlich im Schmerzgeschehen integriert ist, zeigt auch die „**zentrale Sensibilisierung**": Die Informationsverarbeitung für afferente Neurone im Rückenmark und Gehirn verändert sich bei **chronischer Reizung** [3, 19, 35]. Dies wirkt sich nachfolgend nicht nur auf die somatomotorischen Systeme, sondern gleichfalls auf die sympathischen Systeme aus. Der Sympathikus ist somit nicht nur für die Meldung, sondern auch für die aktive Erzeugung von Schmerzen im Sinne eines Circulus vitiosus bedeutsam [3, 15, 16, 19, 35, 50]. Letzterer wird weiter verstärkt, indem der Sympathikus kausal beim Entzündungsgeschehen eine Rolle spielt [3, 15, 19, 41, 42, 43], unter anderem durch Veränderung des Mikromilieus (Grundsystem) [3], durch vasomotorische

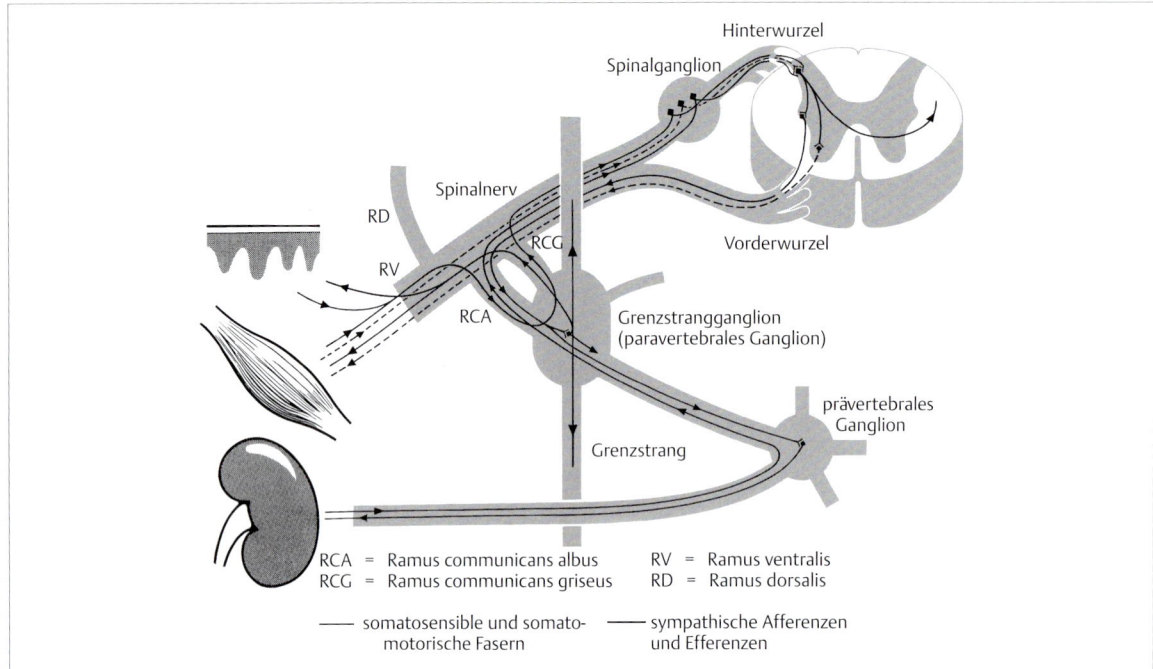

▶ **Abb. 26.2** Reflektorische Verschaltung von Haut, Muskulatur und innerem Organ (schematische und vereinfachte Darstellung).

Vorgänge und Sekretion von entzündungsfördernden Neuropeptiden aus seinen Nervenendigungen.

Das „erweiterte Segment"

In der Neuraltherapie wird der Begriff „Segment" im erweiterten Sinne angewendet [16]. Die eigentliche segmentale Ordnung wird durch nicht scharf abgrenzbare Abschnitte des Sympathikus im Bereich des Kopfes, des Rumpfes und der Extremitäten ersetzt [14, 16]. Dies beruht auf mehreren Gegebenheiten, insbesondere auf den vertikalen synaptischen Verbindungen der sympathischen paravertebralen Ganglien untereinander sowie der Ausbreitung in die Peripherie über die Gefäße und Nerven.

Ein weiterer Grund liegt darin, dass sich die sympathischen Ursprungskerne nur **im mittleren Bereich des Rückenmarks** (C8–L2) finden. Von hier aus wird jedoch der gesamte Organismus mit sympathischen Fasern versorgt. Damit weicht die segmentale Zugehörigkeit der somatischen und sympathischen Innervation insbesondere im Kopf- und Extremitätenbereich stark voneinander ab [16, 50].

Schließlich ist auch das Achsenorgan oft bei primär „peripheren" Störungen in die Syndromentwicklung eingebunden. Eine Seitenkreuzung kann bei lang dauernder Symptomatik stattfinden und damit eine **Segmentreflektorik** auf der Gegenseite auslösen, wie zum Beispiel die einseitige Koxarthrose, die nach unbestimmbarer Zeit auch auf der Gegenseite auftritt.

Bei nozizeptiven Reizen von der Haut, dem inneren Organ oder dem Bewegungsapparat reagiert die Muskulatur als eine mehrere Segmente überschreitende kinetische Muskelkette. Entlang dieser finden sich die **pseudoradikuläre Symptomatik** und die **myofaszialen Triggerpunkte.** Pseudoradikuläre Syndrome nach Brügger [7] sind Schmerz, Schwäche, Hypertonus, Verkürzung und vegetative Symptome (Vasomotorik, Hyperhidrosis, Dysästhesien) entlang der oben erwähnten kinetischen Muskelkette und der Haut [5, 7, 14]. Myofasziale Triggerpunkte imponieren in Ruhe, bei Bewegung oder nur auf Druck als schmerzhafte Stellen der Muskulatur. Der vom Triggerpunkt projizierte, mitgeteilte Schmerz (Referred Pain) entspricht der pseudoradikulären Symptomatik.

Projektionssymptomatik bedeutet allgemein
- erhöhter Tonus,
- Hypersensibilität,
- lokal erhöhter Hautturgor,
- Spontan- oder Druckschmerz,
- Verkürzung in der entsprechenden Muskulatur.

Hauptvermittler dieser Symptome in Zusammenarbeit mit anderen Systemen ist der Sympathikus. Bekannt sind zum Beispiel die **Head-Hautzonen** bei Erkrankungen innerer Organe.

Bezüglich Oberbaucherkrankungen und Erkrankungen der Thoraxorgane erweitern Afferenzen via N. phrenicus und N. vagus den Segmentbegriff zusätzlich: Viele innere Organe reflektieren in die Thorakalsegmente, vermittelt über die Segmentreflektorik des Sympathikus, des Weiteren in die Nacken-/Schultersegmente C3/C4/C5, vermittelt durch Afferenzen des N. phrenicus, und schließlich in den Trigeminusbereich, vermittelt durch vagale Afferenzen aus den Eingeweiden, die Verbindungen zu den Trigeminuskerngebieten aufweisen.

Die **sorgfältige Untersuchung** und **richtige Interpretation der Schmerzsyndrome** im erweiterten Segment ist Voraussetzung für eine effektive segmentale Neuraltherapie. Über den sympathischen Leitungsbogen können nicht nur sensomotorische Störungen des Segments, sondern über die Umschaltungen auf spinaler Ebene auch Störungen der inneren Organe behoben werden. So sind logische neuraltherapeutische Angriffspunkte zur Unterbrechung des **Circulus vitiosus** (Iteration) die Haut (Quaddel), die Muskulatur (Triggerpunkte), die Gelenke, die Nerven, der perivasale Sympathikus und die para- und prävertebralen Ganglien.

Das Störfeld

Das Störfeld beinhaltet einen Gewebeabschnitt mit sympathischer Innervation, dessen Afferenz sich in einem **pathologischen chronischen Reizzustand** befindet. Damit geht automatisch eine Reizung des efferenten sympathischen Schenkels einher, wodurch auch das sensomotorische System beeinflusst wird. Jede Stelle des Organismus, dessen sympathischer Faseranteil eine chronische Reizung aufweist, kann demnach über die davon ausgehenden Impulse an einem anderen Ort einen Schmerz, eine Entzündung oder eine Mikroperfusionsstörung verursachen. Prinzipiell kann fast jede chronische Krankheit störfeldinduziert sein (Ausnahmen sind z.B. genetisch bedingte Krankheiten, Mangelerkrankungen etc.).

Durch die **Infiltration eines Lokalanästhetikums** in ein vermutetes Störfeld wird die efferente und afferente Sympathikusreizung unterbrochen.

Die Unterbrechung der efferenten Faseranteile führt zu einer Hyperämie peripher des Injektionsortes mit dem Ergebnis einer **verbesserten Gewebeperfusion**. Dies wiederum führt zur Normalisierung der gestörten Gewebefunktion in der behandelten Region sowie zur Unterbrechung von Schmerzen und/oder Entzündungen. Bei der Störfeldinfiltration bedeutet die Perfusionsverbesserung eine Verringerung oder Aufhebung des Reizes, der auf afferentem Wege die Störfelderkrankung unterhielt. Dieser Effekt ist eine der Erklärungen dafür, dass die klinische Wirkung weit länger andauert als die lokalanästhetische Wirkung.

Die Unterbrechung des afferenten Sympathikus am Störfeld bewirkt die „sekundenschnelle" Unterbrechung der Störfelderkrankung und damit der Erkrankungssymptome. Dieses Phänomen, das Huneke als Erster beschrieb, war die Grundlage der daraus entwickelten Störfeldtherapie. Die initiale therapeutische Wirkung des Lokalanästhetikums besteht in der **anhaltenden Normalisierung** der engrammatischen pathologischen Reizbarkeit des Sympathikus.

Störfelder entstehen nicht zwingend. Meist heilen Erkrankungen oder Verletzungen ohne pathologische Konsequenzen bezüglich des Sympathikus aus. Eine Störfeldwirkung kann aber von jeder chronischen regionalen Reizung des afferenten Sympathikus ausgehen, die über dem physiologischen Maß liegt.

Der Zeitraum zwischen der Entstehung der Störfeldwirkung und der jeweiligen Erkrankung ist nicht einheitlich zu definieren. Störfelder finden sich als asymptomatische Residuen abgelaufener Erkrankungen oder Verletzungen; besonders häufig finden sie sich im Bereich der **Tonsillen**, der **Zähne**, der **Nasennebenhöhlen** und in **Narben**.

Den Beweis für ein Störfeld erbringt das sogenannte **Sekundenphänomen nach Huneke**. Hierbei erfolgt unmittelbare Beschwerdefreiheit nach der Behandlung. Die beschwerdefreien Intervalle müssen sich mit jeder Behandlung deutlich verlängern bis zur anhaltenden Beschwerdefreiheit. Die wiederholten Behandlungen ergeben eine anhaltende Normalisierung der Reizbarkeit des Sympathikus (▶ S. 438).

26.2.4 Wirkmechanismus

Allgemeines

Die Neuraltherapie nach Huneke gibt dem komplexen System des Lebendigen einen Impuls bzw. unterbricht eine pathologische Belastung. Damit wird der Weg frei für die **physiologische Autoregulation**, die in einer leistungsorientierten Adaptationsfähigkeit aller Organsysteme und -funktionen besteht. Der Wirkmechanismus besteht im Wesentlichen in der **Reizung** (Nadelstich) und **Ausschaltung von sympathischen Afferenzen und Efferenzen** (Procain) im Hinblick auf eine Normalisierung der engrammatischen, pathologischen Reizbarkeit des Sympathikus und der Gewebeperfusion. Über die Normalisierung der Vasomotorenfunktion kommt es zur Normalisierung der Funktion des Interstitiums und damit der Organe, der Muskulatur, Sehnen und Bänder, der Gelenke, einschließlich des somatischen Nervensystems, und damit zur Schmerzreduktion.

Spezifika

Der Nadelstich in die Haut führt zur klassischen **Alarmreaktion nach Selye**. Er stellt einen Reiz unspezifischer Art dar, der sowohl vom schnell leitenden sensiblen Nervensystem als auch vom sympathischen System beantwortet wird und segmentreflektorische Effekte auslöst. Durch die Infiltration eines Lokalanästhetikums wird der sympathische Leitungsbogen unterbrochen und die sich anschließende Normalisierung der Sympathikusfunktion direkt zur Therapie genutzt.

Bei mechanischer Druckänderung von Kollagen, wie sie auch durch den Nadelstich bewirkt wird, können elektrische Signale aufgebaut werden, die sich in der Grundsubstanz fortpflanzen. Der Nadelstich kann so den Organismus als dissipatives System anregen, einen **neuen**

Ordnungszustand herzustellen. Hierbei sind nach der Chaostheorie nur geringste Quantitäten notwendig.

Die Wirkung der Neuraltherapie wird durch **gezielte Injektion des Medikamentes an die vegetativen Nervenanteile definierter Gewebestrukturen** erreicht. Durch die ubiquitäre Verteilung des Sympathikus im Organismus und durch schnelle Informationsweitergabe spielt er innerhalb der Autoregulation des Organismus eine tragende Rolle. Grundlage des pathologischen Reizzustandes des Sympathikus ist eine chronische regionale Entzündung oder die Erhöhung der Reizbarkeit durch vorangegangene Verletzung oder Entzündung, die selbstorganisatorische Prozesse beeinträchtigt.

Die Verwendung eines **Lokalanästhetikums** ist Voraussetzung für die Ausschaltung insbesondere von Störfeldern. Ein einfacher, durch einen Nadelstich oder andere Medikamente verursachter Reiz beeinflusst die Sympathikusfunktion lediglich in Bezug auf die segmentgebundene Störung. Angestrebt wird eine gezielte Reizunterbrechung mit nachfolgender therapeutischer Wirkung aufgrund der Normalisierung der Sympathikusfunktion, die weit länger als die medikamentös induzierte Reizunterbrechung anhält. Bei der Störfelderkrankung liegt die Störung außerhalb des Segmentes.

> **T Therapeutische Empfehlungen**
> - Grundsätzlich ist eine **möglichst kurze Reizunterbrechung** anzustreben, da die gewünschte Normalisierung der Reizleitung unabhängig von der Dauer der Unterbrechung ist.
> - Das esterstrukturierte Lokalanästhetikum **Procain in 1%iger Lösung** kommt diesem Anspruch entgegen. Es wirkt schmerzlindernd, kreislaufregulierend, gefäßerweiternd, spasmolytisch, antiemetisch, antipyretisch, antiphlogistisch und antihistaminisch.

Durch Unterbrechung der nervalen Übermittlung wird eine Entblockung des gestörten Areals erzielt und eine **Reharmonisierung** bewirkt. Die Systeme können nun autoregulatorisch den physiologischen Zustand anstreben.

Die direkte durchblutungsfördernde Wirkung des Procains ist z. B. an den Triggerpunkten erwünscht. Bei der **Locus-dolendi-Therapie** können Entzündungsmediatoren „ausgewaschen" werden. Weiterhin kann mittels **Hautquaddeln an Triggerpunkten** mit tiefer Infiltration, zudem an Ganglien und am perivasalen Sympathikus durch perivaskuläre Infiltration der sich aufschaukelnde Schaltkreis Nozizeptorenaktivität-Sympathikuserregung-Stase unterbrochen werden.

Experimentelle Erkenntnisse

Nach einer neuraltherapeutischen Intervention können klinische Phänomene außerhalb jeder segmentalen Ordnung auftreten, die nicht über linear-kausale Wirkungsbeziehungen zu erklären sind. Die Betrachtung der Physiologie des Vegetativums allein erlaubt es nicht, die klinisch relevante Pathophysiologie zu erkennen. Nach Ricker [33] führt die Neuraltherapie zu einer Änderung der individuellen Reizbarkeit des perivasalen Sympathikus. Dies beeinflusst die Grundsubstanz und parenchymatöse Organe. Es kommt zur **Reduktion der Grundsystembelastung**.

Grundlage ist hierbei die Engrammierbarkeit des vegetativen Nervensystems. Im Experiment ist die starke einmalige Reizung des perivasalen Nervengeflechtes in der Lage, eine anhaltende Erniedrigung der Reizschwelle herbeizuführen, sodass physiologische Reize eine pathologische Reizantwort hervorrufen. Dieses Phänomen ist Grundlage für zahlreiche chronische Erkrankungen sowie für das Störfeld. Eine Erkrankung oder Verletzung kann eine anhaltende Erniedrigung der Reizschwelle verursachen und generiert damit ein Störfeld. Ein Lokalanästhetikum kann diese erniedrigte Reizschwelle wieder auf normale Höhe bringen, weit über die Anästhesiezeit hinaus. Die Engrammierbarkeit der vegetativen Nerven ist also auch in umgekehrter Reihenfolge möglich.

Rickers Versuchsergebnisse sind eine wissenschaftliche Grundlage der Neuraltherapie nach Huneke [33]. Ihm gelang es experimentell, die Verbindung zwischen dem pathologischen Reiz des Vegetativums und der Erkrankung darzustellen. Er verfolgte in umfangreichen Experimenten die Wirkung des Reizes am perivasalen Nervensystem des Säugetieres und stellte so die direkte Abhängigkeit der Reaktion des Gefäßsystems, insbesondere des kapillaren Schenkels, des Grundsystems und des Organparenchyms, fest. Der Reiz setzt also nicht, wie Virchow es darstellte, direkt an der Organparenchymzelle an, sondern nimmt den Weg über das Reizleitsystem Vegetativum. Durch unterschiedlich starke Reize erzeugte Ricker Entzündung, Degeneration, Hyper- und Hypoplasie sowie Thrombose und Nekrose.

Die **Relationspathologie nach Ricker** verweist auf die vom Reiz am Vegetativum ausgehende Kettenreaktion, die über das Gefäßsystem und das Interstitium zum Organparenchym verläuft. Dies ist die Grundlage für zahlreiche Erkrankungen. Gleichzeitig weist er damit den Weg zur Therapie über das Vegetativum mit Hilfe eines Lokalanästhetikums.

Die bislang nie widerlegten Versuchsergebnisse Rickers erklären, dass mit einem einzigen Medikament, unter Ausnutzung der Eigenschaften des vegetativen Nervensystems, Erkrankungen unterschiedlichster Art behandelt werden können.

Eine weitere Grundlage stellt die **Neuralpathologie nach Speranski** dar [40]. Anhand von Tierexperimenten wies er nach, dass das Nervensystem humorale und biochemische Regelkreise sowie zelluläre Reaktionen kontrolliert. Er erkannte die Theorie des **Zweitschlages**

(▶ S. 434), nach der vorbelastete Systeme durch eine weitere Belastung dekompensieren können. Das zuletzt entstandene Störfeld bewirkt am Locus minoris resistentiae Erkrankungssymptome und/oder Schmerzen. Aufgrund unterschiedlicher Vorbelastungen löst der gleiche Reiz bei jedem Individuum unterschiedliche Krankheiten an der jeweils spezifischen Schwachstelle aus. Letztere ist durch im Erstschlag entstandene, bereits bestehende Störfelder oder anderweitige Grundsystembelastungen labilisiert, aber bis zum Zweitschlag noch kompensiert [16].

26.2.5 Wirksamkeitsnachweis

In der Schweiz wurden via Bundesamt für Gesundheit (BAG) verschiedene Methoden wie die Neuraltherapie evaluiert. Dies erfolgte einerseits mittels großer Feldstudien, andererseits mittels Health Technology Assessment (HTA). Wirksamkeit, Zweckmäßigkeit und Wirtschaftlichkeit konnten klar nachgewiesen werden, wenngleich bei der Neuraltherapie als invasiver Therapie methodologisch im Vergleich etwa mit Medikamentenstudien unlösbare Probleme bei Verblindung und Kontrollinterventionen wie Scheinmanövern (Sham-Therapie) bestehen.

Beispiel: Studie zur Wirksamkeit der Neuraltherapie

Von Fischer u. Pfister [17] wurden in einem bestimmten Zeitraum alle von Ärzten zur Neuraltherapie überwiesenen Patienten dokumentiert. Zu 80 % waren dies Schmerzpatienten. Gemeinsam war diesen Patienten eine **Therapieresistenz auf konventionell-medizinische Maßnahmen** sowie **Chronizität**. Als Kontrolle kann hier der Vergleich innerhalb der Gruppen gewertet werden, da vorangegangene konventionelle Therapien keine Verbesserung gebracht hatten. Unter diesem Aspekt zeigt die Neuraltherapie einen eindeutigen Behandlungserfolg: Auch in der Langzeitbeobachtung zeigten 62,3 % der Patienten deutliche Verbesserung oder Beschwerdefreiheit. Dazu waren nur wenige neuraltherapeutische Konsultationen notwendig (durchschnittlich 8). Ähnliche Ergebnisse erbrachten auch publizierte Kohortenstudien.

Zudem konnte der Medikamentenverbrauch reduziert werden. Nach der Neuraltherapie nahmen 51 % der Behandelten weniger Medikamente ein oder benötigten gar keine mehr. Bei 3 von 90 Patienten konnte eine bereits geplante Operation verhindert werden.

Der Umstand, dass für hohe Wirksamkeit bei gutem Langzeitverlauf nur wenige Konsultationen notwendig waren, der Medikamentenverbrauch nach der Neuraltherapie sank und Operationen eingespart werden konnten, ist auch von der wirtschaftlichen Seite her beachtenswert.

Trotz dieser Ergebnisse wurde ein Teil der Neuraltherapie, insbesondere die Störfeldtherapie, nicht mehr in der Grundversicherung belassen.

Dissertationen

Im Jahre 2008 wurden zwei Dissertationen (J. Mermod, P. Bissig) abgeschlossen unter der Leitung von A. Busato (Institut für evaluative Forschung in der orthopädischen Chirurgie der Universität Bern) und L. Fischer (Lehrstuhl für Neuraltherapie, KIKOM, Universität Bern). Bei der ersten Dissertation (J. Mermod) wurde anhand eines sehr großen Zahlenmaterials die Patientenzufriedenheit sowie die Resultate der Behandlungen von Patienten mit chronischen Erkrankungen des Bewegungsapparates evaluiert (vom Bundesamt der Gesundheit initiiertes „Programm Evaluation Komplementärmedizin"). Als Kontrolle dienten konventionell-medizinische Praxen. Dabei zeigte sich eine höhere Zufriedenheit bei den neuraltherapeutisch behandelten Patienten. Dass die Besserung durch die spezifische Behandlung zustande kam, war ebenfalls (signifikant) häufiger in der Neuraltherapiegruppe.

Die Arbeit wurde im BMC publiziert (www.biomedcentral.com/1472-6882/8/33). Zusammen mit der Kostenstudie von P. Bissig ist somit ein wesentlicher Schritt in Richtung Wirksamkeit, Zweckmäßigkeit und Wirtschaftlichkeit der Neuraltherapie getan in Bezug auf die Erkrankungen am Bewegungsapparat (häufigste Indikation).

26.3 Diagnostik

Gründliche Anamnese, Inspektion, Palpation sowie die bei Bedarf weitergehende Diagnostik sind Voraussetzung für eine gezielte und erfolgreiche Neuraltherapie.

> **🅣 Therapeutische Empfehlung**
> Eine **detaillierte Aufzeichnung** der Anamnese und des Befundes sowie des diagnostischen und therapeutischen Verlaufes ist unabdingbar, da die entsprechenden Details für das weitere Vorgehen von entscheidender Bedeutung sind.

26.3.1 Vorgehen

Anamnese

Folgende **allgemeine Kriterien** sind von Bedeutung:
- Beschwerdebild mit möglichst präzise definiertem Erkrankungsbeginn
- bisherige Therapien und Kinderkrankheiten
- bisherige Erkrankungen
- Operationen und Verletzungen, Geburten, Impfungen

Besonders zu beachten ist der **Zahn-Kiefer-Bereich**; hier sind vor allem Weisheitszähne, chronische Entzündungen, Wurzelbehandlungen, Extraktionsnarben und Implantate relevant.

26 Neuraltherapie

Spezifische Fragen

1. Tendenz zu vasovagalen Synkopen? **Cave**: besondere Vorsicht bei den Injektionen.
2. Einnahme von Antikoagulanzien? **Cave:** keine tiefen Injektionen.
3. Einnahme von Thrombozytenaggregationshemmern (z. B. Aspirin)? **Cave:** besondere Vorsicht bei tiefen Injektionen, Verzicht bei weiteren Blutungsrisiken.
4. Allergie gegen Lokalanästhetika? **Cave**: Kontraindikation für Neuraltherapie.
5. Einnahme von regulationsblockierenden Medikamenten wie Antibiotika, Kortikosteroide, Immunsuppressiva, Zytostatika, Psychopharmaka ? **Cave:** in diesem Fall ist unter Umständen die Reaktion auf die Neuraltherapie abgeschwächt.
6. Geopathische Belastungen (exogener Elektromagnetismus)? **Cave**: mögliche Therapieresistenz.

Im Blick auf eventuell vorhandene Störfelder ist eine **Gewichtung der anamnestischen Angaben** von Bedeutung. Ein „Knick" in der allgemeinen Leistungsfähigkeit und Befindlichkeit, der sich in plötzlich aufgetretenen vegetativen Beschwerden wie Schlaflosigkeit, rasche Ermüdbarkeit, Konzentrationsschwäche äußert, kann auf ein seit jenem Zeitpunkt bestehendes Störfeld hinweisen. Bei solchen Symptomen sollte man jedoch auch schwerwiegenden inneren Krankheiten, insbesondere chronisch-entzündlichen oder endokrinologischen Funktionsstörungen, Belastungen durch Medikamente, Genussgifte oder andere Substanzen sowie psychischen Belastungen nachgehen.

Die **letzte Krankheit oder Operation vor Ausbruch des jetzigen Leidens** gibt Hinweise darauf, auf welche Vorbelastung (Erstschlag) der das vegetative Nervensystem dekompensierende Reiz trifft (Zweitschlag). Tritt z. B. eine Migräne nach Appendektomie auf, die durch neuraltherapeutische Infiltration nur vorübergehend gestoppt werden kann, muss nach dem Erstschlag gesucht werden: Ein verlagerter Weisheitszahn kann durch die pathologische Reizung des sympathischen Geflechtes des Periodontiums als bisher noch kompensiertes Störfeld die Regulationen im Grundsystem labilisieren. Die Appendektomie ist also der Zweitschlag. Erst durch die zusätzliche Sanierung im Zahn-Kiefer-Bereich besteht die Chance auf dauerhafte Beschwerdefreiheit.

> **T Therapeutische Empfehlung**
> Bei Schmerzen ist insbesondere auf **Projektionssymptome im erweiterten Segment** zu achten (s. o.).

Inspektion
Da Haut, Bewegungsapparat und inneres Organ reflektorisch afferent und efferent untereinander verschaltet sind, können die **Projektionszonen** Aufschluss über ein gestörtes inneres Organ oder einen erkrankten Teil des Achsenorgans geben. Oft findet sich eine Projektionssymptomatik in **Haut** und **Muskulatur** auch dann, wenn konventionell-medizinische Untersuchungs- und Laborresultate normal ausgefallen sind.

Bei Erkrankung eines inneren Organs oder des Achsenorgans sind Haut und Subkutis in den entsprechenden Segmenten meist verdickt, verquollen und überempfindlich. Zur Beurteilung des Quellungszustandes der Haut dient das Abrollen der Kibler-Hautfalte [4, 5, 10, 16].

Wichtig sind **Narben**; deren Herkunft, Heilverlauf sowie eventuelle Beschwerden sind zu erfragen.

Zu inspizieren sind weiterhin die Haut (z. B. Schwellung, Rötung, intrakutane Venektasien), der Bewegungsapparat (Asymmetrien, Muskelatrophien, die Wirbelsäule und Gelenke) sowie die Mundhöhle mit Zähnen und das Zahnfleisch.

Palpation
Zusätzlich wird nach **Hartspannzügen** und **Triggerpunkten** entlang der kinetischen Muskelketten gesucht. Angestrebt wird die Zuordnung des Palpationsbefundes zum entsprechenden Spinalsegment, um ein entsprechendes neuraltherapeutisches Vorgehen zu ermöglichen.

Das **Achsenorgan** muss in jedem Fall in die Untersuchung einbezogen werden, da sich dabei Rückschlüsse auf organische Funktionsstörungen oder Erkrankungen ziehen lassen, die eventuell weitergehende Untersuchungen zur Folge haben. Die exakte Untersuchung, ob eine radikuläre oder pseudoradikuläre Symptomatik vorliegt, ist ebenfalls wichtig.

Weitere Kriterien sind punktueller Druckschmerz, Gelosen, lokale Ödeme, Hyper- und Hyästhesie, Gefäßpulsation, Hauttemperatur, Oberflächenfeuchtigkeit, Hautspannung, Druckschmerzempfindlichkeit von Nervenaustrittspunkten, Klopfschmerzempfindlichkeit von Dornfortsätzen usw.

Neuraldiagnostik
Zunächst sind die verabfolgten Injektionen als diagnostische Intervention anzusehen. Bei Erfolg werden aus denselben Injektionen dann therapeutische, die bis zur Beschwerdefreiheit fortgesetzt werden.

Funktionsdiagnostik des Sympathikus
Hierbei wird die lokale gestörte Funktion des Sympathikus durch die Injektion eines Lokalanästhetikums unterbrochen. Zu dem für die Injektion benötigten Material ▶ S. 444.

> **Merke: Die sorgfältige Untersuchung und richtige Interpretation der Beschwerden im erweiterten Segment ist Voraussetzung für eine effektive segmentale Neuraltherapie.**

Aufgrund von Anamnese, Inspektion und Palpation werden zunächst die schmerzhaften Strukturen direkt infiltriert. Die **Segmenttherapie** erfolgt weiter über eine Quaddelserie im Bereich der Erkrankungen und des entsprechenden Dermatoms. Bei Beschwerden des Bewegungsapparates werden die schmerzhaften Gewebestrukturen, d. h. die schmerzhaften muskulären Druckpunkte, Band-Kapsel-Gewebe, Muskel- und Sehnenansätze, nach Möglichkeit auch die zu- und ableitenden Gefäße perivasal und die efferent-afferenten Nerven des Sensomotoriums perineural mit dem Neuraltherapeutikum infiltriert. Je nach Situation werden auch vegetative Ganglien in die Therapie mit einbezogen. Auch Narben im Umfeld des betroffenen Segments sind zu infiltrieren. Danach werden die Reaktionen abgewartet.

Störfelddiagnostik

Konnten die zu behandelnden Beschwerden mit den lokalen Infiltrationen nicht gebessert werden, ist an eine Störfeldinduktion zu denken und im Sinne der Störfelddiagnostik vorzugehen.

Ein vermutetes Störfeld wird mit einem Lokalanästhetikum infiltriert. Ist es mit der Nadel nicht zu erreichen, z. B. im Falle eines inneren Organs, werden die zugehörigen vegetativen Ganglien, Nerven und Gefäße infiltriert. Der klinische Nachweis des Störfeldes findet sich über das **Sekundenphänomen nach Huneke** (▶ S. 437) mit schlagartigem Verschwinden der Schmerzen und Funktionsstörungen. Beschwerdefreiheit besteht nach der ersten Behandlung über mindestens 20 Std., im Zahn-Kiefer-Bereich über mindestens 8 Std.; sie verlängert sich deutlich mit jeder weiteren Behandlung.

Finden sich trotz exakter Anamnese und Gewichtung der Zusammenhänge keine Hinweise auf Störfelder, sind **Erfahrungswerte** zu berücksichtigen:
- Etwa 70–80 % der Störfelder liegen im Kopfbereich.
- Häufig imponieren die Tonsillen und Tonsillektomienarben sowie der Zahn-Kiefer-Bereich als Störfelder,

gefolgt von den Nasennebenhöhlen und dem Mittelohrbereich.
- Störfelder finden sich häufig in Narben am übrigen Körper, im Bereich von Frakturen, in Organen des kleinen Beckens, dem Darm, den Oberbauchorganen sowie dem Lungenbereich.

✚ **Merke: Grundsätzlich gilt**
- **Fast jede chronische Krankheit kann durch ein Störfeld induziert und unterhalten werden (Ausnahmen z. B. genetisch bedingte Erkrankungen oder Mangelkrankheiten).**
- **Jede Erkrankung oder Verletzung kann u. U. ein Störfeld hinterlassen.**
- **Das Sekundenphänomen nach Huneke stellt den Nachweis für ein Störfeld dar.**

Pathologische **Veränderungen im Zahn-Kiefer-Bereich** benötigen im Vergleich zu den übrigen Körperbereichen eine längere Zeitspanne, bis sie Störfeldcharakter annehmen. Hier ist vor allem der Untersuchungsbefund von Bedeutung. Inspektion bezüglich Karies und Parodontose sowie Palpation der Kieferwinkel, Lymphknoten, Schleimhaut und Vitalitätstest sind erste Maßnahmen. Ein weiterer Überblick wird durch eine Panoramaaufnahme (Orthopan-Tomogramm, OPT) gewonnen. Von fraglich pathologisch veränderten Zähnen sind zusätzlich Einzelaufnahmen notwendig.

> **Therapeutische Empfehlung**
> Der neuraltherapeutisch tätige Arzt sollte lernen, die Röntgenbilder des Zahn-Kiefer-Bereichs selbst zu beurteilen.

Das unsichere und meist erst späte Erkennen von entzündlichen Veränderungen im Zahn-Kiefer-Röntgenbild, der nicht absolut zuverlässige Vitalitätstest und die in diesem Bereich unsichere neuraltherapeutische Testung (50 % falsch negative Ergebnisse) bringen es mit sich,

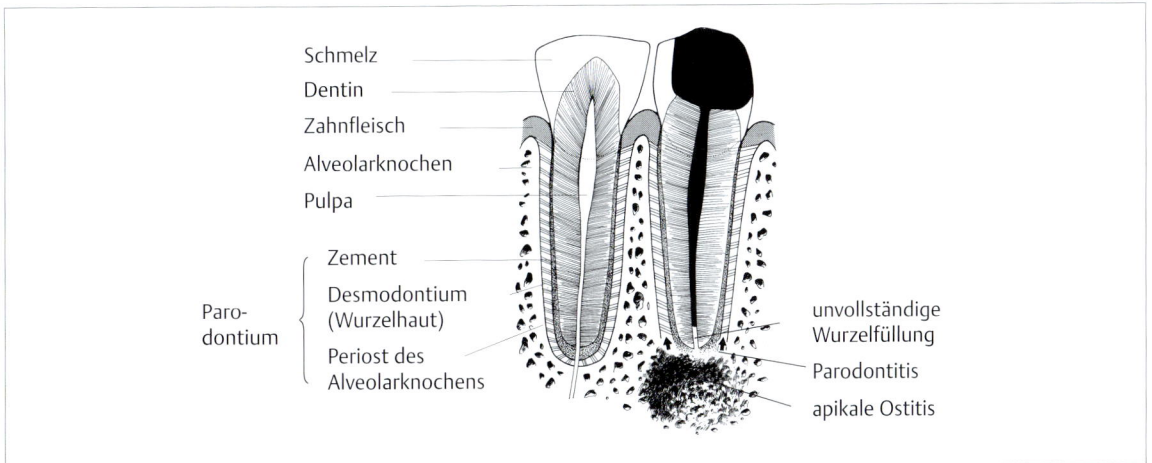

▶ **Abb. 26.3** Beispiel eines möglichen Störfeldes im Zahn-Kiefer-Bereich: retinierter und verlagerter Weisheitszahn.

dass individuell und sehr subtil, in Abhängigkeit von der Schwere des Krankheitsbildes, beraten und vorgegangen werden muss.

Bei der neuraltherapeutischen Testung können alle verdächtigen Zähne sowie alle Zahnextraktionsnarben in der gleichen Sitzung angespritzt werden. Als **potenzielle Störfelder im Zahnbereich** gelten folgende Pathologien:

- apikale Ostitis
- chronische Pulpitis
- devitale Zähne
- Granulome
- Parodontopathien
- verlagerte und retinierte Zähne (▶ Abb. 26.3; [1, 4, 10, 16])
- Weisheitszähne bei Platzproblemen
- Zysten

Zu beachten ist weiterhin, dass das Grundsystem durch zur Zahnsanierung nebeneinander eingesetzte Metalle wie Gold und Amalgam in Verbindung mit den Elektrolyten des Speichels elektromagnetisch belastet werden kann.

Ein devitaler Zahn, der im Röntgenbild völlig unauffällig aussieht, kann dennoch Störfeldcharakter haben. Seine Dentinkanälchen enthalten die wesentlichen Elemente der Grundsubstanz. Dadurch ist die morphologische und energetische Verbindung zu allen anderen Körperteilen via Grundsystem und Vegetativum gewährleistet. Nach der Devitalisierung zerfällt das im Dentin vorhandene Eiweiß und kann so zu Reizungen im Grundsystem und des Sympathikus des Periodontes beitragen. Da Grundsubstanz und Sympathikus ubiquitär im Organismus verteilt sind, sind sogenannte **Fernerkrankungen** nachvollziehbar.

26.3.2 Reaktionsweisen bei probatorischer Behandlung

Die neuraltherapeutischen Interventionen sind als Fragestellung an den Organismus zu betrachten. Eine angemessene Beurteilung der Reaktionsweise nach der probatorischen Behandlung ist Voraussetzung für das weitere Vorgehen und daher von großer Bedeutung.

Die vorwiegend von Hopfer [23] erarbeiteten Gesetzmäßigkeiten bei lokaler Behandlung und Störfeldtherapie finden sich in ▶ Tab. 26.1 und ▶ Tab. 26.2.

26.4 Therapie

26.4.1 Grundlagen

Ergibt die neuraltherapeutische Segmentdiagnostik durch Besserung der Symptome Hinweise auf eine entsprechende Erkrankung, ist die **Segmenttherapie** durchzuführen. Bei akuten Beschwerden sollte dann innerhalb weniger Tage, bei chronischem Krankheitsbild nach einer bis zu mehreren Wochen erneut behandelt werden. Die Injektionen werden bis zur Beschwerdefreiheit fortgesetzt.

Allgemeine Hinweise

Sind die Injektionen auf die Dauer nicht erfolgreich, wird im Rahmen der erweiterten Segmentdiagnostik und Segmenttherapie an zentraler gelegene sympathische Strukturen infiltriert (z. B. Grenzstrang, Ganglien).

▶ **Tab. 26.1** Phänomene bei probatorischer Behandlung am Erkrankungsort.

Reaktionsweise	Interpretation
Segmentphänomen Infiltration in ein schmerzhaftes Areal ergibt Beschwerdebesserung weit über die Anästhesiezeit hinaus.	Bei Wiederholung kommt es zur Aufhebung der Beschwerden.
Intervall Nach jeder Behandlung tritt ein deutlich längeres beschwerdearmes oder beschwerdefreies Intervall auf.	Die Fortführung der lokalen/segmentalen Neuraltherapie ist angezeigt bis zu Schmerz- oder Beschwerdefreiheit.
Reaktionsphänomen Reproduzierbare passagere Verschlimmerung (ca. 1–2 Tage). Danach Rückkehr in den Ausgangszustand.	Hier ist anzunehmen, dass die Symptomatik störfeldinduziert ist. Eine weitere lokale/segmentale Therapie ist sinnlos. Störfelddiagnostik und -therapie sind anzuschließen.
Retrogrades Phänomen Bei lokaler/segmentaler Neuraltherapie schmerzt plötzlich eine bisher asymptomatische, fernab gelegene Stelle **Beispiel:** Lokale/segmentale Neuraltherapie im Bereich der schmerzhaften Schulter bringt keine Besserung. Dafür schmerzt neu der Zahn 35 (mit Granulom). Erst das Anspritzen dieses Zahnes bzw. die zahnärztliche Sanierung bringt Beschwerdefreiheit in der Schulter.	Die schmerzende Stelle ist mit großer Wahrscheinlichkeit das verantwortliche Störfeld. Dies wird durch Infiltration des sich meldenden Störfeldes und anschließendem Abklingen der zu behandelnden Erkrankung bestätigt.

▶ **Tab. 26.2** Phänomene bei probatorischer Behandlung am Störfeld.

Reaktionsweise	Interpretation
Sekundenphänomen nach Huneke Nach der neuraltherapeutischen Intervention an einem Störfeld fallen die von hier ausgelösten Fernbeschwerden sofort weg, die Funktion wird wieder normalisiert. Die Beschwerdefreiheit dauert nach der Erstinjektion mindestens 20 Std., im Zahn-Kiefer-Bereich mindestens 8 Std.	Bei Wiederholung der Therapie muss sich das beschwerdefreie Intervall bis zur Beschwerdefreiheit deutlich verlängern.
Sofort-Phänomen/Nachbarschaftsreaktion Bei der Neuraltherapie am Störfeld fallen die Fernbeschwerden nur für wenige Stunden weg.	Die Injektion erfolgte nicht direkt am Störfeld selbst, sondern in dessen Nachbarschaft. Häufig ist dies bei der Tonsilleninjektion der Fall, wenn das Störfeld im Weisheitszahnbereich liegt.
Umgekehrtes Phänomen Nach der neuraltherapeutischen Intervention an das Störfeld verstärken sich für kurze Zeit die Fernbeschwerden.	Anschließende Beschwerdefreiheit für 20 Std. (Zahn-Kiefer-Bereich 8 Std.) ist wie ein Huneke-Phänomen zu werten.
Verzögertes Phänomen In den ersten Stunden nach der Injektion an das verantwortliche Störfeld bessern sich die Fernbeschwerden nicht.	Anschließende Beschwerdefreiheit für 20 Std. (Zahn-Kiefer-Bereich 8 Std.) ist wie ein Huneke-Phänomen zu werten (häufig bei Störfeld Lunge).
Euphorie, Zwangsweinen, Flush-Phänomen	Diese Phänomene treten ab und zu direkt nach der Störfeldbehandlung auf, sind aber vorübergehend.

Klingen die Beschwerden nicht vollständig ab, liegt möglicherweise eine Störfeldinduktion vor. In diesem Falle ist die **Störfelddiagnostik und -therapie** anzuwenden.

Kann das vermutete Störfeld durch das Sekundenphänomen sicher identifiziert werden, werden die entsprechenden Injektionen bis zur Beschwerdefreiheit über länger werdende Intervalle fortgesetzt. Die Zahl der Behandlungen richtet sich nach der Zeit der Beschwerdefreiheit; diese muss sich nach jeder Behandlung deutlich verlängern.

Kommt es nicht zu anhaltender Beschwerdefreiheit, kann der Reiz des Störfeldes möglicherweise nicht vom Organismus abgebaut werden (z.B. Zahngranulom); es kann auch eine **Regulationsblockade** vorliegen.

Besondere Aufmerksamkeit ist der **Zahn-Kiefer-Region** zu widmen. Nicht selten kommt es bei Störfeldern in dieser Region zu keinem zeitlich unbegrenzten Sistieren des Krankheitsbildes.

> **Therapeutische Empfehlung**
> Bei entzündlichen Veränderungen im Zahn-Kiefer-Bereich stellt die Zahnextraktion nur einen Teil der Sanierung dar: Stets sollte die Alveolarregion „auskürettiert" werden.

Die Narben nach Zahnextraktionen sind als mögliche Störfelder zu betrachten. Dementsprechend wird empfohlen, diese Region des Kiefers nach Extraktion eines störfeldverdächtigen Zahnes neuraltherapeutisch zu infiltrieren und bei einer Störfeldsuche auch mitzutesten.

> **Merke: Grundsätzlich gilt**
> - Eine Wiederholung der Injektionen bei Segment- und Störfeldtherapie setzt eine Steigerung des beschwerdearmen oder beschwerdefreien Intervalls voraus. Bei Wiederauftreten muss der Schmerz geringer sein.
> - Im Blick auf ein klar strukturiertes Vorgehen ist eine Dokumentation der individuellen Reaktionsformen unumgänglich.
> - Um störfeldbedingte Erkrankungen zu bessern oder zu beseitigen, muss das jeweilige Störfeld über Neuraltherapie oder einen chirurgischen Eingriff eliminiert werden.

Die **Procain-Basen-Infusionstherapie** erfreut sich zunehmender Beliebtheit, offensichtlich auch deshalb, weil die Kenntnisse der unterschiedlichen Eigenschaften des Procain und seiner Spaltprodukte eine Renaissance erfahren haben.

Innerhalb von 30–60 Min. werden in 250–500 ml NaCl 0.9 % in aufsteigender Menge 100–500 mg Procain infundiert mit einem Zusatz von 20–60 ml $NaHCO_3$. Der Einsatz dieser Infusionstherapie erfolgt nach mündlicher Mitteilung u.a. bei Schmerzkrankheiten, allgemeiner Erschöpfung und vegetativer Dysbalance.

Dieser Einsatz von Procain zur Therapie gehört nicht zum Behandlungskonzept der Neuraltherapie und ist nicht zu vergleichen mit dem gezielten Einsatz von Procain bei einer Injektion, die immer an eine definierte, in der Regel vegetativ irritierte Gewebestruktur erfolgt.

Die Infusionstherapie stellt keine Alternative zur Segment- oder Störfeldtherapie dar, kann aber als gute zusätzliche Hilfsmaßnahme dienen.

Hinweise zu den Injektionen

Vor jeder Injektion müssen folgende Punkte geklärt sein:
- Einstichstelle
- Einstichrichtung
- Einstichtiefe
- besondere Gegebenheiten, so die wichtigen anatomischen Nachbarstrukturen, Komplikationsmöglichkeiten der jeweiligen Injektion, Tendenz zu vasovagalen Reaktionen

> **Cave**
>
> Kontraindikationen sind z. B. Antikoagulanzien oder Gerinnungsstörungen bei tiefen Injektionen.

Dosierung

Bei einem Körpergewicht von 75 kg sollte die Gesamtmenge des Lokalanästhetikums bei Procain 1 % 25 ml, bei Lidocain 1 % 20 ml nicht überschreiten.

Als ideales Neuraltherapeutikum hat sich **Procain als 1 %ige Lösung** bewährt. Aufgrund der raschen Aufspaltung in Diäthylaminoäthanol und Paraaminobenzoesäure eignet sich dieses Präparat zur Neuraltherapie besser als amidstrukturierte Lokalanästhetika. Die aktive Gefäßdilatation am Ort der Injektion durch Diäthylaminoäthanol erzeugt einen wünschenswerten Effekt, der den amidstrukturierten Lokalanästhetika fehlt. Die Applikation dieser Lokalanästhetika führt am Ort der Injektion zur leichten Vasokonstriktion und damit zu Perfusionsverschlechterung. Weiterhin sind amidstrukturierte Lokalanästhetika deutlich toxischer und haben eine die körpereigenen Regulationen behindernde längere Wirkzeit [26].

Loaklisation

Die Lokalisation der Injektion betrifft Strukturen, in denen vegetative Fasern vorkommen. Als Leitstruktur dienen Gefäße, Spinalnerven, der sympathische Grenzstrang sowie alle vegetativen Ganglien. Gewebeinfiltrationen betreffen Haut, Muskulatur, Sehnen, Band-Kapsel-Strukturen, Periost und Gelenke. Weiterhin sind Infiltrationen in Thyreoidea, Glandula parotidea und Prostata und Plexus uterovaginalis möglich.

> ✳ **Merke:** Schmerzhafte Punkte, z. B. Triggerpunkte, Gelosen, Bandstrukturen, Narben, sollten nach Infiltration schmerzfrei sein zum Nachweis der korrekten Infiltration.

Organe und größere Gewebeabschnitte können auch über intra- und periarterielle Injektionen sowie an die zugehörigen vegetativen Ganglien erreicht werden.

> **Cave**
>
> - Die Injektion in hirnwärts ziehende Gefäße oder in den Liquorraum ist in jedem Falle zu vermeiden (deshalb Aspiration). Die versehentliche Injektion eines Lokalanästhetikums in ein hirnwärts ziehendes Gefäß oder in den kranialen Bereich des Liquorraumes kann Krämpfe, Bewusstlosigkeit, Herz- und Atemstillstand bewirken.
> - Besondere Aufmerksamkeit ist bei Injektionen im Bereich des Thorax und der Supraklavikularregion erforderlich (Pneumothorax!).
> - Die versehentliche Organpunktion (Leber, Niere) verläuft in der Regel wegen der sehr geringen Nadelkaliber ohne Komplikationen.

Technische Voraussetzungen

Zur Injektion werden qualitativ hochwertige Einmalnadeln benötigt. Abhängig von Art und Lokalisation der Injektion ist eine Nadellänge von 2–12 cm erforderlich. Die 5-ml-Einmalspritze hat sich bei der Handhabung am besten bewährt.

Für **Infiltrationen im Zahn-Kiefer-Bereich** werden eine Spatellampe mit starkem Licht sowie eine Karpulenspritze benötigt. Der nötige Druck für intraligamentäre Injektionen ist mit „Normalspritzen" nicht zu erreichen; gleichzeitig ist die Injektion in die Gingiva mit der Karpulennadel einfacher und schmerzärmer, da der Anschliff der 0,3 mm dicken Nadel kurz ist und sie leichter unter die Schleimhaut platziert werden kann.

26.4.2 Durchführung

- Vor jeder Behandlung wird der Patient über Sinn und eventuelle Risiken der Injektionen aufgeklärt.
- Um die Injektionen sicher durchführen zu können, sollte der Patient in entspannter Haltung sein.
  - Injektionen in ventrale und laterale Körperregionen: Rückenlage
  - Injektionen im Bereich der dorsalen Körperregionen bis zum Os coccygis: entspanntes Sitzen auf der Liege oder Liegen auf dem Bauch
  - Injektionen an die dorsalen Abschnitte der unteren Extremität: Seit- oder Bauchlagerung
- Vor intraartikulären oder perineuralen Injektionen wird die Haut desinfiziert.
- Jede Injektion sollte mit abgestützter Hand erfolgen.
- Jede auftretende Komplikation ist zu dokumentieren.

Für den **neuraltherapeutisch Unerfahrenen** empfiehlt es sich, zunächst
- mit der Quaddeltherapie zu arbeiten,
- Narben zu unterspritzen und

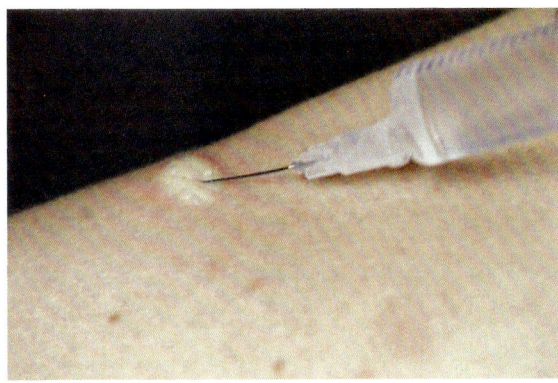

▶ **Abb. 26.4** Intrakutane Quaddel.

- intramuskuläre Injektionen an Triggerpunkte vorzunehmen.

Quaddeltherapie

Der Wert einer Hautquaddel wird oft unterschätzt. Über neurophysiologische Hemmmechanismen, unter anderem Gate Control [28], werden günstige Effekte erzielt. Auch ein Circulus vitiosus in der Segmentreflektorik kann durch eine Quaddeltherapie unter Umständen bereits unterbrochen werden.

Die intrakutane Injektion zur neuraltherapeutischen Quaddel (▶ Abb. 26.4) erfolgt mit der 2 cm langen, 0,4 mm dicken Nadel und erzeugt einen kurzen, brennenden Schmerz, dem über die verbesserte Zirkulation im Segment (Sympathikus) häufig eine Besserung der Beschwerden folgt. Meist werden 0,2 ml Procain pro Quaddel infiltriert.

Unterspritzung von Narben

Kutane Narben und solche der ehemalig verletzten oder entzündeten Gewebestruktur werden mit feinster Nadel tangential unterspritzt. Danach wird in die Tiefe injiziert, z. B. präperiostal oder präperitoneal. Narbige Drainage-Kanäle sowie Ein- und Ausstichstellen ehemaliger Nähte müssen ebenfalls unterspritzt werden.

Injektionen an Triggerpunkte

Über druckdolenten Stellen der Muskulatur, z. B. Triggerpunkten, wird eine Quaddel gesetzt und dann senkrecht intramuskulär injiziert.

Bei einem schmerzhaften Segment kann auch der neuraltherapeutisch noch Unerfahrene zusätzlich zu seinen gewohnten Therapiemaßnahmen paravertebral Quaddeln setzen, Narben unterspritzen und Triggerpunkte infiltrieren. Weit mehr Möglichkeiten ergeben sich, wenn der Therapeut auch die Ganglieninjektion usw. beherrscht.

Therapeutische Empfehlungen

Zum Erlernen der einzelnen Injektionstechniken und ihrer praktischen Umsetzung sowie des Indikationskataloges empfiehlt es sich, Kurse der **Internationalen Ärztegesellschaft für Neuraltherapie nach Huneke** oder deren Tochtergesellschaften in verschiedenen Ländern zu besuchen.

Auskunft
Zentralverband der Ärzte für Naturheilverfahren (ZÄN)
Am Promenadenplatz 1
D-72250 Freudenstadt
Tel. 07441 918580
www.zaen.de

Kurse während der Medizinischen Woche in Baden-Baden (▶ Adressen)

26.4.3 Weitere wichtige Kriterien

Indikationen

Der sehr umfangreiche **Indikationsbereich** der Neuraltherapie ist in ▶ Tab. 26.3 dargestellt. Generell können akute und chronische Erkrankungen sowie funktionelle, entzündliche, degenerative, allergische Erkrankungen und Schmerzerkrankungen behandelt werden.

Kontraindikationen

- Allergien gegen Lokalanästhetika
- tiefe Injektionen bei Gerinnungsstörungen oder Antikoagulation
- alle akuten chirurgischen Indikationen
- schwere Hypotonie
- Myasthenia gravis im Schub

Grenzen der Methode bestehen bei Psychosen, Mangelkrankheiten, bestimmten Infektionskrankheiten, Zoonosen, Parasitosen, Beschwerden durch exogene elektromagnetische Schwingungen, Tumorerkrankungen, geopathischen Belastungen, genetischen Defekterkrankungen, akuten Erkrankungen mit vitaler Gefährdung.

Unerwünschte Wirkungen und Komplikationen

Unerwünschte Wirkungen können sich als leichter Schwindel, Metallgeschmack auf der Zunge sowie leichtes Zittern und Schwitzen manifestieren. Sie klingen erfahrungsgemäß nach wenigen Minuten wieder ab.,

Komplikationen sind selten. Eine allergische Reaktion auf Procain ist sehr selten und liegt in ihrer Häufigkeit weit unter derjenigen, die von Antibiotika, Antihypertensiva, Sulfonamiden, Antirheumatika ausgelöst wird. Weltweit sind in den Datenbanken Medline und Embase nur 7 Fälle von Anaphylaxie bekannt. Dabei ist unklar, ob die Allergie eventuell auf Konservierungsmittel zustande kam.

26 Neuraltherapie

▶ **Tab. 26.3** Anwendungsbereiche der Neuraltherapie.

Bereich	Beispiele Krankheitsbilder
Kopf	Kopfschmerzen, Migräne, Kopfdruck, Folgen von Gehirnerschütterungen und Schädelbrüchen, z. B. Schwindel, Gleichgewichtsstörungen oder Epilepsie als Unfallfolge; Trigeminusneuralgie, Fazialislähmung, Schlaflosigkeit, Gedächtnisstörungen, Schwindel
Augen	entzündliche und degenerative Augenerkrankungen, Glaukom, arterielle und venöse Zirkulationsstörungen, postoperative Beschwerden
Ohren	akute und chronische Mittelohrentzündungen, Störungen des Gleichgewichtorgans, Tinnitus, Hörsturz
Nase	chronischer Schnupfen, Nebenhöhlenentzündung, Verlust des Geruchvermögens, Erkrankungen der Nasennebenhöhlen, Pollinose, Ozaena
Hals	Hyperthyreose oder Hypothyreose (nach Abklärung), Globusgefühl
Mund- und Rachenraum	chronisch entzündliche Erkrankungen der Tonsillen und des Pharynx, der Speicheldrüsen sowie der Mund- und Rachenschleimhaut
Zähne	unklare Zahnbeschwerden insbesondere nach Zahnbehandlung, entzündliche und degenerative Erkrankungen des Zahnhalteapparates und des Zahnfleisches, Kiefergelenkaffektionen Therapie von Störfeldern in der Zahn-Kiefer-Region (in Zusammenarbeit mit Zahnarzt und Kieferchirurgen)
Thorax	chronisch-entzündliche und allergische Erkrankungen der Bronchien und der Lunge, bestimmte Herzrhythmusstörungen, Mastitis, Mastopathia cystica fibrosa
Abdomen, kleines Becken, Retroperitonäum	Gastritis, Ulcus ventriculi et duodeni, Morbus Crohn, Colitis ulcerosa, Cholezystitis, Pankreatitis, Hepatitis, Nierenkolik, Zystitis, funktionelle Blasenbeschwerden, Prostatitis, Prostatahyperplasie, Dysmenorrhöe, Pelvipathie
Wirbelsäule und Becken	degenerative, entzündliche und funktionelle Erkrankungen der Wirbelsäule, radikuläre und pseudoradikuläre Syndrome
Extremitäten und Gelenke	entzündliche, degenerative und funktionelle Erkrankungen, posttraumatische/postoperative Beschwerden, nicht operationspflichtige Verletzungen, Morbus Sudeck
Nerven	diabetische und andere Neuropathien, Neuralgien, Fazialisparese, atypischer Gesichtsschmerz, radikuläre Syndrome, Neuritiden, Karpaltunnelsyndrom
Gefäße	Thrombophlebitis, Morbus Raynaud, arterielle Durchblutungsstörungen
Lymphsystem	Lymphangitis/Lymphadenitis
Haut	Ulcus cruris, Wundheilungsstörungen, entzündliche und allergische Hauterkrankungen, Verbrennungen 1. und 2. Grades

Ein vollständiger Mangel an Pseudocholinesterase kann zu Komplikationen führen. Diese tritt in kaukasischen Bevölkerungen in der Häufigkeit von etwa 1:250 000 auf. Hämatome entstehen häufiger und können Beschwerden verursachen, die nach wenigen Tagen abklingen.

Organverletzungen sind bei korrekter Durchführung der Injektionstechniken nur bei Organanomalien, z. B. der Hufeisenniere, möglich.

Kombinationsmöglichkeiten

Neuraltherapie ist mit jeder anderen Therapieform kombinierbar.

🛈 Zusammenfassung

Die Neuraltherapie stellt eine Form der **Regulationsmedizin** dar. Sie ermöglicht eine Verbesserung der gestörten Autoregulation des Organismus. Über die Injektion eines Lokalanästhetikums werden in Form von Segment- und Störfeldtherapie pathologische Reizzustände des Sympathikus und damit verbundene Störungen des Grundsystems angegangen. Bei richtiger Anwendung wirkt der therapeutische Effekt weit länger als die Anästhesie.

Die Segmenttherapie nutzt die polysegmentale und vernetzte Verschaltung von Haut, Bewegungsapparat und inneren Organen.

Das **Störfeld** ist ein chronisch gereizter Gewebeabschnitt oder ein Organ, das an anderer Stelle des Körpers eine Krankheit unterhält. Fast jede chronische Erkrankung kann störfeldbedingt sein.

Die Neuraltherapie nach Huneke ist ein äußerst wirksames Verfahren mit einem breiten Anwendungsbereich bei **akuten und chronischen Erkrankungen**. Bei richtiger Kombination der Interventionen überzeugen Klarheit und Schnelligkeit der Antwort des Organismus. Bestechend ist die kausale Wirkungsweise der Neuraltherapie insbesondere bei störfeldinduzierten Krankheiten im Vergleich zu zahlreichen rein symptomatischen Therapieverfahren der konventionellen Medizin. Die Tatsache, dass mit Nadel, Spritze und Lokalanästhetikum derart logisch in die Pathomechanismen verschiedenster akuter und chronischer Erkrankungen eingegriffen werden kann, ist gleichermaßen faszinierend.

Dennoch besteht noch ein **Defizit an klinischer Forschung**. Da die Neuraltherapie auf empirischer Grundlage in der Praxis entstand, fand sie nur schwer Zugang zu den Universitäten, zumal der „Weg" normalerweise umgekehrt verläuft. Es mangelt an finanziellen und strukturellen Ressourcen, die ihre Erforschung ermöglichen könnten. Dennoch konnte die Wirksamkeit, Zweckmäßigkeit und Wirtschaftlichkeit in der bereits erwähnten Studie (▶ S. 439) nachgewiesen werden. Weltweit nimmt das Interesse an vielen Universitäten an der Neuraltherapie stark zu: Je weiter die moderne Schmerzforschung in die Pathophysiologie des Schmerzes dringt, desto logischer erscheinen die neuraltherapeutischen Interventionen. So wenden Rheumatologen, Orthopäden, Schmerztherapeuten, aber auch Allgemeinmediziner in Praxen, Krankenhäusern und auch Universitätskliniken die Neuraltherapie im lokalen und segmentalen Bereich an, wenngleich meist unter dem Begriff „Diagnostische und/oder Therapeutische Lokalanästhesie" (s. o.). Dieser Teil der Neuraltherapie ist also vollumfänglich in die konventionelle Medizin integriert. Darüber hinaus bietet die Neuraltherapie jedoch die Möglichkeit sinnvoller Kombinationen von Injektionen und je nach Situation die Einbeziehung des Störfeldes.

Literatur

[1] **Adler E:** Störfeld und Herd im Trigeminusbereich. 4. Aufl. Heidelberg: E. Fischer; 1990.

[2] **Aspect A:** Expériences basées sur les inégalités de Bell. J Physique. 1981; 42: 63–80.

[3] **Baron R, Jänig W:** Schmerzsyndrome mit kausaler Beteiligung des Sympathikus. Anästhesist. 1998; 47: 4–23.

[4] **Barop H:** Lehrbuch und Atlas Neuraltherapie nach Huneke. Stuttgart: Hippokrates; 1996.

[5] **Bergsmann O:** Grundsystem, Regulation und Regulationsstörung in der Praxis der Rehabilitation. In: Pischinger A: Das System der Grundregulation. 8. Aufl. Heidelberg: Haug; 1990.

[6] **Bohm D:** Wholeness and the implicate order. London: Routledge & Kegan; 1980.

[7] **Brügger A:** Die Erkrankungen des Bewegungsapparates und seines Nervensystems. Stuttgart: Fischer; 1980.

[8] **Buddecke E:** Grundriss der Biochemie. Berlin: de Gruyter; 1974.

[9] **Clara M:** Das Nervensystem des Menschen. Leipzig: Barth; 1942.

[10] **Dosch P:** Lehrbuch der Neuraltherapie nach Huneke. 14. Aufl. Heidelberg: Haug; 1996.

[11] **Dosch P:** Procain auch gegen Schlangengift? (Aktuelle Beiträge zur Neuraltherapie nach Huneke Bd. 15) Heidelberg: Haug; 1994.

[12] **Falkenburg B:** Teilchenmetaphysik. 2. Aufl. Heidelberg: Spektrum; 1995.

[13] **Feynman RP:** QED-Quantenelektrodynarnik. 3. Aufl München: Piper; 1990.

[14] **Fischer L:** Myofasciale Trigger-Punkte und Neuraltherapie nach Huneke. EHK. 1998; 45, 3: 117–126.

[15] **Fischer L:** Neuraltherapie in der Notfallmedizin. Ärztezeitschrift für Naturheilverfahren. 1995; 9: 676–685.

[16] **Fischer L:** Neuraltherapie nach Huneke. Neurophysiologie, Injektionstechnik, Therapievorschläge. 3. Aufl. Stuttgart: Hippokrates; 2007.

[17] **Fischer L, Pfister M:** Wirksamkeit der Neuraltherapie bei überwiesenen Patienten mit therapieresistentem chronischen Schmerz. Schweiz Zschr GanzheitsMedizin. 2007; 19(1): 30–35.

[18] **van Fraassen BC:** The semantic approach to scientific theories. Nersession 1987: 105.

[19] **Handwerker HO:** Einführung in die Pathophysiologie des Schmerzes. Berlin: Springer; 1999.

[20] **Haschke W:** Grundzüge der Neurophysiologie unter dem Aspekt der integrativen Tätigkeit des ZNS. Jena: Gustav Fischer; 1986.

[21] **Heim B:** Elementarstrukturen der Materie. Einheitliche strukturelle Quantenfeldtheorie der Materie und Gravitation. (Bd. 1, 2) Innsbruck: Resch; 1984.

[22] **Heine H:** Lehrbuch der biologischen Medizin. 3., vollst. überarb. Aufl. Stuttgart: Hippokrates; 2006.

[23] **Hopfer F:** Phänomene bei neuraltherapeutischer Tätigkeit. Ärztezeitschrift für Naturheilverfahren. 1991; 32: 684–692.

[24] **Huneke F:** Das Sekundenphänomen in der Neuraltherapie. 6. Aufl. Heidelberg: Haug; 1989.

[25] **Huneke F:** Unbekannte Fernwirkungen der Lokalanästhesie. Hippokrates. 1994; 31–32: 380–385.

[26] **Killian H:** Lokalanästhesie und Lokalanästhetika zu operativen, diagnostischen und therapeutischen Zwecken. Stuttgart: Thieme; 1973.

[27] **Kluge G, Neugebauer G:** Grundlagen der Thermodynamik. Heidelberg: Spektrum; 1994.

[28] **Melzack R, Wall PD:** Pain-Mechnism. A new theory. Science. 1965; 150: 971.

[29] **Monnier N:** Physiologie und Pathophysiologie des vegetativen Nervensystems. (Bd. 1, 2) Stuttgart: Hippokrates; 1963.

[30] **Pischinger A:** Das System der Grundregulation. 10. Aufl. Heidelberg: Haug; 2004.

[31] **Popp FA:** Biophotonen – Neue Horizonte in der Medizin. 3. Aufl. Heidelberg: Haug; 2006.

[32] **Prigogine I, Stengers I:** Dialog mit der Natur - neue Wege wissenschaftlichen Denkens. München: Piper; 1981.

[33] **Ricker G:** Pathologie als Naturwissenschaft, Relationspathologie. Berlin: Springer; 1924.

[34] **Rohen JW:** Funktionelle Anatomie des Nervensystems. Stuttgart: Schattauer; 1985.

[35] **Schäfer M:** Physiologie und Pathophysiologie des Schmerzes. Therapeut Umschau. 1999; 56: 426–430.

[36] **Schubert M, Weber G:** Quantentheorie, Grundlagen und Anwendungen. Heidelberg: Spektrum; 1993.

[37] **Schwabl H:** Nichtlineare Physik und Systemtheorie: Grundlagen für das Verständnis komplexer Wirkmechanismen. Schweiz Zschr GanzheitsMedizin. 1992; 7/8(Suppl 1): 41–44.

[38] **Siegen H:** Theorie und Praxis der Neuraltherapie mit Impletol. Köln: Staufen; 1951.

[39] **Smith CW et al.:** The emission of low intensity electromagnetic radiation from multiple allergy patients and other biological systems. In: Jezowska B et al. (Hrsg.): Phaton emission from biological systems. Singapore: World Scientific; 1987.

[40] **Speranski AD:** Grundlage einer Theorie der Medizin. Berlin: Sänger; 1950.

[41] **Spiess G.:** Die Bedeutung der Anästhesie in der Entzündungstherapie. Münch Med Wschr. 1906; 8: 345-351.

[42] **Spiess G.:** Die Bedeutung der Anästhesie in der Entzündungstheorie. Münch Med Wschr. 1906; 53: 347.

[43] **Spiess G.:** Die Bedeutung der Anästhesie in der Entzündungstherapie und ihre Nutzanwendung speziell bei der Behandlung der Kehlkopftuberkulose. Arch laryngol. 1909; 21: 120–125.

[44] **Stettbacher MA, Stettbacher A, Kammermann D:** Ganzheitliche Zahnmedizin. Das Bulletin. 1997; 4: 14.

[45] **Torghele K, Schwabl H, Lipp B et al.:** Elektromagnetische Bioinformation – eine Übersicht. Forsch Komplementärmed Klass Naturheilkd. 1995; 2: 133–144.

[46] **Travell JG, Simons DG:** Myofascial pain and dysfunction. (Bd. 1, 2) Baltimore: Williams & Wilkins; 1982.

[47] **Waldrop MM:** Complexity: The emerging science at the edge of order and chaos. New York: Simon & Schuster; 1992.

[48] **Wiener N:** Kybernetik oder Regelung und Nachrichtenübertragung in Lebewesen und in der Maschine. Düsseldorf: Econ; 1963.

[49] **Zieglgänsberger W:** Central control of nociception. In: Mountcastle VB, Bloom FE, Geiger SR (Hrsg.): Handbook of Physiology – the Nervous System IV. Baltimore: Williams & Wilkins; 1986.

[50] **Zimmermann M:** Die Neuraltherapie im Licht neuerer Erkenntnisse der neurobiologischen Forschung. In: Seithel R (Hrsg.): Neuraltherapie. (Bd 2) Stuttgart: Hippokrates; 1984.

[51] **van der Zypen E:** Elektronenmikroskopische Befunde an der Endausbreitung des vegetativen Nervensystems und ihre Deutung. Acta anatom. 1976; 76: 431–515.

Wichtige Adressen

Internationale Ärztegesellschaft für Neuraltherapie nach Huneke (IGNH)
c/o Zentralverband der Arzte für Naturheilverfahren (ZÄN)
Am Promenadenplatz 1
D-72250 Freudenstadt
Tel.: 07441 918580
www.ignh.de
www.zaen.de

Medizinische Woche
Karl F. Haug Verlag in
MVS Medizinverlage Stuttgart GmbH & Co. KG
Frau Caroline Augspurger-Hacker
Oswald-Hesse-Straße 50
70469 Stuttgart
Tel.: 0711 8931 363
www.medwoche.de

27 – Ausleitende Verfahren

Michael Elies, Andreas Michalsen

27.1 Definition 449
27.2 Basisinformation 449
27.3 Aderlass 450
27.4 Schröpftherapie 452
27.5 Kantharidenpflaster 455
27.6 Baunscheidt-Verfahren 457
27.7 Blutegeltherapie 458

27.1 Definition

Die ausleitenden Verfahren stellen Behandlungsmethoden der Humoralmedizin dar, sind aber auch zentraler Bestandteil vieler traditioneller ethnomedizinischer Verfahren. Körpersäfte und Körpergifte sollen über die Ableitung vermehrt zur Ausscheidung gebracht werden, um die sogenannte Eukrasie wiederherzustellen.

Typische Verfahren sind Aderlass, Schröpfen, Kantharidenpflaster, Baunscheidt-Verfahren sowie Blutegeltherapie.

27.2 Basisinformation

27.2.1 Geschichte

Seit den Anfängen der Medizin sind Zusammenhänge zwischen Hautoberfläche und Körperinnerem bekannt. Krankheiten innerer Organe wurden seit Jahrtausenden über das therapeutische Vorgehen an der Haut therapiert, um eine „Reinigung" des Körpers zu bewirken, wobei nach Auffassung der alten Ärzte giftige Stoffe nach außen abgeleitet wurden.

Die theoretischen Grundlagen der ausleitenden Verfahren ergeben sich aus der traditionsreichen europäischen Humoraltherapie, enthalten aber auch Analogien zu Elementen der traditionellen chinesischen, indischen und tibetischen Medizin. Mittels der ausleitenden Verfahren wurden schädliche Abbauprodukte systemisch oder an umschriebener Stelle – bei lokalen Behandlungen – entfernt. Darüber hinaus wurden Erkrankungszustände als Folge eines Ungleichgewichts zwischen verschiedenen Körperstoffen postuliert, das dann durch ausleitende Verfahren auszugleichen ist. Gesundheit bedeutet in diesem System eine **ausgeglichene Verteilung und Mischung der Körpersäfte** (Eukrasie), während eine Säfte-Dysbalance zur sogenannten Dyskrasie und in der Folge zu Krankheitserscheinungen führt [3, 7, 13].

Im deutschen Sprachraum hat sich vor allem **Bernhard Aschner** (1883–1960) zuletzt ausführlich mit den Möglichkeiten der humoralpathologischen Konstitutionsmedizin beschäftigt [7]. Die nachfolgend beschriebenen ausleitenden Verfahren werden daher auch häufig als „**Aschner-Verfahren**" bezeichnet [4].

27.2.2 Humoralpathologische Kriterien

Die humoralpathologische Krankheitslehre berücksichtigt stark die **Konstitution des Patienten**, welche, basierend auf der Temperamenten- und Elementenlehre, die jeweilige Zusammensetzung der Säfte (humores) charakterisiert. Unterschieden werden ein Überschuss von schwarzer Galle (Melancholiker), gelber Galle (Choleriker), Blut (Sanguiniker) und Schleim (Phlegmatiker). Phänomenologisch, aber auch im Untersuchungsbefund, werden Befunde den Kriterien „Fülle" oder „Leere" zugeordnet; eine systemische Füllesymptomatik, z.B. bei metabolischem Syndrom, mit Bluthochdruck und rötlichem Hautkolorit, wird als „Plethora" bezeichnet (▶ Kap. 31 Symptomatik – Befund – Therapieprinzip). Eine Säftefülle kann dann durch Ausleitung korrigiert werden.

Eine wesentliche Bedeutung kommt auch der **Pflege der Lebenswärme** zu. Therapieorientiert geht es dann um die Differenzierung von Wärme-/Hitze- und Kältezuständen [12]. Bei vermehrter Kältesymptomatik kann die Wärme durch körperliche Aktivität, physikalische Wärmezufuhr oder durch spezifische Ernährung und Phytotherapie angeregt werden. Bei vermehrter Wärme stehen hingegen kühlende Maßnahmen, einschließlich Blutentziehung und „kühlender" Diät, im Vordergrund.

Mittels der **Kriterienpaare Fülle-Leere** und **Wärme-Kälte** lässt sich die Wirkrichtung therapeutischer Maßnahmen beschreiben. Insgesamt sind die ausleitenden Verfahren dabei eher als ausleerend und kühlend einzuordnen. In diesem Kontext handelt es sich bei den naturheilkundlichen Behandlungsmethoden der Darmreinigung (Purgation) einschließlich der Intensivform des therapeutischen Fastens, bei der Therapie von Nierenfunktionsstörungen (diuretisches Verfahren) sowie bei der Regulation der Menstruation (emmenagoges Verfahren) implizit jeweils um Ausleitungsverfahren.

Traditionell war das **Hautorgan** ein bedeutsamer Gegenstand ausleitender Techniken in Form der unspezifischen Steigerung der Schweißabsonderung (diaphoretische Verfahren) einerseits und der segmental-reflektorischen Hautausleitungsverfahren Aderlass, (blutiges) Schröpfen, Kantharidenpflaster, Baunscheidtismus und Blutegelanwendung andererseits [20].

27.2.3 Wirkungen

Die Wirkmechanismen der einzelnen Verfahren sind komplex und bis heute nicht vollständig geklärt. Während für die Blutentziehungen Erkenntnisse der Mikrozirkulationsforschung und Molekularbiologie herangezogen werden können, sind für die Hautausleitung im Besonderen reflektorische Prozesse und unspezifische Effekte anzunehmen. Entsprechende Vorstellungen zu Mechanismen werden auch für die Akupunktur diskutiert, so z. B. **Diffus Noxious Inhibitory Control** (**DNIC**) auf spinaler und supraspinaler Ebene.

27.2.4 Wirksamkeitsnachweis

Obwohl sehr differenzierte Betrachtungen vorliegen, ist die praktische Umsetzung der konstitutionellen Aspekte der Humoraltherapie in wissenschaftliche Evaluationsmodelle eher schwierig. Bislang ist es auch nicht gelungen, eine Abhängigkeit der Therapieresponse von diesen traditionellen konstitutionellen Kriterien mit wissenschaftlichen Daten zu belegen. Weitere Studien werden überprüfen müssen, ob der erweiterte humoralpathologische Ansatz der Konstitutionslehre dazu geeignet ist, die therapeutischen Wirkungen der ausleitenden Verfahren zu optimieren.

Die generelle Wirksamkeit einiger ausleitender Verfahren wurde in den letzten Jahren zunehmend im Rahmen klinisch kontrollierter Therapiestudien überprüft. Hier zeigten sich insbesondere für die Blutegeltherapie, inzwischen aber auch für das Schröpfen, die Kantharidenpflastertherapie und den Aderlass vielversprechende Ergebnisse, die auf das große therapeutische Potenzial der ausleitenden Verfahren verweisen.

27.2.5 Durchführung

Da die Methoden sehr heterogen sind, wird hier auf die Darstellung der einzelnen Verfahren verwiesen.

27.2.6 Verordnung

Die Verordnung der ausleitenden Verfahren erfolgt entsprechend dem dargelegten Indikationsgebiet unter Beachtung der Kontraindikation. Konstitutionelle Aspekte können, müssen aber nicht beachtet werden.

27.2.7 Indikationen und Kontraindikationen

Hier wird auf die im Folgenden angeführte Darstellung der einzelnen Verfahren verwiesen.

27.2.8 Kombinationsmöglichkeiten

Ausleitende Verfahren können nach klinischer Erfahrung und gegebener Indikation unter Beachtung der additiven Effekte potenzieller unerwünschten Wirkungen kombiniert werden.

27.2.9 Abrechnung

Zur Abrechnung können die **Positionen der GOÄ 3, 5, 7, 200, 204, 523, 747, 2 000** herangezogen werden.

27.3 Aderlass

27.3.1 Grundlagen

Definition

Beim Aderlass werden dem Patienten 100–250 ml Blut entnommen, bei spezifischen Indikationen bis zu 500 ml.

Medizinhistorisch war der Aderlass von der Antike bis zur Mitte des 19. Jahrhunderts eines der zentralen Therapieverfahren [5, 50]. Mit Aufkommen der pathologischen Anatomie und Verlassen der Humoralpathologie sowie aufgrund missbräuchlicher Anwendung (Vampirismus) verlor er rasch seine Bedeutung. Auf der Basis pathophysiologischer Vorstellungen und daraus abgeleiteter Einflussnahme auf Störungen der Mikro- und Makrozirkulation erzielte er jedoch als **Mittel zur Hämodilution** in den letzten Jahren erneute Aufmerksamkeit. Darüber hinaus haben sich einige klassische Indikationen zum Aderlass in der inneren Medizin erhalten (s. u.).

Wirkmechanismen

Über hämorrheologische Untersuchungen ist gesichert, dass es durch einen Aderlass zu einer sekundären Hämodilution (hypovolämische Hämodilution) und **Verbesserung der Fließfähigkeit des Blutes** kommt [29, 54]. Welcher Hämatokrit einer maximalen Sauerstoffrate entspricht, kann derzeit nicht sicher angegeben werden. Basierend auf experimentellen Daten werden Werte zwischen 32 und 42 % postuliert [30]. Neben diesen günstigen mikrozirkulatorischen Effekten induziert der Aderlass eine **Senkung des peripheren Gefäßwiderstandes** und damit auch des arteriellen Blutdrucks [63]. Vor kurzem wurde seitens der Arterioskleroseforschung auf die gesundheitsfördernden Effekte einer Ferritin- und Eisenreduktion durch Aderlass hingewiesen [1, 14, 22, 23, 49, 51, 52]. Etabliert ist in diesem Zusammenhang der **Aderlass zur Eisendepletion bei Hämochromatose**. Eisen ist aber zudem ein wesentlicher Faktor bei der Bildung von freien Radikalen und der Lipidperoxidation [24, 48]. Experimentell und in ersten klinischen Studien zeigen sich günstige Wirkungen des Aderlasses im Zusammenhang mit den eisenreduzierenden Wirkungen [23, 25, 48, 53]. Ob Aderlässe zum Abbau von schädigenden Eiweißverbindungen („Schlackeneiweißen"), z. B. an der Basalmembran, führen können, ist unklar und nicht ausreichend untersucht.

Wirksamkeitsnachweis

Bei **Cor pulmonale** führt die sekundäre Polyglobulie infolge chronischer Hypoxämie zu einer Verringerung der effektiven Sauerstofftransportkapazität und zu intrapulmonalen Perfusionsstörungen. Ein Aderlass von 200–300 ml senkt den pulmonal-arteriellen Widerstand und erhöht die körperliche Leistungsfähigkeit sowie das kardiale Schlagvolumen [58]. Die langfristige Wirksamkeit der Hämatokritabsenkung bei Cor pulmonale ist nicht durch klinische Studien belegt.

Eine Absenkung des Hämatokrits wird aktuell nicht generell empfohlen und bleibt dem individuellen Vorgehen vorbehalten

Ein adjuvanter Aderlass in den Stadien III und IV der **peripheren arteriellen Verschlusskrankheiten (pAVK)** kann erwogen werden, wenn der Hämatokrit bei rehydriertem Patienten deutlich erhöht ist. Randomisierte Studien belegen die Wirksamkeit des Aderlasses bei pAVK, insbesondere bei langstreckigen Stenosen [15, 21, 60].

Bei **Hämochromatose** [26], **Polycythaemia vera** und **Porphyria cutanea tarda** ist der Aderlass ein etabliertes und durch Studien gesichertes Therapieverfahren.

Die antihypertensive Wirkung von Aderlässen bei **arterieller Hypertonie** wurde in frühen unkontrollierten Studien belegt und ist empirisch-klinisch bestätigt [63]. Insbesondere die konstitutionelle Disposition (Fülle, sanguinisch) ist eine Indikation. Aufgrund der diätetischen und klassisch naturheilkundlichen Möglichkeiten bei Bluthochdruck kommt dem Aderlass aber eine adjuvante Rolle zu.

Im Blick auf **Diabetes mellitus** belegen mehrere kontrollierte Studien eine verbesserte Insulinsensitivität, verringerte HbA$_{1c}$-Werte nach seriellen Aderlässen bei Patienten mit Ferritinwerten über 200 ng/ml. Ein 3-maliger, über 6 Wochen durchgeführter 500-ml-Aderlass reduzierte die Blutzuckerwerte bis über 12 Monate [22, 23, 24, 25].

Durch Studien ist weiterhin belegt, dass Aderlass bei **Hepatitis C** zur Absenkung erhöhter Leberwerte führt [57]. In einer randomisierten Studie wurde gezeigt, dass der Aderlass hier der Eisenreduktion mittels eisenarmer Diät überlegen ist [57].

Auch zur **koronaren Herzkrankheit (KHK)** finden sich Studien. Medizinhistorisch wurde der Aderlass häufig bei Angina-pectoris-Beschwerden eingesetzt und empirisch als wirksam erachtet [38]. In einer kleineren kontrollierten Studie wurde durch eine Aderlasstherapie eine Reduktion der LDL-Oxidation im Blut erzielt [48]. In einer weiteren randomisierten Studie wurde blutig geschröpft, in der Behandlungsgruppe fiel die LDL-Cholesterinkonzentration signifikant ab [43].

In der Iron and Atherosclerosis Study (FeAST) wurden 1 277 Patienten (Durchschnittsalter 67 Jahre) mit arterieller Verschlusskrankheit mit oder ohne Aderlass behandelt und über 5 Jahre hinsichtlich des kardiovaskulären Risikos und der Mortalität untersucht. Für die gesamte Studiengruppe ergaben sich keine Therapieeffekte, jedoch zeigten sich bei der Subgruppe der weniger als 60 Jahre Zählenden ein signifikanter Überlebensvorteil und eine Reduktion des Herzinfarktrisikos [59, 60, 62]. Dies deckt sich mit den traditionellen Empfehlungen, den Aderlass hauptsächlich bis zum 60. Lebensjahr als Therapie einzusetzen [2].

Bei Patienten mit eingeschränkter Koronarreserve gilt die Hämodilution heute weithin als Kontraindikation. Die einzige diesbezüglich vorliegende kontrollierte Studie zeigt jedoch, dass sich bei Patienten mit koronarer 1-2-Gefäßerkrankung die kardiale Symptomatik nach Aderlass (isovolämische Hämodilution) verbessert.

27.3.2 Durchführung

> **T Therapeutische Empfehlung**
> Zur Technik der **isovolämischen Hämodilution mit Aderlass und paralleler Volumeninfusion** wird auf die klinische Standardliteratur im jeweiligen Fachgebiet verwiesen.

Generell wird eine der Blutentziehung entsprechende Volumenmenge mittels üblicher Infusionslösungen (NaCl 0,9 %, Ringer-Lösung) zugeführt.

Systemischer Aderlass

Hier wird mit einer möglichst großlumigen Kanüle oder einem geschlossenen Punktionsset eine möglichst große Armvene am liegenden Patienten punktiert. In Abhängigkeit von konstitutionellen Eigenschaften und dem aktuellen Hämatokrit variiert die Aderlassmenge zwischen 100 und 250 ml.

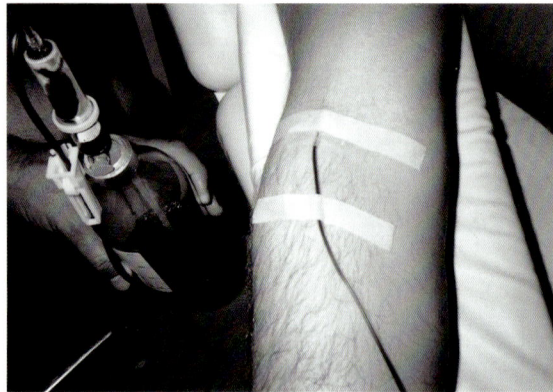

▶ **Abb. 27.1** Durchführung eines Aderlasses

> **Cave**
>
> Mehr als 100–250 ml Blut sollten nicht abgenommen werden, um eine massive Stimulation des erythropoetischen Systems zu vermeiden.

Serielle Aderlässe in Abständen von 1–2 Wochen sind möglich.

Nach dem Aderlass sollte eine Nachruhe von etwa 30–60 Min. erfolgen.

Lokaler Aderlass

Er erfolgt im Bereich gestauter schmerzhafter Venen, bei Besenreiservarizen oder bei prall gefüllten Hautkapillaren, insbesondere bei entzündlichen Arealen.

Mittels einer Hämolanzette werden hierfür mehrere Kapillaren und kleine Varizen in einer Sitzung punktiert. Nach dem Sistieren der Blutung wird der betroffene Bereich hochgelagert und mit einem leichten Verband versorgt (Japanischer Aderlass).

Mikroaderlass

Er kann insbesondere an Akupunkturpunkten oder Reflexzonen vorgenommen werden, die mit dem Beschwerdebild in Beziehung stehen. Es handelt sich dabei in der Regel um **Akutinterventionen**, die durchgeführt werden, wenn die konventionellen Therapiemaßnahmen nur unzureichend wirksam sind. Bewährt sind folgende Punkte:
- Bl 40 (Mitte der Kniekehle, bei akuter Lumbago bzw. Lumboischialgie)
- Lu 11 (radialer Nagelfalz, Daumen, bei Schluckbeschwerden im Rahmen einer Tonsillitis mit Dysphagie)

27.3.3 Weitere wichtige Kriterien

Verordnung

Ein Aderlass wird in der Regel 1-mal durchgeführt und bei Bedarf wiederholt.

Indikationen
- Cor pulmonale, pAVK
- Hämochromatose
- Polycythaemia vera
- Porphyria cutanea tarda
- arterielle Hypertonie
- koronare Herzkrankheit
- Kopfschmerzen (kongestiv), Menstruationsstörungen, klimakterische Störungen
- Hauterkrankungen

Kontraindikationen
- Anämie
- Hypotonie
- Erschöpfung
- hohes Lebensalter (> 80 Jahre)
- instabile koronare Herzerkrankung, 3-Gefäßerkrankung [30]
- Zeit der Menstruation

Unerwünschte Wirkungen

Hierzu zählen vasovagale Reaktionen. Passager können Kopfschmerzen und Schwindel auftreten. Weiterhin kann an der Punktionsstelle ein Hämatom auftreten; auch eine Infektion ist möglich.

> **T Therapeutische Empfehlungen**
> - Bei vagovasalen Reaktionen sollte der Aderlass am liegenden Patienten durchgeführt werden.
> - Der Patient sollte parallel dazu oder kurz danach viel trinken.

Kombinationsmöglichkeiten

Nach Bedarf mit anderen Therapieverfahren.

> **8 Zusammenfassung**
>
> Der Aderlass ist bei den genannten Indikationen eine mögliche additive und sichere Therapie. In der Praxis ist er einfach durchzuführen; eine Berücksichtigung konstitutioneller Aspekte ist für die Optimierung des Behandlungserfolgs zu empfehlen.

27.4 Schröpftherapie

27.4.1 Grundlagen

Definition

Das blutige und das unblutige (trockene und feurige) Schröpfen zählen zu den ältesten Therapieverfahren der Medizingeschichte. Mittels des kutanen Aufbringens von Schröpfköpfen werden **lokale** und **segmental-reflektorische Effekte** ausgeübt; das Schröpfen kann trocken oder blutig vorgenommen werden.

Hippokrates beschrieb die Anwendung bei Kopfschmerzen, Schwindel sowie akuten und chronischen Gelenkentzündungen. **Christopf Wilhelm Hufeland** und **Bernhard Aschner** waren spätere prominente Vertreter der Schröpfbehandlung.

Sowohl in der tibetischen, chinesischen, indischen, arabischen als auch in der persischen Medizin ist das Schröpfen etabliert und weit verbreitet. In der westlichen naturwissenschaftlich orientierten Medizin wurde das Schröpfen in den letzten Jahrzehnten weithin aufgegeben. Lediglich in der Volksmedizin und Naturheilpraxis wurde das Verfahren weiterhin angewendet. Die Schröpfkopfmassage konnte sich in Form der Vakuum-Saugmassage in der physikalischen Therapie erhalten.

Wirkmechanismen

Für die Wirkungsweise des Schröpfens sind vor allem die kutiviszeralen und viszerokutanen reflektorischen Verbindungen zwischen Haut, Bindegewebe, Knochen-Sehnen-Strukturen und viszeralen Organen von Bedeutung. Schröpfen kann so, ähnlich der Bindegewebsmassage, direkt auf die von Head und Mackenzie beschriebenen Zonen der Haut und Bindegewebe einwirken und über die entsprechenden Efferenzen direkte Effekte auf die Nozizeption, die Lymphzirkulation, die Gewebeperfusion und die vegetative vasomotorische Funktion erzeugen [18, 28].

Den erkrankten Strukturen reflektorisch zugeordnete Areale dienen als **Schröpfzonen**; sie entsprechen größtenteils den anatomisch definierten Zonen nach Head, Mackenzie und Schliack [3].

Wirksamkeitsnachweis

In allen traditionellen Systemen (Traditionelle Chinesische Medizin, Ayurveda, tibetische Medizin, arabische Medizin, Humoralpathologie) findet sich eine breite empirische Literatur, welche die Wirksamkeit des Schröpfens beschreibt. Nur wenige Studien genügen modernen methodischen Ansprüchen.

In 2 randomisiert-kontrollierten Studien konnte die Wirksamkeit des einmaligen blutigen Schröpfens im Bereich der Tonsillenzone bei Beschwerden im Sinne eines **Karpaltunnelsyndroms** belegt werden [31, 37]. Parästhesien, Schmerzen und auch parallel häufig vorhandene Nackenschmerzen besserten sich durch die einmalige Schröpftherapie signifikant. Die Nachbeobachtungszeit betrug jedoch nur 1 Woche, für die langfristige Schätzung der Wirksamkeit sind weitere Studien erforderlich.

In einer weiteren kontrollierten Studie konnte durch blutiges Schröpfen eine Absenkung des LDL-Cholesterins und eine Verbesserung der LDL-/HDL-Ratio erzielt werden [43]. In einer aktuellen Studie zeigte sich eine Linderung chronischer Rückenschmerzen durch Schröpfen [20a].

27.4.2 Durchführung

Das Wirkprinzip der Schröpftherapie ist die **Schaffung eines Unterdrucks**, mit dem die Oberhaut von den tiefer gelegenen Schichten abgehoben wird (▶ Bindegewebsmassage, S. 234). Hieraus resultieren eine Hyperämie sowie eine Aktivierung des Lymphstroms im zugehörigen Segment.

> **Therapeutische Empfehlung**
> Der Patient muss darüber aufgeklärt werden, dass die Schröpfstelle 8–10 Tage als Hämatom imponieren kann.

Verwendbar sind **traditionelle Schröpfköpfe aus Glas oder aus Plastik** mit einem Ventilball oder einer Vakuumpumpe. Eventuell kann zur Nachbehandlung ein externes Lymphtherapeutikum oder Rubefaziens aufgebracht werden.

Die Größe des Schröpfglases wird nach den anatomischen Gegebenheiten der zu behandelnden Stelle ausgewählt.

Trockenes und feuriges Schröpfen

- Trockenes Schröpfen (▶ Abb. 27.2) wird bei **Leerezuständen** bevorzugt. Hier wird ein Schröpfglas aufgelegt, wobei durch Unterdruck die Ansaugung der Haut erfolgt (s. o.).
- Beim vorteilhaften feurigen Schröpfen wird so lange eine Flamme unter die Öffnung des Schröpfkopfes gehalten, bis der Behandler eine deutliche Wärmezunahme des Materials spürt.
  Dann wird der Schröpfkopf schnell auf die zu behandelnde Körperstelle aufgedrückt. Durch den durch die Abkühlung entstehenden Unterdruck wird die Oberhaut in das Schröpfglas gesaugt.
  Das Schröpfglas sollte 10–15 Min. auf der Haut haften. Dann wird der Schröpfkopf abgenommen, sofern er sich nicht schon vorher gelöst hat.

> **Merke:** Je dünner das Schröpfglas ist, umso kürzer ist der Erhitzungsprozess und desto besser die Anhaftfähigkeit.

Der Unterdruck im Schröpfglas oder Schröpfkopf kann auch mit Hilfe eines **Gummiballs** erzeugt werden, der vor dem Aufsetzen auf die Haut zusammengedrückt wird. Die Kompression wird gelöst, wenn das Schröpfglas

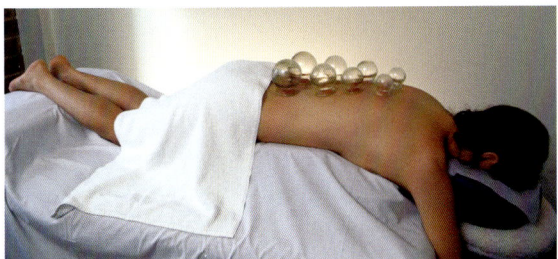

▶ **Abb. 27.2** Trockenes Schröpfen.

auf der Haut sitzt. Inzwischen gibt es auch Systeme mit manuell oder elektrisch betriebenen Vakuumpumpen, mit denen eine genaue Dosierung der Sogwirkung möglich ist (Vakuum-Saugmassage). Für lokales befundorientiertes Schröpfen ist dies jedoch nicht erforderlich.

Schröpfköpfe mit Gummiball werden auch für die Durchführung der **Schröpfmassage** verwendet. Diese kann auf größeren Körperarealen durchgeführt werden, traditionell dorsal-paravertebral (über den Zustimmungspunkten der Blasen-Leitbahn der Traditionellen Chinesischen Medizin (TCM) bzw. den Austrittspunkten der sensiblen Spinalnerven).

Weiterhin eignen sich hier **Schröpfköpfe mit Ballventil oder Evakuierungspumpe**. Vorher sollte eine gleitfähige Substanz (ätherische Öle, Massageöle) auf die Haut aufgebracht werden.

Als Behandlungsziel reicht eine ausgeprägte Hyperämie; Petechien oder Hämatome sollten nicht entstehen.

> **T Therapeutische Empfehlungen**
> - Das Schröpfen sollte möglichst **am liegenden Patienten** vorgenommen werden.
> - Beim sitzenden Patienten sollte der Schröpfkopf mittels eines Pflasterstreifens oder einer Schnur fixiert werden.

> **Cave**
> - **Die Verwendung von in Alkohol getränkter Watte wird nicht empfohlen, da es bei Kontakt mit der Haut zu Verbrennungen kommen kann.**
> - **Hitzelabile Schröpfköpfe dürfen nicht zum feurigen Schröpfen verwendet werden.**

Blutiges Schröpfen

Dieses wird bei **Füllezuständen** angewendet. Hinweise auf einen Füllezustand sind
- Schmerzempfindungen wie klopfend/pulsierend
- schnelle lokale Rötung der Haut nach Palpation, z. B. mittels Kibler-Falte,
- vermehrter Bewegungsdrang
- Verschlimmerung durch warme Anwendungen.

Für blutiges Schröpfen sind vor allem **heiße Gelosen** geeignet, d. h. druckempfindliche, gestaute Areale im Bindegewebe mit fragilen Besenreisern an der Hautoberfläche (Fingernagelprobe) und schneller Rötung.
- Zunächst ist stets eine Hautdesinfektion vorzunehmen.
- Danach wird die Haut gestichelt (Kanülen 27G, Blutzuckerlanzette, Akupunkturnadeln).
- Dann werden die Schröpfköpfe aufgesetzt. Diese sind zu fixieren, da der Unterdruck durch Blutaustritt in den Schröpfkopf nachlässt.
- Die Schröpfköpfe werden nach 10–15 Min. bzw. je nach ausgetretener Blutmenge entfernt; hier ist die Vorlage unabdingbar, um das Blut aufzufangen.

> **✱ Merke:** Auf eine sorgfältige mechanische Reinigung der Schröpfköpfe, Desinfektion und Autoklavierung (Plastikschröpfköpfe sind ungeeignet!) ist zu achten.

27.4.3 Weitere wichtige Kriterien

Verordnung

Schröpfen wird befundorientiert verordnet.

Indikationen

Für die Anwendung des Schröpfens und der Schröpfkopfmassage ergeben sich zwei übergreifende Indikationsbereiche. Die **reflektorische Therapie** dient der therapeutischen Beeinflussung viszeraler oder auch tieferer muskuloskeletaler Beschwerden (z. B. periartikuläres Gewebe bei Arthrosen), die **lokale Therapie** ist bei Schmerzsyndromen des Bewegungsapparates mit entsprechenden auffälligen oberflächlichen Befunden angezeigt, wie pathologische Bindegewebszonen, Myogelosen, muskuläre Verhärtungen, lokale Füllezustände (heiße Gelosen).

In der naturheilkundlichen Praxis werden zudem **lokale Auffälligkeiten der Körperdecke** in Verbindung mit systemischen Pathologien gebracht und durch Schröpftherapie behandelt:
- **Hormonbuckel**
  - Die deutliche Verquellung mit zentral gelegenem 7. Halswirbel ist oft mit klimakterischen Beschwerden und Bluthochdruck assoziiert.
  - Es sollte überwiegend trocken geschröpft werden.
- **Tonsillenzone**
  - Die C4-Zone auf dem Schulterdreieck und den Mm. supraspinatus und trapezius ist Reflexzone der Nasennebenhöhlen sowie bei chronischer Tonsillitis (Störfeld) und häufig mit Schulter-Arm-Syndrom und Karpaltunnelsyndrom (Brachialgia paraesthetica nocturna) vergesellschaftet.
  - Angezeigt ist blutiges Schröpfen.
- **Hypertonie- und Depressionszone**
  - Sie liegt über L 5/S 1 und ist mit essenzieller Hypertonie und klimakterischen Beschwerden vergesellschaftet.
  - Sie sollte vorwiegend blutig geschröpft werden.

Weitere Organzonen sind deutlicher anatomisch-reflektorisch zugeordnet, so z. B.
- Herzzone (Th 2–Th 5),
- Magen- bzw. Pankreaszone (Th 2–Th 7 links),
- Leber- und Gallenzone (Th 2–Th 8 paravertebral rechts),

- Nierenzone (Th 12–L 2 paravertebral),
- Blasenzone: häufig ca. 3 cm große Einziehung oder Schwellung am Beginn der Analfalte.

> **Cave**
>
> Traditionell ist in der Nierenzone nur trockenes Schröpfen erlaubt.

Kontraindikationen

- Schröpfen über akuten Entzündungen, allergischen Veränderungen der betreffenden Hautareale und bei Z. n. Radiatio
- blutiges Schröpfen über Knochen
- blutiges Schröpfen leerer Gelosen
- blutiges Schröpfen bei Schwäche- und Kältezuständen (im Sinne der TCM)
- Kortisonhaut

Relative Kontraindikationen sind Antikoagulation und Hämophilie.

Unerwünschte Wirkungen

Zu nennen sind Hämatombildung sowie die Infektion der Stichstellen beim blutigen Schröpfen. Weiterhin kann es zu Schmerzen kommen, vor allem, wenn der Sog zu stark ist. Auch vasovagale Reaktionen (bei Schröpfen im Bereich des M. trapezius im Sitzen) sind möglich.

Ernste unerwünschte Wirkungen als Folge des Schröpfens sind bislang nicht beschrieben.

Kombinationsmöglichkeiten

Kombination mit anderen Therapieverfahren nach Bedarf.

🅱 Zusammenfassung

Das Schröpfen ist bei den genannten Indikationen eine sinnvolle und einfach durchführbare **additive Therapie**. Bei verschiedensten Formen von Gelosen, insbesondere bei Füllegelosen, bei Vorliegen von Bindegewebszonen oder Myogelosen ist sie rasch applizierbar und zuverlässig wirksam.

27.5

Kantharidenpflaster

27.5.1 Grundlagen
Definition

Lokale hautreizende und hyperämisierende Mittel aus dem Pflanzen- und Tierreich sind aus verschiedensten Medizinkulturen geläufig. Frühe Überlieferungen zur Nutzung von Cantharidin findet man bereits im 1. Jahrhundert n.Chr. [41].

In der Humoralpathologie wurden blasenziehende Mittel bei Podagra und anderen Gelenkerkrankungen sowie als Hautableitung bei viszeralen Entzündungen verwendet.

Der Cantharidinextrakt wird aus der **Spanischen Fliege** (**Lytta vesicatoria**), einer Laufkäferart, gewonnen und gehört zu den Blasen ziehenden Hautreizmitteln. Paracelsus maß dem Kantharidenpflaster insbesondere bei verschiedenen Schmerzzuständen einen hohen Stellenwert bei.

Hautableitungsverfahren, vielfach als „Derivationsverfahren" bezeichnet, gehen mit mehr oder weniger starken Hautreizungen einher.

Man unterscheidet im Wesentlichen
- Rubefazienzien (hautrötende Mittel, z. B. Capsaicin, *Senfmehl*),
- Vesikanzien (blasenziehende Mittel, z. B. Cantharidinextrakt),
- Pustulanzien (pustulöses Ekzem erzeugendes Hautreizmittel, z. B. Baunscheidt-Therapie).

Heute verwendete krotonfreie Baunscheidt-Öle zählen zu den Rubefazienzien.

Wirkungen

Der Hautreiz des Kantharidenpflasters bewirkt eine Verbrennung 2. Grades mit Ausbildung einer intrakutanen Blase und einer nachhaltigen Hyperämie im Bereich des behandelten Areals bzw. Segments. Einerseits kommt es zu einer Gegenirritation und damit zur **Schmerzlinderung**, andererseits bewirkt der Entzug von Lymphflüssigkeit einen möglichen **Abtransport algetischer Substanzen** nach außen (weißer Aderlass). Reizung und lokale Hyperämie steigern den lokalen Stoffwechsel und lösen reflektorische kutiviszerale Effekte in den entsprechenden Segmenten aus [61]. Auch eine Aktivierung immunkompetenter und enzymatischer Prozesse wird postuliert.

Wirksamkeitsnachweis

In einer nicht randomisierten kontrollierten Studie bei Patienten mit **symptomatischer Spinalkanalstenose** zeigte sich nach Kantharidenpflastertherapie eine ausgeprägte Beschwerdebesserung im Beobachtungszeitraum von 4 Wochen im Vergleich zur konventionellen Standardtherapie mit Analgetika [45]. Die langfristige Wirksamkeit der Kantharidenpflastertherapie in dieser und den anderen empirisch bewährten Indikationen bleibt in RCT's zu prüfen. Für das Rubefaziens Capsaicin konnte in einer randomisierten Studie die symptomatische Wirksamkeit bei Rückenschmerzen nachgewiesen werden [11].

Kasuistisch wurde über den erfolgreichen Verlauf einer Kantharidenpflastertherapie bei **Pleuropneumonie** berichtet.

Aus der naturheilkundlich-pädiatrischen Praxis werden kasuistisch positive Behandlungsergebnisse bei **chronischer Tonsillitis** und/oder **rezidivierender Otitis media** berichtet. Hierbei finden in der Regel Kantharidenpflaster von 1 × 1 cm Größe Verwendung, die am Hals im Kieferwinkel appliziert und für 6–12 Std. belassen werden.

27.5.2 Durchführung

Vorbereitung

Zuerst erfolgen eine Aufklärung des Patienten und die Prüfung der Compliance; insbesondere ist auf verbleibende Hyperpigmentationen der Haut hinzuweisen.

> **T** Therapeutische Empfehlung
> Das Kantharidenpflaster kann über Rezeptbestellung in Apotheken durch dünne Beschichtung mit Cantharidinsalbe hergestellt werden.

Anwendung

- Nach sorgfältiger Reinigung und Desinfektion des zu behandelnden Areals wird ein passend großes Kantharidenpflaster (maximal 10 × 10 cm) auf die zu behandelnde Stelle aufgelegt, mit einer sterilen Kompresse abgedeckt und mit einer Verbandfolie fixiert. Verwendete Pflastergrößen sind in der Regel 3 × 3 cm bis 10 × 10 cm.
- Das Kantharidenpflaster muss gut an der Haut anliegen bzw. durch den Verband fixiert werden.
- Nach ca. 4–6 Std. fängt die Haut unter dem Pflaster an zu brennen, mit individueller Intensität. Bei ausgeprägtem Brennschmerz nach ca. 6–8 Std. Liegezeit ist die Gabe eines Analgetikums (Paracetamol) anzuraten.
- Nach einer Liegezeit von 12–20 Std. wird der Verband unter sterilen Bedingungen entfernt und die Blaseninhaltsflüssigkeit der nun entstandenen intrakutanen Blase steril punktiert. Die Flüssigkeit wird abgelassen. Die Flüssigkeitsmenge beträgt bis zu ca. 100 ml.

> **Cave**
> - Die starke Reizwirkung der Blaseninhaltsflüssigkeit bei Haut- oder Schleimhautkontakt ist zu beachten.
> - Zur Vermeidung einer möglichen Resorption des Cantharidins und konsekutiver toxischer Effekte sollte das Kantharidenpflaster höchstens 20 Std. auf der Haut des Patienten belassen werden. Bei längerer Liegezeit kann das Cantharidin besonders bei empfindlichen Patienten oder Patienten mit Wirkfunktionsstörungen zu Schleimhautreizungen im Bereich der Blase führen.

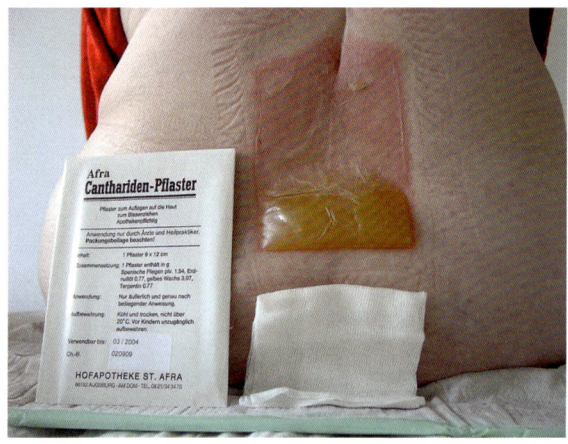

▶ **Abb. 27.3** Blasenbildung durch Kantharidenpflaster.

Nachbehandlung

Die Blasendecke wird als Schutz der Wundfläche belassen und ein **Puderverband** aufgelegt, bis die Haut wieder verschlossen ist (ca. 3 Tage). In dieser Zeit sollte die Wundfläche 2-mal tägl. unter Verwendung des Wundpuders mit einer sterilen Kompresse verbunden werden.

> **Cave**
> Zur Wunddesinfektion darf kein Desinfektionsmittel verwendet werden.

Anschließend folgen 7 Tage Salbenverbände mit einer Lymphsalbe (z. B. Lymphdiaral-Salbe), danach – ca. 7–14 Tage – weitere Salbenverbände mit Heilsalbe.

An der Behandlungsstelle kommt es zumeist zu einer Hyperpigmentation der Haut, die 6–12 Monate anhalten kann.

> **T** Therapeutische Empfehlungen
> - Die **Einverständniserklärung des Patienten** zur Behandlung ist zwingend erforderlich.
> - Der Patient ist darauf hinzuweisen, dass wegen des die Schleimhaut reizenden Pflasterinhaltsstoffs kein eigenmächtiger Verbandwechsel erfolgen darf und der Kontakt mit dem Auge absolut zu vermeiden ist.

27.5.3 Weitere wichtige Kriterien

Verordnung

Kantharidenpflaster wird nach Größe und Auflagezeit verordnet. Eine Wiederholung nach 6–8 Wochen ist möglich.

Indikationen

Allgemein ist die Therapie mit Kantharidenpflaster bei **lokalisierten akuten und chronischen Schmerzen und Entzündungen** angezeigt [20]. In der Regel wird es bei folgenden starken und therapieresistenten Beschwer-

den nach Ausschöpfung gängiger Behandlungsmethoden angewendet:
- chronisch rezidivierende Lumboischialgien
- Spinalkanalstenose
- Postnukleotomiesyndrom
- Schulter-Arm-Syndrom
- Arthrosen großer Gelenke (vor allem therapieresistente Gonarthrose). Hierbei werden kleinere Pflasterstreifen periartikulär aufgebracht.
- rezidivierende Gelenkergüsse
- Pleuritis
- chronische Tonsillitis/Otitis media

Kontraindikationen
- Anwendung an zarter Haut an Gelenkbeugen, z. B. Ellenbogen, und an Schleimhäuten
- akute und chronische Zystitis, Nephritiden, Niereninsuffizienz
- Mikro-/Makroangiopathien
- Anwendung bei Patienten mit schlechter Compliance

Merke: Cantharidin ist potenziell nephrotoxisch, allerdings erfolgt keine kutane Resorption. Eine Therapie ist auch unter Antikoagulation möglich

Unerwünschte Wirkungen
Zu nennen sind Hyperpigmentierung, besonders bei stark pigmentierten Hauttypen, passagere Reizung der Harnblase, lokaler Brennschmerz sowie lokale Superinfektion, besonders bei vorzeitiger Pflasterabnahme und unsachgemäßem Verband.

Zusammenfassung
Das Kantharidenpflaster ist bei schweren chronischen Schmerzsyndromen eine mögliche additive Therapie. Aufgrund des eingreifenden Charakters der Behandlung, der aufwendigen Nachbehandlung und des hohen Aufklärungsbedarfes ist es kein primäres Therapieverfahren.

27.6 Baunscheidt-Verfahren

27.6.1 Grundlagen

Definition
Beim Baunscheidt-Verfahren oder Baunscheidtieren handelt es sich um eine **flächenhafte Reiztherapie der Haut und des Unterhautgewebes**, die vor allem am Rücken durchgeführt wird. Dieses Vorgehen geht auf den Uhrmachermeister Carl Baunscheidt zurück. Er entdeckte das schnell und einfach durchführbare **Stichelverfahren**, bei dem die Haut mittels eines Stichinstrumentes angeritzt wird, im Jahre 1848 [6].

Wirkungen
Die Wirkung erfolgt primär reflektorisch über die Head-Zonen und führt konsekutiv zu einer antinozizeptiven Wirkung und Schmerzlinderung, Durchblutungsförderung und kutiviszeralen Effekten. Durch Einreiben eines Reizöls sowie durch hyperämisierende Techniken (Watteverband) werden speziell die Gewebeperfusion und der Lymphabfluss gefördert.

Wirksamkeitsnachweis
Für das Baunscheidtieren werden die Indikationen auf der Basis von Erfahrungswerten berichtet. Bislang liegen keine Daten aus kontrollierten Studien vor.

27.6.2 Durchführung

Vorbereitung
Für das Baunscheidtieren hat sich der **Einhand-Lebenswecker** (▶ Abb. 27.4), ein spezielles Nadelgerät, bewährt. In dieses Gerät wird für jede Anwendung ein sterilisierter Nadelkopf eingeschraubt. Über eine Wendelschraube kann eine Eindringtiefe von 1–3 mm variiert werden. Bei empfindlichen Hautarealen ohne wesentliches Unterhautfettgewebe wird eine Eindringtiefe von 1 mm eingestellt.

Vor der Behandlung erfolgt die ausführliche Aufklärung des Patienten mit Hinweisen zu Ablauf der Behandlung, Juckreiz, Auftreten von Hautrötung und Ausschlag, Vermeidung von Kratzen.

Anwendung
- Die Haut wird mit Alkohol desinfiziert. Dann wird die Spannfeder des Lebensweckers ganz durchgedrückt, um zu sehen, wie weit die Nadelspitzen des Nadelkopfes herausstehen. Nach Regulierung der Nadeltiefe wird der Lebenswecker 1–2-mal auf die Haut gesetzt und der Federmechanismus durch Drücken ausgelöst.
- Der Patient wird befragt, ob die Behandlung für ihn tolerabel ist.
- Wird dies bejaht, wird von proximal nach distal im Bereich der Lungenoberfelder, paravertebral der Wirbelsäule und im Bereich der Lungenunterfelder baunscheidtiert.

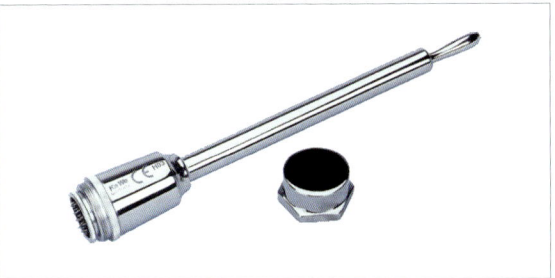

▶ **Abb. 27.4** Einhand-Lebenswecker.

Die Stichelung erfolgt so, dass **kein Blutaustritt** erfolgt und nur die Lymphspalten der Haut eröffnet werden.
- Anschließend werden 1–2 ml eines hautreizenden Öls mit einem Schutzhandschuh auf das vorbehandelte Areal aufgebracht und eingerieben. Hellhäutige, lymphatische Patienten benötigen in der Regel weniger Öl.
- Nach 2–4 Min. zeigen sich einen Hautrötung und kleine Hautefloreszenzen. Die Fläche wird mit Watte (exanthemische Watte, z. B. Fa. Pusch/Muggensturm) vollständig bedeckt und verbunden. Dieser Verband soll 48 Std. belassen werden (Hautreizungen, starker Juckreiz bis zu 8 Std. nach Entfernung des Verbandes).

> **T Therapeutische Empfehlung**
> Die **Ölmenge** bemisst sich nach der Konstitution und der momentanen Regulation des Patienten. Das originale Baunscheidt-Öl und traditionelle Pustelsalben werden wegen des Gehaltes an potenziell karzinogenem Krotonöl nicht mehr verwendet. Zur Verfügung stehen heute mehrere rezeptpflichtige Hautreizöle, z. B. das krotonölfreie „Redskin".

Nachbehandlung
Nach 48 Std. wird der Hautausschlag kontrolliert, die Pusteln werden belassen und fakultativ wird eine Lymphsalbe, z. B. Lymphdiaral DS, als Salbenverband großzügig aufgetragen, bis nach ca. 10–14 Tagen die Effloreszenzen verschwunden sind.

Das Baunscheidt-Verfahren kann nach vollständiger Abheilung der Effloreszenzen (meist nach 4–6 Wochen) wiederholt werden.

> **Merke:** Die Einverständniserklärung des Patienten zur Behandlung ist zwingend erforderlich.

27.6.3 Weitere wichtige Kriterien
Verordnung
Das Baunscheidtieren wird in der Regel durch den verordnenden Arzt befundorientiert durchgeführt. Reizstärke und gegebenenfalls Wiederholung sind vom Befund abhängig.

Indikationen
- Asthma bronchiale
- COPD
- chronische Bronchitis
- Spondylarthrose
- arthritisch rheumatische Schmerzsyndrome, z. B. Spondylitis ankylosans, Osteoporose
- Tendovaginitis
- Neuralgien
- Koxarthrose, Gonarthrose
- Schulter-Arm-Syndrom
- vertebragener Kopfschmerz

> **T Therapeutische Empfehlung**
> Besonders geeignet ist das Baunscheidtieren für asthenische Patienten, bei denen eine klassische Ausleitung nicht in Frage kommt.

Kontraindikationen
- Allergie auf Bestandteile des Hautreizöls, Verbandmittel und Salben
- Hauterkrankungen im Behandlungsareal
- Radiatio und lokale Infektionen im Behandlungsareal
- mangelnde Compliance des Patienten
- Anwendung direkt über lokalen Entzündungen
- Sehr pigmentreiche Menschen sollten wegen der potenziellen konsekutiven Hyperpigmentierung nach dem Baunscheidtieren nicht behandelt werden.

> **Cave**
> **Marcumarisierung stellt eine relative Kontraindikation dar. Hierbei ist auf eine geringe Einstichtiefe zu achten.**

Unerwünschte Wirkungen
Hierzu zählt der Schmerz durch die Therapie selbst. Relativ häufig treten Juckreiz und Hautpigmentveränderungen auf, selten kommt es zu sekundärer Infektion. Allergische Reaktionen auf das Hautreizöl sind möglich.
Meist erfolgt keine Narbenbildung.

Kombinationsmöglichkeiten
Kombination mit anderen hautausleitenden Methoden in zeitlichem Abstand.

> **Zusammenfassung**
> Das Baunscheidtieren ist eine ergänzende Behandlungsmethode bei den genannten Indikationen. Aufgrund des eingreifenden Charakters der Behandlung, der aufwendigen Nachbehandlung und des hohen Aufklärungsbedarfs ist es kein primäres Therapieverfahren.

27.7
Blutegeltherapie

27.7.1 Grundlagen
Definition
Die Blutegeltherapie zählt zu den ältesten Heilmethoden überhaupt [5]. Seit den Anfängen der wissenschaftlichen Medizin hat sie mehr als 2000 Jahre überdauert. Der therapeutische Einsatz erreichte Mitte des 19. Jahrhunderts in Frankreich seinen Höhepunkt (Broussais; „Vampirysmus"). Nach dieser deutlich übertriebenen Anwendung der Blutegeltherapie sank die Bedeutung in der klinischen Medizin rasch.

Durch den erfolgreichen therapeutischen Einsatz in der **plastischen und rekonstruktiven Chirurgie** und überzeugende Wirksamkeitsnachweise in der **Behandlung symptomatischer Arthrosen** durch randomisiert kontrollierte Studien im Bereich der Schmerztherapie erfährt die Blutegeltherapie seit mehreren Jahren eine Renaissance. Inzwischen werden ca. 500 000 Blutegel pro Jahr in Deutschland zu therapeutischen Zwecken eingesetzt [39].

Wirkungen

Praktisch kombinieren sich Effekte der Hämodilution (Aderlass) und der veränderten lokalen Gewebrheologie, der segmentalen (reflektorischen) Gegenirritation und Antinozizeption durch den Blutegelbiss bzw. die Wunde mit den vielfältigen pharmakologischen Wirkungen der Inhaltsstoffe des Blutegelspeichels [39].

Bekannt ist, dass bei **chronifizierten Schmerzsyndromen durch degenerative Arthrosen** neben der eigentlichen Knorpeldestruktion und begleitender entzündlicher intraartikulärer Reaktionen auch eine Vielzahl umgebender Haltestrukturen des Gelenkes sowie der Sehnen-Muskel-Bandapparat und das sekundär veränderte periartikuläre Bindegewebe am Schmerzgeschehen maßgeblich beteiligt sind [10]. Die „Injektion" der lokal antiinflammatorisch und durchblutungsfördernd wirkenden Inhaltsstoffe der Saliva des Blutegels in das betroffene periartikuläre Gewebe kann diese Strukturen vielfältig beeinflussen.

Der bekannteste Inhaltsstoff des Blutegelspeichels ist das **Hirudin**, das ausgeprägt und irreversibel Thrombin inhibiert. Darüber hinaus wurde für Hirudin vielfach experimentell eine analgetische und antiinflammatorische Wirkung im Arthrosemodell belegt [32].

Eine Vielzahl weiterer im Blutegelspeichel charakterisierter Substanzen hat experimentell analgetische und antiinflammatorische Eigenschaften [9, 46, 47].

Durch den lokalen Blutegelbiss können diese biologisch hochwirksamen Substanzen gemeinsam in das Gewebe eindringen; durch die Präsenz des sogenannten Gewebs- oder „Spreading"-Faktors **Hyaluronidase** im Blutegelspeichel wird das Eindringen dieser pharmakologisch aktiven Substanzen in das Gewebe ermöglicht.

Grundsätzlich werden bei jeder Therapie, welche die Kutis und Subkutis irritiert, **lokale antinozizeptive sowie segmentale Effekte** ausgelöst [19, 28]; pharmakologisch spezifisch antinozizeptiv wirksame Substanzen wie das Capsaicin (▶ Kap. 12 Phytotherapie) haben Eingang in die Schmerztherapie gefunden. Aber auch für die Akupunktur und die Hautreizverfahren der traditionellen europäischen Medizin, wie Baunscheidt-Verfahren und Schröpfen, sind solche Mechanismen zu diskutieren. Bis zu welchem Grade durch eine einmalige Blutegeltherapie solche Mechanismen aktiviert werden, ist nicht bekannt. Es erscheint jedoch plausibel, dass die antinozizeptiven Effekte des Blutegelbisses die anderen, primär wirksamen Mechanismen unterstützen.

Möglicherweise kann auch der Erklärungsansatz nach dem **Modell der Grundregulation** von Pischinger [44] zum verbesserten Verständnis der Blutegelwirkung beitragen (▶ Kap. 26 Neuraltherapie). Pischinger lenkte die Aufmerksamkeit in der Pathogenese vieler Erkrankungen nicht auf zelluläre Prozesse, sondern auf die Zellumgebung, die **interstitielle Grundsubstanz**, als Eiweißregulator und Eiweißspeicher. In der Grundsubstanz kann Eiweiß in Form von Kollagenen, Proteoglykanen und Glykosaminoglykanen abgelagert werden. Übersteigen zum Beispiel die Eiweißablagerungen die individuell verschiedenen Möglichkeiten zum Eiweißabbau, erfolgt eine Verlegung der extrazellulären Transitstrecke, die z. B. Mikro- und Makroangiopathien und Entzündungsprozesse zur Folge hat. Dabei handelt es sich um Ablagerungen von nicht weiter abbaubaren Proteinmetaboliten, z. B. der glykierten Proteinendprodukte. Diese Zusammenhänge könnten auch für chronisch degenerative Erkrankungen im Zusammenspiel mit einer eingeschränkten Kapillardurchblutung und Gefäßendothelfunktion bedeutsam sein.

Wenngleich die Rolle der Blutegeltherapie für die postulierte gestörte Grundsubstanz noch spekulativ bleiben muss, kann angenommen werden, dass die Kombination der vielfältigen Wirkungen der Saliva und der lokalen Entstauung einen positiven Einfluss auf das Zelle-Milieu-System auszuüben in der Lage ist und sich auf diesem Wege die Stoffwechsellage um das betroffene Gelenk verbessert.

Hirudin und weitere antikoagulatorisch wirksame Inhaltsstoffe des Blutegelspeichels induzieren eine **Verlängerung der Blutungszeit** von mehreren Stunden. Dieser Wirkmechanismus und die konsekutive venöse Drainage stehen im Vordergrund des Indikationsbereiches der Plastischen und Rekonstruktiven Chirurgie. Hirudin selbst hat aber auch ausgeprägte antiinflammatorische Eigenschaften, wie im Arthrosemodell deutlich belegt.

Weiter wird eine **Verbesserung des Lymphflusses** als Folge einer Blutegeltherapie postuliert. Allerdings liegen hier nur spärliche Daten aus älteren Untersuchungen vor.

Wirksamkeitsnachweis

Die Wirksamkeit bei **symptomatischer Gonarthrose** ist durch 4 kontrollierte Studien (3 davon randomisiert) belegt [34, 35, 40, 56]. Hierbei kommt es in der Regel zu einer Beschwerdereduktion um 60–70 % und zu einer signifikanten Funktionsverbesserung. Die Dauer des Wirkeffektes ist individuell verschieden und beträgt in der Regel 3–6 Monate [55]. Wiederholungsbehandlungen führen zu einer entsprechenden Verlängerung der Wirkdauer.

Die Wirksamkeit bei **Rhizarthrose** ist durch eine randomisierte kontrollierte Studie belegt [36]. Die Behandlung mit 2–4 Blutegeln führt zu einer 60–70 %igen Beschwerdebesserung über mindestens 2 Monate.

Mit apparativen Methoden objektiviert wurde die Wirkung der Blutegeltherapie in einer unkontrollierten Studie an 20 Patienten mit **venösen Ulzera** infolge Stammvaricosis. Nach einmaliger Egelanlage zeigte sich eine signifikante antiödematöse Wirkung (19 von 20 Patienten) und insbesondere bei allen Patienten eine Abheilung der zuvor therapieresistenten venösen Ulzera [8].

Zu **Ohrerkrankungen** finden sich Daten aus unkontrollierten Studien aus dem russischen Raum.

Zum Indikationsgebiet der **Chirurgie** gibt es zahlreiche Kasuistiken und unkontrollierte Studien. Übersichten finden sich in einschlägigen Lehrbüchern der plastischen Chirurgie.

27.7.2 Durchführung

Vorbereitung
Die zu behandelnde Stelle sollte nur mit Wasser gereinigt werden, da Blutegel Duftstoffe und Desinfektionsmittel ablehnen. Bei kühler, blasser Haut sollte der zu behandelnde Bereich zuvor durch ein heißes Bad oder heiße Auflagen hyperämisiert werden.

Anwendung
- Der Blutegel wird möglichst untraumatisch auf das Behandlungsareal aufgesetzt, am besten mit der durch einen Handschuh geschützten Hand oder unter Verwendung eines Schröpfglases zum Transport. Eine Pinzette sollte nur ausnahmsweise verwendet werden. Das Wandern des Egels und Entfernen von der erwünschten Behandlungsstelle kann durch Überstülpen eines Glases verhindert werden.
- Wenn der Egel gebissen hat, lässt man ihn ungestört, bis er spontan nach etwa 20–60 Min. abfällt.
- Die Wunde sollte danach durch Gaze und saugfähiges Material, z. B. entsprechende Windeln, locker und ohne Kompression verbunden werden.

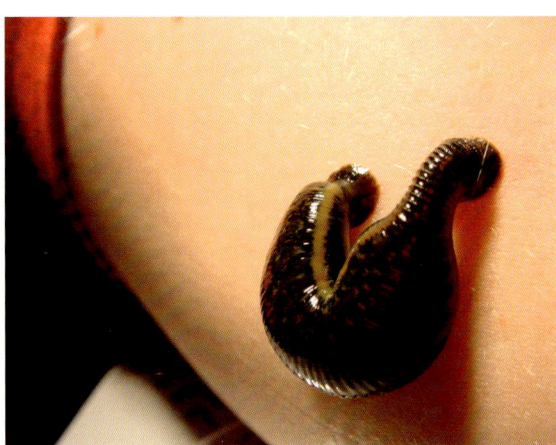

▶ **Abb. 27.5** Blutegel beim Saugvorgang.

Nachbehandlung
Bei ambulanter Behandlung erhält der Patient weiteres Verbandsmaterial mit nach Hause, um bei Durchbluten des Verbandes neue Schichten auflegen zu können. Am nächsten Tag sollte die Bissstelle erneut ärztlich inspiziert werden.

Wiederholungen von Blutegelbehandlungen sind nach Tagen bis Wochen möglich.

> **T Therapeutische Empfehlungen**
> - Der Patient ist auf die lange Blutungszeit im Vorfeld hinzuweisen.
> - Blutegel sind nur 1-mal zu verwenden und sollten nur von zertifizierten Zuchtanstalten bezogen werden (z. B. Biebertaler Blutegelzucht).
> - Eine **Einverständniserklärung** des Patienten zur Behandlung ist sehr zu empfehlen.

Anlage der Blutegel
- **Gonarthrose**
  - Meist werden 4–6 Egel um das erkrankte Gelenk herum gesetzt (▶ Abb. 27.6), wobei 1–2 Egel auf maximale spontane oder palpatorische Schmerzpunkte gesetzt werden sollten. Vielfach werden hierbei in gleichmäßiger periartikulärer Verteilung 4 Ansatzpunkte, entsprechend den sogenannten Knieaugen, gewählt.
  - Die Auswahl der Ansatzpunkte sollte die Lokalisation des Spontanschmerzes und des Druckschmerzes sowie des Kneifschmerzes des Gewebes (Bindegewebszonen) ausreichend berücksichtigen.
  - Bei schmerzhafter Patella, z. B. bei Retropatellararthrose, können auch direkt am Patellarand Blutegel angesetzt werden.

> **Cave**
> In den ersten Tagen nach Eintritt der Wirkung darf das Gelenk nicht sofort zu stark belastet werden, da sonst die Wirkung der Therapie aufgehoben werden kann.

- **Schulterarthrose**
  - Unter Berücksichtigung der maximalen Schmerzpunkte und Triggerpunkte werden 4–8 Blutegel um das Gelenk herum angesetzt.
  - Schmerzpunkte berücksichtigen häufig den vorderen und hinteren Kapselschmerz sowie den proximalen Verlauf der Bizepssehne.
  - Die Blutegel sollten ventral und dorsal verteilt sein.
- **Hüftarthrose**
  - In Anbetracht der Größe des Gelenks setzt man hier (immer unter Beachtung des initialen Blutbildes) 8–10 Egel direkt über dem Gelenk und dem Trochanter major an.

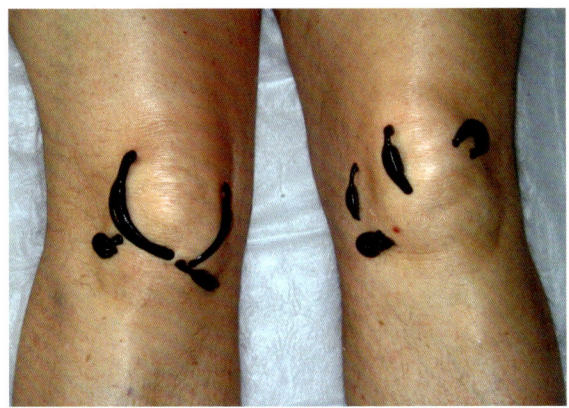

▶ **Abb. 27.6** Blutegeltherapie bei Kniearthose beidseits.

- Aufgrund der erforderlichen Intensität der Behandlung sollten hier nur zwei Behandlungsversuche zur Abschätzung der Therapieresponse erfolgen.
- **Arthrosen kleiner Gelenke**
  - Die Anlage der Blutegel bei Arthrosen an peripheren Gelenken von Hand und Fuß ist prinzipiell erfolgversprechend und möglich, jedoch sind hier speziell die geweblichen Voraussetzungen strenger zu beachten.
  - Für die kleineren Fingergrundgelenke Digiti II–V werden in der Regel 1–2 Egel verwendet.

T Therapeutische Empfehlungen
- Im Bereich der Finger- und Zehengelenke sollten Blutegel nur an Stellen mit gut ausgebildeter Subkutis gesetzt werden.
- Eine Anlage von Egeln an Lokalisationen mit nur dünner Haut und geringer Subkutis führt meist zu mangelnder Wirkung sowie verzögerter oder gar komplizierter Wundheilung und sollte daher unterlassen werden.

- **Rhizarthrose**
  - Hier können meist 1–3 Egel im Bereich des angrenzenden Daumenballens sowie 1–2 Egel direkt neben dem Gelenk oder am Schnittpunkt zwischen 1. und 2. Strahl (Akupunkturpunkt D 4) angesetzt werden.

T Therapeutische Empfehlungen
- Auf eine **gute Vorwärmung** und Durchblutung der Haut vor der Egelanlage ist zu achten. Bewährt hat sich hier insbesondere ein warmes Handbad.
- Prinzipiell können Blutegeltherapien seriell wiederholt werden; damit kann ein langfristiges Konzept der symptomatischen Arthrosebehandlung gesteuert werden. Bei fehlender Therapieansprache auf 3 Behandlungsversuche ist ein weiterer Therapieerfolg nicht zu erwarten.

- In der Praxis machen die Patienten häufig selbst auf die nachlassende Wirkung der Erstbehandlung aufmerksam und melden sich für die Folgebehandlung an. Die Intervalle zwischen den Behandlungen bleiben beim jeweiligen Patienten meist in der gleichen Größenordnung. In der Praxis hat sich meist eine jährlich 2-mal durchgeführte Behandlung betroffener Gelenke bewährt.

- **Venenleiden**
  - Lokalisation der zu behandelnden Stelle am stehenden Patienten.
  - Die Blutegel können dann am liegenden Patienten angesetzt werden.
  - In der Regel werden 4–6 Blutegel gleichmäßig verteilt perivenös angesetzt. Bei ausgeprägter Varicosis an Ober- und Unterschenkeln kann es notwendig sein, 10–12 Blutegel perivenös anzusetzen (Blutbildkontrollen!).
  - Die Behandlungen sind z. B. im Abstand von 4–6 Wochen bzw. nach Abklingen des Wirkeffektes zu wiederholen.

T Therapeutische Empfehlungen
- Blutegel werden nie auf eine sicht- oder tastbare Vene gesetzt, sondern paravenös, am besten proximal und lateral in geringem Abstand zur sichtbaren Vene.
- Bei **ausgeprägter CVI** mit sekundären venösen Ulzera am Unterschenkel und Vorfuß:
  - Kein Ansetzen im direkten Ulkusbereich, sondern im Bereich der proximalen und lateralen Umgebung des ulzerierten Hautbereiches.
  - Der Abstand vom Wundrand sollte ca. 2–10 cm betragen.
- Kühlende Maßnahmen, z. B. Quark, Zitronenwickel, sind nach der Therapie sinnvoll und lindern einen postinterventionellen Juckreiz und Rötung.

- **Oberflächliche Phlebitis**
  - Dicht perivenös werden 4–8 Blutegel angesetzt.
  - Die Behandlung erfolgt gegebenenfalls 2–3-mal im Abstand von ca. 1 Woche bis zum völligen Abklingen der Beschwerden.
- **Besenreiservaricosis**
  Unmittelbar in der varikösen Region und Umgebung werden 4–5 Blutegel angesetzt.
- **Epikondylitis und Tendinosen**
  - Im akuten Fall werden 3–6 Egel direkt über dem Entzündungsgeschehen, am lateralen Epikondylus und der Umgebung, unter Umgehung der örtlichen Venen, gesetzt.
  - Gegebenenfalls wird die Behandlung nach 1 Woche wiederholt.
- **Lendenwirbelsäulensyndrom/Lumbago**
  Beidseits paravertebral werden unter Einbeziehung auffälliger myogelotischer Punkte meist 6–8 Blutegel

27 Ausleitende Verfahren

beim liegenden oder bequem leicht vorgebeugten Patienten appliziert.

- **Halswirbelsäulensyndrom**
  - Die Blutegel werden beidseits beim sitzenden Patienten im Bereich der schmerzhaften Schultergürtelmuskulatur sowie paravertebral bis BWK 3–5 angelegt. Bei Anlage im nuchalen Bereich ist auf ausreichende Dicke des subkutanen Gewebes zu achten.
  - Bei Brachialgie und beim Karpaltunnelsyndrom mit parallelem starkem Schmerzsyndrom der Schultergürtelmuskulatur sollten der Akupunkturpunkt **GB 21** und seine Umgebung behandelt werden.
- **Tinnitus/Hörsturz**
  - Meist werden 2 Egel gesetzt, zum einen im Bereich des Mastoids, zum anderen vor dem Ohr, über den Kieferöffnungswinkel.
  - Die Behandlung erfolgt 2–3-mal im Abstand von 3–4 Tagen.
- **Otitis media**
  - Die Ansatzpunkte sind analog zur Praxis bei Hörsturz und Tinnitus.
  - Die Behandlung erfolgt 2-mal in 3–4-tägigem Abstand.
- **Hämatom**
  Meist genügt eine einmalige Behandlung mit 4–6 Egeln, die direkt über dem Hämatom angesetzt werden.
- **Abszess**
  Meist werden 3-mal jeweils 3–4 Egel in mehrtägigem Abstand in den roten Entzündungshof, dicht um den Abszess, gesetzt.
- **Zoster**
  - Die Blutegel werden grundsätzlich zuerst am Rücken paravertebral im betroffenen Segment angesetzt, auch wenn die Effloreszenzen auf der Vorderseite des Körpers lokalisiert sind.
  - Im Laufe von insgesamt 4–5 Behandlungen werden in 3–4-tägigem Abstand jeweils 4 Egel von dorsal nach ventral gesetzt.
- **Periphere Durchblutungsstörungen/periphere arterielle Verschlusskrankheit (pAVK)**
  - Proximal der betroffenen Etage können 4–6 Egel angesetzt werden.
  - Bei sekundären ischämiebedingten Dermatosen sollten die Blutegel deutlich proximal angelegt werden.
  - Patienten mit pAVK erhalten häufig Clopidogrel oder Marcumar (relative Kontraindikation).

27.7.3 Weitere wichtige Kriterien

Indikationen

- Arthrosen: Gonarthrose, Rhizarthrose, Schulterarthrose bzw. Schulter-Arm-Syndrom, Hüftarthrose
- degenerative Veränderungen der peripheren Finger- und Zehengelenke
- rheumatoide Arthritis
- Fibromyalgiesyndrom
- Tendovaginitis, vor allem Epicondylitis lateralis, Tendinose
- symptomatische Varicosis, Besenreiservarizen
- vertebragene Schmerzsyndrome
- Hörsturz und Tinnitus
- Otitis media
- periphere Durchblutungsstörungen, pAVK
- Abszess
- Hämatom
- Herpes zoster
- plastische und rekonstruktive Chirurgie – akute venöse postoperative Kongestion

✚ **Merke:** Die Behandlung von symptomatischen Arthrosen ist eines der bekanntesten und inzwischen auch wissenschaftlich belegten Indikationsgebiete der Blutegeltherapie.

Hinweise zu spezifischen Krankheitsbildern

- **Gonarthrose**
  - Die Wirksamkeit ist belegt (s. o., Studien). Erfahrungsgemäß hat die Blutegeltherapie bei anderen Schmerzursachen am Kniegelenk, hier vor allem der traumatischen Meniskopathie, nur eine geringe Erfolgsrate.
  - Häufig findet sich bei Patienten mit Kniegelenksarthrose im Nebenbefund eine **Baker-Zyste**. In der klinischen Praxis wird häufig nach Blutegeltherapie eine deutliche Reduktion der Zystengröße und Beschwerdebesserung beobachtet, wenn Ansatzpunkte in der Umgebung oder direkt auf der Zyste mitberücksichtigt wurden.
- **Rhizarthrose:** Die Wirksamkeit ist belegt (s. o., Studien).
- **Schulterarthrose/Schulter-Arm-Syndrom:** Es liegen keine Daten aus kontrollierten Studien vor, gute Erfolge wurden aber, analog zur Wirksamkeit bei Gonarthrose, vielfach empirisch berichtet.
- **Hüftarthrose**
  - In der klinischen Erfahrung erscheint die Wirksamkeit im Vergleich zur Gonarthrose etwas geringer.
  - Anatomisch ist das Hüftgelenk im Gegensatz zum Knie- und Schultergelenk durch die starke muskuläre Einbettung nur schlecht zugänglich. Infolgedessen ist eine erfolgreiche Behandlung meist nur schlankeren Patienten vorbehalten oder bei wesentlicher Miteinbeziehung von schmerzhaften oberflächlichen muskulären und sehnigen Strukturen in das Gesamtschmerzbild zu erwarten.

- **Periphere Finger- und Zehengelenke**
  - In der klinischen Praxis findet sich vielfach eine gute Beschwerdelinderung bei symptomatischen degenerativen Gelenkveränderungen, aber kein kosmetischer Effekt.
  - Eine besonders gute Wirksamkeit der Blutegeltherapie wird in der traditionellen Literatur bei Podagra berichtet [42].
- **Rheumatoide Arthritis:** Eine mögliche Indikation bilden Affektionen größerer, proximaler Gelenke mit vorwiegender Schwellung, aber ohne aktuelle ausgeprägte Rötung bzw. deutlichere Entzündungszeichen im Labor (CRP, BSG).
- **Fibromyalgiesyndrom**
  - Grundsätzlich sind lokale symptomatische Therapieansätze mit Zurückhaltung einzusetzen, da sie den Zugang zu eigenaktiven Behandlungsoptionen und Krankheitsbewältigung behindern können. Bei stark betontem und vorrangig schmerzhaftem Lokalbefund (z. B. Pes anserinus am Kniegelenk) kann ein Therapieversuch unternommen werden.
  - Den für die Diagnosestellung definierten 18 Tender Points kommt keine spezielle zuweisende Funktion in der Lokalisation der Anlagepunkte zu.
- **Tendovaginitis und Tendinose**
  - Die Epicondylitis lateralis („Tennisellenbogen") ist häufig konventionell therapieresistent. Eine Therapie mit Blutegeln erzielt häufig innerhalb weniger Tage eine deutliche und oft länger anhaltende Beschwerdebesserung.
  - Schmerzhafte Insertionstendinosen können lokal mit Blutegeln behandelt werden. Hierbei ist insbesondere die **Insertionstendinopathie am Trochanter major** verbreitet, auch das Tensor-Fasziae-latae-Syndrom kann mit mehreren Blutegeln im Bereich der stark druckschmerzhaften Faszie einfach behandelt werden
- **Symptomatische Varicosis und Besenreiservarizen**
  - Variköse Venenleiden sind ein traditionelles Einsatzgebiet für die Blutegeltherapie. Es existiert eine Fülle überwiegend kasuistischer und empirischer Literatur zu diesem Indikationsgebiet [39]. Gute Wirkungen sind insbesondere bezüglich der symptomatischen Behandlung von Krampfadern bekannt. Allerdings bezieht sich der Therapieeffekt hauptsächlich auf die **Linderung von Beschwerden**. Schweregefühl und Schmerzen an Varixknoten oder im perivenösen Gewebe lassen in der Regel deutlich nach.
  - Eine Therapie von akuten Venenthrombosen ist nicht mehr zeitgemäß, auch eine additive Blutegelbehandlung bei akuter tiefer Beinvenenthrombose ist wegen der etablierten initialen Antikoagulation und der damit verbundenen Kontraindikation nicht zulässig.
  - Kosmetische Befunde bei Besenreiservaricosis bessern sich häufig durch eine Blutegelbehandlung, allerdings existieren keine verlässlichen Daten für eine Quantifizierung des Therapieerfolges.
  - Es ist wichtig, die Patienten darauf hinzuweisen, dass sich die Optik durch die Blutegelbehandlung häufig nicht verändert und manchmal sogar kleine Narben und Depigmentationen durch die Blutegelbisse entstehen können.
  - Akute oberflächliche Phlebitiden bessern sich meist deutlich durch Blutegeltherapien.
- **Vertebragene Schmerzsyndrome**
  - Eine Behandlung mit Blutegeln empfiehlt sich insbesondere dann, wenn im Untersuchungsbefund der Körperdecke paravertebral schmerzhafte Myogelosen und Bindegewebszonen zu finden sind. Weitere Hinweise auf einen möglichen guten Behandlungserfolg ergeben die schnelle Hautrötung (roter Dermografismus) und die Angabe eines nicht unangenehmen Schmerzes beim Abheben der Kibler-Falten („Wohl-Weh") seitens des Patienten.
  - Die lokale Blutegeltherapie ist insbesondere bei folgenden Lokalisationen erfolgversprechend:
    - **LWS-Syndrom**, „**Lower Back Pain**", **Lumbago** (nach Ausschluss eines Bandscheibenvorfalles bzw. anderer primärer Ursachen):
      Bei Lumboischialgie sowie chronifizierten Schmerzsyndromen durch Bandscheibenvorfall kann die Blutegeltherapie das physiotherapeutische und schmerztherapeutische Konzept ergänzen.
    - **ISG-Syndrom**: Im Bereich der schmerzhaften Iliosakralgelenke oftmals deutliche Beschwerdelinderung nach Therapie.
    - **HWS-Syndrom** und **Zervikobrachialgie**: Die Blutegeltherapie ist insbesondere bei hypertoner Muskulatur sowie bei brachial ausstrahlenden Schmerzen erfolgversprechend. Darüber hinaus bieten sich Therapiemöglichkeiten für Patienten mit zervikalen Zephalgien.
- **Hörsturz und Tinnitus:** Sie bilden empirisch mögliche Indikationen, bislang liegen jedoch keine Daten aus wissenschaftlichen Untersuchungen vor. Der Einsatz sollte daher nachrangig erfolgen.
- **Otitis media**
  - Die Blutegeltherapie ist insbesondere im osteuropäischen Raum weit verbreitet und teilweise durch Studiendaten belegt.
  - Sie sollte **schweren und therapieresistenten Fällen** vorbehalten bleiben.
- **Periphere Durchblutungsstörungen**
  - Die passagere Verbesserung der Blutviskosität und Rheologie erscheint im Vergleich zu etablierten medikamentösen Verfahren nachrangig.
  - Immer wieder berichten Patienten über die Verbesserung einer bestehenden Claudicatio intermittens mit Verlängerung der Gehstrecke bzw. Reduktion der Beschwerdeintensität nach peripherer Anlage von

Blutegeln, z. B. wegen Gonarthrose oder Varicosis. Daher kann bei therapieresistenter Situation ein Behandlungsversuch unternommen werden.
Cave: Eine Blutegeltherapie darf nur in den Stadien Fontaine I–II unternommen werden.
- **Abszess:** Die Anwendung der Blutegel wird durch eine Vielzahl positiver Fallberichte in der Literatur gestützt [42].
- **Hämatom:** Falls ein ausgeprägtes Hämatom auch nach Wochen nicht resorbiert werden kann und Beschwerden verursacht, ist der Einsatz von Blutegeln sinnvoll. Fallberichte liegen zu unterschiedlichsten Lokalisationen vor.
- **Zoster**
  - Unter den viralen Infektionen hat sich die Therapie mit Blutegel beim Herpes zoster (Gürtelrose) etabliert, Daten aus wissenschaftlichen Untersuchungen liegen hierzu nicht vor.
  - Die Behandlung muss innerhalb von 7 Tagen nach Beginn der ersten Symptome erfolgen, da sonst die Erfolgsaussichten gering sind.
- **Plastische und rekonstruktive Chirurgie, akute venöse postoperative Kongestion**
  - Die Blutegeltherapie ist für diesen Indikationsbereich seit den sechziger Jahren des 20. Jahrhunderts international etabliert und als **Standardbehandlung** anzusehen. Hinsichtlich des Wirksamkeitsnachweises liegen eine Fülle von Einzelbeobachtungen, Fallserien und unkontrollierten Studien vor [39].
  - Venöse Stauung und nachfolgende Thrombose sind ernsthafte und gefürchtete Komplikationen nach der Transplantation von Hautlappen und der chirurgischen Rekonstruktion von Gliedern.

Der erfolgreiche Einsatz der Blutegel bei venöser Kongestion nach plastischen oder rekonstruktiven chirurgischen Eingriffen wurde bereits im Jahre 1827 von Dieffenbach erwähnt und international erstmals ausführlich 1960 von Derganc u. Zuravic anhand einer Fallserie von 20 Patienten publiziert [15]. Die Verbesserung des Blutstromes wurde später von Hayden durch Doppler-Laser-Untersuchungen objektiviert [27]. Daten aus kontrollierten klinischen Studien fehlen auch heute noch, allerdings sind randomisierte kontrollierte Studien für diesen Bereich auch nur eingeschränkt realisierbar.

Kontraindikationen
- Hämophilie
- medikamentöse Antikoagulation
- Anämie
- erosive Gastritis und mögliche gastrointestinale Blutung
- Infektionskrankheiten im akuten Stadium
- schwerwiegende Organerkrankungen und Immunsuppression
- ausgeprägte allergische Diathese
- Schwangerschaft
- Keloidneigung
- pAVK Stadium III–IV

Cave

Bei Einnahme von Clopidogrel und analogen neuen Thrombozytenaggregationshemmern sollte die Blutegeltherapie nur mit maximal 3–4 Egeln durchgeführt werden und eine sorgfältige Nachbeobachtung der Nachblutung erfolgen.

Unerwünschte Wirkungen

Der **lokale Schmerz** der Behandlung wird von den Patienten unterschiedlich beurteilt, aber zumeist als moderat empfunden. Er ist nur in den ersten Minuten des Blutegelbisses präsent. **Lokaler Juckreiz** tritt oft am zweiten bis dritten Tag nach der Therapie auf und kann 3–5 Tage anhalten. Lokale Therapien mit Antihistaminika sind hier sinnvoll.

Wie bei anderen invasiven Therapieverfahren kann es zu **vasovagalen Reaktionen** bis zur Synkope kommen. Diese treten selten auf (etwa 1:1 000).

Der relative Blutverlust bei Blutegeltherapie mit maximal 8–10 Blutegeln ist in der Regel klinisch nicht relevant. Es ist aber sorgfältig darauf zu achten, dass anamnestisch keine Gerinnungsstörungen vorliegen und keine medikamentösen Gerinnungshemmer eingenommen werden.

T Therapeutische Empfehlungen
- Die Therapie sollte immer im Liegen erfolgen.
- Bei Einnahme von **niedrig dosiertem Aspirin** sollten pro Therapieeinheit höchstens 6 Blutegel verwendet werden, bei **Clopidogrel** und **Analoga** nur 3–4 Egel (s. o.).

Weiterhin können **Wundheilungsstörungen**, **Superinfektion** und **Allergien** auftreten. Nach einer Blutegeltherapie kommt es meist zur Anschwellung der Wundränder über 12–72 Std., verbunden mit einem lokalen Spannungsgefühl. Im kleinen Umkreis bilden sich häufig

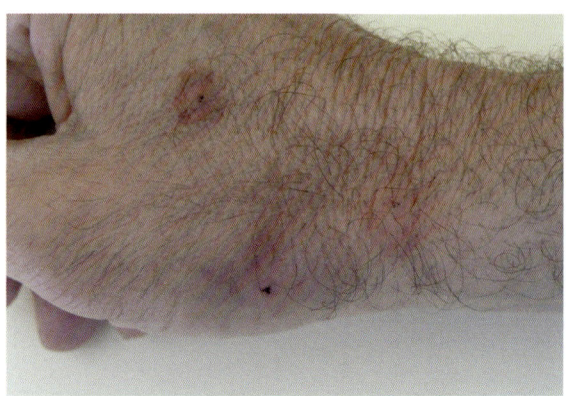

▶ **Abb. 27.7** Biss-Stelle und Erythem nach Blutegeltherapie.

Ekchymosen, meist bilden sich keine größeren Einblutungen/Hämatome. Lokalisierte Entzündungen treten selten, insbesondere bei Kratzen oder sekundärer Verunreinigung der Wunde auf. Ausgeprägtere Entzündungen mit flächenhaften Rötungen und gegebenenfalls Lymphangitis treten ebenfalls selten auf und sollten dann mit Antibiotika, vorzugsweise Gyrasehemmern, behandelt werden.

Fälle von Sepsis durch den im Blutegelspeichel enthaltenen Keim Aeromonas hydrophila wurden bei Behandlung Schwerstkranker im Indikationsgebiet der rekonstruktiven Chirurgie berichtet. Auch hier ist die Behandlung mit Gyrasehemmern indiziert.

Systemische Infektionen und Sepsis wurden bislang nicht im naturheilkundlichen Indikationsgebiet berichtet. In Einzelfällen wurde das Auftreten eines follikulären Pseudolymphoms nach Blutegeltherapie berichtet. Weiterhin kam es zu lokal begrenzten allergischen Hautreaktionen nach wiederholter Blutegelbehandlung.

Bei normaler Wundheilung kommt es zu minimalen, kaum sichtbaren mercedessternartigen Narben. Bei sekundärer Wundheilung oder Neigung zu Keloidbildung können entsprechend stärker sichtbare Narben zurückbleiben.

> Merke: Bei der heute üblichen einmaligen Anwendung von Blutegeln können keine Krankheitserreger von Mensch zu Mensch übertragen werden.

Kombinationsmöglichkeiten

Unterstützend kann hier eventuell auch die lokale Entstauung durch Aderlass und Lymphdrainage wirken.

Zusammenfassung

Die Blutegeltherapie ist eine hochwirksame topische Therapie bei chronifizierten Schmerzsyndromen, insbesondere durch Arthrosen und lokale Reizzustände des Bewegungsapparates. Aufgrund des langen Wirkeffektes und der Wiederholungsmöglichkeit ist sie für eine primäre Therapie bei den genannten Indikationen geeignet. In der Praxis ist sie relativ aufwendig und mit der Auflage zur Nachkontrolle verbunden.

Literatur

[1] **Abdelgabar AM, Bhowmick BK:** The return of the leech. Int J Clin Pract. 2003; 57(2): 103–105.

[2] **Abele J:** Propädeutik der Humoraltherapie. Physiologische Grundlagen und Praxis der Aschner-Verfahren. Heidelberg: Haug; 1992.

[3] **Abele J.** Das Schröpfen. Eine bewährte alternative Heilmethode. 4 Aufl. München: Urban & Fischer; 1998.

[4] **Abele U, Stiefvater EW:** Aschner-Fibel. 13. Aufl. Heidelberg: Haug; 1996.

[5] **Adams SL:** The medicinal leech. A page from the annelids of internal medicine. Ann Intern Med. 1988; 109: 399–405.

[6] **Adler M:** Der Baunscheidtismus. München: Müller und Steinicke; 1993.

[7] **Aschner B:** Lehrbuch der Konstitutionstherapie. 10. Aufl. Stuttgart: Hippokrates; 2000.

[8] **Bapat RD, Acharya BS, Juvekar S, Dahanukar SA:** Leech therapy for complicated varicose veins. Indian J Med Res. 1998; 107: 281–284.

[9] **Baskova IP, Aguejouf OM, Azougagh-Oualane F et al.:** Arterial antithrombotic effect of piyavit, the novel pharmacological preparation from the medicinal leech, and of its components, prostanoids and enzyme destabilase. Thromb Res. 1995; 77(6): 483–492.

[10] **Bradley JD, Katz BP, Brandt KD:** Severity of knee pain does not predict a better response to an anti-inflammatory dose of ibuprofen than to analgesic therapy in patients with osteoarthritis. J Rheumatol. 2001; 28: 1073–1076.

[11] **Braunwald E, Fauci AS, Kasper DL et al. (eds.):** Harrison's Principles of Internal Medicine. New York: Mc Graw-Hill; 2001.

[12] **Bühring M:** Ausleitende Therapie. Naturheilverfahren und unkonventionelle Medizinische Richtungen. In: Bühring M, Kraft K, Matthiessen PF et al. (Hrsg.): Naturheilverfahren und Unkonventionelle Medizinische Richtungen. (Springer Loseblatt Systeme) Berlin, Heidelberg: Springer; 1993.

[13] **Bühring M:** Naturheilkunde. Grundlagen, Anwendungen, Ziele. München: Beck; 1997.

[14] **Danesh J, Applebie P:** Coronary artery disease and iron status. Meta-analysis of prospective studies. Circulation. 1999; 99: 852–855.

[15] **de Felice M, Gallo P, Masotti G:** Current therapy of peripheral artery disease. The non-surgical approach. Angiology. 1990; 1: 1–11.

[16] **de Felice M, Gallo P, Masotti G:** Current therapy of peripheral artery disease. The non-surgical approach. Angiology. 1990; 1: 1–11.

[17] **Derganc M, Zradvic F:** Venous congestion of flaps treated by application of leeches. Br J Plast Surg. 1960; 13: 187–192.

[18] **Dicke E, Schliack H:** Bindegewebsmassage. Stuttgart: Hippokrates; 1982.

[19] **Elies M, Ogal HP:** Aus- und ableitende Verfahren. Stuttgart: Hippokrates; 1998.

[20] **Ernst E, Kollar L, Matrai A:** A placebo-controlled double blind study of hemodilution in peripheral artery disease. Lancet. 1987; 2: 1449–1451.

[20a] **Farhadi K, Scweebel DC, Saeb M et al.:** The effectiveness of wet-cupping for nonspecific low back pain in Iran: a randomized controlled trial. Complement ther Med. 2009; 17(1): 9–15.

[21] **Fernandez-Real JM, Lopez-Bermejo A, Ricart W:** Cross-talk between iron metabolism and diabetes. Diabetes. 2002; 51(8): 2348–2354.

[22] **Fernandez-Real JM, Penarroja G, Castro A et al.:** Blood letting in high-ferritin type 2 diabetes: effects on insulin sensitivity and beta-cell function. Diabetes. 2002a; 51(4): 1000–1004.

[23] **Fernandez-Real JM, Penarroja G, Castro A et al.:** Blood letting in high-ferritin type 2 diabetes: effects on vascular reactivity. Diabetes Care. 2002b; 25(12): 2249–2255.

[24] **Fernandez-Real JM, Lopez-Bermejo A, Ricart W:** Iron stores, blood donation, and insulin sensitivity and secretion. Clin Chem. 2005; 51(7): 1201–1205.

[25] **Frerick H, Keitel W, Kuhn U et al.:** Topical treatment of chronic low back pain with a capsicum plaster. Pain. 2003; 106(1–2): 59–64.

[26] **Hayden RE, Phillips JG, McLear PW:** Leeches: Objective monitoring of altered perfusion in congested flaps. Arch Otolaryngol Head Neck Surg. 1988; 114: 1395–1399.

[27] **Jänig W:** The integrative action of the autonomic nervous system. Neurobiology of homeostasis. Cambridge: Cambridge University Press; 2006.

[28] **Kiesewetter H:** Therapeutische Hämatokritsenkung. Dtsch med Wschr. 1988; 113: 484.

[29] **Kiesewetter H, Jung F, Spitzer S et al.:** Die Fließeigenschaften des Blutes und ihre klinische Bedeutung beim Gefäßpatienten. Der Internist. 1989; 30: 420–428.

[30] **Lüdtke R, Albrecht U, Stange R et al.:** Brachialgia paraesthetica nocturna can be relieved by „wet cupping"–results of a randomised pilot study. Complement Ther Med. 2006; 14: 247–253.

[31] **Marty I, Peclat V, Kirdaite G et al.:** Amelioration of collagen-induced arthritis by thrombin inhibition. J Clin Invest. 2001; 107(5): 631–460.

[32] **Michalsen A:** Aderlass. In: Bühring M, Kraft K, Matthiessen PF, Resch KL, Stange R (Hrsg.): Naturheilverfahren und Unkonventionelle Medizinische Richtungen. (Springer Loseblatt Systeme) Berlin, Heidelberg: Springer; 1994.

[33] **Michalsen A:** Aderlass. Darf man wieder zur Ader lassen? Z Allg Med. 1996; 72: 894–899.

[34] **Michalsen A, Moebus S, Deuse U et al.:** Effect of leeches therapy (Hirudo medicinalis) in painful osteoarthritis of the knee: a pilot study. Ann Rheum Dis. 2001; 60: 986.

[35] **Michalsen A, Moebus S, Spahn G et al.:** Leech therapy for symptomatic treatment of knee osteoarthritis: results and implications of a pilot study. Altern Ther Health Med. 2002; 8: 84–88.

[36] **Michalsen A, Klotz S, Lüdtke R et al.:** Effectiveness of leech therapy in osteoarthritis of the knee: a randomized, controlled trial. Ann Intern Med. 2003; 139(9): 724–730.

[37] **Michalsen A, Boch S, Lüdtke R et al.:** Effects of traditional cupping therapy in patients with carpal tunnel syndrome. A randomized controlled trial. I Pain. 2009; 10(6): 601–608.

[38] **Michalsen A, Roth M (Hrsg.):** Blutegeltherapie. Stuttgart: Haug; 2006.

[39] **Michalsen A, Bock S, Musial F et al.:** Effectiveness of cupping therapy in brachialgia paraesthetica nocturna. Results of a randomized controlled trial. International Congress on research in Complementary Medicine. Munich: 2007.

[40] **Moed L, Shwayder TA, Chang MW:** Cantharidin revisited: a blistering defense of an ancient medicine. Arch Dermatol. 2001; 137(10): 1357–1360.

[41] **Müller I:** Handbuch der Blutegeltherapie. Heidelberg: Haug; 2000.

[42] **Niasari M, Kosari F, Ahmadi A:** The effect of wet cupping on serum lipid concentrations of clinically healthy young men: a randomized controlled trial. J Altern Complement Med. 2007; 13(1): 79–82.

[43] **Pischinger A.** Das System der Grundregulation. Grundlagen einer ganzheitsbiologischen Medizin. 10. Aufl. Heidelberg: Haug; 2004.

[44] **Rampp TA, Michalsen A, Deuse U et al.:** Pain-relieving effect of topical cantharidin plaster in patients with lumbar spinal stenosis. Focus on Complementary and Alternative Medicine (FACT). 2003; 8: 531.

[45] **Rigbi M, Levy HZ, Iraqi F et al.:** The saliva of the medicinal leech Hirudo medicinalis-I. Biochemical characterisation of the high molecular weight fraction. Comp Biochem Physiol A. 1987a; 87: 567–573.

[46] **Rigbi M, Levy HZ, Eldor A et al.:** The saliva of the medicinal leech Hirudo medicinalis-II. Inhibition of platelet aggregation and of leucocyte activity and examination of reputed anaesthetic effects. Comp Biochem Physiol A. 1987b; 88: 95–98.

[47] **Rotschuh KE:** Konzepte der Medizin in Vergangenheit und Gegenwart. Stuttgart: Hippokrates; 1978.

[48] **Salonen JT, Nyyssonen K, Salonen R:** Body iron stores and the risk of coronary heart disease. N Engl J Med. 1994; 331(17): 1159–1160.

[49] **Salonen JT, Korpela H, Nyyssonen K et al.:** Lowering of body iron stores by blood letting and oxidation resistance of serum lipoproteins: a randomized cross-over trial in male smokers. J Intern Med. 1995; 237(2): 161–168.

[50] **Salonen JT:** Excessive intake of iron and mercury in cardiovascular disease. Bibl Nutr Dieta. 1998a; 54: 112–126.

[51] **Salonen JT, Tuomainen TP, Nyyssonen K et al.:** Relation between iron stores and non-insulin dependent diabetes in men: case-control study. BMJ. 1998b; 317(7160): 727.

[52] **Salonen JT, Tuomainen TP, Salonen R et al.:** Donation of blood is associated with reduced risk of myocardial infarction. The Kuopio Ischaemic Heart Disease Risk Factor Study. Am J Epidemiol. 1998c; 148(5): 445–451.

[53] **Schmid-Schönbein H, Messmer K, Rieger H:** Hemodilution and flow improvement. Basel: Karger; 1981.

[54] **Spahn G, Rieckmann T, Michalsen A et al.:** Long-term results and adverse effects of leech therapy in osteoarthritis. Focus on Complementary and Alternative Medicine (FACT). 2005; 10: 34.

[55] **Stange R, Moser C, Uehleke B et al.:** Randomized controlled trial with leeches in patients with gonarthrosis. Altern Ther Health Med. 2001; 7: 31.

[56] **Sumida Y, Kanemasa K, Fukumoto K et al.:** Effects of dietary iron reduction versus phlebotomy in patients with chronic hepatitis C: results from a randomized, controlled trial on 40 Japanese patients. J Intern Med. 2007; 46(10): 637–642.

[57] **Thiele G, Bürkmann I, Zeisenheim K et al.:** Die isovolämische Hämodilution – ein adjuvantes Behandlungsprinzip bei Patienten mit Cor pulmonale. Z Ges inn Med. 1990; 45: 315–318.

[58] **Wünsche HW:** Das Eiweiß in der Cantharideblase beim Gesunden und bei Lungentuberkulosen. Klin Wschr. 1953; 31.

[59] **Zacharski LR, Chow B, Lavori PW et al.:** The iron (Fe) and atherosclerosis study (FeAST): a pilot study of reduction of body iron stores in atherosclerotic peripheral vascular disease. Am Heart J. 2000; 139(2 Pt 1): 337–345.

[60] **Zacharski LR, Chow BK, Howes PS et al.:** Implementation of an iron reduction protocol in patients with peripheral vascular disease: VA cooperative study no. 410: the Iron (Fe) and Atherosclerosis Study (FeAST). Am Heart J. 2004; 148(3): 386–392.

[61] **Zacharski LR, Chow BK, Howes PS et al.:** Reduction of iron stores and cardiovascular outcomes in patients with peripheral arterial disease: a randomized controlled trial. JAMA. 2007; 297(6) :603–610.

[62] **Zanoni G, Leutenegger F:** Die Auswirkungen von Volumenmanipulation (Aderlass) auf die Drucke im Niederdrucksystem und auf den Hämatokrit. Schweiz Med Wschr. 1975; 105: 1406–1410.

[63] **Zidek W, Tenschert W, Karoff C et al.:** Treatment of resistant hypertension by phlebotomy. Klin Wschr. 1985; 63: 762–764.

Wichtige Adressen

Biebertaler Blutegelzucht GmbH
Talweg 31
35444 Biebertal
Tel.: 06409 661400
www.blutegel.de

28 – Eigenbluttherapie, Sauerstoff- und Ozontherapie

Helmut Sauer

28.1 Eigenbluttherapie 468
28.2 Ozon-Sauerstoff-Therapie 477

28.1 Eigenbluttherapie

28.1.1 Definition

Als Eigenbluttherapie bezeichnet man die Anwendung von patienteneigenem Blut in nativer oder modifizierter Form, z.B. mit Sauerstoff oder Ozon, zu Heilzwecken. Sie erfolgt meist als Injektion, aber auch potenziert zur oralen Anwendung.

28.1.2 Basisinformation

Geschichte

In früheren Jahrhunderten war der Umgang mit Blut von magisch-mystischen Vorstellungen geprägt. Erst Ende des 19. Jahrhunderts waren die wissenschaftlichen und technischen Grundlagen für die heutige Form der Therapie mit Eigenblut gegeben. Ihre Begründer, die **schwedischen Ärzte Elfstrom und Grafstrom**, praktizierten und inaugurierten diese Methode in den USA. 1898 verabreichten sie erstmals Eigenblut bei schweren Infektionen.

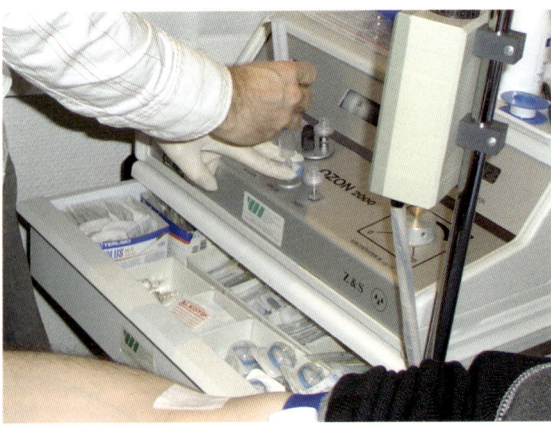

▶ Abb. 28.1 Entnahme des Ozon-Sauerstoff-Gasgemisches aus dem Ozongenerator.

In Europa und insbesondere in Deutschland wurde die **native Eigenbluttherapie** durch den Chirurgen **August Bier** weithin bekannt gemacht und angewandt. Er hatte im Jahre 1905 festgestellt, dass schlecht heilende Frakturen durch eine lokale Injektion kleiner Mengen von Eigenblut (native Eigenbluttherapie) wesentlich rascher konsolidierten.

Im Zeitraum von 1900 bis etwa 1945 wendeten zahlreiche Ärzte in Kliniken, Praxen und Universitäten Eigenblut an und berichteten über ihre Erfahrungen und Untersuchungen. Zu nennen sind insbesondere Spiethoff, Abderhalden, Schürer-Waldheim, Havlicek, Kuhlenkampff und Hoff.

Den Höhepunkt ihrer Anwendung hatte die native Eigenbluttherapie zwischen den beiden Weltkriegen. Schon in den ersten beiden Jahrzehnten des 20. Jahrhunderts wurde sie jedoch in fast allen europäischen Ländern und in Russland angewendet.

Mit der zunehmenden Verbreitung der Anwendung von Elektrizität in Europa wurden Geräte entwickelt, die **Modifikationen der nativen Eigenbluttherapie** ermöglichten.

Mitte der dreißiger Jahre entwickelte **Havlicek** ein Gerät zur **Ultraviolett(UV-)bestrahlung des Blutes**; **Wehrli** inaugurierte die **Hämatogene Oxidationstherapie** (Bestrahlung des Eigenblutes mit UV-Licht bei gleichzeitiger Vergrößerung der Oberfläche mittels Durchleitung von Sauerstoff). Nach dem Zweiten Weltkrieg erweiterte **Höveler** die UV-Bestrahlung des Blutes, indem er zusätzlich das Blut vorher hämolysierte und während der UV-Bestrahlung einer Elektrolyse unterzog.

Einen völlig neuen Weg ging **Hänsler** schließlich mit der **Ozonisierung des Eigenblutes** (Kleine und Große Ozon-Eigenblut-Behandlung). Insbesondere die Behandlung mit UV-bestrahltem Blut wurde in den dreißiger und vierziger Jahren des letzten Jahrhunderts wegen ihrer einfachen Durchführbarkeit in Praxen, Kliniken und Universitäten in Europa häufig angewendet.

Die Einführung der Sulfonamide durch Domagk im Jahre 1932, die erstmals erlaubte, bakterielle Infektionen chemotherapeutisch zu behandeln, führte zum allmählichen Rückgang der Eigenbluttherapie. Bis in die sechziger Jahre des 20. Jahrhunderts arbeiteten noch viele Ärzte aufgrund eigener Erfahrungen weiterhin damit, sie wurde jedoch allmählich von der Therapie mit Antibiotika abgelöst und wird derzeit vorwiegend in naturheilkundlichen Arztpraxen und privaten Therapieeinrichtungen eingesetzt. Heute wird Eigenblut in folgenden **Formen** angewendet:

- defibriniert
- durch Zusätze modifiziert (Gegensensibilisierung nach Theurer)
- elektrolytisch behandelt
- hämolysiert
- ozonisiert
- potenziert
- ultraviolett (UV-) bestrahlt

Wirkungen
Physiologische Wirkungen

Die postulierte Wirkung aller Eigenbluttherapien besteht in einer **Immunmodulation** mittels einer „vegetativen Gesamtumschaltung" [16, 17]. Schon **Freund**, **Abderhalden** und **Spiethoff** waren der Meinung, dass es sich bei der Eigenblutbehandlung nicht um die Wirkung spezifischer Stoffe handeln könne. **Haferkamp** konnte bei kritischer Sichtung aller verfügbaren Labordaten (Blutsenkung, Leukozyten, Erythrozyten, Thrombozyten, Blutungs- und Gerinnungsparameter) keine signifikanten Unterschiede vor und nach Therapie feststellen [13]. Auch die Untersuchung von über 1 000 Differenzialblutbildern und Lymphozytensubpopulationen erbrachte keine richtungsweisenden Hinweise für eine exakte Indikation bzw. den Nachweis eines Therapieerfolges. Ebenso gelang es nicht, mittels Messung des löslichen IL-2-Rezeptors oder durch den Multitest-Merieux kurzfristig eine günstige Wirkung einer Eigenblutbehandlung zu dokumentieren [32].

Die **Wirkungsweise** von HOT oder mit UV-Licht vorbehandeltem Eigenblut beruht vermutlich darauf, dass es unter einer UV-Bestrahlung zu einer Denaturierung der Proteine, insbesondere des Albumins, zur Bildung von Albumin-Makromolekülen und zur Entstehung von Radikalen im Blut kommt, die ihrerseits weitere physiologische und therapeutische Wirkungen induzieren.

Unterscheiden kann man zwischen sogenannten **Primärreaktionen** (**Initialreaktionen**) und **Sekundärreaktionen** (**Langzeitreaktionen**) [7,10]. Messbar sind die Sekundärreaktionen, z. B. eine Erhöhung von 2,3-Diphosphoglycerat in den Erythrozyten.

Die Reaktionen der Leukozyten (Lyse) sprechen für eine **intermediäre Entzündungsreaktion** mit Freisetzung von Mediatoren wie Histamin, PAF, Prostaglandinen, Leukotrienen. Dadurch fallen die Thrombozytenzahlen ab, die Thrombozytenfunktion wird um bis zu 40 % gehemmt.

HOT und UVB greifen zusätzlich aktiv in den Sauerstoffmetabolismus ein, messbar an einer Verminderung erhöhter Fibrinogenkonzentration und einer Normalisierung der Thrombozytenfunktion, messbar an der Thrombozytenaggregation.

Auch die Vollblut- und Plasmaviskosität sowie die Erythrozytenaggregation werden erniedrigt [11]. Dadurch kommt es zur verbesserten Perfusion und Abnahme von Ödemen, durch die Freisetzung von Prostazyklin aus den Endothelien zu einer leichtgradigen Vasodilatation sowie einer reduzierten Thrombozytenaggregation [7,11].

Die Verbesserung der Immunlage kann nicht durch eine Veränderung der Immunglobuline erklärt werden; bisherige Untersuchungen zeigten nur marginale Anstiege der Immunparameter.

Klinische Wirkungen

Therapieerfolge finden sich nach Angaben der Patienten und den Beobachtungen der Therapeuten vor allem in folgenden Bereichen:

- Wunden nach Operationen und Verletzungen: rascheres Abheilen
- rezidivierende Abszesse und Eiterungen: Ausbleiben des Rezidivs
- allergische Erscheinungen: Ausbleiben oder Verbesserung
- Leistung (körperlich und geistig): Verbesserung
- Schlafqualität: Verbesserung

Wirksamkeitsnachweis

Insbesondere für die UV-Bestrahlung des Blutes, die Hämatogene Oxidationstherapie (HOT) nach Wehrli und die Ozontherapie wurden zahlreiche, qualitativ in der Regel allerdings nicht sonderlich hochwertige wissenschaftliche Untersuchungen in vitro und in vivo durchgeführt. Hierbei fanden sich folgende Ergebnisse:

- Abfälle der Plasmakonzentrationen von Pyruvat und Laktat [7]
- Anstieg der Leukozyten, der basophilen Granulozyten, der Lymphozyten und Thrombozyten im Blut
- Erhöhung der elektrischen Ladung der Erythrozyten
- Reduktion des Fibrinogens, Normalisierung der Fibrinolyse und Abnahme der Thrombozytenaggregabilität
- Verbesserung der Motilität der Erythrozyten in der Elektrophorese
- Verbesserung der Sauerstoffutilisation
- Verminderung der Oberflächenspannung des Blutes
- Verminderung der Plasma- und Vollblutviskosität sowie Normalisierung der Erythrozytenaggregation

Die heute bekannten Wirkungsweisen dieser Verfahren beruhen auf einer **initialen Reaktion auf aktivierte Sauerstoffspezies** (Bildung von Peroxiden, Ozoniden) und einer Sekundärreaktion (Degranulation der Granulozyten, Ausschüttung von Histamin, Bildung aggregierter Proteine mit der Folge einer Immunaktivierung) [7,11].

Klinisch und biochemisch wurde insbesondere in der ehemaligen DDR die UV-Bestrahlung des Blutes intensiv erforscht und deren Überlegenheit bei der Behandlung arterieller Durchblutungsstörungen (Fontaine-Stadium IIb) gegenüber Pentoxifyllin und Xantinolnicotinat gezeigt [27, 28].

> ✱ **Merke:** Für die verschiedenen Formen der Eigenbluttherapie ergeben sich empirisch verschiedene Indikationen, die im Folgenden im Zusammenhang mit der jeweiligen Methodik angeführt werden. Ergebnisse aus klinischen Studien liegen nur selten vor.

Abrechnung

Die verschiedenen Therapien werden nach **GOÄ** abgerechnet. Wird der 2,3-fache Satz zugrunde gelegt, so ergeben sich pro Maßnahme bei der Eigenbluttherapie zwischen 10 und 74 Euro. Folgende Schriften beinhalten detaillierte Informationen:
- Hufeland-Leistungsverzeichnis der Besonderen Therapierichtungen [18]
- Krimmel u. Kleinken: MEGO, Gebührenverzeichnis für individuelle Gesundheitsleistungen [22]

28.1.3 Behandlung mit nativem Eigenblut

In der Praxis wird am häufigsten unverändertes Eigenblut angewendet.

Nach einer Umfrage von Bühring aus dem Jahre 1997 haben etwa 75 000 Ärzte in Deutschland Eigenblut eingesetzt [4].

> **T Therapeutische Empfehlung**
> Regeln zur Anwendung von Eigenblut:
> - Die Therapie sollte stets mit einer kleinen Menge Eigenblut beginnen (0,5–1 ml).
> - Die intramuskuläre Anwendung ist zu bevorzugen.
> - Die Abstände der Injektionen sind in Abhängigkeit von der Erkrankung zu wählen.
> - Akute Erkrankungen erfordern kurze Behandlungsabstände und größere Mengen Eigenblut (2–3–5 ml), chronische Erkrankungen lange Abstände und kleine Mengen Eigenblut.
> - Je älter oder je empfindlicher der Patient ist, desto geringer sollte der Reiz sein. Dies bedeutet umso größere zeitliche Abstände zwischen den Injektionen und umso kleinere Mengen Eigenblut.
> - Vor jeder erneuten Injektion ist die Reaktion auf die vorangegangene Behandlung zu erfragen. Kam es zu einer Überreaktion (z. B. Verstärkung von Schmerzen), sollte die Dosis von Eigenblut reduziert und/oder der Abstand zwischen den Injektionen verlängert werden.
> - Zu kurze Abstände überfordern häufig die Regulationsfähigkeit des Patienten.

Intrakutane Injektion

Blutmenge
Ca. 0,5 ml frisch entnommenes Blut, verteilt auf 2–4 Quaddeln.

Injektionsstellen
- Head-Zonen
- Gelenknähe (Arthrosen der großen Gelenke)
- paravertebral (Erkrankungen der Lungen)

Das mit einer 16er Kanüle venös entnommene Blut wird sofort i.c. injiziert.

Abstand und Häufigkeit
3–7 Tage; 3–5 Injektionen.

Indikationen
- allergische Bronchitis
- chronisch-rezidivierende Bronchitis
- Gonarthrose
- Koxarthrose
- Omarthrose

Nebenwirkungen
Keine.

Kontraindikationen
Keine.

Kombinationsmöglichkeiten
- Asthma bronchiale: Nicotiana comp. (Amp.; Wala)
- akute oder chronische Bronchitis: Petasites comp. (Amp.; Wala)
- Koxarthrose und Gonarthrose: Viscum Mali 1 % (Amp.; Wala)

Subkutane Injektion

Blutmenge
Ca. 0,5–2–3 ml.

Injektionsstellen
- Oberschenkel, Abdomen
- Karbunkel, Furunkel, schlecht heilende Wunden (insbesondere prätibial) werden mit etwa 2–3 ml Eigenblut unter- und umspritzt.

Abstand und Häufigkeit der Injektionen
3–7–14 Tage, 5–10 Injektionen.
Mit einer 16er Kanüle venöses Blut entnehmen und s. c. injizieren.

Indikationen
- Umstimmung bei neurologischen Erkrankungen (multiple Sklerose, Neuropathien)
- Neurodermitis
- Ekzeme, Karbunkel, Furunkel (s. o.).

Nebenwirkungen
Keine.

Kontraindikationen
Keine.

Kombinationsmöglichkeiten
- organotrope Mittel aus der Anthroposophie und Homöopathie
- Neurodermitis: Cutis comp. (Amp.; Heel)
- chronische Allergien im Bereich der Schleimhäute: Mucosa comp. (Amp.; Heel)
- degenerative Prozesse des Nervensystems: Apis regina comp. (Amp.; Wala), Cerebrum comp. (Amp.; Heel)
- Neuritis, Neuralgie, Neuropathie: Formica D 3 (Amp.), Apis D 2, D 3 (Amp.)

— Cave —
Die s. c.-Injektion größerer Mengen nativen Eigenblutes kann sehr schmerzhaft sein.

Intramuskuläre Injektion

Blutmenge
1–2 (max. 3–5) ml natives Blut.

Injektionsstelle
Bevorzugt intraglutäal.

Blutentnahme und Reinjektion mit 16er Kanüle, bei adipösen Patienten für die Reinjektion Kanüle 0,80 x 50 mm oder 0,60 x 60 mm verwenden.

Abstand der Injektionen
- täglich: akute fieberhafte Erkrankungen, eitrige Bronchitis, Pneumonie, eitrige Rhinosinusitis, eitrige Zystitis, Abszesse, Furunkel, Karbunkel
- alle 2–3 Tage: subakute Rhinosinusitis, Bronchitis, protrahierte Infekte, Rhinitis und Conjunctivitis allergica, mangelnde Abwehrlage, bei immungeschwächten Patienten, unter Glukokortikoidtherapie, nach langanhaltender Antibiotikatherapie
- alle 7 Tage: chronische, mäßig aktive Infekte (Rhinitis, Rhinosinusitis, Otitis, Bronchitis), rheumatoide Arthritis, Sjögren-Syndrom, allgemein bei Autoimmunerkrankungen

Häufigkeit der Injektionen
- akute Erkrankungen: ca. 3 Injektionen
- subakute bzw. protrahiert verlaufende Erkrankungen: ca. 5 Injektionen
- chronische Störungen: bis zu 10 Injektionen

Indikationen
s. o., Abstand der Injektionen.

Nebenwirkungen
Die in der Literatur angegebenen Nebenwirkungen treten bei sorgfältigem Vorgehen sehr selten auf.

Kontraindikationen
Keine.

Kombinationsmöglichkeiten
Aufgrund langjähriger Erfahrung vieler Ärzte können die folgenden Präparate bedenkenlos gemischt und angewandt werden. Bei diesem Vorgehen sollten Sie lediglich bedenken, dass Sie die Hersteller der Präparate aus der Haftung entlassen und selbst die Haftung für das neu gemischte Präparat übernehmen.
- organotrope Mittel aus der Anthroposophie und Homöopathie
- rheumatoide Arthritis, Sjögren-Syndrom, Thyreoiditis de Quervain
  - Je 1 Amp. Quarz D 30 (Amp.) + Mesenchym D 30 (Amp.) i. v.
  - Dann 1 ml Eigenblut entnehmen und mit 1 Amp. Thymus-Extrakt mischen, i. m. reinjizieren.
- Rhinitis, Rhinosinusitis, Otitis, Bronchitis bei chronisch-protrahiertem Verlauf
  - Mucosa comp. (Amp.; Heel) + Euphorbium comp. (Amp.; Heel), beide gemischt i. v.
  - Dann 1 ml Blut entnehmen und mit 1 Amp. Colibiogen oder Thymus-Extrakt gemischt i. m. injizieren.
- akute Infekte
  - 1 Amp. Gripp-Heel; Engystol oder Gelsenium comp. (Amp.; Wala) i. v.
  - Dann 2 ml Blut entnehmen und mit 1 Amp. Thymus-Extrakt i. m. injizieren.
- akute fieberhafte Erkrankungen, Pneumonie, akute eitrige fieberhafte Bronchitis, Grippe, septische Zustände
  - Lachesis D 20 (D 30) (Amp.) oder Argentum metallicum D 20 (D 30 Amp.) i. v. + Echinacea comp. (Amp.; Heel) i. v.
  - Dann 2–3 ml Eigenblut entnehmen und i. m. injizieren.

- Neuritiden
  Häufig günstige Reaktionen auf eine Eigenbluttherapie, insbesondere bei Kombination mit Rhus toxicodendron comp. (Amp.; Wala); Aconit comp. (Amp.; Wala); Formica D 3 (Amp.), Mandragora comp. (Amp.; Weleda), Apis cum Levistico D 3 (Amp.; Weleda) oder Harpagophytum D 3 (Amp.).

> **T Therapeutische Empfehlungen**
> - Bei Patienten, die mit **Gerinnungs- oder Thrombozytenaggregationshemmern** behandelt werden, sollte immer nur mit einer 16er Kanüle streng i. m. gespritzt und die Region eine Zeitlang gut komprimiert werden.
> - Bei INR-Werten > 4 wird von dieser Therapie abgeraten.
> - Bei diabetischer Polyneuropathie ist vor Beginn einer Behandlung eine exakte Einstellung des Diabetes notwendig.

28.1.4 Modifizierte Verfahren

Bei den modifizierten Verfahren werden nicht apparative und apparative Verfahren unterschieden. Zu den **nicht apparativen Verfahren** zählen

- Behandlung mit hämolysiertem Eigenblut,
- Behandlung mit potenziertem Eigenblut (nach Imhäuser),
- Gegensensibilisierung (nach Theurer),
- Auto-Sanguis-Stufentherapie (nach Reckeweg/Lanninger-Bolling).

Apparative Methoden sind

- Blutmodifikation mittels Hämoaktivator (nach Garthe/Höveler),
- UV-Bestrahlung (Kleine = UVE- bzw. Große = UVB-Eigenblutbehandlung),
- Hämatogene Oxidationstherapie (HOT) (nach Wehrli),
- Kombination von Ozon mit Eigenblut (Kleine bzw. Große Ozon-Eigenblutbehandlung).

Eine Übersicht der Modifikationen von Eigenblut bezüglich Applikationsweise und Zielrichtung zeigt ▶ Tab. 28.1.

Behandlung mit hämolysiertem Eigenblut

Methodik

- 1–2 ml Nativblut mit 1 ml Aqua bidest in der Spritze kurz schütteln.
- Nach Eintritt der Hämolyse werden 0,5–2,0 ml des Hämolysates sofort reinjiziert.

Injektionsstelle
Bevorzugt i. m. aber auch i. c.

▶ **Tab. 28.1** Modifikationen von Eigenblut.

Modifikation	Applikation	Zielrichtung
hämolysiertes Eigenblut	Injektion s. c./i. m.	• Stoffwechsel • immunologisches Gedächtnis
potenziertes Eigenblut (nach Imhäuser)	oral	immunologisches Gedächtnis
Auto-Sanguis-Stufentherapie (nach Reckeweg/Lanninger-Bolling)	Injektion s. c./i. c./i. m./i. v.	• Stoffwechselregulation • immunologisches Gedächtnis
Gegensensibilisierung (nach Theurer)	Injektion s. c./i. c./i. m.	immunologisches Gedächtnis
Kleine Ultraviolettbestrahlung des Blutes (UVE)	Injektion s. c./i. m.	• Stoffwechselregulation • immunologisches Gedächtnis
Große Ultraviolettbestrahlung des Blutes (UVB)	Infusion	• Restitution • Durchblutung
Kleine Ozon-Eigenblut-Behandlung	Injektion i. m.	• Stoffwechsel • Immunologie
Große Ozon-Eigenblut-Behandlung	Infusion	• Durchblutung • immunologisches Gedächtnis
Hämatogene Oxidationstherapie (HOT) (nach Wehrli)	Infusion	Durchblutung
Hämoaktivator (nach Garthe/Höveler)	Injektion i. m.	• Stoffwechselregulation • immunologisches Gedächtnis

Abstand und Häufigkeit
1–3–5 Tage; 5–10 Injektionen.

Indikationen
Es gelten die gleichen Indikationen wie für natives Eigenblut (▶ S. 470).

> **T Therapeutische Empfehlung**
> Hämolysiertes Eigenblut wird verwendet, wenn nach 3–5 Injektionen mit nativem Eigenblut keine signifikante Besserung des klinischen Bildes eingetreten ist.

Nebenwirkungen
Keine bekannt.

Kombinationsmöglichkeiten
- Mischung mit 1 Amp. Colibiogen i. m. bei Allergien (der Luftwege, enterale Allergien)
- Verbindung mit Thymusextrakten bei chronischen Abwehrschwächen (i. m.)

Behandlung mit potenziertem Eigenblut (nach Imhäuser)

Um 1960 entwickelte die Kinderärztin Hedwig Imhäuser die Methode des potenzierten Eigenblutes, da bei Kindern eine Behandlung mit nativem Eigenblut aus vielen Gründen schlecht durchführbar ist.

Methodik
- Entnahme von Blut (Ohr, Ferse, Fingerbeere, selten venös)
- Zusatz von Natriumcitrat zur Gerinnungshemmung
- Potenzierung gemäß den Vorschriften des Deutschen Homöopathischen Arzneibuches (HAB)

Durchführung
- 1–3 Tropfen natives Blut (kapillär) **oder** 1–2 Tropfen aus einem Ansatz von 0,4 ml Natriumcitrat 3,8 % + 1,6 ml Blut (venös) in ein 10 ml-Fläschchen mit 35%igem Alkohol überführen und sofort 10-mal kräftig rhythmisch schütteln. Dies ergibt die Ausgangspotenz C 1 (entspricht D 2).
- 100 µl dieser „Stammlösung" in ein zweites Fläschchen mit 10 ml 35%igem Alkohol überführen, mischen und 10-mal kräftig rhythmisch schütteln (C 2).
- Durch Wiederholung dieses Schrittes wird bis zur C 6 oder C 12 (entsprechend D 12–D 24) potenziert.
- Die Lösungen dienen ausschließlich der oralen Anwendung.
- Die Aufbewahrung erfolgt im Kühlschrank.

Dosierung
- Einige Therapeuten beginnen mit C 5 bzw. C 7 und verabreichen dann höhere Potenzen. Andere beginnen mit hohen Potenzen (C 10) und gehen dann im wöchentl. Rhythmus absteigend bis C 3 (entspricht D 6).
- Je vorsichtiger in die Regulation eingegriffen werden muss, desto höher wird die Potenz gewählt, mit der begonnen wird, so z. B. C 12 bei rheumatoider Arthritis, Asthma bronchiale, Sjögren-Syndrom, Hyperregulation.
- Je stabiler und je normerger ein Patient ist, desto tiefer wird die Ausgangspotenz gewählt.

Indikationen
- allergische Diathese
- Neurodermitis
- Ekzeme
- chronische Urtikaria
- Lebensmittelintoleranz, Lebensmittelallergien
- rheumatoide Arthritis
- Sjögren-Syndrom
- Thyreoiditis de Quervain
- rezidivierende Infekte

Nebenwirkungen
Werden Konstitution und Reaktion des Patienten nicht beachtet oder falsch eingeschätzt, kann eine Erstverschlimmerung eintreten. In diesem Fall wird für einige Tage pausiert, dann erneut mit der halben Dosis behandelt, die zuletzt angewandt wurde.

Unter Umständen wird auf die Verabreichung der tiefsten Potenz, z. B. D 6, D 8, verzichtet.

Kontraindikationen
Keine bekannt.

> **T Therapeutische Empfehlung**
> Nach dem Arzneimittelgesetz sind die Herstellung homöopathisierten Eigenbluts und die Abgabe in der Praxis unter Ihrer unmittelbaren fachlichen Verantwortung zum Zwecke der persönlichen Anwendung bei einem bestimmten Patienten durchaus erlaubt. Sie dürfen das erstellte Arzneimittel jedoch auf keinem Fall Ihren Patienten mitgeben. Trotzdem ist es zu empfehlen, nur die Blutentnahme durchzuführen und die Herstellung und Abgabe an den Patienten durch den Apotheker erfolgen zu lassen. Wenn Sie die Herstellung des Eigenbluts selbst durchführen wollen, so können Sie dies mithilfe von Praxiskits (ISF-Kit, Mentop Pharma, Schleswig) machen. Der Vorteil ist die schnelle Verfügbarkeit.

Gegensensibilisierung bzw. Immunmodulation (nach Theurer)

Methodik
- Patientenblut wird mit einem sogenannten **Serumaktivator**, meist eine kolloidale Komplexverbindung von Aluminiumhydroxid und Kieselsäure, versetzt und potenziert (Allergostop I).
- Eine weitere Form der Blutaufbereitung ist **Allergostopp II** (Hydrolysat nach Theurer).

Menge
Für beide Formen dieser Eigenblutbehandlung müssen jeweils ca. 8 ml Blut eingesandt werden (z. B. vitOrgan, 73760 Ostfildern).

Indikationen
- Allergostopp I: vorwiegend zur Behandlung von Allergien; das Allergen muss nicht bekannt sein.
- Allergostopp II: akute Autoaggressionskrankheiten

Anwendung
- **Allergostopp I**: Injektion (i. c. oder s.c), beginnend bei D 12 oder D 10, dann langsam absteigend bis z. B. D 6 oder D 4. Behandlungsschema:

1. Injektion 0,2 ml; Verdünnung 10^{-12}
2. Injektion 0,4 ml; Verdünnung 10^{-12}
3. Injektion 0,2 ml; Verdünnung 10^{-10}
4. Injektion 0,4 ml; Verdünnung 10^{-10}
5. Injektion 0,2 ml; Verdünnung 10^{-8}
6. Injektion 0,4 ml; Verdünnung 10^{-8}
7. Injektion 0,2 ml; Verdünnung 10^{-6}
8. Injektion 0,4 ml; Verdünnung 10^{-6}
9. Injektion 0,2 ml; Verdünnung 10^{-4}
10. Injektion 0,4 ml; Verdünnung 10^{-4}

Abstand zwischen den Injektionen jeweils 1–3 Tage

- **Allergostopp II**: i.m.- oder i.v. -Injektion, beginnend mit einer Verdünnung 1:100 bis zur Injektion des Konzentrates (2 bzw. 5 ml); insgesamt 11–12 Injektionen.

Nebenwirkungen
In seltenen Fällen (bei hypererger Reaktionslage) lokale Rötung, Schwellung.

Kontraindikationen
Keine.

Kombinationsmöglichkeiten
Mit immunmodulierenden Mitteln, wie Zink, Thymusextrakten oder Enzymen.

Auto-Sanguis-Stufentherapie (nach Reckeweg/Lanninger-Bolling)

Es handelt sich hierbei um eine spezielle Form der Kombination potenzierten Eigenblutes mit sogenannten **antihomotoxischen Heilmitteln**.

Die Heilmittel werden i.v., i.m., s.c. oder i.c. zusammen mit Kleinstmengen von potenziertem Eigenblut appliziert. Die Wahl der Heilmittel richtet sich nach der Erkrankung (▶ Tab. 28.2, [15]).

Anwendung
- i.v.-Injektion des zu den aktuellen Symptomen passenden Heilmittels der 1. Stufe in einer 5-ml-Einmalspritze
- Entnahme von etwa 0,1 ml Blut
- Aufziehen und Mischen mit dem ausgewählten Heilmittel der 2. Stufe (▶ Tab. 28.2) in der gleichen Spritze mit der gleichen Kanüle
- Aufsetzen der Kunststoffschutzkappe auf die Kanüle, Potenzierschritt (10-maliges rhythmisches Schütteln)
- i.m.-Injektion der Mischung, ca. 0,1–0,2 ml verbleiben in der Spritze

Soll ein weiteres Heilmittel angewandt werden, wird es in diese Spritze aufgezogen; die Mischung wird, wie oben beschrieben, potenziert und s.c. appliziert.

▶ **Tab. 28.2** Anwendungsschema (aus [24]).

Stufe	Applikation	Antihomotoxisches Heilmittel
1	i.v.	der aktuellen Symptomatologie entsprechend
2	i.m./s.c.	Terrainmittel
3	s.c.	organotropes Mittel
4	i.c./s.c.	Immunmodulation (z.B. Nosoden)

T Therapeutische Empfehlung
Bei **lokalen Schmerzzuständen** ist auch eine i.c.-Applikation möglich, verteilt auf ca. 5–8 Quaddeln.

Cave
Mehr als 3 Injektionen gleichzeitig oder ein Wechsel von Kanülen werden nicht empfohlen [24].

Kleine Ultraviolettbestrahlung des Eigenblutes (UVE)

Das Eigenblut wird mit UV-Licht (253 µm) bestrahlt, ohne dass eine Hämolyse eintritt. Das Blut wird anschließend i.m. injiziert.

Methodik
- 0,5–5,0 ml Eigenblut werden mit 0,5–1,0 ml Natriumcitrat 3,8 % vermischt. Die Mischung wird in einer Quarzglasküvette 1–2 Min. mit UV-Licht bestrahlt.
- 0,5–2,0 ml des bestrahlten Blutes werden i.m. injiziert.

Abstand und Häufigkeit
3–7 Tage; 3–10 Behandlungen.

Indikationen
- allergische Diathese
- Neurodermitis
- Ekzem
- Quincke-Ödem
- rezidivierende Infekte, verzögerte Rekonvaleszenz nach Infekten
- Autoimmunerkrankungen

Nebenwirkungen
Keine bekannt.

Kontraindikationen
Keine bekannt.

Kombinationen

- organotrope Anthroposophika und Homöopathika
- Allergien, Neurodermitis
  - Mucosa comp. (Amp.; Heel).
  - Allergie-Injectopas (Amp.; Pascoe) + Euphorbium comp. (Amp.; Heel) werden gemischt und i. v. appliziert.
- rezidivierende Infekte
  Echinacea comp. (Amp.; Heel) + Mucosa comp. (Amp.; Heel) i. v.
- verzögerte Rekonvaleszenz, nach Infekten, nach Operationen
  - Levico comp. (Amp.; Wala)
  - Crataegus/Cor comp. (Amp.; Wala) i. v.
    Jeweils anschließend nach der i. v.-Injektion 1–2 ml Blut entnehmen und wie oben angegeben bearbeiten.

Große Ultraviolettbestrahlung des Eigenblutes (UVB)

Methodik

- In eine 50 ml-Spritze werden 5–8 ml Natriumcitrat 3,8 % aufgezogen.
- Mittels eines Butterfly wird eine Vene punktiert. Langsam werden 50 ml Blut über eine Schlauchverbindung in die Spritze aufgezogen, dabei wird das Blut in der Schlauchverbindung durch das UV-Strahlungsgerät bestrahlt.
- Bei der anschließenden langsamen Reinfusion wird das Blut wiederum mit UV-Licht bestrahlt.

Abstand und Häufigkeit

- Anfangs sind kurze Abstände, d. h. 2–7 Tage, erforderlich, später nach Besserung längere (7–14 Tage); in Abhängigkeit von der Krankheit 5–10–15 Behandlungen.
- Zur Aufrechterhaltung eines gebesserten Zustandes (z. B. bei peripheren Durchblutungsstörungen, bei Diabetes mellitus) sollte alle 4 Wochen eine Behandlung erfolgen.

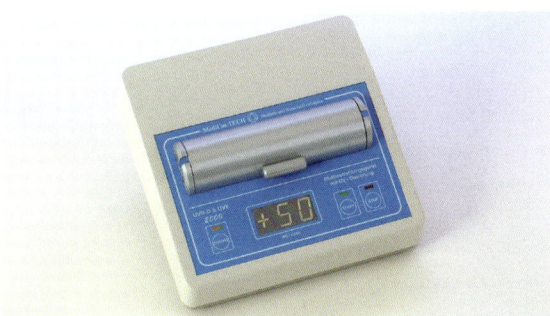

▶ Abb. 28.2 B- und UVE-Bestrahlungsgerät

Indikationen

- Durchblutungsstörungen (peripher, okulär, koronar)
- Makuladegeneration
- Leistungsabfall (nach Operationen oder schweren Erkrankungen)
- onkologische Nachsorge (adjuvante Therapie)
- Abwehrschwäche
- geriatrische Probleme (Therapie und Prävention)

Nebenwirkungen

Sehr selten Parästhesien, Flush-Gefühl, Hitzegefühl, gesteigerte Erregbarkeit, Schlafstörungen, Aktivierung einer latenten Hyperthyreose, Aktivierung einer Blutungsneigung.

Kontraindikationen

Hyperthyreose, Porphyrie, Hypermenorrhöe.

Kombinationen

Mit organotropen Anthroposophika oder Homöopathika und anderen Medikamenten (▶ Tab. 28.3).

> **T Therapeutische Empfehlung**
> Die Wirkung einer UVB-Behandlung kann durch zusätzliche Applikation von 1–2 ml nativem oder UV-bestrahltem Blut i. m. gesteigert werden.

▶ Tab. 28.3 Große Ultraviolettbestrahlung des Blutes (UVB): Kombinationsmöglichkeiten.

Erkrankung	Arzneimittel	Applikationen
Herzinsuffizienz Stadium I-III	K-Strophantin ⅛ mg, ¼ mg	streng i. v.!
	Crataegus/Cor comp. (Amp.; Wala)	s. c./i. v./i. m.
	Cor comp. (Amp.; Heel)	s. c./i. v./i. m.
zerebrale Durchblutungsstörungen	Arnica/Betula comp. (Amp.; Weleda)	s. c./i. m.
	Cerebrum comp. (Amp.; Heel)	s. c./i. v./i. m.
periphere arterielle Verschlusskrankheit	Placenta D 5/D 6 (Amp.; Wala)	s. c./i. v./i. m.
	Secale/Bleiglanz comp. (Amp.; Wala)	s. c./i. v./i. m.
Abwehrschwächen	Thymusextrakte	i. m. (s. c.)
	Colibiogen (Amp.)	i. m. (Cave: i. v.!)
	Mistelextrakte	s. c.

28 Eigenbluttherapie, Sauerstoff- und Ozontherapie

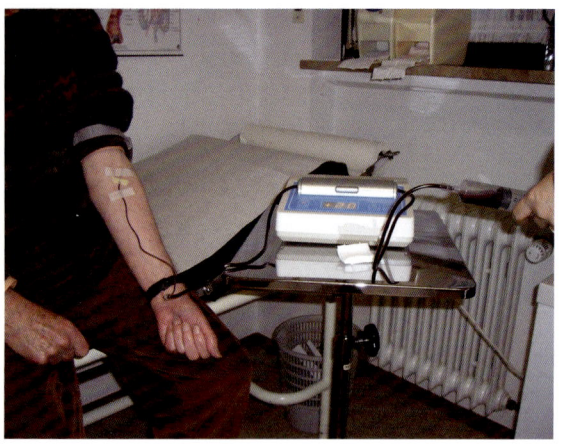

▶ Abb. 28.3 UVB-Behandlung.

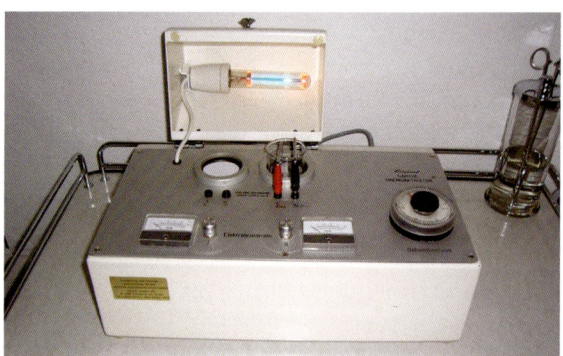

▶ Abb. 28.4 Garthe Hämoaktivator.

Hämoaktivator (nach Garthe/Höveler)

Eine weitere Modifikation der Eigenbluttherapie verwendet hämolysiertes Blut, das mit Elektrolyse, UV-Licht und Verschüttelung behandelt wird.

Methodik
- 2 ml venöses Blut werden mit 1 ml Aqua bidest hämolysiert.
- In ein Quarzglas werden zu 20 ml 0,9 %iger NaCl-Lösung 0,5 ml H_2O_2 3 % gegeben.
- Beide Lösungen werden gemischt (Schaumbildung!). Die Mischung wird für 10–15 Min. in einer Apparatur mit UV-Licht bestrahlt, dabei gleichzeitig geschüttelt und von Strom durchflossen.
- Von der fertigen Mischung werden 2–5 ml i. m. injiziert.

Abstand und Häufigkeit der Injektionen
3–7 Tage; 3–10 Injektionen.

Geräte
- Hämoaktivator nach Garthe/Höveler
- Quarzgläser (50 ml Fassungsvermögen)

Indikationen
- Allergien
- Neurodermitis
- Ekzem
- rezidivierende Infekte
- Autoimmunerkrankungen

> **Therapeutische Empfehlung**
> Der Hämoaktivator wird insbesondere dann eingesetzt, wenn die Erfolge mit nativem Eigenblut unbefriedigend sind.

Nebenwirkungen
Bei der Beachtung von Konstitution und Regulationskapazität des Patienten nicht zu erwarten.

Kontraindikationen
Keine.

Kombinationen
- organotrope Anthroposophika und Homöopathika
- Bei der Blutentnahme können z. B. Mucosa comp. (Amp.; Heel) und Allergie-Injectopas i. v. appliziert werden.
- Mit dem aufbereiteten Blut können i. m. z. B. Thymusextrakte oder Colibiogen injiziert werden.

Hämatogene Oxidationstherapie (HOT) (nach Wehrli)

Die Therapie beruht auf der UV-Bestrahlung von Eigenblut, das gleichzeitig von Sauerstoff durchperlt wird.

Geräte und Substanzen
- HOT-Gerät (verschiedene Hersteller)
- Sauerstoffflasche mit Druckminderer, Flowmeter
- Infusionsständer
- HOT-Einmal-Set (Vakuumflasche, Schlauchverbindungen, Spritzen, Transfusionsbesteck, Überleitungsbesteck)
- Natriumcitrat 3,8 % pro injectione bzw. Heparin-Natrium

Methodik
- Bestrahlung von ca. 50–100 ml Eigenblut, das mit medizinischem Sauerstoff zur Erzielung einer größtmöglichen Oberfläche aufgeschäumt wurde.
- anschließende Reinfusion

Durchführung

- 50–100 ml Blut werden mittels Vakuumflasche entnommen, in die zuvor 10 ml Natriumcitrat 3,8 % oder Heparin (1 000 Einheiten) aufgezogen wurden.
- Das Blut tropft anschließend in ein großes Gefäß mit UV-Bestrahlungsvorrichtung, wo seine Oberfläche mittels Sauerstoffeinblasung vergrößert und es gleichzeitig mit UV-Licht 10–15 Min. bestrahlt wird.
- Nach Beendigung der Bestrahlung Reinfusion.

Abstand und Häufigkeit

1–7–14 Tage; 5–10–15 Behandlungen.

Menge

50–100 ml Blut.

Injektionsstelle

Venöse Entnahme und Reinfusion.

Indikationen

- Durchblutungsstörungen (peripher, okulär, koronar)
- Makuladegeneration
- Leistungsabfall (nach Operationen oder schweren Erkrankungen)
- onkologische Nachsorge (adjuvante Therapie)
- Abwehrschwäche
- geriatrische Indikationen (Therapie und Prävention)
- Wundheilungsstörungen

Nebenwirkungen

Keine bekannt.

Kontraindikationen

Hyperthyreose, Thyreotoxikose, Porphyrie.

Kombinationen

Mit kreislaufwirksamen Mitteln (▶ Tab. 28.3).

> **T Therapeutische Empfehlung**
> - Die Mittel sollten am Ende der Infusion nachgespritzt werden. Auf keinen Fall der Bestrahlung und dem Aufschäumen aussetzen!
> - Empfohlen wird **reichliches Trinken** während einer HOT-Behandlung, um die Diurese zu verstärken.

28.2 Ozon-Sauerstoff-Therapien

28.2.1 Definition

Unter Ozon-Sauerstoff-Therapie versteht man die medizinische Verabreichung eines Ozon-Sauerstoff-Gemischs (lokal, rektal, parenteral). Wird Ozon mit Blut zusammengebracht, so spricht man von Ozon-Eigenblut-Therapie. Ozon-Eigenblut wird immer parenteral angewendet (subkutan, intramuskulär, intravenös).

Therapien mit Sauerstoff oder Sauerstoff-Ozon-Gemischen werden bei **Sauerstoffdefiziten** angewendet. Diese treten im Rahmen des Alterungsprozesses und bei zahlreichen Erkrankungen auf, die mit einem verringerten Sauerstoffangebot an das Gewebe einhergehen, z.B. bei peripheren, arteriellen Durchblutungsstörungen, venösen Durchblutungsstörungen (Ulcus cruris), bei chronischen Entzündungen, aber auch bei Mikro- und Makroangiopathien im Rahmen von Stoffwechselstörungen.

Auch unter Stress ist der Sauerstoff-Partialdruck deutlich reduziert. Neben Bewegungsarmut und Fehlernährung zählen **chronische Infekte** sowie psychische Belastungssituationen heute zu den häufigsten Faktoren, die die Durchblutung ungünstig beeinflussen.

Das therapeutische Ziel besteht darin, durch ein erhöhtes Sauerstoffangebot die O_2-Versorgung der Gewebe zu verbessern.

28.2.2 Basisinformation

Geschichte

Ende des 18. Jahrhunderts traf Antoine Laurent de Lavoisier grundlegende Aussagen zur Bedeutung des Sauerstoffs bei Verbrennung, Atmung und Oxidation. Im Jahre 1839 entdeckte Christian Friedrich Schönbein, dass aus Luftsauerstoff bei elektrischer Entladung ein Gas entsteht, das er „Ozon" nannte; im Jahre 1857 stellte Werner von Siemens erstmals größere Mengen Ozon her. Während des Ersten Weltkriegs war der Arzt Albert Wolf aus Berlin bei der Ozonbegasung von Fisteln und Phlegmonen verwundeter Soldaten recht erfolgreich.

In den dreißiger Jahren des letzten Jahrhunderts regte **Erwin Payr** an, dass Ozon nicht aus Luft, sondern aus reinem Sauerstoff gewonnen werden sollte, damit keine toxischen Stickoxide bei der Herstellung mehr entstünden. Er führte klinische Studien über **Ozontherapie** an der Universitätsklinik in Leipzig durch. Die desinfizierende Wirkung wurde genutzt zur Behandlung von Wunden, Eiterungen, Entzündungen, Phlegmonen und Fisteln, aber auch bei Entzündungen im Bereich von Körperhöhlen (insbesondere Blase, Vagina, Rachen). Zeitgleich berichtete der Züricher Zahnarzt **Fisch** über Erfolge bei der Behandlung von Parodontose und Parodontitis.

Nach dem Zweiten Weltkrieg führten die Ärzte **Hans Wolff** (Frankfurt), **Siegfried Rilling** (Stuttgart) und **E. Fisch** (Zürich) die Ozontherapie in die praktische Medizin ein. Dies wurde durch den Ingenieur **J. Hänsler** ermöglicht, der Ozongeneratoren entwickelte, die eine Therapie mit exakt definierten Ozonkonzentrationen zuließen (▶ Abb. 28.5, 28.6).

Seit den zwanziger Jahren des letzten Jahrhunderts wird die **inhalative Sauerstofftherapie** in Klinik und Praxis insbesondere zur Behandlung von pulmonalen Erkrankungen und der koronaren Herzkrankheit genutzt. Mit dem Entstehen von Intensivstationen nach dem Zweiten Weltkrieg fand die Sauerstoffinhalationstherapie breiten Einzug in die stationäre Behandlung. Die Inhalation von Sauerstoff eignet sich zur Akuttherapie, sie wird aber auch zur Langzeitinhalation bei chronisch obstruktiven und restriktiven Lungenerkrankungen eingesetzt. Mittels Sauerstoffgeneratoren ist eine häusliche Therapie möglich.

Neben der Sauerstoffinhalation existieren heute Therapieformen, bei denen **Eigenblut mit reinem Sauerstoff** oder **mit Sauerstoff-Ozon-Gemischen** zusammengebracht wird oder letztere äußerlich angewendet werden. Die Gemische bestehen aus 95–99,5 % reinem Sauerstoff und 0,05–5 % Ozon.

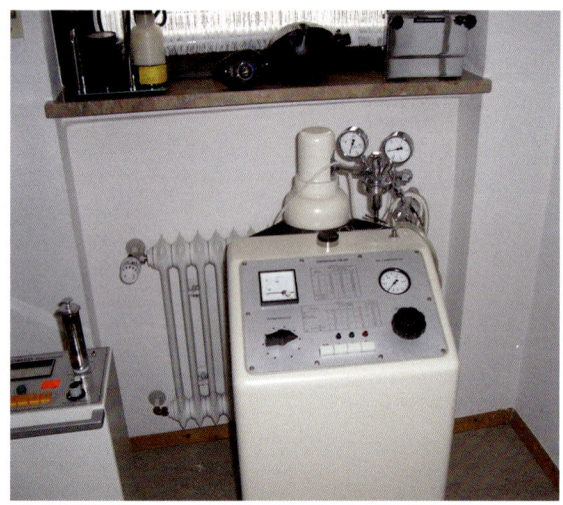

▶ **Abb. 28.5** Ozongenerator, 1. Generation.

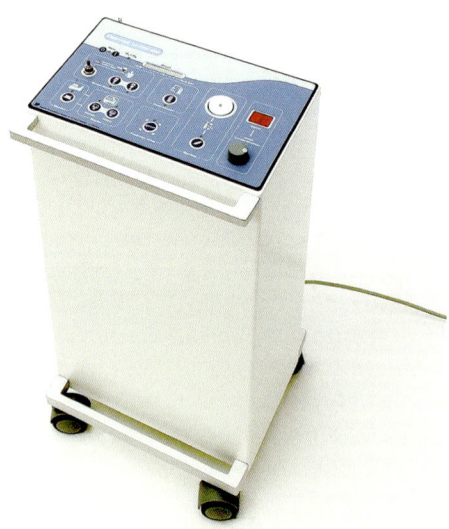

▶ **Abb. 28.6** Ozongenerator, neue Generation.

Wirkungen

Die Wirkung der Ozontherapie besteht offensichtlich darin, dass pathologische Veränderungen in Folge eines Sauerstoffmangels im Bereich von Zellen, Geweben und Organen behoben werden. Wirkungen konnten nur bei pathologischen Zuständen nachgewiesen werden.

Durch eine Ozon-Sauerstoff-Behandlung werden **reaktive Sauerstoffspezies** generiert, welche die Bildung von aktivierten Makromolekülen (Proteine, Lipide) und Lipid- und insbesondere Proteinperoxiden bzw. Ozoniden induzieren. Reaktionsketten sind zum Beispiel die über die Lipidoxidation der Membranlipide der Zellen ausgelöste Arachidonsäurekaskade sowie die Aggregation der Serumproteine. Diese aggregierten Proteinmoleküle führen mit hoher Wahrscheinlichkeit zur direkten Beeinflussung des Erregungsniveaus der Zellen und lösen **unspezifische Immunreaktionen** aus. Als Sekundärreaktion erfolgt die Degranulation der Granulozyten und damit der Auslösung einer Entzündungsreaktion mit Freisetzung von Entzündungsmediatoren. Heparin wird durch die Heparinozyten verstärkt freigesetzt. Das 2,3 Diphosphoglycerat in den Erythrozyten steigt an, was zu einer leichteren Sauerstoffabgabe ins Gewebe führt.

Weitere empirisch erfasste Wirkungen sind die Abnahme der Erythrozytenaggregation und die Verbesserung der Flexibilität und damit der Verformbarkeit der Erythrozyten.

Wirksamkeitsnachweis

In den letzten Jahren sind zu den Ozontherapien zahlreiche Publikationen erschienen. Ähnlich wie bei HOT-UVB-Therapien werden bei der Ozon-Eigenblut-Behandlung in bestimmten Bereichen Verbesserungen beobachtet [7, 10, 11, 20, 26, 27, 28, 29]:

- biophysikalische und chemische Veränderungen
  - Verbesserung der elektrophoretischen Beweglichkeit der Erythrozyten
  - Verminderung der Oberflächenspannung des Blutes
- hämatologische Veränderungen
  - Vermehrung von Erythrozyten, Leukozyten, basophilen Granulozyten, Lymphozyten, Thrombozyten
  - Anstieg des Hämoglobins
- hämostaseologische Veränderungen
  Verminderung des Fibrinogens und der Thrombozytenaggregation
- hämorheologische Veränderungen
  Abnahme der Plasmaviskosität und der Erythrozytenaggregation
- metabolische Veränderungen
  - Verbesserung der Sauerstoffutilisation
  - Anstieg des arteriellen und venösen pO_2, Abfall des venösen pO_2
  - Anstieg der arteriovenösen Sauerstoffdifferenz

- Abfall von Pyruvat und Laktat im Blut, Abnahme erhöhter Kreatininspiegel
- Anstieg der Phagozytose
- Zunahme der muskulären Leistung
- Verlängerung der Gehstrecke
- Verbesserung der Leistung bei der Ergometrie

Abrechnung

Alle beschriebenen Methoden verursachen geringe oder keine Investitionskosten (mit Ausnahme Ozongenerator, Therapieplatz für die Sauerstoff-Mehrschritt-Therapie nach v. Ardenne).

Die verschiedenen Therapien werden nach GOÄ abgerechnet. Wird der 2,3-fache Satz zugrunde gelegt, ergeben sich pro Maßnahme zwischen 9 und 36 Euro.

Zur detaillierten Information vgl. das Hufeland-Leistungsverzeichnis der Besonderen Therapierichtungen [18].

28.2.3 Reine Sauerstofftherapien

Sauerstoffinhalation

Erhöhung des Sauerstoff-Partialdrucks in der eingeatmeten Luft entweder aus Sauerstoffdruckflaschen oder durch elektrisch betriebene Sauerstoffgeneratoren.

Technik/Durchführung

- Der Patient sitzt entspannt oder liegt und inhaliert reinen Sauerstoff über 1–2 Std. mittels Brille, Maske oder Nasensonde.
- Fluss-Rate: 4–5 l pro Min.
- Dauer: 1–2 Std.

Abstand und Häufigkeit

In Abhängigkeit von der Krankheit ca. 15–20–30 Behandlungen; 3–6 Sitzungen wöchentl.

Indikationen

- Durchblutungsstörungen
- chronische obstruktive und restriktive Lungenerkrankunge
- zur Verbesserung der Leistungsfähigkeit bei geriatrischen Patienten, prä- und postoperativ

Nebenwirkungen

Keine.

Kontraindikationen

Kardiorespiratorische Globalinsuffizienz.

Kombinationen

- Anthroposophika, Homöopathika und andere Medikamenten
- Herzinsuffizienz
  - gleichzeitig Strophanthin (0,125–0,25 mg) i. v.
- eventuell mit Crataegus/Cor comp. (Amp.; Wala) oder Cor comp. (Amp.; Heel) gemischt
- vorherige oder gleichzeitige Gabe von Magnesium i. v. bzw. Infusion von 250 ml Inzolen-Infusio E Infusionslösung (Köhler-Pharma) über 45 Min.
- gleichzeitiges Ergometerfahren

> **T Therapeutische Empfehlungen**
> Vor Therapiebeginn:
> - Messungen von Hämoglobin, Erythrozyten, Hämatokrit, Leukozyten, Thrombozyten, Cholesterin, Kreatinin
> - Blutgasanalyse und Messung des arteriellen Sauerstoff-Partialdrucks

Sauerstoff-Mehrschritt-Therapie (v. Ardenne)

Prinzipiell soll durch **mehrere Therapieschritte** die Sauerstoffutilisation erhöht werden:

1. Erhöhung der Sauerstoff-Utilisationsfähigkeit in den Geweben durch Pharmaka (Vitamin B_1, Magnesiumorotat, Pangansäure)
2. Erhöhung des Sauerstoff-Partialdruckes der Inspirationsluft durch Inhalation von 7,5–15 l O_2 pro Min.
3. Erhöhung der Gewebedurchblutung
   Eine spezifische Verbesserung der Durchblutung von Myokard und Gehirn soll durch die Gabe von Strophanthin möglich sein. Eine weitere Erhöhung der Gewebeperfusion wird durch körperliches Training (20–40 Watt) erreicht.
4. Intervalltraining

Geräte

- Sauerstoff-Druckflasche mit Druckreduzierventil
- Sauerstoffbrille oder -maske
- Trainingsgerät (Ergometer)

Durchführung

- Einnahme der Medikamente 30 Min. vor Beginn der Sauerstoffatmung
- Inhalation von 40%igem Sauerstoff für ½–4 Std., optimal ist gleichzeitiges Training am Fahrradergometer.
- Belastung in Abhängigkeit von Alter, Grundkrankheit, Herzkreislaufleistung, koronarer Durchblutung, eventuell Erkrankung der Gelenke
- Richtwert: maximaler Puls 180 minus Lebensalter
- Gesamtzeitdauer gemäß den Erfahrungen und Forschungen v. Ardenne: ca. 20–60 Std. für die Regenerierung der arteriellen Blutwerte, 20–60 Std. für die Normalisierung von Blutdruckwerten bei noch nicht fixiertem Hypertonus

Häufigkeit und Anzahl

10–20 Sitzungen, 2–3 Sitzungen wöchentl.

28 Eigenbluttherapie, Sauerstoff- und Ozontherapie

Indikationen
- koronare, zerebrale und periphere Durchblutungsstörungen; in der Geriatrie zur Revitalisierung
- vor geplanten Operationen
- zur Leistungssteigerung im Sport
- begleitend bei Diabetes, Hyperlipidämie, Hyperurikämie
- leichte bis mittelschwere restriktive und obstruktive Lungenerkrankungen

Nebenwirkungen
Bei Beachtung der Regulationskapazität nicht zu erwarten.

Kontraindikationen
- dekompensierte Herzinsuffizienz
- respiratorische Globalinsuffizienz
- maligne Herzrhythmusstörungen
- Hyperthyreose

Kombinationen
- Herzinsuffizienz: K-Strophantin (⅛–¼ mg) streng i.v.

Singulett-Sauerstoff-Therapie

Methode
- Luftsauerstoff wird in einen energiereichen Zustand (Singulett-Sauerstoff) gebracht.
- Dieser angeregte Sauerstoff fällt innerhalb von Bruchteilen einer Sekunde in seinen Grundzustand zurück und gibt dabei die Energiedifferenz an Wassermoleküle in der Luft ab, die durch die normale Atemluft eingeatmet werden.

Geräte
Generator zur Herstellung von Singulett-Sauerstoff.

Durchführung
Einatmen mittels Atembrille über ca. 15 Min.

Häufigkeit und Anzahl
10–30 Sitzungen, in Abhängigkeit von der Erkrankung, 2–3 Sitzungen wöchentl.

Indikationen
- Durchblutungsstörungen
- präventiv in der Geriatrie

Nebenwirkungen
Keine bekannt.

Kontraindikationen
Keine bekannt.

Kombinationen
- vorherige Gabe von Vitamin B_1 oral und Magnesium i.v.
- leichtes Ergometer-Training

28.2.4 Ozon-Sauerstoff-Therapie

Bei allen Ozontherapien handelt es sich um eine Ozon-Sauerstoff-Therapie, es wird stets ein Ozongenerator benötigt (▶ Abb. 28.5, 28.6). Ozon kann allein oder in Verbindung mit Eigenblut angewendet werden.

In Abhängigkeit von der Anwendung hat Ozon eine völlig **unterschiedliche Wirkungsweise**. Die lokale Wirkung besteht in der Desinfektion und Förderung der Wundheilung, die systemische Wirkung in der Auslösung regulativer Prozesse, welche die Selbstheilungskräfte unterstützen.

Intrakutane Ozon-Injektionen

Durchführung
- 1–5 ml Ozon-Sauerstoff-Gemisch (empfohlen: 10 µg Ozon pro ml) werden i.c. gespritzt und auf 3–6 Stellen verteilt.
- Injektionsstelle: Loci dolendi

Abstand und Häufigkeit
2–5 Tage, 1–3 Behandlungen wöchentl., insgesamt: 3–5 Sitzungen.

Indikationen
- Arthrosen, insbesondere der großen Gelenke
- Spondylosen (Hals- und Lendenwirbelsäule)
- Myogelosen
- Lumbago, Ischialgie
- lokale Neuritiden

Nebenwirkung
Die Injektion ist leicht schmerzhaft.

Kontraindikationen
- hohe INR-Werte bei Einnahme von Antikoagulanzien
- Gerinnungsstörungen infolge Leberzirrhose oder Niereninsuffizienz

Kombinationen
Keine.

Subkutane Ozon-Injektionen

Methodik
s.c.-Depots von 5–10 ml Ozon-Sauerstoff (Konzentration 10–20 µg Ozon pro ml) als lokale Reiztherapie.

Durchführung
- Entnahme von 5–10 ml Ozon-Sauerstoffgemisch aus dem Generator mit einer Spritze

- auf 1–3 Stellen verteilt s.c. spritzen

Anzahl und Häufigkeit

1–10-mal, in Abhängigkeit von der Erkrankung; 1–3-mal wöchentl.

Indikationen

- periphere arterielle Verschlusskrankheit (dabei Ozongaben von 20–30 ml möglich)
- Wundheilungsstörungen (Injektionen an den Wundrändern in das gesunde Gewebe)
- Arthrosen der großen Gelenke
- Spondylosen

Kontraindikationen

Keine.

Nebenwirkungen

Die Injektionen sind schmerzhaft.

Kombinationen

Keine.

Intramuskuläre Ozon-Injektionen

Im Unterschied zu i.c.-/s.c.-Injektionen wirkt Ozon hier systemisch. Gesamtstoffwechsel und Immunsystem werden aktiviert, die Durchblutung wird gefördert.

Dosierung

10–20 ml Ozon-Gas-Gemisch (Konzentration von 10–20–25 µg Ozon pro ml).

Anzahl und Häufigkeit

5–10 und mehr, in Abhängigkeit von der Erkrankung; 1–6 Anwendungen wöchentl.

Indikationen

- Durchblutungsstörungen
- Tumor-Nachsorge und -Begleittherapie
- Stoffwechselstörungen

Nebenwirkungen

Eine zu rasche i.m.-Injektion erzeugt einen lokalen Schmerz.

Kontraindikationen

Zu hohe INR-Werte bei Einnahme von Gerinnungshemmern bzw. bei Gerinnungsstörungen bei Leberzirrhose oder Niereninsuffizienz.

Kombinationen

Keine.

Rektale Ozon-Insufflation

In den letzten Jahren wurde gezeigt, dass die systemische Wirkung einer rektalen Ozon-Insufflation fast der einer großen Ozon-Eigenblut-Behandlung gleich kommt [8, 20].

Pro Sitzung werden Dosen zwischen 3 000 und 30 000 µg Ozon angewendet.

Durchführung

- Seitwärtslagerung des Patienten; Einführung eines Darmkatheters
- Mittels einer Glasspritze von 250 ml Inhalt wird das Ozon-Gas-Gemisch (Konzentration 25–40 µg pro ml) aus dem Ozongenerator entnommen und innerhalb von 1–3 Min. langsam in den Enddarm insuffliert.
- Es sind nur Glasspritzen und Kunststoff-Einmalkatheter zu verwenden.
- Der Patient sollte nach der Insufflation ca. 5 Min. ruhen.

Anzahl und Häufigkeit

10–20–30 Behandlungen, je nach Erkrankung; 2–3-mal wöchentl.

Indikationen

- chronisch-entzündliche Darmerkrankungen (Colitis ulcerosa, Morbus Crohn)
- Abwehrschwäche
- rheumatoide Arthritis
- Asthma bronchiale

Kontraindikationen

Keine.

Nebenwirkung

Keine.

Kombinationen

Mit einer Symbioselenkung (oral oder Autovakzinen).

Ozon-Begasung

Wirkungsweise

Genutzt wird die **bakterizide und durchblutungsfördernde Wirkung** des lokal angewandten Ozons.

Material

Saugglocke bzw. luftdichte Beutel.

Durchführung

- Die entsprechende Extremität wird in einen luftdichten Beutel gepackt.
- Die darin befindliche Luft wird abgesaugt, gleichzeitig strömt ein Ozon-Sauerstoff-Gemisch durch den Beutel für die Dauer von 10–30 Min.

Anzahl und Häufigkeit
5–15 Behandlungen, in Abhängigkeit von der Erkrankung; 1–3-mal wöchentl.

Indikationen
- schlecht heilende Wunden, insbesondere im Bereich des Unterschenkels
- Ulcus cruris (neben konsequenter Entstauungstherapie)
- Ulkus infolge Bestrahlung

Kontraindikationen
Keine.

Nebenwirkungen
Keine.

Kombinationen
Spezifische Therapie.

Ozonwasser
Genutzt wird die bakterizide Wirkung von Ozon in Verbindung mit der Stoffwechselaktivierung.

Das Ozonwasser wird in dunklen Glasflaschen im Kühlschrank aufbewahrt und ist bei 5°C 5 Tage haltbar.

Geräte
- Glasbehälter mit Aqua bidest
- Ozongenerator

Durchführung
Einleitung von Ozon in einer Konzentration von 30–60 µg O_3 pro ml in Aqua bidest für 15 Min.

Anzahl und Häufigkeit
5–10 Behandlungen in rascher Reihenfolge; mehrfach tägl. Spülung.

Indikationen
- Wundspülung, insbesondere nach Zahnextraktionen sowie chirurgischen Eingriffen im Mund, aber auch an übrigen Körperabschnitten
- Mundhöhlenaffektionen (Soor, Stomatitis, Gingivitis, Tonsillitis)
- Spülungen (vaginal, rektal)

Kontraindikationen
Keine.

Nebenwirkungen
Keine.

Intraartikuläre Ozoninjektionen

Durchführung
5–10 ml Ozon (Konzentration 10–15 µg) werden unter streng aseptischen Bedingungen langsam intraartikulär injiziert.

Häufigkeit und Abstand
2–3-mal; Abstand 1–2 Wochen.

Indikationen
Vorwiegend Gon- und Koxarthrose.

Kontraindikationen
Arthritiden, aktivierte Arthritiden.

Nebenwirkungen
Selten intraartikuläre Infektionen.

Kombinationen
Keine.

> **Cave**
>
> Die intraartikuläre Injektion ist mit einem erhöhten Infektionsrisiko verbunden. Die lokale Quaddelung mit Viscumextrakten (z. B. Viscum Mali D 2, Amp., Wala) mit einer gleich großen Menge Procain 2% periartikulär ist nebenwirkungsfrei und hochwirksam.

Im Unterschied zu den Ozon-Sauerstoff-Therapien kommt es bei den Ozon-Eigenblut-Therapien zu einer intensiven Reaktion zwischen Ozon und Blut. Hierbei werden hochmolekulare Polysaccharide, Lipide und Proteine strukturell verändert, es entstehen u. a. Lipidperoxide und Ozonide.

Kleine Ozon-Eigenblut-Behandlung

Durchführung
2–5 ml Venenblut entnehmen und mit 8–10 ml Ozon (10–20 µg Ozon pro ml) mischen; kräftig schütteln und langsam tief i. m. injizieren.

Anzahl und Häufigkeit
5–10 Behandlungen, in Abhängigkeit von der Erkrankung; 1–2-mal wöchentl.

Indikationen
- rezidivierende Infekte, Abwehrschwäche
- Allergien
- verzögerte Rekonvaleszenz, zur allgemeinen Roborierung
- Akne; Furunkulose, rezidivierende Abszesse, falls natives Eigenblut unzureichend anspricht

Kontraindikationen

Keine.

Nebenwirkungen

Keine.

Kombinationen

Nicht empfohlen.

> 🇹 **Therapeutische Empfehlung**
> Die Kleine Ozon-Eigenblut-Behandlung ist auch bei Patienten möglich, die mit Azetylsalizylsäure, Clopidogrel bzw. Phenprocoumon behandelt werden.

> **Cave**
> S.c.-Injektionen sind zu vermeiden.

Große Ozon-Eigenblut-Behandlung

Geräte und Substanzen

- Natriumcitrat 3,8 %, 10 ml steril, pyrogenfrei
- Vakuumflasche
- Überleitungsstück
- Butterfly

Durchführung

- 50–100 ml venöses Blut werden in eine Vakuumflasche, die 10 ml Natriumcitrat enthält, aufgezogen.
- Anschließend wird die gewünschte Menge Ozon-Sauerstoff eingeleitet.
- Das ganze Gemisch wird mehrfach kräftig geschüttelt und anschließend reinfundiert.

- Dosierung: 50–100 ml Blut, 1 000–5 000 µg Ozon
- Reinfusion in 5–15 Min.

Anzahl und Häufigkeit

- 8–10–15 Behandlungen, in Abhängigkeit von der Erkrankung; 1–2-mal wöchentl.
- Nach Stabilisierung reicht oft 1 Behandlung pro Monat.

Indikationen

- Durchblutungsstörungen peripher, koronar, zerebral
- rheumatoide Arthritis, Morbus Bechterew
- Colitis ulcerosa, Morbus Crohn
- chronisch-rezidivierende Infektionen
- chronische Hepatitis
- rezidivierender Herpes simplex bzw. Herpes zoster
- Begleittherapie bei Malignom
- sympathische Reflexdystrophie
- Tinnitus (im Alter!), Hörsturz

Kontraindikationen

Thyreotoxikose.

Nebenwirkungen

Bei zu rascher Reinfusion Flush; sehr selten „Ozon-Unverträglichkeit".

> 🅱 **Zusammenfassung**
> Die verschiedenen Verfahren sind leicht erlernbar und in den meisten Fällen auch an eine versierte Helferin delegierbar. Wird die richtige Therapie ausgewählt, so spürt der Patient schon nach wenigen Behandlungen eine signifikante Besserung. Die Akzeptanz all dieser Verfahren in der Praxis durch die Patienten ist sehr hoch.

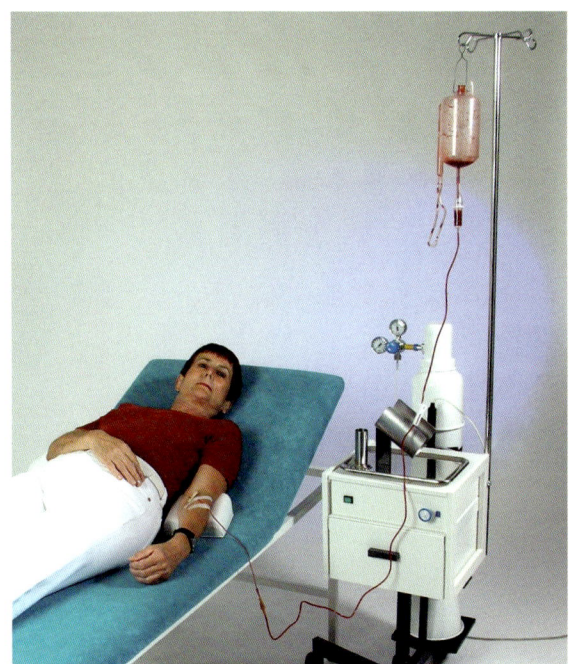

▶ Abb. 28.7 Große Ozon-Eigenblut-Behandlung.

Literatur

[1] **von Ardenne M:** Physiologische und technische Grundlagen der Sauerstoff-Mehrschritt-Therapie. Stuttgart: Thieme; 1978.

[2] **von Ardenne M:** Systemische Krebs-Mehrschritt-Therapie – Hyperthermie und Hyperglykämie als Therapiebasis. Stuttgart: Hippokrates; 1997.

[3] **von Ardenne M:** Wo hilft Sauerstoff-Mehrschritt-Therapie? München: Urban & Fischer; 1999.

[4] **Bühring M; Linde K, Lorenz B:** Eigenblutbehandlung in der Praxis. Erste Ergebnisse einer Umfrage. ZFA. 1997; 73.

[5] **Doerfler J (Hrsg.):** Hämatogene Oxydationstherapie (HOT). Uelzen: Medizinisch Literarische Verlagsgesellschaft; 1982.

[6] **Bocci V:** Oxygen-Ozone Therapy. Dordrecht: Kluwer Academic Publishers; 2002.

[7] **Dehmlow R, Jungmann M:** Handbuch der Ozon-Sauerstoff-Therapien. Heidelberg: Haug; 2000.

[8] **Eberhardt:** persönliche Mitteilung.

[9] **Fodor L:** Sauerstoff-Therapie. Stuttgart: Hippokrates; 1984.

[10] **Frick G, Frick U, Dehmlow R:** Praxisleitfaden UVB und HOT. Stuttgart: Hippokrates; 2001.

[11] **Frick G:** Fibel der Ultraviolettbestrahlung des Blutes. München: Hans Müller; 1993.

[12] **Gedeon W (Hrsg.):** Eigenbluttherapie und andere autologe Verfahren. Heidelberg: Haug; 2000.

[13] **Haferkamp H:** Die Eigenblutbehandlung. Stuttgart: Hippokrates; 1951.

[14] **Hauswirth, O:** Vegetative Konstitutionstherapie. Wien: Springer; 1953.

[15] **Heel:** Ordinatio; Praktisches Lehrbuch der Antihomotoxischen Therapie. Firma Heel; 2005/2006.

[16] **Hoff F:** Unspezifische Therapie und natürliche Abwehrvorgänge. Berlin: Julius Springer; 1930.

[17] **Hoff F:** Behandlung innerer Krankheiten. Stuttgart: Thieme; 1954.

[18] **Hufelandgesellschaft e. V. (Hrsg.):** Hufeland-Leistungsverzeichnis der Besonderen Therapierichtungen. 5. Aufl. Stuttgart: Haug; 2009.

[19] **Imhäuser H:** Homöopathie in der Kinderheilkunde. 13. Aufl. Heidelberg: Haug; 2003.

[20] **Jakl J:** Ozon Eigenblutbehandlung im Leistungssport. Eine kontrollierte Studie. Vortrag, Medizinische Woche Baden-Baden; 2001.

[21] **Krebs H:** Eigenbluttherapie, 3. Aufl. Neckarsulm: Jungjohann; 1995.

[22] **Krimmel L, Kleinken B:** MEGO. MedWell Gebührenverzeichnis für Individuelle Gesundheitsleistungen. 3.Aufl. Landsberg/Lech: ecomed Medizin; 2006.

[23] **Krimmel M (Hrsg.):** Hämatogene Oxydationstherapie. Lindau: Eigenverlag; 1987.

[24] **Lanninger-Bolling D:** Blut als Heilmittel. Stuttgart: Sonntag; 1995.

[25] **Nowgorod Nischnij:** Ozon und verschiedene Therapien in der Medizin. (Kongressbericht der 3. allrussischen Konferenz) Russische Ozon Gesellschaft; 1998.

[26] **Pöhlmann G:** Periphere arterielle Durchblutungsstörungen, Wirkungsweise und Wertigkeit unterschiedlicher Therapieverfahren. Fortschritte Medizin. 1937;15: 293–296.

[27] **Pöhlmann G:** Vergleiche zur Untersuchung zur Wirkungsweise und Wertigkeit unterschiedlicher Verfahren der Therapie peripherer Durchblutungsstörungen. Jena; 1985.

[28] **Pöhlmann G, Weichard W, Vigh Z et al.:** Wirksamkeit von Pentoxifyllin und hämatogene Oxidationstherapie. Vergleichuntersuchungen bei Patienten im Stadium 2B einer arteriellen Verschlußkrankheit. Natur- und Ganzheitsmedizin. 1992; 5: 80–84.

[29] **Rilling S, Viehbahn R:** The Use of Ozone in Medicine. Heidelberg: Haug; 1987.

[30] **Segal J, Seng G:** Methoden der UV-Bestrahlung von Blut - HOT und UVB. Stuttgart: Hippokrates; 1990.

[31] **Sehrt E:** Die elektive Ultraviolettbestrahlung in Therapie und Prophylaxe. Stuttgart: Hippokrates; 1942.

[32] **Thaller A:** Eigenblut zur Immuntherapie zwischen alter Erfahrung und moderner Laboranalytik. In: Gedeon W (Hrsg.): Eigenbluttherapie und andere autologe Verfahren. Heidelberg: Haug; 2000: 195–203.

[33] **Viebahn-Hänsler R:** Ozon-Sauerstoff-Therapie. 2. Aufl. Heidelberg: Haug; 2008.

[34] **vitOrgan Arzneimittel GmbH:** Praxis-Brevier. Ostfildern; 2006.

[35] **Wolff H:** Das medizinische Ozon. Heidelberg: Verlag für Medizin Dr. Ewald Fischer; 1979.

Wichtige Adressen

Deutsche Ärztegesellschaft für autologe Therapieverfahren e. V.
Rheinstraße 7
D-76337 Waldbronn
Tel.: 07243 66022
www.autologe-therapie.de

Gesellschaft für Ozon- und Sauerstoff-Anwendungen
In Medizin und Technik e. V.
Rheinstr. 7
D-76337 Waldbronn
Tel.: 07243 66022
www.ozonsauerstoff.de

Ärztliche Gesellschaft für Ozon-Anwendung in Prävention und Therapie e. V.
Nordring 8
D-76473 Iffezheim
Tel. 07229 304617
www.ozone-association.com

Internationale Ärztliche Arbeitsgemeinschaft für Ultraviolettbestrahlung des Blutes
Werderstr. 80A
D-74889 Sinsheim
Tel. 07261 2082
www.zaen.org

Ärztegesellschaft für Erfahrungsheilkunde e. V.
Dr. med Hans-Peter Friedrichsen
Schönbergstr. 11a
79291 Merdingen
www.erfahrungsheilkunde.org

Zentralverband der Ärzte für Naturheilverfahren
Promenadenplatz 1
D-72250 Freudenstadt
Tel.: 07441 918580
www.zaen.org

Ärzteforschung für Naturheilverfahren (ÄFfNHV)
Eschenbachg. 3
A-5020 Salzburg
Österreich
Tel: +43 (0)662 625207
www.ionisierter-sauerstoff-therapie.com
www.ionised-oxygen-therapy.com

29 – Mikrobiologische Therapie

Rainer Schmidt

29.1 Definition 485
29.2 Basisinformation 485
29.3 Bakterien der Protektivflora 489
29.4 Bakterien der Immunflora 490
29.5 Autovakzine 492
29.6 Anwendungen nach dem Arbeitskreis
     für Mikrobiologische Therapie (AMT) 496
29.7 Hinweise zu Handelspräparaten 497

29.1
Definition

Die mikrobiologische Therapie umfasst Prävention und Behandlung schleimhautassoziierter Krankheitsbilder. Dabei werden vornehmlich **physiologische Bakterien (Probiotika)** eingesetzt.

Die Wirkung der mikrobiologischen Therapie beruht auf einer Veränderung des Milieus an der Darmschleimhaut (pH-Regulierung), der Nährstoffversorgung der Enterozyten und der Floramodulation. Ein weiterer Wirkmechanismus ist der regulative Einfluss von Mikroorganismen (Immunkeimen) auf das Mukosa-Immunsystem.

Um eine mikrobiologische Therapie im weiteren Sinne handelt es sich, wenn nicht physiologische bzw. pathogene Keime eingesetzt werden. Zu nennen sind hier die apathogenen Mikroorganismen Saccharomyces boulardii und Bacillus subtilis.

Pathogene Keime werden in abgetöteter Form verwendet, sind jedoch nur in wenigen Handelspräparaten vertreten. Der Wirkmechanismus entspricht etwa dem einer Impfung. Angewendet werden Branhamella (Neisseria) catarrhalis, Diplococcus pneumoniae, Escherichia coli Biovare, Haemophilus influenzae, Klebsiella pneumoniae, Staphyloccocus aureus, Streptococcus pneumoniae, Streptococcus pyogenes.

Zu den **wichtigsten Indikationen** zählen folgende Krankheitsbilder:
- Erkrankungen des allergischen Formenkreises
- atopisches Ekzem
- akute und chronische Infekte im HNO-Bereich (Rhinitis, Sinusitis, Otitis, Tonsillitis, Angina)
- chronische Infekte der tiefen Atemwege
- chronische Infekte des Urogenitalbereiches
- chronisch entzündliche Darmerkrankungen
- intestinale Störungen (Durchfallerkrankungen, Obstipation, Reizdarmsyndrom)

Die mikrobiologische Therapie ist Gegenstand der Weiterbildungsordnung der Bundesärztekammer für die Zusatzbezeichnung „Naturheilverfahren". Der Gesetzgeber fordert, dass
- die Besonderheit des jeweiligen Therapieverfahrens theoretisch erklärbar und praktisch bewährt ist,
- das Verfahren lehr- und lernbar ist und
- die eingesetzten Mittel und Wege zusammen mit den theoretischen Denkansätzen ein plausibles Konzept ergeben.

Die Anwendung dieser Methoden setzt die **qualifizierte Ausbildung** durch eine ärztliche Fachgesellschaft oder eine entsprechende ärztliche Institution voraus.

29.2
Basisinformation

29.2.1 Geschichte

Anfang des 20. Jahrhunderts begann man, mit physiologischen Mikroorganismen zu experimentieren. Vorreiter einer probiotischen Anwendung war Ilja Metschnikow, der die positiven Wirkungen von Milchsäurebakterien studierte und erste Probiotika auf den Markt brachte. Im Jahre 1912 erkannte **Alfred Nissle**, dass bestimmte Stämme von Escherichia coli in der Lage waren, Durchfallerreger zu unterdrücken. **Theodor Escherich** sprach dem Colibacterium commune eine besondere Bedeutung bei der primären bakteriellen Besiedlung des Darmes zu.

Artur Becker begann bereits 1922 mit Versuchen, Tuberkulosekranke mit einer Mischvakzine aus Sputumkeimen zu behandeln. Diese Impfstoffe enthielten keine krankheitserregenden Tuberkelbakterien. Becker vermutete, dass die Floren sämtlicher Schleimhäute des menschlichen Organismus untereinander in Wechselbeziehungen stehen könnten. Zu ihm stießen **Hans Kolb**, **Hans Peter Rusch** und **Helmut Mommsen**, die vor allem mit Koli-Autovakzinen und Suspensionen aus Enterokokken und Kolibakterien experimentierten. Sie beobachteten, dass Antibiotika die allgemeine Abwehrfähigkeit herabsetzten. Aus dieser Gruppe erwuchs in den Folgejahren der **Arbeitskreis für Mikrobiologische Therapie (AMT)**, der im Jahre 1954 gegründet wurde.

Die Autovakzinen, die von Mikroorganismen der Patienten stammten, enthielten teilweise auch Bestandteile krankheitserregender Bakterien. Letztere konnten durchaus heftige immunologische Reaktionen, im Sinne einer Symptomverstärkung, auslösen. Nachdem sich das Verständnis über die Bedeutung physiologischer Symbionten innerhalb der Immunregulation des Menschen immer mehr vertieft hatte und die gute Verträglichkeit von Autovakzinen (homologe, patientenspezifische Koli-Vakzinen) erwiesen war, wurde diese Therapieform ein wichtiger Bestandteil bei der Behandlung chronischer Erkrankungen und fand im Jahre 1968 wie folgt Eingang in ein Lehrbuch: „Die Förderung der körpereigenen Krankheitsabwehr hat hierbei nachhaltigere Erfolge als die schnelle, aber vorübergehende Wirkung auch wiederholt eingesetzter Antibiotika. […] Die Anwendung der Autovakzine-Therapie mit abgetöteten krankheits- und patientenspezifischen Erregerstämmen bei chronisch-rezidivierenden Prozessen hat sich bewährt." [26, S. 15]

In den fünfziger Jahren des 20. Jahrhunderts war es noch wissenschaftlicher Konsens, dass nur geringe Bereiche des Darmes mikrobiell besiedelt seien und dass durch Gabe von „nützlichen" Bakterien die „falschen" zurückdrängt werden könnten, dieser Vorgang wurde mit dem Begriff **„Symbioselenkung"** umschrieben.

In den siebziger Jahren lieferte der Wissenschaftszweig der **Gnotobiologie**, die sich mit der Wirkung von Mikroorganismen auf keimfreie Tiere befasste, völlig neue Einblicke: Keimfreie Tiere können nur unter sterilen Bedingungen überleben. In einer normalen, mikrobiell besiedelten Umgebung gehen sie innerhalb kürzester Zeit an banalen Infektionen zugrunde. Morphologisch entwickeln solche Tiere in ihren Schleimhäuten nur rudimentäre lymphatische Strukturen. Die Anzahl der Granulozyten ist vermindert; sie sind nicht zur Phagozytose befähigt [4, 32]. Diese Befunde verweisen darauf, dass die Wirkungen der Probiotika auf immunologische Regulationsprozesse zurückzuführen sind.

29.2.2 Medizinisch genutzte Probiotika

Kategorien und Produktgruppen

Ein medizinisches Probiotikum ist eine mikrobielle Präparation, die lebende und/oder nicht lebende Mikroorganismen und/oder deren Bestandteile und Produkte enthält und zur Anwendung als Arzneimittel bestimmt ist. Die Wirkung beruht vor allem auf einer Verbesserung der Abwehrleistungen des Organismus.

Kategorien medizinisch genutzter Probiotika
- Extrakte/Lysate aus physiologischen Mikroorganismen
- lebende Mikroorganismen
- Kombinationen aus diesen Kategorien
- Autovakzinen aus apathogenen Bakterien (z. B. Escherichia coli)
- Autovakzinen aus pathogenen Mikroorganismen (z. B. Staphylokokken, Candida)
- Extrakte/Lysate aus pathogenen Bakterien
- Heterovakzinen aus pathogenen Bakterien (z. B. Parodontose-Keime)

Aufgrund der rechtlichen Regelungen im Arzneimittelbereich finden sich folgende **Produktgruppen**:
- Arzneimittel
- bilanzierte Diäten
- Medizinprodukte
- Nahrungsergänzungsmittel

Mit dieser Einstufung ist **keine qualitative Klassifikation** verbunden.

Wirkprinzipien

Folgende Wirkprinzipien werden unterschieden:
- Wirkung über Milieubeeinflussung durch große Mengen an zugeführten Mikroben (Milchsäurebakterien)
- unspezifische Immunwirkung auf Phagozyten und das Komplementsystem
- spezifische Wirkung auf das B- und T-Zellsystem (Escherichia coli, Enterokokken)
- spezifische Wirkung auf das Immunsystem in Anlehnung an das Impfprinzip (opportunistische Bakterien)

29.2.3 Physiologische Schleimhautfloren

Der menschliche Gastrointestinaltrakt beherbergt ein komplexes und anpassungsfähiges **mikrobielles Ökosystem**, das sich erst ab der Geburt etabliert. Spezies der Familien Enterobacteriaceae sowie der Gattungen Bacteroides und Bifidobacterium können als erste Mikroorganismen nachgewiesen werden. Mit steigendem Lebensalter nimmt auch die Anzahl unterschiedlicher, meist obligat anaerober Bakterienspezies zu. Nach Schätzungen besiedeln etwa 1000 unterschiedliche Bakterienspezies sowohl das Darmlumen als auch die Muzinschicht sowie die mukosalen Oberflächen. Dabei zeigt der Dünndarm mit 10^3–10^7 Zellen/g Trockenmasse eine deutlich geringere Bakteriendichte als der Dickdarm (10^{11}–10^{12} Zellen/g Trockenmasse). Es dominieren **Bacteroides**, **Eubacterium**, **Bifidobacterium**, **Clostridium**, **Fusobacterium** und **Peptostreptococcus**. In der Gruppe der fakultativen Anaerobier findet man die gramnegativen Enterobacteriaceae **Escherichia coli**, **Klebsiella spp.**, **Proteus spp.** und grampositive **Enterococcus spp.** ([14], ▶ Abb. 29.1).

29.2 Basisinformation

negative Eigenschaften	positive Eigenschaften
· Proteinabbau	· Kolonisationsresistenz
· Gallensäurentransformation	· Bereitstellung von Stoffwechselprodukten
· Diarrhöe	· Immunstimulation
· Obstipation	· Vitaminsynthese
· Infektionen	
· Entzündungen	

Escherichia coli, Enterococcus faecalis,
Eubacterium spp., Bacteroides spp.

Pseudomonas spp.	Lactobacillus spp.
Proteus spp.	Bifidobacterium spp.
Staphylococcus spp.	Lactococcus spp.
Streptococcus spp.	Roseburia spp.
Clostridium spp.	Faecalibacterium spp.
Veilonella spp.	Oxalobacter formigenes

▶ **Abb. 29.1** Eigenschaften von Darmbakterienarten.

✱ **Merke:** Das Zusammenleben von Wirt und Mikroorganismen bietet beiden Seiten Vorteile: Nahrungsbestandteile und vom Wirt gebildete Substanzen dienen den Mikroben als Kohlenstoff- und Energiequelle.

Umgekehrt wird der Körper mit **kurzkettigen Fettsäuren** versorgt, die als Fermentationsprodukte der Mikroflora entstehen (Essig-, Propion- und Buttersäure). Butyrat dient den Enterozyten als Hauptenergiequelle, während Azetat im Muskelgewebe und Propionat in der Leber verstoffwechselt werden. Aus den kurzkettigen Fettsäuren werden 5–10% der Gesamtenergieversorgung des Menschen gewonnen [6].

Die Mikroflora ist weiterhin an vielen biochemischen Prozessen, so an der Metabolisierung von Steroiden und Gallensäuren und am Abbau von polyphenolischen Verbindungen, beteiligt. Eine besondere Bedeutung der Schleimhautfloren liegt in der Abwehr von Krankheitserregern und der Stimulierung des Mukosa-Immunsystems (s. u.).

Für diagnostisch-therapeutische Zwecke hat sich die Einteilung in **Protektivflora**, **Immunflora** und **proteolytische Flora** bewährt.

29.2.4 Mukosa-Immunsystem (MIS)

Das den Menschen durchziehende Schleimhautrohr ist durch eine auffällige Dichte an **lymphatischen Strukturen** gekennzeichnet. Dieses Mukosa-Immunsystem (MIS) macht 25% der Darmschleimhaut aus. Dazu gehören die sogenannten M-Zellen (mikrogefaltete Zellen), Plasmazellen und Lymphozyten; zum MIS werden auch die Peyer-Plaques und die Mesenteriallymphknoten gerechnet.

Jeder Meter Darm beherbergt ca. 10^{10} Lymphozyten. Unter Mitwirkung dieser Zellsysteme werden die Schleimhäute einerseits zu einer wirksamen Grenzfläche ausgestaltet, andererseits werden Nährstofftransport (Toleranz) und kontrollierte Immunreaktionen ermöglicht.

Die Existenz eines schleimhautassoziierten Immunsystems wurde bereits Ende des 19. Jahrhunderts benannt und durch Bienenstock und Cebra Ende der 20. Jahrhunderts bestätigt [3, 5]. Darüber hinaus besteht eine enge Vernetzung mit dem systemischen Abwehrsystem und den immunassoziierten Elementen der Haut (Skin-Associated Lymphoid-Tissue, SALT; ▶ Abb. 29.2).

Der Informationsaustausch erfolgt über eine **Freisetzung von Zytokinen** aus Immunzellen. Dabei zeigen verschiedene Bakterien der Protektiv- und Immunflora

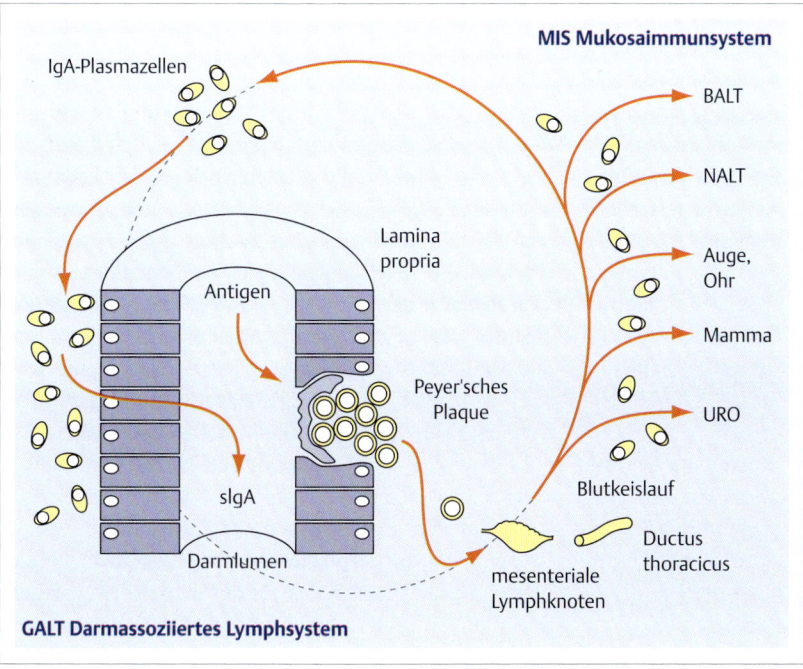

▶ **Abb. 29.2** Antigeneinfluss auf das Schleimhautimmunsystem.

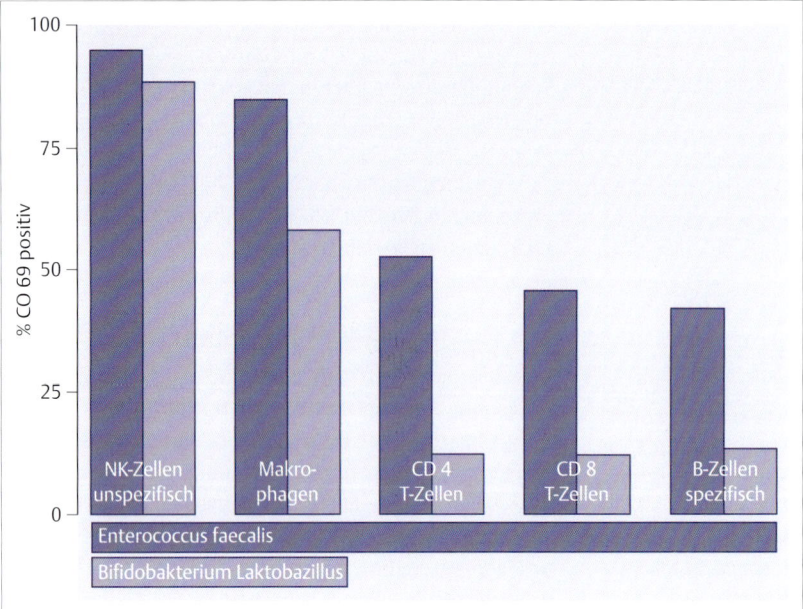

▶ **Abb. 29.3** Immunologische Reaktionsprofile der Protektiv- und Immunflora.

unterschiedliche Reaktionsprofile, gemessen an der Expression von CD69-Rezeptoren humaner Immunzellen. So aktivieren Bifidobakterien und Laktobazillen Natürliche Killer-Zellen (NK-Zellen), während Enterococcus faecalis und Escherichia coli zudem CD4 T-Zellen, CD8 T-Zellen und B-Zellen beeinflussen (▶ Abb. 29.3).

29.2.5 Darmflora und Mastzellaktivität

Im Zusammenhang mit der Entwicklung allergischer Reaktionen gerät die Darmflora immer mehr in den Blickpunkt der Wissenschaft. Untersuchungen an der lebenden Darmschleimhaut belegen, dass Mastzellen in der Mukosa von Nahrungsmittelallergikern vermehrt **Histamin** produzieren [13, 18]. Dies geschieht sowohl spontan als auch antigenspezifisch. Bakterielle Zellwandbestandteile, wie Lipopolysaccharide, Peptidoglycane oder Fimbrien, aber auch das Clostridium-difficile-Toxin-A und bestimmte Escherichia-coli-Stämme sind **potente Mastzelldegranulatoren**. Zudem werden Mastzellen von Bakterien indirekt über das Komplementsystem aktiviert.

Bakterien können nach neuestem Kenntnisstand die **Histamin-Syntheserate** im Gewebe beeinflussen (Histidindecarboxylase-Expression) und die histaminabbauenden Enzyme aktivieren (Diaminoxidase, Histamin-N-Methyltransferase) [2].

Einige Probiotika induzieren die Bildung von **Defensinen**. Dies sind endogen gebildete kationische Peptide, die das Wachstum von histaminproduzierenden Bakterienstämmen hemmen. Defensine tragen wesentlich dazu bei, die gestörten Schleimhautgrenzflächen des allergisch reagierenden Patienten wieder zu stabilisieren [17]; sie reagieren mit Membranen, die sich durch einen geringen Anteil an Cholesterol auszeichnen (Zellwand von Mikroben). Einmal die Membran durchdrungen, interagieren Defensine ebenfalls mit anionischen Molekülen innerhalb der Erregerzelle, z.B. mit DNA und RNA. Während einer Entzündungsreaktion steigt die körpereigene Produktion der Defensine an. Der Gehalt an Defensinen lässt sich in den Fäzes bestimmen. Mikroorganismen, vor allen Dingen apathogene Escherichia coli, induzieren die Ausschüttung von β-Defensin-2 [1, 2].

> **Merke:** Gesunde Neugeborene produzieren große Mengen an ß-Defensin-2. Auf diese Weise schützt sich der Körper vermutlich nachhaltig vor den verschiedenen Pathogenen, denen der Säugling ausgesetzt ist.

29.2.6 Untersuchung der Leitkeimflora

Ausgangspunkt der Therapieentscheidung ist eine im Laufe der Jahre empirisch entwickelte Leitkeimflora-Analyse (z.B. Kyber Status). Bei diesen Untersuchungen werden die **relevanten Verschiebungen der physiologischen Darmflora** aufgezeigt. Ihr Ausmaß ist mitentscheidend für die Intensität und Dauer der Therapie. Der Zustand der Protektivflora (Milchsäurebakterien) und der Immunflora (Enterococcus faecalis und Escherichia coli) wird berücksichtigt. Eine quantitative Erfassung relevanter Keimgattungen erlaubt dabei Rückschlüsse auf physiologische und pathophysiologische Wechselwirkungen sowohl innerhalb der Darmflora als auch zwischen Darmflora und Wirtsorganismus.

Wird das darmassoziierte Immunsystem nur unzureichend durch Keime der residenten oder transienten Darmflora stimuliert, kommt es über eine herabgesetzte Lymphozytenaktivität zu einer verminderten Bildung von sekretorischem IgA (sIgA). Keime der Standortflora, potenziell pathogene Erreger oder Pilze, können sich nun ungehindert vermehren und schwerwiegende endogene Infektionen hervorrufen. Ein **ständiges Training des GALT (Darmassoziiertes Lymphsystem) durch Keime der Mikroflora** ist somit eine Voraussetzung für eine intakte Körperabwehr.

Weiterhin werden eiweißabbauende Bakterien (z. B. Klebsiellae, Clostridien) untersucht. Eine deutliche Vermehrung in diesen Keimgruppen geht gewöhnlich mit einer Verschiebung der pH-Verhältnisse im Darmlumen und damit auch an der enteralen Oberfläche einher.

Bei pH-Werten über 7 ist eine zusätzliche **Leberbelastung** zu erwarten, da Proteine nicht vollständig enzymatisch abgebaut werden können und NH_3 anstelle von NH_4^+ über den enterohepatischen Kreislauf zur Leber gelangt.

Leitkeimuntersuchungen stellen ein wertvolles Instrumentarium zur Kontrolle des Therapieerfolges bei der Durchführung einer mikrobiologischen Therapie dar. Sie geben Auskunft über die gestärkte Grenzfunktion der Schleimhäute [27a].

> **Diagnostische Empfehlung**
> Leitkeimflorauntersuchungen sollten z. B. bei allen **Patienten mit Antazida- bzw. Protonenpumpenhemmer-Verordnungen** 1-mal jährlich zur Routine gehören, da ein erhöhter pH-Wert des Magensaftes nur eine eingeschränkte Aufspaltung der Proteine zulässt [8].

29.2.7 Abrechnung

Probiotische Arzneimittel und Autovakzinen sind für Kinder bis zum 12. Lebensjahr erstattungsfähig, für Jugendliche bis zum 18. Lebensjahr, bei denen z. B. eine Entwicklungsverzögerung diagnostiziert wurde, gilt dieselbe Regelung. Unabhängig vom Alter ist ledliglich E. coli Nissle (s. u.) bei der Colitis ulcerosa gemäß Ausnahmeregelung der Arzneimittelrichtlinien dann zulasten der Gesetzlichen Krankenversicherung verordnungsfähig, wenn Mesalazin nicht vertragen wird.

Probiotika in Form von Nahrungsergänzungsmitteln sind nicht erstattungsfähig.

Diagnostische Leistungen im Zusammenhang mit der mikrobiologischen Therapie sind grundsätzlich über die Private wie Gesetzliche Krankenversicherungen abrechnungsfähig. Verwiesen sei hier auf das Leistungsverzeichnis der Besonderen Therapierichtungen der Hufelandgesellschaft e. V. [10].

29.3 Bakterien der Protektivflora

Überwiegend kommen **Milchsäurebakterien** zum Einsatz, die in der physiologischen Flora des Darmes, aber auch an anderen Schleimhäuten nachweisbar sind. Im Dünndarm und in der Scheide handelt es sich um Laktobazillen, im Dickdarm um Bifidobakterien.

> **Merke:** Zu therapeutischen Zwecken eingesetzte Laktobazillen müssen in der Lage sein, Wasserstoffperoxid zu bilden.

29.3.1 Milchsäurebakterien

Ziel einer Behandlung mit Keimen der Protektivflora ist eine Normalisierung des Darmmilieus und damit auch eine Verbesserung des Schleimhautschutzes, die Errichtung der sogenannten **mikrobiellen Barriere**. Dass dies sehr sinnvoll ist, zeigt eine Untersuchung, in der Müttern mit allergischer Diathese zum Ende der Schwangerschaft und den Neugeborenen postpartal über weitere 6–8 Wochen Lactobacillus rhamnosus oral verabreicht wurde. Die Inzidenz von endogenen Ekzemen nahm um 50 % ab [11].

Der Begriff „**Kolonisationsresistenz**" beschreibt die Errichtung einer mikrobiellen Barriere durch Adhäsion an Schleimhautrezeptoren. In der Folge werden Ansiedlung und Vermehrung pathogener Keime im Darm inhibiert. Unterstützend wirken sich die Ansäuerung des intestinalen Milieus (Wachstumshemmung durch Produktion und Freisetzung mikrozid oder mikrostatisch wirkender Substanzen wie Milchsäure, Essigsäure, Wasserstoffperoxid, Bacteriocine) sowie die Konkurrenz um Nährstoffe, Vitamine und Wachstumsfaktoren aus.

Wirkung

Die kontinuierliche orale bzw. lokale Zufuhr führt nach derzeitigem Kenntnisstand nicht zu einer dauerhaften Ansiedlung der Bakterien, jedoch vermehren sich die Bakterien im Darm und in der Scheide und leben dort über mehrere Wochen. Sie verbessern das Milieu für die körpereigene Milchsäurebakterienflora durch ihre Stoffwechselaktivität und begünstigen deren Vermehrung und Stabilisierung [30].

Den Milchsäurebakterien werden zudem **unspezifische immunologische Wirkungen** auf das Mukosa-Immunsystem zugeschrieben (s. o.).

Unter einer Behandlung mit Protektivkeimen stellt sich im Laufe von 4–12 Wochen eine Normalisierung der physiologischen Floraverhältnisse ein, was mittels der Leitkeimflora-Analyse bestätigt werden kann.

Verordnung

Empfohlen werden nur hoch dosierte Produkte.
Dosierung: 1–2 Gaben mit jeweils 10^9 Bakterien.

Dem Grundprinzip der Milieubeeinflussung muss wohl auch der hoch dosierte Einsatz von physiologischen Kolibakterien bei **chronisch-entzündlichen Darmerkrankungen (CED)** zugeordnet werden. Die lebenden Keime sind mikroverkapselt. So wird sichergestellt, dass sie unversehrt in den Dickdarm gelangen.

Indikationen
- Reisediarrhöe (Prophylaxe)
- leichte Verdauungsbeschwerden
- Magen-Darm-Probleme nach Antibiotikatherapie
- Allergieprophylaxe pränatal (Mutter) und Säuglinge in den ersten Lebensmonaten
- Neurodermitis: Prävention und Behandlung bei Kindern und Erwachsenen
- Senkung des Frühgeburtsrisikos
- Verdrängung von Helicobacter pylori
- Kompensation von Nebenwirkungen bei Gebrauch von Antazida

Kontraindikationen und Nebenwirkungen
Es sind keine Angaben bekannt.

Kombinationsmöglichkeiten
Es sind keine Einschränkungen bekannt.
Eine postantibiotische Behandlung mit Probiotika ist zu empfehlen.

> **T Therapeutische Empfehlung**
> Eine zeitgleiche Einnahme von Antibiotika erscheint wenig sinnvoll.

29.4 Bakterien der Immunflora

Überwiegend werden die apathogenen Keime **Enterococcus faecalis** und **Escherichia coli** eingesetzt.

Neben chronisch-rezidivierenden Infekten der oberen Luftwege können mit diesen Bakterienpräparaten auch akute und chronisch-rezidivierende Infektionen der Schleimhäute des HNO-, Bronchial-, Magen-Darm- und Urogenital-Traktes erfolgreich behandelt werden.

Die Wirkung bei oraler Anwendung beruht auf dem Kontakt von Bakterienoberflächen mit der Schleimhaut und ihren Immunkontaktstellen (Tonsillen, Waldeyer-Rachenring, Peyer-Platten, Solitärfollikel, mesenteriale Lymphknoten), bei Autovakzinen zur perkutanen Anwendung (s. u.) über die Stimulation der kutanen Langerhans-Zellen.

> **Merke:** Zur Injektion verordnete Autovakzine entfalten eine übergeordnete Wirkung auf das Immunsystem.

29.4.1 Enterococcus faecalis

Wirkungen
Untersuchungen haben gezeigt, dass grampositive Keime wie Enterococcus faecalis vor allem eine **Reaktivität der Immunwege im humoralen Bereich (B-Zellen)** bewirken (▶ Abb. 29.4; [16]). In Versuchsreihen konnte die regulative Wirkung auf Synthese und Sekretion des sekretorischen IgA (sIgA) dokumentiert werden.

Unter der Einwirkung von Enterococcus faecalis regulieren monozytäre Zellen mit Hilfe von Interleukinen (IL-1, IL-4, IL-6) sowie T-Helferzellen die Ausreifung von ruhenden B-Zellen in Plasmazellen. Zahlreiche Befunde liegen dazu vor, dass diesem unspezifischen Schleimhautantikörper (IgA) eine besondere Funktion beim Schutz vor Infekten zukommt [19].

Verordnung
- Erwachsene 3-mal 30 Tr. tägl., Kinder 3-mal 20 Tr., Säuglinge 3-mal 10 Tr.; zum Einnehmen und Gurgeln oder als Nasentropfen
- akuter Krankheitsfall: stündl. 10 Tr.
- Stärkung der Rezidivprophylaxe nach Antibiotikatherapie, v. a. bei Kindern: 2-mal tägl. 10 Tr. über 3 Monate
- Auffrischbehandlung: im Spätherbst 2-mal tägl. 10 Tr. über 3–4 Wochen

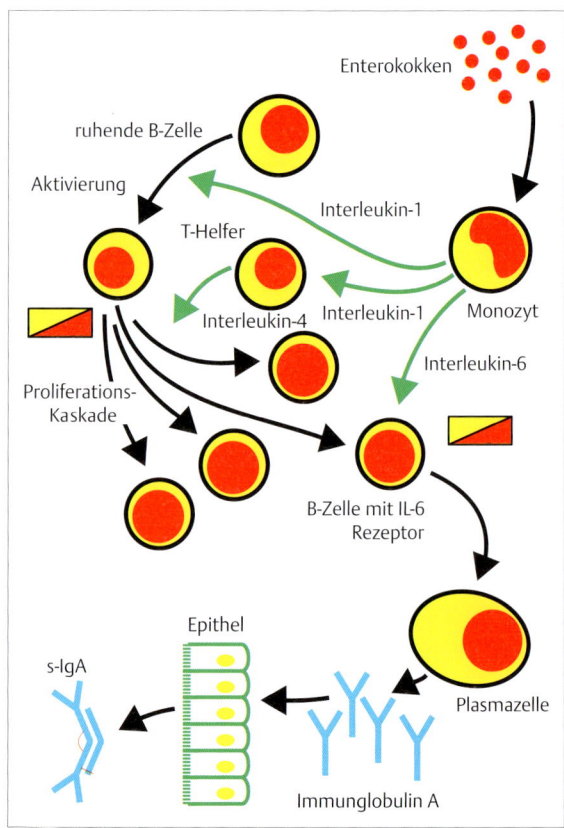

▶ **Abb. 29.4** Immunstimulation durch Enterokokken.

Nach Antibiotikagabe in vitro wurde die Proliferation von murinen Milzlymphozyten der Maus deutlich herabgesetzt, die IgM- und IgG-Sekretion stark eingeschränkt und die Aktivität der Phagozyten gehemmt. Durch die anschließende orale Gabe definierter Bakterien bzw. bakterieller Bestandteile (Propionibacterium avidum KP-40) konnte die Immunsuppression wieder aufgehoben werden [2].

Indikationen
- akute Erkältungen
- chronische und chronisch-rezidivierende Infekte des HNO-Traktes
- schleimhautassoziierte allergische Reaktionen; hier haben sie sich klinisch bewährt.

Der positive Effekt der Anwendung von Enterococcus faecalis bei chronisch-rezidivierenden Infekten der oberen Luftwege wurde in klinischen Studien belegt [20].

> **Therapeutische Empfehlung**
> Auffrischbehandlungen vor den Wintermonaten haben sich bewährt.

> **Cave**
> Während einer Therapie mit Antibiotika sollten keine lebenden Mikroorganismen eingenommen werden.

Kontraindikationen
Keine Kontraindikationen.

Nebenwirkungen
Der Hersteller gibt vereinzelt Mundtrockenheit, Kopfschmerz oder Magenschmerzen an.

Kombinationsmöglichkeiten
Kombinationen mit anderen regulatorisch wirkenden Therapien sind sinnvoll.

29.4.2 Escherichia coli

In dieser Spezies verbergen sich neben opportunistischen, pathogenen Formen (enteropathogene und enterohämorrhagische Escherichia coli) auch Repräsentanten, die in besonderem Maße immunmodulierend wirken und apathogen sind. Im menschlichen Darm finden sich 10^5–10^7 Kolibakterien/g Faeces (0,0001–0,001 % der Gesamtflora).

In einer humanpharmakologischen Studie war nach tägl. Gabe von 3-mal 20 Tr. über 1 Woche der Wirkstoff Escherichia coli (DSM 17252) nach erfolgter Magen-Darm-Passage mittels Gensonde und Kultur in der Größenordnung von 10^6 Zellen noch bis zu 3 Wochen nachweisbar.

Wirkungen
Die besondere Bedeutung besteht in der **Aktivierung humaner Immunzellen** (Natürliche Killer-Zellen, Makrophagen, CD4 T-Zellen, CD8 T-Zellen, B-Zellen; ▶ **Abb. 29.3**). Verantwortlich hierfür ist vor allem das Lipid A als Bestandteil der Lipopolysaccharide (LPS). Dies sind antigene Strukturen in der Kapsel des Bakteriums (▶ **Abb. 29.5** u. ▶ **Abb. 29.6**). Durch immunologische Einflussnahme des Wirtes verändern Mikroorganismen stetig ihre äußeren Wandstrukturen und versuchen auf diese

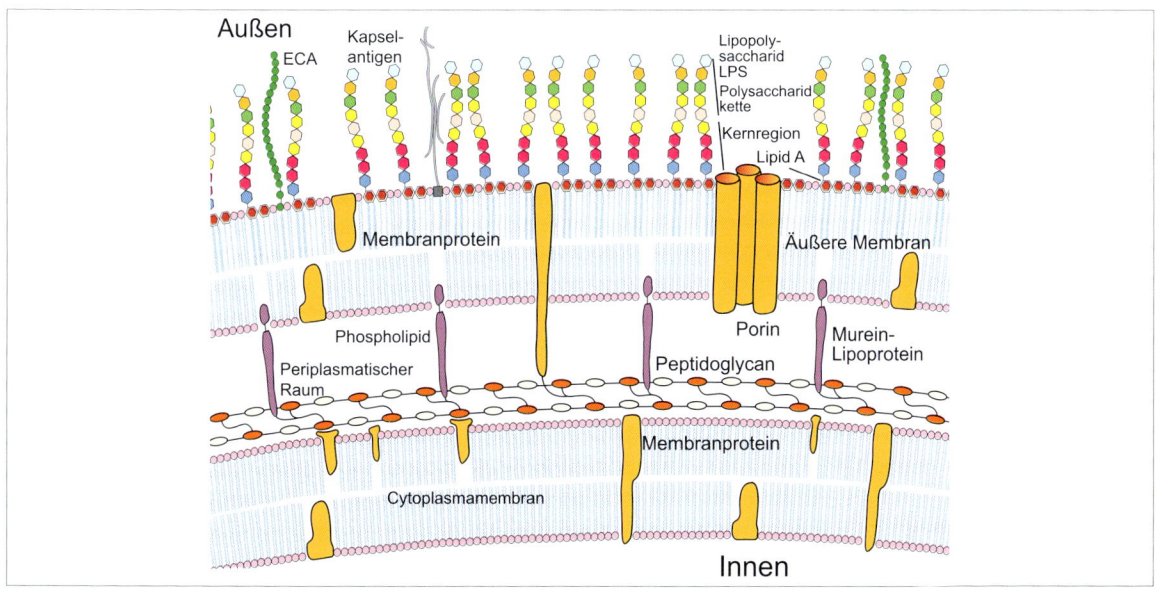

▶ Abb. 29.5 Wandstrukturen von Enterobacteriaceae.

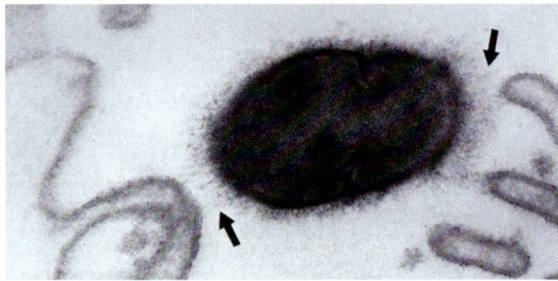

▶ **Abb. 29.6** Bakterien und Schleimhautassoziation. Im Zentrum: Mikroorganismus mit zahlreichen Fimbrien an der Zelloberfläche. Diese Fimbrien prägen spezifische Makromolekülstrukturen (Adhäsine) aus, die sich an passende Rezeptoren auf der Zelloberfläche anlagern. Re. und li. Mikrozotten einer Epithelzelle. (Transmissionselektronenmikroskopische Aufnahme; Wiedergabe mit freundlicher Genehmigung durch H. W. Moon.)

Weise, sich ihrer Eliminierung zu entziehen. In dieser wechselseitigen Interaktion liegt wohl die eigentliche Bedeutung einer Schleimhautbesiedlung mit Mikroorganismen im Sinne eines Immuntrainings.

Untersuchungen haben gezeigt, dass mit den Oberflächenstrukturen das Immunsystem auf der zellulären Seite angesprochen wird. So wurde im menschlichen Vollblut in vitro nach Zugabe von Symbioflor 2 die Aktivität zugunsten der TH1-Zellen infolge einer Hemmung der TH2-Zellen verschoben: Die Konzentration von IL-4 und IL-5 nahm ab, die Chemokine IL-8 und MCP-1 wurden gehemmt. Auch weitere regulative Mechanismen im Bereich der T-Zellen werden beschrieben [16, 21, 22].

Vor allem bei Koli-Autovakzinen wurden signifikante IL-Veränderungen gezeigt, die im Einklang mit den klinischen Befunden stehen (s. u.) [9].

Verordnung

Zu therapeutischen Zwecken werden das intakte Bakterium sowie Zellwandbestandteile der Stoffwechselprodukte in Form von Suspensionen oder Trockenbiomasse in Kapseln verwendet.

Autovakzinen (s. u.) enthalten inaktivierte homologe Zellen.

Indikationen

Ganz allgemein führt die orale Einnahme von zur Therapie eingesetzten Escherichia coli zur Wiederherstellung der empfindlichen immunregulatorischen Balance in der menschlichen Darmmukosa im Sinne einer natürlichen Homöostase. Zusätzlich kommt es zu einer direkten **Modulation des angeborenen Immunsystems** in Verbindung mit einer **Stabilisierung der endogenen Bakterienabwehr**, die eine wichtige Rolle in verschiedenen chronisch-entzündlichen Erkrankungsprozessen spielt.

Escherichia coli kann äquivalent zu Mesalazin bei der Behandlung der **Colitis ulcerosa** eingesetzt werden. Neben dem milieustabilisierenden Effekt tragen zu dem Behandlungserfolg wohl auch die immunregulativen Prozesse bei, die über den Kontakt zum kolonassoziierten Lymphgewebe vermittelt werden können (s. o., Wirkungen) [12].

Ein anderes großes Anwendungsgebiet stellt das **Reizdarmsyndrom (RDS)** dar [12]. In einer placebokontrollierten Studie bei ambulanten Patienten mit RDS ergab sich für den primären Endpunkt „globale Besserung" und den zweiten Endpunkt „Schmerzen" in der Gesamtgruppe (Full Analysis Set [FAS] n=298) eine hochsignifikante Überlegenheit für Escherichia-coli-Symbioflor 2: 1,5-mal mehr Patienten profitierten vom Verum im Vergleich zum Placebo. Es mussten 5,2 Patienten behandelt werden, damit 1 Patient gebessert wurde [8a].

Weiterhin kommen Escherichia-coli-Bakterien bei folgenden Diagnosen zum Einsatz:
- Hauterkrankungen (abgetötete Kolibakterien)
- Durchfallerkrankungen (akut und chronisch, z. B. postantibiotisch, im Zusammenhang mit RDS, bei chronisch-entzündlichen und infektiösen Darmerkrankungen
- chronisch-entzündliche Darmerkrankungen (Colitis ulcerosa, Morbus Crohn)

> **Cave**
>
> **Während einer antibiotischen Therapie sollten keine lebenden Mikroorganismen eingenommen werden.**

Kontraindikationen

Akute Cholezystitis und Pankreatitis, Ileus, Kachexie.

Nebenwirkungen

Gelegentlich Meteorismus, Flatulenz und Oberbauchbeschwerden.

Kombinationsmöglichkeiten

Escherichia-coli-Präparationen sind als Bausteine multimodaler Therapien gut geeignet.

29.5 Autovakzine

Durch Autovakzinen nutzt man die den Darmbakterien eigenen immunregulierenden Wirkungen zu therapeutischen Zwecken. Zur Anwendung gelangen physiologische, apathogene, nicht toxinbildende Bakterien, meist **Escherichia coli**.

Bei einem gesunden Menschen stehen die beiden T-Helferzell-Subpopulationen im Gleichgewicht, d. h. pro- und antientzündliche Immunreaktionen sind ausgewogen. Opportunistische Keime, z. B. Candida-Hefen, können bei starker Besiedlung der Schleimhäute dieses als **T-Helferzell-Balance** bekannte Gleichgewicht zugunsten der TH2-Zellen verschieben. Der Körper antwortet in einem solchen Fall häufig mit einer heftigen Gegenregulation, der Patient erlebt einen **akuten Schub** seiner Symptomatik, z. B. verstärkte Rötung der Haut bei atopischem Ekzem oder Meteorismus und Koliken bei chronisch-entzündlichen Darmerkrankungen.

Man behandelt im Allgemeinen zunächst mit **verdünnten Autovakzinen**, d. h. geringen Antigenmengen (Verdünnungen).

Der Kontakt mit T-Helferzellen hat eine Stabilisierung der beiden Populationen zur Folge (TH1=TH2). Hintergrund sind Verschiebungen der Zytokinmuster und eine Normalisierung der Histaminfreisetzung (Mastzellreaktion) durch Defensine (▶ Kap. 29.2.5 Darmflora und Mastzellaktivität). Diese Peptide wirken antibiotisch und werden der angeborenen Immunität zugerechnet. Überschießende Gegenregulationen der Immunzellen sind jedoch grundsätzlich möglich, in deren Verlauf dann eine **TH1-dominierte Immunlage** entsteht. Erst die kontinuierliche Steigerung der Antigenmenge mittels höherer Einzeldosis oder stärker konzentrierter Autovakzine versetzt den Organismus in die Lage, die T-Helferzell-Balance über einen längeren Zeitraum hinweg stabil zu halten (▶ Abb. 29.7).

Aus der Sichtweise der Molekularbiologie beruht die Wirkung der Probiotika – und damit auch der Autovakzinen – auf der Summe aller Bakterienbestandteile. Die Forschung der letzten zehn Jahre fokussierte aber verstärkt auf die **Lipopolysaccharide (LPS)**. Diese Bestandteile der Zelloberflächen von gramnegativen Bakterien, wie z. B. Escherichia coli, sind als die stärksten Immunaktivatoren bekannt und bestehen aus mehreren Komponenten (▶ Abb. 29.5). Wesentliche Bausteine sind die Kernregion und eine lange, sehr variable O-spezifische Seitenkette, die in der Evolution der Zellwandbestandteile die jüngste Entwicklung darstellt. Ihr wird eine Reihe von **positiven Wirkungen auf das Immunsystem** zugesprochen:
- verstärkte Abwehrbereitschaft gegen eindringende Bakterien
- Suppression der viralen Adhäsionsfähigkeit
- Anregung der Makrophagenfunktion einschließlich der Antigenpräsentation
- Suppression inflammatorischer Immunstimuli
- Reduzierung der Immunaktivität bei Endoxinschock
- Minimierung pyrogener Effekte
- Stimulierung von TNF-α und anderen Zytokinen [16, 21, 22]

Im Gegensatz zur O-spezifischen Seitenkette zählt der innere Bestandteil der LPS, das **Lipid A**, zu den evolutionär ältesten Bestandteilen und ist sehr stabil. Es kann eine Zytokinfreisetzung induzieren, die im Einzelfall sehr heftige Immunreaktionen auslöst. Bei der Herstellung von Autovakzinen wird diese unerwünschte Reaktion durch Modifizierung des Lipid A (Abspaltung einer Phosphatgruppe) unterbunden. Deshalb ist bei einer lege artis durchgeführten Autovakzinen-Therapie nicht mit anaphylaktischen Reaktionen zu rechnen.

29.5.1 Escherichia-coli-Autovakzine

Dem heutigen Kenntnisstand entsprechend, werden folgende Eigenschaften von Escherichia coli genutzt:
- Aktivierung der Immunmodulation über Makrophagen
- Regulierung des TH1- und TH2-Gleichgewichts
- Einwirkung auf Mastzellen und Induktion der Defensin-Sekretion

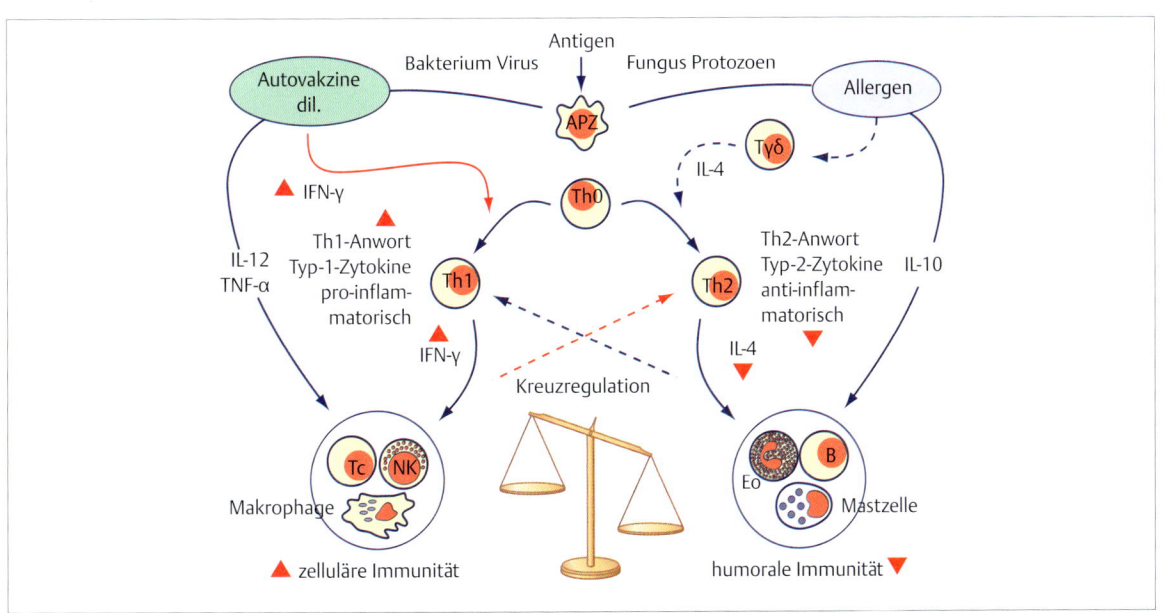

▶ **Abb. 29.7** Wirkungsweise von Autovakzinen bei bestehender Allergiedisposition – Stärkung der selektiven Immunantwort (TH1).

Spezifische Antikörpereffekte gegen die verwendeten Mikroben sind dabei meist nicht oder nur in sehr geringem Umfang nachweisbar.

Verordnung

Die Vakzinen werden in steigender Konzentration über ca. 6 Wochen angewendet, wobei die Ausgangskonzentration sich nach der Schwere der Erkrankung richtet.

Injektionsvakzinen

Hier kommen Escherichia-coli-Antigene in Kontakt mit den kutanen Langerhans-Zellen (dendritische Zellen), welche die Antigenpräsentation übernehmen. Ein bevorzugter Injektionsort liegt im **2. Interkostalraum subklavikulär links**, da in dieser Region der Ductus thoracicus in die Vena jugularis einmündet und der Wirkstoff im Blutstrom weiterbefördert werden kann. Zudem befindet sich hier nach der TCM der Immunzustimmungspunkt L 1, der durch das Autovakzinendepot stimuliert werden kann.

Dosierung:
- 2-mal wöchentl. intra- bzw. subkutan, in steigender Dosierung
- Beginn mit der Verdünnungsstufe 7 (Wirkstoffmenge von 10^3 Keimen/ml) für 10 Tage, Fortsetzung mit der Verdünnungsstufe 6 (Wirkstoffmenge von 10^4 Keimen/ml)
- Infektprophylaxe: jeweils 0,5 ml in 2–3-tägigen Abständen über ca. 3 Wochen

Orale Vakzinen

Diese eignen sich besonders gut für Patienten mit chronischen Erkrankungen, die unter einer Spritzenangst leiden. Weiterhin kann für weniger mobile oder entfernt wohnende Patienten durch diese Anwendungsform eine nicht unerhebliche Entlastung geschaffen werden.

Dosierung:
- Im Normalfall setzt man orale Vakzinen mit den Verdünnungsstufen 4 und 3 ein.
- Zunächst wird Verdünnungsstufe 4 angewendet. Die Dosis wird 2-mal wöchentl. z. B. Mittwoch und Sonntag, um je 2 Tr. gesteigert.
- Nach Erreichen von 10 Tr. wird zur Stufe 3 gewechselt und im gleichen Sinne verfahren.
- Sind 10 Tr. erreicht, wird diese Dosis beibehalten, bis die Flasche geleert ist.
- Im Anschluss daran kann nochmals die Stufe 4 angewendet werden („Schaukeltherapie").

> **Therapeutische Empfehlung**
> Bei hoch empfindlichen Patienten können auch höher verdünnte Autovakzinen angewendet werden.

Perkutane Autovakzinen

Sie werden bevorzugt bei kleinen Kindern angewendet, sind aber auch bei Patienten mit erheblich reduzierter Abwehrlage oder in der Tumornachsorge indiziert.

Der in steigender Dosierung anzuwendende Wirkstoff wird auf symptomfreie Hautareale eingerieben. Bewährt haben sich die Ellenbeugen oder der Oberbauch.

Dosierung:
- Bei Erwachsenen und älteren Kindern sind die Verdünnungsstufen 2 und 1, bei Säuglingen und Kleinkindern maximal die Stufen 4 und 3 anzuwenden.
- Die Dosissteigerungen entsprechen denen der oralen Autovakzinen (s. o.).
- Die jeweilige Tropfenzahl wird direkt aus dem Fläschchen auf die Haut appliziert und mit den Fingern eingerieben.

> **Merke:** Für Eltern oder Pflegepersonal, die die Anwendung vornehmen, bestehen bei dieser Vorgehensweise keine Risiken.

> **Cave**
> Das behandelte Hautareal darf frühestens nach 8 Std. gewaschen werden.

Indikationen

Escherichia-coli-Autovakzinen werden **im Rahmen eines multimodalen Therapieplanes** bei folgenden Erkrankungen eingesetzt:
- Erkrankungen des atopischen Formenkreises (Allergie, Asthma, Neurodermitis, Urtikaria)
- chronische Urogenitalinfekte
- chronische Infekte der oberen und tiefen Atemwege
- chronische Erkrankungen des Magen-Darm-Traktes

Die Monotherapie bei Heuschnupfen zeigt ▶ Abb. 29.9.

Eine Autovakzine kann auch zur **Prävention von banalen Virusinfekten** eingesetzt werden (▶ Abb. 29.8).

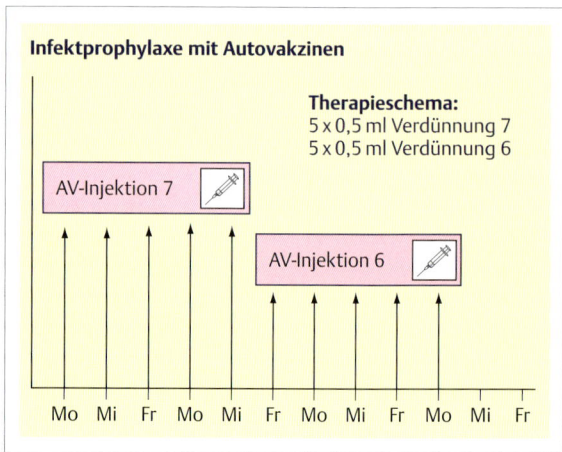

▶ **Abb. 29.8** Infektprophylaxe mit Autovakzinen (Therapieschema des Arbeitskreises für Mikrobiologische Therapie).

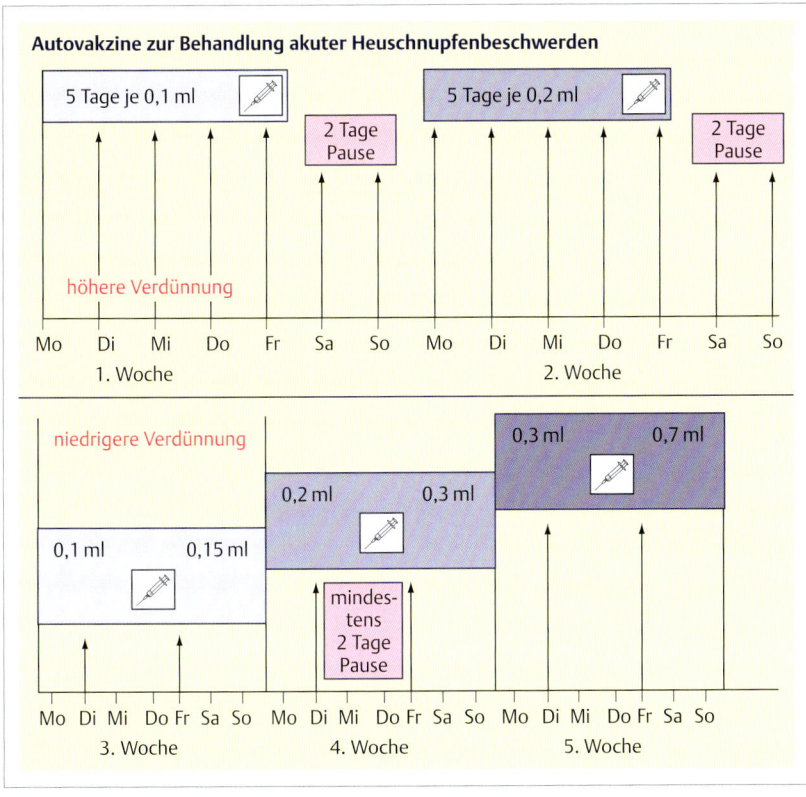

▶ **Abb. 29.9** Therapieschema (empirisch erarbeitet) des Arbeitskreises für Mikrobiologische Therapie zur Behandlung akuter Heuschnupfenbeschwerden.

Diese Indikation resultiert aus der Erfahrung vieler Patienten, die nach einer Autovakzine-Behandlung berichteten, außergewöhnlich resistent gegenüber grippalen Infekten zu sein. Die Studien zu Veränderungen der Zytokinmuster können zur Erklärung herangezogen werden [21]. Vor allem die Stärkung von TH1-Reaktionen führt zu einer verbesserten antiviralen Abwehrleistung.

Kontraindikationen

Kachexie, vor allem infolge maligner Erkrankungen.
Relative Kontraindikationen sind
- schwere Autoimmunerkrankungen,
- chronische und schwere Erkrankungen der Leber,
- maligne Erkrankungen des blutbildenden Systems,
- Tuberkulose,
- HIV-Infektion.

Nebenwirkungen

Autovakzinen sind im Allgemeinen gut verträglich. Zu Behandlungsbeginn traten in sehr seltenen Fällen reversibel Meteorismus, Flatulenz und Oberbauchbeschwerden auf.

In Einzelfällen werden Reaktionen beobachtet, die signalisieren, dass bei dem Patienten eine deutliche Reizschwelle erreicht ist. Das Immunsystem kann dann derart starke Signale nicht adäquat beantworten. Es kommt zu kurz anhaltendem Schnupfen, Durchfall, Müdigkeit oder zur vorübergehenden Verschlimmerung des Primärleidens. Folgende Reaktionen werden unterschieden:

- **Sofortreaktionen**, innerhalb von 10–30 Min.
- **Spätreaktionen**, innerhalb von 12–24 Std.

🇹 Therapeutische Empfehlungen
- Bei den beschriebenen Reaktionen muss eine Dosisreduktion vorgenommen werden.
- Bei heftigen Reaktionen sollte die Therapie mit einer höher verdünnten Autovakzine fortgesetzt werden.

Wechselwirkungen mit anderen Mitteln sind nicht bekannt.

Kombinationsmöglichkeiten

Autovakzinen können neben anderen Therapieformen angewendet werden.

29.5.2 Autovakzine mit pathogenen Keimen

Für die Herstellung dieser Individualarzneimittel werden pathogene Mikroorganismen genutzt, die vom jeweiligen Patienten selbst stammen. Dabei kommen insbesondere Escherichia coli, Staphylococcus aureus, Candida-Hefen und parapathogene Bakterien zur Anwendung.

Genutzt werden **Körperausscheidungen des Patienten** (Urin, Speichel, Bronchial- und Vaginalsekret, Pus) mit darin enthaltenen Mikroorganismen.

Die therapeutisch erforderliche Antigenkonzentration beruht auf Verdünnungsschritten, die, entsprechend dem Schweregrad der Erkrankung, vom herstellenden Institut vorgenommen werden. Die Wirkung ist hierbei ähnlich zu erklären wie bei den Fertigarzneimitteln mit pathogenen Keimen (s. u.).

Die Anwendung erfolgt analog den Koli-Autovakzinen (s. o.).

Der Einsatz von Produkten mit pathogenen Keimen basiert auf der Erkenntnis, dass das Immunsystem durch die gezielte Gabe von abgetöteten Keimen im Krankheitsfall in der Lage ist, seine Aktivitäten zu erhöhen. Der Mechanismus ist nicht vollständig geklärt, offensichtlich können die abgetöteten Keime im Sinne einer intensiven Antigenpräsentation Zellen der unspezifischen Abwehr, u. a. Makrophagen, und damit körpereigene Immunreaktionen aktivieren.

Nach einer mündlichen Mitteilung von Hans Kolb aus dem Jahre 2004 scheinen patientenspezifische Autovakzinen effektiver zu sein als Fertigarzneimittel mit standardisierten Laborstämmen, offenbar weil sie exakt den krankheitsverursachenden Keim präsentieren.

29.6

Anwendungen nach dem Arbeitskreis für Mikrobiologische Therapie (AMT)

In den letzten 50 Jahren hat es sich der AMT zur Aufgabe gemacht, die therapeutischen Erfahrungen zu dokumentieren und die Möglichkeiten des Einsatzes von Probiotika zu erweitern. Im Vorhergehenden wurden die einzelnen Einsatzbereiche der Probiotika isoliert dargestellt. Der AMT hat für unterschiedliche Fragestellungen **komplexe Therapiepläne** entwickelt.

Das Schema des AMT sieht zunächst eine Behandlung mit abgetöteten Keimen vor. In den nächsten beiden Phasen kommen lebende Bakterien zum Einsatz. In Phase 1 werden lebende Enterokokken verwendet, in Phase 2 lebende Kolibakterien (▶ **Abb. 29.10**).

Ergänzt werden kann das Schema durch die begleitende Gabe von Milchsäurebakterien und den Einsatz einer Autovakzine.

Da viele Krankheiten schleimhautassoziiert auftreten (Infekte, allergische Reaktionen, epitheliale Tumoren etc.), entwickelt sich entweder ursächlich oder in der Folge eine Permeabilitätsstörung der Mukosa. So kann einerseits ein erhöhter Einstrom von Noxen erfolgen (Mikroorganismen, Antigene), andererseits ein Verlust von körpereigenen Substanzen einsetzen. Beides bedingt eine Einschränkung der körpereigenen Regulationsfähigkeit.

Primäres Ziel einer komplexen Behandlung muss daher gerade bei chronischen Krankheitsbildern die **Wiederherstellung der Schleimhautgrenzflächen** sein. Dafür eignet sich in besonderem Maße die mikrobiologische Therapie. Mit zunehmender Stabilisierung und verbesserter Regulationsfähigkeit des Patienten können dann andere Naturheilverfahren eingesetzt werden (z. B. Orthomolekulare Therapie, Ozon-Sauerstoff-Therapie, Phytotherapie).

> **T Therapeutische Empfehlung**
> Allgemeine, gesundheitsfördernde Maßnahmen wie Ernährungsumstellung, Allergenkarenz, Minimierung entzündungsfördernder biogener Amine, sind immer individuell mit dem Patienten zu besprechen.

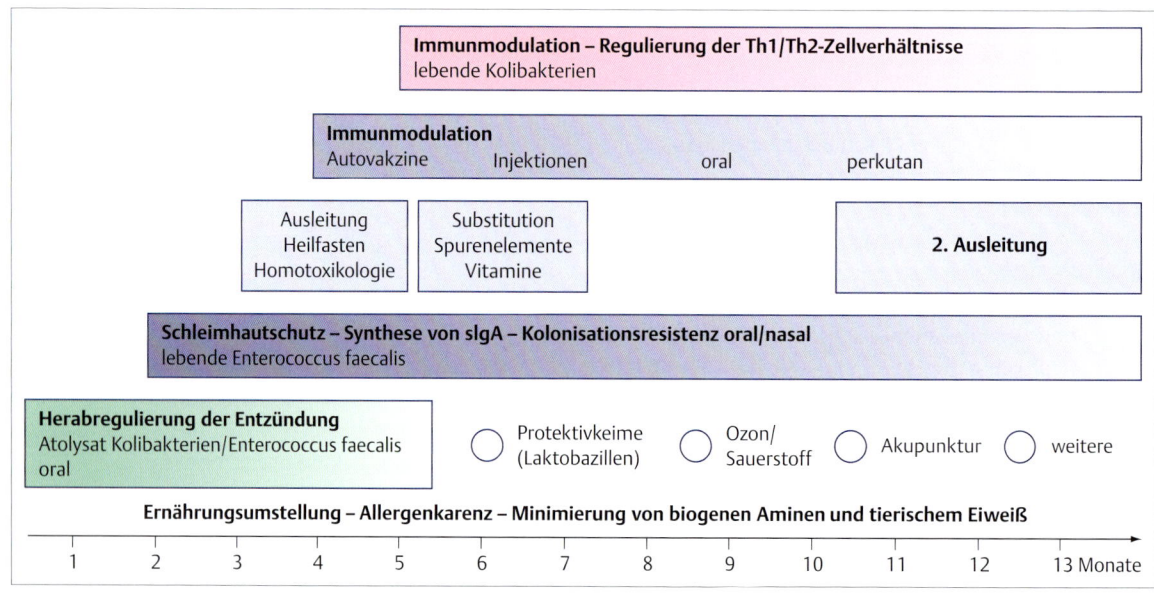

▶ **Abb. 29.10** Therapieschema des AMT zum Einsatz bei chronisch kranken Patienten. Grün = Einsatz mit abgetöteten Keimen; rot = lebende Enterokokken (Phase 1); blau = lebende Kolibakterien (Phase 2).

29.7 Hinweise zu Handelspräparaten

Eine Übersicht zu den im Handel verfügbaren Produkten findet sich in ▶ Tab. 29.1.

Literatur

[1] **Beyer D:** Reizdarmsyndrom: Welche Rollen spielen Histamin und Darmflora? Gesundes Leben. 2002; 6: 10-16.
[2] **Beyer D, Peters U:** Mikrobiologische Therapie – Von der Naturheilkunde zur Wissenschaft. Stockdorf: Forum Medizin; 2003.
[3] **Bienenstock J:** The mucosal immunologic network. Ann Allergy. 1984; 53: 535–539.

▶ **Tab. 29.1** Handelspräparate

Schleimhautflora	Präparate	Hinweis
Protektivflora	**Laktobazillen**	
	Hylak plus	Lösung, Stoffwechselprodukte
	Omniflora N	Kapseln, Lyophilisat
	Paidoflor	Kapseln
	Symbiolact A	hypoallergen, gefriergetrocknet
	Vagiflor-Vaginalzäpfchen	Lactobacillus acidophilus, H_2O_2-Bildner
	Bifidobakterien	
	Symbiolact B	hypoallergen, gefriergetrocknet
	Kombinationen	
	Symbiolact comp	L. acidophilus, S. lactis, B. bifidum, L. casei; hypoallergen, gefriergetrocknet
Immunflora	**Enterokokken**	
	Orthomol	E. faecium
	Pro-Symbioflor Tropfen	mit abgetöteten E. faecalis und E. coli
	Symbioflor 1 Tropfen	E. faecalis
	Kolibakterien	
	Colibiogen Lösung	eiweißfreies Filtrat
	Mutaflor Suspension, Kapseln	E. coli
	Pro-Symbioflor Tropfen	mit abgetöteten E. coli, Dragee
	Rephalysin C	Zellen und Autolysat
	Symbioflor 2 Tropfen	mehrere Stämme
	Heterovakzinen	
	Arthrokehlan Injektionslösung	Propionibacterium acnes
	Broncho-Munal Granulat	
	Broncho-Vaxom Kapseln	E. coli
	Candida-Vaccine	multibakterielles Präparat
	SymbioVaccin Granulat	
	Gynatren -Suspension	multibakterielles Laktobazillenpräparat
	IRS-19	multibakterielle Spraylösung
	Luivac Tabletten	multibakterielles Präparat
	Uro-Vaxom Kapseln	E.-coli-Stämme
	Uro-Munal Kapseln	E.-coli-Stämme
	Ribomunyl Granulat, Tabletten	multibakterielles Präparat
	Parodontonal-Vaccine	Paradontoseerreger, SymbioVaccin
	Autovakzinen	
	Koli-Vakzinen	SymbioVaccin
	Spezielle Autovakzinen/ Nosoden	
	Ganzimmun, Labor Hauss, SymbioVaccin	
	Nichtsymbionten	
	Saccharomyces boulardii	

[4] **Cebra JJ:** Influences of microbiot on intestinal system development. Am J Clin Nutr. 1999; 69: 10465–10515.

[5] **Cebra JJ, Schrader CE, Shroff KE et al.:** Are Peyer's patch germinal centre reactions different from those occuring in other lymphoid tissues? Res Immunol. 1991; 142 : 222–226.

[6] **Cummings JH:** Short chain fatty acids in the human colon. Gut. 1981; 22: 763–799.

[7] **Cummings JH, Macfarlane GT:** The control and consequences of bacterial fermentation in the human colon. J Appl Bacteriol. 1991; 70: 443–459.

[8] **Diefenbach M, Peters U:** Säure-Basen-Haushalt, Verdauung und physiologische Flora. Gesundes Leben, Fachzeitschrift für Naturheilkunde. 2003; 3: 3–7.

[8a] **Enck P, Zummermann K, Menke G et al.:** Randomized Controlled Trial of Irritable Bowel Syndrome with a Probiotic E.-Coli Preparation (DSM17252) Compared to Placebo. Z Gastroenterol. 2008; 46: 1–7.

[9] **Hockertz, S:** Immunmodulierende Wirkung von abgetöteten apathogenen Escherichia coli, Stamm Nissle 1917, auf das Makrophagensystem. Arzneim-Forsch/Drug Res. 1991; 41: 1108–1112.

[10] **Hufelandgesellschaft e. V. (Hrsg.):** Hufeland-Leistungsverzeichnis der Besonderen Therapierichtungen. 5. Aufl. Stuttgart: Haug; 2009.

[11] **Kalliomaki M, Salminen S, Arvilommi H et al.:** Probiotics in primary prevention of atopic disease: a randomised placebo-controlled trial. Lancet. 2001; 357: 1057–1059.

[12] **Kruis W:** Maintaining remission of ulcerative colitis with the probiotic Escherichia coli Nissle 1917 is as effective as with standard mesalazine. Gut. 2004; 53: 1617–1623.

[13] **Maurer M:** Antientzündliche Effekte von Probiotika – vom Tiermodell zur Studie. (Vortrag, 2. Kongress für Mikroökologie und Probiotika) Oberursel: November 2004.

[14] **Moore WE, Holdemann LV:** Human fecal flora: the normal flora of 20 Japanese-Hawaiians. Appl Microbiol. 1974; 27: 961–979.

[15] **Ottendorfer D, Zimmermann K:** Mikrobiologische Therapie. Wirkung bei allergischen Erkrankungen. Stockdorf: Forum Immunologie; 1997.

[16] **Ottendorfer D, Zimmermann K, Taborski B:** Immunologische Ex-vivo-Untersuchungen zum Wirkmechanismus von humanen Enterococcus faecalis Bakterien (Symbioflor) an Miniatursachweinen. Forsch Komplementärmed Klass Naturheilkd. 1995; 2: 302.

[17] **Raithel M:** Reizdarm-Syndrom und gastrointestinale Allergien: Welche Rolle spielen Histamin und Darmflora? Mikrobiologische Therapie – Von der Naturheilkunde zur Wissenschaft. Stockdorf: Forum Medizin; 2003.

[18] **Reimann HJ, Schmidt U, Lewin J et al.:** Histamin des Gastrointestinaltraktes. In: Reimann HJ, Habs M (Hrsg.): Histamin bei Erkrankungen. München: MD-Verlag; 1986.

[19] **Rieger C, von der Hardt H, Sennhauser FH et al.:** Pädiatrische Pneumologie. Berlin: Springer; 1999: 100–105.

[20] **Rosenkranz W, Grundmann E:** Immunmodulatorische Wirkung lebender nicht-pathogener Enterococcus faecalis – Bakterien des Menschen. Arzneim-Forsch/Drug Res. 1994; 44(I): 691–695.

[21] **Rusch V, Ottendorfer D, Zimmermann K et al.:** Ergebnisse einer offenen, nicht Placebo-Kontrollierten Pilotstudie zu Untersuchungen des immunmodulierenden Potentials von Autovaccinen. Arzneim-Forsch/ Drug Res. 2001; 51(II): 690–697.

[22] **Rusch K, Rusch V:** Mikrobiologische Therapie. Heidelberg: Haug; 2001.

[23] **Schaffstein W, Burkhard L:** Symbioflor 2 – eine therapeutische Alternative zur Behandlung des irritablen Kolons. Jatros Gastroenterologie. 1993; 2: 4.

[24] **Schmidt-Fuchs R:** Stellenwert der Mikrobiologischen Therapie bei der umfassenden Behandlung des Asthma bronchiale. EHK. 1999; 12.

[25] **Schmidt-Fuchs R:** Die ganzheitliche Behandlung des endogenen Ekzems unter besonderer Berücksichtigung der Mikrobiologischen Therapie. EHK. 2001; 12.

[26] **Schmidt-Fuchs R:** Mikrobiologische Therapie in Theorie und Praxis. (Vortrag) Baden-Baden: 2005 [unveröffentl.].

[27] **Schmidt-Fuchs R, Veit-Köhler U, Peters U:** Schutz vor grippalen Infekten. EHK. 2006; 55: 430–435.

[27a] **Schmidt-Fuchs R:** Schleimhautgrenzflächen – das funktionelle Feld. Komplement. integr. Med. 2007; 12.

[28] **Schneeweiß U:** Spezielle Mikrobiologie. Berlin: de Gruyter. 1968.

[29] **Schreiber M, Peters U:** Von der Tradition zur Innovation. Ärztezeitschrift für Naturheilverfahren. 2004; 9: 45.

[30] **Schwiertz A:** Bedeutung und Nachweis der vaginalen Leitflora. EHK. 2004; 53.

[31] **Schwiertz A:** Von der Wissenschaft zur Naturheilkunde. (Vortrag) Freudenstadt: 2005 [unveröffentl.].

[32] **Wilson M:** Microbial Inhabitants of Humans. Their Ecology and Role in Health and Disease. Cambridge University Press. 2005; 384–392.

Wichtige Adressen

Arbeitskreis für Mikrobiologische Therapie e. V.
Dr. Rainer Schmidt
Beilsteiner Str. 22
D-35764 Sinn
Tel.: 02772 582595
www. amt-herborn.de

30 – Segment- und Reflexzonenbehandlung

Malika Sekkal, Anne Wessel

30.1 Definition 499
30.2 Basisinformation 499
30.3 Hydro- und thermotherapeutische Verfahren 502
30.4 Klassische und komplementäre Massageverfahren ... 506
30.5 Weitere Verfahren 511

30.1
Definition

Die Techniken der Segment- und Reflexzonenbehandlung folgen dem **Reiz-Reaktions-Adaptationsprinzip**. Genutzt wird die Wirkung thermischer, mechanischer, chemischer, elektrischer und pharmakologischer Reize. Am Reizort erfolgt die unmittelbare Applikation des Reizes. Der Wirkort kann anatomisch mit dem Reizort identisch sein, aber auch eine weit vom Reizort entfernt liegende Struktur, ein Gewebe, ein Organ oder sogar ein Organsystem darstellen.

Die Behandlung zielt, unabhängig von der jeweils gewählten Technik, vor allem auf die Beeinflussung dysfunktionaler Regelkreise, die Beseitigung muskuloskeletaler Fehlfunktionen, die Schmerzlinderung oder -beseitigung und auf die Wiederherstellung eines ausgeglichenen Wechselspiels sympathischer und parasympathischer Aktivität.

30.2
Basisinformation

30.2.1 Geschichte

Bereits in der hippokratischen Medizin wurden Bürstungen, Massagen, Salbungen, Wärme- und Kälteapplikationen angewandt, ohne dass deren Wirkmechanismus verstanden wurde. Bis in das 19. Jahrhundert hinein wurden dann in Europa die sogenannten ausleitenden Verfahren in großem Ausmaß angewendet (▶ **Kap. 27** Ausleitende Verfahren). Die humoralpathologischen Vorstellungen, die ihrem Einsatz zugrunde lagen, können heute zwar nur mehr als metaphorisch angesehen werden, sie beeinflussen jedoch nach wie vor Hypothesenbildung und Krankheitsverständnis nicht nur bei medizinischen Laien, die komplementäre und unkonventionelle Behandlungsmethoden bevorzugen. Erst die Entdeckung der neurophysiologischen Zusammenhänge im Sinne segmentreflektorischer Komplexe, Projektionszonen und funktioneller Regelkreise lieferte die heute wissenschaftlich akzeptierte Basis.

30.2.2 Wichtige Determinanten

Grundlage der Segment- und Reflexzonentherapie ist das Wissen, dass Regulations- und zentrale Verarbeitungsmechanismen des menschlichen Körpers durch gezielt applizierte Reize beeinflussbar sind. Einige wichtige, zum Teil nicht beeinflussbare Gegebenheiten determinieren die Wirkung eines Reizes.

Determinanten der Beziehung Reiz-Reaktion-Adaptation
- Konstitution des Patienten
- Reizart/-qualität
- Reizstärke
- Reizort
- Reizdauer
- Repetition/Intervall
- Tageszeit der Reizapplikation als chronobiologische Determinante [25]
- Erfahrung und Methodenspektrum des Behandelnden
- Krankheitsmodelle bei Patient und Behandelndem: Vorstellung bezüglich des therapeutischen Auftrages/Ziels und seiner Erreichbarkeit
- Tragfähigkeit des therapeutischen Bündnisses

Von Bedeutung sind weiterhin die **segmentalen** und **reflektorischen Wechselbeziehungen.** Reize können gezielte therapeutische Effekte am unmittelbaren Einwirkungsort, aber auch weit entfernt davon auslösen (segmentale und reflektorische Wirkung). Für Störungen und ihre Fernwirkungen gilt analog: Die auslösende Ursache von Schmerzen und Funktionsstörungen kann auch weit vom Ort der gefühlten Beschwerden liegen

(z. B. Referred-Pain-Muster bei aktiven Triggerpunkten). Wegen der anatomischen Distanz zwischen dem Schmerz und seiner Ursache ist häufig der Zusammenhang nicht unmittelbar evident.

30.2.3 Methodenwahl

Die Wahl des Therapieverfahrens folgt auf die genaue Erfassung des klinischen Befundes und der Konstitution des Patienten. Es muss ein hinsichtlich Reizort, Reizstärke, Reizrepetition und Chronobiologie konstitutionell adaptierter Reiz gewählt werden. Das Methodenspektrum des einzelnen Behandlers ist im Allgemeinen weit weniger entscheidend für den Therapieerfolg in der Segment- und Reflexzonentherapie als die diagnostische Sicherheit bei der Erfassung der zu behandelnden Störung, denn die Reizart stellt, wie oben dargestellt, nur eine der Determinanten der Segment- und Reflexzonentherapie dar. Verschiedene Techniken eignen sich sehr gut für Kombinationstherapien, im Idealfall wirken sie **synergistischverstärkend**.

> **Cave**
>
> Die regulative Kapazität des Patienten darf nicht überfordert werden. Ein Zuviel an Reizen kann das Ausbleiben jeglicher Reaktion zur Folge haben oder zu unerwünschten Wirkungen führen.

Neben ausreichender Erfahrung bei der kritischen Bewertung einzelner Behandlungstechniken spielt das **Selbstverständnis des Therapeuten** eine entscheidende Rolle für den Therapieerfolg. So steht ein linear-monokausales therapeutisches Selbst- und Weltbild einem erweiterten Krankheits- und Patientenverständnis und einem modernen integrativen und psychosomatischen Begriff von Gesundheit, Krankheit und Therapie entgegen. Weiterhin können sehr dezidierte **Erwartungen und Vorstellungen des Patienten** bezüglich Methodenwahl, Therapieführung und Behandlungsziel den Verlauf und Erfolg der Therapie stark beeinflussen.

30.2.4 Verwandte Entitäten

Bemerkenswert ist, dass verschiedene traditionelle Medizinsysteme über eng verwandte Entitäten, insbesondere bei den segment- und reflextherapeutischen Verfahren und in der Konstitutionslehre, verfügen. So finden sich deutliche Parallelen in den intuitiv-empirischen Konstitutionskonzepten sowohl der ayurvedischen als auch der traditionellen chinesischen und der europäischen Medizin [3].

Konzepte wie das der Schröpfzonen nach Abele ([1]; ▶ Abb. 30.1) und das der Bindegewebszonen nach Dicke und Teirich-Leube kartografieren die von Head und Mackenzie charakterisierten kutiviszeralen, viszerokutanen und viszeromuskulären bzw. muskuloviszeralen Re-

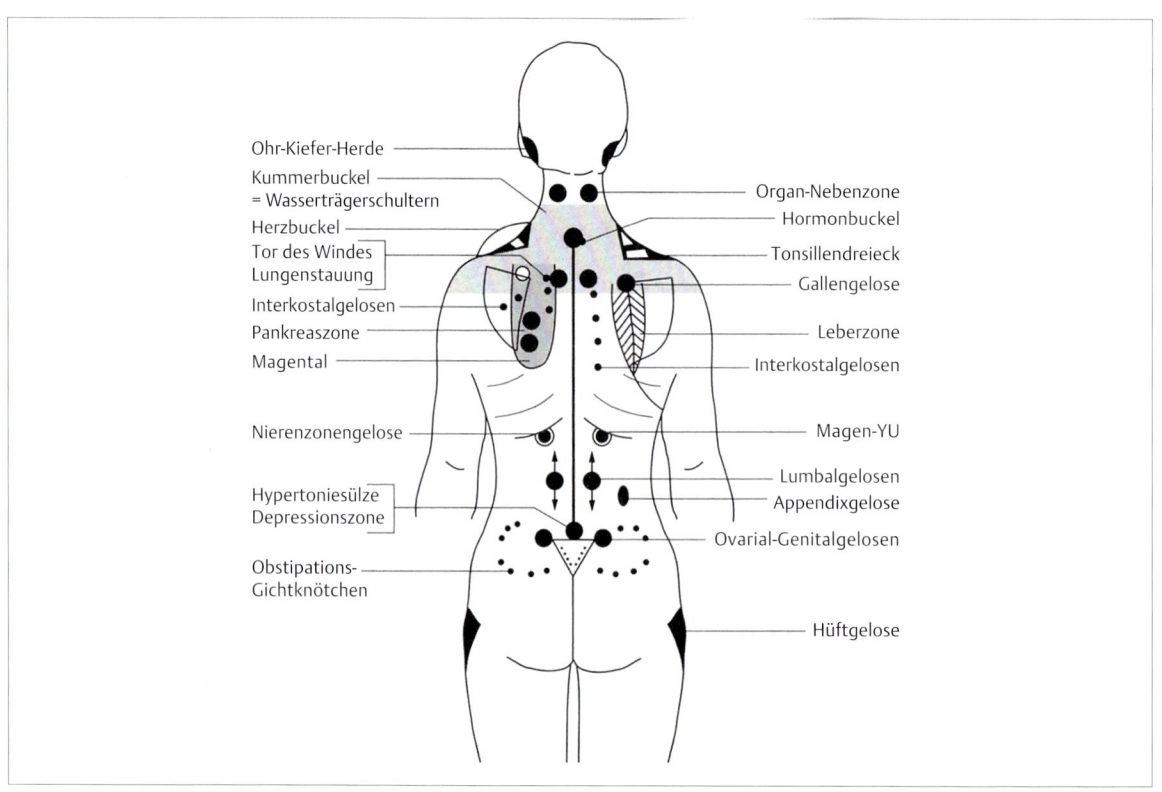

▶ **Abb. 30.1** Schröpfzonen nach Abele.

flexbeziehungen zwischen Organen und Strukturen des Bewegungsapparats und des Körpermantels (▶ Kap. 15 Massagetherapie). Die Handlungsgrundlagen für die Reflexzonentherapie ähneln denen der Nutzung chinesischer Mu-(Zustimmungs-)Punkte auf dem inneren Ast der Blasenleitbahn oder den anatomisch fassbaren Elementen der Chakrenlehre des Ayurveda sehr stark.

So empfehlen bei rezidivierenden Harnwegsinfekten sowohl hydrotherapeutische Schriften der Traditionellen Europäischen Medizin als auch die TCM Reizapplikationen im Bereich der unteren Extremitäten und/oder der unteren Thorakal- und der oberen Lumbalsegmente. Beispiele sind hydro- und thermotherapeutische Reize wie Fußbäder, heißer Lumbalguss, Blitzgüsse und Moxibustion oder mechanonozizeptive Reize wie Akupunktur oder Akupressur. Hier finden sich sowohl die segmental den Harnorganen zugeordneten Reflexzonen nach Head und Mackenzie als auch bedeutsame Punkte der Nieren- und Blasenleitbahn der TCM. Alle empfohlenen Verfahren der verschiedenen Medizintraditionen nutzen auch reflektorische vaskuläre, autonom-nervale und immunmodulatorische Effekte ([42]; ▶ Kap. 39 Urologische Erkrankungen).

30.2.5 Physiologische Wirkungen

Reizaufnahme

Impulse und Reize werden als biochemische und elektrische Signale auf molekularer Ebene übermittelt.

Für die **Reizaufnahme** stehen spezialisierte Rezeptoren und freie Nervenendigungen in Korium, Subkutis und Epidermis der unbehaarten und behaarten Haut – hier auch in den Haarfollikeln – und in den Gelenkstrukturen zur Verfügung.

Reizaufnahme: Rezeptoren

- Berührungsrezeptoren
- Bewegungsrezeptoren
- Chemorezeptoren
- Druckrezeptoren
- Lagerezeptoren
- Nozizeptoren
- Thermorezeptoren
- Vibrationsrezeptoren

Reizleitung

Sie erfolgt über marklose und markhaltige Nervenfasern mit unterschiedlicher Geschwindigkeit und Adaptationsdynamik. Die Übermittlung des definierten Reizes zum Wirkort erfolgt in der Segment- und Reflexzonentherapie vom Reizort nerval-segmental über den **segmentreflektorischen Komplex**, der erstmals 1893 von **Head** als Ausdruck der metameren Gliederung des menschlichen Körpers charakterisiert wurde. Die afferenten neuronalen Impulse verlaufen zum Rückenmark und von dort über den Thalamus zum somatosensorischen Kortex. Thermische Reize werden über das Hinterhorn direkt zum zentralen Thermoregulationszentrum des Hypothalamus weitergeleitet.

Ein Rückenmarkssegment vernetzt reaktionsfähige Körperstrukturen (Haut/Unterhaut, Muskulatur, Sehnen, Knochen/Periost, innere Organe) einschließlich deren vegetativer Afferenzen und Efferenzen. Impulse werden über dieses Netz sowohl von der Körperperipherie nach zentral als auch in die umgekehrte Richtung geleitet. Zusätzlich werden die Impulse und deren Verarbeitung durch vertikal nacheinander geschaltete zentralnervöse Instanzen moduliert. Afferenzen im Rückenmark werden immer auch auf Nachbarsegmente übertragen.

Von herausragender diagnostischer und therapeutischer Bedeutung ist, dass **Afferenzen des Hinterhorns** im Rückenmark sowohl an die motorische Efferenz im Vorderhorn als auch an das sympathische System des Seitenhorns regulative Impulse geben. Eine Nozizeption hat also immer auch vegetative Implikationen, die unter Umständen der Wahrnehmung eines Schmerzes sogar vorangehen.

Die mittels Segment- und Reflexzonentherapie applizierten afferenten Signale führen zu einer Modifikation der segmentalen Signalaufnahme und -weiterleitung (Gate-Control-Theorie nach Melzack und Wall). Dieses **gegenirritative Prinzip** hat gerade in der Schmerztherapie herausragende Bedeutung erlangt.

Segment- und Reflexzonen-Diagnostik

Vegetative Phänomene wie trophische Störungen der Haut, Schwellungen, lokale Temperaturdifferenzen und unterschiedliche Reagibilität auf Testreize in relevanten Segment- und Reflexzonen weisen auf funktionelle und anatomische Veränderungen hin. Neben den Head-Zonen und den Mackenzie-Zonen sowie den Bindegewebszonen und den muskulären Maximalpunkten (nach Kohlrausch) (▶ Kap. 15 Massagetherapie.) sind weitere vegetativ-reflektorisch gesteuerte Haut- und Bindegewebszonen in der Diagnostik von Bedeutung. Auf Erkrankungen der Nasennebenhöhlen, Zähne oder Tonsillen können z. B. trigeminal verschaltete Reflexzonen in der dorsalen Halsmuskulatur und im Bindegewebe (Adler-Langer-Punkte) hinweisen. Trigeminale Reflexzonen des Gesichts (Lähr-Söldner-Zonen) können zusätzlich auf Erkrankungen von Lunge, Darm und Unterleibsorganen verweisen. Darmerkrankungen rufen häufig eine Hypersensitivität periostaler Druckpunkte entlang des Rippenbogens hervor (Vogler-Punkte).

Therapiekonzepte wie das der **Neuraltherapie nach Huneke** gehen über den streng an die bekannten neuroanatomisch präformierten Strukturen gebundenen Informationstransfer im Organismus hinaus und postulieren zusätzliche kybernetische Modalitäten der Signalübertragung in Diagnostik und Therapie (▶ Kap. 26 Neuraltherapie).

30.2.6 Indikationen

Die verschiedenen Techniken der Segment- und Reflexzonenbehandlungen haben heute ihren Platz in multimodalen und interdisziplinären Therapiekonzepten überwiegend chronischer und funktioneller Erkrankungen der inneren Medizin, Allgemeinmedizin, Orthopädie, Pädiatrie, Gynäkologie und Hals-Nasen-Ohren-Heilkunde.

Auch Zahnärzte verwenden Segment- und Reflexzonentechniken, um Schmerzzustände auf der Basis dysfunktionaler temporomandibulärer Artikulation und durch Triggerpunkte bedingte und fortgeleitete Schmerzen zu behandeln, die von Strukturen des stomatognathen Systems, der Kopfgelenke und der Kopf-, Kau- und Gesichtsmuskulatur ausgehen.

30.2.7 Abrechnung

Alle im Folgenden beschriebenen Verfahren können im ambulanten und im stationären Behandlungskontext durchgeführt werden.

Behandlungen, insbesondere **zeitintensive naturheilkundliche Verfahren und Patientenschulungen** für naturheilkundliche Selbsthilfemaßnahmen, deren Zeitbedarf einen Rahmen von ca. 10–15 Min. überschreitet, sollten im ambulanten Kontext nach der **GOÄ** als individuelle Gesundheitsleistung **IGeL** abgerechnet werden, da auch bei einer Mischkalkulation keine Kostendeckung erreicht werden kann.

Akupunkturbehandlungen können für die Indikationen chronische Schmerzen der Lendenwirbelsäule und chronische Gonalgie aufgrund nachweislich arthrotischer Veränderungen als vertragsärztliche Leistung zu Lasten der **GKV** durchgeführt werden. Voraussetzung hierfür ist die Erfüllung definierter Qualitätssicherungsmaßnahmen (Qualifikationsvoraussetzungen des Behandlers sowie strukturelle und räumliche Qualitätsanforderungen).

Manualtherapeutische Untersuchungen und Techniken durch den Arzt (entsprechende Zusatzbezeichnung erforderlich) zählen ebenfalls zu den Methoden, die als vertragsärztliche Leistungen zu Lasten der **GKV** erbracht werden können.

Physikalische Maßnahmen und Manuelle Therapie durch den Physiotherapeuten können zu Lasten der **GKV** verordnet werden (▶ Kap. 17 Manuelle Medizin; ▶ Kap. 15 Massagetherapie; ▶ Kap. 13 Hydrotherapie).

Kombinationsbehandlungen, d. h. Behandlungspakete für spezielle Indikationen, die, wie die Kneipp-Kur, verschiedene Elemente einer Systematik bündeln oder, wie die offene Badekur, verschiedene synergistische Behandlungsverfahren einsetzen, können über unterschiedliche Modelle abgerechnet werden. Eine Möglichkeit besteht darin, dass der Patient das Paket unter Selbstzahlerkonditionen trägt.

Erstattungsfähige GKV- oder PKV-Rezepte können in ein Behandlungsprogramm integriert werden. Der Patient hat dann lediglich die nicht erstattungsfähigen Leistungen selbst zu tragen.

Die **GKV** ist entsprechend der allgemeinen Richtlinien der **medizinischen Rehabilitation** (§92 SGB V) zuständig für

- ambulante, an anerkannten Badeorten oder auch in Form von Kompaktkuren durchgeführte Vorsorgemaßnahmen,
- stationäre Vorsorgemaßnahmen (§24 SGB V),
- ambulante und stationäre Rehabilitationsmaßnahmen (§41 SGB V).

Ihr Zuständigkeitsbereich umfasst Rentner, Kinder, Studenten und nicht berufstätige Mitversicherte. Für medizinische Rehabilitationsmaßnahmen Berufstätiger sind die Rentenversicherungsträger zuständig.

Anträge zur „Einleitung von Leistungen zur Rehabilitation und alternativen Angeboten" werden i. d. R. vom behandelnden Arzt gestellt.

30.3 Hydro- und thermotherapeutische Verfahren

▶ Kap. 13 Hydrotherapie.

Hydro- und thermotherapeutische Verfahren nutzen thermische, mechanische, pharmakologische und elektrische Wirkfaktoren. Sie zielen auf lokale, reflektorische und systemisch adaptive Effekte. In der Segment- und Reflexzonenbehandlung werden insbesondere konsensuelle und reflektorische Fernwirkungen auf applikationsferne Körperregionen und Organe genutzt.

Thermische Reize führen, je nach Qualität, zu **regulativen Effekten** an inneren Organen, Skelettmuskulatur (Wärmebildung durch Zittern, Tonuserhöhung oder -reduktion), an den Gefäßen der Haut und an den Schweißdrüsen. Daneben werden **hormonelle und immunologische Reaktionen** hervorgerufen [11, 49, 50, 55].

Die genannten Effekte werden im Folgenden am Beispiel eines repetitiven Ganzkörper-Kaltreizes illustriert, der nicht im engeren Sinne der Segment- und Reflexzonentherapie zugerechnet wird, jedoch wissenschaftlich besonders gut untersucht ist.

Repetitiver Ganzkörper-Kaltreiz und systemische Reaktions- und Adaptationseffekte (nach [11, 49, 50, 55])

- Erhöhung antioxidativer Potenziale (Anstiege von Glutathion, Superoxid-Dismutase, Glutathion-Peroxidase, Katalase)
- geringere Wärmeproduktion bei Kälteexposition als Adaptationseffekt der hypothalamischen Thermoregulation
- Interleukinexpression
- Lymphozytenaktivierung (Anstieg von CD3, CD8, CD25, CD56 und HLA-DR)
- Modifikationen im Katecholaminstoffwechsel: Nutzung von Adrenalin für die Thermogenese
- modifizierte Immunglobulinsekretion
- Steigerung der Non-Shivering-Thermogenese
- Veränderungen der kardiovaskulären Autoregulation

Die reflektorische Wirkung der seit Jahrhunderten empirisch genutzten thermisch-pharmakologischen Applikationen, z.B. von *Senfmehlfußbädern*, auf anatomisch disparate Strukturen wie die Schleimhaut der Nase und der Nasennebenhöhlen konnten durch Untersuchungen zur zerebralen Blutflussgeschwindigkeit näher geklärt werden [14].

30.3.1 Gusstechniken und Teilbäder

▶ Kap. 13.4 Güsse; Kap. 13.9 Teil- und Vollbäder.

Definition
Durch Begießung der Extremitäten oder des zu behandelnden Segments bzw. Bereichs mit einem Wasserstrahl wird ein Wassermantel erzeugt, der thermische Reize transportiert.

Wirkungen
Nachhaltige Wirkungen sind Besserung der gestörten Organfunktion, Beschwerdelinderung, Schmerzreduktion und Besserung der Gesamtbefindlichkeit.
Die systemischen Effekte sind oben dargestellt.

Wirksamkeitsnachweis
Valide wissenschaftliche Daten liegen zu einzelnen Gusstechniken kaum vor. Indikationsstellung, Applikation und Verordnungsschema folgen Überlegungen der angewandten Pathophysiologie.

Durchführung
Güsse erfolgen kalt (10–14°C), temperiert kühl (18–20°C) und heiß (40–42°C). Sie werden häufig auch als Wechselgüsse verordnet.
Beim **Blitzguss** wird ein Wasserstrahl mit einem Druck von 2–4 Bar aus einer Distanz von 3–4 m verwendet; die thermische Wirkung wird so mit einer erheblichen mechanischen Wirkung kombiniert.

Regeln zur Anwendung von Güssen
- Je kleiner die behandelte Fläche, desto kürzer die Dauer des Gusses.
- Je näher die Temperatur an der Körpertemperatur und je geringer der Druck, desto schwächer der Reiz (▶ Kap. 13 Hydrotherapie).

Verordnung
Je nach Indikation, Konstitution, Reaktionsfähigkeit und Therapieziel werden die zu behandelnden Segmente und Reflexzonen, der Temperaturbereich und die Repetition gewählt.
- Die Reize werden in ansteigender Dosierung bezüglich Frequenz und gegebenenfalls Flächenausdehnung verordnet.
- Kaltreize werden vorzugsweise morgens appliziert, Warmreize abends.
- Nach Kaltreizen sollte innerhalb von Minuten eine reaktive Hyperämie der behandelten Bereiche auftreten.

> **Therapeutische Empfehlung**
> Bleiben die Segmente/Reflexzonen über längere Zeit kalt und blass, war der Kältereiz zu hoch dosiert und/oder die Regulationskapazität überfordert.

Indikationen
- funktionell-regulativ bedingte Erkrankungen innerer Organe
- Gefäßerkrankungen
- rezidivierende Infekte des Respirationstraktes und der ableitenden Harnwege
- aktivierte Arthrosen und andere Schmerzsyndrome
- systemische Vagusstimulation

▶ Tab. 30.1 verweist auf die Zuordnung spezifischer Indikationen bei Güssen und Teilbädern zur Segment- bzw. Reflexzonentherapie.

Kontraindikationen
▶ Tab. 30.1

Kombinationsmöglichkeiten
- Akupunktur (▶ Kap. 25)
- Neuraltherapie (▶ Kap. 26)
- Phytotherapie (▶ Kap. 12)
- Schröpftherapie (▶ Kap. 27.4)

> **Therapeutische Empfehlungen**
> - Wichtig ist eine **ausreichende Regulationszeit** zwischen den einzelnen Therapien.
> - Verschiedene vegetativ-regulierend wirksame Verfahren sollten möglichst nicht am selben Tag durchgeführt werden.

30 Segment- und Reflexzonenbehandlung

▶ **Tab. 30.1** Segment- und Reflexzonentherapie bei Gusstechniken und Teilbädern.

Lokalisation	Indikationen	Kontraindikationen

Fußbäder	• Segment- und Reflextherapie bei Erkrankungen der Nasennebenhöhlen
	• Reflextherapie bei kontralateraler arterieller Verschlusskrankheit Stadien I und II
	• allgemein zur Verbesserung der akralen Vasomotorik
	• Sedierung durch Hyperämisierung der Füße
	• phytotherapeutische Zusätze:
	  • *Senfmehl* zur Verstärkung der reflektorischen Hyperämisierung der Nasenschleimhäute
	  • *Lavendel/Melisse* zur Unterstützung der sedativen Wirkung
		floride Dermatosen, lokale Ulzera
		Cave:
		• bei arterieller Verschlusskrankheit keine Kaltreize an der betroffenen Extremität
		• während der Menstruation keine Kaltreize
		• rezidivierende Harnwegsinfekte bei reiner Kaltanwendung

Knieguss und Schenkelguss	• Segmenttherapie bei aktivierter Gon- und Koxarthrose, Schwere- und Hitzegefühl der Beine, Varikosis
	• Reflextherapie bei kontralateraler arterieller Verschlusskrankheit Stadien I und II
	• allgemein: arterielle Hyper- und Hypotonie, Immunmodulation bei Infektneigung (Gussaufbau bis zum Vollguss)
		ipsilateral bei arterieller Verschlusskrankheit
		Cave:
		• bei reiner Kaltanwendung
		  • kalte Extremitäten
		  • während der Menstruation
		  • rezidivierende Harnwegsinfekte
		  • bei aktivierter Koxarthrose kann der Schmerz auch zunehmen

Lumbalguss	• Segmenttherapie bei Lumboischialgien, Myogelosen der lumbalen Muskulatur • Reflextherapie bei Erkrankungen der abdominellen, retroperitonealen und der Organe des kleinen Beckens	floride entzündliche Erkrankungen
Blitzguss	• Segmenttherapie der organspezifischen Head- und Mackenzie-Zonen • Reflextherapie muskulärer Dysbalancen und Ischialgien der lumbalen und thorakalen Muskulatur	• schwache Konstitution • vegetativ labile Personen • Blutungsneigung • ausgeprägte Varikosis • akute Entzündungen
Armguss	• Reflextherapie bei Erschöpfung, Mattigkeit, arterieller Hypotonie • allgemein: Gussaufbau bis zum Vollguss zur Immunmodulation bei Infektneigung	• vasospastische Angina pectoris • arterielle Hypertonie • Herzinsuffizienz (NYHA III und IV) • akutes Asthma bronchiale • **Cave:** Glaukom
Armbad	Reflextherapie bei arterieller Hypertonie	• arterielle Hypotonie • floride entzündliche Prozesse der Thoraxorgane
Nackenguss	Reflextherapie bei akutem muskulärem Schiefhals und Verspannungen der Schulter-Nacken-Muskulatur bei Spannungskopfschmerzen, Tinnitus	floride entzündliche Prozesse der Kopf-Hals-Organe **Cave:** Glaukom
Gesichtsguss	• Segment- und Reflextherapie bei Erkrankungen der Nasennebenhöhlen, Kopfschmerzen • allgemein: Erfrischung bei Ermüdung	Trigeminusneuralgie

30.3.2 Auflagen, Wickel, Packungen und Pflaster

▶ Kap. 13.5 Wickel; ▶ Kap. 13.6 Packungen, Auflagen und Kompressen.

Definition
Bei diesen Verfahren erfolgt die trägergebundene Applikation thermischer Reize mit oder ohne phytotherapeutische Zusätze auf definierte Segmente/Reflexzonen oder nach empirischer Vorgehensweise.

Wirksamkeitsnachweis
Nach oberflächlicher spontaner Wiedererwärmung im Anschluss an Kältepackungen treten in den Gewebsschichten 2–3 cm unter der Hautoberfläche **Kühleffekte** auf [16]. Hierdurch werden Beschwerdelinderung, reflektorische und Tiefenwirkungen bei Kälteanwendung plausibel.

Weinberger et al. [56] konnten intraartikuläre Temperaturerhöhungen um mehr als 1°C nach oberflächlicher Wärmeapplikation zeigen. Diamond u. Freitag [13] verweisen auf eine sehr gute reflektorische Wirkung von zusätzlich zur Regelmedikation verordneten Kältepackungen auf Kopf und Stirn bei Migräne, gemischtem Kopfschmerz und Cluster-Kopfschmerz.

Lee [31] zeigte günstige Wirkungen äußerlich applizierter ätherischer Öle (*Lavendel*) auf emotionale und kognitive Parameter.

Durchführung
Wickel
Je nach Indikation werden mit kaltem oder heißem Wasser getränkte Baumwoll- oder Leinentücher auf die Haut aufgebracht, mit zwei weiteren Gewebeschichten (Baumwollflanell, Wolltuch) umwickelt oder bedeckt und dort zwischen einigen Minuten und mehreren Stunden belassen. Wickel werden stets zirkulär angewendet.
Formen: Hals-, Brust-, Leib-, Lenden-, Wadenwickel.

Kompressen/Auflagen
Die Methodik entspricht der des Wickels. Kompressen werden jedoch nicht zirkulär angewendet.
Formen: feuchtwarme Leberauflage, kalte Herzkompresse, kalte Stirnauflage, Augenkompresse, Dampfkompresse (verschiedene Lokalisationen).

Packung
Diese größerflächige Auflage enthält einen Wärmeträger, z. B. ein Peloid oder pharmakologisch aktive Substanzen. Stabilisierung und Erhöhung der thermischen Kapazität erfolgt gegebenenfalls durch mehrschichtigen Aufbau.
Beispiele: Quark-, Kartoffel-, Moor-, Salbenpackung, Lehmkrawatte.

Quark, Kartoffeln, Lehm oder Salbe werden auf die Haut aufgebracht und mit einem dünnen Baumwolltuch bedeckt. Darüber wird ein Molton- oder Frotteetuch aufgelegt, das gegebenenfalls nochmals von einem Wolltuch bedeckt wird.
- **Kartoffelpackung:** Hier werden die heißen (auf hautverträgliche Temperatur achten!) Kartoffeln mit Schale zerdrückt, aufgebracht und mehrschichtig bedeckt.
- **Quarkpackung:** Sie wird kalt appliziert.
- **Lehm, Moor und Salben:** Sie können sowohl kalt als auch temperiert angewendet werden. Abdecken ist nicht in jedem Fall erforderlich.

> **T Therapeutische Empfehlung**
> Durch Zusatz von bestimmten ätherischen Ölen (z. B. *Lavendel*) können zusätzlich entspannende und psychotrope Effekte genutzt werden.

Pflaster
Dies entspricht einer kleinflächigen Auflage, die mit einem (Phyto-)Pharmakon getränkt und aufgeklebt wird.

Beispiele: Salbenpflaster, z. B. mit *Arnikablütenextrakt* oder *Capsicum*, *Senfmehlpflaster*, *Meerrettichpflaster*.

Die Applikationsdauer ist unterschiedlich. Stark hyperämisierende und hautreizende Substanzen, wie *Senfmehl* und *Meerrettich*, bleiben, je nach Verträglichkeit, 5–15 Min. auf der Haut.

> **T Therapeutische Empfehlung**
> Hinweise zum Temperaturbereich
> - Der angezeigte Temperaturbereich ist von der jeweiligen Indikation abhängig (s. u.).
> - Phytopharmakazusätze werden nach den Regeln der rationalen und empirischen Phytotherapie in Verbindung mit Wärme angewendet.
> - Bei Aufbringung auf segmentale Zonen und Reflexzonen/Triggerpunkte mit dem Ziel der eng umschriebenen Reizausübung mittels Pflastern sind Phytopharmakazusätze mit indifferenter Temperatur anzuwenden.
>
> **Beispiele:**
> - akute Infekte oder chronische Bronchitis: *Senfmehlpflaster/-auflagen*: dorsal (über den Lungenflügeln) oder ventral (Sternalbereich), oder kleinflächige *Senfmehlapplikationen* (ca. 2 × 2 cm) im Bereich der Zustimmungs- oder Alarmpunkte der Lunge (▶ Kap. 25 Akupunktur)
> - akute und chronische Nasennebenhöhleninfekte: *Meerrettichauflage* auf supra-, infranasale und nuchale trigeminale Reflexzonen der Nase und Nasennebenhöhlen

Verordnung
Wissenschaftlich validierte Verordnungsschemata sind nicht gegeben. Allerdings existieren zahlreiche empirische Schemata.

In der Regel erfolgt eine **serielle Anwendung** von 1–2 Applikationen tägl. bis zur Beschwerdelinderung.

> **T Therapeutische Empfehlung**
> Insbesondere von Kindern, geriatrischen und sehr sensitiven Patienten werden Wickel, Packungen, Auflagen und Pflaster sehr gut toleriert.

Indikationen
Kälteanwendungen
- akut entzündliche Prozesse
- frische Traumata des Bewegungsapparats
- Fieber
- sympathikotone Reaktionslage: zur vegetativen Stabilisierung bzw. vagalen Stimulation

Wärmeanwendungen

- degenerative Prozesse des Bewegungsapparates
- akute Beschwerden ohne Trauma bzw. ohne akuten Entzündungsprozess (z. B. funktionelle abdominelle Beschwerden, Rückenschmerzen)
- chronische funktionelle Beschwerdebilder

Packungen

- muskuloskeletale Schmerzen
- stumpfe Traumata
- kolikartige Schmerzen der Hohlorgane

Pflaster

- Erkrankungen der oberen und unteren Atemwege auf den zugeordneten Reflexzonen
- nicht invasive Reflextherapie bei Erkrankungen des Bewegungsapparates

Kontraindikationen

Absolute Kontraindikation
bekannte Allergie gegen einzelne Inhaltsstoffe

Relative Kontraindikationen
- Hautreizungen
- offene Verletzungen
- akute und chronische Dermatosen

30.4 Klassische und komplementäre Massageverfahren

▶ Kap. 15 Massagetherapie.

Durch Massagen werden **lokale und segmentale**, insbesondere aber auch **reflektorische und systemische Effekte** erzielt. Dies trifft besonders für die stark bzw. vorwiegend vegetativ wirksamen Massageformen Bindegewebs-, Segment-, Periost-, Kolon- und Fußreflexzonenmassage, die Akupunktmassage und die Tuina-Massage zu.

Therapieziele sind Beeinflussung innerer Organe (▶ Abb. 30.2), Ausgleich des autonomen Nervensystems, Detonisierung der Muskulatur, Hyperämisierung von Haut, Unterhaut, Bindegewebe und Muskulatur, Analgesie und Sedierung.

Wichtige **psychotrope Effekte** ergeben sich durch Berührung und die Patienten-Therapeuten-Interaktion, insbesondere bei vorwiegend funktionellen, psychisch mitbedingten und psychosomatischen Krankheitsbildern [21, 34].

Furlan et al. [19] zeigen in einer Cochrane-Metaanalyse den positiven Effekt verschiedener Massagetechniken für die Indikationen chronischer bzw. unspezifischer Rückenschmerz (lower Back Pain). Der Effekt hält über ein Jahr an. Ähnlich valide Daten liegen für andere Indikationen nicht vor.

30.4.1 Bindegewebs-, Segment- und Periostmassage

▶ Kap. 15.6 Bindegewebsmassage; ▶ Kap. 15.4 Periostbehandlung; ▶ Kap. 15.9.1 Segmentmassage.

Definition
Die Segmentmassage kombiniert Techniken und Griffe der Klassischen Massage mit Stimulationstechniken der Bindegewebs- und Periostmassage.

Wirksamkeitsnachweis
Kaada u. Torsteinbo [27] beschreiben einen diskreten Anstieg von β-Endorphin im Plasma kurz nach Bindegewebsmassage. Goats u. Keil [20] verweisen auf einen erhöhten Blutfluss in den reflektorisch zugeordneten Organbezirken und die analgetische Wirkung der Bindegewebsmassage.

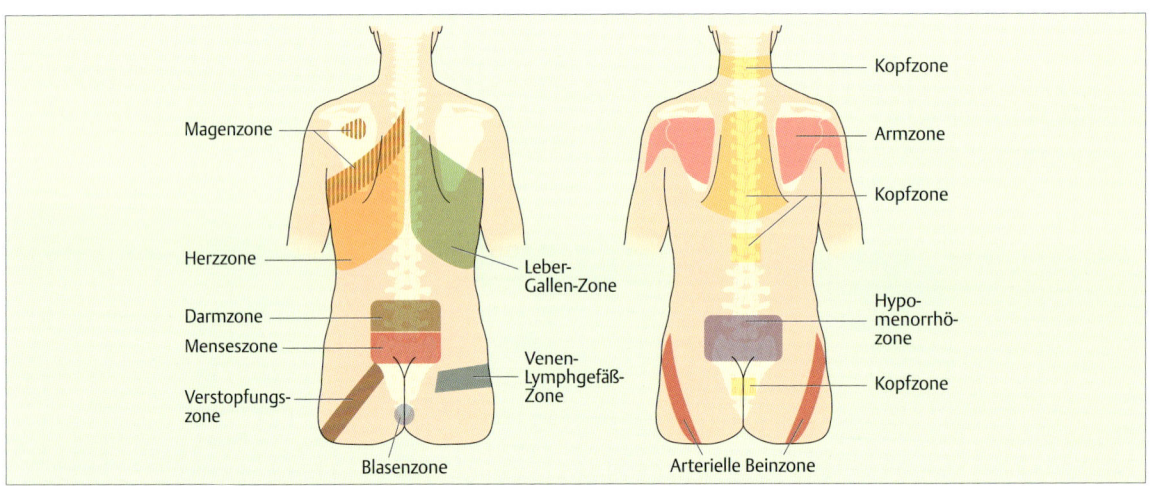

▶ Abb. 30.2 Bindegewebszonen nach Teirich-Leube.

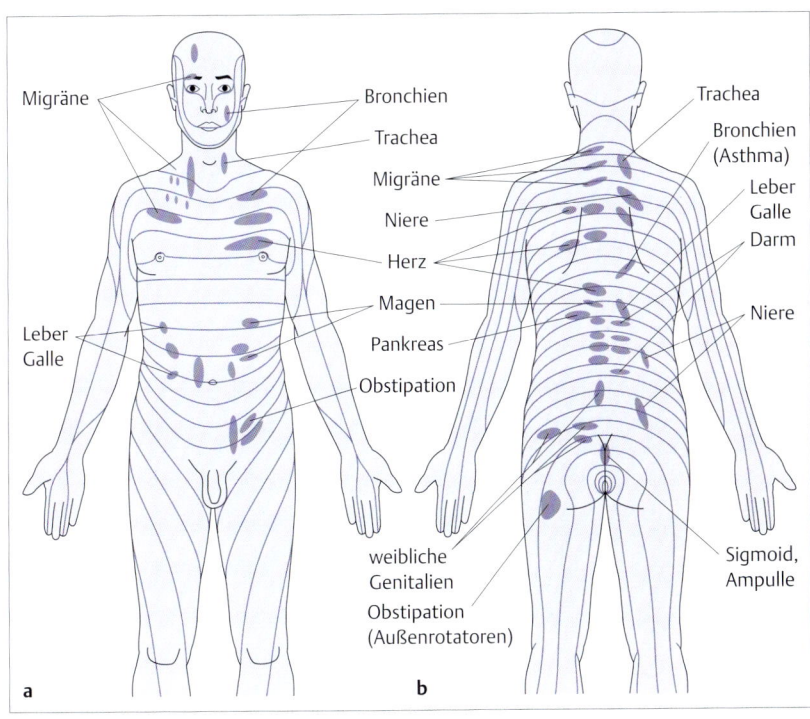

▶ **Abb. 30.3** Muskuläre Maximalpunkte nach Kohlrausch.

Eine Oberkörpermassage mit Kombination von Segment- und Triggerpunkttechniken ergibt nach Puustjärvi et al. [44] eine Reduktion von Schmerzen, Schmerztagen und Depression bei chronischem Spannungskopfschmerz. Der Effekt hielt über 6 Monate an.

Brattberg [6] zeigt gute, jedoch vorübergehende Effekte der Bindegewebsmassage bei Fibromyalgie-Patienten.

Durchführung

Eine manuelle und visuelle Untersuchung deckt **kutane**, **bindegewebige**, **muskuläre** und **periostale Auffälligkeiten** auf. Hierzu zählen Verquellungen des Unterhautgewebes, muskulärer Hartspann von Markermuskeln, z. B. M. piriformis oder M. psoas bei Erkrankungen der Bauch-Becken-Organe (▶ Kap. 17 Manuelle Medizin), Einziehungen von Haut und Unterhautgewebe, Perfusionsunterschiede der Haut, druckdolente Punkte und Zonen, muskuläre Maximalpunkte (▶ Abb. 30.3) und Hyperalgesien.

Stadien zunehmender Gewebepathologie in der Bindegewebsdiagnostik sind Verquellung, Adhäsion sowie Atrophie.

> **T Therapeutische Empfehlung**
> Pathologische Zonen werden mit verschiedenen Griff- und Stimulationstechniken behandelt, durch die unterschiedliche Geweberezeptoren aktiviert werden. Je nach Stimulationsart und Einwirktiefe der Reize werden primär eher der Sympathikus (Bindegewebsmassage, großer Aufbau) oder der Parasympathikus stimuliert.

Verordnung

Evaluierte Verordnungsschemata und valide Verlaufsdaten fehlen für die meisten empirischen Indikationen. Therapiedauer und -intensität werden nach der beobachteten Reaktion und dem Behandlungserfolg im Sinne angewandter Physiologie bzw. Pathophysiologie festgelegt.

Zur Abschätzung der individuellen Reaktion und Wirkung erfolgen zunächst Sitzungen von ca. 20 Min. Dauer 1–2-mal wöchentl. initial werden **kleinere Segmente** behandelt.

Bei guter Konstitution und Verträglichkeit wird bis zu 3 jeweils 40 Min. dauernden Behandlungen wöchentl. gesteigert.

> **T Therapeutische Empfehlung**
> Nach jeder Behandlung ist eine **Nachruhephase** von mindestens 30 Min. angezeigt.

Indikationen

- lokale und segmentale Erkrankungen des Bewegungsapparats
- Schmerzerkrankungen
- Erkrankungen, insbesondere funktionelle Störungen, der inneren Organe
- vegetative Dysregulation

Kontraindikationen

- frische Traumata und offene Wunden im Behandlungsgebiet
- floride Infektionserkrankungen
- akute Psychosen

30 Segment- und Reflexzonenbehandlung

Kombinationsmöglichkeiten
- Akupunktur (▶ Kap. 25)
- Hydrotherapie (▶ Kap. 13)
- Neuraltherapie (▶ Kap. 26)
- Phytotherapie (▶ Kap. 12)
- Schröpftherapie (▶ Kap. 27.4)

30.4.2 Manuelle Massagetechniken
▶ Kap. 17 Manuelle Medizin.

Definition
Vom amerikanischen Arzt Andrew Taylor Still in den siebziger Jahren des 19. Jahrhunderts begründet, wird die **Osteopathie** in der englischsprachigen Literatur auch als „osteopathic manipulative medicine (OMM)" bezeichnet. Osteopathen unterscheiden die parietale, die kraniosakrale und die viszerale Osteopathie mit jeweils unterschiedlichen Indikationsschwerpunkten.

Die medizinphilosophisch geprägte Osteopathie betrachtet den Körper als Einheit und strebt danach, dessen Fähigkeiten zur Selbstregulation zu stärken.

Wirksamkeitsnachweis
Signifikant günstige Wirkungen ergaben sich für das Levator-ani-Syndrom und das Reizdarmsyndrom nach 12 Monaten durch eine Kombinationsbehandlung mit Massage des M. coccygeus und manualtherapeutischer Behandlung der Ileosakralgelenke [46].

Mills et al. [40] weisen positive Effekte bei Kindern mit rezidivierender Otitis media nach. Als einer der möglichen Wirkmechanismen wird eine erhöhte systemische NO-Synthese diskutiert [47].

Durchführung
Sanfte manuelle Massagetechniken (sogenannte Kraniosakralmassage) sollen bei der kraniosakralen Osteopathie die Pulsationen des Liquors und die autonomen Bewegungen der inneren Organe beeinflussen sowie Verspannungen und Blockierungen im Gewebe und in Gelenkstrukturen lösen.

Die viszerale Osteopathie widmet sich, ähnlich den Bindegewebstechniken (s.o.), vorwiegend funktionellen Störungen der **intraabdominellen Strukturen**, insbesondere der inneren Organe.

Indikationen
- Erkrankungen des Bewegungsapparates
- Erkrankungen der Verdauungsorgane
- Schmerzerkrankungen
- Migräne
- chronische Sinusitis
- Tinnitus
- Inkontinenz
- prämenstruelles Syndrom
- Folgen kindlicher Geburtstraumata

Kontraindikationen
- frische Traumata
- ossäre Instabilitäten

Kombinationsmöglichkeiten
- Akupunktur (▶ Kap. 25)
- Hydrotherapie (▶ Kap. 13)
- Neuraltherapie (▶ Kap. 26)
- Phytotherapie (▶ Kap. 12)
- Schröpftherapie (▶ Kap. 27.4)

30.4.3 Kolonmassage
▶ Kap. 15.5 Kolonbehandlung.

Definition
Die Kolonmassage wurde von Paul Vogler in den vierziger Jahren des 20. Jahrhunderts eingeführt.

Therapeutische Ziele sind Ausgleich eines pathologischen Darmtonus, Verbesserung des Stuhltransports, Schmerzlinderung und Verbesserung des Blut- und Lymphflusses.

Wirksamkeitsnachweis
Eindeutige Wirksamkeitsnachweise fehlen bislang.

Studien mit kleinen Kollektiven bei der chronischen Obstipation zeigen einmal eine Verkürzung der Darmpassagezeit [24], einmal weder eine Verkürzung der Darmpassagezeit noch eine Erhöhung der Stuhlfrequenz oder eine subjektive Befindlichkeitsänderung [28].

Durchführung
Die entlang des Kolonrahmens liegenden **Vogler-Punkte** (▶ Abb. 30.4) werden mit den Fingern der einen Hand massiert; die zweite Hand führt und verstärkt die Kraft der massierenden Hand. Streichende Griffe entlang der Verlaufsrichtung des Dickdarms folgen der Richtung der Stuhlpassage (▶ Abb. 30.5).

> **Merke: Die Vogler-Punkte stimmen mit Punkten der chinesischen Milz- und Magenleitbahn überein (Mi 15, Mi 16; Ma 26, Ma 28).**

Verordnung
Validierte Verordnungsschemata fehlen.

Meist werden 1–2 Behandlungen tägl. durchgeführt.

> **Therapeutische Empfehlung**
> Die Behandlungen können auch vom Pflegepersonal durchgeführt werden.

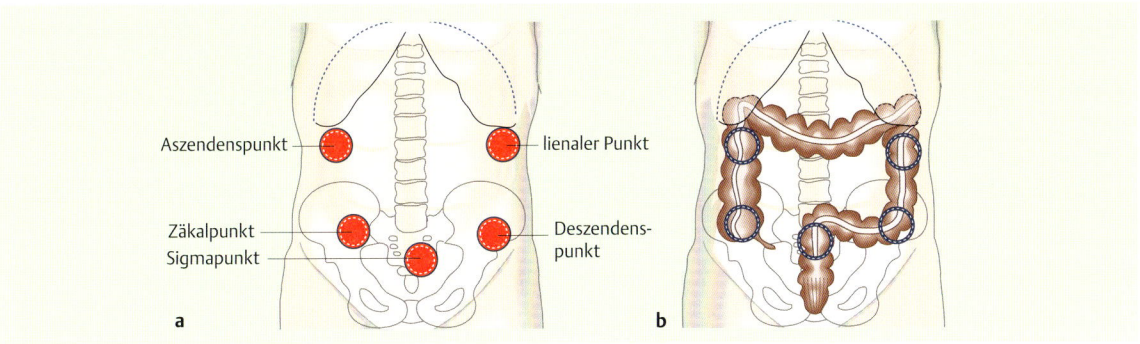

▶ Abb. 30.4 a + b Kolonmassage nach Dr. Vogler.

Indikationen
- chronische Obstipation, insbesondere auch bei schwerkranken bettlägerigen, pflegebedürftigen und querschnittgelähmten Patienten
- funktionelle Darmerkrankungen, z. B. Reizdarmsyndrom (IBS) vom Obstipationstyp

Kontraindikationen
- kurz zurückliegende, noch nicht vollständig verheilte abdominelle Operation
- fixierte Kolonstenosen

Kombinationsmöglichkeiten
- Akupunktur (▶ Kap. 25)
- Bindegewebsmassage (▶ Kap. 15.6)
- Fußreflexzonenmassage (▶ Kap. 15.9.2)
- Hydrotherapie (▶ Kap. 13)
- Neuraltherapie (▶ Kap. 26)
- Periostbehandlung (▶ Kap. 15.4)
- Phytotherapie (▶ Kap. 12)
- Schröpftherapie (▶ Kap. 27.4)

30.4.4 Fußreflexzonenmassage
▶ Kap. 15.9.2 Fußreflexzonenmassage

Definition
Die Fußreflexzonenmassage als **Mikrosystemtherapie** sieht alle relevanten Körperstrukturen auf der Fußsohle repräsentiert.

Wirksamkeitsnachweis
Für die manuelle Stimulation von Akupunktur- und Fußreflexzonenpunkten liegen Farbdoppler-Untersuchungen zur viszeralen und renalen Perfusion [41] bzw. zur enteralen Motilität vor [10], die während der Therapie eine Steigerung des Blutflusses bzw. danach eine Erhöhung der Motilität zeigen.

Über Langzeiteffekte liegen bislang keine Daten vor.

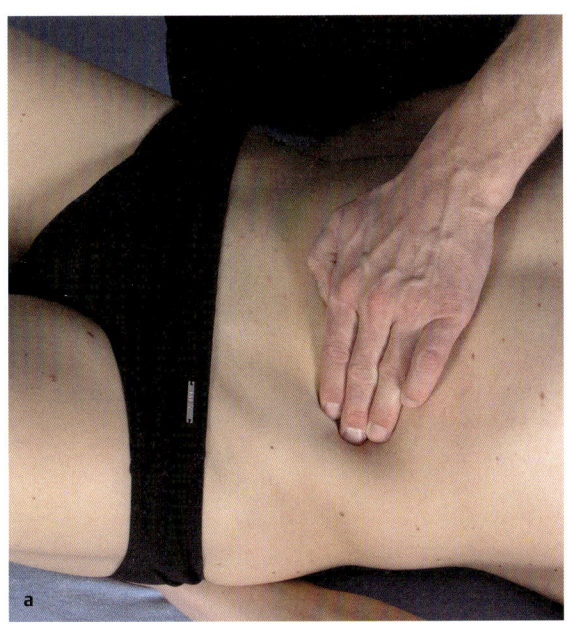
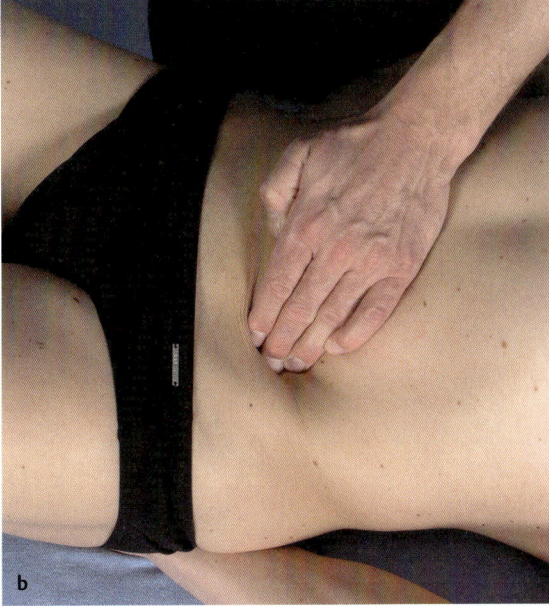

▶ Abb. 30.5 a + b Handgriffe bei der Kolonmassage: **a** Handhaltung in Ausgangsstellung, **b** Endstellung.

Durchführung
Eine manuelle und visuelle Untersuchung deckt kutane, bindegewebige, muskuläre und periostale Auffälligkeiten auf. Hierzu zählen Verquellungen des Unterhautgewebes, muskulärer Hartspann und dolente Areale.

Diese Zonen werden sanft bis kräftig ca. 15–20 Min. lang massiert.

Verordnung
Es bestehen keine validierten Verordnungsschemata.

Die empirische Vorgehensweise sieht eine Serie von meist 6–12 Behandlungen vor; sie werden 1- bis 2-mal wöchentl. bis zur Beschwerdebesserung durchgeführt.

Indikationen
- überwiegend funktionelle Erkrankungen der inneren Organe und des Bewegungsapparats
- Schmerzkrankheit

Kontraindikationen
- Risikoschwangerschaft
- akut entzündliche und fieberhafte Erkrankungen
- Gefäßerkrankungen
- Gangrän der Füße
- Psychosen
- Instabilität des Fußskeletts

Kombinationsmöglichkeiten
- Akupunktur (▶ Kap. 25)
- Bindegewebsmassage (▶ Kap. 15.6)
- Hydrotherapie (▶ Kap. 13)
- Neuraltherapie (▶ Kap. 26)
- Periostbehandlung (▶ Kap. 15.4)
- Phytotherapie (▶ Kap. 12)
- Schröpftherapie (▶ Kap. 27.4)

30.4.5 Triggerpunktmassage
Definition
Triggerpunkte sind millimeterkleine irritierbare Zonen in Bindegewebe, Muskulatur und Sehnenansätzen, die auf Druck und Zug schmerzhaft sind. Stimulation dieser Zonen führt zu übertragenen Schmerzen (Referred Pain) sowie vegetativen, trophischen und propriozeptiven Störungen im Segment oder in entfernt liegenden Strukturen.

Wirksamkeitsnachweis
Ferrell-Torry und Glick [17] zeigen bei hospitalisierten Tumorpatienten Schmerzreduktion, Verminderung von Angst und eine Erhöhung des kardialen und vaskulären Parasympathikotonus nach kombinierter Triggerpunkt- und Klassischer Massage.

Delaney et al. [12] zeigen durch die Behandlung myofaszialer Triggerpunkte an Kopf und Hals/Rücken bei Gesunden eine Reduktion des allgemeinen Muskeltonus, eine Erhöhung des kardialen und vaskulären Parasympathikotonus und eine Verbesserung der Stimmung.

Durchführung
Die schmerzhaftesten Punkte werden identifiziert und manuell stimuliert (punktförmiger Druck, Friktionen). Hierdurch sollen die Schmerzen in den Triggerpunkten selbst und im Segment bzw. im Referred-Pain-Areal reduziert und die Triggerpunkte gegebenenfalls aufgelöst werden.

Verordnung
Fixe Verordnungsschemata existieren nicht.

Meist werden Serien von 6–12 Einheiten verordnet; die Behandlungen erfolgen 1–2-mal wöchentl.

> **T Therapeutische Empfehlung**
> Die Behandlung kann beendet werden, wenn der Triggerpunkt nicht mehr lokalisiert bzw. kein übertragener Schmerz (Referred Pain) mehr ausgelöst werden kann.

Indikationen
- anhaltende und rezidivierende Schmerzen des Bewegungsapparats
- reflektorische vegetative Störungen

Kontraindikationen
- akute Traumata
- Psychosen
- Hauterkrankungen

Kombinationsmöglichkeiten
- Akupunktur (▶ Kap. 25)
- Hydrotherapie (▶ Kap. 13)
- Neuraltherapie (▶ Kap. 26)
- Phytotherapie (▶ Kap. 12)
- Schröpftherapie (▶ Kap. 27.4)

30.4.6 Tuina
▶ Kap. 15.9.5 Chinesische Tuina-Massage

Definition
Anmo (an: drücken, mo: streichen) und Tuina (tui: schieben, na: greifen) sind die chinesischen Begriffe für die Kombinationsbehandlung, die ca. 5000 Jahre alt sein soll.

Wirksamkeitsnachweis
Es liegen keine validen Daten in europäischen und amerikanischen wissenschaftlichen Datenbanken vor.

Durchführung

Massagegriffe aus der Klassischen Massage, Bindegewebstechniken, Stimulation von Leitbahnen, Akupunkturpunkten und Mobilisationstechniken werden kombiniert und am vollständig bekleideten Patienten angewandt.

Neben der Hand setzt der Behandler an pathologischen Segmenten und Reflexzonen auch Unterarm- und Ellenbogentechniken ein.

Verordnung

Validierte Verordnungsschemata existieren nicht.

In der Regel werden 6–12 Behandlungen verordnet. Es wird 1–2-mal wöchentl. behandelt, bis Beschwerdelinderung eintritt.

Indikationen

- funktionelle Erkrankungen der inneren Organe
- Schmerz- und Erschöpfungssyndrome
- Migräne
- vegetative Dysbalancen
- Allergien
- Erkrankungen des Bewegungsapparats

Kontraindikationen

- akute fieberhafte und entzündliche Erkrankungen
- Instabilitäten des Bewegungsapparats
- frische Traumata
- Psychosen

Kombinationsmöglichkeiten

- Akupunktur (▶ Kap. 25)
- Hydrotherapie (▶ Kap. 13)
- Neuraltherapie (▶ Kap. 26)
- Phytotherapie (▶ Kap. 12)
- Schröpftherapie (▶ Kap. 27.4)

30.4.7 Akupunktmassage

▶ Kap. 15.9.10 Akupunktmassage (nach Penzel)

Definition

Die Akupunktmassage wurde von dem Masseur **Willy Penzel** in den fünfziger Jahren des 20. Jahrhunderts bekannt gemacht. Theoretische Grundlage ist die Energielehre der Traditionellen Chinesischen Medizin.

Wirksamkeitsnachweis

Von den in eine Cochrane-Metaanalyse [19] eingeschlossenen Studien zur Massage bei Rückenschmerzen (Lower Back Pain) zeigt eine Studie eine Überlegenheit der Massage von Akupunkturpunkten gegenüber der klassischen Massage.

Durchführung

Definierte Leitbahnen, in denen durch Untersuchung des Mikrosystems Ohr (▶ **Kap. 25** Akupunktur) ein energetischer Mangel identifiziert wurde, werden mit einer **Knopfsonde** bestrichen. Einzelne Akupunkturpunkte mit spezieller reflektorischer Wirkung können zusätzlich stimuliert werden.

Verordnung

Validierte Verordnungsschemata existieren nicht.

In der Regel werden 6–12 Behandlungen verordnet und 1–2-mal wöchentl. durchgeführt, bis Beschwerdelinderung eintritt.

Indikationen

- funktionelle Erkrankungen der inneren Organe
- Schmerzsyndrome (z. B. Migräne)
- Erschöpfungssyndrome
- vegetative Dysbalancen
- arterielle Hypertonie

Kontraindikationen

Verletzungen und floride Hauterkrankungen im behandelten Bereich

Kombinationsmöglichkeiten

- Akupunktur (▶ **Kap. 25**)
- Hydrotherapie (▶ **Kap. 13**)
- Neuraltherapie (**Kap. 26**)
- Phytotherapie (**Kap. 12**)
- Schröpftherapie (▶ **Kap. 27.4**)

30.5 Weitere Verfahren

30.5.1 Ausleitende Verfahren

▶ Kap. 27 Ausleitende Verfahren

Definition

Zu den ausleitenden Verfahren zählen **das Schröpfen, die Blutegeltherapie** und **das Baunscheidtieren**.

Der Begriff der Ausleitung entstammt der humoralpathologischen Vorstellungswelt, die eine **krankmachende Materie (Materia peccans)** an definierten Punkten aus dem Körper ausleiten wollte. Analog zur Bindegewebsmassage werden an auffälligen Segmenten, Bindegewebs- und Reflexzonen blutige oder unblutige Reize mittlerer Stärke gesetzt.

Quantitativ spielt das Schröpfen vor der Blutegeltherapie und den Baunscheidt-Verfahren gegenwärtig die größte Rolle. Beim Blutegel (Hirudo medicinalis) spielen neben der Reizausübung die vom Egel in die Bissstelle sezernierten Substanzen eine wesentliche Rolle für die Wirkung der Behandlung.

30 Segment- und Reflexzonenbehandlung

Wirksamkeitsnachweis
Der Einsatz aller ausleitenden Verfahren stützt sich überwiegend auf Tradition, Plausibilität und Empirie. Die Anwendung einzelner Schröpftechniken ist in der wissenschaftlichen Literatur kaum untersucht. Studien finden sich – meist in Zusammenschau mit Akupunkturregimen – in der Regel als Fallberichte und klinische Beobachtungsstudien in chinesischen Fachzeitschriften.

Vaskilampi [54] berichtet vom traditionell hohen Stellenwert von Schröpfbehandlungen bei verschiedenen Schmerzsyndromen in Finnland.

Wissenschaftliche Daten zur Blutegeltherapie liegen hauptsächlich aus der plastischen Chirurgie zum Indikationsbereich der venösen Dekongestionsbehandlung und aus der Phlebologie vor [4, 18]. Michalsen [39] evaluierte den Einsatz in der Behandlung der aktivierten Arthrose als Schmerztherapie (▶ Kap. 43 Schmerztherapie).

Zum Baunscheidtieren sind keine relevanten wissenschaftlichen Untersuchungen verzeichnet.

Durchführung
Schröpfen
▶ Kap. 27.4

In den Schröpfgläsern wird ein Unterdruck erzeugt und auf die pathologischen Segmente, Myogelosen und Reflexzonen aufgesetzt.

Man unterscheidet Fülle- und Leeregelosen. Bei **Füllezuständen** von Bindegewebe und Muskulatur, die meist im Bereich der Thorakalsegmente gegeben sind, zeigen sich meist schon oberflächlich schmerzhafte bindegewebige Indurationen und Erhabenheiten. Diese können vorzugsweise durch das sogenannte **blutige Schröpfen** entlastet werden, wobei kleine Stichinzisionen mit einem stehenden Schröpfglas kombiniert werden. Alternativ kann eine **Schröpfkopfmassage** mittels mittelstarker bis starker Stimulation der pathologischen Zone durch Hin- und Herführen des stehenden Schröpfglases auf der eingeölten Haut, gegebenenfalls auch **trockenes (unblutiges) Schröpfen** angewendet werden.

Zeigen sich bei der Schröpfkopfmassage Petechien, ist dies ein weiteres Indiz für den Füllezustand.

Leeregelosen zeigen meist größerflächige atrophische oder Adhäsionsbefunde, die tiefer im Gewebe lokalisiert sind. Hier wird entweder ein stehendes Vakuum allein angewandt, d. h. unblutiges oder trockenes Schröpfen durchgeführt, oder auf der eingeölten Haut eine Schröpfkopfmassage vorgenommen.

Baunscheidtieren
▶ Kap. 27.6 Baunscheidt-Verfahren

Hierbei wird die Haut mit einer Nadelrolle oder einem sogenannten Schnäpper (Vitalisator) irritiert. Anschließend wird das behandelte Areal z. B. mit einem **Hautreizöl** (s. u.) oder einer **alkoholischen Lösung**, die Histamin enthält, bis zur Bildung einer Urticaria factitia gereizt.

Rp. Baunscheidtieröl (Beispiel)

Nelkenöl	1,25
Wacholderbeeröl	1,25
Histaminhydrochlorid	0,50
Colophonium	1,20 (nicht bei Colophoniumallergie!)
Ampuwa Fresenius	2,80
Ethanol 96 %	43,00

Verordnung
Meist wird eine Serie von 6–10 Behandlungen verordnet; die Behandlung wird unter Beobachtung der Beschwerden 1–2-mal wöchentl. durchgeführt.

Indikationen
Diese entsprechen denen der Massagetechniken, die an pathologischen Organ-Bindegewebszonen zur reflektorisch-vegetativen Beeinflussung der korrespondierenden inneren Organe eingesetzt werden; insbesondere bei
- funktionellen Erkrankungen der inneren Organe,
- Schmerz- und Erschöpfungssyndromen,
- vegetativer Dysbalance.

Weitere Indikationen:
- Erkrankungen und Verspannungen des Bewegungsapparats
- Migräne und Spannungskopfschmerzen
- symptomatische, segmentale Schmerztherapie

Kontraindikationen
- akute und chronische lokale Dermatosen
- Z. n. Radiatio

> **Cave**
> Bei Antikoagulationsbehandlung oder Koagulopathie ist besondere Vorsicht angezeigt.

Kombinationsmöglichkeiten
- Akupunktmassage (▶ Kap. 15.9.10)
- Bindegewebs- und Segmentmassage (▶ Kap. 15.6, ▶ Kap. 15.9.1)
- Hydrotherapie (▶ Kap. 13)
- Neuraltherapie (▶ Kap. 26)
- Klassische Massage (▶ Kap. 15.3)
- Phytotherapie (▶ Kap. 12)
- Chinesische Tuina-Massage (▶ Kap. 15.9.5)

30.5.2 Akupunktur und Moxibustion
▶ Kap. 25 Akupunktur

Definition

An spezifischen Punkten der Körperoberfläche werden **der individuellen Konstitution angepasste Reize** gesetzt. Diese können aus unterschiedlich intensiven Nadelstichen mit und ohne lokale Wärmeanwendung (Moxibustion) bestehen. Auch der umschriebene Druck auf Akupunkturpunkte und das Schröpfen zählen zu den klassischen Techniken.

Durch die **Stimulation von Qi**, der ubiquitären funktionellen Kraft, die Träger der Körperfunktionen und Informations- und Signalübermittler ist, soll die übergeordnete Steuerung des Gesamtorganismus beeinflusst werden können. Der Therapeut kann mit den Verfahren in gestörte vegetative, endokrine, neurale und psychische Regelkreise eingreifen.

Wirksamkeitsnachweis

Für Akupunkturverfahren liegt eine Flut von Wirksamkeitsnachweisen vor, meist in Form von Fallberichten oder Kleingruppenanalysen, aktuell jedoch auch als kontrollierte klinische Studien an großen Kollektiven und als Metaanalysen.

Die aktuell wissenschaftlich überzeugendsten Daten präsentieren sich bei **Erkrankungen des Bewegungsapparats** und bei **Kopfschmerzerkrankungen**. Manheimer [35] zeigt z. B. in seiner Metaanalyse eine Vergleichbarkeit der Wirkung von Akupunktur und anderen Therapieverfahren beim chronischen Rückenschmerz (Chronic Low Back Pain). Brinkhaus et al. [8], Linde et al. [32], Melchart et al. [36] und Witt et al. [57] bestätigen den Einsatz der Akupunktur als valides Therapieverfahren für die Indikationen Kopfschmerzen und Migräne, Osteoarthrose des Knies und chronischer Rückenschmerz.

Durchführung

Zur differenzierten Beschreibung der Methodik ▶ Kap. 25 Akupunktur.

Verordnung

Es existieren keine fixen Verordnungsschemata.

In der Regel wird innerhalb der ersten 6 Sitzungen klar, ob der Patient auf die Behandlung anspricht. Im positiven Fall wird die Serie bis zur 10. oder 12. Sitzung komplettiert.

Die initiale Behandlungsfrequenz beträgt in der Regel 1–2-mal wöchentl. Je akuter das Krankheitsbild, desto kürzer die Intervalle.

Danach wird über eine Dauer von ca. 3–6 Monaten der mittel- bis langfristige Effekt beobachtet, bevor bei chronischen Krankheitsbildern gegebenenfalls eine weitere Serie von Therapiesitzungen verordnet wird.

Indikationen

- akute und chronische Erkrankungen des Bewegungsapparats und des Körpermantels, insbesondere bei schmerzhaften Krankheitsbildern
- Aufgrund der reflektorischen Wirkung und unter konstitutionellen Aspekten werden Akupunktur und Moxibustion auch zur Behandlung von Regulationsstörungen und überwiegend funktionellen inneren Erkrankungen eingesetzt (▶ auch die Indikationsliste für Akupunktur der WHO).

Kontraindikationen

- Störungen der Blutgerinnung
- floride Entzündungen im Punktionsgebiet
- offene Wunden
- hochfieberhafte Infektionserkrankungen
- Nadelphobien
- Behandlung jüngerer Kinder
Der Therapeut sollte hier auf Laserakupunktur, Akupressur und Schröpftechniken ausweichen.

> **Cave**
>
> Bestimmte Punkte sollen bei Schwangeren nicht akupunktiert werden (▶ Kap. 25 Akupunktur.

Kombinationsmöglichkeiten

- Ernährungstherapie (▶ Kap. 18)
- Hydrotherapie (▶ Kap. 13)
- Klassische Massage (▶ Kap. 15.3)
- Neuraltherapie (▶ Kap. 26)
- Phytotherapie (▶ Kap. 12)
- Schröpftherapie (▶ Kap. 27.4)
- Periostbehandlung (▶ Kap. 15.4), Segmentmassage (▶ Kap. 15.9.1)

30.5.3 Therapeutische Lokalanästhesie, Neuraltherapie

▶ Kap. 26 Neuraltherapie

Definition

Hierbei handelt es sich um die Applikation von Lokalanästhetika, vorzugsweise **Procain**, zur lokalen, Segment- und Störfeldtherapie an schmerzhafte Trigger- und Akupunkturpunkte sowie in sogenannte Störfelder. Ziel ist, die autoregulatorischen Mechanismen des autonomen Nervensystems, besonders des sympathischen Nervensystems, zu beeinflussen.

Wirksamkeitsnachweis

Zur lokalen/segmentalen Schmerztherapie am Knie liegt eine kontrollierte Studie an über 100 Patienten über einen Nachbeobachtungszeitraum von 3 Jahren vor, die eine gute Wirksamkeit der Neuraltherapie berichtet [5].

Anderes Datenmaterial beschränkt sich überwiegend auf Kasuistiken.

Durchführung

Mit einer feinen Nadel werden Lokalanästhetika in auffällige Bezirke der Körperoberfläche, sogenannte Störfelder, wie z. B. Narben, i. c. oder s. c. injiziert.

Mit tiefen Injektionstechniken werden muskuläre, periostale und nervale Strukturen aufgesucht, um dort Impulse vorwiegend auf das autonome Nervensystem und die Schmerzleitung zu setzen.

Verordnung

Das Vorgehen ist rein empirisch.

Die Behandlung wird meist 1–10-mal durchgeführt.

> **T Therapeutische Empfehlung**
> Stellt sich eine sofortige und dauerhafte Beschwerdefreiheit ein (Sekundenphänomen nach Huneke), wird die Behandlung nur bei Wiederauftreten der Beschwerden wiederholt.

Indikationen

- Schmerzerkrankungen des Bewegungsapparats
- Kopfschmerzerkrankungen
- Regulationsstörungen
- innere Erkrankungen, überwiegend funktioneller Art

Kontraindikationen

- Allergien gegen Lokalanästhetika
- Störungen der Blutgerinnung
- floride Entzündungen im Punktionsgebiet
- offene Wunden
- hochfieberhafte Infektionserkrankungen
- Nadelphobien
- Behandlung jüngerer Kinder
  Der Therapeut sollte hier auf andere, nicht invasive Behandlungsverfahren ausweichen.

Kombinationsmöglichkeiten

- Hydrotherapie (▶ Kap. 13)
- Klassische Massage (▶ Kap. 15.3)
- Phytotherapie (▶ Kap. 12)
- Schröpftherapie (▶ Kap. 27.4)
- Periostbehandlung (▶ Kap. 15.4), Segmentmassage (▶ Kap. 15.9.1)

30.5.4 Nasale Reflextherapie

Definition

Die Therapie beinhaltet die Applikation von Trigeminus-Reizsubstanzen auf die Nasenschleimhaut zur Abschwellung der Schleimhaut und der Ausführungsgänge der Nasennebenhöhlen und zur Reduktion einer nasalen Hyperreagibilität.

Wirksamkeitsnachweis

Lacroix [30] zeigt an einer Gruppe von 16 Patienten eine Reduktion einer überschießenden nasalen Reflexantwort über einen Zeitraum von einem halben Jahr nach Capsaicin-Applikation (intranasales Spray, Capsaicin-Konzentration: 3,3 mmol, 1-mal wöchentl. über 5 Wochen) auf die (anästhesierte) Nasenschleimhaut.

Knipping [29] zeigt in zahlreichen Untersuchungen, dass Funktionszustände des endonasalen Schwellgewebes und die Sekretion der seromukösen Drüsen einer direkten nervalen Kontrolle unterliegen. Neben den Neurotransmittern des vegetativen Nervensystems sind Neuropeptide wie VIP, CGRP, SP und NPY sowie NO an den nervalen Kontrollmechanismen beteiligt. Ein Netzwerk aus sensorischen, sympathischen und parasympathischen Nervenfasern stellt den Schutz vor externen und internen Schleimhautirritationen sicher.

Durchführung

Ein mit einer Mischung verschiedener ätherischer Öle (*Zitronen-*, *Eukalyptus-*, *Pfefferminz-*, *Salbei-*, *Melissen-*, *Anis-*, *Rosmarinöl*, *Campher*; s. u.) getränkter Watteträger wird in die Nasengänge beidseitig eingeführt.

Rp. Nasenreflexöl mite

Zitronenöl	11,5
Eukalyptusöl	11,0
Campher	3,5
Pfefferminzöl	3,0
Melissenöl	0,5
Salbeiöl	0,3
Anisöl	0,3
Rosmarinöl	0,3
Miglyol 812 Hüls (Neutralöl)	69,9

Verordnung

Die Therapie wird während eines akuten Infektes oder bei chronischen Infekten 1–3-mal tägl. durchgeführt.

Indikationen

- akute und chronische Sinusitis
- sinugene Kopfschmerzen
- nasale Hyperreagibilität
- Schleimhautpflege im Rahmen des Heilfastens

Kontraindikationen

- akutes Gesichtstrauma
- Rhinitis sicca

Kombinationsmöglichkeiten

- Akupunktur (▶ Kap. 25)

- Hydrotherapie (▶ **Kap. 13**)
- Neuraltherapie (▶ **Kap. 26**)
- Phytotherapie (▶ **Kap. 12**)
- Spülungen und Inhalationen mit Kochsalz

Zusammenfassung

Segment- und Reflexzonenbehandlungen bieten wissenschaftlich zunehmend besser validierte Möglichkeiten im Rahmen moderner aktivierender, multimodaler Behandlungsstrategien bei funktionell-regulativ bedingten, chronischen und Schmerzerkrankungen. Sie gestatten eine auch für den Patienten pathophysiologisch plausible, empirisch bewährte, nebenwirkungsarme Therapieführung unter aktuellen integrativmedizinisch-komplementären Gesichtspunkten. Darüber hinaus bieten sie dem Patienten Möglichkeiten der **Teilhabe am Behandlungsprozess** durch das besondere Angebot der Entwicklung von Selbstmanagementstrategien. Sie eröffnen neue Zugänge zur Körperwahrnehmung durch ein häufig unmittelbar physikalisch erlebbares Aktivierungspotenzial.

Literatur

[1] **Abele J:** Das Schröpfen. Eine bewährte alternative Heilmethode. 4. Aufl. Jena: Fischer; 1998.

[2] **Adler E:** Störfeld und Herd im Trigeminusbereich. 4. Aufl. Heidelberg: Gesellschaft für ganzheitliche Medizin; 1990.

[3] **Aschner B:** Lehrbuch der Konstitutionstherapie: Technik der Allgemeinbehandlungsmethoden. 8. Aufl. Stuttgart: Hippokrates; 1986.

[4] **Bapat RD, Acharya BS, Juvekar S et al.:** Leech therapy for complicated varicose veins. Indian J Med Res. 1998; 107: 281–284.

[5] **Barbagli P, Bollettin R:** Therapy of articular and periarticular pain with local anesthetics (neural therapy of Huneke). Long and short term results. Minerva Anestesiol. 1998; 64(1–2): 35–43.

[6] **Brattberg G:** Connective tissue massage in the treatment of fibromyalgia. Eur J Pain. 1999; 3(3): 235–244.

[7] **Brinkhaus B, Becker-Witt C, Jena S et al.:** Acupuncture Randomized Trials (ART) in patients with chronic low back pain and osteoarthritis of the knee – design and protocols. Forsch Komplementärmed Klass Naturheilkd. 2003; 10(4): 185–191.

[8] **Brinkhaus B, Witt CM, Jena S et al.:** Acupuncture in patients with chronic low back pain: a randomized controlled trial. Arch Intern Med. 2006; 166(4): 450–457.

[9] **Bühring M:** „Abhärtung" durch Hydrotherapie. In: Bühring M, Kraft K, Matthiessen PF et al. (Hrsg.): Naturheilverfahren und Unkonventionelle Medizinische Richtungen. (Springer Loseblatt Systeme) Berlin, Heidelberg: Springer; 1993: 1–14.

[10] **Chen LL, Hsu SF, Wang MH et al.:** Use of acupressure to improve gastrointestinal motility in women after trans-abdominal hysterectomy. Am J Chin Med. 2003; 31(5): 781–790.

[11] **Conradi E, Brenke R, Philipp S:** Häufigkeit akuter respiratorischer Erkrankungen und sekretorisches Immunglobulin A im Speichel unter dem Einfluss regelmäßigen Saunabadens von Kindern. Phys Rehab Kur Med. 1992; 2: 19–21.

[12] **Delaney JP, Leong KS, Watkins A et al.:** The short-term effects of myofascial trigger point massage therapy on cardiac autonomic tone in healthy subjects. J Adv Nurs. 2002; 37(4): 364–371.

[13] **Diamond S, Freitag FG:** Cold as an adjunctive therapy for headache. Postgrad Med. 1986; 79(1): 305–309.

[14] **Doering T, Brix J, Steuernagel B:** Pilot-Senffußbad-Studie unter besonderer Berücksichtigung der zerebralen Blutflussgeschwindigkeit. Forsch Komplementärmed Klass Naturheilkd. 1998; 5: 279–282.

[15] **Dosch P:** Lehrbuch der Neuraltherapie nach Huneke. 14. Aufl. Heidelberg: Springer; 1995.

[16] **Enwemeka CS, Allen C, Avila P et al.:** Soft tissue thermodynamics before, during, and after cold pack therapy. Med Sci Sports Exerc. 2002; 34(1): 45–50.

[17] **Ferrell-Torry AT, Glick OJ:** The use of therapeutic massage as a nursing intervention to modify anxiety and the perception of cancer pain. Cancer Nurs. 1993; 16(2): 93–101.

[18] **Frodel jr JL, Barth P, Wagner J:** Salvage of partial facial soft tissue avulsions with medicinal leeches. Otolaryngol Head Neck Surg. 2004; 131(6): 934–939.

[19] **Furlan AD, Brosseau L, Imamura M et al.:** Massage for low-back pain (Cochrane Review). The Cochrane Library. 2005; Issue 2.

[20] **Goats GC, Keir KA:** Connective tissue massage. Br J Sports Med. 1991; 25(3): 131–133.

[21] **Häffner S:** Psychotherapie und Massage als Zugangswege zum Patienten bei Georg Groddeck. Phys Rehab Kur Med. 2005; 15: 39–43.

[22] **Head H:** On disturbances of sensation with especial reference to the pain of visceral disease. Brain. 1893; 16.

[23] **Head H:** Die Sensibilitätsstörungen der Haut bei Viszeralerkrankungen. Berlin: 1948.

[24] **Herm F, Jordan E, Jost W, Pfennig PM:** Colontransitzeit bei neuromuskulären Erkrankungen vor und nach Colonreflexmassagen. Med Klein. 1995; 3: 199.

[25] **Hoffmann H:** Die Beeinflussung der Hautdurchblutung, gemessen mittels der akralen Wiedererwärmungsreaktion durch eine Serie von Saunabädern unter Berücksichtigung des tageszeitlichen Verhaltens [Dissertation]. Berlin: Humboldt-Universität; 1978.

[26] **Huneke F, Huneke W:** Unbekannte Fernwirkungen der Lokalanästhesie. Med Welt. 1928; 27.

[27] **Kaada B, Torsteinbo O:** Increase of plasma beta-endorphins in connective tissue massage. Gen Pharmacol. 1989; 20(4): 487–489.

[28] **Klauser AG, Flaschentrager J, Gehrke A et al.:** Abdominal wall massage: effect on colonic function in healthy volunteers and in patients with chronic constipation. Z Gastroenterol. 1992; 30(4): 247–251.

[29] **Knipping S:** Untersuchungen zur Regulation der seromukösen Drüsen der respiratorischen Nasenschleimhaut des Menschen [Dissertation]. Halle, Martin-Luther-Universität; 1993.

[30] **Lacroix JS, Buvelot JM, Polla BS et al.:** Improvement of symptoms of non-allergic chronic rhinitis by local treatment with capsaicin. Clin Exp Allergy. 1991; 21(5): 595–600.

[31] **Lee SY:** The effect of lavender aromatherapy on cognitive function, emotion, and aggressive behavior of elderly with dementia. Taehan Kanho Hakhoe Chi. 2005; 35(2): 303–312.

[32] **Linde K, Streng A, Jürgens S et al.:** Acupuncture for patients with migraine: a randomized controlled trial. JAMA. 2005; 293(17): 2118–2125.

[33] **Mackenzie J:** Krankheitszeichen und ihre Auslegung. Leipzig: Kabitsch; 1921.

[34] **McKechnie AA, Wilson F, Watson N et al.:** Anxiety states: a preliminary report on the value of connective tissue massage. J Psychosom Res. 1983; 27(2): 125–129.

[35] **Manheimer E, White A, Berman B et al.:** Meta-analysis: acupuncture for low back pain. Ann Intern Med. 2005; 142(8) :651–663.

[36] **Melchart D, Streng A, Hoppe A et al:** The acupuncture randomised trial (ART) for tension-type headache – details of the treatment. Acupunct Med. 2005; 23(4): 157–165.

[37] **Melzack R, Wall PD:** Pain mechanisms: A new theory. Science. 1965; 150: 971–979.

[38] **Michalsen A, Bühring M:** Bindegewebsmassage. Wiener klinische Wochenschrift. 1993; 105(8): 220–227.

[39] **Michalsen A, Klotz S, Ludtke R et al.:** Effectiveness of leech therapy in osteoarthritis of the knee: a randomized, controlled trial. Ann Intern Med. 2003; 139(9): 724–730.

[40] **Mills MV, Henley CE, Barnes LL et al.:** The use of osteopathic manipulative treatment as adjuvant therapy in children with recurrent acute otitis media. Arch Pediatr Adolesc Med. 2003; 157(9): 861–866.

[41] **Mur E, Schmidseder J, Egger I et al.:** Influence of reflex zone therapy of the feet on intestinal blood flow measured by color Doppler sonography. Forsch Komplementärmed Klass Naturheilkd. 2001; 8(2): 86–89.

[42] **Nickel JC:** Management of urinary tract infections: historical perspective and current strategies: Part 1 – Before antibiotics. J Urol. 2005; 173(1): 21–26.

[43] **Pischinger A:** Das System der Grundregulation. Grundlagen einer ganzheitsbiologischen Medizin. 10., durchges. Aufl. Stuttgart: Hippokrates; 2004.

[44] **Puustjärvi K, Airaksinen O, Pöntinen R:** The effects of massage in patients with chronic tension headache. Acupuncture & Electro-Therapeutics Research, International Journal. 1990; 15: 159–162.

[45] **Richter-Kuhlmann EA:** Akupunktur: Großstudie bestätigt Wirkung. Deutsches Ärzteblatt. 2004; 101: A-221/B-193/C-185.

[46] **Riot FM, Goudet P, Mouraux JP et al.:** Levator ani syndrome, functional intestinal disorders and articular abnormalities of the pelvis, the place of osteopathic treatment. Presse Med. 2004; 33(13): 852–857.

[47] **Salamon E, Zhu W, Stefano GB:** Nitric oxide as a possible mechanism for understanding the therapeutic effects of osteopathic manipulative medicine (Review). Int J Mol Med. 2004; 14(3) :443–449.

[48] **Schliack H:** Bindegewebsmassage nach Dicke. Stuttgart: Hippokrates; 1996.

[49] **Schnizer W, Lindner J, Knorr H et al.:** Lymphozytenstimulierende Eigenschaft des Blutplasmas nach Saunabad. Phys Rehab Kur Med. 1992; 2: 22–24.

[50] **Siems WG, Brenke R, Sommerburg O et al.:** Improved antioxidative protection in winter swimmers. QJM. 1999; 92(4): 193–198.

[51] **Teirich-Leube H:** Grundriß der Bindegewebsmassage. Anleitung zur Technik und Therapie. 13. Aufl. München: Urban & Fischer; 1999.

[52] **Tovey P:** A single-blind trial of reflexology for irritable bowel syndrome. Br J Gen Pract. 2002; 52(474): 19–23.

[53] **Ul'ianov VI, Pogorelova EA, Sakharov AB:** Reflexotherapy in patients with ischemic angiopathies of the lower extremities. Khirurgiia (Mosk). 2003; 12: 34–38.

[54] **Vaskilampi T, Hanninen O:** Cupping as an indigenous treatment of pain syndromes in the Finnish culture and social context. Soc Sci Med. 1982; 16(21): 1893–1901.

[55] **Vybiral S, Lesna I, Jansky L et al.:** Thermoregulation in winter swimmers and physio-logical significance of human catecholamine thermogenesis. Exp Physiol. 2000; 85(3): 321–326.

[56] **Weinberger A, Fadilah R, Lev A et al.:** Intra-articular temperature measurements after superficial heating. Scand J Rehabil Med. 1989; 21(1): 55–57.

[57] **Witt C, Brinkhaus B, Jena S et al.:** Acupuncture in patients with osteoarthritis of the knee: a randomised trial. Lancet. 2005; 366(9480): 136–143.

Wichtige Adressen

Deutsche Ärztegesellschaft für Akupunktur e. V. (DÄGfA)
Würmtalstraße 54
D-81375 München
Tel.: 089 7100511
www.daegfa.de

Deutsche Gesellschaft für Akupunktur und Neuraltherapie (DGfAN)
Markt 20
D-07356 Bad Lobenstein
Tel.: 036651 55075
www.dgfan.de

European Society for Classical Natural Medicine (ESCNM)
Sekretariat:
Dr. med. Françoise Wilhelmi de Toledo
Klinik Buchinger am Bodensee
Wilhelm-Beck-Str. 27
D-88662 Überlingen
Tel.: 07551 807804
www.escnm.de

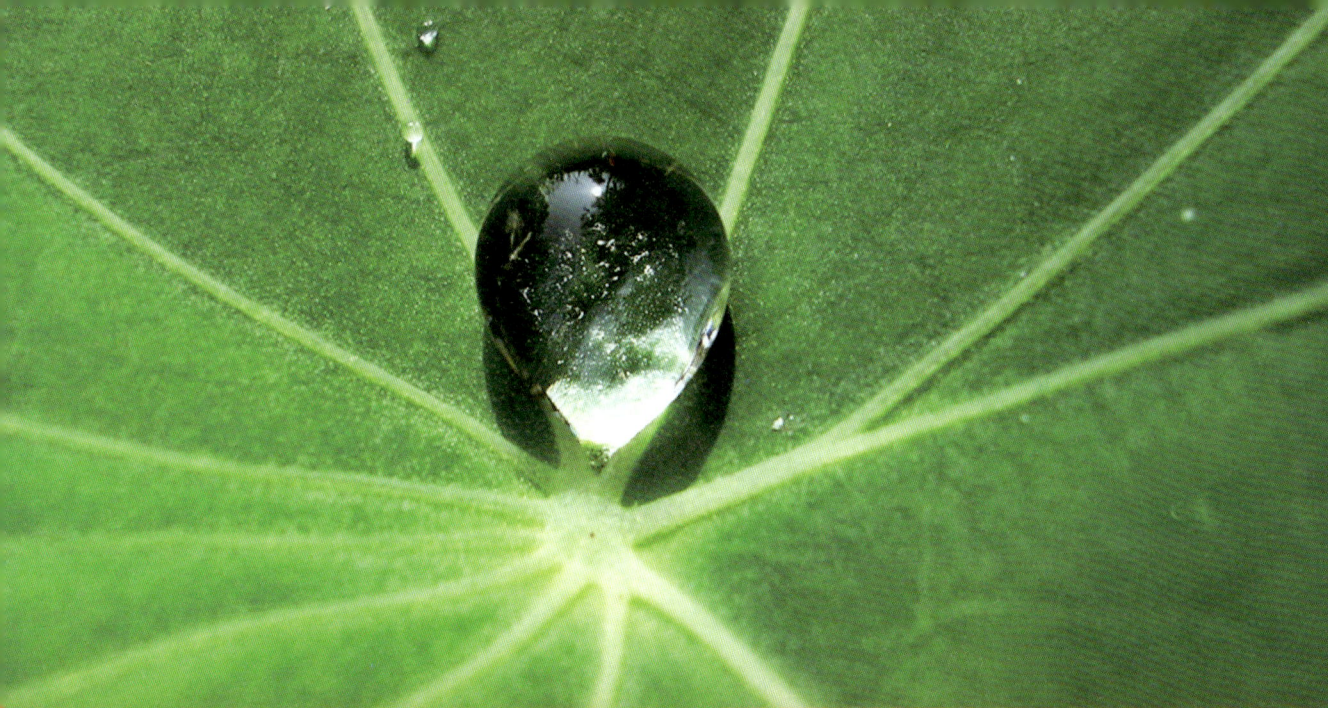

Teil 3 – Anwendung

31	Symptomatik, Befund (Ursache), Therapieprinzip	518
32	Kardiologische und angiologische Erkrankungen	533
33	Gastroenterologische Erkrankungen	556
34	Pulmonale Erkrankungen	578
35	Gynäkologische Erkrankungen und Beschwerden	602
36	Hauterkrankungen	619
37	Pädiatrische Erkrankungen	636
38	Onkologische Erkrankungen	659
39	Urologische Erkrankungen	673
40	Geriatrische Erkrankungen und Beschwerden	685
41	Psychosomatische Erkrankungen	703
42	Hals-Nasen-Ohren-Erkrankungen	717
43	Schmerztherapie (Schmerzen des Bewegungsapparats, Schmerzerkrankungen)	726

31 – Symptomatik, Befund (Ursache), Therapieprinzip

Rainer Matejka

31.1	Einführende Hinweise	518
31.2	Naturheilkundliche Anamnese	518
31.3	Vegetative Anamnese	522
31.4	Organ- und symptombezogene Anamneseerhebung: Hinweise zur Therapie	524

31.1 Einführende Hinweise

Der Hauptantrieb eines Patienten, einen Arzt aufzusuchen, liegt in der Präsenz und in der zunehmenden Intensität von Symptomen begründet. Dementsprechend erwartet er eine rasch wirksame, kausale Therapie. Hiervon hat sich die moderne Medizin jedoch zunehmend entfernt. Dem Wunsch des Patienten nach Symptomlinderung wird oft mit einer für den Patienten nicht unmittelbar einsichtigen Diagnostik und im Anschluss daran z. T. mit einer evidenzbasierten, in besonders günstigen Fällen kausalen medikamentösen Therapie begegnet. Dies beruht vor allem auf der Notwendigkeit einer Diagnoseangabe entsprechend dem ICD-10-Code, um die Abrechnung gegenüber den Krankenkassen zu ermöglichen. Durch diesen Entfremdungsprozess sind Probleme bei der Compliance programmiert. Gezielte Untersuchungen, wie sich die Vorstellungen des Patienten im Krankheitsverlauf hinsichtlich der bevorzugten Verfahren ändern, fehlen bisher.

Auf den ersten Blick ähneln sich naturheilkundliche und herkömmliche Anamneseerhebung. Auch der naturheilkundliche Therapeut fragt zunächst nach den akuten Beschwerden mittels der sogenannten **fünf W**: **Was**? **Wo**? **Seit wann**? **Wodurch**? **Wie**?

Diese Vorgehensweise kann die naturheilkundlich-ganzheitliche Anamnesetechnik jedoch nicht angemessen beschreiben. Es gilt deshalb zu hinterfragen, worin sich eine naturheilkundliche Anamnese von der herkömmlichen Anamnesetechnik unterscheidet und wann die Festlegung der Diagnose erfolgt.

Zunächst ist festzuhalten, dass der naturheilkundlich tätige Arzt in den meisten Fällen sehr ausführliche, **komplexe Anamnesen** erheben muss. Patienten, die eine derartige Praxis aufsuchen, haben oft schon eine große Anzahl fachärztlicher Konsultationen, Untersuchungen und Behandlungen hinter sich, ohne ein wirklich befriedigendes Ergebnis erhalten zu haben. Etwa 50 % der Laien ist nicht bewusst, dass „Naturheilkunde" von zwei Berufsgruppen ausgeführt wird: von Ärzten, die in der Regel die Zusatzbezeichnung „Naturheilverfahren" aufweisen, und von Heilpraktikern.

✱ **Merke:** Naturheilkundlich arbeitende Ärzte sollten berücksichtigen, dass manche Patienten jegliche Tätigkeit im Bereich der Naturheilkunde mit der Bezeichnung „Heilpraktiker" verbinden.

31.2 Naturheilkundliche Anamnese

Die auf vielen öffentlichen medizinischen Veranstaltungen vorgetragene These, jeder Mensch sei ein unverwechselbares, einmaliges Ganzes, ist äußerst populär. Im ärztlichen Alltag gilt es allerdings zu bedenken, dass – bei aller Individualität – viele Menschen ähnliche Körperbau- und Wesenszüge aufweisen. Die Bildung von Analogien macht Medizin im Allgemeinen und Naturheilkunde im Speziellen überhaupt erst möglich. Dabei verhilft die **Konstitutionslehre** zu interessanten zeitlosen Erkenntnissen. Mag ihr auch die „wissenschaftliche Exaktheit" fehlen, ermöglicht sie doch entscheidende Grundjustierungen für eine zielgerichtete Diagnostik und Therapie (▶ Kap. 9 Anamnese, Diagnostik und Labor).

31.2.1 Grundlagen

Grundlegende Begriffe

- **Konstitution** im Allgemeinen bezeichnet nach Goethe die sich lebend entwickelnde, geprägte Form [5]. Laut Pschyrembel beschreibt der Begriff die „Gesamtheit körperlicher, seelischer und geistiger Anlagen eines Individuums mit Neigung zu bestimmten Erkrankungen; sie kann durch die Umwelt beeinflusst werden." [15, S. 1021]

- **Disposition** beschreibt die anlagebedingte Neigung, auf bestimmte Reize mit einer bestimmten Erkrankung zu reagieren. Diese manifestiert sich dann an einer Schwachstelle (Locus minoris resistentiae, ▶ Tab. 31.1). Dispositionen können ererbt, angeboren oder erworben werden [4].
- **Diathese** bezeichnet eine besondere, erhöhte Bereitschaft zu bestimmten Reaktionen und Erkrankungen (Manifestation einer Erkrankung an einem bestimmten Organ, ▶ Tab. 31.2).

Im Rahmen naturheilkundlicher Basisdiagnostik werden verschiedene **Konstitutions-** und **Dispositionstypen** sowie **Diathesen** unterschieden (▶ Tab. 31.1, 31.2). Die exakte Analyse der Konstitution sowie der Diathese entzieht sich allerdings der wissenschaftlichen Aufarbeitung, wie viele Untersuchungen in den fünfziger und sechziger Jahren des 20. Jahrhunderts gezeigt haben.

▶ **Tab. 31.1** Beispiele für Konstitutions- und Dispositionstypen (nach [18]).

Typ	Erkrankungsneigung
mesenchymal	• Bindegewebsschwäche • Überlastung des Grundsystems nach Pischinger • Senkungen • rheumatische Erkrankungen
glandulär	• Schwächen endokriner und exokriner Drüsen • Neigung zu Diabetes • Nebennierenerkrankungen • Schilddrüsenfunktionsstörungen
vegetativ spastisch	• Kopfschmerzen, Migräne • periphere Durchblutungsstörungen • Magen-Darm-Spasmen • Somatisierungstendenz vegetativer Störungen
neurogen	• hohe Sensibilität des zentralen und vegetativen Nervensystems • Neigung zu „vegetativer Dystonie" und schneller Erschöpfung
hydrogenoid	• Lymph- und Abwehrschwäche • reduzierte Schleimhautfunktion
hämatogen	• Neigung zu Stoffwechselstörungen (Dyskrasie)
lymphatisch	• Abwehrschwäche, schwaches Lymphsystem • später Neigung zu „Rheuma"
immunopathologisch	• Abwehrschwäche • Bildung von Herden und Störfeldern

▶ **Tab. 31.2** Beispiele für Typen der Diathese (nach [18]).

Bezeichnung	Erkrankungen
lipämisch	Neigung zu erhöhten Blutfetten und dadurch induzierte Erkrankungen wie Arteriosklerose
dyskratisch	• Stoffwechselstörungen und mangelhaftes Ausscheidungsvermögen von Leber, Galle, Pankreas, Lymphe, Niere • metabolische Störungen • gehäuft Tumorerkrankungen
exsudativ	• rheumatische Erkrankungen • Nierenerkrankungen • Allergien
rheumatisch/harnsauer	• rheumatische Erkrankungen • Stoffwechselstörungen • Gicht
kardiopathologisch	Anlage für Herzinsuffizienz, oft angeborene Vitien
allergisch	• Allergien einschließlich Sinusitis und Bronchitis • Nahrungsmittelallergien

Konstitutionsmedizin

Nachdem die Humoralpathologie ihre Akzeptanz eingebüßt hatte, haben sich in Europa im Laufe der letzten beiden Jahrhunderten verschiedene Richtungen der Konstitutionsmedizin entwickelt. Sie weisen zahlreiche Übereinstimmungen auf.

Der deutsche Arzt **Manfred Curry** unterschied, bezogen auf das Wetter, warmfrontempfindliche von kaltfrontempfindlichen Menschen, sogenannte **W-Typen** und **K-Typen**. Warmfrontempfindliche Menschen benötigen eine eher vegetarische, kaltfrontempfindliche eine eher tierische Kost [3]. Der Wiener Arzt **Otto Hauswirth** empfahl in seiner *Vegetativen Konstitutionstherapie* [8] dem – aufbrausenden – Sympathotoniker eine vagotonisierende – beruhigende – pflanzlich betonte Kost, dem Vagotoniker eine mehr deftige, auch tierische Nahrungsmittel umfassende „sympathiko-tonisierende Kost". Entsprechende Aussagen finden sich auch bei dem Physiologen **Carl Huter**, der in der Naturelllehre das Ernährungsnaturell, das Bewegungsnaturell und das Empfindungsnaturell beschreibt [16].

Die transkulturelle Analogie zu Konzepten der ayurvedischen und Traditionellen Chinesischen Medizin ist evident, auch insofern, als diese Konzepte individuell nicht immer tragfähig sind.

Für die Praxis bewährt sich die Konstitutionsmedizin des deutschen Neurologen und Psychiaters **Ernst Kretschmer**. Er unterscheidet die im Folgenden beschriebenen und in ▶ Abb. 31.1 dargestellten drei Grundtypen.

Pyknischer Konstitutionstyp

Der Pykniker isst meist große Mengen und bevorzugt Deftiges; dem Sport ist er häufig abgeneigt. Er neigt zu Hitzeüberschüssigkeit. Sthenische Fülleerkrankungen (griech. *sthenie*: Fülle, Kraftfülle) stehen im Vordergrund.

Sthenische Krankheitsbilder

- Hypertonie
- Hyperurikämie
- Hyperlipidämie
- Diabetes mellitus Typ 2
- koronare Herzkrankheit, Myokardinfarkt
- Apoplex
- Arthrose
- klimakterisches Syndrom
- Hyperhidrosis
- Abszesse, Myome, Zysten
- rezidivierende Infekte

Beim Pykniker sind vor allem **diätetische Verfahren** von Bedeutung. Statt fett-, fleisch- und kalorienreicher Kost wird eine vegetarisch ausgerichtete Ernährung, besonders auch Rohkost, empfohlen. Auch **ausleitende Therapieverfahren** sind angezeigt (▶ Kap. 27 Ausleitende Verfahren).

> **Therapeutische Empfehlung**
> Wichtig ist nicht nur eine Verminderung der Fettmenge, insbesondere der gesättigten Fettsäuren, sondern auch der Eiweiße, da der Pykniker mehr als andere Konstitutionstypen Stoffwechselbelastungen durch die sogenannte Eiweißmast erfährt [22].

Athletischer Konstitutionstyp

Kretschmer unterscheidet den eher bewegungsaktiven „explosiven" Athletiker von einem mehr phlegmatisch-stoischen Typ, der oft durch Wortkargheit auffällt.

Beim athletischen Typ zeigen sich eher ektodermale Erkrankungen aus dem muskuloskelettalen und dermatologischen Bereich. Neben Arthrose sind Rückenleiden und eine Tendenz zu Tendinosen und Muskelzerrungen, Wadenkrämpfen etc. besonders häufig anzutreffen.

Neben **diätetischen Verfahren**, die einen Schwerpunkt auf eine vegetarisch betonte Kost legen, ist **Physiotherapie** angezeigt, z.B. gezielte Massagen zur Entspannung und Durchblutungsanregung der Muskulatur, ferner **Gymnastik** zur Einübung physiologischer Bewegungsmuster.

> **Therapeutische Empfehlung**
> Gerade Athletiker profitieren auch von ausleitenden Therapieverfahren (▶ Kap. 27 Ausleitende Verfahren). Dadurch werden erfahrungsgemäß potenzielle kardiovaskuläre Risikofaktoren kausal beseitigt oder zumindest minimiert.

Asthenischer Konstitutionstyp

Er ist vielfach hoch aufgeschossen, schlank, tendiert zu Untergewicht, oft besteht Hohlrundrücken infolge Muskelschwäche und mangelndem Training. Das Bild wird durch eine blasse, empfindliche Haut und Neigung zu Hypotonie mit Tendenz zu vagovasalen Synkopen, meist bei Lagewechsel (Schellong-Test!), abgerundet. Der Verdauungstrakt ist häufig „empfindlich".

Asthenische Erkrankungen und Symptome

- chronische Infektanfälligkeit
- Allergien und Unverträglichkeiten
- ständige Müdigkeit
- Hypotonie
- Hypoglykämieneigung
- Varicosis
- Organsenkungen
- Ödeme
- Depression
- Wetterfühligkeit
- Elektrosensitivität

Asthenische Frauen neigen darüber hinaus auch zu Eisenmangel und Blässe. Verbreitete „moderne" Krankheitsbilder wie Elektrosensitivität, Multiple-Chemical-Sensitivity-(MCS-)Syndrom oder Fibromyalgie betreffen häufig asthenische Konstitutionstypen.

Angezeigt ist strikt auf **Bekömmlichkeit** angelegte Ernährungsweise, die dennoch die Kriterien einer möglichst vollwertigen Nahrung erfüllen sollte. Gleichzeitig sollte die Nahrung ausreichend **tonisierende Fette**, Lebensmittel tierischer Herkunft, aber auch **Bitterstoffe** enthalten.

> **Therapeutische Empfehlung**
> Der Astheniker profitiert von folgenden reflektorisch stimulierenden und stabilisierenden Therapieverfahren:
> - ansteigende Fußbäder
> - Sauna
> - Tau- und Wassertreten
> - Kneipp-Güsse
> - Luftbäder
> - Trockenschröpfen
> - medizinische Trainingstherapie
> - Klimatherapie
> - Orthomolekulartherapie (z.B. Mineralstoffe, besonders Kalzium, Vitamine)

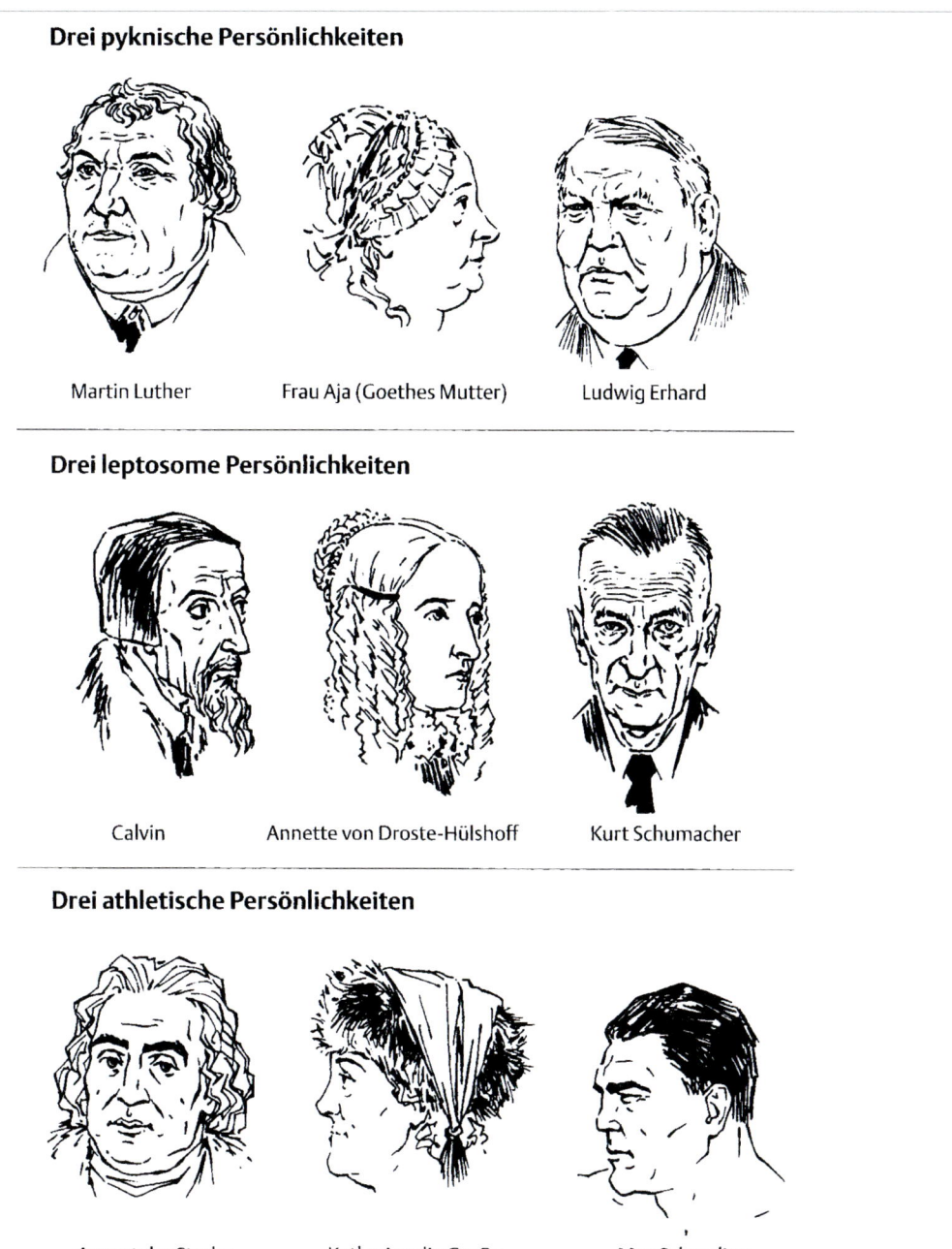

▶ **Abb. 31.1** Historische Persönlichkeiten: Konstitutionstypen.

Bedeutung der Konstitutionsmerkmale

Das „Bild des Menschen" – so der Titel eines bekannten anthroposophischen Lehrbuchs [9] – und seiner Konstitution wird erheblich von Körperbau und Naturell geprägt. Obwohl auf den ersten Blick als unwissenschaftlich und mitunter gar als anekdotisch empfunden, hat sich die Berücksichtigung derartiger Aspekte als äußerst hilfreich erwiesen. Klassische Konstitutionstypen kommen in der beschriebenen Eindeutigkeit nur selten vor. Anhand der Anamnese und Fragen wie „Schwitzen Sie viel?" oder „Frieren Sie oft?" kann der Arzt aber rasch die Hauptrichtung herausfinden. In der Praxis bewährt sich das Erkennen der wesentlichen Konstitutionsmerkmale als wertvoller Hinweisgeber im Hinblick auf die **Diagnostik**, die so gezielter und rationeller eingesetzt werden kann.

Ähnliches gilt für die Therapie. Hier können schon zu Beginn Verfahren in die engere Wahl einbezogen werden, die dem Konstitutionstyp entsprechen; ungeeignete können ausgeschlossen werden. So ist die Verordnung eines Betablockers zur Migräneprophylaxe bei einem vagoton geprägten Astheniker mit Neigung zu Hypotonie, kalten Füßen und Müdigkeit ungünstig: Die ohnehin bestehende Vagotonie wird durch den antisympathikotonen Effekt des Betablockers noch gesteigert.

Konstitutionelle Gegebenheiten können z. B. auch die individuell angemessene Haupttendenz der Ernährungsweise vorgeben.

Versuche, durch eine immer mehr ins Detail gehende Analyse der Konstitution eine für jeden Untertypus optimal geeignete Therapie zu entwickeln, haben sich in der Praxis nicht bewährt.

31.2.2 Durchführung

Untersuchungsschritte müssen logisch aufeinander abgestimmt sein und sich an den vorherrschenden Symptomen orientieren (▶ Kap. 9 Anamnese, Diagnostik, Labor).

Erste Anamneseerhebung

Der Patient sollte zuerst die **akuten Beschwerden** schildern, aus denen die aktuelle Krankengeschichte abgeleitet wird. Dabei sollte er nicht unterbrochen werden. Lediglich dem Verständnis dienende kurze Nachfragen – etwa zum genauen Zeitpunkt einer bestimmten Untersuchung oder Operation – sind in dieser Phase sinnvoll.

Von Bedeutung ist die **Blickrichtung des Patienten** (▶ Abb. 31.2). Wichtig ist, ob er den Arzt ansieht, bei der Schilderung aus dem Fenster schaut oder seine Blicke verlegen im Zimmer umherschweifen. Sieht er vor Beantwortung jeder Frage die Begleitperson an, kann dies auf geringe Autonomie und Unsicherheit hinweisen.

Für den Patienten ist vor allem die Intensität wichtig, mit der sich der Arzt seinem Patienten widmet. Die absolute Zeitdauer ist weniger relevant.

Zügigkeit, Relevanz und Verwertbarkeit der Anamnese hängen in hohem Maße von folgenden Faktoren ab:
- Bildungsgrad und damit Diktion des Patienten
- Informationsstand über gesundheitsrelevante Fragen

Für den naturheilkundlich tätigen Arzt ist ein gut informierter und gegebenenfalls kritisch rückfragender Patient nicht problematisch, zumal so komplexe naturheilkundliche und physiologische Zusammenhänge leichter vermittelt werden können. Nur beim **mitdenkenden Patienten**, der das Wirkprinzip der einzuleitenden Therapien zumindest erahnt, sind Naturheilverfahren sinnvoll. Der passiv-desinteressierte Patient, der sich von den Angehörigen zum Arztbesuch überreden ließ, ist für diese Art der Therapie in der Regel nicht geeignet. Diese Menschen geben ihr Desinteresse an medizinischen Themen oft freimütig zu, fordern aber gleichzeitig einfache und schnelle Lösungen, die keine Eigenreflexion benötigen. Ebenso sind Patienten mit einem Konsumverhalten hinsichtlich medizinischer Leistungen ungeeignet.

An die Erhebung der aktuellen Anamnese schließt sich die individuelle Biographie des Kranken sowie die Familienanamnese an. Die sehr ausführlichen **Berichte aus Rehabilitationskliniken** für die Rentenversicherungsträger bieten in dieser Hinsicht wertvolle Informationen über den Patienten.

Sofern verfügbar, sollten Klinik- und Facharztberichte der letzten Jahre vom Patienten mitgebracht werden. Sinnvoll sind allerdings nur Informationen, die einen kausalen Bezug zur aktuellen Situation aufweisen.

Der Ablauf der ersten Anamneseerhebung spielt eine entscheidende Rolle für das weitere Verhältnis zwischen Arzt und Patient. Unabhängig von der Fachkompetenz geht es um den Aufbau einer gegenseitigen Vertrauensbasis.

Systematische Anamnese

Nach Schilderung der akuten Beschwerden durch den Patienten bietet sich die systematische topographische Anamneseerhebung an, die im Bedarfsfall auch durch **systemische Bezüge** ergänzt wird. Dabei können interessante Querverbindungen und aktuelle, vom Patient womöglich zunächst vergessene Symptome erörtert werden. Gleichzeitig werden frühere Erkrankungen einbezogen (▶ Kap. 31.4 Organ- und systembezogene Anamneseerhebung).

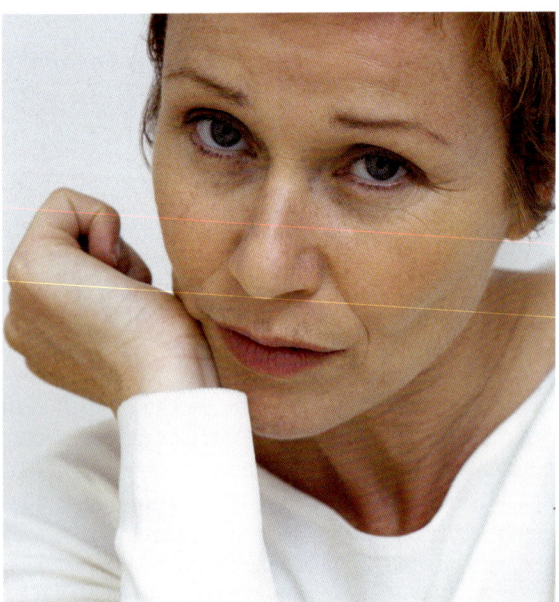

▶ Abb. 31.2 Was sagt der Blick des Patienten?

31.3 Vegetative Anamnese

31.3.1 Grundlagen

Asthenische Konstitutionstypen mit besonderer „Empfindlichkeit" leiden bevorzugt an vegetativer Labilität, die ein Merkmal des modernen Menschen darstellt. Die Diagnose „vegetative Dystonie" gilt als sogenannte Verlegenheitsdiagnose, die oft dann gestellt wird, wenn apparative Untersuchungen kein Ergebnis bringen.

Symptomatik

Nach ICD-10 finden sich hier auch die Bezeichnungen „vegetative Neurose", „Neurasthenie", „allgemeines psychosomatisches Syndrom" oder „funktionelles Syndrom". Primär finden sich folgende Symptome:
- Herz-Kreislauf-Symptome (Herzstechen, Herzstolpern)
- Verdauungsstörungen (dünner Stuhl bei Stress, Reizdarmsyndrom)
- Abgeschlagenheit und Müdigkeit
- mangelndes Leistungsvermögen
- Schlafstörungen
- Missmut, hypochondrisch gefärbte Angst bzw. Ängstlichkeit
- Durchblutungsstörungen; hier wird auch von „neurozirkulatorischer Dystonie" gesprochen.

Ursachen

Neben **konstitutionellen und erblichen Faktoren** gelten hier Schichtarbeit, familiäre, beruflich und anderweitige persönliche Konflikte und mentale Reizüberflutungen einschließlich Suchtverhalten.

Auch der Konsum von Süßigkeiten kann vegetative Symptome hervorrufen: Mono- oder Disaccharide führen zu einem raschen Blutzuckeranstieg und reaktiver Insulinausschüttung. Das anschließend rasche Absinken des Blutzuckers bis zur Hypoglykämie kann vegetative Symptome, wie Unruhe mit Heißhunger auf Süßigkeiten, verstärken.

> **Merke:** Bei vegetativen Störungen sollte stets auch eine Hyperthyreose in Erwägung gezogen werden.

31.3.2 Durchführung

In Abhängigkeit vom Konstitutionstyp überwiegen sympathikotone oder vagotone Einflüsse (s.o). Beim Pykniker und Athletiker überwiegt häufig die Sympathikotonie, beim Astheniker die Vagotonie. Deshalb sollte jeder Patient zunächst unabhängig von der Hauptdiagnose wie folgt befragt werden:
- Besteht häufig Müdigkeit oder Erschöpfung?
- Besteht häufig eine innere Unruhe, vielleicht sogar mit Angstkomponenten?

Die Frage nach der inneren Unruhe wird vor allem von vegetativ labilen asthenischen Konstitutionstypen, aber auch bei stressreagiblen Sympathikotonikern bejaht. Diese labilen und übersensiblen Menschen benötigen eine konstitutionell stärkende Therapie.

Weiterhin gilt es zu berücksichtigen, dass nicht organische Beschwerden für den Patienten oft belastender sind als Organbefunde, insbesondere bei unklarer Genese. Eine angemessene Anzahl an Untersuchungen muss den **Ausschluss schwerwiegender Erkrankungen** gewährleisten. Bei einzelnen Symptomen sind oft nur wenige technische Abklärungen (z. B. Labor, Sonographie) erforderlich, die jedoch entsprechend den jeweils gültigen ärztlichen Leitlinien angewendet werden sollten.

Gleichzeitig muss der Patient, der möglicherweise einen umfangreichen Beschwerdekatalog bietet, darauf hingewiesen werden, dass **Maßnahmen zur Stärkung der geschwächten Konstitution**, die Ursache des variierenden Symptomenspektrums ist, sinnvoller sind als ständig wiederholte Untersuchungen. Manche Patienten reagieren auf die Nachricht, dass kein Organbefund vorliege, erleichtert. Ein beträchtlicher Anteil Betroffener besteht allerdings auf immer weiteren Untersuchungen, in der Hoffnung, die – einzige – Ursache der Beschwerden zu finden. Die **Aufgaben des Therapeuten** bestehen darin,
- Beschwerden des Patienten ernst zu nehmen,
- hypochondrischen Tendenzen entgegen zu arbeiten sowie
- falsche bzw. irrationale Kausalitäten auszuschließen.

> **T Therapeutische Empfehlung**
> Sind schwerwiegende Erkrankungen mutmaßlich ausgeschlossen, ist von einer immer weitergehenden Diagnostik in der Regel abzuraten, da diese den Patienten oft unnötig stigmatisiert, beunruhigt oder Erklärungen bietet, die ein passives Konsumverhalten unterstützen.

Fallbeispiele
- **Fall 1**: Eine Spurenelementanalyse bei unklaren vegetativen Beschwerden zeigt einen **leichten Manganmangel**. Der Patient meint fortan, dieser Mangel sei die Ursache der Beschwerden.
- **Fall 2**: Bei nervösem Erschöpfungssyndrom wird ein **erhöhter IgG-Titer** bezüglich Epstein-Barr-Virus gefunden. Obwohl 90 % aller Menschen entsprechende positive IgG-Antikörper aufweisen, glaubt der Patient, er leide an einer chronischen, prinzipiell unheilbaren Virusinfektion, weshalb alle Therapieversuche, z. B. Ordnungstherapie, unnötig und zwecklos seien.
- **Fall 3**: Ein weiterer Patient weist bei einer umweltmedizinischen Untersuchung einen deutlich **erhöhten Aluminiumspiegel** auf, der sich allerdings wohl bei den meisten Menschen findet. Der Patient meint

jedoch fortan, ihm könne nicht geholfen werden, er sei chronisch aluminiumvergiftet.

31.4 Organ- und symptombezogene Anamneseerhebung: Hinweise zur Therapie

Im Folgenden werden Beispiele zur Anwendung der systematischen topographischen Anamnese aus naturheilkundlicher Sicht vorgestellt.

31.4.1 Kopfschmerzen und Migräne

Von großer Bedeutung ist die **Lokalisation** der Beschwerden.

Während der Neurologe vorwiegend eine exakte Differenzierung des Schmerztyps vornimmt, eruiert der naturheilkundlich tätige Arzt zusätzlich **systemische Aspekte**, so z. B. reflektorische Bezüge oder auch Hinweise im Sinne der Traditionellen Chinesischen Medizin.

Im Hinblick darauf könnten sich bei Migräne folgende Schlussfolgerungen ergeben:
- Schmerz und Druck hinter dem Auge, Gefühl, als ob das Auge „herausgeboxt" würde: Störung der Gallenleitbahn
- Druck auf der Schädelkalotte: Störung der Leberleitbahn
- aus dem Nacken in der Sagittalen bis zum Stirnbereich und die Augenbrauen ziehende Migräne: Störung der Blasenleitbahn (▶ Kap. 47 Traditionelle Chinesische Medizin).

Weiterhin ist zu untersuchen, ob eine arterielle Hypertonie oder ein Hämatokritwert über 42 % vorliegt. Manche Patienten berichten, Obstipation oder Völlegefühl würden den Kopfschmerz verstärken oder auslösen. Dies beruht darauf, dass der N. vagus Verdauungstrakt und Kopfregion verbindet und den vegetativen Ast des N. trigeminus bildet.

Wird die Frage nach einer Beziehung des Kopfschmerzes zur Nahrungsaufnahme oder dem Verdauungstrakt bejaht, kann dies auf eine mögliche seltenere Nahrungsmittelallergie (selten) oder eine Intoleranz (häufiger) verweisen.

Therapie

Je nach anamnestischer Angabe bieten sich gezielte regulative oder ausleitende Verfahren an: Akupunktur, Akupunktmassage nach Penzel, Schröpfen in der Schulter-Nacken-Zone bei Migraine cervicale, Phytotherapie z. B. mit *Javanischer Gelbwurz* bei der „Gallenmigräne" oder gezielte diätetische Auslassversuche bei Verdacht auf Nahrungsmittelunverträglichkeiten.

31.4.2 Tinnitus

Ein über Jahre persistierender Tinnitus hat in der Regel eine ungünstige Prognose.

Fragen bei Tinnitus
- Bestehen gleichzeitig Verspannungen im Nacken bzw. eine Wechselwirkung zwischen muskulären Verspannungen der Intensität und Häufigkeit von Schwindel und Tinnitus?
- Verstärkt sich die Symptomatik nach körperlichen oder emotionalen Belastungen?
- Bestehen oder bestanden Lärmbelastungen?
- Wurden bereits Therapien ausprobiert?
- Hat der Patient den Eindruck, der Tinnitus sei stressabhängig und entspannende Verfahren könnten helfen?

Therapie

In den meisten Fällen stehen Entspannungsverfahren, Stressabbau, Neuraltherapie nach Huneke, Kopf-Lymphdrainage oder Schröpfen im Vordergrund.

31.4.3 Augen

Das **trockene Auge** ist weit verbreitet. Obwohl keine gefährliche Augenerkrankung, bereitet es Betroffenen oft unangenehme Beschwerden. Die herkömmliche Therapie erschöpft sich meist in der Verordnung „künstlicher Tränen".

Nach Auffassung der TCM bestehen Wechselwirkungen zu Leber und Galle („Leberfeuer", „Gallenblasenfeuer"). Diese Kausalität trifft wohl nur auf einen Teil der Patienten zu.

Therapie

Einfache phytotherapeutische Behandlungen, zum Beispiel mit *Erdrauch*, oder homöopathische Arzneimittel, wie Chelidonium D 4, bewirken überraschend oft Besserungen.

31.4.4 Hyperthyreose

Hyperthyreosen sind vor allem bei Frauen während der Wechseljahre häufiger als bisher angenommen. Nicht immer lässt sich jedoch mit dem typischen Labor ein pathologischer Befund erheben.

Therapie

Sie kann in diesem Fall gegebenenfalls phytotherapeutisch, z. B. mittels *Wolfstrapp*, erfolgen; weiterhin können Entspannungsverfahren, Hydrotherapie und Neuraltherapie eingesetzt werden (▶ Kap. 12 Phytotherapie; ▶ Kap. 26 Neuraltherapie).

> **T Therapeutische Empfehlung**
> Eine modulative Therapie der Schilddrüse kann auch dann indiziert sein, wenn laborchemisch keine Abweichung zu registrieren ist.

31.4.5 Herz-Kreislauf-Erkrankungen

Die Anamnese zu Herz-Kreislauf-Krankheiten orientiert sich im Wesentlichen an der schulmedizinischen Symptomatik. Dumpfes retrosternales Druckgefühl, gegebenenfalls Schmerzausstrahlung in den Unterkiefer und linken Arm sind ein Hinweis auf Angina pectoris. Punktuelle Stiche im Interkostalbereich sind dagegen eher ein Indiz für eine Interkostalneuralgie bzw. ein psychovegetatives – funktionelles – Herzsyndrom.

In diesem Zusammenhang müssen bestehende **kardiovaskuläre Risikofaktoren** erfragt werden.

Therapie
▶ Kap. 32 Kardiologische und angiologische Erkrankungen

31.4.6 Essenzielle arterielle Hypertonie

Aus naturheilkundlicher Sicht stellt sich grundsätzlich die Frage, welche Bedingungen zur Entwicklung einer essenziellen Hypertonie geführt haben. Meist spielen Überlastung des Stoffwechsels, Frühgeburtlichkeit, Untergewicht im Säuglingsalter, späteres Übergewicht und eine genetische Disposition zu den Komponenten des metabolischen Syndroms eine wesentliche Rolle. Stressfaktoren dürften zu der immer früheren Manifestation beitragen. Sie wirken sympathikoton, sodass immer öfter auch normalgewichtige Patienten mit leidlich gesunder Lebensführung betroffen sind.

Therapie
Die anhaltende Sympathikusaktivierung erfordert **sympathikusdämpfende** bzw. **vagotonisierende Behandlungsverfahren**. Hierzu zählen vegetarische Ernährung, gegebenenfalls Heilfasten, Kneipp-Therapie, Sauna, Bewegungstherapie (insbesondere Ausdauerbelastungen) sowie ausleitende Verfahren.

31.4.7 Hypotonie

Hypotonie ist typisch für **asthenische und untrainierte Menschen**. Sie korreliert mit Frierneigung, Blässe, Schwächezuständen mit Tendenz zu vagovasalen Synkopen, Müdigkeit und Depressivität.

Therapie
▶ Kap. 32 Kardiologische und angiologische Erkrankungen

31.4.8 Ödeme

Oft führen lymphatische Ödeme den Patienten in die naturheilkundliche Praxis. Sie äußern sich durch ein – vor allem morgens – verschwollenes Gesicht, geschwollene Finger („Ring lässt sich nicht mehr abziehen") oder einen zunehmend „dicken Bauch" (im Sinne F.X. Mayrs). Sie sind allesamt Ausdruck einer erhöhten lymphpflichtigen Last und damit **Anzeichen eines Stoffwechselproblems**.

Therapie
Angezeigt sind vor allem diätetische Maßnahmen (z.B. F.X. Mayr-Kur, Tiereiweißfasten nach Wendt, vegane Kost, Rohkost), Lymphdrainage und Kneipp-Güsse.

Auf Ödeme kardialer, nephrogener oder venöser Ursache soll an dieser Stelle nicht eingegangen werden.

31.4.9 Herzrhythmusstörungen

Wichtig ist es, zunächst zu klären, ob der Patient seine Rhythmusstörungen selbst bemerkt oder ob es sich primär um eine kardiologische Diagnose handelt.

Bei subjektiven Beschwerden sollte mittels Langzeit-EKG festgestellt werden, ob benigne oder maligne Rhythmusstörungen vorliegen. Insbesondere benigne Rhythmusstörungen sind für eine naturheilkundliche Therapie geeignet. Hierbei sind die Auslöser für Rhythmusstörungen wichtig: Viele Patienten klagen z.B. in diesem Zusammenhang über Druck im Oberbauch, Blähungen und Völlegefühl im Sinne einer Roemheld-Symptomatik.

Therapie
Gegebenenfalls ist eine Optimierung der Verdauungsfunktion anzuregen, z.B. durch Meidung von blähenden oder unverträglichen Nahrungsbestandteilen.

Weitere Therapieverfahren sind Phytotherapie, Neuraltherapie, physikalische Therapie und Manuelle Medizin.

> **T Therapeutische Empfehlung**
> Zu beachten sind mögliche Wechselbeziehungen zwischen Zähnen – insbesondere Weisheitszähnen – und der Wirbelsäule sowie dem Herzen.

31.4.10 Husten und ständiges Räuspern

Obwohl nicht lebensbedrohlich, kann ständiges Kratzen im Hals bzw. ein chronischer Reizhusten die Betroffenen sehr belasten.

Fachspezifische Untersuchungen ergeben oft keine objektiven Befunde, auch vermutete psychogene Ursachen können häufig nicht bestätigt werden.

Hier gilt es, die **Frage nach Allergien** oder **Nahrungsmittelunverträglichkeiten** zu stellen. Weiterhin sind **Arzneimittelnebenwirkungen**, z. B. bei Einnahme von Betablockern, ACE-Hemmern und Sartanen, zu bedenken. Auch an die Refluxkrankheit ist zu denken.

Therapie

Das probatorische Weglassen bestimmter Nahrungsmittel, insbesondere von Kuhmilch, Hühnereiweiß, Produkten aus *Weizen* und anderen Getreiden, kann Linderung verschaffen.

Spielt eine lokale Stoffwechselüberlastung oder eine funktionelle Problematik eine Rolle, können lymphabfluss- und durchblutungsfördernde Maßnahmen sinnvoll sein.

Neben den im Vordergrund stehenden hydrotherapeutischen und physikalischen Maßnahmen wie feuchtwarme Rumpfwickel, Prießnitz-Wickel oder Rotlichtbestrahlungen auf den Hauptbronchus, werden auch Phytotherapie (▶ **Kap. 12**) und komplementärmedizinische Verfahren (Teil 4) eingesetzt.

31.4.11 Chronische Sinusitis

Klimaanlagen und eine zu geringe Raumluftfeuchtigkeit vor allem im Winter tragen zur Zunahme des Beschwerdebildes bei. „Kalte Luft" bzw. Zugluft kühlen kleine Körperregionen ab, ohne dass der Organismus mit einer lokalen Durchblutungssteigerung antworten kann. Dies begünstigt das Angehen von Infekten.

Ein Hinweis auf chronische Sinusitis kann **ständiges Schleimlaufen im Rachen** sein („Schleimstraße"). Druckempfindliche Punkte am Kopf (z. B. an den Nervenaustrittspunkten des N. trigeminus I und II) können je nach Schmerzlokalisation Rückschlüsse auf die betroffenen Nasennebenhöhlen liefern. Kieferhöhlenprozesse lokalisieren sich im Wangenbereich. Sind die Stirnhöhlen betroffen, findet sich ein Druck bzw. ein Klopfschmerz über den Augen bzw. in der Mitte der Stirn. Die Siebbeinhöhle projiziert die Schmerzen in den Bereich der Nasenwurzel bzw. zwischen die Augen. Tritt im Hinterkopfbereich ein Schmerzgefühl auf, ist von einer Keilbeinhöhlenbeteiligung auszugehen.

Therapie

Therapeutische Maßnahmen sollten **lokal und systemisch** ansetzen. Neben Akupunktur hat sich die Neuraltherapie bewährt (▶ **Kap. 26**). Hinzu kommen Solespülungen, Phytotherapie und mikrobiologische Therapie (▶ **Kap. 29** Mikrobiologische Therapie).

Mit physikalischen Maßnahmen (z. B. Sauna, Wechselduschen) lässt sich ein allgemeiner **Entlastungs- und Adaptationseffekt** erzielen.

Bei Neigung zu kalten Füßen sollten Hauffe-Fußbäder oder das Schiele-Fußbad konsequent angewendet werden. Das Fußbad nach Hauffe beginnt mit körperwarmem Wasser, dem langsam heißes Wasser zugegossen wird, bis die Wassertemperatur subjektiv als noch erträglich empfunden wird (meist bei 42–43 °C). Beim Schiele-Fußbad erfolgt der Temperaturanstieg per eingebautem Thermostat, wobei vorzugsweise nur die Fußsohlen, allenfalls bis zum Knöchel erwärmt werden. Eine manuelle Lymphdrainage im Kopf-Hals-Bereich ist ebenfalls hilfreich.

Auch eine Klimakur ist sinnvoll, z. B. im Hochgebirge bzw. an der Meeresküste (▶ **Kap. 22** Klimatherapie).

31.4.12 Störungen im Gastrointestinaltrakt

Verdauungsbeschwerden in Form von Blähungen, Völlegefühl, wechselnden Stuhlgewohnheiten oder bevorzugt breiig dünnem Stuhl, das sogenannte **Reizdarmsyndrom**, haben sich in den vergangenen Jahren sprunghaft vermehrt. Diese Symptome haben oft keinen Krankheitswert im engeren Sinne, beeinträchtigen die Lebensqualität aber erheblich. Zudem korrelieren sie oft mit Stoffwechselstörungen oder immunologischen Problemen.

Magenbeschwerden projizieren sich typischerweise ins Epigastrium. Im Vordergrund stehen als auslösende Ursache überwiegend Refluxösophagitiden bei Vorhandensein von Gleithernien bzw. Gastritiden.

Störungen der sekretorischen Pankreasfunktion gestalten sich oft sehr unspezifisch. Symptome sind eher dünner, oft fettig glänzender Stuhl, schlechte Verträglichkeit insbesondere fetthaltiger Speisen mit unterschiedlichen dyspeptischen Beschwerden.

Ein **überlasteter Leberstoffwechsel** kann Müdigkeit, Erschöpfung, Neigung zu Depressivität, Lustlosigkeit, Antriebslosigkeit, Schwitzneigung, vor allem auch nächtliche Schlafstörungen auslösen.

Funktionsstörungen der Gallenblase äußern sich typischerweise durch „Druck im rechten Oberbauch" und strahlen nach kranial in den Bereich der rechten Schulter (Head-Zone) oder in die Region der mittleren Brustwirbelsäule aus. Der Verdacht wird erhärtet, wenn betroffene Patienten eine Unverträglichkeit von Kohlgemüse, Hülsenfrüchten oder Obst mit Schale angeben.

Therapie

▶ **Kap. 33** Gastroenterologische Erkrankungen

Bei Reizdarmsyndrom mit chronischer Infektanfälligkeit besteht eine Indikation zur Darmsanierung.

> **Cave**
> Der unauffällige Befund einer Blutuntersuchung oder Sonographie schließt eine Gallenwegsdyskinesie nicht aus.

Stuhlfarbe und Verdauungsstörung
- **Heller**, **gelblicher**, **weißlicher** oder **grünlicher Stuhl** deutet auf Prozesse im Gallenwegsbereich hin, die oft mit mangelhafter Gallensekretion verbunden sind.
- **Schwarzer Stuhl** spricht für eine Blutung im oberen Gastrointestinaltrakt, d. h. für eine erosive Gastritis, ein Ulcus ventriculi, ein Ulcus duodeni oder ein Magenkarzinom.
- Die Beimengung von **dunklem Blut** zum Stuhl ist häufig Hinweis auf ein Karzinom, zumindest aber auf einen großen Polypen, vor allem, wenn der Stuhl mit dem Blut durchmischt ist. Hellrotes Blut, vor allem wenn nach Absetzen des Stuhles aufgelagert, deutet meist auf innere Hämorrhoiden hin.

31.4.13 Nierenerkrankungen

Hier besteht oft eine unspezifische Symptomatik. Neben Klopfschmerzhaftigkeit des Nierenlagers treten vor allem einseitige Schmerzen im Bereich der unteren Brustwirbelsäule/Rippenbogen auf. Die Schmerzprojektion ist typischerweise abwärts entlang des Harnleiters gerichtet.

Therapie
Adjuvant können Phytotherapeutika, z. B. *Echte Goldrute*, oder Homöopathika eingesetzt werden.

> **Cave**
>
> Eine Hämaturie muss technisch weiter abgeklärt werden und ist in der Regel ebenso wie akute und chronische Nierenerkrankungen nicht Gegenstand einer naturheilkundlichen Therapie.

31.4.14 Blaseninfekte

Patientinnen mit **chronisch rezidivierenden Blaseninfekten** leiden meist an kalten Füßen. Dieses Symptom gilt es zu erfragen. Ebenso sollte die Unsitte gerade junger Frauen, auch an kühlen Tagen den Taillenbereich unbedeckt zu lassen, energisch bekämpft werden.

Für **Prostatitis** sind Brennen beim Wasserlassen und ziehende Schmerzen im Unterleibsbereich charakteristisch.

Analog zur Reizblase kann sich die Prostatitis psychosomatisch verselbstständigen und den Patienten dann massiv belasten.

Therapie
▶ Kap. 39 Urologische Erkrankungen

Da **kalte Füße** die Durchblutung im Unterleibsbereich reflektorisch verschlechtern, müssen diese mit Maßnahmen der physikalischen Therapie, z. B. mit Hauffe-Fußbädern, dem Schiele-Fußbad oder *Senfmehlfußbädern*, konsequent therapiert werden.

✚ Merke: In letzter Zeit finden sich zunehmend abakterielle Prostatitiden mit erhöhten PSA-Werten, aber ohne besondere Beschwerdesymptomatik.

31.4.15 Rückenschmerzen

Akute Rückenschmerzen haben eine hohe Spontanheilungsquote. Die Effizienz üblicher Behandlungsmaßnahmen wird daher kontrovers beurteilt (▶ Kap. 43 Schmerztherapie).

Bei **chronischen Rückenschmerzen** empfiehlt sich dagegen eine nicht nur rein orthopädische Betrachtungsweise, d. h. man sollte vom überwiegenden Bezug auf die Befunde aus bildgebenden Verfahren Abstand nehmen. Weiterführend aus naturheilkundlicher Sicht ist vielmehr, neben dem knöchernen Anteil der Wirbelsäule auch die Weichteile (Sehnen, Bänder und Muskeln) zu beachten.

Chronische muskuläre Verspannungen bewirken im betroffenen Muskelsegment Stoffwechselveränderungen mit Azidose bzw. Lactatanstieg.

Rückenbeschwerden: reflektorische Beziehungen zu inneren Organen
- Schmerzen im Bereich der **Halswirbelsäule** korrelieren mit Lymphbelastungen, Bronchialerkrankungen sowie Herzerkrankungen.
- Schmerzen im Bereich der **Brustwirbelsäule** haben häufig eine Beziehung zu Oberbauchorganen, insbesondere dem Organbereich Galle, Magen und Bauchspeicheldrüse.
- Schmerzen im Bereich der **Lendenwirbelsäule** verweisen auf Störungen des Darmes, oft auch der Unterleibsorgane.
- Reflektorische Belastungen in der Region des **Os sacrum** deuten auf Belastungen oder Unterleibsorgane und emotionale Störungen hin.

Therapie
Neuraltherapie und ausleitende Verfahren beheben die lokale Azidose und die Stauung und durchbrechen damit den bei Schmerzen bestehenden Circulus vitiosus.

Besonders nachhaltig erweist sich der Therapieeffekt bei gleichzeitig eingeleiteten Allgemeinmaßnahmen wie basisch betonter Kost und gezielten Bewegungs- und Entspannungsverfahren.

Rückenschmerzen und Zephalgien können auf einer **Blockade des Iliosakralgelenks (ISG)** mit nachfolgendem Beckenschiefstand beruhen. Statt Schuheinlagen und Absatzerhöhungen sind dann Physiotherapie und medizinische Trainingstherapie indiziert. Rezidiviert die ISG-Blockade, ist die **Kaumuskulatur** zu überprüfen. Auch ein disharmonischer Kieferschluss kann hier ursächlich wirken. Gegebenenfalls ist ein Zahnarzt oder Kieferorthopäde hinzuzuziehen.

Echte Beinverkürzungen sind in den meisten Fällen traumatisch bedingt oder angeboren.

31.4.16 Strukturveränderungen des Bindegewebes

Dem Bindegewebe werden aus naturheilkundlicher Sicht nicht nur Halt- und Stützfunktionen zugeschrieben; ihm kommt vielmehr auch die Aufgabe eines wichtigen Regulationsorganes zu. Strukturveränderungen im Bindegewebe erlauben daher Rückschlüsse auf **reflektorische Veränderungen und Stoffwechseldefizite**.

Untersuchung

Zur Untersuchung des Bindegewebes nimmt man die Haut mitsamt Subkutis zwischen zwei Finger und hebt sie mit dem darunter liegenden Bindegewebe von der Faszie der Rückenmuskulatur ab. Es bildet sich die sogenannte **Kibler-Hautfalte** (▶ Abb. 31.3). Dabei wird auf die Gewebsbeschaffenheit, die Abhebbarkeit und eventuelle Schmerzreaktionen geachtet.

Beginnend vom Gesäßbereich wird auf diese Weise die gesamte paravertebrale Region untersucht. Man kann diese Untersuchung auch noch auf den Bereich der Extremitäten ausdehnen.

Die Untersuchung erlaubt **dermatom-** und **leitbahnbezogene** Rückschlüsse. So deutet eine schmerzhafte Bindegewebsregion im Bereich der rechten Schulter z. B. auf eine Leberstörung.

Empfindlichkeiten im Bereich von Akupunkturleitbahnen können im Sinne der TCM interpretiert werden. Eine einfache manuelle Untersuchung gerade bei chronischen oder rezidivierenden Schmerzzuständen, die einer sonstigen Diagnostik oft nur bedingt zugänglich sind, erlaubt so wertvolle Rückschlüsse und weiterführende Therapiehinweise.

Suche nach Triggerpunkten

Diese kann sich an den Muskelfunktionsketten nach Janda [10] orientieren. Bei Triggerpunkten finden sich häufig Myogelosen. Die sogenannten **heißen Gelosen** erscheinen prall elastisch und glattrandig begrenzt, die **kalten Gelosen** sind eher scharfrandig begrenzt, klein und erbsen- bis linsengroß.

Heiße Gelosen sind Ausdruck einer lokalen Azidose mit Blutkongestion und Lymphstau. Sie werden blutig geschröpft. Bei kalten Gelosen findet sich hingegen eine dauerhafte Reduktion von Durchblutung und Lymphfluss, weshalb sie trocken geschröpft werden (▶ Kap. 27 Ausleitende Verfahren).

Von Triggerpunkten können Schmerzen ausgehen. So strahlen Triggerpunkte im Bereich des M. trapezius, die häufig mit schmerzhaften Gelosen assoziiert sind, bei entsprechend tiefer Palpation häufig in die Kopf- und Nackenzone, manchmal sogar bis in den Ohr- und Kieferbereich aus.

Therapie

Neben Akupunktur und Manueller Therapie hat sich die Neuraltherapie (▶ Kap. 26) bewährt.

31.4.17 Schlafstörungen

Schlafstörungen liegen häufig bestimmte Ursachen zugrunde. Der Ersatz chemisch definierter Schlafmittel durch Phytotherapie (▶ Kap. 12) greift häufig zu kurz.

Insomnie entsteht oft durch negative Gedanken, Stress, belastende Gespräche am späten Abend, Medienkonsum mit beunruhigendem Inhalt, Genussmittelgebrauch, zu späte Mahlzeiten, Bewegungsmangel oder zu spätes abendliches Training.

Einschlafstörungen liegt häufig eine **vegetative Dystonie** zugrunde, in manchen Fällen findet sich auch eine **Spontanhypoglykämie**. Danach ist gegebenenfalls gezielt zu fragen. Die Spontanhypoglykämie gilt als Symptom einer vegetativen Dystonie; ihr kommt kein bedrohlicher Krankheitswert zu. Sie ist eher von funktioneller Bedeutung [20].

> ✱ **Merke:** Viele Menschen gehen erst zu Bett, wenn die Körpertemperatur am Abend bereits abgefallen ist (▶ Kap. 11 Biologische Rhythmen und chronobiologische Therapie). Die Folge sind Einschlafstörungen.

Therapie

Bei **Einschlafstörungen** kann eine kleine proteinhaltige Spätmahlzeit empfohlen werden. Erfahrungsgemäß profitieren 15–20 % der Betroffenen davon.

Durchschlafstörungen sollten immer zeitlich zugeordnet werden. Die meisten Betroffenen geben ein Zeitfenster zwischen 1.00 und 2.30 Uhr an. Dies deutet auf eine Leberbelastung hin, auch wenn internistisch keine auffälligen Leberbefunde vorliegen. Ursache kann – neben zu üppigen und zu späten Mahlzeiten – vor allem Alkoholkonsum sein: Nachts reduziert sich der Abbau des toxischen Acetaldehyds aus dem Ethanol.

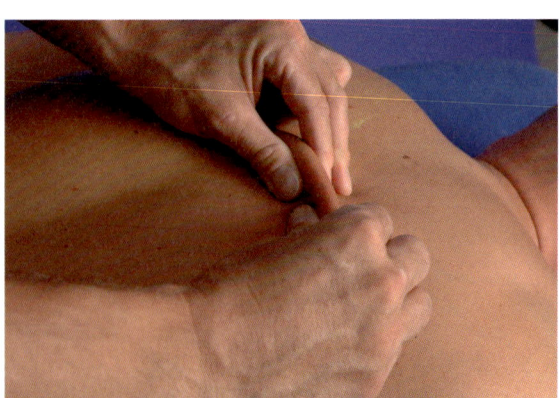

▶ Abb. 31.3 Kibler-Hautfalte.

> **Cave**
>
> Vor allem bei athletisch-pyknischen Typen mit aufgeschwemmtem Aspekt, die über Tagesmüdigkeit berichten und arterielle Hypertonie sowie Depressivität aufweisen, kann ein Schlafapnoesyndrom vorliegen. Hier ist eine Untersuchung im Schlaflabor angezeigt.

31.4.18 Schwitzen

Schwitzen ist ein natürlicher Vorgang. Über die Talg- und die Schweißdrüsen kann der menschliche Organismus mindestens 600 chemisch definierte Substanzen ausscheiden, so z. B. Harnsäure und Fettsäurebestandteile, Viruspartikel und Endprodukte aus dem Arzneimittelstoffwechsel, Schwermetalle und Bestandteile aus dem Zigarettenrauch. In der Volksheilkunde wird die Haut deshalb oft als „**dritte Niere**" bezeichnet.

Vor allem Patienten mit rheumatischen Beschwerden geben häufig an, wenig oder überhaupt nicht zu schwitzen. Übermäßiges, insbesondere nächtliches Schwitzen deutet eine Überlastung insbesondere des Leberstoffwechsels an.

> **Therapeutische Empfehlung**
>
> Klinisch-internistisch sind Hyperthyreose bzw. Leukosen, Hodgkin- oder Non-Hodgkin-Lymphome und chronische Infektionen auszuschließen.

Therapie

Bei **mangelhafter Schwitzneigung** empfehlen sich anregende bzw. „diaphoretische" Verfahren wie Trockenbürsten, Sauna, ansteigende Bäder und Wechselbäder.

Übermäßiges Schwitzen dagegen deutet auf einen gesteigerten Ausleitungsbedarf. Hier bietet sich eine Aktivierung der Ausleitung „nach innen" an:
- **Leber**: „Leberwickel"
- **Niere**: Trinkmenge steigern, Aquaretika
- **Lymphe**: Komplexmittelhomöopathika
- **Darm**: mikrobiologische Therapie, Darmsanierung

31.4.19 Fieber

Immer mehr Menschen geben an, schon über Jahre hinweg kein Fieber mehr gehabt zu haben. Ob dies auf ein robustes Abwehrsystem oder auf eine mangelnde Reagibilität hinweist, d. h. eine reduzierte Auseinandersetzung mit eindringenden Erregern, ist unklar. Blutuntersuchungen liefern oft nur bedingt Aufschluss. Eine chronische Neigung zur Leukopenie, vor allem, wenn diese mit gleichzeitiger Lymphopenie einhergeht, deutet jedoch auf eine hypoerge Reaktionslage, eine Neigung zu hoch normalen Leukozytenzahlen verweist auf eine allgemeinentzündliche Aktivität.

> **Merke:** Aus naturheilkundlicher Sicht wird Fieber als natürliche Heilreaktion begriffen und daher im Regelfall nicht unterdrückt.

Therapie

Bei erheblichen Anstiegen über 39,5 °C und sich verschlechterndem Allgemeinbefinden bieten sich einfache hydrotherapeutische Verfahren wie Wadenwickel an. Analog helfen Einläufe.

> **Therapeutische Empfehlung**
>
> Die Wadenwickel sollten mit kühlem, eher lauwarmem, nicht eiskaltem Wasser durchgeführt werden.

31.4.20 Chronobiologische Aspekte

Der chronobiologische Aspekt eines Krankheitsbildes ist von großer Bedeutung und deshalb abzufragen (▶ Schlafstörungen, S. 138). Dies sollte gerade dann erfolgen, wenn die Beschwerdesymptomatik völlig unklar ist, bisher keine exakte Diagnose gestellt werden konnte und ein psychosomatisches Leiden vermutet wird. Das Wissen um chronobiologische Gegebenheiten stellt bezüglich der Therapie oft eine wertvolle Hilfe dar:
- **Schwächezustände** am späten Vormittag können auf eine Spontanhypoglykämie hinweisen, die als Ausdruck einer vegetativen Dystonie gewertet werden kann.
- **Massive Erschöpfung** nach dem Essen, insbesondere nach dem Mittagessen, deutet auf eine Störung oder Überlastung des Dünndarmes oder auch auf eine Nahrungsmittelunverträglichkeit hin.
- **Oberbauchschmerzen** am späten Abend korrelieren oft mit Gallenabflussstörungen.
- **Abdominelle und allgemeine Missempfindungen** in den frühen Morgenstunden verweisen auf den Dickdarm.

Weitere Hinweise finden sich in ▶ Kap. 11 Biologische Rhythmen und chronobiologische Therapie.

Therapie

Je nach anamnestischen Angaben bieten sich Zwischenmahlzeiten (bei Verdacht auf Hypoglykämie), Phytotherapeutika für Organe des Verdauungstraktes oder Maßnahmen zur Verbesserung des Darmmilieus an.

31.4.21 Haut

Turgor und Beschaffenheit der Haut liefern Hinweise auf den Gesundheitszustand:
- Ein **gelblicher Hautkolorit** deutet auf eine Leber-Gallen-Erkrankung hin.

31 Symptomatik, Befund, Therapieprinzip

- **Gräulich-schmutzige Hautfärbungen** verweisen auf eine Nierenerkrankung.
- Ausgeprägte **Faltigkeit** der Haut ist eine Hinweis auf reichlichen Nikotingenuss, oft aber auch Folge einer übermäßigen UVA-Bestrahlung (aktinische Elastose, Sonnenstudio!).

Der Lichteffekt ist allerdings abhängig von Pigmentdichte und Dicke der Hornschicht.
Eine blasse Haut ist oft konstitutionsbedingt und kein Zeichen einer Anämie. Der typische Anämiker hat oft ein eher gelbliches Aussehen:
Das Auftreten von **Warzen und Lentigines**, wie z. B. seborrhoischen Warzen oder Fibromata pendulantia, wird oft als „normale" Alterserscheinung bezeichnet. Eine auffällige Häufung dieser Hauterscheinungen stellt aus naturheilkundlicher Sicht ein Indiz für eine verstärkte Stoffwechselablagerung im Bereich der Haut dar und ist Ausdruck einer Depositionsphase [17]. Gleichzeitig verweist dies auf ein Nachlassen der immunologischen Kapazität.

Therapie
Ausleitende Verfahren bis hin zum Heilfasten können versucht werden. Vor allem bei entzündlichen und/oder allergischen Hauterkrankungen zeigen sich darunter oft erstaunliche Erfolge.

31.4.22 Pruritus
Pruritus sollte immer zur Frage nach tiefer liegenden Ursachen führen. Die Behandlung mit Externa genügt nur bei klar ersichtlicher äußerer Ursache, z. B. einem Insektenstich. Pruritus sine materia, generalisierter Pruritus oder auch Pruritus im Rahmen einer allergischen Reaktion sollte immer zu systemischen Therapieansätzen führen.
Symmetrisch auftretende Hautreaktionen deuten meist auf eine hämatogen vermittelte Allergie hin, asymmetrisch konfigurierte häufig auf eine Kontaktallergie.

Therapie
Ausleitende und immunmodulierende Therapien – z. B. die mikrobiologische Therapie – helfen häufig weiter, sind allerdings oft nur bei langfristiger Anwendung erfolgreich.

31.4.23 Zähne
Hier ist gezielt nach Fremdmetallen und toten Zähnen zu suchen. Ebenso ist zu hinterfragen, ob ein **Verdacht auf Störfelder** im Sinne der Neuraltherapie besteht. Zu achten ist darauf, ob und wie die Zähne saniert sind und ob Karies vorliegt.

Der Patient muss gezielt befragt werden, ob er sich mit seinem Gebiss wohl fühlt.

> **T Therapeutische Empfehlungen**
> Folgende Kriterien sind zu beachten:
> - **Spannungs- oder Druckgefühle** können auf eine gestörte Kaumechanik verweisen.
> - Besteht **Metallgeschmack** oder werden **elektrische Schläge** verspürt, ist dies ein Hinweis auf die Bildung eines galvanischen Elementes durch Verwendung von Metallen mit verschiedenen Potenzialen, z. B. Amalgamplomben neben Goldinlays.
> - Sind **tote Zähne** vorhanden, sollte untersucht werden, ob das Beschwerdebild möglicherweise mit dem Projektionsfeld des entsprechenden Zahns korreliert (▶ Abb. 31.4). Auch dort, wo Zähne extrahiert wurden, kann ein Zahnstörfeld entstehen, z. B. eine Restostitis oder ein Granulom in der ehemaligen Zahntasche.

Therapie
Bei entsprechenden Verdachtsmomenten bietet sich eine eingehende Untersuchung mit entsprechender Therapie an, am besten durch einen biologisch weitergebildeten Zahnarzt.

31.4.24 Umweltfaktoren
Umweltfaktoren, z. B. Lärm, chemische Belastungen oder Elektrosmog, können zu einer Überlastung körpereigener Regulations- und Stoffwechselsysteme beitragen. Hinweise auf Umweltbelastungen gibt der Patient in der Regel auf die Frage nach möglichen Besserungen des Befinden bei Abwesenheit von zu Hause.

Therapie
Vielen Einwirkungen ist der Patient mehr oder weniger ausgeliefert, so wenn die Wohnung in der Nähe einer Hochspannungsleitung oder eines Umspannwerkes liegt oder ein Mobilfunkmast in unmittelbarer Umgebung der Wohnung, d. h. in weniger als 500 m Entfernung, steht. Andere Belastungen kann er jedoch selbst beeinflussen, z. B. durch den Einbau von Netzfreischaltern und dem Vermeiden von elektrischen Geräten zumindest in den Schlafräumen.

> **T Therapeutische Empfehlung**
> Sensitive Patienten sollten nach dem Gebrauch von **Schnurlostelefonen (Typ DECT)** befragt werden. Diese Telefone senden permanent pulsierende elektromagnetische Felder, die sogar Beton durchdringen und eine Reichweite von bis zu 20 m aufweisen können.

31.4 Organ- und symptombezogene Anamneseerhebung

▶ Abb. 31.4 Beziehungen der Zähne zu inneren Organen.

31.4.25 Ernährungsanamnese

Sie umfasst die Frage nach üblichen Essen- und Trinkgewohnheiten. Der Hinweis des Patienten, er ernähre sich „normal", verweist meist auf die in Deutschland übliche Hausmannskost oder – bei jüngeren Patienten – auf den Verzehr von Fast Food.

Deshalb sollte bezüglich folgender Nahrungsmittel nachgefragt werden:
- Brot- und Getreidesorten
- Fett
- Fleisch und Wurst
- Frischkost: Obst/Gemüse
- Milch/Milchprodukte
- Süßigkeiten einschließlich Softdrinks und Fertigmüslis, Backwaren (Heißhunger nach Süßem)

Die **Trinkanamnese** umfasst nicht nur die Frage nach Art und Menge der Getränke, sondern im Einzelfall auch gezielte Nachfragen, etwa bei der Angabe „Wasser". Häufig wird darunter Mineralwasser verstanden, worunter medizinische Laien auch z. B. salzhaltige Heilwässer subsumieren.

Auch die Angabe „Kräutertee" ist gründlich zu hinterfragen. Gelegentlich werden Teemischungen mit Allergenbelastung, Toxinen oder hohem Zuckergehalt konsumiert.

> **Merke:** Bei Alkoholgenuss ist die Dissimulation die Regel.

31.4.26 Psychische Symptome: Depression, Angststörung

Depressionen sollen neuerdings – wie in etlichen Medien berichtet – zu den häufigsten Krankheiten zählen. Bei der überwiegenden Mehrzahl der Betroffenen handelt es sich allerdings nicht um die sogenannte Major Depression, sondern um **depressive Verstimmungen**, die durch Lustlosigkeit, Antriebslosigkeit, Erschöpfung, oft auch Frierneigung und Hypotonie charakterisiert sind. Im höheren Lebensalter sind Männer ebenso häufig wie Frauen betroffen.

Aus naturheilkundlicher Sicht wird eine Wechselwirkung zwischen Stimmungslage und Stoffwechsel gesehen.

Betroffene sollten auch nach Lebensgewohnheiten, vor allem Ernährung, Alkoholkonsum, Rauchen, Schlafgewohnheiten, Entspannung und körperlicher Aktivität, befragt werden.

Therapie

Die Beachtung ordnungstherapeutischer Kriterien, insbesondere auch der biologischen Rhythmen, vermag allein schon nachhaltige Befindensbesserungen auszulösen. Auch Phytotherapie und Bewegungstherapie sind angezeigt.

Bei **Angststörungen** stehen oft verhaltenstherapeutische Maßnahmen neben Modifikationen der Lebensführung im Sinne der „Diaita" mit Bewegungstherapie im Vordergrund. Homöopathisch kann *Kava-Kava* versucht werden.

> **Cave**
> **Phytotherapeutisch ist Kava-Kava nicht mehr zugelassen.**

Zusammenfassung

Ziel der naturheilkundlichen Anamneseerhebung ist es, die Ursachen der Erkrankung weitgehend einzugrenzen und der **individuellen Biographie und Konstitution** des Patienten gerecht zu werden. Vor allem bei Menschen mit einer Fülle paralleler Symptome ist es Aufgabe des Arztes, die wichtigsten Ursachen herauszufinden. Es gilt, gleichsam den **„roten Faden"**, der verschiedene Symptome miteinander verbindet, herauszufinden.

Oft stehen funktionelle Erkrankungen im Mittelpunkt. Sie sind vielfach zwischen manifesten Organerkrankungen und psychischen Leiden lokalisiert. Genau hier hat die moderne Medizin trotz aller Fortschritte im technisch-apparativen Bereich erhebliche Schwierigkeiten. Bei komplexen Krankheitsbildern und Symptomkomplexen ergeben sich oft erst nach mehrfacher Anamnese Rückschlüsse auf die Ursachen der Erkrankung.

Literatur

[1] **Abele J:** Propädeutik der Humoraltherapie. Heidelberg: Haug; 1992.
[2] **Aschner B:** Lehrbuch der Konstitutionstherapie. Stuttgart: Hippokrates; 1986.
[3] **Aschoff D:** Hand-Nagel-Antlitz-Konstitutions-Diagnose. Kursskript; 1993.
[4] **Bibliographisches Institut und F.A. Brockhaus AG (Hrsg.):** Brockhaus Gesundheit. 7. Aufl. Mannheim: Brockhaus; 2006.
[5] **Borchmeyer D (Hrsg.):** Goethe: Werke in sechs Bänden. München, Zürich: Artemis & Winkler; 1992.
[6] **Curry M:** Der Schlüssel zum Leben. Zürich: Schweizer Buch- und Verlagshaus; 1950.
[7] **Gleditsch J:** Reflexzonen und Somatotopien. Schorndorf: WBV; 1988.
[8] **Hauswirth O:** Vegetative Konstitutionstherapie. Wien: Springer; 1953.
[9] **Husemann F, Wolff O:** Das Bild des Menschen als Grundlage der Heilkunst. Stuttgart: Freies Geistesleben; 1956.
[10] **Janda V:** Manuelle Muskelfunktionsdiagnostik. 3. Aufl. Jena: Ullstein & Mosby; 1994.
[11] **Matejka R:** Moderne Konstitutionstherapie. Stuttgart: Hippokrates; 1998.
[12] **Matejka R:** Ausleitende Therapieverfahren. 3. Aufl. München: Elsevier; 2009.
[13] **Matejka R, Haberhauer N:** Die neue Aschner-Fibel. Stuttgart: Haug; 2002.
[14] **Melchart D, Brenke R, Dobos G et al.:** Naturheilverfahren. Stuttgart: Schattauer; 2002.
[15] **Pschyrembel:** Klinisches Wörterbuch. 261. Aufl. Berlin: de Gruyter; 2007.
[16] **Raatz Ch:** Menschenkenntnis nach Carl Huter. Naturarzt. 1994; 1: 13–16.
[17] **Reckeweg HH:** Homotoxikologie. Baden-Baden: Aurelia; 1977.
[18] **Schimmel HW:** Konstitution und Disposition aus dem Auge. Giessen: Pascoe; 1992.
[19] **Schmiedel V, Augustin M:** Handbuch Naturheilkunde. Heidelberg: Haug; 1997.
[20] **Siegenthaler W:** Siegenthaler Differenzialdiagnose. Innere Krankheiten – vom Symptom zur Diagnose. 19. Aufl. Stuttgart: Thieme; 2005.
[21] **Spieth R:** Menschenkenntnis im Alltag. München: Orbis; 1988: 130.
[22] **Wendt L:** Die Eiweißspeicherkrankheiten. Heidelberg: Haug; 1984.

32 – Kardiologische und angiologische Erkrankungen

Andreas Michalsen

32.1 Einführende Hinweise 533
32.2 Arteriosklerose 535
32.3 Koronare Herzkrankheit (KHK) 536
32.4 Arterielle Hypertonie 544
32.5 Periphere arterielle Verschlusskrankheit (pAVK) 548
32.6 Herzinsuffizienz 550
32.7 Chronisch venöse Insuffizienz (CVI) 552

32.1 Einführende Hinweise

Herz-Kreislauf-Erkrankungen sind die häufigste Ursache für vorzeitigen Tod und Verminderung der Lebensqualität in den westlichen Industriestaaten. In der Kardiologie und Angiologie waren die letzten beiden Jahrzehnte durch beeindruckende Erfolge in der Behandlung des akuten Koronarsyndroms und arteriosklerotischer Folgeerkrankungen gekennzeichnet.

32.1.1 Allgemeine Entwicklungen

Durch die Verfahren der Thrombolyse, der primären Ballonangioplastie und Stentimplantation konnte die Mortalität infolge des akuten Koronarsyndroms deutlich gesenkt werden. Ebenso konnten in der kardiovaskulären Chirurgie mit einer konsekutiv deutlich verringerten perioperativen Letalität und Morbidität bedeutsame Fortschritte erzielt werden.

Die Fortschritte in der interventionellen und operativen Versorgung waren aber auch begleitet von wesentlichen **Neuerungen in der Prävention**. Die Ergebnisse epidemiologischer Studien erlauben es inzwischen, das

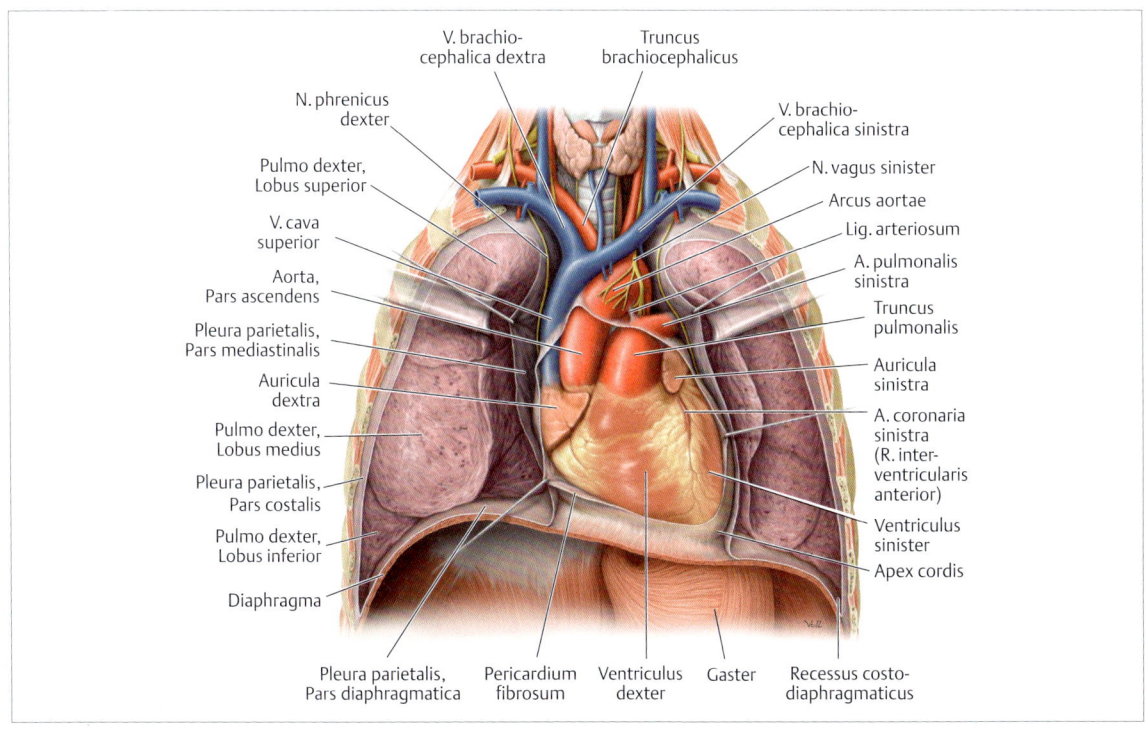

▶ Abb. 32.1 Herz in situ.

32 Kardiologische und angiologische Erkrankungen

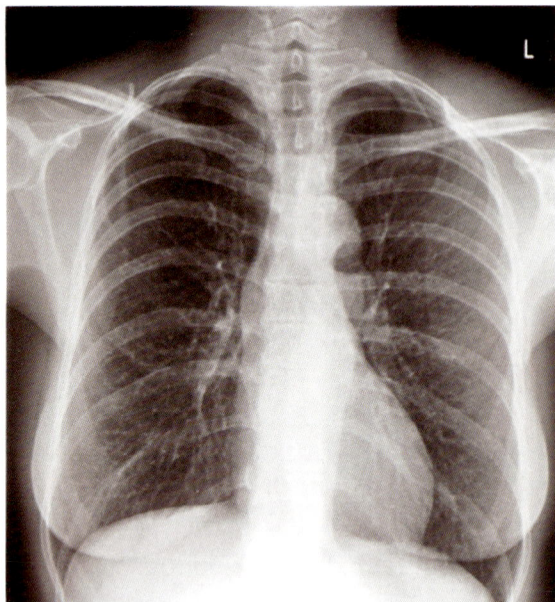

▶ **Abb. 32.2** Röntgen-Thoraxaufnahme einer jungen Frau ohne Auffälligkeiten.

kardiovaskuläre Risiko eines Patienten durch Score-Systeme präzise zu berechnen (SCORE Deutschland, PROCAM Score, Framingham Score). Da individuelle kardiovaskuläre Risiken durch den behandelnden Arzt eher unterschätzt werden, kann die Verfügbarkeit dieser Berechnungshilfen zukünftig zu einer besseren Erkennung und Behandlung des Risikopatienten beitragen. Durch die Einführung der neuen Lipidsenker und anderer präventiv wirksamer Medikamentengruppen wurde zudem die Prävention erfolgreich vorangebracht.

Aufgrund der verbesserten Akutversorgung gibt es jedoch immer mehr Patienten mit chronischen, **langwierigen Krankheitsverläufen** und Folgeerkrankungen, z. B. Herzinsuffizienz. Die Therapie dieser Patienten ist, vor allem aufgrund des überwiegend akutmedizinischen Paradigmas der kardiologischen Versorgung, oftmals problematisch. Zudem steigt trotz verbesserter Risikoerkennung und überall verfügbarer Information die Prävalenz von **lebensstilassoziierten Erkrankungen** wie Adipositas und Diabetes mellitus bzw. des Vollbildes des metabolischem Syndroms weltweit dramatisch an, mit konsekutiv unkalkulierbaren Belastungen für das Gesundheitssystem.

Auch die **arterielle Hypertonie** betrifft inzwischen große Bevölkerungsanteile, die Zielblutdruckwerte werden bei einem großen Anteil der Behandelten trotz antihypertensiver Therapie nicht erreicht. Folgeerkrankungen wie die Herzinsuffizienz könnten zwar prinzipiell durch Fortschritte in der medikamentösen und interventionellen Therapie immer besser behandelt werden, finanzierbar ist dies jedoch langfristig nicht. Damit stellt sich immer deutlicher die Frage nach primär präventiven und selbstwirksamen Ansätzen in der Therapie chronischer kardiologischer und angiologischer Erkrankungen.

32.1.2 Bedeutung der Naturheilverfahren

In dieser Situation kommen den Naturheilverfahren ein besonderes Gewicht und eine neue Aktualität zu. Der Bereich der klassischen Naturheilverfahren erkannte schon sehr früh das Potenzial von **Bewegungstherapie**, **Ernährungstherapie** und **Lebensstiländerung** in der Prävention und Therapie der Herz-Kreislauf-Erkrankungen (▶ **Kap. 8** Geschichte der Naturheilverfahren). So behandelte der Naturheilarzt Schweninger bereits den Reichskanzler Bismarck und seinen Sohn mit naturgemäßen Methoden erfolgreich, seine Methoden wurden jedoch von der damaligen konventionellen Medizin als abstrus und abwegig verurteilt. Heute steht durch Weiterentwicklungen in der Naturheilkunde, unter Einschluss von praktischen Vermittlungskonzepten, mit Ernährungstherapie einschließlich Heilfasten, Bewegungstherapie, Hydro- und Thermotherapie und Ordnungstherapie (Mind-Body Medicine) ein breites Anwendungsspektrum sinnvoller Behandlungsverfahren für kardiologische und angiologische Erkrankungen zur Verfügung. Durch zunehmend verfügbare Studienergebnisse kann zudem der Indikationsbereich dieser Verfahren sowie erweiterter Methoden wie Akupunktur oder reflektorischer und ausleitender Verfahren präzisiert werden.

Prinzipiell sind die naturheilkundlichen Verfahren jeweils im Sinne der integrativen Medizin additiv zur konventionellen Behandlung anzuwenden. Sie bleiben damit den **chronischen Erkrankungszuständen** vorbehalten. Die klassischen Naturheilverfahren eignen sich zur **Primär- und Sekundärprävention** und zur symptomatischen Therapie kardiovaskulärer Erkrankungen, die erweiterten Naturheilverfahren kommen in der Regel additiv bei symptomatischer oder schwer therapierbarer Erkrankung zum Einsatz.

Auf einen **Vorteil der klassischen Naturheilverfahren** sei hier hingewiesen: In der kardiovaskulären klinischen Versorgung und Rehabilitation sind derzeit die Ergebnisse zur Compliance der Patienten meist enttäuschend. Demgegenüber scheinen verschiedene Ansätze der Naturheilkunde – möglicherweise durch ihren umfassenderen und selbstwirksamen Ansatz – eine relativ gute Compliance bzw. Adhärenz zu erzielen, denn Naturheilverfahren werden in der Bevölkerung hoch geschätzt [23]. Dieses Potenzial gilt es zu nutzen.

Im Folgenden werden die jeweils wichtigsten Therapieverfahren in den spezifischen Indikationsbereichen beschrieben. Die Wirksamkeit der klassischen Naturheilverfahren Bewegungstherapie, Ernährungstherapie, Ordnungstherapie bzw. Mind-Body Medicine und Hydrotherapie kann bei diesen Erkrankungen als weitgehend wissenschaftlich belegt angesehen werden. Ihr großes

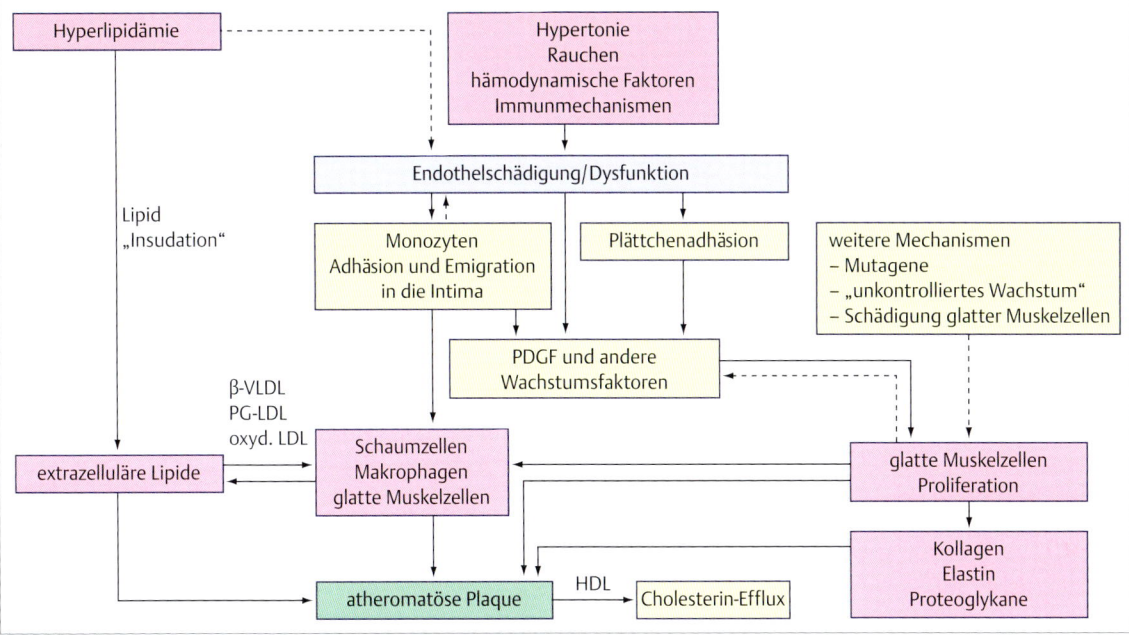

▶ Abb. 32.3 Pathogenese einer Arteriosklerose.

therapeutisches, aber auch Kosten dämpfendes Potenzial wird durch die prinzipielle Selbstdurchführbarkeit unterstrichen.

Für die erweiterten Naturheilverfahren finden sich zunehmend Wirksamkeitsnachweise aus kontrollierten Studien, oder es besteht zumindest eine deutliche Plausibilität für den Behandlungsansatz.

32.2 Arteriosklerose

Die Kernbereiche der klassischen Naturheilverfahren sind inzwischen fester Bestandteil verschiedener Leitlinien zur Prävention der Arteriosklerose und gleichermaßen Basis für das Therapiemanagement der wichtigsten arteriosklerotischen Organ- und Folgeerkrankungen entsprechend den Empfehlungen der nationalen und internationalen Fachgesellschaften der Kardiologie, Angiologie und Hypertonie. Nach diesen Leitlinien sind **nicht medikamentöse Verfahren** zur Modifikation der Risikofaktoren (Rauchen, Fehlernährung, Übergewicht, mangelnde körperliche Aktivität) als primäre Maßnahme bei Risikokonstellation bzw. in der Sekundärprävention nach einem ersten kardiovaskulären Ereignis anzuwenden. Durch Maßnahmen der **Sekundärprävention** werden bei Patienten mit bereits manifester koronarer Herzkrankheit (KHK) nachweisbar Prognose und Symptomatik verbessert.

In der **Primärprävention** sollte eine medikamentöse Therapie erst bei einem deutlich erhöhten Gesamtrisiko einsetzen.

Empfehlungen zum Risikofaktormanagement [8]

Rauchen
- Bei jeder Anamnese sollte nach dem Rauchverhalten gefragt werden. Ziel muss der vollständige Rauchstopp sein.
- Eine Nikotinersatztherapie sollte erwogen werden; kognitive Ansätze der Kurzintervention (Erhebung der aktuellen Motivation zum Raucherstopp, Informationsgabe, Vereinbarung des „Raucher-Stopp-Tags") sind zu berücksichtigen.

Fehlernährung
- Es sollte eine normokalorische antiatherogene Ernährung gewählt werden, die reich an Ballaststoffen ist, d. h. tägl. mehr als 20 g zuführt und wenig gesättigte Fettsäuren (weniger als 10 % der Kalorien) enthält.
- Die tägl. Zufuhr von Cholesterin sollte weniger als 300 mg beinhalten. Eine sogenannte **mediterrane Ernährung** mit reichlich Seefisch, Gemüse, Obst und überwiegender Verwendung von *Oliven-* oder *Rapsöl* unterstützt dieses Ziel.

Übergewicht
- Anzustreben ist das **Normalgewicht** (BMI unter 25 kg/m²). Der Taillenumfang sollte bei Frauen weniger als 80 cm, bei Männern weniger als 94 cm betragen.
- Ernährungsberatung und regelmäßige körperliche Aktivitäten sind wichtig.
- Übergewicht erhöht das Diabetes- und Hypertonierisiko.

Hyperlipidämie

- Bei Patienten mit koronarer Herzkrankheit sollte das **LDL-Cholesterin** unter 100 mg/dl (2,5 mmol/l) oder optional auf 80 mg/dl abgesenkt werden.
- Sekundäre Ziele sind ein HDL-Cholesterin-Wert über 40 mg/dl (1 mmol/l) bzw. 45 mg/dl bei Frauen und ein LDL-/HDL-Quotient unter 2,5; zusammen mit Triglyzeriden unter 150 mg/dl. Falls dies durch Ernährungsmodifikation nicht erreicht wird, sollte bei einem LDL-Cholesterin über 150 mg/dl medikamentös therapiert werden;
- In der Primärprävention ist ohne zusätzliche Risikofaktoren ein LDL-Cholesterin bis zu 160 mg/dl (4,1 mmol/l) akzeptabel.
- Folgende **zusätzliche Risikofaktoren** sind zu bedenken:
  - Alter: bei Männern über 45 Jahre, bei Frauen über 55 Jahre oder Postmenopause
  - Hypertonie
  - Diabetes
  - Rauchen
  - HDL-Cholesterin unter 35 mg/dl (0,9 mmol/l)
  - KHK-Anamnese bei Verwandten 1. Grades bei männlichen Verwandten vor dem 55., bei weiblichen Verwandten vor dem 65. Lebensjahr
- Bei weiteren Risikofaktoren sollte ein LDL-Cholesterin unter 130 mg/dl (3,4 mmol/l) angestrebt werden.

Bewegungsmangel

- Ausdaueraktivitäten sollten 4–5-mal wöchentl. über jeweils 30–45 Min. erfolgen. Die Art der Aktivität (z. B. Walking, Joggen, Radfahren, Schwimmen, Ergometertraining) ist den individuellen Fähigkeiten und Neigungen anzupassen, damit sie praktikabel ist und langfristig beibehalten wird.
- Regelmäßige Bewegung reduziert das Risiko der KHK, der pAVK und der Hypertonie.

Hypertonie

- Ein Zielblutdruck unter 140/90 mmHg sollte erreicht werden.
- **Gewichtskontrolle**, regelmäßige **Ausdaueraktivitäten**, Einschränkung der **Alkoholaufnahme** (tägl. weniger als 30 g bei Männern, 20 g bei Frauen) und, bei salzsensitiven Formen, der Salzaufnahme sind sinnvoll.
- Der **optimale Blutdruck** liegt bei 120/80 mmHg und ist bei Vorliegen von Diabetes mellitus, Herzinsuffizienz oder Niereninsuffizienz besonders anzustreben.

Diabetes mellitus

- Therapieziele:
  - HbA_{1c} 6,5–7 %
  - Blutdruck 120/80 mmHg
  - LDL-Cholesterin unter 100 mg/dl (2,6 mmol/l)
  - Triglyzeride unter 150 mg/dl (1,7 mmol/l)
  - BMI von 20–25 kg/m^2
- KHK-Patienten mit Diabetes zählen zur Hochrisikogruppe.

Die spezifischen, über die Empfehlungen in den Leitlinien hinausgehenden Therapieoptionen der klassischen und erweiterten Naturheilverfahren sind im Folgenden für die wichtigsten einzelnen Erkrankungsbilder dargestellt.

32.3 Koronare Herzkrankheit (KHK)

Naturheilkundlich therapierbar sind die **chronische KHK** mit stabiler Angina pectoris oder asymptomatischem Verlauf bzw. die **Folgezustände nach einem akuten Koronarsyndrom** (Myokardinfarkt, ST- und Nicht-ST-Hebungsinfarkt, Revaskularisation) im Sinne der Sekundärprävention.

Im Vordergrund stehen die Beeinflussung der Gefäßregulation und der kardialen autonomen Funktion (vegetative Umstimmung) sowie möglichst die Stabilisierung oder Regression der Gefäßsklerose und die Ökonomisierung der Herzarbeit. Darüber hinaus bieten sich bei vielen Patienten mit typischen sekundären Befunden in der ergänzenden körperlichen Untersuchung (Bindegewebszonen, Triggerpunkte, Störfelder, Periostpunkte) zusätzliche Behandlungsoptionen an, die meist durch kutiviszeral wirksame Therapien (Massagen, Infiltrationen, Manuelle Therapie) realisiert werden.

Prävention

Das Risikofaktormanagement entspricht den wesentlichen Empfehlungen zur Prävention. Für viele nachfolgend in der Therapie spezifisch eingesetzte Maßnahmen sind auch additive präventive Wirkungen anzunehmen (z. B. Kneipp-Therapie, Mind-Body Medicine); Daten aus prospektiven langfristigen Präventionsstudien fehlen hier jedoch weitgehend.

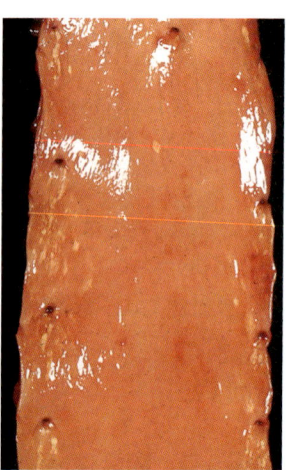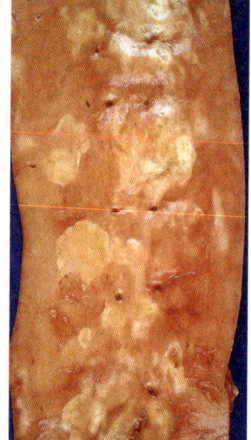

▶ **Abb. 32.4** Arteriosklerose der Aorta: links normale Aorta, rechts arteriosklerotische Plaque.

Hydro-, Balneo-, Thermotherapie

Unter Beachtung der individuell sinnvollen Reizstärke kann das gesamte Spektrum an Teilgüssen und wechselwarmen Teilbädern zur Anwendung kommen (▶ **Kap. 13** Hydrotherapie).

Güsse und Bäder

Nach initialen **Knie- und Schenkelgüssen** werden bei beginnender Adaptation Arm- und Untergüsse durchgeführt. Wechselwarme Fußbäder sind ebenso initial applizierbar.

Temperaturansteigende **Armbäder** können bei stabiler KHK zur Anwendung kommen und wirken vorübergehend deutlich blutdrucksenkend. Hier ist wegen der ausreichenden diastolischen Füllung der Koronarien auf eine nicht allzu ausgeprägte Blutdrucksenkung zu achten.

Vollbäder sind aufgrund der erhöhten Vorlast infolge der Ganzkörperimmersion mit einer Erhöhung der Herzarbeit verbunden und nicht als initiale Hydrotherapie zu empfehlen. Eine Ausnahme bilden Kohlendioxidbäder, die auch bei Hypertonie oder pAVK (s.u.) indiziert sind [24, 54].

Die genannten Anwendungen sollten 2-mal, temperaturansteigende Bäder 1-mal tägl. erfolgen.

🅣 Therapeutische Empfehlung

Chronobiologische, d. h. tageszeitliche Wirkungen der Temperatur der einzelnen Güsse und Bäder sind bei der Anwendung zu berücksichtigen.

Wickel

Wickelbehandlungen induzieren eine **vegetative Umstimmung** und können mit Güssen oder Teilbädern in einem Tagesprogramm kombiniert werden. Feuchtkalte Brust- und Leibwickel sind je nach Konstitution nach 35–50 Min. angenehm durchwärmt. Da eine vegetative Wirkung nur bei Erwärmung stattfindet, ist die Anwendung bei fehlender Aufwärmung im Wickel nach 20–25 Min. abzubrechen. Bei Wiederholung ist eine vorherige Wärmezufuhr erforderlich (z. B. heißes Fußbad). Ein tägl. feuchtkalter Brust-/Leibwickel wirkt zudem blutdrucksenkend.

Sauna

Regelmäßige Saunabäder 1–2-mal wöchentl. (▶ Kap. 14 Sauna, Dampfbad und weitere Verfahren zur Ganzkörperhyperthermie), sind als **ergänzende Therapie** zu empfehlen. Eine Belastbarkeit von 0,5 W/kgKG muss jedoch gegeben sein. Kalte Tauchbäder sind wegen des akuten Blutdruckanstiegs nicht angezeigt.

🅣 Therapeutische Empfehlungen

- Auf die Einhaltung der Regeln der Hydrotherapie ist zu achten (▶ Kap. 13 Hydrotherapie).
- Bei akuten pektanginösen Beschwerden können feuchtwarme Herzauflagen, z. B. mit *Lavendelzusatz*, supportiv wirken.
- Bei Neigung zu kalten Füßen empfehlen sich ansteigende Fußbäder, z. B. mit *Senfmehl*, gegebenenfalls auch Vollbäder im Halbsitzen mit entspannungsfördernden Zusätzen (*Lavendel*, *Baldrian*, *Melisse*).
- Für die Wirksamkeit von Hydrotherapie ist die serielle und am besten tägl. Applikation erforderlich.
- Temperaturansteigende Armbäder (20–25 Min.) sind sinnvoll.

Cave

Bei allen instabilen Situationen sind kalte Anwendungen kontraindiziert.

Ordnungstherapie und Mind-Body Medicine

Psychosoziale Faktoren und **Stress** sind inzwischen gesicherte bedeutsame Risikofaktoren für die Entstehung und Prognose der KHK. Erschwerte Krankheitsbewältigung, fehlender sozialer und emotionaler Rückhalt, eingeschränkte Motivation und Compliance bei der Therapie sowie Probleme am Arbeitsplatz können das Krankheitsbild verschlechtern. Depressionen und Angstsyndrome treten in 20–50 % der Patienten nach Koronarsyndrom oder Bypassoperation auf.

Während die Wirksamkeit psychotherapeutischer Verfahren nicht gesichert ist, finden sich für zahlreiche Konzepte der **Mind-Body Medicine** mit ihrem Schwerpunkt auf strukturierten Entspannungsverfahren sehr gute Wirksamkeitsnachweise [5, 6, 9, 16, 48, 52, 56].

Entspannungsverfahren

Meditation

Meditative Methoden wurden im Rahmen spiritueller Traditionen entwickelt und überliefert. Unabhängig von religiösen Überzeugungen scheint das Ausüben von Meditation in den unterschiedlichsten Kulturen über lange Zeiträume hinweg menschlichen Bedürfnissen entsprochen zu haben.

Meditative Zustände sind gekennzeichnet durch die bewusste Richtung der Aufmerksamkeit auf bestimmte mentale Objekte. Je nach Art dieser Objekte lässt sich die Vielzahl bekannter meditativer Praktiken im Wesentlichen in die Methoden der Konzentrativen Meditation und die der Achtsamkeits- oder Gewahrseinsmeditation kategorisieren.

Bei den **konzentrativen Formen** liegt der Fokus auf der Wahrnehmung klar definierter Objekte, üblicherweise der Atemströmung, auf einem Mantra, d. h. Lauten oder Wortfolgen, die man im Geiste wiederholt, oder auch einem Koan, d. h. einer Art Rätsel (Zen-Meditation). Hierzu zählen auch geführte Visualisationen, Phantasiereisen sowie Licht-/Klang-Meditationen. Methoden der konzentrativen Meditation tragen zur Reduzierung von Stresssymptomen bei, indem sie die mentale Aktivität bewusst auf neutrale oder angenehme Bereiche lenken.

Die Konzentrative Meditation wird im klinischen Kontext meist in Form mehrwöchiger Interventionsprogramme von geschulten Experten unterrichtet; sie ist auch wesentlicher Bestandteil des an der Harvard Medical School entwickelten Mind-Body-Programms.

Bei der **Achtsamkeits- oder Gewahrseinsmeditation**, auch als Vipassana-Meditation bekannt und teilweise in der Zen-Meditation geübt, wird die Konzentration der Aufmerksamkeit zunächst auf ein Objekt (meist Atem, Körperempfindung, Geräusche) geübt. Ist die Konzentrationsfähigkeit gewachsen, tritt als weitere Variante eine **rezeptive Form** der Meditation hinzu, bei der das Feld der Aufmerksamkeit für alles, was von Augenblick zu Augenblick auftaucht, offen ist und der Meditierende eine offene, annehmende Grundhaltung einnimmt, die es ihm erlaubt, die Dinge ohne Beurteilung kommen und gehen zu lassen. Die Wahrnehmung soll dann nicht mehr von reaktiven Impulsen (Gedanken, Aktivitäten) gefolgt werden und führt zu einer **wachen Präsenz** des Geistes im Augenblick.

Für die verschiedenen meditativen Formen liegen inzwischen eine Fülle von klinischen Wirksamkeitsstudien und Grundlagenstudien vor [1, 3, 13, 19, 52].

Für Konzentrative Meditation, insbesondere die Mantra-Meditation des Mind-Body-Programms und die Transzendentale Meditation (TM), finden sich Wirksamkeitsnachweise für die Indikationen Hypertonie, KHK, chronischer Schmerz, Schlafstörungen, Lebensqualität bei Krebserkrankungen, Angststörungen und Depression. Auch für die Achtsamkeitsmeditation, vor allem für das von Kabat-Zinn entwickelte Programm Mindfulness Based Stress Reduction (MBSR) liegen zahlreiche Wirksamkeitsnachweise aus kontrollierten Studien vor [17].

Im MBSR-Programm ist eine tägl. Meditationsdauer von 45 Min. vorgesehen, bei der Transzendentalen Meditation sind 2-mal 20 Min. tägl. angezeigt.

> **T Therapeutische Empfehlung**
> Eine Mindestdauer der Meditation von 30 Min. scheint für das Erzielen medizinischer Effekte notwendig.

Atemorientierte Entspannungsverfahren
Sowohl in der indischen Medizin (Pranayama Yoga) als auch in der chinesischen Medizin werden gezielt Atemtechniken zur Spannungsregulation eingesetzt. Hierbei werden in der Regel konzentrative Techniken angewandt, meist mit dem Ziel, die Atemfrequenz zu reduzieren und die Atemtiefe zu erhöhen.

Spezielle Atemtechniken sind insbesondere bei **Vorliegen einer Herzinsuffizienz** sinnvoll. Durch eine langsame Atemfrequenz (Pranayama- oder Tuna-Atemübung) werden Sauerstoffversorgung und Dyspnoe-Beschwerden verbessert.

Wirksamkeitsnachweise liegen insbesondere für Atemtechniken des Yoga bei Herzinsuffizienz vor [4, 26].

Atemtherapie sollte möglichst mehrmals tägl. erfolgen.

Qigong, Tai-Chi
Diese aus der Traditionellen Chinesischen Medizin stammenden Konzentrations- und Bewegungsformen haben ihren Ursprung in der Kampfkunst. Tai-Chi ist in vereinfachter Form in China ein Volkssport und kann als spezifische Abfolge von Bewegungsformen unter gleichzeitiger Koordination des Atems verstanden werden

Erste Wirksamkeitsnachweise wurden bei Hypertonie, rheumatoider Arthritis, Arthrosen, kardiologischen und pulmonalen Erkrankungen, Depression und in der Prävention von Stürzen bei geriatrischen Patienten erbracht [14, 29, 30, 64, 68].

Für den Behandlungserfolg ist eine **kontinuierliche Durchführung** erforderlich.

> **T Therapeutische Empfehlung**
> In der Regel sollte der wöchentliche Gruppenbesuch durch tägliche häusliche Selbstdurchführung ergänzt werden.

Progressive Muskelrelaxation nach Jacobson (PMR)
Das Übungsprinzip besteht aus einem Wechsel von bewusster Anspannung und folgender Entspannung einzelner Muskelgruppen (▶ Kap. 21 Atem- und Entspannungstherapie). Hauptziel ist die **Schulung der Wahrnehmungsfähigkeit für den eigenen Muskeltonus**, sodass durch frühzeitige Wahrnehmung beginnender Verspannungen mit bewusst induzierter Entspannung reagiert werden kann.

Wirksamkeitsnachweise liegen vor allem für Angstsyndrome und Depression, Spannungskopfschmerzen, chronische Rückenschmerzen, symptomatische Arthrose und KHK vor. Bei Hypertonie ist die Wirksamkeit der PMR geringer als die der Meditation [56].

Das Verfahren ist leicht erlernbar. Die Teilnahme an einem Kurs mit 6–12 konsekutiven Terminen wird empfohlen. Eine tägl. mindestens 1-malige selbstständige Durchführung ist angezeigt.

Autogenes Training (AT)
Die Übungen bestehen aus kurzen **formelhaften Vorstellungen**, die sich der Übende konzentriert mehrere Male im Geiste vorsagt. Üblicherweise werden Vorstel-

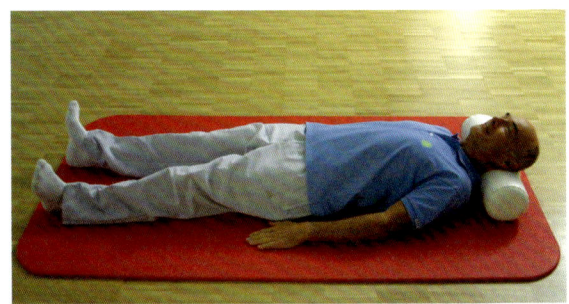

▶ Abb. 32.5 Grundposition für Body Scan, Bilderreise und Visualisationen.

lungen von Ruhe, Wärme und Schwere, eine Beruhigung des Pulses und der Atmung durch **Autosuggestion** hervorgerufen. Wirksamkeitsnachweise liegen insbesondere für psychische und psychosomatische Erkrankungen vor.

Body Scan, Bilderreisen, Visualisationen

Durch konzentrative Übungen werden Körperempfindungen bewusst wahrgenommen (▶ Abb. 32.5); es wird ein neutrales, nicht bewertendes Gewahrsein geübt. Hierdurch können insbesondere krankheitsassoziierte affektive Bewertungen von chronischen Beschwerden, vor allem Schmerzen, reduziert werden.

Bilderreisen und Visualisationen können eingesetzt werden, um gezielt Zustände allgemeinen Wohlbefindens, z. B. „nice place imagination", herbeizuführen oder auch um Körperempfindungen positiv zu visualisieren. Diese Techniken sind in der Regel Bestandteil oder **Vorbereitung komplexerer Stressreduktionsprogramme**.

Eine Voraussetzung für die Wirksamkeit ist eine möglichst tägl. Anwendung über 20–45 Min.

Zusätzliche Komponenten der Entspannungsprogramme

Die bekannten Mind-Body-Programme der Harvard Medical School und der University of Massachussetts integrieren weitere Komponenten:
- Sensibilisierung/Stresserkennung, auch durch Biofeedbackmethoden
- objektive Reduktion von stressinduzierenden Situationen im Alltag, soweit möglich
- kognitive Restrukturierung für verbleibende Stressoren (Vermeiden von „Katastrophisieren", negativen Prophezeiungen, negativen Selbstverstärkungen)
- das Prinzip der nicht bewertenden Achtsamkeit (MBSR); damit kann das gesamte Verhalten in Bezug auf Ernährung, Bewegung, Stressvermeidung und Motivation günstig beeinflusst werden. Die Wirksamkeit ist inzwischen durch zahlreiche Studien belegt.

Ernährungstherapie

Kostformen

In Ergänzung bzw. Weiterführung der konventionellen ernährungstherapeutischen Ansätze sind in der Naturheilkunde folgende Kostformen etabliert:
- die überwiegend laktovegetabile Vollwerternährung nach Leitzmann
- die unerhitzte und damit rohkostreiche Frischkost
- die vegetarische, fettarme Kost
- die Vitalkost, d. h. leicht verdauliche, schonende, rohkostarme Kost nach F. X. Mayr

In den letzten Jahren wurde überzeugend gezeigt, dass die traditionelle Mittelmeerkost neben ostasiatischen Ernährungsformen das Risiko kardiovaskulärer Erkrankungen wirksam reduziert. Die günstige sekundärpräventive Wirkung pflanzlicher **Omega-3-Fettsäuren**, insbesondere von Alphalinolensäure, z. B. aus *Raps-* oder *Leinöl*, Leinsamen und Blattgemüsen wie Rucola, Portulac, Spinat, aus Nüssen und sekundären Pflanzenstoffen – in frischem Obst und Gemüse – ist belegt. Das Risiko nimmt in einer Größenordnung ab, die deutlich über die Wirkung üblicher medikamentöser Ansätze hinausweist. Insbesondere die **mediterrane Kost** ist für die meisten Menschen geschmacklich sehr gut akzeptabel und mit positiven Assoziationen verbunden [11].

Darüber hinaus zeigen mehrere Studien mit Omega-3-Fettsäuren aus Fischölen eine Reduktion des Risikos für plötzlichen Herztod, vermutlich aufgrund einer nachgewiesenen direkten antiarrhythmischen Wirkung und einer Verbesserung der autonomen kardialen Funktion [28].

Die mediterrane Kost kann auf einfache Weise mit Kernelementen der Vollwerternährung kombiniert werden und erzielt als **mediterrane Vollwerternährung** Synergieeffekte (▶ Kap. 18 Ernährungstherapie). Bei dieser Ernährungsform wird der Verzehr von ausschließlich fettarmen Milchprodukten und von *Raps-* oder *Olivenölmargarine* statt Butter empfohlen, zudem sollten aus ökologischen Aspekten pflanzliche Quellen von Omega-3-Fettsäuren anstelle von Fischöl favorisiert werden (▶ Tab. 32.1).

Elemente mediterraner Kost
- erhöhte Zufuhr einfach ungesättigter Fettsäuren (Olivenöl, Mandeln, Nüsse, Avocados)
- erhöhte Zufuhr von pflanzlichen (Rapsöl, Leinöl, Walnüsse, Blattgemüse) und marinen Omega-3-Fettsäuren (fetter Seefisch: Makrele, Sardine, Hering, Thunfisch, Lachs; wöchentl. 2 Portionen)
- tägl. 5–7-mal Gemüse und Obst; reichlicher Verzehr von Hülsenfrüchten, Linsen, Wurzelgemüse
- geringer Verzehr von gesättigten Fetten (keine Wurst, wöchentl. 1–2-mal Fleisch)

- reichlicher Verzehr von Pasta, Reis, Polenta, Kartoffeln
- gegebenenfalls **moderat** Rot-/Weißwein zu den Mahlzeiten (Männer tägl. maximal 0,3 l, Frauen 0,15 l)
- geringer Verzehr von Milchprodukten, bevorzugt fettarme Milch, Käse in geringen Mengen zum Würzen (Parmesan, Pecorino, Feta)
- reichliche Verwendung von Kräutern, Knoblauch, Zwiebeln

Elemente mediterraner Vollwerternährung
- Vollkornprodukte (Vollkornreis, -brot, -nudeln)
- hoher Anteil von unerhitzter Frischkost (ca. 50%)
- aufgrund besseren Nährstoffgehalts und ökologischer Aspekte überwiegend Verzehr von naturbelassenen Produkten, vor allem aus biologisch kontrolliertem Anbau
- Vermeidung leerer Kalorienträger wie Zucker, Weißbrot, Alkohol, darüber hinaus von Farb-, Aroma- und Konservierungsstoffen, d.h. Fertig- und Convenience-Produkten sowie Snacks
- wöchentl. maximal 3 Eier
- geringe Salzzufuhr

Very Low Fat Diet
Bei dieser vegetarischen Ernährung mit stark reduziertem Fettanteil kommt es meist zu deutlicher Gewichtsabnahme, Abfall des LDL-Cholesterins, aber auch des HDL-Cholesterinspiegels [47, 48].

Die Ornish-Diät ist in der Alltagsumsetzung schwierig und daher wenig praktikabel.

Wichtige Nahrungsmittel
▶ Tab. 32.1

> **Therapeutische Empfehlung**
> Eine ausreichend protektive Fischölzufuhr kann über den wöchentl. Verzehr von 2–3 Portionen fettem Seefisch realisiert werden. Wegen der Überfischung sollte jedoch bevorzugt die Zufuhr der Alphalinolensäure maximiert werden (*Rapsöl, Leinöl, Sojaöl, Walnüsse*).

Für folgende Heilpflanzen und Nahrungsmittel sind **LDL-Cholesterin senkende Wirkungen** beschrieben (▶ **Kap. 12** Phytotherapie):
- *Leinsamen, Flohsamenschalen*
- Mandeln
- *Artischocke*, z.B. Hepar SL Forte, 3-mal tägl. 1 Kps.
- ballaststoffreiches *Hafergetreide*, z.B. mittels Frischkornmüsli, tägl. 1 Portion aufgeweichte *Haferkleie*
- *Ingwer*, Zufuhr als Tee oder reichliche Verwendung als Gewürz [18]

Heilwässer, vor allem Sulfat- und Magnesiumwässer, die vermutlich die enterale LDL-Cholesterin-Rückresorption hemmen, spielen klinisch wegen ihrer geringen Wirkung eine untergeordnete Rolle.

> **Cave**
> Die aufgeführten Therapeutika sind bei erblichen LDL-Hypercholesterinämien nicht ausreichend wirksam.

Heilfasten und Intensivdiätetik
Das modifizierte therapeutische Fasten oder Heilfasten ist eine geeignete Maßnahme zur Initialisierung einer umfassenden Ernährungsumstellung („Reset") mit bewusster Wahrnehmung der Essgewohnheiten („achtsames Essen"). Darüber hinaus trägt das Heilfasten über multimodale Komponenten zur Verbesserung des kardiovaskulären Risikoprofils bei (▶ **Kap. 19** Fastentherapie).

Folgende Formen des Fastens werden zumeist für die Behandlung der KHK, vor allem bei zugrunde liegendem metabolischem Syndrom, eingesetzt:
- Fasten nach Buchinger
- Fasten nach F.X. Mayr
- Fasten mit Molke

> **Therapeutische Empfehlung**
> Die Fastentherapie sollte nur **unter stationären Bedingungen** in entsprechend qualifizierten Facheinrichtungen durchgeführt werden.

Die Fastendauer beträgt je nach Ausgangsgewicht 7–28 Tage. In größeren Beobachtungsstudien zeigten sich günstige Effekte des Buchinger-Fastens sowohl auf das metabolische Profil als auch auf die Compliance im Langzeitverlauf [33, 38, 49, 57]. Bislang sind keine erhöhten Risiken bzw. nachteilige Wirkungen bei Koronarkranken belegt, insbesondere fand sich kein erhöhtes Risiko für maligne Arrhythmien.

> **Cave**
> Bei instabiler Angina pectoris sollte nicht gefastet werden.

Gelegentlich berichten Koronarkranke über Zusammenhänge zwischen Verdauungsbeschwerden, Völlegefühl und kardialen Beschwerden. Der reflektorische Zusammenhang zwischen enteralen und kardialen Symptomen ist belegt. Die mesenteriale Entlastung durch Fasten und durch Teilfastentage (Reis-, Obst-Tage) kann die Beschwerden bei postprandialer Angina pectoris, Roemheld-Syndrom oder ähnlichen assoziierten Beschwerden bessern.

Bei konstitutionell bedingter Unverträglichkeit von Frischkost oder reiner Vollwerternährung (Blähungen, Verdauungsstörung) ist gegebenenfalls Vitalkost nach F.X. Mayr sinnvoll.

▶ Tab. 32.1 Koronare Herzkrankheit: spezielle Nahrungsmittel und Nahrungsergänzungsmittel.

Nahrungsmittel	Wirkung	Hinweise
Fischöle	sekundärpräventiv: • Reduktion erhöhter Triglyzeride und der Herzfrequenz (ca. 3–4 Schläge pro Minute) • antihypertensiv (ca. –5 mmHg)	• Omega-3-Fettsäuren und Alphalinolensäure können auch über Nahrungsergänzungsmittel zugeführt werden. • 1 g Fischöl tägl. wirkt protektiv (z. B. OMACOR, 1-mal tägl. 1 Kps.).
Knoblauchpulver	Verbesserung der Gefäßelastizität	• Die cholesterinsenkende Wirkung ist nicht eindeutig belegt (▶ Kap. 12 Phytotherapie). • insbesondere für die Primärprävention: tägl. 900 mg
Walnüsse	Verbesserung der Gefäßendothelfunktion	tägl. ca. 50 g
dunkle Schokolade (Kakaoanteil > 65 %)	• Verbesserung der Gefäßendothelfunktion • Senkung des systolischen Blutdrucks (–3 mmHg) [59, 60]	tägl. ca. 6–40 g
grüner Tee	• Verbesserung der Gefäßendothelfunktion • Senkung des systolischen Blutdrucks (um bis zu 6 mmHg) • Reduktion kardiovaskulärer Ereignisse in epidemiologischen Studien [34, 44, 67]	tägl. 2–5 Tassen, nach Verträglichkeit
Sojaeiweiß	Senkung des systolischen Blutdrucks (bis zu 9 mmHg)	Dosis bisher nicht eindeutig definiert
Vitamin C	• Zufuhr durch die Ernährung reduziert das koronare Risiko. • Eine Verbesserung der Endothelfunktion durch Vitamin-C-Gabe ist bei Noxen, z. B. Rauchen, belegt.	• Eine primär durch Nahrung erzielte hohe Vitamin-C-Zufuhr ist zu empfehlen. • Bei eingeschränkter Ernährungsweise tägl. 500–1 000 mg oral zuführen.
Folsäure/Vitamin B_6/B_{12}	• senken effektiv erhöhte Homozysteinspiegel • Eine tägl. eingenommene Kombination von 1 mg Folsäure, 10 mg Vitamin B_6 und 400 g Vitamin B_{12} senkt die Restenoserate nach PTCA.	• Die Bedeutung eines erhöhten Homozysteins als Risikofaktor ist derzeit unklar [7, 31]. • Folsäure kann durch Weizenkleie, Hülsenfrüchte, Wurzelgemüse, Spinat zugeführt werden.
L-Arginin	Verbesserung der Gefäßendothelfunktion	• langfristiger Wirksamkeitsnachweis steht noch aus • Zufuhr bevorzugt durch Nüsse und Hülsenfrüchte; gegebenenfalls Supplementierung, tägl. 3–6 mg

Bewegungstherapie

Die regelmäßige Bewegungstherapie ist in der Sekundärprävention und Therapie der KHK vorrangig. Bei stabiler Angina pectoris ist regelmäßige Bewegungstherapie mit tägl. Fahrradfahren bzw. Fahrradergometrie von ca. 20 Min. Dauer einer interventionellen Therapie (PTCA, Stent) überlegen [21].

Durch Bewegungstherapie verbessern sich Gefäßendothelfunktion, Lebensqualität, Leistungsfähigkeit, Beschwerden und das zukünftige kardiovaskuläre Gesamtrisiko.

Die Auswahl der körperlichen Aktivität sollte durch die persönlichen Ressourcen und die Möglichkeit zur **langfristigen Umsetzung im Alltag** determiniert sein. Geeignet sind vor allem Bewegungsarten ohne größeres Verletzungsrisiko, die zu allen Jahreszeiten ohne größeren Aufwand auszuüben sind (Walking, Nordic Walking, Ergometer, Tanzen, Wandern).

Auch eine Fragmentierung der Bewegung in kleinere Einheiten ist wirksam, z. B. 3-mal 10 Min. statt 1-mal 30 Min. Walking.

🛈 Therapeutische Empfehlungen
- Vor Beginn des körperlichen Trainings ist eine **kardiologische Diagnostik** unabdingbar.
- Im Übungsverlauf sollten nicht ständig Puls und Blutdruck gemessen werden, da dies die Patienten verunsichern und somit nachteilig für die Selbstwirksamkeit und langfristige Adhärenz sein kann.

Von großer Bedeutung ist eine **vermehrte Mobilität im Alltag**, da hierbei die Bewegung ohne großen zusätzlichen Zeitaufwand implementierbar ist. Hierbei gilt:
- Treppensteigen statt Nutzung von Fahrstuhl oder Rolltreppe
- Auto in Entfernung zum Arbeitsplatz parken
- Einkäufe vermehrt zu Fuß oder mit Fahrrad erledigen
- Besprechungen, Gespräche mit Spaziergang kombinieren

Eine ideale Option ist es, zu Fuß zur Arbeit zu gehen oder das Fahrrad zu nutzen.

Neben der etablierten aeroben Bewegungstherapie werden in der Naturheilkunde erweiterte Bewegungstherapien, vor allem aus dem Bereich der **körperzentrierten Entspannungsverfahren**, eingesetzt. Sehr gute Effekte fanden sich in ersten Studien zu Qigong, Tai-Chi und Hatha Yoga [25, 29, 51, 61, 62].

Multimodale Lebensstilmodifikation

In Studien gelang der Nachweis, dass durch multifaktorielle Umsetzung der genannten Einzelkomponenten relevante klinische Besserungen innerhalb kurzer Zeiträume realisierbar sind. Bekannt wurde insbesondere das **Ornish-Programm** [47]. Das **SAFE-LIFE-Programm** in Berlin/Essen [37, 39, 40] verbindet Ansätze der neuen Ernährungserkenntnisse (mediterrane Diät, Vollwertkost) mit verbesserter Praktikabilität (▶ Tab. 32.2).

Einige Studien konnten eine intensivierte Yoga-Praxis mit Elementen der ayurvedischen Ernährung plus Bewegung erfolgreich kombinieren [16, 56].

Akupunktur

Akupunktur kann adjuvant zur Behandlung der KHK eingesetzt werden. Die nachgewiesene sympathikusreduzierende Wirkung wirkt hier günstig.

Die **individuellen Punkte** werden je nach Beschwerden und Syndromdiagnose ausgewählt. Am häufigsten kommen folgende Punkte zum Einsatz:
- Qi-Stagnation Herz: KG 17
- Herz-Yang-Mangel: KG 6 und LG 4
- Schleimretention im Herzen: Ma 40

Häufig verwendete **allgemeine Punkte** sind: Pe 6, Bl 15, LG 9, Mi 10, Bl 17, Ni 3, Mi 6, Pe 4.

Die Akupunktur erfolgt seriell mit wöchentl. ca. 2 Behandlungen.

Reflektorische Verfahren
Massagen

Massagen verbessern allgemein die **periphere Durchblutung**, senken damit den peripheren Widerstand und reduzieren die Herzarbeit. Darüber hinaus können gezielt pathologische Reflexzonen behandelt werden (▶ Kap. 15 Massagetherapie).

Eine **gestörte Trophik** und Schmerzhaftigkeit von Gewebe der Körperdecke kann durch spezielle Techniken der Palpation erfasst werden. Eine pathologische Kibler-Falte, gestörte Trophik, aber auch ein druckdolentes Periost oder eine kutane Hyperalgesie der Head-Zonen finden sich häufig bei KHK; ebenso ein begleitendes „Brustwandsyndrom" (Chest Wall Syndrome nach Prinzmetal) mit (Druck-)Schmerz der Bindegewebszonen thorakal/pektoral und/oder des Periosts der Rippen links thorakal

▶ Tab. 32.2 Komponenten multimodaler Lebenstilmodifikation.

Programm	Komponenten
Ornish-Programm, Lifestyle Heart Trial [47]	• strenge, äußerst fettarme vegetarische Kost • tägl. Herz-Visualisationen, Yoga-Übungen, Atemübungen, Meditationen über mindestens 30–45 Min. • tägl. Bewegung mit Spaziergängen von 30–60 Min. Dauer • Stressreduktion, kognitive Umstrukturierung • Gruppenunterstützung: jährlich 200 Std. • „Reframing": Reorganisation des bisherigen Lebenszusammenhanges
SAFE-LIFE-Programm, Berlin/Essen [37, 39, 40]	• gruppenunterstütztes Programm: 35 Gruppentreffen (100 Std.) über 1 Jahr • modifizierte mediterrane Vollwerternährung • gesteigerte Alltagsbewegung und moderates aerobes Training: Walking/zügiges Spazierengehen mehrmals wöchentl. mit mindestens 2 Std. • tägl. Entspannungsverfahren (Meditation, PMR oder Body Scan) über 30 Min. • „Minis": mehrfach tägl. Kurzentspannungen, z. B. Atemzählen, Achtsamkeitspausen • unterstützend häusliche Hydrotherapie • selbst durchführbare Hatha-Yoga- und Qigong-Übungen • Stressreduktion, kognitive Umstrukturierung
Ayurveda-Koronarprogramme [16]	• transzendentale Meditation, 2-mal tägl. 20 Min. • fettarme, gemüse- und obstreiche ayurvedische Kost • tägl. 10 Min. Hatha Yoga • tägl. 30 Min. aerobe Bewegung

und/oder der Bindegewebszonen paravertebral C 4–Th 5 (Herzzonen).

Über die Behandlung schmerzhafter Befunde der Körperdecke kann möglicherweise reflektorisch eine Verbesserung der Koronarperfusion, stets aber eine **subjektive Beschwerdebesserung bei Vorliegen von Bindegewebszonen** erreicht werden. Geeignete Verfahren:
- Bindegewebsmassage
- Segmentmassage
- Periostmassage
- Bürstenmassage
- Schröpfkopfmassage (paravertebral)

Manuelle Therapie
Die Beweglichkeit von Thorax- und Brustwirbelsäule (BWS) wird verbessert. Möglicherweise kommt es auch zu einer Lösung segmentaler Blockierungen somatischer Dysfunktionen.

Sinnvolle Indikationen sind die Blockierung der Halswirbelsäule (HWS) und schmerzhafte Ansätze der Mm. pectorales, die häufig bei KHK beobachtet werden.

Neuraltherapie
Im Sinne der Störfeldzuordnung erfolgen lokale **1%ige Procaininjektionen** an schmerzhaften Lokalbefunden an Rippen, Brustwirbelsäule sowie im Bereich auffälliger Head-Zonen oder Störfeldbefunden an Schilddrüse oder am Ganglion stellatum. Bei Beschwerden durch ein schmerzhaftes Brustwandsyndrom (schmerzhafte Bindegewebszonen und Periostschmerz sternokostal mit entsprechendem Bild eines linksthorakalen druckverstärkten Schmerzes) sind Quaddelungen im Dermatom nützlich.

Phytotherapie
Die Phytotherapie (▶ Tab. 32.3) hat ergänzenden Charakter in der Therapie der KHK.

Ausleitende Verfahren
Aderlass
Bei entsprechender Konstitution (pyknischer Habitus, Hautkolorit Fülle bzw. „Plethora", Rötung der Zunge, insbesondere der Zungenspitze) sowie bei erhöhtem Hämatokrit ist der milde Aderlass potenziell adjuvant geeignet. In epidemiologischen Studien war ein erhöhter Hämatokrit mit erhöhtem kardiovaskulärem Risiko verbunden, Aderlässe induzierten Verbesserungen der Rheologie und der Lipidperoxidation [53]. In einer ersten großen klinischen Studie bei Patienten mit generalisierter Arteriosklerose profitierten v.a. Patienten unter 60 Jahren von wiederholten Aderlässen [69].

Ferritin ist ein gesicherter Risikofaktor für Diabetes mellitus und wird durch Aderlass gesenkt.

Die Entnahmemenge beträgt 150–300 ml; die Intervallbehandlung erfolgt wöchentl. 1-mal.

> **Cave**
>
> **Größere Entnahmemengen sind wegen möglicher Induktion pektanginöser Beschwerden sowie wegen der Anregung der Hämatopoese nicht zu empfehlen.**

▶ **Tab. 32.3** Phytotherapeutika bei koronarer Herzkrankheit.

Phytotherapeutikum	Hinweise
Weißdorn	• bei Herzinsuffizienz NYHA II–III als Add-On-Therapie nachgewiesen • empirisch mit Erfolg bei KHK eingesetzt (standardisierter Extrakt, tägl. 900 mg)
Padma 28	• traditionelles Vielstoffgemisch der tibetanischen Medizin • Wirksamkeit für die Indikation periphere arterielle Verschlusskrankheit durch aktuelle Metaanalyse belegt [35] • empirisch gute Erfolge bei KHK • in der Schweiz als Arzneimittel zugelassen
Johanniskraut	• Bis zu 50 % der Patienten nach Myokardinfarkt oder ACB-Operation sind depressiv. • Johanniskraut ist antidepressiv wirksam, wird darüber hinaus traditionell bei Herzleiden eingesetzt. **Cave:** Auf mögliche Arzneimittelinteraktionen ist zu achten.
Baldrian	• ergänzend entspannungsfördernd • Monoextrakt mit 300 mg als Tagessedativum, z. B. Sedonium, 2-mal tägl. 1 Tbl. • Kombinationspräparate mit Passionsblume, Hopfen und/oder Melisse
Melisse	• ergänzend entspannungsfördernd • Melissentee aus frischen Blättern, vor allem am Abend • Melissenfrischpresssaft (abends 1 EL) • Kombinationspräparate mit Passionsblume und/oder Baldrian (z. B. Euvegal, 3-mal tägl. 2 Drg.)

Schröpfen

Blutiges Schröpfen paravertebral kann Beschwerden des Brustwandsyndroms lindern (Herz-Magen-Zone nach Abele: C 4/5–Th 5).

Trockenes Schröpfen ist bei Leeresymptomatik (Asthenie, Kälteempfindlichkeit, blasse Zunge) zu bevorzugen.

Heliotherapie

UVB-Heliotherapie verbessert bei stabiler KHK Lebensqualität und ergometrische Leistung (▶ Kap. 23 Heliotherapie). Heliotherapeutische serielle Behandlungen können unter Beachtung des Hauttyps insbesondere in den Wintermonaten additiv eingesetzt werden.

Eine UV-Bestrahlung sollte unter Beachtung der üblichen dermatologischen Vorsichtsmaßnahmen, des Hauttyps und der individuellen Reaktion wöchentl. 2-mal unter steigender, suberythematöser Dosierung (insgesamt 10–20-mal) durchgeführt werden.

Grenzen der Therapie

Die naturheilkundliche Therapie wird jeweils additiv eingesetzt. Die Grenzen der Therapie sind den Limitierungen der konventionellen Therapie im Kontext des akuten und chronischen Krankheitsverlaufs untergeordnet. Eine wesentliche spezifische Problematik besteht in der mitunter nur **eingeschränkten Compliance** mit den Maßnahmen der klassischen Naturheilverfahren und der Lebensstilmodifikation. Es ist daher sinnvoll, Kommunikations- und Schulungsstrategien der Gesundheitspädagogik und Psychologie zu berücksichtigen.

> **Das kann der Patient selbst tun**
> - Hydrotherapeutische Anwendungen können selbstständig durchgeführt werden. Eine häusliche Anwendung ist bei Güssen, Teilbädern, Wickeln unproblematisch und schulbar. Sauna und lokale Thermotherapie sind ebenfalls selbst applizierbar.
> - Ernährungstherapie, Bewegungstherapie, Ordnungstherapie und die Verfahren der Mind-Body Medicine sowie Heliotherapie und ergänzende Phytotherapie sind nach fachgerechter Anleitung und Schulung selbst durchführbar.
> - Der Patient sollte den behandelnden Kardiologen unbedingt über die selbst durchgeführten Therapien informieren.

32.4 Arterielle Hypertonie

Systolische oder diastolische Blutdruckwerte über 140/90 mmHg bei mindestens 2-maliger Messung im Sitzen in Ruhe definieren eine Hypertonie. Ein optimaler Blutdruck liegt unter 120/80 mmHg. Blutdruckwerte zwischen 120 und 139/80–89 mmHg gelten als „Prähypertension" (▶ Tab. 32.4) und sollten bei bestimmten Patientengruppen (Diabetes mellitus, Nierenerkrankung) gezielt durch Lebensstilmodifikation beeinflusst werden.

Prävention

Das Risikofaktormanagement für die KHK ist auch als wesentliche präventive Maßnahme für den Bluthochdruck anzusehen. Besondere Bedeutung kommt der **Gewichtsnormalisierung** bei Übergewicht und der **Stressreduktion** im Alltag zu. Für viele nachfolgend in der Therapie spezifisch eingesetzte Maßnahmen sind auch additive präventive Wirkungen anzunehmen (z. B. Kneipp-Therapie, Mind-Body Medicine). Daten aus prospektiven langfristigen Präventionsstudien fehlen jedoch weitgehend.

Grundlegende Maßnahmen

- **Gewichtsreduktion:** Anzustreben ist ein normales Körpergewicht (BMI bis zu 25 kg/m^2). Bei 10 kg Gewichtsabnahme ist eine systolische Blutdrucksenkung von 5–20 mmHg zu erwarten.
- **Körperliches Training:** Der blutdrucksenkende Effekt ist mehrfach nachgewiesen [65]. Eine gute Wirksamkeit ist insbesondere bei vorher immobilen Patienten zu erwarten.
- **Mäßigung des Alkoholkonsums:** Die tägl. zugeführte Menge an Alkohol sollte bei Männern nicht mehr als 30 g, bei Frauen höchstens 10 g betragen.
- **Salzreduktion:** insbesondere bei salzsensitiven Hypertonikern wirksam.
- **Senkung des systolischen Blutdrucks:** Bei Reduktion des Alkoholkonsums ist eine Senkung um ca. 2–4 mmHg zu erwarten. Durch Abstinenz bzw. massive Reduktion kann bei 90 % der Patienten mit einer alkoholbedingten Hypertonie der Blutdruck normalisiert werden.

▶ **Tab. 32.4** Klassifikation von Blutdruckwerten (mindestens 2-malige Messung im Sitzen nach 5 Min. Vorruhe).

Klassifikation	systolischer Wert	diastolischer Wert
optimal	<120	<80
Prähypertension	120–139	80–89
leichte Hypertonie (Schweregrad 1)	140–159	90–99
mittelschwere Hypertonie (Schweregrad 2)	160–179	100–109
schwere Hypertonie (Schweregrad 3)	>180	>110
isolierte systolische Hypertonie	>140	<90

Bewegungstherapie

Aerobe Bewegungsformen

Geeignet sind insbesondere leicht durchführbare aerobe Bewegungsformen, wie schnelles Gehen, Nordic Walking oder Fahrradergometrie. Joggen ist wegen kumulativer Verletzungsgefahr nur bedingt ratsam.

Eine tägl. oder mindestens 3-mal wöchentl. 30 Min. lang ausgeübte Aktivität senkt den systolischen Blutdruck um 4–9 mmHg.

Entspannungsverfahren

Angewendet werden auch körperzentrierte Entspannungsverfahren. Blutdrucksenkende Effekte sind belegt oder werden diskutiert für Qigong, Tai-Chi sowie Iyengar Yoga (Form des Hatha Yoga).

Ernährungstherapie

Für die **mediterrane Kost** mit hohem Anteil von Gemüse und Obst (Blutdrucksenkung u.a. über Kalium- und Magnesiumionen) und den reduzierten Verzehr von Fleisch und Wurst sind **blutdrucksenkende Effekte** beschrieben. Für verschiedene typische Nahrungsmittel sind spezifisch blutdrucksenkende Effekte bekannt: fetter Seefisch (insbesondere die Omega-3-Fettsäure Docosahexaensäure), *Olivenöl*, Alphalinolensäure (vor allem in *Rapsöl*, *Walnüssen*, *Leinsamen*) sowie *Knoblauch* und *Zwiebeln* [2, 15, 45] und *Rote Bete*.

Darüber hinaus hat sich die **DASH-Diät** (DASH: Dietary Approaches to Stop Hypertension) im angloamerikanischen Raum bei der antihypertensiven Therapie etabliert. In den DASH-Studien konnten jeweils additive Blutdrucksenkungen durch einen erhöhten Verzehr von reichlich Frischgemüse und Obst, durch reduzierten Verzehr von Fett, Fleisch und die Bevorzugung von fettreduzierten Milchprodukten sowie durch Reduktion der Salzzufuhr belegt werden. Insgesamt nahm der systolische Blutdruck um 8–14 mmHg ab.

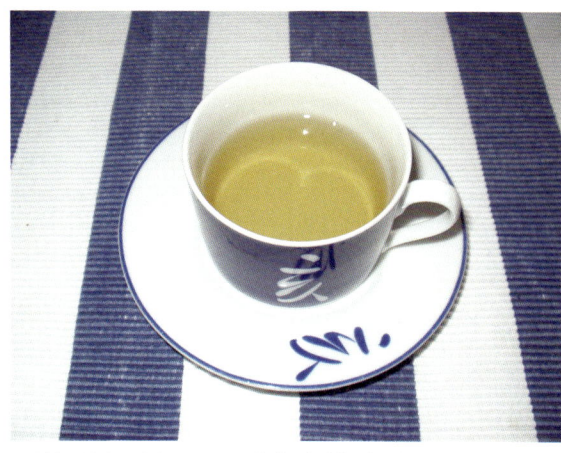

▶ Abb. 32.7 Grüner Tee wirkt leicht blutdrucksenkend.

Ob hierfür partiell die in Gemüse und Obst reichlich enthaltenen Mineralien (Kalium, Kalzium, Magnesium) verantwortlich sind, wird kontrovers beurteilt. Studien, die nur Kalium oder kaliumreiche Kost verabreichten, erzielten eine geringere Blutdrucksenkung [43].

Das tägl. Trinken von mehr als 2 Tassen *grünem Tee* bzw. die Einnahme von *Grünteeextrakt* wirkt leicht blutdrucksenkend (geschätzter Effekt von etwa 2–3 mmHg systolisch). In verschiedenen Studien fand sich für größere Mengen Kaffee ein geringer blutdrucksteigernder Effekt, allerdings ohne gesichert erhöhtes kardiovaskuläres Risiko.

Die kombinierte Anwendung der aufgeführten Lebensstilmodule führt nicht zu einer additiven systolischen Blutdrucksenkung: Zwar erreicht die nicht pharmakologische Therapie mit den einzelnen Komponenten jeweils eine verlässliche Blutdrucksenkung (PREMIER-Studie); werden jedoch bereits einige Maßnahmen durchgeführt (z. B. Bewegung, Gewichtsreduktion, Alkoholreduktion), kann mit einer zusätzlichen DASH-Diät z. B. **keine zusätzliche Blutdrucksenkung** erreicht werden. Dies bedeutet keine Einschränkung der Bedeutung der Lebensstiltherapie in der Bluthochdrucktherapie, sondern weist darauf hin, dass nicht alle Lebensstilmodule zur Maximierung der Blutdrucksenkung komplett erfüllt sein müssen, um deren Potenzial und konsekutiv die Notwendigkeit bzw. Intensität weiterer medikamentöser Therapie abzuschätzen.

Ausgeprägte Blutdrucksenkungen sind allerdings erfahrungsgemäß mit der Fastentherapie in Kombination mit anderen Maßnahmen der Lebensstilmodifikation zu erzielen (s. u.).

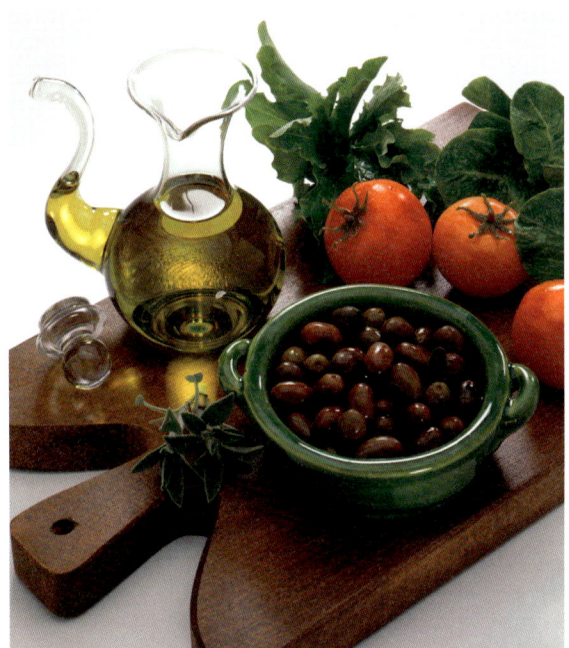

▶ Abb. 32.6 Elemente der mediterranen Kost.

Heilfasten

Das modifizierte therapeutische Fasten (Heilfasten, ▶ Kap. 19 Fastentherapie) hat unabhängig vom resultierenden Gewichtsverlust eine deutlich **blutdrucksenkende Wirkung**. Bereits nach 24 Std. sinkt der Blutdruck durch die initial gesteigerte Natriurese erheblich ab.

> **Cave**
>
> Antihypertensive Medikamente sind beim Fasten niedriger zu dosieren. Eine diuretische Therapie ist unter Kontrolle abzusetzen, da sonst gegebenenfalls gefährliche Hyponatriämien auftreten.

Bei längerem Fasten treten weitere antihypertensiv wirksame Effekte ein, so die vegetative Umstimmung, Gewichts- und Fettmassenreduktion sowie Sensibilisierung von blutdruckregulierenden Rezeptorsystemen (vor allem natriuretische Peptide). Insgesamt sinkt der Blutdruck meist mehr als 20/10 mmHg während eines längeren Fastens ab. Nach Kostaufbau steigen die Blutdruckwerte häufig leicht wieder an, bleiben jedoch unter dem Ausgangsniveau mit dann entsprechend reduziertem Medikamentenbedarf für eine begrenzte Zeit. Daher wird z.B. jährliches periodisches Fasten empfohlen.

Eine maßgebliche Bedeutung kommt dem **Kostaufbau** mittels Aufbautagen und der ernährungstherapeutischen Schulung nach dem Fasten zu. Outcome-Studien belegen eine verbesserte Adhärenz der Lebensstilmodifikation nach Heilfasten. Die günstigen Wirkungen auf die arterielle Hypertonie sind insbesondere für das Buchinger-Fasten belegt [46, 50].

Ähnliche Effekte sind auch vom Molke-Fasten und vom Fasten nach F.X. Mayr zu erwarten.

> **Therapeutische Empfehlung**
>
> Bei Hypertonie ist von der Schroth-Kur (▶ Kap. 19.7.2) wegen der Alkoholzufuhr abzuraten.

Die blutdrucksenkende Wirkung von **Entlastungs-** oder **Teilfastentagen** mit weitgehender Reduktion von Fett und Salz in Form von Reis-, Obst- und Safttagen ist seit den dreißiger Jahren des letzten Jahrhunderts bekannt (z.B. Kemper-Reisdiät) und empirisch gut belegt. Die Blutdrucksenkung wird vermutlich insbesondere durch die diuretische Wirkung und die mesenteriale Entlastung induziert. Ob günstige Langzeiteffekte bestehen, ist nicht untersucht.

Entlastungstage können in folgender Form zur regelhaften häuslichen Durchführung empfohlen werden:
- **Obsttage**: ca. 1,2 kg frisches Obst (700–800 kcal), auf 5 Mahlzeiten verteilt
- **Safttage**: 1 l frischer Obst- oder Gemüsesaft (700–800 kcal) und 2 l Tee
- **Reistage**: 150 g Vollkornreis ungesalzen, zusätzlich 750–1 000 g Obst (1 000 kcal)

Ordnungstherapie und Mind-Body-Verfahren

Für folgende Verfahren ist die Wirksamkeit nachgewiesen:
- Meditation
- atemorientierte Entspannungsverfahren, z.B. Pranayama Yoga, Tuna-Atemübung
- Qigong
- Progressive Muskelrelaxation nach Jacobson (PMR)
- autogenes Training
- Body Scan
- Biofeedback
- Stressreduktion mittels kognitiver Restrukturierung und Stress-Coping–Verfahren

In einer vergleichenden Studie war die transzendentale Meditation anderen Verfahren überlegen: Blutdruckreduktion -11/-6 mmHg gegenüber -5/-3 bei autogenem Training oder PMR [55].

Komplexere Mind-Body-Verfahren verbinden Meditation mit kognitiven Techniken und erzielen ebenfalls eine erhebliche Blutdrucksenkung (z.B. MBSR, Harvard Mind Body Program, s.o.).

Nach kontrollierten Studien ist bei 75 % der Patienten mit Hypertonie, Stadium I–II, hierdurch eine Medikamentenreduktion möglich, 50 % sind im weiteren Verlauf ohne Medikation normotensiv [58].

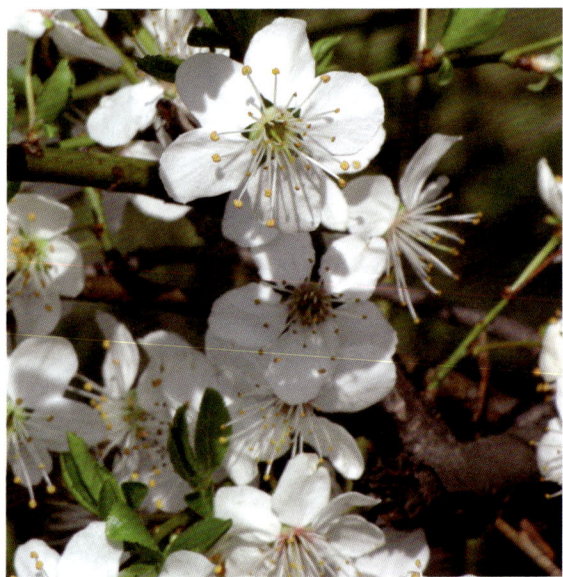

▶ **Abb. 32.8** Weißdorn (Crataegus monogyna).

Phytotherapie

Insgesamt sind die antihypertensiven Effekte als gering einzuschätzen:

Weißdornextrakte (▶ Abb. 32.8) aus Blättern und Blüten sind marginal blutdrucksenkend und vor allem bei Hypertonie mit diastolischer oder systolischer Myokardinsuffizienz sinnvoll.

Knoblauchpulver verbessert vor allem die Gefäßelastizität (z. B. Sapec, 3-mal tägl. 1 Drg.).

Hydro-, Balneo-, Thermotherapie

Bei serieller Therapie mit hydrotherapeutischen Anwendungen kommt es zur physikalischen Vasodilatation (Warmreize) und reaktiver Adaptation (Kaltreize) mit Einleitung einer **Blutdrucknormalisierung**. Die serielle, insbesondere häusliche Hydrotherapie ist damit als adjuvante, nicht pharmakologische Therapie sehr geeignet.

Wickel, Güsse, Bäder

Den Blutdruck senkende Akuteffekte durch passiv oder reaktiv wärmende vasodilatierende Anwendungen sind insbesondere dokumentiert für
- feuchtkalte Brust- und Leibwickel (45 Min.),
- wechselwarme Teilgüsse,
- ansteigende Teilbäder, insbesondere Armbäder,
- Vollbäder, gegebenenfalls mit entspannungsfördernden Zusätzen (*Lavendel, Melisse*),
- Kohlendioxidbäder.

Bei Kohlendioxidbädern fällt der periphere Widerstand sofort durch Weitstellung der Kapillargefäße, damit sinkt der systolische Blutdruck. Durch thermorezeptorisch inhibierte Kältegegenregulation entsteht leichte Hypothermie, zusätzlich ein gewisser sedierender Effekt. Bei serieller Anwendung treten vermutlich durch adaptive Prozesse nachhaltige Blutdrucksenkungen ein [20].

Güsse und Bäder sind möglichst 2-mal tägl. als Selbstanwendung zu nutzen.

Kohlendioxidbäder sind in Form serieller Anwendungen 2–6-mal wöchentl. über 3–6 Wochen durchzuführen.

Dampf- und Saunabad

Dampfbad und Saunabad wirken ebenfalls vasodilatierend und blutdrucksenkend. Für Hypertoniker ist eine moderate Saunatemperatur oder die Biosauna zu empfehlen. Nach dem Saunabad ist ein **Luftbad** angezeigt, gefolgt von langsam aufsteigenden kalten Güssen.

> **Cave**
> Kein kaltes Tauchbad nach der Sauna bei Hypertonie, da ein akuter Anstieg des systolischen Blutdruckwertes bis zu 80 mmHg möglich ist.

Therapeutische Empfehlungen
- Hydrotherapeutische Verfahren sind Reiz-Reaktions-Verfahren und sollten daher täglich und langfristig angewendet werden.
- Bei ambulanter Badekur sollten sie mindestens für 2–3 Wochen durchgeführt werden, um die Adaptation einzuleiten.
- Zudem sollten die Patienten für die Eigenanwendung geschult werden.

Heliotherapie

Auch für die UVB-Heliotherapie ist eine blutdrucksenkende und günstige kardiovaskuläre Wirkung belegt (▶ Kap. 23 Heliotherapie). Heliotherapeutische serielle Behandlungen können unter Beachtung des Hauttyps insbesondere in den Wintermonaten additiv eingesetzt werden.

Reflektorische Verfahren

Durch **Massagen** sind akut antihypertensive Effekte mittels der psychovegetativen Entlastung, Beseitigung muskulärer Verspannungen und durch die reaktive periphere Vasodilatation und Diurese erzielbar. Zusätzlich können reflektorische Befunde mitbehandelt werden.

> **Merke:** Massage ist nur bei serieller Anwendung als ergänzende Therapie sinnvoll.

Eingesetzt werden vor allem folgende Formen:
- **Bindegewebsmassagen**: serielle Anwendung; die ersten 3–4 Massagen möglichst an aufeinander folgenden Tagen, danach wöchentl. 2–3 Anwendungen bis zum Abschluss der Serie von 6–12 Einheiten
- **Klassische Massage**: in 4–6 Einheiten, 2-mal wöchentl.
- **Schröpfkopfmassagen**: bei zusätzlich vertebragenen Beschwerden 1–2-mal wöchentl., jeweils befundabhängig

Die Fortführung der Massagen ist nicht indiziert, wenn der Bindegewebs- oder Muskelbefund erfolgreich behandelt ist.

Ausleitende Verfahren
Aderlass

Der Aderlass ist insbesondere bei entsprechender Konstitution (Fülle, „Plethora") und einem höherem Hämatokritwert über 45 % geeignet zur ergänzenden antihypertensiven Therapie. Die Entnahmemenge beträgt 150–300 ml.

Ein Aderlass wird 3-mal in 2 Wochen unter Hb-Kontrolle wiederholt.

Schröpfen

Es kann insbesondere bei Vorliegen auffälliger Hypertoniezonen erfolgen: oberhalb des Processus spinosus L 5/S 1 oder der „Nierenzone" L 1/L 2 paravertebral sowie im Bereich 7. HWK („Hormonbuckel").

Blutiges Schröpfen ist bei „heißer Gelose" zu bevorzugen (▶ Kap. 27 Ausleitende Verfahren). Befundabhängig erfolgen 1–4 blutige Schröpfungen, etwa in wöchentl. oder 2-wöchentl. Abstand.

Beim Leeretyp („weißer" Bluthochdruck) sollten **trockenes Schröpfen** und Anregung der Wärmebildung durch Hydrotherapie erfolgen. Trockenes Schröpfen kann etwas häufiger wiederholt werden.

Akupunktur

In der Traditionellen Chinesischen Medizin erfolgt die Therapie primär nach Syndromdiagnose unter Einbezug von Phyto- und Ernährungstherapie; hierfür existieren jedoch keine Studien. Die antihypertensive Wirksamkeit der Akupunktur ist durch Studien inzwischen belegt, allerdings sind die antihypertensiven Effekte moderat und bleiben nach Absetzen der Therapie nicht bestehen. Insbesondere kann aber Akupunktur den Sympathikotonus reduzieren [41, 42].

Akupunktur wird **seriell** angewendet: meist 10 Einheiten, 2-mal wöchentl. Die Akupunkturpunkte sind auf das Syndrom abzustimmen.

Grenzen der Therapie

Eine intensivierte Lebensstilmodifikation und die strukturierte Anwendung von klassischen und ergänzenden Verfahren führt in vielen Fällen zu stabiler Normotension. Bei Nichterreichen von normotensiven Werten innerhalb von 6 Monaten sollte eine Pharmakotherapie erfolgen.

Eine Pharmakotherapie ist in jedem Falle bei wiederholt gemessenen Blutdruckwerten entsprechend Grad III (systolischer Blutdruck über 180 oder diastolischer Blutdruck über 110 mmHg) unmittelbar einzuleiten. Naturheilverfahren erfolgen dann jeweils begleitend, auch bei schwerer Hypertonie.

> **T Das kann der Patient selbst tun**
> - Hydrotherapeutische Anwendungen sowie Ernährungstherapie, Bewegungstherapie, Ordnungstherapie und die Verfahren der Mind-Body Medicine können selbstständig durchgeführt werden, ebenso Heliotherapie und die ergänzende Phytotherapie.
> - Der behandelnde Kardiologe sollte über die selbst durchgeführten Therapien informiert sein.

32.5 Periphere arterielle Verschlusskrankheit (pAVK)

Die arterielle Verschlusskrankheit (AVK) umfasst stenosierende und okkludierende Veränderungen der Aorta und der die Extremitäten versorgenden Arterien. Sie sind meist arteriosklerotisch bedingt. Die Prävalenz der symptomatischen AVK beträgt im Alter von 55–74 Jahren 4,5 %. Die ältere Bevölkerung weist zu ca. 20 % eine symptomatische oder asymptomatische AVK auf.

Prinzipiell sind für die pAVK die Empfehlungen für die KHK zur Risikofaktormodifikation, Ernährungstherapie und Mind-Body Medicine gleichermaßen gültig. Besonders bedeutsam ist die **konsequente Raucherentwöhnung** bei der pAVK.

Besondere Einzelaspekte sind in den weiteren naturheilkundlichen Verfahren zu berücksichtigen.

Prävention

Das Risikofaktormanagement der KHK entspricht den wesentlichen Empfehlungen zur Prävention der pAVK (▶ S. 544). Für viele nachfolgend in der Therapie spezifisch eingesetzte Maßnahmen sind auch additive präventive Wirkungen anzunehmen (z. B. Kneipp-Therapie, Mind-Body Medicine); Daten aus prospektiven langfristigen Präventionsstudien fehlen hier jedoch weitgehend.

Hydro-, Balneo-, Thermotherapie
Bäder

Unter den hydrotherapeutischen Anwendungen sind insbesondere die **temperaturansteigenden Teilbäder** und das **Kohlendioxidbad** indiziert, auch lokale Kohlendioxidbehandlungen an den Beinen sind möglich. Für Kohlendioxidbäder sind eine verbesserte Kapillardurchblutung und ein deutlicher angiogenetischer Effekt belegt [24]. Sie erfolgen kurmäßig in serieller Anwendung von 2 bis zu mehreren Wochen, mehrmals wöchentl.

Güsse

Güsse sollten möglichst tägl. 1–2-mal durchgeführt und bei Stadium I–II zunächst als wechselwarme Teilgüsse angewendet werden.

> **Cave**
> - Kalte Güsse sind bei AVK Stadium III-IV nach Fontaine kontraindiziert.
> - Temperaturansteigende Bäder sollten initial vorsichtig, gegebenenfalls zunächst kontralateral beim weniger betroffenen Bein durchgeführt werden, um mögliche Steal-Effekte zu vermeiden.

32.5 Periphere arterielle Verschlusskrankheit

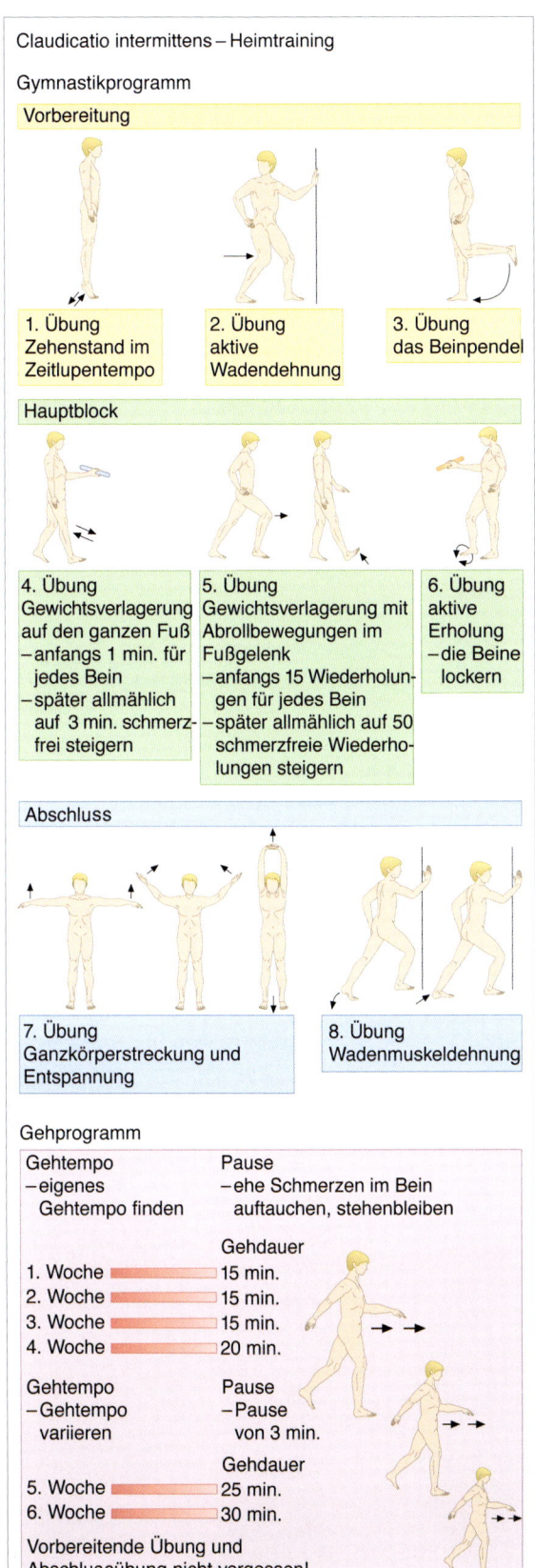

▶ Abb. 32.9 Übungsprogramm für Patienten.

Bewegungstherapie

Gehtraining ist hier das wichtigste Behandlungsprinzip. Hierbei wird metronomisch geführtes Gehen bis zur Schmerzgrenze mit nachfolgender Pause im Intervallprinzip mehrmals tägl. durchgeführt.

Reflektorische Verfahren

Massage
Häufig finden sich typische Bindegewebszonen. Diese können sowohl durch **Bindegewebsmassage** als auch durch **Bürstenmassagen** behandelt werden. Zur Anwendung ▶ Hypertonie (S. 547).

Manuelle Therapie
Sie kann im Einzelfall bei Vorliegen von reflektorischen Befunden in der sogenannten Gefäßzone (glutäal-sakral) durchgeführt werden.

Neuraltherapie
Sie ist von nachrangiger Bedeutung; bei entsprechenden Hinweisen (Störfeldanamnese) kann sie fakultativ versucht werden.

Phytotherapie

Ginkgo biloba, tägl. 120–160 mg, ist indiziert zur Verbesserung der schmerzfreien Gehstrecke bei pAVK Stadium II–III auf der Basis entsprechender Studienresultate.

Eine verstärkte Blutungsneigung bei paralleler Therapie mit Gerinnungs- oder Thrombozytenaggregationshemmern wurde in Kasuistiken vermutet.

Carnitin ist ein wichtiger Grundstoff des Muskelmetabolismus. In der Sportmedizin wird **L-Carnitin** mit Tagesdosen von 1–2 g verwendet. In einer kontrollierten Studie verlängerte sich die Gehstrecke unter L-Carnitin-Gabe signifikant. Insgesamt wird die Wirksamkeit jedoch kontrovers beurteilt.

Ausleitende Verfahren

Blutegeltherapie
Empirisch wurde wiederholt über Verbesserungen der Gehstrecke nach lokaler Blutegeltherapie am Ober- oder Unterschenkel berichtet.

> **Cave**
> Wegen einer möglichen Wundheilungsstörung sollte keine ausgeprägt distale Anlage erfolgen.

Aderlass
In mehreren Studien ist die Wirksamkeit des Aderlasses in Form der **isovolämischen Hämodilution** insbesondere bei Vorliegen langstreckiger Stenosen belegt [10, 12]. Hierdurch ist eine Verbesserung von Viskosität, Mikrozirkulation und Gewebeoxygenierung erzielbar.

Kleine, wiederholte Entnahmemengen von 50–100 ml sind zu bevorzugen, um eine überstürzte reaktive Anregung des erythropoetischen Systems zu vermeiden. Zur Anwendung ▶ Hypertonie (S. 547).

Akupunktur
Es findet sich kein spezifischer Wirknachweis bei pAVK. Akupunktur kann aber in einem **syndromgerichteten Therapiekonzept** angewandt werden. Hierbei werden konstitutionelle Aspekte, z. B. Fülle, Leber-Qi-Stagnation, therapiert.

Grenzen der Therapie
Bewegungstherapie und Lebensstilmodifikation einschließlich der Raucherentwöhnung sind die primären Therapieansätze bei pAVK. Adjuvant können erweiterte naturheilkundliche Verfahren und Phytotherapie sowie die konventionelle Arzneimitteltherapie angewendet werden.

> **Therapeutische Empfehlung**
> Bei Progredienz und Stadium IV ist ein interventionelles bzw. chirurgisches Vorgehen indiziert.

> **Das kann der Patient selbst tun**
> Maßnahmen der Bewegungstherapie, Ernährungstherapie, Hydrotherapie und, ergänzend, der Phytotherapie können selbstständig durchgeführt werden.

32.6 Herzinsuffizienz

Bei Herzinsuffizienz kann das Herz die Gewebe nicht mehr mit genügend Blut und damit genügend Sauerstoff versorgen, um den Gewebestoffwechsel in Ruhe oder unter Belastung sicherzustellen. Zwischen dem 65. und 75. Lebensjahr leiden 2–5 % der Bevölkerung, bei über 80-Jährigen fast 10 % unter Herzinsuffizienz. Im pathophysiologischen Verständnis werden das mechanische systolische Pumpversagen, die periphere Vasokonstriktion und die diastolische Relaxationsstörung des Ventrikels als wesentlich für die Syndromatik der Herzinsuffizienz erachtet.

Prävention
Die Prävention der Herzinsuffizienz beinhaltet die Therapie der **zugrunde liegenden kardialen Erkrankung**, meist koronare Herzerkrankung und arterielle Hypertonie.

Hydro-, Balneo-, Thermotherapie
In der Behandlung der Herzinsuffizienz haben sich ausgewählte hydrotherapeutische Anwendungen als sehr wirksam erwiesen. Die physikalisch vermittelte Vasodilatation unterstützt die medikamentöse Vasodilatation (ACE-Hemmer) sehr sinnvoll.

Bäder
In Studien wurde nachgewiesen, dass selbst bei schwerer Herzinsuffizienz (NYHA III–IV) moderate warme Dampfbäder und Biosauna sowie Sitzvollbäder (Herzbad) eine Reihe günstiger klinischer Wirkungen erzielen können [27, 63]. Durch periphere Vasodilatation, Reduzierung der Herzarbeit und Verbesserung der Gefäßendothelfunktion verbessern sich Ejektionsfraktion, Funktionsklasse und Beschwerden.

Spezifisch anwendbar bei Herzinsuffizienz sind **Kohlendioxidbäder**, die den peripheren Kreislaufwiderstand durch Weitstellung der Kapillargefäße senken. Durch thermorezeptorisch verzögerte Kältegegenregulation entsteht ferner eine leichte Hypothermie, die bei bradykarder Pulsfrequenz den myokardialen Sauerstoffbedarf absenkt. Eine Anwendung ist insbesondere bei gleichzeitig bestehender pAVK sinnvoll.

Kohlendioxidbäder erfolgen seriell kurortgebunden bzw. kurmäßig in serieller Anwendung von 2 bis zu mehreren Wochen, mehrmals wöchentl.

Kneipp-Therapie
Auch eine serielle Kneipp-Therapie unter Nutzung von ansteigenden Armbädern sowie Kaltreizen (reaktive Erwärmung!) mit wechselwarmen Güssen und Brustwickeln ist bei Herzinsuffizienz NYHA II–III wirksam [36]. Hydrotherapie verbessert die kardiale autonome Funktionslage.

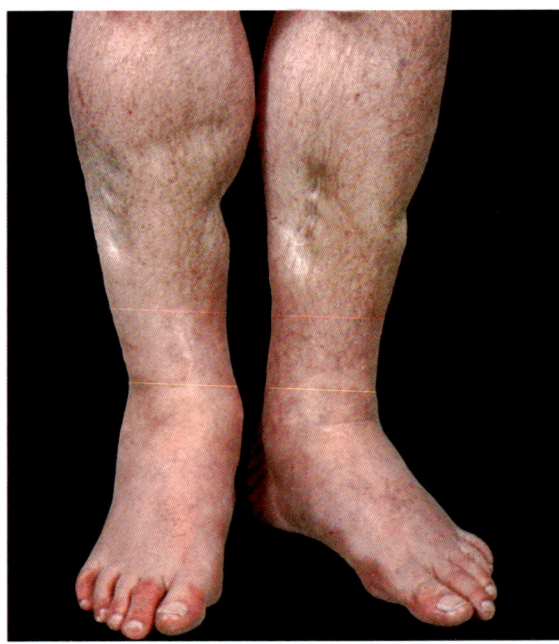

▶ **Abb. 32.10** Dekompensierte Herzinsuffizienz: ausgeprägte Unterschenkel- und Knöchelödeme.

> **Cave**
>
> Konventionelle Vollbäder sind wegen der immersionsbedingten zusätzlichen kardialen Belastung zu vermeiden. Eine Ganzkörperimmersion entspricht einer Belastung von 50–75 W.

Atemtherapie

Verschiedene Atemtherapieformen haben sich in der Behandlung der Herzinsuffizienz als wirksam erwiesen. Durch bewusst langsame Atemfrequenzen mittels **Yoga-Atemtechniken**, d.h. 6 Atemzüge pro Minute, konnten die Leistungsfähigkeit und Sauerstoffversorgung verbessert und klinisch eine Dyspnoe verringert werden.

Atemtherapien können auch reflektorische Prinzipien sinnvoll einbeziehen (reflektorische Atemtherapie).

> **Therapeutische Empfehlung**
>
> Selbst durchführbare Atemtechniken sollten mehrmals tägl. geübt werden; geführte Atemtherapie ist nach Verordnung und Ressourcen tägl. oder mehrmals wöchentl. seriell durchzuführen.

Reflektorische Verfahren

Massagen

Bei Vorliegen entsprechender Befunde in der Bindegewebsdiagnostik kann durch Bindegewebs-, Schröpfkopf- oder Bürstenmassagen gegebenenfalls eine Dyspnoe gelindert werden. Darüber hinaus können Massagen antiödematöse, diuretische Effekte erzielen.

Bei beginnend chronifizierten Ödemen können Lymphdrainagen zur Entstauung eingesetzt werden.

Zur Anwendung ▶ Kap. 15 Massagetherapie.

Manuelle Therapie

Sie kann allenfalls ergänzend und probatorisch angewendet werden, Neuraltherapie kann bei deutlicher Sympathikotonie und relevanten vorliegenden Störfeldern (z.B. Schilddrüse) probatorisch erfolgen.

Bewegungstherapie

Leichtes Ausdauertraining über 20–30 Min., wöchentl. 3–5-mal, ist anzustreben. Die Ermittlung der optimalen Bewegungsintensität sollte durch **Laktatbestimmung** unter Belastung bzw. Spiroergometrie erfolgen.

Ernährungstherapie

Mediterrane Vollwerternährung, Fastentage

Neben der mediterranen Vollwerternährung als grundsätzlicher Ernährung sind die Teilfasten- oder Entlastungstage als weiteres antiödematöses und kardial entlastendes Therapieprinzip von Bedeutung. Patienten können selbstständig z.B. 1-mal wöchentl. einen Reis- oder Obsttag durchführen.

Stationäres Heilfasten

Bei stabilen und langsam progredienten Formen kann stationäres Heilfasten zur raschen Rekompensation und Stabilisierung beitragen.

> **Cave**
>
> Aufgrund der diuretischen Wirkungen des Fastens ist die Dosierung der Diuretika zu reduzieren, sonst besteht die Gefahr der Hyponatriämie.

Ausleitende Verfahren

Bei Rechtsherzinsuffizienz und Cor pulmonale ist ein **Aderlass** (ca. 150–300 ml) eine mögliche Therapieoption. Er wird ca. 3-mal in 2 Wochen unter Hb-Kontrolle wiederholt.

Phytotherapie

Weißdornextrakte aus Blättern mit Blüten wirken positiv inotrop und dromotrop, negativ bathmotrop und verbessern experimentell die Koronardurchblutung bei Senkung des peripheren Gefäßwiderstands. In klinischen Studien zeigte sich eine Verbesserung der Beschwerden, der Lebensqualität und der anaeroben Schwelle bei NYHA I–II, zudem eine antiarrhythmische und parasympathikotone Wirkung (▶ Kap. 12 Phytotherapie). Erforderlich ist eine **Langzeitanwendung** mit tägl. Zufuhr von 900 mg als Add-on-Therapie zur Standardtherapie.

> **Therapeutische Empfehlung**
>
> Bei älteren Patienten mit Herzinsuffizienz konnte in einer randomisierten Studie durch eine Medikation mit **Multivitaminen und Spurenelementen** eine relevante klinische Verbesserung erzielt werden [66]. Dies ist nur indiziert, wenn keine adäquate Ernährung möglich ist.

Akupunktur

In ersten Studien zur Akupunktur bei Herzinsuffizienz zeigte sich eine Verbesserung von Dyspnoe-Beschwerden nach Akupunktur [41]. Durchgeführt wird eine Akupunkturserie mit 10 Behandlungen, wöchentl. oder alle 2 Wochen 1 Behandlung.

Grenzen der Therapie

Hydrotherapie, Atemtherapie und Phytotherapie sind als primäre adjuvante Therapien regelhaft begleitend einsetzbar. Die erweiterten Naturheilverfahren kommen befundabhängig fakultativ zum Einsatz.

Die naturheilkundliche Therapie ist ausschließlich **adjuvant** und kann die medikamentöse bzw. interventionelle Therapie nicht ersetzen.

❗ Das kann der Patient selbst tun

Hydrotherapie, Heliotherapie, Bewegungstherapie und Ernährungstherapie können selbstständig angewendet werden.

32.7 Chronisch venöse Insuffizienz (CVI)

Als wesentliche pathophysiologische Grundlage der CVI gelten die **venöse und kapilläre Hypertonie** durch die Insuffizienz der Venenklappenmechanismen und die Insuffizienz der zusätzlichen Pumpmechanismen.

Die Einteilung der CVI erfolgt hinsichtlich hämodynamischer, morphologischer und klinischer Aspekte:
- **Grad 1**: Phlebödem
- **Grad 2**: zusätzlich trophische Störungen (z. B. Dermatoliposklerose, Pigmentveränderungen, weiße Atrophie)
- **Grad 3**: Ulcus cruris venosum

Prävention

Regelmäßige Bewegung und Vermeidung monotoner Steh- oder Sitzhaltungen sind vorrangig.

Bewegungstherapie

Basistherapie ist das intensivierte kontrollierte **Gehtraining**. Gegebenenfalls sollte zudem eine physiotherapeutische Mobilisierung unter besonderer Beachtung der Sprunggelenkbeweglichkeit erfolgen

Physikalische Therapie

Kompressionstherapie

Die medizinische Kompressionstherapie ist Grundlage der nicht invasiven Therapie und kann allein bzw. in Kombination mit anderen Strategien angewendet werden. Ihre Hauptwirkung entfaltet sie bei Aktivierung der Muskel-Gelenk-Pumpen, die Patienten sollen deshalb zu **regelmäßigem Gehen** aufgefordert werden. Wechsel- und Dauerverbände sowie medizinische Kompressionsstrümpfe (Klasse II oder III) können verwendet werden.

> **Cave**
>
> Arterielle Durchblutungsstörungen im Anwendungsbereich müssen im Rahmen der Indikationsstellung als Kontraindikationen für die Kompressionstherapie berücksichtigt werden (nach Schweregrad relativ bzw. absolut). Dies gilt auch für ihre Anwendung bei peripheren Neuropathien mit Verminderung der Sensibilität.

Hydrotherapie

Kalte Güsse (Kniegüsse, Schenkelgüsse) sowie Wassertreten sind geeignet und können auch selbst durchgeführt werden.

> **Cave**
>
> Heiße Fußbäder und Sauna sind kontraindiziert.

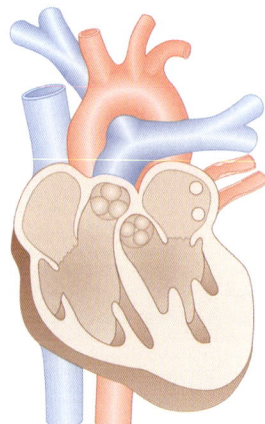

Rechtsherzinsuffizienz

Rückwärtsversagen
Folgen der Stauung vor dem rechten Herzen
– Rückstau in den großen Kreislauf
– Venenstauung
  (sichtbar an Hals und Zungengrund)
– Gewichtszunahme
– Ödeme, Anasarka
– Pleuraerguss
– Hepatomegalie
– gastrointestinale Stauung
– Aszites

Vorwärtsversagen
(z. B. akute Lungenembolie)
Symptomatik identisch mit Linksherz-Vorwärtsversagen

Linksherzinsuffizienz

Rückwärtsversagen
Folgen der Stauung vor dem linken Herzen
– Rückstau in die Lunge
– Dyspnoe
– anfangs Orthopnoe
– später Ruhedyspnoe
– Husten
– Asthma cardiale
– Lungenödem

Vorwärtsversagen
Folgen eines kleinen Herzzeitvolumens
– Leistungsminderung
– körperliche Schwäche
– zerebrale Funktionsstörungen
– periphere Zyanose
– Beeinträchtigung peripherer Organfunktionen
  (Nieren, Leber usw.)

▶ **Abb. 32.11** Chronische Herzinsuffizienz: Symptomatik.

Auflagen

Symptomatische Varicosis sowie oberflächliche Thrombophlebitiden können mit kühlend und entzündungshemmend wirkenden lokalen **Quarkauflagen**, 1–3-mal tägl., behandelt werden. Gleichermaßen geeignet sind **Heilerdeauflagen**, 1-mal tägl.

Für die Behandlung venöser Ulzera wurden in Studien gute Resultate mit **Honigauflagen** erzielt.

Reflektorische Verfahren
Massage

Häufig finden sich typische Bindegewebszonen bei CVI. Diese können durch Bindegewebs-, Bürsten- oder Schröpfkopfmassage behandelt werden.

Lymphdrainage

Sie ergänzt die periphere Entstauung und kann im Rahmen der komplexen Entstauungstherapie insbesondere bei ausgeprägten Ödemen oder gemischten phlebolymphostatischen chronischen Ödemformen sinnvoll verwendet werden.

Phytotherapie

Rosskastaniensamen (▶ Abb. 32.12) wirkt antiexsudativ und gefäßabdichtend. Eine symptomlindernde Wirkung wurde in zahlreichen Studien belegt (z. B. 2-mal tägl. 250 mg Extrakt; [32]).

Ausleitende Verfahren

Die **Blutegeltherapie** kann lokal zur symptomatischen Therapie bei CVI eingesetzt werden.

> **Therapeutische Empfehlung**
> Patienten sind darauf hinzuweisen, dass keine kosmetische Wirkung erzielt wird, jedoch – nach Ergebnissen zweier Studien – häufig symptomatische Linderung eintritt.

Unter Beachtung der Kontraindikationen werden 6–10 Blutegel im Venenverlauf paravenös angesetzt (▶ Kap. 27 Ausleitende Verfahren).

Eine Wiederholung ist nach 4–8 Wochen möglich.

Beim **Ulcus cruris venosum** werden im osteuropäischen Raum empirisch 2–4 Blutegel in proximaler Umgebung angesetzt.

> **Cave**
> Blutegel nicht direkt über der Vene anlegen, da sonst eine unkontrollierbare Sickerblutung möglich ist.

Grenzen der Therapie

Die naturheilkundliche Therapie in Form von Hydro- und Bewegungstherapie sollte als primäre Therapie eingesetzt werden. Bei schweren Formen der venösen Insuffizienz kann sie begleitend angewendet werden. Die erweiterten naturheilkundlichen Verfahren haben ergänzenden Charakter.

> **Das kann der Patient selbst tun**
> Hydro- und Bewegungstherapie können selbstständig durchgeführt werden.

Literatur

[1] **Astin JA, Shapiro SL, Eisenberg DM et al.:** Mind-body medicine: state of the science, implications for practice. J Am Board Fam Med. 2003; 16(2): 131–147.

[2] **Ackermann RT, Mulrow CD, Ramirez G et al.:** Garlic shows promise for improving some cardiovascular risk factors. Arch Intern Med. 2001; 161(6): 813–824.

[3] **Benson H:** The Wellness book. Mind-Body Medicine. New York: Fireside; 1999.

[4] **Bernardi L, Spadacini G, Bellwon J et al.:** Effect of breathing rate on oxygen saturation and exercise performance in chronic heart failure. Lancet. 1998; 351(9112): 1308–1311.

[5] **Blumenthal JA, Jang W, Babyak MA et al.:** Stress management and exercise training in cardiac patients with myocardial ischemia. Arch Intern Med. 1997; 157: 2213–2223.

[6] **Blumenthal JA, Sherwood A, Babyak MA et al.:** Effects of exercise and stress management training on markers of cardiovascular risk in patients with ischemic heart disease: a randomized controlled trial. JAMA. 2005; 293(13): 1626–1634.

[7] **Bonaa KH, Njolstad I, Ueland PM et al.:** Homocysteine lowering and cardiovascular events after myocardial infarction. N Engl J Med. 2006; 354: 1578–1588.

[8] **Budde T:** Kardiovaskuläre Erkrankungen, Koronare Herzerkrankungen. In: Dobos GJ, Deuse U, Michalsen A (Hrsg.): Chronische Erkrankungen integrativ. München: Elsevier; 2006.

[9] **Castillo-Richmond A, Schneider RH, Alexander CN et al.:** Effects of stress reduction on carotid atherosclerosis in hypertensive African Americans. Stroke. 2000; 31(3): 568–573.

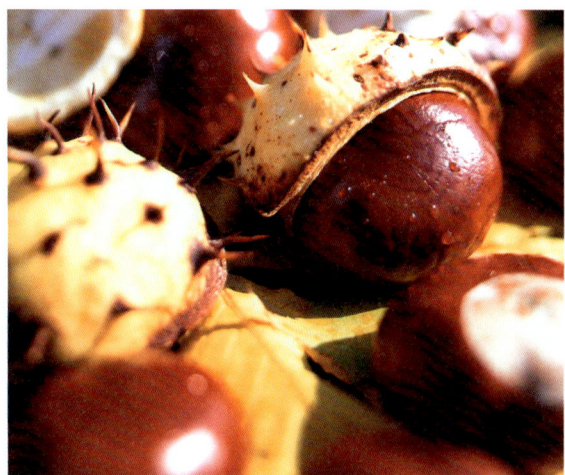

▶ Abb. 32.12 Rosskastanie (Aesculus hippocastanum).

[10] **de Felice M, Gallo P, Masotti G:** Current therapy of peripheral artery disease. The non-surgical approach. Angiology. 1990; 1: 1–11.

[11] **de Lorgeril M, Salen P, Martin JL et al.:** Mediterranean diet, traditional risk factors, and the rate of cardiovascular complications after myocardial infarction: final report of the Lyon Diet Heart Study. Circulation. 1999; 99(6): 779–785.

[12] **Ernst E, Kollar L, Matrai A:** A placebo-controlled double blind study of hemodilution in peripheral artery disease. Lancet. 1987; 2: 1449–1451.

[13] **Esch T, Stefano GB, Fricchione GL et al.:** The role of stress in neurodegenerative diseases and mental disorders. Neuro Endocrinol Lett. 2002; 23(3): 199–208.

[14] **Esch T, Duckstein J, Welke J et al.:** Mind/body techniques for physiological and psychological stress reduction: Stress management via Tai Chi training – a pilot study. Med Sci Monit. 2007; 13(11): CR488–497.

[15] **Ferrara LA, Raimondi AS, d'Episcopo L et al.:** Olive oil and reduced need for antihypertensive medications. Arch Intern Med. 2000; 160(6): 837–842.

[16] **Fields JZ, Walton KG, Schneider RH et al.:** Effect of a multimodality natural medicine program on carotid atherosclerosis in older subjects: a pilot trial of Maharishi Vedic Medicine. Am J Cardiol. 2002; 89(8): 952–958.

[17] **Gazella K:** Bringing mindfulness to medicine: an interview with Jon Kabat-Zinn, PhD. Adv Mind Body Med. 2005; 21(2): 22–27.

[18] **Ghayur MN, Gilani AH:** Ginger lowers blood pressure through blockade of voltage-dependent calcium channels. J Cardiovasc Pharmacol. 2005; 45(1): 74–80.

[19] **Grossman P, Niemann L, Schmidt S et al.:** Mindfulness-based stress reduction and health benefits. A meta-analysis. J Psychosom Res. 2004; 57(1): 35–43.

[20] **Gutenbrunner C, Hildebrandt G:** Handbuch der Balneologie und medizinischen Klimatologie. Berlin: Springer; 1998: 394ff.

[21] **Hambrecht R, Walther C, Möbius-Winkler S et al.:** Percutaneous coronary angioplasty compared with exercise training in patients with stable coronary artery disease: a randomized trial. Circulation. 2004; 109(11): 1371–1378.

[22] **Hufelandgesellschaft e. V. (Hrsg.):** Hufeland-Leistungsverzeichnis der besonderen Therapierichtungen. 5. Aufl. Stuttgart: Haug; 2005.

[23] **Institut für Demoskopie Allensbach:** Allensbacher Berichte. Allensbach: 2000.

[24] **Irie H, Tatsumi T, Takamiya M et al.:** Carbon dioxide-rich water bathing enhances collateral blood flow in ischemic hindlimb via mobilization of endothelial progenitor cells and activation of NO-cGMP system. Circulation. 2005; 111(12): 1523–1529.

[25] **Jayasinghe SR:** Yoga in cardiac health (a review). Eur J Cardiovasc Prev Rehabil. 2004; 11(5): 369–375.

[26] **Joseph CN, Porta C, Casucci G et al.:** Slow breathing improves arterial baroreflex sensitivity and decreases blood pressure in essential hypertension. Hypertension. 2005; 46(4): 714–718.

[27] **Kihara T, Biro S, Imamura M et al.:** Repeated sauna treatment improves vascular endothelial and cardiac function in patients with chronic heart failure. J Am Coll Cardiol. 2002; 39: 754–759.

[28] **Kris-Etherton P, Eckel RH, Howard BV et al.:** AHA Science Advisory: Lyon Diet Heart Study. Benefits of a Mediterranean-style, National Cholesterol Education Program/American Heart Association Step I Dietary Pattern on Cardiovascular Disease. Circulation. 2001; 103(13): 1823–1825.

[29] **Lee MS, Pittler MH, Guo R et al.:** Qigong for hypertension: a systematic review of randomized clinical trials. J Hypertens. 2007a; 25(8): 1525–1532.

[30] **Lee MS, Pittler MH, Taylor-Piliae RE et al.:** Tai chi for cardiovascular disease and its risk factors: a systematic review. J Hypertens. 2007b; 25(9): 1974–1975.

[31] **Liebson PR:** Women's Health Initiative (WHI) Dietary Trial and Norwegian Vitamin Trial (NORVIT). Prev Cardiol. 2006; 9(3): 178–182.

[32] **Loew D, Habs M, Klimm HD et al.:** Chronische Veneninsuffizienz. In: Phytopharmaka Report. 2. Aufl. Darmstadt: Steinkopff; 1999: 103–112.

[33] **Lützner H:** Fasten/Fastentherapie: Grundlagen und Methodik. In: Bühring M, Kraft K, Matthiessen PF et al. (Hrsg.): Naturheilverfahren und Unkonventionelle Medizinische Richtungen. (Springer Loseblatt Systeme) Berlin, Heidelberg: Springer; 1998:1–26.

[34] **Maron DJ, Lu GP, Cai NS et al.:** Cholesterol-lowering effect of a theaflavin-enriched green tea extract: a randomized controlled trial. Arch Intern Med. 2003; 163(12): 1448–1453.

[35] **Melzer J, Brignoli R, Diehm C et al.:** Treating intermittent claudication with Tibetan medicine Padma 28: does it work? Atherosclerosis. 2006; 189(1): 39–46.

[36] **Michalsen A, Ludtke R, Buhring M et al.:** Thermal hydrotherapy improves quality of life and hemodynamic function in patients with chronic heart failure. Am Heart J. 2003; 146(4): E11.

[37] **Michalsen A, Grossman P, Lehmann N et al.:** Psychological and quality of life outcomes from a comprehensive stress reduction and lifestyle program in patients with coronary artery disease: results of a randomised trial. Psychother Psychosom. 2005; 74: 344–352.

[38] **Michalsen A, Hoffmann B, Moebus S et al.:** Incorporation of fasting therapy in an integrative medicine ward: evaluation of outcome, safety, and effects on lifestyle adherence in a large prospective cohort study. J Altern Complement Med. 2005b; 11(4): 601–607.

[39] **Michalsen A, Paul A, Knoblauch N et al.:** Umsetzung und Wirksamkeit einer integrativen Lebensstilmodifiaktion bei Koronarkranken im Zeitalter der interventionellen Kardiologie. EHK. 2005c; 54: 703–711.

[40] **Michalsen A, Knoblauch N, Lehmann N et al.:** Effects of Lifestyle Modification on the Progression of Coronary Atherosclerosis, Autonomic Function and Angina – The Role of GNB3 C825T Polymorphism. Am Heart J. 2006; 151(4): 870–877.

[41] **Middlekauff HR:** Acupuncture in the treatment of heart failure. Cardiol Rev. 2004; 12(3): 171–173.

[42] **Middlekauff HR, Hui K, Yu JL et al.:** Acupuncture inhibits sympathetic activation during mental stress in advanced heart failure patients. J Card Fail. 2002; 8(6): 399–406.

[43] **Miller ER, Erlinger TP, Appel LJ:** The effects of macronutrients on blood pressure and lipids: an overview of the DASH and OmniHeart trials. Curr Atheroscler Rep. 2006; 8(6): 460–465.

[44] **Miller JJ, Fletcher K, Kabat-Zinn J:** Three-year follow-up and clinical implications of a mindfulness meditation-based

stress reduction intervention in the treatment of anxiety disorders. Gen Hosp Psychiatry. 1995; 17(3): 192–200.

[45] **Mozaffarian D:** Fish, n-3 fatty acids, and cardiovascular haemodynamics. J Cardiovasc Med (Hagerstown). 2007; 8(Suppl 1): 23–26.

[46] **Müller H, Wilhelmi de Toledo F, Schuck P et al.:** Blutdrucksenkung durch Fasten bei adipösen und nichtadipösen Hypertonikern. Perfusion. 2001: 108–112.

[47] **Ornish D, Brown SE, Scherwitz LW et al.:** Can lifestyle changes reverse coronary heart disease? The Lifestyle Heart Trial. Lancet. 1990; 336(8708): 129–133.

[48] **Ornish D, Scherwitz LW, Billings JH et al.:** Intensive lifestyle changes for reversal of coronary heart disease. JAMA. 1998; 280(23): 2001–2007.

[49] **Peper E:** Evaluation der Effekte und Erfolge von stationären Heilfastenmaßnahmen. Frankfurt/M: Peter Lang; 1999.

[50] **Peper E, Rogner J, Hettwer H:** Veränderungen während des stationären Heilfastens gemessen am Gewicht/ Body-Mass-Index, Blutdruck und Medikamentenbedarf. DRV-Schriften. 1998; 11: 502–503.

[51] **Raub JA:** Psychophysiologic effects of Hatha Yoga on musculoskeletal and cardiopulmonary function: a literature review. J Altern Complement Med. 2002; 8(6): 797–812.

[52] **Rozanski A, Blumenthal JA, Davidson KW et al.:** The epidemiology, pathophysiology, and management of psychosocial risk factors in cardiac practice: the emerging field of behavioral cardiology. J Am Coll Cardiol. 2005; 45(5): 637–651.

[53] **Salonen JT, Tuomainen TP, Salonen R et al.:** Donation of blood is associated with reduced risk of myocardial infarction. The Kuopio Ischaemic Heart Disease Risk Factor Study. Am J Epidemiol. 1998; 148(5): 445–451.

[54] **Savin E, Bailliart O, Bonnin P et al.** Vasomotor effects of transcutaneous CO_2 in stage II peripheral occlusive arterial disease. Angiology. 1995; 46(9): 785–791.

[55] **Schneider RH, Staggers F, Alxander CN et al.:** A randomised controlled trial of stress reduction for hypertension in older African Americans. Hypertension. 1995; 26(5): 820–827.

[56] **Schneider RH, Alexander CN, Staggers F et al.:** Long-term effects of stress reduction on mortality in persons > or = 55 years of age with systemic hypertension. Am J Cardiol. 2005; 95(9): 1060–1064.

[57] **Schubmann R, Graban I, Hölz G et al.:** Ergebnisqualität stationärer Rehabilitation bei Patienten mit Adipositas. Deutsche Rentenversicherung. 1997; 9: 1–22.

[58] **Shapiro D, Hui KK, Oakley ME et al.:** Reduction in drug requirements for hypertension by means of a cognitive-behavioral intervention. Am J Hypertens. 1997; 10(1): 9–17.

[59] **Taubert D, Roesen R, Lehmann C et al.:** Effects of low habitual cocoa intake on blood pressure and bioactive nitric oxide: a randomized controlled trial. JAMA. 2007a; 298(1): 49–60.

[60] **Taubert D, Roesen R, Schomig E:** Effect of cocoa and tea intake on blood pressure: a meta-analysis. Arch Intern Med. 2007b; 167(7): 626–634.

[61] **Taylor-Piliae RE:** Tai Chi as an adjunct to cardiac rehabilitation exercise training. J Cardiopulm Rehabil. 2003; 23(2): 90–96.

[62] **Taylor-Piliae RE, Froelicher ES:** Effectiveness of Tai Chi exercise in improving aerobic capacity: a meta-analysis. J Cardiovasc Nurs. 2004; 19(1): 48–57.

[63] **Tei C, Horikiri Y, Park JC et al.:** Acute hemodynamic improvement by thermal vasodilation in congestive heart failure. Circulation. 1995; 91: 2582–2590.

[64] **Voukelatos A, Cumming RG, Lord SR et al.:** A randomized, controlled trial of tai chi for the prevention of falls: the Central Sydney tai chi trial. J Am Geriatr Soc. 2007; 55(8): 1185–1191.

[65] **Whleton SP, Ashley C, Xin X et al.:** Effect of aerobic exercise on blood pressure: a meta-analysis of randomized controlled trials. Ann Intern Med. 2002; 136: 493–503.

[66] **Witte KK, Nikitin NP, Parker AC et al.:** The effect of micronutrient supplementation on quality-of-life and left ventricular function in elderly patients with chronic heart failure. Eur Heart J. 2005; 26(21): 2238–2244.

[67] **Yang YC, Lu FH, Wu JS et al.:** The protective effect of habitual tea consumption on hypertension. Arch Intern Med. 2004; 164(14): 1534–1540.

[68] **Yang Y, Verkuilen JV, Rosengren KS et al.:** Effect of combined Taiji and Qigong training on balance mechanisms: a randomized controlled trial of older adults. Med Sci Monit. 2007; 13(8): CR339–448.

[69] **Zacharski LR, Chow BK, Howes PS et al.** Reduction of iron stores and cardiovascular outcomes in patients with peripheral arterial disease. JAMA 2007; 297: 603–610.

33 – Gastroenterologische Erkrankungen

Roman Huber

33.1	Einführende Hinweise	556	33.6 Erkrankungen der Gallenwege	567
33.2	Schleimhauterkrankungen von Mund und Rachen	557	33.7 Erkrankungen des Pankreas	568
			33.8 Reizdarmsyndrom (RDS)	570
33.3	Erkrankungen der Speiseröhre	559	33.9 Akute Gastroenteritis	572
33.4	Erkrankungen des Magens und des Duodenums	560	33.10 Colitis ulcerosa (CU), Morbus Crohn (MC)	573
33.5	Erkrankungen der Leber	564	33.11 Hämorrhoiden	575

33.1 Einführende Hinweise

Komplementärmedizinische Verfahren werden bei Erkrankungen des gastroenterologischen Fachgebietes häufig eingesetzt. Die Hälfte der Patienten mit Magen-Darm-Beschwerden leidet an einer **funktionellen Störung**, d.h. es lässt sich kein pathologischer organischer Befund finden [13]. Die Maßnahmen der konventionellen Medizin sind bei diesen Störungen oft ineffektiv. Viele dieser Patienten suchen daher alternativ oder ergänzend nach komplementärmedizinischen Verfahren. Aber auch bei organischen Erkrankungen wie der chronischen Hepatitis C oder dem Morbus Crohn wenden Patienten, bei denen die konventionelle Therapie nicht ausreichend wirksam bzw. mit Nebenwirkungen behaf-

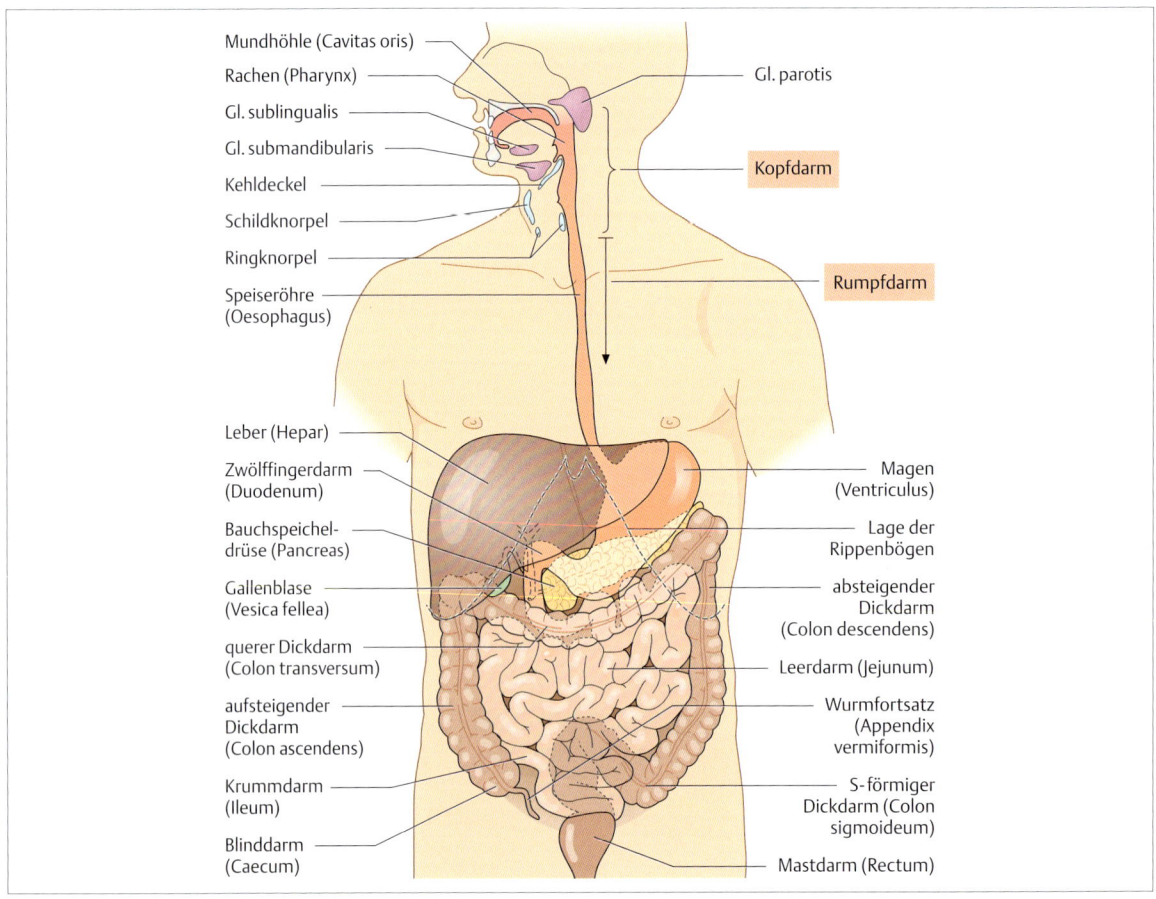

▶ Abb. 33.1 Verdauungsorgane.

tet ist, häufig komplementärmedizinische Therapien an [3, 14].

Von 100 konsekutiven Patienten der Abteilung Gastroenterologie und Hepatologie am Universitätsklinikum Freiburg gaben 58 % an, dass sie eine naturheilkundliche Beratung wünschen, 52 % gaben zudem an, wegen ihrer Erkrankung bereits Vorerfahrungen mit Naturheilverfahren zu haben [17]. Insbesondere Anwender der Phytotherapie berichteten hierbei über positive Erfahrungen. Der Phytotherapie kommt auch in der naturheilkundlich-gastroenterologisch ausgerichteten Praxis ein besonderer Stellenwert zu, der in dieser Übersicht berücksichtigt wird.

Neben der medizinischen **Indikation** spielen die körperliche Konstitution, die vegetative und psychische **Reagibilität** und die individuelle **biographische Situation** eine wesentliche Rolle, um bei chronisch Kranken die adäquate naturheilkundliche Therapie zu finden. Eine solchermaßen individuelle Therapie zielt bei funktionellen Störungen oft nicht primär auf die Symptombeseitigung, sondern möglicherweise zunächst darauf, das Selbstbewusstsein des Patienten, seine Körperwahrnehmung oder die Fähigkeit, innere Ruhe herzustellen, zu verbessern. Hierfür sind das therapeutische Gespräch und aktiv übende Verfahren von großer Bedeutung.

Durch die Herausforderung, das individuell Richtige zum richtigen Zeitpunkt zu tun, ist die Anwendung von Naturheilkunde mehr als eine Technik. Sie ist Heilkunde, die vom Arzt bzw. Therapeuten ganze Aufmerksamkeit und sein auf Wissen und Erfahrung gegründetes kreatives Potenzial fordert.

33.2
Schleimhauterkrankungen von Mund und Rachen

An der Mund- bzw. Rachenschleimhaut manifestieren sich virale und bakterielle Infekte, Aphthen oder Mukositiden, z. B. nach Chemotherapie. Sie präsentieren sich klinisch durch Schmerzen und Schluckbeschwerden.

Prävention
Zur Vorbeugung von Racheninfekten, wie auch im Blick auf Erkrankungen der oberen Atemwege (▶ S. 717), ist auf die **Vermeidung von Mundatmung** zu achten. Weiterhin können Racheninfekte durch Auskühlung ausgelöst werden, da pathogene Erreger im Rachen hierdurch bessere Wachstumsbedingungen haben.

> **T Therapeutische Empfehlung**
> Unterkühlungen sollten insbesondere bei Personen, die zu Racheninfekten neigen, vermieden werden.

Physikalische Therapie
Bewährt ist bei Infekten die Anwendung von warmen oder heißen Halswickeln (*Kartoffelwickel*, *Zitronenwickel*; ▶ Abb. 33.3).

Durchführung: ▶ Kap. 13 Hydro- und Thermotherapie.

Phytotherapie
Die mehrmalige tägl. Anwendung von Teemischungen zum Gurgeln hat sich bei Infekten bewährt. Je nach Stadium (beginnend, hochakut, abklingend) bzw. zur Prophylaxe kommen hierbei unterschiedliche therapeutische Prinzipien zum Einsatz (▶ Tab. 33.1).

Schleimhautprotektive Muzilaginosa in Kombination mit lokal wirkenden **Antiphlogistika** eignen sich zur Reizlinderung im beginnenden und akuten Stadium der Pharyngitis. Außer *Eibischwurzel* haben die in ▶ Tab. 33.1 genannten Pflanzen auch lokal antimikrobielle Effekte [47].

Gerbstoffhaltige Pflanzenzubereitungen haben sich infolge ihres adstringierenden Effektes im beginnenden und abklingenden Stadium sowie zur Prävention der Pharyngitis bewährt. Da sie selbst eine leichte Reizwirkung haben, sind sie im akuten Stadium weniger geeignet. Dies trifft insbesondere dann zu, wenn der Tee länger als 10 Min. angesetzt wurde und die Gerbstoffe so stärker gelöst sind. Bei **Aphthen** eignet sich konzentrierter Tee

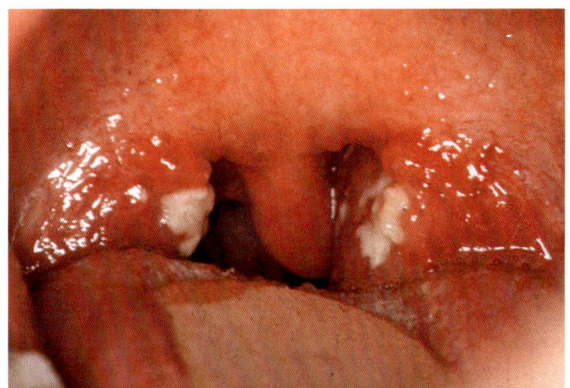

▶ Abb. 33.2   Akute Angina tonsillaris.

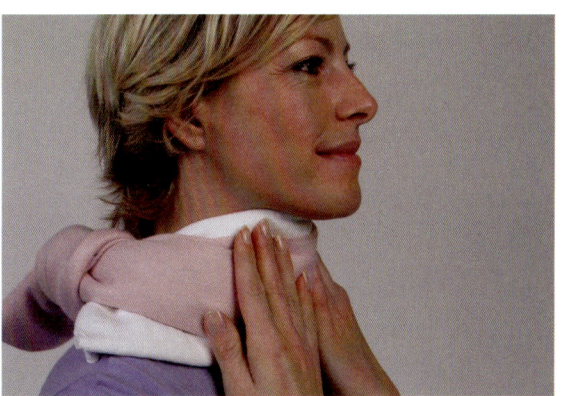

▶ Abb. 33.3   Heißer Kartoffelwickel.

33 Gastroenterologische Erkrankungen

▶ **Tab. 33.1** Differenzieller Einsatz von Phytotherapie bei Erkrankungen von Mund, Rachen und Speiseröhre.

Muzilaginosa	Antiphlogistika (lokal wirksam)	Adstringenzien
Eibischwurzel • Kaltmazerat • Fertigpräparate	Kamillenblüten • Infus • Fluidextrakt • Fertigpräparate	Salbeiblätter • Infus • Fluidextrakt
Isländisches Moos • Infus • Fertigpräparate	Ringelblumenblüten • Infus	Tormentillwurzelstock • Infus
	Süßholzwurzel • Infus	

aus Gerbstoffdrogen, der mehrmals täglich mit einem Wattestäbchen aufgetupft wird.

Zubereitung der Phytotherapeutika

- **Muzilaginosa**: wässriger Kaltauszug (Mazerat)
  - 1 gehäuften TL fein zerkleinerte Droge mit 1 Tasse (150 ml) kaltem Wasser übergießen, ca. 2 Std. ziehen lassen
  - abseihen, anwärmen und schluckweise über den Tag verteilt 2–3 Tassen trinken
- **Antiphlogistika** und **Adstringenzien**: Tee (Infus)
  - pro Tasse 1 gehäuften TL mit kochendem Wasser übergießen, 5–7 Min. abgedeckt ziehen lassen
  - abseihen, bei Verwendung von Ätherisch-Öl-Drogen Kondenstropfen am Deckel dazugeben

2–3 Tassen tägl. warm trinken bzw. zum Gurgeln verwenden

Kombinationsmöglichkeiten

Phytotherapie und physikalische Therapie können bei bakteriellen und viralen Infekten kombiniert werden.

Grenzen der Therapie

Gerbstoffhaltige Phytotherapeutika sollten bei akuten Schleimhautreizungen wegen ihres Reizeffektes nur begrenzt eingesetzt werden.

> **T Das kann der Patient selbst tun**
> Sowohl die angegebene physikalische als auch die Phytotherapie können vom Patienten selbst angewendet werden.

33.3 Erkrankungen der Speiseröhre

33.3.1 Refluxösophagitis

Zumindest gelegentlich leiden ca. 20 % der Bevölkerung westlicher Industrieländer an Symptomen einer Refluxösophagitis [13]. Hierbei kommt es durch den Übertritt von Magensäure zu einer **Schädigung der Ösophagusschleimhaut**. Als klinische Symptome werden insbesondere Sodbrennen, saures Aufstoßen und retrosternales Brennen angegeben.

Prävention und Allgemeinmaßnahmen

Folgende Maßnahmen verbessern die Symptome:
- leichte Hochlagerung des Oberkörpers bzw. Rechtsseitenlage im Schlaf
- Verzicht auf abendliche schwere und späte Mahlzeiten
- Vermeidung von Genussmitteln, welche die Säureproduktion anregen, z. B. Nikotin, Alkohol, Kaffee, scharfe Gewürze

Der Verschlussmechanismus des unteren Ösophagussphinkters, der bei der Erkrankung gestört ist, ist auch vom intraabdominellen Druck und dem anatomischen Winkel der Einmündung des Ösophagus in den Magen abhängig. Daher spielt eine Gewichtsabnahme bzw. Gewichtsoptimierung, die sich auf diese Faktoren auswirkt, sowohl in der Prävention als auch in der Therapie eine wichtige Rolle.

> **T Therapeutische Empfehlungen**
> - Die Dauertherapie mit einem **Protonenpumpeninhibitor (PPI)** ist in der Regel erfolgreich und für den Patienten bequem durchzuführen. Demgegenüber erfordern die Allgemeinmaßnahmen und die naturheilkundliche Therapie die Mitarbeit des Patienten und bringen Einschränkungen mit sich. Dies sollte mit den Patienten besprochen werden.
> - Einige Patienten sprechen auf die Gabe von PPI nur unzureichend an. Bei diesen zeigt der gastroskopische Befund trotz erheblicher Beschwerden oft kein eindeutiges organisches Korrelat. Häufig lässt sich eine vermehrte psychovegetative Anspannung eruieren. Insbesondere diese Patienten profitieren von Maßnahmen, welche die **psychovegetative Entspannungsfähigkeit** verbessern können. Hierzu zählen das therapeutische Gespräch, die Akupunktur, sedierende Phytotherapeutika (▶ Kap. 12 Phytotherapie), Medikamente der anthroposophischen Medizin, insbesondere aber auch aktiv übende Verfahren wie Entspannungsverfahren, Heileurythmie oder Qigong.

33.3 Erkrankungen der Speiseröhre

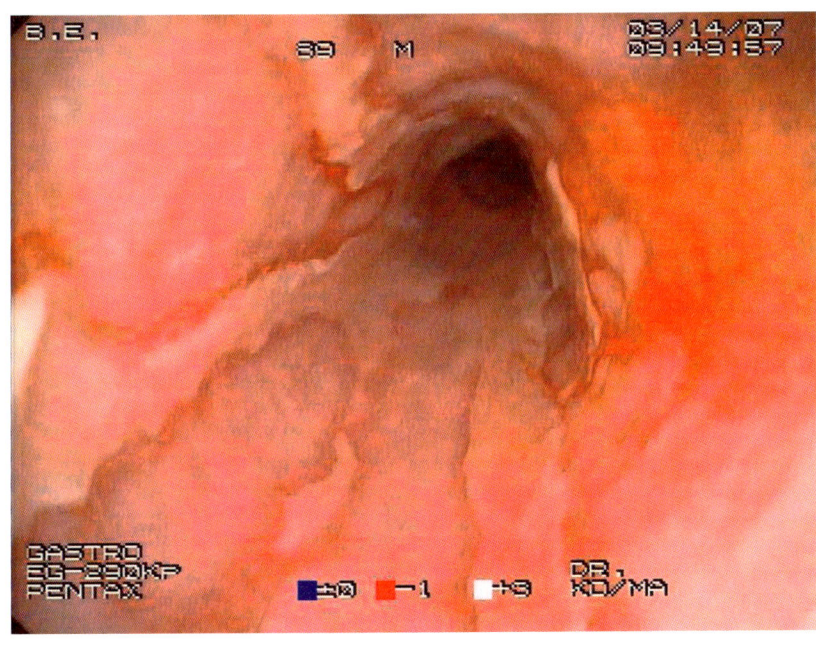

▶ **Abb. 33.4** Refluxösophagitis mit streifenförmigen, längsgerichteten Erosionen. Im Hintergrund erkennt man die Cardia.

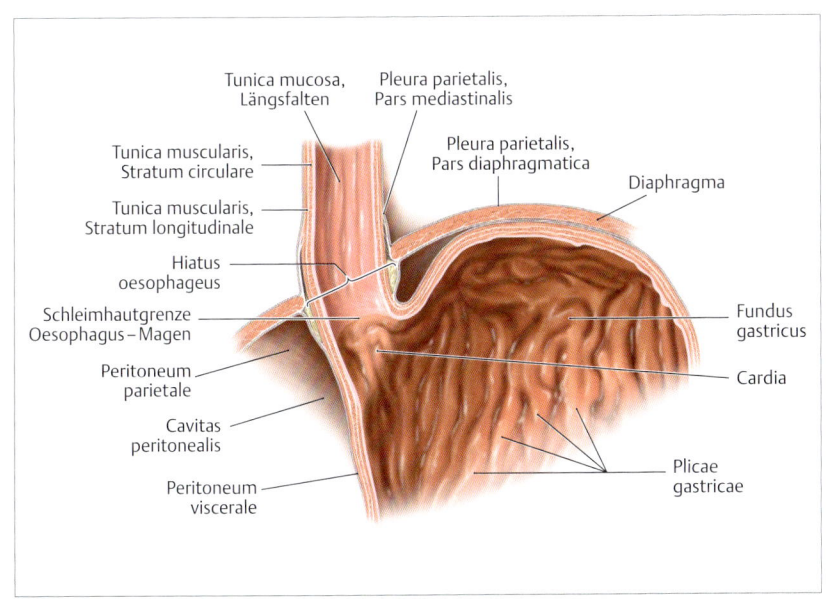

▶ **Abb. 33.5** Ösophagusausgang und -verschluss.

Ernährungstherapie

Unter Beachtung individueller Verträglichkeiten kann ein Therapieversuch mit basenreicher Kost (▶ Kap. 18 Ernährungstherapie) oder auch mit Schleimsuppen (▶ Abb. 33.6) aus Getreideschleimen, z. B. Haferschleim, 2–3 Tassen tägl., erfolgreich sein.

Phytotherapie

Hier werden, wie bei den Schleimhauterkrankungen von Mund und Rachen, lokal wirkende Antiphlogistika und Muzilaginosa angewendet (▶ Tab. 33.1), allerdings ausschließlich **zum inneren Gebrauch** und bei Bedarf in höherer Dosierung (bis zu 5 Tassen tägl.).

Zubereitung: ▶ Schleimhauterkrankungen von Mund und Rachen (S. 558).

33 Gastroenterologische Erkrankungen

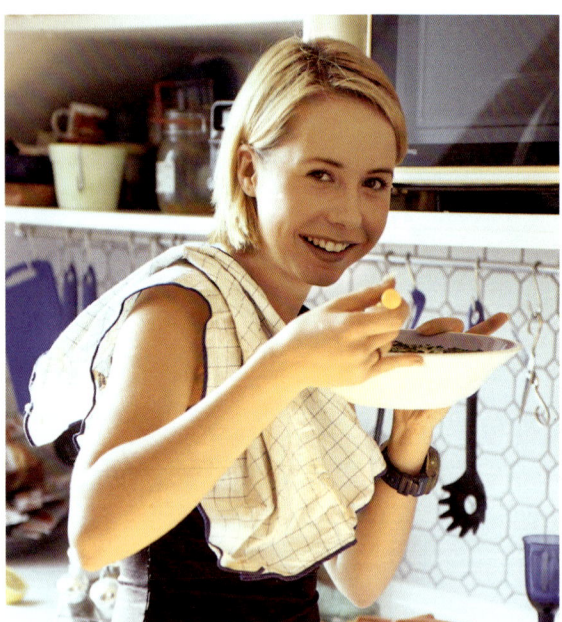

▶ **Abb. 33.6** Basenreiche Kost, wie z. B Schleimsuppen, kann helfen.

Cave

Pfefferminztee und Pfefferminzöl in nicht retardierten Zubereitungsformen verschlechtern wegen ihrer relaxierenden Wirkung auf den unteren Ösophagussphinkter bei den meisten Patienten die Symptomatik und sollten daher gemieden werden.

Teezubereitung bei Refluxbeschwerden bzw. hyperazider Gastritis (Beispiel)

Rp.	Matricariae flos
	Liquiritiae radix
	Foeniculi fructus aa ad 50,0
D. S.	1 TL der Mischung mit 1 Tasse kochendem Wasser überbrühen, 5 Min. ziehen lassen
	2–4 Tassen über den Tag verteilt schluckweise trinken

Kombinationsmöglichkeiten
Ernährungstherapie, Phytotherapie und psychisch wirksame Verfahren können miteinander kombiniert werden.

Grenzen der Therapie
Die naturheilkundliche Therapie wirkt meist schwächer als die konventionelle Therapie und muss sehr diszipliniert durchgeführt werden. Damit ist sie für Patienten ohne stärkere Eigenmotivation nur bedingt geeignet.

🅣 Das kann der Patient selbst tun
Ernährungstherapie, aktiv übende Verfahren und Phytotherapie können vom Patienten selbst angewendet werden.

33.4
Erkrankungen des Magens und des Duodenums

Klinisch stehen bei der Gastritis sowie bei den Ulzera des Magens und Duodenums Oberbauchschmerzen, Übelkeit und gelegentlich auch Erbrechen im Vordergrund. Während sich bei Gastritis und Ulcus ventriculi die Beschwerden durch Nahrungsaufnahme meist direkt verschlechtern, ist für das Ulcus duodeni der Spät-, Nacht- oder Nüchternschmerz typisch.

Da die meisten Ulzera auf dem Boden einer Helicobacter-pylori-(HP-)Infektion entstehen, ist die **Eradikation von HP durch Antibiotika nach gesichertem Nachweis** Therapie der Wahl. Sie hat bei Ulzera des Magens oder Duodenums eine hohe Erfolgsrate und eine nachhaltige Wirkung. Der Naturheilkunde bleiben die Problemfälle, d.h. Patienten mit HP-negativen Ulzera oder resistentem HP.

Bei der Gastritis sind die Erfolge einer HP-Eradikation bzw. der Behandlung mit PPI kaum gesichert; beim dyspeptischen Syndrom, d.h. funktionellen Oberbauchbeschwerden, die sich oft durch Völlegefühl und unspezifisches Unwohlsein im Oberbauch äußern, sind sie unbefriedigend.

🅣 Empfehlung
Für die Planung der naturheilkundlichen Therapie sollte zunächst festgestellt werden, ob eine Hyperazidität, eine Hyp- bzw. Anazidät, eine Motilitätsstörung oder eine psychosomatische Störung im Vordergrund stehen. Entsprechende Hinweise ergeben sich aus Anamnese, körperlicher Untersuchung und Endoskopie.

33.4.1 Hyperazide Gastritis
Für eine hyperazide Gastritis sprechen begleitendes Sodbrennen und Besserung der Beschwerden auf eine probatorische Therapie mit PPI.

Wird der PPI nicht vertragen oder abgelehnt, sind reizlindernde, spasmolytische Maßnahmen sinnvoll und können die Symptomatik bessern.

Prävention
Alkohol, Koffein und Nikotin sollten bei Neigung zur hyperaziden Gastritis weitgehend gemieden werden. Langsames Essen und sorgfältiges Einspeicheln der Nahrung sind hilfreich.

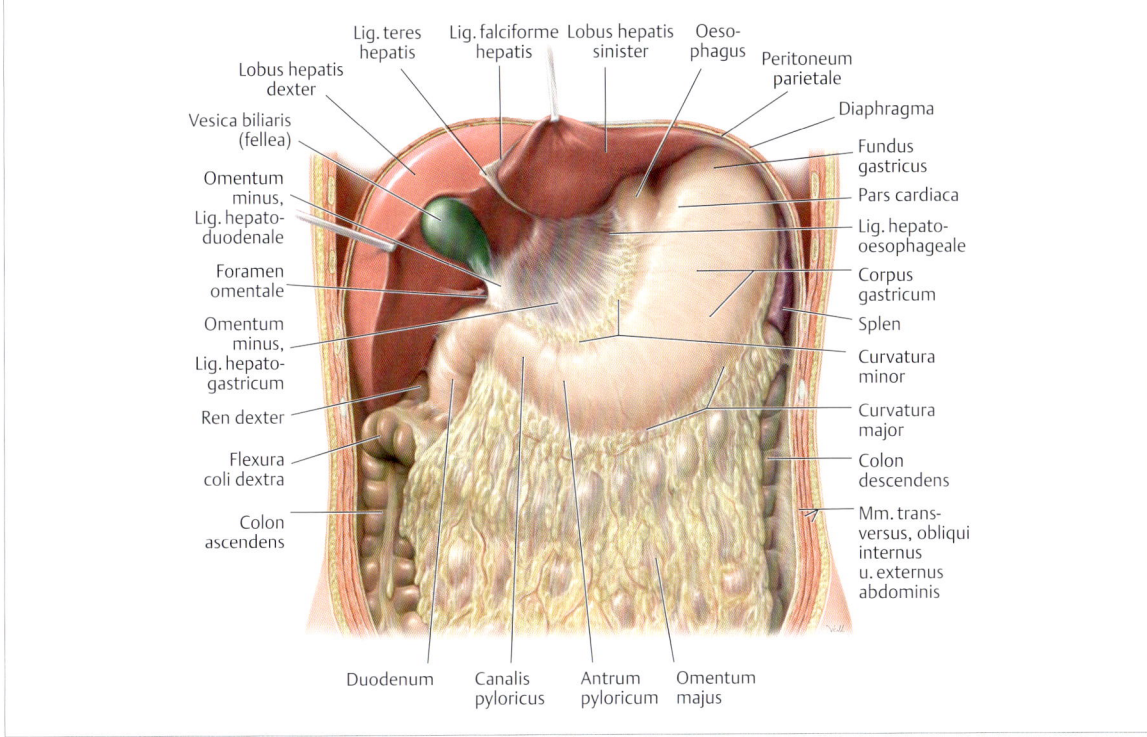

▶ Abb. 33.7　Magen und Duodenum.

Ernährungstherapie
Die Mahlzeiten sollten auf mehrere kleine Portionen verteilt werden.

Schleimstoffe (*Leinsamenschleim, Haferschleim*) wirken schleimhautprotektiv (s. o., Refluxösophagitis).

Physikalische Therapie
Hilfreich ist aufgrund ihrer spasmolytischen Wirkung die Anwendung äußerer Wärme nach Bedarf, z. B. als Wärmflasche auf den Oberbauch.

Intensiver noch wirken feuchtheiße Auflagen und Wickel, z. B. der *Heublumensack* (▶ Kap. 13 Hydro- und Balneotherapie).

Phytotherapie
Bei krampfartigen Schmerzen hat sich die Einnahme von **Spasmolytika** bewährt. Beispiele:
- Pulvis stomachicus cum Belladonna (Weleda; 4–6-mal tägl. 1 Messerspitze)
- *Tollkirschenwurzel, -blätter* (Tinktur, 3–4-mal tägl. 5 Tr. in Tee; ▶ Abb. 33.9)

Nebenwirkungen wie Mundtrockenheit, Pulsbeschleunigung und Akkommodationsstörung sind unter dieser Dosierung bei Erwachsenen nicht zu erwarten.

Daneben können antiphlogistisch wirkende Drogen (▶ Tab. 33.1) und Heilerde (4–6-mal tägl. ½ TL) eingesetzt werden. *Kamillenblüten* und *Süßholzwurzel* sind wegen ihrer spasmolytischen und antiphlogistischen Effekte besonders geeignet.

Zubereitung: ▶ Schleimhauterkrankungen von Mund und Rachen (S. 558).

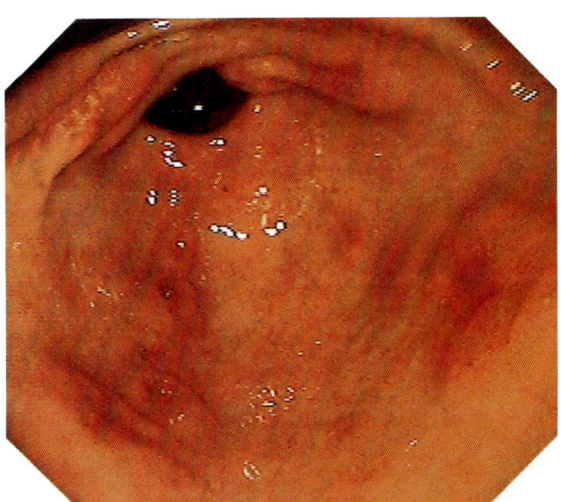

▶ Abb. 33.8　Gastritis: Im Hintergrund erkennt man die Pylorusöffnung, den oberen Bildrand bildet die Angulusfalte der kleinen Kurvatur; straßenförmig angeordnete, erhabene (komplette) Erosionen ziehen auf den Pylorus zu.

33 Gastroenterologische Erkrankungen

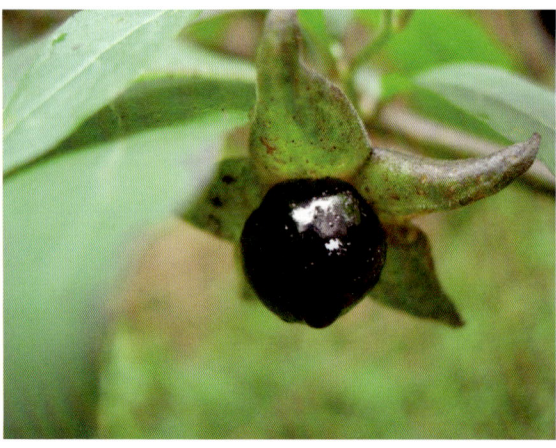

▶ **Abb. 33.9** Tollkirsche (Atropa belladona).

Kombinationsmöglichkeiten
Physikalische Therapie, Ernährungstherapie und Phytotherapie können miteinander kombiniert werden.

Grenzen der Therapie
Die naturheilkundliche Therapie wirkt bei Vorliegen einer stärkeren Übersäuerung schwächer als die konventionelle Therapie.

> **Cave**
> Süßholzwurzel sollte nicht länger als 4–6 Wochen angewendet werden.

> **🅃 Das kann der Patient selbst tun**
> Physikalische Therapie und Ernährungstherapie sowie Entspannungsverfahren können selbst angewendet werden, zudem *Kamillenblüten*, Heilerde und *Süßholzwurzel*.

33.4.2 Atrophische Gastritis
Eine Hypazidität bzw. atrophische Gastritis findet sich vor allem bei älteren Menschen: PPI helfen hier nicht. Typische Beschwerden sind Inappetenz und vermehrtes Völlegefühl, gelegentlich auch Schmerzen. Diese Beschwerden können erfahrungsgemäß durch **Tonika** gebessert werden.

Präventionsmöglichkeiten sind nicht bekannt.

Phytotherapie
Als Tonika kommen je nach Indikation sowie Vorerfahrungen der Patienten **reine Bittermittel**, **aromatische Bittermittel** oder **Bittermittel mit Scharfstoffen** zur Anwendung (▶ Tab. 33.2; [8]).

Bittermittel regen die Sekretion von Verdauungssekreten an und wirken appetitanregend und roborierend. Aromatische Bittermittel haben zudem spasmolytische, karminative (entblähende) oder antiphlogistische Begleiteffekte, scharfe Bittermittel regen die Peristaltik an.

Von den Tinkturen und Fertigpräparaten sind je nach Ausmaß der Beschwerden und Konstitution zwischen 2-mal tägl. 5 und 4-mal tägl. 40 Tr. einzunehmen, jeweils mit ca. 10 ml Wasser verdünnt; vor und bei Bedarf zusätzlich nach dem Essen.

Kombinationsmöglichkeiten
Die verschiedenen Bittermitteldrogen können miteinander kombiniert werden.

Grenzen der Therapie
Die genannten Bittermittel wirken nur bei noch vorhandener Restfunktion. Sie sollten regelmäßig alle 4 Wochen gewechselt werden, da die Wirkung im Zeitverlauf nachlassen kann.

> **🅃 Das kann der Patient selbst tun**
> Der Patient kann die Bittermittel selbst einnehmen.

▶ **Tab. 33.2** Differenzieller Einsatz von Bittermitteln.

reine Bittermittel	aromatische Bittermittel	scharfe Bittermittel
Enzianwurzel • Infus, Tinktur, RH-Tinktur (ohne Alkohol, z. B. Weleda) • Bestandteil von Fertigpräparaten (z. B. Amara, Pascoe) • Bitterwert ca. 58 x 10⁶	Wermutkraut • Infus, Tinktur • Bestandteil von Fertigpräparaten (z. B. Amara, Weleda) • Bitterwert ca. 10 000	Ingwer • Gewürz, Infus (mit dünnen *Ingwerscheiben*), Tinktur • Fertigpräparat (Zintona)
Tausendgüldenkraut • Infus, Tinktur • Bestandteil von Fertigpräparaten (z. B. Gastroplant) • Bitterwert ca. 4 x 10⁶	Engelwurz • Infus, Tinktur	
	Schafgarbenkraut • Infus, Tinktur	

33.4.3 Störungen der Motilität

Hierbei finden sich unspezifische, teilweise auch krampfartige Oberbauchbeschwerden.

Prävention

Langsames Essen und gutes Einspeicheln der Nahrung ist sinnvoll. Die Mahlzeiten sollten regelmäßig zu denselben Zeiten eingenommen werden. Vor und zu den Mahlzeiten sollte nicht viel getrunken werden. Es sollten mindestens drei kleine Mahlzeiten eingenommen werden.

Regelmäßige Bewegungstherapie erscheint sinnvoll.

Physikalische Therapie

Die Beschwerden werden erfahrungsgemäß durch äußerliche Wärmeanwendungen gebessert (s. o., Hyperazide Gastritis).

Phytotherapie
Fertigpräparate

Neben den bereits genannten Zubereitungen aus *Belladonna* haben sich milde, spasmolytisch und karminativ wirkende Teezubereitungen (▶ Tab. 33.3, S. 571) und Fertigpräparate aus *Pfefferminzöl* und *Kümmelöl* bewährt (z. B. Enteroplant; [44]). Die verschiedenen Therapieprinzipien können je nach Befund als Tinkturen- oder Teemischung zusammengestellt werden.

Bei **Dyspepsie** und **Oberbauchbeschwerden** hat sich das Kombinationspräparat Iberogast aus *Bitterer Schleifenblume, Angelikawurzel, Kamillenblüten, Kümmelfrüchten, Mariendistelfrüchten, Melissenblättern, Pfefferminzblättern, Schöllkraut* (▶ Abb. 33.10) und *Süßholzwurzel* bewährt; zur Wirksamkeit liegen mehrere kontrollierte Studien vor [36].

Zubereitungen

Neben den genannten, direkt auf die abdominelle Symptomatik zielenden Ansätzen ist es oft sinnvoll, allgemein **entspannungsfördernde Mittel**, z. B. *Melissenblätter*, als Tee oder Tinktur einzusetzen:

- 5–6 Blätter mit 1 Tasse kochendem Wasser übergießen, 5 Min. abgedeckt ziehen lassen
- abseihen, Kondenstropfen am Deckel dazugeben
- 2–3 Tassen tägl. warm trinken

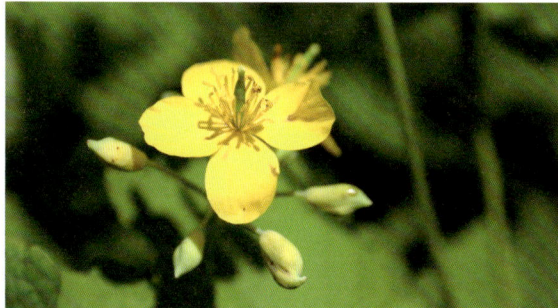

▶ **Abb. 33.10** Schöllkraut (Chelidonium majus).

Auch *Baldrian*, am besten als Tinktur oder hochdosiertes Fertigpräparat (z. B. Sedonium, tägl. 2–3-mal 1–2 Tabl.), ist wirksam.

T Therapeutische Empfehlung
Melissentee sollte wegen des leicht flüchtigen ätherischen Öls aus frischen Blättern zubereitet werden.

Teezubereitung bei dyspeptischen Beschwerden durch Hyperazidität bzw. Störungen der Motilität (Beispiel)

Rp.	Angelicae radix	30,0
	Menthae piperitae folium	10,0
	Carvi fructus	10,0
M. f. spec.		ad 50,0
D. S.	1 TL der Mischung mit 1 Tasse kochendem Wasser überbrühen, 5 Min. abgedeckt ziehen lassen	
	Je 1 Tasse nach dem Essen	

Weitere Therapieverfahren

Bei Patienten mit **chronischen funktionellen Oberbauchbeschwerden** können auch anthroposophische Medikamente (z. B. Digestodoron), Akupunktur, Hydrotherapie (Wechselduschen, morgendliche kalte Bauchdusche, Prießnitz-Wickel; ▶ Kap. 13 Hydrotherapie) und aktiv übende Verfahren zur Verbesserung der Entspannungsfähigkeit und psychovegetativen Regulation (z. B. Muskelrelaxation nach Jacobson, Heileurythmie, Qigong) hilfreich sein.

Kombinationsmöglichkeiten

Die genannten Verfahren können gut miteinander kombiniert werden.

Grenzen der Therapie

Bei ausgeprägten Beschwerden sind längerfristige Therapieerfolge meist nur im Rahmen eines multimodalen Therapiekonzeptes (einschließl. Gesprächstherapie) möglich.

T Das kann der Patient selbst tun
Der Patient kann die unter Prävention genannten Maßnahmen sowie die Maßnahmen der physikalischen Therapie und Teezubereitungen selbst anwenden.

33.4.4 Somatoforme Schmerzstörungen

Oft besteht kein erkennbarer Zusammenhang der Beschwerden mit der Nahrungsaufnahme; die Beschwerden sind vielmehr immer vorhanden. Die Anwendung allopathischer oder phytotherapeutischer Magen-Darm-Mittel ist in der Regel nicht erfolgreich.

Anamnestisch findet sich häufig eine Konfliktsituation oder Traumatisierung.

Cave

Bei Patienten mit somatoformer Schmerzstörung in Projektion auf den Oberbauch führt eine lokale Wärmetherapie häufig zu einer Beschwerdezunahme.

Psychotherapie

Sinnvoll sind das **therapeutische Gespräch**, Maßnahmen zur psychischen Stabilisierung und eine qualifizierte psychotherapeutische Versorgung. In Zusammenarbeit mit Gesprächstherapeuten können diese Patienten, die vielfach von der rein organischen Genese ihrer Erkrankung überzeugt sind, von einem ganzheitlichen, d.h. die somatische Seite berücksichtigenden, naturheilkundlichen Therapieansatz sowie von **Entspannungsverfahren** (▶ Kap. 21 Atem- und Entspannungstherapie) profitieren.

Kombinationsmöglichkeiten
▶ Psychotherapie

> **T Das kann der Patient selbst tun**
> Es sollten regelmäßig Entspannungsverfahren durchgeführt werden.

33.4.5 Übelkeit

Traditionelle Chinesische Medizin (TCM)

Bei Übelkeit aufgrund von Reisekrankheit, Chemotherapie, Schwangerschaftserbrechen sowie postoperativ haben sich Akupunktur und mehrmals tägl. Akupressur des Punktes **Perikard 6**, auch in Form von punktuellen Druck ausübenden Armbändern, bewährt [23].

Phytotherapie

Bei Reisekrankheit, postoperativer und durch Chemotherapie induzierter Übelkeit gibt es Hinweise für positive Wirkungen von *Ingwer* als Fertigpräparat (Zintona, 2 Kps. ½ Std. vor Reisebeginn bzw. alle 4 Std. 2 Kps.) [6].

Auch bei Schwangerschaftserbrechen ist Ingwer wirksam und war in Studien sicher (max. 1000 mg/Tag; [1]).

Kombinationsmöglichkeiten

Die Kombination von TCM und Phytotherapie ist zulässig.

> **T Das kann der Patient selbst tun**
> Der Patient kann die genannten Akupressurformen durchführen. *Ingwer* kann ebenfalls eingenommen werden.

33.5 Erkrankungen der Leber

Die häufigsten Beschwerden, die keineswegs mit der Aktivität oder dem Schweregrad der Lebererkrankung korrelieren müssen, sind Abgeschlagenheit, verminderte körperliche und psychische Leistungsfähigkeit, Druckgefühl im Oberbauch, Völlegefühl und, bei der chronischen Hepatitis C, Gelenkbeschwerden. Viele Patienten mit chronischen Lebererkrankungen weisen allerdings keine Symptome auf.

> **T Therapeutische Empfehlungen**
> - Patienten mit chronischen Lebererkrankungen (chronische Hepatitis B und C, Autoimmunhepatitis etc.) sollten aufgrund der heutzutage möglichen differenzierten Einteilung und Therapiemethoden primär in **Zusammenarbeit mit Spezialisten** behandelt werden. Zunächst geht es darum, den Status der Erkrankung zu erheben und zu klären, ob eine konventionelle Therapie vorrangig bzw. ob überhaupt eine Therapie erforderlich ist.
> - Die Ausheilung einer chronischen Virus- oder Autoimmunhepatitis kann nach heutigem Kenntnisstand mit naturheilkundlichen Methoden nicht erreicht werden. Die Möglichkeiten der Naturheilverfahren liegen in der **Besserung von Symptomen und der Serumkonzentrationen der Transaminasen** (Alaninaminotransferase, ALAT; Aspartataminotransferase, ASAT; Gamma-Glutamyl-Transferase, γGT), welche die entzündliche Aktivität der Erkrankung reflektieren.
> - Die Ziele einer naturheilkundlichen Therapie und der Zeitraum, in dem diese Ziele erreicht werden sollen, sollten mit dem Patienten besprochen werden. Insbesondere bei Patienten mit Virusnachweis von Hepatitis C oder Hepatitis B, die normale Transaminasen haben, aber auch bei Patienten mit aktiver Hepatitis B oder C, die über die heutigen Therapiemöglichkeiten unzureichend informiert sind und eine häufig zu negative Vorstellung von ihrer Prognose haben, stellt die **kompetente Beratung** eine oft entscheidende Maßnahme zur Besserung der Lebensqualität dar.

Prävention

Es sollte eine Gewichtsnormalisierung angestrebt werden. Diabetes mellitus und Fettstoffwechselstörungen müssen gut eingestellt werden. Der Alkoholkonsum ist drastisch zu reduzieren bzw. komplett zu beenden.

Personen mit Infektionsrisiko sollten sich gegen Hepatitis B impfen lassen.

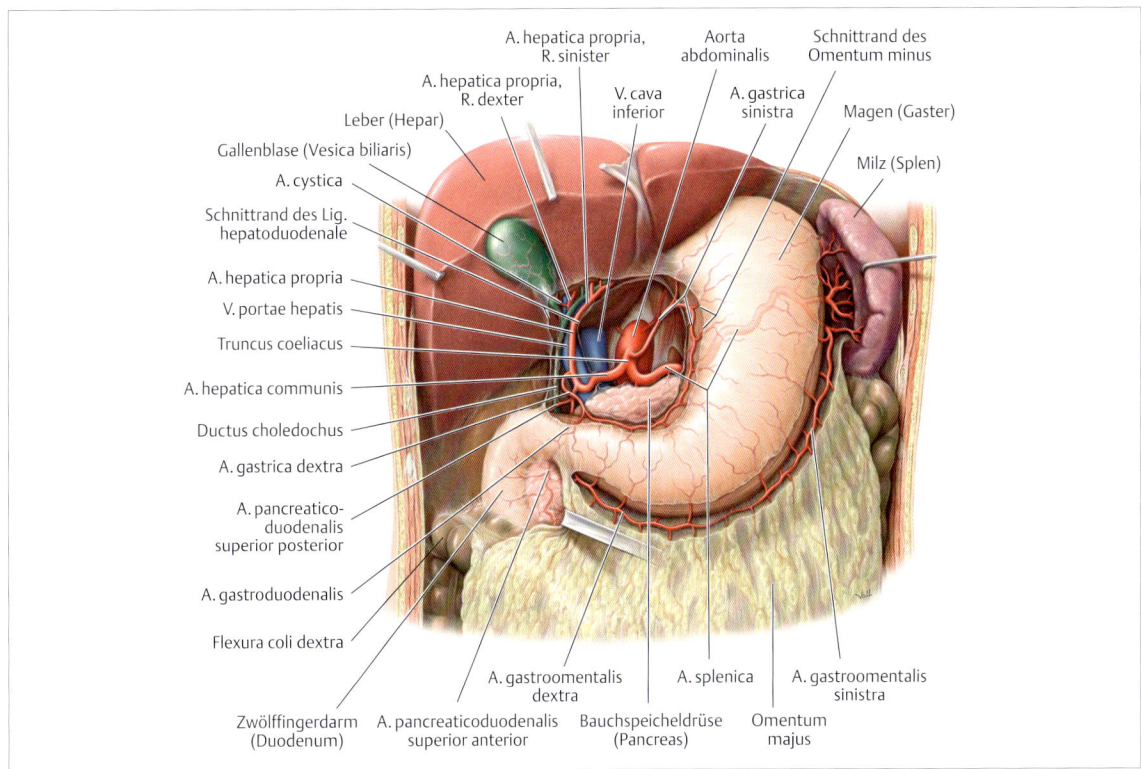

▶ Abb. 33.11 Leber von ventral.

Hydrotherapie

Wickel

Der **Leberwickel**, eine feuchtheiße Auflage auf den rechten Oberbauch, wird als Hausmittel und in naturheilkundlichen Kliniken bei verschiedensten Lebererkrankungen adjuvant eingesetzt (▶ Kap. 13 Hydrotherapie).

Auch wenn der Benefit bei den verschiedenen Erkrankungen noch nicht ausreichend geklärt ist, kann die Anwendung von Leberwickeln als nebenwirkungsfreie ordnungstherapeutische und entspannungsfördernde Maßnahme sowohl bei akuten als auch bei chronischen Lebererkrankungen empfohlen werden. Er ist wöchentl. 2–7-mal jeweils nach dem Mittagessen anzuwenden.

Bäder

Bäder führen bei Ganzkörperimmersion über den hydrostatischen Druck zu einer Erhöhung des zentralen Venendrucks, wodurch atriales natriuretisches Peptid (ANP) vermehrt freigesetzt wird. Die resultierende **Diurese** (Badediurese) (▶ Kap. 13 Hydrotherapie) kann zur Behandlung von Aszites bzw. bei der Behandlung von hepatischen oder nephrotischen Ödemen genutzt werden [10]. Der Effekt ist umso ausgeprägter, je häufiger und länger gebadet wird.

Bei Patienten mit Leberzirrhose und Leberpräzirrhose werden die häufig erhöhten Aldosteron- und Noradrenalinspiegel reduziert, dies könnte sich bei serieller Anwendung günstig auf die bei diesen Patienten gestörte hormonelle Regulation auswirken [5].

Die Bäder sind möglichst oft anzuwenden, d. h. wöchentl. mindestens 2–3-mal, jeweils über 45–60 Min.

Phytotherapie

Glycyrrhizin, der Hauptwirkstoff aus der *Süßholzwurzel* (▶ Kap. 12 Phytotherapie), hat bei intravenöser Injektion starke hepatoprotektive Effekte und wird in Japan seit Jahrzehnten in der Behandlung der chronischen Virushepatitis B und C eingesetzt. Bei ca. 60 % der Patienten kommt es unter intravenöser Gabe (wöchentl. 5-mal 1 g) eines in Deutschland noch nicht zugelassenen glycyrrhizinhaltigen Präparates innerhalb von 2–4 Wochen zu einer deutlichen Reduktion oder Normalisierung der Transaminasen und oft auch zu einer deutlichen Besserung des Befindens [33]. Die Besserung der Transaminasen scheint längerfristig mit einer Verbesserung des histologischen Entzündungsgrades in der Leber zu korrelieren, die Viruslast verändert sich nicht.

✳ **Merke:** Rein oral verabreichte Glycyrrhizin-Präparate sind nicht wirksam.

Präparate aus den Früchten der *Mariendistel* (▶ Abb. 33.12) mit standardisiertem Silymaringehalt verfügen in vitro und in Tierversuchen über eine eindeutige hepatoprotektive Wirkung. Nach den Ergebnissen mehrerer Studien profitieren Patienten mit durch Alkohol und Medikamente verursachten toxischen Leberschäden ([35]; ▶ Kap. 12 Phytotherapie).

Bei der chronischen Hepatitis C werden die Transaminasen in Dosierungen bis 1 260 mg Silymarin tägl. nicht beeinflusst [18]. Gelegentlich berichten die Patienten allerdings über eine Besserung von Oberbauchbeschwerden oder Völlegefühl. Relevante Nebenwirkungen sind in Dosierungen bis 1 260 mg tägl. nicht zu erwarten.

Artischockenblätterextrakte weisen in vitro hepatoprotektive Effekte auf [38]. Klinisch kommt es häufig zu einer Besserung von Oberbauchbeschwerden ([15]; hier allerdings nicht in Zusammenhang mit Lebererkrankungen untersucht). Hinweise für Effekte auf Transaminasen oder Viruslast bei Patienten mit chronischen Lebererkrankungen gibt es bisher nicht.

Mistelpräparate, z. B. Iscador und AbnobaViscum, zeigen bei subkutaner Applikation dosisabhängige immunmodulierende Eigenschaften wie Aktivierung der NK-Zellen, Stimulation einer TH2-Immunantwort. Da der Verlauf chronischer viraler Hepatitiden stark von der Immunantwort auf die Virusantigene bestimmt wird, wurden die Effekte von Mistelpräparaten bei der chronischen Hepatitis C untersucht. Es wurden sowohl eindeutige Effekte auf Transaminasen und Viruslast [26] als auch eine fehlende Effektivität [16] berichtet.

Die diskrepanten Ergebnisse sind wahrscheinlich durch unterschiedliche Laufzeiten der Hepatitis und unterschiedliche therapeutische Settings zu erklären. Nach einer mehrjährigen Dauer der chronischen Hepatitis C ist jedoch durch eine subkutane *Misteltherapie* keine Ausheilung zu erwarten. Übereinstimmend fand sich in den Studien allerdings eine Besserung der Symptome Müdigkeit und Abgeschlagenheit.

Für zahlreiche weitere Drogen der traditionellen chinesischen, indischen und der westlichen Medizin wie *Chinesische Hasenohrwurzel*, *Rehmannia*, *Rotwurzsalbeiwurzel*, *Phyllantus*, *Löwenzahnkraut*, *Tomate*, werden hepatoprotektive Effekte berichtet, deren klinische Relevanz zurzeit noch nicht näher beurteilt werden kann.

Orthomolekulare Therapie

Es bestehen Hinweise für positive Effekte von **Vitamin E** (tägl. 800–1 000 IU) auf die Transaminasen von Patienten mit chronischer Virushepatitis B und C und nicht alkoholischer Steatohepatitis (NASH).

Natriumselenit (tägl. 50–200 µg) ist möglicherweise nach den Ergebnissen epidemiologischer Studien bei Patienten mit chronischer Virushepatitis C präventiv wirksam gegen die Entwicklung eines hepatozellulären Karzinoms. Vitamin A, E und Beta-Karotin haben diesbezüglich keinen Effekt [4].

Ernährungstherapie

Bei der NASH oder einer Steatose, die begleitend bei der HCV-Infektion auftreten kann, sollte das Körpergewicht langsam normalisiert werden. Unter therapeutischem Fasten oder stark hypokalorischer Ernährung kommt es zu einem Anstieg der freien Fettsäuren, der eine Steatose sogar begünstigen kann. Transaminasen und Bilirubin steigen hier ebenfalls an.

Eine **vegane Kost** führt nach eigenen Erfahrungen zu einer deutlichen Reduktion der Transaminasen bei Patienten mit Autoimmunhepatitis und zu einer leichten Reduktion bei Patienten mit chronischer Hepatitis C. Folgende Spezifika sind zu beachten:

- Da bei Patienten mit **Leberzirrhose** der Kräftezustand mit der Prognose korreliert, sollten sie eine kalorienreiche Mischkost zu sich nehmen.
- Bei **Aszites** oder **hepatischen Ödemen** ist eine salzarme Kost (tägl. <6 g) indiziert.
- Bei Zeichen der **hepatischen Enzephalopathie** (Konzentrationsstörungen, Verwirrtheit, Müdigkeit, Unruhe etc.) sollte die Eiweißaufnahme reduziert werden. Die Supplementierung von verzweigt-kettigen Aminosäuren, bessert ebenfalls die Symptome.
- Auf **regelmäßigen täglichen Stuhlgang** ist zu achten, um die Autointoxikation mit Ammoniak aus dem Darm gering zu halten.

> **Cave**
> - Bei allen Lebererkrankungen sollte Alkohol vermieden werden.
> - Patienten mit fortgeschrittenen Lebererkrankungen sollten nicht fasten, auch wenn sich Bilirubin und Transaminasen nach einigen Tagen meist wieder normalisieren.

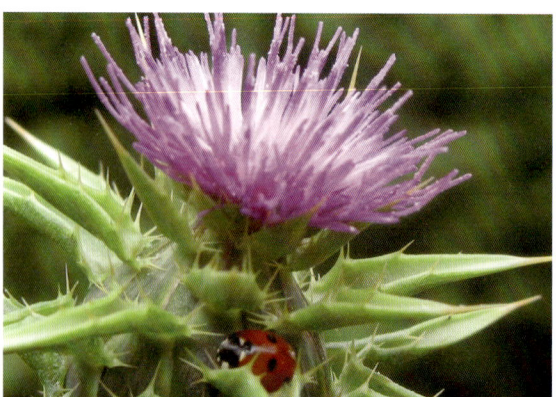

▶ **Abb. 33.12** Mariendistel (Silybum marianum).

Ausleitende Verfahren

Bei Patienten mit chronischer Hepatitis kommt es häufig, auch ohne Vorliegen einer Hämochromatose, nach Jahren zur **Akkumulation von Eisen** in der Leber. Dies wirkt sich auf den Entzündungsprozess ungünstig aus.

Bei Patienten mit erhöhtem Serumferritin können durch repetitive **Aderlässe** die Transaminasen und wahrscheinlich auch die Histologie gebessert werden [37]. Hierbei sind alle 4 Wochen 300–500 ml Blut zu entnehmen, bis das Ferritin im unteren Normbereich liegt.

> **Therapeutische Empfehlung**
> Bei der Hämochromatose zählen Aderlässe zur konventionellen Standardtherapie.

Kombinationsmöglichkeiten

Die hydrotherapeutischen und ernährungstherapeutischen Maßnahmen können mit den anderen genannten Verfahren, aber auch mit der konventionellen Therapie kombiniert werden.

Grenzen der Therapie

Eine Heilung der Grunderkrankung ist durch keine der genannten Maßnahmen möglich.

> **Das kann der Patient selbst tun**
> Alle unter Prävention genannten Maßnahmen sowie Hydrotherapie und Ernährungstherapie können vom Patienten selbst durchgeführt werden; insbesondere sollten die bei den einzelnen Erkrankungen genannten Ernährungsformen und die Alkoholkarenz eingehalten werden.

33.6 Erkrankungen der Gallenwege

Klinisch sind die funktionellen Beschwerden der Gallenblase von der Dyspepsie und dem Colon irritabile nur unscharf abzugrenzen. Sie äußern sich in krampfartigen oder drückenden rechtsseitigen Oberbauchbeschwerden und Unverträglichkeit von fetten Speisen.

> **Merke:** Naturheilverfahren kommen insbesondere bei funktionellen Erkrankungen der Gallenwege zur Anwendung, d. h. wenn eine Cholezystitis, eine symptomatische Cholangio- oder Choledocholithiasis oder eine Cholangitis ausgeschlossen sind.

Prävention

Vermeiden von Übergewicht, konzentrierten Alkoholika und fetten Speisen.

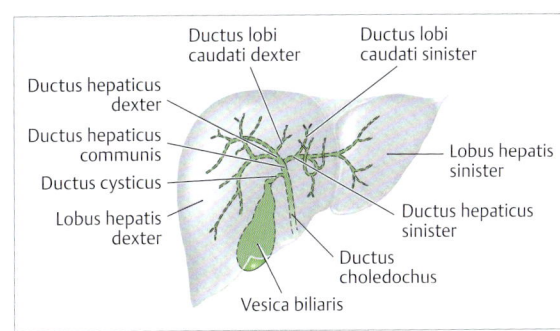

▶ **Abb. 33.13** Gallenwege in Projektion auf die Leber.

Physikalische Therapie

Zur Anwendung kommen insbesondere spasmolytisch wirkende externe Anwendungen, d. h. heiße bzw. feuchtheiße **Auflagen** auf den rechten Oberbauch sowie ansteigende Arm- oder Fußbäder.

Phytotherapie

Neben den unter den Erkrankungen des Magens genannten spasmolytisch wirksamen Pflanzen haben sich insbesondere Präparate aus *Artischockenblättern* (z. B. Hepar SL forte, tägl. 3-mal 2 Kps. zu den Mahlzeiten [15]), *Schöllkraut* und *Gelbwurz* bewährt (z. B. Choleodoron, 3-mal tägl. 15 Tropfen mit etwas Wasser verdünnt nach dem Essen [30]).

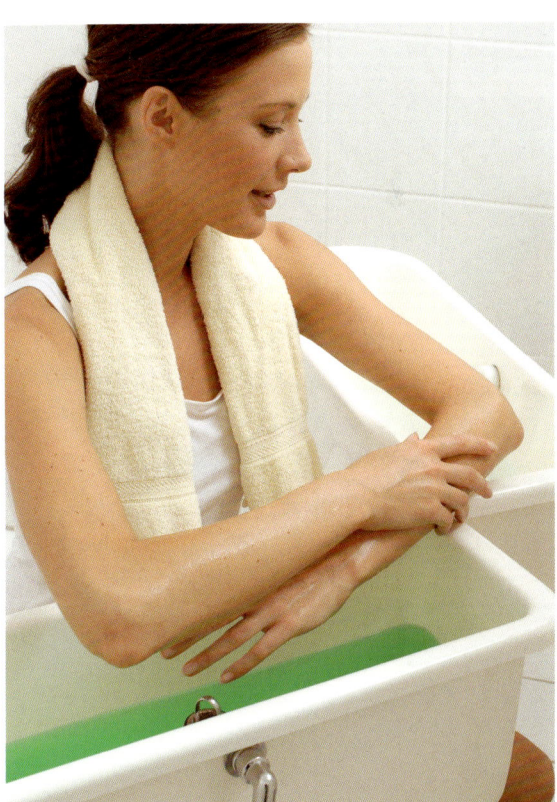

▶ **Abb. 33.14** Zuhause kann ein Armbad im Waschbecken gemacht werden.

33 Gastroenterologische Erkrankungen

Im Einzelfall kann es sinnvoll sein, den Stuhlgang mit **Laxanzien** anzuregen (▶ Reizdarmsyndrom, S. 570).

> **Cave**
> - Bei der Anwendung von *Schöllkraut* enthaltenden Präparaten kam es in Einzelfällen zu einer Hepatitis mit drastischem Anstieg des Bilirubins [38]. Diese sollten bei Patienten mit Lebererkrankungen daher nur unter Kontrolle von Transaminasen und Bilirubin angewendet werden.
> - Zubereitungen aus *Artischockenblättern*, *Schöllkraut*, *Gelbwurz* und *Javanischer Gelbwurz* sind bei Verschlussikterus kontraindiziert.

Kombinationsmöglichkeiten
Physikalische Therapie und Phytotherapie können miteinander kombiniert werden.

Grenzen der Therapie
Bei organisch bedingten rechtsseitigen Oberbauchbeschwerden (symptomatischer Cholezystolithiasis) steht die konventionelle Therapie im Vordergrund.

▶ Das kann der Patient selbst tun
Patienten mit Cholestase sollten auf einen regelmäßigen Stuhlgang achten.
Unterstützend wirken regelmäßige körperliche Aktivität, eine ausreichende Trinkmenge (tägl. > 1,5 l) und, wenn verträglich, eine ballaststoffreiche Ernährung (▶ Reizdarmsyndrom, S. 570).

33.7 Erkrankungen des Pankreas

33.7.1 Akute Pankreatitis
Diese Erkrankung zeichnet sich durch zumeist heftige, typischerweise gürtelförmige Oberbauchschmerzen aus und geht häufig mit Übelkeit und Erbrechen einher.
Initiale Nahrungskarenz, Analgetika und intensivmedizinische Überwachung stehen im Vordergrund der Therapie.

Prävention
Alkoholkarenz ist angezeigt.

Physikalische Therapie
Bei milderen Verläufen kann **äußerliche Wärmeanwendung** (Wärmflasche, feuchtheiße Leibwickel, ansteigende Fuß- bzw. Armbäder) versucht werden.
Bei subjektiver Besserung kann die Anwendung nach Bedarf tägl. mehrmals wiederholt werden.

Phytotherapie
Pflanzliche **Spasmolytika**, wie Oxalis comp. (1 ml Amp., Weleda) können zur Schmerztherapie subkutan im mittleren Oberbauch injiziert werden; tägl. bis zu 3–4-mal.

Neuraltherapie
Quaddelungen (intrakutane Anwendung) mit Procain 1 %, im Bereich des Oberbauches, tägl. 1–3-mal, können erfahrungsgemäß die Schmerzen günstig beeinflussen.

Kombinationsmöglichkeiten
Alle genannten Maßnahmen können mit konventioneller Therapie kombiniert werden.

Grenzen der Therapie
Die genannten Maßnahmen haben nur adjuvante Bedeutung.

▶ Das kann der Patient selbst tun
- Alkoholkarenz ist angeraten.
- Maßnahmen der physikalischen Therapie (s. o.) können selbstständig durchgeführt werden.

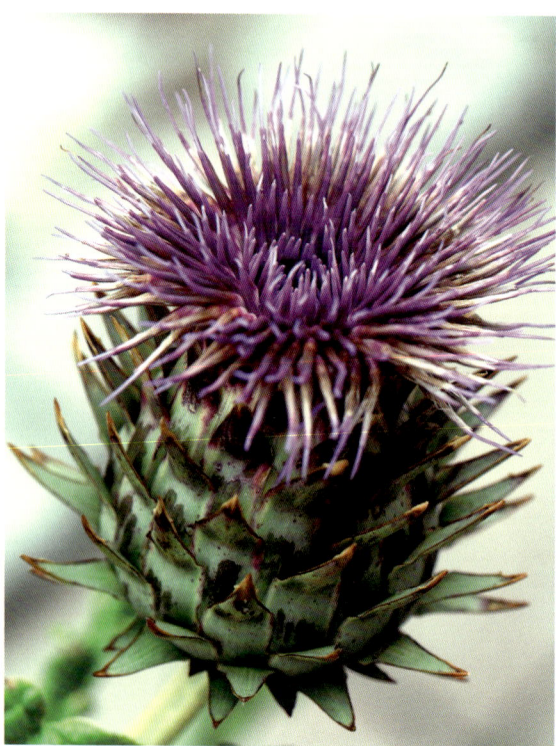

▶ **Abb. 33.15** Artischocke (Cynara cardunculus).

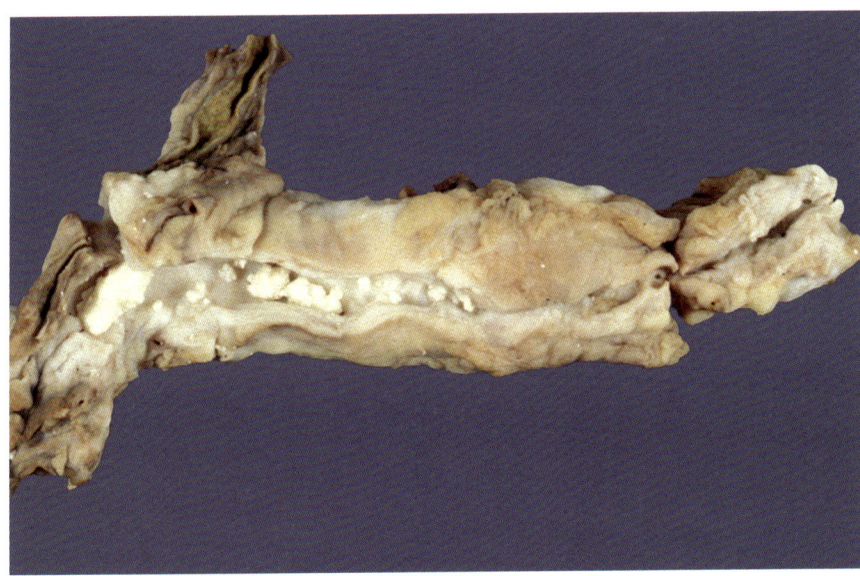

▶ Abb. 33.16 Fortgeschrittene chronische Pankreatitis.

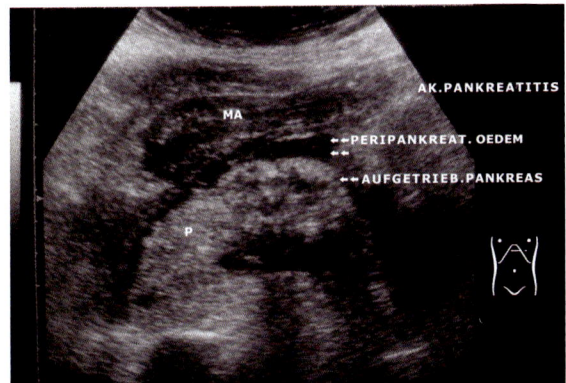

▶ Abb. 33.17 Akute, fokal betonte Pankreatitis: Aufgetriebenes Pankreaskorpus (P = Pankreas) mit intrapankreatischen streifigen liquiden Zonen, der Magen (Ma) durch das ventrale peripankreatische Exsudat abgehoben, auch dorsal Schwellung, Abhebung der Wand der V. lienalis von der Pankreasrückfläche, Kompression der V. lienalis.

33.7.2 Chronische oder chronisch rezidivierende Pankreatitis

Prävention
Alkoholkarenz

Ernährungstherapie
Die betroffenen Patienten vertragen häufig reichliche und fette Speisen schlecht. Neben absoluter Alkoholkarenz ist daher die **Aufteilung der Nahrungszufuhr** in 5–7 fettarme, aber kohlehydratreiche kleine Mahlzeiten indiziert. Hierdurch soll die Gewichtsabnahme aufgehalten werden.

Bei exokriner Pankreasinsuffizienz ist die Gabe von Pankreasenzymen, insbesondere Lipase, wichtig, die zu den Mahlzeiten eingenommen werden müssen und deren Dosis an die Mahlzeiten anzupassen ist.

Physikalische Therapie
Bei chronischen oder rezidivierenden Schmerzen ist die **lokale Wärmeapplikation** in Form einer heißen Wärmflasche oder feuchtheißer Kompressen auf den Oberbauch (▶ Abb. 33.18) für viele Patienten eine wichtige Hilfe, die bei Bedarf anzuwenden ist.

Akupunktur, Neuraltherapie
Liegen keine anderweitig zu behandelnden Ursachen vor, z.B. eine Pankreasgangstenose oder Pseudozyste, können manche Patienten bezüglich der Schmerzen auch von

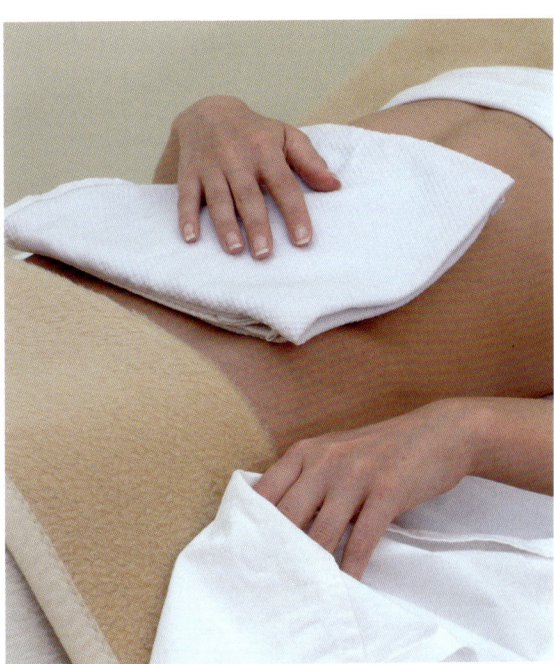

▶ Abb. 33.18 Feuchtheiße Bauchkompresse.

Akupunktur und Moxibustion nach den Regeln der TCM oder einem Versuch mit Neuraltherapie profitieren.

Hierbei erfolgen intrakutane **Quaddelungen** mit Procain 1 % im Bereich des Oberbauches, 1–3-mal wöchentl.

Kombinationsmöglichkeiten
Die genannten Maßnahmen können miteinander kombiniert werden.

Grenzen der Therapie
Es handelt sich um adjuvante und symptomatische Maßnahmen.

> **T Das kann der Patient selbst tun**
> - Auf Alkohol sollte verzichtet werden.
> - Maßnahmen der physikalischen Therapie (s. o.) können selbstständig durchgeführt werden.

33.8

Reizdarmsyndrom (RDS)

Die Beschwerden der Patienten können sehr unterschiedlich sein. Nach den Rome-II-Kriterien wird unterschieden, ob abdominelles Unwohlsein und Schmerzen, Blähungen, Verstopfung oder Durchfälle im Vordergrund der Symptomatik stehen [45]. Diese Einteilung ist auch aus naturheilkundlicher Sicht sinnvoll.

Als **Diagnosekriterium** wird gefordert, dass die Beschwerden mindestens zwölf Wochen innerhalb von zwölf Monaten bestanden. Andere Ursachen der Beschwerden müssen ausgeschlossen sein. Insbesondere sollte an eine latente Sprue, Nahrungsmittelallergie, bakterielle Fehlbesiedlung und chronisch entzündliche Darmerkrankung sowie bei allen älteren Patienten auch an ein kolorektales Karzinom gedacht werden.

Hinweise für eine Nahrungsmittelallergie ergeben sich aus der Anamnese und lassen sich über eine Ausschlussdiät erhärten. Bioenergetische Testungen (Kinesiologie, Bioresonanz, Elektroakupunktur nach Voll etc.) sind nicht zuverlässig. Auch Hauttestungen und der Nachweis von spezifischem IgE haben nur eine geringe klinische Relevanz [29].

Die Candida-Besiedlung des Dickdarmes stellt primär keinen pathologischen Befund dar und wird zu häufig für intestinale Beschwerden verantwortlich gemacht [22]. Eine sekundäre Laktoseintoleranz findet sich recht häufig bei Patienten mit Diarrhöe, ist aber nicht deren Ursache, sondern deren Folge. Milchprodukte werden oft wieder toleriert, wenn der Durchfall sistiert, auch wenn vorher klinisch bzw. im Exhalationstest eine Laktoseintoleranz nachgewiesen wurde.

Die Behandlung des Patienten mit RDS ist eine **Domäne der Naturheilkunde**. Häufig gelingt es, durch ordnungstherapeutische, diätetische, physikalische und phytotherapeutische Maßnahmen, einzeln oder in Kombination, die Beschwerden der Patienten zu bessern.

> **T Therapeutische Empfehlung**
> Sehr wichtig ist die Aufklärung des Patienten über den **gutartigen Charakter der Erkrankung**. Der Arzt sollte Angst nehmen und auf Befürchtungen der Patienten eingehen. Hierbei hilft auch die „kleine Psychotherapie", z. B. das Gespräch über Belastungsfaktoren und die Aufklärung über den Zusammenhang von psychischer und körperlicher Anspannung. Weitere bedeutsame Aspekte sind
> - die Aufforderung an den Patienten, bei der Verbesserung von Verhaltens- und Bewältigungsstrategien aktiv mitzuarbeiten,
> - Maßnahmen zur Verbesserung der Körperwahrnehmung, in die neben dem Bauch auch andere Regionen einbezogen werden,
> - Maßnahmen zur Verbesserung der Entspannungsfähigkeit, z. B. Atemtherapie nach Middendorf, Meditation, Heileurythmie, Qigong, Muskelrelaxation nach Jacobson, autogenes Training.

Ernährungstherapie
Ballaststoffe
Patienten mit RDS klagen häufig über eine Verschlechterung der Beschwerden einige Zeit nach der Nahrungsaufnahme, wobei ballaststoffreiche Kost (Rohkost, Vollkornprodukte) oft besonders schlecht vertragen wird. Individuell unverträgliche Speisen, z. B. Hülsenfrüchte, Zwiebeln, Rohkost, sollten gemieden werden. Die Ernährungsweise sollte allerdings die Lebensqualität der Patienten nicht zusätzlich einschränken.

Bei Patienten, bei denen **Blähungen**, **Unwohlsein** oder **Schmerzen** im Vordergrund stehen, kann es sinnvoll sein, den Ballaststoffanteil in der Ernährung, insbesondere den Anteil an Vollkorn-Getreideprodukten und Rohkost, herabzusetzen, da Ballaststoffe bei disponierten Patienten zu Blähungen führen können.

Bei **Obstipation** ist dagegen eine ballaststoffreiche Ernährung (▶ Kap. 18 Ernährungstherapie) indiziert, wobei die individuelle Verträglichkeit berücksichtigt werden sollte. Zusätzlich können, wenn eine ballaststoffreiche Kost nicht möglich bzw. nicht ausreichend wirksam ist, *Leinsamen*, z. B. 1 EL morgens, *Flohsamen(schalen)*, eingeweichte *Backpflaumen* oder Magnesiumpräparate gegeben werden.

Die Dosierung sollte über einige Tage langsam gesteigert werden, bis die erwünschte Wirkung eintritt.

Die laxierenden Effekte sind individuell unterschiedlich ab 10–15 mmol Magnesiumäquivalent.

Zu den Nebenwirkungen ▶ Kap. 50 Orthomolekulare Medizin. **Sulfathaltige Mineralwässer** sind aufgrund ihrer laxierenden Wirkung für Trinkkuren zu empfehlen, z. B. Ensinger Schillerquelle mit 1560 mg Sulfat/l, tägl. 2–3-mal 200 ml.

Bei der **funktionellen Diarrhöe** hat sich in Studien kein eindeutiger Effekt von Ballaststoffen zeigen lassen [2]. Hier ist individuell vorzugehen. Sowohl die Gabe von Ballaststoffen, d. h. vorrangig *Flohsamenschalen* oder *Pektinen*, wie geriebener Apfel, wie auch eine ballaststoffarme Kost können versucht werden.

Zur Einübung eines gesünderen Essverhaltens und zur Umstimmung des Darmes kann bei hartnäckigen Verläufen des RDS eine **Mayr-Kur** effektiv sein (▶ Kap. 18 Ernährungstherapie).

Bewegungstherapie

Während und nach einem Ausdauer-Bewegungstraining sind die abdominellen Beschwerden bei RDS häufig gebessert. Ausdauer-Bewegungstraining wirkt sich außerdem längerfristig wegen seiner vegetativ stabilisierenden und antidepressiven Effekte günstig aus.

Zur Durchführung eines Ausdauertrainings ▶ Kap. 16 Bewegungstherapie.

Physikalische Maßnahmen
Kalt- und Warmanwendungen

Handelt es sich nicht um eine somatoforme Störung, ist die **lokale Wärmeapplikation** meist eine gute Hilfe. Im Bedarfsfall werden eine heiße Wärmflasche oder feucht-heiße Kompressen auf den Oberbauch aufgebracht.

Bei **kräftiger Konstitution** können **Kaltreize** (Wechseldusche, Teilgüsse, Prießnitz- Wickel) zur vegetativen Stärkung (reaktive Vasodilatation und Erwärmung) angewandt werden.

Die meist **hageren Patienten** mit kühlen Akren profitieren subjektiv jedoch eher von entspannungsfördernden **Warmreizen** (ansteigende warme Bäder, Thermalbad; ▶ Kap. 13 Hydro- und Thermotherapie).

Kolon-Hydrotherapie

Die Kolon-Hydrotherapie stellt eine Reiztherapie für den Darm dar und kann erfahrungsgemäß zu einer Besserung beim RDS führen. Wissenschaftliche Belege existieren bisher nicht.

Massagetherapie, Physiotherapie

Bei Zusammenhang mit Rückenbeschwerden bzw. empfindlichen Reflexzonen können Bindegewebsmassage und/oder physiotherapeutische Übungen zur Stärkung der Bauch- und Rückenmuskulatur angewendet werden.

> **T Therapeutische Empfehlung**
> Nach 6-maliger Durchführung einer Bindegewebsmassage innerhalb von 3 Wochen kann meist beurteilt werden, ob die Therapie anschlägt und ob eine Fortsetzung sinnvoll ist (▶ Kap. 15 Massagetherapie).

Phytotherapie

Neben den direkt auf Indikation und abdominelle Symptomatik zielenden Präparaten (▶ Tab. 33.3) sind Mittel, welche die psychische Entspannung fördern, als Tee oder Fertigpräparat in Erwägung zu ziehen. Hierzu zählen *Baldrian, Hopfen, Melisse* und *Passionsblume*.

▶ Tab. 33.3 Differenzielle Behandlung mit Phytotherapeutika beim Reizdarmsyndrom (Beispiele).

Leitsymptom Schmerzen/ Unwohlsein	Meteorismus	Obstipation	Diarrhöe
Spasmolytika [46] • Tollkirschenwurzel, -blätter (Tinktur, maximal 3-mal tägl. 10 Tr.) • Melissenblätter (Tinktur) • Pfefferminzöl (Mentacur, Enteroplant) [31]	Karminativa [46] (Tee oder Tinktur) • Kümmelfrüchte • Anisfrüchte • Fenchelfrüchte (3-mal tägl. 1 Tasse bzw. 30 Tr.)	Ballaststoffe • Flohsamen • Indische Flohsamen • Leinsamen (mit reichlich Flüssigkeit nach Verträglichkeit und Wirkung [19])	Gerbstoffdrogen [46] • Tormentillwurzel (Tinktur) • Okoubaka • Heidelbeeren (Tee, 3-mal tägl. 1 Tasse)
Scharfstoffe, Bitterstoffe [46] ▶ Tab. 33.2 (S. 562)	Scharfstoffe ▶ Tab. 33.2 (S. 562)	Laxanzien (als Tee) • Faulbaumrinde • Sennesblätter (1 Tasse abends, nur zum kurzzeitigen Gebrauch [47])	Ballaststoffe [46] • Flohsamen • Apfelpektin (nach Verträglichkeit und Wirkung)
Sonstige Präparate • Artischocke (z. B. Hepar SL forte) • Harongabaumrinde und -blätter (Harongan) [19]			Sonstige Präparate • Uzara [19] • Opiumtinktur (beginnend mit 2–3-mal tägl. 5 Tr.)

Die Dosierung der Fertigpräparate sollte sich nach den Empfehlungen der Hersteller richten; Tinkturen sind, wenn nicht anders angegeben, mit tägl. 3-mal 20–30 Tr. zu dosieren.

Weitere Hinweise ▶ Tab. 33.3.

Tinkturenmischung bei Reizdarmsyndrom mit mahlzeitenabhängigen Schmerzen und Unwohlsein (Beispiel)

Tinct. Zingiberis	40,0
Tinct. Melissae	40,0
Tinct. Belladonnae	10,0
Ol. Carvi 5,0	10,0
M. f. spec.	ad 100,0
D. S.	15 Tr. jeweils vor und nach dem Essen

Mikrobiologische Therapie

Probiotika sind Mikroorganismen, die die Darmflora verändern, immunologische Effekte am schleimhautassoziierten Immunsystem auslösen und andere Darmkeime oder pathogene Keime verdrängen können (▶ Kap. 29 Mikrobiologische Therapie). Insbesondere bei Reizdarmsyndrom nach Gastroenteritis oder Antibiotikatherapie kann ein zeitlich begrenzter Therapieversuch mit hochdosierten **Laktobazillen** (z. B. mit den Präparaten Omniflora N und Paidoflor), **Bifidobakterien** oder **E.-coli-Präparaten** (z. B. Mutaflor, Symbioflor 2) sinnvoll sein. In kontrollierten Studien gibt es Hinweise dafür, dass **Probiotika** bei Patienten mit Reizdarmsyndrom zumindest kurzfristig wirksam sind [34].

Probiotika können wahrscheinlich eine **bakterielle Fehlbesiedlung** und deren Symptome bessern [9]. Dies gilt nach Erfahrungen des Autors auch für einen Teil der Patienten, bei denen die Beschwerden auf eine vermeintliche oder tatsächliche vermehrte Candida-Besiedlung zurückgeführt werden. Ein weitaus größerer Teil dieser Patienten benötigt jedoch, unter Einbeziehung der subjektiven Krankheitstheorie, weitere Maßnahmen (s. o., Therapie des RDS).

Weiterhin gibt es deutliche Hinweise, dass Probiotika zur **Behandlung der Nahrungsmittelallergie** eingesetzt werden können [28]. Das bakterielle Milieu des Darmes ist individuell allerdings relativ stabil. Insofern kommt es wahrscheinlich nur im zeitlichen Zusammenhang mit der Einnahme von Probiotika zu einer Veränderung der intestinalen Bakterienflora und nicht zu einer längerfristigen Darmsanierung. Bei den verschiedenen Konzepten der Darmsanierung wirken wohl vielmehr ordnungstherapeutische Faktoren wie Essverhalten, Körperwahrnehmung, Entspannung, Selbstkontrolle etc. und eine psychovegetative Umstellung.

Die Dosierungen der Präparate richten sich im Allgemeinen nach den Empfehlungen der Hersteller, können aber in Einzelfällen bei unzureichendem Ansprechen und guter Verträglichkeit gefahrlos überschritten werden.

Psychotherapie

Patienten mit einer somatoformen Störung sollten möglichst immer, Patienten mit einer funktionellen Magen-Darm-Störung bei Bedarf eine psychotherapeutische Behandlung erhalten. Häufig fühlen sich die Patienten verloren zwischen der somatischen Medizin, die ihnen keine befriedigende Erklärung ihrer Krankheit anbieten kann, und der Psychotherapie, die sie ablehnen, da sie sich nicht psychisch krank fühlen. Da die Naturheilkunde von ihren Grundlagen her ein vertieftes Verständnis des Funktionellen hat, kann sie für diese Patienten aus echter Überzeugung die Brücke zwischen der somatischen und der psychischen Seite schlagen.

Kombinationsmöglichkeiten

Die genannten Therapien können hervorragend miteinander kombiniert werden.

> **T Das kann der Patient selbst tun**
> - Der Patient sollte sehr gut kauen, sich Zeit nehmen beim Essen und eine Aerophagie vermeiden.
> - Wichtig sind **regelmäßige kleine Mahlzeiten**.
> - Abdominellen Beschwerden ist möglichst wenig Beachtung zu schenken (Deadaptation).

Grenzen der Therapie

Nachhaltige Erfolge lassen sich bei stark betroffenen Patienten zumeist nur erzielen, wenn es dem Patienten gelingt, Veränderungen des Lebensstils und ein verbessertes Stressmanagement umzusetzen.

33.9 Akute Gastroenteritis

Die akute, meist durch Bakterien(toxine) oder Viren ausgelöste Gastroenteritis ist in Deutschland häufig eine selbstlimitierend über wenige Tage verlaufende Erkrankung. Sie äußert sich in Durchfällen, kolikartigen abdominellen Beschwerden und gegebenenfalls Übelkeit und Erbrechen. Bei Kleinkindern, älteren Menschen und immunsupprimierten Patienten sowie einer Reihe von Erregern (Salmonella typhi, Shigellen, Vibrio cholerae etc.) können schwere, lebensbedrohliche Verläufe auftreten.

🅣 Therapeutische Empfehlung
- Bei allen Risikopersonen, schweren Verläufen oder länger als 8–10 Tagen anhaltenden Symptomen sollte eine **mikrobiologische Diagnostik** durchgeführt werden.
- Bei bestimmten Erregern, Risikopersonen und schweren Verläufen ist eine **Antibiotikatherapie** und gegebenenfalls stationäre Aufnahme indiziert.
- Da die Ausscheidung infektiöser Erreger verzögert wird, sollte eine symptomatische Therapie des Durchfalls **mit Loperamid** nur durchgeführt werden, wenn – wie z. B. beim Reisen – eine Schonung nicht möglich ist.
- Verdacht und Erkrankung der **infektiösen Gastroenteritis** sind nach dem Infektionsschutzgesetz **meldepflichtig**, wenn der Betreffende im Lebensmittelbereich tätig ist oder die Erkrankung epidemisch auftritt (≥ 2 Erkrankungen).

Prävention
Bei Reisen in tropische und subtropische Länder mit niedrigen Hygienestandards sollte Obst nur geschält und Gemüse nicht roh verzehrt werden.

Wasser ist nur abgekocht bzw. in Form von Mineralwasser zuzuführen.

Ernährungstherapie
Die ausreichende Zufuhr von Flüssigkeit und Elektrolyten, z. B. als gut gesalzene Gemüsebrühe oder in Form von Elotrans-Pulver, sowie Schonung stehen bei der unkomplizierten Gastroenteritis im Vordergrund.

Hydrotherapie, Thermotherapie
Bei abdominellen Schmerzen hilft die lokale Wärmeapplikation, z. B. durch Auflage einer Wärmflasche oder feuchtheiße Wickel.

Phytotherapie
Kohlepräparate oder Gerbstoffpräparate, z. B. aus *Blutwurz*, können unterstützend wirksam sein und die Dauer der Diarrhöe nach den Ergebnissen einer Studie verkürzen ([41]; ▶ Kap. 12 Phytotherapie).

Mikrobiologische Therapie
Saccharomyces boulardii und **Lactobacillus rhamnosus** GG scheinen in der Prävention antibiotikaassoziierter Durchfälle effektiv zu sein. Saccharomyces boulardii hat außerdem einen positiven Effekt bei rezidivierenden Infektionen durch Clostridium difficile ([43]; ▶ Kap. 12 Phytotherapie).

Saccharomyces boulardii kann z. B. als Perenterol forte eingenommen werden, 3-mal tägl. 2 Kps.

Kombinationsmöglichkeiten
Die genannten Maßnahmen können miteinander kombiniert werden.

Grenzen der Therapie
Bei bestimmten Erregern, Risikopersonen und schweren Verläufen ist eine Antibiotikatherapie und gegebenenfalls stationäre Aufnahme indiziert; hier haben Naturheilverfahren nur eine adjuvante Funktion.

🅣 Das kann der Patient selbst tun
- Der Patient sollte reichlich trinken und sich schonen.
- Er kann die oben angeführten Maßnahmen der physikalischen Therapie durchführen.

33.10
Colitis ulcerosa (CU), Morbus Crohn (MC)

Bei der Entstehung chronisch entzündlicher Darmerkrankungen spielen sowohl genetische als auch Umweltfaktoren eine Rolle. Sie führen zu einer Störung des intestinalen Immunsystems.

Patienten mit **Colitis ulcerosa** leiden typischerweise an **blutiger Diarrhöe**. Rektum und Sigma sind nahezu immer am stärksten entzündet. Häufige Komplikation ist die Anämie. Bei einer Krankheitsaktivität von mehr als 7 Jahren treten vermehrt kolorektale Karzinome auf.

Bei **Morbus Crohn** bestehen häufig nur **unspezifische Symptome** wie ein Druckgefühl im rechten Unterbauch, das nicht selten als Reizdarm fehlinterpretiert wird. Durchfälle oder Entzündungszeichen im Labor können fehlen, Blut im Stuhl findet sich oft nur bei Dickdarmbefall.

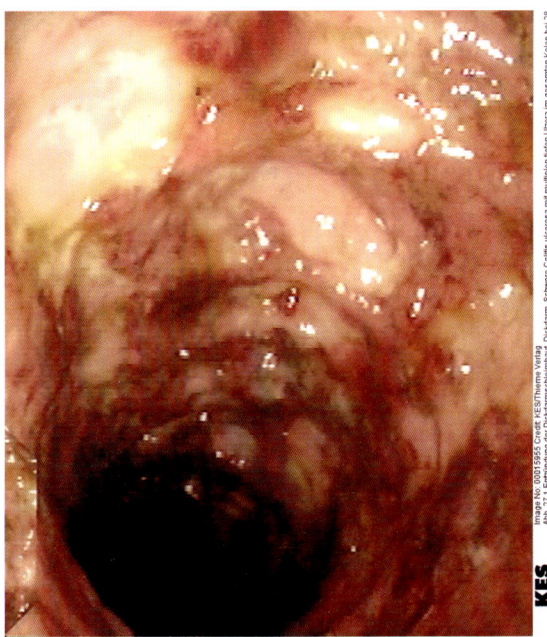

▶ **Abb. 33.19** Schwere Colitis ulcerosa mit tiefen Ulzera.

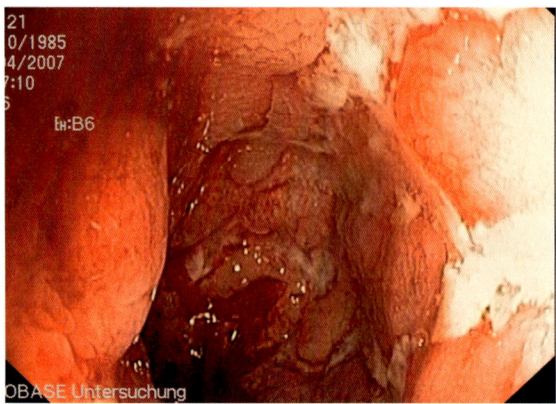

▶ **Abb. 33.20** Morbus Crohn mit fissuralen Ulzera. Im Gegensatz zur Colitis ulcerosa zeigt der Morbus Crohn ein mehr diskontinuierliches Bild. Hier wechselt entzündlich veränderte Mukosa mit makroskopisch unauffälliger ab. Charakteristisch sind winzige, über die Oberfläche verteilte, rötliche Läsionen mit zentralem Fibrinkern (aphthöse Läsionen) und im fortgeschrittenen Stadium fissurale, z. T. tief greifende Ulzera, die – bei entsprechender Ausprägung und umgeben von ödematös geschwollener Schleimhaut – das Bild eines sog. Pflastersteinreliefs hervorrufen können.

Typische Komplikationen sind Stenosen und Fisteln. Diese sollten, wie auch schwerere Verläufe bei der Colitis ulcerosa, immer in Zusammenarbeit mit Spezialisten behandelt werden.

> **T Therapeutische Empfehlungen**
> - Patienten mit **akutem Schub** oder aktivem Verlauf einer chronisch entzündlichen Darmerkrankung sollten unter naturheilkundlicher Therapie engmaschig überwacht werden, insbesondere um die Indikation für konventionelle Therapie (systemische Steroide, Immunsuppressiva) bzw. sich anbahnende schwere Verläufe oder Komplikationen rechtzeitig zu erkennen.
> - Die differenzierten heutigen Möglichkeiten der konventionellen Medizin und die Möglichkeiten und Grenzen der Naturheilkunde müssen **vor Beginn der Behandlung** auch aus forensischen Gründen mit dem Patienten besprochen werden.
> - Bei **operativer Entfernung** oder **funktioneller Inaktivität des terminalen Ileums** sollte an die Substitution von Vitamin B_{12} und gegebenenfalls auch an die Zufuhr von Eisen, Vitamin D und Zink gedacht werden.

33.10.1 Akuter Schub

Phytotherapie

Bei distalem Befall sollten leichte und mittelschwere Schübe der Colitis ulcerosa (nachts kein Stuhlgang) mit **abendlichen Einläufen** behandelt werden. Hierzu können bei Unverträglichkeit der konventionellen Präparate (Mesalazin, Budesonid) oder auf Patientenwunsch auch naturheilkundliche Mittel mit antientzündlicher und adstringierender Wirkung aufgrund des plausiblen Wirkmechanismus und positiver Erfahrungen eingesetzt werden: *Süßholzwurzel*, *Blutwurz* und *Kamillenblüten*.

> **T Therapeutische Empfehlung**
> **Zubereitung eines Einlaufs**
> - Je 1 TL *Süßholzwurzel* und *Blutwurz* mit 100 ml kochendem Wasser übergießen, kurz aufkochen
> - 1 TL *Kamillenblüten* zugeben, abgedeckt 5 Min. ziehen lassen
> - abseihen, Kondenstropfen am Deckel dazugeben und lauwarm am Abend für Einlauf (ca. 50–70 ml in wieder verwendbarem Klistierballon) verwenden

Weiterhin gibt es Hinweise für die Wirkung eines Trockenextraktes aus der *Blutwurz* (tägl. 1800–2400 mg, Bezug über Sonnenapotheke, Freiburg).

Auch ein standardisiertes, in der Schweiz zugelassenes Präparat aus *Indischem Weihrauch* [12] in oral verabreichter Form und Lecithin aus *Soja* (tägl. 6 g Phospholipide [40]) sind bei der aktiven **Colitis ulcerosa** in Studien wirksam gewesen.

Beim aktiven **Morbus Crohn** existieren positive Ergebnisse aus kontrollierten Studien für die Behandlung mit *Indischem Weihrauch* (tägl. 3,6 g [11]) und Akupunktur [20].

Auch für die Wirkung von Peitschenwurmeiern (Trichuris suis [42], noch nicht zugelassen) gibt es Hinweise.

Indischer Weihrauch und Probiotika können vermutlich auch längerfristig eingenommen werden.

> **Cave**
> Die Einnahme von Blutwurz sollte wegen ihrer adstringierenden Wirkung nach 6–8 Wochen für 2–3 Tage ausgesetzt werden.

Ernährungstherapie

Einige Patienten profitieren **im akuten Schub** einer chronisch entzündlichen Darmerkrankung von einer ballaststoffarmen Ernährung.

Ein beginnender **leichter Schub** kann gelegentlich mit Heilfasten nach Mayr (mit Gemüsebrühe statt Milch; ▶ Kap. 20 Diagnostik und Therapie nach F. X. Mayr) abgefangen werden.

> **Cave**
> Das Fasten sollte nur bei adäquatem Ernährungszustand und ohne Abführmaßnahmen durchgeführt werden.

Ordnungstherapie, Psychotherapie, physikalische Maßnahmen

Ein entängstigendes, auf Fachwissen basierendes Gespräch, Ordnungstherapie (insbesondere Maßnahmen zur Stressreduktion) und gelegentlich auch Psychotherapie sowie physikalische Maßnahmen wie Bindegewebsmassage sind sinnvoll.

> **Cave**
>
> Patienten mit akutem Schub und reduziertem Allgemeinbefinden sollten nicht mit Übungsprogrammen zur Veränderung des Lebensstils, psychotherapeutischer Konfrontation oder stärkeren physikalischen Reizen belastet werden.

Kombinationsmöglichkeiten

Die genannten Maßnahmen können untereinander und mit der Standardtherapie kombiniert werden.

Grenzen der Therapie

Eine Heilung kann durch die genannten naturheilkundlichen Maßnahmen nicht erreicht werden. Bei schweren Verläufen haben Naturheilverfahren nur eine adjuvante Funktion.

> **T Das kann der Patient selbst tun**
> - Stress ist nach Möglichkeit zu meiden, Entspannungsverfahren sollten regelmäßig durchgeführt werden.
> - Nikotinkarenz wird empfohlen, insbesondere bei Morbus Crohn.

33.10.2 Remission

Ordnungstherapie

Die Remission ist der richtige Zeitpunkt, um mit dem Patienten Veränderungen des Lebensstils und insbesondere Maßnahmen zur Stressreduktion zu besprechen und ein ordnungstherapeutisches Konzept aufzustellen (▶ **Kap. 10** Ordnungstherapie). Dieses sollte auf **Stärkung der Eigenkompetenz** und eine „dickere Haut" zielen.

Weitere Maßnahmen

Je nach Hintergrund des Patienten und therapeutischem Setting kommen das ärztliche Gespräch sowie folgende Verfahren zur Anwendung:
- Meditation
- Entspannungsverfahren
- Heileurythmie
- Qigong
- künstlerische Therapien
- kleine Verhaltenstherapie
- physikalische Therapie

Die Ernährung sollte **ballaststoffreich** sein. Die verschiedenen Effekte von Ballaststoffen, so die verbesserte Durchblutung der Mukosa durch kurzkettige Fettsäuren und das Absenken des Stuhl-pH-Wertes, sind wahrscheinlich vorteilhaft (▶ **Kap. 18** Ernährungstherapie).

> **T Therapeutische Empfehlung**
>
> Dem Patienten muss klar gemacht werden, dass aus naturheilkundlicher Sicht die Remissionsphase entscheidend ist, um tiefer gehende Umstellungen zu erreichen, und dass hierfür eine **aktive Mitarbeit** Voraussetzung ist.

Bei der Colitis ulcerosa konnte gezeigt werden, dass E. coli Nissle (Mutaflor, tägl. 200 mg) [21, 32] und *Indische Flohsamenschalen* [7] im Erhalt der Remission so effektiv sind wie die konventionelle Therapie mit Mesalazin. Auch bei Morbus Crohn war E. coli Nissle in einer placebokontrollierten Studie wirksam [25].

Hochdosierte Probiotika, insbesondere E. coli Nissle, führen erfahrungsgemäß gelegentlich zu vermehrten Blähungen und abdominellen Beschwerden.

Bei der rezidivierenden **Pouchitis**, die bei Patienten mit Colitis ulcerosa nach Kolektomie nicht selten auftritt, hat sich ein Probiotikum aus Laktobazillen, Bifidobakterien und Streptokokken bewährt (VSL#3) [27].

Kombinationsmöglichkeiten

Die genannten Maßnahmen können miteinander kombiniert werden.

Grenzen der Therapie

Bei mangelnder Wirkung der Naturheilverfahren sollte die konventionelle Therapie nicht versäumt werden.

> **T Das kann der Patient selbst tun**
> - Besonders wichtig ist die **Compliance** bei den verordneten Maßnahmen.
> - Stress ist nach Möglichkeit zu meiden, Entspannungsverfahren sollten regelmäßig durchgeführt werden.
> - Nikotinkarenz wird empfohlen, insbesondere bei Morbus Crohn.

33.11 Hämorrhoiden

Hämorrhoiden äußern sich durch Abgang von hellrotem Blut, analem Juckreiz und sind gelegentlich schmerzhaft. Im höheren Stadium kommt es zum Prolaps.

> **Cave**
>
> Differenzialdiagnostisch ist insbesondere an ein Karzinom zu denken.

Prävention

Der Stuhl sollte weich gehalten werden, damit nicht gepresst werden muss. Genussmittel sind weitgehend zu meiden.

Ernährungstherapie

Die konservative Therapie besteht in Maßnahmen, die den Stuhl weich halten (ballaststoffreiche Ernährung; ▶ Kap. 18 Ernährungstherapie; ▶ Kap. 33.8 Reizdarmsyndrom).

Scharfe Gewürze, Nikotin, Kaffee und Alkohol wirken sich bei einigen Patienten negativ auf die Symptomatik aus.

Zur Verminderung des abdominellen Druckes kann eine Gewichtsabnahme sinnvoll sein.

Phytotherapie

Hamamelidisrinde und *-blätter* sowie *Rosskastanienrinde* und *-blätter* (z.B. Hametum Suppositorien, tägl. 1–2; Reparil, 3-mal tägl. 1 Drg.) und Bioflavonoide (Daflon) scheinen die Symptome von Hämorrhoiden zu verbessern [24].

Hydrotherapie

Kühle Sitzbäder, z.B. mit *Kamillentee* (tägl. 2–3-mal), gehören zum Repertoire der Behandlung leichter Formen der Hämorrhoiden. Die Anwendung erfolgt, bis die Beschwerden deutlich besser sind.

Bewegungstherapie

Angezeigt sind regelmäßiges Schwimmen und Beckenbodengymnastik.

Kombinationsmöglichkeiten

Die genannten Maßnahmen können miteinander kombiniert werden.

Grenzen der Therapie

Bei ausgeprägtem Befund haben naturheilkundliche Maßnahmen nur eine adjuvante Bedeutung.

> **Das kann der Patient selbst tun**
> Obstipation ist zu vermeiden, Übergewicht sollte abgebaut werden.

Literatur

[1] **Anderson FW, Johnson CT:** Complementary and alternative medicine in obstetrics. Int J Cynaecol Obstet. 2005; 9 (2): 116–124.

[2] **Bijkerk CJ, Muris JW, Knottnerus JA et al.:** Systematic review: the role of different types of fibre in the treatment of irritable bowel syndrome. Aliment Pharmacol Ther. 2004; 19(3): 245–251.

[3] **Bruguera M, Barrera JM, Ampurdanes S et al.:** Use of complementary and alternative medicine in patients with chronic hepatitis C. Med Clin (Barc). 2004; 122(9): 334-335.

[4] **Bjelakovic G, Nikolova D, Simonetti RG et al.:** Antioxidant supplements for prevention of gastrointestinal cancers: a systematic review and meta-analysis. Lancet. 2004; 364(9441): 1219–1228.

[5] **Christoph C, Held C, Scholze HJ:** Renale, hämodynamische und hormonelle Effekte einer wiederholten Wasserimmersion bei Leberzirrhose. Gastroenterol J. 1990; 50: 183–186.

[6] **Ernst E, Pittler MH:** Efficacy of ginger for nausea and vomiting: a systematic review of randomized clinical trials. Br J Anaesth. 2000; 84(3): 367–371.

[7] **Fernandez-Banares F, Hinojosa J, Sanchez-Lombrana JL et al.:** Randomized clinical trial of Plantago ovata seeds (dietary fiber) as compared with mesalamine in maintaining remission in ulcerative colitis. Spanish Group for the Study of Crohn's Disease and Ulcerative Colitis (GETECCU). Am J Gastroenterol. 1999; 94(2): 427–433.

[8] **Fintelmann V, Weiss RF:** Lehrbuch Phytotherapie. 12., vollst. überarb. Aufl. Stuttgart: Hippokrates; 2009.

[9] **Gaon D, Garmendia C, Murrielo NO et al.:** Effect of Lactobacillus strains (L. casei and L. Acidophillus Strains cerela) on bacterial overgrowth-related chronic diarrhea. Medicina (B Aires). 2002; 62(2):159–163.

[10] **Gerbes AL, Pilz A, Wernze H et al.:** Renal sodium handling and neurohumoral systems in patients with cirrhosis in sitting posture: effects of spironolactone and water immersion. Clin Investig. 1993; 71(11): 894–897.

[11] **Gerhardt H, Seifert F, Buvari P et al.:** Therapy of active Crohn disease with Boswellia serrata extract H 15. Z Gastroenterol. 2001; 39(1): 11–17.

[12] **Gupta I, Parihar A, Malhotra P et al.:** Effects of Boswellia serrata gum resin in patients with ulcerative colitis. Eur J Med Res. 1997; 2(1): 37–43.

[13] **Herold G (Hrsg.):** Innere Medizin. Köln: Eigenverlag; 2004.

[14] **Heuschkel R, Afzal N, Wuerth A et al.:** Complementary medicine use in children and young adults with inflammatory bowel disease. Am J Gastroenterol. 2002; 97(2): 382–388.

[15] **Holtmann G, Adam B, Haag S et al.:** Efficacy of artichoke leaf extract in the treatment of patients with functional dyspepsia: a six-week placebo-controlled, double-blind, multicentre trial. Aliment Pharmacol Ther. 2003; 18(11–12): 1099–1105.

[16] **Huber R, Ludtke R, Klassen M et al.:** Effects of a mistletoe preparation with defined lectin content on chronic hepatitis C: an individually controlled cohort study. Eur J Med Res. 2001; 28; 6(9): 399–405.

[17] **Huber R, Koch D, Beiser I et al.:** Experience and attitudes towards CAM – a survey of internal and psychosomatic patients in a German university hospital. Altern Ther Health Med. 2004; 10(1): 32–36.

[18] **Huber R, Futter I, Lüdtke R:** Oral Silymarin for chronic hepatitis C – a retrospective analysis comparing three dose regimens. Eur J Med Res. 2005; 10: 68–70.

[19] **Jänicke C, Grünwald J, Brendler T:** Handbuch Phytotherapie. Stuttgart: Wissenschaftliche Verlagsgesellschaft; 2003.

[20] **Joos S, Brinkhaus B, Maluche C et al.:** Acupuncture and moxibustion in the treatment of active Crohn's disease: a randomized controlled study. Digestion. 2004; 69(3): 131–139.

[21] **Kruis W, Fric P, Pokrotnieks J et al.:** Maintaining remission of ulcerative colitis with the probiotic Escherichia coli Nissle 1917 is as effective as with standard mesalazine. Gut. 2004; 53(11): 1617–1623.

[22] **Lacour M, Zunder T, Huber R et al.:** The pathogenetic significance of intestinal Candida colonization – a systematic review from an interdisciplinary and environmental medical

point of view. Int J Hyg Environ Health. 2002; 205(4): 257–268.

[23] **Lee A, Done ML:** Stimulation of the wrist acupuncture point P6 for preventing postoperative nausea and vomiting. Cochrane Database Syst Rev. 2004; 3: CD003281.

[24] **MacKay D:** Hemorrhoids and varicose veins: a review of treatment options. Altern Med Rev. 2001; 6(2): 126–140.

[25] **Malchow HA:** Crohn's disease and Escherichia coli. A new approach in therapy to maintain remission of colonic Crohn's disease? J Clin Gastroenterol. 1997; 25(4): 653–658.

[26] **Matthes H:** Aspekte zur Therapie der Hepatitis C. Der Merkurstab. 1999; 52: 25–41.

[27] **Mimura T, Rizzello F, Helwig U et al.:** Once daily high dose probiotic therapy (VSL#3) for maintaining remission in recurrent or refractory pouchitis. Gut. 2004; 53(1): 108–114.

[28] **Miraglia del Giudice M, De Luca MG:** The role of probiotics in the clinical management of food allergy and atopic dermatitis. J Clin Gastroenterol. 2004; 38(Suppl 6): 84–85.

[29] **Moneret-Vautrin DA, Kanny G, Fremont S:** Laboratory tests for diagnosis of food allergy: advantages, disadvantages and future perspectives. Allerg Immunol (Paris). 2003; 35(4): 113–119.

[30] **Niederau C, Gopfert E:** The effect of chelidonium- and turmeric root extract on upper abdominal pain due to functional disorders of the biliary system. Results from a placebo-controlled double-blind study. Med Klin. 1999; 94(8): 425–430.

[31] **Pittler MH, Ernst E:** Peppermint oil for irritable bowel syndrome: a critical review and metaanalysis. Am J Gastroenterol. 1998; 93(7):1131–1135.

[32] **Rembacken BJ, Snelling AM, Hawkey PM et al.:** Non-pathogenic Escherichia coli versus mesalazine for the treatment of ulcerative colitis: a randomised trial. Lancet. 1999; 354(9179): 635–639.

[33] **van Rossum TG, Vulto AG, Hop WC et al.:** Glycyrrhizin-induced reduction of ALT in European patients with chronic hepatitis C. Am J Gastroenterol. 2001; 96(8): 2432–2437.

[34] **Saggioro A:** Probiotics in the treatment of irritable bowel syndrome. J Clin Gastroenterol. 2004; 38: 104–106.

[35] **Saller R, Meier R, Brignoli R:** The use of silymarin in the treatment of liver diseases. Drugs. 2001; 61(14): 2053–2063.

[36] **Saller R, Pfister-Hotz G, Iten F et al.:** Iberogast: a modern phytotherapeutic combined herbal drug for the treatment of functional disorders of the gastrointestinal tract (dyspepsia, irritable bowel syndrome) – from phytomedicine to "evidence based phytotherapy". A systematic review. Forsch Komplementärmed Klass Naturheilkd. 2002;9: 1–20.

[37] **Sartori M, Andorno S, Rigamonti C et al.:** Chronic hepatitis C treated with phlebotomy alone: biochemical and histological outcome. Dig Liver Dis. 2001; 33(2): 157–162.

[38] **Speroni E, Cervellati R, Govoni P et al.:** Efficacy of different Cynara scolymus preparations on liver complaints. J Ethnopharmacol. 2003; 86(2–3): 203–211.

[39] **Stickel F, Poschl G, Seitz HK et al.:** Acute hepatitis induced by Greater Celandine (Chelidonium majus). Scand J Gastroenterol. 2003; 38(5): 565–568.

[40] **Stremmel W, Merle U, Zahn A et al.:** Retarded release phosphatidylcholine benefits patients with chronic active ulcerative colitis. Gut. 2005; 54(7): 966–971.

[41] **Subbotina MD, Timchenko VN, Vorobyov MM et al.:** Effect of oral administration of tormentil root extract (Potentilla tormentilla) on rotavirus diarrhea in children: a randomized, double blind, controlled trial. Pediatr Infect Dis J. 2003; 22(8): 706–711.

[42] **Summers RW, Elliott DE, Urban jr. JF et al.:** Trichuris suis therapy in Crohn's disease. Gut. 2005; 54(1): 87–90.

[43] **Surawicz CM:** Probiotics, antibiotic-associated diarrhoea and Clostridium difficile diarrhoea in humans. Best Pract Res Clin Gastroenterol. 2003; 17(5): 775–783.

[44] **Thompson Coon J, Ernst E:** Systematic review: herbal medicinal products for non-ulcer dyspepsia. Aliment Pharmacol Ther. 2002; 16(10): 1689–1699.

[45] **Thompson WG, Longstreth GF, Drossman DA et al.:** Functional bowel disorders and functional abdominal pain. Gut. 1999; 45: II43–47.

[46] **Wichtl M (Hrsg.):** Teedrogen und Phytopharmaka. 4. Aufl. Stuttgart: Wissenschaftliche Verlagsgesellschaft; 2002.

34 – Pulmonale Erkrankungen

Thomas Speich, Reinhard Patzke

34.1	Einführende Hinweise	578	34.8 Asthma bronchiale	589
34.2	Infektanfälligkeit	579	34.9 Pneumonie	592
34.3	Erkältungskrankheit	581	34.10 Pleuritis	593
34.4	Sinubronchiales Syndrom	582	34.11 Bronchialkarzinom	594
34.5	Hyperreagibles Bronchialsystem	583	34.12 Tuberkulose	596
34.6	Chronisch obstruktive Lungenerkrankung	583	34.13 HIV-Erkrankung	597
34.7	Lungenemphysem	587	34.14 Nikotinentwöhnung	599

34.1 Einführende Hinweise

Gerade in der Pulmologie erleben die klassischen Naturheilverfahren eine Renaissance, sie werden von den Patienten zunehmend als therapeutische Alternative oder im Rahmen eines integrativen Behandlungskonzeptes gefordert.

Bei der Behandlung akuter wie auch chronischer pulmonaler Erkrankungen können die fünf Säulen der klassischen Naturheilverfahren sinnvoll mit den Maßnahmen, die in den entsprechenden Leitlinien empfohlen werden, kombiniert werden.

Die Vorteile der **Bewegungstherapie** erstrecken sich auf nahezu alle körperlichen Funktionen und Leistungen (▶ Kap. 16 Bewegungstherapie). Sie wirkt sich positiv auf die Psyche und das geistige Leistungsvermögen und damit auch auf das Selbstwertgefühl aus, das gerade bei Lungenkranken oft eingeschränkt ist. Diese Patienten sind häufig sportlich nicht aktiv und schränken aus Angst vor zu geringen Atemreserven und Luftnot ihre Bewegungsaktivitäten stark ein.

Es besteht breiter Konsens in medizinischen Fachkreisen, dass diese Patienten von den Reizwirkungen der **Hydro- und Thermotherapie** sowie der **Klima- und Balneotherapie** auf die Herz-Kreislauf- und Atmungsorgane profitieren (▶ Kap. 13 Hydrotherapie; ▶ Kap. 14 Sauna, Dampfbad und weitere Verfahren der Hyperthermie; ▶ Kap. 22 Klimatherapie). Diese Reiztherapien zählen deshalb zum Standardrepertoire der naturheilkund-

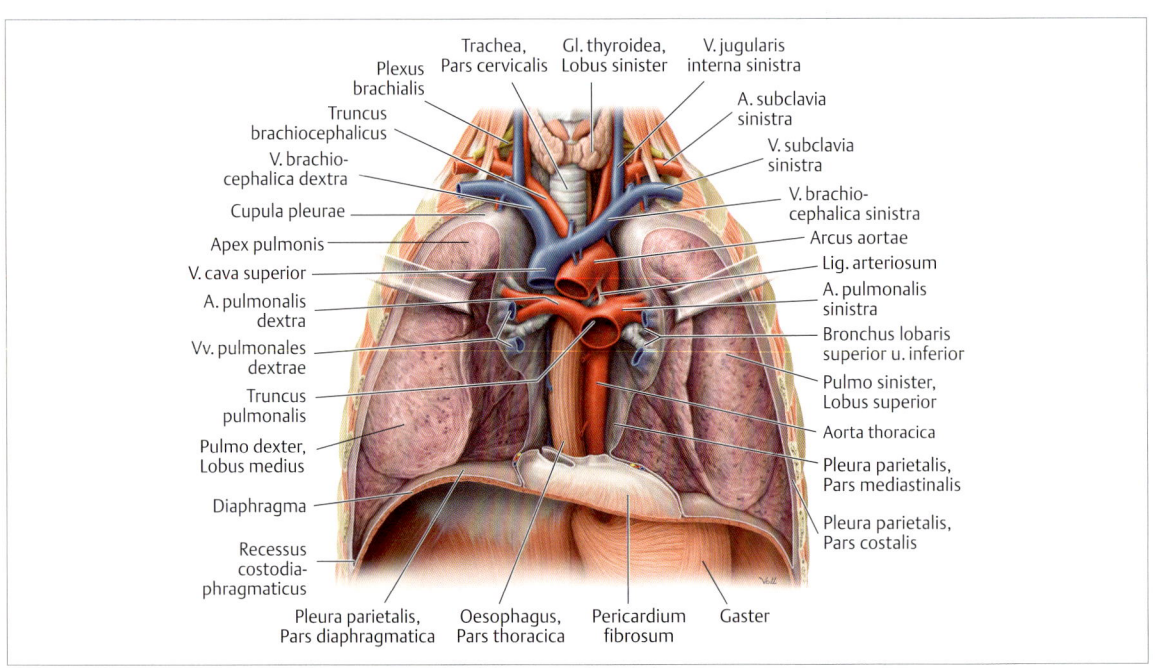

▶ Abb. 34.1 Lunge in situ.

lichen Behandlung chronischer Atemwegserkrankungen und gehören zu den Maßnahmen, die insbesondere in heilklimatischen See- und Luftkurorten durchgeführt werden.

Eine gesunde, vollwertige, fleischarme und fisch-, obst- und ballaststoffreiche Kost wird als **Ernährungstherapie** in Kombination mit anderen Naturheilverfahren eingesetzt (▶ Kap. 18 Ernährungstherapie). Fehlernährung mit entsprechenden funktionellen Magen-Darm-Beschwerden, wie Meteorismus, aber auch eine Adipositas beeinträchtigen die ohnehin eingeschränkte oder reduzierte Atmung bei Patienten mit chronischen Atemwegserkrankungen.

Phytotherapie wird häufig zur Behandlung akuter Atemwegserkrankungen und bei akuten Exazerbationen chronischer Krankheiten des oberen und unteren Respirationstraktes eingesetzt (▶ Kap. 12 Phytotherapie).

Patienten mit chronischen pulmonalen Erkrankungen, z.B. Asthma bronchiale oder chronisch obstruktiver Bronchitis, profitieren besonders von **ordnungstherapeutischen Verfahren** (▶ Kap. 10 Ordnungstherapie). Hier steht von verbaler Sedierung durch einfühlsame psychotherapeutische Gespräche über die Berücksichtigung chronobiologischer Aspekte, z.B. adäquate Schlafhygiene, bis hin zu Entspannungsverfahren ein breites Therapiespektrum zur Verfügung.

Am Beispiel ausgesuchter Atemwegserkrankungen wird im Folgenden der Stellenwert der klassischen Naturheilverfahren und weiterer naturheilkundlicher Methoden aufgezeigt.

34.2 Infektanfälligkeit

Viele Faktoren destabilisieren oder überfordern das Immunsystem. Hierzu zählen Aufenthalte in klimatisierten Räumen, Umweltbelastungen durch Abgase, Ozon und Feinstäube sowie der in vielen Bevölkerungsgruppen ausgeprägte Bewegungsmangel infolge sitzender beruflicher Tätigkeit, Motorisierung und Fernsehkonsum. Weiterhin nimmt der Dysstress bei Arbeitsverdichtung mit gleichzeitiger Angst vor Verlust des Arbeitsplatzes zu. Einen erheblichen Beitrag leisten auch die zunehmende Entfremdung von familiären Bezügen und die Vereinsamung sowie die immer unausgewogenere und ungesunde Ernährung, die häufig zusätzlich unter Zeitdruck oder zu ungünstigen Zeiten aufgenommen wird.

Aufgrund dieser Gegebenheiten kommt es zur Verlangsamung, in manchen Fällen gar zum **Verlust der Reaktionen auf Umweltreize**. Der Mensch wird anfälliger für banale Infekte, die im Wiederholungsfall eine verzögerte Rekonvaleszenz begünstigen. In diesem Kontext ist auch die Zunahme der polyvalenten Allergien zu sehen.

Der Schwächung des Immunsystems wird in der naturheilkundlichen Therapie durch eine **Reiz-Reaktions-Therapie (Abhärtung)** begegnet.

Prävention
Eine gesunde Lebensführung mit Klimareizen, regelmäßiger Bewegung, Ernährung mit überwiegend pflanzlichen Anteilen, Vermeidung von Über- oder Untergewicht und Rauchen sowie adäquater Stressbewältigung einschließlich einer ausreichenden Zahl von Sozialkontakten ist die beste Prävention.

Bewegungstherapie
Bewegungstherapie und Ausdauertraining im normoxämischen Bereich stimulieren über die vermehrte Belastung und Durchblutung **Adaptationen bei Muskel- und Skelettsystem** und den Kapillaren. Eine Insulinresistenz nimmt ab, die Fettverbrennung wird optimiert. Die Sympathikusaktivität wird gedämpft, und über die Zunahme des Vagotonus wird die Stressverarbeitung verbessert. Darüber hinaus führt regelmäßiges körperliches Training zu mehr Lebensfreude und Selbstwertgefühl (▶ Kap. 16 Bewegungstherapie). Empfohlen werden folgende Anwendungsformen:

- **regelmäßige Atemgymnastik**, 2–3-mal wöchentl., mit dem Erlernen von Atemtechniken
- **dosiertes Ausdauertraining**, wie Walking, Nordic Walking, Skilanglauf, Tanzen, Radfahren und Schwimmen, 2–3-mal wöchentl. über 30–40 Min. submaximale Ausbelastung (Herzfrequenz: 180 minus Alter bei Trainierten)

Hydro- und thermotherapeutische Verfahren
Durch Hydro- und Thermotherapie wird die Durchblutungsregulation in den Akren und damit reflektorisch auch im Nasen-Rachen-Raum optimiert. Hierdurch kommt es zu einer günstigen reaktiven Modulation des Immunsystems und zu einer vegetativen Stabilisierung.

Nasendusche und Inhalation
Durch das Einbringen einer 0,9%igen Sole-Inhalationslösung mittels Nasendusche (nach Fränkel, ▶ Abb. 34.2) oder auch durch eine Überdruckinhalation einer ultraschallvernebelten Solelösung über die Nase, 1–2-mal tägl. über 10 Min., verbessert sich die Belüftung der Nasennebenhöhlen.

Durch die Sole wird ein **osmotischer Reiz** bewirkt; durch das Anfeuchten der Schleimhaut wird zudem eine Austrocknung verhindert.

Die UDV_2-Inhalation ist eine thermoindifferente Ultraschall-Überdruck- und Vibrationsinhalation mit 0,9%iger Kochsalzlösung. Sie gewährleistet eine verbesserte Belüftung der Nasennebenhöhlen und über die Druck- und Vibrationsinhalation eine Sekretolyse sowie eine Normalisierung der Schleimproduktion.

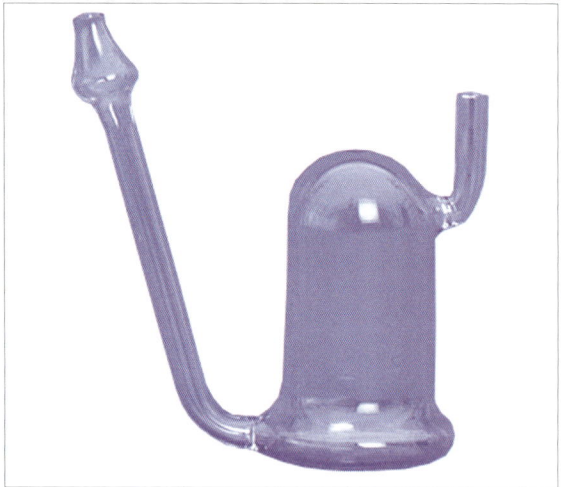

▶ **Abb. 34.2** Nasendusche nach Fränkel.

Die Anwendung erfolgt 1–2-mal tägl. über 10 Min.

Kaltanwendungen
Mittelstarke Kaltreize wirken immunmodulierend und verbessern die Reiz-Reaktions-Fähigkeit. Beispiele:
● Kneipp-Guss (1-mal tägl.)
● Wassertreten, Tautreten (1-mal tägl.)
● morgendliche Kaltduschen (1-mal tägl.)
● Wechselduschen mit abschließender Kaltwasserdusche (1-mal tägl.)

Saunabad
Der Wechsel von Kalt-Warm-Reizen und intermittierenden Ruhe- und Erholungszeiten stellt ein **gutes Kreislauftraining** dar. Die Durchblutungsregulation verbessert sich, die Immunabwehr wird stimuliert und die Infektionsresistenz gestärkt. Das limbische System wird aktiviert; infolge einer psychovegetativen Stabilisierung wird der Stressabbau erleichtert.

Die Durchführung erfolgt wöchentl. 1–2-mal, ganzjährig.

Klimatherapie
Klimareize initiieren Adaptationsvorgänge und verbessern über die natürliche UV-Bestrahlung Abhärtung und Immunmodulation.

Diskutiert werden Wirkungen z. B. der UV-Bestrahlung über Vitamin-D-Rezeptoren immunkompetenter Zellen und von Kaltreizen auf eine Normalisierung der kutanen Thermoregulation, die eine infektbegünstigende Abkühlung des Körpers verhindert. Die **Thalassotherapie** im Meeresküstenbereich bewirkt dabei Synergieeffekte durch das gleichzeitige Einwirken der aktinischen Wirkkomplexe, der Aerosole und der thermischen Reize.

Klimatherapie erfordert den Aufenthalt in freier Natur im jeweiligen Klimabereich, tägl. mindestens 60 Min. Im Küstenbereich kommen ergänzend die Aufenthalte in der Brandungszone und im Meerwasser hinzu.

Ernährungstherapie
Eine ausgewogene, vollwertige, vitaminreiche und betont pflanzliche Kost mit Ballaststoffen und mehr Fisch- als Fleischanteil im Wochenspeiseplan versorgt den Organismus mit den notwendigen Vitaminen und Mineralien.

Zu empfehlen ist **mediterrane Kost** aus frisch zubereitetem Gemüse, angereichert durch ungesättigte Fettsäuren, z. B. mit *Oliven-* oder *Rapsöl*.

> **T Therapeutische Empfehlung**
> Die Ernährungstherapie sollte prinzipiell ständig durchgeführt werden.

Heilfasten
Heilfastenregimes führen zu positiven immunologischen Veränderungen auf Zytokinebene sowie zu einer Stimmungsaufhellung. Sie beeinflussen verschiedene Stoffwechselparameter positiv und bewirken eine **Herz-Kreislauf-Stabilisierung** über die integrierte Bewegungstherapie.

Phytotherapie
In einem Cochrane-Review ergab sich aus der Analyse von 5 randomisierten Studien von guter methodischer Qualität zur prophylaktischen Wirksamkeit von *Sonnenhut* bei spontan erworbenen Erkältungen keine ausreichende Evidenz für eine Wirksamkeit [6].

Ordnungstherapie
Wichtig sind folgende Faktoren:
● Einhaltung zirkadianer Rhythmen, insbesondere eines geregelten Schlaf-wach-Rhythmus mit entsprechender Schlafhygiene
● ausreichende Ruhezeit nach aktiver körperlicher Belastung
● Einsatz aktiver Entspannungstechniken
● Meiden von Schadstoffen und Risikofaktoren (Suchtstoffe, Rauchen)
● maßvoller Umgang mit Alkohol und Nahrungsmitteln

> **Cave**
> Die Nichtbeachtung dieser ordnungstherapeutischen Elemente kann eine generelle Infektanfälligkeit begünstigen.

Kombinationsmöglichkeiten
Bei Infektanfälligkeit können alle beschriebenen Therapieverfahren miteinander kombiniert werden. Art und Umfang der Anwendungen hängen von der jeweiligen Konstitution, vom Alter, von Nebenerkrankungen und auch von zeitlichen Ressourcen ab.

🅣 Therapeutische Empfehlung
Verfahren aus den Bereichen Ordnungs- und Ernährungstherapie, Bewegungstherapie und Hydrotherapie sollten ständig angewendet werden. Realistisch sind tägl. 3 Anwendungen aus diesen unterschiedlichen Bereichen.

Grenzen der Therapie
Die beschriebenen naturheilkundlichen Therapiemethoden können bei Infektanfälligkeit den Ausbruch einer akuten Erkrankung gegebenenfalls verhindern; Häufigkeit, Schwere und Dauer der Erkältungskrankheit können günstig beeinflusst werden. Genetisch bedingte Immunschwächen oder die Folgen chronisch toxischer Umwelteinflüsse können durch die genannten Naturheilverfahren jedoch nicht beeinflusst werden.

🅣 Das kann der Patient selbst tun
Der Vorteil der Anwendung klassischer Naturheilverfahren liegt darin, dass nahezu sämtliche Verfahren vom Patienten selbst aktiv durchgeführt werden können. Der naturheilkundliche Arzt fördert dabei überwiegend die Compliance des Patienten und gibt mit seiner Fach- und Sachkompetenz die spezifischen Therapieempfehlungen. Darüber hinaus kann der Patient durch die kontinuierliche fachliche Patientenschulung pathogene Umwelteinflüsse durch Erkennen minimieren und krankheitsfördernde Lebensweisen einschränken.

34.3 Erkältungskrankheit

Als Erkältungskrankheit bzw. grippaler Infekt werden **unkomplizierte virale Infekte des oberen und unteren Respirationstraktes** bezeichnet, die mit Müdigkeit, Zerschlagenheitsgefühl einhergehen und initial durch Reizhusten, Rhinitis und Sinusitis sowie mit Temperaturen bis 38 °C imponieren. Davon zu unterscheiden sind die Influenzavirusinfektionen der Gruppen A, B oder C, die von einem intensiveren Krankheitsgefühl und deutlich erhöhten Temperaturen begleitet sind und bei denen die Gefahr einer Pneumonie besteht.

Prävention
▶ Kap. 34.2 Infektanfälligkeit

Bewegungstherapie
Empfehlenswert sind **kurze, langsame Spaziergänge** mit entsprechend schützender Kleidung (Handschuhe, warme Kopfbedeckung, Schal über Mund und Nase) in frischer Luft, wobei extreme Witterungslagen gemieden werden sollten.

Weiterhin sind regelmäßige **atemgymnastische Übungen** zur Pneumonieprophylaxe sinnvoll.

Cave
In der akuten Erkrankungsphase ist eine sportliche Betätigung einschließlich eines moderaten Ausdauertrainings nicht angezeigt.

Hydrotherapie, Thermotherapie
Allgemeine Maßnahmen
- Durch **Inhalationen** mit vernebelter Sole bzw. *Kamillen-* oder *Eukalyptusöl* kommt es zur Erleichterung der Atmung insbesondere im oberen Respirationstrakt über sekretolytische und antiinflammatorische Effekte.
- **Schwitzkuren** im Initialstadium durch Ingestion heißer Getränke, vorzugsweise Teezubereitungen mit *Holunder-*, *Linden-* und *Mädesüßblüten*, verkürzen die Infektdauer und lindern die grippalen Begleitsymptome.
- **Heiße Brustwickel**, gegebenenfalls kombiniert mit ätherischen Ölen (s. u.), wirken sekretolytisch und spasmolytisch.

Maßnahmen bei Fieber
- kalte Brustwickel (▶ Abb. 34.3) von der Achselhöhle bis zum Rippenbogen bzw. Bauchnabel über 40 Min.
- kalte Wadenwickel, mehrfach tägl.
  Cave: nicht bei Schüttelfrost!
- absteigende Bäder, 1-mal tägl.
- feuchte Ganzkörperabreibungen im Bett morgens und abends mit anschließender Ruhephase

🅣 Therapeutische Empfehlung
Brustwickel sollten höchstens 2-mal tägl. verabreicht werden.

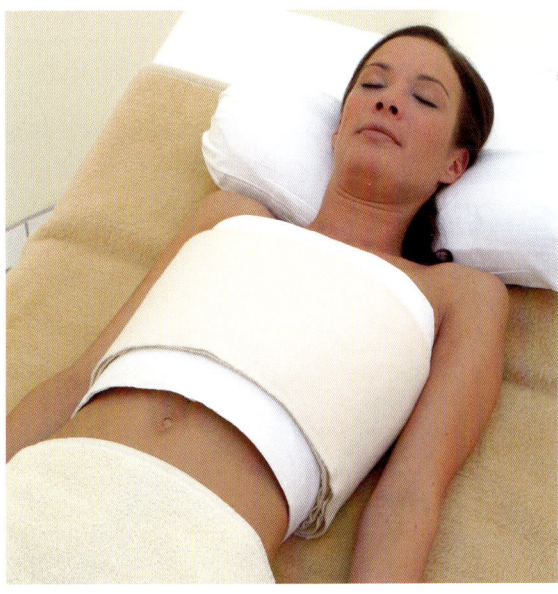

▶ Abb. 34.3 Brustwickel nach Kneipp.

Ernährungstherapie

Anzustreben ist eine **leicht verdauliche Kost** mit hohem Gemüseanteil, frischem Obst und frisch gepressten Obstsäften, um eine ausreichende Vitamin- und Mineralstoffzufuhr zu sichern.

> **Merke:** Wichtig ist eine Flüssigkeitszufuhr von 2–3 l tägl., am besten in Form von Heilpflanzentees (s. u.).

Phytotherapie

Für die Bedeutsamkeit des möglichst frühen Behandlungsbeginns sprechen die Ergebnisse einer Metaanalyse aus 3 placebokontrollierten Studien mit insgesamt 390 Probanden. Bei diesen wurde der grippale Infekt jeweils inokuliert und die Therapie nach Auftreten der ersten Symptome begonnen. Die Wahrscheinlichkeit des Auftretens einer Erkältung unter Placebo war um 55 % höher als unter *Sonnenhut* [8]. Folgende **Anwendungsformen** sind angezeigt:

- spasmolytisch wirkender Tee, z. B. aus *Thymiankraut*
- sekretolytische Teemischungen
- Zubereitungen mit *Thymianöl*, *Eukalyptusöl* oder Nadelholzölen, z. B. *Kiefernöl*, *Pinienöl*
  - zur Sekretolyse und Bronchospasmolyse, 2–3-mal tägl. inhalieren oder in Salbenform zu Brusteinreibungen und Brustwickeln, 1–2-mal tägl.
  - für Bäder, 1-mal tägl.
  - für Einreibungen und Wickel, 1–2-mal tägl.

> **Therapeutische Empfehlung**
> Bäder sollten bevorzugt am Nachmittag genommen werden. Anschließend sollte zur Förderung des Schwitzens heißer *Holunderblüten-* oder *Mädesüßtee* verabreicht werden.

> **Cave**
> Bei Allergikern finden sich gelegentlich Überempfindlichkeitsreaktionen.

Ordnungstherapie

Im Mittelpunkt stehen je nach Schweregrad der Symptome ausreichend **Ruhe und Erholung**, eventuell vorübergehende Bettruhe.

> **Cave**
> Stressbelastung, Alkohol und Rauchen sollten gemieden werden.

Kombinationsmöglichkeiten
▶ Kap. 34.2 Infektanfälligkeit

Grenzen der Therapie
▶ Kap. 34.2 Infektanfälligkeit

> **Das kann der Patient selbst tun**
> ▶ Kap. 34.2 Infektanfälligkeit

34.4 Sinubronchiales Syndrom

Der obere und der untere Respirationstrakt bilden eine funktionelle Einheit. Durch die Luftzufuhr über Nase und Mund und die Anwärm- und Reinigungsfunktion von Nase und Nasennebenhöhlen sind die Schleimhäute in diesen Bereichen intensiveren Umweltbelastungen ausgesetzt als der untere Respirationstrakt und in Bezug auf virale und bakterielle Infekte anfälliger. Erkrankungen des Respirationstraktes beginnen deshalb häufig im sinunasalen Bereich und setzen sich im unteren Respirationstrakt als Husten mit und ohne Auswurf, Bronchitis sowie gegebenenfalls als Pneumonie fort. Eine chronische Sinusitis mit gehäuft auftretendem Etagenwechsel und Bronchitiden wird als „sinubronchiales Syndrom" bezeichnet.

Prävention
▶ Kap. 34.2 Infektanfälligkeit

Beim Schnäuzen darf **kein zu hoher Druck** aufgebaut werden. Es sollte stets über die Nase ein- und ausgeatmet werden.

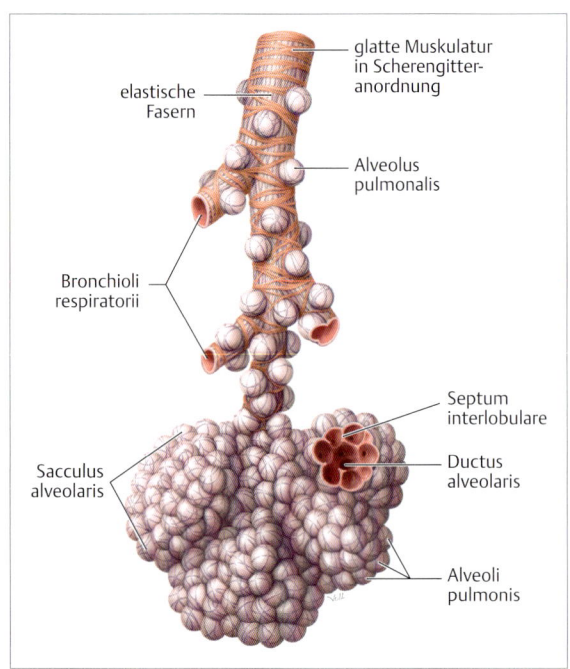

▶ **Abb. 34.4** Feinbau eines Bronchiolus respiratorius.

Therapie

Zu Bewegungstherapie, Hydrotherapie, Ernährungstherapie, Phytotherapie und Ordnungstherapie ▶ Kap. 34.2 Infektanfälligkeit.

Akupunktur kann adjuvant eingesetzt werden. Sie ergibt über die reflexartigen Wirkungen eine verbesserte Nasenatmung infolge einer besseren Belüftung und eine Normalisierung der Schleimproduktion.

Geeignet sind die Leitbahnpunkte Bl 2, Di 4, Di 20, Ma 2, Gb 14; 2-mal wöchentl. über 20–30 Min., insgesamt 10 Sitzungen.

Kombinationsmöglichkeiten

Zusätzlich zu den in Abschnitt Infektanfälligkeit benannten Verfahren bietet sich **Thermotherapie mit Rotlicht** oder **Mikrowelle** bei chronischen Entzündungen an. Über eine Hyperämisierung und einen Anstieg der Blutzirkulation führt sie zu einer verbesserten Immunkompetenz.

> **Cave**
> Bei akuter eitriger Entzündung sind thermotherapeutische Verfahren kontraindiziert.

Grenzen der Therapie

Akute eitrige Entzündungen, anatomische Probleme.

> **Das kann der Patient selbst tun**
> ▶ Kap. 34.2 Infektanfälligkeit

34.5
Hyperreagibles Bronchialsystem

Das hyperreagible Bronchialsystem als eigene Entität bzw. als die Übergangsform in ein Asthma bronchiale ist durch eine erhöhte Reagibilität der Schleimhaut auf Umweltreize, wie Kälte, Rauch, Autoabgase, Feinstäube und Duftstoffe, gekennzeichnet. Sie entwickelt sich auf genetischer Basis oder bei infolge chronischer Entzündung eintretenden, durch Remodelling-bedingten Veränderungen überwiegend der Bronchialschleimhaut. Symptome sind Hustenreiz, trockener Husten und/oder Belastungsdyspnoe aufgrund einer zunehmenden Bronchialobstruktion.

Prävention

Bei bekannter genetischer Prädisposition sollten die oben genannten **Umweltreize** gemieden werden, dies gilt in besonderer Weise für aktives und passives Rauchen.

Wichtig ist regelmäßige Bewegung in reiner Luft.

Therapie

▶ Kap. 34.8 Asthma bronchiale

34.6
Chronisch obstruktive Lungenerkrankung

Chronisch rezidivierende Bronchitiden führen nach längerer Erkrankungsdauer zur chronisch obstruktiven Bronchitis, die schließlich in ein Lungenemphysem einmündet. Die zunächst reversible, dann irreversible Verengung und Instabilität der Atemwege mit zunehmender Obstruktion und Überblähung der Alveolen führt zu einer **Erkrankung des kardiopulmonalen Systems mit zunehmender Rechtsherzbelastung** und schließlich einer pulmonalen Hypertonie sowie zur Schädigung aller Organe aufgrund von Hypoxie und Hyperkapnie.

Die Klinik zeigt zunächst zunehmenden und immer häufiger auftretenden Husten und Auswurf; dann entwickelt sich eine langsam zunehmende Dyspnoe, zunächst bei Belastung, bei zunehmendem Emphysem auch in Ruhe. Das Endstadium ist entweder durch eine fassförmige Thoraxdeformierung und einen asthenischen Habitus (Pink Puffer, ▶ Abb. 34.6) oder durch Adipositas mit ausgeprägter Zyanose (Blue Bloater, ▶ Abb. 34.7) und häufig zusätzlichem obstruktivem Schlafapnoe-Syndrom gekennzeichnet.

Die fortgeschrittene obstruktive Bronchitis verschlechtert sich periodisch bei Wetterwechsel, meist von warmer und trockener hin zu feuchtkalter Luft.

Als **Risikofaktoren** gelten aktives und passives Rauchen (80%), Umweltschadstoffe in der Atemluft (5–15%), eine Dysbalance von Oxidanzien und Antioxidanzien, z. B. bei einem Alpha-1-Proteinase-Inhibitor-Mangel (5%), rezidivierende Infekte des Respirationstraktes und insbesondere auch unzureichend behandelte Grunderkrankungen wie chronische Bronchitis und/oder Asthma bronchiale.

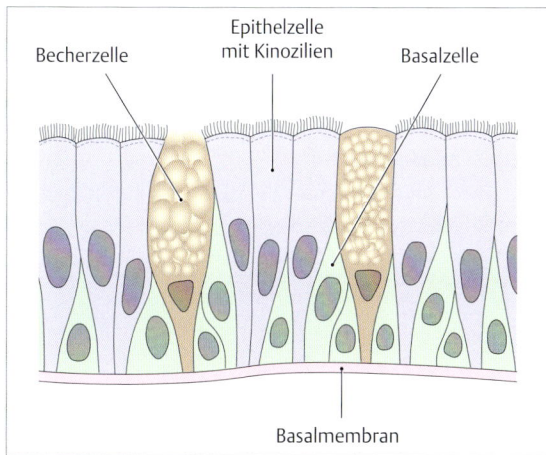

▶ **Abb. 34.5** Aufbau des Bronchialgewebes.

34 Pulmonale Erkrankungen

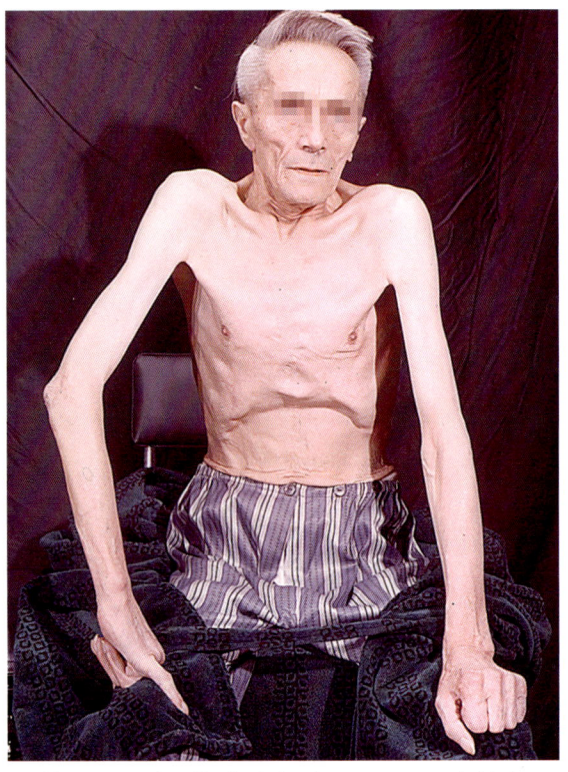

▶ Abb. 34.6 Pink Puffer: kachektischer Patient mit erheblicher Ruhedyspnoe, Einsatz der Atemhilfsmuskulatur, Fassthorax. Keine wesentliche Zyanose.

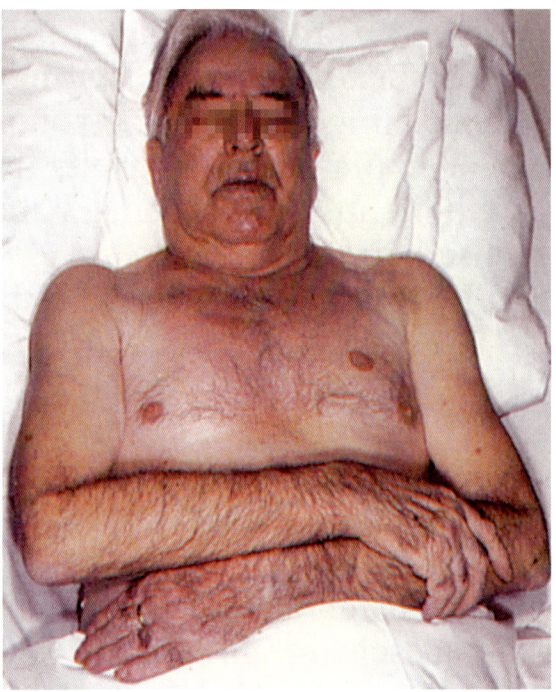

▶ Abb. 34.7 Blue Bloater: übergewichtiger Patient mit Zyanose, aufgedunsenem Gesicht. Keine wesentliche Dyspnoe.

Prävention
s. o., Hyperreagibles Bronchialsystem

Bewegungstherapie
Atemgymnastik
Mit atemgymnastischen Übungen sollen an den Schweregrad der Erkrankung angepasste Atemtechniken erlernt und eine physiologische Atmung in Ruhe und unter Belastung reetabliert werden. Diese Übungen müssen **in Eigenregie** und mindestens 2-mal tägl. fortgeführt werden. Folgende **Wirkungen** werden angestrebt:
- Verbesserung der Thoraxwandbeweglichkeit und der Atemexkursionen
- Optimierung des pulmonalen Gasaustausches
- Sekretolyse
- Verbesserung der Expektoration
- Verbesserung der Pneumonieprophylaxe
- Steigerung der körperlichen Leistungsfähigkeit
- Entspannung
- bewusste Körperwahrnehmung

Folgende **Techniken** sind zu erlernen:
- korrekte Hustentechniken:
  - atemerleichternde Stellungen unter Einsatz der Atemhilfsmuskulatur (Kutschersitz)
  - Abhustübungen (Huffing)
- richtiges Verhältnis von In- und Exspiration
- Einsatz der Lippenbremse zur Verhinderung des Air-Trapping-Phänomens
- Lagerungstechniken, wie Dehnlagerungen und autologe Drainage
- Maßnahmen zur Verbesserung der Thoraxbeweglichkeit:
  Die dadurch erreichte Veränderung der Atemmittellage führt über eine Verringerung des Atemwegswiderstandes zu einer Verbesserung der Blutgaswerte.

Lippenbremse und das Anwenden korrekter Hustentechniken bedürfen der intensiven und konsequenten Dauerumsetzung in Eigenregie.

Technische Hilfsmittel
Zusätzlich können die in ▶ Tab. 34.1 angeführten technischen Hilfsmittel eingesetzt werden.

> **T Therapeutische Empfehlungen**
> - Die einfach zu bedienenden Hilfsmittel sollten nach Erstanleitung Patienten jederzeit zur Verfügung stehen.
> - Atemübungen mit diesen Hilfsmitteln sind mehrfach tägl. durchzuführen.

34.6 Chronisch obstruktive Lungenerkrankung

▶ Tab. 34.1 Technische Hilfsmittel bei Atemgymnastik.

Hilfsmittel	Beschreibung	Wirkung	Indikation
Giebelrohr	Atmung über ein in der Länge variables Kunststoffrohr, wodurch eine Totraumverlängerung mit Erhöhung des CO_2-Anteils im Blut entsteht. Cave! Bei Lungenemphysem nicht geeignet	zentrale Stimulierung der Atmung	Atelektasen- und Pneumonieprophylaxe, insbesondere postoperativ
Flow-Geräte	Atmung über eine Kunststoffkammer, in dem sich ein Kunststoffball befindet, der durch den Sog aufsteigt.	Verlängerung der Inspiration	überwiegend postoperativ
Flutter (▶ Abb. 348)	pfeifenähnliches Gerät mit einer okkludierenden Metallkugel Ziel: verbesserte Sekretmobilisation	Ausatmung und Krümmung des Gerätes bewirken eine Übertragung der entstehenden Vibrationen und Schwingungen auf den unteren Respirationstrakt.	bei zähem Sekret im Rahmen von obstruktiven Lungenerkrankungen
Inhalationsgeräte	Ultraschallvernebler mit dem Zusatz von z. B. 0,9 %iger NaCl-Lösung, Mukolytika oder ätherischen Ölen	Sekretverdünnung und -mobilisation sowie Entzündungshemmung	Nikotinentwöhnung

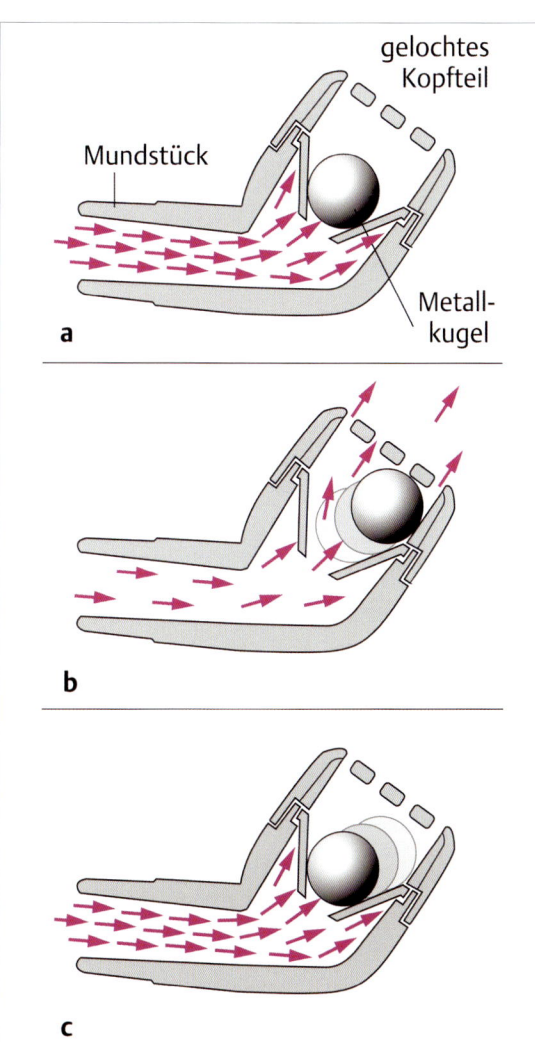

▶ Abb. 34.8 Funktionsweise eines Flutters.

Bewegungstherapie

Angewendet werden folgende Formen:
- Gehtraining, Walking und Nordic Walking
- Ergometertraining
- Medizinische Trainingstherapie
- Schwimmübungen, Skilanglauf, Training auf dem Crosstrainer (bei Belastbarkeit von mindestens 75 Watt)

Voraussetzung ist die **Überprüfung der kardiopulmonalen Leistungsfähigkeit**, idealerweise in Form einer Spiroergometrie.

Das einfache Gehtraining erstreckt sich über einen Zeitraum von tägl. 30 Min. Nach 7 Tagen sollte ein dyspnoefreier Gehstreckenzuwachs erzielt sein; der maximale Nutzeffekt stellt sich erst nach mehreren Monaten ein.

Der 6-Minuten-Gehtest, tägl. durchgeführt über eine Strecke, die der Patient bei einer selbst gewählten Geschwindigkeit bewältigt, dient als diagnostisches und therapeutisches Kriterium. Belastbarkeit sowie deren Verbesserung können eruiert werden.

Die medizinische Trainingstherapie ist nach Anleitung bzw. unter Aufsicht durchzuführen.

Massage

Thoraxklopfmassagen zur Erleichterung des Abhustens, wöchentl. 2–3-mal, dienen der Auflockerung verspannter Muskulatur, so auch der Atemhilfsmuskulatur. Über die Detonisierung werden auch schmerzhafte Verspannungen gemindert.

34 Pulmonale Erkrankungen

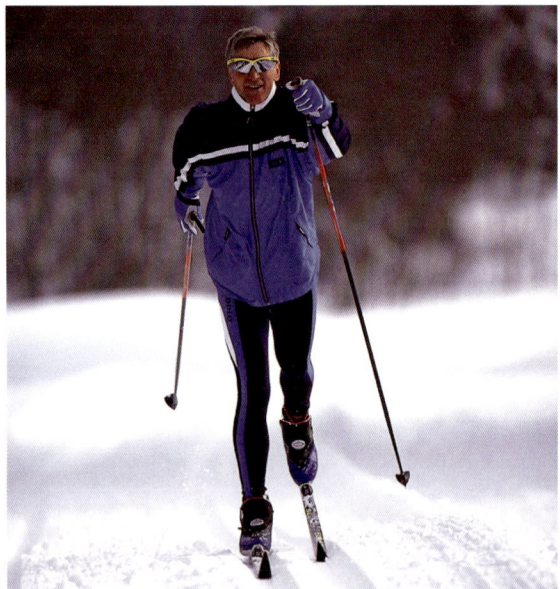

▶ **Abb. 34.9** Skilanglauf ist auch bei chronischer Obstruktion möglich.

Bindegewebsmassage, wöchentl. 2–3-mal, wirkt über kutiviszerale Reflexe sympathikoton und damit bronchospasmolytisch (▶ **Kap. 15** Massagetherapie).

Klima- und Thalassotherapie

Je nach Schweregrad der vorliegenden Grunderkrankung bestehen unterschiedliche therapeutische Möglichkeiten. Über die Kombination aus Bewegung, Sole-Inhalation, UV-Licht, Wärme- und Kältereizen tritt eine allgemeine Leistungssteigerung und eine Verbesserung der pulmonalen Grunderkrankung ein (▶ **Kap. 34.8** Asthma bronchiale).

Hydrotherapie, Thermotherapie
Inhalationstherapie

Sie stellt einen Schwerpunkt in der Behandlung chronischer Atemwegserkrankungen einschließlich akuter Exazerbationen dar.
- In der **Rauminhalation** kommt in der Regel vernebelte Sole zum Einsatz, die aufgrund der Feinstvernebelung bis in die kleinsten Bronchioli und in die Alveolen gelangt und dort die sekretolytische und entzündungshemmende Wirkung entfalten kann.
- Bei **Einzelinhalationen**, die bis zu 3-mal tägl. durchgeführt werden, können unterschiedlichste Substanzen angewendet werden, z. B. Sympathikomimetika, Mukolytika, Schleimhautprotektiva, Sole und ätherische Öle. Vereinzelt werden Dampfvernebler, überwiegend jedoch Ultraschall- und Düsenaerosolvernebler eingesetzt.
- Für die **häusliche Therapie** existieren geeignete Geräte, die gut gepflegt werden müssen (Hygiene). Pneumologischen Praxen und spezialisierten pneumologischen Akut- und Rehabilitationskliniken ist die Intermittent-Positive-Pressure-Breathing-(IPPB-) Inhalation vorbehalten, eine Vernebelung mit inspiratorischem Überdruck.

Weitere Maßnahmen
- **Warme Vollbäder** können ab einer kardialen Belastbarkeit von 50 Watt additiv eingesetzt werden und bewirken eine Detonisierung der Muskulatur, allgemeine Entspannung und bessere Gelenkbeweglichkeit. Der Zusatz von ätherischen Ölen, z. B. *Eukalyptusöl* oder *Latschenkieferöl*, führt unter Beachtung der individuellen Verträglichkeit zur Beschwerdelinderung.
- **Feuchte Ganzkörperabreibungen**, **feuchte Wickel**, *Heublumensack* und **Kneipp-Güsse** wirken aufgrund des Kälte- oder Wärmereizes kurzfristig aktivierend auf die Atmung, langfristig wirken sie immunstimulierend.
- **Heiße Wickel** detonisieren die Atemmuskulatur und die Atemhilfsmuskulatur und bewirken eine Bronchodilatation über kutiviszerale Reflexe.
- **Wechselbäder** und **aufsteigende Hand- und Fußbäder** fördern die Durchblutung im Bereich der Thoraxorgane.
- **Saunabäder**, auch mit Aufgüssen, sind ab einer Belastbarkeit von 75 Watt indiziert.

Die Maßnahmen sind 2–3-mal wöchentl. anzuwenden.

> **Cave**
> Bei akuten Exazerbationen sind Sauna- und Vollbäder kontraindiziert.

Ernährungstherapie

Eine **mediterrane Kost**, insbesondere mit frisch zubereitetem Gemüse, ist angezeigt; wichtig sind mehrfach ungesättigte Fettsäuren. Der klassische Blue Bloater muss abnehmen, der Pink Puffer benötigt dagegen eine hochkalorische Ernährung.

Heilfasten

Positive immunologische Veränderungen auf Zytokinebene finden sich durch Heilfastenregimes, jährlich 1–2-mal über 2–3 Wochen. Sie wirken auch stimmungsaufhellend. Verschiedene Stoffwechselparameter werden positiv beeinflusst und wirken über die integrierte Bewegungstherapie kardiovaskulär stabilisierend.

Phytotherapie

Bei **produktivem Husten** sind ätherische Öle angezeigt, wie *Thymianöl*, *Eukalyptusöl*, *Kiefernadelöl* (▶ **Kap. 12** Phytotherapie). Weiterhin angezeigt sind saponinhaltige Drogen, z. B. *Primelwurzel* und *Efeublätter*. Sie wirken expektorierend, sekretolytisch, sekretomotorisch und leicht bronchospasmolytisch.

Bei **trockenem Reizhusten** werden schleimhaltige pflanzliche Drogen angewendet, so *Eibischwurzel* in Form von Tee oder *Isländisches Moos* als Pastillen oder Lutschtabletten sowie Zubereitungen aus *Spitzwegerichkraut* (▶ **Kap. 12** Phytotherapie).

Die Anwendung erfolgt zum Spülen, Gurgeln, Lutschen bzw. als Tee, mehrfach tägl. nach Bedarf.

Ordnungstherapie

Im Vordergrund steht bei der chronischen obstruktiven Bronchitis und beim Lungenemphysem (s. u.) die **Antiraucher- und Atemwegsschulung** als strukturierte, verhaltensmedizinisch orientierte Gruppentherapie in Kleingruppen.

Von Bedeutung ist auch die Anleitung zum richtigen **Umgang mit Umweltreizen** (Kälte, Wasser, Licht und Luft) sowie die Motivation zu einer angemessenen Bewegungstherapie und einer maßvollen Ernährung.

Ein angemessener Wechsel zwischen Arbeit und Erholung, ausreichendem Schlaf sowie die Förderung der Ausscheidungsfunktionen von Darm, Niere, Lunge und Haut sind weitere wichtige Faktoren.

Durchzuführen sind weiterhin tägliche **Entspannungsübungen**, wie das autogene Training, die Progressive Muskelrelaxation nach Jacobson, Qigong oder Tai-Chi.

Psychologische **Einzel- oder Gruppentherapiegespräche**, insbesondere Verhaltenstherapie und Zuwendung durch Ärzte und Therapeuten dienen der Krankheitsverarbeitung und Angstminderung insbesondere bei Patienten, die unter einem Lungenemphysem und/oder an fortgeschrittenem Asthma bronchiale leiden.

Ausleitende Verfahren
Schröpfen

Über der Lungen- und Bronchialzone und über der Gallen- und Nasennebenzone können Schröpfköpfe gesetzt werden, jeweils beidseits 1-mal wöchentl. über insgesamt 6 Wochen.

Aderlass

Bei einem Hb-Wert über 18 g/dl können **Aderlässe von 150 ml** als isovolämische Dilutionstherapie durchgeführt werden.

> **Therapeutische Empfehlung**
> Schröpfen und Aderlass können additiv zum Einsatz kommen.

Kombinationsmöglichkeiten
▶ Kap. 34.2 Infektanfälligkeit

Grenzen der Therapie
▶ Kap. 34.2 Infektanfälligkeit

> **Das kann der Patient selbst tun**
> ▶ Kap. 34.2 Infektanfälligkeit

34.7 Lungenemphysem

Das Lungenemphysem (▶ **Abb. 34.10**) ist eine irreversible Erweiterung der Atemwege distal der Bronchioli mit nicht mehr funktionsfähigen Alveolen aufgrund der Destruktion der Alveolarsepten. Die Erhöhung des funktionellen Totraumes und die Minderung der Gasaustauschfläche führen zunächst zu einer respiratorischen Partialinsuffizienz und schließlich zu einer manifesten respiratorischen Globalinsuffizienz. Aufgrund der chronischen Druckerhöhung im Parenchym findet sich eine deutliche Lungenüberblähung mit Tiefertreten des Zwerchfells sowie in ausgeprägten Fällen eine Thoraxdeformierung mit Rippenhorizontalstellung (Fassthorax).

Das Lungenemphysem ist das Endstadium der chronisch obstruktiven Bronchitis. Es kommt zur vermehrten Atemarbeit, zur raschen Atemmuskelermüdung und zu einer pulmonalen Hypertonie. Leitsymptome sind chronische Dyspnoe, die unter leichter Belastung rasch zunimmt, und ein hypersonorer Klopfschall.

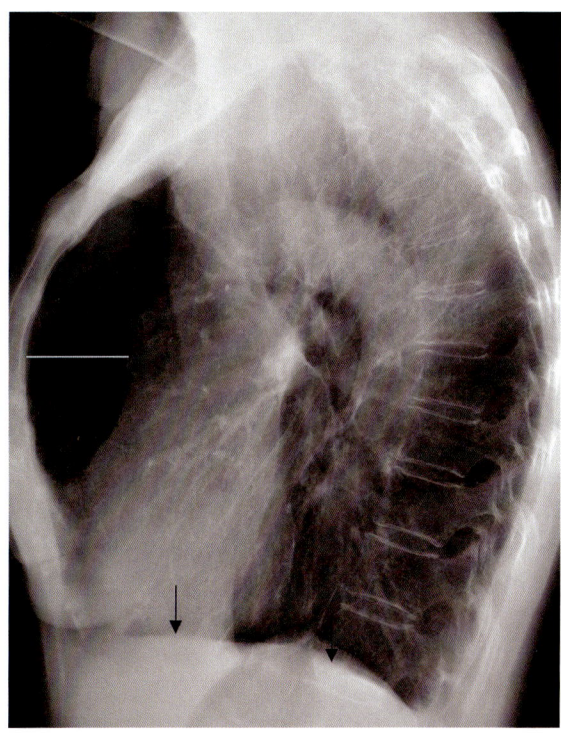

▶ **Abb. 34.10** Lungenemphysem mit ausgeprägter Überblähung. Zwerchfelltiefstand (Pfeile). Aufweitung der Sinus phrenicocostales, vermehrte Strahlentransparenz des Parenchyms, erweiterter Retrokardialraum (horizontale Linie).

Prävention
▶ Kap. 34.5 Hyperreagibles Bronchialsystem, ▶ Kap. 34.6 Chronisch obstruktive Lungenerkrankung

Bewegungstherapie
Aufgrund der schnell einsetzenden Belastungsdyspnoe entziehen sich viele Patienten nahezu jeder Form von Bewegungstherapie, obwohl sie aufgrund der beschränkten Reserve ein langsam ansteigendes Belastungstraining dringend benötigen.

Atemgymnastische Übungen verfolgen das Ziel einer angepassten Atemtechnik:
- Die **Lippenbremse** dient vor allem bei Belastungen zur Abminderung des Air-Trapping-Phänomens (▶ S. 584).
- Atemerleichternde Stellungen unter Einsatz der Atemhilfsmuskulatur (Kutschersitz, ▶ Abb. 34.13) sind mehrfach tägl. einzunehmen, um die behinderte Ausatmung zu optimieren und die chronische Überblähung positiv zu beeinflussen.

Atemgymnastische Übungen in der Hockergruppe, Abhustübungen (Huffing) und Drainagelagerungen sollte der Patient nach Erlernen regelmäßig eigenständig durchführen.

Bezüglich der unterschiedlichen Techniken wird auf die **physiotherapeutische Fachliteratur** verwiesen.

Massage
Die **Klassische Massage**, wöchentl 2–3-mal. durchgeführt, dient der allgemeinen muskulären Entspannung bei dem aufgrund der vermehrten Atemarbeit gegebenen chronischen Muskelhartspann.

Bei gleichzeitiger Bronchiektasenbildung erleichtern **Klopfmassagen** das Abhusten des Schleimes.

Bindegewebsmassagen wirken über kutiviszerale Reflexe sympathomimetisch, insbesondere bronchospasmolytisch.

Hydrotherapie, Thermotherapie
Warme Brustwickel und **Peloidauflagen** auf dem Rücken können die Lungenperfusion reflektorisch verbessern. Die Anwendung erfolgt wöchentl. 2–3-mal.

Der **Heublumensack**, wöchentl 2–3-mal über 45 Min. im oberen Brustbereich angewendet, bewirkt aufgrund der Wärme und der enthaltenen ätherischen Öle eine Durchblutungsförderung, reflektorisch auch eine Spasmolyse und damit auch eine Schmerzlinderung sowie eine leichte Sedierung.

Additiv anzuwenden sind **warme Fußbäder** sowie ansteigende Halbbäder mit anschließendem **Brustwickel** und ansteigende **Armbäder** mit anschließender Nachruhe, wöchentl. 2–3-mal. Dadurch kann auch die Infektanfälligkeit reduziert werden.

Saunabäder werden wöchentl. 1-mal empfohlen.

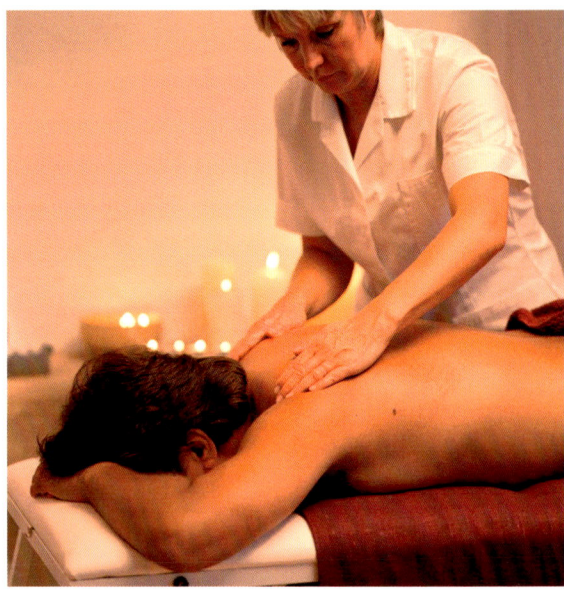

▶ **Abb. 34.11** Lungenemphysem: Klassische Massage gegen chronischen Muskelhartspann.

___ Cave ___

Cor pulmonale bzw. pulmonale Hypertonie.

Ernährungstherapie
Angezeigt ist Vollwertkost.

Der Pink Puffer (▶ S. 583) benötigt kalorienreiche Nahrung, beim Blue Bloater ist eine Reduktion der Fettzufuhr anzustreben; bei Übergewicht eine Reduktionskost unter Einschluss intermittierender Entlastungstage, z. B. in Form von Kartoffel- oder Reis- bzw. Obst- und Gemüsetagen.

🅣 **Therapeutische Empfehlungen**
- Der Blue Bloater sollte blähende Speisen vermeiden.
- Eine Flüssigkeitsaufnahme von mindestens 2 l innerhalb von 24 Std. ist erforderlich.
- Es werden mehrere kleine Mahlzeiten tägl. empfohlen. Die letzte sollte vor 18 Uhr eingenommen werden, um die Zwerchfellexkursionen während der Nacht zu erleichtern.

Phytotherapie
Adjuvant sind mukolytisch wirksame Drogen zu empfehlen (▶ Kap. 12 Phytotherapie; ▶ Kap. 42 Hals-Nasen-Ohren-Erkrankungen). Anzuwenden sind z. B. *Eukalyptusöl*, *Efeublätterextrakt* sowie *Thymianöl*.

✱ **Merke: Das Lungenemphysem selbst kann durch Phytotherapie nicht beeinflusst werden.**

Ordnungstherapie

Die Patienten sollten zu einer angemessen Bewegungstherapie, etwa in Form von **Spaziergängen**, angehalten werden. Die **Tageslichtexposition** wirkt stimmungsaufhellend. Spaziergänge und im Sommer zusätzlich durchgeführte Luftbäder dienen der allgemeinen Roborierung.

Die Teilnahme an einer **ambulanten Lungensportgruppe** ist sehr wichtig.

Im Rahmen der **Patientenschulungen** lernen die Patienten, mit den vorhandenen Atemreserven korrekt umzugehen, und sie werden über die Notwendigkeit einer Dauertherapie aufgeklärt, um so das Fortschreiten der Erkrankung so lange wie möglich zu verhindern. Die Antiraucher-Schulung mit dem Ziel der Verhaltensänderung und dem völligen Verzicht auf Rauchwaren ist für Lungenemphysempatienten überlebensnotwendig, da insbesondere durch die Schadstoffe im inhalierten Rauch die Erkrankung schnell voranschreitet.

Entspannungsverfahren sollten innere Ausgeglichenheit trotz schwerer chronischer Erkrankung ermöglichen sowie die Fähigkeit zur Besinnung und das Erfahren von Muße. Empfohlen werden autogenes Training, Progressive Muskelrelaxation nach Jacobson, wöchentl. mindestens 2-mal, sowie Feldenkrais und Qigong, wöchentl. 2–3-mal.

Bedeutsam sind auch Hinweise zu einem angemessenen Wechsel zwischen Arbeit und Erholung, Wachzustand und Schlafen wie auch zur Beeinflussung und Förderung der Ausscheidungsfunktion.

> **Cave**
> Periorale Kältereize sind zu meiden, um eine reflektorisch ausgelöste zu tiefe Einatmung zu verhindern.

Ausleitende Verfahren

Über der Lungen- und Bronchialzone und über der Gallen- und Nasennebenzone kann geschröpft werden; jeweils beidseits 1-mal wöchentl. über 6 Wochen.

Bei einem Hb-Wert über 18 g/dl können **Aderlässe** als isovolämische Dilutionstherapie durchgeführt werden.

Elektro- und Ultraschalltherapie

Zur Behebung von muskulären Verspannungen eignen sich Infrarotbehandlungen der Rückenmuskulatur bzw. Interferenzstromtherapie im Bereich des Rückens, wöchentl. 3-mal.

Akupunktur

Im Thoraxbereich werden Akupunkturbehandlungen bei Lungenemphysem wegen der Gefahr eines Pneumothorax eher zurückhaltend gehandhabt.

Die Anwendung erfolgt im akuten Stadium wöchentl. 2–3-mal, im weiteren Verlauf wöchentl. 1-mal; nach 10 Sitzungen wird vor einer etwaigen Wiederholung eine Pause von mindestens 6 Monaten eingelegt.

> **Cave**
> Aufgrund der Gefahr eines Pneumothorax sollten im Thoraxbereich allenfalls Stichtechniken mit flachem Einstichwinkel verwendet werden.

Kombinationsmöglichkeiten

Alle genannten Verfahren können miteinander kombiniert werden.

Grenzen der Therapie

Stets sind der allgemeine Leistungszustand des Patienten und seine Begleiterkrankungen zu berücksichtigen.

> **🅣 Das kann der Patient selbst tun**
> Die unter Bewegungstherapie, Ernährungstherapie, Hydrotherapie und Ordnungstherapie genannten Maßnahmen müssen vom Patienten **regelmäßig** durchgeführt werden.

34.8 Asthma bronchiale

Das Asthma bronchiale ist durch eine anfallsweise auftretende, ganz oder teilweise reversible **Atemwegsobstruktion** gekennzeichnet. Sie beruht auf einer Entzündung bzw. Hyperreagibilität der Atemwege auf dem Boden einer chronischen Entzündung. Leitbefunde sind anfallsweise auftretende akute Atemnot mit exspiratori-

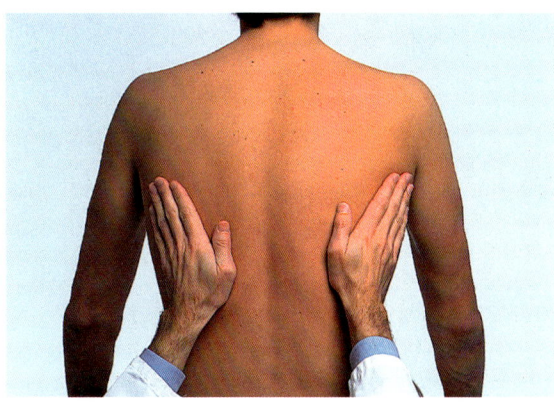

▶ **Abb.34.12** Prüfung des Stimmfremitus. Beide Handflächen werden links und rechts auf die Thoraxwand zwischen hinterer Axillarlinie und Skapularlinie in Höhe der 8.–10. Rippe aufgelegt. Der Fremitus ist verstärkt, wenn das Lungengewebe zwischen Bronchien und Thoraxwand (z. B. bei Pneumonie) dichter wird (verbesserte Schallleitung). Bei Asthma bronchiale, Pneumothorax, Pleuraerguss, Emphysem und Atelektase ist der Stimmfremitus durch den vermehrten Luftgehalt der Lunge vermindert.

schem Stridor sowie Giemen und Brummen bei der Auskultation der Thoraxorgane.

Die wiederkehrenden Episoden mit Kurzatmigkeit, thorakalem Engegefühl, trockenem Reizhusten und Giemen über allen Abschnitten treten insbesondere nachts oder in den frühen Morgenstunden auf. Die Lungenfunktion zeigt eine variable Einschränkung des Atemflusses mit Voll- oder Teilreversibilität im Bronchospasmolysetest. Eine bronchiale Hyperreagibilität ist wesentlicher Bestandteil der asthmatischen Erkrankung.

Zu unterscheiden ist zwischen dem **extrinsischen Asthma bronchiale**, einer meist IgE-vermittelten allergischen Sofortreaktion vom Typ 1, und der **intrinsischen Form**, die häufig bei älteren Erwachsenen anzutreffen ist. Hier sind in der Regel Infekte oder körperliche Anstrengungen sowie Reize wie kalte Luft, Stress oder Inhalationsnoxen Ursache bzw. Auslöser der Erkrankung.

Weiterhin ist zwischen dem durch **anstrengungsbedingten Asthma bronchiale** (Exercise Induced Asthma), dem **chemisch-irritativ bedingten Asthma bronchiale** sowie einem durch **gastroösophagealen Reflux bedingten Asthma bronchiale** zu differenzieren. Mischbilder sind häufig.

Bezüglich der Standardtherapie wird auf das Stufenschema der WHO verwiesen. Ergänzend stehen viele naturheilkundliche Therapieansätze zur Behandlung insbesondere im Intervallstadium zur Verfügung.

Prävention
- extrinsisches Asthma bronchiale: Es mehren sich die Hinweise, dass Stillen bis zu sechs Monaten und ein Immuntraining im Kleinkindesalter durch regelmäßige Exposition gegenüber einer natürlichen Umwelt präventiv wirken.
- intrinsisches Asthma bronchiale: ▶ Kap. 34.2 Infektanfälligkeit.
- anstrengungsbedingtes Asthma bronchiale: langsam ansteigendes körperliches Training.
- chemisch-irritativ bedingtes Asthma bronchiale: Meiden der bekannten Noxen (▶ Kap. 34.6 Chronisch obstruktive Lungenerkrankung.
- Asthma bronchiale durch gastroösophagealen Reflux: ▶ Kap. 33 Gastroenterologische Erkrankungen.

Bewegungstherapie
Atemgymnastik und Muskelaufbautraining
Im Zentrum steht eine gezielte Atemgymnastik mit Atemwahrnehmungsübungen und dem Erlernen von Atemtechniken.

Weiterhin ist ein gezieltes Muskelaufbautraining in Form einer medizinischen Trainingstherapie unter physiotherapeutischer Anleitung angezeigt, das der **Verbesserung des allgemeinen Muskelstatus** und insbesondere dem Training der für die Atemarbeit erforderlichen Muskulatur dient.

Maßnahmen im akuten Anfall
- Im akuten Anfall sind Sitzstellungen bzw. Körperhaltungen einzunehmen, welche die Atemarbeit erleichtern. Hierzu zählen z. B. der Reitsitz auf dem Stuhl, der **Kutschersitz** (▶ Abb. 34.13) bzw. die **Knie-Ellenbogen-Lage** (▶ Abb. 34.14) oder die sogenannte **Embryo-Lage** (Seitenlage im Bett).
- Die verbale Beruhigung des verängstigten Patienten ist ebenso wichtig wie die Aufforderung zum gähnenden Ausatmen und zum Einsatz der Lippenbremse.

Massage
Leichte Massagen, 2–3-mal wöchentl. im Bereich des oberen Rückens, lockern im chronischen Stadium den Schultergürtel.

Packegriffe an den Flanken dienen der Exspirationsförderung.

> **Cave**
> Bei Status asthmaticus sind Massagen kontraindiziert.

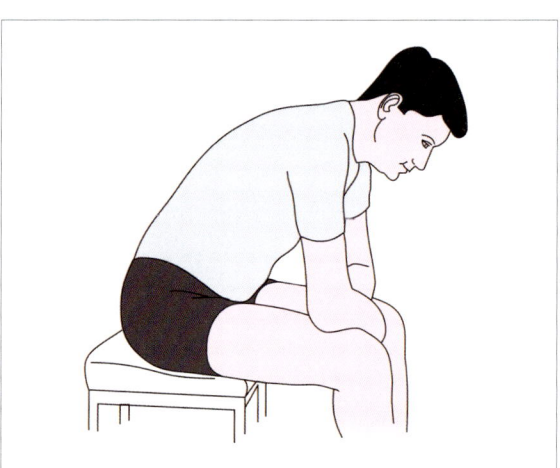

▶ Abb. 34.13 Kutschersitz.

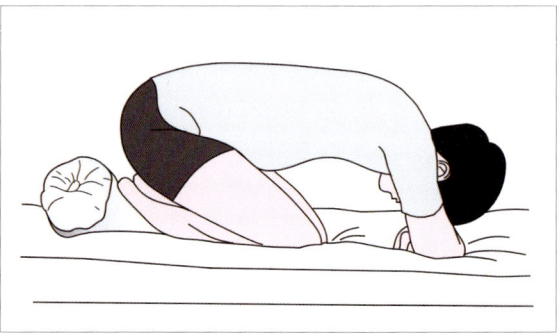

▶ Abb. 34.14 Knie-Ellbogen-Lage (Päckchensitz).

Klimatherapie

Bei allergischem sowie bei intrinsischem Asthma bronchiale ist ein Aufenthalt im **Meeresklima** ideal.

Das **Hochgebirgsklima** ist besonders geeignet für Patienten mit einer Sensibilisierung gegenüber Hausstaubmilben aufgrund der Allergenfreiheit ab einer Höhe von 1 500 m.

▶ Tab. 34.2 beschreibt ein an den Schweregrad der Erkrankung angepasstes Therapieschema.

Balneotherapie

Die Anwendung von **Schwefelbädern** hat sich wegen der dabei stattfindenden Inhalation geringer Mengen von H_2S, das antioxidativ wirksam ist, als günstig erwiesen.

▶ **Tab. 34.2** Thalassotherapie bei Asthma bronchiale.

Schweregrad			Allergisches Asthma leicht	Allergisches Asthma mittel	Allergisches Asthma schwer	Intrinsic Asthma leicht	Intrinsic Asthma mittel	Intrinsic Asthma schwer
Liegekur			++	++	+	++	++	+
Spaziergang	Geschütztes Hinterland	Wind schwach	++	++	+	++	++	+
		Wind stark	++	+	+/-	++	+	+/-
	Dünen	Wind schwach	++	+	(+)/-	++	+	(+)/-
		Wind stark	+	+/-	-	+	+/-	-
	Strand	Wind schwach	++	+/-	-	++	+/-	-
		Wind stark	+	-	++	+	-	++
	Bis zu den Knien	Wind schwach	++	+/-	-	++	+/-	-
		Wind stark	+	-	++	+	-	++
Baden [1]	Ganzkörper	Wellen kaum	++	+/-	-(-)	++	+/-	-(-)
		Wellen mäßig	++	(+)/-	++	++	(+)/-	++
		Wellen deutlich	+	-	++	+	-	++

++   sehr zu empfehlen
+   zu empfehlen
+/(-)   bei geringer Krankheitsausprägung noch zu empfehlen, Anpassungsverlauf berücksichtigen
+/-   eher nicht zu empfehlen, Anpassungsverlauf berücksichtigen
(+)/-   nicht zu empfehlen, Anpassung ergibt eher keine Aufwertung
-     Die Erkrankung könnte sich verschlechtern.

Ernährungstherapie

Empfohlen wird eine vollwertige Grunddiät unter Vermeidung allergieauslösender Substanzen beim extrinsischen bzw. gemischtförmigen Asthma bronchiale.

Grundsätzlich wird eine mediterrane Kost empfohlen (▶ **Kap. 34.2** Infektanfälligkeit).

Bei Übergewicht sind eine gelegentliche Kartoffel- oder Reis-Diät, Obst- und Gemüsetage oder Heilfastenregimes sinnvoll. Weiterhin sind strukturierte Ernährungsschulungen angezeigt, die in der Lehrküche praktisch umgesetzt werden sollten.

Bei Nahrungsmittelallergikern kommen zur Auffindung und Vermeidung des Allergens als kausale Therapie Auslassdiäten und stufenförmige Aufbaudiäten zum Einsatz.

Phytotherapie

Phytotherapeutika mit bronchospasmolytischen Eigenschaften können adjuvant eingesetzt werden, insbesondere *Efeu-* und *Eukalyptuspräparate*.

Ordnungstherapie

Das **autogene Training** und die **Progressive Muskelrelaxation** nach Jacobson können bei akuter Exazerbation zur Angstminderung genutzt werden (▶ **Kap. 34.6** Chronisch obstruktive Lungenerkrankungen).

Ausleitende Verfahren
Schröpfen

Es kann über der Lungen- und Bronchialzone, über der Gallen- und Nacken- sowie über Nieren- und Leberzone auf dem Rücken erfolgen; jeweils beidseits 1-mal wöchentl. über 6 Wochen.

Aderlass

Bei einem Hb-Wert über 18 g/dl sind Aderlässe von 150 ml als isovolämische Dilutionstherapie angezeigt.

Elektro- und Ultraschalltherapie

Zur Behebung von muskulären Verspannungen können eine **Infrarottherapie** der Rückenmuskulatur, wöchentl. 3-mal, bzw. **Interferenzstrombehandlungen** im Bereich des Rückens verordnet werden.

Kombinationsmöglichkeiten

Die genannten Verfahren können gut miteinander kombiniert werden und eignen sich auch zur Ergänzung der Standardtherapie.

Grenzen der Therapie

▶ **Kap. 22** Klimatherapie.

Die aktiven Maßnahmen sind dem individuellen Leistungsvermögen anzupassen. Eine Heilung kann nicht erreicht werden.

🅣 Das kann der Patient selbst tun
▶ Prävention (S. 579).
Die Maßnahmen der Bewegungs- und Ernährungstherapie sind konsequent umzusetzen.

34.9 Pneumonie

Pneumonien (▶ **Abb. 34.15**) sind akute, seltener auch chronische, bakteriell, viral oder mykotisch bedingte Entzündungen des Lungenparenchyms. Immunologisch ausgelöste und andere entzündliche Reaktionen der Lunge werden als „Alveolitis" bezeichnet. Die Strahlenpneumonitis und die pulmonale Tuberkulose sind eigene Entitäten.

Zu weiteren Unterteilungen ▶ spezifische Lehrbücher der Lungen- und Bronchialheilkunde [2].

Prävention

Eine **Impfung** gegen Pneumokokken (Pneumovax) sollte bei Patienten mit chronischen Lungenkrankheiten, beruflich Exponierten und Personen über 60 Jahre, deren Kapazität des Immunsystems altersbedingt nachlässt, durchgeführt werden.

Bewegungstherapie
Atemgymnastik

Im Akutstadium sind atemgymnastische Übungen die wichtigsten naturheilkundlich adjuvanten Therapiemaßnahmen, die mehrmals tägl. unter Anleitung beim zur Mitarbeit fähigen Patienten durchgeführt werden.

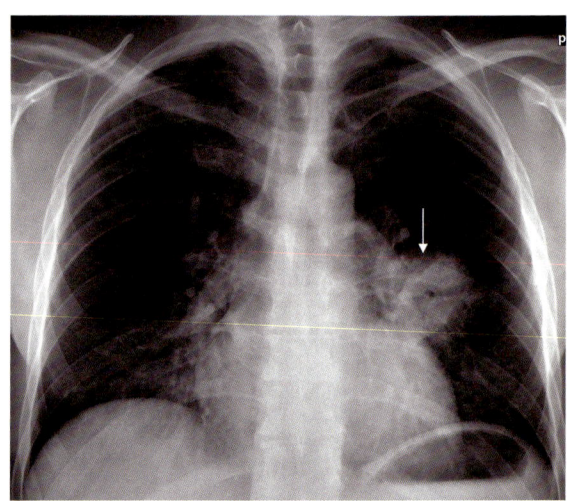

▶ **Abb. 34.15** Lobärpneumonie in der Lingula, die sich innerhalb von 2 Tagen aus einer Bronchopneumonie entwickelt hat. Übersicht p.a. Strahlengang, Röntgenbild. Verplumpung des linken Hilus (Pfeil) und diskrete bronchopneumonische Infiltrate in beiden Mittel- und Unterfeldern, links ausgeprägter.

Weiterhin ist 2-mal tägl. eine **Inhalationstherapie** angezeigt. Bei respiratorischer Insuffizienz werden je nach O_2- und CO_2-Partialdruck 1–4 l O_2 pro Min. kontinuierlich über Std. zugeführt.

Ziele sind die Anregung der diaphragmal-abdominellen Atmung und die gleichmäßige Belüftung aller Lungenabschnitte mit gleichzeitiger Verbesserung der Sekretlösung und Optimierung des Abhustens.

Diesem Ziel dient auch die Stimulierung peripherer Atemantriebe durch mechanische Hautreize sowie das Erlernen der Ausatmung auf Strömungslaute. Thoraxvibrationen mit Hustenschulung, die bereits beschriebenen Körperhaltungen (▶ S. 590) und die Benutzung der Atemhilfsgeräte sind hier ebenfalls zu nennen.

Maßnahmen bei spezifischen Indikationen

- **Lobärpneumonie:** Drainagelagerungen entsprechend der betroffenen Lungenabschnitte. Bei Seitenlagerung sollte die zu drainierende Seite oben liegen.
- **Thromboseprophylaxe und Frühmobilisation:** isometrische Spannungsübungen der unteren Extremität bzw. Bewegungen der Beine bei Rückenlage im Bett im Sinne eines Pedaltretens
- **Restbeschwerden nach Abklingen der Pneumonie:** Periostmassagen im Bereich des knöchernen Thorax und Bürstenmassagen der Extremitäten

Hydrotherapie, Thermotherapie

Kaltreize in unterschiedlicher Dosierung, wie kalte Waschungen, feuchte Wickel und Abklatschungen, fördern die Inspiration; sie werden mehrfach am Tag angewandt.

Kalte Brustwickel können als durchblutungssteigernde und reflektorisch wirksame Maßnahmen zum Einsatz kommen.

Nach Abklingen der Akutphase wirken heiße Auflagen und Senfmehlauflagen spasmolytisch.

Wechselwaschungen sollten immer mit einem Kaltreiz abgeschlossen werden (▶ Kap. 13 Hydrotherapie).

✱ Merke: Voraussetzung für die Therapie ist eine adäquate Reaktionsfähigkeit des Organismus. Zu starke Reize erzielen einen gegenteiligen Effekt, sie wirken schwächend.

Ernährungstherapie

Im Akutstadium spielt die Ernährungstherapie eine untergeordnete Rolle.

Die Kost sollte den Organismus nicht belasten und frei von unverträglichen, stark blähenden oder allergenbelasteten Anteilen sein. Spezielle Ernährungswünsche des Patienten sind zu berücksichtigen.

Die Mahlzeiten sind in kleineren Portionen über den Tag zu verteilen. Wenn keine Kontraindikationen bestehen, sollten die Patienten tägl. mindestens 3 l Flüssigkeit zu sich nehmen.

Phytotherapie

Phytotherapeutika sind bei der Behandlung der Pneumonie adjuvant anzuwenden.

Zubereitungen mit ätherischen Ölen dienen der lokalen Anwendung. Sie wirken spasmolytisch, sekretolytisch und sekretomotorisch (▶ Kap. 12 Phytotherapie) und werden 2–3-mal tägl. aufgetragen. Beispiele sind *Eukalyptusöl*, *Kiefernadelöl* und *Pfefferminzöl*. Der Patient wird dabei zur vertieften Inspiration aufgefordert.

Ordnungstherapie

Das stark erhöhte Ruhe- und Schlafbedürfnis ist zu berücksichtigen.

Weitere ordnungstherapeutische Verfahren sind nicht indiziert.

Ausleitende Verfahren

Ausleitende Verfahren wie trockenes oder blutiges Schröpfen können in der Rekonvaleszenzphase additiv eingesetzt werden.

> **Cave**
>
> Bei akuter Pneumonie sind ausleitende Verfahren kontraindiziert.

Klimatherapie

Wenn keine Bettlägerigkeit mehr besteht und die Körpertemperaturen im Normalbereich liegen, ist eine **klimatherapeutische Nachbehandlung** angezeigt.

Kombinationsmöglichkeiten

Die genannten Verfahren können miteinander und mit der konventionellen Therapie kombiniert werden.

Grenzen der Therapie

Die genannten Verfahren können eine Antibiotikatherapie bzw. eine stationäre Therapie in schwereren Fällen nicht ersetzen, sondern sollten hierbei adjuvant eingesetzt werden.

> **🅣 Das kann der Patient selbst tun**
> - Körperliche Belastungen meiden.
> - Bettruhe entsprechend körperlichen Bedürfnissen.
> - Die oben angegebene Bewegungstherapie konsequent durchführen.

34.10 Pleuritis

Bei der bakteriell, viral oder mykotisch bedingten und bei der nicht infektiösen Pleuritis wird zwischen **Pleuritis sicca** und **Pleuritis exsudativa** unterschieden.

Klinisch imponiert die Pleuritis wie eine Pneumonie. Bei der Pleuritis sicca kommen quälende, atemabhängige Thoraxschmerzen mit einem auskultatorisch nachweisbaren Pleurareiben hinzu. Bei zunehmender Exsudation verschwinden Pleuraschmerz und Pleurareiben, dafür treten zunehmend Ruhedyspnoe mit Tachypnoe und eine zentrale Zyanose auf.

Die naturheilkundliche Therapie zielt auf eine Verbesserung der alveolären Belüftung, auf eine Beeinflussung der Lungenperfusion durch Lagerung sowie auf eine Thrombose- und Dekubitusprophylaxe.

Prävention
▶ Infektionskrankheiten (S. 579).

Therapie
Analgetische Therapie
Grundsätzlich ist eine stringente analgetische Therapie mit chemisch definierten Substanzen durchzuführen.

Naturheilverfahren
Zu Bewegungstherapie, Hydro- und Thermotherapie, Ernährungstherapie Phytotherapie und Ordnungstherapie
▶ Pneumonie (S. 592).

Zur Ordnungstherapie bei Pleuritis auf dem Boden einer Pleurakarzinose s. u. Bronchialkarzinom.

> **T Therapeutische Empfehlung**
> Bestehen im Rahmen einer Pleuritis starke Schmerzen, so ist eine atemmechanische Belastung der betroffenen Seite während der Therapie zu vermeiden. Dies kann durch **Fixierung der erkrankten Stelle mit der Hand** oder mittels **Tapeverband** erreicht werden.

Kombinationsmöglichkeiten
▶ Pneumonie (S. 592).

Grenzen der Therapie
▶ Pneumonie (S. 592).

> **T Das kann der Patient selbst tun**
> ▶ Pneumonie bzw. Bronchialkarzinom.

34.11 Bronchialkarzinom

Das Bronchialkarzinom (▶ Abb. 34.16) ist gegenwärtig der am häufigsten zum Tode führende Tumor. Trotz der Erweiterung des therapeutischen Spektrums in den letzten Jahren konnte die 5-Jahres-Überlebensrate nicht wesentlich verbessert werden.

Aktives Rauchen ist bei 85 % aller Bronchialkarzinome auslösende Ursache, auch Passivrauchen erhöht das Risiko. **Luftschadstoffe** sollen an der Entwicklung eines Bronchialkarzinoms zwischen 5 und 15 % beteiligt sein, **berufliche Noxen** wie Arsen, Asbest, Bichlormethyläther, Chromverbindungen, Nickelverbindungen sowie polyzyklische aromatische Kohlenwasserstoffe, Radon und Senfgas mit 5–10 %. Ungeklärt ist, ob auch Kadmium, chlorierte Toluole, Glasfasern, Blei, Silicium, Talkum, Dimethylsulfat, Acryl, Nitrite, Beryllium und Vinylchlorid karzinogen sind. Erkrankungen wie Asbestose oder ideopathische Lungenfibrose erhöhen ebenfalls das Bronchialkarzinomrisiko.

Klinische Studien zur naturheilkundlichen Behandlung des Bronchialkarzinoms liegen kaum vor; bei *Misteltherapie* mit anthroposophischen Präparaten wurde eine Verbesserung der Lebensqualität beschrieben.

Prävention
Die oben genannten Risikofaktoren gilt es zu beachten.

Bewegungstherapie
Nach thoraxchirurgischen Eingriffen bzw. nach radiologischer oder chemotherapeutischer Behandlung sind, abhängig vom Ausmaß des operativen Eingriffes bzw. von der Einschränkung der Lungenfunktion und der pathologisch veränderten Blutgase, **atemgymnastische Übungen** unter Anleitung und das **Erlernen von Atemtechniken** angezeigt. Dies erfolgt mehrfach wöchentl. entweder in der Hockergruppe oder als Einzelbehandlung. Die Patienten sollen durch diese Übungen und durch das Erlernen angepasster Atemtechniken in die Lage versetzt werden, die verbliebene Atemkapazität optimaler zu nutzen.

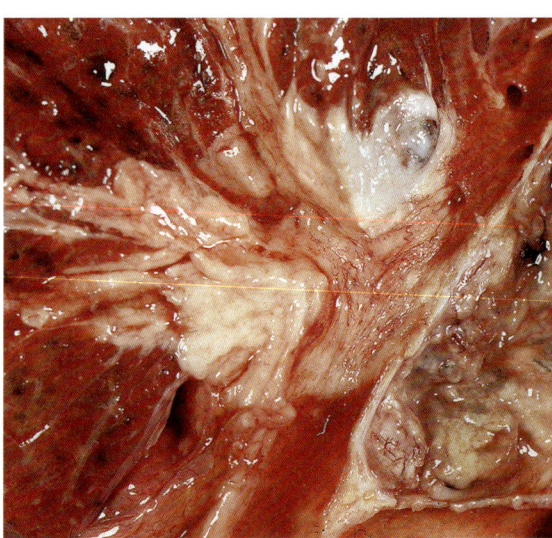

▶ **Abb. 34.16** Zentrales Bronchialkarzinom, fingerförmige Tumorausbreitung entlang der Bronchialäste.

Klimatherapie

Ab einer Belastbarkeit von 50 Watt ist in der Anschlussrehabilitation ein dosiertes **Terraintraining** indiziert, im Küstenbereich wird eine Belastbarkeit von 75 Watt empfohlen. Die Klima- und Thalassotherapie erstreckt sich auf Spaziergänge im dafür vorgesehenen Terrainkurwegenetz. Dies zeichnet sich aus durch höchste Luftreinheit, gleichermaßen besonnte wie im Schatten liegende Wege, gelenkschonenden, möglichst nicht asphaltierten Boden, Bänke am Wegesrand zum Ausruhen und ganzjährige Begehbarkeit auch bei schlechtem Wetter.

Rundwege unterschiedlicher Länge erlauben ein der jeweiligen Belastbarkeit angepasstes Training.

Massage
Klassische Massage, Bindegewebsmassage

Klassische Massage dient der postoperativen Behandlung der Muskelverspannungen.

Bindegewebsmassagen werden am Rücken zur Atemvertiefung angewendet; ab dem 5. postoperativen Tag narbenfern wöchentl. 2-mal.

Lymphdrainage

Nach Abklingen des Wundschmerzes erfolgt ab der 3. postoperativen Woche eine Lymphdrainage, die neben dem Narbengebiet auch die weitere Umgebung einschließt.

Hydrotherapie, Thermotherapie

Folgende Maßnahmen sind angezeigt:
- **Rauminhalation** mit ultraschallvernebelter Sole, 1-mal tägl.
- **Sole-Einzelinhalation**, 1-mal tägl., zur Sekretverdünnung und Entzündungshemmung
- **kalte Schenkelgüsse**, 1-mal tägl., fördern eine vertiefte Inspiration.
- **Heublumensäcke** bzw. Peloidauflagen auf der nicht operierten Seite, mehrfach wöchentl., und ansteigende Armbäder, mehrfach wöchentl., bewirken reflektorisch eine verbesserte Durchblutung im Thoraxbereich. Hierdurch kommt es bei operierten Patienten auch zu einer verbesserten Wundheilung und ganz allgemein zu einer Relaxation der verspannten Muskulatur.
- Nach Abschluss der Wundheilung sind **Entspannungsbäder** u. a. mit *Lavendelöl* bei einer Mindestbelastbarkeit von 50 Watt in Abhängigkeit vom Tumorstadium der allgemeinen Roborierung förderlich.
- **Saunabäder** sind auch beim Bronchialkarzinom – abhängig von der Größe des Eingriffs und des Tumorstadiums – 1-mal wöchentl. möglich, wenn eine Mindestbelastbarkeit von 75 Watt gegeben ist.

✱ Merke: Insbesondere bei Z. n. R0-Resektion bestehen keine Einwände gegen Saunabäder.

Ernährungstherapie
Vollwertkost

Abhängig vom postoperativen Allgemein- und Ernährungszustand benötigen schlanke und beginnend kachektische Patienten eine **hochkalorische Ernährung**. Ansonsten ist eine mediterran orientierte Vollwertkost indiziert. Der weitgehende Verzicht auf tierische Fette und eine antioxidanzienreiche Ernährung durch hohen Frischkostanteil und frisch gepresste Säfte sind häufig mit den Wünschen der Patienten identisch.

Nahrungsergänzungsmittel

Patienten und deren Angehörige, die Nahrungsergänzungsmittel einnehmen, scheinen unspezifisch immunologisch stabiler zu sein und berichten über einen Gewinn an Lebensqualität. Vermutlich kommen diese Effekte über psychoneuroimmunologische Mechanismen zustande.

✱ Merke: Spezielle Krebsdiäten existieren nicht.

Phytotherapie

Anwendbar sind **Phytoanalgetika**. Bei depressiver Komponente wird *Johanniskrautextrakt* empfohlen, tägl. 900 mg, leicht sedierend wirken *Baldrian-* und *Passionsblumenextrakte*, 2–3-mal tägl.

> **Cave**
> Mögliche Arzneimittelinteraktionen sind zu berücksichtigen.

Ordnungstherapie
Psychologische Betreuung

Grundsätzlich sollte der Patient in die Lage versetzt werden, sich mit der Erkrankung konstruktiv auseinanderzusetzen, um mit ihr besser umgehen zu können. Hierzu eignen sich psychologisch geleitete onkologische Nachsorgegruppen oder Einzeltherapiegespräche. Eine besondere ärztliche Aufgabe besteht darin, gerade Patienten, welche die Erkrankung verdrängen und die psychologische Mitbetreuung deshalb vehement ablehnen, zu motivieren, die entsprechenden Therapieangebote anzunehmen.

Weitere Maßnahmen

- Am Bronchialkarzinom erkrankte Patienten sind häufig chronische Schmerzpatienten und überwiegend langjährige Raucher. Deshalb sind **erweiterte Angebote**, z. B. die psychodynamische Aufarbeitung des Tumorschmerzes und strukturierte Nichtraucherschulungen, indiziert, wöchentl. 1–2-mal.
- Onkologische Patienten sind aufgrund des Schweregrades der Erkrankung und der Prognose von einer inneren Unruhe getrieben. Hier bieten sich **Entspannungsverfahren** an, z. B. autogenes Training oder progressive Muskelrelaxation nach Jacobson.

- **Sensibilitäts- und Wahrnehmungsübungen** wie Qigong, Feldenkrais und Tai-Chi, mehrfach wöchentl., bewirken über die konzentrative Bewegung Entspannung, innere Ruhe und Ausgeglichenheit.

Elektro- und Ultraschalltherapie

Bei begleitenden Verspannungen insbesondere der Rückenmuskulatur sind Infrarot- und Interferenzstrombehandlungen indiziert; je nach Aktualität 1-mal tägl. bis 2–3-mal wöchentl.

Neuraltherapie und Akupunktur

Zum adjuvanten Einsatz ▶ Kap. 26 Neuraltherapie und ▶ Kap. 25 Akupunktur.

Kombinationsmöglichkeiten

Die genannten Verfahren können gut miteinander kombiniert werden.

Grenzen der Therapie

Die Verfahren sind adjuvant und dienen der Besserung des Allgemeinbefindens bzw. der symptomatischen Therapie.

> **T Das kann der Patient selbst tun**
> Die angegebenen Maßnahmen der Ernährungstherapie, physikalischen Therapie und die Entspannungstherapie sind regelmäßig durchzuführen.

34.12 Tuberkulose

Als Tuberkulose werden Erkrankungen bezeichnet, die durch die humanpathogenen Bakterien des Mycobacterium-tuberculosis-Komplexes verursacht werden. Wegen der Ausrottung der Rindertuberkulose in Europa sind Mycobacterium bovis sowie Mycobacterium africanum mehr für das außereuropäische Ausland von Bedeutung.

Die Tuberkulose kann fast jede bronchopulmonale Erkrankung und nahezu jeden klinischen Befund hervorrufen. Typische Symptome sind ständige Müdigkeit, Appetitlosigkeit, ausgeprägte Schweißneigung, trockenes Hüsteln, bei offener kavernöser Tuberkulose auch blutig-eitriger Auswurf, subfebrile Temperaturen und Symptome wie bei einer verschleppten Grippe. Die Auskultation ist oft unergiebig.

> **T Therapeutische Empfehlung**
> Die Tuberkuloseerkrankung ist eine Langzeiterkrankung; deshalb ist die Compliance der Patienten oft niedrig. Additiv zur tuberkulostatischen Therapie sind naturheilkundliche Therapieansätze indiziert, welche die Compliance fördern und die Heilung begünstigen.

Prävention

▶ Kap. 34.2 Infektanfälligkeit

Weiterhin gilt es, die im Folgenden unter Ordnungstherapie dargestellten Maßnahmen zu beachten sowie beim Umgang mit kontagiösen Personen Vorsichtsmaßnahmen zu treffen.

Bewegungstherapie

Atemtherapie

Atemtherapeutische Übungen sind in allen Phasen, so auch während der akut stationären Behandlung, indiziert; bei offener Tuberkulose als Einzeltherapie, andernfalls als Gruppentherapie. Ziele des Erlernens korrekter Atemtechniken sind die bessere Selbstwahrnehmung und die verbesserte Ventilation.

Die Übungen werden in der Klinik unter physiotherapeutischer Anleitung tägl., in Eigenregie nach Entlassung wöchentl. mindestens 3-mal über 15–30 Min. durchgeführt.

Weitere Maßnahmen

- Nach **Einleitung** der Therapie mit Tuberkulostatika sind je nach Belastbarkeit regelmäßige Maßnahmen wie Spaziergänge, Radfahren, Nordic Walking und medizinische Trainingstherapie sinnvoll, wöchentl. 3-mal über 30–45 Min. Die Zunahme der körperlichen Leistungsfähigkeit führt zu einer verbesserten Lebensqualität, welche die Compliance der Patienten wiederum fördert.
- Während der **Rehabilitationstherapie** ist das Bewegungstraining innerhalb geschlossener Räume als Schontherapie oder im Rahmen von **Klima- und Thalassotherapie** bei stärker belastbaren Patienten durchzuführen. Durch Klimatherapie ist aufgrund der höheren Reizintensität eine bessere Aktivierung der Selbstheilungskräfte möglich.

> **Cave**
> Bei offener Tbc ist eine intensive Heliotherapie aufgrund der möglichen immunsuppressiven Wirkung nicht angezeigt.

> **T Therapeutische Empfehlung**
> Während der Rehabilitationsbehandlung ist das Bewegungstraining empathisch und so motivierend zu vermitteln, dass die Patienten dieses dauerhaft in Eigenregie fortsetzen.

Hydrotherapie, Thermotherapie

Inhalationen

Eine Rauminhalation mit ultraschallvernebelter Sole, 1-mal tägl., sowie die Sole-Einzelinhalation zur Sekretverdünnung und Entzündungshemmung, 1-mal tägl., begünstigen die vertiefte Inspiration.

Güsse, Packungen, Bäder

Kalte Schenkelgüsse morgens, 3-mal wöchentl. für 5 Min., wirken inspirationsfördernd.

Heublumensäcke bzw. **Peloidpackungen** im Thoraxbereich sowie ansteigende Armbäder, mehrfach wöchentl. verbessern die Durchblutung im Thoraxbereich und wirken entspannend auf die Thoraxmuskulatur.

Entspannungsbäder, als Solebad oder z. B. mit *Melissen-* oder *Lavendelöl*, 3-mal wöchentl. über 15–20 Min., dienen der allgemeinen Roborierung.

Auch **Saunabäder**, 1-mal wöchentl. sind nach ausreichender tuberkulostatischer Anbehandlung möglich.

> **Cave**
> - Die genannten Maßnahmen sind bei unbehandelter Tuberkulose mit Kavernenbildung kontraindiziert.
> - Rauminhalation und Saunabad sind bei offener Tuberkulose kontraindiziert.

Ernährungstherapie

In aller Regel benötigen die eher norm- oder untergewichtigen Tuberkulosepatienten eine hochkalorische Zusatzernährung auf der Basis mediterraner Vollwertkost.

Phytotherapie

Eine spezifische Therapiemöglichkeit besteht nicht.

Unter Berücksichtigung möglicher Arzneimittelinteraktionen kann bei depressiver Komponente begleitend *Johanniskrautextrakt*, tägl. 600–900 mg, gegeben werden.

Ordnungstherapie

An Tuberkulose erkranken vor allem Menschen, die mangel- oder fehlernährt sind, unter Dauerstress stehen, auf andere Art und Weise psychophysisch belastet sind oder aber an anderen konsumierenden Erkrankungen leiden. Die ordnungstherapeutischen Verfahren müssen nach ausführlicher Anamneseerhebung im Einvernehmen mit dem Patienten **individuell unter Berücksichtigung der Grunderkrankung** verordnet werden.

Neben **Entspannungsverfahren**, wie autogenes Training, Progressive Muskelrelaxation nach Jacobson, Feldenkrais, bieten sich bei Rauchern strukturierte **Antiraucherschulungen** an; bei Patienten mit Dysstress sind **Stressbewältigungsseminare** unter ärztlich-psychotherapeutischer oder psychologischer Anleitung zu empfehlen.

Bei Tuberkulose auf der Basis einer anderen konsumierenden Erkrankung sind psychotherapeutische bzw. psychologische Einzel- oder Gruppentherapiegespräche begleitend zur sonstigen medikamentösen und naturheilkundlichen Therapie sinnvoll.

Qigong- und Tai-Chi-Übungen führen über die Konzentrative Bewegungstherapie zu Introversion, innerer Ruhe und Ausgeglichenheit.

Sie werden je nach Belastbarkeit und Stadium der Erkrankungen tägl. bzw. bis zu 3-mal wöchentl. durchgeführt.

Elektro- und Ultraschalltherapie

Bei Verspannungen, insbesondere im Bereich der Rückenmuskulatur, bieten sich nach Beginn der medikamentösen Behandlung 2–3-mal wöchentl. **Infrarot-** oder **Interferenzstrombehandlungen** an,

Neuraltherapie und Akupunktur

Sie können additiv zur Therapie von Begleitbeschwerden und unter dem Aspekt der Immunmodulation 2-mal wöchentl. eingesetzt werden.

Ein Wirksamkeitsnachweis steht bei beiden Verfahren noch aus.

Kombinationsmöglichkeiten

Die genannten Verfahren können miteinander und mit der Therapie mit Tuberkulostatika gut kombiniert werden.

Grenzen der Therapie

Eine Therapie mit den genannten Verfahren ist nicht ausreichend; stets sollten Tuberkulostatika appliziert werden.

> **Das kann der Patient selbst tun**
> Eine optimale Compliance mit den Maßnahmen der Bewegungs-, Hydro- und Ernährungstherapie ist wichtig.

34.13 HIV-Erkrankung

Pulmonale Manifestationen bei der HIV-Infektion sind entweder Ausdruck der HIV-Infektion selbst oder – weitaus häufiger – infektiöse oder nicht infektiöse Komplikationen des Immundefektes.

Häufigste pulmonale Symptome der HIV-Infektion und der manifesten AIDS-Erkrankung sind Fieber, trockener Husten, Belastungsdyspnoe und unspezifische Allgemeinsymptome. Allerdings können selbst bei völligem Fehlen thorakaler Beschwerden oder Befunde schwere pulmonale Komplikationen vorliegen.

34 Pulmonale Erkrankungen

> **T Therapeutische Empfehlung**
> Die naturheilkundliche Therapie entspricht weitgehend der von Pneumonie und Tuberkulose.

Prävention
Zur Prävention der Manifestation von AIDS sind die konsequente Einhaltung gesunder Ernährung, das Meiden von Schadstoffen, adäquate Schlafhygiene und Stressprophylaxe besonders bedeutsam.

Bewegungstherapie
Atemtherapie
Atemtherapeutische Übungen sind indiziert, um korrekte **Atemtechniken** zu erlernen und so eine verbesserte Ventilation und Selbstwahrnehmung zu erreichen.

Über die verbesserte Leistungsfähigkeit durch **Bewegungstherapie** verbessert sich die Lebensqualität; dies fördert wiederum die Compliance der Patienten, in Eigenregie weiterzutrainieren.

Weitere Maßnahmen
Je nach Belastbarkeit:
- Spaziergänge, Radfahren, Nordic Walking
- medizinische Trainingstherapie, 3-mal wöchentl. über 30–45 Min.

Hydrotherapie, Thermotherapie
Inhalation
Die **Rauminhalation** mit ultraschallvernebelter Sole wird 1-mal tägl. durchgeführt. Die tiefe Inspiration wird auch durch Sole-Einzelinhalationen begünstigt, die der Sekretolyse und Entzündungshemmung dienen und 1-mal tägl. angewendet werden.

Güsse, Packungen, Bäder
Kalte **Schenkelgüsse** fördern die tiefe Inspiration; 3-mal wöchentl. in der Regel morgens, über 5 Min.

Eine verbesserte Durchblutung im Thoraxbereich einschließlich einer Entspannung der Muskulatur bewirken **Heublumensäcke** bzw. **Peloidpackungen** sowie ansteigende Armbäder, mehrfach wöchentl.

Weiterhin sind **Entspannungsbäder**, 3-mal wöchentl., und Saunabäder, 1-mal wöchentl., angezeigt. Sie dienen der allgemeinen Roborierung.

Ernährungstherapie
Für die eher norm- und selten untergewichtigen HIV-Patienten wird eine mediterrane Vollwertkost empfohlen.

Phytotherapie
Eine spezifische Therapie ist nicht bekannt.

Unter Berücksichtigung möglicher Arzneimittelinteraktionen, z. B. mit Proteinaseinhibitoren, deren Wirksamkeit durch den rascheren Metabolismus abnimmt, können bei depressiver Komponente *Johanniskrautextrakte*, tägl. 600–900 mg, verabreicht werden.

> **T Therapeutische Empfehlung**
> Insbesondere bei saisonal auftretenden Depressionen können diese Medikamente auch über Monate eingenommen werden.

Ordnungstherapie
HIV-Patienten haben infolge der chronischen Mehrfachmedikation, wegen der gehäuften pulmonalen Infekte und aufgrund der Prognose der Erkrankung einen besonderen Leidensdruck. Den Patienten ist zu verdeutlichen, dass die **Einhaltung individueller zirkadianer Rhythmen**, insbesondere auch ein geregelter Schlaf-wach-Rhythmus mit entsprechender Schlafhygiene sowie ausreichende Ruhezeiten einen günstigen Einfluss auf den Verlauf der Erkrankung haben können.

Weiterhin sind **Entspannungsverfahren**, wie autogenes Training und Progressive Muskelrelaxation nach Jacobson, angezeigt. Auch Qigong und Tai-Chi sind sinnvoll. Raucher sollten strukturierte **Antiraucherschulungen** erhalten. **Stressbewältigungsseminare** unter ärztlich-psychotherapeutischer oder psychologischer Anleitung sind bei Patienten, die unter Dysstress leiden, von Bedeutung.

Begleitend zur sonstigen medikamentösen und naturheilkundlichen Therapie sind psychotherapeutische bzw. psychologische Einzel- oder Gruppentherapien angezeigt.

Elektro- und Ultraschalltherapie
Infrarot- oder Interferenzstrombehandlungen sind bei Verspannungen insbesondere im Bereich der Rückenmuskulatur sinnvoll, wöchentl. 2–3-mal.

Neuraltherapie und Akupunktur
Bei Befindlichkeitsstörungen und muskuloskeletalen Beschwerden können Neuraltherapie und Akupunktur additiv unter dem Aspekt einer schmerztherapeutischen Behandlung oder unspezifischen Immunmodulationen eingesetzt werden. Die Wirkung ist jedoch nicht belegt.

> **Cave**
> Hohes Infektionsrisiko.

Kombinationsmöglichkeiten
▶ Kap. 34.2 Infektanfälligkeit

Grenzen der Therapie
▶ Kap. 34.2 Infektanfälligkeit

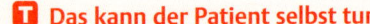

> **T Das kann der Patient selbst tun**
> ▶ Kap. 34.2 Infektanfälligkeit

34.14 Nikotinentwöhnung

Tabak ist neben Alkohol das häufigste Suchtmittel und seit über 500 Jahren in Europa endemisch verbreitet. Jugendliche finden in der Regel über Sozialisierungs- und Nachahmungsaspekte den Erstkontakt zur Zigarette und können sich infolge des Suchtpotenzials von Nikotin zu chronischen Rauchern mit überwiegend inhalativem Nikotinkonsum entwickeln.

Das abrupte Einstellen des Nikotinkonsums führt nicht zu einer körperlichen Entzugssymptomatik, wohl aber abhängig von der Persönlichkeitsstruktur zu einer vorübergehenden psychosomatischen Störung, die häufig aufgrund der einsetzenden Appetitsteigerung zur kompensatorisch gesteigerten Nahrungsaufnahme führt. Das Abhängigkeits- und Gewöhnungsverhalten lässt sich über psychometrische Testverfahren wie den **Fagerström-Test** abbilden. Der Test ist in den umfangreichen Begleitinformationen der Pharmaindustrie zu Produkten zur Nikotinentwöhnung (Nikotinpflaster, Kaugummi etc.) meist abgebildet.

Die Motivation zur dauerhaften Tabakabstinenz wird in der Naturheilkunde über den Einsatz aller fünf Säulen der Kneipp-Therapie angestrebt, da chronisch Nikotin konsumierende Patienten in der Regel bereits an chronischen Folgeerkrankungen leiden (▶ Kap. 34.6 Chronisch obstruktive Lungenerkrankung).

Bewegungstherapie

Atemgymnastik, Atemtechnik

Je nach Dauer und Ausmaß des Nikotinkonsums und zusätzlicher pneumologischer Begleiterkrankungen stehen einzelne Elemente im Vordergrund:
- Hustentechniken
- das Verhältnis von In- und Expiration
- die Lippenbremse zur Verhinderung des Air-Trapping-Phänomens
- die über die Atemgymnastik zu erreichende Körperwahrnehmung

Zu den Wirkungen atemgymnastischer Übungen ▶ Kap. 34.6 Chronisch obstruktive Lungenerkrankung.

Lagerungstechniken wie Dehnlagerungen und die autologe Drainage zur Unterstützung des Sekretabflusses aus bestimmten Lungensegmenten durch Oberkörperschräg- bzw. -tieflage sowie Maßnahmen zur Verbesserung der Thoraxbeweglichkeit sind bei Bedarf durchzuführen. Die Verschiebung der Atemmittellage kann über eine Reduktion des Atemwegswiderstandes zu einer Verbesserung der Blutgase führen.

Die atemgymnastischen Übungen sollten mindestens 2-mal tägl. durchgeführt werden.

Das kann der Patient selbst tun
Lippenbremse und Hustentechniken müssen intensiv und konsequent in Eigenregie ausgeübt werden, insbesondere von Rauchern mit Lungenemphysem.

Therapie mit technischen Hilfsmitteln

Inhalationen, z. B. von 0,9%iger NaCl-Lösung mit dem Ultraschallvernebler oder von Wasserdampf, unter Zugabe von *Thymian-*, *Eukalyptus-* oder *Kiefernnadelöl*, ermöglichen einen Aerosoltransport bis in die Bronchioli/Alveolen (▶ Tab. 34.1, S. 585). Es kommt zu Sekretverdünnung und Sekretmobilisation sowie Entzündungshemmung.

Rauchern mit pneumologischen Begleiterkrankungen sollten Kalt- sowie Warmvernebler für den häuslichen Einsatz zur Verfügung stehen.

Atemübungen mit den technischen Hilfsmitteln sind bei entsprechender Indikation mehrfach tägl. erforderlich.

Therapeutische Empfehlung
Atemgymnastische Übungen sind besonders in der Phase des reduzierten Hustenreizes nach Einstellen des Nikotinkonsums durchzuführen.

Weitere Formen

Hierzu zählen Walking, Nordic Walking, Skilanglauf, Tanzen, Radfahren und Schwimmen und Verwendung des Cross-Trainers.

Klimatherapie, Thalassotherapie

Je nach Ausmaß der Begleiterkrankungen können verschiedene **Reizkombinationen** aus Bewegung, Sole-Inhalation, UV-Licht und Wärme- sowie Kälteanwendungen zur allgemeinen Leistungssteigerung und Verbesserung von Bronchitis und Lungenemphysem führen.

Darüber hinaus kann die komplexe Einwirkung der **Thalassotherapie** ablenken und die Motivation steigern, den Nikotinkonsum ganz einzustellen oder – bei bereits eingestelltem Rauchen – dem sogenannten Craving nicht nachzugeben.

Hydrotherapie, Thermotherapie

▶ Kap. 34.6 Chronisch obstruktive Lungenerkrankung

Inhalationstherapie

Schwerpunkt ist die Inhalationstherapie, tägl. bis zu 3-mal.

Bei Einzelinhalationen können z. B. Sympathikomimetika, Mukolytika, Schleimhautprotektiva, Sole und ätherische Öle verwendet werden. Überwiegend werden Ultraschall- und Düsenaerosolvernebler eingesetzt.

Bäder, Wickel, Güsse

- **Vollbäder**, ab einer Belastbarkeit von 50 Watt, wöchentl. 2–3-mal
  Über den Zusatz von z. B. *Eukalyptusöl* oder Nadelholzölen fördern sie bei Verträglichkeit die Funktion der Atemwege und können additiv eingesetzt werden. Zu weiteren Wirkungen ▶ Kap. 34.6 Chronisch obstruktive Lungenerkrankungen.
- feuchte **Ganzkörperabreibungen**, *Heublumensack* im Thorax- und Brustbereich, wöchentl. 2–3-mal
- **feuchte Wickel**, wöchentl. 2–3-mal
- **Kneipp-Güsse** in Form von Schenkel- oder Blitzgüssen; sie wirken kurzfristig aufgrund des Kälte- oder Wärmereizes aktivierend auf die Atmung und stimulieren langfristig das Immunsystem
- **heiße Wickel**, wöchentl. 2–3-mal; sie detonisieren die Atemmuskulatur und die Atemhilfsmuskulatur und dilatieren über kutiviszerale Reflexe die Bronchien
- **Wechselbäder** und aufsteigende Hand- und Fußbäder, wöchentl. 2–3-mal; sie fördern die Durchblutung im Bereich der Thoraxorgane
- **Saunabäder**, wöchentl. 2–3-mal; sie stimulieren die unspezifischen immunologischen Abwehrmechanismen.
  Über eine Aktivierung des limbischen Systems und konsekutiven Stressabbau bewirken sie eine psychovegetative Stabilisierung und sind ab einer Belastbarkeit von 75 Watt geeignet.

Ernährungstherapie

Zur Behandlung des bereits eingetretenen Lungenemphysems ▶ Kap. 34.7.

Wichtig ist eine ausgewogene, vollwertige, vitaminreiche und betont pflanzliche Kost mit Ballaststoffen und mehr Fisch- als Fleischanteil, ähnlich der mediterranen Kost.

> **T Therapeutische Empfehlung**
> Aufgrund der zu erwartenden kompensatorischen Über- und Fehlernährung benötigen Patienten im Rahmen des professionellen Nikotinentzugs eine diätetische Schulung, idealerweise mit praktischer Anleitung in der Diätlehrküche.

Phytotherapie

Relevant ist die externe Anwendung von ätherischen Ölen, wie z. B. *Thymianöl*, auch bei den ebenfalls indizierten ansteigenden Bädern.

Ordnungstherapie

▶ Kap. 34.6 Chronisch obstruktive Lungenerkrankungen.

Antiraucher- und Atemwegsschulung

Im Vordergrund stehen bei bereits eingetretener chronisch obstruktiver Bronchitis und beim Lungenemphysem die Antiraucher- und Atemwegsschulung als strukturierte, verhaltensmedizinisch orientierte Therapie in Kleingruppen sowie die Vermittlung des richtigen Umgangs mit natürlichen Heilmitteln. Weitere ordnungstherapeutische Aspekte:

- Motivation zu einer angemessenen und regelmäßigen **Bewegungstherapie**
- Anregung zu einer maßvollen und **gesunden Ernährung**
- Aufforderung zu angemessenem Wechsel zwischen **Arbeit und Erholung**, Wachzustand und Schlafen
- Aufzeigen von Wegen zur Beeinflussung und Förderung der **Ausscheidungsfunktionen**

Die Motivation zur Änderung des Lebensstils muss anhand eines **Nikotinkonsumprotokolls** in verhaltensmedizinisch ausgerichteten Einzel- oder Gruppentherapiegesprächen gemeinsam mit dem Arzt oder Psychologen erarbeitet werden.

Entspannungsverfahren

Täglich sind Entspannungsverfahren, wie das autogene Training, die Progressive Muskelrelaxation nach Jacobson, Qigong- oder Tai-Chi-Übungen angezeigt.

> **T Therapeutische Empfehlung**
> Krankheitsverarbeitung und Angstminderung werden durch psychologische Einzel- oder Gruppentherapiegespräche und die ärztliche Zuwendung gefördert. Dies betrifft insbesondere Patienten, die bereits unter einem Lungenemphysem und/oder gleichzeitig an einer asthmatischen Erkrankung leiden.

Intensivtraining

▶ Tab. 34.3

Akupunktur

Es existieren Untersuchungen zu unterstützenden Akupunkturbehandlungen, die allerdings in der Mehrzahl keinen spezifischen Effekt belegen konnten. Aus erfahrungsmedizinischer Sicht bewirken sie aber mental einen **stabilisierenden Initiierungseffekt**.

Grenzen der Therapie

Alle angegebenen Verfahren führen auch in der Kombination nur bei einem gewissen Prozentsatz der Raucher zum nachhaltigen Erfolg.

▶ Tab. 34.3 Intensivtraining zur stabilen Nikotinkarenz (5 Tage).

Untersuchungen	Therapie	Strukturierte Vorträge	Aufgaben der Patientengruppe
• ärztliche Aufnahmeuntersuchung • ärztliche Abschlussuntersuchung	• Rauminhalationen, z. B. mit Sole • Atemgymnastik • autogenes Training oder Progressive Muskelrelaxation oder Qigong • Medizinische Trainingstherapie • Nordic Walking • Akupunkturbehandlung zur psychologischen Unterstützung • Lehrküche (nährstoffbedarfgerechtes Essen und Trinken)	• gesunde Ernährung • Rauchen: Pathophysiologie und allgemeine Erkrankungen • Rauchen und Atemwegserkrankungen	• Rauchprotokolle • CO-Monitoring, Hilfsmittelwahl • Erarbeitung von Motivationsstrategien zum stabilen Nichtrauchen • Aufbau einer stabilen Selbstkontrolle • Techniken zur Verbesserung der Belastungsbewältigung • Genusstraining • Änderung des Lebensstils • Verhalten als Nichtraucher: Rückfallgefahren erkennen und meistern
	ergänzend • Wärmepackungen • Wechselbäder • allgemeine Gymnastik • Wassergymnastik		

Das kann der Patient selbst tun

Die größte Gefahr besteht darin, dass es nach erfolgreicher Absolvierung der Antirauchertrainings zum Rezidiv kommt. Der Patient muss sich seiner Abhängigkeit bewusst und unbedingt zu Opfern bereit sein, um seiner Sucht zu entfliehen.

Zusammenfassung

Die Domäne naturheilkundlicher Therapieregime in der Lungen- und Bronchialheilkunde liegt in erster Linie in der Primärprävention. Im Stadium der Sekundär- und Tertiärprävention werden die Verfahren regelmäßig erfolgreich zur Besserung der Befindlichkeit, zur Optimierung der Lebensqualität, zur Complianceförderung und zur Verhaltensstiländerung eingesetzt. So gesehen ist zu wünschen, dass der professionelle Einsatz klassischer Naturheilverfahren nicht nur in der Lungen- und Bronchialheilkunde eine breite Akzeptanz erfährt.

Literatur

[1] **Augustin M, Schmiedel V:** Leitfaden Naturheilkunde. 4. Aufl. München: Urban & Fischer; 2003.
[2] **Fabel H:** Pneumologie. München: Urban & Schwarzenberg; 1989.
[3] **Grifka J (Hrsg.):** Naturheilverfahren. München: Urban & Schwarzenberg; 1995.
[4] **Lorenz J:** Checkliste XXL Pneumologie. 3. Aufl. Stuttgart: Thieme; 2009.
[5] **Melchart D, Brenke R, Gaisbauer M et al. (Hrsg.):** Naturheilverfahren. Leitfaden für die ärztliche Aus-, Fort- und Weiterbildung. Stuttgart: Schattauer; 2002.
[6] **Melchart D, Linde K, Fischer P et al.:** Echinacea for preventing and treating the common cold. Cochrane Database Syst Rev. 2004; 3: CD000530.
[7] **Menger W:** Klimatherapie an Nord- und Ostsee. Jena: Gustav Fischer; 1997.
[8] **Schoop R, Klein P, Suter A et al.:** Echinacea in the prevention of induced rhinovirus colds: a meta-analysis. Clin Ther. 2006; 28: 174–183.
[9] **Schuh A:** Klima- und Thalassotherapie. Stuttgart: Hippokrates; 2004.
[10] **Schimmel KC:** Lehrbuch der Naturheilverfahren. Bd. 1 & 2. 2. Aufl. Stuttgart: Hippokrates; 1990.
[11] **Speich T, Patzke R:** Erkrankungen der Atemwege. In: Beer AM: Stationäre Naturheilkunde. München: Urban & Fischer; 2005: 227–234.
[12] **Wenigmann M:** Phytotherapie. München: Urban & Fischer; 1999.
[13] **Werner GT, Klimczyk K, Rude J:** Checkliste Physikalische und Rehabilitative Medizin. Stuttgart: Thieme; 1997.
[14] **Wissenschaftliches Kuratorium der Deutschen Hauptstelle für Suchtfragen e. V.:** Tabakabhängigkeit, Bd. 2. Deutsche Hauptstelle für Suchtfragen e. V.; 2003.

Wichtige Adressen

Dr. Speich Nordsee-Heilfasten
Wartburgstr. 19
10825 Berlin

35 – Gynäkologische Erkrankungen und Beschwerden

Cornelia von Hagens, Petra Frank-Herrmann (natürliche Familienplanung),
Ingrid-Anna Resch (Klassische Homöopathie)

35.1 Einführende Hinweise 602	35.5 Geburtshilfe 613
35.2 Gynäkologische Erkrankungen 603	35.6 Wochenbett 614
35.3 Klimakterische Beschwerden 606	35.7 Spezifika der Familienplanung 615
35.4 Erkrankungen und Beschwerden während der Schwangerschaft 610	

35.1 Einführende Hinweise

Die Frauenheilkunde befasst sich mit Schwangerschaft, Geburt und Wochenbett, den organbezogenen Erkrankungen des Fachgebietes sowie der medizinischen Begleitung in allen Lebensphasen der gesunden Frau. Sowohl klassische Naturheilverfahren als auch verschiedene Verfahren der Komplementärmedizin können ergänzend in die konventionellen Therapiekonzepte integriert oder bei leichteren Erkrankungen zur Prävention sowie als einzige Behandlungsmaßnahmen eingesetzt werden. Moderne Frauenärztinnen und Frauenärzte sollten als „Hausärzte der Frau" mindestens Kenntnisse über Einsatzmöglichkeiten und Grenzen dieser unterschiedlichen Verfahren besitzen.

Frauen sind traditionell Naturheilverfahren und Komplementärmedizin gegenüber besonders aufgeschlossen und fühlen sich auch häufig für die Gesundheit der gesamten Familie verantwortlich. Heute verfügen sie als mündige Patientinnen nicht nur über überliefertes Wissen aus der Volksmedizin, sondern haben sich oft zusätzlich über das Internet und verschiedene andere Medien über in Frage kommende weitere Behandlungsmöglichkeiten informiert. Daraus resultiert der Wunsch an ihren Arzt, dieses Vorwissen bei der Therapieentscheidung zu berücksichtigen und zu bewerten.

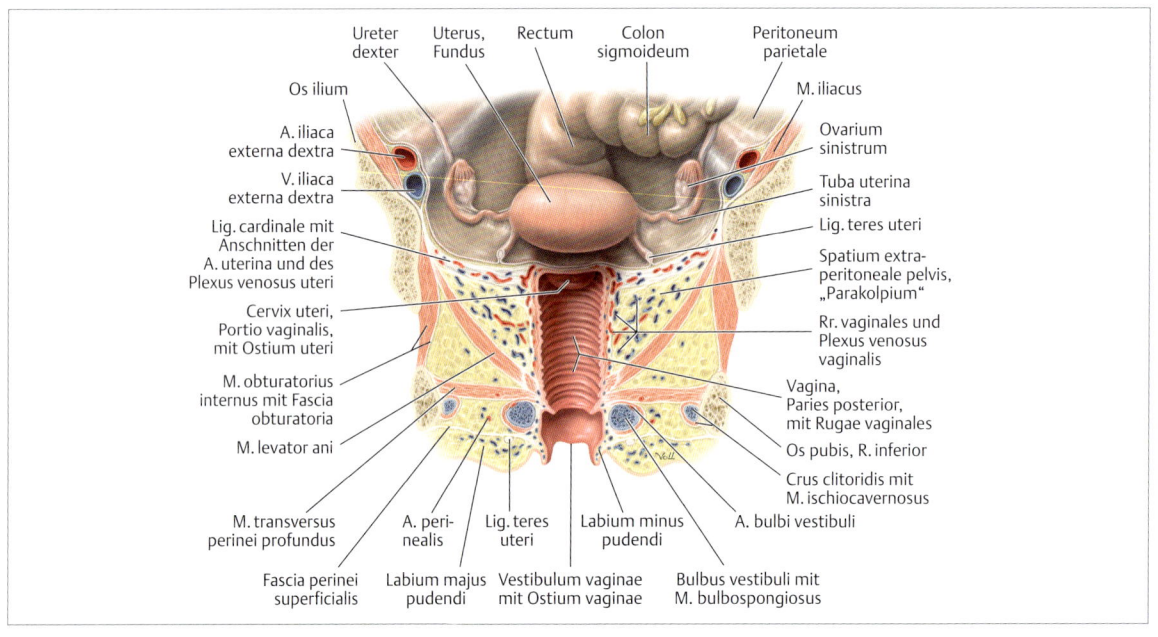

▶ Abb. 35.1 Weibliche Genitalorgane.

> **T Therapeutische Empfehlung**
> Informationen zur Anwendung von Naturheilverfahren und Komplementärmedizin bei im Folgenden nicht angeführten Indikationen der Frauenheilkunde finden sich in einschlägigen Lehrbüchern [z. B. 13, 14].

35.2 Gynäkologische Erkrankungen

35.2.1 Dysmenorrhöe

Eine schmerzhafte Regelblutung kann durch regelmäßig auftretende Schmerzen während der Periode die Lebensqualität und manchmal sogar die Arbeitsfähigkeit betroffener Frauen stark beeinträchtigen. Meist werden zunächst verschiedene **traditionelle Möglichkeiten der Selbsthilfe** eingesetzt, bevor ärztliche Hilfe in Anspruch genommen wird.

Balneotherapie

Sitzbäder mit pflanzlichen Badezusätzen (Fertigpräparate; Dosierungsempfehlung des Herstellers beachten), feuchte Unterleibswickel mit Teezubereitungen sowie ein ansteigendes Fußbad, tägl. 1–3-mal mit anschließender Ruhezeit von 15–30 Min., wirken spasmolytisch und analgetisch.

Häufig angewendete **Spasmolytika** sind *Kamillenblüten*, *Schafgarbenkraut* und *Schafgarbenblüten*.

Physikalische Maßnahmen

Zur Massage von Unterbauch und Kreuzregion haben sich **Menstruationsöle** aus der Phytotherapie [33], z. B. *Melissenöl* (Wala), und der Aromatherapie [38] bewährt. Stadelmann [38] empfiehlt ein Öl, das *Römische Kamille*, *Linoloeholz*, *Majoran*, *Melisse*, *Muskatellersalbei*, *Calendulaöl*, *Jojobawachs* und *Nachtkerzenöl* (▶ Abb. 35.2) enthält.

Phytotherapie

Geeignete pflanzliche Spasmolytika sind *Gänsefingerkraut* zur internen Anwendung (z. B. Cefadian, 200 mg Trockenextrakt 5:1, 2–3-mal 2 Tbl. tägl.) sowie *Kamillenblüten*, *Schafgarbenkraut* und *-blüten* als Badezusätze (s. o.).

Traditionelle Chinesische Medizin (TCM), Akupunktur

Ein Behandlungsversuch mit Hochfrequenz-TENS (Transcutaneous Electrical Nerve Stimulation) oder Akupunktur wird empfohlen. Es liegen bereits verschiedene Studien vor, die jedoch nach dem Cochrane-Review von Proctor [28] noch nicht für eine Therapieempfehlung ausreichen.

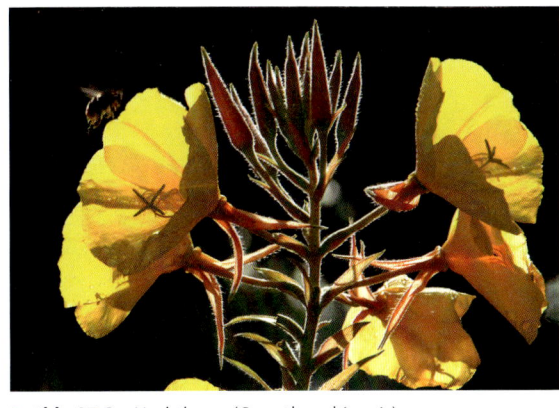

▶ Abb. 35.2 Nachtkerze (Oenothera biennis).

Homöopathie

Belladonna, Chamomilla, Magnesium phosphoricum (in heißem Wasser), Veratrum album und Viburnum opulus gelten als **Akutmittel** entsprechend den Modalitäten der Symptome:
- jeweils 3 Glob. der Potenz C 30 in Wasser auflösen
- mit Plastiklöffel umrühren
- stündl. 1 TL einnehmen, jeweils umrühren

Neuraltherapie

Die Neuraltherapie, bei der ein Lokalanästhetikum, insbesondere **Procain**, lokal oder segmental (L 3–S 4) intrakutan (Quaddel) injiziert wird, hat sich bei der Behandlung der Dysmenorrhöe besonders bewährt.

Orthomolekulare Medizin

Die Gabe von **Vitamin B₁** (tägl. 100 mg) wird bei primärer und sekundärer Dysmenorrhöe empfohlen [29].

Die Gabe von **Magnesium** erscheint vielversprechend und muss weiter untersucht werden, da in den Studien Dosis, Dauer und Häufigkeit der Anwendung nicht vergleichbar waren.

> **T Das kann die Patientin selbst tun**
> - Hydro- und Thermotherapie in Form von Wärmflaschen, Kirschkernkissen, feuchten Wickeln und Sitzbädern, eventuell mit pflanzlichen Badezusätzen, und das ansteigende Fußbad (▶ Kap. 13 Hydrotherapie) können die Beschwerden deutlich lindern.
> - Massagen mit Menstruationsöl wirken entspannend und krampflösend.
> - Entspannungsverfahren, z. B. autogenes Training, Progressive Muskelrelaxation nach Jacobson, und bewusste Atemtechniken, z. B. im Qigong oder Yoga (Pranayama), können, wie bei der Geburtsvorbereitung, dabei helfen, besser mit einer Dysmenorrhöe zurechtzukommen.

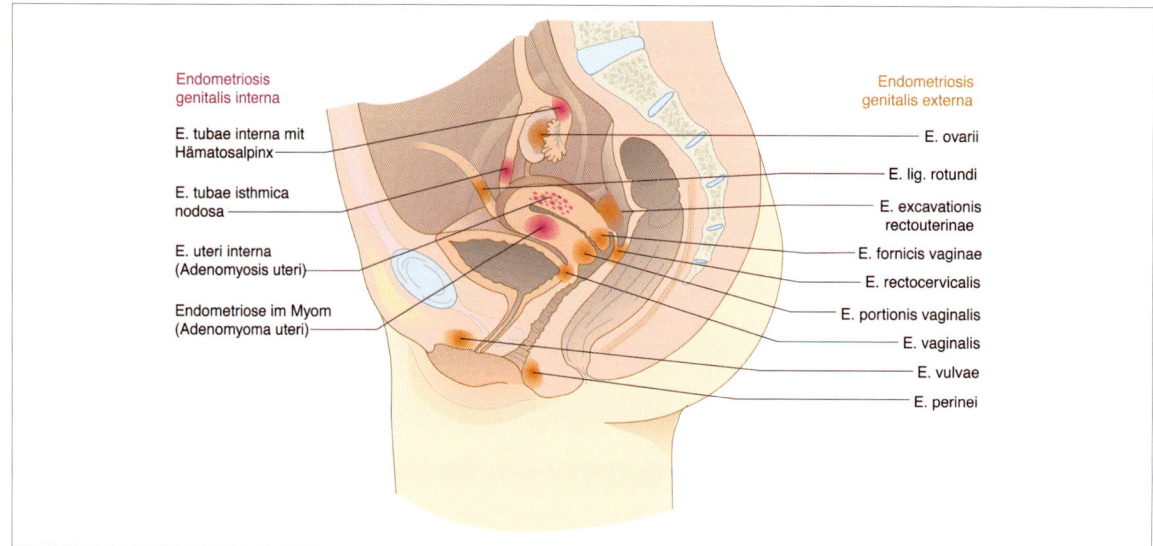

▶ **Abb. 35.3** Endometriosis genitalis: mögliche Lokalisationen. Dargestellt sind die möglichen Lokalisationen einer Endometriosis genitalis interna und externa. Darüber hinaus findet man gelegentlich ektopes Endometrium in Lunge, Dünn- und Dickdarm, Netz, Blase, Bauchwand, Leisten- oder Schenkelkanal und Extremitäten (Endometriosis extragenitalis).

35.2.2 Endometriose

Hierbei findet sich endometriales Gewebe außerhalb des Cavum uteri (▶ Abb. 35.3). Die wichtigsten Theorien zur Pathogenese sind die Transplantation durch retrograde Menstruation, die Metaplasie und die Induktionstheorie. Hauptsymptome sind Dysmenorrhöe, Dyspareunie und andere Unterleibsschmerzen sowie Sterilität und Blutungsstörungen. Sowohl bei der Pathogenese der Endometrioseherde als auch bei der Entstehung der Schmerzsymptomatik sind entzündliche Vorgänge beteiligt, und Prostaglandin F gilt als Aktivitätsmarker.

Die Verdachtsdiagnose einer Endometriose wird durch die Durchführung einer **Laparoskopie mit sorgfältiger Inspektion des gesamten Abdomens** gesichert. Gleichzeitig ist dabei eine Destruktion der Herde, eine Adhäsiolyse sowie bei vorhandenem Kinderwunsch auch eine Tubendiagnostik möglich.

Die Endometriose nimmt häufig einen chronischen Verlauf, eine maligne Entartung ist aber sehr selten.

Prävention

Da sich eine Endometriose tierexperimentell durch Umweltschadstoffe auslösen lässt [31], sollten tierische Fette und Milchprodukte, in denen sich fettlösliche Umweltschadstoffe anreichern, gemieden und eine pflanzenbasierte vielseitige Kost bevorzugt werden. Erhöhte Konzentrationen von Omega-3-Fettsäuren können im Tierexperiment eine Endometriose verringern [5], sodass die **vermehrte Aufnahme von Omega-3-Fettsäuren** aus fettreichen atlantischen Tiefseefischen und kalt gepressten pflanzlichen Ölen empfohlen wird. Omega-3-Fettsäuren verringern auch die Bildung von entzündungsfördernden Prostaglandinen und führen zu einer Besserung der Dysmenorrhöe [11, 17].

Eine epidemiologische Studie zeigte, dass Frauen, die regelmäßig Sport trieben, weniger Endometriome entwickelten [7].

> **T Therapeutische Empfehlung**
> Ein vielseitiges Training über mindestens 4 Std. wöchentl. wird empfohlen.

Balneo- und Ordnungstherapie

Insbesondere bei chronischem Verlauf mit häufigen Rezidiven kann eine Stabilisierungskur mit Integration verschiedener Verfahren in einer spezialisierten Rehabilitationsklinik zu einem besseren Umgang mit der Erkrankung, den Symptomen und ihren Auswirkungen auf die Lebensqualität beitragen. Von Bedeutung sind Information, Beratung und psychologische Therapie, Physio- und Balneotherapie, Schmerztherapie mit Integration komplementärmedizinischer Verfahren.

Homöopathie

Die Behandlung mit klassischer Homöopathie hat sich sowohl zur Besserung der Symptome als auch bei Frauen mit zusätzlichem Kinderwunsch bewährt. Dabei sollte eine **Konstitutionsbehandlung** durchgeführt werden, d.h. nach ausführlicher Erstanamnese wird das passende homöopathische Mittel verabreicht. Es kommen oft Mittel wie Phosphor, Sepia, Natrium muriaticum, Lycopodium clavatum oder Sulfur zum Einsatz.

Traditionelle Chinesische Medizin

Die TCM verfügt mit Akupunktur, Phytotherapie, Diätethik, Tuina und Qigong über ein breites Spektrum an sinnvollen Therapiemaßnahmen, die individuell nach der jeweiligen TCM-Diagnose einzeln oder kombiniert eingesetzt werden. Eindeutige Therapieempfehlungen, die auf abgeschlossenen randomisierten doppelblinden Studien mit ausreichenden Patientinnenzahlen beruhen, liegen noch nicht vor.

Kombination mit antihormoneller Therapie
Die übliche antihormonelle Behandlung mit GnRH-Analoga führt zu Nebenwirkungen durch den Östrogenmangel, die durch einen **geeigneten Lebensstil** (▶ Kap. 35.3 Klimakterische Beschwerden) gebessert werden können.

Frauen mit Endometriose haben häufig eine gestörte Tubenfunktion, sodass bei fehlender Antikonzeption auch Extrauteringraviditäten gehäuft auftreten können.

> **Cave**
> - Die Gabe von isoflavonreichen Nahrungsergänzungsmitteln kann nicht empfohlen werden, da die Endometriose bei asiatischen Frauen, die sich isoflavonreich ernähren, gehäuft vorkommt und die Injektion von Isoflavonen im Tiermodell die Implantation einer Endometriose förderte [4].
> - Unterleibsschmerzen sollten nie voreilig auf die Grunderkrankung bezogen werden.

Grenzen der Therapie
Besonders bei jungen Patientinnen wird die Diagnose häufig zu spät gestellt. Vor allem bei unzureichendem Therapieerfolg von Unterbauchschmerzen sollte die schulmedizinische Diagnostik mit Hilfe der Laparoskopie nicht unnötig hinausgezögert werden.

> **T Das kann die Patientin selbst tun**
> - Alle für die Behandlung der Dysmenorrhöe genannten Selbsthilfestrategien und Behandlungsmöglichkeiten sind auch bei akuten Unterleibsschmerzen, die durch die Endometriose verursacht werden, erfolgreich einsetzbar.
> - Die Nebenwirkungen einer antihormonellen Therapie auf die Knochendichte können durch einen gesunden Lebensstil mit regelmäßiger vielseitiger Bewegung und eine an Kalzium reiche Ernährung verringert werden.

35.2.3 Hypermenorrhöe
Bei verstärkter und verlängerter Regelblutung (Menorrhagie) kann es zu einer **Eisenmangelanämie** mit Müdigkeit, Schwäche und Leistungsminderung kommen.

Ernährungstherapie
Frauen mit einer Eisenmangelanämie durch Hypermenorrhöe oder Menorrhagie sollen generell auf eine **eisenreiche Ernährung** unter besonderer Berücksichtigung pflanzlicher Eisenquellen achten.

> **T Therapeutische Empfehlung**
> Eine individuelle Ernährungsberatung ist angezeigt.

Phytotherapie
Hier hat sich das *Hirtentäschelkraut* bewährt, tägl. 6–8-mal 200 mg Trockenextrakt.

35.2.4 Zyklusstörungen
Zyklustempostörungen wie Oligomenorrhöe, Polymenorrhöe und Amenorrhöe sind häufig Ausdruck einer gestörten hypothalamo-hypophysären Regulation und werden häufig auch durch eine **Hyperprolaktinämie** hervorgerufen. Sie beeinträchtigen die Fertilität und erschweren die Anwendung von Methoden zur natürlichen Familienplanung.

Regulationsmedizin, Entspannungsverfahren
Zyklustempostörungen lassen sich durch Verfahren aus dem Bereich der **Regulationsmedizin** (z. B. individuelle Akupunktur nach TCM-Diagnose) sowie durch das Erlernen von Entspannungsverfahren zum Stressmanagement (über die hypothalamisch-hypophysäre Achse) beeinflussen.

Phytotherapie
Wuttke et al. [40] wiesen experimentell nach, dass Extrakte von *Mönchspfeffer* (▶ Abb. 35.4) ein erhöhtes Prolaktin senken können. Damit kann bei Zyklusstörungen mit nachgewiesener Hyperprolaktinämie ein rationaler Einsatz dieses bewährten pflanzlichen Arzneimittels erfolgen.

Mönchspfeffer wird als Fertigarzneimittel angeboten; die monatlichen Kosten liegen bei ca. 5–11 Euro. Keine Einnahmepause während der Periode.

> **T Therapeutische Empfehlung**
> Zur Beurteilung des Therapieerfolges sollten 2–3 Zyklen abgewartet werden.

35.2.5 Prämenstruelles Syndrom
Phytotherapie
Beim prämenstruellen Syndrom in Verbindung mit Mastodynie und depressiven Verstimmungen konnte eine placebokontrollierte Studie einen Vorteil für die Anwendung von *Mönchspfeffer* zeigen (Trockenextrakt von ZE 440, tägl. 1 Tbl. à 20 mg) [32].

35 Gynäkologische Erkrankungen und Beschwerden

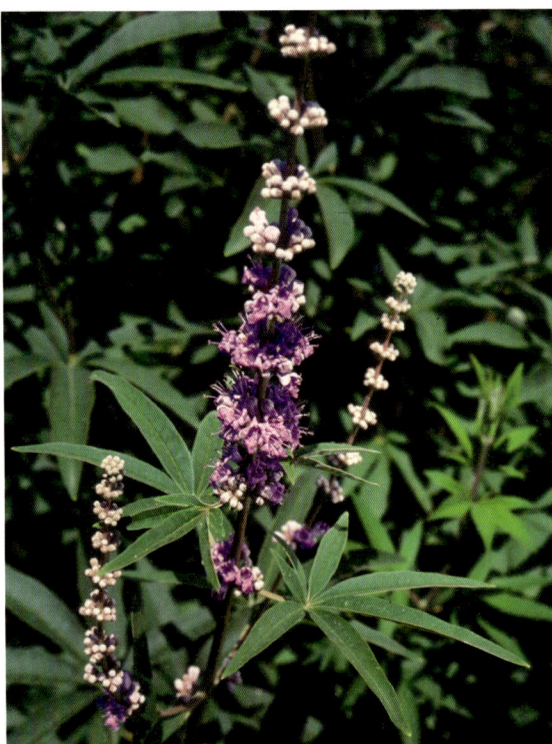

▶ **Abb. 35.4** Mönchspfeffer (Vitex agnus castus).

Orthomolekulare Medizin

In einer kleinen Vergleichsstudie kam es bei Frauen mit prämenstruellem Syndrom, die über 3 Monate tägl. 100 mg **Pyridoxin** oder 2-mal 2,5 mg **Bromocriptin** erhielten, im Vergleich zur Kontrollgruppe, die 100 mg Eisensulfat erhielt, zu einer signifikanten Reduktion der Symptome. Bei Pyridoxin war die Ansprechrate höher und es gab weniger Nebenwirkungen als bei Bromocriptin [34].

In einer anderen Studie kam es sowohl unter Placebo als auch unter 80 mg Pyridoxin zu einer signifikanten Reduktion der Beschwerden, die Reduktion des psychischen und des Gesamtbeschwerdescores war jedoch bei Pyridoxin signifikant größer [19].

Grenzen der Therapie

Bei allen Störungen des Blutungsrhythmus und der Blutungsstärke sowie bei Schmerzen ist auch an den Ausschluss einer Schwangerschaft, einer Infektion oder eines Malignoms durch geeignete Diagnostik zu denken.

35.3 Klimakterische Beschwerden

Im Klimakterium lassen sowohl reproduktive als auch endokrine Ovarialfunktionen über einen Zeitraum von mehreren Jahren nach; die fertile Lebensphase endet nach dem endgültigen Sistieren der Periodenblutung. Als „**Menopause**" wird die letzte funktionelle Blutung bezeichnet, die sich erst zwölf Monate später retrospektiv bestimmen lässt. Gleichzeitig erleben viele Frauen Änderungen in ihren familiären, beruflichen und gesellschaftlichen Rollen und müssen oft neue Anforderungen bewältigen. Klimakterische Symptome, z. B. Hitzewallungen, Herzbeschwerden, Schlafstörungen, Muskel- und Gelenkbeschwerden, depressive Verstimmung, Nervosität, Reizbarkeit, Leistungs- und Konzentrationsminderung, Harnwegsbeschwerden, Trockenheit der Scheide und Blutungsstörungen treten nur bei einem Teil der Frauen dieser Altersgruppe über eine unterschiedliche Zeitdauer von Wochen, Monaten oder Jahren auf. Die Stärke der Beschwerden korreliert nicht mit dem Hormonspiegel und ihre Häufigkeit ist kulturspezifisch. Daher ist immer ein **ganzheitlicher Therapieansatz** sinnvoll, der verschiedene Aspekte von der Prävention von Erkrankungen für die verbleibenden Jahrzehnte des Lebens bis zur Therapie starker, die Lebensqualität aktuell deutlich beeinträchtigender Symptome einschließt.

Prävention

Aufgrund der gestiegenen Lebenserwartung und besserer medizinischer Versorgung leben viele Frauen heute mehr als 30 Jahre, d. h. 30–40 % ihres Lebens, in der Postmenopause. Daher ist der Beginn des Klimakteriums ein guter Zeitpunkt, den persönlichen Lebensstil zu überdenken und erforderliche Änderungen einzuleiten, um diesen langen restlichen Zeitraum möglichst gesund und leistungsfähig zu erleben. Ein **adäquater Lebensstil** mit vielseitiger Ernährung, ausreichend Zeit für regelmäßige Bewegung, Entspannung und kreative Tätigkeit bildet deshalb auch die Basis jeder symptomorientierten Therapie.

Grundsätzlich infrage kommende Verfahren und ihr Stellenwert im therapeutischen Konzept

Trotz sehr häufiger Anwendung unterschiedlicher nicht hormoneller Methoden gibt es nach den Kriterien der evidenzbasierten Medizin bisher keine ausreichende Basis für eine bestimmte Therapieform, da die vorhandenen Studien unter methodischen Mängeln leiden, keine Überlegenheit gegenüber Placebo zeigen konnten und Langzeitstudien fehlen [10]. Daher wird ein **Stufenkonzept** empfohlen, das auf einem gesunden Lebensstil, der zur Prävention verschiedener altersassoziierter Erkrankungen geeignet ist, aufbaut und dazu verschiedene Möglichkeiten zur Selbsthilfe, spezielle Therapieverfahren und auch die Hormonersatztherapie je nach Stärke der Beschwerden und des Therapiewunsches einschließt (▶ Abb. 35.5).

Ernährungstherapie

Wie in ▶ Abb. 35.5 dargestellt, kann eine Ernährungsumstellung unter besonderer Berücksichtigung **isoflavonhaltiger Nahrungsmittel** (*Sojaprodukte*, *Leinsamen*)

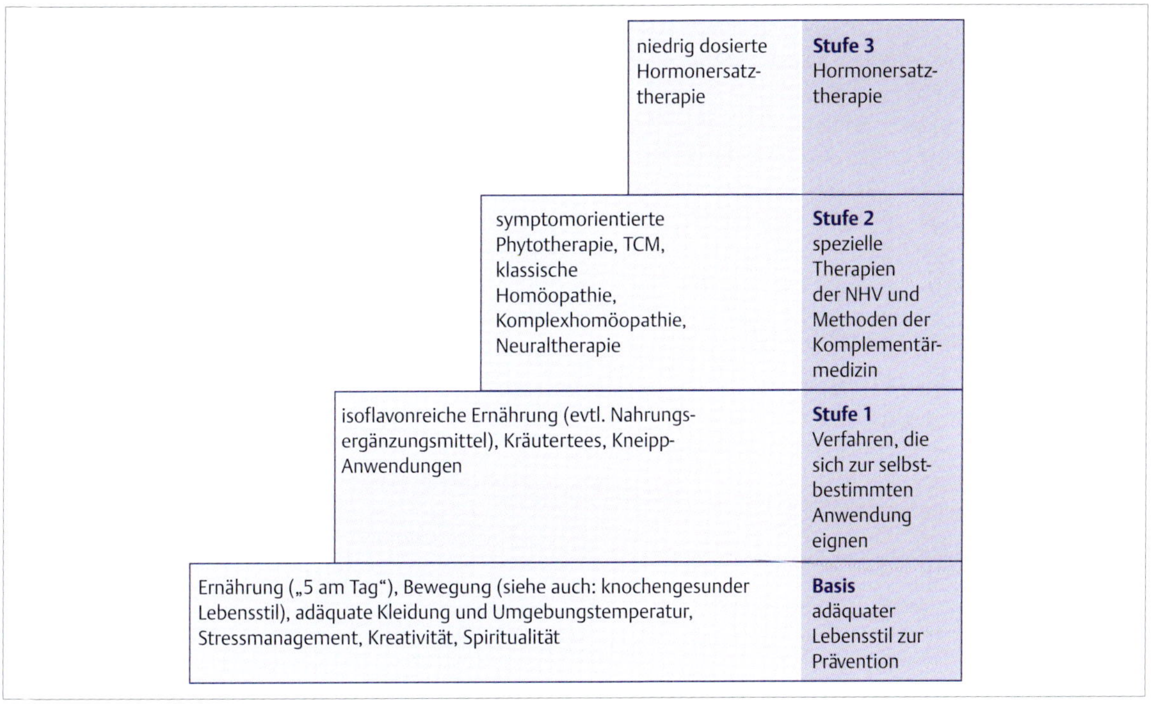

35.3 Klimakterische Beschwerden

niedrig dosierte Hormonersatztherapie	**Stufe 3** Hormonersatztherapie
symptomorientierte Phytotherapie, TCM, klassische Homöopathie, Komplexhomöopathie, Neuraltherapie	**Stufe 2** spezielle Therapien der NHV und Methoden der Komplementärmedizin
isoflavonreiche Ernährung (evtl. Nahrungsergänzungsmittel), Kräutertees, Kneipp-Anwendungen	**Stufe 1** Verfahren, die sich zur selbstbestimmten Anwendung eignen
Ernährung ("5 am Tag"), Bewegung (siehe auch: knochengesunder Lebensstil), adäquate Kleidung und Umgebungstemperatur, Stressmanagement, Kreativität, Spiritualität	**Basis** adäquater Lebensstil zur Prävention

▶ **Abb. 35.5** Heidelberger Stufenkonzept zur integrativen Therapie im Klimakterium.

zur Linderung klimakterischer Symptome beitragen. Zur langfristigen Osteoporoseprophylaxe sollen auch **kalziumreiche Nahrungsmittel** regelmäßig und in ausreichender Menge verzehrt werden.

Nahrungsergänzungsmittel, die Isoflavonextrakte enthalten, werden seit einigen Jahren von vielen älteren Frauen eingenommen, obwohl die Besserung klimakterischer Beschwerden nicht eindeutig belegt werden konnte [19a] und sich nach dem aktuellen Wissensstand Risiken bei Langzeiteinnahme nicht völlig ausschließen lassen [3a]. Sie sind bei Patientinnen im Zustand nach Mammakarzinom nicht anzuwenden, da eine Stimulation auch des Östrogenrezeptors α nicht ausgeschlossen werden kann. Eine Besserung klimakterischer Beschwerden gegenüber Placebo ist gerade bei dieser Patientinnengruppe nicht zu erwarten [26, 38a].

Bewegungstherapie
Zu Verringerung des mit Beginn des Klimakteriums beschleunigten Knochenabbaus mit einem ansteigenden Risiko für Frakturen wird ein **bewegungsfreudiger Lebensstil** mit verschiedenen regelmäßig ausgeübten aeroben sportlichen Aktivitäten zum Training von Ausdauer, Kraft, Koordination, Beweglichkeit und Balance (z.B. Nordic Walking, Gymnastik, auch mit Gewichten oder gegen Widerstand ▶ Abb. 35.6) empfohlen, der bis ins hohe Alter beibehalten werden soll [22]; tägl. mindestens 30 Min., dabei auch mindestens 15 Min. im Freien bei Tageslicht.

Hydrotherapie, Balneotherapie
Verschiedene **Kneipp-Anwendungen** (▶ Kap. 13 Hydrotherapie) zum Training der vegetativen Regulation können nach kurzer Anleitung selbstständig zu Hause durchgeführt werden. Sie dienen auch der allgemeinen Abhärtung und können zusätzlich die Infektneigung vermindern.

Die Wirkung von Gesichts-, Arm- und Kniegüssen, Waschungen und kalten Fußbädern bei Selbstanwendung nach Schulung wird zurzeit in Studien [16, 40] untersucht.

Phytotherapie
Extrakte aus dem *Traubensilberkerzenwurzelstock* binden wegen ihres Gehaltes an dem Isoflavon Formononetin bevorzugt an den Östrogenrezeptor β, der sich besonders

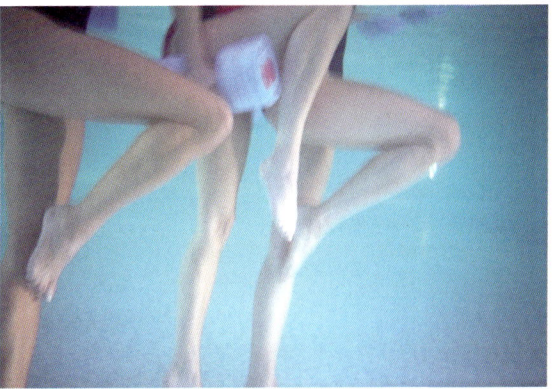

▶ **Abb. 35.6** Übung im Bewegungsbad.

in Ovar, Lunge, Gehirn und Gefäßsystem befindet. Damit handelt es sich um einen pflanzlichen **s**elektiven **E**strogen**r**ezeptor**m**odulator (Phyto-SERM).

Aufgrund vorliegender Studien sind **alkoholische Extrakte** das Mittel der ersten Wahl bei klimakterischen Beschwerden, obwohl die Studie von Newton et al. [25] keinen Vorteil gegenüber Placebo zeigen konnte. Zur Therapie sollten die in Apotheken erhältlichen Fertigarzneimittel eingesetzt werden, da diese pharmakologischen Qualitätsansprüchen genügen müssen und die Wirkung damit reproduzierbar ist. Da Langzeituntersuchungen fehlen, soll die Behandlung genau wie eine Hormonersatztherapie regelmäßig gynäkologisch überwacht werden.

Rotkleeextrakte enthalten die Isoflavone Genistein, Daidzein, Biochanin A und Formononetin und stellen deshalb ebenfalls einen sinnvollen Therapieansatz dar. In einer randomisierten placebokontrollierten Studie konnte aber nach 12-wöchiger Gabe keine signifikante Verminderung von Hitzewallungen gezeigt werden [39].

Zu weiteren Arzneipflanzen, die allein oder auch in Kombination bei verschiedenen klimakterischen Symptomen eingesetzt werden können, ▶ Tab. 35.1.

▶ **Tab. 35.1** Symptomorientierte Phytotherapie im Klimakterium.

Symptom	Arzneipflanze	Empfehlung durch	Kontraindikation Nebenwirkungen Interaktionen
klimakterische Beschwerden	Traubensilberkerze	Kommission E, WHO	Mammakarzinom
vermehrte Schweißsekretion	Salbei	Kommission E, ESCOP	Schwangerschaft (alkoholische Extrakte)
klimakterische Beschwerden	Rotklee	-	Mammakarzinom, unklare Datenlage
klimakterische Beschwerden, Dysmenorrhöe	Frauenmantel	-	-
klimakterische Beschwerden	Rhapontikrhabarberwurzel		ungeklärte genitale Blutungen östrogenabhängiger Tumor
nervöse Unruhezustände Gespanntheit, Unruhe Reizbarkeit Einschlafstörungen	Baldrianwurzel	Kommission E, ESCOP, WHO	-
	Hopfenzapfen	Kommission E, ESCOP	-
	Melissenblätter		-
	Passionsblumenkraut		-
psychovegetative Störungen leichte bis mittelschwere depressive Episoden Angstzustände nervöse Unruhe	Johanniskraut	Kommission E, ESCOP, WHO [20]	Kontraindikation: tägl. > 900 mg Trockenextrakt bei Herzklappenträgern, frischem Lungenödem, tiefer Beckenvenenthrombose, Thrombophilie, Herzwandaneurysma, Fotosensibilisierung Interaktionen: mit Antikoagulanzien, Ciclosporin, Digoxin, Indinavir u. a. [33]
Herzbeschwerden	Weißdornblätter	Kommission E, ESCOP, WHO	-
Gelenkschmerzen degenerative Erkrankungen des Bewegungsapparates	Südafrikanische Teufelskrallenwurzel	ESCOP	Ulcus ventriculi/duodeni
Harnwegsinfekt entzündliche Erkrankungen der ableitenden Harnwege	Goldrutenkraut	Kommission E, ESCOP	Ödeme infolge eingeschränkter Herz- oder Nierentätigkeit
	Bärentraubenblätter		Schwangerschaft, Stillzeit, Kinder < 12 Jahre
Unterleibskrämpfe	Schafgarbenkraut	Kommission E	Korbblütlerallergie
Hypermenorrhöe	Hirtentäschelkraut	Kommission E	-

Homöopathie

Die klassische Homöopathie berücksichtigt die individuellen Beschwerden der Patientin bei der Mittelfindung.

Da beim Einsatz von Hochpotenzen unerwünschte pharmakologische Wirkungen ausgeschlossen werden können, eignen diese sich auch besonders gut für Patientinnen im Z. n. Mammakarzinom, bei denen jegliche Stimulation von Hormonrezeptoren vermieden werden sollte.

Nach Ermittlung des Grundmittels anhand der **auffälligen Symptome** erfolgt die Gabe des homöopathischen Mittels. Dabei ist wichtig, ob z. B. Hitzewallungen vor allem nachts oder tagsüber vorkommen, mit oder ohne Schweißausbruch, ob und unter welchen Bedingungen weitere Symptome auftreten, wie Kopfschmerzen, Reizbarkeit, Abneigung gegen den Ehemann, trockene Scheidenschleimhäute, Schmerzen beim Geschlechtsverkehr.

Beispiel: Patientin mit einem operierten Mammakarzinom berichtet über Hitzewallungen mit Schweiß, ebenso über Schwindel, der bei Augenschließen besser wird. Anhand dieser Symptome ergibt sich das Mittel **Conium**.

Traditionelle Chinesische Medizin

Die TCM bietet nach Stellung einer chinesischen Diagnose mit ihren verschiedenen Behandlungsmethoden (Ernährungstherapie, Phytotherapie, Akupunktur und Moxibustion, Tuina, Qigong) individuelle ganzheitliche Therapiemöglichkeiten.

▣ Therapeutische Empfehlungen
- Insbesondere bei der Verordnung chinesischer Kräuter ist auf **Apothekenqualität** zu achten, da bei Anbau, Verarbeitung, Transport und Import jede Charge mehrfach kontrolliert werden muss, um die erforderliche Sicherheit für die Patientinnen zu erhalten.
- Informationen der Arbeitsgemeinschaft deutscher TCM-Apotheken unter http://www.tcm-apo.de.

Kombinationsmöglichkeiten

Alle genannten Therapien können und sollen bei starken Beschwerden im Sinne eines Stufenkonzeptes (▶ Abb. 35.5) miteinander sowie auch mit einer Hormonersatztherapie (Stufe 4, in möglichst geringer Dosierung und so kurz wie möglich gemäß den aktuellen Empfehlungen der Fachgesellschaften) kombiniert werden, damit die angestrebte Lebensqualitätsverbesserung erreicht wird. Die Menopause-Bewertungsskala (Menopause Rating Scale, MRS) II hat sich als gutes Instrument erwiesen, um die erforderliche Therapiestufe festzulegen und im Verlauf Fortschritte in der Symptomkontrolle zu verifizieren (▶ Tab. 35.2).

Grenzen der Naturheilverfahren

Starke Symptome können durch eine Hormonersatztherapie zuverlässig beseitigt oder gelindert werden. Zuvor ist das **individuelle Risiko** aufgrund der vorliegenden Studien (WHI) mit der Patientin abzuwägen und zu dokumentieren.

▶ Tab. 35.2 Menopause-Bewertungsskala II (nach [27]).

Beschwerden	Differenzierung
Wallungen, Schwitzen	aufsteigende Hitze, Schweißausbrüche
Herzbeschwerden	Herzklopfen, Herzrasen, Herzstolpern, Herzbeklemmung
Schlafstörungen	Einschlafstörungen, Durchschlafstörungen, zu frühes Erwachen
depressive Verstimmungen	Mutlosigkeit, Traurigkeit, Weinerlichkeit, Antriebslosigkeit, Stimmungsschwankungen
Reizbarkeit	Nervosität, innere Anspannung, Aggressivität
Ängstlichkeit	innere Unruhe, Panik
körperliche und geistige Erschöpfung	allgemeine Leistungsminderung, Gedächtnisminderung, Konzentrationsschwäche, Vergesslichkeit
Sexualprobleme	Veränderung des sexuellen Verlangens, der sexuellen Betätigung und Befriedigung
Harnwegsbeschwerden	Beschwerden beim Wasserlassen, häufiger Harndrang, unwillkürlicher Harnabgang
Trockenheit der Scheide	Trockenheitsgefühle oder Brennen der Scheide, Beschwerden beim Geschlechtsverkehr
Gelenk- und Muskelbeschwerden	Schmerzen im Bereich der Gelenke, rheumaähnliche Beschwerden

Die Selbstbeurteilungsskala erlaubt folgende Einstufungen: 0 keine, 1 leicht, 2 mittel, 3 stark, 4 sehr starke Beschwerden.

35 Gynäkologische Erkrankungen und Beschwerden

> **Das kann die Patientin selbst tun**
> - Eine ovo-laktovegetabile Kost entsprechend der Empfehlung „Fünf-am-Tag" sowie tägl. 20–30 Min. Bewegung möglichst im Freien ist die Basis für aktuelles Wohlbefinden und die Prävention wichtiger altersassoziierter Erkrankungen wie Herz-Kreislauf-Erkrankungen, Osteoporose und Diabetes.
> - Auch ein regelmäßiges Gefäßtraining durch Kneipp-Anwendungen und das Erlernen und regelmäßige Praktizieren eines Entspannungsverfahrens, z. B. autogenes Training, Qigong oder Yoga zum Stressmanagement erfordern Eigeninitiative.

35.4 Erkrankungen und Beschwerden während der Schwangerschaft

Während der Schwangerschaft ist bei jeder Therapie der mögliche Einfluss auf die kindliche Entwicklung und Gesundheit zu bedenken. Daher wird häufig auch unkritisch zu Naturheilverfahren geraten, da Ärzte und Patientinnen davon ausgehen, dass diese Behandlungen in jedem Fall sanft, sicher und ungefährlich seien. Dies gilt allerdings nicht pauschal, da es z. B. etliche Phytotherapeutika gibt, deren Gebrauch in Schwangerschaft und Stillzeit kontraindiziert ist oder aus Sicherheitsgründen bei unzureichender Datenlage nicht empfohlen werden kann (▶ Tab. 35.3).

Prävention

Die Ernährung während der Schwangerschaft soll Mutter und Kind mit allen erforderlichen Nährstoffen versorgen. Deshalb sollte eine werdende Mutter zwar nicht bezüglich der Energiemenge „für zwei essen", aber sie muss bezüglich des **erhöhen Nährstoffbedarfs** an zwei Organismen denken. Da eine ausreichende Versorgung mit **Folsäure**, die einen protektiven Effekt vor dem Auftreten von Neuralrohr-Verschlussstörungen [21] hat, und mit **Jod** auch bei sorgfältiger Zusammenstellung der Ernährung oft nicht gewährleistet ist, sollten diese in einer Dosis von 150–200 µg Jodid und 400 µg Folsäure zusätzlich zugeführt werden.

Während der Schwangerschaft kommt es bei steigendem Sauerstoffbedarf häufig zu einer Anämie mit Eisenmangel, sodass auf eine ausreichende **Eisenzufuhr** aus tierischen und pflanzlichen Quellen geachtet werden soll.

> **Cave**
> Die häufig erforderliche Einnahme von Eisenpräparaten kann in der Schwangerschaft bestehende Verdauungsprobleme verstärken.

35.4.1 Allgemeine Beschwerden

Phytotherapie

Jede Gabe von Medikamenten in der Schwangerschaft muss sorgfältig indiziert sein. Da pflanzliche Mittel ein günstigeres Nutzen-Risiko-Verhältnis haben, sind diese vorzuziehen, obwohl es für sie ebenfalls keine ausreichenden Daten aus prospektiven Studien zur Sicherheit der Anwendung in der Schwangerschaft gibt. Die Gabe von arzneilich wirksamen Pflanzen in Form von Nahrungsmitteln, z. B. *Ingwertee* oder geriebener *Ingwer* (▶ Abb. 35.7) bei Hyperemesis, *Cranberrysaft* bei beginnendem Harnwegsinfekt oder *Heidelbeertee* bei Diarrhöe bieten wegen der langen Erfahrung als Nahrungsmittel die größtmögliche Sicherheit für Mutter und Kind.

> **Cave**
> Vor jeder Anwendung bei Schwangeren sollten Kontraindikationen bezüglich Phytotherapeutika (▶ Tab. 35.3) beachtet werden.

Homöopathie

Der Versuch der Behandlung von Schwangerschaftsbeschwerden oder Erkrankungen in der Schwangerschaft kann nach Durchführung einer indizierten konventionellen Diagnostik mittels klassischer Homöopathie empfohlen werden, da beim Einsatz von Hochpotenzen, die keine stoffliche Substanz mehr enthalten, mutagene, teratogene oder embryotoxische Wirkungen im pharmakologischen Sinne ausgeschlossen werden können.

Beispiel: Eine Patientin entwickelt in der Schwangerschaft viele braune Flecken im Gesicht und am Handrücken. Dann klagt sie über Durchfall morgens, der sie aus dem Bett treibt, und nächtlichen Schweiß nur im Nacken. Anhand dieser Symptome bekommt die Patientin **Sulfur**.

Traditionelle Chinesische Medizin
Akupunktur

Zur Therapie von Rückenbeschwerden ist ein Therapieversuch mit Akupunktur möglich.

Nach Diagnosestellung entsprechend den Kriterien der TCM ist auch bei hier nicht genannten Beschwerden

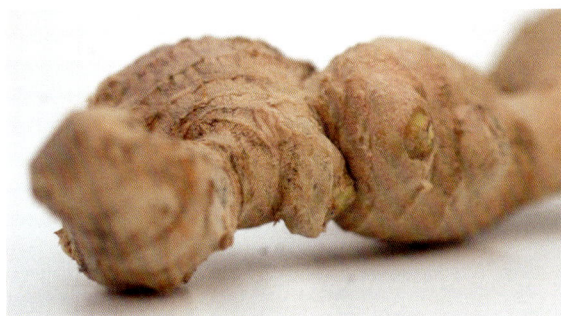

▶ **Abb. 35.7** Frischer Tee aus Ingwer lindert die Übelkeit und schmeckt gut.

35.4 Erkrankungen und Beschwerden während der Schwangerschaft

▶ Tab. 35.3 In Schwangerschaft und Stillzeit kontraindizierte Phytotherapeutika mit positiver Monographie der Kommission E

Pflanze	Indikation (nach Kommission E)	mutagen, teratogen, embryotoxisch, bekannte allgemeine Toxizität oder ungenügende Datenlage	Auslösung von Uteruskontraktionen (Abort, Frühgeburt)	Stillzeit
Aloe-Extrakt	Obstipation	*	*	*
Amerikanische Faulbaumrinde	Obstipation	*	*	*
Faulbaumrinde	Obstipation	*	*	*
Kreuzdornbeeren	Obstipation	*	*	*
Rhabarberwurzel	Obstipation	*	*	*
Sennesblätter	Obstipation	*	*	*
Rizinusöl	nicht bearbeitet	*	*	–
Mönchspfeffer	• PMS • Mastodynie • evtl. Abstillen	*	–	*
Baldrianwurzel	• Unruhezustände • nervös bedingte Einschlafstörungen	* (WHO: im Tierversuch nicht teratogen)	–	* (WHO)
Bärentraubenblätter	Harnwegsinfekt	* (WHO: hydrochinon karzinogen)	–	*
Beinwellwurzel	extern bei Prellungen, Zerrungen, Verstauchungen	* enthält Pyrrolizidin	–	*
Besenginsterkraut	funktionelle Herz- u. Kreislaufbeschwerden	*	–	–
Boldoblätter	dyspeptische Beschwerden	* enthält Askaridol, neurotoxisch	–	–
Chinarinde	• Appetitlosigkeit • dyspeptische Beschwerden	*	–	–
Fenchelfrüchte (Teeaufguss)	• dyspeptische Beschwerden • Katharrhe	–	–	–
Fenchelöl	• dyspeptische Beschwerden • Katharrhe	* enthält Estragol	*	–
Fußblattwurzelstock	Entfernung von Kondylomen	*	–	*
Herbstzeitlose	akuter Gichtanfall	*	–	–
Huflattichblätter	• akute Katharrhe • akute leichte Stomatitis	* enthält Pyrrolizidin	–	*
Ingwerwurzelstock	• dyspeptische Beschwerden • Reisekrankheit	*	*	–
Lebensbaumtriebspitzen (alkoholischer Extrakt, externe Gabe)	nicht bearbeitet	enthält Nervengift α- u. β-Thujon	*	*
Mistelkraut	palliativ bei Tumoren	*	–	–

35 Gynäkologische Erkrankungen und Beschwerden

▶ Tab. 35.3 Fortsetzung.

Pflanze	Indikation (nach Kommission E)	mutagen, teratogen, embryotoxisch, bekannte allgemeine Toxizität oder ungenügende Datenlage	Auslösung von Uteruskontraktionen (Abort, Frühgeburt)	Stillzeit
Pestwurzelstock	adjuvant bei akuten Harnsteinleiden	* enthält Pyrrolizidin	–	*
Petersilienkraut/-wurzel	Durchspülungstherapie bei Nierengries und Harnwegserkrankungen	*	* Apiol	–
Pflanzenteere	keine, Dermatologika	*	–	*
Rauwolfiawurzel	leichte Hypertonie	*	–	*
Roh-Papain (nicht aufgereinigt und auf FIP-Einheiten standardisiert)	keine, negative Monographie	*	–	–
Salbei (alkoholische Extrakte und reines ätherisches Öl)	• Stomatitis (extern) • dyspeptische Beschwerden • vermehrte Schweißsekretion	* (enthält Nervengift α- u. β-Thujon)	–	–
Sonnenhutkraut	adjuvant bei Infekten	* keine Daten (WHO)	–	*
Süßholzwurzel	• Katharrhe • Ulcus ventriculi und duodeni	*	–	–
Tormentillwurzelstock	• unspezifische Diarrhöe • leichte Stomatitis	*	–	*
Wacholderbeeren	dyspeptische Beschwerden	*	*	–
Wermutkraut (isoliertes ätherisches Öl)	• Appetitlosigkeit • dyspeptische Beschwerden • Dyskinesien der Gallenwege	* alkoholischer Extrakt enthält Nervengift α- u. β-Thujon	* antikes Abortivum (Absinth)	–
Umckaloabowurzel	• Bronchitis • Tonsillitis • Sinusitis • Rhinopharyngitis	*	–	*
Zimtrinde	• Appetitlosigkeit • dyspeptische Beschwerden	*	*	–

* Kontraindikation, ggf. mit Begründung
– kein Hinweis auf Auslösung von Uteruskontraktionen bzw. keine Kontraindikation in der Stillzeit

ein Therapieversuch mit Akupunktur oder diätetischen Maßnahmen möglich, da die TCM-Diagnose in vielen Fällen eine Behandlungsindikation ergibt.

Phytotherapie

Beim Einsatz der Phytotherapie sollten nur Substanzen in lückenlos überprüfter Arzneimittelqualität unter Berücksichtigung des heute verfügbaren naturwissenschaftlichen Wissens zu möglichen Kontraindikationen der einzelnen Inhaltsstoffe (z. B. Monographien der WHO) angewendet werden. Die Dokumentation der Aufklärung über fehlende Studiendaten zum sicheren Einsatz in der Schwangerschaft wird empfohlen.

Besondere Zurückhaltung empfiehlt sich beim Gebrauch von Substanzen aus den verschiedenen traditionellen Systemen anderer Kulturen, die durch den Import als Nahrungsergänzungsmittel nicht den in Deutschland für Arzneimittel geltenden Qualitätsanforderungen genügen müssen.

Therapeutische Empfehlung
Hinweise zu Beratungsstellen
- Bei unzureichenden eigenen Kenntnissen sollten im Interesse der Sicherheit von Mutter und Kind in der Phytotherapie erfahrene Ärzte oder eine Beratungsstelle für Embryotoxikologie konsultiert werden.
- Institut für Reproduktionstoxikologie, Medikamentenberatung für Schwangerschaft und Stillzeit: http://www.reprotox.de/
- Naturheilkundlich arbeitende Frauenärzte sind in der Arbeitsgruppe NATUM der Deutschen Gesellschaft für Geburtshilfe und Gynäkologie (DGGG) zusammengeschlossen: http://www.natum.de

Das kann die Patientin selbst tun
- Bei beginnenden Symptomen eines Harnwegsinfekts kann neben der Erhöhung der Trinkmenge auf 2–3 l ein ansteigendes Fußbad durchgeführt sowie ein Therapieversuch mit 3-mal tägl. 200 ml *Cranberrysaft* versucht werden.
- Zur Prophylaxe von Schwangerschaftsvarizen wird regelmäßiges kaltes Abduschen der Beine sowie die häufige Hochlagerung empfohlen, während längeres Stehen vermieden werden sollte.

35.4.2 Hyperemesis gravidarum

Traditionelle Chinesische Medizin
Bei (Hyper-)Emesis gravidarum kann die **Akupunktur des Punktes Perikard 6 (Pe 6)** die Übelkeit lindern, obwohl die Datenlage nach den Kriterien des Cochrane-Reviews noch nicht eindeutig ist [18]. In einer randomisierten Studie über 2 Wochen war eine individuelle Akupunktur, wöchentl. 2-mal und mit tägl. Akupressur über 6–8 Std. kombiniert, einer Kombinationstherapie von Metoclopramid und Vitamin B$_{12}$ überlegen [24].

Das kann die Patientin selbst tun
Pe 6 kann auch durch Akupressur oder das Tragen eines Akupressurbandes behandelt werden.

35.4.3 Kreuzschmerzen

Physiotherapie, Hydrotherapie, Akupunktur
Wassergymnastik, Physiotherapie, Akupunktur und spezielle Lagerungskissen können erfolgreich bei Kreuzschmerzen in der Spätschwangerschaft eingesetzt werden [42].

35.5 Geburtshilfe

Traditionelle Chinesische Medizin
Eine prospektive randomisierte Studie an Schwangeren mit **Beckenendlage** [23] konnte zeigen, dass es nach bilateraler Akupunktur und Moxibustion am Punkt Blase (Bl) 67 in der 33.–35. Schwangerschaftswoche häufiger zu einer Schädellage und damit zu einer Verringerung der Anzahl von Sektioindikationen wegen Beckenendlage kam.

Die Akupunktur wird auch häufig erfolgreich zur Geburtseinleitung bzw. zur Reifung der Zervix eingesetzt, obwohl bisher gut geplante Studien fehlen [37].

Unter der Geburt kann die Akupunktur als **Schmerztherapie** erfolgreich eingesetzt werden, allerdings fehlen bisher größere Studien mit guter methodischer Qualität [36].

Homöopathie
Die klassische Homöopathie kennt verschiedene **Akutmittel**, die bei typischen Symptomen vor, unter und nach der Geburt ohne langes Erstgespräch eingesetzt werden können (▶ Tab. 35.4). Grundsätzlich ist aber auch in der Geburtshilfe und im Wochenbett die Gabe von homöopathischen Mitteln aufgrund individueller Symptome möglich. Der Vorteil von Hochpotenzen liegt darin, dass keine negative Wirkung im pharmakologischen Sinne auf Mutter und Kind zu befürchten ist. Allerdings konnte der Einsatz homöopathischer Mittel zur Geburtseinleitung bisher nicht durch Studien ausreichender Qualität belegt werden [35].

Grenzen der Therapie
Der individuelle Einsatz besonderer Therapieverfahren, z.B. TCM, klassische Homöopathie, erfolgt aufgrund eigener Diagnose oder Anamneseverfahren und setzt die Information der Patientin über noch fehlende wissenschaftliche Belege für diese Therapien voraus. Diese Diagnostik darf nur **zusätzlich zum Einsatz der Standarddiagnostik** erfolgen, damit die Sicherheit von Mutter und Kind nicht durch Unterlassung anerkannter Maßnahmen gefährdet wird und daraus juristische Konsequenzen für den Arzt nachfolgen können.

35 Gynäkologische Erkrankungen und Beschwerden

▶ Tab. 35.4 Homöopathische Akutmittel in der Geburtshilfe.

Zeitpunkt	Symptome	Mittel	Potenz	Einnahmeanweisung
36. Woche	bei Beckenendlage	Pulsatilla	C 200	2 Glob.
ab Termin	Übertragung	Pulsatilla	C 30	tägl. 2 Glob.
Geburtsbeginn	• starke Schmerzen • Schmerzen wie elektrische Schläge • Patientin ist gereizt	Cimicifuga	C 200	2 Glob.
sub partu	• bei rigidem Muttermund • Wehen ohne Geburtsfortschritt • fördert den Fortgang der Geburt	Caulophyllum	C 30	2 Glob.
	wenn die Patientin große Angst vor der Entbindung hat	Gelsemium	C 6 oder C 30	2 Glob., stündl. Wiederholung möglich
postpartal nach Spontangeburt	• fördert die Wundheilung • unterstützt die Heilungsvorgänge	Arnica	C 200	2 Glob.
postpartal nach Sektio		Staphysagria	C 200	2 Glob.
	einige Tage später	Arnica	C 30	2 Glob.
Wochenbett	Nachwehen	Cimicifuga	C 200	2 Glob.
		Chamomilla	C 30	2 Glob.

35.6 Wochenbett

35.6.1 Milchbildung

Prävention

Direkt nach der Geburt soll durch frühes Anlegen bei der Mutter die Milchbildung angeregt werden, da das Stillen die optimale Ernährung des Säuglings für die nächsten Monate darstellt. Außerdem wird so auch die Rückbildung schwangerschaftsbedingter Veränderungen bei der Mutter unterstützt.

Die Ernährung der stillenden Mutter muss sowohl alle Nährstoffe für Mutter und Kind (Eiweiß, Kohlenhydrate, Fette, Vitamine, Mineralstoffe und Spurenelemente) enthalten als auch Unverträglichkeiten beim Kind (Blähungen, Wundsein) vermeiden. Sie muss daher **vielseitig und kalorisch ausreichend** sein, da andernfalls Schadstoffe aus den Fettdepots in die Muttermilch gelangen können.

> **▣ Therapeutische Empfehlung**
> Jede stillende Mutter muss tägl. mindestens 2,5 l trinken, damit eine ausreichende Milchbildung ermöglicht wird.

35.6.2 Hypogalaktie

Phytotherapie

Nach Rezepten der Volksheilkunde können Milchbildungstees, die z. B. Mischungen aus *Brennnesselblättern, Fenchel, Dill, Anis* und *Kümmel* enthalten, versucht werden [33].

> **Cave**
> Empfehlungen von Mönchspfeffer bei geringer Milchmenge nach älteren Studien sind kritisch zu betrachten, da inzwischen die Hemmung des Prolaktins durch Mönchspfeffer nachgewiesen werden konnte [40a]. Der Einsatz von Mönchspfefferextrakten zur Unterstützung des Abstillens lässt sich daher heute rational begründen.

35.6.3 Schmerzhafter Milcheinschuss, Milchstau, beginnende Mastitis

Balneotherapie, Hydrotherapie

Quarkwickel (▶ Kap. 13 Hydrotherapie; ▶ Abb. 35.8) lindern Schmerz und Spannungsgefühl durch Milcheinschuss, Milchstau oder beginnende Mastitis.

> **Cave**
> • Bei Milchstau sollten keine Milchbildungstees verwendet werden.
> • Eine übertriebene Flüssigkeitszufuhr ist zu vermeiden.

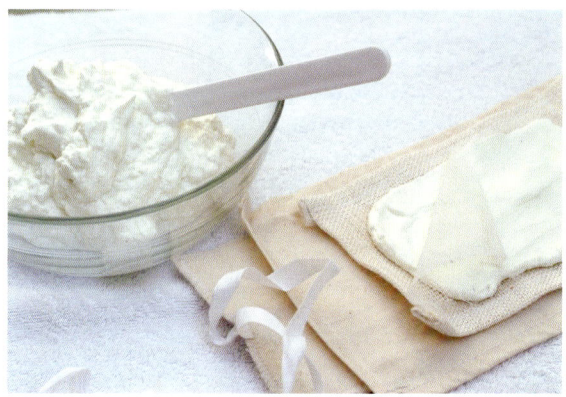

▶ **Abb. 35.8** Bestandteile eines Quarkwickels.

35.6.4 Wundheilungsstörungen nach Dammriss oder Episiotomie

Balneotherapie, Hydrotherapie

Sitzbäder mit Zusatz von *Kamillenblüten* oder *Eichenrinde* können nach Dammriss oder Episiotomie zur Unterstützung der Wundheilung eingesetzt werden.

Fertigarzneimittel sind z. B. Kamillosan, Eichenrindenextrakt BAD, 1–2-mal tägl. 15–20 Min., Dosierung nach Angaben des Herstellers.

35.6.5 Rückbildung

Bewegungstherapie

Eine gezielte Wochenbett- und Rückbildungsgymnastik dient im frühen Wochenbett der Thromboseprophylaxe und unterstützt in den folgenden Wochen die Rückbildung der gedehnten Bauchmuskeln. Sie hilft der Wöchnerin, bald wieder ihre frühere Figur und körperliche Leistungsfähigkeit zu erlangen. Daher sollte sie für diese Kurse und die häuslichen Übungen einen **festen Platz im Tages- und Wochenplan** vorsehen und hierfür Entlastung von Haushaltspflichten durch Familie oder Partner erhalten.

Grenzen der Therapie

Da die Gesundheit der Wöchnerin sowohl die Stillfähigkeit als auch die Entwicklung der Mutter-Kind-Beziehung beeinflusst, darf auch während dieser Zeit die Durchführung einer adäquaten Diagnostik oder Therapie z. B. von Infektionen durch die Anwendung von Naturheilverfahren nicht verzögert werden.

35.7 Spezifika der Familienplanung

35.7.1 Natürliche Familienplanung (NFP)

Bei der modernen natürlichen Familienplanung beobachtet die Frau Körpersymptome, die sich im Laufe des Zyklus ganz typisch verändern. Diese Zeichen ermöglichen es ihr, die fruchtbaren und unfruchtbaren Tage in ihrem Zyklus zu bestimmen. Daher kann mit NFP sowohl eine Schwangerschaft gezielt angestrebt als auch bewusst vermieden werden.

> **Merke:** Ein regelmäßiger weiblicher Zyklus ist nicht notwendig, um NFP anzuwenden.

Wenn kein ungeschützter Geschlechtsverkehr in der fertilen Phase stattfindet, liegt die Methodensicherheit der in Deutschland gebräuchlichen **symptothermalen Methode** bei 0,3 (Pearl-Index). Zur Bestimmung des Anfangs und Endes der fertilen Phase werden jeweils zwei Parameter herangezogen, die sich gegenseitig absichern (double check). Diese Methode ist die einzige hochsichere natürliche Verhütungsmethode [9]. Sie ersetzt deshalb in Industrieländern die alten Methoden wie Kalendermethode, die reine Temperaturmethode und auch die Billings-Methode.

Die moderne natürliche Familienplanung beruht darauf, dass die Anwenderin

- den Zervixschleim äußerlich am Scheideneingang beobachtet,
- die morgendliche „Basaltemperatur" misst, wobei die Messung nicht immer zum selben Zeitpunkt erfolgen muss,
- die Beobachtungen in ein **spezielles Zyklusblatt** einträgt und
- nach leicht verständlichen Regeln auswertet.

NFP fördert das individuelle Erleben des Zyklusgeschehens und kann das Körperbewusstsein stärken. Der Kinderwunsch wird – besonders bei unregelmäßigem Zyklus – durch **Erkennen des fertilen Fensters** unterstützt.

Bei Kinderwunsch nach vorheriger Anwendung der NFP kann durch die Nutzung des bekannten fertilen Fensters die Chance auf ein rasches Eintreten der Schwangerschaft im Vergleich zu vorheriger Einnahme von Ovulationshemmern wahrscheinlich erhöht werden.

Voraussetzung für eine sichere Anwendung ist eine ausführliche Anleitung [1, 30].

> **Anleitung zu NFP:** NFP kann durch fachspezifische Literatur oder bei ausgebildeten Beratern und Beraterinnen erlernt werden. Wichtige Internet-Adressen:
> - http://www.nfp-online.de
> - http://www.uni-duesseldorf.de/NFP
> - http://www.MeinKinderwunsch.de

35.7.2 Unerfüllter Kinderwunsch

Man schätzt, dass 10–15 % aller Paare Phasen einer längeren Wartezeit auf eine gewünschte Schwangerschaft erleben. Da in den letzten 20–30 Jahren das Alter der Frau bei der Geburt des ersten Kindes stark angestiegen ist, weil während der besonders fertilen Jahre zwischen 20 und 25 die individuelle Lebensplanung meistens noch keine Schwangerschaft vorsieht, hat die **Nachfrage nach Sterilitätsbehandlungen** stark zugenommen. Die modernen Therapieverfahren der assistierten Reproduktion sind mit psychischen und körperlichen Belastungen besonders für die Frau verbunden. Sie können aber die physiologischen Alterungsvorgänge der Eizellen nicht rückgängig machen und nur einem Teil der behandelten Paare zu dem erwünschten gesunden Kind verhelfen.

Prävention

Die Häufigkeit der primären Sterilität hat sich in den letzten Jahrzehnten nicht geändert. Da der Kinderwunsch aber heute oft erst im späteren Alter realisiert werden soll, besteht eine zunehmende Wahrscheinlichkeit, durch das Auftreten von Erkrankungen oder durch eigenes, die Fertilität schädigendes Verhalten, bei spätem Kinderwunsch auch bei Ausschöpfung aller Therapiemöglichkeiten kinderlos zu bleiben.

Da Wissen über den Rückgang der Fertilität unabhängig von dem gefühlten Alter und über fertilitätsschädigendes Verhalten weit weniger verbreitet wurde als Wissen über die Möglichkeiten der Kontrazeption, ist es heute eine wichtige Aufgabe des Frauenarztes, dieses Wissen bereits den jungen Patientinnen zu vermitteln.

> **Merke:** Die erste Schwangerschaft sollte möglichst vor dem 30. Lebensjahr der Frau geplant werden.

Ernährungstherapie

Da die Schwangerschaft eine zusätzliche Belastung des mütterlichen Organismus darstellt, wird eine vielseitige nährstoffreiche, an den Energiebedarf adaptierte **pflanzenbasierte Mischkost** und bei Kinderwunsch und in der Frühschwangerschaft die Einnahme von **Folsäure**, tägl. 400 µg, und **Jodid**, tägl. 150–200 µg, empfohlen.

Bewegungstherapie

Der heute verbreitete bewegungsarme Lebensstil schränkt die Leistungsfähigkeit und Regulationsfähigkeit unseres Organismus ein. Bei Leistungssportlerinnen allerdings sind Zyklusstörungen bis hin zu einer Amenorrhöe, die oft noch lange nach dem Ende des Trainings weiter bestehen kann, vermehrt zu finden. Daher sollte der Arzt zu **Freude an Bewegung** und zu einem ohne Leistungsdruck durchgeführten Training von wöchentl. 2,5–4 Std. motivieren.

Ordnungstherapie

Ein effektives Stressmanagement erleichtert die Bewältigung der verschiedenen Anforderungen des Alltags und lässt sich durch das Erlernen und regelmäßige Praktizieren von **Entspannungsverfahren** (▶ Kap. 21 Atem- und Entspannungstherapie) verwirklichen. So können zentrale Störungsmöglichkeiten der Zyklusregulation vermindert werden.

Traditionelle Chinesische Medizin

Auch die TCM bietet ein ganzheitliches Konzept zum Ausgleich von Mangelsymptomen im Hinblick auf das Eintreten einer Schwangerschaft an.

Inzwischen wurde in 4 prospektiven randomisierten Studien untersucht, ob eine zusätzliche Akupunktur die Schwangerschaftsraten einer IVF-Behandlung erhöhen kann. Einen Vorteil einer zusätzlichen Akupunkturbehandlung konnten 3 Studien zeigen. Da sich die Behandlungskonzepte unterschieden, reichen die Ergebnisse noch nicht für eine Metaanalyse und eine allgemeine Behandlungsempfehlung aus [4]. Die Metaanalyse von El-Toukhy et al. zeigte keine Überlegenheit der zusätzlichen Akupunktur gegenüber Placebo oder Shamakupunktur [8]. Diese vielversprechende Behandlungsoption sollte allerdings unbedingt weiter untersucht werden.

> **Therapeutische Empfehlungen**
> - Beim Einsatz der Phytotherapie muss die Patientin über fehlende oder unvollständige Daten zu Teratogenität und Embryotoxizität aufgeklärt werden.
> - Auf die Arzneimittelqualität der Dekokte ist zu achten.

Homöopathie

Unter einer **homöopathischen Konstitutionsbehandlung** von Paaren mit Kinderwunsch wurde innerhalb eines Zeitraums von 1–2 Jahren häufig das spontane Eintreten einer Schwangerschaft beobachtet [13]. Randomisierte Studien mit unbehandelten Kontrollgruppen oder Paaren, bei denen hormonelle Stimulationstherapien durchgeführt wurden, konnten nicht durchgeführt werden.

In einer placebokontrollierten Studie bei Frauen mit Kinderwunsch führte die Gabe eines **Komplexmittels** vermehrt zum Eintritt von Schwangerschaften [2, 12]. Diese nebenwirkungsfreie Therapie kann bei Paaren mit unerfülltem Kinderwunsch immer zuerst versucht werden, oder es sollte ein gut ausgebildeter klassischer Homöopath aufgesucht werden.

🛈 Das kann die Patientin selbst tun

Individuelle Möglichkeiten zur Prävention bestehen darin, von Jugend an alle Faktoren zu vermeiden, welche die Fertilität schädigen:

- Besonders der **frühe Genuss von Nikotin**, d. h. der Beginn des Rauchens vor dem 18. Lebensjahr bei jungen Mädchen schädigt die Funktionsreserve des Ovars und führt zu einer früheren Menopause.
- **Über- und Untergewicht** führen zu hormonellen Störungen, die die natürliche Konzeption erschweren. Sogar beim Einsatz von hormonellen Stimulationsverfahren werden durch Über- und Untergewicht die Chancen auf eine Konzeption und das Austragen eines gesunden Kindes verringert.
- Das **Risiko sexuell übertragbarer Krankheiten** und einer daraus resultierenden tubaren Sterilität steigt mit der Zahl der Sexualpartner, insbesondere beim Verzicht auf die Benutzung von Kondomen.

📖 Literatur

[1] **Arbeitsgruppe NFP (Hrsg.):** Natürlich und sicher. 15. Aufl. Stuttgart: Trias; 2005.

[2] **Bergmann J, Luft B, Boehmann S et al.:** The efficacy of the complex medication Phyto-Hypophyson L in female, hormone-related sterility. A randomized, placebo-controlled clinical double-blind study. Forsch Komplementärmed Klass Naturheilkd. 2000; 7(4): 190–199.

[3] **Bordet MF, Colas A, Marijnen P et al.:** Treating hot flushes in menopausal women with homeopathic treatment – result of an observational study. Homeopathy. 2008; 97 (1): 10-5.

[3a] **Bfr:** Isolierte Isoflavone sind nicht ohne Risiken. Stellungnahme Nr. 039/2007 des Bfr. www.bfr.bund.de/cm/208/isolierte_isoflavone_sind_nicht_ohne_risiko.de

[4] **Collins J:** The play of chance. Fertil Steril. 2006; 85(5): 1364–1367.

[5] **Cotroneo MS, Lamartiniere CA:** Pharmacologic, but not dietary, genistein supports endometriosis in a rat model. Toxicol Sci. 2001; 61(1): 68–75.

[6] **Covens AL, Christopher P, Casper RF:** The effect of dietary supplementation with fish oil fatty acids on surgically induced endometriosis in the rabbit. Fertil Steril. 1988; 49(4): 698–670.

[7] **Dhillon PK, Holt VL:** Recreational physical activity and endometrioma risk. Am J Epidemiol. 2003; 158(2): 156–164.

[8] **El-Toukhy T, Sunkara SK, Khairy M et al.:** A systematic review and meta-analysis of acupuncture in in vitro fertilisation. BJOG. 2008; 115(10): 1203–1213.

[9] **Frank-Herrmann P, Heil J, Gnoth C et al.:** The effectiveness of a fertility awareness based method to avoid pregnancy in relation to a couple's sexual behaviour during the fertile time: a prospective longitudinal study. Hum Reprod. 2007; 22(5): 1310–1319.

[10] **Fugate SE, Church CO:** Nonestrogen treatment modalities for vasomotor symptoms associated with menopause. Ann Pharmacother. 2004; 38(9): 1482–1499.

[11] **Gazvani MR et al:** High omega-e:omega-6 fatty acid ratios in culture medium reduce endometrial-cell survival in combined endometrial gland and stromal cell cultures from women with and without endometriosis. Fertil Steril. 2001; 76(4): 717–722.

[12] **Gerhard I, Patek A, Monga B et al.:** Mastodynon(R) bei weiblicher Sterilität. Forsch Komplementärmed Klass Naturheilk. 1998; 5(6): 272–278.

[13] **Gerhard I, Wallis E:** Individualized homeopathic therapy for male infertility. Homeopathy. 2002; 91(3): 133–144.

[14] **Gerhard I, Feige A (Hrsg.):** Geburtshilfe integrativ. München: Urban & Fischer; 2005.

[15] **Gerhard I, Kiechle M (Hrsg):** Gynäkologie integrativ. München: Urban & Fischer; 2005.

[16] **von Hagens C, Uehleke B, Ortiz M et al.:** Hydrotherapy against menopausal symptoms in breast cancer survivors clinical trials. Gov Identifier: NCT00243607.

[17] **Harel Z, Biro FM, Kottenhahn RK et al.:** Supplementation with omega-3 polyunsaturated fatty acids in the management of dysmenorrhea in adolescents. Am J Obstet Gynecol. 1996; 174(4): 1335–1338.

[18] **Jewell D, Young G:** Interventions for nausea and vomiting in early pregnancy (Cochrane Review). In: The Cochrane Library, Issue 4. Chichester, UK: John Wiley & Sons; 2004.

[19] **Kashanian M, Mazinani R, Jalalmanesh S:** Pyridoxine (vitamin B6) therapy for premenstrual syndrome. Int J Gynaecol Obstet. 2007; 96(1): 43–44.

[19a] **Lethaby AE, Brown J, Majoribanks J et al.:** Phytoestrogens in menopausal symptoms. Cochrane Database Syst Rev. 2007; 17(4): CD001395.

[20] **Linde K, Mulrow CD:** St John's word for depression (Cochrane Review). In: The Cochrane Library, Issue 4. Chichester, UK: John Wiley & Sons; 2004.

[21] **Lumley J, Watson L, Watson M et al.:** Periconceptional supplementation with folate and/or multivitamins for preventing neural tube defects (Cochrane Review). In: The Cochrane Library, Issue 4. Chichester, UK: John Wiley & Sons; 2004.

[22] **McDermott AY, Mernitz H:** Exercise and older patients: prescribing guidelines. Am Fam Physician. 2006; 74(3): 437–444.

[23] **Neri I, Airola G, Contu G et al.:** Acupuncture plus moxibustion to resolve breech presentation: a randomized controlled study. J Matern Fetal Neonatal Med. 2004; 15(4): 247–252.

[24] **Neri I, Allais G, Schiapparelli P et al.:** Acupuncture versus pharmacological approach to reduce Hyperemesis gravidarum discomfort. Minerva Ginecol. 2005; 57(4): 471–475.

[25] **Newton KM, Reed SD, LaCroix AZ et al.:** Treatment of vasomotor symptoms of menopause with black cohosh, multibotanicals, soy, hormone therapy, or placebo: a randomized trial. Ann Intern Med. 2006; 145(12): 869–879.

[26] **van Patten CL, Olivotto IA, Chambers GK et al.:** Effect of soy phytoestrogens on hot flashes in postmenopausal women with breast cancer: a randomized, controlled clinical trial. J Clin Oncol. 2002; 20(6): 1449–1455.

[27] **Potthoff P, Heinemann LA, Schneider HP et al.:** The Menopause Rating Scale (MRS II): methodological standardization in the German Population. Zentralbl Gynäkol. 2000; 122(5): 280–286; www.menopause-rating-scale.info

[28] **Proctor ML, Smith CA, Farquhar CM et al.:** Transcutaneous electrical nerve stimulation and acupuncture for primary dysmenorrhoea. Cochrane Database Syst Rev. 2002; 1: CD002123.

[29] **Proctor ML, Murphy PA:** Herbal and dietary therapies for primary and secondary dysmenorrhoea (Cochrane Review). In: The Cochrane Library, Issue 4. Chichester, UK: John Wiley & Sons; 2004.

[30] **Raith E, Frank P, Strowitzki T, Freundl G:** Natürliche Familienplanung heute – mit ausführlicher Deutung der Zykluscomputer. 4. Aufl. Heidelberg: Springer; 2009.

[31] **Rier S, Foster WG:** Environmental dioxins and endometriosis. Semin Reprod Med. 2003; 21(2): 145–154.

[32] **Schellenberg R:** Treatment for the premenstrual syndrome with agnus castus fruit extract: prospective, randomised, placebo controlled study. BMJ. 2001; 322(7279): 134–137.

[33] **Schilcher H, Kammerer S:** Leitfaden Phytotherapie. 2. Aufl. München: Urban & Fischer; 2003.

[34] **Sharma P, Kulshreshtha S, Singh GM et al.:** Role of bromocriptine and pyridoxine in premenstrual tension syndrome. Indian J Physiol Pharmacol. 2007; 51(4): 368–374.

[35] **Smith CA:** Homoeopathy for induction of labour (Cochrane Review). In: The Cochrane Library, Issue 4. Chichester, UK: John Wiley & Sons; 2004.

[36] **Smith CA, Collins CT, Cyna AM et al.:** Complementary and alternative therapies for pain management in labour (Cochrane Review). In: The Cochrane Library, Issue 4. Chichester, UK: John Wiley & Sons; 2004a.

[37] **Smith CA, Crowther CA.** Acupuncture for induction of labour (Cochrane Review). In: The Cochrane Library, Issue 4. Chichester, UK: John Wiley & Sons; 2004b.

[38] **Stadelmann I:** Bewährte Aromamischungen. 2. Aufl. Ermengerst: Stadelmann; 2001.

[38a] **Tempfer CB, Bentz EK, Leodolter S et al.:** Phytoestrogens in Clinical practice: a review of the literature. Fertil Steril. 2007; 87(6): 1243–1249.

[39] **Tice JA, Ettinger B, Ensrud K et al.:** Phytoestrogen supplements for the treatment of hot flashes: the Isoflavone Clover Extract (ICE) Study: a randomized controlled trial. JAMA. 2003; 290(2): 207–214.

[40] **Ortiz M:** Evaluation der Wirksamkeit Kneippscher Hydrotherapie im ambulanten Setting bei menopausalen Beschwerden – eine randomisierte, klinische Pilotstudie. Inauguraldissertation der Medizinischen Fakultät Charité – Universitätsmedizin Berlin; 2009.

[40a] **Winterhoff HG, Behr C:** Die Hemmung der Laktation bei Ratten als indirekter Beweis für die Senkung von Prolaktion durch Agnus castus. Z Phytotherapie. 1991; 12: 175–179.

[41] **Wuttke W, Jarry H, Christoffel V et al.:** Chaste tree (Vitex agnus-castus) – pharmacology and clinical indications. Phytomedicine. 2003; 10(4): 348–357.

[42] **Young G, Jewell D:** Interventions for preventing and treating pelvic and back pain in pregnancy (Cochrane Review). In: The Cochrane Library, Issue 4. Chichester, UK: John Wiley & Sons; 2004.

Wichtige Adressen

Arbeitsgemeinschaft deutscher TCM-Apotheken
www.tcm-apo.de

Arbeitsgruppe NATUM der Deutschen Gesellschaft für Geburtshilfe und Gynäkologie (DGGG)
Bosdorfer Straße 20
27367 Hellwege
Tel: 04264 837 4542
www.natum.de

Informationen zur natürlichen Familienplanung:
www.natuerliche-familienplanung.de
www.uni-duesseldorf.de/NFP/
www.MeinKinderwunsch.de

Institut für Reproduktionstoxikologie
Elisabethenstraße 17
88212 Ravensburg
Tel.: 0751 872799
www.reprotox.de

36 – Hauterkrankungen

Petra Staubach-Renz

36.1 Einführende Hinweise 619
36.2 Entzündliche Hauterkrankungen 619
36.3 Erregerbedingte Hauterkrankungen 627
36.4 Erkrankungen der Schleimhäute 631
36.5 Erkrankungen der Schweißdrüsen 631
36.6 Erkrankungen der Talgdrüsen 632
36.7 Neues Rezeptur-Formularium: erprobte Rezepturen ... 633

36.1 Einführende Hinweise

Chronische Hauterkrankungen bedeuten für den Patienten eine erhebliche Reduktion der Lebensqualität, da sie für alle sichtbar sind und so eine Belastung in Beruf und Freizeit mit sich bringen. Trotz besserer Aufklärungsmöglichkeiten wie Internet und Presse sind Betroffene und deren Umfeld nach wie vor hinsichtlich Kontagiosität bzw. Erblichkeit von Hauterkrankungen mangelhaft informiert. Bestimmte Symptome an der Haut können einer internistischen Erkrankung um Jahre voraus gehen, sie sollten deshalb bei Auftreten sorgfältig abgeklärt und verlaufsbeobachtet werden.

Nahezu jeder Patient mit einer chronischen Hauterkrankung sucht im Laufe seiner „Hautkrankheitskarriere" nach alternativen Therapiemöglichkeiten. Oft organisieren sich diese Patienten in Selbsthilfegruppen oder suchen Hilfe im familiären Umfeld, da mehrere Familienmitglieder seit Generationen betroffen sind, und sind so auch über alternative Verfahren informiert. Nach heutigem Standard sollte die Behandlung **nach Möglichkeit evidenzbasiert** eingesetzt werden; dies ist auch für naturheilkundliche Therapieoptionen anzustreben.

In diesem Kapitel stehen die klassischen Naturheilverfahren bei häufig vorkommenden Dermatosen im Vordergrund. Auf andere Verfahren wird nur am Rande eingegangen, da diese Therapieoptionen sehr komplex sind und adäquat nur gesondert abgehandelt werden können. Für Hauttumore sind keine naturheilkundlichen Maßnahmen bekannt.

Lokaltherapien spielen bei Hauterkrankungen eine große Rolle. Sinnvolle Rezepturen, d.h. kompatible und therapieeffektive Inhaltsstoffe mit gut verträglichen Grundlagen sollten auch heute einen hohen Stellenwert in der Dermatologie einnehmen.

Empfehlenswert sind Rezepturen nach dem **Neuen Rezeptur-Formularium (NRF)** [1] (▶ Tab. 36.2, S. 633). Hier finden sich erprobte Rezepturen mit den verschiedensten Grundlagen, die es möglich machen, jeden Patienten individuell zu behandeln und indirekt die Compliance zu erhöhen.

36.2 Entzündliche Hauterkrankungen

36.2.1 Atopisches Ekzem

Der Begriff „Atopie" beschreibt die genetisch determinierte Bereitschaft, gegen bestimmte exogene, möglicherweise auch endogene Substanzen ohne klar ersichtlichen Grund sensibilisiert zu werden und in der Folge klinische Erscheinungsbilder wie Inhalationsallergien, allergisches Asthma und Ekzeme zu entwickeln. Das Leitsymptom des atopischen Ekzems ist der Juckreiz, begleitet von chronisch rezidivierenden Ekzemen in beugeseitenbetonter Anordnung (▶ Abb. 36.1).

Naturheilverfahren haben bei der Therapie des atopischen Ekzems einen hohen Stellenwert (▶ Kap. 37 Pä-

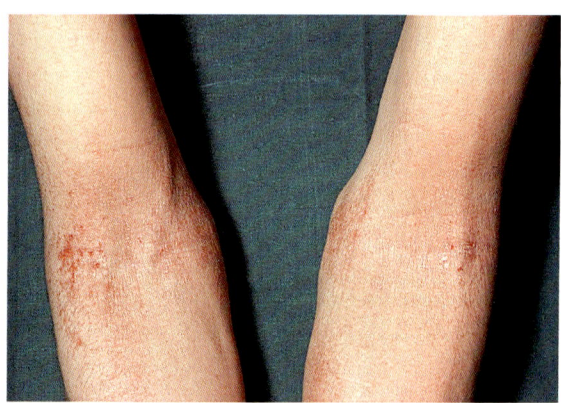

▶ **Abb. 36.1** Befall der Ellenbeugen: typische Lokalisation.

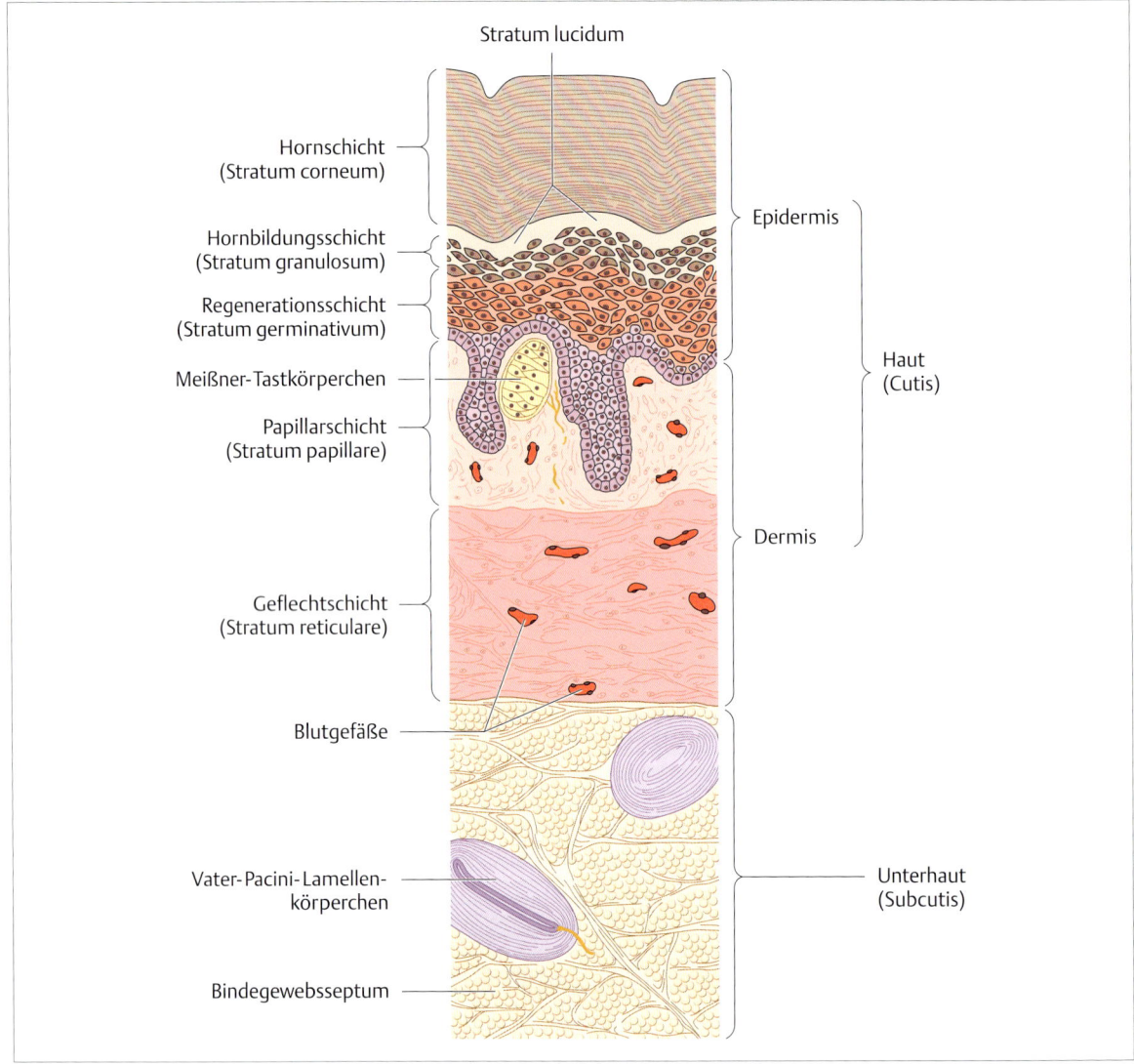

▶ Abb. 36.2 Schnitt durch die menschliche Haut.

diatrische Erkrankungen). Eine **stadiengerechte Durchführung** ist wichtig.

Prävention
Zur Prävention des atopischen Ekzems findet sich viel Literatur. Grundsätzlich bleibt festzustellen, dass Atopiker eine leicht zu irritierende Haut und Schleimhaut haben. **Provokations- oder Irritationsfaktoren**, z.B. Umweltfaktoren, Allergene, trockene Heizungsluft, Arbeiten im feuchten Milieu, sollten daher gemieden werden. **Stillen** während der ersten sechs Monate eines Säuglings ist unbedingt anzuraten. Wichtig ist auch das **Meiden von Kuhmilch und Hühnerei** in den ersten Lebensmonaten, wenn bereits ein oder gar beide Elternteile Atopiker sind oder wenn beim Säugling atopische Symptome auftreten.

Unabdingbar ist eine **Aufklärung Heranwachsender bezüglich des Berufswunsches**. Atopiker können bestimmte Berufe, z.B. das Friseurhandwerk, nur bedingt ausüben. Sie werden aller Wahrscheinlichkeit nach ohne Aufklärung bezüglich möglicher Vorgehensweisen zur Prävention eine Berufskrankheit entwickeln, die auf ihrer atopischen Genese basiert.

Zum Schutz der Haut, insbesondere in den Nächten, sind schonende Kleidungsstücke zu empfehlen (DermaSilk).

Pharmakotherapie, Phytotherapie
Äußerliche Anwendung
- **Nässende Ekzeme**
    - feuchte adstringierende Umschläge mit *Schwarztee*, *Eichenrinde*, *Tannin*, *Kamille*, mehrmals tägl. über 15–30 Min.
    - Lotio alba aquosa, Pasta Zinci mollis

- antiseptische Externa (Chlorhexidindigluconat- oder Triclosan Creme NRF, ▶ Tab. 36.2, S. 633)
- **Trockene Ekzeme**
  - fettende Externa mit *Bittersüßstängelextrakt* (Cefabene Creme/Salbe)
  - Zubereitungen aus *Cardiospermum* (Halicar Creme/Salbe)
  - Zubereitungen aus *Hamamelisblättern* und *-rinde* (Hametum Creme/Salbe)

Bei Exazerbation sind Kortikosteroide oder Calzineurininhibitoren meist nicht zu vermeiden.

In **schubfreien Zeiträumen** steht die rückfettende Pflege der Haut im Vordergrund. Das optimale Basisexternum zeichnet sich durch effiziente Fettung und Hydratisierung ohne Irritations- oder allergenes Potenzial, gute Verstreichbarkeit, gute subjektive Verträglichkeit und angenehmen Geruch aus. Dies hat auf die Compliance des Patienten großen Einfluss.

Hydratisierende Therapeutika mit Harnstoff sind sehr wirksam.

> **Cave**
> Der Harnstoffgehalt sollte 3–5 % nicht überschreiten, da sonst häufiger Hautbrennen auftritt (z. B. Harnstoff-Creme oder Harnstoff-Emulsion NRF, ▶ Tab. 36.2, S. 633).

Innerliche Anwendung
Enzympräparate, z. B. Wobenzym (tägl. 3-mal 5-10 Kps.), sind bei starker Entzündung wirksam [2]. Auch ein Therapieversuch mit *Nachtkerzen-*, *Borretschsamen-* oder *Kreuzkümmelöl*, d. h. mit Gammalinolensäure kann zur Stabilisierung des Hautbefundes beitragen.

Mikrobiologische Therapie
Therapien mit **Prä- und Probiotika** sind bei Atopikern sehr empfehlenswert, da sie das Haut- und Schleimhautmilieu stabilisieren (▶ Kap. 29 Mikrobiologische Therapie). Gegenwärtig werden zu dieser Thematik viele Langzeitstudien durchgeführt.

Eine Autovakzinierung kann ergänzend sinnvoll sein, ebenso die Gabe von Laktobazillen über etwa 3 Monate.

Ausleitende Verfahren
Eigenbluttherapie
Sie hat sich bei vielen Neurodermitis-Patienten bewährt und erfolgt in mehreren Phasen [6]:
1. Phase: tägl. ansteigend 0,1; 0,2; 0,3; 0,4; 0,5 ml i.c.
2. Phase: 3-tägig ansteigend 0,6; 0,7; 0,8; 0,9; 1,0 ml s.c.
3. Phase: 5-tägig ansteigend 1,0; 1,5; 2,0; 2,5; 3,0 ml i.m.
4. Phase: alle 10 Tage über 6 Wochen 3,0 ml i.m.

> **Cave**
> Unter zu hohen Anfangsdosen und zu schneller Steigerung der Dosis wurden häufig Exazerbationen beschrieben.

Stoffwechseltees
Sie ergänzen die Ausleitung.

Beispiel für Stoffwechseltee
- je 2 Teile *Sennesblätter*, *Kümmel*, *Kamillenblüten* und 1 Teil *Bittersüßstängel*
- 2 TL der Mischung auf ¼ l Wasser
- 3-mal tägl.

Ernährungstherapie
Bei suspekten Nahrungsmitteln sollte eine allergologische Abklärung erfolgen. Das vermutete Allergen und mögliche Kreuzallergene sind strikt zu meiden.

Sollten Nahrungsmittelallergien vorliegen, ist eine Ernährungsberatung indiziert.

> **Cave**
> Vor strikten und radikalen Diäten oder einseitiger Ernährung gerade im Kindesalter muss gewarnt werden.

Physikalische Therapie
Bäder
Gute Therapieerfolge erreicht man mit Bädern, so mit den antiseptischen Kaliumpermanganat-Bädern bei erosiven exkoriierten Ekzemen.

Gerbstoff-, *Kleie-*, *Kartoffelstärke-* oder *Haferstrohbäder* wirken adstringierend und damit antipruriginös, *Naturmoorbäder* wirken antiekzematös.

> **Cave**
> Die Anwendung 1-mal tägl. über 10 Min. ist nur vorübergehend empfehlenswert, da diese Bäder durch ihre adstringierende Wirkung auch austrocknend wirken können.

Das sogenannte **Kleopatra-Bad** (0,2 l Milch und 1 EL *Olivenöl*, emulgiert ins Badewasser) sowie **Ölbäder** (Paraffin-Sojaölbad NRF, Balmandol Ölbad) dienen der Rückfettung und wirken antipruriginös und entspannend.

Bestrahlungstherapie
Auch Bestrahlungstherapien sind häufig gut wirksam, z. B. Balneo-Fototherapie, UVA-Licht, UVA1-Kaltlichttherapie (340–400 nm), UVA/UVB-Kombination. Dauer und Art der Fototherapie sind nach Hauttyp und Hautzustand individuell vom Therapeuten zu wählen.

Klimatherapie und Heliotherapie
Beide Verfahren sind nützlich.

Bei neueren Bestrahlungsverfahren, z. B. UVA$_1$, fehlen Langzeitbeobachtungen bezüglich der Nebenwirkungen bei kumulativen Dosen. Zu der neuen Bestrahlungsoption mit UV-freien Bestrahlungsgeräten (Dermodyne) kann zum Zeitpunkt der Drucklegung noch keine Empfehlung ausgesprochen werden, da bislang standardisierte Untersuchungen zu Therapiestrategie und -erfolgen sowie Sicherheitsprofile fehlen.

Psychotherapie
Entspannungsverfahren
Ergänzend sind stets Entspannungsverfahren wie autogenes Training indiziert.

Verhaltenstherapie
Weiterhin ist Verhaltenstherapie angezeigt. Techniken zur Unterbrechung des Juckreiz-Kratzverhaltens für Eltern und Kinder sind sinnvoll.

Für Neurodermitis existiert ein **multimodales Schulungsprogramm**, das in vielen Zentren angeboten wird und mit dem die Lebensqualität dieser Patienten verbessert werden kann. Die Patienten bzw. die Eltern der jungen Patienten lernen,
- mit der Erkrankung umzugehen,
- mögliche Auslöser zu meiden,
- ernährungstherapeutisch präventiv oder kurativ zu handeln und
- Entspannungstechniken sowie Kratzalternativen anzuwenden.

Eine Langzeitbeobachtung hat gezeigt, dass dadurch die Schübe und das Ausmaß der Erkrankung reduziert werden. Die Kosten werden auf Antrag von den Krankenkassen meist übernommen [5].

> **Merke:** Auskünfte zum Schulungsprogramm bei Neurodermitis unter www.neurodermitisschulung.de.

Kombinationsmöglichkeiten
Grundsätzlich sind alle Kombinationen der beschriebenen therapeutischen Optionen denkbar. Wichtig ist immer wieder, die Therapiestrategien dem Hautzustand und damit dem Stadium der Neurodermitis anzupassen.

Grenzen der Therapie
Superinfektionen, z. B. mit Staphylococcus aureus, müssen antibiotisch, ein Eczema herpeticatum (großflächige Aussaat mit Herpes-simplex-Viren) muss intravenös oder oral mit Aciclovir therapiert werden, da hier systemische Komplikationen beschrieben sind.

> **Das kann der Patient selbst tun**
> Der Patient muss seine Haut kennenlernen und sie auch in erscheinungsfreien Intervallen ausreichend pflegen sowie vor Irritationen schützen.

36.2.2 Allergisches und toxisches Kontaktekzem
Das Kontaktekzem wird durch Kontakte mit bestimmten Irritanzien bzw. Allergenen ausgelöst:

Beim **toxischen Kontaktekzem** führen bestimmte Stoffe zu einer direkten, nicht immunologisch vermittelten Hautschädigung, die bei jedem Menschen auftritt.

Das **allergische Kontaktekzem** beruht auf Stoffen, mit denen der Patient häufig in Kontakt kommt; hier können auch Streuherde auftreten.

> **Therapeutische Empfehlungen**
> - Beim allergischen Kontaktekzem sollte eine allergologische Abklärung erfolgen.
> - Zudem ist zu klären, inwieweit Faktoren im beruflichen Umfeld eine Rolle spielen.
> - Eine ausführliche Beratung bezüglich Meiden des Allergens bzw. Präventivmaßnahmen ist unumgänglich.
> - Kinder oder Heranwachsende mit atopischer Diathese sollten bei der Berufswahl auf mögliche Risikofaktoren hingewiesen werden.

Prävention
▶ Kap. 36.2.1 Atopisches Ekzem

Pharmakotherapie, Phytotherapie
Die akute Therapie erfolgt gemäß den Krankheitsstadien. **Antiseptische Externa** (z. B. Triclosan- oder Chlorhexidingluconat-Creme NRF, ▶ Tab. 36.2, S. 633) stehen bei erosiven Effloreszenzen im Vordergrund, antibiotikahaltige Externa sind zu vermeiden.

Auch bei normalem Hautzustand muss die Haut mit **rückfettenden Externa** weiter gepflegt und geschützt werden, um das Hautmilieu zu stabilisieren.

> **Therapeutische Empfehlung**
> Ein Pflegeplan ist hilfreich.

Grenzen der Therapie
Ausgeprägte erosive blasige Handekzeme sind mittels einer intensiven Lokaltherapie gut therapierbar. Erforderlich dazu sind im Einzelfall auch **kurzzeitige stationäre Therapiestrategien**.

36.2 Entzündliche Hauterkrankungen

▶ Das kann der Patient selbst tun
Durch ausreichende Prävention können Handekzeme, insbesondere bei belastenden Berufen, sehr gut vermieden oder im Rahmen gehalten werden. Entsprechende Schulungen werden häufig von Berufsgenossenschaften oder Krankenkassen angeboten.

36.2.3 Weitere Ekzemformen

Nummuläres Ekzem
Beim nummulären Ekzem treten spontan ekzematöse nummuläre Hautveränderungen auf. Ursachen im Bereich der Unterschenkel können Venenerkrankungen sein.

Zur Prävention genügt bei bekannter chronisch venöser Insuffizienz das Tragen von Stützstrümpfen.

Die äußerliche Therapie erfolgt gemäß der oben geschilderten Ekzemtherapie; bei Rezidiven sollten die Ursachen geklärt werden.

Dyshidrosiformes Ekzem
Das meist palmar oder plantar auftretende dyshidrosiforme Ekzem (▶ **Abb. 36.3**) besteht aus serösen Bläschen. Oft tritt es bei Atopikern auf. Triggerfaktoren sind vermehrtes Arbeiten im feuchten Milieu oder unter Okklusion. Häufig entsteht es durch vermehrtes Schwitzen, was man durch vorbeugende Maßnahmen vermeiden kann.

Bei rezidivierendem Verlauf empfiehlt sich, begleitend zur lokalen Ekzemtherapie, eine **allergologische Abklärung**.

Seborrhoisches Ekzem
Beim seborrhoischen Ekzem steht die feinlamelläre, erythematöse, rezidivierend auftretende Hautveränderung in seborrhoischen Hautarealen (nasolabial, Augenbrauen, Kopfhaut) im Vordergrund.

Antimykotische Externa sind Mittel der Wahl (Cipropiroxomalmin-Lösung); *Hamamelis* enthaltende Externa (Deskin) wirken antiphlogistisch.

Periorale Dermatitis
Die periorale Dermatitis schränkt die Lebensqualität der Menschen sehr ein. Oft liegt eine Überfettung oder „Überpflegung" der Haut zugrunde, aus der sich ein irritatives Ekzem, teils erosiv, entwickelt.

Zunächst sind alle Externa abzusetzen.

Das **Eintrocknen der Effloreszenzen** wird z. B. durch Umschläge mit *Schwarztee* oder Lotio alba aquosa erreicht.

Viele Patienten beklagen darunter ein unangenehmes spannendes Gefühl und wünschen eine Rückfettung, die aber gerade in diesem Moment nicht oder nur sehr sparsam aufgetragen werden sollte.

▶ Therapeutische Empfehlungen
- Mikrobiologika sind zur Milieustabilisierung für die Erkrankungsgruppe sinnvoll (▶ Kap. 29 Mikrobiologische Therapie).
- Adstringierende Umschläge mit *Schwarztee*, *Tannin* oder *Eichenrinde*, 1–2-mal tägl. über 15 Min., sind bei erosiven Ekzemen sehr hilfreich.
- Eine **engmaschige Wiedervorstellung** zur Erhöhung der Compliance ist erforderlich.

36.2.4 Psoriasis vulgaris
Diese chronische, in Schüben verlaufende schuppende entzündliche Hauterkrankung (▶ **Abb. 36.4**) tritt an typischen Körperstellen, z. B. streckseitenbetont, am behaarten Kopf oder an den Nägeln, mit unterschiedlichen Mustern, d. h. punktförmig, girlandenförmig oder großflächig konfluierend, auf.

Bei Gelenkbeteiligung spricht man von **Psoriasisarthritis**.

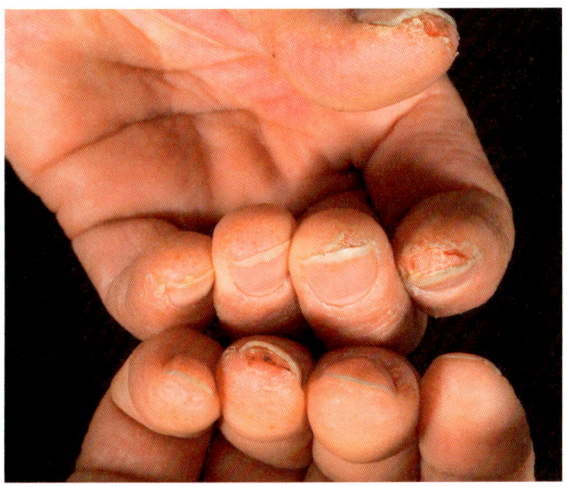

▶ **Abb. 36.3** Dyshidrosiformes Ekzem: Rhagaden und Schuppung der Fingerspitzen neben alten und frischen Bläschen.

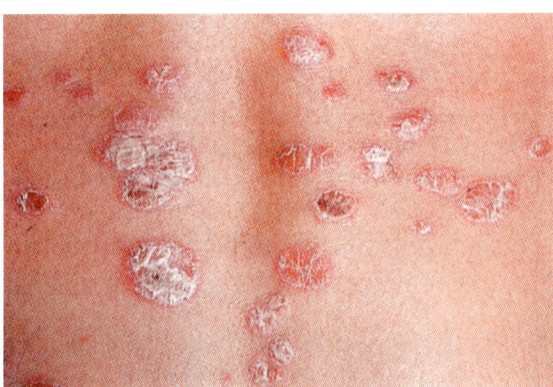

▶ **Abb. 36.4** Psoriasis vulgaris (Schuppenflechte): sehr weit verbreitete familiäre Erkrankung mit stark schuppenden, z. T. juckenden Herden bei gesteigerter Proliferation der Epidermis.

36 Hauterkrankungen

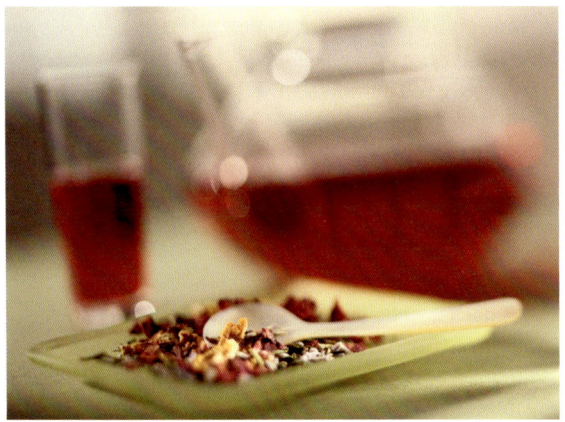

▶ Abb. 36.5 Stoffwechsel anregende Tees unterstützen.

Bei Sonderformen der Psoriasis kann es auch zum ausschließlichen Befall der Handinnenflächen und Fußsohlen mit sterilen Pusteln oder zu psoriatischen Hautveränderungen der Hautfalten (Psoriasis inversa) kommen.

Die Erkrankung kann diskret bis sehr ausgeprägt verlaufen. Auslösefaktoren eines Schubs sind Infekte, Konsumgifte oder Stressfaktoren, aber auch Medikamente, z. B. Betablocker.

Prävention
Die Psoriasis vulgaris ist eine genetisch determinierte Hauterkrankung, die in jedem Alter auftreten kann. Präventiv kann man somit nicht einwirken.

Die Schubhäufigkeit kann durch Meiden bekannter oder vermeintlicher Triggerfaktoren reduziert werden.

Pharmakotherapie, Phytotherapie
Äußerliche Anwendung
Abschuppende Maßnahmen mit salizylsäurehaltigen Externa (Salizylvaseline 10% NRF, Harnstoff 10% NRF) werden kombiniert mit antientzündlichen Externa, wie Dithranol (Cignolin NRF in aufsteigender Dosierung) [4]. Auch Vitamin-D-Analoga (Calcipotriol) finden Anwendung, bei ausgeprägten Entzündungen lokale Kortikosteroide.

Ein Extrakt aus *Mahonie* (Rubisan Creme/Salbe) wirkt entzündungshemmend. Externa, die *Steinkohlenteer* enthalten, wirken ebenfalls entzündungswidrig, riechen aber unangenehm.

Antiseptische Lösungen (Methylrosaniliniumchlorid-Lösung NRF, Eosin-Lösung NRF, ▶ Tab. 36.2, S. 633) sind in den Intertrigines und bei erosiven Hautveränderungen 1-mal tägl. indiziert.

Innerliche Anwendung
Den **Stoffwechsel anregende Tees** (▶ Abb. 36.5), z. B. Stoffwechseltee Hevert, fördern den Abtransport von Stoffwechselendprodukten aus dem Interstitium (s. o., Atopisches Ekzem). Sie können wie **Enzympräparate**, z. B. *Bromelain,* vor allem bei stark entzündlichen Formen unterstützend wirksam sein.

> **Therapeutische Empfehlung**
> Bei sehr ausgeprägten und hartnäckigen Formen der Psoriasis oder bei der Psoriasisarthritis sind primär systemische Therapien mit chemisch definierten Medikamenten zu empfehlen, Naturheilverfahren haben hier nur eine adjuvante Bedeutung.

Physikalische Therapie, Lichttherapie
Bäder
Bewährte Therapien sind keratolytische Schmierseifebäder (Sapo kalinus), antientzündliche Sole-, *Naturmoor-* und *Kleiebäder*, die je nach Anbieter angewandt werden sollten.

Fototherapie
Additiv wirken Balneo-Foto- oder Foto-Sole-Therapien sowie Psoralen-UVA-Therapie.

> **Cave**
> Bei Fototherapie ist bei gleichzeitiger oder vorheriger Gabe von Immunsuppressiva, insbesondere Cyclosporin A, Vorsicht geboten, da darunter Kanzerosen wie Spinaliome auftraten.

Kombinationsmöglichkeiten
Lokaltherapien sind mit physikalischen Therapien und Stoffwechseltees bzw. Enzymtherapien gut kombinierbar.

Grenzen der Therapie
Bei ausgeprägter Psoriasis, d. h. bei mehr als 25%igem Befall der Körperoberfläche, sollte primär eine systemische Therapie mit immunmodulierenden Medikamenten angestrebt werden. Großflächige Anwendung von salizylsäurehaltigen Externa kann zu Nebenwirkungen insbesondere bei Kindern führen.

> **Das kann der Patient selbst tun**
> - Die Psoriasis ist durch viele Faktoren auslösbar. Sollte sich ein Schub ankündigen, muss sofort ausreichend therapiert werden.
> - Nach den möglichen Auslösern, zu denen z. B. Infekte im HNO-Bereich, Medikamente wie Betablocker oder Konsumgifte wie Nikotin zählen, ist zu suchen; Psoriasis-Schulungen durch Ärzte sind in Planung.

36.2.5 Lichen ruber planus (Knötchenflechte), Prurigo

Bei **Lichen ruber planus** zeigt die Haut polygonale Papeln, begleitet von massivem Juckreiz. Durch Kratzen kommt es oft zu Exkoriationen. Die Mund- und Genitalschleimhaut können mit betroffen sein (weißliche Zeichnung).

Bei **Prurigo** finden sich Papeln verschiedener Größe mit zentraler Blase, begleitet von einem unerträglichen Juckreiz, der nach Zerkratzen der Papel abnimmt

Prävention
Es gibt keine Prävention, da die Ursache des Lichen ruber planus unbekannt ist.

Pharmakotherapie, Phytotherapie
Äußerliche Anwendung
Therapie der Wahl sind juckreizstillende antientzündliche Externa. Eine blande Therapie alleine reicht häufig nicht aus. Lokale Kortikoide sollten passager in Kombination angewendet werden.

Juckreizstillende Pflanzeninhaltsstoffe mit **Kühleffekt**, wie Campher und Menthol, in Salbengrundlagen wie DAC Basiscreme sind sehr effektiv. Capsaicin-Creme NRF (▶ Tab. 36.2, S. 633) ist bei starkem Juckreiz wirksam.

Auch teerhaltige Externa, 1–2-mal tägl., sind indiziert.

> **Cave**
> Kinder und empfindliche Menschen zeigten Irritationen auf Capsaicin-Creme NRF.

Innerliche Anwendung
Bei chronisch-entzündlichem Krankheitsbild sind **Enzyme** (*Bromelain*) unterstützend wirksam; tägl. 2–3-mal 1 Tbl.

Ernährungstherapie
Das Prurigo-Ekzem tritt häufig auch bei Atopikern auf. Hier kann ein **Patiententagebuch** empfehlenswert sein, um gegebenenfalls mögliche Allergene zu identifizieren.

> **T Therapeutische Empfehlung**
> Eine strikte Diät lediglich aufgrund von Vermutungen ist nicht ratsam.

Mikrobiologische Therapie
Je nach Symptomatik und sonstigem Beschwerdebild kann eine mikrobiologische Therapie empfohlen werden (▶ Kap. 29 Mikrobiologische Therapie). Der gesicherte wissenschaftliche Nachweis steht noch aus.

Physikalische Therapie
PUVA-Bäder sowie Balneo-Fototherapien, je nach Hauttyp 2–3-mal wöchentl. sind begleitend wirksam.

Klimatherapie
Der Aufenthalt in Hochgebirgsklima und Seeklima ist sinnvoll.

Psychosomatik
Da ein Lichen ruber oft über Jahre besteht, empfiehlt sich das Erlernen von Entspannungsübungen und Juckreiz-Kratz-Alternativen.

> **T Therapeutische Empfehlung**
> Besonders bewährt hat sich das von Jon Kabat-Zinn erarbeitete Programm der **Mindfulness Based Stress Reduction (MBSR)**.

Kombinationsmöglichkeiten
Alle Therapien können in Kombination angewendet werden.

Grenzen der Therapie
Der massive Juckreiz kann die Lebensqualität der Patienten stark beeinträchtigen, sodass gegebenenfalls additiv Antihistaminika verabreicht werden sollten.

> **T Das kann der Patient selbst tun**
> Das Erlernen von Entspannungsübungen zur Bewältigung der Juckreizsymptomatik ist von der Compliance des Patienten abhängig. Die große Bedeutung dieser Therapieoption, d. h. auch die tägliche Anwendung, muss dem Patienten unbedingt deutlich gemacht werden.

36.2.6 Urtikaria

Die Urtikaria ist eine der häufigsten Hauterkrankungen und gekennzeichnet durch die typische Quaddel und gegebenenfalls auch Quincke-Ödeme, begleitet von massivem Juckreiz (▶ Abb. 36.6). Auftreten und Verlauf können unterschiedlich sein (▶ Tab. 36.1). Eine **spontane akute Urtikaria** wird zumeist durch Infekte ausgelöst oder hat eine allergische Ursache.

Bleibt die spontane akute Urtikaria länger als 6–8 Wochen bestehen, spricht man von der **spontanen chronischen Urtikaria**. Hier ist eine Ursachensuche, z. B. nach Infekten, Pseudoallergien und autoimmunen oder -reaktiven Phänomenen, unabdingbar. Bei den **induzierbaren Urtikariaformen**, z. B. Kälteurtikaria, cholinergische Urtikaria, Kontakturtikaria, ist der Auslöser meist bekannt und sollte gemieden werden.

Die Identifikation des Auslösers bzw. der Ursache einer chronischen Urtikaria erweist sich oft als sehr schwierig [10]. Zielführend ist primär eine **gründliche**

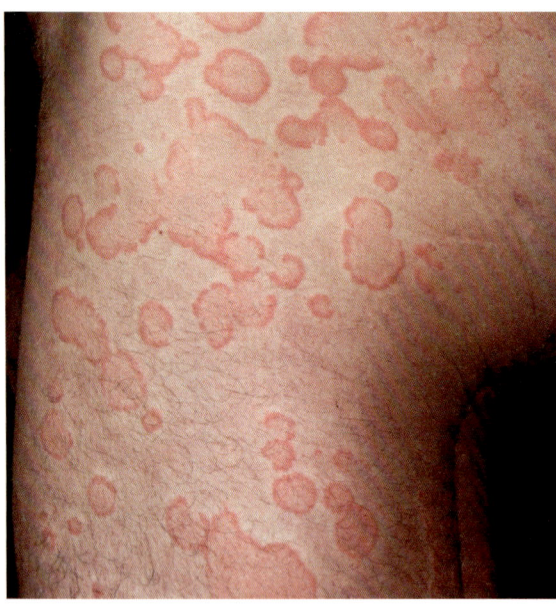

▶ Abb. 36.6 Urtikaria.

und systematische Anamnese; hilfreich sind weiterhin standardisierte Fragebögen und ein Urtikaria-Tagebuch.

✱ Merke: Vorlagen sind erhältlich über www.urtikaria.net.

Prävention
In seltenen Fällen sind Allergien die Ursache einer Urtikaria. Sind diese Allergien bekannt, kann man die Allergene meiden.

Pharmakotherapie, Phytotherapie
Äußerliche Anwendung
Zur symptomatischen Therapie eignen sich orale Antihistaminika. Lokal sind Antipruriginosa sinnvoll, z. B. Capsaicin-Creme NRF, polidocanolhaltige Externa NRF (▶ Tab. 36.2, S. 633). Das Externum muss sowohl hydratisierend als auch rückfettend sein.

> **Cave**
> Bei langer Anwendung von Gelgrundlagen trocknet die Haut aus, der Pruritus wird verstärkt.

Innerliche Anwendung
Bei chronischem Verlauf ist nach Abklärung möglicher Triggerfaktoren ein Versuch mit **Enzymkomplexen** möglich, z. B. Wobenzym, tägl. 3-mal 2 Kps. über mindestens 6 Wochen.

Ernährungstherapie
Pseudoallergen- und histaminarme Diät
Bei etwa 30 % aller chronischen Urtikariapatienten verbessert sich die Symptomatik deutlich nach einer pseudoallergenarmen Diät über zunächst mindestens drei Wochen. In diesem Fall muss die Diät über 3 Monate eingehalten werden. Anschließend kann eine langsame Diätlockerung erfolgen, wobei jeden dritten Tag ein neues Nahrungsmittel zugefügt wird.

Weiterführende Hinweise: www.urtikaria.net

Kartoffel-Reis-Diät
Bei anamnestischem Verdacht auf eine reine Nahrungsmittelallergie ist eine 3-tägige Kartoffel-Reis-Diät anzuraten. Die Urtikaria muss danach vollständig verschwun-

▶ Tab. 36.1 Klassifikation der Urtikariaerkrankungen.

Gruppe	Urtikariaerkrankung	Auftreten	Lokalisation	Häufigkeit
spontane Urtikaria	akute Urtikaria	spontan	generalisiert	+++
	chronische Urtikaria			
	autoreaktive Urtikaria	spontan	generalisiert	++
	Intoleranzurtikaria	spontan	generalisiert	++
	Infekturtikaria	spontan	generalisiert	++
	Urtikaria anderer Ursache	spontan	generalisiert	+
	idiopathische Urtikaria	spontan	generalisiert	+
physikalische Urtikaria	Druckurtikaria	induziert	in der Regel lokalisiert, d. h. dort, wo der äußere Reiz einwirkt.	++
	Kälteurtikaria	induziert		++
	Röntgenurtikaria	induziert		+
	Lichturtikaria	induziert		+
	Wärmeurtikaria	induziert		+
	Urticaria factitia	induziert		+++
andere Urtikariaformen	aquagene Urtikaria		generalisiert	+
	Kontakturtikaria		generalisiert	++
	anstrengungsinduzierte Urtikaria/Anaphylaxie		generalisiert	+
	cholinergische Urtikaria		generalisiert	++

+ = sehr selten/selten, ++ = häufig, +++ = sehr häufig

den sein. Anschließend wird mit dem vermeintlichen Allergen provoziert, wegen möglicher systemischer Reaktionen eventuell unter stationären Bedingungen.

Mikrobiologische Therapie
Orale oder parenterale Präparate sind empfehlenswert, besonders bei Kindern. Sie sind nach den Therapieschemata der Produkthersteller anzuwenden.

Ausleitendes Verfahren
Eine **Eigenbluttherapie** ist bei der chronischen autoreaktiven Urtikaria der Erwachsenen sehr effektiv [8]. Empfohlen werden wöchentl. Vollblutinjektionen (i. m., gluteal, 1. Injektion 2,5 ml, ab der 2. Injektion 5 ml).

Bisher existieren nur wenige kontrollierte Untersuchungen.

Akupunktur
Für die chronische Urtikaria ist – nach Abklärung möglicher Ursachen – ein Therapieversuch mit Akupunktur sinnvoll. **Juckreizreduzierende und relaxierende Punkte** werden bevorzugt therapiert.

Psychosomatik und Psychotherapie
Psychosoziale Stressfaktoren spielen bei dieser Erkrankung eine große Rolle; sie verschlechtern die Symptomatik. Bekannte Begleiterkrankungen sind Depressionen und Angststörungen. Hier werden **Entspannungsübungen**, z. B. das autogene Training und Yoga, empfohlen.

Kombinationsmöglichkeiten
Grundsätzlich ist die Vermeidung der auslösenden Ursache die wichtigste therapeutische Option. Die verschiedenen Kombinationen wie Antihistaminika und Eigenblut und/oder mikrobiologische Therapie können von Entspannungsübungen begleitet werden.

Grenzen der Therapie
Sollte trotz eingehender Ursachensuche, der Meidung vermeintlicher Triggerfaktoren und der Anwendung hochdosierter Antihistaminika keine Besserung eintreten, so muss über eine Differenzialdiagnose, z. B. Urtikariavaskulitis, nachgedacht werden und eine **Hautbiopsie** erfolgen.

> **Das kann der Patient selbst tun**
> - Der Patient kann durch Führen eines Tagebuches mögliche Auslöser zusammen mit dem Arzt identifizieren.
> - Zur Einhaltung der pseudoallergenarmen Kost über 3 Wochen sollte der Patient über eine gute Compliance verfügen.

36.3 Erregerbedingte Hauterkrankungen

36.3.1 Bakterielle Hauterkrankungen

Die physiologische Bakterienflora ist bei intakter Haut eine Abwehrbarriere des Körpers. Wird diese z. B. durch häufiges Waschen, Einwirkungen von chemischen Substanzen oder starke Verschmutzung angegriffen, kann sie von pathogenen Keimen, wie Streptokokken und Staphylokokken, durchbrochen werden. Verschiedene Krankheitsbilder sind bekannt.

Therapeutisch steht nach der Sanierung der Hautflora die Regeneration der Hautbarriere im Vordergrund.

Zur Resistenzermittlung kann ein Erregernachweis mittels Abstrich erfolgen.

Bakterielle Hauterkrankungen: Krankheitsbilder

- **Impetigo:** pustulöse, oft gelblich verkrustete Herde, blasiges Aussehen, insbesondere an Gesicht, Händen, Armen auftretend und kontagiös
- **Follikulitis:** papulopustulöse Effloreszenzen, follikulär angeordnet
- **Furunkel und Karbunkel:** Entzündungen, die schnell an Größe zunehmen, oft eine prall gespannte Haut erkennen lassen und auch in die Tiefe wandern können
- **Erysipel:** erythematöse, ödematöse, schmerzhafte, meist scharf begrenzte regionale Hautveränderung, insbesondere an Unterschenkeln oder im Gesichtsbereich auftretend, begleitet von Schüttelfrost, Fieber und Gliederschmerzen [9]

Prävention
Kleinere Verletzungen der Haut sollten vom Patienten genau beobachtet und bei Bedarf auch antiseptisch therapiert werden, damit es nicht zur Progredienz und damit zu ausgeprägten bakteriellen Entzündungen kommt.

Pharmakotherapie, Phytotherapie
Feuchte Umschläge mit Ruhigstellen des entzündeten Areals unter der Anwendung von Polyhexanid, Rivanol oder Farbstofflösungen, wie Eosin- oder Methylrosaniliniumchlorid-Lösung NRF (▶ Tab. 36.2, S. 633) sind bei erosiven Hautveränderungen sehr gut wirksam. Auch **Essigumschläge** sind angezeigt.

Chinosol kann Allergien hervorrufen und verfärbt die Wäsche gelb. Deshalb wird es nur noch selten angewendet.

Ernährungstherapie
Bei chronisch entzündlichen Hauterkrankungen ist auf **Vollwertkost** zu achten.

Bromelain kann die Immunantwort unterstützen und antientzündlich wirken [2].

Mikrobiologische Therapie
Da eine gestörte Darmflora die Entzündungsvorgänge der Haut und Schleimhäute beeinflusst, ist eine Aufbautherapie zum Erreichen einer Symbiose der Darmbakterien sinnvoll.

Die Therapie mit **Autovakzinen** ist insbesondere bei chronisch rezidivierenden bakteriellen Hauterkrankungen wie Furunkulose oder Follikulitis erfolgreich. Aus einem Abstrich eines infizierten Hautbereiches werden Bakterien angezüchtet und in Verdünnungen in den Körper reinjiziert.

> **Merke:** Die Autovakzine sollten nur von geeigneten Zentren hergestellt werden [6].

Ausleitendes Verfahren
Eigenbluttherapie ist für alle bakteriellen Hauterkrankungen geeignet.

Kombinationsmöglichkeiten
Die Lokaltherapien können mit den ausleitenden Verfahren bzw. der mikrobiologischen Therapie kombiniert werden.

Grenzen der Therapie
Bei ausgeprägten bakteriellen Infektionen mit Fieber sollte eine schnelle antibiotische Therapie erfolgen, um eine weitere Progredienz mit Komplikationen zu vermeiden.

> **Das kann der Patient selbst tun**
> ▶ Prävention, S. 627

36.3.2 Virale Hauterkrankungen
Am häufigsten sind vulgäre Warzen, Condylomata acuminata (Herpes-papilloma-Viren), Mollusca (Viren der Pockengruppe), Herpes labialis/genitalis (Herpes-simplex-Viren Typ 1 und 2) und Herpes zoster (Varizella-zoster-Virus, ▶ Abb. 36.7).

Virusexantheme bei Kinderkrankheiten sind infolge der Impfkampagnen nicht mehr weit verbreitet, treten aber in den letzten Jahren im Erwachsenenalter insbesondere bei immunsupprimierten Personen vermehrt auch mit Komplikationen auf.

> **Therapeutische Empfehlung**
> Bei nahezu allen viralen Hauterkrankungen sollten immer mögliche Infektionsquellen ausfindig gemacht und mitsaniert werden.

Dornwarzen vermehren sich gerne auf feuchtem Milieu, deshalb sollten sogenannte Triggerfaktoren mittherapiert werden.

Prävention
Menschen mit Warzen sollten vor allem bei erosiven Hautveränderungen den direkten Körperkontakt mit anderen vermeiden.

Pharmakotherapie, Phytotherapie
Äußerliche Anwendung
Die **symptomatische Therapie** ist bei den Exanthemen durch Masern, Mumps und Röteln die Therapie der ersten Wahl. Juckreizlindernd wirken Zinkschüttelmixtur NRF oder polidocanolhaltige Rezepturen NRF (▶ Tab. 36.2, S. 633). Die durch Herpesviren ausgelösten Hautveränderungen können mit zinkhaltigen Pasten oder Schüttelmixturen ausgetrocknet werden.

Phytotherapeutika wie *Schöllkrautsaft*, *Fußblattwurzelstock* (Condylox Lösung) und *Thuja* werden häufig bei vulgären Warzen angewendet. Eine Kombination mit internen Therapien, z. B. Thuja oligoplex, 3-mal 20 Tr. tägl., ist wirkungsvoll [2, 3].

Innerliche Anwendung
Oral angewendete immunmodulierende Phytotherapeutika sind adjuvant indiziert, z. B. *Sonnenhut* und *Thuja* in Kombination [2].

Bei **Herpes zoster** ist eine frühzeitige Enzymtherapie (*Bromelain*) zur Prophylaxe oder Milderung der postzosterischen Schmerzen bekannt [3]

Ausleitendes Verfahren
Eigenbluttherapie (**nativ**) ist zur Immunmodulation empfehlenswert.

> **Therapeutische Empfehlung**
> Potenzierte Eigenblutgaben werden nicht nur zur Therapie des Juckreizes, sondern auch zur Regeneration eingesetzt.

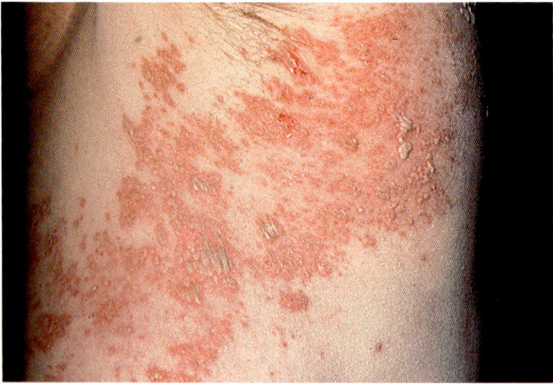

▶ **Abb. 36.7** Herpes zoster mit typischer Anordnung einer Gürtelrose Th 2–4.

Physikalische Therapie

Kryotherapie
Bei therapieresistenten vulgären Warzen im Fußbereich sind Kryotherapien mit flüssigem Stickstoff sehr effektiv, insbesondere in Kombination mit salizylsäurehaltigen Pflastern oder Salben NRF. Wichtig ist, ausreichend lange zu therapieren, da sonst mögliche Rezidive auf zunächst makroskopisch saniert erscheinender Haut übersehen werden.

Bäder
Da gerade an den Akren das Auftreten von Warzen häufig mit Durchblutungsstörungen assoziiert ist, sollten tägl. **durchblutungsfördernde Maßnahmen** supportiv durchgeführt werden, z. B. Arm- und Fuß-Wechselbäder.

Kombinationsmöglichkeiten
Alle Lokaltherapien können mit einer immunmodulatorischen internen Therapie ebenso kombiniert werden wie mit einer physikalischen Therapie.

Grenzen der Therapie
Die Therapie sollte genau kontrolliert werden. Auch bei völliger Beschwerdefreiheit ist eine Verlaufskontrolle zumindest nach 2–3 Monaten ratsam. Sollten die Behandlungsschemata versagen oder der Befund sehr ausgeprägt sein, ist der Immunstatus zu überprüfen und eine Immunerkrankung auszuschließen.

Feigwarzen im Analbereich und Mollusca sind einer naturheilkundlichen Therapie nicht zugänglich.

> **T Therapeutische Empfehlungen**
> - Feigwarzen sollten aufgrund ihrer Kontagiosität stets entfernt werden, z. B. mittels Elektrokauter, durch chirurgische Intervention, Kryotherapie oder CO$_2$-Laser. Eine Nachkontrolle nach 3–6 Wochen ist wegen häufiger Rezidive erforderlich.
> - Für Mollusca werden chirurgische Interventionen empfohlen [3].

> **T Das kann der Patient selbst tun**
> Wichtig ist die regelmäßige Therapie über die Beschwerdefreiheit hinaus, da bei zu frühem Behandlungsstopp ein Rezidiv möglich ist.

36.3.3 Hauterkrankungen durch Pilze
Pilzerkrankungen werden durch ein gestörtes Milieu der Haut, z. B. Hyperhidrosis, begünstigt. Dermatophyten befallen Haut, Haare und/oder Nägel. Davon abgegrenzt werden Infektionen mit Hefepilzen, z. B. Candida (▶ Abb. 36.8). Schimmelpilze spielen in der Dermatologie eine untergeordnete Rolle.

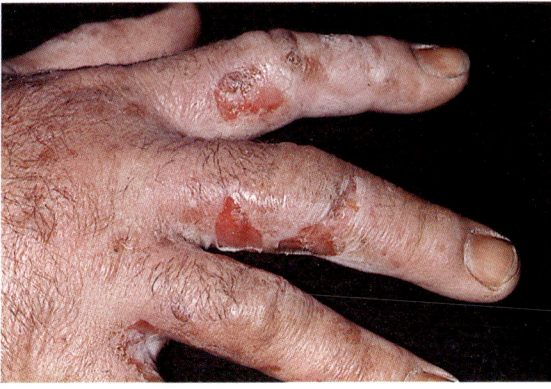

▶ **Abb. 36.8** Interdigitale Kandidose mit grauweißlich mazerierter Haut und dunkelrot glänzender Fläche zwischen den Fingern.

Bei Störung der Hautflora, z. B. durch Diabetes mellitus, Durchblutungsstörungen oder Hyperhidrosis, stellt die **Milieusanierung** einen Teil der Therapie dar.

Prävention
Patienten, die zu Hyperhidrosis neigen, sind durch die ständigen Mazerationen insbesondere in den Zehenzwischenräumen besonders gefährdet. Sie können durch „Trockenlegung" präventiv vorgehen.

Bei vermeintlichem Kontakt mit Pilzerkrankten können 1-mal Antimykotika angewendet werden, um so eine Pilzerkrankung zu vermeiden,

Pharmakotherapie, Phytotherapie
Äußerliche Anwendung
Mittel der Wahl für eine lokale Therapie sind Antimykotika und austrocknende antiseptisch und antimykotisch wirkende Farbstoffe mit Eosin- oder Methylrosaniliniumchlorid (NRF).

Pflanzlichen Drogen wie *Rosmarinblättern*, *Schöllkrautextrakt*, *Gewürznelken*, *Lavendelblüten*, *Kümmelfrüchten* wird eine fungizide Wirkung bescheinigt. Die Anwendung in Form von Tinkturen ist für lokale Pinselungen oder Spülungen am sinnvollsten.

- **Onychomykosen**: Häufig sind Kombinationen von oralen und lokalen Antimykotika erforderlich. *Teebaumöl* als mögliches potentes Mittel gegen Nagelpilz wird diskutiert, valide klinische Studien fehlen bisher.
- **Mukokutane Kandidosen**:
  - antiseptische Externa, z. B. Lotio alba aquosa, Bäder mit Kaliumpermanganat oder Farbstoffe
  - *Salbeiblätterextrakt*, *Kamillenblütenextrakt*: Anwendungen sollten nach den Vorgaben des Herstellers erfolgen
  - *Eichenrindenabkochung*: 10–30 g in 250 ml Wasser ansetzen, 30 Min. kochen, abgießen und 2,5 l Wasser zusetzen
- **Kandidose der Schleimhäute**: antiseptische Spülungen oder Sitzbäder über etwa 15–30 Min.

> **T Therapeutische Empfehlung**
> Bei Kandidosen im Anal- oder Genitalbereich sollte immer begleitend eine **Stuhldiagnostik** durchgeführt und gegebenenfalls auch eine Sanierung veranlasst werden.

Innerliche Anwendung
- **Soor**, **intestinale Kandidose**: *Myrrhe* (Myrrhinil Intest) und *Kümmelöl* begleitend, Immunmodulatoren wie *Purpurroter Sonnenhut* (oral)
- **Rezidivprophylaxe**: Enzymkomplexe oder Zinksubstitution

Mikrobiologische Therapie
Bei den mukokutanen Kandidosen ist eine mikrobiologische Therapie, kombiniert mit einer Ernährungsumstellung, unabdingbar (▶ **Kap. 29** Mikrobiologische Therapie).

Ernährungstherapie
Über mögliche Diäten bei Hefepilzinfektionen wurde häufig diskutiert. Zucker und hoch ausgemahlene Mehle sollten bei Patienten mit Schleimhaut- oder systemischen Kandidosen gemieden und auf eine **verdauungsfördernde Vollwertkost** geachtet werden.
Da Mykosen, vor allem die intertriginösen, häufig bei adipösen Patienten vorkommen, ist eine dauerhafte Ernährungsumstellung anzuraten, eventuell eingeleitet durch Heilfasten (▶ **Kap. 19** Fastentherapie).

Physikalische Therapie
Angezeigt ist Hydrotherapie; ▶ **Kap. 36.3.2** Virale Hauterkrankungen.

Kombinationsmöglichkeiten
Die lokalen Anwendungen sind grundsätzlich je nach Hautzustand kombinierbar.
Gegebenenfalls sollte immer nur eine Therapie mit einer physikalischen Therapie verknüpft werden.

Grenzen der Therapie
Bei Nichtansprechen der Therapien und/oder Krankheitsprogredienz während der Therapie sind Diagnose und Immunstatus des Patienten zu überprüfen.

> **T Das kann der Patient selbst tun**
> ▶ Prävention, S. 627

36.3.4 Parasitäre Hauterkrankungen (Epizoonosen)

Zu den parasitären Hauterkrankungen zählen Skabies, Trombidiose und Erkrankungen durch Läuse, Wanzen, Flöhe und Insektenstiche.

Die **Skabies** ist eine durch Milben übertragene Hauterkrankung mit Prädilektionsstellen in den feuchtwarmen Arealen des Körpers sowie Fingerzwischenräumen und im Nabelbereich. Die Leitsymptome sind gangartige Papeln, begleitet von quälendem Juckreiz an den Prädilektionsstellen.

Die **Trombidiose (Erntekrätze)** wird über die Larven der Laufmilben ausgelöst, die vor allem im Gras sitzen. Sie führt zu stark juckenden erythematösen Hautveränderungen, die über mehrere Tage anhalten können.

Bei den **Läusen** unterscheidet man Kopfläuse von den in den Regionen der Schweißdrüsen vorkommenden Filzläusen und von den Kleiderläusen. Bei den Filzläusen entwickeln sich an den Bissstellen kleine Hämatome.

Cimicosis, eine **durch Wanzen ausgelöste Erkrankung** weist meist reihenförmig aufgereihte urtikarielle Effloreszenzen auf, die stark jucken.

Flohbisse werden oft durch Tierflöhe ausgelöst, hier muss auch das betreffende Tier behandelt werden.

Prävention
Gegen Insektenstiche gibt es Repellents, durch deren Geruch die Insekten vertrieben werden. Ansonsten werden viele dieser Erkrankungen durch direkten Kontakt übertragen. Gerade in Altersheimen können Skabieserkrankungen als Epidemie verlaufen.

Pharmakotherapie, Phytotherapie
Die antipruriginöse symptomatische Therapie steht im Vordergrund. Mittel der Wahl sind Lotio alba aquosa oder Kühlen mit kalten Essigwasser-Umschlägen bzw. Eis. Weiterhin sind Umschläge mit verdünnter *Arnikatinktur*, essigsaurer *Tonerde* oder *Heilerde* angezeigt. Diese können mehrmals tägl. über 15–30 Min. erfolgen und wirken stark juckreizstillend sowie antiphlogistisch.
Unmittelbar nach dem Insektenstich sind Einreibungen mit *Zwiebeln*, *Zitronen*- oder *Spitzwegerichsaft* an der Einstichstelle hilfreich.

> **T Therapeutische Empfehlung**
> Bei Parasiten muss begleitend eine Behandlung der Kleidung, Wohnung, Haustiere und der im Haushalt lebenden Personen erfolgen.

Kombinationsmöglichkeiten
Alle Kombinationen der lokalen Therapien sind möglich

Grenzen der Therapie
Die Ansteckungsquelle muss identifiziert werden. Ohne die Mitarbeit des Betroffenen kann eine erfolgreiche Sanierung nicht gewährleistet werden.

> **Das kann der Patient selbst tun**
> Bei Befall mit übertragbaren Parasiten muss der Patient unbedingt dafür Sorge tragen, dass er keine weiteren Personen infiziert und die vermeintliche Infektionsquelle informiert bzw. saniert.

36.4 Erkrankungen der Schleimhäute

Erkrankungen der Schleimhäute sind oft mit anderen Hauterkrankungen vergesellschaftet (▶ Kap. 36.3.3 Hauterkrankungen durch Pilze; ▶ Kap. 36.2.5 Lichen ruber).

Häufig vorkommende Mundschleimhauterkrankungen sind **Stomatitiden** und **Aphthosen**, die habituell und somit rezidivierend auftreten, sehr therapieresistent sind und die Lebensqualität der Patienten stark einschränken.

Auch Medikamente können zu Nebenwirkungen im Bereich der Schleimhäute führen.

> **Therapeutische Empfehlung**
> In jedem Fall muss eine umfassende Diagnose gestellt werden.

Prävention
Ein gesunder Zahnstatus kann einer Entzündung im Mund-Rachen-Bereich vorbeugen. Regelmäßige Zahnhygiene ist empfehlenswert.

Pharmakotherapie, Phytotherapie
Äußerliche Anwendung
Mundspülungen oder **Gele** mit *Myrrhe-, Salbeiblätter-, Rhabarberwurzel-* oder *Kamillenblütentinkturen* sind symptomatisch wirksam (Salviathymol, Repha-OS, Kamistad, Pyralvex). Ausgeprägte rezidivierende Aphthosen müssen supportiv mit lokalen Kortikoiden therapiert werden.

Innerliche Anwendung
Gastrointestinale Entzündungen oder/und Resorptionsstörungen führen zu einem Mangel an Vitaminen und Mineralstoffen; diese müssen gegebenenfalls substituiert werden.

Mikrobiologische Therapie
Entsprechende Verfahren sind zur Stabilisierung des Schleimhautmilieus und zur Stimulierung des Immunsystems ratsam (▶ Kap. 29 Mikrobiologische Therapie).

Ernährungstherapie
Da die Schleimhaut durch die rezidivierende Entzündung leicht vulnerabel ist, sind Irritanzien wie Zitrusfrüchte, scharfe Gewürze und Konservierungsstoffe vorübergehend zu meiden.

Klimatherapie
Bei Kindern wurde im Nordseeklima eine signifikante Besserung bei habituellen Aphthosen beschrieben [2]. Allerdings existieren keine Langzeitbeobachtungen, die bei dem bekannten wellenförmigen Verlauf erforderlich wären, um die Langzeitwirkung abzuschätzen.

Kombinationsmöglichkeiten
Alle lokalen Therapeutika können mit der mikrobiologischen Therapie bzw. mit einer Vitaminsubstitution kombiniert werden, besonders dann, wenn sich die Entzündungen über mehrere Wochen oder Monate hinziehen.

Grenzen der Therapie
Bei ausgeprägtem Mundschleimhautbefall und vor allem bei blasigen Effloreszenzen sollte unbedingt an internistische Erkrankungen, z.B. das Pemphigoid, gedacht werden. Hier empfiehlt sich eine **Probebiopsie der Mundschleimhaut**.

> **Das kann der Patient selbst tun**
> Regelmäßige Zahnhygiene sowie ein gesunder bzw. sanierter Zahnstatus ist zu den beschriebenen Therapieoptionen unumgänglich.

36.5 Erkrankungen der Schweißdrüsen

36.5.1 Hyperhidrose
Bei einer Überfunktion der Schweißdrüsen, die physiologisch, neurologisch oder hormonell bedingt sein kann, tritt vermehrtes Schwitzen in den betroffenen Arealen auf. Dieses kann nicht nur zu einem typischen Fötor (axillär, Fußregion), sondern auch zu Veränderungen der physiologischen Hautflora und Mazerationen führen, was wiederum andere Hauterkrankungen, wie Pilzinfektionen, nach sich zieht.

Auch Erkrankungen wie Diabetes mellitus oder Hyperthyreose führen zu vermehrten Schwitzattacken; deshalb muss bei neu auftretender Hyperhidrose immer eine **internistische Abklärung** erfolgen.

Prävention
Hyperhidrosis ist eine anlagebedingte Erkrankung, die manchmal durch Faktoren wie heiße oder scharfe Speisen und Getränke getriggert werden kann. Dies gilt es zu meiden.

Auch geschlossenes Schuhwerk fördert die Hyperhidrose.

Pharmakotherapie, Phytotherapie
Äußerliche Anwendung
Adstringierende gerbstoffhaltige Externa, z. B. *Eichenrindenextrakte* oder *Salbeiblätterextrakt*, sind als Umschläge oder Bäder unterstützend empfehlenswert. Aluminiumchlorid enthaltende Rezepturen wirken sehr gut, Anwendung 1–2-mal wöchentl.

Innerliche Anwendung
Fertigpräparate aus *Salbei* sind bei hoher Dosierung als wirksam beschrieben (Salvysat Bürger Tr. oder Drg.), ebenso *Jaborandiextrakt* (Jaborandi Similiaplex N, 3-mal tägl. 10–15 Tr.).

> **T Therapeutische Empfehlung**
> Der Patient muss darauf hingewiesen werden, dass der Wirkungseintritt der Medikamente möglicherweise erst nach 3 Wochen erfolgt.

Psychotherapie
Bei emotional bedingter Hyperhidrosis sollten **Entspannungsübungen** erlernt werden.

Physikalische Therapie
Iontophorese mit Leitungswasser wirkt bei Hyperhidrose der Füße, Hände und Axillen sehr gut.
Hydrotherapie und **Sport** sind wegen der vegetativen Stabilisierung angezeigt.

Kombinationsmöglichkeiten
Die Maßnahmen der Prävention, kombiniert mit lokalen Therapien, sind die Mittel der Wahl. Ergänzend können die oral wirksamen Mittel eingenommen werden. Aluminiumchloridhaltige Rezepturen sind zur Behandlung und Prävention eines Hyperhidrosis-Rezidivs die Mittel der Wahl.

Grenzen der Therapie
Bei einer Hyperhidrosis, die das gesamte Integument oder die begrenzten Areale der Haut betrifft, welche von bestimmten Nerven versorgt werden, sollte immer eine **neurologische Abklärung** erfolgen.
Die Anwendung von Botulinumtoxin ist bei lokal begrenzten Formen sinnvoll. Axillär bietet sich eine chirurgische Kürettage an.

> **T Das kann der Patient selbst tun**
> ▶ Prävention, S. 627

36.6
Erkrankungen der Talgdrüsen

36.6.1 Acne vulgaris
Die Acne vulgaris ist eine entzündliche Hauterkrankung der Pubertät und der jungen Erwachsenen (▶ **Abb. 36.9**). Sie ist gekennzeichnet durch papulopustulöse Effloreszenzen, kombiniert mit Mitessern, und beruht auf verstopften Talgdrüsengängen.

Durch mechanische Manipulationen oder durch tiefe Pusteln und Abszesse kann es zu Narbenbildung kommen, was bei vielen Menschen zu großem Leidensdruck führt.

Prävention
Austrocknende antiseptische Tinkturen mit *Kamillenblüte* oder *Aloe* sind für leichtere Formen der Akne als Prophylaxe ratsam.

Pharmakotherapie, Phytotherapie
Äußerliche Anwendung
Die Therapie beginnt mit der Reinigung mit Syndets, Kernseife oder Peelings. Anschließend werden antiseptische Reinigungslösungen angewendet, schließlich Benzoylperoxid oder Vitamin-A-haltige Cremes (NRF).

Innerliche Anwendung
Oral wirksame Phytotherapeutika sind nicht bekannt.
Ein Therapieversuch mit *Hefe* ist sinnvoll, allerdings wurde in seltenen Fällen eine Exazerbation beschrieben.
Stoffwechselfördernde Tees wirken unterstützend. Bei entzündlicher Komponente sind vorübergehende **Enzymtherapien** in hoher Dosis empfehlenswert (Wobenzym, 3-mal tägl. 2 Drg.).

Ausleitende Verfahren
▶ S. 628

Mikrobiologische Therapie
▶ S. 628

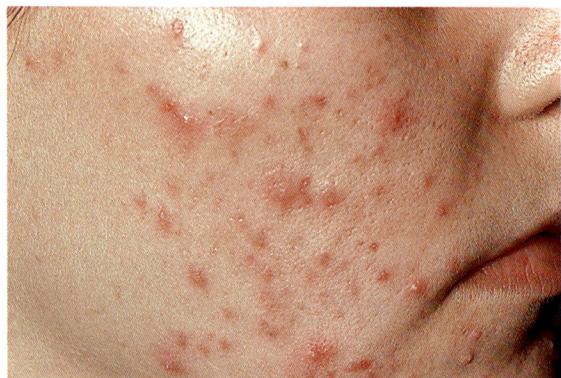

▶ **Abb. 36.9** Gerötete Papeln und Pusteln beherrschen das klinische Bild der Acne vulgaris.

Ernährungstherapie

Eine ausgewogene Ernährung mit **Vollwertkost** ist sehr wichtig.

Eliminationsdiäten sind nicht wirksam, Heilfasten dagegen schon, da die Talgproduktion hierbei signifikant absinkt. In den ersten Fastentagen können die Akneeffloreszenzen allerdings zunehmen.

Physikalische Therapie

Empfehlenswert sind dosierte Sonnenbäder.

> **Cave**
> Vorsichtige Dosierung, je nach Hauttyp.

Kombinationsmöglichkeiten

Bei Nichtansprechen der Lokaltherapie sollte mit einem der möglichen oral wirksamen Medikamente kombiniert werden.

> **T Therapeutische Empfehlung**
> Der Patient muss daraufhin gewiesen werden, dass der sichtbare Wirkungseintritt möglicherweise erst nach 4 Wochen erfolgt.

Grenzen der Therapie

Bei ausgeprägter Akne und guter Compliance des Patienten sollte bei Nichtansprechen der Therapien die Intensivierung mit oralen Medikamenten wie Vitamin-A-Säure oder Antibiotika diskutiert werden.

> **T Das kann der Patient selbst tun**
> Die Compliance des Patienten ist sehr wichtig. Dazu gehören die reguläre Reinigung der Haut sowie die tägliche Anwendung der Externa.

36.6.2 Rosazea

Diese Gesichtsdermatose ist durch zunächst erythematöse, dann papulopustulöse Effloreszenzen, begleitend auch von Teleangiektasien gekennzeichnet. Aus den Papeln können Knoten und Phyme, bedingt durch die Talgdrüsenhyperplasie, entstehen. Mögliche Triggerfaktoren sind Sonneneinstrahlung, scharfe Gewürze und heiße Getränke.

Therapie

Die Therapie ist der Aknetherapie vergleichbar (s. o.), zudem haben sich metronidazolhaltige Externa bewährt.

Grenzen der Therapie

Bei Rhinophymen ist eine chirurgische Intervention indiziert.

36.7 Neues Rezeptur-Formularium: erprobte Rezepturen [1]

▶ Tab. 36.2

> **T Therpeutische Empfehlung**
> Bei der Verordnung der im Neuen Rezeptur-Formularium [1] angegebenen Rezepturen sind Titel, gewünschte Konzentration und NRF-Nummer mit Menge anzugeben. Jede Apotheke kann die gewünschte Rezeptur herstellen.

▶ **Tab. 36.2** Erprobte Rezepturen (aus [1]).

Name der Rezeptur	Nummer	Indikation	Besonderheiten
hydrophiles Aluminiumchlorid-Hexahydrat-Gel 15/20 %	11.24	Hyperhidrosis	1–2-mal wöchentl. anwenden
viskose Aluminiumchlorid-Hexahydratlösung 15/20 %	11.132	Hyperhidrosis	1–2-mal wöchentl. anwenden
hydrophobe Basiscreme DAC	11.104	bei trockener Haut, zur Stufen-/Intervalltherapie	lipophile Cremegrundlage für individuelle Rezepturen
hydrophile Capsaicin-Creme 0,025/0,05/0,1 %	11.125	Antipruriginosum, lokales Analgetikum	niedrig dosiert beginnen
hydrophile Chlorhexidindigluconat-Creme 0,5/1 %	11.116	Antiseptikum	enthält DAC Basiscreme

36 Hauterkrankungen

▶ Tab. 36.2 Fortsetzung.

Name der Rezeptur	Nummer	Indikation	Besonderheiten
Dithranol-Salbe 0,05/0,1/0,25/0,5/1 oder 2 %	11.51	Psoriasis vulgaris	irritativ, mit niedriger Dosierung beginnen
ethanolhaltige Fuchsin-Lösung 0,5 %	11.26	Antimykotikum, Antiseptikum	roter Farbstoff
hydrophile Harnstoff-Creme 5/10 %	11.71	bei trockener Haut	hydratisierend
hydrophile Harnstoff-Emulsion 5/10 %	11.72	bei trockener Haut	hydratisierend
hydrophile Harnstoff-Natriumchlorid-Salbe	11.75	bei trockener Haut	enthält Wollwachs
hypromellose Haftpaste 40 %	7.8	Protektivum für die Schleimhaut	als Rezepturgrundlage
hydrophile Methoxsalen-Creme 0,0006 %	11.96	Psoriasis vulgaris – bei PUVA-Therapie	vor UVA-Bestrahlung anwenden
wässrige Methylrosaniliniumchlorid-Lösung 0,1/0,5 %	11.69	Antiseptikum, Antimykotikum	blauer Farbstoff Synonym: Gentianaviolett
Paraffin-Sojaöl-Bad	11.97	bei trockener Haut	spreitendes Ölbad
hydrophile Polidocanol-Creme 5 %	11.118	juckreizstillend	enthält DAC Basiscreme
hydrophile Salicylsäure-Creme 5 %	11.106	Keratolytikum	
abwaschbares Salicylsäure-Öl 2/5/10 %	11.85	Keratolytikum	behaarte Regionen
Salicylsäure-Salbe 1/2/5/10 oder 20 %	11.43	Keratolytikum	enthält Vaseline
Tormentill-Myrrhe-Adstringens	7.1	Adstringens der Mund- und Rachenschleimhaut	
hydrophile Tretinoin-Creme 0,025/0,05/0,1 %	11.100	Acne comedonica und pustulosa	enthält DAC Basiscreme
ethanolhaltige Tretinoin-Lösung 0,025/0,05/0,1 %	11.102	Acne vulgaris	Ethanol, Propylenglykol
lipophile Tretinoin-Creme 0,025/0,05/0,1 %	11.123	Verhornungsstörungen	enthält DAC Basiscreme
Tretinoin-Haftpaste 0,05/0,1 %	7.9	Lichen ruber mucosae	für Mund- und Genitalschleimhaut
lipophile Triclosan-Creme 1/2 %	11.122	Hautantiseptikum	enthält DAC Basiscreme
Warzensalbe	11.31	Warzenentfernung	Ditharanol, in Kombination mit konzentrierten, Salizylsäure enthaltenden Externa
weiche Zinkpaste DAB	11.21	chronische Ekzeme	leicht austrocknend
Zinkoxid-Emulsionsschüttelmixtur 18 %	11.49	Follikulitis, Seborrhöe	
Zinkoxidschüttelmixtur DAC	11.22	subakute Ekzeme, Entquellung und Austrocknung	Synonym: Lotio alba aquosa

Literatur

[1] **ABDA Bundesvereinigung Deutscher Apothekerverbände:** Neues Rezeptur-Formularium. Deutscher Arzneimittel-Codex. Eschborn: Govi; 2006.

[2] **Augustin M:** Naturheilverfahren bei Hauterkrankungen. 1. Aufl. Stuttgart: Hippokrates; 2002.

[3] **Augustin M, Hoch Y:** Phytotherapie bei Hauterkrankungen. Grundlage – Praxis – Studien. 1. Aufl. München: Elsevier; 2004.

[4] **Braun-Falco O, Wolff HH, Landthaler M et al.:** Dermatologie und Venerologie. 5. Aufl. Berlin: Springer; 2005.

[5] **Diepgen TL, Fartasch M, Ring J:** Education programs on atopic eczema. Design and first results of the German Randomized Intervention Multicenter Study. Hautarzt. 2003; 946–951.

[6] **Hänsel R, Keller K, Rinpler H et al.:** Hagers Handbuch der pharmazeutischen Praxis. 5. Aufl. Berlin: Springer; 1994.

[7] **Krebs H:** Eigenbluttherapie. In: Augustin M (Hrsg.): Naturheilverfahren bei Hauterkrankungen. 1. Aufl. Stuttgart: Hippokrates; 2002: 266–272.

[8] **Staubach P, Onnen K, Vonend A et al.:** Autologous whole blood injections to patients with chronic urticaria and a positive autologous serum skin test: a placebo-controlled trial. Dermatology. 2006; 212:150–159.

[9] **Täuber H, Röckl H:** Sichere und fragliche Infektionskrankheiten der Haut. In: Korting GW (Hrsg.): Dermatologie in Praxis und Klinik. Stuttgart: Thieme; 1980: 1833–1835.

[10] **Zuberbier T, Bindslev-Jensen C, Canonica W:** EAACI/GA-2LEN/EDF guideline: definition, classification and diagnosis of urticaria. Allergy. 2006; 61: 316–320.

Wichtige Adressen

Charité
Campus Virchow Klinikum
Klinik für Pädiatrie mit Schwerpunkt Pneumologie und Immunologie
AGNES e. V. Geschäftsstelle
Augustenburger Platz 1
D-13353 Berlin
Tel.: 030 450 566 823
www.neurodermitisschulung.de

UNEV
Geschäftsstelle urticaria network e. V.
Luisenstr. 2–5
10117 Berlin
Tel.: 030 450 518 219
www.urtikaria.net

37 – Pädiatrische Erkrankungen

Walter Dorsch

37.1	Einführende Hinweise	636
37.2	Pflege des kranken Kindes	637
37.3	Altersspezifische Erkrankungen des Säuglings	637
37.4	Altersspezifische Erkrankungen des Kleinkindes	639
37.5	Altersspezifische Erkrankungen des Jugendlichen	643
37.6	Altersunabhängige Krankheitsbilder	644
37.7	Diabetes	653
37.8	Harnwegsinfektionen	654

37.1 Einführende Hinweise

Der Arzt ist auch im Zeitalter der Leitlinienmedizin primär seinem Patienten verpflichtet. Er wird vorurteilsfrei und unter Nutzung seiner Erfahrung die Behandlungsmethoden einsetzen, von denen er die beste und gleichzeitig schonendste Wirkung erwarten kann. Dies gilt gerade auch in der Kinderheilkunde; hier sind klassische Naturheilverfahren integraler Bestandteil der Therapie. Sie sind bei manchen Erkrankungen Methode der ersten Wahl, bei anderen sind sie eine wertvolle Ergänzung der konventionellen Therapie.

Fast 80 % aller Kinderärzte wenden Naturheilverfahren an. Leider werden auch obsolete Verfahren bzw. Techniken, deren Wirksamkeit nie belegt oder sogar widerlegt wurde, als „Naturheilverfahren" angepriesen und eingesetzt. Hier gilt es – im Interesse und zum Schutz unserer kleinen Patienten – Grenzen zu ziehen. Allerdings ist eine eindeutige Beurteilung mancher Verfahren oft nicht einfach, da die Forschung auf diesen Gebieten lange Zeit vernachlässigt wurde.

In diesem Kapitel stehen die **klassischen (europäischen) Naturheilverfahren** im Vordergrund. Deren Wirksamkeit kann bei jeder spezifischen Indikation als weitgehend bewiesen angesehen werden.

Zu den – weitgehend als obsolet zu betrachtenden – sogenannten Alternativmethoden sei auf Stellungnahmen des Arbeitskreises Komplementärmedizin der Deutschen Gesellschaft für Allergologie und Immunologie und auf Teil 4 dieses Buches (S. 753 ff.) verwiesen.

37.1.1 Prävention

Die Verfahren der klassischen Naturheilkunde eignen sich hervorragend zur Gesundheitserziehung und zur Prävention. Dies gilt insbesondere für die fünf Säulen der Kneipp'schen Gesundheitslehre. Deren Prinzipien sollten Kindern bereits im Säuglingsalter nahe gebracht werden. Das ist nicht schwierig, kommen die **Kneipp'schen Verfahren** doch den natürlichen Bedürfnissen der Kinder sehr nahe: Kinder schätzen Ordnung, d. h. Regelmäßigkeit und Zuverlässigkeit, und sie lieben Bewegung. Eine vernünftige Ernährung wird im Gegensatz zu ausgefallenen, extremen Diäten von ihnen in der Regel akzeptiert. Kinder lieben auch das Wasser; man kann ihnen Grundzüge der Hydrotherapie deshalb leicht nahe bringen. Schließlich stehen auch kindgerechte Phytopharmaka reichlich zur Verfügung.

Zweck von **Schutzimpfungen** ist es, den kindlichen Organismus sorgfältig und ohne Gefährdung auf zukünftige Belastungen vorzubereiten. Impfstoffe retten nachweislich Leben, senken die Morbidität und sind kostengünstig. Eltern, die ihr Kind grundsätzlich nicht impfen lassen, machen sich schuldig im Sinn der unterlassenen Hilfeleistung. Es ist nicht zu tolerieren, dass Kinder mutwillig tödlichen Gefahren wie der Diphtherie oder dem Wundstarrkrampf ausgesetzt werden.

37.1.2 Grenzen der Naturheilverfahren

Infektionskrankheiten stellen kein spezielles Behandlungsgebiet für Naturheilverfahren dar. Bakterielle Infektionen müssen häufig mit Antibiotika behandelt werden. Die Indikation ist klar zu stellen. Maligne Erkrankungen, Stoffwechselerkrankungen können durch Naturheilverfahren nur wenig beeinflusst werden. Auf ihre Darstellung wird deshalb in der folgenden Übersicht verzichtet.

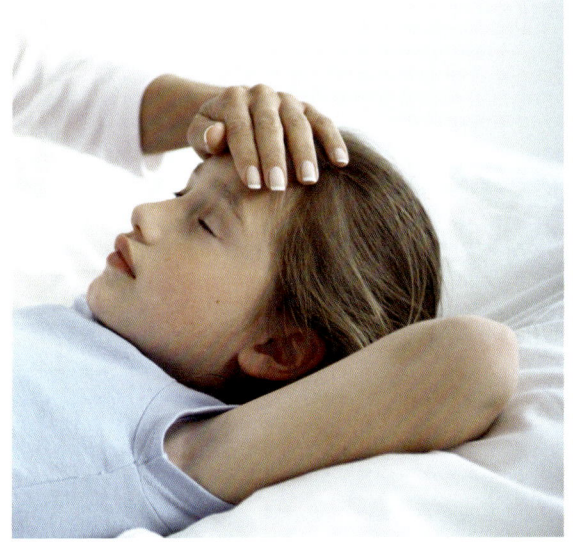

▶ **Abb. 37.1** Zuwendung ist wichtig für den Heilungsprozess.

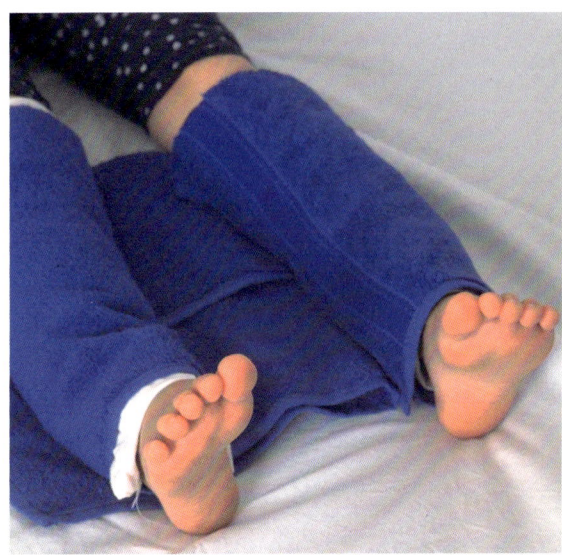

▶ **Abb. 37.2** Wadenwickel.

37.2
Pflege des kranken Kindes

Die **persönliche Zuwendung** ist für das kranke Kind sehr wichtig. Merkblätter können Eltern Hinweise geben, ersetzen aber nicht das persönliche Gespräch mit dem behandelnden Arzt.

37.2.1 Ernährung

Kranke Kinder sollen nicht zum Essen gezwungen werden, müssen aber viel trinken, d. h. verschiedene Früchte- und Kräutertees, Mineralwasser mit wenig oder ohne Kohlensäure zu sich nehmen. Kohlenhydratreiche, fettarme Kost soll wiederholt angeboten werden. Sobald sich durch Azetongeruch das azetonämische Erbrechen ankündigt, muss reichlich Traubenzucker zugeführt werden.

> **T Therapeutische Empfehlung**
> Bei starkem Schwitzen, Erbrechen und Durchfällen muss der Flüssigkeits- und Salzverlust ersetzt werden.

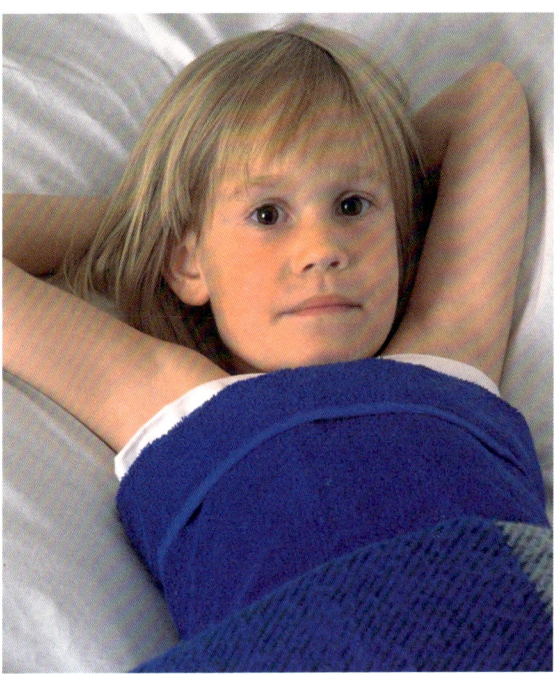

▶ **Abb. 37.3** Brustwickel.

37.2.2 Fiebersenkende Maßnahmen

Fieber ist eine natürliche Körperreaktion und unterstützt den Abwehrprozess, insbesondere bei viralen Erkrankungen. Fiebersenkende Maßnahmen sind deshalb erst **ab 39°C** indiziert, zunächst mit Hilfe von hydrotherapeutischen Maßnahmen wie Waschungen und Wickel (▶ Abb. 37.2, 37.3). Wenn diese nicht helfen, wird eine pharmakologische Therapie mit Antipyretika angewandt.

37.3
Altersspezifische Erkrankungen des Säuglings

37.3.1 Stillprobleme und Gedeihstörungen

Eine verzögerte somatische Entwicklung, die sich durch Unterschreiten der dritten Perzentile für Körpergewicht und Längenentwicklung darstellt, wird als „Gedeihstörung" bezeichnet.

Weitere Hinweise auf Gedeihstörungen sind mangelnder Hautturgor, eingesunkene Fontanellen, wenig

Ausscheidungen, abnorm lange Schlafphasen, Apathie, allgemeine Schwäche und schlechtes Trinkverhalten.

> ✱ **Merke:** Grundsätzlich sollte bis zum 14. Tag post partum das Geburtsgewicht wieder erreicht sein; der Säugling sollte wöchentl. um ca. 200 g zunehmen. Zwischen dem 4. und dem 5. Monat hat sich das Geburtsgewicht in der Regel verdoppelt, mit 12 Monaten etwa verdreifacht.

Auch **Stillprobleme** können zu Gedeihstörungen führen. Möglicherweise beruhen sie auf psychischen Irritationen der Mutter, die Milchmangel und Milchentleerungsstörungen bewirken.

> **Cave**
> Hinter Stillproblemen und Gedeihstörungen können sich schwerwiegende Krankheiten sowie gravierende Interaktionsstörungen zwischen Mutter und Kind verbergen.

Allgemeine Maßnahmen

- Eine ruhige, **entspannte Atmosphäre** für Mutter und Kind, wozu auch ein strukturierter Tagesablauf beiträgt, ist ausgesprochen wichtig.
- Die adäquate **Stilltechnik** und **Stillposition** sind unabdingbar.
- Direkt nach der Geburt sollte die Mutter im Liegen stillen, später auch im Sitzen:
  - Der Mund des Kindes liegt auf Höhe der Brustwarze.
  - Die Mutter sollte die Brustwarze entlang des kindlichen Mundes gleiten lassen und sie dann, wenn das Kind den Mund öffnet, hineinschieben.
- Den **Stillrhythmus** bestimmt das Kind:
  - Schwache Kinder benötigen täglich mehrere kleine Mahlzeiten.
  - Die **Stilldauer** beträgt maximal 10–15 Min. pro Seite.
  - Immer auf beiden Seiten anlegen; leer trinken lassen.
- Auf eine reichliche **Flüssigkeitszufuhr** von mindestens 2 l tägl. ist zu achten, sofern kein Milchstau besteht.
- Unterstützend können **Milchbildungstees** wirken (s. u.).

Die Ernährung der Mutter spielt bei der Stillfähigkeit eine untergeordnete Rolle.

> **Cave**
> Alkohol, Kaffee, Schwarztee sind nur maßvoll zu genießen.

Physikalische Therapie

Massagen können bei Milchmangel und Milchentleerungsstörungen helfen.

Blähungen des Kindes können mittels sanfter Bauchmassage mit Milchbildungsöl gebessert werden.

Phytotherapie

Milchbildungstees enthalten *Anis*, *Fenchel*, *Schwarzkümmel*, *Dillsamen*, *Majoran*, *Kreuzblume* und *Melisse*.

Bei Schlafstörungen von Mutter und Kind sind sedierende Tees und Bäder, z. B. aus *Melissenblättern*, *Hopfenzapfen* und *Lavendelblüten*, angezeigt (▶ Kap. 12 Phytotherapie).

Tees bzw. Öle und Salben aus *Kümmel-*, *Fenchel-* und *Anisfrüchten* werden bei kolikartigen Schmerzen des Säuglings eingesetzt.

> 🕮 **Das kann die Mutter selbst tun**
> Reichlich trinken, ruhige Atmosphäre schaffen, häufiger anlegen.

37.3.2 Meteorismus, Dreimonatskoliken

Vor allem **nächtliche Schreiattacken** quälen den Säugling und seine Eltern. Klinisch findet sich ein geblähtes Abdomen, oft ohne weiteren pathologischen Befund, gelegentlich eine zu geringe Gewichtszunahme des Säuglings.

Allgemeine Maßnahmen

Ein vernünftiger Stillrhythmus, richtiges Aufstoßenlassen, entblähende Substanzen, Bauchmassagen und Phytotherapeutika können Meteorismus und Dreimonatskoliken deutlich bessern.

In Einzelfällen kann eine Ernährungsumstellung der stillenden Mutter oder eine vorübergehende Ernährung des Säuglings mit Spezialnahrungen Erleichterung schaffen.

Phytotherapie

Die entblähende und krampflösende Wirkung der Karminativa ist gut belegt. Angezeigt sind *Anisfrüchte*, *Kümmelfrüchte*, *Fenchelfrüchte*, *Basilikumöl*, *Majoranöl*. Karminativa werden bei Meteorismus und krampfartigen abdominellen Beschwerden **oral und perkutan** angewandt.

Aus Qualitätsgründen sind pflanzliche Drogen aus der Apotheke zu bevorzugen.

ⓣ Therapeutische Empfehlungen
- Bei der Herstellung von Tees müssen die *Anis-, Fenchel-* und *Kümmelfrüchte* unmittelbar vor der Zubereitung mit einem Mörser gequetscht („angestoßen") werden, um die entblähenden Wirkstoffe freizusetzen.
- Nach dem Übergießen der Droge(n) mit heißem Wasser den Deckel auf die Teetasse setzen, um die ätherischen Öle aufzufangen.

Bei der Anwendung von „Windsalben", die außer den ätherischen Ölen von *Anis*, *Fenchel* und *Kümmel* auch *Majoran-* und *Basilikumöl* enthalten, sind phytotherapeutische, mechanische und psychologische Elemente in ihrer Wirkung kaum zu trennen.

> **Cave**
> Anis ist bei einer Korbblütlerallergie bzw. hochgradigen Allergiegefährdung kontraindiziert.

Akupunktur
Zur Auflösung von Spasmen dient primär die Akupunktmassage der lokoregionalen Punkte Ren 12, Ren 6, Ma 25 und des segmentalen Punktes Bl 25.

ⓣ Das können die Eltern selbst tun
Salben sollten im Uhrzeigersinn dem Verlauf des Dickdarms entsprechend einmassiert werden.

37.4 Altersspezifische Erkrankungen des Kleinkindes

37.4.1 Das infektanfällige Kind
Das infektanfällige Kind stellt eines der häufigsten Probleme in der kinderärztlichen Praxis dar. **Kneipp-Verfahren** und **Balneotherapie** stehen in der Wirksamkeitsskala ganz oben und sollten bei jedem infektanfälligen Kind konsequent angewandt werden, auch als „Immuntraining". Pflanzliche Immunstimulanzien werden in ihrer Wirksamkeit häufig überschätzt, insbesondere ist eine präventive Wirksamkeit nicht belegt. Bakterienlysate zur oralen Applikation können bei besonders hartnäckigen Verläufen sinnvoll sein.

Spezielle Ernährungsmaßnahmen können nicht empfohlen werden. Eine **Vollwerternährung** mit einem reichlichen Angebot an Frischobst, Frischgemüsen und die Verwendung hochwertiger pflanzlicher Öle sind zu bevorzugen. Die Wirksamkeit einer homöopathischen Behandlung ist umstritten.

Hydrotherapie, Balneotherapie
Abhärtende Maßnahmen wie die **Hydrotherapie** und reichliche **Bewegung** im Freien, wobei auf einen ausreichenden Schutz vor direkter Sonneneinstrahlung zu achten ist, steigern die unspezifische Abwehr. Sie haben vorbeugende Wirkung und können den Krankheitsverlauf verkürzen. Regelmäßige **Saunabesuche** und **Wechselduschen** halbieren die Häufigkeit und Schwere von Infekten der oberen Luftwege. Auch Säuglinge und Kleinkinder können diese Techniken erlernen [6].

Empfohlen werden morgendliches kurzes Wassertreten oder Taulaufen, kleine temperierte **Güsse**, Arm-, Knie-, Schenkelgüsse, später Oberkörpergüsse (Reizstärke I und II der Kneipp-Anwendungen) oder auch **Wechselfußbäder** (▶ Abb. 37.4).

Phytotherapie
Die **Initialbehandlung** bei Infekten der oberen Luftwege ist für orale Zubereitungen aus dem Kraut des *Purpurfarbenen Sonnenhutes,* z. B. den Frischpflanzenpresssaft, durch klinische Studien an überwiegend jungen Erwachsenen gut belegt.

Die Indikation „Prophylaxe von Infekten der oberen Luftwege" durch Intervallbehandlung ist nicht gesichert.

Nicht sinnvoll ist der Einsatz bei (chronischer) Sinusitis, rezidivierender Angina tonsillaris, Keuchhusten, Candidiasis, Hauterkrankungen, chronischer Bronchitis.

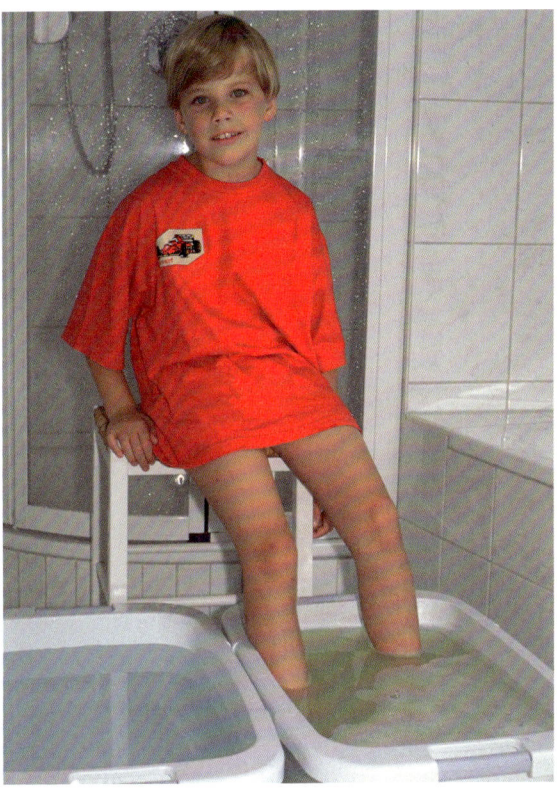

▶ **Abb. 37.4** Wechselfußbad.

37 Pädiatrische Erkrankungen

> **Cave**
> - Bei Tuberkulose, Leukosen, Kollagenosen, Autoimmunerkrankung und HIV-Infektion ist die Anwendung des Purpurfarbenen Sonnenhuts kontraindiziert.
> - Bei Korbblütlerallergien kann es zu allergischen Reaktionen vom Soforttyp kommen.
> - Die Therapiedauer sollte 2 Wochen nicht überschreiten.

Ernährungstherapie
Eine ausgewogene kindgemäße **Vollwertkost** ohne Einseitigkeit und Dogmatismus trägt zur Stärkung des Immunsystems bei. Eine physiologische Darmflora unterstützt das darmassoziierte Immunsystem.

Immunstimulation
Die orale Zufuhr von Bakterienextrakten stimuliert die spezifische Immunabwehr. Dass die unspezifische Immunabwehr, die bei viralen Infekten wirksam wird, ebenfalls stimuliert wird, konnte bisher nicht gezeigt werden.

Da mehr als 80 % der Infekte der oberen Luftwege viraler Genese sind, ist der spezifische Nutzen einer Therapie mit Bakterienextrakten eingeschränkt. Es empfiehlt sich die Verordnung von Fertigpräparaten.

37.4.2 Erkrankungen des Bewegungsapparates, Haltungsschwäche

Haltungsschwächen sollten **frühzeitig** intensiv durch Bewegungstherapie und Ernährungstherapie behandelt werden. Bei der Behandlung weichteilrheumatischer Beschwerden sollte die physikalische Therapie von psychotherapeutischen Maßnahmen und/oder Entspannungstechniken begleitet werden.

Allgemeine Maßnahmen
Kinder mit Haltungsschwäche sind nicht als krank anzusehen. Neben den unten angeführten Sieben Rückenregeln ist regelmäßige Bewegung wichtig, am besten durch verschiedene Sportarten. Nur in besonderen Fällen ist zusätzlich Physiotherapie erforderlich.

Sieben Rückenregeln
1. Stehen und Gehen: sich gerade halten
   - Brustkorb locker anheben
   - Nacken strecken
   - Schultern locker halten
2. Sitzen: gerade sitzen
   - Brustkorb locker anheben, Nacken strecken
   - Oberkörper abstützen, breitbeiniges Abstützen mit den Füßen
   - längeres Sitzen durch Aufstehen und Dehnübungen unterbrechen
   - falls möglich, Pezzy-Ball als Sitzmöbel benutzen
3. beim Bücken in die Hocke gehen
4. möglichst keine schweren Gegenstände heben
5. zu hebende/transportierende Lasten verteilen; körpernah tragen
6. „Bewegen, bewegen, bewegen"
   - regelmäßig geeigneten Sport betreiben
   - am günstigsten sind Rückenschwimmen, Kraulen
7. täglich Rücken- und Bauchmuskeln trainieren

Ernährungstherapie
Auch Verdauungsstörungen können Haltungsschäden hervorrufen (▶ Kap. 18 Ernährungstherapie; ▶ Kap. 20 Diagnostik und Therapie nach F. X. Mayr).

Übende Verfahren, Psychotherapie
Entspannungstechniken, z.B. autogenes Training, stehen an erster Stelle.

Haltungsfehler können auch Folge und Ausdruck seelischer Störungen sein; an eine **Psycho- und Familientherapie** sollte frühzeitig gedacht werden.

Von der korrigierbaren Haltungsschwäche sind organische Wirbelsäulenerkrankungen mit oder ohne fixierte Deformität abzugrenzen.

> **Das kann das Kind selbst tun**
> Sieben Rückenregeln kennen und anwenden.

37.4.3 Juvenile idiopathische Arthritis (JIA)

Die juvenile idiopathische Arthritis ist eine über mindestens 3 Monate anhaltende, ätiologisch ungeklärte Entzündung eines oder mehrerer Gelenke. Neben Allgemeinmaßnahmen wie Entlastung betroffener Gelenke stehen die medikamentöse Therapie und die Physiotherapie einschließlich Hilfsmittel- und Orthesenversorgung im Behandlungsplan gleichberechtigt an erster Stelle. Physikalische Therapieformen wie Wärme-, Kälte- oder Elektrotherapie können, wie auch Ernährungs- und Phytotherapie (Phytoanalgetika), adjuvant eingesetzt werden, wobei allerdings weder für die zu empfehlende arachidonsäurearme Kost noch für die Phytoanalgetika klinische Studien bei Kindern vorliegen.

Medikamentöse Therapie
Für die primär indizierte medikamentöse Therapie mit den nicht steroidalen Antirheumatika (NSAR), den Basistherapeutika und den Glukokortikoiden sei auf einschlägige Lehrbücher verwiesen.

Thermotherapie
Physikalische Maßnahmen werden komplementär eingesetzt.

> **Cave**
>
> Je akuter der rheumatische Prozess, desto behutsamer und vorsichtiger muss vorgegangen werden.

Kälteapplikation

Kälte (hier: 0–18 °C) wirkt nach 1–5 Min. analgetisch, nach 10–12 Min. auch antiphlogistisch und muskelrelaxierend. Sie wird bei Vorliegen einer Synovitis (Arthritis, Tendovaginitis, Bursitis) eingesetzt.

✱ **Merke:** Solange Schwellung und/oder Erwärmung vorliegen, ist eine lokale Kryotherapie indiziert.

Je heißer das Gelenk ist, desto häufiger soll die Kälteanwendung erfolgen, maximal sollten jedoch nicht mehr als 5–6 Gelenke gleichzeitig behandelt werden. Je peripherer das Gelenk liegt, desto milder wird die Kälteanwendung durchgeführt. Von den Kindern wird die lokale Kälte (z. B. als kryo pack, Eisbeutel, Quarkwickel) meist als angenehm empfunden.

Kältekammern eignen sich für ältere Kinder und werden vorwiegend in Rehabilitationskliniken vorgehalten.

Wärmeapplikation

Die muskelrelaxierenden und analgetischen Wirkungen lokaler Wärmeapplikation, z. B. Peloide, erwärmte Gel-Packungen, heiße Rolle (▶ Abb. 37.5) oder Wärmeerzeugung wie Ultraschall, Elektrotherapie (▶ Kap. 24 Ultraschall- und Elektrotherapie) werden vor allem bei Folgezuständen nach Arthritis und bei Gelenkschmerzen ohne nennenswerte Schwellung/Erwärmung genutzt.

Bei direktem Einsatz vor der Physiotherapie wird diese erleichtert.

Lokale Wärmeanwendungen sollten je nach Akutheitsgrad 2–3-mal tägl. für ca. 15 Min. appliziert werden.

> **Cave**
>
> Bei akuten und subakuten Arthritiden ist Wärme kontraindiziert.

Massage

Indikationen der **Klassischen Massage** sind die Muskelrelaxation vor Durchführung der Physiotherapie, die Lockerung einer Schmerzschonhaltung und die Lösung von Sehnenscheidenverklebungen (Quermassagen).

Die **Unterwassermassage** wird bei größeren Kindern angewendet, wenn eine Lockerung größerer Muskelgruppen erreicht werden soll.

Mit der **Lymphdrainage** kann der Abtransport von Lymphödemen erreicht werden.

Ultraschalltherapie, Elektrotherapie

Zum Einsatz von Ultraschalltherapie (gepulster Ultraschall) und Elektrotherapie ▶ Kap. 24 Ultraschall- und Elektrotherapie.

Physiotherapie, Hilfsmittelversorgung, Ergo- und Bewegungstherapie

Die Physiotherapie ist bei Bewegungseinschränkungen und/oder Gelenkschonhaltungen indiziert.

Vor der Physiotherapie sind muskelentspannende Maßnahmen, wie Massagen oder Balneotherapie, sowie Wassergymnastik einschließlich Moor- und Rheumabäder und Hydrotherapie nach Kneipp, meist Reizstufe II und III, sinnvoll einzubinden.

Ernährungstherapie

Die ausreichende Zufuhr aller erforderlichen Nährstoffe, Vitamine, Spurenelemente, essenziellen Aminosäuren und Fettsäuren ist wichtig. Patienten mit JIA weisen häufig Fehl-/Unterernährung auf, die insbesondere bei Kindern mit systemischer Beginn- bzw. Verlaufsform neben der Kortisonbehandlung und der hohen Entzündungsaktivität als Mitursache für Wachstumsstörungen diskutiert wird.

Bei erwachsenen Rheumapatienten wurden günstige Effekte einer fleischarmen, eher **vegetabilen Kost** mit Genuss von Seefisch gezeigt.

In Fischöl enthaltene Omega-3-Fettsäuren interferieren mit dem Arachidonsäure-Stoffwechsel und senken die körpereigene entzündungsfördernde Prostaglandin-/Leukotrien-Produktion. Omega-3-Fettsäuren können durch Fischöl-Kapseln zugeführt werden; auf eine gute Qualität ist zu achten. Einige Omega-3-Fettsäuren sind auch in grünen Pflanzen und in Pflanzenölen (*Walnuss-, Lein-, Rapsöl*) enthalten. Neuerdings ist auch ein Präparat mit dem Samenöl der *Schwarznessel* erhältlich.

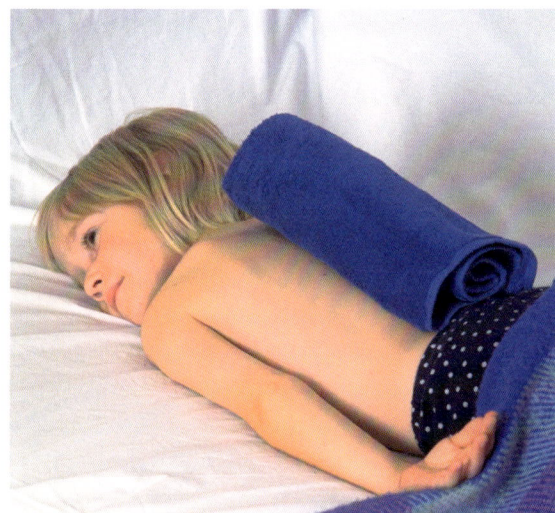

▶ Abb. 37.5 Heiße Rolle.

Vitamin E ist ein in der Rheumatologie bei Kindern und Erwachsenen häufig eingesetztes Supplement. Die vermutete Wirkung wird seiner antioxidativen Eigenschaft zugeschrieben: die Oxidation und der Umbau von Arachidonsäure sollen verhindert werden. Es konnte gezeigt werden, dass Vitamin E bei Kindern mit JIA im Plasma vermindert vorlag, was durch die Einnahme entsprechender Supplemente gegenüber einer Vergleichsgruppe ohne Supplemtierung zu normalisieren war [8].

Jedoch ist weiter umstritten, ob eine Vitamin-E-Gabe einen günstigen Effekt auf entzündlich-rheumatische Erkrankungen hat. Hier fehlen belastbare Daten. Zu hohe Vitamin-E-Dosen können unter Umständen sogar kritisch sein, da Vitamin E auch die Aktivität von T-Lymphozyten und die Bildung von Antikörpern stimuliert. Für Erwachsene mit entzündlich-rheumatischen Erkrankungen existieren Empfehlungen der Deutschen Gesellschaft für Ernährung [2, 12].

Die Zufuhr von Vitamin E kann über Pflanzenöle, aber auch in Arzneiform erfolgen (Richtdosis bei Erwachsenen tägl. 400 IE, bei Kindern entsprechend niedriger). Darüber hinaus sollte eine ausreichende Zufuhr der antioxidativ wirksamen **Vitamine A**, tägl. 1–1,5 mg, und **Vitamin C**, tägl. 200 mg, sowie von Spurenelementen sichergestellt sein, wobei eine Aufnahme mit der Nahrung anzustreben ist.

> **T Therapeutische Empfehlungen**
> Gelegentlich können Nahrungsunverträglichkeiten/ -allergien zu Arthritis führen. Hier ist die Anamnese von besonderer diagnostischer Bedeutung, gegebenenfalls ergänzt durch eine Eliminationsdiät.
> Ausführliche Informationen hat der Arbeitskreis Ernährungsmedizin der Deutschen Gesellschaft für Rheumatologie vorgelegt [10, 11].

Phytotherapie

Phytotherapeutika können als adjuvante Therapeutika erwogen werden; bisher existieren allerdings keine systematischen Untersuchungen bei Kindern mit JIA. Die antirheumatischen Wirkungen der Phytotherapeutika sind vergleichsweise gering, allerdings sind auch die unerwünschten Wirkungen weitaus seltener und geringer, sodass sie vor allem für die Langzeittherapie in Erwägung gezogen werden.

Verschiedene Heilpflanzen weisen antirheumatische Wirkungen auf. Drogen der ersten Wahl sind bei Arthritiden *Brennnesselkraut und -blätter* (s. u.) sowie *Weidenrinde*.

Weihrauchpräparate sind in Deutschland nicht zugelassen, die Datenlage für die rheumatologischen Erkrankungen gilt als nicht ausreichend gesichert. Klinische Pilotuntersuchungen deuten auf einen antirheumatischen Effekt bei offenbar wenigen unerwünschten Wirkungen hin.

Bei einem *Brennnesselkrautpräparat* konnten in vitro Anti-Zytokin-Effekte, deren klinische Relevanz noch offen ist, nachgewiesen werden. Auch können *Brennnesselkraut* und *-blätter* die renale Ausscheidung fördern und den Stoffwechsel im Bindegewebe verbessern. Klinische Studien fehlen jedoch noch. Ähnliche Effekte wurden für *Birkenblätter* und *Goldrutenkraut* beschrieben.

Zum *Weidenrindenextrakt* wurden ebenfalls einige Studien an Erwachsenen mit aktivierten Arthrosen durchgeführt.

Zu den vorwiegend analgetisch wirksamen Drogen gehört die *Teufelskrallenwurzel*. Für diese liegen ebenso wie für die *Cayennepfefferfruchtextrakte*, die nur als Externa angewendet werden, für Kinder keine Untersuchungen vor. Bei starken Schmerzen erwies sich bei Erwachsenen ein Kombinationspräparat aus *Goldrutenkraut*, *Eschenrinde* und *Pappelrinde* und *-blättern* als sehr wirksam.

Die ätherischen Öle von *Nadelhölzern*, *Eukalyptus*, *Pfefferminze*, *Rosmarin* eignen sich zur äußeren Anwendung (auch als Überwärmungsbäder und in Kombinationen) bei Muskelrheumatismus, Weichteilschmerzen und chronisch degenerativen Gelenkerkrankungen. Spezielle Untersuchungen für die Anwendung im Kindesalter existieren nicht.

> **Cave**
> - Die Anwendung ätherischer Öle ist auf der Körperoberfläche oder in Körpernähe bis zum Alter von 2 Jahren kontraindiziert.
> - Umschläge mit verdünnter *Arnikatinktur* oder *Arnikasalben* sind bei entzündlichen Gelenkveränderungen als wirksam beschrieben, dürfen aber wegen des Allergierisikos nur bei intakter Haut und nur kleinflächig eingesetzt werden.

> **T Das kann das Kind selbst tun**
> - Bei Gonarthritis können die Knie z. B. durch Dreiradfahren entlastet werden.
> - Konsequentes Immuntraining (s. o.), Infekte können Schübe auslösen.

37.5 Altersspezifische Erkrankungen des Jugendlichen

37.5.1 Morbus Scheuermann („Adoleszentenkyphose")

In der Behandlung des Morbus Scheuermann sind physio- und bewegungstherapeutische Maßnahmen einschließlich der Sieben Rückenregeln (▶ S. 640) von zentraler Bedeutung. Insbesondere bei familiärer Belastung erscheint eine präventive Therapie angezeigt.

> **T Therapeutische Empfehlung**
> Bei schweren Fällen mit starken Kyphosen (Kyphosewinkel > 50°) und Schmerzen muss der Orthopäde entscheiden, ob apparative Versorgung oder operative Maßnahmen erforderlich sind.

Physiotherapie

Ziel der Physiotherapie ist die Entlastung der ventralen Wirbelkörperabschnitte durch **Stärkung der Rückenstrecker**. Verspannte Muskelgruppen, z. B. Mm. pectorales, sollen gelockert werden. Die Wirbelsäule belastende, z. B. Vorbeugen, oder erschütternde Übungen sind zu unterlassen.

Physikalische Maßnahmen

Hier kommen (Unterwasser-)**Massagen** und lokale **Wärme-** und **Reizstrombehandlung** (Interferenzströme) adjuvant in Frage. Ultraschall kann in Serien von 5–10 Behandlungen paravertebral appliziert werden, 1–2-mal tägl.

Analgetika, Antiphlogistika

Chemisch definierte Antiphlogistika bzw. Analgetika sollen akut Erleichterung verschaffen, eine medikamentöse Dauerbehandlung ist jedoch möglichst zu vermeiden.

Ernährungstherapie

Auch beim Jugendlichen sind – ähnlich wie beim Erwachsenen – Einflüsse der Ernährung auf die Körperhaltung zu beobachten (▶ Kap. 20 Diagnostik und Therapie nach F. X. Mayr).

> **T Das kann der jugendliche Patient selbst tun**
> Täglich ein Rückenschulungsprogramm durchführen (▶ Sieben Rückenregeln, S. 640).

37.5.2 Acne vulgaris

Entscheidend ist die **Lokaltherapie**, bei der sich antiseborrhoische und keratinolytische/komedolytische Behandlungen ergänzen. Gelegentlich ist eine antibiotische Behandlung nötig.

Naturheilkundliche Maßnahmen spielen eine untergeordnete Rolle (▶ Kap. 36, S. 632).

Pharmakotherapie

Akne wird antiseborrhoisch, antibakteriell (Propionibacterium acnes), keratolytisch und hormonell behandelt.

Auf Fachbücher der (pädiatrischen) Dermatologie sei verwiesen [z. B. 9].

Phytotherapie

Phytotherapeutika sind nicht sehr bedeutsam. Eventuell kommen äußerliche Anwendungen von *Eichenrinde* infrage.

Ernährungstherapie

Eine spezielle Akne-Diät existiert nicht. Individuell ist herauszufinden, ob die Akne durch bestimmte Nahrungsmittel verschlimmert werden kann. Den Patienten ist eine vollwertige Ernährung zu empfehlen, die **möglichst viele stoffwechselaktive Substrate** zuführt und die physiologische intestinale Mikroflora unterstützt.

37.5.3 Hypertonus

Der kindliche Hypertonus ist häufiger als bisher angenommen. Sekundäre Formen einschließlich Drogenkonsum sind stets auszuschließen.

> **T Therapeutische Empfehlung**
> Augenärztliche Kontrollen nicht vergessen!

Pharmakotherapie

Je nach Ursache erfolgt eine Pharmakotherapie mit Saluretika, Betarezeptorenblockern, Dihydralazin bzw. Nifipedin.

Ernährungstherapie

Angezeigt sind **Kochsalzreduktion** und Normalisierung des häufig vorliegenden Übergewichts. Auf eine Kochsalzrestriktion sprechen nicht alle Kinder an. Wichtig ist eine hohe Zufuhr von **Kalium** durch Genuss von Frischobst und Gemüse. Eine **Vollwertkost** mit reichlicher Ballaststoffzufuhr und wenig Zufuhr an gesättigten Fettsäuren beeinflusst auch Cholesterin- und Triglyzeridspiegel günstig und liefert reichlich Antioxidanzien.

> **Cave**
> Risikofaktoren wie Nikotin und Alkohol sind strikt zu vermeiden.

Bewegungstherapie

Bei milder essenzieller Hypertonie werden Ausdauersportarten empfohlen.

37.5.4 Hypoton-orthostatische Regulationsstörung

Diese Regulationsstörungen treten insbesondere in den Wachstumsphasen auf.

Physikalische Therapie

Kreislauf anregende physikalische Maßnahmen stehen an erster Stelle, gefolgt von regelmäßigem Wechselduschen und u. a. Kneipp'schen Techniken.

> **T Therapeutische Empfehlung**
> Täglich Wechselduschen: Warm anfangen, eiskalt aufhören.

Ernährungstherapie

Die Symptome der orthostatischen Hypotension wie auch der essenziellen Hypotonie können von den **Symptomen einer Hypoglykämie** überlagert werden. In der Ernährung sollte daher darauf geachtet werden, dass der Blutzuckerspiegel nicht zu stark schwankt. Komplexe Kohlenhydrate sind gegenüber Einfachzuckern zu bevorzugen.

> **T Therapeutische Empfehlung**
> Große Mahlzeiten bewirken ein venöses Pooling im Intestinum und fördern damit eine orthostatische Reaktion. Daher sind häufigere kleine, leichte Mahlzeiten zu empfehlen.

> **T Das kann der Patient selbst tun**
> Vor dem Aufstehen im Liegen Radfahren, dann Arme kräftig bewegen, ca. 5 Minuten am Bettrand sitzen, dann langsam aufstehen. Ab in die Dusche!

37.6 Altersunabhängige Krankheitsbilder

37.6.1 Konjunktivitis, Rhinitis, Infektion der oberen Luftwege

Wichtig ist die **Verflüssigung des Sekrets** in Nase und Augen mit physiologischer Kochsalzlösung; bei zähem Nasensekret auch mit Hilfe von schleimhautreizenden ätherischen Ölen. Atemerleichternde physiotherapeutische Maßnahmen können hilfreich sein.

Bei Säuglingen können stillende Mütter Muttermilch zur Verflüssigung des Nasensekrets und zum Auswischen der Augen benutzen.

Bei häufig rezidivierendem und chronischem Verlauf sind Laboruntersuchungen zum Nachweis der Ursachen angezeigt.

Hydrotherapie, Balneotherapie

Im Initialstadium (Frösteln, Wärmebedürfnis und kalte Füße) ist ein ansteigendes **Fußbad** (eventuell mit *Thymianöl*) und/oder ein **Kopfdampfbad** mit *Kamillenblüten* (-*extrakt*) zu empfehlen (▶ Abb. 37.6).

Phytotherapie

Kamillenblüten werden für Spülungen, Bäder, Brustwickel und zur Inhalation verwendet. Beim Inhalieren wird die Schleimhaut erwärmt und gereizt und dadurch das Nasensekret verflüssigt. Innerlich wird *Kamille* als Teeaufguss angewandt.

Ätherische Öle aus *Kiefernsprossen* und -*nadeln*, frischen *Fichtenspitzen*, *Pfefferminzkraut*, *Minzkraut* und *Eukalyptusblättern* fördern den Sekretfluss und die Expektoration. Sie werden äußerlich angewendet, z. B. als Aufguss, Dampfbad oder für Einreibungen.

> **Cave**
> Ätherische Öle dürfen nicht im Gesicht und Halsbereich von Säuglingen angewendet werden und auch nicht auf das Kopfkissen aufgeträufelt werden (Kretzschmer-Reflex mit Atemstillstand nach Inhalation).

> **T Das kann der Patient selbst tun**
> Ätherische Öle können auch auf die Kleidung geträufelt werden, um so den Sekretfluss zu erleichtern.

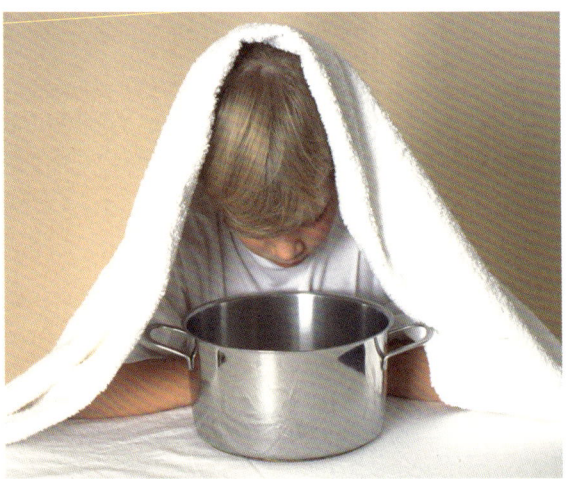

▶ Abb. 37.6 Kamillendampfbad.

37.6.2 Grippaler Infekt, Common Cold

Am Beginn grippaler Infekte sollten insbesondere **balneologische Maßnahmen** ergriffen werden. Häufig gelingt dadurch eine Abschwächung der Symptomatik. Später stehen allgemeine Maßnahmen wie **Bettruhe**, **Flüssigkeitszufuhr** und **adäquate Ernährung** im Vordergrund, ergänzt durch die Anwendung von **physikalischen Maßnahmen** (Wadenwickel, Serienwaschungen etc.) und symptomlindernden pflanzlichen Arzneimitteln.

Phytotherapie

Zur unterstützenden Behandlung stehen folgende Phytopharmaka zur Verfügung:
- *Holunderblüten*: schweißtreibend, die Bronchialsekretion steigernd, immunstimulierend
- *Lindenblüten*: fiebersenkend und diaphoretisch
- *Spierblumenblüten (Mädesüßblüten), Mädesüßkraut*: fiebersenkend
- *Weidenrinde*: fiebersenkend, analgetisch
- *Schlüsselblumenblüten*: sekretolytisch und expektorierend
- *Primelwurzel*: sekretolytisch und expektorierend
- *Thymian*: sekretolytisch, antiseptisch
- *Quendelkraut*: expektorierend

Pomeranzenschalen, Hibiskusblüten, Erdbeer- und *Brombeerblätter* in Teerezepturen sind Geschmackskorrigenzien, Appetitanreger bzw. Fülldrogen. Tees aus *Weidenrinde* bzw. *Mädesüßblüten* werden wegen ihres Geschmacks mit anderen Heilpflanzen kombiniert.

Alle Tees werden reichlich und möglichst heiß in kleinen Portionen verabreicht. Zum Süßen empfiehlt sich *Fenchelhonig*.

> **Cave**
> - Beim stark fiebernden Kind sollten stärker schweißtreibende Tees (*Lindenblüten*, *Holunderblüten*) wegen einer möglichen Kreislaufbelastung vorsichtig angewendet werden.
> - Auf ausreichende Flüssigkeitszufuhr ist zu achten

Hydrotherapie, Balneotherapie

Im **Initialstadium** der Erkrankung mit Frösteln, Wärmebedürfnis und kalten Füßen ist ein ansteigendes Fußbad mit *Thymian* oder ein Kopfdampfbad mit *Kamille* zu empfehlen (▶ Kap. 37.6 Infekte der oberen Luftwege). Auch ein ansteigendes Bad mit anschließender Bettwärme kann Linderung bringen. Wärmende Maßnahmen sind insbesondere am Nachmittag wirksam.

Bei **Fieber** (>39°C) sind Serienwaschungen oder Wadenwickel hilfreich. Durch Dämpfe, z.B. das Kopfdampfbad, wird eine Verbesserung der Durchblutung der Schleimhäute und eine schleimlösende Wirkung erzielt.

Ernährungstherapie

Die Appetitlosigkeit ist zu respektieren, die Kinder sind aber zu reichlichem Trinken anzuhalten. Frisches Obst, leichte, an gesättigten Fettsäuren arme, komplexe Kohlenhydrate enthaltende Speisen und reichliche Zufuhr warmer Getränke (Tee) sind sinnvoll. Eine gezielte Substitution einzelner Vitamine oder Mineralstoffe ist nur bei nachgewiesenem Mangel hilfreich.

> **T Therapeutische Empfehlung**
> Beim sogenannten Infekterbrechen, erkennbar am Azetongeruch der Atemluft, sollte **reichlich Traubenzucker** in Tee oder Wasser angeboten werden (tägl. bis zu 6 gehäufte EL).

Atemtherapie

Durch Dehnung wird der Brustkorb in einer atemerleichternden Stellung in eine erhöhte Einatemstellung gebracht und der Kopf nach hinten geneigt. Die Atmung wird durch Kontaktatmung vertieft (▶ Abb. 37.7).

Zur Verbesserung des Verhältnisses von Belüftung und Durchblutung und zur Verbesserung des Sekrettransports wird die therapeutische Körperstellung „die Schraube" angewandt.

Drainagelagerungen mit Lagewechsel bewirken eine Verbesserung des Belüftungs- bzw. Durchblutungsverhältnisses und des Sekrettransports.

> **T Das kann der Patient selbst tun**
> Auf reichliche Flüssigkeitszufuhr ist zu achten.

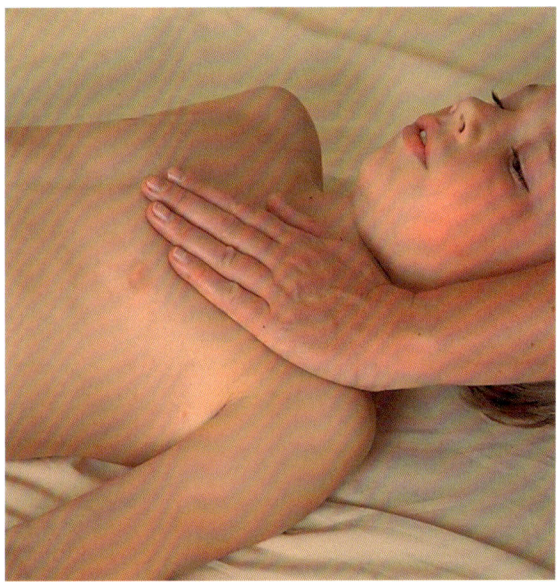

▶ **Abb. 37.7** Kontaktatmung. Die Hand folgt den Atembewegungen und verstärkt sie.

37.6.3 Otitis media

Die **akute seröse Otitis media** klingt rasch ab und heilt im Regelfall innerhalb von 2–3 Wochen folgenlos aus.

Bei der **chronischen seromukösen Otitis media** ist das Mittelohrsekret teilweise exzessiv hyperviskös. Sekretolytika erscheinen hier sinnvoll. Valsalva-Manöver und Luftinsufflation (durch Politzern) sind hilfreich.

> **T Therapeutische Empfehlung**
> Die **eitrige Otitis media** ist im Anfangsstadium außerordentlich schmerzhaft. Sie kann zu vital bedrohlichen Komplikationen führen und ist durch geeignete Antibiotika (Amoxicillin, eventuell Amoxicillin/Clavulansäure oder ein Beta-Laktamase-festes Cephalosporin) kausal zu behandeln.

Phytotherapie

Zur Behandlung einer serösen Otitis media, auch zur adjuvanten Therapie einer eitrigen, antibiotikapflichtigen Otitis media, werden *Küchenzwiebel*, *Holunderblüten*, ätherische Öle (▶ Kap. 37.6.2 Grippaler Infekt, Common Cold) und die bei Erkältungskrankheiten üblichen Phytopharmaka genutzt.

Sobald die *Zwiebel* gequetscht oder verletzt wird, werden hochaktive schwefelhaltige Verbindungen gebildet und freigesetzt. Diese Substanzen sind im menschlichen Organismus antibakteriell und entzündungshemmend wirksam.

> **T Therapeutische Empfehlung**
> *Zwiebel* bei Mittelohrentzündung:
> - Frische *Zwiebeln* schälen, in Scheiben schneiden, in Baumwollsäckchen oder Baumwollsocke packen, gründlich zerquetschen.
> - Feuchtes Säckchen 1–2 Std. auf das kranke Ohr binden.

Holunderblüten besitzen sekretomotorische Eigenschaften.

Bei der chronisch seromukösen Otitis media sind Sekretolytika zu empfehlen; ein wesentlicher Einfluss auf den Krankheitsverlauf konnte bisher nicht festgestellt werden.

37.6.4 Sinusitis, Sinubronchitis

Phytotherapeutische und physikalische Maßnahmen stehen im Vordergrund der Behandlung. Wichtig ist die richtige Drainagelagerung. Abschwellende Nasentropfen erhöhen die Wirksamkeit phytotherapeutischer und physikalischer Maßnahmen.

> **T Therapeutische Empfehlung**
> Nach ansteigend heißem Fußbad mit überstrecktem Hals (Nackenrolle) etwa 30 Min. auf den Rücken liegen, sodass die Nasenlöcher nach oben deuten („es könnte hineinregnen"); das Belüftungsloch der Kieferhöhle liegt dann unten, sodass Sekret leichter abfließen kann. Den Sekretabfluss durch Unterdruck („Nase hochziehen") erleichtern.
> Abschwellende Nasentropfen nur kurz anwenden.

Der dringende Verdacht auf eine bakterielle Infektion zwingt bei Sinusitis und Sinubronchitis zur antibiotischen Behandlung (Amoxicillin, Cotrimoxazol und Cephalosporine der zweiten oder dritten Generation).

Phytotherapie

Die Inhalationslösung für das *Kamillendampfbad* sollte mit einem Fertigextrakt aus *Kamillenblüten* angereichert werden. Die erkrankte Region muss warmgehalten werden; dies gilt für die Zeit nach der Inhalation von *Kamillendampf* oder einer Wärmeapplikation.

Holunderblüten werden als Teeaufguss verabreicht, *Thymianöl*, z. B. als Brustwickel, wirkt sekretolytisch.

Auch die in einem gut untersuchten, oral anzuwendenden Fertigarzneimittel (z. B. Sinupret) angebotene Kombination aus *Ampferkraut*, *Eisenkraut*, *Enzianwurzel*, *Holunderblüten* und *Schlüsselblumen mit -kelch* ist bei akuter Sinusitis zu empfehlen.

Physikalische Therapie

Die physikalische Therapie oder Hydrotherapie entspricht der Therapie akuter Infektionen der oberen Luftwege (▶ S. 644). Ergänzend sind lokale Wärmeapplikationen, z. B. *Leinsamensäckchen* und Rotlichtbehandlungen, zu empfehlen.

37.6.5 Angina tonsillaris

Die Angina tonsillaris kann hervorragend mit Hilfe von pflanzlichen Arzneimitteln behandelt werden, bei bakterieller Infektion sollten jedoch wegen der drohenden Komplikationen Antibiotika gegeben werden.

Physikalische Maßnahmen lindern die Beschwerden. Grundsätzlich gilt für die chronische Angina tonsillaris eine ähnliche Bewertung der Verfahren wie für die akute.

Phytotherapie

Phytotherapeutika können zur Behandlung einer Angina tonsillaris nicht bakterieller Genese und zur adjuvanten Behandlung einer durch Streptokokken hervorgerufenen Angina tonsillaris eingesetzt werden. Empfohlen werden Tees bzw. Fertigarzneimittel aus *Salbeiblättern*, *Tormentillwurzeln*, *Kamillenblüten*, *Thymiankraut* und *Malven-*

blättern und *-blüten*. Antibakterielle Effekte wurden für Umckaloabo® beschrieben.

Ernährungstherapie

Milch und Milchprodukte werden wegen der Förderung der Schleimbildung oft abgelehnt; Bananen und andere Nahrungsmittel mit hohem Serotonin- oder Histamingehalt, z. B. länger gereifter Käse, Geräuchertes, können algetisch wirksam sein, ebenso wie (kohlen)säurehaltige Getränke und scharfe Speisen.

> **T Therapeutische Empfehlung**
> Auf reichliche Flüssigkeitszufuhr und leichte Kost ist zu achten.

> **T Das kann der Patient selbst tun**
> Gurgeln und Mundspülungen mit *Salbei-, Thymian- und Kamillentee*, mehrfach tägl.

37.6.6 Stenosierende Laryngitis

Allgemeine Maßnahmen, z. B. Beruhigen des ängstlichen Kindes, stehen neben der Atemtherapie und der antiphlogistischen bzw. vasoaktiven Pharmakotherapie in der Behandlung leichterer Formen der stenosierenden Laryngitis an erster Stelle.

Atemtherapie

Die Halswirbelsäule sollte leicht überstreckt werden (Kopf im Nacken). Das Kind atmet „schnüffelnd" möglichst langsam durch die Nase ein. Danach wird mit der dosierten Lippenbremse ausgeatmet. Kleine Kinder sagen wiederholt: „Papa, Papa".

Phytotherapie

Pflanzliche Arzneimittel spielen eine untergeordnete Rolle. Nach Abklingen der akuten Symptomatik können Teezubereitungen verabreicht werden.

> **Cave**
> Schleimhautreizende ätherische Öle sind wegen des drohenden Laryngospasmus zu meiden.

✱ Merke: Die wichtigste Arznei sind ruhige Eltern.

37.6.7 Infektion der tiefen Luftwege, Bronchitis

Eine Fülle hochwirksamer Arzneipflanzen kann je nach klinischem Befund eingesetzt werden. Sekretolytische Maßnahmen, wie Inhalationen und heiße Getränke, die durch Atemtherapie ergänzt werden, sind von großer Bedeutung. Ergänzende Verfahren sind Balneotherapie, Bewegungstherapie und physikalische Medizin.

Bei der chronischen Bronchitis treten allgemeine Maßnahmen wie Vermeiden von Schadstoffexposition, z. B. Passivrauchen, sowie prophylaktische Maßnahmen (Impfungen) in den Vordergrund. Besonders wichtig sind Balneotherapie und Kneipp-Anwendungen zur Infektprophylaxe (▶ Kap. 37.4.1 Das infektanfällige Kind).

Eine antibiotische Behandlung ist in der Regel nicht indiziert.

Phytotherapie

Zur Behandlung von Infekten der tiefen Atemwege werden folgende Phytopharmaka bzw. Teedrogen eingesetzt: *Efeublätter, Eibischwurzel, Fenchelfrüchte, Huflattichblätter, Isländisches Moos, Königskerzenblüten, Meerrettichwurzel, Malvenblüten* und *-blätter, Spitzwegerichkraut, Süßholzwurzel* und *Thymian*. Auch *Meerrettichwurzel* und *Zwiebel* werden verwendet. Die lokalen Reizungen und der unangenehme Begleitgeruch sind jedoch störend.

Die Anwendung der genannten Drogen richtet sich nach dem klinischen Bild:
- Bronchitiden mit **wenig Sekret** und einem eher trockenen Husten erfordern *Eibischwurzel, Königskerzenblüten, Malvenblüten* und *Isländisches Moos*.
- Bronchitiden mit **zähflüssigem Schleim** benötigen Saponindrogen wie *Efeublätter, Primelblüten* und *Süßholzwurzel*.

Physikalische Therapie, Inhalationstherapie

Fuß- oder Armbäder mit ansteigenden Temperaturen sowie Halbbäder werden zu Beginn der Erkrankung, bevorzugt nachmittags, angewendet und wirken beruhigend und sekretlösend. Als Badezusatz kann *Thymiankraut* verwendet werden.

Auch Inhalationen mit physiologischer Kochsalzlösung und die Erhöhung der Luftfeuchtigkeit durch Vernebelung haben sich bewährt; ebenso Brustwickel (Quarkwickel, feuchtwarme Wickel), 1–2-mal tägl.

In seltenen Fällen ist eine antiphlogistische Therapie mit inhalativen Steroiden hilfreich.

Bewegungstherapie

Maßvolle körperliche Aktivitäten sind bei einfacher Bronchitis sinnvoll. Passive Methoden können hier ergänzend eingesetzt werden (▶ Abb. 37.8, 37.9).

37.6.8 Bronchopneumonie, Pneumonie

Die antibiotische Behandlung steht im Vordergrund. Sie wird durch die Atemtherapie ergänzt.

Impfungen beugen vor; allgemein empfohlen werden Impfungen gegen Haemophilus influenza b, Pneumokokken (bei Kindern unter 2 Jahren) und Pertussis.

37 Pädiatrische Erkrankungen

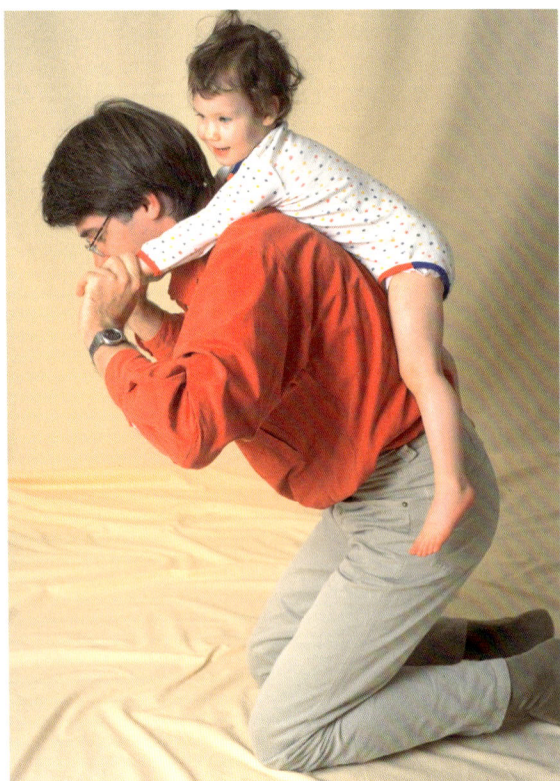

▶ Abb. 37.8 Brustkorbmobilisation.

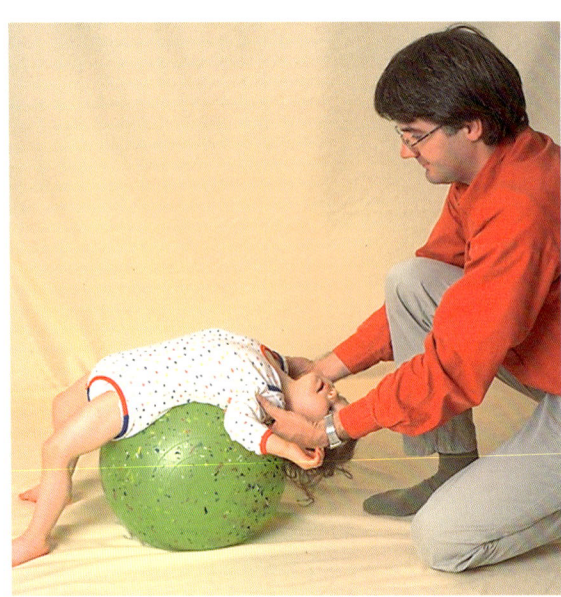

▶ Abb. 37.9 Dehnung der Muskulatur über einen Ball.

37.6.9 Obstruktive Atemwegserkrankungen, Asthma bronchiale

Ziel einer Asthmatherapie ist die Normalisierung der Lungenfunktion und möglichst auch die Beseitigung der bronchialen Hyperreagibilität. Dementsprechend muss frühzeitig – unter Lungenfunktionskontrollen – eine **antientzündliche Pharmakotherapie** eingeleitet werden.

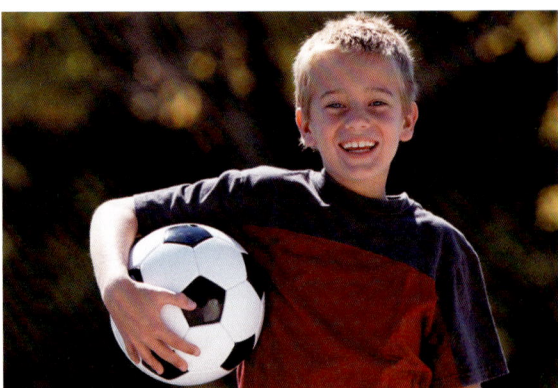

▶ Abb. 37.10 Bewegung bei Asthma bleibt trotz Einschränkung ein wichtiger Faktor.

Broncholytika und Sekretolytika werden je nach klinischer Situation verabreicht.

Atemtherapie, Bewegungstherapie und Sport (▶ Abb. 37.10) sind gerade bei schweren Krankheitsverläufen wichtig.

Entspannungsverfahren und psychotherapeutische Verfahren sind häufig indiziert und bei klarer Indikationsstellung auch sehr effektiv. Hydro- und Balneotherapie sollten vor allem bei infektgetriggertem Asthma bronchiale eingesetzt werden.

Ernährungstherapie, Phytotherapie und Akupunktur sind von geringer Bedeutung.

Medikamentöse Therapie

Basis einer wirkungsvollen Behandlung ist eine suffiziente pharmakologische Therapie (▶ Empfehlungen der Fachgesellschaften). Bei chronisch-entzündlicher Komponente und zähem Sekret sind Phytopharmaka zur Sekretolyse sinnvoll (▶ **Kap. 37.6.7** Bronchitis).

Atemtherapie

Der Asthmapatient muss verschiedene Atemtechniken erlernen.

> **T** Therapeutische Empfehlung
> Asthmaschulungen sind effektiv und kostensparend.

Physikalische Therapie, Bewegungstherapie

Ziel der Bewegungstherapie ist die Verbesserung der kardiopulmonalen Leistungsfähigkeit. Empfehlenswert sind folgende Maßnahmen:
- körperliche **Intervallbelastungen** ohne extreme Anforderungen
- spielerisch gestaltete **Atemgymnastik** (Vermeidung der emphysembedingten Thoraxstarre)
- **Bewegungen im Wasser** und Schwimmen (Reizung der trockenen Bronchialschleimhaut wird vermindert)

- Bewegungsspiele (mit Aufwärmphasen und wechselnden Anforderungen sowie Ruhe-Intervallen zur Vermeidung einer Sauerstoffschuld)

Als Sportarten eignen sich besonders Skilanglauf, Bogenschießen, Brustschwimmen, Intervalltraining und Aerobic. Auch Hochleistungssport ist möglich, wenn eine entsprechende Therapie verabreicht wird.

> **Cave**
> Wichtig ist bei jeder sportlichen Tätigkeit die allmähliche Leistungssteigerung, um die Gefahr des anstrengungsinduzierten Asthma bronchiale zu vermeiden.

Verhaltenstraining, Psychotherapie

Psychoedukative Schulungsprogramme haben sich als wirksam erwiesen, wenn sie neben der Vermittlung von Informationen und konkreten Verhaltensregeln die Mutter-Kind-Beziehung fokussieren. Eine tiefenpsychologisch fundierte Kinder- und Familientherapie ist selten indiziert.

Entspannungsverfahren wie autogenes Training, Muskelrelaxation nach Jacobson sind wirksam.

Hydrotherapie

Kneipp-Güsse und Waschungen der Reizstärken I und II fördern vasoreaktive Funktionen und trainieren Stressverarbeitung.

Phytotherapie

Die klassischen Phytopharmaka spielen eine adjuvante Rolle (▶ **Kap. 37.6.7**).

> **Das kann der Patient selbst tun**
> In Schulungen erlerntes Wissen anwenden: Entspannungsübungen, adäquates Verhalten beim Sport, Lippenbremse u. a., Atemtechniken u. v. a.

37.6.10 Atopisches Ekzem

Oft wird das atopische Ekzem durch Allergien mit verursacht. Deshalb ist vor der Behandlung des atopischen Ekzems eine zuverlässige **Allergiediagnostik** wichtig.

Blinde diätetische Vorschriften sind zu vermeiden: Auch die konsequenteste Diät beseitigt keine inhalative Allergie. Die Wahl des geeigneten Vehikels für die Therapie der Haut ist fast so wichtig wie die Wahl des geeigneten Wirkstoffs; der Basistherapie (Baden, Eincremen, Pflegen) kommt eine große Bedeutung zu.

Das führende klinische Zeichen ist die trockene Haut. Wirkstofffreie Pflegesalben und Ölbäder, die Lipide von außen zuführen, besitzen deshalb eine große Bedeutung. Die Vielzahl der Wirkstoffe lässt sich kaum in klassische Dermatika und Phytopharmaka einteilen; sie ergänzen sich vielmehr wechselseitig. Psychosomatische Aspekte dürfen in der Behandlung ekzemkranker Kinder nicht vernachlässigt werden, ebenso wie Sport und Bewegungstherapie.

✚ Merke: Eine „Neurodermitis-Diät" gibt es nicht.

Pharmakotherapie, Phytotherapie

Viele Dermatika, die zur Behandlung des atopischen Ekzems eingesetzt werden, wurden aus pflanzlichen Wirkstoffen entwickelt (s. u.). In hochakuten Phasen kann der kurzfristige Einsatz moderner Steroide notwendig sein. Bei adäquater Anwendung ist kaum mit Dauerschäden, allerdings – ähnlich wie bei den Cyclosporinabkömmlingen Picrolimus und Tacrolimus – mit einer Verschlechterung nach anfänglicher Besserung (Rebound) zu rechnen.

Wirkstoffe zur Behandlung des atopischen Ekzems
- Antibiotika
- Antihistaminika
- Borretschsamenöl
- Dinatrium cromoglycicum
- Eichenrindenextrakt
- Erdnussöl
- Fettsäuren (ungesättigt)
- Harnstoff
- Ichthyol
- Gammainterferon
- Kamillenextrakt
- Leinöl
- Mandelöl
- Meersalz
- Nachtkerzenöl
- Parfenac
- Picrolimus (Elidel)
- Petersilienwurzel
- Ringelblumenblüten
- Sedativa
- Sonnenblumenöl
- Tacrolimus (Protoopic)
- Tannine
- Teere
- Tormentillwurzelstock
- Virostatika
- Wollwachsalkohole
- Zaubernuss

Spezifische Kriterien
- **Adstringenzien** bzw. **Gerbstoffdrogen**, z. B. *Eichenrinde*, werden je nach klinischem Zustand als gerbstoffhaltige Tinkturen bei feuchten Umschlägen oder in fettenden Externa angewendet.
- **Schieferöle** und **Teere** (*Steinkohlenteer, Holzkohlenteer*) wirken antiinflammatorisch, adstringierend,

antipruriginös und antiproliferativ. Im Handel sind *Schieferöle* von sirupartiger Konsistenz, die durch trockene Destillation aus bituminösem *Schiefer*, Fällung in konzentrierter Schwefelsäure und Neutralisation mit Ammoniak gewonnen werden. Je nach Sulfonierungsgrad unterscheidet man dunkles oder helleres *Schieferöl*.
- **Teere** enthalten auch kanzerogene Brenzpyrene. Die Bedeutung dieser Substanzen in der Behandlung des atopischen Ekzems hat in den letzten Jahren stark abgenommen.
- Die antiphlogistische Wirkung von Hametum, einem Wasserdampfdestillat aus *Virginischer Zaubernuss*, entspricht nach persönlichen Erfahrungen durchaus einer 1%igen Hydrocortisonsalbe.
- *Ringelblumenblüten* sowie das ätherische Öl von *Kamillenblüten* wirken schwach antiphlogistisch.
- **Mehrfach ungesättigte Fettsäuren**, Gammalinolensäure aus *Nachtkerzenöl*, *Borretschsamenöl* oder *Kreuzkümmelöl*, wirken antiphlogistisch, wahrscheinlich durch die Stimulation der Prostaglandin-E-Biosynthese. Die topische Behandlung mit diesen pflanzlichen Ölen zeigt häufig positive Effekte. Kinder scheinen stärker zu profitieren als Erwachsene. Die orale Zufuhr ist nicht sinnvoll
- Häufig sind juckreizstillende **Antihistaminika** indiziert; Antibiotika und Virostatika dagegen nur unter bestimmten Voraussetzungen.

Anwendung
Der Einsatz der verschiedenen Verfahren und Wirkstoffe richtet sich nach dem Hautzustand.
- **Akut nässende Effloreszenzen:** feuchter Umschlag mit abgekochtem Wasser, physiologischer Kochsalzlösung oder Gerbstofflösungen.
- **Starke Exsudation:** fettfeuchte Lokalbehandlung: Die Fettphase (wasserdurchlässig) enthält Steroide, Gerbstoffe oder eine indifferente Pflegegrundlage; die Feuchtphase abgekochtes Wasser, physiologische Kochsalzlösung, Gerbstofflösung aus *Eichenrinde* oder *Tormentillwurzel*. Danach werden gerbstoffhaltige fettende Externa angewendet.
- **Bakterielle Superinfektion:** Farbstoffe (Gentianaviolett 0,25%, Haut, bzw. 0,1%, Schleimhäute bzw. Halbschleimhäute); Eosin 0,5%; gerbstoff- oder antibiotikahaltige Tinkturen, Lotionen, Umschläge, eventuell innerlich Antibiotika.
- **Virale Superinfektion** (Herpes-Virus, Varicella-zoster-Virus): Aciclovir (systemisch, möglichst früh).
- **Trockenes induriertes Ekzem:** Kortikosteroide (möglichst kurz), *Teerpräparate* (möglichst kurz), Initialbehandlung unter Okklusion, lokal *Borretschsamenöl*, *Nachtkerzenöl*.
- **Leichtes, trockenes Ekzem:** gerbstoffhaltige fettende Externa, Parfenac Creme, Harnstoffsalben, eventuell *Teerpräparate*, *Leinöl*
  Cave: Bei Kindern unter 5 Jahren kann der etwas beißende Effekt der Harnstoffsalbe zur Ablehnung führen, Konzentration < 5%.
- **Trockene Haut:** fettende Externa, Seifen, Badezusätze

Balneotherapie
Das Baden ist der zweite Eckpfeiler der adjuvanten Basisbehandlung. Die Patienten sollten alle 2–3 Tage 15–20 Min. baden, immer mit einem Zusatz von Badeöl. Wichtig ist, dass unmittelbar nach Beendigung des Badens Basisexterna zur Rehydratation angewendet werden, um die Hautbarriere intakt und flexibel zu halten.

> **T Therapeutische Empfehlung**
> Spreitungsbadeöle, die keinen Emulgator enthalten, sind den Emulsionsbadeölen vorzuziehen.

Antimikrobielle Behandlung
Staphylococcus aureus ist vielfach gerade im Kindesalter für Verschlechterungen des atopischen Ekzems verantwortlich.

Eine Alternative zur nicht gerne angewendeten Farbstoffbehandlung ist die Behandlung mit Antiseptika.

Psychosomatik, Psychotherapie, Übende Verfahren
Es gibt keine typische Persönlichkeitsstruktur des ekzemkranken Kindes, oft dagegen spezifische Beziehungsmuster. Psychosomatische Aspekte müssen in der Behandlung auf jeden Fall berücksichtigt werden.

Psychoedukative Neurodermitis-Schulungsprogramme haben sich als wirksam erwiesen, insbesondere wenn sie Techniken anbieten, die den Kreislauf von quälendem Juckreiz und Kratzen unterbrechen und darüber hinaus auf die Eltern-Kind-Beziehung fokussieren, indem Rituale der Hautpflege geschaffen werden.

Ernährungstherapie
Die Ernährungstherapie dient dem Aufbau einer stabilen Mukosa-Barriere (▶ Kap. 37.6.11).

> **T Das kann der Patient selbst tun**
> - Sich selbst pflegen. Sich selbst verwöhnen. Bei Juckkrisen Akupressur anwenden.
> - An Neurodermitiker-Schulungen teilnehmen.

37.6.11 Nahrungsmittelallergie

Die schonendste und wirksamste Therapie einer Nahrungsmittelallergie besteht im Weglassen des verantwortlichen Allergens. Hier lohnt sich der diagnostische Aufwand. Schwierigkeiten entstehen bei den sehr seltenen multiplen Sensibilisierungen und bei maskierten Allergenen.

Über diagnostische Diäten informieren allergologische Fachbücher.

Die Ernährungstherapie vermag durch den Aufbau bzw. die Stabilisierung der Mukosa-Barriere die Allergentoleranz zu erhöhen.

> **Cave**
> Diagnostische Methoden wie Kinesiologie, Bioresonanz, Irisdiagnostik, Elektroakupunktur nach Dr. Voll sind obsolet, da erwiesenermaßen nicht valide.

Ernährungstherapie

Eine Nahrungsmittelallergie ist erst dann bewiesen, wenn nach Weglassen des verdächtigten Allergens Symptome verschwinden und nach Reexposition wieder auftreten. Neben dieser allergenspezifischen Diät kann eine kindgerechte Ernährungstherapie unspezifisch die Toleranz gegenüber Allergenen steigern, indem sie den Aufbau der Mukosa-Barriere steigert und die Verdauungsleistung optimiert. Obstipation, Nahrungsüberangebot und Gärungsprozesse steigern die Permeabilität der Darmschleimhaut; dies ist zu vermeiden.

Der zu erstellende **Ernährungsplan** vermeidet Nahrungsmittelallergene mit bewiesener klinischer Relevanz, unnötige Begleit- oder Zusatzstoffe, stark säuernde Nahrungsmittel und solche mit einem hohem Gehalt an biogenen Aminen. Bewährt hat sich so die laktovegetabile Kost. Der Einsatz von Milchsäurebakterien in Form von Fertigpräparaten ist vielversprechend (▶ S. 485 ff.).

> **Cave**
> Vorsicht vor unseriösen diagnostischen Verfahren. Unsinnige Diäten gefährden die Gesundheit!

37.6.12 Gastroenteritis

Die akute Gastroenteritis verläuft unter unseren Umweltbedingungen in der Regel selbstlimitierend. Die Infektion an sich ist nur selten behandlungsbedürftig. Behandelt werden müssen die Auswirkungen der Darminfektionen: Flüssigkeits- und Elektrolytverluste infolge der verminderten Resorption und gesteigerten Sekretion, die zu Dehydratation, Azidose und hypovolämischem Schock führen können, müssen ausgeglichen werden (Rehydratation); die Nährstoffmangelsituation muss sobald wie möglich beseitigt werden.

Phytopharmaka und diätetische Maßnahmen ergänzen die Therapie.

> **T Therapeutische Empfehlung**
> Die Eltern müssen über die Gefahren der Dehydratation, des Salzverlustes und des azetonämischen Erbrechens aufgeklärt sein.

Wasser- und Elektrolytersatz

Auf die Rehydratation (Flüssigkeit mit Glukose-Elektrolytzusatz in kleinen Portionen) folgt die Realimentation (leicht verträgliche, fettarme, gerbstoffreiche laktosereduzierte Kost).

Phytotherapie

Getrocknete *Heidelbeeren*, *Tormentillwurzelstock*, *schwarzer* und insbesondere *grüner Tee* können bei leichten Enteritiden, unterstützend auch bei schweren Durchfallerkrankungen, eingesetzt werden. Auch *Apfelpektin* (geriebener Apfel) und Gerbstoffe der *Karotte* haben eine entsprechende Wirkung.

Überbrühte getrocknete *Heidelbeeren* können sowohl gekaut als auch als Tee verwendet werden (mittlere Tagesdosis ab dem Schulalter ca. 30 g). *Hefepilzpräparate* mit Saccharomyces boulardii tragen zur Regeneration der Darmflora bei.

Diätetik, Ernährungstherapie

Chronischer Durchfall kann durch eine **Störung der Mikroflora des Darmes** ausgelöst werden. Der Aufbau einer physiologischen Darmflora kann mittels Bakterien, z.B. über Joghurt mit lebenden Bifidus- oder Bulgaricus-Kulturen oder Lactobacillus-Lyophilisaten, oder mit Hefen (Kefir, Trockenhefe-Präparate mit Saccharomyces boulardii), eventuell auch mit der dreistufigen mikrobiologischen Therapie (▶ Kap. 29 Mikrobiologische Therapie) unterstützt werden.

> **Cave**
> Der akute Gewichtsverlust darf 5 % des aktuellen Körpergewichts nicht überschreiten!

37.6.13 Obstipation, Enkopresis

Nach dem Ausschluss gravierender Erkrankungen steht die Diätetik bzw. Ernährungstherapie an erster Stelle, unterstützt durch Phytotherapie, physikalische Maßnahmen und Bewegungstherapie. In der Sauberkeitserziehung und in der Behandlung einer manifesten Enkopresis sind psychologische Aspekte der Entwicklung zu berücksichtigen bzw. entsprechende psychotherapeutische Verfahren anzuwenden.

> ⊕ **Merke:** Beim Säugling kann sich Hunger als Pseudoobstipation äußern.

Ein langer Verlauf mit ausgeprägter Stuhlretention erfordert die medikamentöse Behandlung mit Lactulose oder Paraffinum subliquidum.

Ernährungstherapie

Eine ballaststoffarme Ernährung, der Genuss stopfender Nahrungsmittel, eine zu geringe Flüssigkeitszufuhr und ein noch nicht eingespielter Defäkationsreflex begünstigen die Obstipation. Gezielte Nahrungsmittelauswahl behebt in vielen Fällen die akute Verstopfung, anschließend ist eine Ernährungsumstellung ratsam.

Bewährt haben sich Pflaumen- oder Birnensaft morgens auf nüchternen Magen, Naturjoghurt oder 1 Glas Essigwasser; 1–2 TL Essig/Obstessig auf 1 Glas Wasser. Stärker wirkt ungeschroteter *Leinsamen* mit zusätzlicher Flüssigkeitseinnahme. Führt auch das nicht zum Erfolg, sollte ein Einlauf vorgenommen werden.

> **Cave**
> Abführmittel sind nicht zu empfehlen.

Konzentrierte Ballaststoffe sind nicht für die Dauerernährung geeignet. Regelmäßiger Genuss von Obst, Gemüse, Haferflocken, reichliches Trinken und altersentsprechende Bewegung reichen in der Regel aus.

Phytotherapie

Der obstipierte Säugling wird mit Milchzucker und/oder *Olivenöl* behandelt.

Leinsamen wird vor allem bei größeren Kindern angewandt. Speziell gezüchtete Sorten besitzen eine höhere Quellfähigkeit. Geschroteter oder vollkommen aufbereiteter *Leinsamen* kann unter Umständen zu früh, d.h. bereits im Magen, aufquellen. Wichtig ist eine **ausreichende Flüssigkeitszufuhr**, da Leinsamen sonst sogar obstipierend wirken kann.

Bei der gut belegten Alternative *Flohsamenschalen* sind sehr seltene allergische Reaktionen bekannt. *Olivenöl* ruft in seltenen Fällen Gallenkoliken hervor.

> **T Therapeutische Empfehlung**
> Die Einnahme von *Leinsamen* erfolgt zwischen den Mahlzeiten.

Physikalische Therapie, Bewegungstherapie

Regelmäßige Bewegung ist von großer Bedeutung. Massagen und Streichbewegungen im Uhrzeigersinn zum Darmausgang hin sowie eine lumbosakrale Klassische Massage bzw. Bindegewebsmassage unterstützen die Peristaltik.

37.6.14 Adipositas, Übergewicht

Übergewicht stellt langfristig ein großes Gesundheitsrisiko dar, von dem in Deutschland 15–20 % der Kinder und Jugendlichen betroffen sind.

Eine frühe Diagnose ist demnach sehr wichtig. Hierzu dient der **Body-Mass-Index (BMI)**, der sich aus dem Körpergewicht in Kilogramm geteilt durch die Körpergröße in Metern zum Quadrat ergibt. Laut Festlegung der Weltgesundheitsorganisation (2000) gilt ein BMI über 25 kg/m als Übergewicht, ein BMI ab 30 kg/m2 als Adipositas.

Die Pathophysiologie der Körpergewichtsregulation ist durch genetische Faktoren und ungünstige Umgebungsfaktoren bestimmt, wodurch sich häufig eine lebenslange Behandlung ergibt. In seltenen Fällen können Übergewicht und Adipositas eine Grundkrankheit wie Cushing-Syndrom, Hypothyreose oder Prader-Willi-Syndrom begleiten.

Allgemeine Maßnahmen

Grundlegend wichtig ist die **Motivation** des Patienten und seiner Familie. Neben einer Änderung der Essgewohnheiten des Betroffenen ist ein multimodales Programm angezeigt, das soziale, familientherapeutische und psychologische Maßnahmen in Kombination mit Sport, Bewegungstherapie und Kneipp-Verfahren enthält.

> **T Therapeutische Empfehlungen**
> - Eine Ernährungsanamnese kann ungünstige Gewohnheiten, wie den unkontrollierten Konsum von Süßigkeiten und gesüßten Getränken oder Essen aus Langeweile, erfassen.
> - Ernährungsprotokolle, monatl. über 3–5 Tage durchgeführt, dienen ebenfalls diesem Zweck.

Diätetik, Ernährungstherapie

Eine **energiereduzierte Mischkost** muss alle essenziellen Nährstoffe enthalten und dabei kohlenhydratreich und fettarm sein. Bereits im Kleinkindalter ist darauf zu achten, dass Essen nicht zur Befriedigung anderer Bedürfnisse eingesetzt wird. Die **Vorbildfunktion der Eltern** ist hier sehr wichtig.

Bei Kleinkindern und Schulkindern kann ein **Verhaltenstraining** am Beginn der Behandlung stehen. Eine energiereduzierte Diät ohne flankierende Maßnahmen ist dagegen nicht erfolgreich, da meist alle Gedanken nur noch um das Essen kreisen. Bei der Umstellung der Ernährung muss das Kind und seine Familie Freude am Essen behalten. Außerdem dürfen zwischen den Mahlzeiten keine Lebensmittel zusätzlich verzehrt und nur die benötigten Mengen eingekauft werden.

Bei Kleinkindern ist der Sättigungsreflex zu beachten und nicht durch Anregung zu weiterem Verzehr seitens der Erwachsenen zu überspielen.

🅣 Therapeutische Empfehlungen

Regeln für die Auswahl von Lebensmitteln
- ausreichende Zufuhr an Vitaminen und Mineralstoffen
- keine Light-Getränke
- komplexe Kohlenhydrate
- reichliche Flüssigkeitszufuhr in Form von energiefreien Getränken
- tierische Lebensmittel nur in fettarmen Sorten und Zubereitungen
- wenig, insbesondere gesättigte Fettsäuren enthaltendes Fett

Akupunktur

Akupunktur kann bei Reduktionsdiät entstehende Hungergefühle dämpfen und ist in Verbindung mit einer Ernährungsberatung hilfreich. Angewendet werden He 7, Ohr-Shen-Men (Nr. 55), Magen- bzw. Mundrepräsentationspunkt, Frustrations- bzw. Antiaggressionspunkt an der Ohrmuschel. Nebenwirkungen sind nicht zu erwarten.

Homöopathie

Als Konstitutionsmittel werden Antimonium crudum D 12, Barium carbonicum D 12 und Calcium carbonicum D 12 eingesetzt, jeweils als Langzeitverfahren.

Hydrotherapie, Balneotherapie

Eine Anregung des Stoffwechsels durch Bäder, eventuell mit Kräuterzusatz, z. B. *Rosmarin*, ist möglich. Auch wärmeentziehende Maßnahmen, z. B. absteigende Halb- und Vollbäder und Leibwickel, führen zu einer Steigerung des Stoffwechsels und zu einem vermehrten Energieverbrauch.

Besonders wirkungsvoll ist die Kombination von Kneipp-Anwendungen der Reizstufe II mit Unterwassermassagen.

Bewegungstherapie

Geeignet sind Tischtennisspielen, Radfahren und Schwimmen, die langfristig durchgeführt werden sollten.

🅣 Das kann der Patient selbst tun

Entgegen allen Hemmungen sollten übergewichtige und adipöse Jugendliche sich an sportlichen Gruppenaktivitäten beteiligen. Die Maßnahmen können zunächst in kleinen Gruppen durchgeführt werden.

37.7
Diabetes

Weltweit sind ca. 1 Million Kinder an Diabetes mellitus erkrankt, davon 25 000 in Deutschland. Die meisten Kinder leiden an Typ-1-Diabetes. Typische Symptome sind extremer Durst und große Urinmengen, Müdigkeit, Abgeschlagenheit, starke Gewichtsabnahme sowie starker Azetongeruch im Atem des Kindes. Infolge der Überfluss- bzw. Fehlernährung in führenden Industrienationen nimmt auch der Typ-II-Diabetes deutlich zu.

Bei richtiger Therapie sind an Diabetes erkrankte Kinder ebenso leistungsfähig wie andere Kinder.

Wichtige Hinweise

- Bei Bewusstlosigkeit sofort den Notarzt verständigen.
- Die Ernährung ist der neuen Situation anzupassen.
- Die täglichen Insulinspritzen müssen eingehalten, Blutzuckermessungen kontinuierlich durchgeführt werden.
- Für den Fall einer Hypoglykämie sollten in Kindergarten und Schule zuckerhaltige Nahrungsmittel bereitliegen.
- Kontakte mit anderen Diabetikern sind empfehlenswert, um Austauschmöglichkeiten zu schaffen.
- Lehrer und Erzieher sind über das Krankheitsbild zu instruieren. Bei Unterzuckerung muss das Kind sofort essen, eventuell auch während des Unterrichts.

Die im Folgenden angeführten Therapieformen ersetzen weder die Insulinzufuhr noch orale Antidiabetika, können aber im Stadium einer lediglich diätetisch geführten Stoffwechselregulation unterstützend wirken.

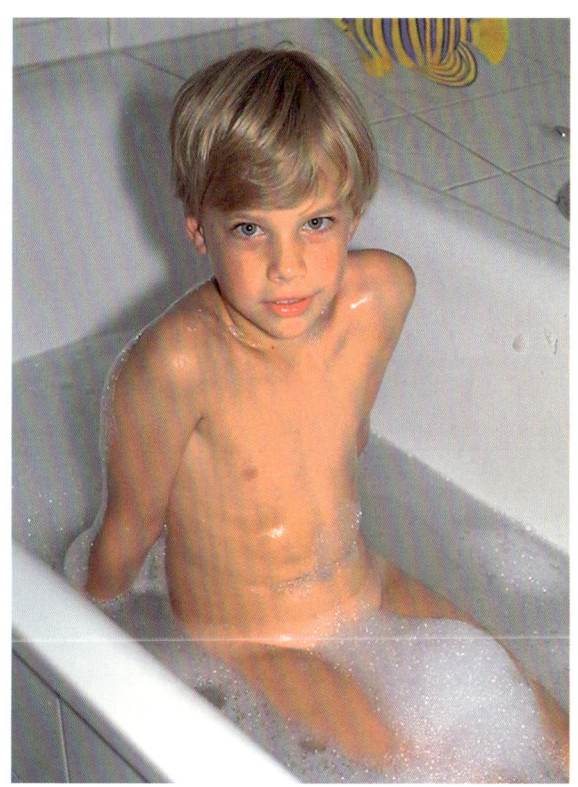

▶ **Abb. 37.11** Halbbad.

> ✱ **Merke:** Eine ausgeglichene Stoffwechsellage verhindert bzw. reduziert Folgeerkrankungen.

Ernährungstherapie

Empfohlen werden tierisch eiweißfreie Kost, viel Obst und Gemüse. Bei Typ I ist der Tagesspeiseplan nach dem Kohlenhydratanteil zu berechnen, bei Typ II ist eine Ernährungsumstellung auf Vollwert-Ernährung angezeigt.

> **Cave**
> - Verboten sind Zucker, Honig, Ahorn- und Rübensirup, Birnen- und Apfeldicksaft sowie alle zuckerhaltigen Fertigarzneimittel und Getränke.
> - Künstliche Süßstoffe sind zu meiden.

Phytotherapie

Polysaccharide und Quellstoffe in Verbindung mit diätetischen Maßnahmen sind hilfreich: **Guar** dient zum Ausgleich postprandialer Hyperglykämien und Verminderung der Glukosurie, **Tombinambur** als Sättigungs- und Süßungsmittel, **Alginsäure** als Verdickungsmittel.

Insulin, Guar und Acarbose sind adjuvant genutzte Arzneistoffe, die aus Pflanzen stammen. Die Wirkung der traditionell zur Blutzuckersenkung empfohlenen *Heidelbeerblätter*, *Geißrutenkraut* und samenfreien *Gartenbohnenhülsen* ist nicht erwiesen.

Hydrotherapie

Ganzwaschungen, warme Bürstenbäder, warme Bäder mit *Heublumen*, *Weizenkleie*, *Kamillenblüten*, *Eichenrinde* (bei Pruritus).

Bewegungstherapie

Regelmäßiges Radfahren, Schwimmen, Physiotherapie.

Längerfristige Belastungen erfordern alle 30 Min. eine Kohlenhydratmenge von ca. 10 g.

Die Insulindosis ist am Tag der Belastung um 20 % zu vermindern.

> **Cave**
> Hoch intensive Belastungsformen vermeiden.

37.8 Harnwegsinfektionen

Phytotherapie

Eine **Durchspülungstherapie** mit einer ausreichenden Menge von Teezubereitungen (tägl. 2 l) aus pflanzlichen Drogen bzw. Drogenmischungen (Aquaretika) kann die Behandlung der fieberhaften Harnwegsinfektion sowie die Rezidiv- bzw. Reinfektionsprophylaxe wirksam unterstützen. Bei der asymptomatischen Bakteriurie reicht die Durchspülungstherapie oft aus.

Durch *Birkenblätter* (frisch oder getrocknet) sowie durch das *Goldrutenkraut* wird die Diurese gesteigert.

Bärentraubenblätterextrakte spielen eine untergeordnete Rolle: Der Urin muss alkalisiert werden, es sind reichlich Gerbstoffe (bis 20 %) enthalten, die bei magenempfindlichen Kindern zu Übelkeit und Erbrechen führen können. Der Teeaufguss ist im Allgemeinen besser verträglich als das Kaltmazerat. Bei der Selbstmedikation sollte aufgrund theoretischer Überlegungen *Bärentraubenblättertee* nicht länger als jeweils 1 Woche und höchstens 5-mal jährlich eingenommen werden. Bei Nieren- und Blasentees beträgt in der Regel der Anteil an *Bärentraubenblättern* nicht mehr als 30 %; auf die gezielte Kombination weniger Drogen ist zu achten.

Die stark schleimhautirritierenden *Senföle* aus der *Brunnenkresse* und der *Kapuzinerkresse* besitzen zwar hohe antibakterielle und antimykotische Wirksamkeit, werden aber kaum angewendet.

> **T Therapeutische Empfehlung**
> Bei Bakteriurie (> 10^6/ml) und klinischer Allgemeinsymptomatik sind Antibiotika unerlässlich.

> **T Das kann der Patient selbst tun**
> Das ältere Kind sollte seine Blase bewusst und so häufig wie möglich entleeren.

37.9 Kopfschmerzen

Bei **akuten Kopfschmerzen** helfen phytotherapeutische, physikalische und allgemein entspannende Maßnahmen. Bei **Spannungskopfschmerzen** sowie bei **Migräne** wird man zunächst TENS, bei Migräne Laserakupunktur versuchen, gegebenenfalls gefolgt von einer mehrmonatigen Pharmakotherapie bei therapieresistenten Migräneverläufen. Das EMG-Biofeedback ist als Einzeltrainingsmethode ebenfalls gut wirksam.

Bei chronischen Formen sind umfangreiche diagnostische Maßnahmen nötig.

Entspannungsverfahren

Die Muskelrelaxation nach Jacobson ist wohl das wirkungsvollste Entspannungsverfahren zur Behandlung von idiopathischen Kopfschmerzformen.

Phytotherapie

Einreibungen beider Schläfen mit *Pfefferminzöl* zeigen einen deutlichen, in mehreren klinischen Studien nachgewiesenen Effekt beim Spannungskopfschmerz [7]. Sie sind der Akutbehandlung mit Analgetika wie Paracetamol ebenbürtig.

Hydrotherapie, Physikalische Therapie

Bei Kopfschmerzen ist Hydrotherapie mit schwacher Reizstärke zu empfehlen: ansteigendes Arm- oder Fußbad mit Zusätzen wie *Melissen-* oder *Thymianöl* (37°C), warmer Nackenguss, Wechselarmbad, Wechselarmguss, Dreiviertelbad.

Auch Massagen der Nackenmuskulatur können kurzfristig Erleichterung schaffen.

Ernährungstherapie

Der Wert von Diätempfehlungen für Migränepatienten ist umstritten und muss individuell erprobt werden. Der Übergang zur ebenfalls individuell zu ermittelnden allergen- bzw. reizstoffarmen Diät bei Nahrungsmittelallergie oder -unverträglichkeit ist fließend: Eine pragmatische ernährungsmedizinische Vorgehensweise empfiehlt den Verzicht auf Süßigkeiten, Farb-, Konservierungsstoffe und andere Nahrungszusätze. Gemüse und Obst sind hingegen ohne Einschränkung zugelassen.

37.10 Aufmerksamkeitsdefizitsyndrom (ADS), Aufmerksamkeitsdefizit- und Hyperaktivitätssyndrom (ADHS), Konzentrationsschwäche, Verhaltensauffälligkeiten, Unruhezustände

Die Begriffe „Verhaltensauffälligkeiten" bzw. „Unruhezustände" beschreiben sehr heterogene Befindlichkeitsstörungen und Krankheitsbilder, sodass der Verdacht auf die Krankheitsbilder ADS und ADHS immer eine **exakte Abklärung** erfordert. In mindestens zwei Lebensbereichen des Kindes (Familie, Schule/Kindergarten) müssen ausgeprägte Leitsymptome über einen längeren Zeitraum vorhanden sein, um die Diagnose zu rechtfertigen. Dies ist bei der überwiegenden Zahl zappeliger, nerviger Kindern jedoch nicht gegeben. **ADHS** ist durch folgende Leitsymptome definiert:

- **stark ausgeprägte Störungen der Aufmerksamkeit**; Aufgaben, vor allem kognitive und fremdbestimmte, werden vorzeitig abgebrochen, Vergesslichkeit, Flüchtigkeitsfehler
- **Impulsivität**; plötzliches, unüberlegtes Handeln, auch in gefährlichen Situationen, Störungen und Unterbrechungen, Ungeduld
- **Überaktivität**; unzureichend regulierte, überschießende Motorik, ausgeprägte Ruhelosigkeit und Redseligkeit, Lärmen

Kinder, die kaum hyperaktiv, aber in besonderem Maße unaufmerksam sind, leiden möglicherweise am **Aufmerksamkeitsdefizitsyndrom ohne Hyperaktivität (ADS)**. In diesen Fällen ist die Abgrenzung zwischen gesund und krank oft sehr schwer zu treffen, zumal die Kinder wesentlich weniger auffallen als hyperaktive Kinder. Die Bezeichnung „ADS vom Träumerchen-Typ" verweist darauf, dass übliches kindliches Verhalten, hier das Tagträumen, erst durch das Maß der Ausprägung zum Krankheitsbild führt.

Der Beginn der Störungen tritt meist vor dem 6. Lebensjahr ein.

Das Krankheitsbild ADHS, an dem heute 3–5% der Schulkinder leiden, war bis vor wenigen Jahren kaum bekannt. Die Ätiologie der Störungen ist nach wie vor unklar. Diskutiert werden neurologische, immunologische, genetische und psychosoziale Faktoren. Sicherlich sind bestimmte Umweltfaktoren, z.B. das Fernsehen, Computer der Entwicklung von Störungen, wie Unruhe, förderlich.

Wichtig ist, bei unruhigen Kindern nicht vorschnell auf die Diagnose zu schließen. Auszuschließen sind Angststörung, Psychose, depressive Störung und autistische Störung.

✳ **Merke:** Fast alle Kinder sind phasenweise unaufmerksam, impulsiv und motorisch unruhig.

Psychotherapie, Verhaltenstherapie

Verhaltensauffällige Kinder werden meist abgelehnt bzw. kritisiert, ziehen also negative Aufmerksamkeit auf sich. Da diese Kinder in der Regel nach einem lebendigen, emotional verlässlichen Kontakt suchen und bestrebt sind, Gefühle von Unsicherheit und Ohnmacht durch Handlung abzuwehren, wird hier häufig eine **zirkuläre Aggravation** in Gang gesetzt.

Vor dem Einsatz von ADHS-Medikamenten wie Ritalin sind die möglicherweise vorhandenen psychischen Nöte mittels **familienorientierter Psychodiagnostik** zu hinterfragen. Emotionale Störungen der Kinder dürfen nicht übersehen werden. Verhaltenstherapie, gegebenenfalls in Kombination mit medikamentöser Behandlung, psychodynamische Verfahren sowie eltern- und familienorientierte Verfahren sind indiziert. Beratende, unterstützende Familiengespräche sind hilfreich. In Einzelgesprächen sollten Partnerschaftsprobleme angesprochen werden. Psychomotorische und ergotherapeutische Maßnahmen sind zu erläutern.

Medikamentöse Behandlung

Die Indikation zur Behandlung mit Psychostimulanzien, z.B. Methylphenidat, ist streng zu stellen und sollte mit einem Facharzt für Kinder- und Jugendpsychiatrie abgesprochen werden.

Phytotherapie

Nervöse Reizzustände können durch mild sedierende Medikamente, wie *Passionsblumenkraut* und *Hopfenzapfen,* sowie den Schlaf anstoßende, z.B. *Lavendel, Melisse,*

bzw. das Durchschlafen erleichternde Phytopharmaka adjuvant therapiert werden.
- *Johanniskraut:* bei leichten bis mittelschweren Depressionen. Zahlreiche klinische Studien belegen auch eine Besserung nervöser Unruhe und depressiv verursachter Schlafstörungen.
- *Melissenblätter:* bei nervös bedingten Einschlafstörungen. Sie werden in Form von Tees (Teetasse während des Ziehenlassens abdecken) und als Badezusatz benutzt.
- *Passionsblumenkraut*
- *Lavendelblüten:* wirken sedierend. Gebräuchlich sind Duftsäckchen, die in der Nähe des Kinderbettes aufgehängt werden. Gut wirksam sind *Lavendelbäder* oder *Lavendelblüten* als Bestandteile sedierender Tees.
- Außer *Hopfen*kissen werden auch *Hopfenzapfentees* verwendet, die wegen ihres hohen Bitterstoffgehaltes mit anderen sedativ wirkenden Drogen gemischt werden sollten.

> **Cave**
> Bei Höchstdosen von Johanniskraut wurden z. T. lichtsensibilisierende Wirkungen beobachtet.

Ernährungstherapie

Die Wirksamkeit einer Ernährungstherapie ist umstritten, sie stellt daher keine generelle Therapie dar. Beeindruckende Effekte, die in Einzelfällen beschrieben wurden, basieren möglicherweise auf der mit der strengen Diät verbundenen **Strukturierung der Mutter-Kind-Beziehung**: Die Diät „zwingt" die Mutter, sich intensiv, zuverlässig und regelmäßig mit ihrem „kranken" Kind zu beschäftigen. Auf diese Weise kann zuweilen eine Kostform wie die phosphatarme Diät eine Veränderung der Interaktion zwischen Mutter und Kind bewirken. Eine derartige Placebo-Behandlung ist nicht zu empfehlen.

Eine Umstellung auf eine vollwertige, industriell möglichst wenig bearbeitete Nahrung bewirkt in manchen Fällen auch ohne den Nachweis einer Nahrungsmittelunverträglichkeit eine Besserung. Sie reduziert den Gehalt an biogenen Aminen, z. B. Glutamat, verursacht geringere Schwankungen des Blutzuckers und verringert das Pooling des Blutes im Intestinum zuungunsten des Gehirns.

Der **Verzicht auf koffein- und teinhaltige Getränke** ist bei Verhaltensauffälligkeiten selbstverständlich. Reichlicher Genuss von Süßem steigert die zerebrale Serotoninsynthese und kann sich über diesen Mechanismus sicher auf die Nervenfunktionen auswirken. Theoretisch kann auch eine **chronische Übersäuerung** aufgrund ungünstiger Nahrungszusammensetzung, Überwiegen des Sympathikus und/oder mangelnder Bewegung neurologische Abläufe stören.

Physikalische Therapie, Bewegungstherapie, Entspannungstherapie

Kneipp-Verfahren, Ordnungstherapie, Sport und Balneologie können als adjuvante Therapieformen angewandt werden, z. B. in Form von Kniegüssen bei Schlafstörungen, Wechselarmbädern, Wechselfußbädern, Tautreten. Progressive Muskelrelaxation nach Jacobson ist ebenfalls angezeigt.

Akupunktur

Eine Monotherapie mit Akupunktur ist nicht sinnvoll.

Unruhiges Verhalten ist Ausdruck eines **Yin-Mangels**, der mit folgenden Akupunkturpunkten behandelt werden kann:

Du 20, Ex 6, He 7, Ni 3, Bl 23, P 3, P 6, Bl 62, Ohr-Shen-Men (Nr. 55).

37.11 Prellungen, Zerrungen, Verstauchungen, Myogelosen, Insektenstiche

Bagatelltraumen sind durch physikalische und phytotherapeutische Maßnahmen optimal zu behandeln. Sofortmaßnahmen zielen darauf ab, dem verletzten Bereich Wärme zu entziehen und die lokale Durchblutung zu drosseln. Dies ist oft möglich mit fließendem Wasser, Kältepackungen, z. B. Tiefkühlware, Eisbeutel, und stark wärmeleitenden Materialien (z. B. kalter Löffel).

> **Cave**
> Abnorme Verletzungen oder seltsame Schilderungen des Hergangs erwecken den Verdacht auf Kindsmisshandlung.

Physikalische Therapie

Nach der **lokalen Kälteapplikation** als Sofortmaßnahme muss bei schwereren Distorsionen rasch eine Analgesie durch **Ruhigstellung** angestrebt werden. Bei leichteren Zerrungen und bei Kontusionen genügt meist ein komprimierender Stützverband. Sind Gelenke betroffen, sollte möglichst bereits am folgenden Tag mit schonender, zunächst passiver Physiotherapie begonnen werden.

Schwellungen können durch manuelle **Lymphdrainage** behoben werden. Die Hämatomresorption kann durch die Kombination mit Interferenzstrom-Behandlung beschleunigt werden.

Phytotherapie

- *Minzöl* bzw. *Pfefferminzöl*:
  Bei Schmerzen Einreibungen, 4–6 Tr.; nach Bedarf wiederholen
- *Johanniskrautöl, Hamamelisextrakt*, meist als Salbe, Zubereitungen der *Ringelblume* in Form von Aufguss,

Tinktur, Salbe sowie *Eichenrinde* zur Behandlung schlecht heilender Wunden:
- *Johanniskrautöl* wirkt antiphlogistisch; zur Behandlung von scharfen und stumpfen Verletzungen, Myalgien und Verbrennungen 1. Grades.
- *Ringelblumenblüten:* zur Behandlung von Wunden und zur lokalen Behandlung von Entzündungen der Mund- und Rachenschleimhaut.
- Gerbstoffe aus *Hamamelisblättern* und *-rinde:* bei Hautverletzungen, Entzündungen von Haut und Schleimhäuten sowie bei Hämorrhoiden. In der Regel werden Fertigpräparate benutzt.
- *Eichenrinde:* für Spülungen und Umschläge bei schlecht heilenden, oberflächlich infizierten Wunden (Fertigarzneimittel, selbst hergestellte *Eichenrindenaufgüsse*).
- *Hirtentäschelkraut*:
Bei oberflächlich blutenden Wunden, auch bei Nasenbluten können Aufgüsse verwendet werden.
- *Terpentinöl, Lärchenterpentin*:
Bei Zerrungen und Prellungen wird neben physikalischen Maßnahmen die hyperämisierende Wirkung von Balsamen als angenehm empfunden (Indikation: rheumatische und neuralgische Beschwerden). In der Regel werden Fertigpräparate benutzt, die auch andere pflanzliche Wirkstoffe enthalten.
Cave: Eine großflächige Anwendung und der Gebrauch bei kleinen Kindern sind zu vermeiden, da Vergiftungen zu befürchten sind (ZNS/Niere). Toxische und allergische Hautreaktionen sind nicht selten.
- *Kiefernnadelöl* bzw. ölige Zubereitungen aus *Kiefernsprossen, Kohlwickel*:
Diese Anwendungsformen reizen weniger, sind aber auch weniger wirksam.

- *Heublumensack* (▶ S. 198), *Kirschkernkissen*:
Bei schmerzhaften Myogelosen, Prellungen und Zerrungen. Der warme Sack bleibt etwa 1 Std. liegen und wird nur 1-mal benutzt; die Umgebung wird gut abgedeckt. Das *Kirschkernkissen* ist wiederverwendbar.
- *Beinwellpasten* oder *-salben*:
Bei stumpfen Traumen. Toxische und kanzerogene Pyrrolizidinalkaloide schränken die Verwendbarkeit in der Kinderheilkunde stark ein. Deshalb werden Fertigarzneimittel empfohlen.
Cave: Kleinkinder, schwangere und stillende Mütter sollten nicht mit *Beinwellzubereitungen* behandelt werden.
- *Zwiebelpresssaft*, eingefroren, oder *Spitzwegerichsaft:*
zur Behandlung von Schwellungen nach Insektenstichen

> **Cave**
>
> **Arnikatinkturen und -öle rufen relativ häufig, insbesondere bei unsachgemäßer Anwendung, toxische und/oder allergische Dermatitiden hervor, sodass die Anwendung bei Kindern bei Verletzungs- und Unfallfolgen trotz des guten antiphlogistischen und analgetischen Effektes nur eingeschränkt empfohlen wird.**

Literatur

[1] **Calder PC:** n-3 polyunsaturated fatty acids, inlammation, and infllammatory diseases. Am J Clin Nutr. 2006; 83 (Suppl 6): 1505–1519.

[2] **Deutsche Gesellschaft für Ernährung e. V.:** Rheumadiät. 2008. www.dge.de/modules.php?name=News&file=article&sid=827

[3] **Dorsch W, Loew D, Meyer-Buchtela E et al. (Hrsg.):** Kinderdosierungen von Phytopharmaka. 3. Aufl. Frankfurt: Kooperation Phytopharmaka; 2002.

[4] **Dorsch W, Sitzmann FC (Hrsg.):** Naturheilverfahren in der Kinderheilkunde. Mit vielen Infozepten auf CD-Rom. 2. Aufl. Stuttgart: Hippokrates; 2002.

[5] **Dorsch W, Loibl M:** Wenn Kinder ständig krank sind. Stuttgart: Trias; 2007.

[6] **Dorsch W, Schmid L, Heck J:** In 26 Schritten zum kompetenten Kneippianer. München: ISBN 3-87490-210-0.

[7] **Göbel H, Heinze S, Dworschak M et al.:** Oleum menthae piperitae in der Akuttherapie von Migräne und Kopfschmerz vom Spannungstyp. Z Phytother. 2004; 25: 129–139.

[8] **Helgeland M, Svendsen E, Forre O et al.:** Dietary intake and serum concentrations of antioxidants in children with juvenile arthritis. Clin Exp Rheumatol. 2000; 18(5): 637–641.

[9] **Höger PH:** Kinderdermatologie. Stuttgart: Schattauer; 2006.

[10] **Karger T, Hein R (Hrsg.):** Ernährungsmedizin in der Rheumatologie. State of the art: Ergebnisse der wissenschaftlichen Arbeit des Arbeitskreises Ernährungsmedizin in der Deutschen Gesellschaft für Rheumatologie. (Schriftenreihe Fortschritte der klinischen Rheumatologie) Ratingen: Preuss; 2007.

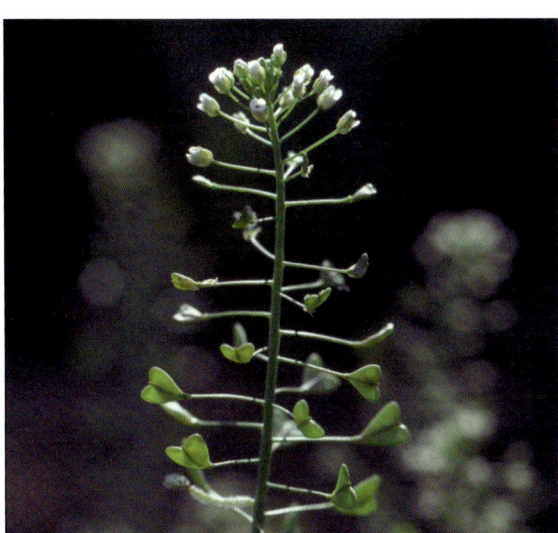

▶ **Abb. 37.12** Hirtentäschel (Capsella bursa-pastoris).

[11] **Miller V:** Ernährung bei Kindern mit juveniler idiopathischer Arthritis. In: Karger T, Hein R (Hrsg.): Ernährungsmedizin in der Rheumatologie. State of the art: Ergebnisse der wissenschaftlichen Arbeit des Arbeitskreises Ernährungsmedizin in der Deutschen Gesellschaft für Rheumatologie. (Schriftenreihe Fortschritte der klinischen Rheumatologie) Ratingen: Preuss; 2007.

[12] **Miller V, Michels H:** Komplementäre Therapien in der Kinderrheumatologie. Akt. Rheumatol. 2005; 30(3): 195–198.

[13] **Reinhardt D:** Therapie der Krankheiten im Kindes- und Jugendalter. 6. Aufl. Heidelberg: Springer; 1997.

[14] **Schilcher H, Dorsch W:** Phytotherapie in der Kinderheilkunde. Handbuch für Ärzte und Apotheker. 4. Aufl. Darmstadt: Wissenschaftliche Verlagsgesellschaft; 2005.

[15] **Schulte FJ, Spranger J (Hrsg.):** Lehrbuch der Kinderheilkunde. Erkrankungen im Kindes- und Jugendalter. 27. Aufl. Stuttgart: Gustav Fischer; 1993.

[16] **Vargova V, Vesely R, Sasinka M et al.:** Will administration of omega-3 unsaturated fatty acids reduce the use of nonsteroidal antirheumatic agents in children with chronic juvenile arthritis? Cas Lek Cesk. 1998; 137(21): 651–653.

Wichtige Adressen

Deutsche Gesellschaft für Allergologie und klinische Immunologie e. V. (DGAKI)
Vohburgerstr. 13
D-80687 München
Tel.: 089 54662968
www.dgaki.de

Deutscher Allergie- und Asthma-Bund e. v. (DAAB)
Fliethstr. 114
D-41061 Mönchengladbach
Tel.: 02161 814940
www.daab.de

Deutscher Neurodermitiker Bund e. V.
Spaldingstr. 210
D-20097 Hamburg
Tel.: 040 230810

Deutscher Neurodermitis Bund e. V.
Baumkamp 18
D-22299 Hamburg
Tel.: 040 230744
www.neurodermitis-bund.de

Kneipp-Bund e. V.
Adolf-Scholz-Allee 6–8
D-86825 Bad Wörishofen
Tel.: 08247 30020
www.kneippbund.de

38 – Onkologische Erkrankungen

Michael Kalden, Rainer Stange

38.1 Definition 659
38.2 Einführende Hinweise 659
38.3 Verfahren 661
38.4 Spezielle pflegerische Maßnahmen in der palliativen Therapie 670

38.1
Definition

Die Onkologie stellt ein Teilgebiet der Inneren Medizin dar, das sich, oft interdisziplinär, mit der Erforschung, Behandlung und Therapie von Tumorerkrankungen befasst.

38.2
Einführende Hinweise

38.2.1 Geschichte

Aus natürlichen Heilmitteln abgeleitete onkologische Therapien werden seit über 100 Jahren genutzt. Zunächst stellten sie die einzigen Möglichkeiten der konservativen Onkologie dar. Mit dem Aufkommen der konventionellen Verfahren, insbesondere der Strahlentherapie und medikamentöser Therapien, traten sie in den Hintergrund bzw. wurden von Außenseitern als ausschließliche oder „alternative" Krebstherapie praktiziert. Erst in jüngerer Vergangenheit, begünstigt auch durch das Aufkommen neuer Verfahren wie der Hyperthermie, wurde die **Kombinierbarkeit mit konventionellen onkologischen Therapien** in einem Gesamtkonzept erarbeitet. Dieses wurde unter verschiedenen Begriffen wie „Kombinierte Tumortherapie" [44], „Komplementäre Onkologie" [21], „Integrative Onkologie" [35] oder „Komplementär-Onkologie" [1] zusammengefasst.

Man versteht darunter vor allem Verfahren, die geeignet sind, die körpereigene Abwehr gegen Tumorzellen zu verbessern, günstige unspezifische Effekte auf Grundfunktionen des Organismus wie Stoffwechsel, Atmung und Kreislauf auszuüben und die Ernährung des Tumorkranken sowie insbesondere seine geistig-seelische Gesundheit zu optimieren. Zusätzlich beanspruchen einige Verfahren, Verträglichkeit und Wirksamkeit konventioneller Therapien zu verbessern.

Historisch wegbereitend für diese Therapierichtung waren klinische Beobachtungen zu antitumorösen Eigenschaften spontan ablaufender biologischer Prozesse bzw. Erkrankungen sowie bestimmter Substanzen. Bereits im 18. Jahrhundert war bekannt, dass nach überstandenen bakteriellen Infektionen, die meist mit hohem Fieber einhergingen, wie speziell dem Erysipel, bösartige Tumoren regredieren konnten. Ab 1864 wurde erstmals in Deutschland versucht, diesen Effekt durch noch gar nicht identifizierte Erreger gezielt zu nutzen, indem man Krebspatienten in das Bett von Erysipelpatienten legte und auf eine Infektion hoffte. Insofern stellen „biologische" Heilmittel die ersten, wenngleich sehr kruden Therapieversuche dar.

Zu Beginn des **20. Jahrhunderts** entwickelten sich rasch weitere Möglichkeiten, die heute noch genutzt werden: proteolytische Enzyme ab 1904, Aufbereitungen tierischer Thymusdrüsen ab 1908, später auch anderer Organe, Mistelextrakte ab 1921. Letztere führten **Rudolf Steiner** und **Ita Wegmann** aus anthroposophischer Weltsicht ein.

Diese Entwicklungen fanden vor bzw. ungefähr zeitgleich mit der Einführung der Bestrahlung und in jedem Fall vor den ersten antineoplastischen Chemotherapien statt. Auch die onkologische Chirurgie steckte noch in ihren Anfangsphasen. Insofern waren Therapien, die heute als „komplementär", „unkonventionell" oder gar „alternativ" bezeichnet werden, historisch „konventionell" bzw. ohne konventionelle Alternative. Umgekehrt konnten die klassische Naturheilkunde, die biologische und die anthroposophische Medizin dieser Zeit auf kein ätiopathogenetisches Konzept onkologischer Erkrankungen rekurrieren, das ihnen erlaubt hätte, über eher intuitive Ansätze hinauszukommen. Im zellular-pathologischen Bild waren Ansätze, denen zumindest in vitro zytoreduktive Wirkungen zugeschrieben werden konnten, schnell populärer. Erst in den letzten Jahrzehnten konnte aufgrund des Konzeptes der **Immunological Surveillance**, der Beschreibung der körpereigenen Erkennung und Abwehr von onkologisch relevant veränderten Zellen, eine naturwissenschaftliche Basis für diese Konzepte gelegt werden [27].

Derzeit werden folgende Begriffe für das hier zu diskutierende Gebiet genutzt:
- biologische Tumortherapie
- naturheilkundliche Tumortherapie
- anthroposophisch ergänzte Tumortherapie
- alternative Tumortherapie
- kombinierte Tumortherapie
- integrierte Tumortherapie
- komplementäre Tumortherapie

Der Begriff „komplementäre Tumortherapie" scheint sich mittlerweile durchzusetzen, wohl auch wegen seiner Kompatibilität mit internationalen Entwicklungen. Gemeinsam ist diesen Therapien, dass sie **adjuvant, d. h. soweit möglich parallel zu den konventionellen** eingesetzt werden.

Der von Patienten früher häufiger, jetzt immer seltener geäußerte Wunsch nach einer „alternativen", d. h. ausschließlichen unkonventionellen Therapie, dem Ärzte und vor allem nicht ärztliche Therapeuten auch nachgekommen sind, hat lange Zeit zu einer Polarisierung und zur Missachtung von Wünschen und Handlungsweisen der Patienten geführt. Erst in den letzten zehn Jahren konnte auch durch eine Reihe epidemiologischer Studien gezeigt werden, dass komplementäre Therapien in den westlichen Ländern von der Mehrheit der Tumorpatienten benutzt werden. Die deutsche Situation wurde zuletzt in der großen Umfrage von Weis [42] erfasst, die neben der bekannt hohen Prävalenz auch die differenzielle Therapiesituation beschreibt (▶ Abb. 38.1).

38.2.2 Prävention

Der Prävention onkologischer Erkrankungen wird aus zwei Gründen zunehmend Bedeutung beigemessen: Offenbar auch, wenn nicht sogar überwiegend bedingt durch die erhöhte Lebenserwartung erhöhen sich mit nur ganz wenigen Ausnahmen, wie etwa Magenkrebs, ihre Inzidenzen. Andererseits sinken die Mortalitäten trotz erheblich gesteigerten Aufwands und Ressourcenverbrauchs nur wenig.

Grundsätzlich muss im konventionellen Sinn zwischen **Primär- und Sekundärprävention** unterschieden werden.

Im naturheilkundlichen Sinn gilt als sinnvolle Primärprävention die **Optimierung der Gesundheit**, wie sie sich etwa anhand der sogenannten Grundfunktionen des Organismus im Sinne Voglers [41] bestimmen lässt, insbesondere bezüglich Ernährung und Stoffwechsel, Bewegung und Atmung, sämtlichen Ausscheidungen, Sexualität, Emotionalität. Die Realisierung eines derart umfassenden Konzeptes von Gesundheit ist schon beim Individuum, umso weniger bei größeren Populationen und über längere Zeiträume nicht ohne Weiteres messbar. Somit sind seine sicherlich plausiblen primärpräventiven Effekte bezüglich bösartiger Erkrankungen mit epidemiologischer Forschung weder beweisbar noch widerlegbar.

Allerdings konnte die sehr umfangreiche epidemiologische Forschung zu bösartigen Erkrankungen mit breit angelegten und replizierten Studien Risikoerhöhungen bzw. -erniedrigungen für einzelne Aspekte aufzeigen:
- Bewegungsmangel als Störung der Grundfunktion Bewegung führt zu erhöhtem Risiko für kolorektale Tumoren [8].
- Der seit langem bekannte inverse Zusammenhang zwischen Brustkrebsrisiko und Schwangerschaften und Stillzeiten kann als Störung der Grundfunktionen Sexualität aufgefasst werden.

Die wohl umfassendste Zusammenfassung der Befunde zu Ernährung und Bewegung wurde kürzlich von der WHO publiziert [43].

Enttäuschend blieb dagegen bislang die epidemiologische Forschung zu Risiken einiger Krebsarten mit zunehmender Inzidenz, wie Prostata- und Nierenzellkarzinom, exemplarisch für einige weitere Krebsarten, für die derzeit kein individuelles Risiko angegeben werden kann. Da diese teilweise als „immunogen" gelten, d. h. durch geschwächte Immunfunktionen begünstigt, umgekehrt aber auch durch geeignete Immuntherapien angehbar werden, eröffnen sich für die Naturheilkunde mit ihrem umfassenden Gesundheitsanspruch neue Perspektiven in Krebsprävention und Krebstherapie.

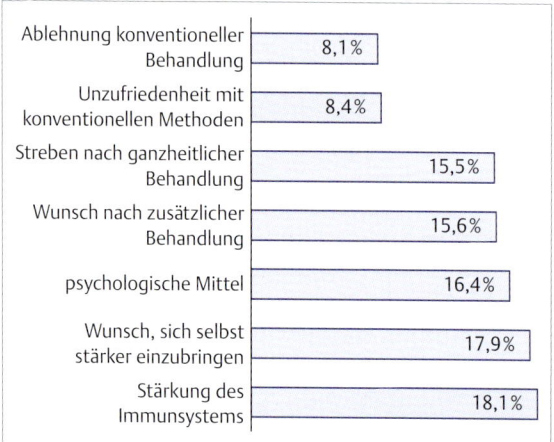

▶ **Abb. 38.1** Gründe für die Anwendung naturheilkundlicher und komplementärer Therapien (Mehrfachnennungen möglich). Umfrage unter 525 Patienten in deutschen REHA-Kliniken.

38.3 Verfahren

38.3.1 Ernährungstherapie

Ernährung und onkologische Erkrankungen werden vor allem in ätiologischem, seltener in therapeutischem Zusammenhang gesehen. Frühere Schätzungen allgemein anerkannter Institutionen, z. B. des National Cancer Institute in den USA, kamen immer wieder zu dem Schluss, dass rund 60 % aller bösartigen Erkrankungen ernährungsbedingt seien und damit potenziell eine Prävention möglich sei. Wenngleich dieser Anteil heute als zu hoch geschätzt gilt, ist durch seine wiederholte Veröffentlichung das Interesse an der Ernährung enorm gestiegen.

Wichtige Aspekte

Im Sinne eines exakten Verständnisses sind die **Stufen der Prävention** streng auseinanderzuhalten:
- **Primärprävention:** Reduktion von Krebsinzidenz und Krebsmortalität in der breiten Bevölkerung
- **Sekundärprävention:** Reduktion von Krebsinzidenz und Krebsmortalität in Risikogruppen, z. B. bei familiärer Belastung mit Kolon- oder Mammakarzinom oder bei krebsbegünstigendem Lebensstil wie Bewegungsmangel, Rauchen und Alkoholkonsum
- **Tertiärprävention:** Verbesserung der Prognose einer manifestierten Erkrankung, d. h. Verlängerung der rezidivfreien Zeit und/oder des Gesamtüberlebens

Obwohl fließende Übergänge bestehen, sollte man die Ernährungstherapie, die z. B. bei Kachexie, Schmerzen oder gastrointestinalen Beschwerden eingesetzt wird, davon abgrenzen.

Primärprävention

Seit langem wird vermutet, dass Krebsanfälligkeit sich invers zum Obst- und Gemüsekonsum verhalte. Daraus resultierte die in den USA geborene und inzwischen in vielen Ländern übernommene **Kampagne „Fünf am Tag"** („**Five a day**"), wodurch der Konsum von Obst und Gemüse und damit die Zufuhr vieler wertvoller sekundärer Pflanzeninhaltsstoffe, wie Polyphenole, Retinoide bzw. Karotinoide und Phytoöstrogene, die zumindest im Laborversuch karzinoprotektiv wirken, erhöht werden soll.

Diese Zusammenhänge konnten z. B. in der Längsschnittstudie **EPIC** (European Prospective Investigation into Cancer and Nutrition) an mehr als 300 000 EU-Bürgern bestätigt werden, allerdings nur für Tumore im HNO-Bereich und der Speiseröhre [5]. Darüber hinaus ließen sich, insbesondere für Brustkrebs, keine Zusammenhänge zwischen dem sehr sorgfältig erfragten Obst- und Gemüsekonsum und der Krebsinzidenz feststellen.

Dagegen rücken **Übergewicht** und **Insulinresistenz** als Ausdruck von Über- und Fehlernährung in den Fokus. Diese scheinen insbesondere für postmenopausalen **Brustkrebs** [25] und **kolorektalen Krebs** [31] risikoerhöhend zu wirken (Übersicht z. B. [7]) und sollen in den USA für etwa ein Siebtel aller Krebsfälle verantwortlich sein. Insulinresistenz bewirkt neben der möglichen Aktivierung von Onkogenen auch eine Schwächung der körpereigenen Abwehr (Immunologic Surveillance, s. o.).

> ✱ **Merke:** Das naturheilkundliche Konzept zur Prävention und Therapie von Übergewicht bzw. Adipositas stellt eine wichtige Säule in der Primärprävention dar.

Förderung von Krebswachstum durch Fehlernährung wird auch aufgrund ungenügender Aufnahme der nur in pflanzlicher Nahrung anzutreffenden **unverdaulichen Kohlenhydrate** (Ballaststoffe) mit karzinoprotektiven Eigenschaften vermutet. Als wünschenswerte Ballaststoffaufnahme werden tägl. ca. 30 g im Vergleich zu den real ca. 10 g in den derzeitigen westlichen Ernährungsformen angesehen. Diese „Ballaststoffhypothese" wurde vor allem für **kolorektale Karzinome** aufgestellt. Zahlreiche epidemiologische Studien unterstützen sie, andere dagegen nicht. Die EPIC-Studie erfasste prospektiv Ballaststoffaufnahme und Dickdarmkrebsinzidenz einer halben Million EU-Bürger. Aus diesen Daten postulierte man, dass sich die Dickdarmkrebsrate um immerhin 40 % senken ließe, wenn die Aufnahme der Ballaststoffe von 13 g pro Tag auf 35 g pro Tag erhöht würde [5].

Keine andere Hypothese bezüglich Ernährung und Krebs wurde aufgrund der kontroversen Diskussion in großen randomisierten Interventionsstudien überprüft. Die Ergebnisse waren enttäuschend. In der Analyse dieser Studien wurde darauf hingewiesen, dass bislang nur Adenomträger aufgenommen wurden und es sich demzufolge um Interventionen der Sekundär- und nicht der Primärprävention handele. Auch waren die zusätzlich einzunehmenden Faserstoffe Supplemente, insbesondere Weizenkleie, und nicht Bestandteil einer natürlichen Ernährung. Auch diese wäre allerdings möglicherweise zu spät gekommen, um die Manifestation weiterer Adenome reduzieren zu können.

Therapie und Tertiärprävention

Während die meisten wissenschaftlichen Erkenntnisse sich auf ätiologische und damit in erster Linie auf Aspekte der Primärprävention beschränken müssen, setzt die naturheilkundliche Therapie seit jeher bei der **Verbesserung der Prognose** an. Grundsätzlich lässt sich zwar vermuten, dass eine Ernährungsweise bzw. Bestandteile der Ernährung, die sich als primär präventiv erwiesen haben, dies auch tertiär sind. Allerdings wird hierbei meist die sehr unterschiedliche Zeitachse übersehen: Der Manifestation einer Tumorerkrankung gehen begünstigende Einflüsse über viele Jahre, wenn nicht mehrere Jahrzehnte voraus, während die prognostisch entscheidende Phase,

38 Onkologische Erkrankungen

also die Reduzierung von Rezidiv- und Metastasenwahrscheinlichkeiten, sich innerhalb der ersten Jahre nach der Primärbehandlung abspielt.

Palliative Therapie
Vermutlich hat hier die **Ernährungsberatung** einschließlich aus ihr abgeleiteter supportiver Therapien wie Infusionen, Supplementgaben etc. ihre größte Bedeutung: Die Tumorkranken leiden im Spätstadium regelhaft an Anorexie, Mangeleernährung, Kachexie, die wiederum die Lebensqualität weiter verschlechtern und der Wirksamkeit von konventionellen wie unkonventionellen Therapien im Wege stehen.

Das Vorgehen muss an **individuellen Möglichkeiten** orientiert und durch die Erfolge im Verlauf korrigierbar sein. Es unterscheidet sich insofern grundsätzlich von den oben genannten Situationen der Primär- bis Tertiärprävention, als das Hauptziel in der verbesserten Zufuhr von Flüssigkeit und essenziellen Nährstoffen, weniger in der Umsetzung einer wie immer spezifisch onkologisch günstigen Ernährungsform liegt.

> **Therapeutische Empfehlungen**
> - individuelle Ernährungsberatung
> - laufendes Stützen des Ziels in der ärztlichen und psychoonkologischen Betreuung
> - oral einzunehmende Nahrungskonzentratlösungen
> - Infusionstherapie über einen Port oder zentralen Venenkatheter mit kommerziellen Nährstoff-, Elektrolyt-, Vitamin- und Spurenelementkonzentraten

Spezielle Ernährungsempfehlungen
Andere Ansätze, wie die **orthomolekulare Medizin (OM)**, haben sich auf einen z. B. durch Appetitmangel, Schwitzen, Durchfall oder Erbrechen hervorgerufenen Mangel an bzw. eine gute bis überschießende Versorgung mit bestimmten Nährstoffen konzentriert, die insbesondere für das Abwehrsystem von Bedeutung sind. Neben einigen ausgewählten Vitaminen und Spurenelementen, insbesondere **Selen** und **Zink**, sind dies vor allem bestimmte **sekundäre Pflanzeninhaltsstoffe**. Angestrebt wird eine Verbesserung des subjektiven Wohlbefindens, die Verminderung der Nebenwirkungen der Tumortherapie sowie der durch die Therapie bewirkten Immunsuppression. Bezüglich der Wirksamkeit besteht derzeit keine gesicherte Beleglage. Die mit großen Erwartungen durchgeführte SELECT-Studie zur Primärprävention von Krebs mit Selen, Vitamin E bzw. deren Kombination verlief enttäuschend [27].

Die Aufnahme insbesondere von **Folsäure**, aber auch von Spurenelementen wie Selen und Zink ist in Deutschland grenzwertig bzw. leicht erniedrigt. Vergleicht man die durch Mikrozensus gewonnenen Daten des Ernährungsberichts 2004 [14] mit den Empfehlungen der Deutschen Gesellschaft für Ernährung (Männer tägl. 10 μg, Frauen 7 μg, geschätzte erforderliche tägl. Zufuhr für Selen 30–70 μg für Männer und Frauen) [13], so erreichten 32 % der Männer und 21 % der Frauen die empfohlene tägliche Zufuhr von Zink nicht. Empfehlungen für onkologische Patienten betonen wohl zu Recht die verstärkte Aufnahme dieser Spurenelemente [28].

> **Therapeutische Empfehlung**
> Selenreiche Ernährung lässt sich insbesondere über **Seefisch** erreichen. Allerdings scheint mittlerweile die pharmakologische Gabe in tägl. Dosierungen von 50–200 g die wesentlich bedeutendere Rolle zu spielen, wie in vielen Studien belegt wurde.

Bei den **sekundären Pflanzeninhaltsstoffen** handelt es sich um eine große Gruppe von Substanzen, die sich u. a. dadurch auszeichnen, dass sie keine Energieträger sind und nicht zu Mineralstoffen, Spurenelementen, Vitaminen oder vitaminähnlichen Stoffen gehören. Bisher konnte die erforderliche Zufuhr in der Langzeiternährung nicht definiert werden.

Grundsätzlich bestätigen die bislang erforschten Eigenschaften der sekundären Pflanzeninhaltsstoffe die gesundheitlichen Vorteile einer weitgehend frisch belassenen bzw. schonend erhitzten vegetarischen Ernährungsform. Dabei kommt insbesondere der Gruppe der **Polyphenole** eine herausragende Bedeutung zu.

In vitro ließen sich **antiangiogenetische Eigenschaften** für natürliche Wirkstoffe nachweisen, z. B. Fumagillin, ein natürlich vorkommendes Fungizid, und Curcumin, ein Polyphenol aus der *Javanischen Gelbwurz*. Sekundäre Pflanzeninhaltsstoffe werden heute in einer Vielzahl von Präparaten als Lebensmittelergänzung nicht nur von Krebspatienten konsumiert, ohne dass über einen Nutzen, z. B. bezüglich Tumoren, Erkenntnisse vorlägen.

Kombinationsmöglichkeiten
Ernährungstherapie kann und sollte grundsätzlich mit jeder anderen Therapie kombiniert werden.

Grenzen der Therapie
Ernährungstherapie hat, wenn überhaupt, nur **Langzeiteffekte**. Dementsprechend muss die Compliance sehr hoch sein. Der Stellenwert einer optimalen Ernährung insbesondere in der Tertiärprävention nach der Diagnose einer bösartigen Erkrankung kann heute noch nicht sicher genug angegeben werden, liegt jedoch möglicherweise höher, als dies etwas ernüchternden Resultate jüngerer Studien bezüglich der Primärprävention belegen.

> 🅣 **Das kann der Patient selbst tun**
> Krebspatienten sollten generell eine vitalstoffreiche Ernährung zu sich nehmen, die mindestens die Richtwerte der Deutschen Gesellschaft für Ernährung bzw. die sogenannten D-A-Ch-Richtwerte (▶ Kap. 18 Ernährungstherapie) erreicht. Es empfiehlt sich eine individuelle Ernährungsberatung, um zunächst die bisherigen Gepflogenheiten zu erfassen und daraus möglicherweise erkennbare Defizite gezielter angehen zu können.

38.3.2 Bewegungstherapie

Bewegung stellt einen der wichtigsten Bausteine eines naturheilkundlichen onkologischen Konzeptes dar und ist auch im Rahmen der Prävention von großer Bedeutung [26, 33] (▶ Kap. 16 Bewegungstherapie).

Wichtige Aspekte
Wirkung

Unter Bewegungstherapie wird heute jede minimale Berührung bis hin zum Leistungssport verstanden. Die Aufgabe einer sinnvollen Integration von Bewegung in jedes naturheilkundliche Konzept der Therapie von Tumoren besteht vor allem in der Beratung bezüglich günstiger, eventuell auch noch zu erlernender Bewegungsformen und ihrer Dosierung. Dies steht im Gegensatz zur früher allgemein praktizierten körperlichen Schonung.

Angemessene körperliche Aktivierung kann im Rahmen eines moderaten Ausdauertrainings das Krebsrisiko signifikant senken und bewirkt nach abgeschlossener Therapie in der Rehabilitation ein verbessertes körperliches Befinden sowie depressionslösende, antikachektische und immunmodulierende Effekte. Alle diese Wirkungen können als grundsätzlich erwiesen angesehen werden.

Offen bleibt in den meisten Fällen die Dosierung und, insbesondere bei psychotropen Wirkungen, die Auswahl der Bewegungsmuster bzw. Sportarten. Bei onkologischen Patienten müssen insbesondere chronische, **durch die Grundkrankheit bedingte Schmerzen** sowie die **Belastbarkeit** bzw. vorzeitige Erschöpfbarkeit berücksichtigt werden.

Formen der Bewegungstherapie

Folgende die Körperwahrnehmung fördernde Bewegungsarten haben sich bewährt:
- allgemeine Dehnungsgymnastik
- Feldenkrais-Arbeit
- Qigong
- Yoga

In der Beratung erfährt der Patient, dass seine **persönliche Zufriedenheit** mit der Bewegungsart sehr stark über stimmungsaufhellende Effekte mitentscheidet. Diese resultiert aus seinen objektiven Möglichkeiten – Alter, Körperbau, Vorerfahrungen – und ebenso schwer antizipierbaren individuellen Reaktionen. In jedem Fall muss die Haltung einer dringlich zu erbringenden Leistung vermieden werden.

> ✚ **Merke:** Richtig ausgewählte und individuelle Bewegung ist das beste „Antidepressivum".

Große Aufmerksamkeit haben hämatologische und immunologische Wirkungen insbesondere von **belastendem Sport** erfahren. Die unerwünschten Wirkungen aggressiver Polychemotherapien können, z.B. in der Therapie der akuten Leukämie mit Stammzellgewinnung, durch ein sehr eng gestaffeltes Ergometertraining kupiert werden [15]. Wenngleich dieser Ansatz eine ganz erhebliche Motivation des Patienten voraussetzt und sich noch nicht sehr weit durchgesetzt hat, verweist er doch auf überraschende Möglichkeiten, die über die Therapie hämatologischer Erkrankungen hinaus künftig sicherlich auch für weniger aggressive Chemotherapien überprüft werden.

Bei immunkompetenten Probanden lassen sich durch **regelmäßigen Ausdauersport** Zahl und Funktionsbereitschaft wichtiger Abwehrzellgruppen steigern, so der CD4-positiven Zellen, der NK-Zellen, des Aktivierungsmarkers CD25+ (IL-2-Rezeptor).

> 🅣 **Therapeutische Empfehlungen**
> - Die Durchführung eines moderaten Ausdauertrainings sollte im anaeroben Bereich erfolgen.
> - Eine Herzfrequenz von 180 Schlägen pro Min. minus Lebensalter während der Belastung ist angezeigt.
> - Um effektiv wirken zu können sollte die Trainingseinheit länger als 20 Min. dauern.

38.3.3 Psychoonkologie

Obwohl die Psychoonkologie heute ein selbständiges interdisziplinäres Fachgebiet aus psychosomatischer Medizin, Psychotherapie und Innerer Medizin (Hämatologie/Onkologie) darstellt und als solches auch weithin akzeptiert ist, erfährt sie in der naturheilkundlichen Betreuung von Krebskranken eine besondere Bedeutung [1].

> ✚ **Merke:** Die lange gehegte ätiopathogenetische Vorstellung einer Disposition zu bösartigen Erkrankungen aufgrund bestimmter, meist neurotischer psychischer Auffälligkeiten gilt inzwischen als widerlegt.

Wichtige Aspekte
Ziele

Die psychosozialen Folgen einer Krebserkrankung stellen ein individuell sehr unterschiedlich ausgeprägtes biografisches Moment dar, das ein **kontinuierliches Behandlungsangebot** notwendig werden lässt [36]. Diese Verschiebung des Stellenwertes wirkte befreiend auf die oft anzutreffende Kausalattribuierung eigenen psychischen Leidens oder biografischer Momente mit der Krebsentstehung. Damit wurden auch die Ziele der psychotherapeutischen Interventionen verschoben: Sie sind wohl kaum geeignet, die prognostische Entwicklung der Erkrankung nach onkologischen Kriterien (rezidiv- bzw. metastasenfreie Remissionsdauer, Mortalität bzw. gesamte Überlebenszeit) aufzuhalten, können aber langfristig die Lebensqualität und kurzfristig z.B. die Verträglichkeit aggressiver Therapien verbessern. Zwei in der Psychoonkologie viel beachtete randomisierte Interventionsstudien [17, 38] mit prognostischem Profit durch intensive Psychotherapie bei Mammakarzinom bzw. beim malignen Melanom wurden nicht repliziert bzw. mit dieser Methode auf Krebspatienten mit anderen Lokalisationen erweitert. Auch konnte der in einer maximal 6-Jahres-Katamnese für Melanompatienten aufgezeigte Überlebensvorteil nach 10 Jahren im selben Patientenkollektiv nicht mehr nachgewiesen werden [18]. Eine deutsche Gruppe konnte dagegen kürzlich einen deutlichen Überlebensgewinn auch 10 Jahre nach einer streng supportiv ausgerichteten Kurzzeitintervention während der Erstbehandlung verschiedener gastrointestionaler Karzinome mit bereits initial grundsätzlich ungünstigen Prognosen aufzeigen [25]. Die durchschnittlich nur 222 Min. pro Patient während den prä- wie postoperativen Interventionen zielten insbesondere auf Information, Krankheitsbewältigung, Entspannung, Stärkung der Eigenpotenziale usw. ab.

Die Mehrzahl der psychoonkologischen Bemühungen orientiert sich heute nicht mehr am Ziel der Prognoseverbesserung, sondern an der wesentlich sicherer nachgewiesenen und erzielbaren individuell angepassten **Verbesserung der psychisch-sozialen Lebensqualität**.

Dabei werden supportiv insbesondere folgende Ziele angegangen:
- Bewältigung der Diagnose
- Kontrolle der durch die Krankheit bedingten – zusätzlichen – Ängste
- Stärkung der krankheitsbewältigenden Potenziale (salutogenetischer Ansatz)
- Verbesserung krankheitsbedingter Störungen der Körper- und Rollenfunktionen
- Auseinandersetzung mit prognostisch ungünstigen neuen Entwicklungen
- Sterbebegleitung

Methoden
- Gesprächspsychotherapie
- Gruppenpsychotherapie
- körperorientierte Verfahren, z.B. Feldenkrais-Arbeit, Atemtherapie, Qigong, Tai-Chi
- Selbsthilfearbeit
- professionelle Sterbebegleitung

Für den naturheilkundlich ausgerichteten Arzt, der gezielt onkologische Patienten betreut, gehört eine intensive psychoonkologische Betreuung im Rahmen der Ordnungstherapie notwendig zum Grundkonzept (▶ Kap. 10 Ordnungstherapie).

Während in der onkologischen Rehabilitation die Psychoonkologie inzwischen fest etabliert ist, bereitet insbesondere die kurzfristige und eher situationsangepasste Vermittlung einer psychoonkologischen Therapie in der akutmedizinischen sowie der ambulanten Situation noch große Schwierigkeiten, insbesondere wegen der Verfügbarkeit geeigneter Therapeuten und formaler Schwierigkeiten beim Kostenbewilligungsprozess. Erst in den strukturellen Anforderungen an Brust-, Darm- und andere Krebsbehandlungszentren ist ein psychoonkologisches Angebot verbindlich vorgesehen.

> **T Therapeutische Empfehlungen**
> - Die psychoonkologische Behandlung ist Aufgabe von Psychologen oder spezifisch ausgebildeten Ärzten.
> - Die angemessene Form der Therapie sollte zusammen mit dem Patienten geklärt werden.
> - Sinnvoll ist ein Beginn zum Zeitpunkt der Diagnosestellung; die Therapie kann aber auch erst nach Beendigung anderer Maßnahmen angewendet werden.

Kombinationsmöglichkeiten
Psychoonkologische Verfahren sind grundsätzlich mit jeder anderen, insbesondere medikamentösen Therapie kombinierbar. Im Falle bislang schlecht tolerierter Chemotherapien ist dies z.B. ausgesprochen sinnvoll.

Grenzen der Therapie
Psychoonkologische Verfahren können die Prognose onkologischer Erkrankungen kaum unmittelbar verbessern. Indirekt können sie jedoch bei Compliance-Problemen andernfalls unzureichend oder gar nicht wahrgenommenen Therapie-Optionen zum Erfolg verhelfen. Verbesserungen der Lebensqualität müssen sich kurz- bis allenfalls mittelfristig, also in Wochen bis wenigen Monaten, beim Patienten feststellen lassen.

Das kann der Patient selbst tun
Die sogenannten körperorientierten Verfahren können in Kursen oder Einzeltherapien wahrgenommen werden. Die Beratung hierüber wird sich insbesondere auf die Ermunterung zum persönlichen Experiment und die Registrierung eines unmittelbaren Therapieerfolges, wie verbesserte Körperwahrnehmung, Beweglichkeit, Schmerz, Antrieb usw., beschränken.

38.3.4 Hyperthermie
Unter therapeutischer Hyperthermie versteht man eine kontrollierte Körpertemperaturerhöhung, entweder systemisch oder lokal auf einzelne Organe begrenzt (▶ Kap. 14 Sauna, Dampfbad und weitere Verfahren zur Ganzkörperhyperthermie).

In der Onkologie werden **aktive und passive Hyperthermie** unterschieden. Sie werden unter verschiedenen Therapieansätzen in der Krebsbehandlung angewendet: Während die aktive Hyperthermie (Fiebertherapie) ein rein immunologisches Verfahren darstellt, zählt die passive Hyperthermie eher zu den zytotoxischen Therapieansätzen, wenn auch unter bestimmten Voraussetzungen immunologische Veränderungen beobachtet wurden.

Englische Ärzte erkannten, abgeleitet aus empirischen Beobachtungen aus der Medizin der Kolonialzeit, dass Patienten, die eine gravierende fieberhafte Infektion, z. B. Malaria, überstanden hatten, für Malignome weniger anfällig waren. Diese Erfahrungen und eigene Beobachtungen veranlassten **William B. Coley**, mit pyrogenen Bakterienvakzinen zur Fieberinduktion bei Tumorpatienten zu arbeiten [11]. Seine ersten Ergebnisse teilte er 1893 mit. Die seinerzeit erzielten Resultate fanden jedoch keinen entsprechenden Anklang, so dass diese Therapie sich nie richtig etablieren konnte. Nur wenige biologisch arbeitende Ärzte reaktivierten die Fiebertherapie, nachdem Naughts 1975 die Erfolgsquoten bei Weichteilsarkomen beschrieben und 1979 über Erfolge bei Lymphompatienten berichtet hatte.

In den sechziger Jahren des 20. Jahrhunderts wurde die **passive Hyperthermie** entwickelt. Neue physikalische Techniken ermöglichten eine Gewebsüberwärmung von außen. **Manfred von Ardenne** entwickelte die passive Ganzkörperhyperthermie, d. h. die Erwärmung des Gesamtorganismus mit Infrarotstrahlern. Mittlerweile existieren Geräte, die eine lokale und gezielte Überwärmung des Tumors durch Kurzwellen, Mikrowellen, Infrarot etc. bis zu 45 °C ermöglichen. Damit wird versucht, die erhöhte Thermolabilität maligner Zellen durch eine möglichst exakte, auf den Tumor gerichtete Extremhyperthermie zu nutzen.

Aktive Hyperthermie

Bei der aktiven Hyperthermie werden Substanzen verabreicht, die Fieber erzeugen. **Bakterien**, **Viren** oder auch Mistelextrakte regen den Organismus dazu an, selbst (endogen) Wärme zu erzeugen. Der Ablauf ist mit der Fieberentwicklung bei Infektionserkrankungen vergleichbar, allerdings zeitlich erheblich gestrafft und auf ca. 1 Tag limitiert.

Das Fieber wird durch **Zytokine** erzeugt. Das Immunsystem wird aktiviert, natürliche Killerzellen (NK-Zellen) und andere Abwehrzellen werden reguliert und stimuliert.

Methodik und Durchführung

Der Patient wird mit Dimenhydrinat prämediziert und zur Sicherheit mit einem venösen Zugang versorgt, der während der ganzen Therapie belassen wird. Das weitere Vorgehen erfolgt in mehreren Schritten:

1. Am frühen Vormittag wird die das Fieber erzeugende Substanz injiziert. Die Fieberentwicklung variiert zwischen 1,5 und 4 Std.
2. Da die Schüttelfrostphase für den Patienten äußerst unangenehm ist, ist hier eine intensive pflegerische Betreuung zu empfehlen, damit Wärmeträger z. B. an den Füßen und Leisten gereicht werden können und der Patient menschliche Zuwendung erfahren kann.
3. Adjuvante Begleitmaßnahmen sind die Abdunklung des Zimmers, bei Kopfschmerzen zunächst Sauerstoffinhalationen und Stirnkompressen mit Pfefferminzöl.
4. Nach Beendigung der Therapie haben sich ein Hebe-Schwenk-Einlauf oder eine Kolon-Hydrotherapie bewährt.

T Therapeutische Empfehlung

Der Patient sollte reichlich Flüssigkeit erhalten, allerdings erst zu Beginn der Entfieberung, um die Fieberphase nicht zu verkürzen.

Präparate

- Picibanil
- Bacteriumlysat aus Pseudomonas aeruginosa/Streptococcus pyogenes (Organomed Laborgemeinschaft Dr. Neumeyer GbR, 22767 Hamburg).

Indikationen

- Behandlung der Temperaturstarre, bei der die körpereigene Temperatur tagsüber konstant bleibt. Bei Gesunden ist dagegen die Temperatur morgens um 0,5 °C niedriger als abends.
- präoperative Immunstimulierung
- rezidivierende Infekte
- Weichteilsarkome

Komplikationen

- **Körperkerntemperatur > 41,0 °C**: Zunächst werden Wadenwickel, bei fehlender Wirkung wird Azetylsalizylsäure (500–1 000 mg) verabreicht.
- **Übelkeit**: Wärmeträger auf die Leberregion, Antiemetika (z. B. Metoclopramid 10 mg s. c.)
- **Kopfschmerzen**: s. o.
- **Gliederschmerzen**: Tramadol
- **Kreislaufdekompensation**: Flüssigkeit i. v., eventuell Plasmaexpander

Passive Hyperthermie

Hier werden Organismus (Ganzkörperhyperthermie) oder einzelne Organe (Teilkörperhyperthermie) ohne eigene Aktivität des Patienten durch **Infrarotstrahlen**, **Kurzwellen**, **Mikrowellen**, **Ultraschallwellen** und **Perfusion** überwärmt. Eine Temperaturerhöhung auf 38,5–40,0 °C bei der Ganzkörperhyperthermie wird als moderate Hyperthermie bezeichnet. Bei extremer Ganzkörperhyperthermie strebt man mittels IR-Strahlung Körperkerntemperaturen von über 41,5°C an.

Als Wirkmechanismus wird eine Zerstörung der Tumorzellen durch direkte extreme Überwärmung der Tumoren postuliert. Mittlerweile ist bekannt, dass die Hyperthermie primär in Kombination mit einer Chemotherapie (Thermo-/Chemotherapie) oder einer Bestrahlung (Thermo-/Radiotherapie) am wirksamsten ist.

Methodik und Durchführung

Bei der passiven Ganzkörperhyperthermie konkurrieren die Verfahren nach Heckel und von Ardenne miteinander.

> **Cave**
> Eine intensive medizinische Überwachung ist unabdingbar.

Folgendes Vorgehen ist angezeigt:
- Die Behandlung wird in Neuroleptanalgesie durchgeführt, da sie sonst vom Patienten kaum toleriert wird.
- Kurz vor Eintritt in die Temperaturplateauphase sollte das Zytostatikum appliziert werden, dann wird die maximale Temperatur zwischen 60 und 120 Min. gehalten. Erst dann beginnt die Abkühlungsphase.
- Die Behandlung sollte frühestens nach 1 Woche wiederholt werden.
- Normalerweise ist eine Paralleltherapie im Rahmen der gängigen Chemotherapiezyklen sinnvoll.

> **Cave**
> Die Auswahl der Zytostatika ist sehr sorgfältig zu treffen, da diese ein unterschiedliches Verhalten unter Wärmeapplikation zeigen (▶ Tab. 38.1).

Die **lokoregionale Tiefenhyperthermie** beschreibt eine selektive Überwärmung des Tumors und des Tumorbettes bis maximal 45,0°C. Es werden Mikro- oder Kurzwellen sowie Ultraschalltechniken verwendet, unerwünschte Wirkungen (Hitzegefühl, Hautverbrennungen) treten bei sachgemäßer Anwendung kaum auf. Am meisten verbreitet ist die Kurzwellenhyperthermie mit 13, 56 MHz (z. B. Onco Therm 2000, Fa. HOT Oncotherm, Celsius TCS, Fa. Celsius 42). Auch hier ist eine Kombination mit Chemotherapie oder Strahlenbehandlung unbedingt notwendig, um die entsprechenden therapeutischen Effekte zu erzielen.

Beim isolierten Einsatz der lokoregionalen Tiefenhyperthermie im Sinne einer zytotoxischen Behandlung sind erfahrungsgemäß die Erfolgsaussichten sehr gering.

Indikationen
- Verstärkung der Strahlenbehandlung (z. B. Glioblastom WHO Grad I c)
- Verstärkung von Chemotherapien (z. B. bei Leber- oder Lungenmetastasen)

▶ **Tab. 38.1** Zytotoxische Wirkung von Chemotherapeutika: Verstärkung durch Wärme.

Substanzen	potenzierend	additiv
Adriamycin	X	
Bleomycin	X	
Cabimustin	X	
Carboplatin	X	
Cisplatin	X	
Cyclophosphamid	X	
Dacarbazin		X
Doxorubicin		X
Epirubicin		X
Etoposid		X
Gemzitabine		X
Irinotecan		X
Misonidazol		X
Mitomycin C		X
Mitoxantrone	X	
Nimustin	X	
Oxaliplatin	X	
Temozolamid	X	
Thio-Tepa	X	
Topothecan	keine Erkenntnisse	
Vinblastin		X
Vincristin		X
Vindesin		X
Vinorelbin		X

- Verstärkung einer Chemotherapie bei einer systemisch metastasierten Tumorerkrankung, vor allem bei Weichteilsarkomen

Kontraindikationen
- für die Ganzkörperhyperthermie: Hirnmetastasen. Für die lokoregionale: grundsätzlich keine (**Cave**: Kontakt des Kopfes mit z. B. durch Bestrahlung vorgeschädigter Haut.)

Kombinationsmöglichkeiten

Insbesondere mit Chemo- und Strahlentherpaie (s.o.).

Grenzen der Therapie

Die Hyperthermie alleine ist vermutlich bis auf Ausnahmesituationen (z.B. Sarkome an Extremitäten) keine ausreichende onkologische Therapie, sondern kann sich vielmehr zu einer sinnvollen Komponente multimodaler Konzepte entwickeln.

38.3.5 Thymustherapie

Die Behandlung mit Thymusextrakten ist Teil der Organotherapie (▶ Teil 4 Ausgewählte komplementärmedizinische Richtungen). Dabei kommt den **Peptidpräparationen aus der Thymusdrüse** eine besondere Bedeutung in der Stimulation des zellvermittelten Immunsystems zu.

Im Handel befanden sich unlängst unterschiedliche Thymuspräparate, die verschieden stark immunogen wirken. Standardisierte zugelassene, apothekenpflichtige Thymuspeptidgemische sind z.B. Thymoject, Thym-Uvocal, Thymovied und Neythymun. Darüber hinaus können in Deutschland vom Arzt Organextrakte in Eigenregie hergestellt und den Patienten in eigenständiger Verantwortung verabreicht werden, so Thymusgesamtextrakt (z.B. Organomed, Hamburg, Gesellschaft für THX Therapie, Wiesbaden).

Seit Anfang 2009 werden nur noch Thymusextrakte aus Eigenproduktion produziert, da das Bundesinstitut für Arzneimittel und Medizinprodukte (BfArM) die Produktionsgenehmigung für unverdünnte Apothekenpräparate nicht mehr verlängerte. Restbestände sind noch erhältlich. Ohne zeitliche Begrenzung werden weiterhin verdünnte Thymusextrakt-Lösungen und peroral einzunehmende Präparate angeboten. Allerdings sind nahezu sämtliche klinische Studien mit der parenteralen Applikation durchgeführt worden, während die enterale Resorption als unsicher gilt.

Grundlagen

Schon Anfang des 20. Jahrhunderts wurden Kalbsthymus- „Presssäfte" als Immunstimulation intramuskulär verabreicht. Knipping beschrieb 1922 erstmals die Zunahme der Lymphozytenzahl im peripheren Blut. Man stellte fest, dass Erkältungskrankheiten bei thymustherapierten Patienten weniger häufig auftraten.

Mittlerweile liegen viele experimentelle und klinische Berichte über die Wirksamkeit von Thymuspeptiden, z.B. Thymosin-1 und Thymulin vor, insbesondere auch klinische Studien über den positiven Einsatz von Thymuspräparaten bei Tumorpatienten.

Studienergebnisse zum positiven Einsatz von Thymuspräparaten

- bei gleicher Ansprechrate: geringere Hämatoxizität und signifikante Verbesserung der Lebensqualität (296 Patientinnen) mit Mammakarzinom nach Thymostimulin (TP-1 Serono) in Kombination mit Zytostatika [30] durch die zusätzliche Thymustherapie zur aggressiven Chemotherapie deutliche Reduzierung der Infektionsrate der Myelotoxizität [20]
- signifikante Verbesserung der Ansprechrate (211 Patienten) mit kolorektalen Karzinomen, nach 5-Fluoruracil mit Folinsäure und Thymostimulin (TP-1 Serono, [29])
- Verbesserung der Überlebenszeit, bestätigt durch den zusätzlichen Einsatz von Thymusfaktoren plus low dose Interfereon [32]

Zunahme der Überlebenszeit und Reduzierung der Rezidivrate (42 Patienten) nach Radiatio mit kleinzelligem Bronchialkarzinom, mit Thymosin a1 [34]. Voraussetzung einer erfolgreichen Tumorabwehr im menschlichen Organismus ist ein **intaktes Immunsystem**, für das die Thymusdrüse eine Schlüsselfunktion aufzuweisen scheint. Im Thymus werden reife Stammzellen der lymphatischen Reihe des Knochenmarks zu T-Lymphozyten geprägt, die durch unterschiedliche Oberflächenantigene gekennzeichnet sind.

> **T Therapeutische Empfehlung**
> Vor Beginn einer Thymustherapie sollten z.B. die Lymphozytensubpopulationen bestimmt werden.

Besonders bewährt haben sich Thymusextrakte als **Immunmodulatoren**, aber auch im Sinne einer **immunstimulierenden Therapie**. Eine immunstimulierende Wirkung ist dann erwünscht, wenn das zelluläre Immunsystem insgesamt supprimiert ist, z.B. nach Chemo- und/oder Strahlenbehandlung.

Erkrankungen, bei denen eine Störung des Gleichgewichts von T-Helfer- und T-Suppressorlymphozyten nachgewiesen ist, werden durch Thymusfaktoren im Sinne einer Immunmodulation ausgeglichen. Langfristige Erniedrigungen von T-Helfer-Lymphozyten wurden z.B. nach Epstein-Barr-Virus-Erkrankungen oder bei vielen malignen Tumoren gefunden.

Wichtige Aspekte
Methodik

Thymusextrakte sollten primär **parenteral** zugeführt werden. Orale Thymusgemische sind im Handel erhältlich, wirken aber nach eigenen Untersuchungen [23] wenig immunstimulierend.

Normalerweise werden die Extrakte wöchentl. 3-mal subkutan oder intramuskulär verabreicht. Will man die

Wirkung erhöhen, muss man die Dosis insgesamt erhöhen.

Je stärker die immunmodulative Komponente ausgeprägt ist, desto kritischer sollte die Indikation für die Thymustherapie gestellt werden. Zwingende Voraussetzung ist dann stets ein entsprechendes **Immunmonitoring**. Zu Beginn einer Thymustherapie werden zunächst verschiedene Lymphozytensubpopulationen stimuliert, insbesondere die Helferzellen, die aktivierten Zellen und die NK-Zellen. Bei längerer Anwendung und hoher Dosierung kommt es auch zu einer Stimulierung der Suppressorzellen; sie kann mit zunehmender Dauer der Behandlung stärker sein als die der Helferzellen.

> **Cave**
>
> Der Quotient aus Helfer- und Suppressorzellen sollte nicht kleiner als 1 werden, da sonst eine Überstimulation des Immunsystems zu vermuten ist.

Neuerdings finden sich Hinweise darauf, dass Thymuspeptide unter bestimmten Bedingungen auch zytotoxisch wirken können. So erhöhen Thymusextrakte in Verbindung mit Lymphokinen die NK-Zytotoxizität sehr stark. Erste klinische Behandlungsversuche zeigen vielversprechende Ergebnisse bei Nierenzellkarzinomen, malignen Melanomen und Pleuramesotheliomen.

Indikationen
- häufige Infektionen
- Allergien
- Erschöpfung
- chronisches Fatigue-Syndrom
- vor und nach schweren Operationen
- primäre und sekundäre Immundefekte

Kontraindikationen
- Fremdeiweißallergie
- Tumoren des blutbildenden Systems (z. B. Leukämien, Lymphome etc.)

Präparate
- Ney Thymun (D2-Verdünnung)
- komplexe Gemische
  - THX Thymusgesamtextrakt
  - Thymocosed

Kombinationsmöglichkeiten
Die Thymustherapie ist grundsätzlich mit allen Elementen der konventionellen wie komplementären Onkologie kombinierbar. Etwas unterschiedliche Praktiken liegen z. B. beim gleichzeitigen Einsatz mehrerer Immunmodulatoren (Mistel-Präparate, Enzyme) vor.

Grenzen der Therapie
Während ein Gewinn an Lebensqualität für den Patienten direkt erfahrbar bzw. mit standardisierten Fragebögen messbar ist, kann bezüglich einer prognoseverbessernden Wirkung kaum eine Aussage getroffen werden. Bei überraschend schnell eintretendem Progress während einer Thymustherapie sollte diese bezüglich ihrer möglichen Effektivität kritisch bewertet werden.

Auch beim Ausbleiben von hämatologisch-immunologischen Akuteffekten wie Besserung einer Myelodepression, einer Lymphopenie oder eines ausgeprägten Antikörpermangel-Syndroms sind diese Grenzen klar zu beachten.

> **T Das kann der Patient selbst tun**
> Die überwiegende Mehrheit der Thymuspatienten führt die Injektionen nach Anleitung selbst durch.

38.3.6 Misteltherapie
Die *Mistel* (*Viscum album L.*) ist ein Halbschmarotzer, der auf Laub- und Nadelbäumen zu finden ist (▶ **Kap. 12** Phytotherapie). In der Krebstherapie wird nur die weißbeerige *Mistel* zu einem wässrigen Mistelextrakt verarbeitet, indem verschiedene Inhaltsstoffe wie Lektine, Viscotoxine oder Flavonoide isoliert werden konnten.

Im Handel befinden sich phytotherapeutische *Mistelextrakte*, die auf Mistellektin-1 (ML-1) normiert sind, während andere der **anthroposophischen Therapierichtung** zugeordnet werden und in der Regel prozessstandardisiert sind.

Grundlagen
Bereits in den zwanziger Jahren des vorigen Jahrhunderts wurden Injektionspräparate aus der *Mistel* in der Krebstherapie eingesetzt. Inaugurator dieser Behandlung

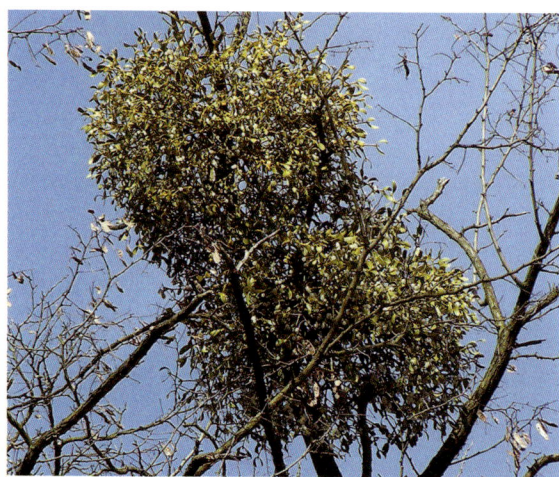

▶ **Abb. 38.2** Mistelbusch auf Apfelbaum.

war der Begründer der Anthroposophie **Rudolf Steiner** (▶ **Kap. 8** Geschichte der Naturheilverfahren). Die Ärztin **Ita Wegmann** beobachtete dann unter Misteltherapie bei Tumorpatienten Schmerzlinderungen, insgesamt positive Einflüsse auf den Verlauf einer Tumorerkrankung und in Einzelfällen Tumorstillstände.

Um 1960 wurden spezielle Analysemethoden entwickelt, mit denen Inhaltsstoffe des Gesamtextraktes isoliert und charakterisiert wurden. Experimentell konnte in vitro und in vivo nachgewiesen werden, dass *Mistelextrakte* neben den **zytotoxischen** und **immunaktivierenden** Eigenschaften auch eine **direkte Wirkung** gegen Tumoren und Metastasen haben.

In niedriger Dosierung wirkt die *Mistel* eher immunstimulierend, während in höherer Dosierung eine zytotoxische Komponente überwiegt.

✳ **Merke:** In Deutschland, vermutlich aber auch weltweit stellt die Misteltherapie die am häufigsten angewandte komplementäronkologische Therapie dar; experimentelle und präklinische Forschung sind weit fortgeschritten.

Wichtige Aspekte
Methodik

Mistelpräparate werden von **verschiedenen Wirtsbäumen** geerntet und haben entsprechend unterschiedliche Inhaltsstoffe. Dies hat für die Praxis große Bedeutung und erfordert vom Therapeuten eine gute Zusammenarbeit mit seinen Patienten. Es ist nicht möglich, die verschiedenen anthroposophischen Präparate äquipotent umzurechnen, ebenso gibt es bezüglich der unterschiedlichen Wirtsbäume keinen Umrechnungsfaktor für die *Mistelpräparate*.

Von den verschiedenen Anwendungsformen der *Mistelextrakte* haben sich in der Tumortherapie ausschließlich die **parenteralen Applikationen** durchgesetzt:
- Zur Immunstimulierung beginnt man primär mit niedrigen Dosierungen.
- Bei den auf ML-1 normierten Präparaten existieren Dosierungsempfehlungen in Anlehnung an das Körpergewicht für eine wöchentl. 2–3-malige Anwendung, die aber dann nicht gesteigert werden.
- Bei den anthroposophischen Präparaten gibt es Serienpackungen in steigender Dosierung. Man beginnt mit einer sehr niedrigen Dosis, wöchentl. 2–3-mal.
- Neben der immunologischen Veränderung (Blutbild) sollte auch die klinische Reaktion des Patienten einbezogen werden.

Es wird kontrovers diskutiert, ob man **Biological Response Modifiers (BRM)** parallel zur Chemotherapie applizieren darf. Nach erfahrenen Therapeuten ist diese Zusatztherapie zu empfehlen, besonders geeignet sind niedrig dosierte *Mistelextrakte*. Experimentell wirken sie

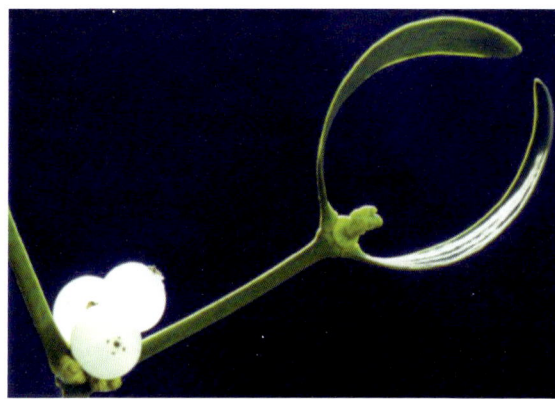

▶ **Abb. 38.3** Mistelzweig mit Blüten und Beeren.

protektiv im Sinne einer DNA-Stabilisierung. Bewährt haben sich z. B. *Tannenbaummistel* (Helixor A 1–10 mg; wöchentlich 3-mal s. c.), oder auch Lektinol (wöchentlich 2-mal 1 Amp. s. c.). Die zusätzliche Gabe von *Mistelextrakten* zur Chemotherapie soll auch lebensverlängernd wirken.

Inzwischen werden Mistelpräparate auch unter zytotoxischem Aspekt eingesetzt. Die hierfür wesentlich höhere Dosierung ist oft durch die **intravenöse Applikation** möglich, wobei nur wenige Präparate hierfür zugelassen sind.

Anwendungsbeobachtungen mit erfolgreich eingesetzten hochdosierten *Mistelinfusionen* liegen z. B. für das Mammakarzinom oder das nicht kleinzellige Bronchialkarzinom vor [23].

Ebenfalls in zytotoxischer Absicht gelingt häufig die Behandlung eines malignen Pleuraergusses. Nach entsprechender Vortestung werden hohe Dosierungen von *Mistelextrakten* intrapleural appliziert. Im Vergleich zu einer Chemotherapie kann die Ansprechrate zum Beispiel bei Begleitergüssen des Mammakarzinoms ähnlich sein, erfahrungsgemäß sind allerdings häufigere Punktionen für den Erfolg erforderlich.

Auch bei malignem Aszites wurden *Mistelextrakte* eingesetzt, allerdings mit deutlich weniger nachvollziehbarem Erfolg. Häufig kommt es zu Septenbildung, die weitere Entlastungspunktionen erschweren können.

In neuester Zeit werden auch intravesikale Mistelinstillationen versucht, um bei niedrigen Stadien des Harnblasenkarzinoms analog von Instillationen von BCG oder Immucuthel eine Alternative zur Chemotherapie zu finden.

🅣 **Therapeutische Empfehlung**
Im Blick auf die erwartete Immunprotektion sollte mit der Therapie frühzeitig vor einer Operation bzw. während einer Chemo- oder Strahlentherapie begonnen werden.

Indikationen

Die **niedrig dosierte, immunmodulativ wirkende Misteltherapie** ist angezeigt
- bei Abwehrschwächen,
- zur Reduktion von unerwünschten Wirkungen der Standardtherapie (Radiatio oder Chemotherapie),
- zur Verbesserung der Lebensqualität,
- zur Sekundärprävention nach Tumorerkrankungen.

Der Versuch der **zytotoxischen Therapie** findet sich als
- Behandlung des malignen Pleuraergusses und
- experimentelle Behandlung von Tumoren im fortgeschrittenen Stadium.

Kontraindikationen

Allergische Reaktionen auf Inhaltsstoffe der Mistel.

Kombinationsmöglichkeiten

Die Misteltherapie ist grundsätzlich mit allen Elementen der konventionellen wie komplementären Onkologie kombinierbar. Etwas unterschiedliche Praktiken liegen z. B. beim gleichzeitigen Einsatz mehrerer Immunmodulatoren (Thymus-Präparate, Enzyme) vor.

Grenzen der Therapie

Während ein Gewinn an Lebensqualität für den Patienten direkt erfahrbar sein kann bzw. mit standardisierten Fragebögen messbar ist, kann bezüglich einer prognoseverbessernden Wirkung kaum eine Aussage getroffen werden. Bei überraschend schnell eintretendem Progress während einer Misteltherapie sollte diese bezüglich ihrer möglichen Effektivität kritisch bewertet werden.

> **Das kann der Patient selbst tun**
> Die überwiegende Mehrheit der Mistelpatienten führt die Injektionen nach Anleitung selbst durch.

38.3.7 Enzymtherapie

Auch die Anwendung **proteolytischer Enzyme** ist angezeigt; sie sind tierischer oder pflanzlicher Herkunft und können in vivo Eiweiße spalten. Enzymgemische sind meist tierischer und pflanzlicher Herkunft, Monopräparationen ausschließlich pflanzlich. Sie wirken insbesondere fibrinolytisch, immunmodulierend und vermutlich auch schleimhautprotektiv.

Die klinische Forschung hat sich auf die **adjuvante Therapie während Chemo- und/oder Strahlentherapie** konzentriert und hier insbesondere eine verminderte Anfälligkeit für Mukositis nachgewiesen. Darüber hinaus konnte ein Überlebensvorteil in einer kleinen Fallkontrollstudie beim Plasmozytom nachgewiesen werden.

38.4 Spezielle pflegerische Maßnahmen in der palliativen Therapie

Diese kommen in erster Linie dort zum Einsatz, wo entsprechend geschultes und motiviertes Pflegepersonal eingesetzt werden kann. Neben den **Spezialkliniken** für naturheilkundlich bzw. komplementärmedizinisch orientierte Onkologie sollte dies auch in der **Hauskrankenpflege** der Fall sein, wird dort jedoch aufgrund mangelnder strukturierter Qualifizierung sowie Zeitbudgetierung nur bedingt praktiziert. Die wichtigsten Bezugspersonen für palliativ zu behandelnde Krebspatienten sind sicherlich die Angehörigen, die nach entsprechender Einweisung einen Teil der hier geschilderten Maßnahmen durchführen können.

Funktionelle Oberbauchbeschwerden, v. a. Reflux, treten bei bettlägerigen Patienten verstärkt auf; sie können durch Medikamente (Opioide, Opiate), Grundkrankheit sowie Bestrahlung verstärkt werden. Obwohl man dann nicht mehr von funktionellen Beschwerden sprechen sollte, können grundsätzlich dieselben Therapien eingesetzt werden, müssen jedoch eventuell kombiniert oder häufiger appliziert werden (▶ Kap. 33 Gastroenterologische Erkrankungen).

38.4.1 Externa

Hierunter sind alle äußerlichen Anwendungen wie **Kompressen**, **Wickel**, **Auflagen**, **Einreibungen** zu verstehen.

Kümmelölauflagen

Diese sind bei abdominellen Tenesmen, Meteorismus, insbesondere bei Bettlägerigkeit und/oder Therapie mit Opioiden/Opiaten indiziert:
- 10 Tr. *Kümmelöl* werden in ca. 1 l warmen Wasser durch Rühren dispergiert, anschließend ein Gazetuch bzw. grobes Leinentuch in der Lösung getränkt und locker ausgedrückt.
- Das zu bedeckende abdominelle Areal kann großzügig gewählt werden. Die Auflage wird durch ein Moltontuch abgedeckt bzw. kann durch Mullbinden locker fixiert und damit auch seitlich am Abdomen, insbesondere über dem Sigma, angebracht werden.
- Die Applikationsfrequenz ist offen und sollte sich nur an der Beschwerdesymptomatik und der subjektiven Bewertung durch den Patienten orientieren.

Eukalyptusölauflagen

Indikation und Applikation sind dem *Kümmelöl* vergleichbar. Sie sind besonders bei Harnblasenspasmen, z. B. infolge Radiatio, blasenreizender Chemotherapien (z. B. Cyclophosphamid) oder inoperabler Blasentumore angezeigt.

Quarkpackungen

Bei lokalen Weichteilschwellungen, Lymphödemen, postradiären Schmerzen:
- Gekühlter Speisequark (Fettstufe unkritisch) wird z. B. mit einem Holzspatel gleichmäßig in einer Schichtdicke von etwa 0,5 cm auf Gaze verstrichen und an die betroffene Struktur ähnlich wie ein Gipsverband einschichtig anmodelliert, anschließend lockere Fixierung.
- Liegezeit und Applikationsfrequenz sollten sich am Erfolg orientieren.

38.4.2 Tees

Indikationen, Herstellung und weitere Details der Applikation sind den nicht onkologischen Indikationen vergleichbar. Deshalb seien an dieser Stelle nur die Tees angeführt, welche besonders häufig in der Onkologie verwendet werden.

Kamillentee ist bei allen gastrointestinalen Schleimhautreizungen, insbesondere bei dem durch iatrogene Mukositis verursachten, angezeigt.

Ringelblumentee empfiehlt sich bei ösophagealen Beschwerden während oder nach Strahlentherapie.

Spülungen (**Cave**: zu hohe Temperatur!) mit Salbeitee empfehlen sich bei ausgeprägtem Befall der Mundhöhle, insbesondere bei Soor.

Bei zusätzlichen Schwellungen der Mundschleimhaut ist folgende **Teekombination** angezeigt:

Rp.	Salviae folium	35,0
	Matricariae flos	35,0
	Arnicae flos	30,0
	plus wenige Tr. Tinct. Chamomill.	
M. f. spec.	1 EL Teemischung pro Tasse	
D. S.	10 Min. ziehen lassen	

Karminativtees sind bei Meteorismus angezeigt, der durch gastrointestinale Stensen, detonisierende Analgetika, Bettlägerigkeit, vorausgegangene Mukositis, Adhäsionen nach OP und Radiatio etc. gerade beim onkologisch Erkrankten dramatische Ausmaße annehmen kann.

Stehen Rissigkeit, Rhagaden und Verklebungsgefühl der Schleimhäute im Vordergrund, sollten zusätzlich oder ausschließlich **Spülungen mit** Myrrhetinktur durchgeführt werden, beginnend mit 1 ml Urtinktur auf 100 ml warmes Wasser; bei ausreichender Verträglichkeit ist eine Konzentrationssteigerung möglich. Häufige, bis zu stündliche Mundspülungen inklusive Gurgeln sind sinnvoll.

Literatur

[1] **Angenendt G, Schütze-Kreilkamp U, Tschuschke V:** Praxis der Psychoonkologie. Stuttgart: Hippokrates; 2007.

[2] **Beuth J (Hrsg.):** Grundlagen der Komplementäronkologie. Stuttgart: Hippokrates; 2002.

[3] **Beuth J:** Hyperthermie. In: Beuth J: Krebs ganzheitlich behandeln. Stuttgart: Trias; 2004.

[4] **Beuth J.:** Thymuspeptidtherapie. In: Beuth J: Krebs ganzheitlich behandeln. Stuttgart: Trias; 2004.

[5] **Bingham SA, Day NE, Luben R et al.:** Dietary fibre in food and protection against colorectal cancer in the European Prospective Investigation into Cancer and Nutrition (EPIC): an observational study. Lancet. 2003; 361: 1496–1501.

[6] **Büssing A:** Apoptose-Induktion und DNA-Stabilisierung durch Viscum album L. Forsch Komplementärmed Klass Naturheilkd. 1998; 164–171.

[7] **Callee EE, Thun MJ:** Obesity and cancer. Oncogene. 2004; 23(38): 6365–6378.

[8] **Chao A, Connell CJ, Jacobs EJ et al.:** Amount, type, and timing of recreational physical activity in relation to colon and rectal cancer in older adults: the Cancer Prevention Study II Nutrition Cohort. Cancer Epidemiol Biomarkers Prev 2004; 13(12): 2187–2195.

[9] **Clansen J et al.:** Functional significance of the activation-associated receptors CD25 und CW9 on human NK – cells and NK like T-cells. Immunobiology. 2003; 207: 85–93.

[10] **Clark LC, Combs GF, Turnbull BW et al.:** Effects of selenium supplementation for cancer prevention in patients with carcinoma of the skin. A randomized controlled trial. Nutritional Prevention of Cancer Study Group. JAMA. 1996; 276(24): 1957–1963.

[11] **Coley WB.:** Contribution to the knowledge of sarcoma. Am Surg. 1891; 14: 199–221.

[12] **Deutsche Gesellschaft für Ernährung e.V.:** Online-Datenbank. www.dge.de/Pages/navigation/dge_datenbank/index.htm

[13] **Deutsche Gesellschaft für Ernährung e.V:** Empfehlungen 2000.

[14] **Deutsche Gesellschaft für Ernährung e.V:** Ernährungsbericht 2004. unveränd. Nachdruck Bonn 2006. http://www.dge.de/modules.php?name=St&file=w_ebericht

[15] **Dimeo F:** Radiotherapy-related fatigue and exercise for cancer patients: a review of the literature and suggestions for future research. Front Radiat Ther Oncol. 2002; 37: 49–56.

[16] **Douwes F, Kalden M:** Behandlung des fortgeschrittenen, kolorektalen Carcinoms. DZO. 1988: 3: 63–67.

[17] **Fawzy FI, Fawzy NW, Hyun CS et al.:** Malignant melanoma. Effects of an early structured psychiatric intervention, coping, and affective state on recurrence and survival 6 years later. Arch Gen Psychiatry. 1993; 50(9): 681–689.

[18] **Fawzy FI, Canada AL, Fawzy NW:** Malignant melanoma: effects of a brief, structured psychiatric intervention on survival and recurrence at 10-year follow-up. Arch Gen Psychiatry. 2003; 60(1): 100–103.

[19] **Hager ED.:** Thymustherapie. In: Hager ED: Komplementäre Onkologie. Gräfelfing: Forum Medizin; 1996: 125–142.

[20] **Gonelli S et al.:** Thymostimulin in association with chemotherapy in breast cancer patients with bone metastases. Clin Drug Investig. 1995; 9(2): 79–87.

[21] **Hager ED:** Komplementäre Onkologie. Gräfelfing: Forum Medizin; 1996.

[22] **Hülsen H, Kron R, Mechelke F et al.:** Influence of viscum album preparations on the natural killer cell-mediated cytotoxicity of peripheral blood. Naturwissenschaften. 1989; 76: 530–531.

[23] **Kalden M, Milz M:** Thymusgesamtextrakt THX. DZO. 1993; 25: 42–48.

[24] **Kalden M:** Klinische Erfahrungen mit Viscum album bei fortgeschrittenen Tumoren. EHK. 1994; 6: 315–321.

[25] **Küchler T, Bestmann B, Rappat S et al:** Impact of psychotherapeutic support for patients with gastrointestinal cancer undergoing surgery: 10-year survival results of a randomized trial. J Clin Oncol. 2007; 25(19): 2702–2708.

[26] **Landessportbund NRW:** Sport in der Krebsnachsorge. Duisburg: 2005.

[27] **Lippmann SM, Klein EA, Goodman PJ et al.:** Effect of selenium and vitamin D on risk of prostate cancer and other cancers: The selenium and vitamin E cancer prevention trial (SELECT). Jama. 2009; 301: 39–51.

[28] **Max Rubner Institut (Hrsg.):** Nationale Verkehrsstudie II. (Ergebnisbericht Teil II) Karlsruhe: 2008.

[29] **Mustacchi G, Pavesi L, Milani S et al.:** High-dose folinic acid (FA) and fluorouracil (FU) plus or minus thymostimulin (TS) for treatment of metastatic colorectal cancer: results of a randomized multicenter clinical trial. Anticancer Res. 1994; 14(2B): 617–619.

[30] **Pavesi L:** Fluorouracil with and without high-dose folinic acid plus Epirubicin and Cyclophosphamide: FEC versus HDFA-FEC plus or minus Thymostimulin in metastatic breast cancer: results of a multicenter study. Eur J Cancer. 1993; 29A (Suppl 6): 77.

[31] **Pischon T, Lahmann PH, Boeing H et al.:** Body size and risk of colon and rectal cancer in the European Prospective Investigation Into Cancer and Nutrition (EPIC). J Natl Cancer Inst. 2006; 98(13): 920–931.

[32] **Salvatti F:** Combined treatment with thymosin alpha 1 and low dose interferaon alpha after ifosfamide in non-small cell lung cancer. (Phase II controlled trial.) Anticancer Res. 1995; 15: 1–5.

[33] **Schüle K:** Bewegung und Sport in der Krebsnachsorge. Forum DGK. 2001; 2: 39–41.

[34] **Schulof RS, Lloyd MJ, Cleary PA et al.:** A randomized trial to evaluate the immunorestorative properties of synthetic thymosin-alpha 1 in patients with lung cancer. J Biol Response Mod. 1985; 4(2): 147–158.

[35] **Schumacher K:** Therapie maligner Tumoren. Stuttgart, New York: Schattauer; 2000.

[36] **Schwarz R:** Die Krebspersönlichkeit. Stuttgart, New York: Schattauer; 1994.

[37] **Smith-Warner SA, Spiegelman D, Adami HO et al.:** Types of dietary fat and breast cancer: a pooled analysis of cohort studies. Int J Cancer. 2001; 92(5): 767–774.

[38] **Spiegel D et al:** Effect of psychosocial treatment on survival of patients with metastatic breast cancer. Lancet. 1989; 2: 888:891.

[39] **Stumpf C, Schietzel M:** Infrapleurale Instillation eines Mistelextraktes aus Viscum album (L) zur Behandlung maligner Pleuraergüsse. Tumordiagn u Ther. 1994; 15: 57–62.

[40] **Unger C, Weis J (Hrsg.):** Onkologie – unkonventionelle und supportive Therapiestrategien. Stuttgart: Wissenschaftliche Verlagsgesellschaft; 2005.

[41] **Vogler P:** Physiotherapie. Stuttgart: Thieme; 1964: 639–718.

[42] **Weis J et al:** Complementary medicine: demands, patients attitudes and psychological beliefs. Onkologie. 1998; 21: 144–149.

[43] **WHO:** World Cancer Research Fund: Food, Nutrition, Physical Activity and the Risk of Cancer-a Global Perspective. 2007. http://www.dietandcancerreport.org

[44] **Wrba H (Hrsg):** Kombinierte Tumortherapie. Grundlagen, Möglichkeiten und Grenzen adjuvanter Methoden. 2. überarb. u. erw. Aufl. Stuttgart: Hippokrates; 1995.

Wichtige Adressen

Bundesorganisation Selbsthilfe Krebs e. V.
Universitätsklinikum Charité
Augustenburger Platz 1
D-13353 Berlin
Tel.: 030 450578306
www.selbsthilfe-krebs.de

Deutsche Gesellschaft für Hyperthermie e. V.
Mühlenweg 144
D-26384 Wilhelmshaven
Tel.: 04421 771376
www.dght-ev.de

Deutsche Gesellschaft für Onkologie (DGO) e. V.
Deutsche Krebsgesellschaft e. V.
Steinlestr. 6
D-60596 Frankfurt
Tel.: 069 6300960
www.krebsgesellschaft.de

Deutsche Zeitschrift für Onkologie
MVS Medizinverlage Stuttgart
Oswald-Hesse-Straße 50
D-70469 Stuttgart
Tel.: 0711 89310
www.medizinverlage.de

Gesellschaft für Biologische Krebsabwehr e. V.
Voßstraße 3
D-69115 Heidelberg
Tel.: 06221 138020
www.biokrebs-heidelberg.de

Krebskongress der Medizinischen Woche Baden-Baden
Tagung der Gesellschaft für Biologische Krebsabwehr Heidelberg e. V.
www.medwoche.de

psy.kom
Psychologische Kompetenzsysteme
Institut für Medizinpsychologie Fort- und Weiterbildung
Lindenallee 43
D-50968 Köln
Tel.: 0221 168 180 42
www.psy-kom.de

39 – Urologische Erkrankungen

Dietmar Bach, Winfried Vahlensieck jr.

39.1 Funktionelle Beschwerden 673
39.2 Unspezifische Harnwegsinfektionen 676
39.3 Benignes Prostatasyndrom (BPS) 679
39.4 Urolithiasis 680
39.5 Erektile Dysfunktion 682

„Zuerst das Wort, dann die Pflanze, zuletzt das Messer", so formulierte Asklepios von Thessalien vor etwa 3000 Jahren. Dieser weise Ausspruch gilt noch heute für die Urologie, weil in diesem Fach bei bestimmten Krankheiten gute Erfolge mit naturheilkundlichen Methoden, insbesondere der Phytotherapie, erzielt werden können [31, 36, 44, 46].

39.1 Funktionelle Beschwerden

39.1.1 Enuresis nocturna (nächtliche kindliche Inkontinenz)

Die kindliche Enuresis nocturna ist meist eine funktionelle Störung der Blasen- und Schließmuskelinnervation, möglicherweise infolge einer Maturationshemmung des Miktionszentrums und Störung des Miktionsreflexes. Bei zusätzlicher Tagesrhythmik spricht man von Enuresis diurna et nocturna. Die spontane Heilungsquote pro Jahr beträgt 15–30%.

Kinder mit Enuresis nocturna zeigen eine Tendenz zur emotionalen Abhängigkeit mit aggressiven Impulsen.

Prävention
▶ Kap. 3 Prävention und Gesundheitsförderung

Verhaltenstherapie
Im Vordergrund stehen Maßnahmen wie Motivation, Führen eines Miktionstagebuchs, Blasentraining und klassische Konditionierung.

Diese Maßnahmen führen in 25% der Fälle zum Erfolg und in 75% zu einer wesentlichen Besserung. Mit apparativen Konditionierungsmaßnahmen, z.B. mit einer Weckmatratze, kann bei regelmäßiger Anwendung

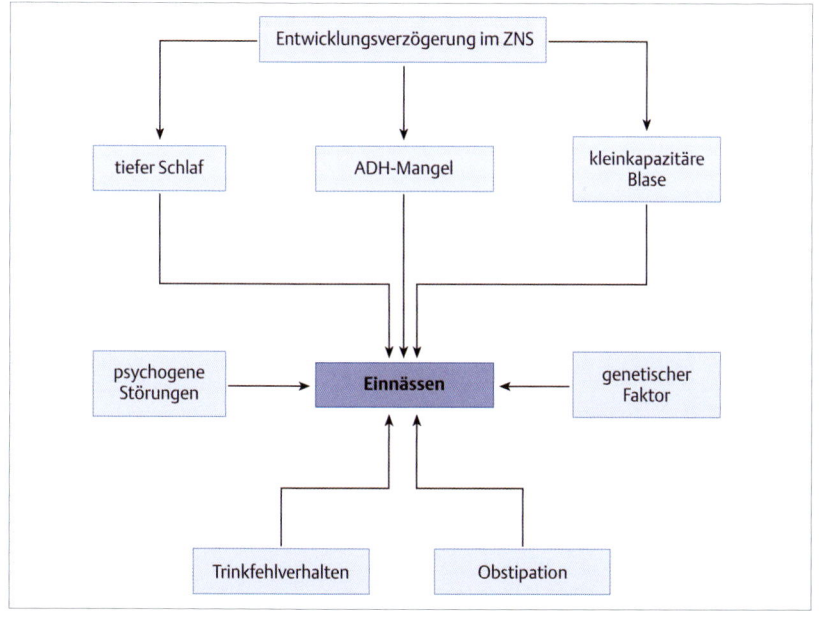

▶ **Abb. 39.1** Mögliche Ursachen für nächtliche Inkontinenz.

ein Therapieerfolg in 70–95 % der Fälle erwartet werden [43].

Bei der **kindlichen Inkontinenz** ist ein Biofeedback-Blasentraining sinnvoll.

> **T Therapeutische Empfehlung**
> Vor dem fünften Lebensjahr sollte die Enuresis nicht medikamentös therapiert werden.

Hydrotherapie
Zweckmäßig sind folgende Maßnahmen:
- morgens kalte Waschungen des Rückens und Frottierungen
- abends ansteigendes Fußbad, warmes Sitzbad mit *Eichenrinde* (15 Min.)

Bewegungstherapie
Wichtig sind tägliche Bewegung und Ausdauersport ohne Leistungscharakter.

Bei **kindlicher Inkontinenz** sollte eine Beckenbodengymnastik durchgeführt werden.

Massage
Bindegewebsmassage in Blasenzone Th 11–L 2 und S 2–S 4; wöchentl. 2-mal, über 5 Wochen.

Elektrotherapie
Angezeigt ist Kurzwelle in der Blasengegend; wöchentl. 2-mal, über 5 Wochen.

Phytotherapie
Zu den nachfolgenden Anwendungen liegen nur Erfahrungsberichte vor:
- Rinde von *Gewürzsumach*, angewendet als Tinctura Rhois aromatica 20,0, 3-mal tägl. 20 Tr.
- Kombination des Antispasmodikums Tinctura Belladonnae mit einem Tonikum, z. B. Tinctura Strychni 1:1, abends 5 Tr. in etwas Wasser
- *Johanniskraut:* als Tee oder Frischpflanzenpresssaft
- *Baldrianwurzel:* als Tee, Tinktur, Frischpflanzenpresssaft

Entspannungstherapie
Hilfreich ist tägliches autogenes Training.

Kombinationsmöglichkeiten
Alle genannten Verfahren können mit verhaltenstherapeutischen Maßnahmen bzw. Biofeedback kombiniert werden.

Grenzen der Therapie
Die naturheilkundlichen Verfahren können adjuvant eingesetzt werden

> **T Das kann der Patient selbst tun**
> Der Patient sollte darauf achten, nach 20 Uhr keine Flüssigkeit mehr zu sich zu nehmen.

39.1.2 Reizblase, Frequency-Urgency-Syndrom

Symptome wie ständiger Harndrang, Algurie und Blasentenesmen können durch entzündliche, neuromuskuläre, hormonelle, tumoröse oder psychovegetative Ursachen ausgelöst werden. Bei der Reizblase, die eine Ausschlussdiagnose darstellt, fehlt ein korrelierender organpathologischer Befund. Sie wird fast ausschließlich bei Frauen diagnostiziert. Als Ursache wird eine Dyssynergie der Blasen- und Beckenbodenmuskulatur (▶ Abb. 39.2) postuliert.

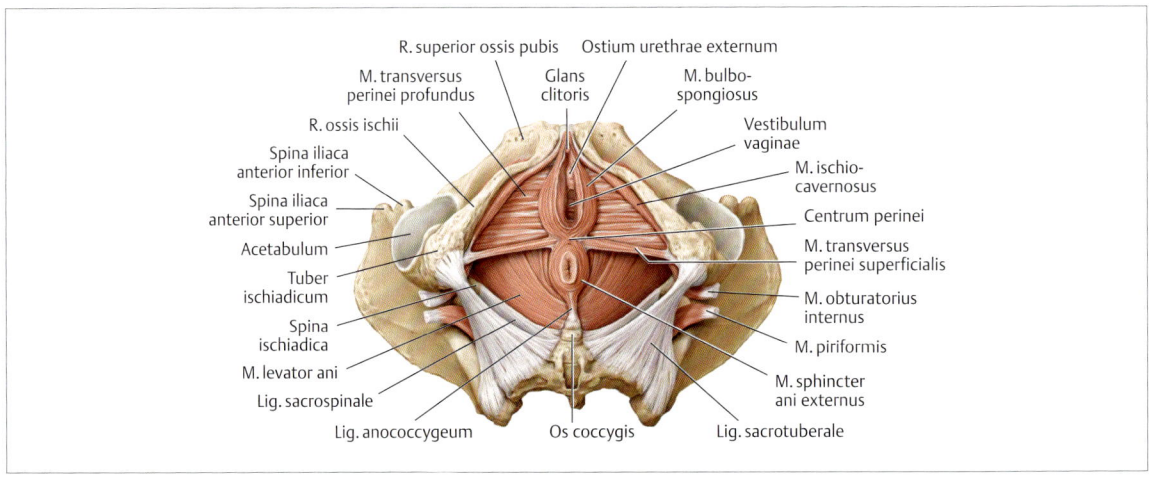

▶ **Abb. 39.2** Muskulärer Beckenboden einer Frau nach Entfernung der Faszien.

39.1 Funktionelle Beschwerden

▶ Tab. 39.1 Miktionsbeeinflussende Phytopharmaka.

Droge	Indikation	Dosierung
Kürbissamen	Reizblase	• tägl. 10 g zerkleinerter Samen oder • tägl. 90 mg Wirkstoff als Fertigkps.
Gewürzsumachrinde	• Reizblase • Enuresis nocturna • Enzündung der Harnwege	tägl. 3-mal 20 Tr.

Therapeutische Empfehlungen
- Vor Therapiebeginn müssen ein Harnblasenkarzinom, eine subvesikale Obstruktion mit Restharn von mehr als 100 ml, ein bakterieller Harnwegsinfekt und Harnblasensteine ausgeschlossen werden.
- Nach Ausschaltung aller organischen Ursachen sollte eine psychosomatische Behandlung durchgeführt werden.

Konventionell werden auch Spasmolytika und alpha-Sympatholytika angewendet.

Phytotherapie
Die Reizblase ist eine Domäne der Phytotherapie. Zum Einsatz kommen insbesondere der Extrakt der *Sägepalmenfrucht* (▶ Prostatahyperplasie) sowie *Kürbissamen* (▶ Tab. 39.1).

Sie können ausschließlich oder begleitend zur konventionellen Therapie eingesetzt werden.

Bei psychovegetativer Genese der Beschwerden sind zudem *Baldrianwurzel* und *Hopfenzapfen* angezeigt.

Kombinationsmöglichkeiten
Phytotherapie kann mit konventioneller Therapie kombiniert werden.

Das kann der Patient selbst tun
Abkühlungen des Unterkörpers und kalte Füße sollten vermieden werden.

39.1.3 Chronisches Schmerzsyndrom des Beckens (Prostatopathie syn. Prostatodynie, chron. abakterielle Prostatitis, chron. Beckenschmerz-Syndrom)

Die **Prostatopathie** ist ein Krankheitsbild unklarer Genese, von dem am häufigsten Männer zwischen 25 und 40 Jahren betroffen sind. Sie zeigt die gleichen Symptome wie die Prostatitis, ohne dass eine Entzündung vorliegt: Druckgefühl im Damm, Potenzstörungen, ziehende Beschwerden in den Leisten mit Ausstrahlung in die Hoden, vermehrter Harndrang, gelegentlich erschwertes, verlangsamtes Wasserlassen, Brennen in der distalen Harnröhre, Harnnachträufeln, Druck- oder Kältegefühl oder Brennen hinter dem Schambein sowie Spannungsgefühl im Sakralbereich.

Patienten mit Prostatopathie sind in der Regel klagsam-fordernd.

Begünstigend wirken Reizungen im Dammbereich, z. B. durch Reiten oder Radfahren, Alkoholmissbrauch, sexuelle Abstinenz, da hierdurch Kongestionen im Prostatabereich eintreten, manchmal auch sexuelle Exzesse.

Bei der **chronisch abakteriellen Prostatitis** finden sich erhöhte Leukozytenzahlen im Urin oder im Prostataexprimat bei fehlendem Bakteriennachweis.

Therapeutische Empfehlung
Konventionell wird bei beiden Krankheitsbildern eine Psychotherapie empfohlen, insbesondere psychodynamische und verhaltensmedizinische Therapieansätze sind gelegentlich erfolgreich.

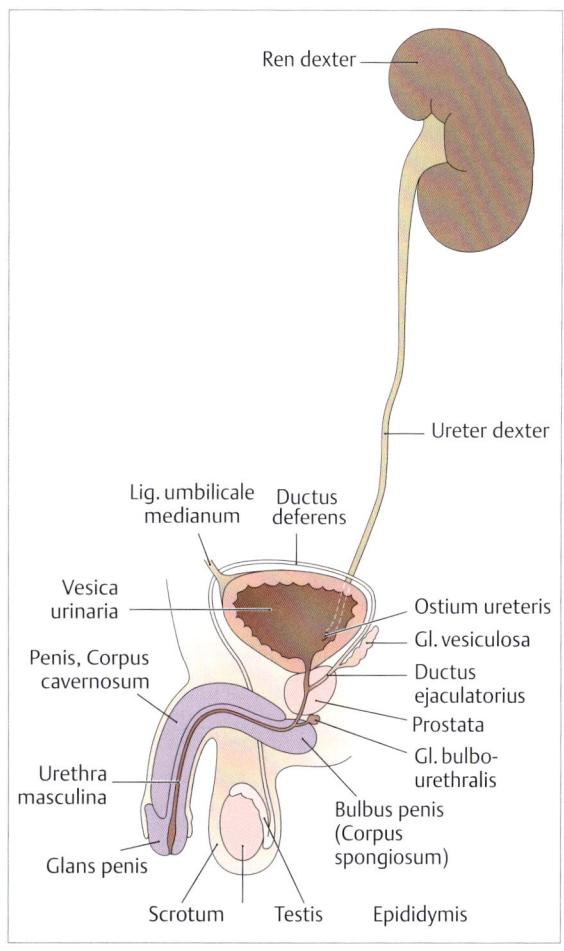

▶ Abb. 39.3 Median-Sagittalschnitt durch ein männliches Becken.

Phytotherapie

Bei der chronischen abakteriellen Prostatitis und der Prostatodynie führte in kontrollierten Studien *Roggenpollenextrakt* in 78 % zu Heilung oder Besserung der Symptome [39]. Auch der Extrakt der *Sägepalmenfrucht* war wirksam [30].

Bei unklarer Diagnose oder hartnäckigen Rezidiven einer chronisch abakteriellen Prostatitis soll die Effektivität von *Roggenpollenextrakt*, Alphablockern oder Finasterid mit der von Antibiotika vergleichbar sein.

Unklar ist, ob bei den verschiedenen Formen der chronisch abakteriellen Prostatitis Phytotherapeutika, Alphablocker oder Finasterid einem antibiotischen Therapieversuch vorgeschaltet oder begleitend eingesetzt werden sollten.

Sedierende Phytotherapie mit *Baldrianwurzel* oder *Hopfenzapfen* wird empfohlen.

Ordnungstherapie

Angezeigt sind Vermeidung von Reizungen im Dammbereich, z.B. durch Reiten oder Radfahren, sowie mäßiger, aber regelmäßiger Geschlechtsverkehr.

Entspannungstherapie

Bei Prostatodynie sind zudem Entspannungsübungen, z.B. autogenes Training (1-mal tägl.) oder Körpertherapie (2-mal wöchentl.) sinnvoll.

Thermotherapie

Bei der **chronischen abakteriellen Prostatitis** empfehlen sich folgende Maßnahmen:
- warme bis heiße Sitzbäder: 39–40°C, 1-mal tägl.
- T-Wickel: 39–40°C, 3-mal wöchentl.
- Saunabäder: 1-mal wöchentl.

Bewegungstherapie

Regelmäßiges Gehen an frischer Luft fördert die Durchblutung im Beckenbereich.

Balneotherapie

Moorsitzbäder werden empfohlen; 2-mal wöchentl. insgesamt 3–4 Wochen.

Elektrotherapie

Angezeigt bei **chronischer abakterieller Prostatitis** sind 6 Anwendungen Kurzwelle, wöchentl. 1–2-mal, sowie Kondensatorfeld.

In einer Untersuchung mit einem speziellen Hochfrequenztherapiegerät nahmen die Beschwerden nach einer 5-wöchigen Therapie signifikant ab ($p < 0{,}0005$) [29].

Massage

Sinnvoll sind Bindegewebsmassagen im Segment und Unterwassermassage; 2-mal wöchentl., 6–10 Anwendungen.

Ernährungstherapie

Ballaststoffe dienen dem Vermeiden von Obstipation. Wichtig ist das Meiden von Alkohol und stark gewürzten Speisen sowie reichliche Flüssigkeitszufuhr.

Akupunktur

Eine Akupunkturtherapie wird immer häufiger empfohlen.

Nach einer Akupunkturbehandlung über 6 Wochen nahmen die Schmerzen ab und die Lebensqualität zu ($p < 0{,}06$), wobei der Effekt bis zu 33 Wochen anhielt [17]. In einer weiteren Studie führte eine 5-wöchige Therapie zu vergleichbaren Akutergebnissen [27].

Kombinationsmöglichkeiten

Die angegebenen Maßnahmen können miteinander kombiniert werden.

> **Das kann der Patient selbst tun**
> - Kalte Getränke sind zu vermeiden.
> - Regelmäßige Bewegung ist angezeigt; Reiten und Radfahren meiden.

39.2 Unspezifische Harnwegsinfektionen

Eine Harnwegsinfektion liegt vor, wenn auf dem Eintauchnährboden mehr als 10^5 Bakterien/ml nach 24-stündiger Bebrütung festgestellt werden und die weitere Differenzierung uropathogene Erreger nachweist und eine Leukozyturie besteht.

Bei einer symptomatischen Harnwegsinfektion stehen plötzlicher Harndrang (Urgency), Pollakisurie, Dysurie, Schmerzen beim Wasserlassen, manchmal auch Makrohämaturie und Nykturie im Vordergrund.

Naturheilkundliche Maßnahmen sind bevorzugt bei Infektionen der unteren Harnwege, wie der akuten Zystitis und akuten Urethritis, indiziert [14, 31, 36, 46, 47]. Im Vordergrund steht die intensive Durchspülung der Harnwege (Diureseanregung!).

Spezifische Harnwegsinfektionen (Urogenitaltuberkulose oder Pyelonephritiden) stellen keine naturheilkundlich therapierbare Indikation dar.

> **Therapeutische Empfehlung**
> **Primärmaßnahme**
> Vorrangiges Ziel der Therapie ist die Elimination des verursachenden Keims aus den ableitenden Harnwegen. Hier sollte eine resistogrammgerechte Antibiotikatherapie vorgenommen werden, die entweder als Einmalgabe (sog. single shot) oder über 3–14 Tage appliziert wird. Man richtet sich dabei nach der klinischen Symptomatik und dem mikrobiologischen Befund.

Prävention
▶ Kap. 3 Prävention und Gesundheitsförderung

Ernährungstherapie
Folgende Empfehlungen sind gegeben:
- Bei **Kreislaufgesunden** ausreichende Flüssigkeitszufuhr durch Wasser, verdünnte Obstsäfte, beliebige Tees, Kaffee und kohlensäurearmes Mineralwasser, um die Harnwege gut zu durchspülen und Bakterien vermehrt auszuspülen (sogenannter Verdünnungseffekt).
- Die Ernährung sollte salzarm, nicht stark gewürzt und leicht verdaulich sein.
- Bei der **rezidivierenden Zystitis** sind durch reichliche Zufuhr von Obst und Gemüse (Ballaststoffe) Obstipationen zu vermeiden.

Phytotherapie
Sie wird bei der **akuten Zystitis** nur adjuvant eingesetzt, und zur Prävention auch ausschließlich [44]. Aquaretika verstärken die Wirkung der Durchspülungstherapie (▶ Tab. 39.2). Postuliert werden antimikrobielle, aquaretische und spasmolytische Effekte sowie die Hemmung der bakteriellen Adhäsion und eine Immunstimulation.

Harnwegsdesinfizienzien
Hierzu zählen *Bärentraubenblätter*, etwas weniger stark wirken *Kapuzinerkresse* und *Meerrettichwurzel*.

Die Wirkung von *Bärentraubenblättertee* wird vor allem auf das Arbutin zurückgeführt.

Kapuzinerkresse enthält *Benzylsenföl*, das gegenüber bestimmten grampositiven und gramnegativen Keimen **antibakteriell** wirkt; Dosierung 3-mal tägl. 14 mg Benzylisothiocyanat oral.

Die **bakteriostatische** Wirkung der *Meerrettichwurzel* (▶ Abb. 39.4) wird auf das enthaltene *Senföl* und die *Senfölglykoside* zurückgeführt; Tagesdosis 20 g frische Wurzel.

▶ **Tab. 39.2** Spezifische Anwendung der Durchspülungstherapie.

Art der Anwendung	Indikation
ausschließliche Anwendung	• Reizblase • Blasenkatarrh • Dysurie • Honeymoon-Zystitis • asymptomatische Bakteriurie • Rezidivprophylaxe von Harnwegsinfekten • Pro- und Metaphylaxe bei Urolithiasis
adjuvante Anwendung	• signifikanter Harnwegsinfekt unter antibiotischer Therapie • Therapie mit Zytostatika • bei kataboler Stoffwechsellage

Pflanzliche Durchspülungsmittel (Aquaretika)
Aquaretisch wirksam sind insbesondere *Birkenblätter*, *Brennnesselkraut*, *Goldrutenkraut* und *Hauhechelwurzel* (▶ Tab. 39.3) [34].

Sie führen durch osmotische Diurese zu einer verbesserten **glomerulären Durchblutung** und damit zu einer vermehrten **Urinausscheidung**. Eine niedrige Harnosmolarität verhindert das Bakterienwachstum und beugt Rezidiven vor [7].

> **Therapeutische Empfehlung**
> - Kombinationen mit maximal 4–7 Drogen sind zu empfehlen.
> - Pflanzliche Aquaretika sollten keinen hohen Salz-, Mineralien-, Kalorien-, Alkohol- oder Hilfsmittelzusatz aufweisen und zusammen mit einer großen Flüssigkeitsmenge getrunken werden.

▶ Tab. 39.2 beschreibt die spezifischen Indikationen der Durchspülungstherapie.

> **Cave**
> Bei Herzinsuffizienz NYHA III–IV ist eine Durchspülungstherapie kontraindiziert.

Therapiestudien mit Kombinationen
Nach 150 ml Harntee (*Goldrute*, *Hauhechel*, *Orthosiphon* und *Wacholderbeeren*; Kontrolle: *Pfefferminztee*) alle 2 Std. tagsüber nahm nach 20 Tagen bei einer signifikant höheren Anzahl von Patienten unter Harntee die Keimzahl auf unter 10^5 pro ml ab, Dysurie und Algurie sistierten [20].

Eine Kombination aus *Bärentraubenblättern*, *Birkenblättern*, *Goldrutenkraut* und *Schachtelhalmkraut* wirkte bei **Patienten mit Dauerkathetern** günstiger auf Algurie und Druckschmerz über der Harnblase als ein Antibiotikum [1].

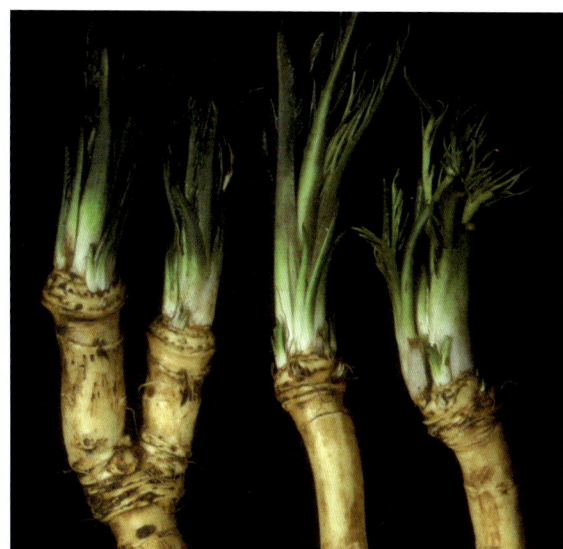

▶ Abb. 39.4 Meerrettich (Armoracia rusticana).

▶ **Tab. 39.3** Dosierung von Arzneidrogen bei unspezifischen Harnwegsinfektionen (Übersicht).

Arzneidroge	Dosierung
Bärentraubenblätter	10 g Droge, 400–700 mg Arbutin
Kapuzinerkressekraut	Tagesdosis: 3-mal 14,4 mg Benzylisothiocyanat
Meerrettichwurzel	Tagesdosis: 20 g frische Wurzel
Birkenblätter	• mittlere Tagesdosis: 2,0–3,0 g Droge • mehrmals tägl. 1 Tasse Tee
Hauhechelwurzel	• mittlere Tagesdosis: 6–12 g Droge mit reichlich Flüssigkeit • mehrmals tägl. 1 Tasse Tee
Orthosiphonblätter, Katzenbart	• mittlere Tagesdosis: 6–12 g Droge mit reichlich Flüssigkeit • mehrmals tägl. 1 Tasse Tee
Goldrutenkraut	• mittlere Tagesdosis: 6–12 g Droge mit reichlich Flüssigkeit • als Fertigpräparat tägl. 3-mal 1 Kps.
Löwenzahnwurzel mit -kraut	mittlere Tagesdosis: 9–30 g Droge mit reichlich Flüssigkeit
Brennnesselkraut/-blätter	mittlere Tagesdosis: 8–12 g Droge mit reichlich Flüssigkeit
Queckenwurzelstock	mehrmals tägl. 1 Tasse Tee

Bei chronisch rezidivierenden Harnwegsinfektionen trat nach 3 Wochen in 61 % der Fälle durch eine Kombination aus *Birkenblättern*, *Schachtelhalmkraut*, *Goldrutenkraut* und *Bärentraubenblättern* und in 87 % durch ein Antibiotikum eine klinische Heilung ein. Mikrobiologisch waren 43,5 % nach Gabe des Phytotherapeutikums und 61 % nach dem Chemotherapeutikum saniert [12].

Dosierungen
▶ Tab. 39.3

Langzeitprophylaxe bei rezidivierenden Harnwegsinfektionen

Hier ist neben den in ▶ Tab. 39.3 genannten Drogen vor allem *Cranberrysaft* geeignet [5]. Der Fruchtsaft der *Cranberry*, deren Wirkprinzip vermutlich vor allem die enthaltenen Proanthocyanidine sind, hemmt die Adhärenz von Bakterien an der Mukosa und fördert damit deren Ausschwemmung durch den Urin [24]. Da die Cranberry-Flavonoide eine thrombozytenaggregationshemmende Wirkung haben, ist auf die Wechselwirkung mit Antikoagulantien zu achten [38].

In mehreren qualitativ hochwertigen Studien wurde durch *Cranberrysaft* die Anzahl symptomatischer Harnwegsinfekte über 12 Monate bei jüngeren Frauen reduziert. Die Datenlage für Kinder und ältere Menschen ist noch unklar [5, 28, 33, 38].

Die **Dosierung** beträgt bei Erwachsenen tägl. mindestens 50 ml Saft (mindestens 1:4 mit Wasser verdünnt) bzw. tägl. 800–900 mg Standardextrakt in 2–3 Portionen, bei Kindern (2–18 Jahre) 15 ml Saft/kg KG. Die optimale Dosierung für den Saft ist noch unklar.

Die **Einnahmedauer** beträgt 2–3 Monate nach einer Antibiotikatherapie eines akuten Infektes. Eine permanente Einnahme erfolgt, wenn die Ursache der Harnwegsinfekte nicht beseitigt werden kann.

Kontraindikationen sind Nephrolithiasis, Urolithiasis.

Hydrotherapie

Bei der **akuten Zystitis** werden Wärmeanwendungen wie feuchtwarme Umschläge oder Peloidauflagen im Blasenbereich sowie warme Sitzbäder (*Kamille-Heublume*) zur Beschwerdelinderung empfohlen.

Weiterhin sind ansteigende Fußbäder und Sauna (auch präventiv) angezeigt.

> **Cave**
>
> Bei allen akuten unspezifischen Harnwegsinfektionen sind Kaltreize der unteren Körperhälfte zu meiden.

Elektrotherapie
Wirksam ist die Kurzwellendurchflutung der Blasenregion; 2-mal wöchentl., insgesamt 6 Anwendungen.

Massage
Bindegewebsmassage im Blasensegment; 2-mal wöchentl., insgesamt 6 Anwendungen.

Balneotherapie
Wirksam sind Trinkkuren und *Moorbäder*.

Klimatherapie
Trockenes mildes Klima ist zu bevorzugen.

Mikrobiologische Therapie
Sie dient als unspezifische Immunmodulation zur Prophylaxe.

Ordnungstherapie
Oft ergeben sich gerade bei Frauen Hinweise auf eine Enttäuschung in der Beziehung zum Lebenspartner. Verhaltenstherapie und Entspannungsverfahren können dann sinnvoll sein.

Weitere Verfahren
Bei **rezidivierenden Harnwegsinfekten** empfehlen die Traditionelle Europäische sowie die Traditionelle Chinesische Medizin Reizapplikationen auf die untere Extre-

mität oder die unteren Thorakal- und die oberen Lumbalsegmente. Hier finden sich sowohl die segmental den Harnorganen zugeordneten Reflexzonen nach Head und Mackenzie als auch bedeutsame Punkte der Nieren- und der Blasenleitbahn der chinesischen Systematik. Folgende Verfahren werden genannt:
- Hydro- und Thermotherapie, d. h. Fußbäder (s. o.) und Gussanwendungen, wie heißer Lumbalguss
- Akupunktur
- Akupunktmassage
- Moxibustion

Kombinationsmöglichkeiten
Je nach der individuellen Situation des Patienten kann die Kombination von mehreren Therapieverfahren indiziert sein.

Grenzen der Therapie
Bei organischen Veränderungen, die zu Urinretention im Bereich der ableitenden Harnwege führen, sind die genannten Maßnahmen lediglich adjuvant; es sollte eine **operative Korrektur** angestrebt werden.

> **Das kann der Patient selbst tun**
> - Der Unterkörper einschließlich der Füße sollte stets warm gehalten werden.
> - Eine zu leichte Bekleidung ist zu vermeiden, vor allem sollte bei kühlem Wetter die Beckenregion bedeckt sein.
> - Reichliche Flüssigkeitszufuhr ist wichtig.

39.3 Benignes Prostatasyndrom (BPS)

Die benigne Prostatahyperplasie ist bei annähernd 50 % der Männer über 50 Jahre nachweisbar. Liegen BPH-bedingte Blasenentleerungsstörungen vor, spricht man von **benignem Prostatasyndrom**.

Das BPS ist gekennzeichnet durch **irritative Symptome**, insbesondere Nykturie, Pollakisurie, imperativen Harndrang, und durch **obstruktive Miktionsbeschwerden**, z. B. verzögerten Miktionsbeginn und Harnstrahlabschwächung mit Gefühl der unvollständigen Blasenentleerung.

Bis heute fehlen exakte Vorstellungen über die Pathogenese der BPH; es wird ein multifaktorielles Ursachengefüge angenommen. Dementsprechend gibt es eine Vielfalt von medikamentösen und nicht medikamentösen Therapieoptionen, insbesondere im Initialstadium, z. B. für prostatawirksame Arzneipflanzenextrakte.

Alle nachstehenden Therapieverfahren werden vor allem im Stadium I und II der BPS nach Vahlensieck eingesetzt, da sie funktionale Verbesserungen bewirken können. Sie können mit synthetischen Medikamenten kombiniert werden. Studien hierzu liegen jedoch nicht vor. In den Stadien III und IV sind keine Therapieerfolge zu erwarten.

Der International Prostate Symptom Score (IPSS) dient in klinischen Studien der Überprüfung der Effektivität therapeutischer Maßnahmen in Verlaufskontrollen [4, 18].

Bei BPH im Frühstadium kann die Phytotherapie als erste therapeutische Option empfohlen werden. Ein innerhalb von 6 Monaten auf Phytotherapie ansprechender Patient wird von der Fortsetzung sehr wahrscheinlich mindestens 3 Jahre profitieren [6].

> **Therapeutische Empfehlung**
> Bei Nichtansprechen der Phytotherapie innerhalb von 6 Monaten sollten andere Therapieoptionen gewählt werden.

Prävention
▶ Kap. 3 Prävention und Gesundheitsförderung.

Phytotherapie
Phytotherapeutika nehmen in der Therapie der BPH der Stadien I und II einen hohen Stellenwert ein. In den meisten Extrakten sind Delta-5- und Delta-7-Sterole, Fette und ätherische Öle, freie Fettsäuren, deren Ester sowie Polysaccharide enthalten. Bisher ist unklar, welche Inhaltsstoffe die Miktion beeinflussen [6].

Empfohlen werden *Sägepalmenfrucht*, *Brennnesselwurzel*, *Roggenpollenextrakt*, *Afrikanische Wurzelknolle (Kafferntulpe)* und *Arzneikürbissamen*.

Die *Sägepalmenfrucht* wirkt antiandrogen, antiproliferativ (durch Hemmung der 5-Alpha-Reduktase) und antikongestiv und erzeugt einen verstärkten Dihydrotestosteron-(DHT-)Abbau. Die Tagesdosis beträgt 1–2 g Droge entsprechend 320 mg Extrakt.

Als unerwünschte Wirkungen gelten Magenbeschwerden, die jedoch selten auftreten.

In doppelblinden, randomisierten, kontrollierten Langzeitstudien [6] waren Sabalextrakte Placebo signifikant überlegen und äquivalent zu 5-Alpha-Reduktase-Hemmern [30] und Alpha-1-Adrenorezeptoren-Blockern [8, 16, 23, 37, 42]. Dies wurde in einer Metaanalyse mit 18 randomisierten, kontrollierten Studien bestätigt [48].

Brennnesselwurzel (▶ Kap. 12 Phytotherapie) wirkt antiproliferativ (Senkung der Sexualhormone bindenden Globulin-(SHBG-)Konzentration), zellwachstumshemmend und antiphlogistisch, zudem erfolgt eine Hemmung der Aromatase. Die Tagesdosis beträgt 450–600 mg alkoholische oder wässrige Trockenextrakte entsprechend 4–6 g Droge. Unerwünschte Wirkungen sind leichte Magen-Darm-Beschwerden.

In 5 prospektiven placebokontrollierten Studien (2 Studien mit der Monopräparation, 3 Studien mit einem Kombinationspräparat aus *Sägepalmenfrucht* und Extrakt aus der *Brennesselwurzel*) besserten sich die Miktionsbeschwerden signifikant [6, 15, 22, 35, 40,].

Ein Extrakt aus *Sägepalmenfrucht* und *Brennnessel* wurde mit Finasterid verglichen. Innerhalb eines Jahres besserte sich in beiden Therapiegruppen der IPSS-Score signifikant und vergleichbar [42].

Roggenpollenextrakt wirkt antiödematös, antiphlogistisch, antiandrogen, antiproliferativ; die Tagesdosis beträgt 80–120 mg.

In 3 placebokontrollierten, doppelblinden multizentrischen Studien nahmen Miktionssymptomatik und Restharnvolumen signifikant ab [2, 3, 39].

Afrikanische Wurzelknolle (Kafferntulpe) wirkt antiphlogistisch, antikongestiv. Nach neueren Hypothesen soll vor allem das Sitosterolin, das besser als Sitosterol resorbiert wird, die wirksamkeitsbestimmende Substanz sein, vermutlich sind jedoch noch andere Wirkstoffe an der Wirkung beteiligt. Die Tagesdosis beträgt 30–60 mg. Als unerwünschte Wirkungen zeigen sich gelegentlich „gastrointestinale Symptome".

In 2 placebokontrollierten, doppelblinden, randomisierten Therapiestudien mit Phytosterolen aus Afrikanischer Wurzelknolle (Kafferntulpe) ergab sich eine statistisch hochsignifikante Reduktion des IPSS [13, 32].

Arzneikürbissamen wirkt antiandrogen und antiphlogistisch. Die Droge wird bei Reizblase oder Miktionsbeschwerden bei Prostataadenom im Frühstadium empfohlen; die Tagesdosis beträgt 10 g zerkleinerter Samen oder entsprechende Zubereitung.

In einer placebokontrollierten, doppelblinden Studie über 12 Monate stieg nach 500 mg *Kürbissamenextrakt* entsprechend 10 g *Kürbissamen* der IPSS gegenüber Placebo signifikant an [9].

Ernährungstherapie

Eine BPH-gerechte Ernährung beruht auf Komponenten der **südostasiatischen und mediterranen Küche** [43]:
- wenig tierisches Fett; stattdessen pflanzliches Fett mit ein- und mehrfach ungesättigten Fettsäuren, z.B. *Oliven-*, *Lein-* und *Sojaöl*
- frisches Obst, Gemüse, Salat und Vollkorngetreideprodukte
- Zufuhr von Phytoöstrogenen und Ballaststoffen

> **Cave**
> Konzentrierte alkoholische und kalte Getränke sind zu meiden

Bewegungstherapie

Regelmäßige Bewegungstherapie, wie z.B. Spazierengehen, Nordic Walking, Tanzen, verhindert Kongestion und Reizzustände der Prostata durch Steigerung der Durchblutung [43].

Ordnungstherapie

Um reflektorisch bedingte Reizzustände zu vermeiden, sollten die Füße stets warm gehalten werden.

Entspannungstherapie ist unspezifisch wirksam.

> **Cave**
> Belastungen wie Alkoholabusus, Alkoholexzess oder zu starke Blasenfüllung sind zu meiden.

Physikalische Therapie

Bäder und Auflagen

Ansteigende Fußbäder, Sitz- und Halbbäder (Zusatz von *Kamille, Heublumen, Zinnkraut*) dienen der Wärmezufuhr; 2-mal wöchentl. über 3 Wochen.

Auch tägl. angewendete T-Wickel und warme Packungen auf die Blase sind wirkungsvoll.

In gleicher Weise wirken Moor- und Thermalbäder; 2-mal wöchentl. über 3 Wochen.

Massagen

Bindegewebsmassage und Massagen der Head-Zonen werden empfohlen; 2-mal wöchentl. über 3 Wochen.

Kombinationsmöglichkeiten

Kombinationen der angegebenen Therapien sind möglich und sollten nach den individuellen Bedürfnissen ausgerichtet sein.

Grenzen der Therapie

Bei BPH Stadium III und IV nach Vahlensieck sind naturheilkundliche Verfahren nicht indiziert.

> **Das kann der Patient selbst tun**
> Regelmäßige lokale Wärmeanwendungen, Bewegung und adäquate Ernährung sind hilfreich und steigern die allgemeine Lebensqualität.

39.4 Urolithiasis

Bei der Urolithiasis handelt es sich um eine Harnsteinbildung in der Niere und/oder in den ableitenden Harnwegen. Harnsteine (▶ Abb. 39.5) entstehen durch Störungen des physikalisch-chemischen Gleichgewichts des Harns.

Als kausale Pathogenesen kommen Ernährung, Immobilisation, Hyperparathyreoidismus, Hyperurikämie, renale tubuläre Azidose, idiopathische Hyperkalzurie,

39.4 Urolithiasis

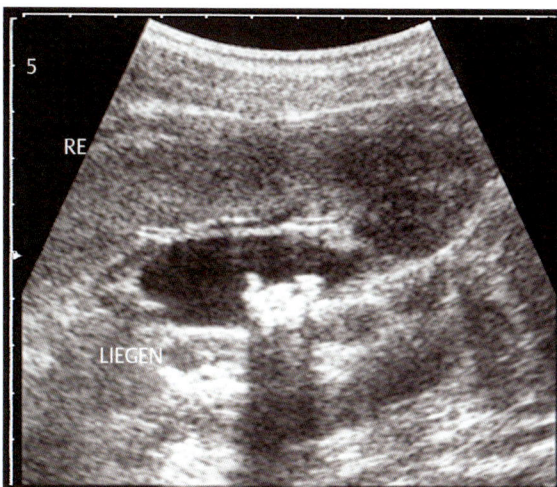

▶ **Abb. 39.5** Harnstein im Nierenbecken. Typisch der „Schallschatten" hinter dem Stein.

Zystinurie, Harnabflussstörungen und Harnwegsinfektionen in Betracht. Vielfach ist die Pathogenese unbekannt.

T Therapeutische Empfehlungen
Maßnahmen bei spezifischen Indikationen
- Bei der **akuten Harnsteinkolik** werden Metamizol (Dosierung 2,5 g) oder Tramadol intravenös als Analgetikum der ersten Wahl verabreicht. Metamizol eignet sich auch für die „fortgesetzte Spasmoanalgesie" [11].
- Bei **Stuhl- oder Windverhaltung** werden hohe Einläufe empfohlen.
- Bei **leichteren Koliken** genügen ein warmes bis heißes Bad oder feuchtwarme Packungen. 80 % der Steine gehen spontan ab.
- Im **kolikfreien Intervall**, bei spontan abgangsfähigem Harnstein, sind häufige körperliche Bewegung und eine möglichst reichliche Flüssigkeitszufuhr (bis 2 l tägl.) indiziert.
- Zur **Metaphylaxe (Harnsteinverhütung)** dient die Harnverdünnung. Hierzu sollte der Patient reichlich trinken und tägl. 2–2,5 l Urin ausscheiden.
- Bei **starkem Schwitzen** ist der Flüssigkeitsverlust sofort auszugleichen. Grundsätzlich sollte starkes Schwitzen vermieden werden.

Phytotherapie

Die Austreibung eines abgangsfähigen Harnsteins kann durch *Löwenzahntee* erreicht werden:
- 2 EL *Löwenzahnwurzel* und *-kraut* mit 0,5 l kochendem Wasser übergießen
- 10–15 Min. ziehen lassen, mit warmem Wasser auf 1,5 l auffüllen
- warm innerhalb von 15–20 Min. trinken

Auch *Goldrutenkraut* (▶ Tab. 39.3) ist hier wirksam.
Bei Harnsteinen und Nierengrieß werden Fertigpräparate (Mono- und Kombinationspräparate) und Harn-

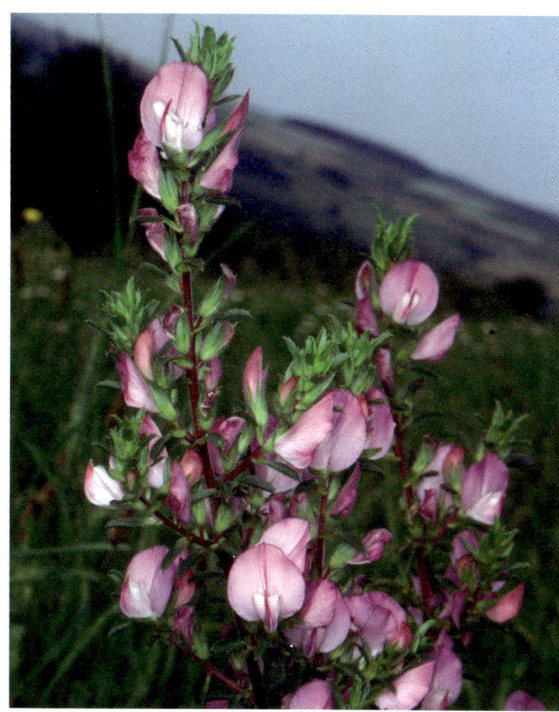

▶ **Abb. 39.6** Hauhechel (Ononis spinosa).

tees mit der Indikation „Durchspülung und vorbeugende Behandlung" verwendet.

Bei den Fertigpräparaten steht *Goldrutenkraut* im Vordergrund [45].

Untersuchungen mit Harntees (aus *Anisfrüchten, Birkenblättern, Bischofskraut, Bruchkraut, Goldrutenkraut, Hagebuttenschalen, Hauhechel* (▶ Abb. 39.6), *Kamillenblüten, Löwenzahnkraut, Orthosiphon, Petersilienwurzel, Schachtelhalmkraut, Wacholderbeeren, Weidenrinde*) zeigten eine Senkung der Kalziurie und eine Zunahme der Citraturie [6, 10, 25, 26].

Ernährungstherapie

Angezeigt ist normale Mischkost, keine übertriebene Proteinzufuhr (max. 1 g/kg KG), Stuhlregulierung durch reichlich Ballaststoffe.

Kalziumsteinträgern ist eine magnesiumhaltige Kost zu empfehlen.

Infektsteine entstehen bei Harnwegsinfektionen. Zur Prävention ist eine säuernde Ernährung zu empfehlen mit Fleisch, Fisch und Eiern. Bei **Harnsäuresteinen** ist hingegen eine alkalisierende Kost einzuhalten mit Obst, Gemüse, Kartoffeln, Mehlspeisen und alkalisierenden Wässern.

Eine Reduktion von Übergewicht ist stets zu empfehlen.

T Therapeutische Empfehlung
Die Zusammensetzung der Harnsteine sollte immer durch Infrarotspektroskopie analysiert werden.

39 Urologische Erkrankungen

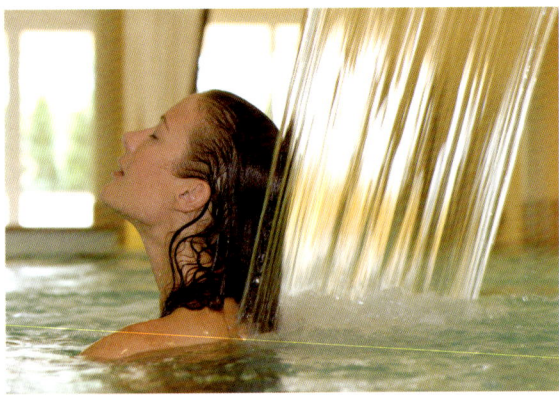

▶ **Abb. 39.7** Durch Bewegung, z. B. Schwimmen, werden Mikrolithen und Harngrieß leichter ausgeschwemmt.

Bewegungstherapie
Angezeigt sind reichliche, unterschiedliche Bewegungsmuster, wie Treppensteigen und leichte Gartenarbeit, sowie Sport, wie Gymnastik, Schwimmen, Wandern, Radfahren oder Tennis. Dadurch werden Mikrolithen und Harngrieß leichter ausgeschwemmt.

Kombinationsmöglichkeiten
Bei der Prävention von Rezidiven ist die Kombination der genannten Maßnahmen sinnvoll.

Grenzen der Therapie
Harnsteine von zu großem Umfang (mehr als 5 mm Ø ▶ Abb. 39.5) sind einer naturheilkundlichen bzw. medikamentösen Therapie mit Synthetika nicht zugänglich; hier ist die Entfernung (konservativ oder operativ) zu empfehlen.

> **T Das kann der Patient selbst tun**
> - Wichtig ist regelmäßige und reichliche Bewegung.
> - Weiterhin sind reichliche Flüssigkeitszufuhr und adäquate Ernährung angezeigt.

39.5
Erektile Dysfunktion

Bei Störungen der Beischlafschlaffähigkeit des Mannes (Impotentia coeundi) kommt es aufgrund organischer oder psychologischer Veränderungen nicht zur Erektion. Die Libido und die hormonelle Ausgangslage sind normal.

Nach der adäquaten Diagnostik wird nach Möglichkeit kausal therapiert: Psychotherapie, Testosteronsubstitution bei Hypogonadismus, Behandlung einer Neuropathie oder Stoffwechselstörung (z. B. Diabetes mellitus). Ist dies nicht möglich, werden **5-PDE-Hemmer** unter Beachtung der Kontraindikationen verabreicht. In diesem Fall können auch naturheilkundliche Therapieverfahren adjuvant angewendet werden, wobei Phytopharmaka wie das Alkaloid Yohimbin zwar häufig verordnet, aber ohne Effekt sind.

Ordnungstherapie
Nikotinkonsum sollte beendet und der Alkoholkonsum eingeschränkt werden: tägl. maximal 1 Flasche Bier oder 2 Gläser Wein, keine konzentrierten Alkoholika.

Ein Stress-Management-Training sowie autogenes Training und Progressive Muskelrelaxation können hilfreich sein.

> **T Therapeutische Empfehlung**
> Beziehungsprobleme sollten erfragt werden.

Hydrotherapie
Teilwaschungen, Schöpfbäder, warme Sitzbäder ohne Zusatz sind initial sinnvoll, später werden mittlere und große Hydrotherapie zur **vegetativen Gesamtumstimmung** angewendet (▶ Kap. 13 Hydrotherapie).

Manuelle Medizin
Sie dient der Therapie von Beckenverwringungen mit chronischen Schmerzzuständen. Anschließend ist gezielte Gymnastik erforderlich.

Bewegungstherapie
Bewegungstherapie und Sport ohne Wettkampfcharakter sind sinnvoll, da sie die Durchblutung der Beckenregion anregen.

Zur Beckenbodengymnastik ▶ Kap. 3 Prävention und Gesundheitsförderung.

Akupunktur
Bei psychischer Ursache sind Erfolge möglich [21].

Kombinationsmöglichkeiten
Kombinationen von Maßnahmen der Ordnungs- und Bewegungstherapie sind sinnvoll.

Grenzen der Therapie
Bei erektiler Dysfunktion auf arteriosklerotischer Basis sind naturheilkundliche Maßnahmen sinnlos.

> **T Das kann der Patient selbst tun**
> ▶ Kap. 3 Prävention und Gesundheitsförderung

Literatur

[1] **Albrecht J, Kreyes G:** Langzeitbehandlung von Dauerkatheterpatienten: Chemoprophylaxe oder Phytotherapie. Extr. Urolog. 1988; 11: 277–290.

[2] **Anonymus:** Cernilton in the treatment of prostatic adonema and chronic prostatitis. Urologica. 2007; 52: 54–56.

[3] **Aoki A, Naito K, Hashimoto O et al.:** Clinical evaluation of the effect of tamsulosin hydrochloride and cernitin pollen extract on urinary disturbance associated with benign prostatic hyperplasia in a multicentered study. Hinyokika Kiyo. 2002; 48(5): 259–267.

[4] **Arbeitsgemeinschaft der Wissenschaftlichen Medizinischen Fachgesellschaften:** Leitlinien Deutscher Urologen – Therapie des Benignen-Prostata-Syndroms (BPS). http://www.uni-duesseldorf.de/AWMF/ll-na/043-035.htm

[5] **Avorn J, Monane M, Gurwitz JH et al.:** Reduction of bacteriuria and pyuria after ingestion of cranberry juice. JAMA. 1994; 271: 751–754.

[6] **Bach D:** Phytopharmaka. In: Höfner K, Stief CG, Jonas U (Hrsg.): Benigne Prostatahyperplasie – Ein Leitfaden für die Praxis. Berlin, Heidelberg, New York: Springer; 2000: 238–260.

[7] **Bach D:** Trinkkuren mit Tee und anderen Flüssigkeiten. Fortschr Urol Nephrol. 1985; 23: 189–200.

[8] **Bach D:** Behandlung der benignen Prostatahyperplasie (BPH) – Phytotherapeutika versus synthetische Prostatamittel. Z Phytother. 1996; 17: 209–218.

[9] **Bach D:** Placebokontrollierte Langzeittherapiestudie mit Kürbissamenextrakt bei BPH-bedingten Miktionsbeschwerden. Urologe. 2000; B40: 437–443.

[10] **Bach D, Strenge A, Hesse A et al.:** Nieron-Harntee in der Harnsteinrezidivprophylaxe. Urologe. 1981; B21: 304–309.

[11] **Bach D, Hesse A, Feuereisen B et al.:** Optimierung der konservativen Harnstein-Austreibung. Fortschr. Med. 1983; 101: 337–342.

[12] **Beeko R, Schneider EM, Schneeberger W et al.:** Häufige Harnwegsinfekte: nur im Akutstadium Antibiotika! Ärztliche Praxis. 1983; 74: 2196–2197.

[13] **Berges RR, Windeler J, Trampisch HJ et al.:** Randomized, placebo-controlled, double-blind clinical trial of beta-sitosterol in patients with benign prostatic hyperplasia. Lancet. 1995; 345: 1529–1532.

[14] **Blümlein HM, Brügge H, Schulte H et al.:** Kontrollierte Studie mit einem benzylsenfölhaltigen Phytopharmakon bei Entzündungen der Nieren- und Harnwege. Extr. Urolog. 1988; 11: 110–118.

[15] **Bondarenko B, Walther C, Funk P et al.:** Long-term efficacy and safety of PRO 160/120 (a combination of sabal and urtica extract) in patient with lower urinary tract symptoms (LUTS). Phytomedicine. 2003; 10 (Suppl 4): 53–55.

[16] **Carraro JC, Raynaud JP, Koch G et al.:** Comparison of phytotherapy (Permixon) with finasteride in the treatment of benign prostate hyperplasia: a randomized international study of 1098 patients. Prostate. 1996; 29: 231–240.

[17] **Chen R, Nickel JC:** Acupuncture ameliorates symptoms in men with chronic prostatitis/chronic pelvic pain syndrome. Urology. 2003; 61: 1156–1159.

[18] **Cockett ATK, Khoury S, Aso Y et al. (Hrsg.):** Proceedings of „The 3rd International Consultation on BPH" 1995 in Monaco. 1996.

[19] **Coutinho EM:** Gossypol: a contraceptive for men. Contraception. 2002; 65: 259–263.

[20] **Ebbinghaus KD:** Behandlung von einfachen Harnwegsinfektionen mit Harntee 400. Therapiewoche. 1985; 35: 3379–3387.

[21] **Engelhardt PF, Daha LK, Zils T et al.:** Acupuncture in the treatment of psychogenic erectile dysfunction: first results of a prospective randomized placebo-controlled study. Int J Impot Res. 2003; 15: 343–346.

[22] **Engelmann U, Boos G, Kres H:** Therapie der benignen Prostatahyperplasie mit Bazoton Liquidum – Ergebnis einer doppelblinden, placebokontrollierten, klinischen Studie. Urologe. 1996; B36: 287–291.

[23] **Goepel M, Hecker U, Krege S et al.:** Sägepalmenfruchtextrakte hemmen humane alpha-1-Adrenozeptoren in vitro. In: Jonas U (Hrsg.): Jahrbuch der Urologie. Köln: Biermann; 1999: 129–140.

[24] **Gupta K, Chou MY, Howell A et al.:** Cranberry products inhibit adherence of p-fimbriated Escherichia coli to primary cultured bladder and vaginal epithelial cells. J Urol. 2007; 177: 2357–2360.

[25] **Hesse A, Strenge A, Bach D et al.:** Arzneitees in der Harnsteinprophylaxe – Wirkung von „Solubitrat" auf die Ausscheidung von lithogenen und inhibitorischen Substanzen. MMW. 1981; 123: 521–524.

[26] **Hesse A, Vahlensieck W:** Harntee 400 in der Harnsteinrezidivprophylaxe. Therapiewoche. 1985; 35/16: 1975–1980.

[27] **Honjo H, Kamoi K, Naya Y et al.:** Effects of acupuncture for chronic pelvic pain syndrome with intrapelvic venous congestion: preliminary results. Int J Urol. 2004; 11: 607–612.

[28] **Jepson RG, Mihaljevic L, Craig J:** Cranberries for preventing urinary tract infections. Cochrane Database Syst Rev. 2004; 1: CD001321.

[29] **John H, Ruedi C, Kotting S et al.:** A new high frequency electrostimulation device to treat chronic prostatitis. J Urol. 2003; 170: 1275–1277.

[30] **Kaplan SA, Volpe MA, Te AE:** A prospective, 1-year trial using saw palmetto versus finasteride in the treatment of category III prostatitis/chronic pelvic pain syndrome. J Urol. 2004; 171: 284–288.

[31] **Kemper H (Hrsg.):** E. S.C.O.P. Monographs – The Scientific Foundation for Herbal Medicinal Products. Stuttgart: Thieme; 2003.

[32] **Klippel KF, Hiltl DM, Schipp B:** A multicentric, placebo-controlled, double-blind clinical trial of betasitosterol (phytosterol) for the treatment of benign prostatic hyperplasia. German BPH-Phyto Study Group. Brit. J. Urol. 1997; 80: 427–432.

[33] **Kontiokari T, Sundqvist K, Nuutinen M et al.:** Randomised trial of cranberry-lingonberry juice and Lactobacillus GG drink for the prevention of urinary tract infections in women. BMJ. 2001; 322: 1–5.

[34] **Laszig R:** Goldrutenkraut bei chronischen/rezidivierenden Harnwegsinfekten Iatros Urologie. 1999; 15: 39–43.

[35] **Lopatkin N, Sivkov A, Walther C et al.:** Long-term efficacy and safety of a combination of sabal and urtica extract for lower urinary tract symptoms – a placebo-controlled, double-blind, multicenter trial. World J Urol. 2005; 23(2): 139–146.

[36] **Madaus G:** Lehrbuch der biologischen Heilmittel. Ravensburg: Mediamed; 1989.

[37] **Metzker H, Kieser M, Hölscher U:** Wirksamkeit eines Sabal-Urtica-Kombinationspräparats bei der Behandlung der benignen Prostatahyperplasie (BPH). Urologe. 1996; B36: 292–300.

[38] **Reed J:** Cranberry flavonoids, atherosclerosis and cardiovascular health. Crit Rev Food Sci Nutr. 2002; 42(Suppl 3): 301–316.

[39] **Rugendorff EW, Weidner W, Ebeling L, Buck AC:** Behandlungsergebnisse mit Pollenextrakt (Cernilton) bei Prostatodynie und chronischer Prostatitis. In: Vahlensieck W, Rutishauser G (Hrsg.): Benigne Prostatopathien. Stuttgart: Thieme; 1992: 76–84.

[40] **Schneider T, Rübben H:** Brennnesseltrockenextrakt (Bazoton uno) in der Langzeittherapie des benignen Prostatasyndroms (BPS). Ergebnisse einer randomisierten, doppelblinden, placebokontrollierten Mulicenterstudie über 12 Monate. Urologe. 2004; A43: 302–306.

[41] **Schnell UC, Thelen J:** Untersuchungen über die antibakterielle Wirkung von Carito® in der gynäkologischen Urologie. Münch Med Wschr. 1977; 119: 127–128.

[42] **Sökeland J, Albrecht J:** Kombination aus Sabal- und Urticaextrakt vs. Finasterid bei BPH – Vergleich der therapeutischen Wirksamkeit in einer einjährigen Doppelblindstudie. Urologe. 1997; A36: 327–333.

[43] **Sökeland J, Sökeland A:** Naturheilverfahren in der Urologie. Berlin, Heidelberg, New York: Springer; 2003.

[44] **Sökeland J, Schulze H, Rübben H:** Urologie: Verstehen – Lernen – Anwenden. 13. Aufl. Stuttgart: Thieme; 2007.

[45] **Vahlensieck W, Bach D:** Phytotherapie. In: Finke F, Piechota H, Schaefer RM et al. (Hrsg.): Die urologische Praxis. Bremen: Uni-Med; 2004: 180–186.

[46] **Wagner W, Wiesmann M:** Phytotherapie, Phytopharmaka und pflanzliche Homöopathie. Stuttgart: G. Fischer; 1995.

[47] **Wichtl M:** Teedrogen und Phytopharmaka. Stuttgart: Wissenschaftliche Verlagsgesellschaft; 1997.

[48] **Wilt TJ, Ishani A, Stark G et al.:** Saw palmetto extracts for treatment of benign prostatic hyperplasia: a systematic review. JAMA. 1998; 280: 1604–1609.

Wichtige Adressen

Berufsverband der Deutschen Urologen e. V. und
Deutsche Gesellschaft für Urologie e. V.
Uerdinger Str. 64
D-40474 Düsseldorf
Tel.: 02115160960
www.urologenportal.de

40 – Geriatrische Erkrankungen und Beschwerden

Albrecht Warning

40.1	Einführende Hinweise	685
40.2	Kardiologische und angiologische Erkrankungen	691
40.3	Pneumonie	693
40.4	Störungen des Stoffwechselsystems	693
40.5	Erkrankungen der Haut	696
40.6	Erkrankungen des Bewegungsapparates	697
40.7	Erkrankungen des Nervensystems	698
40.8	Schmerztherapie	699

40.1
Einführende Hinweise

Altern ist ein den ganzen Menschen umfassender, in sich polarer Prozess. Wenn sich die vitalen Kräfte des Regenerierens, des Stoffwechsels und der Beweglichkeit aus dem Organismus zurückziehen, wird der Körper „fadenscheinig". Die seelische Welt hingegen birgt durch den Schatz der Erinnerungen aus der Fülle des Erlebten einen zunehmenden Reichtum. Was in Fleisch und Blut überging und sich in den Tiefen des Unbewussten einnistete, löst sich wieder heraus.

Das Altern ist die Chance zur ordnenden Lebensverdichtung. Wird dieser Prozess, durch aktive Einsicht rechtzeitig beginnend, gestaltet, so kann sich eine gesunde, in sich abgestimmte Involution des Körpers entwickeln. Der Pathologe Doerr spricht hier von **„harmonischem Altern"**. Mit dem Begriff „disharmonisches Altern" beschreibt er den Zustand, bei dem Organe vorzeitig durch Erkrankungen erlahmen und im Organismus funktionale Differenzen vorherrschen [13].

Sehr häufig haben alte und hochbetagte Patienten mehrere Erkrankungen gleichzeitig. Hinzu kommt, dass alte Funktionsnarben in verschiedenen Organsystemen krankheitswertige Störungen entwickeln, wenn eine akute Erkrankung das Netz der kompensatorischen Anpassungen überfordert. Es entwickeln sich Krankheitskaskaden, die mitunter an den vitalen Ressourcen zehren.

Die konventionelle innere Medizin fasst eine Organerkrankung tendenziell als isolierte Topopathologie auf. Aus dieser Sicht wird die **Multimorbidität** des alten Menschen als zufälliges Krankheitsagglomerat bewertet und entsprechend polypragmatisch behandelt. Der interferierenden Dynamik der pathologischen Prozesse wird zu wenig Beachtung geschenkt.

Die Krankheitskaskaden decken jedoch auf, dass die Pathophysiologie des komplexen Krankheitsgeschehens als systemische Funktionsstörung aufzufassen ist. Daher entwickelt die geriatrische Betrachtungsweise eine **dynamische Synopsis**, indem die vielfältigen, einander bedingenden Störungen durch ein umfangreiches Assessment ermittelt und hierarchisiert werden. Daraus werden Therapieziele formuliert, die nach Restitution des Zustandes oder mindestens Linderung eines unvermeidbaren Leidens streben, indem die komplementären Ressourcen aktiviert oder unterstützt werden.

Geriatrie umfasst jedoch nicht nur Krankheitsstörungen der somatischen Ebene.

Mit der Grenze der Belastbarkeit und dem Sichfügen in längere Erholungszeiten erlebt der alte Mensch die physiologische Involution, besser: Devolution. Sie durchwirkt als Lebensgefühl den Alltag. Mitunter fordert er sich zu gesteigerten Fitnessbemühungen heraus, verbringt die guten Tage mit relativem Gleichmut oder erzielt Aufmerksamkeit mit demonstriertem Verlustsyndrom.

Unabhängig von der individuellen Coping-Strategie zeigen sich die **seelischen Kräfte** als bestimmende Parameter. Sie wirken untergründig als motivierende Gestaltung des Lebens während des Zustandes der Gesundheit. Im Zustand der Krankheit sind sie die zentralen Ressourcen, zumal im Greisenalter die Sinnfrage der Biographie zentrales Thema wird.

Geriatrie ist per se eine **psychosomatische Medizin**. Eine Behandlung, die keine Aufmerksamkeit für das Selbstwertbewusstsein des Patienten und dessen Wissen oder Ahnung um die Qualität seines Persönlichkeitskernes entwickelt, wird keinen echten Erfolg haben.

Das Misstrauen der alten Menschen gegenüber dem unpersönlichen technikorientierten Medizinbetrieb und krankheitszentriertem Management zeigt sich in den Bemühungen, durch Patientenverfügungen die eigene Persönlichkeit mit ihrer individuellen Dynamik zu schützen.

Der folgende Beitrag ist sowohl von der naturheilkundlichen als auch von der anthroposophischen Medizin geprägt. Zu den entsprechenden Ausführungen ▶ **Kap. 44** Anthroposophische Medizin.

40.1.1 Prävention

Der alternde Mensch stellt das Integral seiner Lebensführung dar. Die fördernde oder belastende Lebensweise im geistigen, seelischen und körperlichen Bereich prägt den Zustand des Organismus. Um die Chance für ein gesundes, harmonisches Altern zu wahren, lässt sich manche vorbeugende Maßnahme ergreifen.

Franke hat in den sechziger Jahren des 20. Jahrhunderts anhand der Lebenswege der damals Hundertjährigen herausgearbeitet, dass sich das Leben dieser Hochbetagten durch **Eustress** auszeichnete [18, 19].

Mit der alten griechischen Maxime „Übertreibe nichts" (μηδεν αγαν) wird die Beherzigung der Lebensrhythmen durch die Ordnungstherapie angesprochen. Das Konzept der **Salutogenese** von Aaron Antonovsky [1, 2] zeigt die fördernden Bedingungen bewusst gestalteter Lebensumstände auf. Der von ihm eingeführte Begriff der Kohärenz beschreibt die Synergie mehrerer diesbezüglich relevanter Aspekte (▶ **Kap. 3** Prävention und Gesundheitsförderung). Sie beinhalten die zu erübende Fähigkeit, die Zusammenhänge des Lebens zu verstehen, sowie die Überzeugung, dass man das eigene Leben gestalten kann, und schließlich den Glauben an den Sinn des Lebens.

40.1.2 Therapie

Medikamentöse Therapie

Die eingeschränkten Organfunktionen bedingen eine **veränderte Pharmakodynamik** mit verzögerter Resorption, verminderter Bioverfügbarkeit und verlängerter Elimination. Daraus folgen gerade im Bereich der psychotropen Substanzen schwer kalkulierbare, gelegentlich paradoxe Wirkungen. Die Toleranzbreite gegenüber den Substanzen wird durch die geminderte Kompensation des Organismus schmaler, die unerwünschten Wirkungen greifen dagegen stärker ein und schwächen zusehends.

Chemisch synthetisierte Substanzen repräsentieren die künstlichen Therapien (▶ **Tab. 40.1**); sie werden insbesondere in der **Akutphase einer Erkrankung** angewendet, um lebensbedrohliche Situationen abwenden zu können. Zum Prozess der Ausschaltung können die ACE-Hemmer, die Betablocker, Kalziumkanalblocker und Chemotherapeutika im weitesten Sinne genannt werden. Lenkung findet z. B. durch Digitalisglykoside, Diuretika, Kortison oder bronchialerweiternde Substanzen statt. Typische Ersatzmittel sind alle supplementierenden bzw. substituierenden Hormongaben. Auch die Radiotherapie ist als Mittel der Ausschaltung aufzufassen.

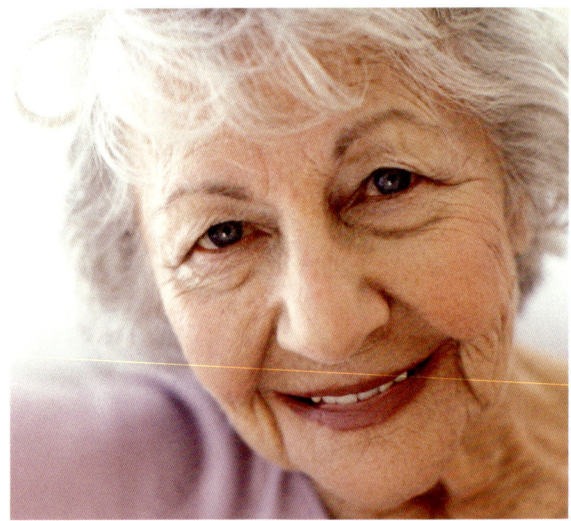

▶ **Abb. 40.1** Ziel: hohe Lebensqualität bis ins Alter.

▶ **Tab. 40.1** Künstliche und natürliche Therapie: wichtige Kriterien [23].

	künstliche Therapie	natürliche Therapie
Wirkungen	• direkt • primär • pathogenetisch orientiert	• indirekt • sekundär • hygiogenetisch
Prinzipien	1. Ausschaltung 2. Lenkung 3. Ersatz	1. Schonung 2. Regularisierung 3. Kräftigung

Chemisch synthetisierte Medikamente werden häufig nur zögerlich und mit antipathischer Skepsis eingenommen.

Potenzierte Substanzen z. B. der Homöopathie oder der anthroposophischen Medizin wirken möglicherweise auch in einem „alten" Organismus, obwohl er in seinen Stoffwechselaktionen rigide und verlangsamt ist. Studien über *Weißdorn*, *Johanniskraut* sowie *Sägepalme* oder *Brennnessel* belegen auch bei älteren Menschen einen Erfolg [6, 12, 24, 25, 27, 33, 35, 41, 42, 44]. Potenzierte Heilmittel verursachen bei richtiger Anwendung selten schwerwiegende unerwünschte Wirkungen, sind daher besser verträglich und dem an Ressourcen verarmten Organismus angemessen.

> **Cave**
>
> Bei unkritischen oder schematischen Anwendungen können dennoch im Sinne der Arzneimittelbilder Vergiftungssymptome auftreten [20].

Nach dem Simile-Prinzip wird ein homöopathisches Heilmittel klinisch geprüft, d. h. nach Einnahme in jeweiligen Potenzschritten wird die dann auftretende Symptomatik

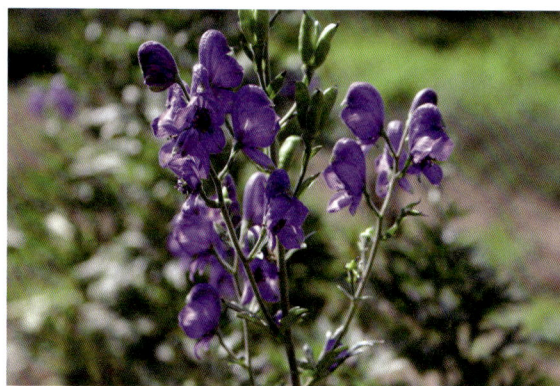
▶ **Abb. 40.2** Blauer Eisenhut (Aconitum napellus).

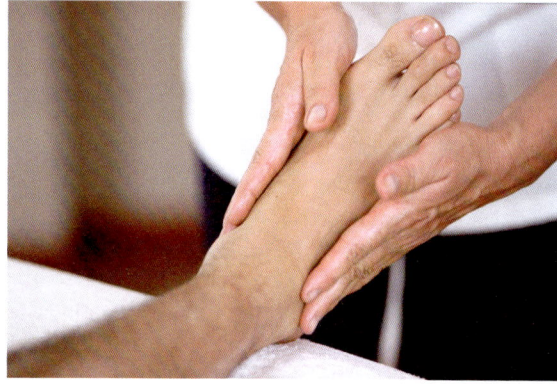
▶ **Abb. 40.3** Rhythmische Massage.

eingehend beobachtet und aufgezeichnet (▶ Kap. 45 Homöopathie). Dabei treten z. B. nach Anwendung des *Blauen Eisenhuts* folgende Symptome auf:

Kopfweh, Schwindel, Fieber mit Schüttelfrost, wachend fantasierend, redet im Schlaf, Atembeklemmung, schreckhaft zusammenfahrend [20a, 34].

Diese Symptome entsprechen einer milden Giftwirkung der Pflanze. Nach Potenzierung aus der Urtinktur wird das Mittel bei Erkrankungen gegeben, die mit den genannten Erscheinungen einhergehen. Wird jedoch die Potenzierung zu tief oder die gegebene Menge zu hoch angesetzt, so entsteht z. B. beim *Blauen Eisenhut* eine reale und klinisch bedrohliche Vergiftung.

> **T Therapeutische Empfehlung**
> Naturheilmittel bedürfen in jedem Falle einer individuellen Anpassung an die Krankheitsintensität und die Ressourcen des Patienten.

Äußere Anwendungen

Hier sind z. B. die von den Pflegenden auszuführenden **rhythmischen Einreibungen** zu nennen, d. h. reale „Behandlungen" bestimmter Körperpartien mit medizinischen Substanzen, und Anwendungen in Form von **Wickeln** und **Auflagen** (▶ Kap. 13 Hydrotherapie). Spezielle Rhythmische Massagen nach Wegman und Hauschka wirken in die Funktionskreise der Organe. Auch medizinische **Bäder**, z. B. Öldispersionsbäder (▶ S. 688), können angewendet werden.

Über diese körperwirksamen Therapien werden durch persönliche **Zuwendung** des Behandelnden auch seelische Qualitäten der Menschen angesprochen. Die unmittelbare, körperliche Berührung bei Einreibungen oder Massagen durch die Pflegenden oder Therapeuten wird vom Patienten als persönliche Zuwendung und Wertschätzung empfunden. Die Wahrnehmung der Haut als Körperhülle schafft ein positives Bewusstsein der eigenen Grenzen.

Rhythmische Einreibungen

Sie stellen eine **Erweiterung der Behandlungspflege** dar und wurden von der Ärztin Ita Wegmann in eigenen Schulungskursen für Pflegende gelehrt und praktiziert. Auch heute müssen diese Behandlungsmöglichkeiten für Pflegende in entsprechenden Weiterbildungen erlernt werden.

Neben der Ganzkörpereinreibung werden Teileinreibungen, z. B. der Arme, des Rumpfes, des Bauches und der Beine bzw. der Füße durchgeführt. Die Bewegungen der Hände werden dabei kreisförmig oder in langsamen Abstrichen, mitunter auch lemniskatisch, d. h. in Form einer Acht, geführt.

Die verwendeten Substanzen, z. B. **Öle** oder **Salben**, werden gleichmäßig aufgetragen. Sie sind nicht als Gleitmittel zu verstehen. Die Indikationen zur entsprechenden Verwendung stellt der Arzt.

> **T Therapeutische Empfehlung**
> Der Wärmefluss der behandelten Zone ist zu beachten.

Der Begriff „rhythmisch" bezieht sich darauf, dass die aufliegenden Hände – vorzugsweise die Innenhandfläche, nicht die Finger – sich ganz der Qualität des Gewebes anpassen und in crescendo-decrescendoartigen Intensitäten atmungsähnlich über die Haut streichen. Die Wirkung kann als **Binden und Lösen** verstanden werden.

> **Cave**
> Pressen und Drücken des Gewebes ist kontraindiziert.

Allenfalls können Reibehandschuhe oder weiche Bürsten verwendet werden. Die nicht unmittelbar behandelten Körperflächen werden in warme Flanell- oder Bibertücher gehüllt. Rhythmische Einreibungen zeigen folgende **Wirkungen**:
- Entspannung bei Unruhe und Ängsten
- Förderung der Durchwärmung
- Förderung von Schlafen und Wachen

- Verbesserung der Durchblutung
- Vertiefung der Atmung
- Wahrnehmung der eigenen Körpergrenzen

Wickel und Auflagen

Diese stellen eine Sonderform der Thermo- oder Hydrotherapie dar (▶ Kap. 13 Hydrotherapie). Sie sind integraler Bestandteil eines Pflegekonzeptes in der Behandlungspflege der Pflegenden und sollten nicht an stationsfremdes Personal delegiert werden.

Wickel und Auflagen werden je nach Indikation an verschiedenen Körperregionen durchgeführt:
- **Hals:** Als *Zitronenwickel* bei Angina tonsillaris; hierbei werden *Zitronenscheiben* als Auflagen verwendet.
- **Thoraxbereich:** Hier werden je nach Indikation *Eukalyptus-* oder *Lavendelöle* appliziert, bei entzündlichen Lungenerkrankungen auch Quarkwickel.
- **Abdomen:** Angezeigt sind z. B. *Kümmelwickel* oder bei abdominellen Koliken mit dem Öl von *Waldsauerklee* oder *Kümmelöl*.
- **Unterschenkel:** Hilfreich sind *Senfmehlwickel*, um Wärmeentwicklung herbeizuführen, die nicht nur lokal, sondern bei Kopfschmerzen wie Migräne oder bei beginnender Grippe systemisch wirkt.

> **T Therapeutische Empfehlung**
> Im Herzbereich können Salbenlappen; z. B. *mit Aurum/Lavendel/Rosensalbe*, aufgelegt werden.

> **Cave**
> Bei Senfmehlwickeln ist größte Vorsicht geboten, da es bei unsachgemäßer Durchführung zu schwersten Verbrennungen oder auch zu bedrohlichen Asthmaanfällen kommen kann.

Öldispersionsbad

Vor ca. 70 Jahren entwickelte **Werner Junge** diese medizinische Therapie. Als medizinischer Bademeister erlebte er das Leiden chronisch Kranker. Auf der Suche nach geeigneten Therapien und seinen weit gespannten Interessen für die heilende Dynamik des lebendigen Wassers folgend fand er in einem Vortrag Rudolf Steiners den entscheidenden Hinweis, dass „eine Wechselwirkung entsteht zwischen Haut und den fein zerteilten Rosmarintröpfchen, da wird … eine Anregung des Sinnesprozesses hervorgerufen.…" [39, S. 278].

Er konstruierte daraufhin ein Glasgerät mit eingeschliffener Pipette, in dem das einfließende Wasser verwirbelt und das Öl durch die saugende Kraft des Wirbels tröpfchenweise im Wasserstrom vermischt wird. Auf diese Weise wird ein Therapiebad zubereitet. Die **Öl-Wasser-Dispersion** bleibt über mehrere Stunden stabil.

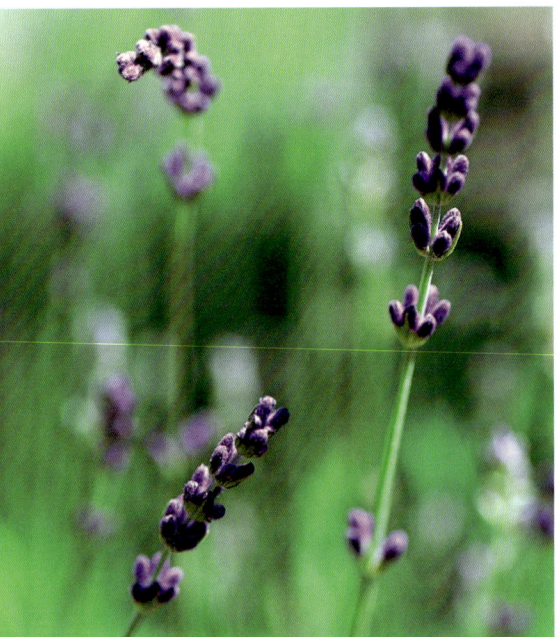

▶ **Abb. 40.4** Lavendel (Lavandula angustifolia).

Das Ehepaar Junge entwickelte daraus unter ärztlicher Führung durch **Hermfried Kunze** ein vielfältig anwendbares therapeutisches Instrument.

Im Öldispersionsbad wird eine Kombination aus *Olivenöl*, als Trägeröl („fettes" Öl) mit ätherischen Ölen, z. B. *Rosmarin, Lavendel, Geranie*, verwendet. Die feinen Ölpartikel werden von der Haut aufgenommen und wirken im Menschen stoffwechsel- und wärmeaktiv.

Nach Öldispersionsbädern wird häufig beobachtet, dass sich ein starrer Temperaturverlauf löst und wieder in physiologischer Weise schwingungsfähig wird. Klinische Erfahrungen mit älteren Menschen belegen, dass bereits nach ersten Öldispersionsbädern die Körpertemperatur über die Nachruhezeit hinaus erhöht bleibt. Nach häufigen Anwendungen normalisiert sich der Wärmehaushalt und kann eine stabile Tag-Nacht-Rhythmik entwickeln.

Ein durchwärmter Organismus bildet die Grundvoraussetzung für ein harmonisches Lebensgefühl, eine gute Immunitätslage, eine harmonische Integration der rhythmischen Prozesse im Sinne der Chronobiologie und damit einer ausgeglichenen emotionalen Balance.

Der relativ geringe Bekanntheitsgrad des Öldispersionsbades beruht auf der geringen Propagierung dieser Therapiemethode. Sie zählt zu den anthroposophischen Therapien, wurde von der Medizinischen Sektion anerkannt und ist in den Fachbereichen Innere Medizin, Psychiatrie, Psychosomatik, Heilpädagogik sowie stationäre und ambulante Altenpflege anwendbar.

Folgende **Indikationen** sind bekannt:
- Entzündungen
- Erkrankungen oder Beeinträchtigungen der Stützgewebe: Arthrosen, Weichteilrheumatismus (z. B. das Fibro-

myalgiesyndrom), Minderungen der Beweglichkeit, der Mobilität, z. B. bei neurodegenerativen Erkrankungen und Versagen der Muskelaktivität (erhöhter Tonus und/oder Lähmungen)
- Gemütserkrankungen: Depressionen, Unruhe- und Angstzustände, Anpassungsstörungen, posttraumatische Belastungsreaktionen
- Neurodermitis
- Psoriasis und Hautallergien
- Stoffwechselerkrankungen
- ulzeröse Hautdefekte
- vegetative Funktionsstörungen des Kreislaufs und der Atmung, z. B. Asthma bronchiale, Herzrhythmusstörungen, andere Schlafstörungen, Erschöpfungszustände, Rehabilitation

In konventioneller Weise durchgeführte Wärmetherapien können gerade in der frühen Kindheit bzw. bei älteren Menschen eine Belastung des Kreislaufs und der Organe darstellen. Es kommt also darauf an, das Entstehen einer inneren Wärme auf schonende Art zu fördern.

Ordnungstherapie als Gerontosozialtherapie

Die in der Naturheilkunde seit Sebastian Kneipp eingeführte und später als Ordnungstherapie bezeichnete Arbeit mit dem Patienten (▶ **Kap. 10** Ordnungstherapie) findet sich in der Geragogik oder auch in der Gerontosozialtherapie wieder. Hier werden **Tagesgestaltung**, **Gewohnheiten** und **Kommunikation** aufgegriffen und sinnorientiert ausgerichtet. In diese Behandlungsebene sind auch **Kunst**- und **Musiktherapie** einzuordnen. Übergreifend kann **Biographiearbeit** den individuellen Lebensweg erhellen und läutern.

Zu weiteren Erläuterungen ▶ **Kap. 44** Anthroposophische Medizin.

Ernährung

Oftmals beinhaltet der Speiseplan eines Senior-Single-Haushaltes einige wenige Rezepte aus Großmutters Zeiten. Es dominieren Fleisch als Zeichen des errungenen Wohlstandes, häufig auch Wurst mit den sklerosefördernden versteckten, hochgesättigten Fetten. Als Beilage sind Kartoffeln oder Tomaten sehr beliebt. Haferflocken sowie Pfefferminztee ergänzen den einseitigen Speisezettel. **Fehl- oder Mangelernährung** sind Risikofaktor und Wegbereiter für
- schwere Infekte,
- eine verzögerte Rekonvaleszenz/Rehabilitation nach Schock oder Trauma,
- die Entwicklung degenerativer demenzieller Syndrome.

T Therapeutische Empfehlungen
- Ältere Menschen sind daran zu erinnern, dass Wochenmärkte oder auch Supermärkte, im Idealfall ein Biomarkt, oft ein sehr reichhaltiges Angebot bieten. Die Ernährungsberatung der Naturheilkunde kann hier präventiv aufklärend wirken (▶ Kap. 40.4.1 Malnutrition).
- Als Voraussetzung einer angemessenen Ernährung gilt, dass der Zahnstatus regelmäßig überprüft und saniert wird.

Literatur und Details finden sich bei Volkert [40].

Regulierung des Wärmehaushalts

Die Wärmeregulation des alten Menschen ist eingeschränkt bzw. oftmals nicht ausreichend adaptationsfähig. Der zirkadiane, rhythmische Wechsel zwischen Kern- und Oberflächentemperatur ist mitunter aufgehoben. Anstelle der undulierenden Tagesrhythmik – morgens ca. 36,2°C, abends ca. 37,0°C Rektaltemperatur – findet sich oft ein **starres Gleichmaß** bei 35,8°C–36,0°C.

Damit werden Organfunktionen, vor allem des Atmungs- und des Urogenitalsystems, geschwächt. Die Kühle des Körpers lähmt auch die Reagibilität der Skelettmuskulatur, erhöht das Sturzrisiko und verstärkt die Schmerzen der Stützgewebe, z. B. bei Osteoporose, oder die Rigidität der Tonuserhöhung beim Morbus Parkinson. Kalte Hände vermindern die Feinmotorik und Sensitivität, kalte Füße sind häufig Ursache der Schlafstörungen.

Wärmeapplikationen

Diese zielen grundsätzlich darauf ab, die eigene Wärmeentwicklung zu fördern bzw. herauszufordern. Sie zählen zu den **natürlichen Therapien** (▶ Tab. 40.1, S. 686), dienen also der Anregung und **Förderung endogener Eigenleistung**, indem entweder eine Beruhigung empfohlen oder mittels Reiz/Reaktion eine Rhythmusregulierung oder Immunstimulation hervorgerufen wird. Kräftigung bedeutet, Funktionen systematisch zu steigern und somit trophisch-plastische Prozesse zu induzieren. Im Therapieverlauf zeigen sich die natürlichen Therapieprozesse durch die nachhaltige Reaktion des Patienten.

Ein Mangel an Körperwärme verweist oft auf den **Verlust der Lebenskräfte**, d. h. auf mangelnde Ressourcen des Stoffwechsels oder auf Dysrhythmien des Blutkreislaufs als Wärmekonvektor. Es handelt sich in der Regel um Patienten mit katabol wirkenden Erkrankungen, die durch Malnutrition schwächeln und nicht in der Lage sind, durch Verdauung der Nahrungsmittel oder Infusion hochkalorischer Lösungen Energie aufzubauen. Hier ist stoffwechselanregende Ernährung in Kombination mit „Ernährungsbädern" angezeigt (▶ S. 694). Zur Wirkung der Öldispersionsbäder ▶ S. 688.

Merke: Applikationen von Wärmeträgern sollen nicht Wärme von außen zuführen, sondern sind als Herausforderungen und Impulse für den Wärmeorganismus aufzufassen. Schwache Impulse befähigen zu einer starken Reaktion, starke Impulse schwächen eine Reaktion ab, ja unterdrücken sie.

Folgende **Wärmeträger** sind hier zu nennen:
- *Heublumensäcke*
- gewärmte Salzsäcke
- natürliche Fangoapplikationen (möglichst kein Paraffinfango)
- Körnerkissen
- mit Bienenwachs getränkte Seidentücher
- Wärmflaschen
- aktive Therapien: rhythmische Massage
- spezielle Bäder: Öldispersionsbad, Lemniskatenbad, Fußbäder (▶ Kap. 40.5)
- Wickel und Auflagen

Therapeutische Empfehlung
Wichtig ist die **günstige Einstellung der Raumtemperatur**, d. h. nach den ICSPE-Bedingungen eine Indifferenztemperatur von etwa 22°C und eine relative Luftfeuchtigkeit von 60–80% [37].

Kleidung
Kleidung aus natürlichen Fasern sollte unter Qualitätsgesichtspunkten verwendet werden. Seit der Entwicklung der Kunststofffasern konkurrieren diese Stoffe mit den traditionell verwendeten Naturstoffen. Für die Regulierung des Wärmehaushaltes haben sich **Gemische aus Wolle und Seide** bestens bewährt. Seide wird aus dem Kokon der Seidenspinnerraupe gewonnen. Sie besteht überwiegend aus in sich vernetzten Aminosäuren, z. B. aus Glycin (44%) und Alanin (26%). Diese Substanz wird zu Fibroin (ca. 76%). Des Weiteren wird Sericin (23%) und Fett (1%) gefunden. Nach Herauslösen des Sericin bleibt ein Gewebe, das weiter versponnen werden kann. Die

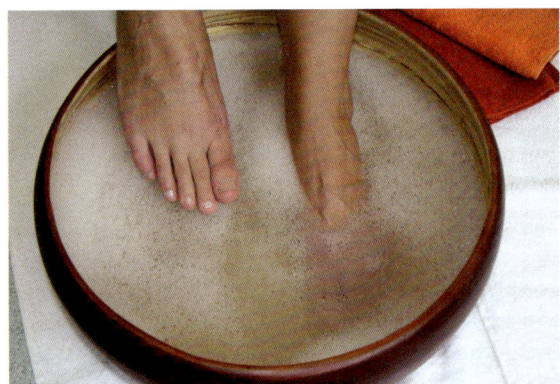

▶ **Abb. 40.5** Fußbad: ein guter Wärmeträger.

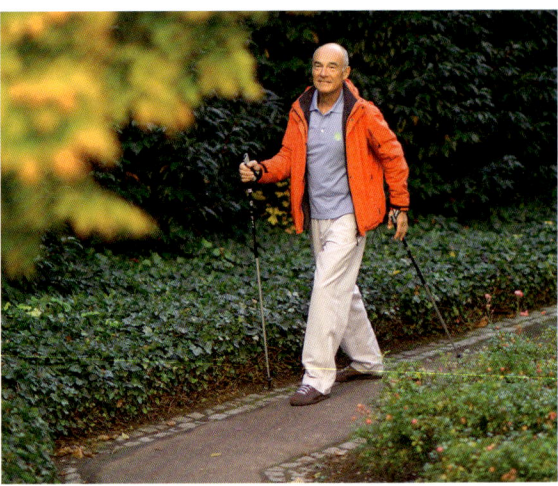

▶ **Abb. 40.6** Tägliches Bewegen ist eine gute Demenzprophylaxe.

Seide hat ihren isoelektrischen Neutralpunkt bei pH 4–5 und entspricht damit dem Säuremantel der Haut.

Merke: Die Grundsubstanz der Seide und ihr chemisches Verhalten sprechen für die Verwendung auf der Haut des Menschen, da sie analog zu phytotherapeutischen Medikamenten menschenadaptiert ist und keine „Allopathie" im Sinne der synthetischen Mikrofasern darstellt.

Bewegung
Studien belegen, dass **tägliche Spaziergänge** mit einer mittleren Leistungsorientierung als gute Demenzprophylaxe wirken. Ein ausreichender Aktionsradius hält den Stoffwechselbereich flexibel, stärkt den Rhythmus zwischen Aufbau und Abbau und fördert die Erweiterung der Perspektive.

Dazu sollten soziale Ereignisse als Motivation zur inneren Bewegung des Gemütes gepflegt werden, mentale Herausforderungen sollten die gedankliche Flexibilität erhalten [31].

Ein ausgewogener **Wechsel zwischen Extra- und Introversion** muss geübt sein. Die einsamen Abendstunden vor dem Fernsehen, die scheinbar am Weltgeschehen teilhaben lassen, kompromittieren die Fähigkeiten zur eigenen Kreativität, sozialen Zuwendung und zur mentalen Kritik. Zweifellos können Fernsehfilme je nach Thema einen gewissen Unterhaltungswert aufweisen, der von der subjektiven Interessenlage, der Aufnahmefähigkeit des Zuschauers/-hörers und auch von der Schnelligkeit der Bildfolge und deren deutbarem Zusammenhang abhängt. Grundsätzlich gilt es zu bedenken, dass eine „Kommunikation" mit Inhalten und Darstellern der Sendung nicht möglich ist, allenfalls ein kommentierendes Bedenken.

> **Therapeutische Empfehlung**
> Sozial belebend wirkt ein **Gemeinschaftsereignis**. Das interaktive Gespräch, die natürliche und miterlebte Sprache, die emotional anregende Atmosphäre bietet den Sinnen mehr seelische Substanz und unmittelbare Unterhaltung und fördert mentale Aktivität im Sinne der Psychomotorik.

40.2 Kardiologische und angiologische Erkrankungen

Das Herz befindet sich in einer dynamischen Interferenz mit der Kreislaufperipherie. Als Zentralorgan des Kreislaufsystems wandelt es den kontinuierlich fließenden venösen Strom in einen arteriell pulsierenden. In der Peripherie, dem Kapillarbett der Organe, der Muskulatur und der Unterhaut, breitet sich der druckgedämpfte Blutfluss der kleinsten Arteriolen in die Kapillaren der interstitiellen Compartments aus. Dort wird die Strömungszeit der extravasalen Flüssigkeit von der Stoffwechsel- oder Funktionsaktivität der jeweiligen Organismusprovinz moduliert. Rückflusszeit und -volumen in das venöse System wird von Qualität bzw. Milieu der interstitiellen Flüssigkeit und den intravasalen Faktoren bestimmt.

Während das Herz ein **vollständig geschlossener Körper** ist, dessen Druckvolumen, Relationen, Kontraktilität und Kraftaufbau weitgehend kalkulierbar erscheinen, lassen sich Strömungsverhalten und Rückflussvolumen in der interstitiellen Peripherie und den venösen Kapillaren als Phänomen beschreiben, aber nicht physikalisch berechnen. Dieser Systemschenkel ist völlig offen. Die interstitielle Flüssigkeit kehrt zu 90% in den venösen Kapillarschenkel zurück. In den Sammelvenen, letztlich in den großen Hohlvenen strömt das Blut in kontinuierlichem Fluss dem Herzen zu, 10% verweilen in der Bildung der lymphatischen Flüssigkeit im Interstitium [3].

Daraus folgt, dass die Qualität der extravasalen interstitiellen Flüssigkeit durch die Minderung der Stoffwechselaktivität ebenso verändert wird wie z.B. das kapilläre Blut durch die verringerte Konzentration der Albumine und großmolekularen Eiweißstoffe bei Malnutrition. Damit bestehen **verzögerte Fließeigenschaften** im peripheren Kompartment, die zu einer Ödembildung führen.

Andere Ursachen sind eine venöse Insuffizienz oder eine Lymphabflussstörung. Eine kardial bedingte venöse Stauung kann dann durch eine pulmonale Hypertonie erklärt werden, wenn der physiologische Stauvorgang vor der Trikuspidalklappe durch eine Weitung des Herzskeletts und damit einer Klappeninsuffizienz pathologisch überhöht ist. Kompensatorisch wird durch den Sog der Thoraxexkursion während der Inspiration der Blutfluss in den Hohlvenen herzwärts beschleunigt. Durch eine Verflachung der Atmung kann diese Unterstützung ausbleiben.

Aus der Klärung dieser Verhältnisse ergibt sich die geeignete Therapie: Eine pulmonale Hypertonie wirkt auf das rechte Herz als schädigende Nachlaststeigerung und könnte nur durch Minderung des pulmonal-arteriellen Druckes verändert werden.

40.2.1 Herz-Kreislauf-Erkrankungen

Der Herzmuskel, d.h. die Muskelzellen selbst unterliegen im Vergleich zu neuronalen Degenerationen keiner wesentlichen Alterung. Im Gegensatz dazu verändert sich das zwischen Muskelzellen liegende interstitielle Bindegewebe im Sinne der **Alterung der Kollagenstruktur**. Damit wird die Diffusionszeit der stoffwechselaktiven Substanzen zwischen Kapillare und Organzelle deutlich verlängert. Dies führt zur Verlangsamung der Stoffwechselprozesse, wodurch eine trägere Reaktion des Muskels bei Leistungsbeginn und in der Erholungszeit resultiert. Die Schädigung der Muskulatur tritt durch ein kapillarseits verringertes Sauerstoffangebot bzw. durch Zunahme der Diffusionsstrecke in der bindegewebigen Netzstruktur ein.

> **Merke:** Das „Altersherz" der früheren Zeit gibt es in diesem Sinne nicht [30].

Eine pulmonale Hypertonie kann mit naturheilkundlichen Therapien kaum beeinflusst werden. Allenfalls wird eine geeignete, d.h. kausal ansetzende Therapie eines durch Linksherzinsuffizienz verursachten Rückstaus des Blutes in die Lunge eine **Druckminderung** bewirken und damit das rechte Herz entlasten.

Medikamentös ist nach den Leitlinien der inneren Medizin vorzugehen. Zu den Medikamenten im Einzelnen sei auf die Fachliteratur verwiesen [7].

Phytotherapie

Je nach Genese der Herz-Kreislauf-Störungen kann die Sauerstoffutilisation durch das phytotherapeutische Medikament *Weißdorn* verbessert werden. Gerade das rechte Herz profitiert hiervon [23a, 41a].

Massage

Rhythmische Massage (▶ Kap. 44.3.5) kann in der Peripherie die polare Rhythmik zwischen pulsierendem zentrifugalen Fluss und zentripetal gerichtetem venösen Strom unterstützen. In der Steigerung der zentrifugal gerichteten Massage wird die Nachlast gemindert und zentripetal der lymphatisch rückfließende Strom rhythmisiert.

Die Rhythmische Massage wirkt vor allem dann durch saugende und atmend-pulsierende Grifftechnik erfolgreich, wenn schon vor klinisch erkennbarer Ödembildung das Gewebswasser im interstitiellen Kompartment liegen bleibt und gestaut ist. Dadurch wird einerseits der Bluteinfluss aus dem arteriellen Kapillarschenkel in das Gewebe erleichtert, somit die Nachlast vermindert, andererseits die Gewebsflüssigkeit in das venöse und lymphatische System abdrainiert und das Gewebe, die kardiale Vorlast, entlastet. Auf diese Weise wird die Stoffwechseldynamik im peripheren bzw. Organgewebe mit der Blutflusszeit korreliert. [5, 15, 22].

> **Cave**
> Diese Maßnahmen dürfen vom Therapeuten nur unter Supervision eines Arztes erfolgen, um das Risiko einer Volumenbelastung des Herzens bei bestehender Insuffizienz zu vermeiden.

Hydrotherapie
Öldispersionsbäder
Sie bewirken eine weitere **Entlastung der peripheren Strömungsdynamik**. Durch das Wasser, das die gezielt eingesetzten ätherischen oder Auszugsöle enthält, bzw. durch die im Bad erfolgende rhythmische Bürstung der gesamten Körperoberfläche wird die ödematös stagnierende Qualität der peripheren Flüssigkeit wieder beweglich und der abfließende Lymphstrom beschleunigt. Damit entlastet der freie Fluss im Interstitium des subkutanen oder muskulösen Gewebes die Nachlast im arteriellen Schenkel und reguliert die venöse Vorlast.

Zugleich wird der subkutane Stoffwechsel aktiviert und das übersäuerte interstitielle Gewebswasser abdrainiert.

> **T Therapeutische Empfehlung**
> Folgende Drogen können hier verwendet werden (alle Drogen gelöst in *Olivenöl*):
> - *Kampfer* 5 %
> - *Rosskastaniensamen* 5 %
> - *Birkenblätter* 5 %
> - *Schachtelhalmkraut* 5 %
> - *Klettenwurzel* 5 %
> - *Tabakblätter* 10 %

Wickel und Auflagen
Angezeigt sind weiterhin Wickel, mit *Arnikaessenz* 30 % an den Handgelenken, über den Sprunggelenken und als Herzkompressen.

> **T Das kann der Patient selbst tun**
> - Nach entsprechender Anleitung durch medizinisches Fachpersonal, wie Ergo- oder Physiotherapeut, kann er die Öldispersionsbäder zu Hause durchführen. Die Indikation dazu sollte allerdings vorher nach Rücksprache mit einem Arzt gestellt werden.
> - Wickel und Auflagen können ebenfalls zu Hause angelegt werden (▶ Kap. 13 Hydrotherapie).

40.2.2 Venöse Erkrankungen
Häufig besteht der venöse Stauungskomplex bei Krampfadern bzw. Insuffizienz der Perforansvenen. Auch kann das Nachlassen der Wandspannung der oberflächlichen oder tiefen Venen zur Weitung mit Insuffizienz der Venenklappen und damit zum Rückfluss des Blutes in den genannten Venen führen.

Mechanische Maßnahmen
Kompressionsstrümpfe und Lymphdrainage

Medikamentöse Therapie
Venentonikum oder Boragoessenz äußerlich. Boragoessenz wird auch eingenommen.

Bei Ulzera der Unterschenkel ist Hamamelis- oder Calendulasalbe wirksam. **Zinkhaltige Pasten** um den Wundbereich herum können die Oberfläche gegen seröse Mazeration schützen. Auch **Honigauflagen** sind ein traditionell bekanntes Mittel.

Ausleitende Verfahren
Eine Therapie mit Anlegen von **Blutegeln** kann gute Erfolge haben (▶ Kap. 27 Ausleitende Verfahren).

Massage, Hydrotherapie
Lymphdrainage, komplexe Entstauungstherapie
Bei venös bedingten Ulzera der Unterschenkel werden entstauende Massagen durchgeführt.

Öldispersionsbäder
Weiterhin werden Öldispersionsbäder mit *Rosskastanie* und/oder *Ringelblume* verabreicht. Letztere fördert den Stoffwechsel der Hautschichten, reinigt durch ihre antimikrobielle Wirkung den Wundgrund und baut das Hautepithel granulationsfördernd wieder auf. *Ringelblume* enthält Faradiol (Triterpenalkohol), Cadinol, Torreyol u. a. Das ätherische Öl der Blüten enthält Sesquiterpene, vor allem Cadinol (▶ Kap. 12 Phytotherapie) [8, 17, 21, 36]. Die antibakteriellen, entzündungshemmenden und wundheilenden Eigenschaften der Ringelblume verhindern, dass sich Verletzungen und offene Wunden entzünden und eitern.

> **T Therapeutische Empfehlung**
> Zur **Reinigung des ulzerösen Grundes** dienen Fußbäder mit Kochsalzlösung.

40.2.3 Obstruktive arterielle Erkrankungen
Die obstruktiven arteriellen Erkrankungen sind mit den typischen Methoden der Angiologie zu behandeln (▶ Kap. 32 Kardiologische und angiologische Erkrankungen).

Phytotherapie

Unterstützend können Rhythmische Massagen mit Anwendung eines Kupferöles oder *Virginischem Tabak* durchgeführt werden. *Ginkgo biloba* wird innerlich angewendet.

> **T Das kann der Patient selbst tun**
> - Nach Anleitung Fußbäder mit angepasster Wassertemperatur und folgenden Zusätzen:
>   - *Arnikaessenz*: bei Hämatomen und Prellungen sowie schwachen Pulsen an den Unterschenkeln
>   - *Rosskastanienessenz*: bei venösem Leiden
>   - Boragoessenz: bei venösen Stauungen
> - Venodoron abends von den Füßen her den Unterschenkel hochstreichen, d. h. nicht pressend „auflegen".
> - Unter medizinischer Anleitung kontrolliertes Gehtraining durchführen zur Blutgefäßbildung bei schlechter arterieller Durchblutung.

40.2.4 Arterielle Hypertonie

Vor einer naturheilkundlichen Therapie einer arteriellen Hypertonie muss deren Genese detailliert geklärt sein. Die frühere **„Faustformel"**: systolischer Druck gleich 100 plus Alter sei gleichsam normal, ist völlig obsolet. Die Mitarbeit des Patienten (Compliance) ist schwierig zu gewinnen, da der überhöhte Blutdruck nicht unmittelbare Beschwerden hervorruft, die ein Therapieverlangen auslösen. Jedoch sind systolische Druckwerte über 150 mmHG ein ernstzunehmender Risikofaktor in der Entwicklung eines Schlaganfalls oder Nierensklerose. Hier muss durch das Therapieprinzip der Ausschaltung (z. B. ACE-Hemmer oder Ähnliches) primär ein physiologischer Druck eingestellt werden, der nachfolgend einer sorgfältigen Überwachung bedarf. Zusätzlich wird die grundlegende Therapie dann mit dem möglichen therapeutisch wirksamen Spektrum der Naturheilkunde abgestimmt. Folgende äußere Anwendungen können eingesetzt werden.

Hydrotherapie
Öldispersionsbäder

Sie entspannen einerseits im warmen rhythmisierten Bad, andererseits können die Kombinationen der Öle aus Kupfer/*Lavendel* bzw. *Schachtelhalmkraut*/*Arnika* oder *Schachtelhalmkraut*/*Rose* vor allem die hohe katecholaminbedingte Stressspannung herabsetzen.

Bewegungsbäder

Das absteigende Wellenbad führt z. B. ebenfalls zu einem sehr wirksamen Ausgleich der überspannten arteriellen Blutpulsation.

> **Merke**: Die genannten Maßnahmen ersetzen die medikamentöse Stufentherapie nicht.

40.3
Pneumonie

Hierzu zählen auch Pleuropneumonie oder Bronchopneumonie. Hier werden in der Geriatrie die gleichen naturheilkundlichen Therapien verwendet wie bei den jüngeren Patienten (▶ Kap. 34 Pulmonale Erkrankungen).

Hydrotherapie

Verwiesen sei insbesondere auf spezielle **Einreibungen** mit *Plantagosalbe* oder mit *Eukalyptusöl*. Hilfreich sind – je nach körperlichem Zustand des Patienten – auch **Fußbäder** mit *Thymian* oder *Majoranöl* (Zubereitung mit dem Öldispersionsgerät, ▶ S. 688).

Phytotherapie

Bei Pleurergüssen mit entzündlicher Komponente hat sich die intravenöse Gabe von *Bryonia alba* (*Zaunrübe*) bewährt.

Die Wahl der Substanzen ist unter Berücksichtigung des entzündlichen Stadiums zu treffen.

> **T Das kann der Patient selbst tun**
> - Ausreichende Flüssigkeitszufuhr unter Berücksichtigung der Nierenfunktion mit Tee der Pflanzen *Salbei*, *Thymian* oder *Schachtelhalm* ist wichtig.
> - *Salbei* und *Thymian* können auch inhaliert werden.
> - Zur Stärkung der krankheitsbelasteten Leber nachmittags einen Leberwickel mit *Schafgarbentee*.

40.4
Störungen des Stoffwechselsystems

40.4.1 Malnutrition bei Maldigestion

Viele ältere Menschen essen zu wenig, sind untergewichtig oder krankhaft mangelernährt (▶ S. 689). Nach Schätzung des Medizinischen Dienstes der Spitzenverbände der Krankenkassen (MDS) leiden in Deutschland 1,6 Millionen der über 60 Jahre alten Menschen unter chronischer Mangelernährung. Davon leben 1,3 Millionen zu Hause und 330 000 in Altenpflegeheimen.

> **Merke**: Die Deutsche Seniorenliga e. V. (DSL) hat hierzu die Broschüre „Mangelernährung im Alter" mit umfassenden Informationen sowie einen Fragebogen zur Erhebung des individuellen Ernährungsstatus herausgegeben.

Die **Folgen der Mangelernährung** können dramatisch werden: Neben allgemeiner Schwäche sind Sturz- und Frakturrisiko sowie die Infektionsanfälligkeit erhöht. Ein schlechter Allgemeinzustand führt zu Immobilität, Infektanfälligkeit und Verwirrtheit.

40 Geriatrische Erkrankungen und Beschwerden

Ernährungstherapie

Ernährungsmedizinische Besonderheiten

Notwendig ist nicht nur eine Beratung und insbesondere gemeinsames Üben in Seniorengruppen, sondern auch eine **Umstellung der Ernährungstechnik**. Fingerfood sowie eine konsistenztechnische Anpassung der Speisen durch Andicken von Flüssigkeiten sind mögliche Varianten. Reicht dies nicht aus, sollte eine Ergänzung mit bilanzierter Trink- und Zusatznahrung erfolgen [14].

> **Therapeutische Empfehlung**
> Es ist darauf zu achten, dass keine dogmatische Eingrenzung durch selektive Kostformen erfolgt, sondern der Speisezettel in erster Linie die natürliche Vielfalt widerspiegelt.

Stoffwechselanregende Ernährung kann die Voraussetzung für eine Bildung der körpereigenen Wärme schaffen (▶ S. 689). Individuell sind die eingeschränkten Möglichkeiten des degenerierten Verdauungskanals zu berücksichtigen.

Ganz wesentlich ist die **Rhythmik der Nahrungsaufnahme**. Hierdurch wird der Tag strukturiert und die Darmmotorik zirkadian rhythmisiert.

Ballaststoffe

Die Zusammensetzung der Nahrung sollte überwiegend aus ballaststoffreichen Gemüsen bestehen. Dazu zählen Fenchel, Karotten, Kürbisgewächse. Als Kohlsorte ist Brokkoli, eventuell auch Blumenkohl zu nennen. Grünkohl enthält sehr viele Ballaststoffe, so auch milchsäurevergorenes Sauerkraut.

> **Merke:** Frischer Weißkohl, Rosenkohl oder Rotkohl sind zu meiden.

Brotsorten sind Knäckebrot und Mischbrote. Weißbrote und Brötchen aus Weißmehl sollten selten verzehrt werden. Eine gute Darmregulierung bewirken *Hafer* und *Gerstenflocken* mit Obst in den Morgenstunden. *Hafer* ist stoffwechselaktivierend. Gewürze sind sekretionsfördernd und wirken zugleich antibakteriell.

Weitere Einzelheiten finden sich bei Bruker u. Gutjahr [9] sowie bei Volkert [40].

Hydrotherapie

Allgemeine äußere Anwendungen

Verschiedene äußere Anwendungen werden zum Stoffwechselaufbau verwendet. *Schafgarbe* (▶ Abb. 40.8) wird z. B. als Teezubereitung für Leberwickel eingesetzt, das ätherische Öl in Fußbädern oder Vollbädern. *Schafgarbe* wird hier unter dem Aspekt der Appetitanregung verwendet. Auch *Rosmarin* – als ölige Einreibung der Beine oder im Öldispersionsbad – wirkt stoffwechselaufbauend [36, 38].

Nährbäder, Nährwickel

Weiterhin werden sogenannte Nährbäder oder -wickel klinisch erfolgreich eingesetzt. Substanzen wie Milch, Eigelb und Honig mit etwas Zusatz von Zitronensaft werden hautwarm für Armwickel verwendet oder in das Vollbad gegeben. Bei dieser Methode können Stoffwechselumstimmungen von der Katabolie zur Anabolie beobachtet werden. Eine wissenschaftliche Durchdringung dieser Therapie ist bisher noch nicht erfolgt.

Bewegungstherapie

Zur Aktivierung des Stoffwechselsystems auch in Form fachsupervisierter Aktivierung in der Physiotherapie können z. B. Aquajogging oder Terraintraining als Out-

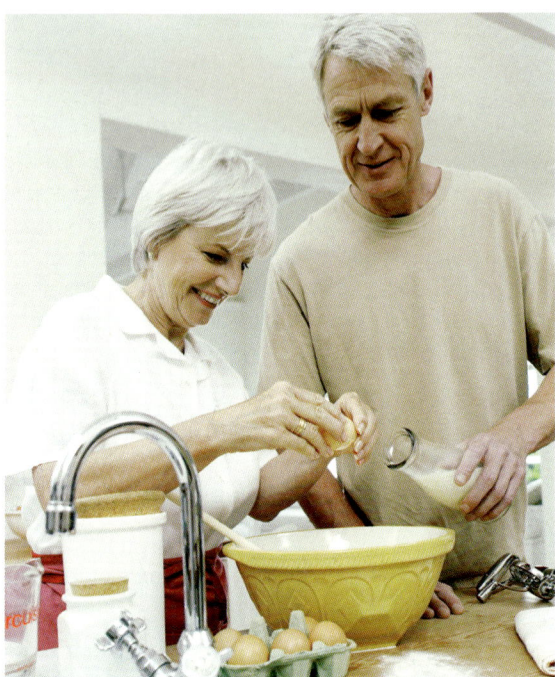

▶ **Abb. 40.7** Ernährungstherapie: Beratung und gemeinsames Kochen in der Gruppe.

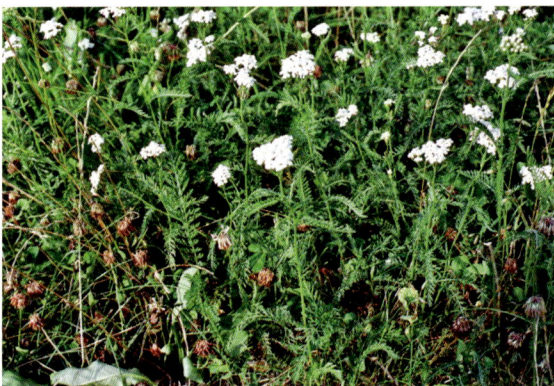

▶ **Abb. 40.8** Schafgarbe (Achillea millefolium).

40.4 Störungen des Stoffwechselsystems

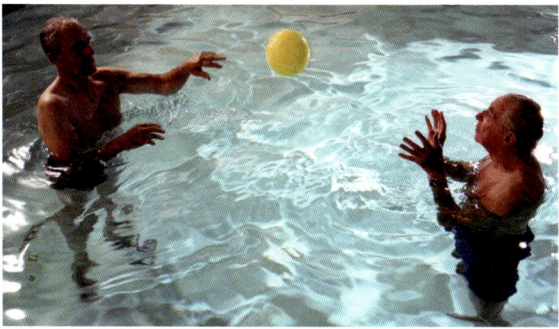

▶ **Abb. 40.9** Bewegungsbad zur Stoffwechselaktivierung.

door-Aktivitäten durchgeführt werden, die zugleich die Sinne an der Natur beleben.

> **T Das kann der Patient selbst tun**
> Aus prophylaktischen oder rehabilitativen Gründen ist die **Teilnahme an einer Selbsthilfegruppe** mit Gymnastik unter Anleitung einer Sporttherapeutin oder Motopädin hilfreich.

40.4.2 Diabetes mellitus

Bewegungs- und Ordnungstherapie

Umfassende Muskelarbeit, am besten mittels Nordic Walking, ist unerlässlich. Das bedeutet gezielte Bewegungsübungen mit täglichen Spaziergängen und entspricht so der Kombination mit Ordnungstherapie.

Hydrotherapie

Öldispersionsbad (▶ S. 688), Fußbad oder Ganzkörperbad mit *Rosmarin* morgens. Das ätherische Öl wird als 5 %ige Mischung mit *Olivenöl* angeboten.

> **Cave**
> - Wegen der aktivierenden Wirkung nicht in der zweiten Tageshälfte anwenden.
> - Hydrotherapie bei Diabetes mellitus ist nur unter Fachanleitung durchführbar.

40.4.3 Appetitlosigkeit durch Schwäche oder leichte Depression

Phytotherapie

Angezeigt sind Amara-Tropfen (z. B. Weleda), eine gute Möglichkeit ist Bitterelixier oder Choleodoron.
Die Förderung der Galleexkretion in der Leber und der Gallefluss in den Darm beugen auch der Verstopfung vor. Weitere Medikamente werden z. B. von Langhorst [26] vorgestellt.

> **T Das kann der Patient selbst tun**
> - Lebensmittel mit Bittergeschmack verzehren: Chicoreestauden, Radicciosalat, Rucolasalate.
> - Leberwickel mit *Schafgarbentee*, um 14.00 Uhr anlegen und 30 Min. ruhen.
> - *Löwenzahntee* trinken.
> - Gute Gewürze zu den Speisen geben.

40.4.4 Einschränkung der Nierenfunktion

Die glomeruläre Filtrationsrate (GFR) nimmt im Lauf des Lebens um ca. 30 % ab, die Ursachen hierfür sind vielfältig. Die **Verminderung der Zahl der funktionstätigen Glomeruli** spielt eine wichtige Rolle. Bei einem Ausgangswert von 90 ml/min bedeutet diese „natürliche" Minderung auf etwa 60 ml/min eine milde Nierenfunktionseinschränkung, die als solche noch keinen Krankheitswert hat. Der Kreatininwert im Blut beträgt dann ca. 1,1–1,2 mg/dl.

Die Kreatinin-Clearance sinkt mit jeder Lebensdekade um einen relativ konstanten Wert (ca. 5 ml/min/1,73 m^2). Auch hier sind die Normwerte vom Alter und Geschlecht abhängig. Als Faustregel gilt: Ein siebzigjähriger Mann hat normalerweise eine Abnahme der GFR um ca. 25 %.

Folgeerkrankungen

Kompensierte Retention

Eine Nephrosklerose bei schlecht eingestellter arterieller Hypertonie kann zu einer weiteren Herabsetzung auf 30–59 ml/min führen und damit Krankheitswert erlangen. Dies wird als „kompensierte Retention" bezeichnet. Symptome sind oft Appetitmangel, Müdigkeit, Leistungsmangel und Bluthochdruck.

Prärenales Nierenversagen

Eine zusätzliche Minderung der Trinkmenge führt dann zum prärenalen Nierenversagen. Ein Flüssigkeitsverlust von 10 % des Körpergewichts bewirkt Desorientierung, Schwindel, Schwäche und Apathie bis hin zu Bewusstlosigkeit. In ganz schweren Fällen können Nieren- und Kreislaufversagen auftreten.

Therapie

Um diesen Entwicklungen vorzubeugen, wird eine **Erhöhung der Trinkmenge** empfohlen. Da das Durstgefühl im Alter vermindert ist, neigen ältere Menschen dazu, zu wenig zu trinken. Der Rat, viel zu trinken, stößt wegen der ständigen Empfehlungen und der Beaufsichtigung auf heftigste Widerstände. Möglicherweise rührt er auch an in der Jugend vernommene Mahnungen, im Blick auf einen „Wasserbauch" oder vorschnelle Sättigung nicht so viel zu trinken.

Bestandteile eines spezifischen Nierentees

- *Bärentraubenblätter*
- *Birkenblätter*

40 Geriatrische Erkrankungen und Beschwerden

- *Fenchelfrüchte*
- *Queckenwurzelstock*
- *Pfefferminzblätter*
- *Brennnesselblätter*
- *Goldrutenkraut*
- *Hauhechelwurzel*

Neben den typischen volksmedizinisch angebotenen Tees muss hier der *Schachtelhalmtee* erwähnt werden, der spezifisch nephroprotektiv wirkt und oligurisch bedingte Infektionen der ableitenden Harnwege verhindert bzw. behebt. Bei niedrigem Blutdruck ist natrium- und magnesiumreiches Mineralwasser zu bevorzugen.

> **T Therapeutische Empfehlungen**
> Der alte Mensch sollte tägl. ca. 1 l *Schachtelhalmtee* (unter Berücksichtigung der kardiovaskulären Situation und nach ärztlicher Rücksprache) sowie 2–3 l andere Flüssigkeiten, z. B. Mineralwasser, trinken.

> **Cave**
> - Eiskalte Getränke schädigen, da sie zu einer Wärmeproduktion des Körpers führen, die wiederum mit zusätzlichem Schwitzen, also zusätzlichem Wasserverlust, einhergeht.
> - Eine verminderte Fähigkeit der Niere, Substanzen auszuscheiden, muss bei der pharmakologischen Therapie berücksichtigt werden. Die Gefahr, über diese verminderte Ausscheidung GFR im Körper zu akkumulieren, besteht für die Medikamente Digoxin, Penicillin, Aminoglykoside, Cephalosporine, Cimentidin und Methotrexat.

40.5 Erkrankungen der Haut

Spezielle Hauterkrankungen, vor allem die degenerativen Karzinomtypen, können mit naturheilkundlichen Mitteln allenfalls lindernd behandelt werden und bedürfen einer fachspezifischen Therapie.

40.5.1 Exsikkationsekzematid (Austrocknungsekzem)

Es zählt zu den häufigsten Hauterkrankungen im Alter. Ursachen dafür sind neben den Alterungsprozessen der Haut vor allem die Anwendung von Seifen, die nicht rückfetten und durch überwiegend basische Substanzen den Säuremantel der Haut zerstören. Die Haut wird rissig, schrundig, sie rötet sich und beginnt unerträglich zu jucken (▶ Abb. 40.10). Es entstehen Verletzungen und schlecht heilende Einrisse.

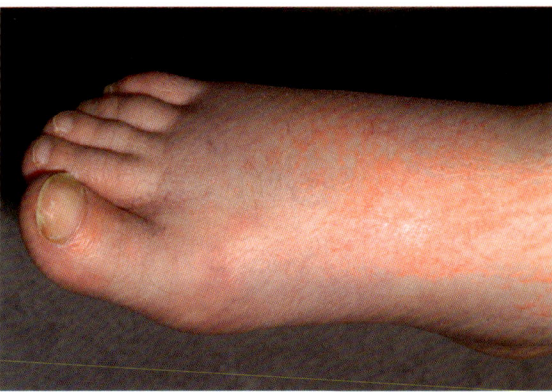

▶ **Abb. 40.10** Austrocknungsekzem mit ziselierter Oberfläche; diese stellt eine Eintrittspforte für bakterielle Erreger dar.

Therapie

Empfohlen werden **Hautcremes** oder **Salben** auf natürlicher Grundlage. Paraffinölgrundlagen decken die Haut zwar ab und erhalten einen Feuchtigkeitsmantel, ernähren aber das Gewebe nicht, da sie anorganischer Natur sind und von der Haut nicht verstoffwechselt werden. Daher lindern sie den Juckreiz nicht.

40.5.2 Stauungsekzem

Bei Unterschenkelstauungen entwickelt sich häufig ein Stauungsekzem. Die Haut wird durch die Dehnung gespannt, verdünnt das Korium und reißt ein. Mitunter tritt Unterhautlymphe aus. Das Ekzem ist hier durch mangelnde Ernährung der Subkutis entstanden.

Therapie
Drainage
Die Therapie beginnt mit der Drainage durch fachkundig durchgeführte Lymphdrainage oder Medikamente (Diuretika).

Salben
Nach Entlastung der Haut kann mit Salben behandelt werden:
- *Arnikasalbe*, wenn das Korium geschlossen ist,
- *Ringelblumensalbe* bei offenen Stellen.

> **T Therapeutische Empfehlung**
> Öle mit *Sanddorn*- oder *Schlehenzusätzen* können die Haut ernähren und geschmeidig machen.

40.5.3 Atopisches Ekzem

Eine Besonderheit ist eine Spätmanifestation eines atopischen Ekzems (Neurodermitis).

Therapie
Als Empfehlung muss hier das Öldispersionsbad mit *Schachtelhalmöl* oder *Torf-Arnika-Öl* genannt werden.

Insgesamt ist die Behandlung umfassend und bedarf einer ärztlichen Begleitung.

40.5.4 Herpes zoster

Der Zoster als Hautmanifestation eines neurogenen Virus kann im akuten Stadium hautseitig mit *Aconit Schmerzöl* (Fa. Wala) lindernd behandelt werden.

Blauer Eisenhut, innerlich angewendet, trägt dazu bei, dass die Postzosterneuralgien deutlich abgeschwächt werden. Auch eine längerfristige Therapie mit *Capsaicinsalbe* (*Spanischer Pfeffer*) kann effektiv sein, wird jedoch häufig wegen des Brennens nicht toleriert.

40.5.5 Pilz- oder bakterielle Erkrankungen der Haut

Sie lassen sich auch mit den Mitteln der Naturheilkunde behandeln. Jedoch sollten innere Erkrankungen ausgeschlossen werden, wie z.B. Diabetes mellitus oder Staphylokokkenerkrankungen.

Therapie

Öldispersionsbäder mit speziellen Ölen, z.B. *Thujaöl*, sind hier angezeigt.

40.6 Erkrankungen des Bewegungsapparates

40.6.1 Koxarthrose

Grundsätzlich ist zu klären, inwieweit die ein- oder beidseitige Koxarthrose durch langjährige Fehlbelastung aufgrund von Störungen der Wirbelsäulenfunktion oder durch Veränderungen der funktionellen Knie- oder Fußanatomie hervorgerufen wurde.

Bewegungstherapie

In den genannten Fällen ist eine entsprechende **kompensierende Therapie** angezeigt, z.B. durch Bewegungsübungen ohne Gewichtsbelastung, wie Fahrradfahren, Bewegungsbad, isometrische Übungen.

Phytotherapie

Als Medikamente haben sich *Giftsumach, Gartenraute, Alraune, Blauer Eisenhut* und *Zaunrübe* sowie Auflagen mit *Weißkohl* als günstig erwiesen.

Auch das Einreiben mit dem *Moorextrakt* Solum uliginosum ist wirksam.

> **T Therapeutische Empfehlung**
> Wichtig ist herauszufinden, inwieweit wärmende oder kühlende Therapien vom Patienten als subjektiv angenehm empfunden werden und objektiv lindernd wirken.

> **T Das kann der Patient selbst tun**
> Der *Moorextrakt* wird morgens und abends in der Hüftregion aufgelegt.

40.6.2 Gonarthrose

Phytotherapie

Ist keine entzündliche Reaktion gegeben, empfehlen sich auch hier Umschläge mit *Weißkohl*. Die enthaltenen *Senföle* provozieren neben Wärme eine leichte Entzündlichkeit im behandelten Bereich und dadurch eine vermehrte **Sekretion der Synovia**, die als wässriger Puffer zwischen den degenerierten Knorpelanteilen wirkt. Derartige Umschläge können gut nachts angelegt werden.

Ein ähnliches Vorgehen erfordern Sprunggelenks- und Fußarthrosen.

Die weiteren Medikamente entsprechen den bei Koxarthrose verwendeten (s.o., [16, 34, 36]).

Ausleitendes Verfahren

Wie mehrfach durch entsprechende Studien belegt, ist bei allen Arthrosen eine **Therapie mit Blutegeln** indiziert.

> **T Das kann der Patient selbst tun**
> Steinöl hat sich tagsüber als Einreibung bewährt. Danach sollte ein Knieschutz aus Wolle getragen werden.

40.6.3 Chronische Polyarthritis (Rheumatoide Arthritis)

Hydrotherapie

Angezeigt sind Öldispersionsbäder mit *Schachtelhalm* oder *Arnika*. Die Öle sollte man unter **individuellem und konstitutionellem Aspekt** wählen, um zu vermeiden, dass nur eine vorübergehende Wirkung erzielt wird. Zur Zubereitung der Öldispersionsbäder ▶ S. 688.

Phytotherapie

Folgende Substanzen wirken analgetisch und beeinflussen die unstrukturierten entzündlichen Prozesse:
- *Teufelskralle*
- *Weidenrinde*
- *Weihrauch*
- *Giftsumach*
- *Weinraute*
- *Alraune*; **Cave**: die einzusetzenden Potenzen
- *Birke*; als Waschung oder innerlich bei Schmerzen durch knöcherne Veränderungen oder Knorpelverlust

Die Medikamente werden in der Regel als Tropfen oder Tabletten eingenommen. Die Dosierung muss vom Arzt angegeben werden.

40 Geriatrische Erkrankungen und Beschwerden

> **Cave**
> Unkritische Selbstmedikation kann den Krankheitsverlauf verschlechtern und zur Therapieresistenz führen.

Das kann der Patient selbst tun
- Die knöchernen Verformungen der Gelenke nach rheumatischen Entzündungen oder partielle Einsteifungen lassen sich mit *Weißkohlwickeln* gut behandeln.
- Zusätzlich sind Bewegungsübungen in einem Hand- oder Fußbad mit gewärmten ca. erbsengroßen Steinchen oder Kirschkernen erfolgversprechend. Diese Materialien regen zugleich den Tastsinn der Haut an und rufen eine aktive Blutzirkulation im Unterhautgewebe hervor. Dadurch wird die Wärme länger gehalten.

40.6.4 Osteoporose

Nach **Kompressionsfrakturen der Wirbelkörper** ist hier klinische Therapie angezeigt; die Medikamentengabe ist der Schmerzintensität anzupassen.

Zusätzlich sind spezielle Lagerungen im Liegen sowie im Sitzen notwendig. Das dazu notwendige Equipment findet sich in der Klinik; es muss dem Zustand und den Fähigkeiten des Patienten angepasst werden, bevor eine ambulante Therapie weitergeführt werden kann.

Hydrotherapie
Einreibungen und Wickel
Zusätzlich sind Einreibungen und Wickel angezeigt. *Aconit Schmerzöl* dient zur Einreibung des Rückens.

Bäder
Ambulant werden Öldispersionsbäder eingesetzt:
- *Birkenöle* stärken die Gewebsstruktur.
- *Wacholder*- oder *Zypressenöl* stärken den Knochenaufbau.
- *Kupfer-Lavendel-Öl*, auch als Einreibung, hilft bei Verspannungen.

Bei ausreichender Bademöglichkeit lassen sich auch Entspannungsbäder einsetzen.

Therapeutische Empfehlung
Rhythmische Massagen können angewandt werden, wenn die Fachkraft mit der Behandlung der Osteoporose Erfahrung hat.

40.7 Erkrankungen des Nervensystems

40.7.1 Periphere Neuralgien

Naturheilkundliche Ansätze bei peripheren Neuralgien sind in ▶ Kap. 40.8 und in ▶ Kap. 43 Schmerztherapie ausführlich beschrieben.

40.7.2 Degenerative Nervenerkrankungen

Zu Pathogenese und naturheilkundlicher Therapie der **zentralen degenerativen Erkrankungen** wie Demenz und Morbus Parkinson in ihren verschiedenen Erscheinungsformen wird auf die Fachliteratur verwiesen [36a].

Einzelmaßnahmen führen nicht zum Erfolg. Auch kann der Laie nur dann etwas für sich selbst tun, wenn er – nach intensiver Beratung – in eine kompetente supervidierte Selbsthilfegruppe eingebunden ist.

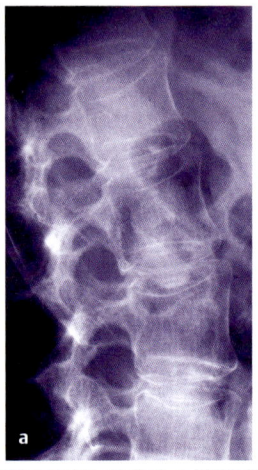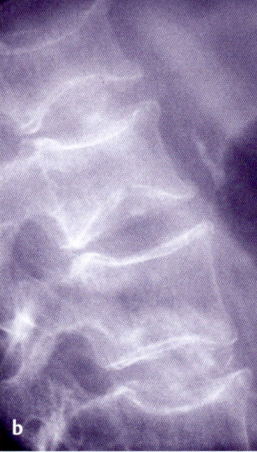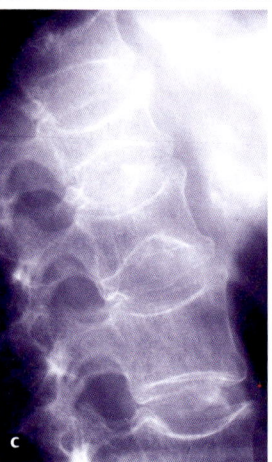

▶ **Abb. 40.11 a–c** Spontanverformung der Lendenwirbelkörper innerhalb von 2 Jahren bei einer Patientin mit chronischer Polyarthritis, fortgeschrittene Osteoporose. **a** Noch gut erhaltene vertikale Spongiosastruktur. **b** Nach 1 Jahr zunehmende Transparenz der Wirbelkörper mit ersten Verformungen. **c** Nach 2 Jahren Bild der Osteoporomalazie mit Einbuße sowohl der Spongiosa als auch des Minerals mit hochgradiger Wirbelverformung.

✳ **Merke:** Die Therapiekonzepte müssen umfassend und integrativ gestaltet sein.

Bei den **peripheren degenerativen Neuropathien** sind Therapieoptionen gegeben. Es bleibt aber vorab zu klären, welche Genese dem Verdämmern der peripheren Nervenfunktion zugrunde liegt.

Physikalische Therapie
Massage
Grundlage jeder naturheilkundlichen Behandlung ist die **basale Stimulation**. Sie kann erweitert werden mit Reibemassagen mittels Handschuhen oder Bürsten, letztere in unterschiedlicher Stärke. Wesentlich ist dabei die Methode: Die Streichung muss **entlang des Lymphstromes herzwärts** erfolgen.

> **Cave**
> Es dürfen keine Wechselstriche „rauf und runter" durchgeführt werden.

Gehtraining
Das Ziel besteht nicht darin, die Unterhautdurchblutung anzuregen, sondern die von peripher nach zentral gerichtete Nervenfunktion „aufzuwecken". Daher sind auch Gehstrecken auf **unterschiedlichsten Bodenmaterialien** angezeigt: eine besondere Gehtechnik auf Hacken oder Ballen, mit Abrollen etc. ist erforderlich. Diese Übungen müssen mit Fachkräften begonnen und dann zu Hause regelmäßig mehrfach tägl. wiederholt werden.

> **T Therapeutische Empfehlung**
> Das Heraufstreichen der Unterschenkel mit Massageölen unterstützt dieses Training. Hier ist *Meerrettichöl* oder *Schlehenöl* 1 % angezeigt.

Bäder
Wechselbäder der Füße zur Anregung der Wärmeempfindung sind günstig.

Mitunter haben die Patienten das Gefühl, die Füße seien ausgesprochen heiß, obwohl der Tastbefund normale Wärme oder sogar Kühle empfinden lässt. Hier kann eine Einreibung der Füße mit Kupfersalbe rot (Fa. Wala) lindern. Die Empfindungslosigkeit in den Füßen ist mitunter auch ein Grund für Orientierungsstörungen des Gleichgewichtssinns. Daher ist ein **längerfristiges Behandlungskonzept** erforderlich.

Medikamente
- Supplementierung bei Folsäuremangel
- Vitamin-B-Komplexe als Nüsse bzw. je nach Zahnstatus auch als Nussmus. Getreidesorten enthalten ebenfalls Vitamin-B-Komplex, wenn sie nicht als Weißmehl aller ernährenden Zusatzstoffe ledig gemahlen wurden.
- *Ginkgobaum* wird eine nervenstärkende Wirkung nachgesagt.
- *Arnika*, innerlich, baut Nervenstrukturen wieder auf.
- Bei der diabetischen Polyneuropathie sind Fußbäder, ersatzweise Einreibungen im Sinne der rhythmischen Massage mit *Rosmarinöl* angezeigt.
- Bei Hautschäden (Diabetischer Fuß) ist zusätzlich *Ringelblume* in Salbenform oder Essenz äußerlich anzuwenden.

40.8 Schmerztherapie

Grundsätzlich wird auf die anerkannte moderne Schmerztherapie verwiesen, wie sie sich aus den Forschungen der Neurophysiologie und -pathologie entwickelt hat. Sämtliche Methoden der verschiedenen medizinischen Fachgebiete sind in Erwägung zu ziehen und sorgsam zu prüfen. Dieses Vorgehen ist Voraussetzung einer wissenschaftlich fundierten Therapie und wird die erhebliche **analgetische Potenz** der naturheilkundlichen Verfahren zur Geltung bringen, wenn die Behandlungsmöglichkeiten der Naturheilkunde als komplementäre Methoden auf den Einzelfall abgestimmt sind.

Wichtige Aspekte der Schmerztherapie finden sich auch in ▶ **Kap. 43** Schmerztherapie.

40.8.1 Grundlegende Hinweise

Die erlebte Intensität von Schmerzen wird ganz wesentlich von der subjektiven Verarbeitungstoleranz des Betroffenen bestimmt. Schmerz ruft eine auf diesen gerichtete **Konzentration aller seelischen Vorgänge** hervor und macht eine offene Kommunikation mit der Umgebung unmöglich. Es gilt herauszufinden, ob der Schmerz Indikator eines zugrunde liegenden Krankheitsprozesses ist und aller Wahrscheinlichkeit nach mit dessen Behandlung wieder vergeht. Wenn Schmerzen wegen intolerabler Intensität zu einer schweren Beeinträchtigung führen, sind sie gleichsam als eigener Krankheitsprozess anzusehen. Im letzteren Fall ist der Schmerz unmittelbar und unabhängig vom auslösenden Faktor zu behandeln.

Zur Compliance gilt es, genau abzuwägen, inwieweit der Betroffene in der Lage ist, die Therapie mit Zuverlässigkeit und Sorgfalt selbst zu gestalten bzw. von behandelnden oder pflegenden Personen seiner Umgebung kompetent unterstützt wird.

In aller Regel mischen sich im Schmerzerleben primär oder sekundär psychophysische bzw. somatopsychische Prozesse miteinander, deren jeweils verursachende Anteile zu klären sind. So finden sich von der zweckgerichteten Dramatisierung eines Minimalschmerzes bis hin zur absoluten Dissimulation schmerzlicher Warnsignale bei vitalgefährdenden Erkrankungen alle Varianten.

Schmerz ist für Umstehende und Pflegende kaum einzuschätzen. Die Körpersprache des Betroffenen wirkt unmittelbar auf die Umsorgenden: Sie induziert **leidvolles Miterleben**, dessen Ausmaß sich unbewusst an dem Begriff der Krankheitsentität orientiert und nicht an den vom Kranken tatsächlichen empfundenen Schmerzen. So werden bei einem Krebskranken unerträgliche Schmerzen vermutet, weil das Wissen um das kaum zu bewältigende Leid der Unheilbarkeit in die Emotionen der Mitlebenden und Pflegenden hineinwirkt. Auch werden automatische oder reaktive Bewegungen eines halbbewussten Patienten als Schmerzreaktionen fehlinterpretiert, wenn dessen Krankheitsprozess die Behandlungsmöglichkeiten durch Pflegende überfordert. Überdosierungen zentral wirkender Analgetika zur Ruhigstellung sind nicht selten die Folge.

Die Qualität der jeweils angewendeten Medikamente und deren Dosierungen stehen immer wieder im Zentrum dogmatischer Auseinandersetzungen, von denen Behandelnde und Betroffene tangiert sind. Im Hinblick auf die Objektivierung eines Therapiezieles gilt es diese Aspekte zu beachten, zumal die Aufzählung der verschiedensten Therapiemodule den Eindruck einer strukturlosen Polypragmasie erwecken könnte. Dies wird in der Geriatrie durch therapeutische Konferenzen gezielt vermieden, in denen nach einem **patientenzentrierten Assessment** die Wahl der Maßnahmen auf ein Therapieziel hin orientiert wird. Unter Beachtung der unverzüglich zu beseitigenden vitalen Störungen kann naturheilkundlich auch die **seelische Ebene** medikamentös angesprochen werden, z. B. über Konstitutionsmittel oder ordnungstherapeutische Maßnahmen.

> **T Therapeutische Empfehlung**
> Für die Kontrolle der Therapie ist die exakte **Führung eines Schmerzprotokolls** mit Dokumentation der angewandten Medikamente unerlässlich.

> **Cave**
> - Bei Anwendung des primär somatisch orientierten Stufenschemas werden bei Schmerzen, die vom peripheren Nervensystem wahrgenommen werden, NSAR oder andere Analgetika gegeben. Sie führen trotz der prophylaktischen Minderung der Magensäureproduktion in höheren Lebensaltern immer wieder zu vitalgefährdenden intestinalen Blutungen.
> - Die Therapie mit chemisch synthetischen Substanzen wie Protonenpumpenhemmern schwächt durch die Minderung der Magensäureproduktion einerseits die gastrale Immunabwehr, andererseits die säuregestützten chemischen Verdauungsprozesse.

40.8.2 Angina pectoris

Phytotherapie

Angezeigt ist *Virginischer Tabak* als Salbe oder Öl. Der Patient erfährt ein wärmendes Gefühl der heilwirksamen Geborgenheit. Weiterhin wird durch die aufgetragene Substanz möglicherweise der Katecholaminstress als Risikofaktor einer Aggravation der koronaren Herzkrankheit gemindert.

Auch Herzkompressen mit *Arnika* sind wirkungsvoll.

40.8.3 Asthma cardiale

Hydrotherapie

Ein Thoraxwickel nach rhythmischer Einreibung mit einer Kupfersalbe wirkt lösend und besänftigend (▶ **Kap. 13** Hydrotherapie).

40.8.4 Arthrotische Schmerzen

Hydrotherapie

Wickel, Bäder und rhythmische Einreibungen sind angezeigt, Letztere z. B. mit Aconit Schmerzöl (Substanz des *Blauen Eisenhuts*).

Ausleitendes Verfahren

Die **Blutegeltherapie** ist oft hilfreich. Die Behandlung wird ergänzt durch innerliche Gaben der oben beschriebenen Substanzen. Je nach Intensität der Schmerzen kann die Wirkung durch subkutane Injektionen oder Infusionen mit diesen Medikamenten gesteigert werden.

40.8.5 Neuralgien

Phytotherapie

Ischialgie oder auch durch knöcherne Stenosen des Rückenmarkkanales verursachte Neuralgien lassen sich nur lindern, sprechen jedoch auf *Weinraute* oder *Giftsumach* gut an.

Mit Bienenwachs getränkte Seidentücher (Fa. Wachswerk ▶ Adressen) werden nach Einreibung zum Erhalt der zur Schmerzfreiheit erforderlichen Wärme auf die betroffenen Stellen angelegt. Applikation bis zu 12 Std. [12, 16, 32, 36].

40.8.6 Abdominelle Schmerzen

Jeder Behandlung muss eine **exakte Diagnose** zugrunde liegen. Abdominelle Schmerzen gehen immer mit einer deutlichen Sympathikustonuserhöhung einher und sind oft Folge eines schockierenden Traumas.

Hydrotherapie, Massage

Abhängig von der Ursache haben sich in erster Linie Wickel als feuchte Wärme und rhythmische Einreibungen bzw. rhythmische Massagen bewährt.

- **Unspezifische Leibschmerzen**
  - *Kümmeleinreibung* mit 5 % Öl
  - *Waldsauerklee*, als Salbe oder Öl auf die spezifischen Head-Hautzonen (▶ Rhythmische Einreibungen, S. 687)
  - äußere Anwendung in Form des Sympathikusabstriches (rhythmische Massage)
- **Krampfartige Koliken**, z. B. Gallenkoliken oder Nierenkoliken
  - *Waldsauerklee*, i. v. und/oder s. c.
    Der wesentliche Vorteil ist die sofortige Schmerzausschaltung; außerdem wird das Sensorium in keinster Weise beeinträchtigt. Der Patient bleibt bewusstseinsklar und aktionsfähig.
  - *Koloquinte* wurde früher als drastisches Abführmittel eingesetzt, heute obsolet. Bei schmerzhaften Krämpfen des Magen-Darm-Kanals und der Harnwege bzw. Blase *Colocynthis* D3 oder D4 s. c.
  - *Kamille* s. c.
  - Injektionen mit der *Weißen Zaunrübe* in Kombination mit *Kamille* bei Entzündungsödem
- **Obstipation, abdominelle Völle**
  - *Kümmeleinreibungen*
  - salinische Lösungen

🇹 Therapeutische Empfehlung
Bei Obstipation sind auch ordnungstherapeutische Maßnahmen angezeigt.

40.8.7 Schlaflosigkeit

Oft führt ein **Mangel an Wärmerhythmik** zu einer Abkühlung der Beine und besonders der Füße (▶ S. 689). Dies verursacht Ein- und Durchschlafstörungen. Zugleich entwickelt sich dadurch eine Unruhe, deren Ursache oftmals fälschlich gedeutet wird und zu Sedativamissbrauch führt.

Hydrotherapie
Eine rhythmische Einreibung der Füße mit Kupfersalbe rot (Fa. Wala) in den Abendstunden bzw. *Naturfangoapplikation* (Fa. Jurafango, ▶ Adressen), mitunter auch ein abendliches Fußbad mit *Melissenöl* oder *Ingweröl*, zubereitet mit dem Öldispersionsgerät, haben eine gute Wirkung.

Ordnungstherapie
Es gilt herauszufinden, ob quälende Schlaflosigkeit durch seelische Imbalance besteht oder falsche Lebensrhythmik zu falschen Gewohnheiten geführt hat. In diesem Fall können nachhaltige Wirkungen durch Biografiearbeit oder Ordnungstherapie erzielt werden.

Medikamentöse Therapie
Die Medikation bei Schlaflosigkeit ist äußerst vielfältig und sehr individuell zu handhaben:
- Wenn gegen Abend zunehmende Wachheit aufkommt und die Tagesgedanken ständig kreisen, der Schlaf also nicht aktiv eintreten kann, ist *Hafer* angezeigt:
  Avena sativa D1, ab 18 Uhr stündl. 20 Tr.
- Wenn eine vibrierende Nervosität als innere Spannung eine zum Schlaf notwendige Erschlaffung nicht eintreten lässt:
  - *Zincum valerianicum* comp. (Weleda), 20 Tr. um 19 und 21 Uhr; oder auch s. c., 1 Amp. in den linken Oberarm gegen 21 Uhr.
  - Auch reines *Valeriana*: zum Abendessen und zur Nacht jeweils 20 Tr.
- Wenn seelische Kümmernisse oder posttraumatische Erlebnisse nicht losgelassen werden können:
  Bryophyllum 50 % Pulver (Weleda), je 1 TL um 19 und 21 Uhr.
- Als allgemein aufhellendes Medikament ist *Johanniskraut*, 3-mal tägl., angezeigt.

🇹 Therapeutische Empfehlung
Die oftmals vorliegende Fragmentation der Schlafarchitektur bei **Schlafapnoe** stellt einen Risikofaktor für vitalbedrohende Folgeerkrankungen wie Schlaganfall oder Herzinfarkt dar. Hierauf sollte der Therapeut im besonderen Maße achten. Sie kann durch entsprechende Screeningverfahren gesichert und effektiv behandelt werden.

Literatur

[1] **Antonovsky A:** Health, stress and coping: New perspectives on mental and physical well-being. San Francisco: Jossey-Bass; 1979.

[2] **Antonovsky A:** Salutogenese. Zur Entmystifizierung der Gesundheit. Dtsch. erw. Ausg. Tübingen: dgvt; 1997.

[3] **Bavastro P, Kümmell HC (Hrsg.):** Das Herz des Menschen. Stuttgart: Verlag Freies Geistesleben; 1999.

[4] **Bengel J:** Was hält den Menschen gesund? Antonovskys Modell der Salutogenese – Diskussionsstand und Stellenwert. Köln: Bundeszentrale für gesundheitliche Aufklärung (BZgA); 2001; 13–38.

[5] **Bertram M:** Der therapeutische Prozess als Dialog. Strukturphänomenologische Untersuchung der Rhythmischen Einreibung nach Wegmann/Hauschka. Berlin: Springer; 2005.

[6] **Blaschek W et al. (Hrsg.):** Hagers Handbuch der Drogen und Arzneistoffe. Heidelberg: Springer; 2004.

[7] **Block B:** Innere Medizin. Facharztprüfung. 3. Aufl. Stuttgart: Thieme; 2008.

[8] **Braun H, Frohne D:** Heilpflanzenlexikon für Ärzte und Apotheker. Stuttgart, New York: G. Fischer; 1987.

[9] **Bruker MO, Gutjahr I:** Naturheilkunde. Richtige und erfolgreiche Anwendung zu Hause. Lahnstein: emu; 2005.

40 Geriatrische Erkrankungen und Beschwerden

[10] **Bühring M, Kraft K, Matthiessen PF et al. (Hrsg.):** Naturheilverfahren und Unkonventionelle Medizinische Richtungen. (Springer Loseblatt Systeme) Berlin, Heidelberg: Springer; 1992.

[11] **Deutsche Gesellschaft für Ernährungsmedizin:** Leitlinie Enterale Ernährung der DGEM und DGG: Enterale Ernährung (Trink- und Sondennahrung) in der Geriatrie und geriatrisch-neurologischen Rehabilitation. Akt Ernähr Med. 2004: 29; 198-225.

[12] **Dobos G:** Phytotherapie. In: Dobos G, Deuse U, Michalsen A (Hrsg.): Chronische Erkrankungen integrativ. München: Elsevier; 2006.

[13] **Eckart WU:** Alterskrankheit und Altersgesundheit in historischer Perspektive. Zeitschrift für Gerontologie und Geriatrie. 2000; 33(Suppl 1): 71–78.

[14] **Engel M:** „Essen im Alter", zu wenig? zu viel? das Falsche? Dossier zur Ernährung der Senioren in Deutschland. Verbraucherzentrale Bundesverband e. V.; Januar 2004.

[15] **Fingado M:** Rhythmische Einreibungen. Handbuch aus der Ita Wegman Klinik. Dornach: Natura; 2002.

[16] **Fintelmann V, Weiss RE:** Lehrbuch der Phytotherapie. 12. Aufl. Stuttgart: Hippokrates; 2009.

[17] **Földi M, Kubik S:** Lehrbuch der Lymphologie. Stuttgart: G. Fischer; 1989.

[18] **Franke H:** Hoch- und Höchstbetagte. Ursachen und Probleme des hohen Alters. Berlin, Heidelberg: Springer; 1987.

[19] **Franke H, Bracharz H, Laas H et al.:** Studien an 148 Hundertjährigen. Dtsch med Wschr. 1970: 95; 896.

[20] **Gawlik W:** Homöopathie in der Geriatrie. 2. Aufl. Stuttgart: Hippokrates; 2001.

[20a] **von Gerhardt A:** Handbuch der Homöopathie. Leipzig: Dr. Wilmar Schwabe. 1908.

[21] **Hänsel R, Haas H:** Therapie mit Phytopharmaka. Heidelberg, New York: Springer; 1984.

[22] **Hauschka M:** Rhythmische Massage nach Dr. Ita Wegman. Boll: Schule für künstlerische Therapie und Massage; 1989.

[23] **Hildebrandt G:** Wirkprinzipien der physikalischen Therapie. (Physikalische Medizin Bd. 1) Stuttgart: Hippokrates; 1990: 13–17.

[23a] **Holubrasch CJF et al.:** Investigation of Craetaegus Extract WS 1442 in Congestive heart failure (SPICE) – rationale, study design and study protocol. European J Heart Failure. 2000; 2: 431–437.

[24] **Kaufhold P:** PhytoMagister. Modernes und traditionelles Wissen der Pflanzenheilkunde. 1. Aufl. München: Pflaum; 2002.

[25] **Kracher R:** Lexikon der Arzneipflanzen und Drogen. 2. Aufl. Erfstadt: Area; 2006.

[26] **Langhorst J:** Phytotherapie. In: Dobos G, Deuse U, Michalsen A (Hrsg.): Chronische Erkrankungen integrativ. München: Elsevier; 2006.

[27] **Löffler G, Petrides PE:** Biochemie und Pathobiochemie. 6. Aufl. Berlin, Heidelberg: Springer; 1997.

[28] **Marbach I:** Rhythmische Massage. Lüneburg: Zentrum zur Dokumentation für Naturheilverfahren e. V.; 1991.

[29] **Medizinischer Dienst der Spitzenverbände der Krankenkassen e. V. (MDS):** Qualität in der ambulanten und stationären Pflege, 1. Bericht des Medizinischen Dienstes der Spitzenverbände der Krankenkassen (MDS) nach § 118 Abs. 4 SGB XI. Köln: MDS; November 2004: 8–15. http://www.mds-ev.org/aktuelles/download/Bericht-118-XI_QS-Pflege.pdf

[30] **Michel D:** Herz, Kreislauf, Gefäße und Gerinnung. In: Platt D (Hrsg.): Innere Medizin. (Handbuch der Gerontologie Bd.1) Stuttgart, New York: Thieme; 1993.

[31] **Oswald WD:** Bedingungen und Förderung der Erhaltung der Selbständigkeit im höheren Lebensalter. (SimA-Studie) Erlangen: Roland Rupprecht und Bernd Hagen; 2001.

[32] **Pithan C:** Ernährung. In: Dobos G, Deuse U, Michalsen A (Hrsg.): Chronische Erkrankungen integrativ. München: Elsevier; 2006.

[33] **Rosslenbroich B, Saller R:** Phytotherapie im Überblick In: Bühring M, Kraft K, Matthiessen PF, (Hrsg.): Naturheilverfahren und Unkonventionelle Medizinische Richtungen. (Springer Loseblatt Systeme) Berlin, Heidelberg: Springer; 1992.

[34] **Roth L, Daunderer M, Kormann K:** Giftpflanzen – Pflanzengifte. Hamburg: Rowohlt; 2006.

[35] **Schilcher H. Kammerer S:** Leitfaden Phytotherapie. Therapie mit pflanzlichen Arzneimitteln. 2. Aufl. München, Jena: Urban & Fischer; 2003.

[36] **Schönfelder I, Schönfelder P:** Das neue Handbuch der Heilpflanzen. Stuttgart: Wissenschaftliche Verlagsgesellschaft; 2004.

[36a] **Schwarz J:** Morbus Parkinson und Parkinson Syndrome. In: Nikolaus T (Hrsg.): Klinische Geriatrie. Heidelberg: Springer; 2000: 620.

[37] **Standardisierungskomitee für Ergometrie im ICSPE:** Leistungsumsatzbedingungen bei ergometrischen Untersuchungen. In: Mellerowicz H, Hansen G (Hrsg.): 2. Internationales Seminar für Ergometrie. Berlin: Ergon; 1967: 313.

[38] **Steinegger E:** Pharmakognosie und Phytopharmazie. Heidelberg: Springer; 1988.

[39] **Steiner R:** Geisteswissenschaft und Medizin. Eine Sammlung von 20 Vorträgen. (Gesamtausgabe Bd. 312) 5.Aufl. Dornach: Rudolf Steiner Verlag; 1976: 14. Vortrag.

[40] **Volkert D:** Gesunde vollwertige Ernährung. In: Nikolaus T (Hrsg.): Praktische Geriatrie. Berlin, Heidelberg, New York: Springer; 2000: 824–830.

[41] **Wagner H, Wiesenauer M.:** Phytotherapie. Therapie mit pflanzlichen Arzneimitteln. 2. Aufl. Stuttgart. Wissenschaftliche Verlagsgesellschaft, 2003.

[41a] **Warning A, Teut M:** Weißdorn in Natur und Medizin. Kompass Komplementärmedizin; 2005: 34.

[42] **WHO:** WHO monographs on selected medicinal plants. (vol. 2) Dehli, Indien: AITBS Publishers & Distributors; 2005.

[43] **Wirth R:** Therapie der Mangelernährung im Alter. Geriatrie Journal. 2005: 2; 14–18.

[44] **van Wyk BE, Wink C, Wink M:** Handbuch der Arzneipflanzen. Stuttgart: Wissenschaftliche Verlagsgesellschaft; 2004.

Wichtige Adressen

Boller Jura Fango GmbH
Reuteweg 14
73087 Bad Boll
Tel.: 07164 810

Wachswerk-Therapie mit Wärme
Schmachtenbergstr. 172
D-45219 Essen
Tel.: 02054 124726
www.wachswerk.de

41 – Psychosomatische Erkrankungen

Christel Wagner

41.1 Einführende Hinweise 703
41.2 Depression 706
41.3 Schlafstörungen 709
41.4 Angststörungen 713
41.5 Drogenabhängigkeit und Esssucht 714

41.1 Einführende Hinweise

Psychische und psychosomatische Erkrankungen sind – insbesondere in stärkeren Ausprägungen – in erster Linie die Domäne der Psychotherapie und der Pharmakotherapie. Naturheilverfahren können jedoch adjuvant mit gutem Erfolg eingesetzt werden, bei leichten bis mittelschweren psychischen Erkrankungen reichen sie oft aus. Dabei wirft die junge Wissenschaft der **Psychoneuroimmunologie (PNI)** ein neues Licht auf die Zusammenhänge und Wechselbeziehungen zwischen Seele, Körper und Geist. Zwar wussten die Menschen seit alters her um deren Verbindung, in jüngerer Zeit konnte jedoch auch eine enge biochemische Verknüpfung nachgewiesen werden, sodass die Gleichzeitigkeit von Wirkungen in allen Bereichen angenommen werden kann. Ein hochkomplexes Netzwerk von Botenstoffen, z. B. Neurotransmitter, Neuropeptide, Hormone, hält die permanente Kommunikation zwischen unseren Gefühlen, unserem Denken, unseren Vorstellungen, unserem Nerven- und Immunsystem in Gang (▶ Abb. 41.1). Auch quantenphysikalische Einflüsse werden diskutiert. Positive bzw. negative Gedanken und Gefühle wirken also positiv bzw. negativ auf den Körper, körperliche Befindlichkeiten bestimmen die seelische Verfassung. Die wechselseitige Beeinflussung macht es möglich, über die Stimulierung des Körpers eine ganzheitliche Wirkung zu erreichen.

41.1.1 Prävention

Peseschkian [3, 8, 9] bietet ein hilfreiches Modell an, das Gesundheit als Balance zwischen den Lebensbereichen Körper/Sinne, Leistung/Beruf, Kontakt/Familie und Fantasie/Zukunft beschreibt (▶ Abb. 41.2). Im Bereich des Körpers und der Sinne geht es um lustvolles Erleben körperlicher Aktivitäten wie Bewegung und Sexualität. Auch gesunde Ernährung ist hier anzuführen. Leistung und Beruf stehen für kognitive Fähigkeiten und die Fähigkeit, Probleme zu lösen. Im Kontaktbereich zeigt sich die soziale Einbindung und Liebesfähigkeit. Der vierte Bereich weist über die unmittelbare Wirklichkeit hinaus. Hier findet die Auseinandersetzung mit der Zukunft, mit der Sinnhaftigkeit des Lebens, mit Intuition und Fantasie statt.

✱ **Merke:** Die Fähigkeit, trotz widriger Umstände einen Sinn in einzelnen Lebenssituationen zu sehen, ist nach den derzeitigen Erkenntnissen der PNI ein Grundpfeiler seelischer und körperlicher Gesundheit.

Die **gleichmäßige Verteilung der Lebensenergie** bzw. ein dynamisches Gleichgewicht zwischen den einzelnen Bereichen wird als Ideal einer gesunden Lebensweise gesehen. Krankheit wird begünstigt durch die Überbetonung oder Vernachlässigung eines Bereiches. Setzt ein Mensch zum Beispiel verstärkt auf berufliche Leistung, so kann es zu mangelnden sozialen Kontakten, zur Vernachlässigung körperlicher Bedürfnisse und/oder zur Vernachlässigung des vierten Bereiches kommen.

Trägt man die prozentual aufgewendete Energie für die einzelnen Lebensbereiche in das in ▶ Abb. 41.2 dargestellte Koordinatensystem ein und verbindet die Punk-

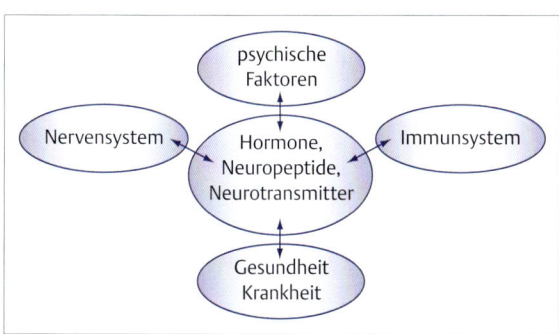

▶ **Abb. 41.1** Modell der psychoneuroimmunologischen Vernetzung.

41 Psychosomatische Erkrankungen

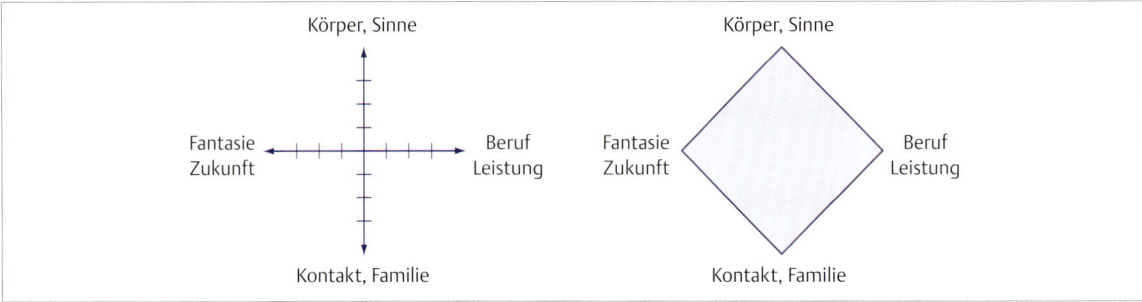

▶ **Abb. 41.2** Balancemodell nach Peseschkian.

te, werden Ungleichgewichte anschaulich. Als Ideal gilt ein Quadrat, wie es ebenfalls in ▶ Abb. 41.2 zu sehen ist.

Gesundheitsgerechte Verhaltensvorschriften allein reichen häufig nicht aus. Bewusste und unbewusste Motivationen sowie Ängste können Hindernisse für gesundheitskonformes Verhalten sein. Dann kann es kompensatorisch zur Flucht in die Arbeit, in die Krankheit (Körper), in die Fantasie, in Geselligkeit oder Einsamkeit kommen mit dem bewussten oder unbewussten Ziel, andere Lebensbereiche zu meiden. Je nach Ausprägung kann Hilfe von außen notwendig sein, gegebenenfalls eine Psychotherapie.

41.1.2 Therapie

Für psychische Erkrankungen stehen neben Psycho- und Pharmakotherapie abhängig vom Krankheitsbild zahlreiche Naturheilverfahren zur Verfügung, die auch miteinander kombinierbar sind.

Bei psychischer Symptomatik müssen grundsätzlich körperliche Ursachen durch eingehende medizinische Untersuchungen ausgeschlossen, gegebenenfalls Grunderkrankungen behandelt werden.

Phytotherapie

Bei leichten bis mittelschweren psychischen Störungen sind Heilpflanzen wirksame Alternativen zu synthetischen Psychopharmaka. Sie sind in der Regel gut verträglich, ohne sucht- oder gewöhnungserzeugendes Potenzial und haben kaum unerwünschte Wirkungen. Trotzdem sollten sie nicht unkritisch benutzt werden.

Verwendet werden sie als Tees, Tinkturen, Kompressen, Kräuterkissen, Badezusätze oder als Fertigarzneien. Sie können miteinander kombiniert werden. Manchmal bessern sich die Symptome auch durch heilpflanzliche Unterstützung bestimmter Körperfunktionen wie Leber, Magen, Herz, Kreislauf (▶ **Kap. 12** Phytotherapie).

Hydrotherapie, Balneotherapie, Massagetherapie

Der adjuvante Einsatz kann zur allgemeinen Harmonisierung des Vegetativums hilfreich sein, z. B. durch Lösung von Spannungszuständen oder durch tonisierende Wirkungen (▶ **Kap. 13** Hydrotherapie; ▶ **Kap. 15** Massagetherapie).

Bewegungstherapie, Sporttherapie

Ausdauersport wie Laufen, Walken, Radfahren, Schwimmen aktiviert die körpereigene Apotheke und kann Seele und Geist in Hochstimmung bringen. Die **Produktion von Endorphinen** (körpereigenen Opiaten) wird angeregt, ebenso die Serotoninausschüttung, die eine antidepressive Wirkung hat. Deshalb sind solche Sportarten bei allen psychischen Erkrankungen eine wichtige Begleitmaßnahme.

Anzustreben ist eine mittlere Ausdauerbelastung von 30–60 Min., wöchentl. 3–5-mal (▶ **Kap. 16** Bewegungstherapie).

Ernährungstherapie

Vitamine, Mineralsalze, Spurenelemente

Ursache psychischer Störungen kann ein Mangel an Vitaminen und/oder Mineralsalzen sein. Deshalb ist auf eine ausgewogene, vollwertige Ernährung zu achten (▶ **Kap. 18** Ernährungstherapie). Ein Mangel kommt vor bei Malabsorption, bei Alkoholismus, bei Einnahme verschiedener Medikamente und Mangelernährung. Psychisch stabilisierend sind besonders die Vitamine des B-Komplexes, Vitamin C und E sowie Magnesium, Kalzium, Zink und Selen. Aber auch alle anderen im Stoffwechsel aktiven Vitamine, Mineralsalze und Spurenelemente sind beteiligt an den Wechselwirkungen zwischen Körper, Seele und Geist.

Für die Vitamine B, C und E sind keine Hypervitaminosen bekannt. Bei Verdacht eines Mangels kann daher ein Behandlungsversuch zunächst über 2 Monate durchgeführt werden, bei Ansprechen der Symptomatik auch länger. Gleiches gilt für Mineralsalze.

> **T Therapeutische Empfehlung**
> Bei längerer Einnahme von Mineralsalzen sollte der Gehalt im Serum bzw. im Vollblut kontrolliert werden.

Tryptophan

Tryptophan wirkt günstig auf die Psyche. Relativ hohe Anteile enthalten Milch, Milchprodukte, Eier, Fisch, Sojabohnen, Sojaprodukte, Walnüsse, Bananen. Die Aufnahme ins Gehirn wird in Verbindung mit Kohlenhydraten gesteigert. Es ist **Ausgangsstoff für Melatonin und Serotonin**. Melatonin koordiniert den Schlaf-wach-Rhythmus, wird eingesetzt bei Jetlag, wirkt schlafanstoßend, beruhigt und kann auch leichte Depressionen und Ängste beheben. Serotonin wirkt ebenfalls beruhigend und schlaffördernd, hellt die Stimmung auf, wirkt also antidepressiv und mindert das Schmerzempfinden.

Tryptophan wurde in den achtziger Jahren wegen teilweise tödlich verlaufendem eosinophilem Syndrom (EMS) vorübergehend vom Markt genommen. Dies war auf Verunreinigungen eines einzelnen Präparates zurückzuführen, die entdeckt und beseitigt wurden. Seit 1996 ist das Medikament in Deutschland wieder zugelassen. Im Handel gibt es einige gebräuchliche **Fertigpräparate** (Kalma, Ardeydorm, Ardeytropin, L-Tryptophan-ratiopharm). Fraglich ist, ob es bei längerfristiger Einnahme vermehrt abgebaut wird.

Unerwünschte Wirkungen sind gelegentlich Übelkeit, Kopfschmerz, Schwindel, Mattigkeit.

> **Cave**
> - Kontraindikationen sind eingeschränkte Leber- und Nierenfunktion, Karzinoid, Stoffwechselstörung der Aminosäuren.
> - Wechselwirkung mit anderen Psychopharmaka und Antiepileptika.

Atem- und Entspannungstherapie

Bei regelmäßiger Anwendung harmonisieren diese Therapien das seelische Gleichgewicht und unterstützen so die Behandlung von Depressionen, Ängsten, Schlafstörungen und allen Arten von Spannungszuständen in hohem Maße. Spezielle Formen der Atemtherapie werden als psychotherapeutische Verfahren eingesetzt (▶ **Kap. 21** Atem- und Entspannungstherapie).

Nicht jeder Mensch spricht auf jedes Entspannungsverfahren gleich gut an. Deshalb empfiehlt sich die Erprobung einiger Verfahren, um das wirksamste herauszufinden.

Eine Erweiterung ist nach der hypnotischen Umschaltung, z. B. beim autogenen Training, durch problemabhängige formelhafte Vorsätze, durch bildhafte Vorstellungen des Idealzustandes oder durch Formeln zur Ich-Stärkung möglich.

Atem- und Entspannungsverfahren können mehrmals tägl. geübt werden.

Unerwünschte Wirkungen sind verstärkte Schmerz- und Spannungszustände oder Angstgefühle, die zu Beginn der Übungen auftreten können, weil sie bewusster werden.

Kontraindikationen sind Psychosen und fortgeschrittene Demenzen.

Licht- und Heliotherapie

Die allgemeine Steigerung von Antrieb und Leistung durch Licht gilt als gesichert (▶ **Kap. 23** Heliotherapie). Das Wohlbefinden erhöht sich nachweislich auch bei gesunden Menschen. Lichttherapie wird vor allem bei Depressionen und Schlafstörungen eingesetzt. Es gibt aber auch Behandlungsversuche anderer Erkrankungen, z. B. des prämenstruellen Syndroms und der Bulimie.

Die Durchführung der Lichttherapie wird mit **Leuchtstoffröhren** von 2 500–10 000 Lux empfohlen. Am besten geeignet ist ein Spektrum, das dem natürlichen Sonnenlicht nahe kommt, jedoch ohne UV-Anteile wegen der Schädlichkeit für Augen und Haut. Ein Solarium ist daher ungeeignet.

Die Behandlungsdauer beträgt je nach Lichtstärke tägl. 30–120 Min. Der Augenbereich muss dabei dem Licht ausgesetzt sein, und die Augen müssen geöffnet bleiben, weil die Wirkung größtenteils über die Retina erfolgt. Gelegentlich, jedoch nicht ständig, sollte der Patient direkt ins Licht blicken.

Finanziell günstiger als Speziallampen ist das **natürliche Sonnenlicht**. An einem bedeckten Wintertag können bereits bis zu 4 000 Lux gemessen werden, sodass durch einen längeren Spaziergang die erforderliche Lichtmenge aufgenommen werden kann. Die Helligkeit in Wohnräumen erreicht in der Regel keine 100 Lux.

Ernsthafte unerwünschte Wirkungen und absolute Kontraindikationen sind bisher nicht bekannt.

Selten und meist nur kurzdauernd können Kopfschmerzen, Augenreizung oder allgemeine Gereiztheit auftreten.

> **T Therapeutische Empfehlung**
> - Generell ist eine **augenärztliche Untersuchung** vor Beginn der Lichttherapie sinnvoll.
> - Bei Augenerkrankungen sollte vorher unbedingt der Augenarzt zu Rate gezogen werden.

> **Cave**
> Vorsicht ist geboten bei Einnahme von Medikamenten, welche die Sensibilität auf Licht erhöhen. Hierzu zählt das bei Depressionen häufig eingesetzte Johanniskraut (▶ Kap. 12 Phytotherapie).

Akupunktur

Akupunktur hat gleichermaßen Einfluss auf Seele, Körper und Geist und kann deshalb **bei leichten bis mittelschweren seelischen Problemen** angewendet werden, in schwereren Fällen nur begleitend (▶ Kap. 25 Akupunktur). Die Punktwahl wird individuell vorgenommen.

Komplementärmedizinische Verfahren

Auch Heilmethoden wie Homöopathie, Traditionelle Chinesische Medizin, ayurvedische Medizin, anthroposophische Medizin können bei psychischen Erkrankungen erfolgreich sein (▶ Teil 4: Ausgewählte komplementärmedizinische Richtungen).

41.2 Depression

Vorübergehende depressive Verstimmungen kennen die meisten Menschen. Sie können ohne Behandlung wieder abklingen. Depressionen ergreifen den Menschen nachhaltiger. Sie gehören neben Ängsten zu den am weitesten verbreiteten psychischen Erkrankungen. Häufig treten **Angst und Depression** gemeinsam auf. Die Betroffenen ziehen sich apathisch zurück, sind freud- und interesselos und voller innerer Unruhe. Sie können unter Mattigkeit, Antriebsschwäche und Konzentrationsmangel leiden. Der Schlaf ist häufig gestört, es kann zu Appetit-, Gewichts- und Libidoverlust kommen.

Die Beeinträchtigungen führen zu Schuldgefühlen, Selbstvorwürfen und Selbstanklagen. Die Selbstachtung und das Selbstvertrauen sinken, wodurch die depressiven Reaktionen wie in einem Teufelskreis verstärkt werden. Das **Gefühl eigener Wertlosigkeit** kann zu Selbstverstümmelung und Suizidalität führen. Eine gestörte Motorik kann sich sowohl als Hemmung wie auch als Agitiertheit zeigen.

Depressive Verstimmungen verbergen sich oft hinter körperlichen Störungen wie Migräne und anderen Schmerzen, Muskelverspannungen, Verdauungsbeschwerden, Herzbeschwerden, Atemnot, Sexualstörungen. Bei der larvierten Depression stehen diese im Vordergrund. Umgekehrt können organische Krankheiten Depressionen verursachen.

Depressionen können **vielfältige Ursachen** haben. Sie werden nach folgenden Kriterien unterschieden:
- Schweregrad
- Ursache (reaktiv, neurotisch, endogen, psychogen, somatogen)
- Verlauf (rezidivierend, unipolar/bipolar, saisonal abhängig)

▶ Abb. 41.3 zeigt die multifaktorielle Ätiopathogenese depressiver Erkrankungen. Zunächst eher harmlose depressive Verstimmungen oder Stimmungsschwankungen können bei chronischem Verlauf zu erheblichen subjektiven Beeinträchtigungen mit Krankheitswert führen.

Die Differenzierung bezüglich der jeweiligen Formen ist Voraussetzung für eine adäquate Therapie.

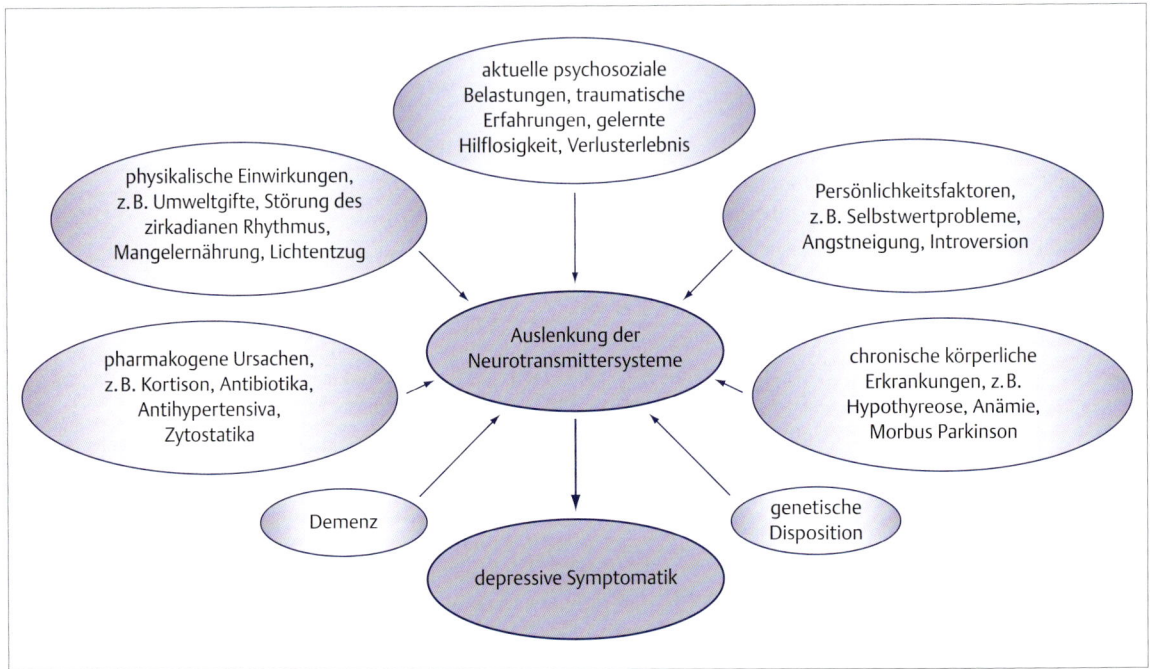

▶ Abb. 41.3 Multifaktorielle Ätiopathogenese depressiver Erkrankungen.

41.2 Depression

> **Merke:** Depressionen haben die beste Heilungschance, wenn sie als berechtigt und sinnvoll anerkannt werden. Bei leichten bis mittleren Formen stehen neben Psycho- und Pharmakotherapie zahlreiche naturheilkundliche Behandlungsmöglichkeiten zur Verfügung, bei schweren Formen können diese teilweise ergänzend eingesetzt werden.

Phytotherapie

Leichte bis mittelschwere Depressionen sind phytotherapeutisch gut zu behandeln. Es empfiehlt sich der Einsatz standardisierter Pflanzenextrakte. Antidepressive Wirkungen haben teilweise auch Pflanzen, die in ▶ Kap. 41.3 Schlafstörungen aufgeführt sind.

Unterstützend können die tonisierenden Bittermittel *Tausendgüldenkraut*, *Wermut* und *Engelwurz* eingesetzt werden.

Johanniskraut, tägl. bis zu 900 mg Gesamtextrakt, ist bei leichten bis mittelgradigen depressiven Episoden, psychovegetativen Störungen, nervöser Unruhe und Angst sowie Schlafstörung bei depressiver Verstimmung angezeigt. Als Wiederaufnahmehemmer von Serotonin, Noradrenalin, Dopamin u. a. wirkt es wie moderne chemische Psychopharmaka (SSRI) stimmungsaufhellend, anxiolytisch und leicht sedierend. Es greift auch in den Melatoninstoffwechsel ein. Volle Wirksamkeit besteht nach frühestens 2–3 Wochen.

In der **Tiermedizin** wurden nach dem Verzehr großer Mengen *Johanniskraut* im Weidegras bei Schafen und Kühen fototoxische Hautreaktionen beobachtet mit Rötungen, Schwellungen, Entzündungen, auch bekannt unter der Bezeichnung „Hypericismus". Klinische Studien beim gesunden Menschen zeigten bei der Verwendung therapeutischer Dosen keine erhöhte Lichtempfindlichkeit.

Wechselwirkungen mit anderen Medikamenten (Cumarinen, Digoxin, Ciclosporin, antiviralen Substanzen, Antidepressiva, Theophyllin, oralen Kontrazeptiva) wurden bei Tagesdosierungen ab 900 mg beobachtet.

> **Cave**
> - Trombophilie, Lungenödem und schwere Depression.
> - Vorsichtshalber empfiehlt es sich, intensive UV-Bestrahlung während der Behandlung zunächst zu meiden.
> - Ein erhöhtes Dermatitisrisiko besteht bei der gleichzeitigen Einnahme anderer fotosensibilisierender Substanzen sowie bei bestimmten Therapieformen (z. B. operative Lasertherapie, Fototherapie zur Psoriasisbehandlung). Die Hauterscheinungen sind reversibel.

Hanf ist verschreibungspflichtig nach dem Betäubungsmittelgesetz und kann von Apothekern nach Einzelverordnung hergestellt werden. Für Fertigpräparate gibt es in Deutschland keine Zulassung. *Hanf* wird bei depressiven Verstimmungen, Ängsten, Spasmen, chronischen Schmerzen angewendet und wirkt euphorisierend, stimulierend, muskelentspannend.

Gelegentlich kommt es zu Unruhe, Reizbarkeit, Schlafstörung

> **Cave**
> Bei Herzerkrankungen und psychiatrischen Erkrankungen ist Hanf kontraindiziert.

Bewegungs- und Sporttherapie

Sie dient als wichtige Begleitmaßnahme (▶ Kap. 16 Bewegungstherapie).

Ernährungstherapie

Bei leichten bis mittelschweren Depressionen ist **Tryptophan** angezeigt, 3-mal tägl. 0,5–1 g.

Zu **unerwünschten Wirkungen** und **Kontraindikationen** ▶ Ernährungstherapie (S. 705, 711).

Der Mangel an in ▶ Tab. 41.1 dargestellten Vitaminen und Mineralsalzen prädestiniert zu psychosomatischen Störungen. Die B-Vitamine können als **Vitamin-B-Komplexpräparat** substituiert werden.

Atem- und Entspannungstherapie

Wichtig ist die Ich-Stärkung bei Depressionen. Formelhafte Vorsätze könnten z. B. wie folgt lauten:

„Meine Depressionen sind Abschnitte der Entlastung"; „In der Depression lasse ich alle Verpflichtungen, Anspannungen, sogar mich selber fallen" (nach [9], S. 150).

Licht- und Heliotherapie

Eine heilende Wirkung zeigt sich insbesondere bei der **saisonal abhängigen Depression (SAD)**. Die Diagnose einer SAD kann gestellt werden, wenn mindestens in

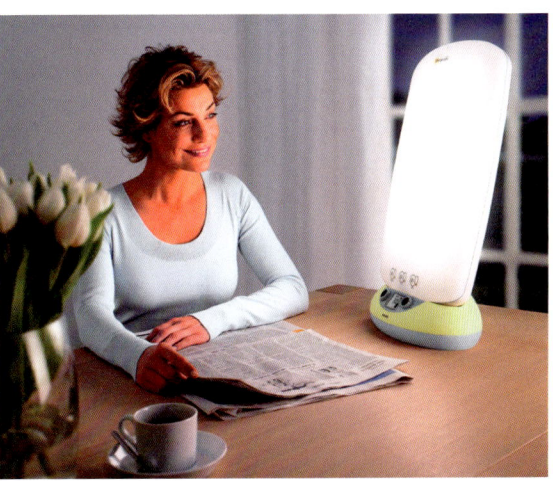

▶ **Abb. 41.4** Lichttherapie.

41 Psychosomatische Erkrankungen

▶ Tab. 41.1 Zufuhr von Vitaminen und Mineralsalzen bei Depression.

Bezeichnung	Indikation	Empfohlene Tagesdosis
B_1 (Thiamin)	• depressive Verstimmung • Konzentrationsschwäche, Vergesslichkeit • Angst • Aggression	50–100 mg
Vitamin B_3 (Niacin)	• Depression • Delirium, bereits lange vor dem Auftreten von Pellagra	200 mg
B_6 (Pyridoxin)	• Depression • Reizbarkeit, Nervosität, Schlaflosigkeit • Ängste • regt in Verbindung mit Magnesium die Bildung der beruhigenden Gamma-Amino-Buttersäure an	• 50–100 mg • bei Penicillamin-Einnahme erhöhter Bedarf
Vitamin B_{12} (Cobalamin), Folsäure	• Apathie • Unruhe, Konzentrations- und Gedächtnisstörungen • Leistungsminderung • Persönlichkeitsveränderungen, Erregung, Verwirrung schon bei marginalem Mangel und lange vor anderen klinischen Störungen	• Vitamin B_{12}: wöchentl. 1 mg i. m. oder tägl. 10 μg oral • Folsäure: tägl. 1–5 mg • Ein ernährungsbedingter Folsäuremangel ist keine Seltenheit.
Biotin (Vitamin H)	• Depression, Leistungsschwäche • Ein Mangel ist eher selten.	5 mg
Vitamin C	• Depression, Reizbarkeit, Erschöpfung • Diese Krankheitsbilder treten schon bei leichtem Mangel als Frühsymptome auf.	• 0,5–2 g • wirkt bei manchen Menschen anregend
Vitamin E	• Störung des Nervenzellstoffwechsels bei langfristigem Mangel • Kofaktor bei hirnorganischen Psychosyndromen	• nach dem wissenschaftlichen Lebensmittelausschuss der Europäischen Union (SCF) tägl. 300 mg • Toxische Wirkungen von Überdosierungen sind bisher nicht bekannt. • Es wird vermutet, dass natürliches Vitamin E dem synthetisch hergestellten überlegen ist.
Magnesium	• Depressionen • innere Unruhe, Ängste • Spannungszustände, Reizbarkeit	• 300–800 mg • Magnesium verändert die Stuhlkonsistenz (Diarrhöe). Die Tagesdosis sollte sich daran orientieren. • **Cave**: Nierenschäden
Kalzium	• erhöhte Erregbarkeit • innere Unruhe, Ängste, Spannungszustände • Diese Symptome zeigen sich schon bei latentem Mangel.	500–1 000 mg
Zink	Depression	10–20 mg
Selen	• depressive Verstimmung • Antriebsarmut • Konzentrationsstörungen	• 50–100 μg • Die Versorgung mit Selen ist in Deutschland teilweise unzureichend.

zwei aufeinander folgenden Jahren im Herbst und Winter Depressionen auftreten. Die saisonal abhängige Depression unterscheidet sich häufig von anderen Depressionsformen durch erhöhten Appetit, vor allem auf Kohlehydrate, Gewichtszunahme und vermehrtes Schlafbedürfnis, wobei der Schlaf nicht erholsam ist. Auch bei anderen Depressionen kann der Einsatz von Licht sinnvoll sein. Häufig sind dann deutlich höhere Lichtdosen und Behandlungszeiten notwendig.

Es empfiehlt sich die **regelmäßige morgendliche Anwendung**, um den bei Depressiven in der Regel gestörten Schlaf-wach-Rhythmus neu einzustellen. Für manche Patienten können andere Expositionszeiten geeigneter sein. Um eine dauerhafte therapeutische Wirkung zu erzielen, sollte mindestens über zwei Wochen behandelt werden. Erfolge darf man schon innerhalb von sieben Tagen erwarten. Bei Rezidiven sind mehrmalige Wiederholungen möglich. Lichttherapie kann im Zusammenhang mit anderen Therapieformen eingesetzt werden.

Bei bipolaren Erkrankungen ist die Wendung in eine hypomanische oder manische Phase möglich. Diese Reaktion ist allerdings nicht spezifisch für Lichttherapie. Sie kann auch spontan oder im Zusammenhang mit anderen Therapieformen auftreten.

> **Cave**
> Vorsicht ist geboten bei Einnahme von Medikamenten, welche die Sensibilität auf Licht erhöhen können. Dazu gehört das bei Depressionen häufig eingesetzte Johanniskraut (▶ S. 707).

Ordnungstherapie

Schlafentzug ist eine sinnvolle, rasch wirkende Ergänzung der Depressionsbehandlung. Durch totalen oder partiellen Schlafentzug lassen sich depressive Symptome häufig deutlich bessern. Beim totalen Schlafentzug bleibt der Patient eine Nacht und den gesamten nächsten Tag wach, beim partiellen Schlafentzug schläft er bis ca. Mitternacht. Da der Effekt in der Regel nur kurz anhält, sind wöchentl. 1–3 Behandlungen notwendig. Manchmal gelingt es, den positiven Effekt zu stabilisieren. Mögliche unangenehme Begleiterscheinungen können vermehrte Gereiztheit und körperliches Unbehagen sein.

Kombinationsmöglichkeiten

Alle genannten Verfahren sind problemlos und im Sinne des besseren therapeutischen Erfolges miteinander kombinierbar.

Grenzen der Therapie

Bei **schweren Depressionen** ist die Gabe von Psychopharmaka obligat, insbesondere wenn sie stationär behandlungsbedürftig sind.

> **🛈 Das kann der Patient selbst tun**
> - Bei depressiven Verstimmungen oder leichten Depressionen kann es ausreichend sein, Seele und Körper durch eine ausgewogene Lebensweise zu stabilisieren (▶ Kap. 41.1.1 Prävention). Besonders wichtig ist die tägl. Ausdauerbewegung von 30–60 Min., am besten im Freien. Unterstützend kann *Johanniskraut* eingenommen werden. Die volle Wirksamkeit tritt jedoch erst nach 2–3 Wochen ein.
> - Zu achten ist ferner auf ausreichende Versorgung mit Vitaminen und Mineralsalzen.
> - Einen Rückzug aus zwischenmenschlichen Beziehungen sollte man unbedingt vermeiden, weil sonst die Gefahr wächst, in einen ausweglosen Teufelskreis zu geraten.

41.3 Schlafstörungen

Schlaf ist ein Zustand der körperlichen Ruhe, der vornehmlich vom parasympathischen Nervensystem gesteuert wird und u. a. mit Veränderungen des Bewusstseins, der Körpertemperatur, des Blutdrucks, der Herzfrequenz einhergeht. Der Schlaf ist in der Regel in einen **endogenen zirkadianen Rhythmus** eingebettet. Das Schlafwach-Muster orientiert sich zusätzlich an Zeitgebern wie Helligkeit und soziales Umfeld.

Man unterscheidet bis zu 5 **Schlafstadien**, die sich durch die jeweilige Aktivität des Nervensystems bzw. die Schlaftiefe unterscheiden und sich nächtlich bis zu 5-mal wiederholen. Jeweils am Ende eines Zyklus kommt es zum sogenannten REM-(Rapid-Eye-Movement-)Schlaf, wobei sich Salven schneller Augenbewegungen nachweisen lassen. Träume treten überwiegend im REM-Stadium auf. Bei jedem neuen Zyklus nimmt die maximale Schlaftiefe ab.

Die **Funktion des Schlafes** ist im Einzelnen noch nicht befriedigend geklärt. Neben der Erholung für Körper, Seele und Geist weisen Forschungsbefunde auf einen engen Zusammenhang zwischen Schlaf und Immunsystem hin. Dem REM-Schlaf werden Anpassungsfunktionen zugeschrieben, z. B. die Überführung von Tageserfahrungen in das Langzeitgedächtnis, und die psychische Verarbeitung von Problemen im Rahmen der Träume zugeordnet.

Die **individuelle Variabilität** von Schlafdauer, Schlafqualität und Schlafgewohnheiten ist sehr groß. So ist z. B. die Abnahme des Tiefschlafs im Alter eine natürliche Veränderung. Der Schlaf wird dann insgesamt flacher und störanfälliger. Wachphasen sind nicht ungewöhnlich.

Schlafstörungen sind dann gegeben, wenn der Schlaf subjektiv als nicht erholsam empfunden wird und in der Folge Tagesmüdigkeit und/oder Leistungsminderung auftreten mit allen sozialen, körperlichen und beruflichen Konsequenzen. Dabei kann es sich um Ein- und/oder Durchschlafstörungen handeln, aber auch um verlängerte oder verschobene Schlafphasen (Hypersomnie, Störung des Schlaf-wach-Rhythmus).

Voraussetzung einer adäquaten Behandlung ist die Kenntnis der jeweiligen Ursache. Die folgende Auflistung gibt einen Überblick über die **Vielfältigkeit der Pathogenese**:
- Genuss- und Suchtmittel (z. B. Kaffee, schwarzer Tee, Kakao, Cola und andere Stimulanzien, Nikotin, Alkohol)
- inadäquate Schlafhygiene (Gewohnheiten und Verhaltensweisen, die mit erholsamem Nachtschlaf nicht vereinbar sind)
- klimakterische Beschwerden
- Medikamente (z. B. antriebssteigernde Antidepressiva, Cortison, Theophyllin, Antihypertensiva, Nootropika)

- neurologische Erkrankungen (z. B. schlafbezogene Kopfschmerzen, Morbus Parkinson, neuromuskuläre Erkrankungen)
- organische Erkrankungen (z. B. rheumatische Erkrankungen, Tumor- und andere Schmerzen, gastroösophagealer Reflux)
- psychische Belastungssituationen, den Schlaf störende Gedanken und Erwartungen
- psychische und psychiatrische Erkrankungen (z. B. Depression, Angststörung, Sucht, Demenz)
- Restless-Legs-Syndrom und periodische Beinbewegungen im Schlaf
- schlafbezogene Atmungsstörungen (z. B. Schlafapnoesyndrom)
- Schlafmangelsyndrom (relativer Schlafmangel, der von den Betroffenen nicht erkannt wird)
- Störung des zirkadianen Rhythmus (z. B. vor- oder rückverlagerter Schlaf, irreguläres Schlaf-wach-Muster, Jetlag, Schichtarbeit)
- Umweltfaktoren (z. B. Lärm, Temperatur, Vibrationen, Schlafumgebung)
- Ungleichgewichte im Nährstoffhaushalt und nächtliche Hypoglykämien

Grundlegende Maßnahmen
- Bei Verdacht auf eine **schlafbezogene Atmungsstörung** ist der Betreffende zur weiteren Diagnostik und Therapie in ein schlafmedizinisches Zentrum zu überweisen. Dies kann auch bei anderen schweren und chronischen Schlafstörungen indiziert sein.
- Bei **organischen, psychischen, psychiatrischen und neurologischen Erkrankungen** ist vor allem die Grunderkrankung zu behandeln. Naturheilkundliche Verfahren können ergänzend eingesetzt werden.
- Wenn Schlafstörungen **durch Medikamente induziert** sind, müssen Änderung der Einnahmezeit, der Wechsel zu anderen Substanzklassen oder das Absetzen erwogen werden.
- Beim **Restless-Legs-Syndrom** mit quälenden Missempfindungen in den Beinen – manchmal auch in den Armen – muss eine organische Ursache ausgeschlossen werden. Behandlungsversuche mit balneophysikalischen Maßnahmen, Koffeinverzicht und/oder Vitamin E und Kalzium können manchmal erfolgreich sein. Ansonsten kommen Dopaminergika zum Einsatz.
- Schlafstörungen durch **periodische Bewegung der Gliedmaßen** bleiben oft unbewusst. Hier kann eine Analyse im Schlaflabor weiterhelfen.

Die weiteren oben genannten Ursachen für gestörten Schlaf sind die typische Domäne der Naturheilverfahren bzw. der adäquaten Schlafhygiene. Bei hartnäckigen funktionellen Schlafstörungen kann eine psychotherapeutische Unterstützung indiziert sein.

Ein wichtiger Ansatz ist auch die sogenannte **Stimuluskontrolle**. Bei gesundem Schlaf übt das Bett einen Schlüsselreiz zur Schlafinduktion aus. Manchmal jedoch sind Bett und Schlafzimmer mit Gedanken an quälende, misslungene Einschlafversuche assoziiert im Sinne einer klassischen Konditionierung. Damit wird einer Chronifizierung von Schlafstörungen Vorschub geleistet, die möglicherweise auf einer längst überwundenen Belastungssituation beruhen.

Die Stimuluskontrolle ist der Versuch, die Verbindung „Bett, Schlafzimmer und gestörter Schlaf" zu entkoppeln, bzw. die Verbindung „Bett und Schlaf" neu zu konditionieren. Hierzu dienen folgende Verhaltensweisen:
- Es ist wichtig, nur dann ins Bett zu gehen, wenn man sich richtig müde fühlt. Lässt der Schlaf länger als eine halbe Stunde auf sich warten, steht man auf und widmet sich entspannenden Tätigkeiten, bis die Schläfrigkeit erneut einsetzt. Notfalls kann dieses Vorgehen mehrfach wiederholt werden.
- Auch wenn der Schlaf nicht erholsam und nicht ausreichend war, sollte man morgens – auch am Wochenende und im Urlaub – immer zur gleichen Zeit aufstehen und tagsüber auf Schlaf verzichten. Das erhöht den Schlafdruck für die folgende Nacht.
- Aktivitäten im Bett, z. B. fernsehen, essen, lesen, arbeiten, stören die positive Koppelung von „Bett und Schlaf" und sollten vermieden werden.
- Die im Bett verbrachte Zeit sollte mit der tatsächlich geschlafenen Zeit übereinstimmen.

Phytotherapie
Bei leichten bis mittleren Störungen sind schlaffördernde Heilpflanzen (▶ Tab. 41.2) chemischen Medikamenten vorzuziehen. Sie enthalten kein Sucht oder Gewöhnung erzeugendes Potenzial. Ein weiterer Vorteil besteht in der Erhaltung des natürlichen Schlafrhythmus. Der REM-Schlaf mit den für die Psychohygiene so wichtigen Traumphasen wird nicht gestört.

> **T Therapeutische Empfehlung**
> Der Wirkungseintritt schlaffördernder Heilpflanzen kann bis zu 3 Wochen dauern. Sie sind deshalb für akute Probleme ungeeignet.

Kombiniert man einzelne oder mehrere Heilpflanzen, können Wirkungsverstärkungen erzielt werden. Im Handel finden sich daher zahlreiche Kombinationspräparate.

Hydrotherapie, Balneotherapie
Kneipp-Wasseranwendungen (▶ Kap. 13 Hydrotherapie) sind sehr gut geeignet zur Schlafunterstützung. Sie sollten tagsüber eher anregen, abends entspannen. Folgende Verfahren sind angezeigt:
- warme Voll- oder Fußbäder mit beruhigenden Kräuterzusätzen (*Melisse, Lavendel, Baldrian*)

▶ Tab. 41.2 Phytotherapie bei Schlafstörungen.

Pflanze	Indikationen	Wirkungen	Dosierung
Baldrian	• Unruhe- und Spannungszustände • nervös bedingte (Ein)Schlafstörungen • Prüfungsangst • nervöse Erschöpfung • Lernschwierigkeiten bei Kindern mit Nervosität	Einnahme am Abend: • Förderung der Schlafbereitschaft • Verkürzung der Einschlafzeit • Verbesserung der Schlafqualität und verbesserte Tagesbefindlichkeit Einnahme am Tag: • beruhigend, entkrampfend, psychisch ausgleichend • antriebssteigernd mit Erhöhung des Konzentrations-und Leistungsvermögens sowie der Stressbewältigung	• tägl. unter 200 mg wirkt anregend • tägl. 600–900 mg wirkt beruhigend
Hopfen	• (Ein)Schlafstörungen • Unruhe, nervöse Reizbarkeit mit Erschöpfung • Angstzustände	• mild sedativ • schlaffördernd, beruhigend, krampflösend • lindert klimakterische Beschwerden	• Dosierungen der Zubereitungsarten sind mit den individuellen Problemen des Einzelnen abzustimmen • Dosierungsbeispiele finden sich bei Bühring [4] und Fintelmann/Weiss [7]
Kalifornischer Mohn	• Ein- und Durchschlafstörungen • nervöse Anspannung und Unruhe • krampfartige Schmerzen	• leicht antidepressiv • krampflösend, beruhigend • schlaffördernd • mild schmerzstillend	s. Hopfen
Lavendel	• Einschlafstörungen • Unruhezustände, Reizbarkeit, Nervosität, Depression	• beruhigend • Verwendung vorwiegend in der Aroma- und Balneotherapie, aber auch als Tee	s. Hopfen
Melisse	• Erschöpfung • ängstliche Unruhe • nervös bedingte Einschlafstörungen	• beruhigend • krampflösend	s. Hopfen
Passionsblume	• nervöse Unruhe, Einschlafstörungen • depressive Zuständen • Konzentrationsstörungen • klimakterische Beschwerden	• mild beruhigend, angstlösend • schlaffördernd • krampflösend	s. Hopfen

- bei Krampfaderleiden wechselwarme Fußbäder
- bei warmen Füßen Wassertreten, kaltes Fußbad, kalter Kniguss, kalte Wadenwickel
- kalte Teil- oder Ganzkörperwaschungen unmittelbar vor dem Zu-Bett-Gehen, danach sollte sich der Patient eventuell mit feuchter Haut ins Bett legen
- Trockenbürsten von Beinen, Armen und Rumpf bis zur leichten Rötung zur körperlichen Umstimmung

Bewegungstherapie
Regelmäßiger Ausdauersport fördert den Schlaf, meist allerdings erst nach einigen Wochen.

🅣 Therapeutische Empfehlung
Da Ausdauersport unmittelbar anregt, sollte er nicht am Abend, sondern tagsüber stattfinden.

Ernährungstherapie
Schwer verdauliche Speisen, koffeinhaltige Getränke und Alkoholkonsum am Abend sind schlafstörend. Lebensmittel mit relativ hohem Tryptophangehalt fördern den Schlaf (▶ S. 705). Die Aufnahme ins Gehirn wird in Verbindung mit Kohlenhydraten gesteigert, z. B. durch Milch mit Honig als Schlaftrunk.

41 Psychosomatische Erkrankungen

Die empfohlene Tryptophan-Tagesdosis beträgt bei Fertigarzneien 0,5–1 g, kann bis zu 2 g gesteigert werden.

Merke: Bei Schlafmangel besteht ein erhöhter Bedarf an Vitaminen und Mineralsalzen.

Atem- und Entspannungstherapie

Sie sind wichtige Ein- und Durchschlafhilfen. Als formelhafte Vorsätze eignen sich z. B.: „Ich lasse los", „Schlaf ganz gleichgültig" oder rhythmisierte Formeln wie „Ich schlafe gut und sicher ein, nachts wird tiefe Ruhe sein".

Lichttherapie

Licht ab 2500 Lux ist neben dem sozialen Umfeld der wichtigste Modulator zur Synchronisation der vorgegebenen inneren biologischen Uhr auf einen 24-Stunden-Rhythmus. Deshalb sprechen Patienten mit Schlafstörungen ausgesprochen gut auf Lichttherapie an, bei denen die eigene innere Uhr mit dem Rhythmus der Umwelt nicht übereinstimmt. Es kann sich um vor- oder rückverlagerte Schlafphasen handeln oder um irreguläre Schlaf-wach-Muster.

Bei der **Vorverlagerung** liegt die Schlafenszeit deutlich zu früh mit entsprechendem frühem Erwachen. Das Schlafmuster ähnelt dem depressiver Menschen. Bei der **Rückverlagerung** ist das Einschlafen weit in die Nacht verschoben mit spätem morgendlichem Erwachen.

Irreguläre Schlaf-wach-Muster – man spricht auch von „zerhacktem Schlaf" – finden sich vor allem bei schweren hirnorganischen Veränderungen und bei älteren depressiven Menschen. Aber auch Gesunde können betroffen sein. Die verschobenen Rhythmen sind mit dem sozialen Umfeld meist nicht kompatibel und können zu weiteren Störungen führen. ▶ Abb. 41.5 zeigt normale und verschobene Schlafphasen sowie die jeweiligen Zeitpunkte für die Lichttherapie. Ziel ist die Verschiebung der Schlafenszeit und die Neujustierung der inneren Uhr.

Auch bei Hypersomnie und anderen Schlafstörungen hat sich Lichttherapie bewährt, insbesondere bei **Schichtarbeit**. Beim Jetlag nach Zeitzonenflug kann sie unterstützend eingesetzt werden, um die Anpassung an die neue Umgebung zu beschleunigen.

Akupunktur

Ohr- und Körperakupunktur sowie die Kombination von beiden eignen sich sehr gut zur Schlafunterstützung. Die Punktauswahl ist abhängig von der Art der Schlafstörung und sollte den Regeln der traditionellen chinesischen Medizin folgen.

Kombinationsmöglichkeiten

Alle genannten Verfahren sind problemlos und im Sinne des besseren therapeutischen Erfolges miteinander kombinierbar.

Grenzen der Therapie

▶ Grundlegende Maßnahmen (S. 710).

Das kann der Patient selbst tun

Eine positive Einstellung zum Schlaf, ein regelmäßiger Schlaf-wach-Rhythmus sowie die Einhaltung bestimmter Regeln können zu einer guten Schlafqualität beitragen:

- Während tagsüber ausreichende und regelmäßige körperliche Bewegung wichtig ist, empfiehlt sich vor dem Zu-Bett-Gehen eine allmähliche Reduzierung geistiger und körperlicher Aktivitäten. Den Abend sollte man in Muße und mit entspannenden Tätigkeiten ausklingen lassen (Schlafrituale).
- Ein guter Schlaf bedarf der Ausschaltung innerer und äußerer Störquellen. Deshalb ist es sinnvoll, sich täglich eine angemessene Zeitspanne einzuräumen zur bewussten Auseinandersetzung mit Problemen, Sorgen und übermäßigem Stress und mit deren Lösungsmöglichkeiten. Quälendem Gedankenandrang im Bett lässt sich so vorbeugen. Die Führung eines Tagebuches kann dabei sehr hilfreich sein.

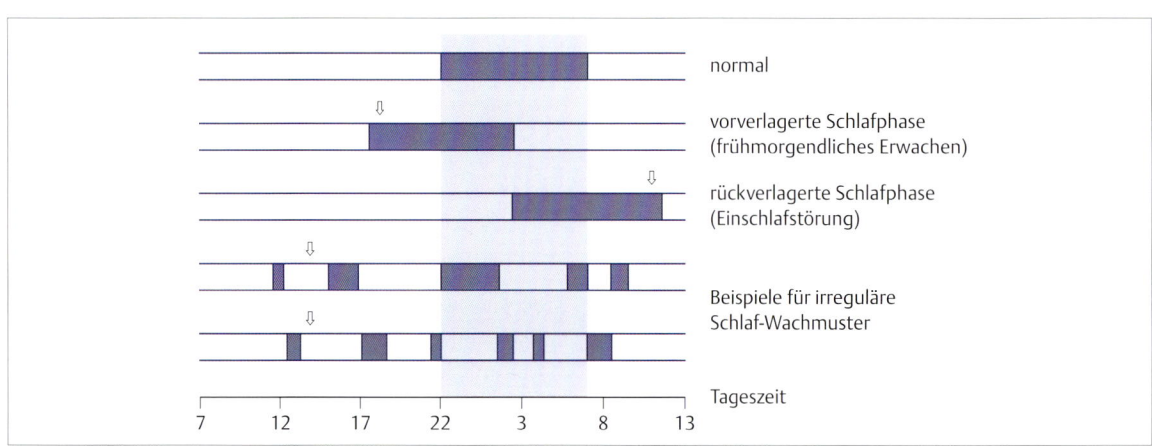

▶ **Abb. 41.5** Schlafzeiten bei ungestörtem und gestörtem Schlaf und Zeitpunkte für die Lichttherapie (⇩).

- Üppige, schwer verdauliche Mahlzeiten und Stimulanzien (koffeinhaltige Getränke, bestimmte Medikamente, Nikotin) sollten vermieden werden.
- Die regelmäßige und ausreichende Versorgung mit Vitaminen und Mineralsalzen ist wichtig, da bestimmte Mängel zu nervöser Unruhe, Schlaflosigkeit und anderen psychischen Störungen führen können.
- Bei Nikotinkarenz nach vorherigem Missbrauch bessert sich der Schlaf dann, wenn Entzugserscheinungen überwunden sind. Gleiches gilt für andere Drogen.
- Alkohol fördert zwar das Einschlafen, führt jedoch zu Durchschlafstörungen und Alpträumen und sollte deshalb sehr maßvoll genossen werden.
- Unverzichtbar ist eine die Entspannung fördernde Schlafumgebung. Dazu gehören ein angenehm temperierter Raum, ein bequemes Bett sowie die Ausschaltung von Licht- und Lärmquellen (entsprechende Vorhänge, Ohrstöpsel, leise Hintergrundmusik).

41.4 Angststörungen

Ängste haben immer gute Gründe, oft auch unbewusste. Sie sind integraler Bestandteil des menschlichen Daseins und stehen zunächst im Dienst des Überlebens.

> **Merke: Ein angstfreies Leben gibt es nicht.**

Angst bewirkt die Ausschüttung von **Stresshormonen**, wodurch der Bereitschafts-, Wachheits- und Alarmzustand erhöht wird. Sie kann zu vielfältigen körperlichen Reaktionen führen und sich quasi hinter den Symptomen verstecken. Besonders charakteristisch sind Herzklopfen, Brustschmerzen, Durchfall, Erstickungs-, Schwindel- und Schwächegefühle, Hyperventilation, Schweißausbrüche, Zittern. Allerdings können auch zahlreiche körperliche Erkrankungen Irritationen des Nervensystems mit begleitenden Ängsten auslösen, z.B. Herz-, Lungen-, Schilddrüsen-, Nerven-, Gehirnerkrankungen. Sie sind unbedingt durch fachärztliche Konsultationen auszuschließen. Behandlungsbedürftig sind Ängste dann, wenn sie Menschen in ihrem Lebensalltag unverhältnismäßig einschränken.

Folgende Ängste werden unterschieden:
- **Generalisierte Angststörungen** treten unabhängig von bestimmten Situationen frei flottierend auf und können sich als übertriebene Besorgnis im Alltag zeigen.
- **Panikstörungen** sind situationsunabhängig und episodisch, plötzlich und unvorhersehbar auftretende Angstattacken.
- **Phobische Störungen** werden durch eng begrenzte Situationen ausgelöst, z.B. durch Tiere (Tierphobien), enge Räume (Klaustrophobie), große Höhen (Akrophobie), Menschen (soziale Phobie), den Aufenthalt in der Öffentlichkeit und in großen Menschenmengen (Agoraphobie).

Da sich vollkommene Angstfreiheit als Illusion darstellt, geht es hier um Ängste, die unangemessen und übertrieben erscheinen. Als unabdingbare Voraussetzung für Heilung sind Ängste zunächst prinzipiell als berechtigt anzuerkennen. Sie müssen als Alarmzeichen für ungelöste Konflikte und Belastungen begriffen werden. Die bewusste Auseinandersetzung damit – am besten mit professioneller Unterstützung innerhalb einer vertrauensvollen therapeutischen Beziehung – ist deshalb Voraussetzung für eine bessere Lebensbewältigung.

Untauglich sind Heilungsversuche mit Alkohol und anderen Drogen. Sie täuschen anfänglich eine Verringerung von Problemen vor, potenzieren diese aber letztendlich.

Ideales therapeutisches Ziel ist die Lösung der den Ängsten zugrunde liegenden Probleme. Eine gute Anleitung zur Selbsthilfe wurde von Peseschkian entwickelt [9].

Naturheilverfahren leisten bei schwereren Ängsten ergänzend gute Dienste, in leichteren Fällen können sie ausreichend sein.

Ernährungstherapie

Wichtig ist eine ausreichende Versorgung mit Magnesium, Kalzium und Vitaminen des B-Komplexes. Ein Behandlungsversuch mit Tryptophan kann erfolgreich sein

Die in ▶ Tab. 41.1 (S. 708) genannten Vitamine und Mineralsalze stabilisieren und fördern insgesamt die Nervenfunktion.

Atem- und Entspannungstherapie

Diese Therapieformen sind bei der Behandlung von Ängsten und Spannungszuständen unverzichtbar, da sie bei regelmäßiger Anwendung das seelische Gleichgewicht harmonisieren und auf den meist erhöhten Muskeltonus entspannend wirken.

Zur **formelhaften Vorsatzbildung** eignen sich besonders gut positive Begriffe, die z.B. auf Gelassenheit, Geborgenheit, Sicherheit, innere Freiheit verweisen: „Ich bin ruhig, sicher und frei"; „An jedem Ort, zu jeder Zeit, Ruhe, Mut, Gelassenheit"; „Alles hat seinen Sinn, ich bin in der Liebe geborgen".

Phytotherapie

Kava-Kava wurde bis Anfang 2002 bei leichten bis mittelgradigen Ängsten erfolgreich eingesetzt. Seitdem ist es wegen hepatotoxischer Wirkungen aus dem Handel gezogen. Die Begründung dafür wird jedoch vielfach kritisiert. Eine Wiederzulassung war deshalb beantragt und wurde 2007 erneut widerrufen. Ausländische Produkte sind im Versandhandel erhältlich.

Ersatzweise können **sedierende Pflanzen** verwendet werden (▶ Kap. 41.3 Schlafstörungen).

41 Psychosomatische Erkrankungen

Kombinationsmöglichkeiten
Die genannten Verfahren sind problemlos und im Sinne des besseren therapeutischen Erfolges miteinander kombinierbar.

Grenzen der Therapie
Zahlreiche körperliche Erkrankungen können Irritationen des Nervensystems mit begleitenden Ängsten auslösen (Herz-, Lungen-, Schilddrüsen-, Nerven-, Gehirnerkrankungen). Diese müssen durch fachärztliche Konsultationen ausgeschlossen werden.

Bei schwereren Angststörungen – insbesondere bei Selbstmordgefährdung – kann die Gabe von Tranquilizern, sedierenden Antidepressiva oder sedierenden Neuroleptika angezeigt sein, die vom Arzt verordnet werden müssen.

> **Cave**
> Tranquilizer sollten wegen der Gefahr von Gewöhnung und Abhängigkeit nicht länger als 4–8 Wochen eingenommen werden.

Das kann der Patient selbst tun
- Wichtig ist es, die eigene Angst anzuerkennen.
- Es kann sinnvoll sein, genau aufzuschreiben, wie sich die Angst körperlich anfühlt, welche Gedanken damit verbunden sind und wie man sich im Angstzustand verhält. So lernt man seine Angst besser kennen und kann allmählich besser damit umgehen.
- Oft ist es hilfreich, sich mit Menschen zusammen zu tun, die ebenfalls unter Ängsten leiden oder gelitten haben, da es schwierig ist, sich aus dem Teufelskreis der Angst zu befreien.
- Besonders wichtig ist die regelmäßige Anwendung von Entspannungsverfahren, tägl. 1–3-mal.
- Zu achten ist ferner auf ausreichende Versorgung mit Vitaminen und Mineralsalzen.
- Bei schwereren Störungen sollte ein Arzt oder Psychotherapeut aufgesucht werden.

41.5 Drogenabhängigkeit und Esssucht

Bestimmte Drogen gehören in sozial, seelisch und körperlich gut verträglicher Form als Genussmittel zum Alltag, z. B. das Glas Wein, die Tasse Kaffee, die Cola. Der Begriff „Drogenabhängigkeit" beschreibt die psychische und körperliche Abhängigkeit vom Gebrauch einer oder mehrerer psychotroper Substanzen, wie Alkohol, Sedativa, Hypnotika, Tabak, Opioide, Cannabinoide, Kokain, Koffein und sonstige Stimulanzien, Halluzinogene, flüchtige Lösungsmittel.

Die **WHO** definiert psychische Abhängigkeit als unbezwingbares gieriges seelisches Verlangen, eine Droge einzunehmen und sie sich um jeden Preis zu verschaffen. Im Entzug kommt es zu Unruhe, Schlaflosigkeit, Angst, Depression und Selbstmordgedanken. Körperliche Abhängigkeit verursacht bei Abstinenz häufig Schmerzen, Zittern, Frieren, Schweißausbrüche, Durchfall, Erbrechen, Übelkeit und Schwindel, in schweren Fällen auch Krämpfe und Halluzinationen.

Der Begriff „Esssucht" beschreibt hier zum einen das regelmäßige übermäßige Essen, zum anderen Essanfälle ohne und mit gewichtsregulierenden Maßnahmen wie Erbrechen oder Einnahme von Abführmitteln. Beides kann zu Gesundheitsschädigungen und zu Störungen der Gewichtsregulation führen. Häufig handelt es sich um eine multifaktoriell bedingte Störung mit süchtigem Verhalten. Ursache können auch emotional belastende Ereignisse sein. Es gibt außerdem Hinweise auf eine erbliche Komponente.

Ein gebräuchliches Maß zur Erfassung von Gewichtsabweichungen von einem gesunden Mittelmaß ist der **Body-Mass-Index (BMI)**. Er errechnet sich aus dem Körpergewicht in Kilogramm dividiert durch die Körpergröße in Metern zum Quadrat. Der ermittelte Wert wird noch zu Alter und Geschlecht in Beziehung gesetzt. Werte zwischen etwa 19 und 25 werden als normal betrachtet.

Allgemeine Maßnahmen
Die **einzelnen Therapieschritte** bei **Drogenabhängigkeit** bestehen in Entgiftung und Entziehung, in Entwöhnung und in der Nachsorge. Entwöhnung und Nachsorge erfordern eine intensive Auseinandersetzung mit Ursachen und Folgen der Abhängigkeit. Der Schwerpunkt der Behandlung liegt deshalb auf psychotherapeutischen Verfahren mit dem Ziel von Verhaltensänderungen. Medikamente (z. B. Neuroleptika, Antidepressiva, Tranquilizer) können außerdem erforderlich werden.

In der **Nachsorge** ist die Stabilisierung durch Selbsthilfegruppen wichtig.

Auch die Therapie von **Essstörungen** ist die Domäne der Psychotherapie, weil sie häufig auf dem Boden komplexer psychischer Störungen entstehen. Naturheilverfahren werden adjuvant eingesetzt.

Bei leichteren Störungen kann eine Ernährungsberatung mit ausführlicher Ernährungsanamnese und entsprechender Informationsvermittlung ausreichend sein.

Akupunktur
Drogenabhängigkeit
Akupunktur ist in der Suchttherapie eine sehr bewährte adjuvante Behandlungsmethode, um die sich besonders die gemeinnützige Organisation National Acupuncture Detoxification Association (NADA) verdient gemacht hat. Diese wurde 1985 in den USA gegründet. Es gibt mittlerweile in Deutschland und vielen anderen Ländern Sektionen, in denen das sogenannte NADA-Protokoll erfolgreich

41.5 Drogenabhängigkeit und Esssucht

angewandt, vermittelt und weiterentwickelt wird. Sogar bei schwerst abhängigen Menschen konnten Linderung der Entzugssymptome, Reduzierung des Drogenhungers, psychische Stabilisierung (Angstreduktion und Beruhigung), leichtere psychotherapeutische Ansprechbarkeit und ein deutlich geringerer Medikamentenverbrauch erreicht werden. Die Wirksamkeit betrifft alle Arten von Drogenabhängigkeit.

Die **Basisakupunktur** besteht in der Nadelung von bis zu 5 Ohrpunkten beidseits und ergänzenden Körperpunkten [13].

- **Ohrpunkte:** Shen Men (Ohrpunkt 55), Lunge (Ohrpunkt 101), Niere (Ohrpunkt 95), Leber (Ohrpunkt 98), Vegetativum (Ohrpunkt 51).
- **Körperpunkte:** Extrapunkt 1 (Yintang, Krampfanfallsprophylaxe, psychisch ausgleichend, sedierend); Du Mai 20, (Psychotherapiepunkt nach Bourdiol, morgens); Extrapunkt 6 (Sishencong, schlaffördernde Wirkung, abends).

Die Akupunktur findet in der Regel täglich statt, bei schwerst Abhängigen auch mehrmals am Tag. Da die Entzugssymptomatik äußerst variabel ist, können den Beschwerden entsprechend bedarfsweise weitere Punkte verwendet werden.

Bei der sehr häufig vorkommenden **Nikotinabhängigkeit** hat sich Akupunktur zur Behandlung vegetativer Entzugssymptome bewährt. Der ehrliche Wille, den Nikotinkonsum einzustellen, ist allerdings Voraussetzung und kann nicht durch Akupunktur erreicht werden.

Esssucht

Ein Akupunkturversuch bei Esssucht kann sich ebenfalls lohnen. Strauss u. Weidig [13] zitieren Untersuchungen über spezielle Appetit mindernde Punkte am Ohr, durch deren Stimulation bei leerem Magen der Insulinspiegel gesenkt und die Gastrinsekretion erhöht wird.

Bewährt hat sich die Nadelung folgender **Ohrpunkte**: Magenzone, Hungerpunkt, Durstpunkt, Vegetativum,

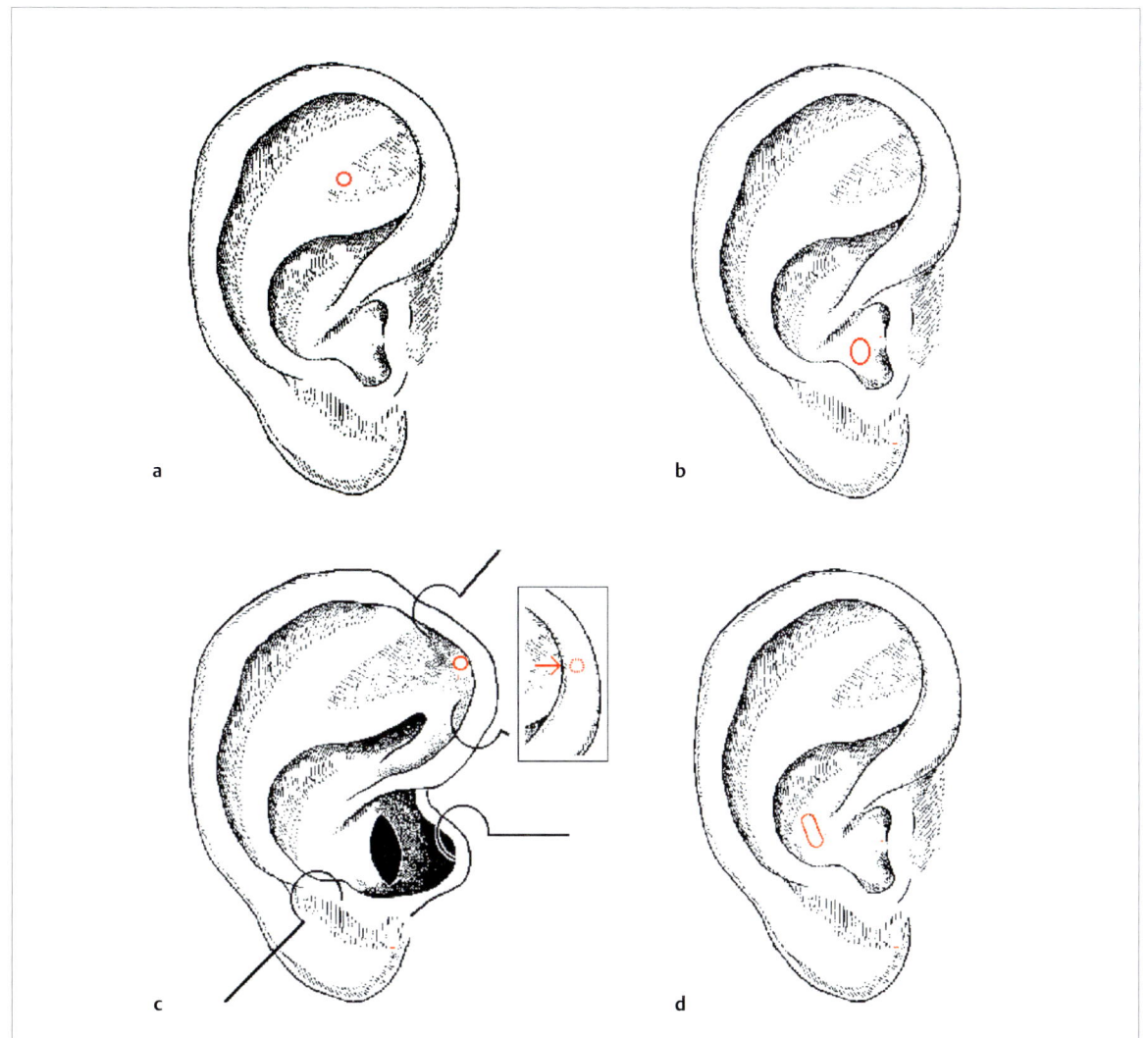

▶ **Abb. 41.6 a–d** Ohrpunkte: **a** Shen Men, **b** Lunge, **c** Niere, **d** Leber.

Shen Men, Polster, Point de Jérôme, Omega 1, Zone Angst und Sorge, Zone Kummer und Freude, Antiaggressionspunkt, Punkt der Begierde und Punkt des Essverlangens.

Die Auswahl sollte nach der Sensibilität der Punkte getroffen werden.

Zu **Grenzen**, **unerwünschten Wirkungen**, **Komplikationen** und **Kontraindikationen** ▶ Kap. 25 Akupunktur.

Phytotherapie

Johanniskraut kann als Antidepressivum eingesetzt werden. Weitere Heilkräuter dienen der Schlafförderung, Leberunterstützung und Entgiftung (▶ Kap. 41.2 Depression; ▶ Kap. 41.3 Schlafstörungen; ▶ Kap. 41.4 Angststörung).

Baldrian dämpft Abstinenzerscheinungen bei Alkohol- und Opiatentzug.

Ernährungstherapie

Die **Magnesiumsubstitution bei Drogenentzug** beträgt tägl. 120–240 mg, zur Krampfanfallsprophylaxe 360–720 mg.

Bei Adipositas kann Heilfasten sinnvoll sein, allerdings nur unter der Voraussetzung, dass das Essverhalten anschließend geändert wird. Denn beim Fasten kommt es zur Reduktion des Grundumsatzes, der Körper arbeitet „auf Sparflamme". Wird anschließend wieder vermehrt Nahrung zugeführt, wird diese vom Körper aufgrund des niedrigeren Bedarfs nicht verbraucht, sondern als Fettreserve gespeichert (Rebound-Effekt).

Entspannungsverfahren

Besonders bewährt hat sich Qigong, um Seele, Körper und Geist wieder in Einklang zu bringen.

Weitere Therapieformen

Hydrotherapie, Balneotherapie, Massagetherapie, Bewegungs- und Sporttherapie dienen dazu, eine neue Beziehung zum eigenen Körper aufzubauen und ihn wieder spüren zu lernen.

Zur Reduzierung des Körpergewichtes ist **regelmäßige Ausdauerbewegung** besonders wichtig. Sie führt zu einer Erhöhung des körperlichen Grundumsatzes, d. h. zu vermehrtem Kalorienabbau.

Kombinationsmöglichkeiten

Alle genannten Verfahren sind problemlos und im Sinne des besseren therapeutischen Erfolges miteinander kombinierbar.

Das kann der Patient selbst tun
- Voraussetzung für eine erfolgreiche Therapie der Betroffenen ist die Bereitschaft, auf Drogen zu verzichten und Hilfe anzunehmen.
- Wichtig ist die Stabilisierung durch Selbsthilfegruppen.

Literatur

[1] **Augustin M, Schmiedel V:** Leitfaden Naturheilkunde. 5. Aufl. München: Urban & Fischer; 2007.
[2] **Backhaus J, Riemann D:** Schlafstörungen bewältigen. Weinheim: Beltz; 1996.
[3] **Boessmann U, Peseschkian N:** Arbeitsbuch Positive Ordnungstherapie. Stuttgart: Hippokrates; 1995.
[4] **Bühring U:** Praxis-Lehrbuch der modernen Heilpflanzenkunde. 2. Aufl. Stuttgart: Sonntag; 2008.
[5] **Burgerstein UP, Schurgast H, Zimmermann M:** Burgersteins Handbuch Nährstoffe. 11. Aufl. Stuttgart: Haug; 2007.
[6] **Deutsche Gesellschaft für Schlafforschung und Schlafmedizin (DGSM):** Leitlinien; 2001, AWMF online, http://awmf.org
[7] **Fintelmann V, Weiss RE:** Lehrbuch der Phytotherapie. 11. Aufl. Stuttgart: Hippokrates; 2005.
[8] **Peseschkian N:** Positive Familientherapie. 5. Aufl. Frankfurt: Fischer; 1999.
[9] **Peseschkian N, Boessmann U:** Angst und Depression im Alltag. Eine Anleitung zu Selbsthilfe und positiver Psychotherapie. 4. Aufl. Frankfurt: Fischer; 2001.
[10] **Schilcher H, Kammerer S:** Leitfaden Phytotherapie. München: Urban & Fischer; 2000.
[11] **Schmidt E, Schmidt N (Hrsg.):** Leitfaden Mikronährstoffe. Orthomolekulare Prävention und Therapie. München: Urban & Fischer; 2004.
[12] **Schmiedel V, Leitzmann C, Lützner H et al.:** Ernährungsmedizin in der Naturheilkunde. 2. Aufl. München: Urban & Fischer; 2001.
[13] **Strauß K, Weidig W (Hrsg.):** Akupunktur in der Suchtmedizin. Stuttgart: Hippokrates; 1997.
[14] Vitamin E – ein Multitalent auf dem Prüfstand. Pharmazeutische Zeitung. 2005; 22(Suppl).
[15] **Woelk H:** Multifaktorielle Ätiopathogenese depressiver Erkrankungen. [unveröffentl.].
[16] **Zulley J, Wirz-Justice A (Hrsg.):** Lichttherapie. 3. Aufl. Regensburg: Roderer; 1999.

42 – Hals-Nasen-Ohren-Erkrankungen

Andreas Schapowal

42.1 Einführende Hinweise 717
42.2 Atemwegsinfekte 717
42.3 Allergische Rhinitis 722
42.4 Hörsturz, Tinnitus, Schwindel 723
42.5 Psychosomatische Begleiterscheinungen bei Tinnitus, Hyperakusis, Phonophobie 724

42.1 Einführende Hinweise

Naturheilverfahren sind hilfreich in der Prophylaxe und Therapie von Infekten des oberen Respirationstraktes sowie bei Hörsturz, Tinnitus und Schwindel. Von besonderer Bedeutung ist dabei die Phytotherapie in der Therapie von Atemwegsinfekten und der allergischen Rhinitis; hier existieren sehr gute Belege für die Wirksamkeit. Ebenso werden Maßnahmen der physikalischen Therapie und die Akupunktur als Behandlungsmöglichkeit für eine Vielzahl akuter und chronischer Erkrankungen betrachtet (▶ Kap. 25 Akupunktur).

42.2 Atemwegsinfekte

Akute Infektionen von Nasenhaupt- und Nasennebenhöhlen (▶ Tab. 42.1), von Pharynx, Larynx und Trachea sind meist viraler Genese. Oft sind obere und untere Atemwege gemeinsam betroffen. Zahlreiche **Viren**, z. B.

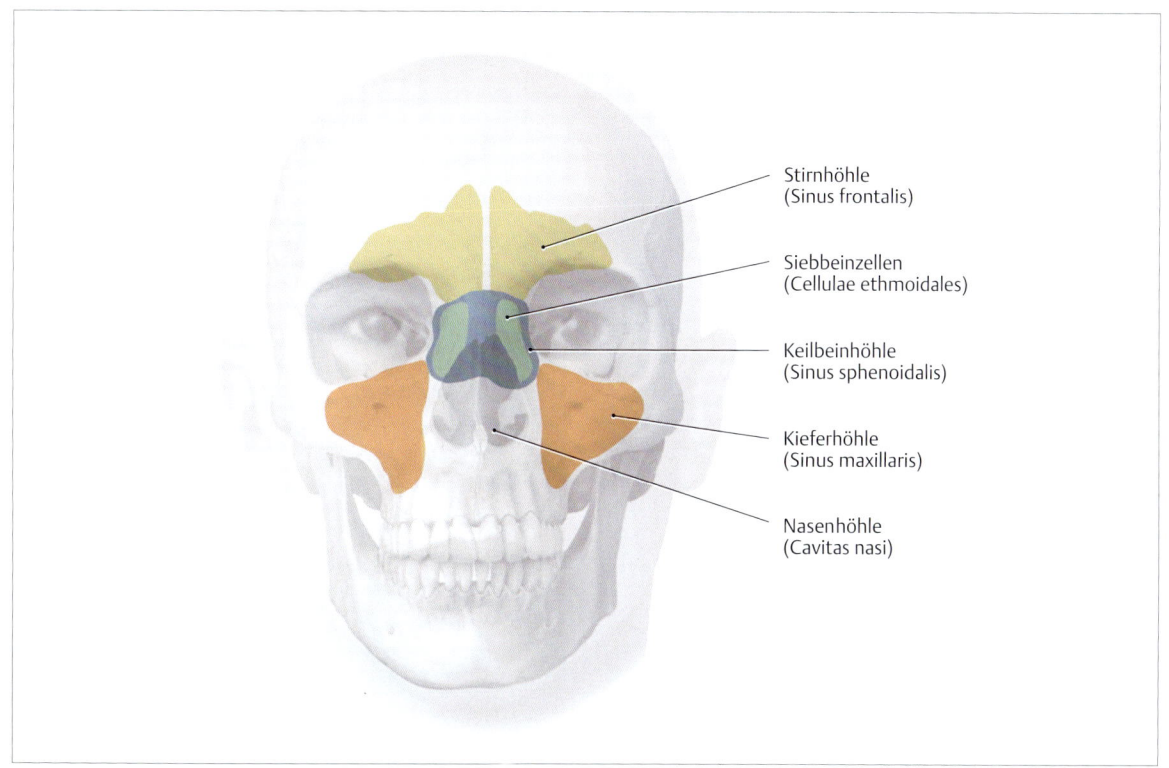

▶ Abb. 42.1 Nasennebenhöhlen.

42 Hals-Nasen-Ohren-Erkrankungen

Rhino-, Adeno-, Influenza-, Parainfluenzaviren, können Atemwegsinfekte auslösen. Häufig wird durch die primäre virale Infektion eine **sekundäre bakterielle Infektion**, z. B. mit Streptokokken, Staphylokokken, Haemophilus influenzae, Moraxella catarrhalis, hervorgerufen.

Bei den persistierenden Infektionen ist pathogenetisch an eine Immunschwäche, Allergien und Intoleranzreaktionen sowie an chemische Inhalationsnoxen zu denken.

Prävention
Aktives sowie passives Zigarettenrauchen ist als wesentliche Schädigungsquelle zu eliminieren.

Infektprophylaxe ist grundsätzlich durch vollwertige Ernährung, Sport, Sauna und Kneipp-Anwendungen möglich.

Phytotherapie
Zu den folgenden Ausführungen s. a. ▶ Kap. 12 Phytotherapie.

Wirkungsweise
Phytotherapeutika wirken bei Atemwegsinfekten in erster Linie symptomatisch (▶ Tab. 42.1); einige Substanzen haben spezifische kausale Wirkungen (▶ Tab. 42.2) (▶ Kap. 12 Phytotherapie).

Spezifische Drogen und Indikationen
Ätherisch-Öl-Drogen
Hierzu zählen *Anisfrüchte*, *Kampfer*, *Eukalyptusblätter*, *Fenchelfrüchte*, *Fichtennadeln*, *Grindeliakraut*, *Kamillenblüten*, *Kiefernnadeln*, *Lärchenterpentin*, *Pfefferminzblätter*, *Quendelkraut*, *Salbeiblätter* (▶ Abb. 42.2), *Sternanisfrüchte*, *Thymiankraut*.

Ätherische Öle wirken antiphlogistisch, antibakteriell, antimykotisch, bronchospasmolytisch, expektorierend und sedativ. Sie beeinflussen Enzyme, Ionenkanäle und Rezeptoren der Zellmembranen und sind membranstabilisierend.

Indikationen: banale Infekte, Husten, Sinusitis, Tonsillitis

Saponindrogen
Efeublätter, *Primelwurzel*, *Sanikelkraut*, *Schlüsselblumenblüten*, *Rote Seifenwurzel* und *Senegawurzel* bewirken eine Senkung der Oberflächenspannung des Sputums und Stimulation der Flimmerzellen. Saponindrogen wirken außerdem sekretolytisch, sekretomotorisch, antiphlogistisch, bakteriostatisch und antimykotisch.

Indikationen: Husten, Bronchitis

▶ **Tab. 42.1** Phytopharmaka bei Atemwegserkrankungen: symptomatische Wirkungen.

Phytopharmaka	Wirkungen
Schleimdrogen, z. B. Eibischwurzel, Malvenblüten, Isländisches Moos	• schleimhautabdeckend • indirekt antitussiv • reizlindernd
Saponindrogen, z. B. Efeublätter, Primelwurzel, Schlüsselblumenblüten Gerbstoffdrogen, z. B. Umckaloabowurzel	• sekretolytisch • sekretomotorisch
Ätherisch-Öl-Drogen, z. B. Eukalyptusblätter, Kamillenblüten	antiphlogistisch

▶ **Tab. 42.2** Phytopharmaka bei Atemwegserkrankungen: kausale Wirkungen.

Phytopharmaka	Wirkungen
Eisenkraut Schlüsselblumenblüten Umckaloabowurzel Thymianöl	virustatisch
Umckaloabowurzel Anis-, Kamillen-, Minz- oder Thymianöl	antibakteriell
Schlüsselblumenblüten Eisenkraut Ampherkraut Pestwurzblattextrakt	Blockade der Entzündungsmediatoren
Enzianwurzel Holunderblüten Eisenkraut Ampferkraut Schlüsselblumenblüten Eibischwurzel Kamillenöl Kraut des Purpurfarbenen Sonnenhutes Sonnentaukraut Umckaloabowurzel	immunmodulierend

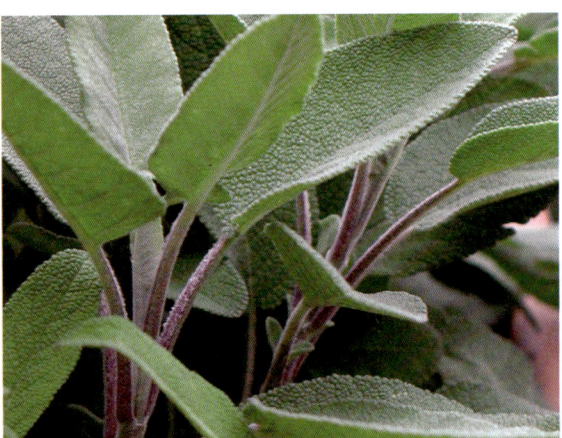

▶ **Abb. 42.2** Salbei (Salvia officinalis).

Schleimstoffdrogen
Angewendet werden *Eibischblätter,* und *Eibischwurzel, Huflattichblätter, Isländisches Moos, Malvenblätter, Malvenblüten, Spitzwegerichkraut, Wollblumen.*

Schleimstoffdrogen enthalten Polysaccharide aus Monosacchariden, Glukuron-, Galakturonsäuren und Arabinogalaktanen. Sie sind hydrophil und bilden bei Kontakt mit Wasser durch Aufquellen abdeckende, kolloidale Lösungen. Sie wirken schleimhautprotektiv, reizlindernd und antiphlogistisch.

Indikationen: Husten, Bronchitis, Tonsillitis

Schweißtreibende Drogen
Sie werden in Form heißer Tees eingesetzt.
Indikation: banaler Infekt der oberen Atemwege
- *Holunderblüten*:
  - Tagesdosis: 10–15 g Droge
  - 2 TL Droge auf 1 Tasse kochendes Wasser; mehrmals tägl. 1 Tasse heiß trinken
- *Lindenblüten*:
  - Tagesdosis: 2–4 g Droge
  - 1 TL fein geschnittene Droge auf 1 Tasse heißes Wasser; mehrmals tägl. 1 Tasse heiß trinken
- *Mädesüßblüten* und *Mädesüßkraut:*
  - Tagesdosis: 3 g *Mädesüßblüten* bzw. 4 g *Mädesüßkraut*
  - 1 EL geschnittene Droge auf 1 Tasse heißes Wasser; mehrmals tägl. 1 Tasse heiß trinken

Weitere Drogen
- *Hagebutte* (Scheinfrucht von Rosa canina L.):
  - Inhaltsstoffe: Ascorbinsäure, Gerbstoffe, Fruchtsäuren, Carotinoide und Pektine
  - Dosierung: 2–2,5 g (ca. 1 TL) Droge auf 1 Tasse Wasser, mehrmals tägl. 1 Tasse
  - Indikationen: Traditionell zur Unterstützung der Therapie bei Vitamin-C-Mangel und zur Stärkung der Abwehrkräfte
- *Weidenrinde*:
  - Wirkungen: analgetisch und geringgradig antipyretisch
  - Tagesdosis: 6–12 g Droge
  - Dosierung: 1 TL fein geschnittene Droge auf 1 Tasse kochendes Wasser; mehrmals tägl. 1 Tasse

Anwendungsformen
Eine Übersicht findet sich in ▶ Tab. 42.3.

> **T Therapeutische Empfehlungen**
> - Die Schwitzkur sollte durch ein **temperaturansteigendes Bad** ergänzt werden. Anschließend ist eine Nachruhe erforderlich. Der Patient sollte in warme Decken eingehüllt liegen und heißen Tee trinken.

▶ **Tab. 42.3** Anwendungsformen der Phytotherapie bei Atemwegsinfekten.

Krankheitsbild	Therapie
erste Anzeichen eines Infektes	heiße Erkältungstees Bäderextrakte für ansteigende Fuß-, Arm- und Vollbäder
Entzündungen in der Mundhöhle und im Pharynx	Pastillen, Lutschtabletten und Gurgellösungen
Infekte der oberen Atemwege	besonders geeignet: Inhalation von ätherischen Ölen
Sinusitis	Trockenextrakte als Tabl., Drg. oder Kps.

- **Inhalationen** von 1–3 %igen Salzlösungen und Nasenspülungen mit physiologischer Kochsalzlösung (9 g Salz auf 1 l Wasser) oder mit Meerwasserlösung unterstützen die Therapie. Sie reinigen und befeuchten die Nasenschleimhaut, erschweren das Eindicken des Nasensekretes und verbessern die Belüftung der Nasennebenhöhlen.
- Auf eine **ausreichende Trinkmenge** von tägl. mindestens 2 l ist zu achten.

Wickel und Auflagen
- *Zwiebelauflage*
  - Inhaltsstoffe: Schwefelverbindungen
  - Wirkungen: Die Küchenzwiebel stimuliert den Stoffwechsel und wirkt lokal antiphlogistisch und schmerzlindernd
  - Indikationen: Sinusitis, Otitis media, Tonsillitis, Pharyngitis
  - Kontraindikation: Überempfindlichkeit auf Küchenzwiebel
  - Anwendung:
    - Die Zwiebel wird frisch geschnitten, in Gaze gehüllt, mit einer Wärmflasche angewärmt und ca. 1 Std. auf die Kiefer-, Stirnhöhlen oder Ohren aufgelegt.
    - Bei Auflage auf den Nebenhöhlen werden die Augen z. B. mit Watte feucht abgedeckt.
    - Nach der Anwendung sollte eine Nachruhe von ca. 30 Min. erfolgen.

> **T Therapeutische Empfehlung**
> Über die Nebenwirkungen Tränen und Brennen in den Augen muss der Patient informiert werden.

- *Zitronenwickel*
  - Wirkungen: Zitronensaft wirkt als Adstringens; damit auch leicht antibakteriell und anästhetisch. Wirksam sind die ätherischen Öle und die Säure.
  - Indikation: Pharyngitis

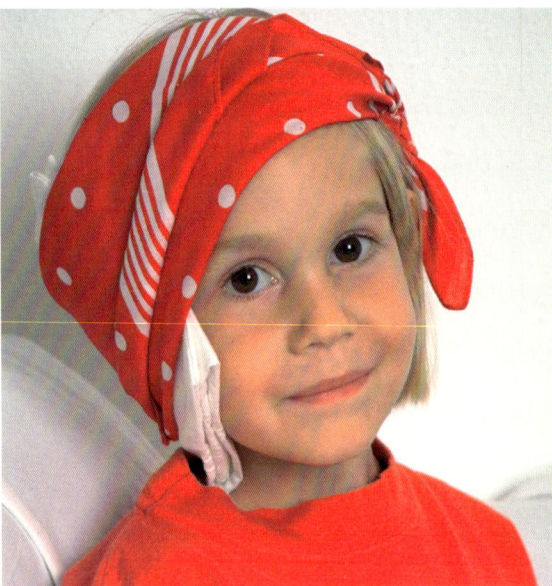

▶ **Abb. 42.3** Zwiebelwickel.

- Anwendung:
  - Das Innentuch des Wickels wird mit dem Saft einer frischen, möglichst ungespritzten Zitrone getränkt und von Ohr zu Ohr auf den Hals gelegt.
  - Es wird mit einem Schutztuch und einem Wolltuch abgedeckt und ca. 30 Min. belassen.
  - Der Vorgang wird 2–3-mal wiederholt.
  - Anschließend wird der Hals mit einem Seidentuch oder einem wollenen Halstuch warm gehalten.
- *Quarkauflage*
  - Wirkungen: antiödematös, kühlend, anästhetisch und entzündungshemmend
  - Indikation: Tonsillitis, Pharyngitis
  - Anwendung:
    - Der Quark sollte Zimmertemperatur haben. Er wird 0,5 cm dick auf eine Gaze aufgestrichen, auf den Hals gelegt und mit einem Tuch abgedeckt.
    - Die Auflage wird so lange belassen, bis der Quark anfängt, heiß und krümelig zu werden (ca. 20–60 Min.).
    - Der Erkrankte bleibt nach der Anwendung noch ca. 30 Min. liegen, zumindest aber in warmer Umgebung, und hält den Hals mit einem Seiden- oder Wolltuch warm.
- *Senfmehlwickel* und *-fußbad*
  - Wirkungen: *Senföle* wirken stark hautreizend und verursachen eine künstliche Entzündung. An den behandelten Stellen werden Durchblutung und Stoffwechseltätigkeit gesteigert. Durch den Hautreiz werden reflektorisch innere Organe sowie z. B. die Nasenschleimhäute verstärkt durchblutet.
  - Indikationen: beginnende Erkältungskrankheit und/oder Kopfschmerzen.
  - Kontraindikationen: Unverträglichkeit von *Senf*; verletzte Haut, starke Varikose; Menstruation, Kreislaufflabilität
  - Anwendung:
    - Für Brustwickel 3-mal tägl. 3 EL Droge mit warmem Wasser verrühren und 10–15 Min. auf der Haut belassen.
    - Für das Fußbad Wasser (38 °C) in eine Fußbadewanne füllen, sodass es die Knöchel des Patienten bedeckt. 1 EL *Senfmehl* in das Wasser einrühren. Nach ca. 3–15 Min. spürt der Patient ein leichtes Kribbeln; danach muss die Anwendung weitere 1–3 Min. fortgeführt werden, bis sich ein brennendes Gefühl einstellt. Die Beine anschließend mit lauwarmem Wasser abspülen und abtrocknen. Danach ist ein kurzer Spaziergang empfehlenswert.

> **Cave**
> **Die Anwendung soll höchstens bis zur Hautrötung erfolgen, keinesfalls länger als 20 Min.**

Fertigarzneimittel
- Extrakt aus *Umckaloabowurzel* (EPs 7630, Umckaloabo):
  - Inhaltsstoffe: Die wirksamen Bestandteile sind Cumarine, z. B. das Umckalin, und Gerbstoffe mit den Grundbausteinen Catechin und Gallussäure.
  - Wirkungen: Der Extrakt wirkt sekretolytisch und immunmodulierend [8].
  - Indikationen: Infektionen des oberen Respirationstrakts einschließlich Sinusitis [1] und Tonsillitis.
  - Dosierung: Erwachsene 3-mal tägl. 30 Tr.; Kinder ab 6 Jahren 3-mal tägl. 20 Tr.
- Kombinationspräparat aus Extrakten von *Enzianwurzel*, *Schlüsselblumenblüten*, *Ampferkraut*, *Holunderblüten* und *Eisenkraut* (Sinupret):
  - Wirkungen: antiviral, antibakteriell [11], antiphlogistisch, sekretolytisch; in mehreren Studien belegt [3, 4, 13, 14]
  - Nebenwirkungen: in seltenen Fällen Magenunverträglichkeiten und allergische Hautreaktionen
  - Indikationen: akute und chronische Entzündungen der Nasennebenhöhlen und der Atemwege
  - Dosierung: Kinder ab 2 Jahren 3-mal tägl. 15 Tr., ab 6 Jahren 3-mal tägl. 25 Tr.; Erwachsene 3-mal tägl. 50 Tr. oder 3-mal 2 Drg.

> **Therapeutische Empfehlung**
> Das Medikament kann auch in der Schwangerschaft und bei Kindern ab 2 Jahren gegeben werden

- *Myrtol*:
  - Inhaltsstoffe: Ätherisch-Öl-Kombination
  - Wirkungen: sekretolytisch, sekretomotorisch, antioxidativ, antimikrobiell, am Tiermodell antiobstruktiv
  - Die klinische Wirksamkeit und Verträglichkeit bei akuter Sinusitis [5] wurde belegt.
  - Dosierung: 3-mal tägl. 300 mg
- *Bromelain*:
  - Wirkungen: Proteolytische Enzyme greifen auf der Höhe der Thromboxan-Synthetase in die Prostaglandin-Biosynthese ein und hemmen so die Bildung des entzündungsfördernden Prostaglandin E_2. Ferner ist eine leichte Hemmung der Thrombozytenaktivierung beschrieben. Die Wirkung ist antiphlogistisch, fibrinolytisch sowie thrombozytenaggregationshemmend. Durch die Entzündungshemmung, Verringerung der Viskosität von Exsudaten und Erhöhung der Gewebepermeabilität tritt eine beschleunigte Rückbildung und Resorption von Ödemen und Schwellungen ein.
  - Indikation: Laryngitis mit Stimmbandödemen
  - Dosierung: entsprechend den Angaben der Hersteller

Fototherapie

Infrarottherapie
Eine sinnvolle Maßnahme ist die Infrarottherapie des Gesichts bei Sinusitis. Durch die Strahlungswärme wirkt sie hyperämisierend, analgetisch und resorptionsfördernd.
Anwendung: tägl. 5 Min., für 6–12 Tage

UV-Ganzkörperbestrahlung, Heliotherapie
Sie dienen der Verbesserung der allgemeinen Infektabwehr (▶ Kap. 23 Heliotherapie).

Der UVA_1-Anteil (340–440 nm) stimuliert die zelluläre Infektabwehr, insbesondere die Phagozytose und Lymphozytose.

Balneotherapie, Klimatherapie
Hilfreich sind folgende Anwendungen:
- Kochsalz- oder Solebäder
- Kopfdampfbäder mit *Kamillenblüten*:
  - 1 EL handelsübliches *Kamillenblütenkonzentrat* auf 1 l kochendes Wasser geben und mehrmals tägl. inhalieren.
- Inhalationen mit Emser Salz 1–3 %
- Nasenspülungen mit Kochsalzlösung:
  - 9 g Salz auf 1 l Wasser Sole zur Befeuchtung und Reinigung der Nasenhöhlen, mehrmals tägl.

T Therapeutische Empfehlung
Rezidivierende oder chronische Entzündungen der Atemwege sowie die chronische Otitis media sind Indikationen für einen Aufenthalt im Meeresklima.

Hydrotherapie
Folgende Maßnahmen dienen der Stärkung der allgemeinen **Infektabwehr** und der Verbesserung der Schleimhautdurchblutung im Bereich des Kopfes:
- ansteigende Arm- und Fußbäder
- Kneipp-Güsse
- Wassertreten, Taulaufen
- regelmäßiger Saunabesuch
- Nasenspülungen mit kaltem Wasser
- feuchtwarme Kompressen auf Nasennebenhöhlen und Nacken

Elektrotherapie
Unterstützende Behandlungsmaßnahmen bei **akuter oder chronischer Sinusitis** sind
- Kurzwellentherapie (300 Hz) oder
- Mikrowellentherapie.

Bei akuter Sinusitis: 6–12 Anwendungen; tägl. 5 Min., Dosisstufe 1 (keine spürbare Wärme)

Neuraltherapie
Injektionen mit **1 % Lidocain** 1 mg/ml an folgenden Lokalisationen:
- Nervenaustrittspunkte des N. trigeminus (besonders als Analgesie)
- Ganglion pterygopalatinum
- Ganglion Gasseri

Bei Rhinosinusitis kann das Bestreichen der Nasenmuscheln oder des mittleren Nasengangs durch mit Lidocain getränkten Tupfern oder Wattestäbchen hilfreich sein.

✳ **Merke: Die Störfeldsuche im Zahn-Kiefer-Bereich ist wichtig für die Differenzialdiagnose.**

Akupunktur
Alle akuten und chronischen Erkrankungen der oberen Atemwege werden in der Traditionellen Chinesischen Medizin auch durch Akupunktur behandelt
Genadelt werden im Besonderen Punkte der Leitbahnen Lunge, Dickdarm und Dreifacher Erwärmer.

T Therapeutische Empfehlung
Ohrakupunktur kann ergänzend eingesetzt werden.

Manuelle Medizin
Bei chronischen Infekten der oberen Atemwege kann das **Lösen von funktionalen segmentalen Bewegungseinschränkungen** der Halswirbelsäule und der Kiefergelenke die Heilung unterstützen bzw. beschleunigen (▶ Kap. 17 Manuelle Medizin).

Für die chronische Sinusitis sind besonders die **Segmente C 2 und C 3** von Bedeutung.

Kombinationsmöglichkeiten

Bei Rhinitis und Sinusitis ist die Kombination von Phytotherapie zur Immunmodulation, Sekretolyse, Sekretomotorik und Antiinflammation sinnvoll in Verbindung mit Hyperämisierung durch physikalische Maßnahmen und Balneotherapie.

Neuraltherapie und Akupunktur sind mit dem Ziel der Analgesie zu kombinieren.

Grenzen der Therapie

Die genannten Verfahren sind bei Komplikationen der akuten Sinusitis und der Otitis media nur adjuvant einzusetzen.

> **Cave**
> - Bei allen Komplikationen der akuten Sinusitis (Durchbruch in die Orbita, zum Schädelinneren, Oberkiefer- oder Stirnbeinosteomyelitis) ist unverzüglich die antibiotische Therapie einzuleiten; notwendige operative Interventionen sind ebenfalls unverzüglich durchzuführen.
> - Gleiches gilt bei Komplikationen der Otitis media wie der Mastoiditis oder bei endokraniellen otogenen Komplikationen.

ⓘ Das kann der Patient selbst tun
Die Maßnahmen der Hydrotherapie, wie Kneipp-Therapie, Wickel und Auflagen, die Phytotherapie sowie Balneo- und Klimatherapie sollten regelmäßig durchgeführt werden.

42.3 Allergische Rhinitis

Prävention

Bei der **primären Prävention** geht es um das Vermeiden der Sensibilisierung. Rauchen in der Schwangerschaft verdreifacht das Allergierisiko der Neugeborenen. Vor und nach der Geburt ist für eine Umgebung ohne Tabakrauch zu sorgen.

Während Schwangerschaft und Stillzeit sollte die Mutter auf eine ausgewogene und vitaminreiche Kost achten. Bei Allergie sollte sie während der Stillzeit bekannte Nahrungsmittelallergene (Kuhmilch, Ei, Fisch, Zitrusfrüchte, Soja, Nüsse, Schokolade) reduzieren. Früher Kontakt mit Tierhaaren ist zu vermeiden, vor allem zu Katzen, Hunden, Meerschweinchen.

Maßnahmen zur Reduzierung von Allergenen
- Hausstaubmilbenpopulation
  - kühle, trockene Räume durch regelmäßiges Lüften
  - milbenundurchlässige Matratzenüberzüge
  - Vermeiden von Staubfängern wie schweren Vorhängen, Topfpflanzen, Polstermöbeln, offenen Regalen, Teppichböden
- Schimmelpilze
  - regelmäßiges Warten von Klimaanlagen und Luftbefeuchtern
  - Verzicht auf Topfpflanzen mit Blumenerde
  - Beseitigen von Feuchtigkeitsflecken an Wänden

Weiterhin gilt es frühzeitigen Kontakt mit Blütenpollen von Gräsern, Haselnusssträuchern, Getreide und Birken zu vermeiden. Bei starkem Pollenflug sollten ab dem frühen Morgen die Fenster geschlossen bleiben.

Die **sekundäre Prävention** besteht in der Reduktion des Allergenkontakts bei bereits sensibilisierten Personen. Hausstaubsanierung und Entfernen von Haustieren stehen an erster Stelle.

ⓘ Therapeutische Empfehlung
Die suffiziente Therapie der allergischen Rhinitis ist die beste Prävention des Etagenwechsels zum Asthma bronchiale. Dabei sollte bei entsprechender Indikation als kausale Therapie die **spezifische Immuntherapie (Hyposensibilisierung)** durchgeführt werden.

Phytotherapie

Angezeigt ist die Anwendung der *Pestwurz,* 2–3-mal 1 Tabl. entsprechend 8 mg Petasin/Tabl., ab 12 Jahren.

Pestwurzblätter und *-wurzel* enthalten ein Isomerengemisch teils schwefelhaltiger Sesquiterpene vom Eremophilan-Typ (Petasine), Pyrrolizidin-Alkaloide (z. B. Senecionin) sowie Schleimstoffe.

Untersuchungen haben gezeigt, dass Oxopetasan-Ester, Petasin und Isopetasin die Biosynthese von Leukotrienen hemmen [18,19]. Dies erklärt die therapeutische Wirkung des Blattextraktes Ze 339 der Petasin-Chemovarietät PETZELL bei der Typ I-Allergie.

In multizentrischen, randomisierten, doppelblinden, kontrollierten klinischen Studien erwies sich die klinische Wirksamkeit als nicht unterlegen gegenüber Cetirizin (10 mg/Tag) [15] und Fexofenadin (180 mg/Tag) [17] und als überlegen gegenüber Placebo [16, 17]. Der Extrakt ist frei von lebertoxischen Pyrrolizidinalkaloiden; die Kurz- und Langzeit-Toxizitätsstudien belegen die Sicherheit des Medikaments.

Akupunktur

Eine Akupunkturbehandlung soll die Lebensqualität von Patienten mit intermittierender allergischer Rhinitis verbessern.

Häufig gewählte **Akupunkturpunkte** sind Di 1–Di 4, Di 19, Di 20, G 3, KG 17, Lu 9, B 1, B 13, LG 20.

Eine Wirksamkeit auf die Parameter der immunologischen Reaktion wurde bislang nicht nachgewiesen.

Kombinationsmöglichkeiten

Ein Pestwurzextrakt kann als Leukotriensynthesehemmer mit topischen oder systemischen Antihistaminika kombiniert werden.

Grenzen der Therapie

Keine; eine Heilung ist durch die Maßnahmen jedoch nicht möglich.

> **T Das kann der Patient selbst tun**
> Neben der gründlichen Abklärung durch den Allergologen und neben der antiallergischen Therapie kann der Patient selbst viel zu seinem Wohlbefinden beitragen:
> - Er sollte sich über die Medien über den Pollenflug informieren.
> - Bei Pollenallergie die Fenster schließen, nur kurz lüften. Alternativ kann eine undurchlässige Gaze vor dem Fenster angebracht werden.
> - Auf sportliche Aktivitäten, z. B. Joggen oder Biken, ist in der Beschwerdezeit zu verzichten; Wassersportarten sind eine Alternative.
> - Abends Haare abduschen; die Kleidung nicht im Schlafzimmer belassen.
> - Wichtig ist ein Pollenfilter in der Klimaanlage des PKW.
> - Bei der Wahl des Urlaubszieles auf den Pollenflug achten: Das allergenarme Klima am Meer oder im Hochgebirge ist hilfreich.

42.4 Hörsturz, Tinnitus, Schwindel

Prävention

Gehörschutz bei Schalldrücken im Tagesmittelwert von 85 dB und mehr im Beruf und bei lauter Musik in Diskotheken oder beim Musizieren sowie beim Motorradfahren beugt Hörschäden vor. MP3-Player und iPods sind beim Hören von lauter Musik, häufig bis 100 dB, zunehmend ursächlich für Hörschäden und Tinnitus.

Psychischer Disstress ist ebenfalls ein Risiko für Hörschäden und Tinnitus. Gleiches gilt für die Hypertonie und bestimmte Stoffwechselerkrankungen, wie Diabetes mellitus, Hypercholesterinämie.

Phytotherapie

Genutzt werden Extrakte aus dem *Ginkgobaum* [7]; Tagesdosis 120–240 mg, bei Hörsturz, akutem Tinnitus und durch das Innenohr bedingtem Schwindel.

Neuraltherapie

Die Injektion mit 2 ml Lidocain 1 mg/ml, 1-mal tägl. über 10 Tage, an das Ganglion stellatum der betreffenden Seite wirkt durchblutungsfördernd. Spezifische Indikationen sind Hörsturz und Tinnitus.

Alternativen sind Quaddelungen mit Lidocain 1 mg/ml an den Processus mastoideus oder die um die Ohrmuschel gelegenen Akupunkturpunkte der Leitbahn Dreifacher Erwärmer.

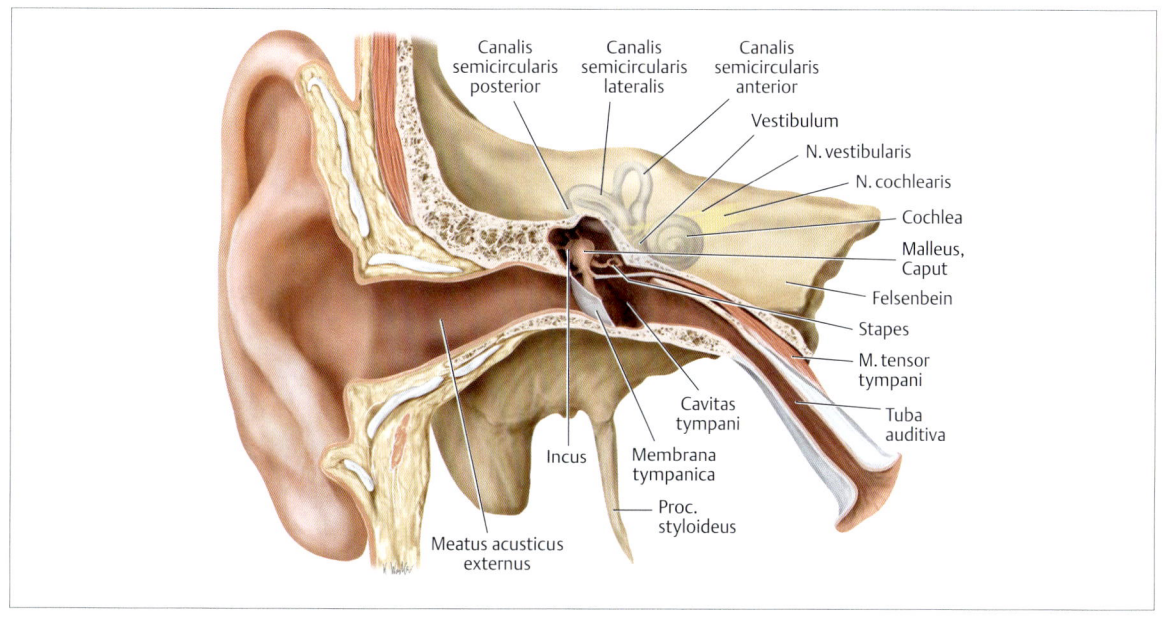

▶ **Abb. 42.4** Hör- und Gleichgewichtsorgan.

Kombinationsmöglichkeiten

Die Kombination von *Ginkgoextrakten* und Neuraltherapie ist sinnvoll.

Grenzen der Therapie

In fortgeschrittenen Fällen sind die angegebenen Maßnahmen relativ schwach wirksam.

> **T Das kann der Patient selbst tun**
> - Risikofaktoren für Gefäßschäden wie Übergewicht und Zigarettenrauchen sind zu vermeiden.
> - Lärm ist zu meiden; ein Gehörschutz ist hilfreich.

42.5 Psychosomatische Begleiterscheinungen bei Tinnitus, Hyperakusis, Phonophobie

Prävention

Gesunde und vollwertige Ernährung, Fitnesssport, Altruismus und Fairness sind gute Grundlagen für körperliche und geistige Gesundheit.

Phytotherapie

Die Therapie mit *Johanniskrautextrakt* ist indiziert, wenn die Erkrankungen mit Depression und/oder Angststörung oder damit verbundenen Ein- und Durchschlafstörungen einhergehen (Tagesdosis mindestens 500 mg Trockenextrakt. Dies trifft in der Regel z. B. für stark von Tinnitus, Hyperakusis oder Phonophobie Betroffene zu (▶ Kap. 41 Psychosomatische Erkrankungen).

Grenzen der Therapie

Schwere Zustände und Krisen.

> **T Das kann der Patient selbst tun**
> Burn-out als geistiger und/oder körperlicher Erschöpfungszustand aufgrund von zu hohem oder zu lange anhaltendem Stress sollte **frühzeitig** erkannt werden. Die zu hohen Anforderungen, die man an sich selbst stellt oder die das Umfeld postuliert, sind zu korrigieren.
> Wichtig ist, den Alarmzustand mit den Zeichen der ständigen Reizbarkeit, anhaltender Beklemmung, periodisch zu hohem Blutdruck, Schlafproblemen, Vergesslichkeit, Konzentrationsstörungen, Herzklopfen, Kopfschmerzen, Magenproblemen, akuten Magen-Darm-Symptomen zu erkennen. Der Übergang in die Phase 2 des Energiesparens und die Phase 3 der Erschöpfung mit zunehmender Chronifizierung der Beschwerden und Auftreten psychosomatischer Erkrankungen kann möglicherweise vermieden werden.

Um im Kompetenzmodus zu bleiben, sind folgende **Strategien** sinnvoll:
- Erkennen der Anzeichen von unbewältigtem Stress und Burn-out
- Erkennen der Ursachen der Belastung
- Zeitmanagement in der Arbeit, im sozialen Umfeld, privat
- körperliche Fitness
- Klärung von Rollen und Aufgaben
- Erkennen der eigenen Grenzen
- Coaching und Supervision
- Aus- und Weiterbildung

Literatur

[1] **Bachert C, Schapowal A, Funk P, Kieser M:** Treatment of acute rhinosinusitis with the preparation from Pelargonium sidoides EPs 7630: A randomized, double-blind, placebo-controlled trial. Rhinology. 2009; 47: 51–58.

[2] **Brinkeborn RM, Shah DV, Degenring FH:** Echinaforce and other Echinacea fresh plant preparations in the treatment of the common cold. A randomized, placebo controlled, double-blind clinical trial. Phytomedicine. 1999; 6(1): 1–6.

[3] **Calvo MI, Vilalta N, San Julian A et al.:** Antiinflammatory activity of a leaf extract of Verbena officinalis L. Phytomedicine. 1998; 5: 465–467.

[4] **Ernst W, März RW, Sieder C:** Der Nutzen von Sinupret bei akuter Bronchitis im Vergleich zu üblichen Expektorantien. Fortschr Med.1997; 11: 52–53.

[5] **Federspil P:** Wirkung von Myrtol standardisiert bei der Therapie der akuten Sinusitis – Ergebnisse einer doppelblinden Multizenterstudie gegen Plazebo. Laryngo-Rhino-Otol.1997; 76: 23–27.

[6] **Golovatiouk A, Chuchalin AG.:** Wirksamkeit eines Extraktes aus Pelargonium sidoides (Eps 7630) im Vergleich zu Placebo bei Patienten mit akuter Bronchitis. In: Schulz V, Rietbock N, Roots I et al. (Hrsg.): Phytopharmaka VII – Forschung und klinische Anwendung. Darmstadt: Steinkopff; 2002: 3–12.

[7] **Holstein N:** Ginkgo-Spezialextrakt EGb 761 in der Tinnitus-Therapie – Eine Übersicht über die Ergebnisse der durchgeführten klinischen Prüfungen. Fortschr Med. 2000; 118: 157–164.

[8] **Kayser O, Kolodziej H, Kiderlen AF:** Immunmodulatory principles of Pelargonium sidoides. Phytotherapy Res. 2001; 15: 122–126.

[9] **Maillet I, Schnyder B, Moser R et al.:** Anti-allergic activity of a Petasites hybridus extract (Ze 339) in a murine model of airway inflammation. Allergy Clin Immunol: J World Allergy Org. 2005(Suppl 1): 84.

[10] **Matthys H, de Mey C, Rys A et al.:** Efficacy and tolerability of Myrtol standardized in acute bronchitis: A multi-centre, randomized, double-blind, placebo-controlled parallel group clinical trial vs. cefuroxime and ambroxol. Arzneim-Forsch/Drug Res. 2000; 8: 700–711.

[11] **Maune S:** Antimicrobial effects of a herbal medicinal product – a better understanding of host-defense mechanisms. Allergy Clin Immunol Int: J World Allergy Org. 2005(Suppl 1): 260.

[12] **Meister R, Wittig T, Beuscher N et al.:** Wirksamkeit und Verträglichkeit von Myrtol standardisiert bei der Langzeitbehandlung der chronischen Bronchitis. Arzneim-Forsch/Drug Res. 1999; 4: 351–358.

[13] **Neubauer N, März RKW:** Placebo-controlled, randomized double blind trial with Sinupret sugar coated tablets on the basis of a treatment with antibiotics and decongestant nasal drops in acute sinusitis. Phytomedicine. 1994; 1: 177–181.

[14] **Richstein A, Mann W:** Zur Behandlung der chronischen Sinusitis mit Sinupret. Therapie der Gegenwart. 1980; 119/9: 1055–1060.

[15] **Schapowal A,** for petasites study group: Randomised controlled trial of butterbur and cetirizine for treating seasonal allergic rhinitis. BMJ. 2002; 324: 144–146.

[16] **Schapowal A,** on behalf of the petasites study group: Butterbur Ze 339 for the treatment of intermittent allergic rhinitis. Dose-dependent efficacy in a prospective, double-blind, placebo-controlled study. Arch Otolaryngol Head Neck Surg. 2004; 130: 1381–1386.

[17] **Schapowal A,** on behalf of petasites study group: Treating intermittent allergic rhinitis: A prospective, randomized, placebo and antihistamine-controlled study of Butterbur extract Ze 339. Phytother Res. 2005; 19: 530–537.

[18] **Thomet OA, Wiesmann UN, Schapowal A et al.:** Role of petasine in the potential anti-inflammatory activity of a plant extract of petasites hybridus. Biochem Pharmacol. 2001; 61: 1041–1047.

[19] **Thomet OA, Schapowal A, Heinisch IV et al.:** Anti-inflammatory activity of an extract of Petasites hybridus in allergic rhinitis. Int Immunopharmacol. 2002; 2: 997–1006.

Wichtige Adressen

Deutscher Berufsverband der Hals-Nasen-Ohrenärzte e. V.
Haart 221
D-24539 Neumünster
Tel.: 04321 97250
www.hno-aerzte.de

Deutsche Gesellschaft für Hals-Nasen-Ohren-Heilkunde, Kopf- und Halschirurgie
Hittorfstr. 7
D-53129 Bonn
Tel.: 0228 231770
www.hno.org

43 – Schmerztherapie (Schmerzen des Bewegungsapparats, Schmerzerkrankungen)

Anne Wessel, Malika Sekkal

43.1 Einführende Hinweise 726
43.2 Schmerzen des Bewegungsapparates 728
43.3 Myofasziale Schmerzsyndrome 740
43.4 Weitere häufige Schmerzsyndrome 744

43.1 Einführende Hinweise

Schmerz ist mehr als nur ein Symptom. Seine Bedeutung erstreckt sich von der Manifestation auf der molekularbiologischen Ebene über die Beeinträchtigung individueller Schicksale bis hin zu Fragen von übergreifender sozioökonomischer Relevanz.

Gerade bei Schmerzerkrankungen des Bewegungsapparates hat der gesundheitsökonomische Druck durch steigende Therapiekosten und durch die zunehmende Invalidisierungs- bzw. Frühberentungsrate in Deutschland enorm zugenommen. Chronische Rückenschmerzen bedingen die höchste Zahl an Arbeitsunfähigkeitstagen und sind der häufigste Grund für Erwerbsunfähigkeitsrenten. Unter Berücksichtigung der direkten und indirekten Kosten gelten Rückenbeschwerden als das „teuerste Symptom" in Industrienationen [118].

43.1.1 Therapieansatz und Module

Es herrscht Konsens in der Schmerzforschung, dass der Prävention der Schmerzerkrankungen des Bewegungsapparates eine besondere Bedeutung zukommt und chronifizierte Schmerzprozesse nicht monokausal, sondern multifaktoriell verursacht und unterhalten werden. Aus diesem Grund erfordern sie stets einen **mehrdimensionalen interdisziplinären Therapieansatz**.

Im medizinischen Alltag wird jedoch noch immer kaum zwischen akuten und chronischen Schmerzen sowie individuell prognostischen Faktoren bei der Therapiekonzeption unterschieden. Der Chronifizierungsprozess wird hierdurch nachweislich vorangetrieben.

✸ **Merke:** Ein integratives naturheilkundliches Schmerzverständnis erfordert neben der exakten Schmerzanamnese das Erfassen biopsychosozialer und soziokultureller Aspekte und muss individuelle salutogenetische Determinanten einbeziehen.

Neben schmerztherapeutischem Spezialwissen sind profunde Kenntnisse in den Bereichen der klassischen Naturheilkunde sowie weitere Methoden der Regulationstherapie, auch hinsichtlich psychosomatischer Wechselwirkungen, für den Behandlungserfolg erforderlich, wobei interdisziplinäre Therapiekonzepte im Sinne einer integrativen Behandlung zu bevorzugen sind.

Von Bedeutung ist weiterhin die Einbeziehung **komplementärer Strategien**. In allen Stufen der WHO-Schmerzklassifikation lassen sich, mit unterschiedlicher Gewichtung, modulare naturheilkundliche und regulationstherapeutische Elemente integrieren.

Hauptmodule einer integrativ-naturheilkundlichen Schmerztherapie

- medikamentöse Schmerztherapie (WHO)
- Phytotherapie
- Ordnungstherapie, Lebensstiländerung, schmerzmodifizierendes Gesundheitstraining
- physikalische Therapie, Physiotherapie, Sport- und Bewegungstherapie
- psychologische Schmerztherapie
- Ernährungstherapie
- Hydrotherapie und Balneotherapie
- ausleitende Verfahren
- regulations- und reflextherapeutische Verfahren
- ethnomedizinische Systeme, z. B. Ayurveda, Traditionelle Chinesische Medizin (TCM)
- Medizinsysteme, z. B. Homöopathie
- unkonventionelle Verfahren

Im Folgenden werden die wesentlichen Module einer integrativen Schmerztherapie und deren Wirkungsweise bei schmerzhaften Erkrankungen des Bewegungsapparats sowie bei weiteren häufigen Schmerzsyndromen dargestellt. In der Bewertung stehen Behandlungsverfahren im Vordergrund, deren Wirksamkeit bereits in wissenschaftlichen Studien bestätigt wurde. Tradierte Verfahren können vielfach wegen Mangels an aussagekräftigen Studien nur auf dem erfahrungsmedizinischen Hintergrund bewertet werden.

Zur ausführlichen Darstellung von Wirkungsweise, Durchführung und Evidenzlage der einzelnen Verfahren ▶ Teil 2 Klassische Verfahren.

43.1.2 Adaptation

Physiologische Adaptationsprozesse sind eine wesentliche Grundlage der Wirksamkeit physikalischer Therapien, insbesondere bei Hydro- und Thermotherapie, Bewegungs- und Sporttherapie. Gerade bei chronischen Erkrankungen dienen **serielle Behandlungen** im Sinne einer funktionellen Adaptation der Normalisierung oder Effizienzsteigerung von Regulationsqualitäten, d. h. einer „Umstimmung" vegetativer, endokriner und immunologischer Regelsysteme [63].

Da sich die Funktionalität biologischer Regelkreise verändern kann, können Anpassungs- und Lernvorgänge, aber auch Fehlregulationen stattfinden. **Dysfunktionale Regelkreise** sind zu einem großen Teil für die **Schmerzchronifizierung** verantwortlich, wobei sich das Gesamtsystem allerdings auch in dysfunktionaler Weise stabilisieren kann, so z. B. bei einer angeborenen Skoliose.

Eine zusammenfassende Beschreibung der bedeutsamsten Regelsysteme bei Chronifizierungsprozessen muskuloskeletaler Beschwerden ergibt, dass psychophysiologische Regulationsebenen im Sinne perzeptiver und kognitiv-affektiver Regulation in die Verarbeitung integriert werden.

Das ursprüngliche Erklärungsmodell, die **Gate-control-Theorie** von Melzack und Wall, wurde durch zunehmende Erkenntnisse bei biochemischen Feedbackmechanismen und neurophysiologischen Zusammenhängen ständig erweitert. Das Wissen über Schmerzentstehung und Schmerzverarbeitung wurde z. B. durch den Nachweis der Bedeutung **spinothalamischer Projektionsneurone** (Wide-dynamic Range Neurons) ergänzt [29, 68]. Selbst kurz anhaltende nozizeptive Reize aktivieren intrazelluläre Signalkaskaden und beeinflussen so die neuronale Plastizität funktionell und strukturell [157].

43.1.3 Diagnostische Marker

Eine Reizung nozizeptiver Strukturen wird nicht zwangsläufig als Schmerz empfunden, verursacht aber fast immer eine **Reflexantwort**. Diese kann sich z. B. in Veränderungen der Durchblutung, des Hautturgors oder bindegewebiger Strukturen, in einem Muskelhartspann oder in einer Dysregulation des metamer zugeordneten inneren Organs äußern. Von derartigen Strukturen können wiederum nozizeptive Reize ausgehen.

Bei schmerzauslösenden Impulsen seitens der Haut, des Bewegungsapparates oder innerer Organe reagiert die Muskulatur in der Regel segmentüberschreitend in Form von **kinetischen Muskelfunktionsketten**, die phylogenetisch in der Formatio reticularis programmiert und in der Kindheit in komplexen Bewegungsmustern erlernt wurden. Entlang kinetischer Muskelketten lassen sich **pseudoradikuläre Syndrome** [23] und **myofasziale Triggerpunkte** [137] finden.

Die tendomuskulären Leitbahnen der Traditionellen Chinesischen Medizin folgen nahezu exakt diesen Muskelfunktionsketten [134]. Darüber hinaus entsprechen über 70 % der Trigger- und muskulären Maximalpunkte der Lage nach klassischen Akupunkturpunkten [95].

43.1.4 Vegetative Verschaltungen

Das vegetative, insbesondere das sympathische Nervensystem hat bei der Chronifizierung von Schmerzen einen hohen Stellenwert. Im Rahmen der segmentalen und übersegmentalen Rückkopplungsmechanismen können vegetative Verschaltungen und Besonderheiten eine Rolle spielen [19, 68].

Ein relevantes Beispiel für die Einbeziehung vegetativer Afferenzen in den Segmentbegriff sind die **trigeminalen Verschaltungen** von Zähnen, Nasennebenhöhlen und der Nackenmuskulatur. N. trigeminus sowie Muskulatur und Bindegewebe des Nackens sind über Verbindungen miteinander verschaltet, die bis in den Nucleus tractus spinalis in Höhe C 2/C 3 und zu den Vorderhornzellen des Zervikalmarks reichen. Tatsächlich finden sich in den nuchalen Segmenten C 1–C 3 gehäuft Irritationen (Druckdolenzen, Verquellungszonen, Blockierungen) bei Erkrankungen von Zähnen und Kieferhöhlen [1].

Störungen des autonomen Nervensystems können damit prinzipiell Fehlsteuerungen adaptiver Vorgänge in allen seinen Integrationsstufen auslösen. Axonale vegetative Nervenfasern enden zudem unmittelbar im Grundsystem nach Pischinger [110] und Heine [59], das eine wichtige Basis zum Verständnis der Wirkungsweisen der Neuraltherapie und anderer komplementärer Verfahren darstellt (▶ Kap. 30 Segment- und Reflexzonenbehandlung).

43.1.5 Konstitutionelle Aspekte

Überlegungen zur Konstitution versuchen, über den akut pathologischen Befund hinaus die aktuellen und die vorbestehenden **individuellen Besonderheiten und Reaktionsbereitschaften** eines Patienten einzubeziehen. Eine sich daraus ableitende Krankheitsdisposition soll so erkannt, die entsprechenden Überlegungen sollten in das weitere therapeutische Vorgehen einbezogen werden (▶ **Kap. 9** Anamnese, Diagnostik und Labor).

43.1.6 Chronobiologie

Das Maximum der epikritischen Schmerzempfindlichkeit findet sich in den späten Mittagsstunden, das Maximum der protopathischen Schmerzempfindlichkeit in der zweiten Nachthälfte (▶ **Kap. 11** Biologische Rhythmen und chronobiologische Therapie).

43.1.7 Salutogenese und Prävention

Überlegungen, die über die Pathogenese hinausgehen, sind fester Bestandteil eines integrativ-naturheilkundlichen Schmerzverständnisses. Das Prinzip der Salutogenese (▶ **Kap. 3** Prävention und Gesundheitsförderung) beschreibt neben dem genetischen Erbpotential Faktoren wie Lern- und Reifungsprozesse, physiologische Verhaltenspotenziale und soziobiologische Vorgaben, welche die individuelle Entwicklung bzw. Aufrechterhaltung der Gesundheit unterstützen [92].

Folgende Komponenten sind für die individuelle Gesundheitsentwicklung und Krankheitsüberwindung wesentlich: Verstehbarkeit, Überschaubarkeit (comprehensibility), Handhabbarkeit (managebility) und Sinnhaftigkeit (meaningfulness). Den größten und nachhaltigsten gesundheitsprotektiven Einfluss misst Antonovsky der **internalen Kontrollüberzeugung** bei. Die Überzeugung, Ereignisse selbst beeinflussen zu können, wurde in neueren Untersuchungen bestätigt. Nilges [104] beschrieb bei Schmerzpatienten durchgängig eine niedrige Ausprägung bezüglich der Dimension „interne Kontrolle". Er bezeichnete das Muster einer niedrigen internalen Kontrollüberzeugung bei erhöhter externaler Kontrollüberzeugung, d. h. bei erhöhter Überzeugung von der eigenen Machtlosigkeit oder von der Macht des Schicksals bzw. Zufalls, nicht nur als Ergebnis eines Chronifizierungsprozesses, sondern vielmehr als dessen Voraussetzung. Überzeugungen, Einstellungen, Wahrnehmungsorientierung und Reaktionsbereitschaft gegenüber Objekten, Personen und Situationen sowie Bewältigungsanstrengungen (aktive und passive Coping-Strategien) vermitteln Informationsverarbeitungsprozesse zwischen noxischen Ereignissen auf somatischer Ebene und persönlichem Schmerzerleben [70, 81, 116].

Schermelleh-Engel [119] zeigte bei 280 Patienten mit chronischen Gelenk- und Wirbelsäulenerkrankungen, dass das Bewältigungsverhalten im Wesentlichen von der eigenen Kompetenzeinschätzung abhängt. Schmerzen und belastende Emotionen wurden bei niedriger Einschätzung verstärkt erlebt, und signifikant häufiger wurden maladaptive Verhaltensweisen wie Schonhaltung oder sozialer Rückzug gezeigt. Eine positive Überzeugung von Selbsteffizienz (Selbstwirksamkeitsüberzeugung) bestimmt die Verfügbarkeit von Bewältigungsstrategien [41].

Gesundheitsfördernde ordnungstherapeutische Lebensstilveränderungen stellen einen bedeutsamen edukatorischen Teilaspekt einer komplexen integrativ-naturheilkundlichen Schmerztherapie dar. Schmerztherapeutisches Gesundheitstraining antizipiert kognitive Schmerzcoping- sowie behavoriale und lerntheoretische Bewältigungsstrategien unter Einbeziehung naturheilkundlicher Prinzipien und Verfahren. Ziel ist es, physiologische Verhaltenskomponenten, wie Atmung, Bewegung, Ernährung und Entspannung, sowie psychologische Parameter, z. B. Emotionen, und soziokognitive Faktoren, wie Gesundheitsbewusstsein, Konfliktbewältigung und Umweltverhalten im Blick auf die Gesundheit zu optimieren und ein **praxisbezogenes Lebensstilmanagement** für den und insbesondere gemeinsam mit dem Patienten zu entwickeln [92].

43.2 Schmerzen des Bewegungsapparates

43.2.1 Akuter Rückenschmerz

Rückenschmerzen sind ein vieldeutiges Symptom, das multikausal bedingt und multifaktoriell beeinflusst ist. Ob ein einmaliges Schmerzereignis folgenlos abklingt oder zum Ausgangspunkt eines komplexen Chronifizierungsprozesses wird, hängt von patientenimmanenten Faktoren, vor allem aber vom **diagnostischen und therapeutischen Vorgehen des Arztes** ab. Repetitive Diagnostik und höhere Invasivität der Therapie sind wesentliche Risikofaktoren für eine Chronifizierung. Eine spezifisch auf psychosoziale Prognosefaktoren fokussierte Therapieführung ist in der Allgemeinpraxis konventionellen Ansätzen nicht überlegen [69].

> ✱ **Merke:** Ohne klares Therapiekonzept behandelte Rückenschmerzen haben nach 6 Monaten eine schlechte Prognose, da mit der Entwicklung einer Schmerzkrankheit zu rechnen ist, bei der sich psychosoziale Faktoren überlagern.

Van Tulder et al. [140] haben auf der Basis von Cochrane-Reviews verschiedene **komplementärmedizinische Behandlungsstrategien** bei akutem/subakutem und chronischem unspezifischem Rückenschmerz (Low Back Pain) mit Placebo, keiner Intervention und anderen Behandlungsstrategien verglichen und kommen zum Schluss, dass komplementärmedizinische Behandlungsansätze insbesondere bei akuten Episoden chronischer Rückenschmerzen vielversprechende Ergebnisse zeigen. Bezüglich der relativen Kosteneffektivität im Vergleich zu konventionellen Behandlungsansätzen fehlen jedoch noch aussagekräftige Daten.

43.2 Schmerzen des Bewegungsapparates

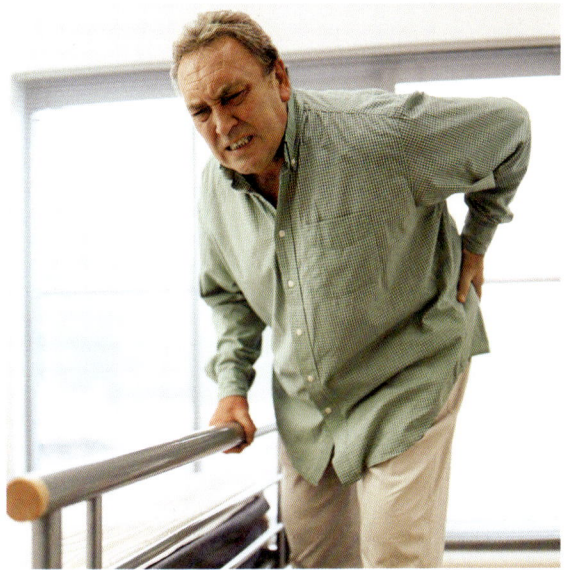

▶ Abb. 43.1   Lumbago oder sogenannter „Hexenschuss".

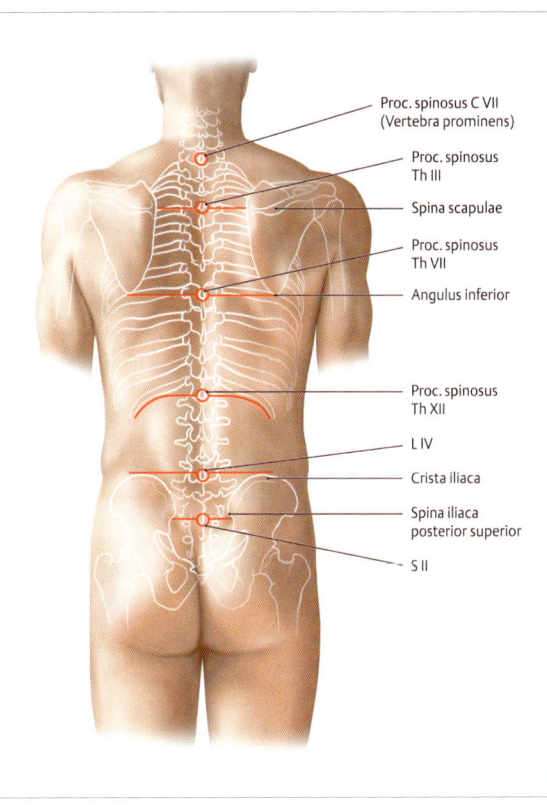

▶ Abb. 43.2   Anatomie der Körperoberfläche und Orientierungshilfe am menschlichen Körper, Dornfortsätze als Orientierungspunkte am Rücken, Ansicht von dorsal: Dornfortsatz C VII Vertebra prominens (wegen seines vorspringenden Dornfortsatzes deutlich sicht- und tastbar), Dornfortsatz Th III auf Höhe der Verbindungslinie zwischen den beiden Spinae scapulae, Dornfortsatz Th VII auf Höhe der Verbindungslinie zwischen den Anguli inferiores der beiden Schulterblätter, Dornfortsatz Th XII etwas unterhalb der 12. Rippe, Dornfortsatz L IV auf Höhe der Verbindungslinie der höchsten Punkte der beiden Cristae iliacae, Dornfortsatz S II auf Höhe der Verbindungslinie der beiden Spinae iliacae posteriores superiores (zu erkennen an den Hautgrübchen direkt über den Darmbeinstacheln).

Der akute Rückenschmerz ist dadurch gekennzeichnet, dass er noch nicht lange besteht, plötzlich aufgetreten ist und nicht als wiederkehrender oder chronischer Schmerz erscheint.

Mittels der klinischen Basisevaluation sind eine schon längere Schmerzdauer, ein Rezidiv vorheriger Schmerzereignisse und eine neurologische Symptomatik auszuschließen.

Klinische Basisevaluation des Schmerzpatienten (Bewegungsapparat)

1. **Schmerzanamnese**
- Beginn, Dauer
- Lokalisation
- Schmerzqualität
2. **Inspektion, Palpation**
- Haut/Unterhaut
    - Turgor, Tonus, Trophik
    - Narben, Striae
    - Sensibilität
    - potenzielle Referenz-/Reflexzonen: Head-Zonen, Bindegewebszonen, Kibler-Falten
- Muskulatur
    - Atrophie, Hypertrophie
    - Tonus, Myogelosen
    - algetische Regionen
    - potenzielle Referenz-/Reflexzonen: Trigger Points bzw. Tender Points, Mackenzie-Zonen
- Sehnen, Bänder, Periost
    - ödematöse Verquellungen
    - Kontrakturen
    - hyperalgetisches Periost
    - potenzielle Referenz-/Reflexzonen: Vogler-Periostpunkte
3. **Funktionsdiagnostik**
- Integument
- Muskulatur
- Knochen
- Bewegungssegment
- segmentreflektorischer Komplex

Therapieziele sind Schmerzlinderung, Wiederherstellung oder Verbesserung der Funktion sowie die Prävention der Chronifizierung. Daher sind Arbeitsunfähigkeitsatteste zeitlich eng zu begrenzen.

Die arztgesteuerte Motivation des Patienten zu weitgehend normaler Aktivität spielt eine wesentliche Rolle.

Der schmerzende Rücken kann auch ein **viszerokutanes oder viszeromuskuläres Projektionsareal** sein. Diagnostisch ist demnach auch eine Schmerzursache im Bereich der inneren Organe auszuschließen.

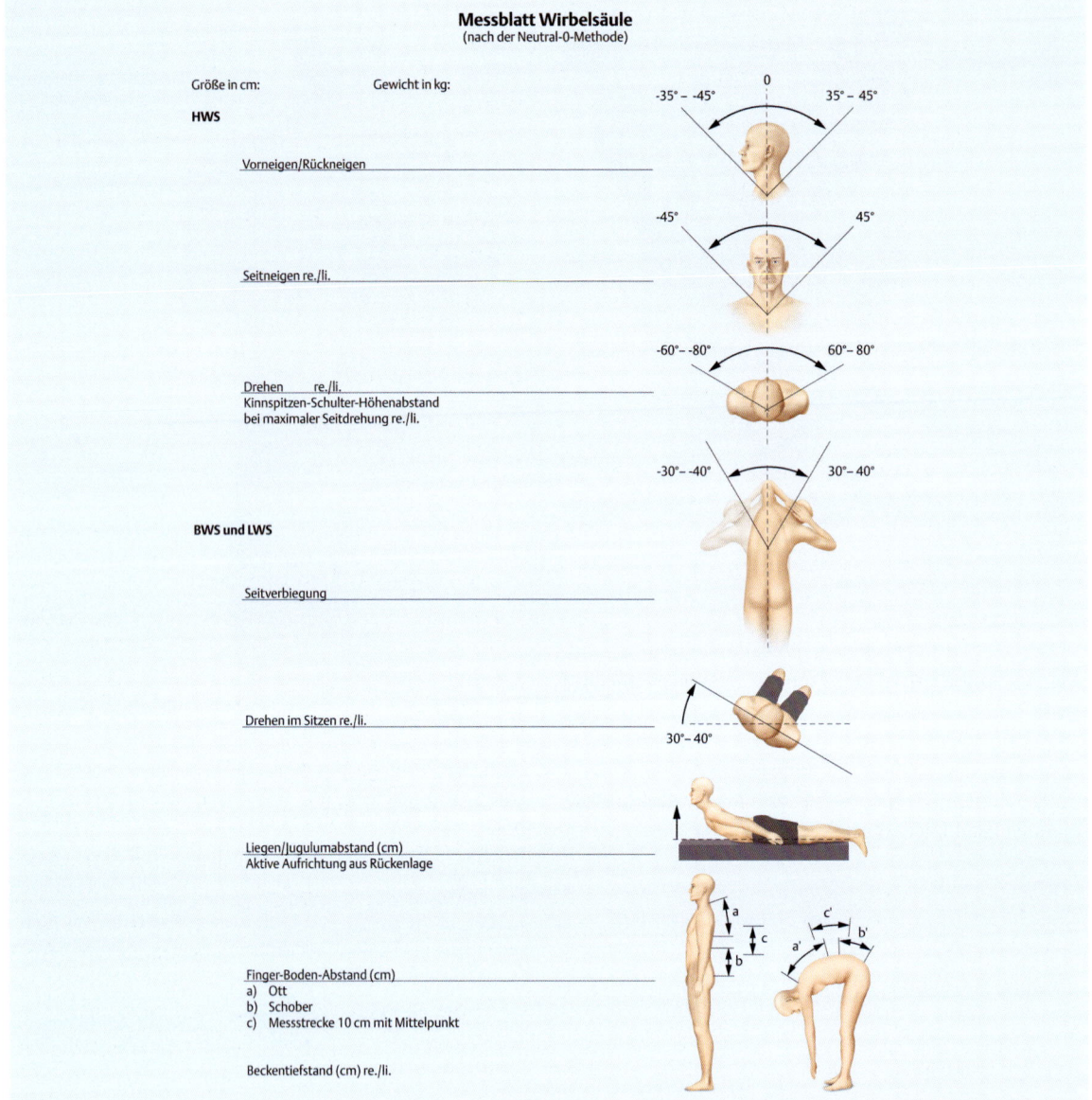

▶ **Abb. 43.3** Diagnostik, körperliche Untersuchung der HWS, Wirbelsäule: Messblatt Wirbelsäule nach der Neutral-0-Methode. Vorneigen / Rückneigen, Seitneigen re./li., Drehen re./li., Kinnspitzen-Schulter-Höhenabstand bei maximaler Seitdrehung re./li., Seitverbiegung, Drehen im Sitzen re./li., Liegen/Jugulumabstand (cm) Aktive Aufrichtung aus Rückenlage, Finger-Boden-Abstand (cm), Beckentiefstand (cm) re./li.

Vielfältige symptomatische schmerzlindernde Maßnahmen stehen zur Verfügung und können als Einzelmaßnahmen und kombiniert empirisch eingesetzt werden. Sie sollten als aktive Maßnahme der Patienten- und Therapieführung immer mit der Erläuterung der Gutartigkeit der Beschwerden und deren rasch zu erwartender Remission kombiniert werden.

Prävention
Lange Sitz- und Liegephasen sind zu vermeiden. Die Rückenmuskulatur muss regelmäßig trainiert werden.

Medikamentöse Therapie
Als **Basisbehandlung** gilt die Therapie mit chemisch definierten Analgetika, Antiphlogistika und Muskelrelaxanzien [120, 150].

Physikalische Therapie
Akutmaßnahmen bestehen in der Applikation von lokaler Wärme oder Kälte in Form von
- Wickeln,
- Packungen,
- *Heublumensäcken* oder
- Wärmekissen/Kältepäckchen.

Weiterhin sind warme Bäder, ohne oder mit phytotherapeutischen Zusätzen (z.B. *Wintergrünöl*) aufgrund der Empirie Verordnungen der Wahl (▶ **Kap. 13** Hydro- und Balneotherapie).

Bewegungs- und Sporttherapie

Im gewohnten Rahmen fortgesetzte **körperliche Aktivität** dient der Besserung des akuten Rückenschmerzes mehr als Bettruhe [56]. Eine physiotherapeutische Übungstherapie ist bei der Behandlung akuter Rückenschmerzen nicht effektiv [57, 125].

Immobilisation mit Bettruhe ist Ausnahmefällen vorbehalten.

Akupunktur

Akute Rückenschmerzen werden durch Akupunktur gelindert, sie ist anderen Therapien jedoch nicht überlegen [86].

Manuelle Medizin, Chirotherapie

Die Wirksamkeit ist der durch die medikamentöse Standardtherapie über chemisch definierte Analgetika, Antiphlogistika und Muskelrelaxanzien erzielten äquivalent [10].

Kombinationsmöglichkeiten

Die genannten Maßnahmen können mit der Standardtherapie kombiniert werden.

> **Das kann der Patient selbst tun**
> - Die meisten der oben genannten physikalischen Maßnahmen können von den Patienten oder Angehörigen zu Hause durchgeführt werden.
> - Bei akuten Beschwerden sind meist **Wärmebehandlungen** lokalen Kälteapplikationen überlegen. Hier sind Individualität und Konstitution des Patienten zu beachten.

43.2.2 Akute radikuläre Schmerzen

Ursache der Schmerzen ist die Kompression oder Schädigung von einer oder mehren Nervenwurzeln. Der Schmerz imponiert stechend und ziehend, meist einseitig und tritt oft als „elektrischer Schlag" mit Ausstrahlung nach distal auf. Die Schmerzen im Bein oder Gesäß sind dabei stärker als die Rückenschmerzen. Sie treten zunächst häufig als bewegungsabhängiger Schmerz, im weiteren Verlauf häufig als **Dauerschmerz** auf.

> **Merke:** Radikuläre Schmerzen stellen ca. 10 % aller Rückenschmerzen dar.

Prävention
▶ **Kap. 43.2.1** Akuter Rückenschmerz

Therapie
▶ **Kap. 43.2.1** Akuter Rückenschmerz

Bei der **akuten Ischialgie** ist Bettruhe gegenüber einer fortgesetzten körperlichen Aktivität nicht überlegen [56]. Die Spontanremissionsrate unter symptomatischen Maßnahmen ist sehr gut [156].

Kombinationsmöglichkeiten
▶ **Kap. 43.2.1** Akuter Rückenschmerz

Grenzen der Therapie
Bei radikulären Schmerzen und motorischen Problemen sind die Maßnahmen nicht ausreichend.

> **Das kann der Patient selbst tun**
> ▶ Kap. 43.2.1 Akuter Rückenschmerz

43.2.3 Chronische Lumbago

Der rezidivierende, chronische, unspezifische Rückenschmerz ist ein **Symptomenkomplex** von regional begrenztem Schmerz ohne neurologische Symptomatik und unterschiedlich ausgeprägter Funktionsstörung der Wirbelsäule, der über mehr als 3 Monate anhält. Typisch ist die Neigung zu Rezidiven und bei wiederholtem Auftreten die Entwicklung einer chronischen Schmerzkrankheit.

Die Diagnose eines unspezifischen Rückenschmerzes sollte **spätestens nach 4 Wochen** gestellt werden. Damit einhergehend sollten der schmerzverursachende Pathomechanismus erkannt bzw. die schmerzhafte Struktur identifiziert sein.

Neben den klinisch-physikalischen Verfahren der Untersuchung werden gezielt bildgebende Verfahren eingesetzt.

Prävention
▶ **Kap. 43.2.1** Akuter Rückenschmerz

Therapiekonzepte
Die meisten **Monotherapien** haben allenfalls limitierte Wirkungen; anzuführen sind hier z.B. Analgetika, NSAR, Muskelrelaxanzien, Physiotherapie, manuelle, chirotherapeutische sowie chirurgische Eingriffe.

Multimodale Therapien mit dem Schwerpunkt auf einer sport- und bewegungstherapeutischen Übungsbehandlung bessern die physikalische Funktion und lindern die Schmerzen moderat.

Die Anwendung **reduktionistischer Strategien** ist dann berechtigt, wenn die Schmerzursache nicht konventionell aufgedeckt und beherrscht werden kann. So können z.B. über Diskographien festgestellte Gelenk- und Nervenwurzelblockaden auf Schmerzen verweisen, die von den Facettengelenken, dem Sakroiliakalgelenk und den Bandscheiben herrühren [20].

Am erfolgreichsten in der Therapie chronischer unspezifischer Rückenschmerzen sind **multimodale aktivierende Konzepte**, die dem Patienten eine tragende Rolle für den Therapieerfolg zuweisen und seine internale Kontrollüberzeugung stützen, zumal die ärztliche Führung des Patienten unter Berücksichtigung seiner Persönlichkeit und das Aufzeigen einer möglichen Selbstbehandlung wesentlich für einen dauerhaften Behandlungserfolg sind [33]. Als Elemente für eine individuell zusammenzustellende Kombinationstherapie eignen sich nahezu alle nachfolgend aufgeführten Verfahren. Mit einer Kombination von Verfahren, die als Einzelmaßnahmen äquivalente Wirkungen zeigen, kann eine additive oder überadditive Wirkstärke erreicht werden.

Naturheilkundliche Behandlungsverfahren, wie *Heublumensäcke*, Wickel, Auflagen, hautreizende Pflaster, hydrotherapeutische Maßnahmen, wie Güsse, und Bewegungstherapie lassen der durch den Therapeuten angeleiteten Gestaltung der Behandlung durch den Patienten im Sinne von **Selbstmanagement-Techniken** weiten Raum.

Medikamentöse Therapie

Paracetamol, NSAR und Opioide sind zur symptomatischen Therapie sinnvoll, da kurzzeitig Besserungen von Schmerz und Funktionalität erzielt werden können und so auch die anderen genannten Verfahren besser toleriert werden [91]. Sie können mit **Antidepressiva** kombiniert werden.

Extrakte aus *Teufelskralle* (▶ Abb. 43.4) oder *Weidenrinde* können zur langfristigen oralen Anwendung eingesetzt werden, Zubereitungen aus *Paprikaarten* sind bei lokaler Anwendung rasch wirksam (▶ Kap. 12 Phytotherapie) [140]. Für die Behandlung insbesondere akuter Exazerbationen chronischer unspezifischer Rückenschmerzen konnte für einen wässrigen *Teufelskrallenextrakt* (50–100 mg Harpagosid tägl.) eine analgetische Äquivalenz zu 12,5 mg Rofecoxib nachgewiesen werden [47].

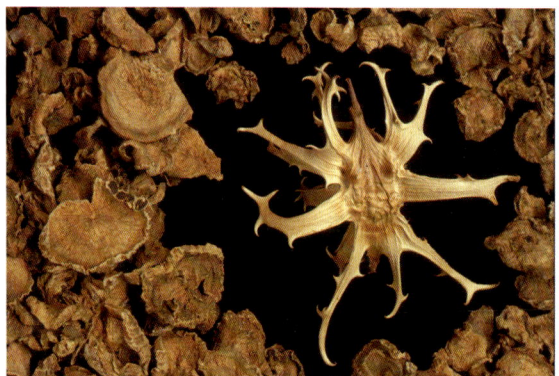

▶ **Abb. 43.4** Teufelskralle (Harpagophytum procumbens).

Balneotherapie

Ein Review von Karagulle zeigt die Wirksamkeit nahezu aller Formen der Balneotherapie, die bei rheumatischen Erkrankungen eingesetzt werden [71].

Massage

Im Vergleich zu den Wirkungen von Korsetts oder Übungsbehandlungen ist Klassische Massage gleichwertig, gegenüber Entspannungsübungen, Akupunktur und psychoedukatorischen Ansätzen sogar überlegen, gegenüber manipulativen Techniken wie Manueller Therapie dagegen unterlegen [45]. Im Vergleich unterschiedlicher Techniken erwies sich die Massage von Akupunkturpunkten der Klassischen Massage überlegen.

Die positiven Effekte von Massagen halten mindestens 1 Jahr lang an.

Elektrotherapie

Ein Cochrane-Review vergleicht umfassend verschiedene Methoden [45]. Die Wirkungen von Massagen sind denen von TENS unterlegen. Eine Metaanalyse aus dem Jahre 2002 [22] belegt allerdings keine eindeutige positive Evidenz für TENS, was auf den methodischen Schwächen zahlreicher eingeschlossener Arbeiten beruht.

Bewegungstherapie

Schonstein [121] beschreibt die hohe Wirksamkeit von Bewegungstherapieprogrammen mit kognitiv-behavioralen Elementen, insbesondere auch im Hinblick auf **Krankheitstage bei Berufstätigen**. In Metaanalysen wurden positive Effekte der Physio- und Bewegungstherapie bezüglich Funktionalität, Schmerz und Arbeitsunfähigkeitsdauer beschrieben [57, 125].

Manuelle Medizin, Chirotherapie

Manuelle Medizin zeigt eine vergleichbare Wirksamkeit wie andere Standardtherapien, z. B. Analgetika oder physikalische Therapiemaßnahmen [10].

Akupunktur

Akupunktur und Moxibustion lindern beim chronischen Rückenschmerz die Schmerzen, wirken jedoch nicht stärker als eine nach Leitlinien durchgeführte Standardtherapie [100, 140].

Neuroreflextherapie

Eine kombinierte Elektrostimulation von Triggerpunkten des Rückens und korrespondierenden Ohrakupunkturpunkten erwies sich gegenüber konventionellen Standardregimes als überlegen [142].

Verhaltenstraining, Psychotherapie

Eine Kombination aus kognitiver Verhaltenstherapie und Progressiver Muskelrelaxation erzielt gute kurzfristige Schmerzlinderung; Untersuchungen langfristiger Therapien stehen noch aus [106].

Wird eine Standardtherapie mit kognitiver Verhaltenstherapie oder mit einer Kombination aus kognitiver Verhaltenstherapie und präventiver Physiotherapie ergänzt, nehmen Arztkonsultationen und Krankheitsfehltage signifikant ab [84].

> **T Therapeutische Empfehlung**
> Verhaltenstherapie ist als Einzelmaßnahme einer sport- bzw. physiotherapeutischen Übungstherapie gleichwertig.

Traditionelle gegenirritative und ausleitende Verfahren

Zu ausleitenden und gegenirritativen Verfahren liegen bis auf Zubereitungen mit *Paprika* (s.o., Medikamentöse Therapie) kaum valide wissenschaftliche Daten vor. Erfahrungsmedizinisch gut abgesichert sind folgende Verfahren:
- Blutegelapplikationen
- Schröpftechniken
- Baunscheidt-Verfahren
- Kantharidenpflaster

Kombinationsmöglichkeiten

Die genannten Verfahren können gut miteinander kombiniert werden.

Grenzen der Therapie

▶ Kap. 43.2.2 Akute radikuläre Schmerzen

> **T Das kann der Patient selbst tun**
> Angezeigt sind *Heublumensäcke*, Wickel, Auflagen, hautreizende Pflaster, hydrotherapeutische Maßnahmen, wie Güsse, und Bewegungstherapie.

43.2.4 Syndrom der Halswirbelsäule (HWS-Syndrom)

Das HWS-Syndrom ist ein Sammelbegriff für eine Vielzahl sehr unterschiedlicher orthopädischer und/oder neurologischer Symptomenkomplexe, die von der HWS und der Nacken-Schulter-Arm-Region ausgehen oder diesen Bereich betreffen. Das chronifizierte HWS-Syndrom funktioneller und degenerativer Genese stellt eine große Herausforderung für die integrative Therapie dar.

Bemerkenswert ist, dass komplexe, ressourcenintensive Ansätze bislang keine Überlegenheit im Vergleich mit pragmatischen Standardstrategien zeigen konnten. Stärkung der Selbstmanagementkompetenz, symptomatische Beschwerdelinderung, Einsatz verschiedener Behandlungsmethoden in Kombinationsregimes und die stützende Begleitung des Primärtherapeuten sind die Vorgehensweisen der Wahl.

> **✱ Merke:** Beim chronischen HWS-Syndrom scheint die Gefahr einer Übertherapie und Pathologisierung seitens der Behandler größer zu sein als die Gefahr der therapeutischen Unterlassung.

Prävention

Lange Phasen von Haltearbeit oder langes Sitzen ohne Bewegung, z. B. beim Autofahren, sind zu vermeiden.

Medikamentöse Therapie

Oral zu verabreichende Medikamente einschließlich NSAR haben sehr limitierte Effekte [107]. Die Ergebnisse für psychotrope Medikamente sind widersprüchlich.

Beim chronischen mechanisch bedingten HWS-Syndrom sind intramuskuläre Injektionen von **Lidocain** im Sinne einer Neuraltherapie oder therapeutischen Lokalanästhesie wirksam. Intramuskuläre Gabe von Botox A wirkt nicht besser als eine Kochsalzinjektion.

Wenig effektiv sind auch epidurale Injektionen von Methylprednisolon und Lidocain beim chronischen HWS-Syndrom mit radikulärer Symptomatik.

Chirotherapie

Bei einem Vergleich zwischen Therapie mit Analgetika, chirotherapeutischer Manipulation und Nadelakupunktur schnitten chirotherapeutische Manipulationen hinsichtlich einer raschen Remission bzw. Symptomfreiheit beim chronischen HWS-Syndrom am besten ab [49]. Chirotherapeutische Eingriffe als Monotherapie sind wirkungslos, nur in Kombination z. B. mit Übungsbehandlung zeigen sich positive Effekte [53].

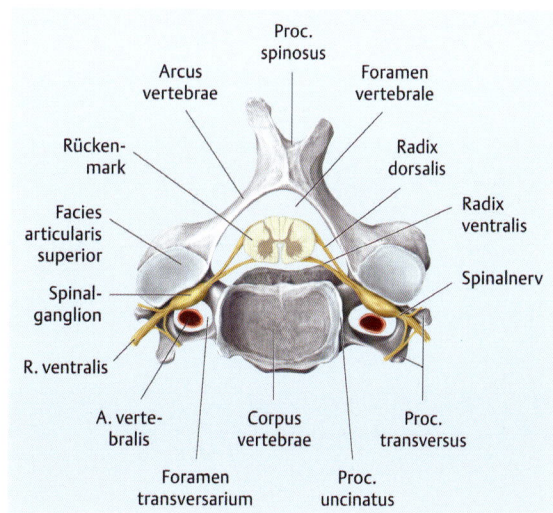

▶ Abb. 43.5 Allgemeine und funktionelle Anatomie der Halswirbel.

Akupunktur

Chronische HWS-Schmerzen werden durch Akupunktur am deutlichsten gelindert [49, 79]. He et al. zeigte bei Frauen mit Sitzberufen eine 3 Jahre lang anhaltende Reduktion von Schulter-Nacken-Schmerzen und assoziierten Kopfschmerzen nach Nadelakupunktur (randomisierte, kontrollierte Studie) [58].

Akupunktur der Triggerpunkte (▶ Abb. 43.6) führt zu einer kurzfristigen Beschwerdelinderung, zeigt aber keine Langzeiteffekte [102].

Thermotherapie

Eine Kurzzeitbehandlung mit Infrarot-Laser über 2 Wochen zeigte in 2 randomisierten Studien bei chronischen myofaszialen HWS-Schmerzen signifikante Effekte im Vergleich zu Placebo hinsichtlich Schmerzreduktion, Verbesserung der Funktionalität und der Lebensqualität [55].

Massage

Schmerzen und Beschwerden hinsichtlich der Parameter Stimmung, Depression und Ängstlichkeit werden durch Massagen ähnlich wie durch eine medikamentöse Standardschmerztherapie beeinflusst, es zeigt sich jedoch eine Tendenz zum länger anhaltenden Therapieeffekt [146].

✚ Merke: Massagen wirken schwächer als Akupunktur [79].

Kognitiv-behaviorale Techniken

Eine physiotherapeutische Kurzintervention (1–3 Sitzungen) mit Stärkung der Selbstmanagementstrategien durch kognitiv-behaviorale Techniken war in einer Multicenterstudie gleich effektiv wie konventionelle Physiotherapie [78, 121].

Sport- und Bewegungstherapie

Dynamisches Muskeltraining und Entspannungstherapie über 3 Monate waren in einer großen Multicenterstudie einer normalen Alltagsaktivität nicht überlegen [93].

Kraft- und Ausdauertraining über 12 Monate zeigen bessere Effekte als Dehnungsübungen und Fitnesstraining [155].

Ganzheitliche Therapiemodelle

Diesen Modellen liegt eine psychosomatische Deutung prolongierter HWS-Beschwerden nach Trauma zugrunde. Eine Kombination aus lebensphilosophischer Unterweisung, Gestaltpsychotherapie und Körpertherapie, Visualisierungsübungen sowie kraniosakraler Osteopathie mit dem Ziel einer Restitution der Lebensqualität erbrachte jedoch in einer randomisierten Studie in den Effektvariablen Schmerzen in Hals, Arm oder Kopf, Lebensqualität, tägliche Aktivität und allgemeine physische und mentale Gesundheit keine Unterschiede zu einer Kontrollgruppe [144].

Nach 3 Sitzungen bei einem spirituellen Heiler wegen eingeschränkter HWS-Beweglichkeit ergaben sich in einer randomisierten kontrollierten Studie positive Trends bei der Beweglichkeit, Schmerzempfindung, Lebensqualität sowie Depression und Ängstlichkeit [48].

Entspannungstherapie

Für chronische HWS-Beschwerden liegen keine ausreichenden wissenschaftlichen Untersuchungen vor.

Multidisziplinäres biopsychosoziales Vorgehen

In einem Review, dem ca. 2000 Abstracts und die Referenzen von 65 Reviews zugrunde lagen, fanden sich nur 2 methodisch korrekte Untersuchungen, die allerdings keinen Hinweis für die Überlegenheit eines ressourcenintensiven multidisziplinären biopsychosozialen Vorgehens gegenüber weniger aufwendigen rehabilitativen Ansätzen ergaben [72].

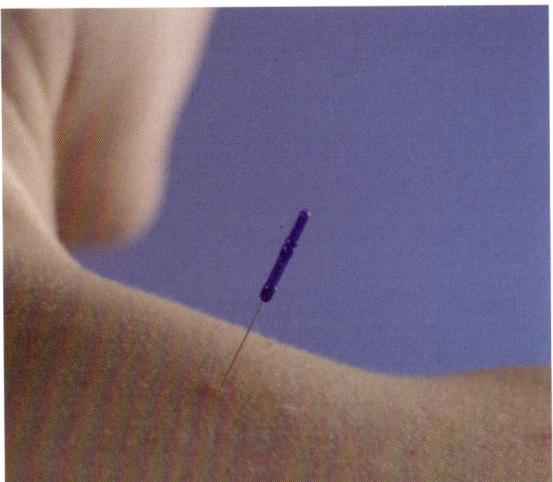

▶ Abb. 43.6 Akupunktur auf Triggerpunkt.

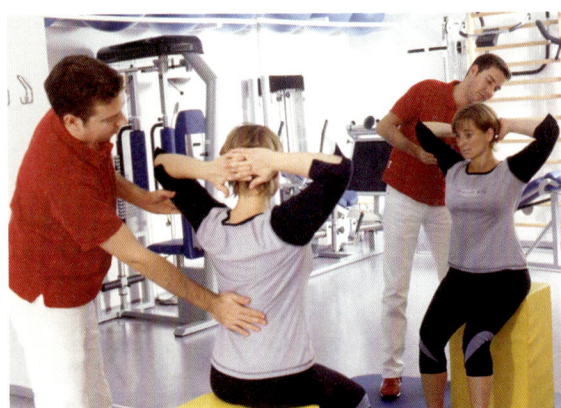

▶ Abb. 43.7 Medizinische Trainingstherapie.

Kombinationsmöglichkeiten
Die dargestellten Verfahren können miteinander und mit Standardtherapie kombiniert werden.

Grenzen der Therapie
Bei neurologischen Problemen können die Verfahren unzureichend sein.

> **Das kann der Patient selbst tun**
> Für das Selbstmanagement des Patienten und die Stärkung seiner internalen Kontrollüberzeugung können **pragmatische Selbsthilfestrategien** mit hoher Plausibilität aus der tradierten Naturheilkunde genutzt werden:
> - heiße Nackenrolle, heißer Nackenguss
> - *Heublumensack*
> - Einreibungen mit ätherischen Ölen, wie *Rosmarin*, *Arnika* oder *Lavendel*

43.2.5 Osteoarthrose
Arthrose ist eine chronische, schmerzhafte, potenziell funktionsbehindernde Gelenkveränderung (▶ Abb. 43.8) infolge eines Missverhältnisses zwischen Tragfähigkeit und Belastung. Von dieser degenerativen Veränderung ist insbesondere der Knorpel betroffen. Eine primäre Entzündung des Gelenks liegt nicht vor.

Prävention
Übergewicht sollte gemieden werden, Fehlstellungen bei Wirbelsäule und Extremitäten sollten frühzeitig korrigiert werden. Eine regelmäßige, aber nicht übermäßige Bewegungstherapie ist sinnvoll.

Medikamentöse Therapie
Die Anwendung von NSAR ist aus vielen Gründen allenfalls als **Kurzzeit- und Bedarfsmedikation** berechtigt [8]. Sie sind bei moderaten bis schweren Schmerzen Paracetamol überlegen [136].

Zur supportiven Schmerzlinderung sollten wegen des Langzeitverlaufs vorzugsweise Medikamente mit hohem Sicherheitsprofil, wie Phytopharmaka, verwendet werden. Chondroitin und Glucosamin weisen günstige Wirkprofile bei Fehlen von unerwünschten Wirkungen bei oraler Applikation auf. Eine relativ gute Evidenzlage existiert für folgende Phytopharmaka:
- *Paprikazubereitungen* (lokal)
- *Teufelskrallenwurzelextrakt*
- *Weidenrindenextrakt*
- Kombination von Auszügen aus *Zitterpappelrinde*, *Goldrutenkraut* und *Eschenrinde*

Für *Weihrauch* liegen Hinweise auf Wirksamkeit bei Gonarthrose vor [76].

> **Merke: Das Sicherheitsprofil der Phytopharmaka ist bei ständiger Anwendung dem der NSAR deutlich überlegen.**

Ernährungstherapie
Für den als Nahrungsergänzungsmittel erhältlichen Extrakt aus *Hagebuttenfrüchten* liegen erste positive Ergebnisse vor [112, 126].

Sojaprotein (40 mg tägl.) zeigt – hauptsächlich bei Männern – gute Effekte auf Beweglichkeit, Schmerz und Lebensqualität bei Gonarthrosen [9].

Chondroitin und Glucosamin [126] sind, gerade auch in Kombination, gut wirksam, insbesondere bei Gonarthrose. Glucosamin zeigt auch signifikante **positive strukturelle Effekte** (Weite des Gelenkspalts) [113]. Sie werden als Nahrungsergänzungsmittel angeboten, klare Dosierungsempfehlungen gibt es nicht.

Die Gabe von Selen, Vitamin E, Beta-Carotin, Retinol und Vitamin C zeigte keinen signifikanten Effekt [27].

Akupunktur
Nadelakupunktur hat sich in zahlreichen Studien als effektiv erwiesen; am besten wurde sie untersucht bei **Gonarthrose**. Hier liegen Daten von sehr guter wissenschaftlicher Qualität vor, die Sicherheit und Effektivität, vor allem hinsichtlich der Schmerzlinderung, belegen [126]; funktionelle Verbesserungen werden unterschiedlich beurteilt [115].

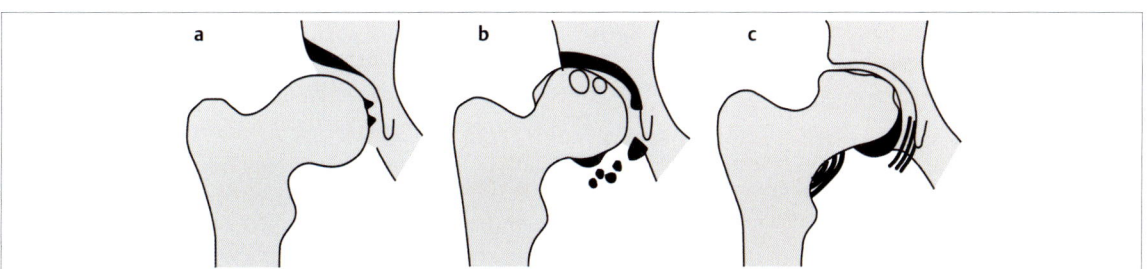

▶ Abb. 43.8 a–c Osteoarthrose: Röntgenzeichen der Koxarthrose (nach Dielmann). **a** Frühzeichen (perifovealer Osteophyt, Pfannendachsuperzilium). **b** Fortgeschrittene Koxarthrose (Gelenkspaltverschmälerung, Sklerose, Osteophyten, Geröllzysten Verkalkung von Labrum / Kapsel). **c** Dezentralisierungszeichen (doppelter Pfannenboden, subfovealer Osteophyt und „Schenkelhals-Hängematte").

> ✱ **Merke:** Bei Koxarthrose wirkt Akupunktur mit und ohne Beachtung des klassischen chinesischen Konzepts gleichermaßen gut beschwerdelindernd [42].

Physiotherapie

Physio- und sporttherapeutische Übungsbehandlung erzielt bei der chronischen Osteoarthrose hinsichtlich Schmerzreduktion und Funktionsverbesserung die besten Ergebnisse.

Serielle Massagen reduzieren Schmerz, Ängstlichkeit und Depression in einem einer Psychotherapie vergleichbaren Ausmaß [101].

Therapeutisches Taping (stabilisierende Verbände) führte sofort und 3 Wochen nach Beendigung der Behandlung zu guter Schmerzreduktion und Besserung der Beweglichkeit [65], die Effekte waren jedoch nach 1 Jahr nicht mehr nachweisbar.

Sport- und Bewegungstherapie

Aerobes Training und Muskelkrafttraining verbessern die Gelenkfunktion und reduzieren die Schmerzen [109, 115].

> **T Therapeutische Empfehlung**
> Angeraten wird das bei der allgemeinen Gesundheitsvorsorge empfohlene Gesundheitstraining.

Elektrotherapie

Die Wirksamkeit von TENS ist gut abgesichert [109].

Manuelle Medizin, Chirotherapie

Aus den vorliegenden Studien ergeben sich Hinweise auf günstige Effekte von Chirotherapie bzw. Manueller Therapie bei Koxarthrose und Sprunggelenksarthrose.

Hoeksma [66] zeigt in einer randomisierten kontrollierten Studie einen guten Effekt von Manualtherapie bei **Koxarthrosen**, verglichen mit Physiotherapie. Bei radiologisch ausgeprägten Arthrosen waren die Outcome-Parameter nach Manualtherapie jedoch schlechter als in der Kontrollgruppe.

Bei **Sprunggelenksarthrose** erwies sich eine Traktionsbehandlung analgetisch, funktionell und morphologisch als sehr effektiv; der positive Effekt nahm nach 1 Jahr Nachbeobachtungszeit weiter zu [89].

Thermotherapie

Lasertherapie erwies sich bei Gonarthrose nicht als schmerzlindernd [130], in der Kombination mit Übungstherapie war sie dagegen einer ausschließlich angewendeten Übungsbehandlung überlegen [55].

Magnetfeldtherapie

Die Applikation statischer Magneten als Pflaster und die pulsierende Magnetfeldtherapie zeigen in randomisierten kontrollierten Studien Schmerzreduktion und funktionelle Verbesserung bei Gonarthrose [65, 103]. Die Magnet(feld)therapie ist noch nicht ausreichend evaluiert.

Psychotherapie

Psychotherapeutische Verfahren haben bei der chronischen Osteoarthrose und dem damit assoziierten Schmerzsyndrom keinen gesicherten Stellenwert [37].

Ausleitende Verfahren

Bei Gonarthrose bewirkt Blutegeltherapie eine kurzzeitige Schmerzlinderung; funktionelle Parameter sind noch 4 Wochen nach Behandlung anhaltend gebessert [97]. Zum Schröpfen und Baunscheidt-Verfahren liegen keine wissenschaftlichen Daten vor.

Traditionelle naturheilkundliche und balneophysikalische Verfahren

Diese Verfahren haben einen festen Platz in der symptomatischen Akutbehandlung (▶ Kap. 13 Hydro- und Balneotherapie) und sind als sichere und nebenwirkungsarme Verfahren im Rahmen einer **Kombinationstherapie** sehr empfehlenswert. Hinsichtlich der wissenschaftlichen Evaluation besteht allerdings noch Handlungsbedarf.

Heiße Wickel als Kurzzeittherapie zeigen bei Hand-/Unterarmschmerzen verschiedener Ursachen sehr gute Effekte bezüglich Schmerz, Bewegungseinschränkung und Kraft [98].

Sofern keine akuten Krankheitsschübe bestehen, werden empirisch Wickel mit folgenden Zusätzen durchgeführt:
- *Bockshornklee*
- *Weißkohlblättern*
- *Senfmehl*

> **T Therapeutische Empfehlung**
> *Senfmehl* ist nur bis zum Eintritt der Hautrötung anzuwenden; anschließend warm abspülen.

Kombinationsmöglichkeiten

Die angegebenen Therapien lassen sich gut miteinander kombinieren.

Grenzen der Therapie

Bei fortgeschrittenen Stadien der Arthrose lässt die Wirksamkeit nach, hier sind operative Maßnahmen indiziert.

🅣 Das kann der Patient selbst tun

- Bei **Arthrosen** sind heiße oder – bei entzündlicher Komponente – auch kühlende Wickel und Packungen für die Selbstanwendung gut geeignet. Je nach Verfügbarkeit eignen sich die oben aufgeführten Maßnahmen, speziell zur Kühlung können z. B. Quarkauflagen verwendet werden.
- Bei **multiplen Arthrosen der Wirbelsäule und der großen Gelenke** sind heiße Wannenbäder mit pflanzlichen Zusätzen (sogenannte Rheumabäder) und/oder regelmäßige Besuche in Thermalbädern sinnvoll.
- Für die Behandlung der **Fingergelenkspolyarthrose** hat es sich bewährt, die Finger in kleinen Schüsseln mit heißem Sand oder heißem *Rapssamen* zu bewegen.
- Die mit einem Physiotherapeuten gemeinsam erarbeiteten **Hausübungsprogramme** sollten möglichst jeden Tag durchgeführt werden.
- Anzustreben sind eine Normalisierung des Körpergewichtes und eine Verbesserung des allgemeinen Trainingszustandes.

43.2.6 Osteoporose

Gemäß der NIH-Konsensusdefinition von 2001 ist Osteoporose als Skeletterkrankung definiert, „die durch eine unzureichende Knochenfestigkeit charakterisiert ist, welche zu einem erhöhten Frakturrisiko prädisponiert. Die Knochenfestigkeit spiegelt dabei primär das Zusammenwirken von Knochenmineraldichte und Knochenqualität wider." [32] Erst mit dem Eintreten einer Fraktur geht die Osteoporose in eine manifeste Osteoporose über mit Funktionsverlusten und akuten und/oder chronischen Schmerzen und einer Verschlechterung der Lebensqualität. Die Prävalenz beträgt ca. 10 %.

Zunächst müssen **Begleiterkrankungen**, welche die Osteoporose fördern, abgeklärt und therapiert werden.

Prävention

Die im Folgenden aufgeführten Maßnahmen zielen auf Verminderung der Frakturrate und Verbesserung der Knochenstabilität.

- **Bewegung, Sport, Koordination**
    - regelmäßige körperliche Aktivität, insbesondere Förderung der Muskelkraft
    - Koordinationstraining, Tai-Chi [26]
- **Ernährung**
    - ausreichender Aufenthalt im Freien zur Sicherung des Vitamin-D-Bedarfs (tägl. mindestens 15 Min. Tageslichtexposition)
    - tägl. Zufuhr von 1 000–1 500 mg Kalzium vorzugsweise mit der Nahrung, gegebenenfalls Supplementierung mit Kalzium (1000 mg) und Vitamin D (400–800 Einheiten)
    - Vermeiden von Untergewicht (BMI < 20 kg/m²)
    - Meiden von Genussgiften, insbesondere von Nikotin; von Alkohol ab > 30 g tägl.
- **Medikamente**
    - sorgfältiger Umgang mit Medikamenten, die sturz- bzw. osteoporosefördernd wirken
    - Thiazide sollten werden ihres frakturpräventiven Effektes bei osteoporosegefährdeten Hypertonikern als antihypertensive Therapie präferiert werden.
- **Sturzanamnese und -prävention**
    - Schwindeltraining
    - geeignetes Schuhwerk bei diabetischer Neuropathie
    - adaptierte Hilfsmittel (Gehstütze, Rollator)
    - Hüftprotektor

✱ Merke:
- **Ausdauersportarten haben nur geringen Einfluss auf die Knochenmasse [149].**
- **Ein Vitamin-D-Mangel führt zu einer Zunahme der Sturzhäufigkeit.**
- **Der Nutzen von Phytoöstrogenen, Vitamin K, Kieselsäurepräparaten, Proteinen, Kalium, alkalisierenden Maßnahmen sowie Obst und Gemüse ist noch unklar.**
- **Nahrungsbestandteile wie Kaffee, Homozystein oder Säuren werden als potenzielle Noxen diskutiert.**

Medikamentöse Schmerztherapie

Akute und chronische Schmerzen treten insbesondere bei Sinterungsfrakturen der Wirbelsäule auf und werden primär entsprechend dem WHO-Stufenschema für Schmerztherapie behandelt [150].

Die therapeutische Wirksamkeit aller Osteoporose-Therapeutika ist erst ab einem DXA-Knochendichtemesswert von –1,5 bis –2 belegt. Die entsprechenden klinischen Studien umfassen einen Zeitraum von maximal 7 Jahren.

Naturheilkundliche Medikamente sind bisher unzureichend untersucht.

> **Cave**
> „Lumbago" bei osteoporosegefährdeten Patienten.

Physiotherapeutische Maßnahmen

Sie dienen der Vermeidung von Muskelspannungen und dem Muskelaufbau; Orthesen sind zur Stabilisierung der Haltung und zur Schmerzreduktion besonders bei akuten Ereignissen indiziert.

Kombinationsmöglichkeiten

Die genannten Maßnahmen können gut miteinander kombiniert werden und ergänzen die medikamentöse Standardtherapie.

Grenzen der Therapie

Bei schwereren Osteoporoseformen ist Physiotherapie wegen der Frakturgefahr nur mit Vorsicht anzuwenden.

> **🆃 Das kann der Patient selbst tun**
> Insbesondere bei familiär vorkommender Osteoporose sollte schon im frühen Erwachsenenalter mit den Präventivmaßnahmen **Bewegung und Ernährung** begonnen werden.

43.2.7 Schulter-Arm-Syndrom

▶ Kap. 43.2.4 HWS-Syndrom

43.2.8 Akute Epikondylitis

Die Epikondylitis ist Folge einer mechanischen Über- oder Fehlbeanspruchung der Unterarm- oder Handmuskulatur durch unökonomische stereotype Bewegungsmuster. Am häufigsten findet sich eine **Epicondylitis lateralis**. Die Prävalenz liegt bei 1–4 %.

Die Schmerzen können durch Dorsalflexion des Handgelenks gegen Widerstand und durch Druck auf den Epicondylus radialis lateralis humeri verstärkt werden und in Ober- und Unterarm ausstrahlen.

Keine der zahlreichen, in klinischen Studien untersuchten Therapieoptionen einschließlich der perikondylären Kortikosteroidinstillationen erwies sich gegenüber Placebo als überlegen [131]. Derzeit existiert deshalb weder für die akute noch für die chronische Epikondylitis ein evidenzbasierter therapeutischer Algorithmus. Positive mittelfristige Effekte einzelner therapeutischer Verfahren übertreffen die Placebowirkung bzw. die Selbstlimitierung der Beschwerden nicht.

Prävention

Einseitige, stereotype Bewegungsmuster sind zu meiden, insbesondere wenn die Tätigkeit nicht regelmäßig durchgeführt wird.

Physikalische Maßnahmen

Empirisch wirksam ist die lokale Kälteapplikation (Quarkpackung, Kryogel-Beutel oder Eishandtuch, 10–20 Min.).

Kombinationsmöglichkeiten

Die genannten Maßnahmen können miteinander kombiniert werden.

Grenzen der Therapie

Kälteanwendung ist bei einer im therapierten Bereich vorliegenden arteriellen Verschlusskrankheit kontraindiziert.

Insbesondere sollte eine **passagere Ruhigstellung des Armes** erfolgen.

43.2.9 Chronische Epikondylitis

Physikalische Maßnahmen

Folgende Maßnahmen bewirken gute Effekte:
- Querfriktionen
- Triggerpunktmassage
- Manuelle Therapie

Sinnvoll ist die lokale Wärmeapplikation mittels feuchtwarmem Wickel, z. B. unter Verwendung von *Bockshornklee*, oder die Auflage von Peloidpackungen.

Elektrotherapie

Günstige Erfahrungen liegen bei TENS, Ultraschalltherapie (800–1000 kHz), Iontophorese und extrakorporaler Stoßwellentherapie vor [94, 139].

Segmenttherapie

Neuraltherapie/therapeutische Lokalanästhesie mit Infiltration von Triggerpunkten führt empirisch zur Besserung.

Akupunktur

Positive kurzfristige Ergebnisse sind erreichbar [138].

Lokale Reiztherapien und gegenirritative Verfahren

Zu lokalen Reiztherapien mit Capsaicin-Salbe oder -Pflaster, Infiltration von *Mistelextrakt* und gegenirritativen (ausleitenden) Verfahren wie Baunscheidtieren, Kantharidenpflaster, Schröpfen sowie Blutegeltherapie liegen nur empirische Daten vor.

Kombinationsmöglichkeiten

Die Verfahren können miteinander kombiniert werden.

Grenzen der Therapie

Keine bekannt.

> **🆃 Das kann der Patient selbst tun**
> Feuchtwarme Wickel sind hilfreich.

43.2.10 Rheumatoide Arthritis

Die rheumatoide Arthritis (chronische Polyarthritis, ▶ Abb. 43.9) ist die häufigste entzündliche Erkrankung der Gelenke. Die Ursache für die Erkrankung ist nach wie vor ungeklärt. Eine autoimmune Ursache wird angenommen, genetische Einflüsse und Assoziationen mit bestimmten MHC bzw. HLA-Allelen sind belegt.

Die **Multimodalität der Therapie** ist von großer Bedeutung.

Prävention

Eine Möglichkeit der Prävention ist nicht bekannt.

43.2 Schmerzen des Bewegungsapparates

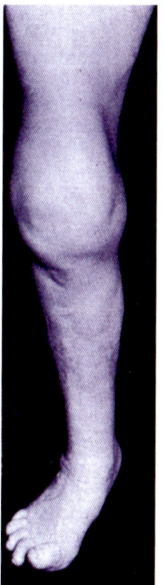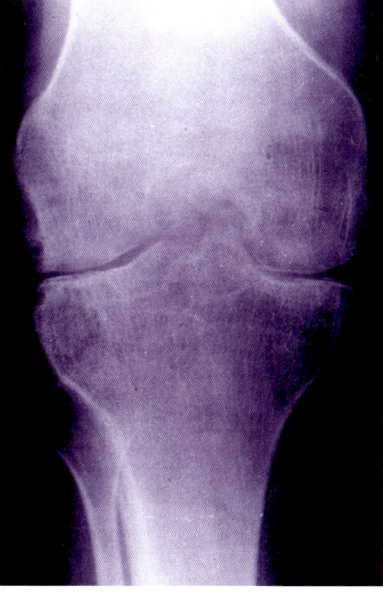

▶ Abb. 43.9 Rheumatoide Arthritis am Kniegelenk mit ausgeprägter Kapselverdickung, Muskelarthophie und beginnender Osteodestruktion (Gelenkusur lateral am Schienbeinkopf).

Pharmakotherapie
Das Hauptgewicht der Therapie liegt auf der Pharmakotherapie mit Basistherapeutika, die stets mit physikalischer Therapie bzw. Physiotherapie kombiniert werden sollte [150].

Brennnessel- und *Weidenrindenextrakte* können NSAR partiell oder völlig ersetzen.

Für *Weihrauch* ist die Datenlage nicht ausreichend.

Für zahlreiche chinesische Kräuter, die häufig in Kombination mit Standardmedikation und westlicher Therapie angewendet werden, werden tendenziell positive Effekte in kleinen Studien berichtet.

Ernährungstherapie
Eine Kost, die tägl. 3 g **Omega-3-Fettsäuren** aus Fischöl und einfach ungesättigte Fettsäuren, z. B. knapp 10 ml *Olivenöl* enthält, führt zu einer **signifikanten Besserung** bezüglich Schmerzstärke, Anzahl der schmerzenden Gelenke, Kraft beim Handgriff, Dauer der Morgensteifigkeit, Fatigue und Alltagsbeweglichkeit [16]. Gleiches gilt für eine mediterrane Kost. Auch **Heilfasten** über 7–10 Tage, gefolgt von einer ovo-lakto-vegetarischen Langzeiternährung über 9 Monate, zeigt sehr gute Langzeitergebnisse [77].

Nach Einnahme von **Lactobacillus rhamnosus** über 1 Jahr zeigte sich in einer randomisierten, kontrollierten Doppelblindstudie bei den objektiven Parametern keine Besserung, jedoch verbesserte sich das Allgemeinbefinden.

Supplementierung von Antioxidativa und Spurenelementen kann nicht empfohlen werden; die Therapie mit Selen, Vitamin E, Beta-Carotin, Retinol oder Vitamin C zeigte keine signifikanten Effekte [27].

Physikalische Therapie
Schlammpackungen lindern im chronischen, nicht exazerbierten Stadium Schmerz und Bewegungseinschränkung signifikant. Sie sollten 5-mal wöchentl. durchgeführt werden. Der Effekt hält 3 Monate nach Therapieende an [28].

Kohlensäure- oder Radonbäder zeigen eine anhaltende Beschwerdebesserung noch nach 6 Monaten [44], auch andere balneophysikalische Maßnahmen, z. B. Naturmoorbäder, zeigen durchweg gute analgetische Ergebnisse [71].

Zahlreiche Studien belegen die sehr guten Effekte individualisierter **physiotherapeutischer Übungsbehandlungen**.

Akupunktur
Die bisher vorliegenden Studienergebnisse sprechen für einen geringen Stellenwert der Akupunktur in der Behandlung der rheumatoiden Arthritis [24].

Elektrotherapie
Elektrotherapie von 2–4 Akupunkturpunkten betroffener Gelenke (2,5 mW, 40 Min. pro Sitzung, 54–64 GHz) war bei der Verumgruppe im Vergleich zur Placebogruppe so deutlich überlegen, dass die Studie abgebrochen werden musste [143].

Magnetfeldtherapie
Eine randomisierte, kontrollierte Multicenterstudie mit lokal als Pflaster aufgebrachten statischen Magnetfeldern bei therapierefraktären rheumatischen Knieschmerzen unter Standardtherapie zeigte günstige Effekte auf Krankheitsaktivität, Schmerzen und Allgemeinbefinden [123].

Spirituelle Therapie
Fürbitte-Gebete zeigen gute Effekte in der 1-Jahres-Analyse. Fern-Fürbitten erzielen keinen zusätzlichen positiven Effekt [90].

Multimodale Therapie
Eine Kombinationstherapie aus motorischem und Geschicklichkeitstraining, fähigkeitsspezifischem Training, Instruktion zum Gelenkschutz und zum sorgsamen Umgang mit eigenen Kräfteressourcen, Beratung und Hilfsmittelschulung erbrachte hinsichtlich Funktionalität, Alltags- und Selbstmanagementkompetenz sehr gute Ergebnisse [127].

Kombinationsmöglichkeiten
Die genannten Verfahren können miteinander kombiniert werden und die Standardtherapie ergänzen.

Grenzen der Therapie

Im ersten Erkrankungsjahr haben naturheilkundliche Maßnahmen nur eine adjuvante Funktion.

Im **akuten Schub** sind Wärmeanwendungen kontraindiziert, Physiotherapie muss zurückhaltend angewendet werden.

> **Das kann der Patient selbst tun**
> - Regelmäßige moderate Bewegung in dem Maße, wie sie gut tut, ist wichtig,
> - In der nicht akuten Phase ist die Anwendung von Wärme zu empfehlen, z.B. mittels erwärmtem Kirschkernkissen.
> - Für manche Patienten spielt die Ernährung eine besondere Rolle. Die Beachtung der oben aufgeführten Kriterien ist unabdingbar.
> - Die Teilnahme an Selbsthilfegruppen kann dem Umgang mit der Krankheit förderlich sein.

43.2.11 Arthritis urica (Gicht)

Gicht ist eine Purinstoffwechselstörung mit den Folgekrankheiten Uratnephropathie und Nephrolithiasis. In Wohlstandsgebieten beträgt die Prävalenz ca. 1–2 %, bevorzugt bei Männern zwischen 40 und 60 Jahren.

Im Folgenden wird die Therapie des **akuten Gichtanfalls** dargestellt.

Prävention

Akute Gichtanfälle lassen sich durch nur geringen Alkoholkonsum, langsame Normalisierung eines erhöhten Körpergewichts, ausreichende Flüssigkeitszufuhr und purinarme Kost vermeiden.

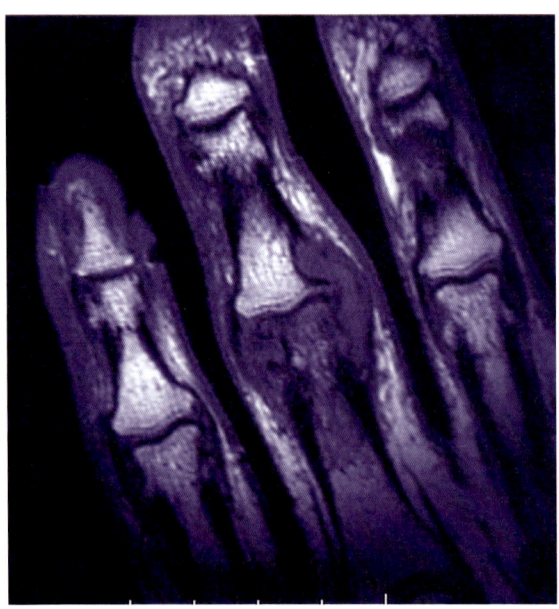

▶ **Abb. 43.10** Gichtbefall des proximalen Interphalangealgelenks III bei chronischer Gicht.

> **Cave**
> Fastentherapie ist nicht angezeigt.

Medikamentöse Therapie

Der standardisierte colchicinhaltige Extrakt der *Herbstzeitlosen* wird häufig verabreicht; 1 mg Colchicin p.o. dann alle 1–2 Std. 0,5–1 mg, bis die Schmerzen gebessert sind. Maximale Tagesdosis 12 mg.

> **Therapeutische Empfehlung**
> Nicht steroidale Antirheumatika sind gerade bei leichteren Anfällen besser verträglich.

Physikalische Maßnahmen

Sinnvoll sind Ruhigstellung und Kühlung, z.B. mittels feuchtkalter Wickel (z.B. Quark).

Ausleitende Verfahren

Empirisch wird über günstige Effekte mit Kantharidenpflaster berichtet.

Kombinationsmöglichkeiten

Die orale Therapie kann gut mit den physikalischen Maßnahmen kombiniert werden.

Grenzen der Therapie

Colchicin kann **massive Diarrhöen** auslösen und ist bei eingeschränkter Nierenfunktion, Blutbildveränderungen, Magen-Darm-Erkrankungen, eingeschränkter Herz-Kreislauf-Funktion, schlechtem Allgemeinzustand, Lebererkrankungen, Kindern, Jugendlichen und Schwangerschaft kontraindiziert.

> **Das kann der Patient selbst tun**
> Die unter Prävention genannten diätetischen Empfehlungen sind zu beachten.

43.3 Myofasziale Schmerzsyndrome

43.3.1 Fibromyalgiesyndrom

Die Diagnose eines Fibromyalgiesyndroms als Grundlage für therapeutische Entscheidungen kann neuerdings auch nach symptombasierten Kriterien (chronische Schmerzen in mehreren Körperregionen und Steifigkeits- und Schwellungsgefühl der Hände oder Füße oder Gesicht und Müdigkeit und Schlafstörungen) erfolgen. Fakultativ kann die Druckschmerzempfindlichkeit nach ACR-Kriterien überprüft werden. Der Nachweis von mindestens 11 von 18 bei Palpation druckschmerzhaften Tenderpoints (▶ **Abb. 43.11**) ist für die klinische Diagnose eines Fib-

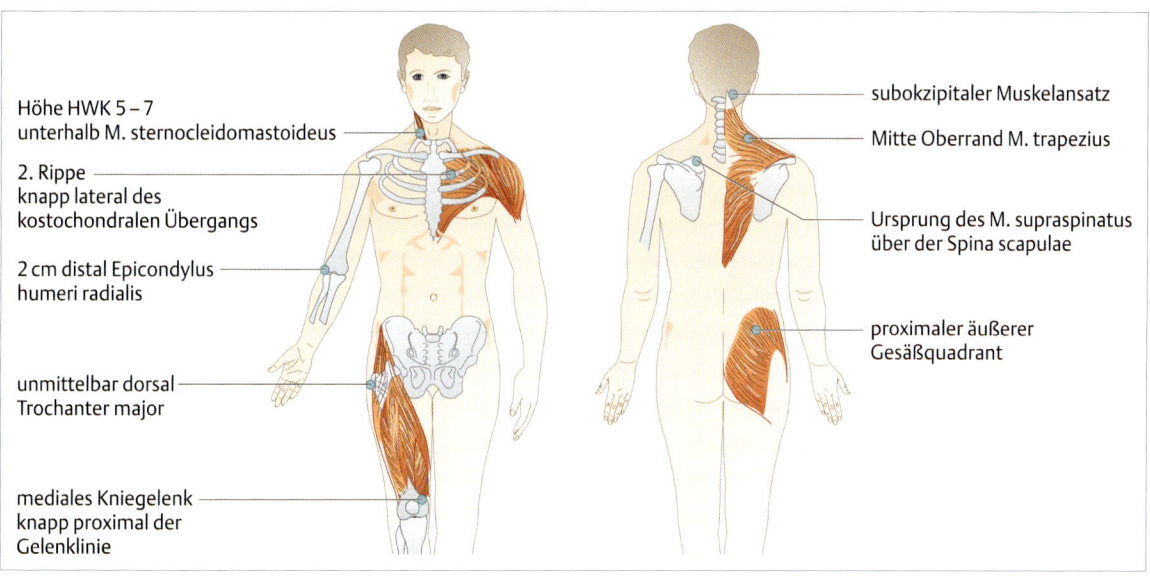

▶ Abb. 43.11 Tender Points.

romyalgiesyndroms nicht mehr notwendig. Vermehrte Druckschmerzempfindlichkeit an anderen Stellen des Bewegungsapparates (sogenannte Kontrollpunkte) schließt die Diagnose eines Fibromyalgiesyndroms nicht aus [8a].

Das Fibromyalgiesyndrom betrifft ca. 2% der Bevölkerung und wird im Volksmund oft „**Weichteilrheuma**" genannt. Es ist häufig mit Schlafstörungen, Kopfschmerzen, Fatigue, einer subdepressiven Stimmungslage und einem Reizdarmsyndrom assoziiert. Seine Genese ist unklar. Diskutiert werden Schmerzwahrnehmungs- und -verarbeitungsstörungen, Erschöpfung körpereigener Protektionsmechanismen gegen Schmerzchronifizierung und ein unzureichender körperlicher Trainingszustand. Konstitutionell lässt sich häufig ein gesteigertes Kälteempfinden mit kühlen Akren bei insgesamt vegetativer Labilität und asthenischem Habitus beobachten.

Die Diagnose „Fibromyalgiesyndrom" ist eine **Ausschlussdiagnose**. Anhand bildgebender und laborchemischer Verfahren müssen objektivierbare Erkrankungen des rheumatischen Formenkreises ausgeschlossen werden.

Eine Übersicht über 25 nicht pharmakologische randomisierte kontrollierte Studien von 1980–2000 zu Bewegungstherapie, Patientenschulungen, Entspannungsverfahren, kognitiv-behavioraler Therapie, Akupunktur und Hydrotherapie zeigte für kein isoliert eingesetztes Verfahren eine hohe Evidenz. Die meisten Studien zu Balneotherapie und Ernährung sind methodologisch schwach [67]. **Kombinierte Therapieverfahren** mit multimodalem und multiprofessionellem Ansatz sind Monotherapien insbesondere hinsichtlich der Langzeiteffekte überlegen. Besonders wichtig scheinen die verhaltenstherapeutische Stärkung der internalen Kontrollüberzeugung und die Verbesserung der Eigenkompetenz zu sein. Hierdurch können besonders anhaltende Beschwerdeverbesserungen erreicht werden.

Eine **moderate aktivierende Bewegungstherapie** im aeroben Bereich ist nicht nur hinsichtlich der physischen, sondern auch aufgrund der psychotropen Effekte essenzieller Bestandteil von Langzeittherapie-Konzepten.

Physikalische Therapiemodule und eine symptomatische pharmakologische Behandlung sind ergänzende Optionen der Wahl bei mittelschweren bis schweren Beschwerdebildern.

Prävention
Präventionsmaßnahmen sind bisher nicht bekannt.

Medikamentöse Therapie
Zur symptomatischen Schmerztherapie kommen bei mittelschweren bis schweren Verlaufsformen verschiedene Analgetika und Antidepressiva sowie Antikonvulsiva zum Einsatz [150]. Sie können eine Verbesserung der Lebensqualität, der physischen Aktivität und der Arbeitsfähigkeit bewirken.

Insgesamt war die pharmakologische Therapie jedoch bislang wenig erfolgreich. Zur Phytotherapie liegen kaum qualitativ hochwertige Studien vor. Lediglich die lokale Applikation von *Paprikazubereitungen* wurde in einer randomisierten Studie günstig beurteilt.

Ernährungstherapie
Eine vegetarische Ernährungsweise zeigte, verglichen mit der Gabe von Amitryptilin, keine Besserung der Parameter Funktionalität, Fatigue oder Schlafstörung. Eine Reduktion der Schmerzintensität war zwar signifikant, jedoch deutlich geringer ausgeprägt als in der Amitryptilin-Gruppe [13].

Sowohl die Traditionelle Chinesische Medizin als auch die europäische Erfahrungsheilkunde empfehlen

Fibromyalgiepatienten eher **wärmende Speisen und Getränke** (▶ Kap. 33.8 Reizdarmsyndrom; ▶ Kap. 47 Traditionelle chinesische Medizin). Wissenschaftliche Belege hierfür existieren nicht.

In einer randomisierten kontrollierten Studie verbesserten sich Lebensqualität und Schmerzen unter Gabe eines Nahrungsergänzungsmittels (Extrakt aus einer Meeresalge) [96].

Traditionelle Chinesische Medizin

Durch traditionelle Akupunktur konnten Schmerzlinderung, Reduktion der Tender Points und Verbesserung der Lebensqualität erreicht werden [129]. Verumakupunktur führte dagegen im Vergleich zu Placeboakupunktur nicht zu Unterschieden in der Schmerzlinderung [11].

Zur Moxibustion liegen keine wissenschaftlichen Daten vor.

> ✱ Merke: Qigong bessert die Bewegungsharmonie, jedoch nicht die Symptome [87].

Manuelle Medizin, Chirotherapie

Die Datenlage zum Einsatz Manueller Medizin beim Fibromyalgiesyndrom ist unzureichend. Eine Behandlungsempfehlung kann hieraus nicht abgeleitet werden [38].

Massage

Erfahrungsmedizinisch werden die **psychotropen Effekte** verschiedener Massagetechniken, besonders in Kombination mit anderen Therapiemodulen, als günstig betrachtet.

Hydro- und Balneotherapie

Eine randomisierte kontrollierte Studie zeigt eine Schmerzreduktion durch Sprudelbäder ohne Zusätze [5]; mit Zusätzen von *Pinien-* oder *Baldrianöl* bessern sich Wohlbefinden und Schlafqualität.

Die meisten Patienten empfinden lokal oder systemisch applizierte Wärme als beschwerdelindernd.

Elektrotherapie

Die **kombinierte Anwendung** von therapeutischem Ultraschall und Interferenzstrom führte in einer Studie zu einer signifikanten Besserung der Schlafqualität und der Schmerzintensität [3].

Hinsichtlich der Parameter Schmerzintensität, psychische Begleitsymptomatik und Schlafqualität ist die Wirksamkeit von Stanger-Bädern der Progressiven Muskelrelaxation nach Jacobson vergleichbar [54].

Therapeutische Berührung (Therapeutic Touch)

In einer Pilotstudie (6 Sitzungen) erbrachte Therapeutic Touch sowohl eine signifikante Schmerzlinderung als auch eine Verbesserung der Lebensqualität [31].

Hyperbare Sauerstofftherapie

Yildiz [154] zeigt eine Reduktion der Tender Points, einen Rückgang der Schmerzstärke auf der visuellen Analogskala und die Erhöhung der Schmerzschwelle nach 15 Sitzungen, verglichen mit einer Kontrollgruppe.

Magnetfeldtherapie

Statische Magnetfelder waren nicht wirksamer als Placebo [2].

Sport- und Bewegungstherapie

Walking und Bewegungsgruppen mit geringer bis moderater Belastung haben sich als günstig erwiesen [87, 124]. Neben einer Besserung der physischen Funktionalität bessert sich auch die Stimmung der Patienten.

> **Cave**
>
> Forcierte bewegungstherapeutische Konzepte sind eher kontraproduktiv [141].

Multimodale Therapie

Ein multimodales, interdisziplinäres, stationäres Rehabilitationsprogramm zeigt in einer Kohortenstudie eine auch nach 6 Monaten anhaltende Reduktion von Schmerzen und Medikamentenverbrauch und eine **dauerhafte Verbesserung** des allgemeinen psychischen und physischen Gesundheitszustands [151].

Eine ambulante 6-wöchige Gruppentherapie mit 18 physiotherapeutischen Übungseinheiten, Schulungen zu Schmerz- und Stressmanagement, Verhalten und Ernährung und Massagen war einer konventionellen ambulanten Therapie deutlich überlegen [82]. Mittlere Schmerzstärke, schmerzbedingte Einschränkungen, Depression, Anzahl der Schmerztage und -stunden waren auch nach 15 Monaten noch deutlich gebessert.

Eine Kombinationsbehandlung aus Thalassotherapie, Physiotherapie und Schulungseinheiten führte kurzfristig zu Symptomlinderung und Verbesserung der Lebensqualität. Nach 6 und 12 Monaten war der Effekt nicht mehr nachweisbar [158].

Verhaltenstherapie

Eine operante Verhaltenstherapie ist hinsichtlich ihres analgetischen Effektes einer überwiegend oder rein somatisch orientierten Therapie überlegen [132].

Kombinationsmöglichkeiten

Die angegeben Maßnahmen lassen sich untereinander, aber auch mit medikamentösen Therapien kombinieren.

Grenzen der Therapie

Maßnahmen, die nach mehrfacher Wiederholung nicht wirken, sollten nicht fortgeführt werden.

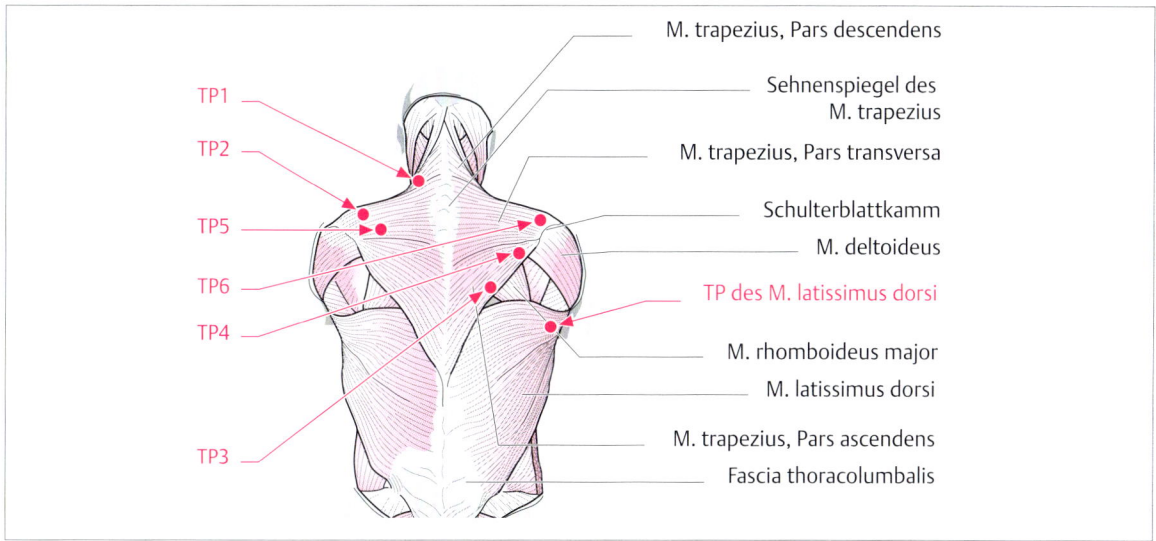

▶ Abb. 43.12   Triggerpunkte des Musculus trapezius.

> **Das kann der Patient selbst tun**
> - Als Selbsthilfe werden häufig warme Bäder gewählt; Thermen werden gerne besucht.
> - Stressreduktion ist angezeigt.

43.3.2   Schmerzen von Triggerpunkten

Triggerpunkte (▶ Abb. 43.12) sind **hyperreaktive Schmerzfokusse** in der Muskulatur, die bei Kompression lokal dolent sind und bei Aktivierung schmerzhaft in anatomisch benachbarte oder entferntere Regionen des Körpers ausstrahlen können (▶ Kap. 26 Neuraltherapie). Sie können sowohl myofasziale Schmerzen als auch autonom-nervale Phänomene und/oder Dysfunktionen verursachen. Die Schmerzqualität ist dumpf und mit Veränderungen in der Reagibilität des autonomen Nervensystems verbunden.

Die Ursache der Schmerzen ist noch unbekannt (s. o., Fibromyalgiesyndrom). Psychosoziale Faktoren scheinen die Prognose zu beeinflussen.

Zu den Therapieoptionen liegen keine wissenschaftlich bewertbaren Studien vor.

Lokale Maßnahmen
Alvarez [4] und Wheeler [152] betonen die hervorragende Bedeutung lokaler Maßnahmen, so z. B. von Triggerpunktinjektionen und lokaler Akupunktur, wobei auf die Auslösung einer Muskelkontraktion (Twitching) zu achten ist.

Manuelle Techniken
Manuelle Techniken zur Lösung der schmerzhaften Punkte in Kombination mit einer speziellen Akupunkturtechnik, dem Dry Needling, sollen besonders wirksam sein [52].

Physiotherapie
Funktionelle physiotherapeutische Behandlungen, wie Muskeldehnungen, können die Funktionalität wiederherstellen (▶ Kap. 15 Massagetherapie).

Behaviorale Ansätze
Sie scheinen die Normalisierung von Schmerzwahrnehmung und -verarbeitung zu erleichtern [51].

Ausleitende Verfahren
Erfahrungsmedizinisch haben sich **lokale, trockene** oder **blutige Schröpfkopfbehandlungen** bewährt.

Kombinationsmöglichkeiten
Die angegebenen Therapieverfahren lassen sich gut miteinander kombinieren.

Grenzen der Therapie
Keine bekannt.

> **Das kann der Patient selbst tun**
> - Empfehlenswert sind lokale Applikationen feuchter Wärme, z. B. mittels Wärmflasche, oder auch warme *Kirschkernkissen*.
> - Nach ärztlicher Anleitung und bei Patienten mit entsprechender Compliance kommt auch die **Applikation eines Schröpfkopfs** (trockenes Schröpfen) in Frage, soweit das betroffene Areal für den Patienten erreichbar ist; 5–10 Min. über dem schmerzenden Triggerpunkt.

43.4 Weitere häufige Schmerzsyndrome

Die Internationale Kopfschmerzgesellschaft (IHS) differenziert mehr als 160 Kopfschmerzarten. Über 90 % aller Kopfschmerzen lassen sich Spannungskopfschmerzen, Migräne und medikamentös induzierten Kopfschmerzen zuordnen.

Die **Kopfschmerzbehandlung** stellt ein gutes Beispiel für eine moderne integrative Schmerztherapie dar. Aufgrund der klinischen Relevanz besonders im Rahmen einer integrativen Behandlung werden Therapieoptionen zunächst bei Spannungskopfschmerz und Migräne vorgestellt.

43.4.1 Migräne

Leitsymptom der Migräne ist eine heftige **Hemikranie**, meist einseitig pulsierend-pochend, die bei körperlicher Anstrengung zunimmt. Bei einem Drittel der Patienten bestehen holokranielle Kopfschmerzen. Meist treten begleitend vegetative Symptome auf, bei ca. 15 % der Patienten kommt es vor den Kopfschmerzen zu einer Aura mit bis zu 60 Min. anhaltender neurologischer Symptomatik, meist mit visuellen Ausfallserscheinungen, z. B. Flimmerskotomen oder Fortifikationen.

Triggerfaktoren können häufig identifiziert werden. Hierzu zählen z. B. Hormonschwankungen (Menstruation), Änderungen des Schlaf-wach-Rhythmus, Stress, Hypoglykämie, Alkoholgenuss, Wetterwechsel (insbesondere Föhnwetterlage), verschiedene Lebens- und Genussmittel.

Die Entstehung der Migräne ist noch immer unklar. Tournier-Lasserve nimmt an, dass es sich bei der Migräne um eine genetisch determinierte **Ionenkanalerkrankung** handelt, bei der es intermittierend zu Störungen antinozizeptiver Zentren im Hirnstamm kommt [135].

Die Diagnose erfolgt durch Anamnese und körperliche einschließlich neurologischer Untersuchung.

> **T Therapeutische Empfehlung**
> Bei therapieresistenten Schmerzen, beim Auftreten fokaler neurologischer Ausfälle sowie beim erstmaligen Auftreten von migräneartigen Kopfschmerzen im höheren Alter ist eine weiterführende Diagnostik notwendig.

Prävention

Ziel der Migräneprophylaxe ist die Reduktion von Häufigkeit und Intensität der Attacken.

Eine Indikation zur **medikamentösen Migräneprophylaxe** besteht in folgenden Fällen:
- mehr als 3 Attacken pro Monat
- unerträgliche Migräneattacken
- Unwirksamkeit oder Unverträglichkeit der medikamentösen Akuttherapie
- manifeste neurologische Ausfälle, die länger als 7 Tage anhalten

In der Migräneprophylaxe angewendete Substanzen

Substanzen 1. Wahl:
- Propranolol, Metoprolol
- Flunarizin
- Valproinsäure

Substanzen 2. Wahl:
- *Pestwurzwurzelstock*, 4,5–7 g; enthält Sesquiterpene (Petasine), welche die Leukotriensynthese hemmen und analgetisch, spasmolytisch, antiphlogistisch wirken.
  Cave: Die Tagesdosis darf nicht mehr als 1 µg Pyrrolizidinalkaloide enthalten, Fertigpräparate enthalten diese nicht.
- Magnesium, tägl. 2-mal 300 mg
- Amitryptilin (empfohlen bei gleichzeitigem Spannungskopfschmerz), Gabapentin, Naproxen, Azetylsalizylsäure
- eventuell *Mutterkornalkaloide* [36]
  Cave: Präparate aus *Mutterkraut* sind als wirksam zur Migräneprophylaxe beschrieben, in Deutschland aktuell nicht zugelassen [39].

Medikamentöse Therapie

In der **Akutbehandlung** dominiert die Therapie mit chemisch definierten Medikamenten. Die Behandlung richtet sich nach der Intensität und den Begleiterscheinungen [36].

Bei **leichten Attacken** sind die frühzeitige lokale Applikation von Eisbeuteln [35], das Aufsuchen eines dunklen und ruhigen Raums und der Versuch, Schlaf zu finden, angezeigt.

> **✱ Merke: Analgetisch wirksame Phytotherapeutika haben keinen Stellenwert in der Akutbehandlung.**

Ernährungstherapie

Eine spezifische Migränediät gibt es nicht. Die quantitative Bedeutung des Einflusses von Nahrungsmitteln als Migräneauslöser wird oft überschätzt.

Lebens- und Genussmittel, die als individuelle Triggerfaktoren identifiziert werden, sind jedoch zu meiden. Insbesondere Käse, Schokolade, Zitrusfrüchte, Würstchen, Glutamat enthaltende Speisen, Speiseeis, Alkohol, vor allem Rotwein und Bier [99] können eine Migräne auslösen. Die Leitlinien zur Fastentherapie [153] enthalten die Migräne als definierte Indikation.

> **T Therapeutische Empfehlung**
> Vor Beginn einer langfristigen medikamentösen Migräneprophylaxe sollte eine ausführliche **Ernährungsanamnese** erfolgen, um eindeutige diätetische Trigger zu eruieren und zu eliminieren. Gegebenenfalls ist ein Provokationstest durchzuführen.

Bewegungs- und Sporttherapie
Die Wirkung aerober Ausdauersportarten wie Joggen, Schwimmen, Fahrradfahren ist für Erwachsene wissenschaftlich belegt [30, 80].

Physikalische Therapie
Für physikalische Therapie gibt es nur unzureichende Wirkungsnachweise im Rahmen prospektiver Studien.
Physiotherapie kann jedoch in Kombination mit Biofeedbacktraining, Muskelrelaxation, Bewegung oder Verhaltenstherapie die Responderrate erhöhen [17].

Elektrotherapie
Die Wirksamkeit von TENS und anderen Formen der Elektrotherapie ist nicht belegt.

Akupunktur
Die Effizienz der Akupunktur als Migräneprophylaxe konnte in kontrolliert-randomisierten Studien nachgewiesen werden. Die Verumakupunktur war zwar nicht effektiver als eine Scheinakupunktur, jedoch signifikant besser als keine Behandlung [83].

Neuraltherapie
Wissenschaftlich fundierte Daten für die Wirksamkeit der Neuraltherapie in der Migräneprophylaxe existieren nicht. Es gibt jedoch **positive Einzelfallberichte**. Zu den empirisch begründeten Hinweisen, dass bei Migränepatienten Störfelder gehäuft im Kopfbereich (trigeminusassoziierte Zonen) sowie im Iliosakral- und unteren Abdominalbereich zu finden sind, existieren keine validen systematischen Untersuchungen (▶ Kap. 26 Neuraltherapie).

Manuelle Therapie, Chirotherapie
Einzelne Erfolge der Manualtherapie konnten bisher wissenschaftlich nicht ausreichend untermauert werden. Reviews zeigen diskrepante Ergebnisse.
Bronfort [21] weist auf eine mögliche prophylaktische Wirksamkeit durch chirotherapeutische Maßnahmen hin. Biondi [17] beschreibt andererseits eine fehlende Wirksamkeit.

Ausleitende Verfahren
Historisch waren Aderlass, eine großzügige Blutegeltherapie und zumeist blutiges Schröpfen gebräuchlich. Bei auffälligem Untersuchungsbefund wird heute noch insbesondere im Bereich der Gallenblasen- und Leberzonen das **Schröpfen** angewendet.

Entspannungsverfahren und psychotherapeutische Verfahren
Insbesondere Muskelrelaxation, Biofeedbacktraining und Stressverarbeitungstechniken sind effektiv. Als unimodales Verfahren scheint die Progressive Muskelrelaxation (PMR) die beste Kosten-Nutzen-Relation aufzuweisen. Auch bei Kindern ist dieses Verfahren hoch effektiv.
Ein **Vasokonstriktorentraining** im Rahmen eines thermalen oder EMG-Biofeedbacktrainings zählt ebenfalls zu den effizienten Methoden. Keine signifikante Wirkung zeigen autogenes Training und Hypnosetechniken.
Eine medikamentöse Migräneprophylaxe ist, wenn möglich, durch eine Verhaltenstherapie zu ergänzen, von der ca. 50% aller Migränepatienten profitieren.

> **Merke:** Analytisch orientierte psychotherapeutische Verfahren sind nicht indiziert.

Multimodale Therapieansätze
Sowohl unimodale als auch multimodale Therapieverfahren zielen auf unspezifische Größen wie **Stärkung der Selbstkontrollkompetenz** oder Minimierung der Beeinträchtigung bzw. **verbesserte Stressbewältigung**.
Wissenschaftlich belegt sind multimodale Therapieansätze, welche die PMR, kognitive Verfahren, Stress- und Reizverarbeitungstraining und kognitiv-behaviorale Schmerzbewältigungstechniken verbinden [7]. Aerobes Bewegungstraining sollte in das Behandlungskonzept integriert sein. Eine Kombination aus medikamentöser Therapie und multimodalen Therapieansätzen mit kognitiv-behavioralen Ansätzen wird empfohlen.
PMR und Biofeedbacktraining sind auch in Kombinationstherapien sinnvoll einzusetzen.

Kombinationsmöglichkeiten
s.o., Multimodale Therapieansätze.
Die anderen genannten Verfahren können dazu kombiniert werden, auch die Kombination mit Standardtherapieverfahren ist möglich.

Grenzen der Therapie
Keine bekannt.

> **Das kann der Patient selbst tun**
>
> Folgende Maßnahmen sind sinnvoll:
> - Durch das Führen eines **Kopfschmerztagebuches** zur Dokumentation können Situationen, Lebensumstände oder Nahrungsmittel, die zu einer Migräneattacke führen, besser erkannt und vermieden oder verändert werden.
> - Angezeigt ist weiterhin **moderate Bewegung**. Sportarten, die dem Patienten Spaß machen, sollten möglichst regelmäßig betrieben werden.
> - Spezielle **Schmerzbewältigungstechniken** und Methoden zur Stressverarbeitung können hilfreich sein. Besonders einfach und effektiv sind die Progressive Muskelentspannung nach Jacobson und bestimmte Biofeedbackmethoden, in denen bewusste Körperwahrnehmung geschult wird.
> - Für einige Patienten sind auch **Lagerungshilfsmittel**, z. B. spezielle Migränekissen, effektiv.

43.4.2 Spannungskopfschmerzen

Der Spannungskopfschmerz ist von dumpf-drückendem Charakter. Meist ist er bilateral, teilweise auch frontal, okzipital, bitemporal oder holozephal lokalisiert und von leichter bis mittelschwerer Intensität, sodass er die Arbeitsfähigkeit meist nicht wesentlich einschränkt. Vegetative Begleitsymptome fehlen oder sind gering ausgeprägt.

Der **episodische Spannungskopfschmerz** tritt gelegentlich für 1–2 Tage auf.

Bei einer durchschnittlichen Dauer von mehr als 15 Tagen im Monat oder 180 Tagen im Jahr spricht man von einem **chronischen Spannungskopfschmerz**.

Spannungskopfschmerz soll aus einer Interaktion aus zentral veränderter Schmerzschwelle und peripheren Störungen, insbesondere einer erhöhten myofaszialen Schmerzempfindlichkeit, resultieren. Diskutiert werden auch oromandibuläre Dsyfunktionen und Funktionsstörungen des serotonergen Systems. Psychische Faktoren, die zu einer erhöhten Schmerzperzeption führen können, spielen eine große Rolle.

Die Diagnose erfolgt primär durch **Anamnese** und **klinische Untersuchung**. Weiterführende Diagnostik ist nur bei therapieresistenten Schmerzen, beim Auftreten fokaler neurologischer Ausfälle und bei Änderung der bisherigen Kopfschmerzsymptomatik notwendig.

Manche Patienten leiden sowohl an Spannungskopfschmerzen als auch an Migräne.

Ordnungstherapie

Patienten mit Spannungskopfschmerzen zeigen häufig eine ungünstige Lebensführung mit Neigung zu Selbstüberforderungen, hohem Leistungsdruck mit überzogener Tagesstrukturierung und Termindruck. Häufig fehlen Strategien zur Bewältigung von Alltagsbelastungen. Gleichzeitig finden sich meist Bewegungsmangel, ungünstige Körperhaltungen in Alltagssituationen und eine unausgewogene Ernährung. Als Folge der chronischen Kopfschmerzen können sich depressive Grundzüge, oft begleitet von Schlafstörungen und pathologischer Erschöpfung ergeben.

Die **Führung und Beratung des Patienten** ist deshalb eine der wichtigsten Maßnahmen.

Das Führen eines Schmerz- und Aktivitätstagebuchs (s. o.) verdeutlicht häufig dem Patienten die Problematik seiner Tagesplanung und das spezifische Überforderungsverhalten. Pathophysiologische Zusammenhänge von Lebensführung, auslösenden Belastungsfaktoren und Schmerz werden transparenter.

Pharmakotherapie

Als Bedarfsmedikation sind Analgetika wie Azetylsalizylsäure oder Paracetamol, ersatzweise auch Ibuprofen oder Naproxen angezeigt. Zur medikamentösen Prophylaxe des chronischen Spannungskopfschmerzes sind trizyklische Antidepressiva, vorzugsweise Amitryptilin, Mittel der ersten Wahl. Antidepressiva zur Prophylaxe des chronischen Spannungskopfschmerzes sind dann indiziert, wenn Verhaltensmodifikationen oder z. B. Entspannungstherapien alleine nicht ausreichen [150].

Goebel [50] wies den analgetischen Effekt von topisch an den Schläfen appliziertem 10 %igem *Pfefferminzöl* nach. Die Wirkung entspricht der Gabe von 1 000 mg Paracetamol.

Physiotherapie, Massage

Komplexe physikalische Therapiemaßnahmen sind wirksamer als Massagen [17].

Beim chronischen Spannungskopfschmerz sind Massagen nicht ausreichend.

Ernährungstherapie

Eine Ernährungsberatung sollte auf eine regelmäßige Nahrungs- und ausreichende Flüssigkeitszufuhr fokussieren (▶ Kap. 18 Ernährungstherapie).

Eine **Heilfastenperiode** unter therapeutischer Begleitung kann in Einzelfällen eine psychovegetative Umstimmung einleiten und ein sinnvoller Impuls zu einer Umstellung der Lebensführung sein.

Sport- und Bewegungstherapie

Moderates Bewegungstraining wird empfohlen, wobei insbesondere auch die psychotropen Effekte genutzt werden. Erste Pilotstudien liegen vor.

Chirotherapie

Für chiropraktische Manipulationen bei Spannungskopfschmerzen ergab sich ein Trend zur Überlegenheit gegenüber Massagen [17].

Entspannungs- und Körperwahrnehmungsverfahren, Verhaltenstherapie

Klinisch bewährt und wissenschaftlich belegt sind Progressive Muskelentspannung nach Jacobson, Biofeedbacktraining, Stressbewältigungstraining und kognitiv-behavoriale Verfahren [108].

Mit Hilfe der **Progressiven Muskelentspannung** soll eine konditionierte Entspannungsreaktion erreicht werden (Prinzip der Gegenkonditionierung).

Das **EMG-Biofeedbacktraining** zielt auf das Erlernen einer willentlichen Muskelspannung des M. frontalis, des M. temporalis und/oder des M. trapezius. Der Patient erhält über den aktuellen Entspannungs- oder Anspannungszustand der Muskeln eine visuelle oder akustische Rückmeldung.

In manchen Fällen ist eine psychotherapeutische **kognitive Verhaltenstherapie** indiziert. Auch psychovegetativ umstimmende Maßnahmen wie sportliche Betätigung, Physiotherapie, hydrotherapeutische Anwendungen oder Körperwahrnehmungsverfahren sind im Rahmen einer verhaltenstherapeutischen Behandlung sinnvoll.

Akupunktur

Dass im Vergleich zu nicht behandelten Patienten klassische Akupunktur sowie eine Scheinakupunktur die Kopfschmerzhäufigkeit signifikant senken kann, zeigt eine randomisierte Studie [93].

Neuraltherapie

Infiltrationsbehandlungen wie lokale Quaddelung und Segmenttherapie werden bei Patienten mit Spannungskopfschmerzen häufig im Kopf- und Schulter-Nacken-Bereich durchgeführt. Gerade in der akuten Schmerzphase bringen sie häufig Erleichterung. Aussagekräftige Studien liegen nicht vor (▶ Kap. 26 Neuraltherapie).

Ausleitende Verfahren

Schröpfbehandlungen sind zur muskulären Detonisierung, insbesondere bei Verspannung im Bereich des M. trapezius, empirisch hilfreich.

Kombinationsmöglichkeiten

Die genannten Verfahren können miteinander kombiniert werden.

Grenzen der Therapie

Bei fehlendem Ansprechen auf die Therapie sollte die Diagnose überprüft werden.

> **T Das kann der Patient selbst tun**
> Zu entsprechenden Maßnahmen s. o., Abschnitte Ordnungstherapie sowie Entspannungs- und Körperwahrnehmungsverfahren.

43.4.3 Akuter Herpes zoster

Die akute Herpes-zoster-Radikuloneuritis (Gürtelrose, Gesichtsrose) ist eine neurokutane Erkrankung. Nach Reaktivierung der in den Spinal- oder Hirnganglien persistierenden Varizella-Zoster-Viren durch exogene Reize, wie UV-Licht, Trauma, Immunsuppressiva, Viren, oder endogene Faktoren, die das Immunsystem supprimieren, z. B. Malignome, befallen die Viren periphere Nerven, Hirnnerven und die Haut.

Prävention

Eine Prävention ist nicht möglich.

Pharmakotherapie

Obligat ist eine frühzeitige virustatische Behandlung für 5–7 Tage, die möglichst innerhalb von 48 Std. nach Ausbruch des Exanthems begonnen werden sollte.

Zur **Akutschmerztherapie** sind Paracetamol, NSAR, Metamizol und Opioide geeignet [150].

Neuraltherapie

Eine möglichst frühzeitig durchgeführte Serie von Sympathikusblockaden wird empfohlen, um einerseits die Schmerzen zu lindern und andererseits eine postherpetische Neuralgie zu verhindern.

Nicht durch Studien abgesichert sind Empfehlungen, die Effloreszenzen mit Procain 1 % oder Lidocain 2 % zu unterspritzen.

Hydrotherapie

Feuchtkühle Kompressen wirken schmerzdämpfend und juckreizlindernd.

Kombinationsmöglichkeiten

Die angegebenen Maßnahmen können miteinander kombiniert werden.

Grenzen der Therapie

Bei verspätetem Start der Therapiemaßnahmen lässt deren Wirkung stark nach.

Capsaicinhaltige Zubereitungen dürfen nicht auf entzündete Haut aufgebracht werden.

> **T Das kann der Patient selbst tun**
> Die regelmäßige Auflage von kühlenden Kompressen wird empfohlen.

43.4.4 Postzosterische Neuralgie

Eine chronische postzosterische Neuralgie mit verschiedenen Schmerzformen entwickeln ca. 3–5 % der Patienten, vorwiegend ältere Menschen. Therapierelevant ist, dass diese bei einigen Patienten nicht über C-Afferenzen, sondern über mechanorezeptive A-Beta-Fasern weitergeleitet werden.

Für die postzosterische Neuralgie ist ein **individuell adaptierter Stufenplan** sinnvoll.

Pharmakotherapie
Die höchste Evidenzstufe hinsichtlich der Wirksamkeit erreichten trizyklische Antidepressiva, Opioide und Gabapentin [150].

Topische Therapien mit Lidocain-Pflaster (5%) und mit Capsaicin-Salbe (0,025–0,075%; tägl. 2–4-mal über mindestens 4–6 Wochen) haben vergleichbar gute Effekte bei Fehlen systemischer Nebenwirkungen.

In kleinen klinischen Studien waren intravenöse, intrathekale oder peridurale Applikationen von Lidocain nicht wirksamer als Placebo [62].

Transkutane elektrische Nervenstimulation (TENS)
Dieses Verfahren kann in Einzelfällen Erleichterung bringen.

> **Cave**
>
> Die Elektroden dürfen nicht auf allodynische Areale positioniert werden, da durch die elektrische Reizung mechanorezeptiver A-beta-Fasern die Schmerzen erheblich verschlimmert werden können.

Physiotherapie
Eine flankierende Physiotherapie kann bei sekundären Schmerzphänomenen wie Myalgien oder funktionellen Blockaden der kleinen Wirbelgelenke hilfreich sein.

Akupunktur
Akupunktur war nicht wirksamer als Placebo bei allerdings sehr kleinen Fallzahlen in den Studien [62].

Kombinationsmöglichkeiten
Die Maßnahmen können miteinander kombiniert werden.

Grenzen der Therapie
Bei lange bestehenden Schmerzen sind die Maßnahmen oft wenig wirksam.

> **Das kann der Patient selbst tun**
>
> Die regelmäßige Auflage von kühlenden Kompressen wird empfohlen.

43.4.5 Gastrointestinale Schmerzsyndrome
▶ Kap. 33 Gastroenterologische Erkrankungen

43.4.6 Urologische Schmerzsyndrome
▶ Kap. 39 Urologische Erkrankungen

Literatur

[1] **Adler E:** Störfeld und Herd im Trigeminusbereich. 5. Aufl. Heidelberg: Gesellschaft für ganzheitliche Medizin; 1990.

[2] **Alfano AP, Taylor AG, Foresman PA et al.:** Static magnetic fields for treatment of fibromyalgia: a randomized controlled trial. J Altern Complement Med. 2001; 7(1): 53–64.

[3] **Almeiwda TF, Roizenblatt S, Benedito-Silva AA et al.:** The effect of combined therapy (ultrasound and interferential current) on pain and sleep in fibromyalgia. Pain. 2003; 104(3): 665–672.

[4] **Alvarez DJ, Rockwell PG:** Trigger points: diagnosis and management. Am Fam Physician. 2002; 65(4): 653–660.

[5] **Ammer K, Melnizky P:** Medicinal baths for treatment of generalized fibromyalgia.
Forsch Komplementarmed. 1999; 6(2): 80–85.

[6] **Ammon HP:** Boswellic acids (components of frankincense) as the active principle in treatment of chronic inflammatory diseases. Wien Med Wochenschr. 2002; 152(15–16): 373–378.

[7] **Andrasik F:** Behavioral mangement of migraine. Biomed Pharmacother. 1996; 50: 52–57.

[8] **[Anonym]:** Effects of probiotic therapy on the activity and activation of mild rheumatoid arthritis – a pilot study. Scand J Rheumatol. 2003; 32(4): 211–215.

[8a] **Arbeitsgemeinschaft der Wissenschaftlichen Medizinischen Fachgesellschaften:** Definition, Pathophysiologie, Diagnostik und Therapie des Fibromyalgiesyndroms. AWMF online. 2008; www.uni-duesseldorf.de/AWMF

[9] **Arjmandi BH, Khalil DA, Lucas EA et al.:** Soy protein may alleviate osteoarthritis symptoms. Phytomedicine. 2004; 11(7–8): 567–575.

[10] **Assendelft WJ, Morton SC, Yu EI et al.:** Spinal manipulative therapy for low back pain. Cochrane Database Syst Rev. 2004; 1: CD000447.

[11] **Assefi NP, Sherman KJ, Jacobsen C et al.:** A randomized clinical trial of acupuncture compared with sham acupuncture in fibromyalgia. Ann Intern Med. 2005; 143(1): 10–19.

[12] **Astin JA, Beckner W, Soeken K et al.:** Psychological interventions for rheumatoid arthritis: a meta-analysis of randomized controlled trials. Arthritis Rheum. 2002; 47(3): 291–302.

[13] **Azad KA, Alam MN, Haq SA et al.:** Vegetarian diet in the treatment of fibromyalgia. Bangladesh Med Res Counc Bull. 2000; 26(2): 41–47.

[14] **Bell IR, Lewis DA 2nd, Brooks AJ et al.:** Improved clinical status in fibromyalgia patients treated with individualized homeopathic remedies versus placebo. Rheumatology (Oxford). 2004; 43(5): 577–582.

[15] **Bennett RM, Schein J, Kosinski MR et al.:** Impact of fibromyalgia pain on health-related quality of life before and after treatment with tramadol/acetaminophen. Arthritis Rheum. 2005; 53(4): 519–527.

[16] **Berbert AA, Kondo CR, Almendra CL et al.:** Supplementation of fish oil and olive oil in patients with rheumatoid arthritis. Nutrition. 2005; 21(2): 131–136.

[17] **Biondi DM:** Physical treatments for headache: a structured review. Headache. 2005; 45(6): 738–746.

[18] **Bjordal JM, Ljunggren AE, Klovning A et al.:** Non-steroidal anti-inflammatory drugs, including cyclo-oxygenase-2 inhibitors, in osteoarthritic knee pain: meta-analysis of randomised placebo controlled trials. BMJ. 2004; 329(7478): 1317.

[19] **Blumberg H, Jänig W:** Clinical manifestations of reflex sympathetic dystrophy and sympathetically maintained pain. In: Wall PD, Melzack R: Textbook of pain. New York: Churchill Livingstone; 1994: 685–687.

[20] **Bogduk N:** Management of chronic low back pain. Med J Aust. 2004; 180(2): 79–83.

[21] **Bronfort G, Nilsson N, Haas M et al.:** Non-invasive physical treatments for chronic/recurrent headache. Cochrane Database Syst Rev. 2004; 3: CD001878.

[22] **Brosseau L, Milne S, Robinson V et al.:** Efficacy of the transcutaneous electrical nerve stimulation for the treatment of chronic low back pain: a meta-analysis. Spine. 2002; 27(6): 596–603.

[23] **Brügger A:** Die Erkrankung des Bewegungsapparates und seines Nervensystems. Stuttgart, New York: Thieme; 1980.

[24] **Casimiro L, Brosseau L, Milne S et al.:** Acupuncture and electroacupuncture for the treatment of RA. Cochrane Database Syst Rev. 2002; 3: CD003788.

[25] **Cedraschi C, Desmeules J, Rapiti E et al.:** Fibromyalgia: a randomised, controlled trial of a treatment programme based on self management. Ann Rheum Dis. 2004; 63(3): 290–296.

[26] **Chang JT, Morton SC, Rubenstein LZ et al.:** Interventions for the prevention of falls in older adults: systematic review and meta-analysis of randomised clinical trials. BMJ. 2004; 328(7441): 653–654.

[27] **Choi HK:** Dietary risk factors for rheumatic diseases. Curr Opin Rheumatol. 2005; 17(2): 141–146.

[28] **Codish S, Abu-Shakra M, Flusser D et al.:** Mud compress therapy for the hands of patients with rheumatoid arthritis. Rheumatol Int. 2005; 25(1): 49–54.

[29] **Craig AD:** Pain mechanisms: labeled lines versus convergence in central processing. Annu Rev Neurosci. 2003; 26: 1–30.

[30] **Darling M:** Exercise and migraine: a critical review. J Sports Med Phys Fit. 1991; 31: 294–302.

[31] **Denison B:** Touch the pain away: new research on therapeutic touch and persons with fibromyalgia syndrome. Holist Nurs Pract. 2004; 18(3): 142–151.

[32] **Deutsche Gesellschaft für Osteologie:** Leitlinien Osteologie. 2003; 5. www.awmf-leitlinien.de

[33] **Deutsche Gesellschaft für Physikalische Medizin und Rehabilitation:** Leitlinie chronisch unspezifischer Rückenschmerz. www.awmf-leitlinien.de

[34] **Deutsche Migräne- und Kopfschmerzgesellschaft:** Therapie der Migräneattacke und Migräneprophylaxe. Nervenheilkunde. 2000; 19: 345–353. www.awmf-leitlinien.de

[35] **Diamond S, Freitag FG:** Cold as an adjunctive therapy for headache. Postgrad Med. 1986; 79(1): 305–309.

[36] **Diener HC, Limmroth V:** Migränetherapie. Der Internist. 2005; 46(10): 1087–1095.

[37] **Eccleston C, Yorke L, Morley S et al.:** Psychological therapies for the management of chronic and recurrent pain in children and adolescents. Cochrane Database Syst Rev. 2003; 1: CD003968.

[38] **Ernst E:** Homeopathic prophylaxis of headache and migraine. A systematic review. J Pain Symptom Manage. 1999; 18: 353–357.

[39] **Ernst E:** Chiropractic manipulation for non-spinal pain – a systematic review. N Z Med J. 2003; 116(1179): U539.

[40] **ESCOP Monographs:** The Scientific Foundation for Herbal Medicinal Products. 2nd edition: Completely revised and expanded. Stuttgart: Thieme; 2003.

[41] **Fernandes E, Turk DC:** The utility of cognitive coping strategies for altering pain perception: a meta-analysis. Pain. 1989; 38: 267.

[42] **Fink MG, Wipperman B, Gehrke A:** Non-specific effects of traditional Chinese acupuncture in osteoarthritis of the hip. Complement Ther Med. 2001; 2: 82–89.

[43] **Fisher P, Scott DL:** A randomized controlled trial of homeopathy in rheumatoid arthritis. Rheumatology (Oxford). 2001; 40(9): 1052–1055.

[44] **Franke A, Reiner L, Pratzel HG et al.:** Long-term efficacy of radon spa therapy in rheumatoid arthritis – a randomized, sham-controlled study and follow-up. Rheumatology (Oxford). 2000; 39(8): 894–902.

[45] **Furlan AD, Brosseau L, Imamura M et al.:** Massage for low back pain. Cochrane Database Syst Rev. 2002; 2: CD001929.

[46] **Furlan AD, van Tulder MW, Cherkin DC et al.:** Acupuncture and dry-needling for low back pain. Cochrane Database Syst Rev. 2005; 1: CD001351.

[47] **Gagnier JJ, Chrubasik S, Manheimer E:** Harpgophytum procumbens for osteoarthritis and low back pain: a systematic review. BMC Complement Altern Med. 2004; 4(1): 13.

[48] **Gerard S, Smith BH, Simpson JA:** A randomized controlled trial of spiritual healing in restricted neck movement. J Altern Complement Med. 2003; 9(4): 467–477.

[49] **Giles LG, Muller R:** Chronic spinal pain: a randomized clinical trial comparing medication, acupuncture, and spinal manipulation. Spine. 2003; 28(14): 1490–1502.

[50] **Goebel H, Fresenius J, Heinze A et al.:** Effectiveness of Oleum menthae piperitae and paracetamol in therapy of headache of the tension type. Nervenarzt. 1996; 67(8): 672–681.

[51] **Graff-Radford SB:** Myofascial pain: diagnosis and management. Curr Pain Headache Rep. 2004; 8(6): 463–467.

[52] **Grobli C, Dejung B:** Non-medical therapy of myofascial pain. Schmerz. 2003; 17(6): 475–480.

[53] **Gross AR, Hoving JL, Haines TA et al.:** Cervical Overview Group: Cochrane review of manipulation and mobilization for mechanical neck disorders. Spine. 2004; 29(14): 1541–1548.

[54] **Gunther V, Mur E, Kinigadner U et al.:** Fibromyalgia – the effect of relaxation and hydrogalvanic bath therapy on the subjective pain experience. Clin Rheumatol. 1994; 13(4): 573–578.

[55] **Gur A, Sarac AJ, Cevik R et al.:** Efficacy of 904 nm gallium arsenide low level laser therapy in the management of chronic myofascial pain in the neck: a double-blind and randomize-controlled trial. Lasers Surg Med. 2004; 35(3): 229–235.

[56] **Hagen KB, Jamtvedt G, Hilde G et al.:** The updated cochrane review of bed rest for low back pain and sciatica. Spine. 2005; 30(5): 542–546.

[57] **Hayden JA, van Tulder MW, Malmivaara AV et al.:** Meta-analysis: exercise therapy for nonspecific low back pain. Ann Intern Med. 2005; 142(9): 765–775.

[58] **He D, Veiersted KB, Hostmark AT et al.:** Effect of acupuncture treatment on chronic neck and shoulder pain in sedentary female workers: a 6-month and 3-year follow-up study. Pain. 2004; 109(3): 299–307.

[59] **Heine H:** Lehrbuch der biologischen Medizin. 3. Aufl. Stuttgart: Hippokrates; 2006.

[60] **Headache Classification Committee of the International Headache Society (IHS):** Classification and diagnostic criteria for headache disorders, cranial neuralgias and fascial pain. Cephalalgia. 1988; 8: 193.

[61] **Hennigsen P, Hartkamp N, Loew T et al.:** Somatoforme Störungen. Leitlinien und Quellentext. Stuttgart: Schattauer; 2002.

[62] **Hempenstall K, Nurmikko TJ, Johnson RW et al.:** Analgesic Therapy in Postherpetic Neuralgia: A Quantitative Systematic Review. PLoS Med. 2005; 2(7): e164.

[63] **Hildebrand G, Pöllmann L:** Chronobiologie des Schmerzes. Heilkunst. 1987; 100: 340–358.

[64] **Heyl H, Ford J:** Effects of static magnets on chronic knee pain and physical function: a double-blind study. Altern Ther Health Med. 2002; 8(4): 50–55.

[65] **Hinman RS, Crossley KM, McConnell J et al.:** Efficacy of knee tape in the management of osteoarthritis of the knee: blinded randomised controlled trial. BMJ. 2003; 327(7407): 135.

[66] **Hoeksma HL, Dekker J, Ronday HK et al.:** Manual therapy in osteoarthritis of the hip: outcome in subgroups of patients. Rheumatology (Oxford). 2005; 44(4): 461–464.

[67] **Holdcraft LC, Assefi N, Buchwald D:** Complementary and alternative medicine in fibromyalgia and related syndromes. Best Pract Res Clin Rheumatol. 2003; 17(4): 667–683.

[68] **Janig W, Habler HJ:** Sympathetic nervous system: contribution to chronic pain. Prog Brain Res. 2000; 129: 451–468.

[69] **Jellema P, van der Windt DA, van der Horst HE et al.:** Should treatment of (sub)acute low back pain be aimed at psychosocial prognostic factors? Cluster randomised clinical trial in general practice. BMJ. 2005; 331(7508): 88.

[70] **Jensen MP, Turner A, Romano JM et al.:** Coping with chronic pain: a critical review of the literature. Pain. 1991; 47: 249.

[71] **Karagulle MZ, Karagulle M:** Balneotherapy and spa therapy of rheumatic diseases in Turkey: a systematic review. Forsch Komplementärmed Klass Naturheilkd. 2004; 11(1): 33–41.

[72] **Karjalainen K, Malmivaara A, van Tulder M et al.:** Multidisciplinary biopsychosocial rehabilitation for neck and shoulder pain among working age adults. Cochrane Database Syst Rev. 2003; 2: CD002194.

[73] **Kawamata M, Koshizaki M, Shimada SG et al.:** Changes in response properties and receptive fields of spinal dorsal horn neurons in rats after surgical incision in hairy skin. Anesthesiology. 2005; 102(1): 141–151.

[74] **Keitel W, Frerick H, Kuhn U et al.:** Capsicum pain plaster in chronic non-specific low back pain. Arzneimittelforschung. 2001; 51(11): 896–903.

[75] **Kim SR, Stitik TP, Foye PM et al.:** Critical review of prolotherapy for osteoarthritis, low back pain, and other musculoskeletal conditions: a physiatric perspective. Am J Phys Med Rehabil. 2004; 83(5): 379–389.

[76] **Kimmatkar N, Thawani V, Hingorani L et al.:** Efficacy and tolerability of Boswellia serrata extract in treatment of osteoarthritis of knee – a randomized double blind placebo controlled trial. Phytomedicine. 2003; 10(1): 3–7.

[77] **Kjeldsen-Kragh J:** Rheumatoid arthritis treated with vegetarian diets. Am J Clin Nutr. 1999; 70(Suppl 3): 594S–600S.

[78] **Klaber Moffett JA, Jackson DA, Richmond S et al.:** Randomised trial of a brief physiotherapy intervention compared with usual physiotherapy for neck pain patients: outcomes and patients' preference. BMJ. 2005; 330(7482): 75.

[79] **Konig A, Radke S, Molzen H et al.:** Randomised trial of acupuncture compared with conventional massage and "sham" laser acupuncture for treatment of chronic neck pain – range of motion analysis. Z Orthop Ihre Grenzgeb. 2003; 141(4): 395–400.

[80] **Köseoglu E, Akboyraz A, Soyuer A et al.:** Aerobic exercise and plasma beta endorphin levels in patients with headache without aura. Cephalalgia. 2003; 23: 972–976.

[81] **Kröner-Herwig B, Jäkle C, Frettlöh J et al.:** Predicting subjective disability in chronic pain patients. Int J Behav Med. 1996; 3: 30.

[82] **Lemstra M, Olszynski WP:** The effectiveness of multidisciplinary rehabilitation in the treatment of fibromyalgia: a randomized controlled trial. Clin J Pain. 2005; 21(2): 166–174.

[83] **Linde K, Streng A, Jurgens S et al.:** Acupuncture for patients with migraine: a randomized controlled trial. JAMA. 2005; 293(17): 2118–2125.

[84] **Linton SJ, Boersma K, Jansson M et al.:** The effects of cognitive-behavioral and physical therapy preventive interventions on pain-related sick leave: a randomized controlled trial. Clin J Pain. 2005; 21(2): 109–119.

[85] **Lipton RB, Gobel H, Einhaupl KM et al.:** Petasites hybridus root (butterbur) is an effective preventive treatment for migraine. Neurology. 2004; 63(12): 2240–2244.

[86] **Manheimer E, White A, Berman B et al.:** Meta-analysis: acupuncture for low back pain. Ann Intern Med. 2005; 142(8): 651–663.

[87] **Mannerkorpi K:** Exercise in fibromyalgia. Curr Opin Rheumatol. 2005;17(2):190–194.

[88] **Mannerkorpi K, Arndorw M:** Efficacy and feasibility of a combination of body awareness therapy and qigong in patients with fibromyalgia: a pilot study. J Rehabil Med. 2004; 36(6): 279–281.

[89] **Marijnissen AC, van Roermund PM, van Melkebeek J et al.:** Clinical benefit of joint distraction in the treatment of severe osteoarthritis of the ankle: proof of concept in an open prospective study and in a randomized controlled study. Arthritis Rheum. 2002; 46(11): 2893–2902.

[90] **Matthews DA, Marlowe SM, MacNutt FS:** Effects of intercessory prayer on patients with rheumatoid arthritis. South Med J. 2000; 93(12): 1177–1186.

[91] **Mayer H, Ditzinger G, Knoblauch P et al.:** Feverfew – eine Alternative bei Migräne. PZ Pharmazie. 1992; 19: 26–32.

[92] **Melchart D:** Naturheilverfahren – Grundlagen einer autoregulativen Medizin. Stuttgart: Schattauer: 1993.

[93] **Melchart D, Streng A, Hoppe A et al.:** Acupuncture in patients with tension-type headache: randomised controlled trial. BMJ. 2005; 331: 376–382.

[94] **Melegati G, Tornese D, Bandi M et al.:** Comparison of two ultrasonographic localization techniques for the treatment of lateral epicondylitis with extracorporeal shock wave therapy: a randomized study. Clin Rehabil. 2004; 18(4): 366–370.

[95] **Melzack R, Strittwell DM, Fox EJ:** Triggerpoints and acupuncture points for pain: correlations and implications. Pain. 1977; 3: 3–23.

[96] **Merchant RE, Andre CA:** A review of recent clinical trials of the nutritional supplement Chlorella pyrenoidosa in the treatment of fibromyalgia, hypertension, and ulcerative colitis. Altern Ther Health Med. 2001; 7(3): 79–91.

[97] **Michalsen A, Klotz S, Ludtke R et al.:** Effectiveness of leech therapy in osteoarthritis of the knee: a randomized, controlled trial. Ann Intern Med. 2003; 139(9): 724–730.

[98] **Michlovitz S, Hun L, Erasala GN et al.:** Continuous low-level heat wrap therapy is effective for treating wrist pain. Arch Phys Med Rehabil. 2004; 85(9): 1409–1416.

[99] **Millichap JG, Yee MM:** The diet in pediatric and adolescent migraine. Pediatr Neurol. 2003; 28(1): 9–15.

[100] **Molsberger AF, Streitberger K, Kraemer J et al.:** Designing an acupuncture study II: The nationwide, randomized, controlled German acupuncuture trials on low back pain and gonarthosis (osteoarhtritis). J Altern Complement Med. 2006; 12: 733–742.

[101] **Moyer CA, Rounds J, Hannum JW:** A meta-analysis of massage therapy research. Psychol Bull. 2004; 130(1): 3–18.

[102] **Nabeta T, Kawakita K:** Relief of chronic neck and shoulder pain by manual acupuncture to tender points – a sham-controlled randomized trial. Complement Ther Med. 2002; 10(4): 217–222.

[103] **Nicolakis P, Kollmitzer J, Crevenna R et al.:** Pulsed magnetic field therapy for osteoarthritis of the knee – a double-blind sham-controlled trial. Wiener klinische Wochenschrift. 2002; 114(15–16): 678–684.

[104] **Nilges P:** Schmerz und Kontrollüberzeugungen. In: Geissner E, Jungnitsch G (Hrsg.): Psychologie des Schmerzes – Diagnose und Therapie. Weinheim: Verlags Union; 1992.

[105] **NIH Consensus Development:** Panel on Osteoporosis Prevention, Diagnosis, and Therapy. JAMA. 2001; 285(6): 785–795.

[106] **Ostelo RW, van Tulder MW, Vlaeyen JW et al.:** Behavioural treatment for chronic low-back pain. Cochrane Database Syst Rev. 2005; 1: CD002014.

[107] **Peloso P, Gross A, Haines T et al.:** Cervical Overview Group: Medicinal and injection therapies for mechanical neck disorders. Cochrane Database Syst Rev. 2005; 2: CD000319.

[108] **Penzien DB, Rains JC, Lipchik GL et al.:** Behavioral interventions for tension-type headache: overview of current therapies and recommendation for a self-management model for chronic headache. Curr Pain Headache Rep. 2004; 8(6): 489–499.

[109] **Philadelphia Panel:** Philadelphia Panel evidence-based clinical practice guidelines on selected rehabilitation interventions for knee pain. Phys Ther. 2001; 81(10): 1675–1700.

[110] **Pischinger A:** Das System der Grundregulation. 10. Aufl. Stuttgart: Haug; 2004.

[111] **Rasmussen BK:** Epidemiology of headache. Cephalalgia. 1995; 15: 44–45.

[112] **Rein E, Kharazmi A, Winther K:** A herbal remedy, Hyben Vital (stand. powder of a subspecies of Rosa canina fruits), reduces pain and improves general wellbeing in patients with osteoarthritis – a double-blind, placebo-controlled, randomised trial. Phytomedicine. 2004; 11(5): 383–391.

[113] **Richy F, Bruyere O, Ethgen O et al.:** Structural and symptomatic efficacy of glucosamine and chondroitin in knee osteoarthritis: a comprehensive meta-analysis. Arch Intern Med. 2003; 163(13): 1514–1522.

[114] **Ripoll E, Bunn T:** The role of acupuncture in the treatment of urologic conditions. World J Urol. 2002; 20(5): 315–318.

[115] **Roos E:** Physical activity can influence the course of early arthritis. Both strength training and aerobic exercise provide pain relief and functional improvement. Lakartidningen. 2002; 99(45): 4484–4489.

[116] **Ruoss M.** Der spezielle kognitive Stil von Schmerzpatienten unterstützt die Schmerzchronifizierung. Der Schmerz. 1999; 13: 31–42.

[117] **Russo EB:** Clinical endocannabinoid deficiency (CECD): can this concept explain therapeutic benefits of cannabis in migraine, fibromyalgia, irritable bowel syndrome and other treatment-resistant conditions? Neuro Endocrinol Lett. 2004; 25(1–2): 31–39.

[118] **Sachverständigenrat für die Konzertierte Aktion im Gesundheitswesen:** Gutachten 2000/2001: Bedarfsgerechtigkeit und Wirtschaftlichkeit. Über-, Unter- und Fehlversorgung. Band III: Über Unter- und Fehlversorgung. www.svr-gesundheit.de

[119] **Schermelleh-Engel K:.** Die Bedeutung der Kompetenzeinschätzung für die Schmerzbewältigung. In: Geissner E, Jungnitsch G (Hrsq.): Psychologie des Schmerzes – Diagnose und Therapie. Weinheim: Verlags Union; 1992: 133ff.

[120] **Schnitzer TJ, Ferraro A, Hunsche E et al.:** A comprehensive review of clinical trials on the efficacy and safety of drugs for the treatment of low back pain. J Pain Symptom Manage. 2004; 28(1): 72–95.

[121] **Schonstein E, Kenny D, Keating J et al.:** Physical conditioning programs for workers with back and neck pain: a cochrane systematic review. Spine. 2003; 28(19): E391–395.

[122] **Schulte-Mattler WJ, Krack P:** BoNTTH Study Group: Treatment of chronic tension-type headache with botulinum toxin A: a randomized, double-blind, placebo-controlled multicenter study. Pain. 2005; 116(1–2): 166–167.

[123] **Segal NA, Toda Y, Huston J et al.:** Two configurations of static magnetic fields for treating rheumatoid arthritis of the knee: a double-blind clinical trial. Arch Phys Med Rehabil. 2001; 82(10): 1453–1460.

[124] **Sim J, Adams N:** Systematic review of randomized controlled trials of nonpharmacological interventions for fibromyalgia. Clin J Pain. 2002; 18(5): 324–336.

[125] **Smidt N, de Vet HC, Bouter LM et al.:** Excercise Therapy Group: Effectiveness of exercise therapy: a best-evidence summary of systematic reviews. Aust J Physiother. 2005; 51(2): 71–85.

[126] **Soeken KL:** Selected CAM therapies for arthritis-related pain: the evidence from systematic reviews. Clin J Pain. 2004; 20(1): 13–18.

[127] **Steultjens EM, Dekker J, Bouter LM et al.:** Occupational therapy for rheumatoid arthritis. Cochrane Database Syst Rev. 2004; 1: CD003114.

[128] **Straumsheim P, Borchgrevink C, Mowinckel P et al.:** Homeopathic treatment of migraine: a double blind, placebo controlled trial of 68 patients. Br Homeopath J. 2000; 89(1): 4–7.

[129] **Targino RA, Imamura M, Kaziyama HH et al.:** Pain treatment with acupuncture for patients with fibromyalgia. Curr Pain Headache Rep. 2002; 6(5): 379–383.

[130] **Tascioglu F, Armagan O, Tabak Y et al.:** Low power laser treatment in patients with knee osteoarthritis. Swiss Med Wkly. 2004; 134(17–18): 254–258.

[131] **Theis C, Herber S, Meurer A et al.:** Evidence-based evaluation of present guidelines for the treatment of tennis elbow – a review. Zentralbl Chir. 2004; 129(4): 252–260.

[132] **Thieme K, Gromnica-Ihle E, Flor H:** Operant behavioral treatment of fibromyalgia: a controlled study. Arthritis Rheum. 2003; 49(3): 314–320.

[133] **Thomas E, Blotman F:** Are antidepressants effective in fibromyalgia? Joint Bone Spine. 2002; 69(6): 531–533.

[134] **Thurneysen A:** Liegen die Meridiane in den Muskeln? Akupunktur Theorie und Praxis. 1982; 10: 217–220.

[135] **Tournier-Lasserve E:** Molecular genetics of migraine. Rev Neurol (Paris). 2005; 161(6–7): 651–653.

[136] **Towheed TE, Judd MJ, Hochberg MC, Wells G:** Acetaminophen for osteoarthritis. Cochrane Database Syst Rev. 2003; 2: CD004257.

[137] **Travell JG, Simons DG:** Myofascial pain syndroms and dysfunction: the trigger point manual. Baltimore: Williams & Wilkins; 1983.

[138] **Trinh KV, Phillips SD, Ho E et al.:** Acupuncture for the alleviation of lateral epicondyle pain: a systematic review. Rheumatology (Oxford). 2004; 43(9): 1085–1090.

[139] **Trudel D, Duley J, Zastrow I et al.:** Rehabilitation for patients with lateral epicondylitis: a systematic review. J Hand Ther. 2004; 17(2): 243–266.

[140] **van Tulder MW, Furlan AD, Gagnier JJ:** Complementary and alternative therapies for low back pain. Best Pract Res Clin Rheumatol. 2005; 19(4): 639–654.

[141] **Uhlemann C:** Physiotherapeutische Möglichkeiten bei der Intervention des Fibromyalgiesyndroms. Forsch Komplementärmed Klass Naturheilkd. 2002; 9: 310–311.

[142] **Urrutia G, Burton K, Morral A et al.:** Neuroreflexotherapy for nonspecific low back pain: a systematic review. Spine. 2005; 30(6): E148–153.

[143] **Usichenko TI, Ivashkivsky OI, Gizhko VV:** Treatment of rheumatoid arthritis with electromagnetic millimeter waves applied to acupuncture points – a randomized double blind clinical study. Acupunct Electrother Res. 2003; 28(1–2): 11–18.

[144] **Ventegodt S, Merrick J, Andersen NJ et al.:** A combination of gestalt therapy, Rosen Body Work, and Cranio Sacral therapy did not help in chronic whiplash-associated disorders (WAD) – results of a randomized clinical trial. ScientificWorldJournal. 2004; 4: 1055–1068.

[145] **Viljanen M, Malmivaara A, Uitti J et al.:** Effectiveness of dynamic muscle training, relaxation training, or ordinary activity for chronic neck pain: randomised controlled trial. BMJ. 2003; 327(7413): 475.

[146] **Walach H, Guthlin C, Konig M:** Efficacy of massage therapy in chronic pain: a pragmatic randomized trial. J Altern Complement Med. 2003; 9(6): 837–846.

[147] **Wall PD:** The challenge of pain. New York: Churchill Livingstone; 1982.

[148] **Wall PD, Melzack R:** Textbook of pain. New York: Churchill Livingstone; 1994.

[149] **Wallace BA, Cumming RG:** Systematic review of randomized trials of the effect of exercise on bone mass in pre- and postmenopausal women. Calcif Tissue Int. 2000; 67(1): 10–18.

[150] **Wehling M (Hrsg):** Klinische Pharmakologie. Stuttgart: Thieme; 2005.

[151] **Wessel A:** Fibromyalgie – Behandlung nach einem naturheilkundlichen Gesamtkonzept. Forsch Komplementärmed Klass Naturheilkd. 2002; 9: 311–312.

[152] **Wheeler AH:** Myofascial pain disorders: theory to therapy. Drugs. 2004; 64(1): 45–62.

[153] **Wilhelmi de Toledo F, Buchinger A, Burggrabe H et al.:** Leitlinien zur Fastentherapie. Forsch Komplementärmed Klass Naturheilkd. 2002; 9: 189–198.

[154] **Yildiz S, Kiralp MZ, Akin A et al.:** A new treatment modality for fibromyalgia syndrome: hyperbaric oxygen therapy. J Int Med Res. 2004; 32(3): 263–267.

[155] **Ylinen J, Takala EP, Nykanen M et al.:** Active neck muscle training in the treatment of chronic neck pain in women: a randomized controlled trial. JAMA. 2003; 289(19): 2509–2516.

[156] **Zenz M:** Taschenbuch der Schmerztherapie. Bochumer Leitlinien zur Diagnostik und Therapie. Stuttgart: Wissenschaftliche Verlagsgesellschaft; 1995.

[157] **Zieglgänsberger W:** Schmerzentstehung, -leitung und -verarbeitung. Der Schmerz. 1997; 11(Suppl1): 38–39.

[158] **Zijlstra TR, van de Laar MA, Bernelot Moens HJ et al.:** Spa treatment for primary fibromyalgia syndrome: a combination of thalassotherapy, exercise and patient education improves symptoms and quality of life. Rheumatology (Oxford). 2005; 44(4): 539–546.

Wichtige Adressen

Deutsche Gesellschaft zum Studium des Schmerzes e. V. (DGSS)
Obere Rheingasse 3
D-56154 Boppard
Tel.: 06742 800121
www.dgss.org/

Deutsche Gesellschaft für Physikalische Medizin und Rehabilitation
Geschäftsstelle
Budapester Str. 31
D-01069 Dresden
Tel.: 0351 8975932
www.dgpmr.de

Ärztegesellschaft für Erfahrungsheilkunde e. V.
Ärztliche Vereinigung für Komplementärmedizin
Schönbergstr. 11a
D-79291 Merdingen
www.erfahrungsheilkunde.org

ZAEN – Zentralverband der Ärzte für Naturheilverfahren und Regulationsmedizin e. V.
Am Promenadenplatz 1
D-72250 Freudenstadt
Tel.: 07441 91858
www.zaen.org

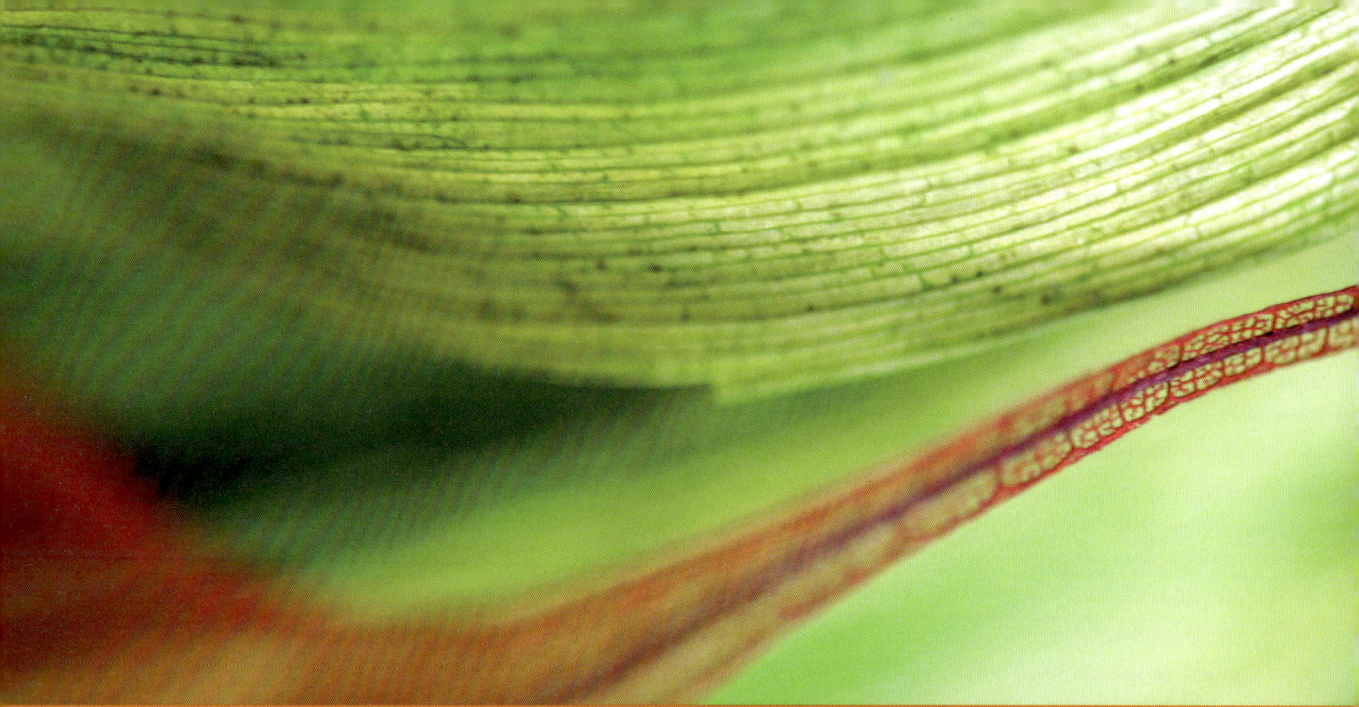

Teil 4 – Ausgewählte komplementärmedizinische Richtungen

44	Anthroposophische Medizin	754
45	Homöopathie	759
46	Osteopathie	767
47	Traditionelle Chinesische Medizin	773
48	Ayurveda	779
49	Bioenergetische Medizin	784
50	Orthomolekularmedizin	788
51	Weitere Verfahren	792

44 – Anthroposophische Medizin

Gudrun Bornhöft, Peter F. Matthiessen

44.1 Definition 754
44.2 Grundlagen 754
44.3 Anwendung 756
44.4 Beleglage 757

44.1
Definition

Die Anthroposophische Medizin versteht sich als integrales, die konventionelle Medizin um geistige Gesichtspunkte von Mensch und Natur erweiterndes Medizinkonzept, basierend auf dem Ideengut und der Erkenntnismethodik der Anthroposophie.

Die Anthroposophie ist ein moderner Wissenschaftsansatz, der das Geistige im Menschen und in der Natur sowie im Weltganzen zu erkennen und miteinander in Beziehung zu setzen trachtet. Dementsprechend liegt der anthroposophischen Menschenkunde ein erweitertes anthropologisches Konzept zugrunde, nach dem der Mensch nicht nur in Form eines den materiellen Naturgesetzen unterworfenen physischen Leibes existiert, sondern darüber hinaus einen **Bildekräfteorganismus**, einen **Ätherleib** besitzt, den er mit dem Pflanzenreich gemeinsam hat. Ein weiteres Glied seiner Wesenheit ist der **Astralleib**, der außermenschlich mit dem Tierreich korrespondiert. Schließlich kommt dem Menschen noch ein **Ich** zu mit der Folge, dass jeder Mensch eine eigene Art ist und sich insofern seelisch wie leiblich in Einzigartigkeit konstituiert. In der Anthroposophischen Medizin wird das Verhältnis dieser **vier Wesensglieder** sowohl bei der Diagnosestellung als auch bei der Therapiefindung gezielt berücksichtigt.

Die Anthroposophische Medizin versteht sich keineswegs als Alternative zur konventionellen, naturwissenschaftlich ausgerichteten Medizin, sondern als deren Erweiterung um spirituelle Gesichtspunkte und um einen gesamtanthropologischen Rahmen. Dementsprechend wird sie von approbierten Ärzten angewandt. Elemente der Anthroposophischen Medizin werden inzwischen auch von Heilpraktikern verwandt, wiewohl Steiner seine Kurse für eine durch das Ideengut und die Erkenntnismethodik der Anthroposophie erweiterte Medizin nur für Ärzte gehalten hat in der Absicht, dass dieser Ansatz auch nur von approbierten Ärzten angewandt werden soll.

44.2
Grundlagen

44.2.1 Geschichte

Die Anthroposophische Medizin wurde von **Rudolf Steiner** (1861–1925) und der Ärztin **Ita Wegman** (1876–1943) zu Beginn der zwanziger Jahre begründet. Im Jahr 1921 entstanden in Stuttgart und in Arlesheim (Schweiz) erste klinisch-therapeutische Institute mit angegliederten pharmazeutischen Laboratorien, den Vorläufern der späteren Arzneimittelhersteller Weleda und Wala.

Seither hat sich die Anwendung der Anthroposophischen Medizin ständig weiter verbreitet. Heute gibt es Kliniken und klinikähnliche Einrichtungen in Deutschland, der Schweiz, in Schweden, Holland, Italien, in den USA und in Brasilien. Hinzu kommen die Tätigkeiten von Kunsttherapeuten, Heileurythmisten und Gesprächstherapeuten sowie die Integration anthroposophischer Medizin in zahlreichen Arztpraxen. Anthroposophische Arzneimittel werden in den meisten europäischen Ländern, in Russland, in Nord- und Südamerika, Südafrika, Ägypten, Japan, Australien und Neuseeland vertrieben.

Seit 1976 ist die Anthroposophische Medizin im Deutschen Arzneimittelgesetz (AMG) als Besondere Therapierichtung anerkannt. Unter diese Kategorie fallen auch die Homöopathie und die Phytotherapie. Mit dem AMG 76 hat der Gesetzgeber seinerzeit dem realiter bestehenden medizinischen Pluralismus de jure entsprochen.

Die anthroposophischen Ärzte werden weltweit vertreten durch die Internationale Vereinigung anthroposophischer Ärztegesellschaften (IVAA) – ein Dachverband nationaler Ärztegesellschaften. In Deutschland ist dies die Gesellschaft anthroposophischer Ärzte in Deutschland (GAÄD, S. 758).

44.2.2 Konzeption

Die Anthroposophische Medizin folgt dem zentralen Leitmotiv der **Selbstbestimmung und Autonomie** des Menschen und stellt somit Würde und Freiheit des Patienten in den Mittelpunkt ihrer diagnostischen und therapeutischen Überlegungen. Sie will Hilfe zur Selbsthilfe sein, salutogenetische und hygiogenetische Prozesse anregen und die Eigenkräfte zur Überwindung einer Erkrankung stärken bzw. dem Kranken die Möglichkeit einräumen, auf den unterschiedlichen Ebenen selbsttätig bei der Krankheitsüberwindung mitzuwirken.

Der anthroposophische Erkenntnisansatz folgt der Annahme, dass in der Natur nicht nur atomare und molekulare Wechselwirkungen bzw. physikalische und chemische Kräfte wirksam sind. Es wird hingegen davon ausgegangen, dass vor allem bei der Entstehung von mineralischen Substanzen, Pflanzen, Tieren und Menschen eine jeweils eigene Klasse von **Gestaltungskräften** zum Tragen kommt.

Nach diesem Verständnis gliedern sich die Gestaltungskräfte in **vier hierarchische Typen**:

1. Der erste Typus bezieht sich auf die Entstehung der zeitlich invariablen Raumgestalten von Kristallen bzw. von mineralischer Materie.
2. Der zweite Typus erklärt die Entstehung von pflanzlichen Lebewesen, bei denen, über die jeweils räumliche Gestalt hinaus, eine **zeitliche Dimension** hinzukommt.
3. Der dritte Typus betrifft Tiere, die, zusätzlich zu einer Raum- und Zeitgestalt, über eine **Innerlichkeit** – einen innerseelischen Binnenraum – verfügen. Sie besitzen einen geschlossenen Flüssigkeitskreislauf, die Fähigkeit zur Lokomotion und einen rezeptiven und intentionalen Bezug zur Umwelt mittels ihrer Sinnesorgane und Gliedmaßen.
4. Ein vierter Typus von gestaltenden Kräften bewirkt im Leiblichen wie im Seelischen eine **Individualisierung**. Der Mensch verfügt nicht nur über eine Innerlichkeit mit einer rezeptiven Wahrnehmung, sondern kann zusätzlich mit Hilfe der Kraft seines Geistes geistige Begriffe und Gesetze erfassen und hierdurch über die eigene Wahrnehmung und über das eigene Handeln reflektieren. Er besitzt die Fähigkeit, Sinnkonstrukte zu schaffen und zu realisieren.

Dem menschlichen Lebenssystem wiederum wird eine Gliederung in drei Bereiche zugesprochen (▶ Abb. 44.1a–c).

Durch das Berücksichtigen dieser vier aufeinander aufbauenden Existenzschichten von gestalt- und konstitutionsbildenden Kräften entsteht ein anderes Verständnis von Mensch und Natur, als es die Naturwissenschaft bietet. Es ergeben sich Gesichtspunkte über Wechselwirkungen zwischen gestaltbildenden Kräften in Mineralien einerseits und organischen Prozessen andererseits. Diese Beziehungen sind – so die Vertreter der Anthroposophischen Medizin – gedanklich zu erfassen. Ziel ist z.B. zu untersuchen, inwiefern Krankheiten aus einem unharmonischen Zusammenwirken des Seelisch-Geistigen mit dem Leiblich-Physischen entstehen und Prozesse, die sich vielleicht in einem Bereich vermindert abspielen, in einem anderen Bereich zu stark sein können (Verlagerung von Prozessen als pathogenetisches Prinzip; ▶ Abb. 44.1 a–c, 44.2 a–b). Die Umwelt des Menschen wird in einen konkreten Bezug zu dessen Organismus gesetzt.

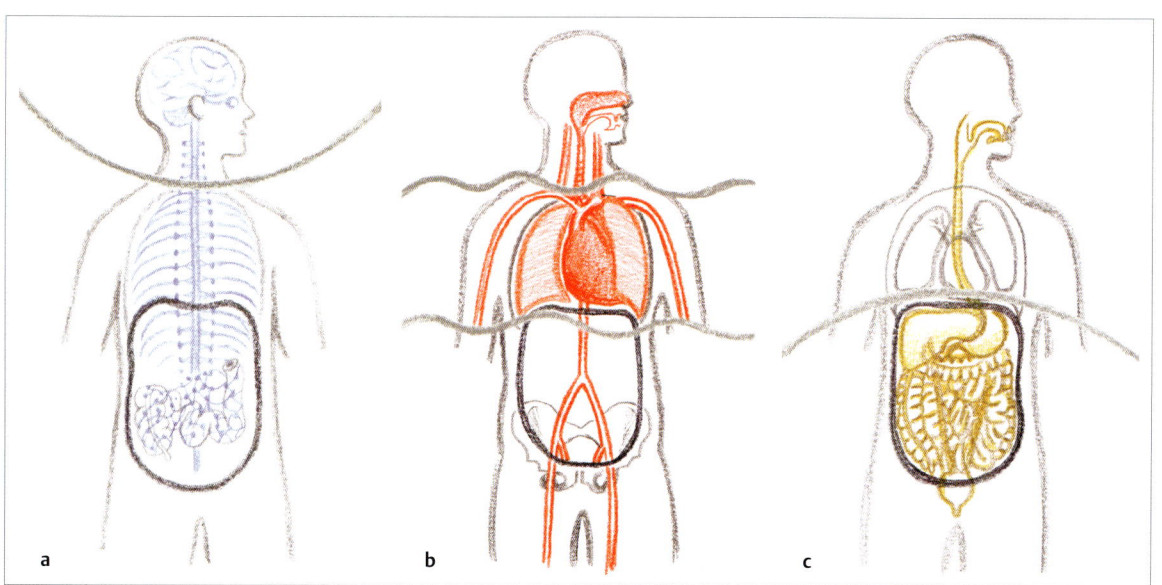

▶ **Abb. 44.1 a–c** Die Dreigliederung des Menschen. Die vier Wesensebenen des Menschen konfigurieren sich auf drei verschiedene Weisen: in den polaren Systemen Nerven-Sinnes-System **a** und Stoffwechsel-Gliedmaßen-System **c** mit ihren jeweiligen charakteristischen Eigenschaften sowie im verbindenden rhythmischen System **b**.

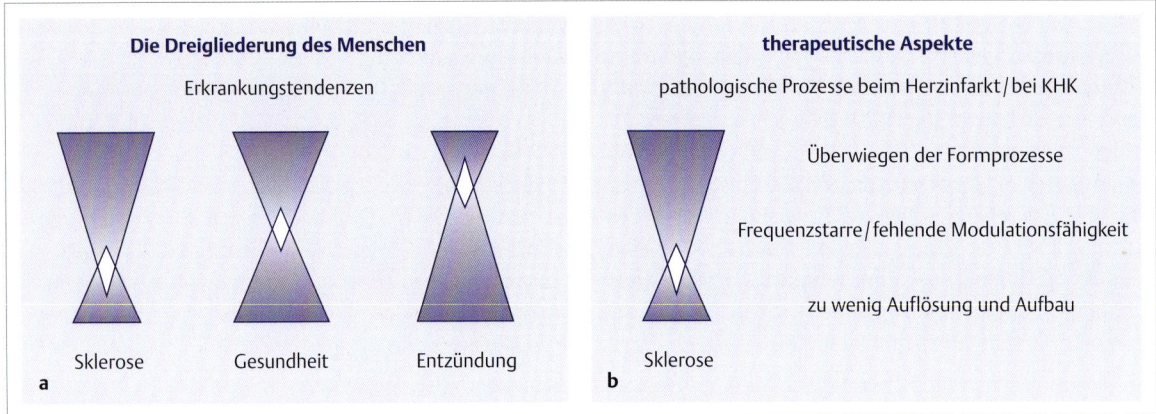

▶ **Abb. 44.2 a–b** Imbalance der drei Systeme: Beispiel Herzinfarkt. Gesundheit ist durch eine Ausgeglichenheit der Systeme charakterisiert. Erkrankung lässt sich als Imbalance darstellen, wobei bei einem Überwiegen des Nerven-Sinnes-Systems eine Neigung zu erkaltenden, sklerosierenden Erkrankungen besteht (z. B. Herzinfarkt, rechts), bei Überwiegen des Stoffwechsel-Gliedmaßen-Systems eine Tendenz zu fieberhaften, auflösenden Erkrankungen, z. B. akuten Entzündungen.

Dementsprechend besitzt die Natur eine – zwar durch die Evolution verfremdete, aber dennoch stabile – Grundbeziehung zum Menschen. Diese Annahme führt zu der Konzeption, dass aus der Natur Arzneimittel gewonnen werden können, die konkret mit innermenschlichen Vorgängen korrespondieren.

44.3 Anwendung

Neben den Verfahren der konventionellen Medizin verwendet die Anthroposophische Medizin zusätzlich und integrativ anthroposophische Arzneimittel und nicht pharmakologische Therapieverfahren, wie Heileurythmie, rhythmische Massage, anthroposophische Kunsttherapie, Ernährungs- und Diätberatung sowie Beratung zur biographischen Situation, Lebensführung und zur sozialen Hygiene. Hinzu kommt eine um anthroposophische Gesichtspunkte erweiterte Krankenpflege.

44.3.1 Anthroposophische Arzneimittel

Diese werden nach spezifischen Gesichtspunkten aus Substanzen mineralischer, pflanzlicher und tierischer Herkunft hergestellt und zum Teil potenziert. Die Herstellungsverfahren sind in der Deutschen Homöopathischen Pharmakopöe (HAB) dokumentiert. Die Substanzen werden oral, rektal, parenteral und äußerlich appliziert. Externa in Form von Einreibungen, Auflagen, Wickel und Bäder sollen Lebensprozesse im Organismus anregen und/oder verstärken.

Zusätzlich werden auch Homöopathika und Phytotherapeutika verwendet.

44.3.2 Heileurythmie

Diese Therapieform wurde konzeptionell und praktisch aus der Bewegungskunst der Eurythmie entwickelt. Die sich als Bewegungs-Heilmittel verstehende aktive Bewegungstherapie verwendet Sprache, Gebärden und Musik, die der Patient in speziell gestalteten Choreographien umsetzt. So werden Konsonanten und Vokalen spezifische Bewegungen zugeordnet. Die Übungen werden mit dem ganzen Körper, insbesondere den Extremitäten, ausgeführt und gegebenenfalls durch Schritte und Sprünge ergänzt. Die Bewegungsabläufe müssen hierbei dem Zustand und den Fähigkeiten des Patienten angepasst werden, die Behandlung ist auch am sitzenden oder liegenden Patienten möglich.

> **T Therapeutische Empfehlung**
> Auch mit schwerstkranken, querschnittsgelähmten oder intensivmedizinisch betreuten Patienten kann Heileurythmie durchgeführt werden.

44.3.3 Kunsttherapie

Sie wird als Einzeltherapie, als Therapie in kleinen Gruppen oder als Gruppentherapie durchgeführt. Nach der kunsttherapeutischen Anamnese und Diagnostik werden die Therapiesitzungen gewöhnlich wöchentl. 1-mal für jeweils 50 Min. abgehalten. Die Patienten werden geschult, das jeweilige Medium spezifisch zu bearbeiten.

Für die plastische Gestaltung werden Stein, Speckstein, Holz, Tonerde, Bienenwachs, Plastilin und Sand, für das therapeutische Zeichnen und Malen Pinsel und Farbe, Kreide, Stifte und Papier verwendet.

44.3.4 Sprachgestaltung

Sie wird nicht nur zur Behandlung von Sprach- und Sprechstörungen, sondern auch zur Therapie internistisch-allgemeinärztlicher Erkrankungen angewandt. Weitere Indikationen sind psychosomatische, psychiatrische und heilpädagogische Erkrankungen.

Geübt werden die Lautbildung und das Sprechen verschiedener Textrhythmen. Da Sprache gestaltete Ausatmung ist, spielt die **Atmung** bei der Therapie eine zentrale Rolle.

44.3.5 Rhythmische Massage

Sie wurde von Ita Wegman entwickelt und verwendet die fünf Grundgriffe der Klassischen Massage – Effleurage, Petrissage, Friktion, Tapotement, Vibration (▶ **Kap. 15** Massagetherapie) –, ergänzt durch an- und abschwellende, kreisende und lemniskatische Bewegungen, letztere in Form einer liegenden Acht. Zusätzlich werden von der Tiefe zur Peripherie hin lösende Spezialgriffe angewandt. Die Massagegriffe werden hierbei rhythmisch durchgeführt.

44.3.6 Musiktherapie

Hierbei werden gemeinsam mit dem Therapeuten Melodien, Klänge und Rhythmen gehört oder improvisiert. Die Auswahl der Instrumente richtet sich nach der individuellen Situation des Patienten bzw. nach Art, Schweregrad und Stadium seiner Erkrankung.

Eingesetzt werden Schlaginstrumente (Glockenspiel, Xylophon, Zimbel, Klangholz, Trommel und Pauke), Blasinstrumente (Flöte, Krummhorn, Schalmei, Trompete und Alphorn), Streichinstrumente (Chrotta, die eine Weiterentwicklung der antiken Lyra darstellt, sowie Geige, Bratsche und Kontrabass) und Zupfinstrumente (Harfe, Leier und Kantele).

44.4 Beleglage

44.4.1 Mistelextrakt

In der Forschung zur Anthroposophischen Medizin dominieren die Untersuchungen zu *Mistelextrakten* und zu rhythmologischen Fragestellungen. Die präklinische Forschung zu *Mistelextrakten* ist teilweise in hochrangigen internationalen Fachzeitschriften (ca. 1 000 Publikationen) veröffentlicht. Es existieren verschiedene Übersichtsarbeiten (z. B. [16, 19]). Die wichtigsten Wirkungen sind vielfältige immunologische Effekte sowie zytotoxische und wachstumshemmende Wirkungen auf diverse Tumorzellen und auf verschiedene Lymphozytensubpopulationen und Fibroblasten in vitro. Die Zytotoxizität der *Mistelextrakte* ist im Wesentlichen auf die apoptoseinduzierenden *Mistellektine* zurückzuführen, während die Viskotoxine primär einen nekrotischen Zelltod induzieren [7].

44.4.2 Sprachtherapie

Anthroposophische Sprachtherapie und deren rhythmische Sprachübungen bewirken eine Modulation der Rhythmizität der Herzfrequenz, und zwar unterscheidbar nach den Auswirkungen rein körperlicher Aktivität und der bloßen Einstellung auf die experimentelle Situation. Die Sprachtherapie scheint eine deutliche kardiorespiratorische Synchronisation zu bewirken: Das Rezitieren von Hexametern bringt eine niederfrequente Oszillation in der Atemfrequenz hervor, die dann wiederum die Herzfrequenz synchron moduliert. In einer Studie konnte die Spontanatmung im Gegensatz dazu keine Modulation bewirken, auch eine der Rezitation angepasste Kontrollübung konnte keine entsprechend starken Effekte hervorrufen [8]. Die Rhythmizität des Herzschlags wird auch nach einer Sprachtherapie positiv verändert [4].

Allgemeine Bewertung

Eine kürzlich durchgeführte Bewertung zu Wirksamkeit, Zweckmäßigkeit (Bedarf und Sicherheit) und Wirtschaftlichkeit (Health Technology Assessment) der Anthroposophischen Medizin kam zu folgenden Aussagen: Studien unterschiedlichen Designs und unterschiedlicher Qualität beschreiben bei einer Vielzahl von Erkrankungen ein für Anthroposophische Medizin medizinisch gutes und für die Patienten zufriedenstellendes, sicheres und vermutlich auch kostengünstiges Behandlungsergebnis. Mehr Forschung, methodologische Ausbildung sowie Etablierung einer entsprechenden Infrastruktur sind wünschenswert [17, 18].

Literatur

[1] **Albonico HU, Bräker H, Hüsler J:** Febrile infectious childhood diseases in the history of cancer and matched controls. Medical Hypotheses. 1996; 51: 315–320.

[2] **Alm JS, Swartz J, Lilja G et al.:** Atopy in children of families with an anthroposophic lifestyle. Lancet. 1999; 353: 1485–1488.

[3] **Bavastro P, Kümmell Ch:** Das Herz des Menschen. Stuttgart: Verlag Freies Geistesleben; 1999.

[4] **Bettermann H, von Bonin D, Frühwirth M et al.:** Effects of speech therapy with poetry on heart rate rhythmicity and cardiorespiratory coordination. Int J Cardiol. 2002 84(1): 77–88.

[5] **von Bonin D, Frühwirth M, Heusser P et al.:** Wirkungen der Therapeutischen Sprachgestaltung auf Herzfrequenz-Variabilität und Befinden. Forsch Komplementärmed Klass Naturheilkd. 2001; 8: 144–160.

[6] **Büssing A (ed.):** Mistletoe. The Genus Viscum. Amsterdam: Harwood Academic; 2000.

[7] **Büssing A:** Immune modulation using mistletoe (Viscum album L.) extracts Iscador. Arzneimittelforschung. 2006; 56(6A): 508–515.

[8] **Cysarz D, von Bonin D, Lackner H et al.:** Oscillations of heart rate and respiration synchronize during poetry recitation. Am J Physiol Heart Circ Physiol. 2004; 287(2): H579–H587.

[9] **Evans M, Rodger I:** Anthroposophical Medicine. Healing for Body, Soul and Spirit. London: Thorsons; 1992.

[10] **Glöckler M, Schürholz J, Walker M:** Anthroposophische Medizin. Ein Weg zum Patienten. Stuttgart: Verlag Freies Geistesleben; 1993.

[11] **Goebel W, Gloeckler M:** KinderSprechStunde. 14. Aufl. Stuttgart: Verlag Freies Geistesleben; 2001.

[12] **Heusser P (Hrsg.):** Akademische Forschung in der Anthroposophischen Medizin. Bern: Peter Lang; 1999.

[13] **Husemann F, Wolff O (Hrsg.):** Das Bild des Menschen als Grundlage der Heilkunst. Stuttgart: Verlag Freies Geistesleben; 1986.

[14] **Kiene H:** Komplementäre Methodenlehre. Cognition based medicine. Berlin: Springer; 2001.

[15] **Kienle GS, Kiene H:** Die Mistel in der Onkologie. Fakten und konzeptionelle Grundlagen. Wissenschaftliche Ergebnisse und Diskussionen im Kontext moderner Tumorimmunologie, klinischer Methodologie und aktueller Krebskonzepte. Stuttgart: Schattauer; 2003a.

[16] **Kienle GS, Berrino F, Büssing A et al.:** Mistletoe in cancer – a systematic review on controlled clinical trials. Eur J Med Res. 2003b; 8(3): 109–119.

[17] **Kienle GS, Kiene H, Albonico HU:** Anthroposophic medicine: health technology assessment report – short version. Forsch Komplement Med: 2006a; 13(Suppl 2): 7–18.

[18] **Kienle GS, Kiene H, Albonico HU:** Anthroposophische Medizin in der klinischen Forschung. Wirksamkeit, Nutzen, Wirtschaftlichkeit, Sicherheit. Stuttgart: Schattauer; 2006.

[19] **Kienle GS, Kiene H:** Complementary cancer therapy: a systematic review of prospective clinical trials on anthroposophic mistletoe extracts. Eur J Med Res. 2007; 12(3): 103–119.

[20] **Ritchie J, Wilkinson J, Gantley M et al.:** A Model of Integrated Primary Care: Anthroposophic Medicine. London: Queen Mary University of London; 2001.

[21] **Rohen JW:** Morphologie des menschlichen Organismus. 3. Aufl. Stuttgart: Verlag Freies Geistesleben; 2003.

[22] **Steiner R, Wegman I:** Grundlegendes für eine Erweiterung der Heilkunst nach geisteswissenschaftlichen Erkenntnissen (1925). Dornach: Rudolf Steiner; 1991.

[23] **Wickens K, Pearce N et al.:** Antibiotic use in early childhood and the development of asthma. Allergy. 1999; 29: 766–777.

Wichtige Adressen

Begleitstudium Anthroposophische Medizin
Universität Witten/Herdecke
www.uni-wh.de/humanmedizin/studiengaenge/anthroposophische-medizin-ibam

Hier finden sich Studienmaterial und Informationen zu didaktischen Aspekten.

Dachverband Anthroposophische Medizin in Deutschland (D.A.M.i.D e.V.)
Chausseestr. 29
D-10115 Berlin
Tel.: 030 28877094
www.damid.de

Gesellschaft Anthroposophischer Ärzte in Deutschland (GAÄD)
Roggenstr. 82
D-70794 Filderstadt
Tel.: 0711 7799711
www.anthroposophischeaerzte.de

Hufelandgesellschaft e.V.
Hauptstadtbüro Komplementärmedizin
Chausseestraße 29
D-10115 Berlin
Tel.: 030 28099320
www.hufelandgesellschaft.de

Internationale Vereinigung Anthroposophischer Ärztegesellschaften (IVAA)
Rüttiweg
CH-4143 Dornach
Schweiz
Tel.: 0711 7799711 (GÄÄD)
http://ivaa.info

Medizinische Sektion am Goetheanum
Postfach
CH-4143 Dornach 1
Schweiz
Tel.: +41 61 7064290
www.medsektion-goetheanum.org

45 – Homöopathie

Gudrun Bornhöft, Peter F. Matthiessen

45.1 Definition 759
45.2 Grundlagen 759
45.3 Anwendung 761
45.4 Beleglage 762

45.1 Definition

Die Homöopathie zählt nach dem Deutschen Arzneimittelgesetz zu den Besonderen Therapierichtungen. Grundsatz ist die Behandlung von Krankheiten nach dem **Ähnlichkeits- oder Simile-Prinzip: Similia similibus curentur (Ähnliches werde durch Ähnliches geheilt)**. Besonderes Kennzeichen der homöopathischen Arzneimittel ist die Potenzierung.

Ziele einer homöopathischen Therapie sind die Heilung der Gesamtheit aller Krankheitssymptome und chronischer Anfälligkeiten sowie die Harmonisierung des psychischen und physischen Gleichgewichtes.

45.2 Grundlagen

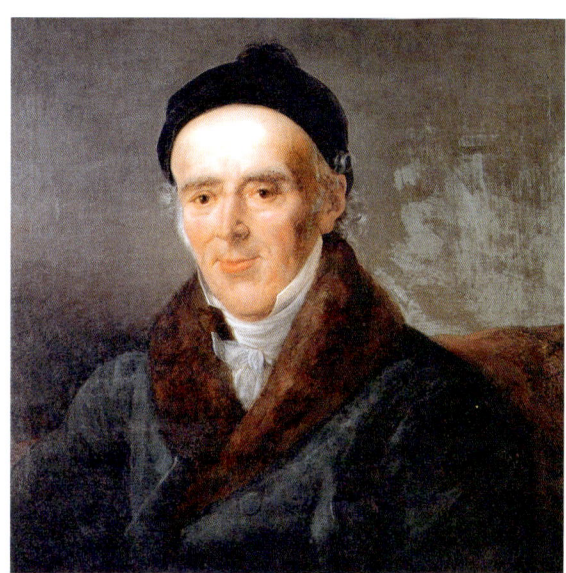

▶ Abb. 45.1 Samuel Hahnemann.

45.2.1 Geschichte

Begründet wurde die Homöopathie vor etwa 200 Jahren von **Samuel Hahnemann** (1755–1843; ▶ Abb. 45.1). Der Arzt und Apotheker wandte sich früh von der Humoralpathologie, der Medizin seiner Zeit, ab, da er die weit verbreiteten sogenannten ausleitenden Verfahren für spekulativ und gefährlich und die verwendeten Arzneimittel für zu hoch dosiert hielt.

Im Jahre 1790 führte Hahnemann wegen einer unklaren Beschreibung in einer Arzneimittellehre einen Selbstversuch mit *Chinarinde* durch. Die Einnahme löste bei ihm Symptome aus, wie sie von an Wechselfieber (Malaria) Erkrankten bekannt waren. Malaria wurde damals mit hochdosierter *Chinarinde* behandelt. Diese Zufallsentdeckung ermutigte ihn dazu, weitere Arzneien (z. B. *Belladonna*) an Gesunde zu verabreichen und die auftretenden Symptome zu protokollieren. Aus seinen Untersuchungen schloss er, dass Stoffe, die bei gesunden Menschen ähnliche Symptome erzeugten, wie sie bei bestimmten Krankheiten auftreten, für deren Heilung verwendet werden können.

Im Jahre 1796 formulierte Hahnemann aufgrund der beschriebenen Erfahrungen das **Ähnlichkeitsgesetz**. Er führte die Bezeichnung „Homöopathie" ein (griech. *homoios*: gleich, ähnlich; *pathein*: leiden) und verwendete sie für seine Therapien. Der erste therapeutische Erfolg trat noch vor der Jahrhundertwende bei der Bekämpfung einer Scharlachepidemie mit *Belladonna* ein [18, 35].

Nach seinem Tod wurde die Homöopathie weiterentwickelt, so durch **Constantin Hering**, der die nach ihm benannte **Hering-Regel** (▶ Abb. 45.2) formulierte. Diese besagt, dass sich Symptome im Laufe der Heilung nach einer bestimmten Gesetzmäßigkeit ändern, nämlich von innen nach außen, von oben nach unten und/oder von später aufgetretenen Symptomen zu früheren.

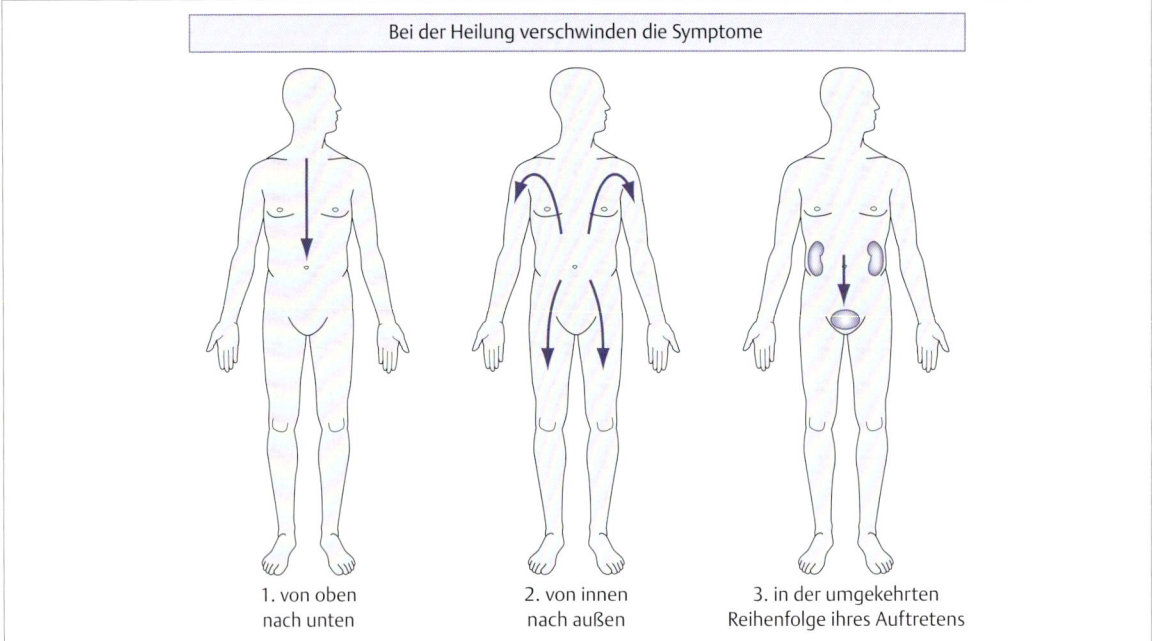

▶ **Abb. 45.2** Hering-Regel.

Heute gibt es zahlreiche, weltweit verbreitete Schulen der Homöopathie. Besonders ausgeprägt wird sie in Südamerika und in Indien praktiziert.

In Europa angewendete Richtungen der Homöopathie

- **Isopathie**: Behandlung mit den gleichen – nicht ähnlichen – Stoffen, welche die Krankheit verursachen.
- **Komplexmittelhomöopathie**: Kombination verschiedener Homöopathika, meist in niederen Potenzen, die erfahrungsgemäß häufig bei einer bestimmten Krankheit helfen.
- **Klinische Homöopathie**: Die Wahl des Homöopathikums erfolgt nach dem Krankheitsbild und nicht individuell nach dem Patienten.
- **Klassische Homöopathie**: Die Wahl eines Homöopathikums – als Einzelmittel – erfolgt nach individueller Symptomkonstellation.

45.2.2 Konzeption

Die Homöopathie beruht auf den Prinzipien des Simile, der Potenzierung und der Arzneimittelprüfung.

Simile-Prinzip

Der Simile-Ansatz findet sich bereits bei Hippokrates. In der homöopathischen Mittelwahl werden nicht nur krankheitsspezifische Symptome, sondern vor allem auch individuelle, phänomenologische Charakteristika des Patienten berücksichtigt.

Therapiert wird mit dem Homöopathikum, das beim gesunden Menschen ein Symptombild auslöst, welches dem jeweils vorliegenden individuellen Symptombild am ähnlichsten ist; das **vollständige, individuelle Symptomspektrum einschließlich der Persönlichkeitsmerkmale** wird in die Selektion des Heilmittels integriert.

Hierzu gehören nicht nur die Symptome der Erkrankung, sondern auch das Allgemeinbefinden, z. B. das Vorliegen von Schlaflosigkeit, Lethargie oder Niedergeschlagenheit. Aus homöopathischer Sicht sind die individuellen Symptome von außen wahrnehmbare Zeichen eines inneren, nicht näher beobachtbaren Krankheitsprozesses (nach Hahnemann Regulationsstörung oder Verstimmung der Lebenskraft). Die klinische Diagnose ist damit lediglich für die Beurteilung der medizinischen Situation bedeutsam.

Bei den akuten Krankheiten geben meist die individuell auffallenden Akutsymptome den Ausschlag für die Arzneimittelwahl. Bei chronischen Krankheiten hingegen gilt es, den Krankheitsprozess in seiner Gesamtheit, also auch in seiner zeitlichen Dimension, zu erfassen, um das **chronische Grundmittel (Konstitutionsmittel)** finden zu können. Doch auch bei akuten Krankheiten kann versucht werden, mit dem chronischen Grundmittel Heilungserfolge zu erzielen.

Die Homöopathie geht davon aus, dass auch bei unterschiedlichen Erkrankungen jeweils nur eine einzelne chronische Grundkrankheit vorliegt. Damit können bei einem Individuum miteinander nicht zusammenhängende Krankheiten, z. B. rezidivierende eitrige Angina tonsillaris, Rhinitis allergica und Migräne, durch ein einziges Mittel geheilt werden. Eine definierte klinische Diagnose kann je nach den Persönlichkeitsmerkmalen mit unterschiedlichen Homöopathika behandelt werden, andererseits kann ein Homöopathikum bei verschiedenen Krankheiten eingesetzt werden, weil sich die individuellen Symptome ähnlich sind.

Potenzierung

Bei der Potenzierung werden die **Urtinkturen**, d.h. die unverdünnten Ausgangslösungen pflanzlichen, tierischen, mineralischen oder chemischen Ursprungs (▶ Abb. 45.3), stark verdünnt und zusätzlich durch **Verschüttelung** und **Verreibung** „dynamisiert", also nach Vorstellung der Homöopathen in ihrer Wirkung verstärkt. Viele Urtinkturen sind wegen der hohen Konzentration der enthaltenen Wirksubstanzen toxisch. Diese Erfahrung veranlasste Hahnemann dazu, mit Verdünnungen zu arbeiten. Er bediente sich hierzu eines besonderen Verfahrens, bei dem er Substanzen in bestimmten **Verdünnungsschritten** durch Aufschlagen der Mischung von Substanz und Lösungsmittel auf ein Buch verschüttelte und nicht lediglich zu der intendierten Endverdünnung verrührte. Er machte die Erfahrung, dass die Wirkungen hierdurch nicht abgeschwächt, sondern erhalten und verstärkt wurden, während die Nebenwirkungen abnahmen. Sein Begriff „**Potenzierung**" leitet sich von dieser Wirkungsverstärkung ab.

Die Wahl der Verdünnungsstufe ist unterschiedlich. Gebräuchlich sind **D-, C-** oder **LM-Potenzen**, entsprechend Verdünnungsstufen in 10er, 100er oder 50000er Schritten. Hierbei ist zu beachten, dass sich ab einer Potenz von D 24 rechnerisch kein Molekül mehr in der Lösung befindet. Ab dieser Verdünnungsstufe werden Homöopathika als **Hochpotenzen** bezeichnet.

Die Wirkweise von potenzierten Arzneimitteln wird nicht auf eine substanzielle Interaktion zurückgeführt. Man nimmt an, dass potenzierte Substanzen Informationsträger sind und so eine **energetisch-informelle Wirkung** erzielen.

Krankheit wurde von Hahnemann als „Verstimmung der Lebenskraft" angesehen. Über den spezifischen Reiz des Homöopathikums soll diese Kraft direkt oder mittelbar an den Ort des Krankheitsgeschehens gelenkt werden. Die Regulationsfähigkeit des Organismus ist Voraussetzung für die Wirksamkeit.

Arzneimittelprüfung

Eine homöopathische Therapie basiert auf der genauen Kenntnis des Symptombildes des Patienten, verbunden mit dem Wissen über die Symptome, die ein Mittel bei gesunden Menschen auslöst. Daher müssen Homöopathika am Gesunden getestet werden.

Wegen der Toxizität vieler zu prüfender Stoffe werden fast ausschließlich potenzierte Substanzen verwendet. Die Symptome, die bei der Einnahme auftreten, werden anschließend protokolliert und gesammelt. Eine Kausalzuweisung ist hierbei schwierig, weswegen die Homöopathie schon früh Placebokontrollen einführte, lange bevor die Schulmedizin dies für sich nutzbar machte. Homöopathika werden in Deutschland nach dem Homöopathischen Arzneibuch (HAB) hergestellt und von der Zulassungsbehörde registriert.

45.3 Anwendung

45.3.1 Vorgehen

In den 200 Jahren der homöopathischen Anwendung haben sich unterschiedliche Schulen entwickelt. In Deutschland ist die klassische Homöopathie am weitesten verbreitet. Hierbei folgen der umfassenden Anamnese folgende Schritte:

- **Repertorisation**: Auswahl, Gewichtung und Hierarchisierung der erhobenen Symptome werden mit Hilfe von Symptom-Nachschlagewerken vorgenommen, in denen – nach Organen und Körperregionen gegliedert – die Symptome und die für sie bekannten Homöopathika aufgeführt sind.
- **Differenzialdiagnose** und **Mittelwahl** mittels Fallstudium: Symptome und Merkmale des Patienten werden mit den in Frage kommenden Mitteln der

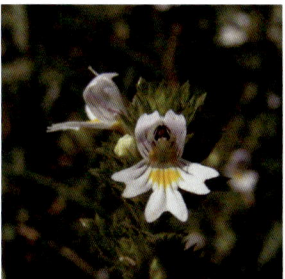 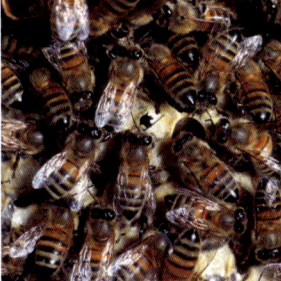 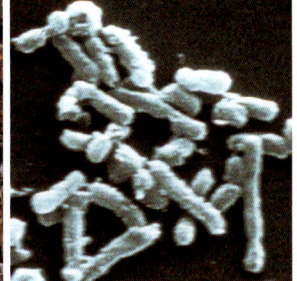 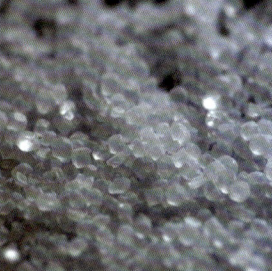

▶ **Abb. 45.3** Homöopathische Ausgangsstoffe: Pflanzen, Tiere, Erreger, Mineralien.

Arzneimittellehren verglichen und das individuell ähnlichste Mittel (Simillimum) gewählt.

Diese Schritte können vor allem bei chronischen Krankheiten sehr zeitaufwendig sein. Das optimale Mittel ist häufig schwer, manchmal auch gar nicht zu finden. Besonders kompliziert ist die Mittelwahl bei wenig geprüften und kaum bekannten, sogenannten kleinen Mitteln sowie bei komplexen Fällen, bei denen eine Anwendung verschiedener Mittel nacheinander notwendig ist.

Beispiel: Mittelwahl bei 21-jähriger Patientin mit Kopfschmerzen

Als Kind temperamentvoll, „richtiger Bomber"; viel Sport (bis 13 Jahre) mit den Kinderkrankheiten Scharlach, Windpocken, Röteln (selten fieberhafte Infekte), mit 14 Jahren Pfeiffer-Drüsenfieber, ab 16 Jahre häufig Harnblasen- und Nierenbeckenentzündungen, seit einigen Jahren Probleme mit Nasennebenhöhlen. Abitur: „Ich war unzufrieden, aber es war sehr gut".

Beginn des Krankenpflegepraktikums für das Medizinstudium im August 1999, nach 3 Monaten Beginn von migräneartigen Kopfschmerzen, die seitdem regelmäßig wiederkommen (ca. 1–2-mal im Monat für 1–2 Tage, Intensität 7–8 auf einer visuellen Analogskala (VAS) von 1–10, wobei 10 die stärkste Intensität darstellt). Erstmals Probleme mit Lernen und Prüfungen, jetzt auch manchmal Rückenschmerzen. Tagesablauf: Uni–Lernen, Uni–Lernen; am Wochenende nach Hause. Als Charaktereigenschaft gibt sie an: „Ich bin eine einzige Sorge, ich mache mir um alles Sorgen, dabei wird alles, was mich anbelangt, erstmal hintangestellt." Ansonsten ist für sie typisch, dass die Füße immer eiskalt sind.

Die Symptomatik des ersten Migräneanfalls berichtet die Patienten so: „Am Morgen, als ich die Kopfschmerzen zum ersten Mal bekam, so um 6.00 Uhr, habe ich mich schon angematscht gefühlt, und dann kamen Kopfschmerzen mit heftiger Übelkeit, so dass ich mich gar nicht auf die Arbeit konzentrieren konnte; ich habe zwar nicht erbrochen dabei, aber ich hatte das Gefühl, wenn ich mich erbrechen würde, ginge es besser, konnte ich aber nicht, kann ich eigentlich nie; es hat den ganzen Tag angehalten, trotzdem habe ich weitergearbeitet. Nach dem Dienst habe ich mich zu Hause hingelegt, abgedunkelt. Das Licht hat in die Augen gestochen, bei Anstrengung hat es geflimmert."

Zur Arzneimittelwahl s. ▶ **Tab. 45.1** (Natrium muriaticum wurde ausgewählt).

45.3.2 Indikationen und Grenzen

Potenziell ist die Homöopathie bei vielen akuten und chronischen Krankheiten indiziert, jedoch müssen die Regulations- und Selbstheilungskräfte des Patienten noch ausreichend vorhanden und stimulierbar sein. Die zu erwartenden Erfolge hängen von Schweregrad und Komplexität der Erkrankung ab.

> **Cave**
>
> Homöopathika sind nicht indiziert anstelle einer Substitution z. B. von Insulin bei insulinpflichtigem Diabetes mellitus, bei notwendigen chirurgischen Eingriffen oder bei schweren pathologischen Endzuständen mit fehlender Regulationsbereitschaft, wobei hier noch eine nebenwirkungsarme palliative Unterstützung und Linderung möglich ist.

45.4 Beleglage

Samuel Hahnemann war davon überzeugt, dass eine rationale Arzneitherapie nur auf exakter **Beobachtung und Erfahrung** gründen kann. Dieser Einschätzung folgend hat die Homöopathie eine eigenständige, empirisch ausgerichtete Forschungstradition, die primär auf Beobachtungen am gesunden und kranken Menschen basiert. Die Art der Forschung entspricht den Therapieformen und umfasst Arzneimittelprüfungen, eine Phänomenologie der Symptom-Beobachtung, die individualisierte Therapie gemäß dem Simile-Prinzip, die Beurteilung der Rekonvaleszenz und die festgeschriebene Technik der Arzneimittelherstellung.

Die präklinische Forschung kann nicht als homöopathisch bezeichnet werden, da sich die untersuchten Fragestellungen an allgemeinwissenschaftlichen Problemen orientieren. Zudem können die Arzneimittelprüfung und das Simile-Prinzip von der präklinischen Forschung praktisch nicht erfasst werden. Sie beschränkt sich folglich weitgehend auf die Potenzierung.

Klinische Studien zu ausgewählten Diagnosen und Bereichen (aus [22])

- ADHS [29, 30, 71]
- akute Angina tonsillaris [3, 26, 27]
- Asthma [14, 21, 46, 55, 60, 63]
- Diphtherie-Epidemien [22, 39, 58, 64, 64, 67]
- Geburtshilfe [1, 40]
- Hauterkrankungen bei Patienten mit Schwefel-AMB [65]
- Infektionen der Nasennebenhöhlen [81]
- Otitis media [28, 43]
- rheumatoide Gelenksentzündung [32, 81]
- Senfgasvergiftungen [59]
- Traumatologie [1, 9, 42, 51, 56]
- Unfruchtbarkeit der Frau [31]

Eine kürzlich durchgeführte Bewertung zu Wirksamkeit, Zweckmäßigkeit (Bedarf und Sicherheit) und Wirtschaftlichkeit (Health Technology Assessment, HTA) der Homöopathie kam zu folgenden Aussagen:

▶ Tab. 45.1 Beispiel für homöopathische Mittelfindung.

Beschreibung	Punkteauswertung				
Wertung der Mittel	Natrium muriaticum	Silicea	Tarentula	Sepia	Ignatia
1. Allgemeine Symptome					
schüchtern, unsicher	++	+++	-	+++	++
extrovertiert, wechselhaft	+	-	++	++	+++
ängstlich	++	++	++	++	++
innerliche Unruhe, eilig	+	+++	+++	+++	++
sorgenvoll	++	+	-	+	++
kalte Konstitution, kalte Füße	+++	+++	++	+++	+
2. Das lokale Symptom und die Lokalität					
Beginn morgens beim Aufwachen und dann tagsüber	+++	++	-	++	-
besser durch Musik	-	-	+++	-	-
schlimmer durch Licht, besser durch Schließen der Augen	+++	++	++	++	+
schlimmer durch Bewegung	++	++	-	++	
schlimmer durch geistige Anstrengung	+++	+++	++	+	-
Schmerz sitzt über den Augen, um die Augen	++	+++		++	+
Schmerzcharakteristik „hämmert", „als ob der Kopf zerspringt"	+++	+++	++	-	-
Wärme bessert	-	+++	+	+	-
3. Allgemeine Symptome, die außergewöhnlich sind (psychisch und körperlich) – „key notes"					
Fingernägelkauen mit Nagelhaut	++	++	-	-	-
Fahrstuhlangst	+	-	-	+	+
kann nachts nicht alleine sein, schaut unter das Bett	++	+	-	+	++
Blasenentzündung, nach langer Autofahrt	-	-	-	++	-
sehr kalte Füße (Zehen blau)	+++	+++	++	+++	+
früher schlafgewandelt, Mondeinfluss	+++	++	++	+	-
errötet leicht	+	+	-	+	+

Mitberücksichtigt, aber aufgrund von teilweise fehlenden charakteristischen Mitteleigenschaften nicht in die Punkteauswertung miteinbezogen wurden Arsen, Argentum nitricum, Phosphor und Pulsatilla.

Die Wirksamkeit der Homöopathie kann unter Berücksichtigung von internen und externen Validitätskriterien als belegt gelten, die professionelle, sachgerechte Anwendung als sicher. Zuverlässige Aussagen zur Wirtschaftlichkeit sind derzeit nicht möglich. In zukünftigen Studien sollten externe Validität und Modellvalidität stärkere Berücksichtigung finden [13].

Die etwa zur selben Zeit erschienene und wohl aufgrund ihres negativen Ergebnisses für die Homöopathie von allen Seiten sehr intensiv diskutierte Metaanalyse von Shang et al. [68] verfolgte eine neue, jedoch umstrittene Methodologie zum indirekten Vergleich der Ergebnisse konventioneller mit homöopathischer Therapie bei jeweils denselben Indikationen, nicht jedoch eine Beurteilung der unmittelbaren Wirksamkeit der Homöopathie in den jeweiligen Studien.

Literatur

[1] **Albertini H, Goldberg W, Sanguy BB et al.:** Homeopathic treatment of dental neuralgia using arnica and hypericum: a summary of 60 observations. J Am Inst Hom. 1985; 8(3): 126–128.

[2] **Arnal-Lassere MN:** Préparation à l'accouchement par homéopathie: experimentatian en double insu versus placébo [Dissertation]. Paris: Académie de Paris, université de René Descartes; 1986.

[3] **Bauhof G:** Die homöopathische Behandlung der Angina [Dissertation]. Freiburg: Eberhard-Ludwigs-Universität; 1982.

[4] **Baumgartner S, Heusser P, Thurneysen A:** Methodological standards and problems in preclinical homoeopathic potency research. Forsch Komplementärmed Klass Naturheilkd. 1998; 5: 27–32.

[5] **Baumgartner S, Shah D, Heusser P et al.:** Homoeopathic dilutions: is there a potential for applications in organic plant production? In: Aföldi T, Lockeretz W, Niggli U (Eds.): IFOAM 2000 – The World Grows Organic. Zürich: vdf Hochschulverlag; 2000: 97–100.

[6] **Becker-Witt C, Weissshuhn TER, Lüdtke R et al.:** Quality assessment of physical research in homeopathy. J Altern Complement Med. 2003; 9(1): 113–132.

[7] **Becker-Witt C, Lüdtke R, Weissshuhn TER et al.:** Diagnoses and treatment in homeopathic medical practice. Forsch Komplementärmed Klass Naturheilkd. 2004; 11: 98–103.

[8] **Belon P, Cumps J, Ennis M et al.:** Histamine dilutions modulate basophil activation. Inflamm Res. 2004; 53(5): 181–188.

[9] **Berthier P:** Etude sur 80 cas en patientèle privée d'une prémédication homéopathique pour les extractions et la chirurgie buccale. Proceedings of the congress of the Liga Medicorum Homoeopathica Internationalis Lyon. LMHI. 1985; 40: 79–82.

[10] **Betti L, Borghini F, Nani D:** Plant models for fundamental research in homeopathy. Homeopathy. 2003; 92(3): 129–130.

[11] **Boissel J:** Critical Literature Review on the effectiveness of Homeopathy: Overview over data from homeopathic medicine trials. In: Commission of the European Communities (Hrsg.): Homeopathic Medicine Research Group. Commission of the European Communities. 1996. 196–210.

[12] **Bornhöft G, Matthiessen PF (Hrsg.):** Homöopathie in der Krankenversorgung – Wirksamkeit, Nutzen, Sicherheit und Wirtschaftlichkeit. Frankfurt: VAS; 2006a.

[13] **Bornhöft G, Wolf U, Ammon K et al.:** Effectiveness, safety and cost-effectiveness of homeopathy in general practice – summarized health technology assessment. Forsch Komplementärmed Klass Naturheilkd. 2006b; 13(Suppl 2): 19–29.

[14] **Boucinhas JC, de Medeiros Boucinhas ID:** Prophylaxie des crises d'asthme bronchique chez l'enfant par l'usage de Poumon histamine 5CH. Homéopathie française. 1990; 78(6): 35–39.

[15] **Brigo B:** Homoeopathic treatment of migraine: a sixty case, double-blind, controlled study (homoeopathic remedy vs. placebo). Vol. of Proceedings, Congress LMHI, Airlington: 1987.

[16] **Cazin JC, Gaborit JL:** Etude pharmacologique de la rétention et de la mobilisation de'l arsenic. In: Boiron J, Abecassis J: Aspects de la recherche en Homéopathie. Edit. Boiron; 1983.

[17] **Clausius N:** Kontrollierte klinische Studien zur Homöopathie – Eine systematische Übersichtsarbeit mit Metaanalyse. Essen: KVC; 1998.

[18] **Cook TM:** Samuel Hahnemann, the Founder of Homoeopathic Medicine. London: Thorsons; 1981.

[19] **COST:** Action B 4, 1998/1999.

[20] **Cucherat M, Haugh MC, Gooch M et al.:** Evidence of clinical efficacy of homeopathy. A meta-analysis of clinical trials. HMRAG Homeopathic Medicines Research Advisory Group. Eur J Clin Pharmacol. 2000; 56: 27–33.

[21] **de Freitas LAS, Goldenstein E, Sanna OM :** A relação médico – paciente indireta e o tratmento homeopático na asma infantil. Revista de Homeopatia, APH (Sao Paulo). 1995; 60(2): 26–31.

[22] **Dean ME:** The Trials of Homeopathy – Origins, Structure and Development. Essen: KVC; 2004.

[23] **Dias Brunini CR:** Qualidade de vida e abordagem homeopatica em cri anc (cedilla) as asmaticas. Infanto. 2002; 10(1): 18–21.

[24] **Endler PC, Ludtke R, Heckmann C et al.:** Pretreatment with thyroxine (10-(8) parts by weight) enhances a ‚curative' effect of homeopathically prepared thyroxine (10-(13)) on lowland frogs. Forsch Komplementärmed Klass Naturheilkd. 2003, 10(3): 137–142

[25] **Ernst E:** Classical homoeopathy versus conventional treatments: a systematic review. Perfusion. 1999; 12: 13–15.

[26] **Fournier H:** Traitements homéopathiques des angines [Dissertation]. Nantes: 1979.

[27] **Frei H:** Homöopathische Behandlung der Tonsillopharyngitiden bei Kindern. Schweiz Zschr GanzheitsMedizin. 2000; 12, 37–40.

[28] **Frei H, Thurneysen A:** Homeopathy in acute otitis media in children: treatment effect or spontaneous resolution? Br Homeopath J. 2001a; 90: 180–182.

[29] **Frei H, Thurneysen A:** Treatment for hyperactive children: homeopathy and methylphenidate compared in a family setting. Br Homoeopath J. 2001b; 90: 183–188.

[30] **Frei H, Everts R, von Ammon K et al.:** Randomised controlled trials of homeopathy in hyperactive children: treatment procedure leads to an unconventional study design. Experience with open-label homeopathic treatment preceding the Swiss ADHD placebo controlled, randomised, double-blind, cross-over trial. Homeopathy. 2007; 96(1): 35–41.

[30a]**Gaus W, Haag G:** Die Wirksamkeit der klassischen homöopathischen Therapie bei chronischen Kopfschmerzen. Plan einer plazebokontrollierten Studie. Der Schmerz. 1992; 6: 134–140.

[31] **Gerhard I, Reimers G, Keller C et al.:** Vergleich homöopathischer Einzelmittel mit konventioneller Hormontherapie. Therapeutikon. 1993; 7(7/8): 309–315.

[32] **Gibson RG, Gibson SL, MacNeill AD et al.:** Homoeopathic therapy in rheumatoid arthritis: evaluation by double-blind clinical therapeutic trial. Br J Clin Pharmacol. 1980; 5: 453–459.

[32a] **Glasbrenner M, Gebhardt KH, Kron M et al.:** Wirksamkeitsnachweis in der Homöopathie. AHZ. 2001; 246(1): 9–14.

[33] **Güthlin C, Lange O, Walach H:** Measuring the effects of acupuncture and homeopathy in general practice: an uncontrolled prospective documentation approach. BMC Public Health. 2004, 4: 6.

[34] **Hahnemann S:** Die Chronischen Krankheiten. Theoretische Grundlagen. 3. Aufl. Stuttgart: Haug; 2006.

[35] **Hahnemann S:** Gesammelte kleine Schriften. Heidelberg: Haug; 2001.

[36] **Hahnemann S:** Organon der Heilkunst. 6. Aufl. 1842, 1921. Nachdruck Heidelberg: Haug; 1999.

[37] **Halter K, Righetti M:** Klassische Homöopathie. (Teil 1–3) – Zum Nachweis von Wirksamkeit und Nutzen einer komplementärmedizinischen Methode. Schweiz Zschr GanzheitsMedizin. 1998; 10: 252–257, 343–346; 1999: 11/1.

[38] **Heger M, Riley DS, Haidvogl M:** International integrative primary care outcomes study (IIPCOS-2): an international research project of homeopathy in primary care. Br Homeopath J. 2000; 89(Suppl 1): 10–13.

[39] **Hess FO:** Nützt uns die Homöopathie bei der Diphtherie-Behandlung? MMW. 1942; 13: 296.

[40] **Hochstrasser B, Mattmann P:** Mainstream medicine versus complementary medicine (homeopathic) intervention: a critical methodology study of care in pregnancy. Forsch Komplementärmed Klass Naturheilkd. 1999a; 6(Suppl 1): 20–22.

[41] **Hochstrasser B:** Lebensqualität von schwangeren Frauen in Abhängigkeit von einer homöopathischen oder schulmedizinischen Betreuungsform und vom Schwangerschaftsverlauf. Forsch Komplementärmed Klass Naturheilkd. 1999b; 6(Suppl 1): 23–25.

[42] **Ives G:** A double-blind pilot study of Arnica in dental extraction. Midlands Hom Research Group, Comm. 1984; 11: 71–74.

[43] **Jacobs J, Springer DA, Crothers D:** Homeopathic treatment of acute otitis media in children: a preliminary randomized placebo-controlled trial. Pediatr Infect Dis J. 2001; 20(2): 177–183.

[44] **Kaufmann M:** Homeopathy in America, the Rise and Fall of a Medical Heresy. Baltimore: Johns Hopkins University Press; 1971.

[45] **Kleijnen J, Knipschild P, ter Riet G:** Clinical trials of homeopathy. BMJ. 1991; 302: 316–323.

[46] **Lara-Marquez ML, Pocino M, Rodriguez F et al.:** Homeopathic treatment for atopic asthma lung function and immunological outcomes in a randomized clinical trial in Venzuela. Proceedings of the 52nd Congress of the Liga Medicorum Homoeopathia Internationalis, Seattle. Washington: 1997: 73.

[47] **Leary B:** Cholera 1854. Br Homoeopath J. 1994; 83: 117–121.

[48] **Linde K, Jonas WB, Melchart D et al.:** Critical review and meta-analysis of serial agitated dilutions in experimental toxicology. Hum Exp. Toxicol. 1994; 13: 481–492.

[49] **Linde K, Clausius N, Ramirez G et al.:** Are the effects of homeopathy all placebo effects? A meta-analysis of randomised, placebo controlled trials. Lancet. 1997; 350: 834–843.

[50] **Linde K, Melchart D:** Randomized controlled trials of individual homeopathy: a state-of-the-art review. J Altern Complement Med. 1998; 4(4): 371–388.

[51] **Lökken P, Straumsheim PA, Tveiten D et al.:** Effect of homoeopathy on pain and other events after acute trauma: placebo controlled trial with bilateral oral surgery. BMJ. 1995; 310(6992): 1439–1442.

[52] **Mathie RT:** The research evidence base for homeopathy: a fresh assessment of the literature. Homeopathy. 2003; 92(2): 84–91.

[53] **Matusiewicz R:** Wirksamkeit von Engystol N bei Bronchialasthma und kortikoidabhängiger Therapie. Biologische Medizin. 1995, 24: 242–246.

[54] **Matusiewicz R:** The homeopathic treatment of corticosteroid-dependent asthma. A double-blind, placebo-controlled study. Biomed Ther. 1997; 15(4), 117–122.

[55] **Matusiewicz R, Wasniewski J, Sterna-Bazanska A et al.:** Behandlung des chronischen Asthma bronchiale mit einem homöopathischen Komplexmittel. EHK. 1999; 48: 367–372.

[56] **Michaud J:** Action d'Apis mel. et d'Arnica dans la prévention des oedèmes post-opératoires en chirurgie maxilo-faciale [Dissertation]. Nantes: 1981.

[57] **Muscari-Tomaioli G, Allegri R, Miali E et al.:** Observational study of quality of life in patients with headache, receiving homeopathic treatment. Br Homoeopath J. 2001; 90: 198–197.

[58] **Paterson J, Boyd WE:** Potency action. A preliminary study of the alteration of the Schick-test by a homeopathic potency. Br Homoeop J. 1941; 31: 301–309.

[59] **Paterson J:** Report on mustard gas experiments (Glasgow and London). J Am Inst Hom. 1944; 37: 47–50, 88–92.

[60] **Reilly D, Taylor MA, Beattie NG et al.:** Is evidence for homeopathy reproducible? Lancet. 1994; 344(8937): 1601–1606.

[61] **Righetti M:** Forschung in der Homöopathie. Göttingen: Ulrich Burgdorf; 1988.

[62] **Riley D, Fischer M, Singh B et al.:** Homeopathy and conventional medicine: an outcome study comparing effectiveness in a primary care setting. J Altern Complement Med. 2001; 7(2): 149–159.

[63] **Riveron-Garrote M, Fernandez-Argüelles R, Morón-Rodriguez F et al.:** Ensayo clínico controlado aleatorizado del tratamiento homeopático del asma bronquial. Boletín Mexicano de Homeopatía. 1998; 31(2): 54–61.

[63a] **Schindler G, Brinkhaus B, Lindner M et al.:** Controversy about homeopathy: A survey on opinion-formers and decision-takers within the European health system. Perfusion. 2001; 14: 406–413.

[64] **Schmitz:** o. T. 1942, zit. n. Righetti M: Forschung in der Homöopathie. Göttingen: Ulrich Burgdorf; 1988.

[65] **Schoeler H:** Über die wissenschaftlichen Grundlagen der Homöopathie [Habilitation]. Leipzig: Medizinische Fakultät der Universität Leipzig; 1948.

[66] **Schwab G:** Lässt sich eine Wirkung homöopathischer Hochpotenzen nachweisen? Eine kontrollierte Cross-over Doppelblindstudie bei Hautkrankheiten [Dissertation]. Freiburg; Medizinische Fakultät der Albert-Ludwigs-Universität Freiburg; 1989.

[67] **Schwartzhaupt:** o. T. 1942, zit. n. Righetti M: Forschung in der Homöopathie. Göttingen: Ulrich Burgdorf; 1988.

[68] **Shang A, Huwiler-Muntener K, Nartey L et al.:** Are the clinical effects of homoeopathy placebo effects? Comparative study of placebo-controlled trials of homoeopathy and allopathy. Lancet. 2005; 366(9487): 726–732.

[69] **Strosser W, Weiser M:** Lebensqualität bei Patienten mit Schwindel – Homöopathikum im Doppelblind-Vergleich. Biologische Medizin. 2000; 29(5): 242–247.

[70] **Thompson EA, Reilly D:** The homeopathic approach to the treatment of symptoms of oestrogen withdrawal in breast cancer patients. A prospective observational study. Homeopathy. 2003; 92(3): 131–134.

[71] **Thurneysen A, Frei H:** Homöopathie bei ADS im Kindesalter. Monatsschrift Kinderheilkunde. 2004; 152: 741–750.

[72] **Vickers AJ:** Independent replication of pre-clinical research in homeopathy: a systematic review. Forsch Komplementärmed Klass Naturheilkd. 1999; 6: 311–320.

[73] **Vithoulkas G:** Die wissenschaftliche Homöopathie. Göttingen: Ulrich Burgdorf; 1986.

[74] **Voegeli A:** Die korrekte homöopathische Behandlung in der täglichen Praxis. 10. Aufl. Heidelberg: Haug; 1993.

[75] **Walach H:** Homöopathie als Basistherapie. Heidelberg: Haug; 1986.

[76] **Walach H, Haeusler W, Lowes T et al.:** Classical homeopathic treatment of chronic headaches. Cephalalgia. 1997; 17: 11–18.

[77] **Wein C:** Qualitätsaspekt klinischer Studien zur Homöopathie. Essen: KVC; 2002.

[78] **Weingärtner O:** Homöopathische Potenzen. Berlin, Heidelberg, New York: Springer; 1992.

[79] **Weingärtner O:** Kernresonanz-Spektroskopie in der Homöopathieforschung. Essen: KVC; 2002.

[80] **Whitmarsh TE, Coleston-Shields DM, Steiner DJ:** Double-blind, randomized, placebo-controlled study of homeopathic prophylaxis of migraine. Cephalalgia. 1997; 17: 600–604.

[81] **Wiesenauer M, Gaus W, Bohnacker U et al.:** Efficiency of homeopathic preparation combinations in sinusitis. Results of a randomized double-blind study with general practitioners [German]. Arzneimittelforschung. 1989, 39(5): 620–625.

[82] **Wolter H:** Wirksamkeitsnachweis von Caulophyllum D 30 bei der Wehenschwäche des Schweines im doppelten Blindversuch. In: Gebhardt KH: Beweisbare Homöopathie. Heidelberg: Haug; 1985.

[83] **Wright-Hubbard E:** Kurzlehrgang der Homöopathie. 2. Aufl. Berg: Barthel & Barthel; 1993.

Wichtige Adressen

Bundesinstitut für Arzneimittel und Medizinprodukte
Kurt-Georg-Kiesinger-Allee 3
D-53175 Bonn
Tel.: 0228 9930730
www.bfarm.de

Deutsche Gesellschaft zur Förderung naturgesetzlichen Heilens e. V.
Felix-Fechenbach-Str. 39
D-32756 Detmold
Tel.: 05231 680000
www.homoeopathie-aktuell.org

Deutscher Zentralverein homöopathischer Ärzte (DZVhÄ)
Am Hofgarten 5
D-53113 Bonn
Tel.: 0228 2425330
www.dzvhae.com

George Vithoulkas Stiftung für klassische Homöopathie
Heimstraße 32b
D-82131 Stockdorf
Tel.: 089 89530350
www.gvs.net

Homöopathie-Forum
Organisation klassisch homöopathisch arbeitender Heilpraktiker e. V.
Grubmühlerfeldstraße 14b
D-82131 Gauting bei München
Tel.: 089 89355765
www.homoeopathie-forum.de

Homöopathie-Stiftung des Deutschen Zentralvereins homöopathischer Ärzte e. V.
Springstraße 28
D-06366 Köthen
Tel.: 03496 303815
www.homoeopathie-stiftung.de

Karl-und-Veronica-Carstens-Stiftung
Am Deimelsberg 36
D-45276 Essen
Tel.: 0201 563050
www.carstens-stiftung.de

Niedersächsische Akademie für Homöopathie und Naturheilverfahren (N.A.H.N.)
Markt 14–16
D-29221 Celle
Tel.: 05141 12173
www.nahn-celle.de

Verband klassischer Homöopathen Deutschlands e. V. (VKHD)
Wagnerstr. 20
D-89077 Ulm
Tel.: 0731 4077220
www.vkhd.de

46 – Osteopathie

Gudrun Bornhöft, Peter F. Matthiessen und unter Mitarbeit von Jean Marie Beuckels

46.1 Definition 767
46.2 Grundlagen 767
46.3 Anwendung 768
46.4 Beleglage 771

46.1 Definition

Die Osteopathie (griech. *osteon*: Knochen; *pathos*: Leiden) versteht den Körper als funktional vernetztes Steuer- und Regelsystem. Sie geht davon aus, dass kleine von außen einwirkende Reize die Selbstheilungskräfte des Organismus anregen können. Für die optimale Körperfunktion muss die normale Beweglichkeit aller körperlichen Strukturen gewährleistet sein.

Bei der osteopathischen Therapie werden Funktions- und Bewegungseinschränkungen von Weichteilen und Gelenken zunächst manuell lokalisiert und dann mit gezielten manuellen Techniken behandelt. Ziel ist es, über die Verbesserung bzw. Normalisierung eines lokal gestörten vaskulären und lymphatischen Flusses lokale Effekte und reflektorische Wirkungen auf den Gesamtorganismus zu erreichen und so körperliche Funktionen zu verbessern bzw. zu optimieren.

46.2 Grundlagen

46.2.1 Geschichte

Schon im Altertum wurden Knochen-, Gelenk-, Muskel- oder Nervenschmerzen mit Massagetechniken behandelt (▶ **Kap. 8** Geschichte der Naturheilverfahren). Der amerikanische Arzt **Andrew Taylor Still** (1828–1917) suchte empirisch nach einem neuen Verständnis für die Funktionsweisen des menschlichen Körpers und gab 1874 der von ihm entwickelten Methodik den Namen „Osteopathie". Im Jahre 1892 gründete er die **American School of Osteopathy** in Kirksville, USA. Sein Schüler **William Garner Sutherland** konzipierte die kraniosakrale Therapie (Fluidic Model). Die Osteopathie ist in den USA mittlerweile eine auch vom konventionellen Gesundheitswesen akzeptierte Therapiemethode.

Seit Anfang des 20. Jahrhunderts verbreitete sie sich in England. Der Arzt **John Martin Littlejohn** gründete 1917 die **British School of Osteopathy** (**BSO**). In den fünfziger Jahren wurde die Osteopathie in Frankreich eingeführt, Ende der achtziger Jahre gelangte sie schließlich nach Deutschland, wo sie ebenfalls immer mehr Anerkennung findet.

46.2.2 Konzeption

Die Behandlung basiert auf folgenden **Hypothesen**:
1. Beweglichkeit ist für einen gesunden Organismus von essenzieller Bedeutung; das gilt im Besonderen für die Körperflüssigkeiten (Still's Arterial Rule; zur Rolle der lymphatischen Flüssigkeitsbewegung s. [4, 5]).
2. Der Körper ist eine funktionale Einheit, d. h. Struktur und Funktion sind eng miteinander vernetzt. Die Beeinträchtigung eines Organs oder einer Körperregion verursacht Störungen im restlichen Körper.
3. Der Körper verfügt über inhärente, durch Fremdeinwirkung beeinflussbare Selbstheilungskräfte.

Die Osteopathie folgt dem Grundsatz, dass das Leben als Materie in Bewegung zu erklären ist. Leben ist danach sinnlich nur wahrnehmbar als materielle Struktur, die sich ständig in Bewegung befindet und sich hierdurch formt. Diese Bewegungen im Körper sind oftmals nicht bewusst wahrnehmbar: Die Nieren bewegen sich z. B. bei jedem Atemzug um 1,5 cm aus der Mittellage nach kaudal und kranial und legen so tägl. etwa 500 m zurück.

Strukturelle Dysfunktionen und Krankheiten stören die Beweglichkeit des Organismus und schränken sie ein. Betroffen sind nicht nur Muskeln und Gelenke, sondern auch Nerven, innere Organe, Sehnen, Bänder und andere Bereiche des Körpers. Bei einem Steuer- und Regelsystem zeigen sich Probleme bekanntlich nicht zwangsläufig dort, wo sie entstanden sind. Bezogen auf den menschlichen Körper kann der Auslöser der Beschwerden vielmehr deutlich vom Symptom entfernt liegen. Der Osteopath versucht deshalb, neben der Symptomlinderung vor allem den Ursprung der Dysfunktion zu finden und zu beheben. In diesem Zusammenhang muss er unterschiedliche Bewegungszustände ertasten und erfühlen. Anschließend kann er mit seinen Händen über den therapeutischen Reiz direkt oder indirekt das Muskel- und Skelettsystem, Weichteile, innere Organe, Nerven- und Gefäßbahnen oder endokrine Organe beeinflussen und damit das körperliche Steuer- und Regelsystem harmonisieren. Der gezielt gesetzte **osteopathische Reiz** besteht prinzipiell aus manuell ausgeübtem **Druck**, **Zug** und **„In-Ruhe-Halten" (Stillpunkt)**. Ausgeführt werden sie in diversen Techniken (s.u.), die auf anatomischen, physiologischen und neurologischen Elementen sowie der Bewegungslehre gründen.

46.3 Anwendung

46.3.1 Diagnostik

Folgendes Vorgehen ist angezeigt:
- Eine **detaillierte Anamnese** ist zwingende Voraussetzung für eine erfolgreiche Behandlung.
- Anschließend wird die **Körperhaltung** des Patienten beobachtet (▶ Abb. 46.5). Bereits geringe Haltungsschäden sind nach Meinung der Osteopathen Zeichen eines pathologischen Einflusses auf den Organismus [3].
- Schließlich werden **Bewegungsapparat**, die **inneren Organe** und das **kraniosakrale System** überprüft (lokal und global).

Zusätzlich zur schulmedizinisch geprägten Anamnese werden insbesondere Traumata erfragt, die sich in den myofaszialen Strukturen als Dysfunktion manifestieren können. Die sogenannte **Primärläsion**, die zu Verkettungssyndromen insbesondere über die Faszienketten führen kann, könnte mittels der osteopathischen Palpationstechnik erfasst werden. In lokalen Tests (Ecoute-Tests) wird die Art der Dysfunktion bestimmt; übergreifende globale Tests vermitteln die Orte der Dysfunktionen und versuchen, Wechselwirkungen mit anderen Strukturen zu erfassen. Von Bedeutung sind insbesondere die **Mobilität**, d.h. die Bewegungsfähigkeit von Organen und Gewebestrukturen, und die **Motilität**, d.h. das Schwingungsverhalten der Gewebe. Die parietale Stellungsdiagnostik beinhaltet eine segmentale neurologische Überprüfung der Wirbelkörper (▶ Abb. 46.1).

> **Therapeutische Empfehlung**
> Über die gefundenen Dysfunktionen und Beweglichkeitsstörungen sollte der Patient unbedingt aufgeklärt werden. Je mehr er über die funktionalen Zusammenhänge seines Körpers erfährt, desto besser kooperiert er in der Regel bei der Therapie.

46.3.2 Therapie

Ziel der Therapie ist die Lösung neurologischer Fehlspannungen im Gewebe (insbesondere fluides System: Arterien, Venen, Lymphwege). Dieser **„Geweberelease"** kann mittels verschiedener Techniken, die in den diversen Schulen der Osteopathie leicht voneinander abweichen, erreicht werden.

Osteopathische Techniken (Beispiele)
- **Kraniosakrale Technik**: Manuelle Technik im Bereich von Schädel und Sakrum, die darauf abzielt, Störungen der Gewebepulsation zu beeinflussen und Gewebespannungen zu normalisieren (▶ Abb 46.2); vgl. auch [8]. Indikationen sind Störungen im Bereich Schädelknochen, Kreuzbein und Duralrohr sowie zentrale und periphere neurologische Störungen.
- **Myofasziale Technik**: Die Spannungen im Körper werden über ein myofasziales Netz weitergeleitet. Die Arbeit an den Faszien wirkt über die Korrektur von Spannungen und Gewebsirritationen schmerzlindernd und steigert die lokale Durchblutung (▶ Abb. 46.3).
- **Viszerale Technik**: Behandlung der Gewebe von Thorax, Bauch und Becken unter Einbeziehung der anatomischen Lagebeziehung und Eigenrhythmik (▶ Abb. 46.4). Gefördert werden Gewebemobilität und -motilität.
- **Strukturelle Osteopathie**: „Ausbalancieren" von Gelenken, Muskeln, Sehnen und Bändern durch mobilisierende Techniken (▶ Abb. 46.5).

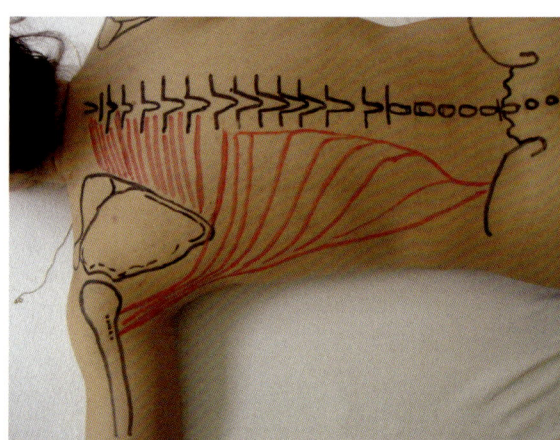

▶ **Abb. 46.1** Strukturen im Zusammenhang mit Wirbelsäule und der Beobachtung des neurologischen Systems.

46.3 Anwendung

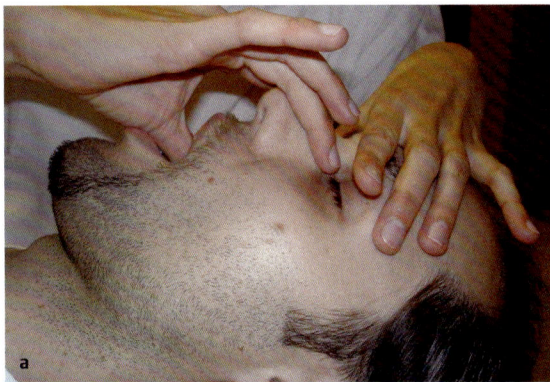
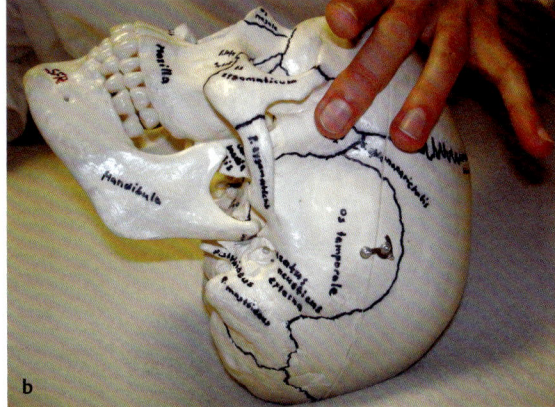
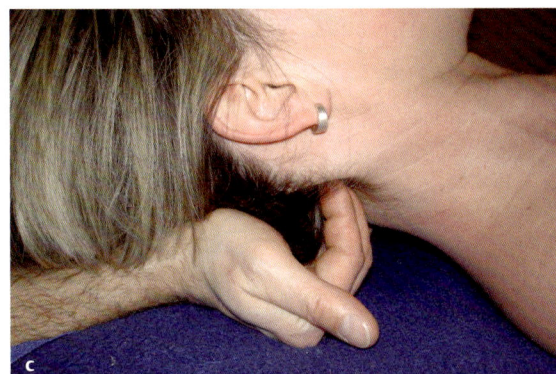
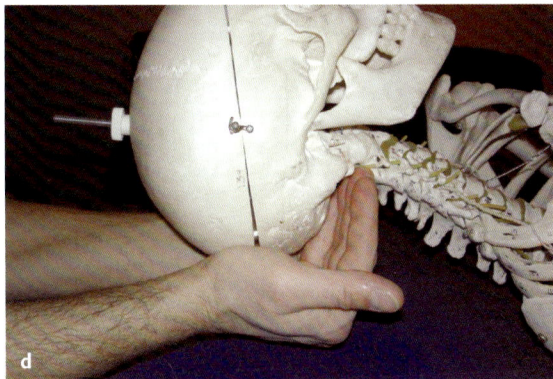

▶ **Abb. 46.2 a–d** Typische Palpationspunkte am ventralen (**a**) und dorsalen (**c**) Schädel sowie deren Lokalisationen am knöchernen Schädelmodell (**b, d**).

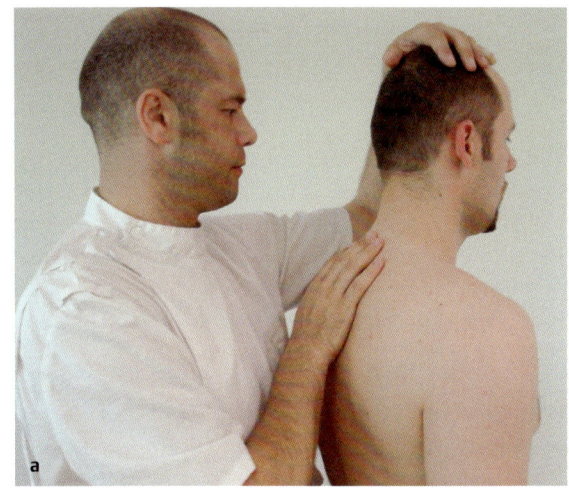
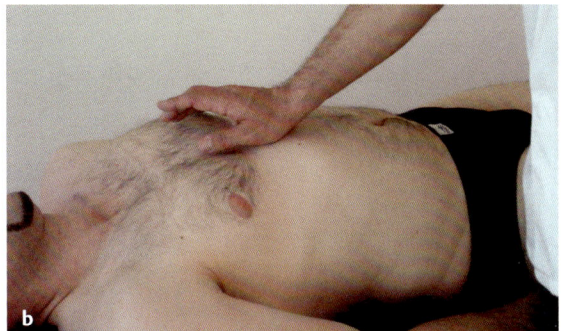

▶ **Abb. 46.3 a–b** Der Osteopath „hört" (écoute, listening) auf die globalen Spannungsmuster von Organismus (**a**) und lokalen Regionen (**b**).

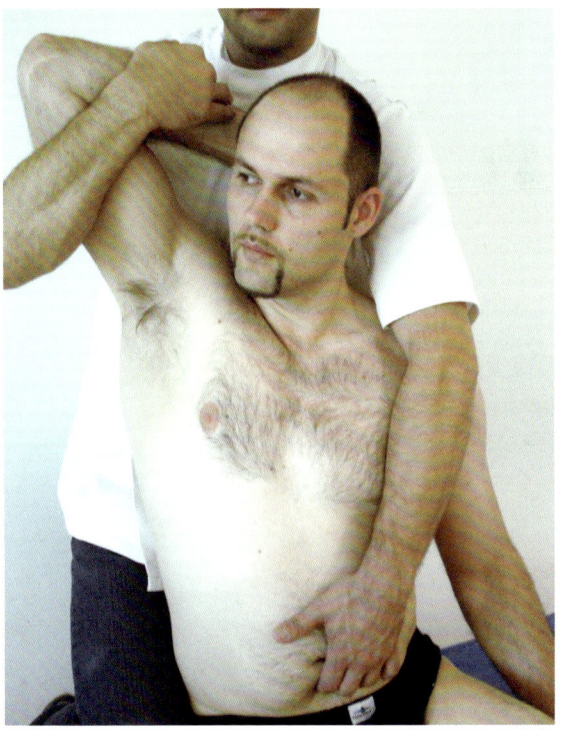

▶ **Abb. 46.4** Handgriff („langer Hebel") zur diagnostischen und therapeutischen Manipulation des Aufhängungsapparates der Harnblase.

46.3.3 Indikationen

Eine osteopathische Behandlung kann bei Menschen aller Altersgruppen durchgeführt und – je nach individuellem Mobilitätsmuster – bei nahezu allen Konditionen zumindest adjuvant eingesetzt werden. Osteopathie und Schulmedizin schließen sich nicht aus, sondern ergänzen einander. Wie jede Behandlungsmethode hat aber auch die Osteopathie ihre Grenzen. Krebs, schwere seelische Störungen, Herz- oder Infektionskrankheiten können nicht geheilt, aber ihre Behandlung mit Osteopathie unterstützt werden.

Hauptindikationen bei Erwachsenen
- Rücken- und Nackenbeschwerden, (chronische) Verspannungen, Gelenkschmerzen, wiederkehrende Blockaden
- in die Arme oder Beine ausstrahlende Schmerzen
- Durchblutungsstörungen und chronische Entzündungen, Stauungen in den Extremitäten oder im Becken
- Verdauungsprobleme, Magenschmerzen (**Cave**: nicht bei Geschwüren und Tumoren)
- Erschöpfungs-/Burn-out-Syndrom
- Kopfschmerzen, Schwindel, Tinnitus, Kiefergelenksprobleme
- Spannungskopfschmerz, halswirbelsäulenbedingter Kopfschmerz, Migräne
- Z. n. Unfällen/Traumen (Schleudertrauma), nach Operationen
- Inkontinenz und prämenstruelle Beschwerden
- Hals-Nasen-Ohren-Beschwerden
- Ischias bei Schwangeren
- wirbelsäulenbedingte Schmerzen, Bandscheibenvorfall, „Hexenschuss", „Kreuzschmerz", „Ischiasschmerz"
- Schmerzen bei „normalen" Befunden
- Lern- und Schlafstörungen

Weitere Indikationen
- Befindlichkeitsstörungen
- depressive Verstimmung
- Panikattacken
- Atemprobleme (auch Bronchitis, Asthma)
- Allergien, Neurodermitis

Kinder und Jugendliche
- Begleitung kieferorthopädischer Therapie
- Spannungskopfschmerzen
- Koliken
- Symmetriestörungen (KISS-Syndrom)
- Fehlhaltungen/Skoliose
- Konzentrationsprobleme, Lernstörungen

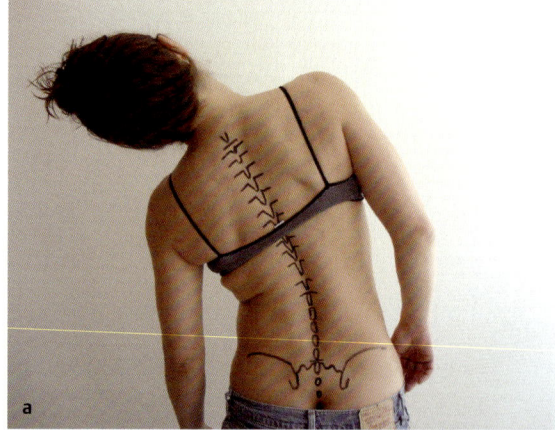
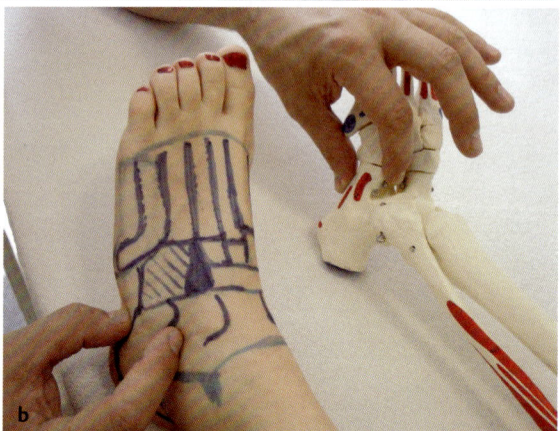
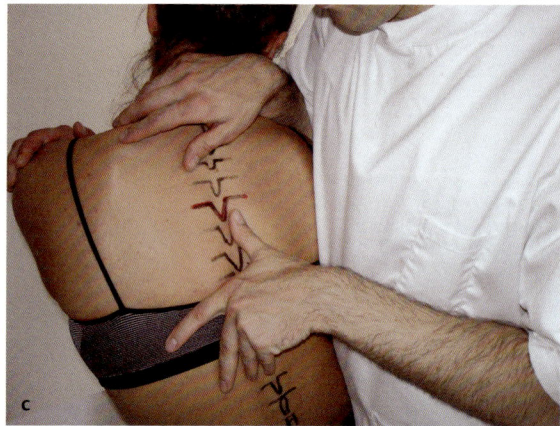

▶ **Abb. 46.5 a–c** Form und Beweglichkeit werden beobachtet (**a**), ertastet (**b**) und mit gezielten Manipulationen „ausbalanciert" (**c**).

Säuglinge
- durch Geburtstraumata (Saugglocke, Zangengeburt etc.) entstandene Störungen, z. B. 3-Monatskoliken, Schlafstörungen, Schluckstörungen, Schiefhals
- Schlafstörungen, Zahnstellungsfehler (unterstützend zu zahntechnischen Eingriffen, wie Spangen), Schielen, Hals-Nasen-Ohren-Beschwerden

> **Cave**
> - Bei Tumoren, Osteoporose, Infektionen und Störungen des Gerinnungssystems und bei einigen systemischen Erkrankungen, z. B. bestimmten Stoffwechselstörungen, ist eine osteopathische Behandlung nach den meisten Lehrmeinungen relativ kontraindiziert, zumindest sollte sie äußerst sparsam und vorsichtig eingesetzt werden. Auch WS-Kompressionen stellen offenbar keine absoluten Kontraindikationen dar [7], therapeutische Manipulationen sollten jedoch mit äußerster Vorsicht durchgeführt werden.
> - Durch manuelle Techniken mit hohem Impuls und hoher Amplitude, wie sie in der Osteopathie in der Regel nicht üblich sind, kann es in seltenen Fällen zu Rückenmarksverletzungen, einer Dissektion der Arteria vertebralis oder einem Schlaganfall kommen. Diese Eingriffstechnik sollte nur von erfahrenen Therapeuten, am besten im Beisein von Ärzten, ausgeübt werden.

46.4 Beleglage

In Übersichtsarbeiten, die aus randomisierten kontrollierten Studien zusammengestellt wurden, ergaben sich bislang kaum Belege für die Wirksamkeit der Osteopathie (s. jedoch [2]). Die Suche nach Osteopathic Medicine in der gängigsten Datenbank PubMed ergibt über 2 000 Artikel, bei denen es sich aber überwiegend um Beschreibungen der Methode, der Geschichte und der Ausbildung handelt. Ein systematisches Review aus sechs randomisierten kontrollierten Studien [6] berichtet einen positiven Therapieeffekt bei der Behandlung von unspezifischen Schmerzen im Bereich der Lendenwirbelsäule.

Zur Problematik der Bewertung klinischer Studien s. Methodische Aspekte (S. 82 ff.).

Literatur

[1] **Bockenhauer SE, Julliard KN, Sing LOK et al.:** Quantifiable effects of osteopathic manipulative techniques on patients with chronic asthma. J Am Osteopath Assoc. 2002; 102(7): 371–375.

[2] **Bronfort G, Haas M, Evans R et al.:** Efficacy of spinal manipulation and mobilization for low back pain and neck pain: a systemic review and best evidence synthesis. Spine J. 2004; 4: 335–356.

[3] **van Buskirk RL:** Nociceptive reflexes and the somatic dysfunction: a model. J Am Osteopath Assoc. 1990; 90(9): 792–794, 797–809.

[4] **Degenhart BF, Kuchera ML:** Update on osteopathic medical concepts and the lymphatic system (review). J Am Osteopath Assoc. 1996; 96: 97–100.

[5] **Knott EM, Tune JD, Stoll ST et al.:** Increased lymphatic flow in the thoracic duct during nanipulative Intervention. J Am Osteopath Assoc. 2006; 105(10): 447–456.

[6] **Licciardone JC, Brimhall AK, King LN:** Osteopathic manipulative treatment for low back pain: a systematic review and meta-analysis of randomized controlled trials. BMC Muskuloskelet Disord. 2005; 6; 43.

[7] **Murphy DR, Hurwitz EL, Grogory AA:** Manipulation in the presence of cervical spinal cord compression: a case series. J Manipulative Physiol Ther. 2006; 29(3): 236–244.

[8] **Nelson KE, Sergueef N, Glonek T:** Recording the Rate of the Cranial Rhythmic Impulse. J Am Osteopath Assoc. 2006; 106(6): 337–341.

[9] **Ongley MJ, Klein RG, Dorman TA et al.:** A new approach to the treatment of chronic low back pain. Lancet. 1987; 2: 143–146.

[10] **Salamon E, Zhu W, Stefano G:** Nitric oxide as a possible mechanism for understanding the therapeutic effects of osteopathic manipulative medicine. Int J Mol Med. 2004; 14: 443–449.

Wichtige Adressen

Akademie für Osteopathie e. V. (AFO)
Römerschanzweg 5
D-82131 Gauting
Tel.: 089 89340068
www.osteopathie-akademie.de

Deutsche Akademie für Osteopathische Medizin e. V. (DAOM)
Caldenhofer Weg 130a
D-59063 Hamm
Tel.: 02381 495164
www.daom.de

Deutsch-Amerikanische Akademie für Osteopathie e. V. (DAAO)
Riedstr. 5
D-88316 Isny-Neutrauchburg
Tel.: 07562 97180
www.daao.info

Deutsche Gesellschaft für Osteopathische Medizin e. V. (DGOM)
Obere Rheingasse 3
D-56154 Boppard
Tel.: 06742 80010
www.dgom.info

Deutsches Fortbildungszentrum für Osteopathie (DFO)
Bayerwaldstr. 12
93073 Neutraubling
Tel.: 09401 912309
www.dfo-zentrum.de

European Federation of Osteopaths
www.e-f-o.org

Fachbereich Osteopathie am Lehrstuhl für Medizintheorie und Komplementärmedizin der Universität Witten-Herdecke
Gerhard-Kienle-Weg 4
D-58313 Herdecke
Tel.: 02330 623890
www.uni-wh.de/osteopathie

46 Osteopathie

Österreichische Gesellschaft für Osteopathie
Vinzenzgasse 13/10
A-1180 Wien
Tel.: +43 699 11906887
www.oego.org

Schweizerische Gesellschaft für Manuelle Medizin (SAMM)
Röschstrasse 18
CH-9006 St. Gallen
Schweiz
Tel.: +41 71 2465181
www.samm.ch

Schweizerischer Verband der Osteopathen
Secrétariat FSO–SVO
2 route du Lac
CH-1094 Paudex
www.osteopathes-suisses.ch

Verband der Osteopathen Deutschland e. V. (VOD)
Untere Albrechtstr. 15
D-65185 Wiesbaden
Tel.: 0611 9103661
www.osteopathie.de

47 – Traditionelle Chinesische Medizin

Gudrun Bornhöft, Peter F. Matthiessen

47.1 Definition 773
47.2 Grundlagen 773
47.3 Anwendung 775
47.4 Beleglage 777

47.1 Definition

Die Traditionelle Chinesische Medizin (TCM) wird neuerdings auch vermehrt „Chinesische Medizin" (CM) genannt, um sich von der maoistischen Vermarktung abzugrenzen, die den Begriff der TCM geprägt hatte. Sie basiert auf der Vorstellung, dass sich alles Lebendige zwischen den gegensätzlichen Polen **Yin** und **Yang** manifestiert und vom Energiefluss des **Qi** beeinflusst ist. Befindet sich der Organismus in einem harmonischen Gleichgewicht zwischen diesen Polen, ist er gesund. Die TCM betrachtet den Menschen aus einer ganzheitlichen, d. h. nicht ausschließlich krankheitsorientierten Perspektive und basiert auf einem Ordnungssystem, welches sich aus einer langen, meist mündlich überlieferten Erfahrung entwickelte und unter der Sichtweise der chinesischen Philosophie interpretiert wurde.

> **Merke:** Dieses System ist nicht deckungsgleich mit der westlichen Medizin. TCM-Diagnosen sind deshalb nicht auf westliche Diagnosen übertragbar.

47.2 Grundlagen

47.2.1 Geschichte

Teile der TCM werden seit über 2 000 Jahren praktiziert. Sie entstanden unter den kulturellen Einflüssen des Daoismus, des Konfuzianismus und des Buddhismus und wurden zunächst ausschließlich in China angewandt. Die Ursprünge der chinesischen Medizin sind deutlich älter, aber weitgehend unerforscht. Vermutlich reichen sie etwa 3 500 Jahre in die Geschichte zurück. Aufgrund der Jahrhunderte währenden selbstgewählten Isolation des Reichs der Mitte erfolgte die globale Ausbreitung der TCM sehr spät. Gefördert durch die intensive Vermarktung seitens der rotchinesischen Regierung in den siebziger Jahren des vergangenen Jahrhunderts, ist sie jetzt international bekannt.

Die Basis der TCM beruht auf – zum großen Teil mündlichen – Überlieferungen. Nicht zuletzt aus diesem Grund unterlag sie ständiger Modifikation und wurde über die Jahrhunderte hinweg infolge empirischer Erkenntnisse ständig erweitert. Ab den sechziger Jahren wurden die einzelnen medizinischen Lehren unter Mao Tse-tung zur TCM zusammengefasst und in China gelehrt und praktiziert.

> **Merke:** Die TCM stellt eine rein empirische Form der Medizin dar; sie ist ein Konglomerat aus essenziellen Bestandteilen verschiedener traditioneller chinesischer Methoden zu Diagnostik und Therapie.

47.2.2 Konzeption

Philosophische Grundlage

Die philosophische Basis der TCM findet sich im Daoismus. **Dao** bezeichnet ein ewiges Wirk- oder Schöpfungsprinzip. Es ist allumfassend und gleichzeitig Transparenz und Immanenz:

- Als **transparentes Prinzip** ist es undifferenzierte Leere und die Mutter des Kosmos.
- Als **immanentes Prinzip** ist es das, was alles Existierende durchdringt.

Aus dem Dao heraus entstehen die Polaritäten **Yin** und **Yang**, die philosophisches Konzept und zugleich medizinisches Werkzeug darstellen. Man nimmt an, dass sich alles Lebendige mit zwei gegensätzlichen Zuständen beschreiben lässt, wobei sich diese im stetigen Wandel befinden, sich wechselseitig kontrollieren und ausbalancieren:

- **Yin** wird mit Dunkelheit, Kälte, Bewegungslosigkeit und dem Stofflichen assoziiert.

- **Yang** wird mit dem jeweiligen Gegenteil assoziiert: mit der Helligkeit, Wärme, Bewegung und allem Energetischen.

Die harmonische Wechselwirkung und Zirkulation beider Gegensätze bedeutet Gesundheit, eine Störung dieses Zusammenwirkens wird mit Krankheit gleichgesetzt. Dank einer systematischen Korrespondenz unterschiedlicher Symptome mit diesen Prinzipien können Rückschlüsse auf Ursprung, Ort und Form der Dysfunktion gezogen werden.

> **Merke:** Diagnostik und Therapie in der TCM beruhen stets auf dem Prinzip von Yin und Yang.

Materielle und energetische Basis für dieses Prinzip ist das **Qi**. Es wird als wandelbare universelle Energie des Kosmos verstanden. Qi transformiert sich von dichter Materie bis hin zu geistiger Aktivität. Alle Lebewesen – auch der menschliche Organismus – sind eine Manifestation des Qi im kosmischen Kraftfeld. Alle physiologischen Prozesse sind Ergebnis eines differenzierten Zusammenspiels der Qi-Wandlungen.

Die funktionalen Einheiten des Organismus sind in Form energetischer Leitbahnsysteme vernetzt. Diese **Leitbahnen** durchziehen den gesamten Körper und dienen der Zirkulation des Qi und des Blut-Xue, wobei Xue nicht direkt mit der westlichen Vorstellung von Blut gleichzusetzen ist, sondern eher als weiter verdichtete (flüssige) Energieform verstanden wird. Die wichtigsten Leitbahnen stellen Verbindungsstränge zwischen Organismus und Kosmos dar, da in ihnen sowohl kosmische als auch organismisches Qi zugegen ist. Auf ihnen liegen die Akupunkturpunkte, über die mittels Stimulation die Zirkulation des Qi beeinflusst werden kann. Die Leitbahnen stellen auch die Verbindung der **sechs Yin bzw. Yang zugeordneten Funktionskreise** dar, auch **Zang-Fu-Organsysteme** genannt, die ihrerseits den fünf Elementen und Wandlungsphasen des Qi zugeordnet werden können (▶ Tab. 47.1).

Praktische Ausrichtung

Die TCM ist im Kern eine **Präventionsmedizin**, d.h. der Patient wird nicht erst behandelt, wenn er manifest erkrankt ist. Bereits Störungen des subjektiven Befindens, die nach westlichem Verständnis zu vernachlässigen wären, werden als Anzeichen für potenziell zukünftige Erkrankungen gesehen, finden frühzeitig Beachtung und werden mit den entsprechenden Gegenmaßnahmen behandelt.

> **Merke:** Als dominierendes Prinzip und Ziel der Therapie gelten Herstellung und Wahrung der inneren Harmonie, sowohl physiologisch als auch psychologisch, und der Harmonie mit der Natur.

Geleistet werden kann dies durch eine Entfernung oder Umleitung gesundheitsschädigender Energien mittels aus- und umleitender Verfahren wie **Akupunktur**, **Ernährung**, **Massage**, **Bewegung**, **Schröpfen** und besonders durch **pflanzliche Heilmittel**. Simultan werden die Kräfte des Organismus gestärkt, die Krankheiten entgegenwirken.

Krankheitsursachen

Auslöser von Erkrankungen können Blockaden der Qi-Zirkulation sein. Diese drücken sich meist durch Schmerzen oder Unbehagen aus und können die Funktion der Organe negativ beeinflussen.

Laut TCM haben Krankheiten stets eine multifunktionelle Ursache. Folgende Einflüsse werden unterschieden:

- **sechs äußere klimatische Faktoren** (Wind, Kälte, Nässe, Trockenheit, Sommerhitze und Feuer)
- **sieben innere Faktoren** (Ärger, Freude, Sorge, Nachdenklichkeit, Traurigkeit, Furcht/Angst und Schock)
- **ätiologische Einflüsse**, die sich weder als innere noch als äußere Faktoren klassifizieren lassen (z.B. Unfälle, parasitäre Erkrankungen oder falsche Ernährung)

All diese Faktoren können zu einer Verschiebung des Gleichgewichtes zwischen Yin und Yang führen. Die Folge ist eine Stagnation des Energieflusses, verbunden mit einer Beeinträchtigung der Organfunktionskreise. Dadurch reichern sich pathologische Substanzen in den Geweben an, die in der TCM ganz allgemein als „Schleim" bezeichnet werden. Dabei kann es sich um Sputum aus den Lungen, Schleim im Stuhl, Knoten in den Muskeln oder Drüsengeweben bis hin zu bösartigen Tumoren handeln.

▶ **Tab. 47.1** Zuordnung von Elementen und Körperorganen (Zang Fu).

Element	Yin-Organ	Yang-Organ
Holz	Leber	Gallenblase
Feuer	Herz	Dünndarm
Erde	Milz/Pankreas	Magen
Metall	Lunge	Dickdarm
Wasser	Niere	Blase

47.3 Anwendung

47.3.1 Diagnostik

Diagnostik und Therapie richten sich nach dem beschriebenen Leitbahnsystem. Vor einer Therapie müssen die pathogenen Faktoren erkannt werden. Der Fokus liegt auf dem subjektiven Empfinden des Patienten und auf sensorisch wahrnehmbaren Veränderungen.

Diagnostische Verfahren

- **Interrogation**: Durchführung der Anamnese und Befragung nach dem subjektiven Empfinden des Patienten
- **Inspektion**:
  - Betrachtung des Patienten in seiner Gesamtheit
  - Überprüfung der Körperhaltung, des Gesichtsausdruckes, der Hautqualität und Hautfarbe, des Zustands der Zähne, der Haare, der Fingernägel
  - Überprüfung auf Hautausschläge, Schwellungen, Geschwüre, Lähmungen, Atrophien
- **Zungendiagnose**:
  - Farbe, Form und Belag der Zunge liefern Informationen über den Gesamtzustand des Organismus.
  - Die Zungenoberfläche ist in Zonen unterteilt, die jeweils mit wichtigen Organen assoziiert werden (▶ Abb. 47.1).
- **Auskultation**: Beachtung der Atemgeräusche, der Qualität der Stimme, der Gerüche in der Atemluft und der Ausdünstungen
- **Palpation**: Erfassung von Indurationen, Schwellungen und Tumoren
- **Pulsdiagnose**: Mindestens sechs Pulsstellen im Bereich des Radialispulses werden kontrolliert. Diese werden, analog zu den Zonen auf der Zunge, wichtigen Organen zugeteilt. Verschiedene Pulsqualitäten lassen Rückschlüsse auf den physiologischen Zustand zu.

Aus dem Zusammenspiel der genannten Verfahren ergibt sich die Diagnose in der TCM. Diese ist stets nach dem **Yin-Yang-Prinzip** ausgerichtet und beruht auf folgenden Schritten:

1. Zunächst wird festgestellt, ob eine Leitbahnerkrankung oder eine Störung der Zang-Fu-Organe (▶ Tab. 47.1) besteht.
2. Auffallende Störungen werden den Gegensatzpaaren Innen-Außen, Hitze-Kälte und Fülle-Leere zugeordnet (▶ Tab. 47.2).
3. Es wird überprüft, welche Leitbahn das betroffene Areal versorgt, ob eine Qi- oder eine Blut-(Xue-)Stagnation vorliegt und welche pathologischen Faktoren involviert sind.
4. Wird ein Ungleichgewicht zwischen Yin und Yang festgestellt, versucht die Therapie, die Ausgewogenheit wiederherzustellen (▶ Tab. 47.3). So verweist gelber Zungenbelag auf einer roten Zunge auf innere Hitze – ein Ungleichgewicht zugunsten von Yang. Folglich muss der Patient gekühlt werden, damit das Gleichgewicht zugunsten von Yin beeinflusst wird.

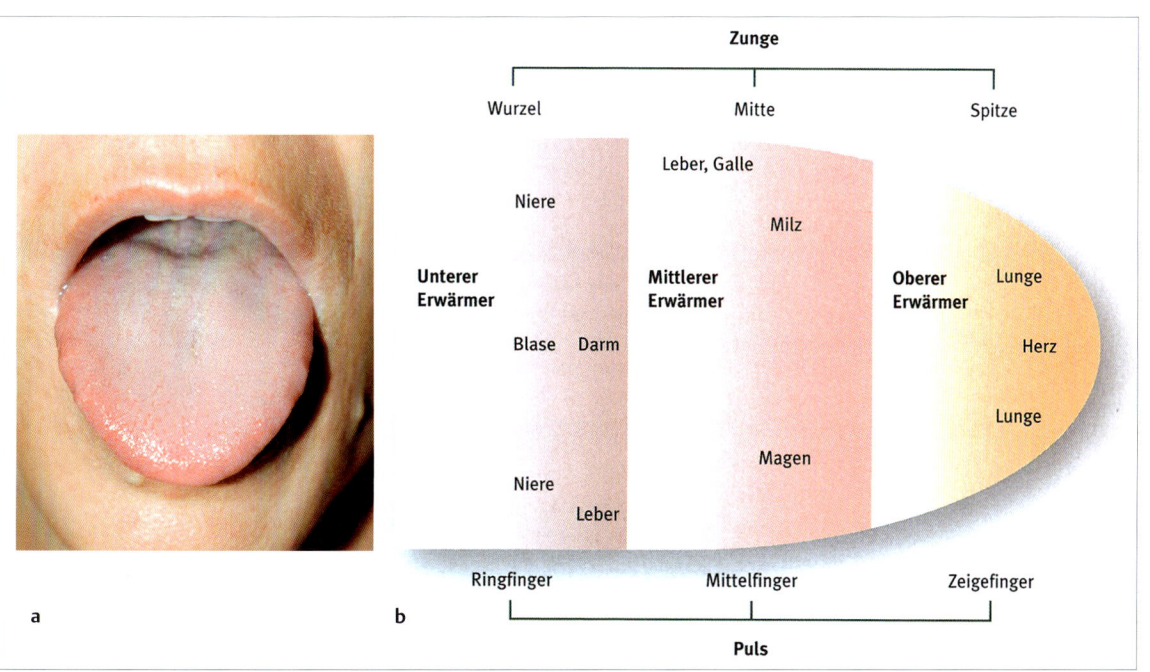

▶ Abb. 47.1a–b   a Zungenabbildung und die b assoziierten Organe.

47 Traditionelle Chinesische Medizin

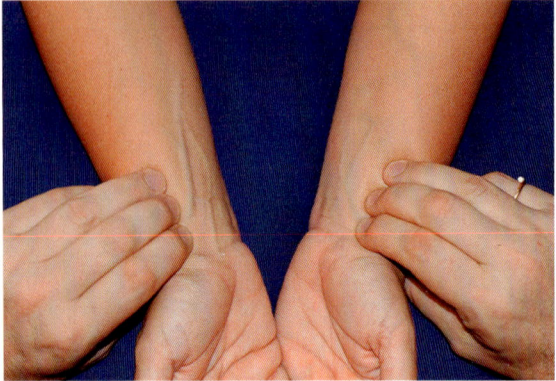

▶ Abb. 47.2 Beidhändige Pulstastung.

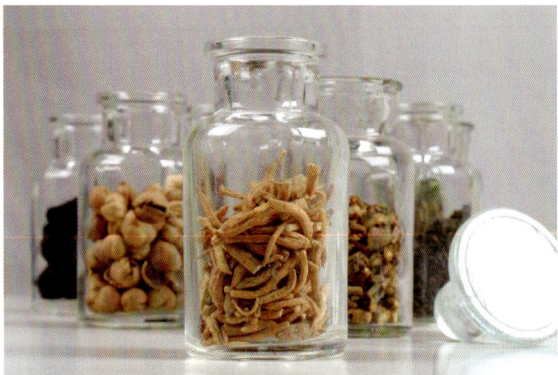

▶ Abb. 47.3 Pflanzliche Heilmittel der TCM.

▶ Tab. 47.2 Differenzierung nach Fülle und Leere (mit freundlicher Genehmigung von Stefan Kirchhoff und Andreas Köpp).

Fülle	Leere
• oft akuter Beginn • Schmerz stark, stechend, scharf • persistierender Schmerz • Völlegefühl • Besserung durch Bewegung • Berührung/Druck ist unangenehm • Zunge: dicker Belag • Puls: voll, kräftig	• oft schleichender Beginn • Schmerzintensität geringer, oft chronisch • rezidivierendes Auftreten • Verschlimmerung durch Aktivität • Berührung angenehm • Puls: schwach, fein

▶ Tab. 47.3 Therapie nach Fülle und Leere (mit freundlicher Genehmigung von Stefan Kirchhoff und Andreas Köpp).

Fülle	Leere
• sedierende Nadeltechnik • Fernpunkte > Nah-/Lokalpunkte • Sedierungspunkte • Mikroaderlass • Schröpfen • Gua Sha • Ernährung/Phytotherapie: eher bitterer Geschmack	• tonisierende Nadeltechnik • Nah-/Lokalpunkte > Fernpunkte • Tonisierungspunkte • Moxibustion (bei Kältesyndromen) • Ruhe/Erholung • Ernährung/Phytotherapie: eher süßer Geschmack

> = mehr als

47.3.2 Therapie

Die konkrete Selektion der Therapieform hängt einerseits von der Schwere der Erkrankung, andererseits von der Konstitution des Patienten ab. Eine akute Dysfunktion bei einem konstitutionell kräftigen Menschen wird meist lediglich dadurch behandelt, dass schädigende Energien aus dem Körper entfernt werden. Patienten mit schwacher Konstitution müssen hingegen frühzeitig ihre körpereigenen Abwehrkräfte stärken, da eine akute Erkrankung sonst nicht geheilt werden kann.

Das westliche Bild der TCM beschränkt sich meist auf die **Akupunktur**, welche aber nur ca. 10% des Therapievolumens ausmacht. In Südostasien werden bei der Behandlung von Krankheiten bis zu 70–80 Arzneimittel verabreicht, die aus Pflanzen, Mineralien und tierischen Stoffen hergestellt werden (▶ Tab. 47.4). In der Pharmakopöe der TCM sind ca. 8 000 Einzelmittel verzeichnet. Rezepturen werden meist aus 6–15 Einzelmitteln hergestellt, die nach einem vorgeschriebenen Prozess in der Regel mit Wasser extrahiert werden (Tee). In den letzten Jahren sind zunehmend Fertigarzneimittel erhältlich.

Eine **therapeutische Diät** steht oft am Anfang der Therapie, die der Patient in Eigeninitiative wahrnimmt. Hinzu kommt eine Vielzahl unterschiedlicher Therapiemethoden, welche je nach Art der Krankheit präferenziell oder parallel angewandt werden.

> **T Therapeutische Empfehlung**
> Je komplexer eine Dysfunktion ist, desto eher werden mehrere therapeutische Methoden simultan genutzt.

Neben der Verabreichung von Arzneien, der Akupunktur und Ratschlägen zur richtigen Ernährung sind folgende **weitere Verfahren** typisch:
- Moxibustion
- spezifische Massagen (z.B. Gua Sha, eine Reibetechnik meist über schmerzenden Arealen)

▶ Tab. 47.4 Eigenschaften chinesischer Phytotherapeutika nach Geschmack.

Geschmack	Eigenschaften
süß	stärkend, nährend, befeuchtend, hamonisierend
scharf	zerstreuend, Oberfläche befreiend, bewegend
salzig	erweichend, hinabführend
sauer	zusammenziehend, haltend, blockierend
bitter	trocknend, hinabführend
fad, neutral	Feuchtigkeit ausleitend

- Meditations-, Konzentrations- und Bewegungstechniken (z. B. Qigong)
- Schröpftechniken

Qigong ist eine meditative Gymnastik der TCM, bei der Atmung, Bewegung und Körperhaltung miteinander verbunden werden. Qi soll durch die Atmung in den Körper gelenkt werden. Die Bewegungsabläufe bestehen aus einzelnen Übungen, durch welche die Leitbahnen stimuliert werden. Der direkte Einfluss auf die Leitbahnen soll auch eine direkte Wirkung auf die assoziierten Gefühlslagen erzielen. Qigong soll gesundheitsfördernd und vorbeugend wirken, wird aber auch therapeutisch eingesetzt [10].

47.4
Beleglage

Der Großteil der publizierten Literatur liegt nur in **chinesischer Sprache** vor. Die Erfassung in westlichen Datenbanken ist noch immer fragmentarisch, die Schlagwörter sind weniger treffend oder schlicht falsch. Die Beschaffung von Artikeln aus chinesischen Zeitschriften über westliche Bibliotheken ist kaum möglich; nicht zuletzt stellt die sprachliche Barriere ein großes Problem dar. Auch die Verfügbarkeit von chinesischen Arzneien ist in Europa wegen der oft mangelhaften Qualität und des fehlenden Wirksamkeitsnachweises deutlich eingeschränkt. All dies macht eine westliche Bewertung der TCM problematisch. Dennoch gibt es mittlerweile eine Vielzahl von qualitativ hochwertigen Studien, die außerhalb Chinas durchgeführt wurden.

Eine kürzlich durchgeführte Bewertung zu Wirksamkeit, Zweckmäßigkeit (Bedarf und Sicherheit) und Wirtschaftlichkeit (Health Technology Assessment) der chinesischen Phytotherapie kam zu folgenden Aussagen:

Die Literaturauswertung zeigt eine grundsätzliche klinische Wirksamkeit der TCM, schwerwiegende Nebenwirkungen wurden – zumindest in der Schweiz – nicht beobachtet. Eine klare Reglementierung von Handel und Anwendung beugt Risiken durch die Medikamente vor. Weitere klinische Studien im Kontext der westlichen Welt sollten durchgeführt werden.

Im Auftrag der Techniker Krankenkasse (TK) wurden über 3 Jahre randomisierte Studien, die jedoch unter Routinebedingungen stattfanden, zur Wirksamkeit der Akupunktur durchgeführt. Hierbei konnte – trotz einiger methodischer Kritiken [22] – die (kostengünstige) Wirksamkeit bei Kopfschmerzen, chronischen Nackenschmerzen (Halswirbelsäulensyndrom), Arthroseschmerzen und Heuschnupfen belegt werden [2, 3, 4, 23, 24, 25, 26].

Der größte Studienteil (knapp 150 000 Patienten) konzentrierte sich auf die Untersuchung der Nebenwirkungen. Dabei berichtete nur etwa jeder zehnte Patient von Nebenwirkungen wie Blutergüssen oder leichten Blutungen nach der Behandlung. Schwere Nebenwirkungen waren extrem selten.

Überraschenderweise zeigte sich, dass Akupunktur zumindest bei Lendenwirbelsäulen-Schmerzen und Migräne auch dann wirken kann, wenn an den falschen Stellen gestochen wird.

Viele Studien wurden zum präventiven und therapeutischen Stellenwert von Qigong durchgeführt (vgl. z. B. [10]).

Literatur

[1] **Bensky D, Gamble A:** Chinese Herbal Medicine: Materia Medica. Seattle: Eastland Press; 1993.

[2] **Brinkhaus B, Witt CM, Jena S et al.:** Acupuncture in patients with chronic low back pain: a randomized controlled trial. Arch Intern Med. 2006a; 166(4): 450–457.

[3] **Brinkhaus B, Witt CM, Jena S et al.:** Interventions and physician characteristics in a randomized multicenter trial of acupuncture in patients with low-back pain. J Altern Complement Med. 2006b; 12(7): 649–657.

[4] **Brinkhaus B, Witt CM, Jena S et al.:** Physician and treatment characteristics in a randomised multicentre trial of acupuncture in patients with osteoarthritis of the knee. Complement Ther Med. 2007; 15(3): 180–189.

[5] **Chen J, Chen T:** Chinese Medical Herbology and Pharmacology. Art of Medicine Press; 2004.

[6] **Chen K, Yu B:** Certain progress of clinical research on Chinese integrative medicine. Chin Med J (Engl). 1999; 112(10): 934–947.

[7] **Chen KJ, Chen K:** Achievements in clinical research of treating internal diseases with traditional Chinese medicine in recent years. Chin Med J (Engl). 1989; 102(10): 735–739.

[8] **Chen KJ, Li J:** The effect of Xue Fu Zhu Yu Tang on restraining aortic smooth muscle cells and PDGF-A, c-myc gene expression in atherosclerotic rabbits. Prog Cir Dis Res. 1995; 16(114).

[9] **Him-Che Yeung:** Handbook of Chinese Herbs and Formulas. USA: Inst of Chinese Medicine; 1983.

[10] **Lee MS, Pittler MH, Ernst E:** External qigong for pain conditions: a systematic review of randomized clinical trials. J Pain. 2007; 8(11): 827–831.

[11] **Maxion-Bergemann S, Bornhoft G, Sonderegger E et al.:** Traditional chinese medicine (phytotherapy): health technology assessment report – selected aspects. Forsch Komplement Med. 2006, 13(Suppl 2): 30–41.

[12] **Porkert M:** Klinische Chinesische Pharmakologie. Heidelberg: Verlag für Medizin Dr Ewald Fischer; 1978.

[13] **Qing-Cai Zhang, Hong-Yen Hsu:** AIDS and Chinese Medicine. Long Beach: Ohai Press; 1990.

[14] **Ramgolam V, Ang SG, Lai YH et al.:** Traditional Chinese medicines as immunosuppressive agents. Ann Acad Med Singapore. 2000; 29(1): 11–16.

[15] **Shi DZ, Ma XC, Chen KJ et al.:** Effect of Xue Guan tong on restenosis after experimental angioplasty with rabbit iliac atheroxclerosis model. J Chin Med (Taiwan). 1994; 5: 155–159.

[16] **Sionneau P:** Pao Zhi, an Introduction to the use of Processed Chinese Medicinals. Blue Poppy Press. 1995.

[17] **Tang W:** Recent advances in antineoplastic principles of Traditional Chinese Medicine. Pharmazie. 2002; 57(4): 223–232.

[18] **Tang W, Hemm I, Bertram B:** Recent development of antitumor agents from chinese herbal medicines; part I. Low molecular compounds. Planta Med. 2003; 69(2): 97–108.

[19] **Tu YY:** New Antimalarial drug: Qinghasu and Dihydro-Qinghaosu. Chin J Integr Med. 1997; 3: 312.

[20] **Unschuld PU:** Medizin in China. München: Beck; 1980.

[21] **Wang BE:** Inhibition and reversion of liver fibrosis with TCM. World Integrated Medicine Congress (Abstracts). Beijing; 1997.

[22] **Wettig D:** ART- und GERAC-Akupunkturstudien: Eine Chronologie. http://www.angelfire.com/sc/naturheilverfahren/Zi/Zeitachse.htm

[23] **Willich SN, Reinhold T, Selim D et al.:** Cost-effectiveness of acupuncture treatment in patients with chronic neck pain. Pain. 2006; 125(1–2): 107–113.

[24] **Witt CM, Brinkhaus B, Jena S et al.:** Acupuncture in patients with osteoarthritis of the knee: a randomised trial. Lancet. 2005; 366(9480): 136–143.

[25] **Witt CM, Jena S, Brinkhaus B et al.:** Acupuncture for patients with chronic neck pain. Pain. 2006a; 125(1–2): 98–106.

[26] **Witt CM, Jena S, Brinkhaus B et al.:** Acupuncture in patients with osteoarthritis of the knee or hip: a randomized, controlled trial with an additional nonrandomized arm. Arthritis Rheum. 2006b; 54(11): 3485–3493.

[27] **Witt CM, Jena S, Selim D et al.:** Pragmatic randomized trial evaluating the clinical and economic effectiveness of acupuncture for chronic low back pain. Am J Epidemiol. 2006c; 164(5): 487–496.

[28] **Yu GQ, Liang FY, Zhang DZ:** Integrated traditional chinese and western medicine in preventing and treating malignant tumor towards 21st century. Chin J Integr Med. 1999; 5(2).

[29] **Zhang QH, Zhong B, Chen KJ et al.:** Effect of concentrated Xue Fue Zhu Yu pill on proliferation of vascular smooth muscle cells in experimantal atherosclerosis rabbits observed by serologic pharmacological test. Chin J Integr Med. 1996; 16(156): 158.

[30] **Zhu YP:** Chinese Materia Medica. Chemistry, Pharmacology and Applications. Amsterdam: Harwood Academic Publishers; 1998.

Wichtige Adressen

Akupunktur- und TCM-Gesellschaft in China weitergebildeter Ärzte e. V. (ATCÄ)
c/o Büroservice Bertelt
Am Speiergarten 24 g
D-65191 Wiesbaden
www.atcae.de

Arbeitsgemeinschaft für Klassische Akupunktur und Traditionelle Chinesische Medizin e. V. (AGTCM)
Wisbacher Straße 1
D-83435 Bad Reichenhall
Tel.: 08651 690919
www.agtcm.de

Deutsche Ärztegesellschaft für Akupunktur e. V. (DÄGfA)
Würmtalstraße 54
D-81375 München
Tel.: 089 7100511
www.daegfa.de

Deutsche Gesellschaft für Traditionelle Chinesische Medizin
Karlsruher Str. 12
D-69126 Heidelberg
Tel.: 06221 374546
www.dgtcm.de

Deutsche Gesellschaft für Akupunktur und Neuraltherapie e. V. (DGfAN)
Markt 20
D-07356 Bad Lobenstein
Tel.: 036651 55075
www.dgfan.de

Fachbereich Chinesische Medizin an der Universität Witten-Herdecke
Alfred-Herrhausen-Straße 50
D-58448 Witten
Tel.: 02302 926705
http://medizin.uni-wh.de/humanmedizin/studiengaenge/traditionelle-chinesische-medizin/chinesische-medizin

Hier findet sich u. a. Informationsmaterial zu Differenzierung und Therapie am Beispiel des Schmerzes.

48 – Ayurveda

Gudrun Bornhöft, Peter F. Matthiessen

48.1 Definition 779
48.2 Grundlagen 779
48.3 Anwendung 780
48.4 Beleglage 782

48.1 Definition

Ayurveda (Sanskrit: *ayur*: Leben; *veda*: Wissen) bezeichnet die traditionelle indische Heilkunst. Er ist eine Kombination aus empirischer Naturlehre und Philosophie. Es werden sowohl physische als auch mentale, emotionale und spirituelle Faktoren integriert. Ayurveda ist folglich eine ganzheitliche Medizin, nach der sich in jedem Organismus die drei Energien oder Ordnungsprinzipien **Vata**, **Pitta** und **Kapha** finden, die mit dem Oberbegriff **Dosha** bezeichnet werden. Ein harmonisches Gleichgewicht dieser Energien bedeutet Gesundheit, ein Ungleichgewicht Krankheit.

Bei den meisten Menschen dominieren ein oder zwei Doshas. Der ayurvedische Arzt stellt deshalb zunächst fest, welche der Doshas bei einem Patienten vorherrschen, und richtet danach die Therapie aus.

> **Merke:** Ziel der Behandlung ist die Prävention von Krankheiten, indem man versucht krankheitsauslösende Faktoren zu erkennen und zu neutralisieren. Diverse Methoden sollen vor allem die Selbstheilungskräfte des Körpers stimulieren und stärken.

48.2 Grundlagen

48.2.1 Geschichte

Ayurveda entstand zu Zeiten der vedischen Hochkultur Altindiens (ca. 1500–600 v.Chr.) und gehört somit zu den ältesten Formen ganzheitlicher Heilkunst. Die Ursprünge reichen bis 5000 Jahre zurück. Erste Arbeiten über Hygiene, Diagnose und Therapie werden auf das Jahr 3000 v.Chr. datiert. Die Blütezeit der ayurvedischen Medizin lag zwischen dem 7. Jahrhundert v.Chr. und dem 1. Jahrtausend n.Chr. In der Zeit der britischen Kolonialherrschaft wurden die traditionellen Heilverfahren durch die westliche Medizin weitgehend verdrängt und gerieten zum Teil in Vergessenheit. Erst seit den fünfziger Jahren des vergangenen Jahrhunderts gibt es wieder eine systematische Ausbildung für ayurvedische Ärzte an mittlerweile über 60 Universitäten und eine Förderung durch die Regierung.

Eine Schlüsselrolle im Prozess der Wiederbelebung der traditionellen Medizin wird dem **Maharishi Mahesh Yogi** zugeschrieben. Aus einer Familie stammend, die seit vielen Generationen die ayurvedische Heilkunst ausübte, setzte er sich in den siebziger Jahren erfolgreich für diese Philosophie des Heilens ein. Mittlerweile sind jedoch manche der von seinen Anhängern propagierten Methoden wegen einer eher kommerziellen Ausrichtung in Indien weniger anerkannt.

48.2.2 Konzeption

Ähnlich wie die chinesische Medizin basiert auch die indische Heilkunst prinzipiell auf energetischen Prinzipien.

Elemente und Energieströme

Sie kennt die fünf grundlegenden Elemente **Äther**, **Luft**, **Feuer**, **Wasser** und **Erde**. Aus ihnen werden die drei wichtigsten Energieströme, die Doshas, gebildet. Dosha bedeutet „beeinflussender Faktor" und kann als Funktions-, Ordnungs- bzw. Energieprinzip interpretiert werden.

Die drei Doshas

- **Vata**
  - durch Luft und Raum geprägt, verkörpert die Bewegungsenergie
  - trocken, leicht, kalt, beweglich, rau, schnell

- **Pitta**
  - durch Feuer und einen geringen Teil Wasser geprägt, verkörpert das Umwandlungsprinzip oder die stoffabbauende Energie
  - heiß, scharf, flüssig, leicht ölig
- **Kapha**
  - durch Erde und Wasser geprägt, verkörpert das Formgebungsprinzip oder die stoffaufbauende Nährenergie
  - glatt, ölig, schwer, fest, kalt, träge

Diese drei Doshas finden sich in jedem Organismus wieder, allerdings in unterschiedlicher Gewichtung und Ausprägung. Sie üben ihren Qualitäten entsprechende Funktionen im Körper aus:

- Vata steht funktionell für Beweglichkeit, Wachheit, Trennung von Nähr- und Abfallstoffen, Ausscheidung und Atmung.
- Pitta ist verantwortlich für Verdauung, Sehkraft, Wärmeproduktion, Hunger, Durst und Intellekt.
- Kapha wird assoziiert mit Stabilität, Kraft, Geduld, Potenz, Geschmeidigkeit, Nachsicht, Mut und Großzügigkeit.

Alle natürlichen Phänomene – auch Farben oder Gerüche – werden durch diese Energien konstituiert. Die Doshas wirken in ihnen in einem Mischverhältnis, welches der Charakteristik des jeweiligen Naturphänomens entspricht. Auch der menschliche Organismus wird durch die individuelle Gewichtung von Kapha, Pitta und Vata bestimmt. Das Verhältnis ihrer Anteile zueinander definiert die Konstitution der Person. Aufgrund der verschiedenen Kombinationsmöglichkeiten kennt die ayurvedische Medizin **zehn Typen** mit unterschiedlichen Dominanzen. Charaktereigenschaften, Stärken, Schwächen, Krankheitsanfälligkeiten und die äußere Erscheinung werden durch die spezifische Zusammensetzung bestimmt.

Pathologischer Prozess

Gerät diese Verquickung der Energien dauerhaft aus dem Gleichgewicht, können Krankheiten entstehen. Dieser pathologische Prozess vollzieht sich in einer spezifischen Abfolge:

1. **Ansammlung**: Innere oder äußere Einflüsse führen zu einer einseitigen Vermehrung der Energie in einem oder in zwei Doshas.
2. **Verstärkung**: Durch die Massenanziehung kommt es zu einer allmählichen Verstärkung des Ungleichgewichts.
3. **Verbreitung**: Aufgrund von Zirkulation und Interaktion der energetischen Kräfte innerhalb des Organismus verbreitet sich dieses Ungleichgewicht.
4. **Lokalisierung**: Das (pathologisch) betroffene Dosha sedimentiert an verschiedenen Stellen im Körpergewebe. Lokal treten erste Krankheitssymptome auf.
5. **Manifestierung**: Schreitet diese pathologische Entwicklung fort, kann es zum Ausbruch der Krankheit kommen.
6. **Folgen**: Entweder gelingt es den Selbstheilungskräften, das Gleichgewicht der Energien wiederherzustellen oder die Erkrankung hinterlässt chronische Schäden. Die Selbstheilungskräfte können ayurvedisch durch energetische Beeinflussung und Stärkung des oder der schwachen Doshas unterstützt werden.

48.3 Anwendung

48.3.1 Diagnostik

Nach der umfassenden Anamnese folgt die Diagnostik. Diese ermittelt zunächst den Konstitutionstyp des Patienten, um anschließend ein Ungleichgewicht der Doshas erkennen zu können.

Bei der Diagnostik bedient sich der Arzt der **Untersuchung des Gesichts, der Zunge und des Pulses**. Der Puls kann nicht nur schwach oder stark, schnell oder langsam sein, sondern sich z. B. wie eine Schlange, ein Frosch oder ein Schwan verhalten. Zusätzlich wird die **Pakriti-Analyse** zur Diagnostik herangezogen. Sie basiert hauptsächlich auf der altindischen Astrologie und versucht, die prägenden individuellen Umstände im Leben des Patienten einzubeziehen.

Ist der natürliche Konstitutionstyp des Patienten ermittelt und wird eine hiervon abweichende Gewichtung der Doshas festgestellt, kann der ayurvedische Arzt unterschiedliche Therapieformen anwenden. Typisch sind Ernährungsberatung, Panchakarma und Yoga.

48.3.2 Therapie

Ernährung

Der richtigen Ernährung wird in der ayurvedischen Medizin eine essenzielle Rolle zugeschrieben. Eine dauerhaft falsche Ernährung führt zu der Bildung von Giftstoffen im Körper, die als **Ama** bezeichnet werden und sich störend auf die Doshas auswirken können. Ama können jedoch auch aufgrund von emotionalen Stress, Konflikten oder Belastungen entstehen.

Es werden **sechs Geschmacksrichtungen (Rasas)** unterschieden: süß, sauer, salzig, scharf, bitter und herb. Sie üben einen Einfluss auf die Doshas aus und können diese energetisch verringern oder erhöhen, d. h. mit einer speziell ausgewählten Diät kann das Gleichgewicht der Doshas positiv beeinflusst werden.

Die ayurvedische Phytotherapie kennt über 5000 Heilpflanzen, die auf spezielle Art und Weise zubereitet werden.

Reinigung

Zur Beseitigung der schädlichen Ama wird eine Reinigung des Körpers durchgeführt. Dies kann durch die **Panchakarma-Kur** erreicht werden. Für die innere Reinigung wird **Ghee**, ein geklärtes Butterfett, das fettlösliche Toxine bindet, verwendet, und es werden Einläufe durchgeführt. Hinzu kommen kontrolliertes Erbrechen und Reinigung der Nasennebenhöhlen.

Für die äußere Reinigung werden **Abhyanga** – ayurvedische Ölmassagen – eingesetzt, die mit warmem, mit Heilpflanzen versetztem Sesamöl durchgeführt werden. Dieses wird in der Regel von zwei Therapeuten synchron einmassiert (▶ Abb. 48.1). Spezielle Energiepunkte (Marmas, ▶ Abb. 48.2) und Energiebahnen (Nadis) können bei der Massage stimuliert werden, wodurch die jeweiligen Organe und Körperkanäle beeinflusst werden.

> **Merke:** Die heilende Wirkung der Panchakarma entsteht nicht ausschließlich durch die Massagetechnik, sondern auch durch die energetische und medizinische Eigenschaft des Öls.

Yoga

Yoga umfasst sowohl körperliche als auch geistige Prinzipien und ist eine Methode innerhalb einer eigenständigen Philosophie, die primär zur Krankheitsprävention genutzt wird. Diverse Übungen dienen der Beherrschung von Körper und Geist. Ziel ist eine Verbindung des Individuums mit dem eigenen Inneren.

Allgemein kann Yoga als methodisches System zur Erlernung einer bewussten Steuerung motorischer, sensorischer, vegetativer und psychischer Funktionen beschrieben werden. Ziel ist das Gewahrwerden der eigenen Befindlichkeit im gegenwärtigen Moment. Dies bedeutet einerseits, sich eigene Gefühle, Gedanken und die Beziehungen zum sozialen Umfeld bewusst zu machen. Andererseits bedeutet es Wahrnehmung sowie bewusste

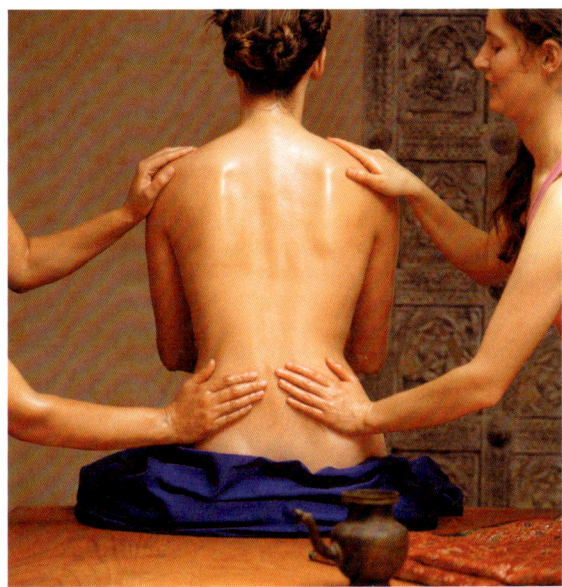

▶ Abb. 48.1 Ölmassage.

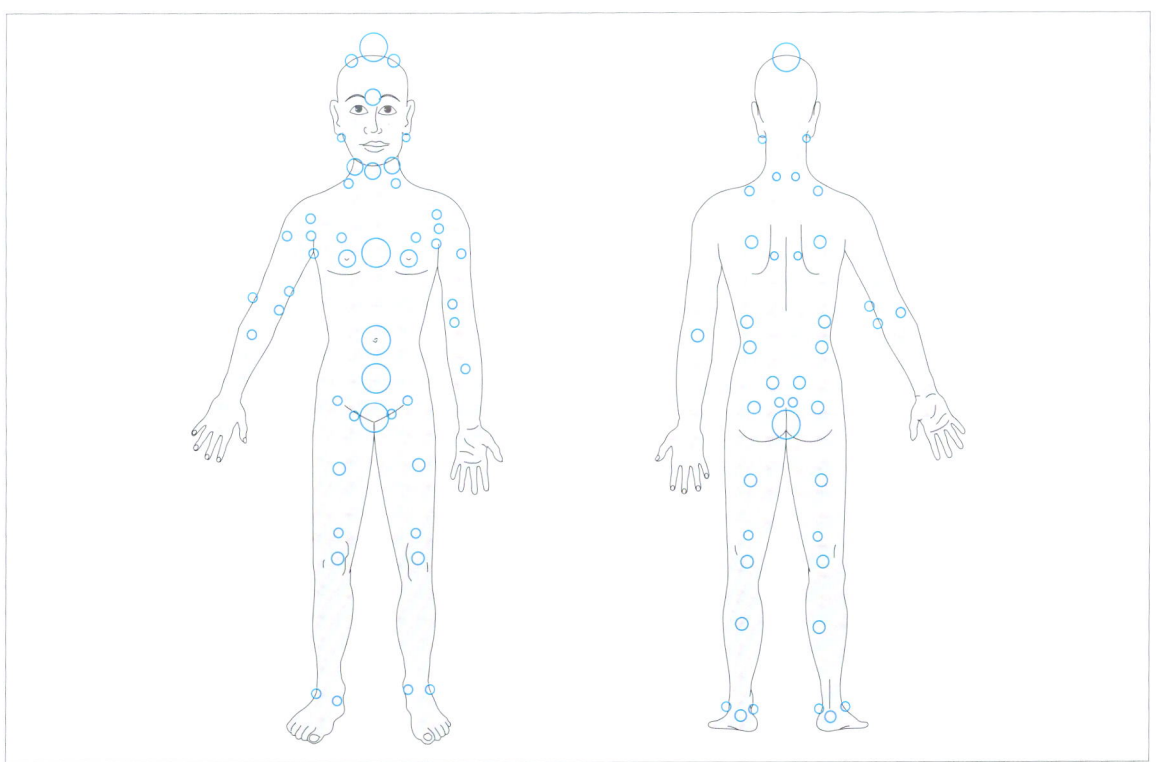

▶ Abb. 48.2 Marma-Punkte.

Einflussnahme auf somatische und psychische Vorgänge. Dies wird durch körperliche Übungen, **Asana**, und durch die Regulation der Atmung, **Pranayama**, gewährleistet. Hinzu kommen Techniken zur Bewusstseinslenkung, **Dharma**, und Meditation, **Dhyana**.

Tägl. Übungen von 20 Min. steigern das Wohlbefinden, stärken die Konstitution und wirken sich positiv auf die Gesundheit aus.

Die klassischen indischen Schriften beschreiben vier Yogawege:

- **Raja Yoga** (meditativ orientierte Stufen des achtgliedrigen Yoga nach Patanjali, auch Ashtanga Yoga genannt, s. u.)
- **Jnana Yoga** (Yoga der Erkenntnis, intellektuelle Richtung)
- **Karma Yoga** (Yoga der Tat, des selbstlosen Handelns)
- **Bhakti Yoga** (Yoga der Verehrung/Hingabe an Gott, Ishta devata)

Die acht Stufen des Raja Yoga

1. **Yama**: universelle moralische Regeln gegen Untreue, Diebstahl, Gewalt, Verletzung anderer, Gier und Sinnlichkeit, die „Beherrschung des Denkens und der Gedankenschwingungen" [5]
2. **Niyama**: geistige und körperliche Selbstreinigung durch Disziplin
3. **Asana**: Körperhaltung, heute vor allem als **Hatha Yoga** bekannt
4. **Pranayama**: rhythmische Kontrolle des Atems, die der Beherrschung des Geistes dient; Prana bedeutet hier Energie, Lebenskraft (ähnlich dem chinesischen Qi) mit verschiedenen „Stofflichkeitsgraden", vom grobstofflichen Atem bis hin zum Gedanken.
5. **Pratyahara**: Rückzug des Geistes und dessen Emanzipation von der Dominanz der Sinne und der äußeren Objekte
6. **Dharana**: Konzentration
7. **Dhyana**: Meditation
8. **Samadhi**: Zustand des höheren Bewusstseins, der durch tiefe Meditation erreicht werden kann und in dem sich das Individuum (Sadhaka) mit dem Objekt seiner Meditation, dem allumfassenden universellen Geist (Paramatma) vereinigt [4].

Die ersten drei Stufen dieses Prozesses des Einswerdens mit dem universellen Geist sind die **äußeren Aufgaben** (**Bahiranga sadhana**). Hierbei fällt Yama und Niyama die Aufgabe zu, die Gefühle und Leidenschaften des Yogis zu kontrollieren und ihn in Harmonie mit seinen Mitmenschen zu bringen; die sittlichen Gesetze legen das innere und äußere Verhalten der Menschen fest. Hier zeigen sich deutliche Parallelen zu den Geboten anderer Weltanschauungen und Religionen [8].

Die Stufen Pranayama und Pratyahara werden als **innere Aufgaben** bezeichnet. Sie dienen dem Erlernen des Atmens und dadurch der Kontrolle des Geistes.

Die letzten drei Stufen, Dharana, Dhyana und Samadhi, führen den Yogi in die **innersten Bereiche des Geistes**. Unbeschadet von der Phase, in welcher der Yogi sich befindet, wirkt er durch seine Zufriedenheit und Ausgeglichenheit positiv auf seine Umwelt [6].

48.4 Beleglage

Es liegen kaum wissenschaftliche Studien zur ayurvedischen Medizin selbst vor. Allerdings gibt es positive Studien zur Wirksamkeit ayurvedischer Phytotherapeutika. In der bekanntesten medizinischen Literaturdatenbank finden sich jedoch zum Stichwort Yoga über 1000 Artikel, darunter 159 Reviews. Einer der neueren Reviews enthält die Konklusion:

„Obwohl weitere Studien benötigt werden, um die Wirksamkeit der kombinierten Yogatherapie (Atmung, Yoga-Haltungen und Meditation) zu belegen, gibt es schon jetzt genügend Belege für die Sudarshan Kriya Yoga als wirksame, risikoarme und kostengünstige Behandlungsmethode von Stress, Angst- und posttraumatischen Belastungsstörungen (PTSD), Depressionen, stressassoziierten Erkrankungen, Medikamenten-, Drogen- und Alkoholmissbrauch sowie bei der Rehabilitation von Straftätern." [1]

Literatur

[1] **Brown RP, Gerbarg PL:** Sudarshan Kriya Yogic breathing in the treatment of stress, anxiety, and depression. Part II – clinical applications and guidelines. J Altern Complement Med. 2005;11(4): 711–717.

[2] **Chia M:** Tao Yoga des Heilens. München: Ansata; 2001.

[3] **Davis RE:** Die Macht der Seele. Gründau: Csa; 1981.

[4] **Iyengar BKS:** The Illustrated Light on Yoga. New Delhi: 1966.

[5] **Mishra RS:** Vollendung durch Yoga. Das grundlegende Lehrbuch des Raja-Yoga, der höchsten Form der Yoga-Praxis. o. O.; 1985.

[6] Thailin: Die 8 Stufen des Yoga. 2006; http://www.thaimassage-berlin.info/die-acht-stufen-des-yoga-1.html

[7] **Vivekananda S:** Raja-Yoga, Neuenkirchen: Phänomen-Verlag; 2007.

[8] **Weiss H:** Yoga Meditation. Schulung zur Selbstverwirklichung. Eltville: 1987.

[9] **Yogananda P:** Autobiographie eines Self-Realization-Fellowship. Los Angeles: 2001.

Wichtige Adressen

Deutsche Gesellschaft für Ayurveda e. V. (DGA)
Chausseestr. 29
D-10115 Berlin
Tel.: 0180 501 23 26
www.ayurveda.de

Europäische Akademie für Ayurveda
Ayurveda Gesundheits- und Kurzentrum
Kerstin & Mark Rosenberg
Forsthausstrasse 6
D-63633 Birstein
Tel.: 06054 91310
www.ayurveda-akademie.org/

The Ayurvedic Institute
11311 Menaul Blvd. N. E.
Albuquerque, NM 87112
USA
Tel.: +1 505 2919698
www.ayurveda.com

Ayurveda-Klinik Habichtswald-Klinik
Wigandstraße 1
D-34131 Kassel
Tel.: 0561 310899
www.ayurveda-klinik.de

European Institute of Vedic Studies
B. P. 18
F-30610 Sauve
Tel.: 33 46653 7687
www.eivs.net
www.atreya.com

Healing Hands
444 SW 4th ST
Miami, FL 33130
USA
Tel.: +1 415 5952854
www.tridosha.com

Kerala Ayurveda GmbH
Thomas Vallomtharayil
Medical Ruhr Park
Europaplatz 3–11
D-44575 Castrop-Rauxel
Tel.: 02305 4455-255
www.medicalparkruhr.de
www.keralaayurveda.de

49 – Bioenergetische Medizin

Gudrun Bornhöft, Peter F. Matthiessen

49.1 Definition (Energy Medicine) 784
49.2 Grundlagen 784
49.3 Anwendung 785
49.4 Beleglage 786

49.1
Definition (Energy Medicine)

Die bioenergetische Medizin ist ein Heilverfahren, das bei Diagnostik und Therapie **Energiefelder** verwendet. Meist handelt es sich um elektromagnetische Energien und Felder, aber auch Schallwellen, mechanische Vibrationen und Lichtwellen werden genutzt. Der Energiebegriff ist hier theoretisch nicht einheitlich erfasst.

Die medizinische Anwendung konzentriert sich weniger auf eine Energieübertragung als auf eine Informationsübertragung, die spezifische Prozesse auslösen (triggern) kann. Durch die Beeinflussung solcher Informationstransfers wird eine therapeutische Wirkung auf den Organismus erzielt.

Ein zusätzliches Charakteristikum der bioenergetischen Medizin ist die Durchführung von Systemanalysen anstelle von Organanalysen sowie der Einsatz von **physikalisch-biophysikalischen Messverfahren**, die anstelle von chemisch-pharmakologischen genutzt werden.

Bestimmte Bereiche der bioenergetischen Medizin besitzen einen tendenziell spirituellen Charakter und sind treffender mit dem englischsprachigen Begriff „Information Medicine" zu bezeichnen.

49.2
Grundlagen

49.2.1 Prinzipien

Die bioenergetische Medizin ist ein Produkt des technischen Fortschritts; wesentliche Kenntnisse, die in der konventionellen Medizin keine Verwendung finden, entnimmt sie jedoch tradierten Heilsystemen. Sie bedient sich diverser medizinischer Konzepte und integriert diese in einen neuen Kontext, ohne jedoch die Systeme in ihrer Gesamtheit zu adaptieren.

Bedeutende Ursprünge liegen vor allem in der **Traditionellen Chinesischen Medizin (TCM)** (▶ Kap. 47). Analogien zu den dort verwendeten energetischen Zusammenhängen und Steuerungsprinzipien finden sich weltweit fragmentarisch in vielen anderen Medizinsystemen, z. B. in den Ethnomedizinsystemen aus Indien, Tibet, Korea und Japan, aber auch in schamanistischen Kulturen.

Auch einige **Prinzipien der Homöopathie** finden in der bioenergetischen Medizin Beachtung. Es handelt sich hierbei vor allem um die Anwendung des **Resonanzprinzips** und die **Informationsübertragung** auf potenzierte Substrate.

Des Weiteren werden die Erkenntnisse über das **System der Grundregulation nach Pischinger** als Basis für alle Versorgungs-, Entsorgungs- und Informationsvorgänge des Körpers integriert. Auch die Deutung mikroanatomischer Details und die Erforschung der Vernetzung der Psyche mit anderen Systemen, wie z. B. dem Endokrinium oder dem Immunsystem, finden Verwendung.

Ein frühes anschauliches Beispiel für die Wirkung von elektromagnetischen Feldern auf den Organismus bot die Raumfahrt. Die ersten Astronauten litten bereits nach kurzer Zeit im Weltall unter medizinisch unerklärbaren Regulationsstörungen des Körpers. Mit dem Einsatz von Schumannwellen-Generatoren, die eine „erdähnliche" elektromagnetische Basisfrequenz von 7,8 Hz schaffen, verschwanden diese umgehend.

49.2.2 Konzeption

Die bioenergetische Medizin folgt der Erkenntnis, dass der Organismus ein komplexes, sich selbst regulierendes System ist und über vernetzte Organisationsstrukturen verfügt. Die Funktion eines Systems ist bestimmt vom Verhältnis von Signalempfang zu Signalverarbeitung. Wird dieser Informationsfluss gestört, können empfangende Signale nicht sinnvoll in das System integriert werden.

Der menschliche Organismus wird durch eine Vielzahl von Mechanismen reguliert. Eine verhältnismäßig langsame Regulierung findet auf humoralem Wege statt; das Nervensystem erreicht mit der Kombination von elektrischen Impulsen und der Ausschüttung von Transmitterstoffen schon eine deutlich raschere Wirkung. Mittlerweile werden auch elektromagnetische Schwingungen als zusätzliche Variante des körpereigenen Informationstransfers angesehen. Biologische Systeme können sich hierbei als extrem empfindlich für den Empfang von elektromagnetischen Signalen erweisen. Ein Beispiel hierfür ist die Fähigkeit von Vögeln, minimale Veränderungen elektromagnetischer Felder wahrnehmen zu können, um mit deren Hilfe im Flug zu navigieren.

Die energetischen Regelsysteme besitzen jeweils eine ihnen inhärente elektromagnetische Energie. Kombiniert bilden sie die Gesamtheit des elektromagnetischen Feldes des Körpers. Es resultiert ein **dreidimensionales Feld elektromagnetischer Wellen**, deren Schwingungsbäuche möglicherweise den Akupunkturpunkten entsprechen. Deren Begrenzungslinien wären die Leitbahnen, die als Leiter der Energie fungieren ([23], vgl. [19, 20]).

Krankheit ist biophysikalisch als ein Phasenübergang zu verstehen. Folglich kommt es bei einer Erkrankung auch zu einer typischen Veränderung der energetischen Dynamik, womit eine Veränderung des körpereigenen elektromagnetischen Feldes einhergeht. Diese Abweichung kann als diagnostisches Signal verwendet werden. Mittels **Elektropunktmessungen** ist ein Erfassen der elektromagnetischen Regelsignale möglich, die im Körper an bestimmte Strukturen gebunden sind und durch das Leitbahnsystem weitergeleitet werden. Im Umkehrschluss kann durch **Applikation von elektromagnetischen Signalen** eine therapeutische Wirkung erzielt werden, da hierdurch das Systemverhalten des Organismus normalisiert werden kann.

> **Merke:** Therapeutisches Ziel ist es, eine Korrektur der körpereigenen Regelsysteme vorzunehmen und nicht, organische Prozesse mittels Fremdsignalen zu steuern.

Zusätzlich wird dem **Bindegewebe** in der bioenergetischen Medizin eine zentrale Bedeutung beigemessen. Es wird als Liquid Crystal (Flüssigkristall) betrachtet; d. h. als Struktur, die zwar flüssig ist, ansonsten aber physikalische, z. B. polarisationsoptische oder piezoelektrische Eigenschaften von Kristallen aufweist. Es genügt wahrscheinlich schon ein extrem schwaches elektromagnetisches Signal oder eine kleine mechanische Störung, um einen Protonenfluss auszulösen, der sich durch den ganzen Körper bewegen und damit ein „Kommunikationsmittel" darstellen kann.

49.3 Anwendung

49.3.1 Wichtige Aspekte

Die bioenergetische Medizin versucht den Informationstransfer – und somit die Kommunikation und Koordination – des Organismus auf allen strukturellen Ebenen zu erfassen und zu deuten. Um Organe, Zellen und Zellorganellen strukturell analysieren zu können, ist der Einsatz **moderner technologischer Hard- und Software** erforderlich. Die Verwendung von digitaler Computertechnologie ist notwendig, um die entstehenden Datenmengen erfassen und sinnvoll interpretieren zu können.

Das Problem bei physiologischen elektrischen, magnetischen oder elektromagnetischen Messungen liegt darin, dass die vorzufindenden Intensitäten so niedrig sind, dass sie sich nur geringfügig über dem sogenannten Rauschen befinden. Schwankungen bei den Messungen bilden einen zusätzlichen Unschärfefaktor. Eine Kombination möglichst vieler Einzelergebnisse von verschiedenen Messungen ist notwendig, um diese Faktoren zu kompensieren. Bei der Generierung von Frequenzen zu Therapiezwecken ist andererseits die Genauigkeit und Stabilität der Frequenzen von essenzieller Bedeutung.

Im Gegensatz zur konventionellen Medizin, die bei den diagnostischen Mitteln stets eine Auswahl treffen muss, welche auf der Zuordnung der Erkrankung beruht, liefert die bioenergetische Medizin einen **systemischen Überblick über nahezu alle Hauptsteuerkreise des Körpers**. Die spezifischen Messtechniken geben Auskunft über die Leistungsparameter Funktion und Funktionsreserve. Während die Funktion den gegenwärtigen Zustand darstellt, ist die Funktionsreserve als eine Form der Trendanalyse und prognostische Möglichkeit zu verstehen. Die funktionelle Erfassung und Einordnung der Daten wird als Objektivierung bezeichnet.

49.3.2 Gängige Messverfahren

Ereignisverteilungsanalyse

Regelmäßige, vom Körper erzeugte Ereignisse, z. B. Herzschlag, Atemexkursionen oder Gehirnwellen, werden aufgezeichnet und einer statistischen Analyse unterzogen. Dies kann zusätzlich mit artifiziellen Ereignissen, z. B. Einzelmessungen des Hautwiderstandes, erfolgen. Mittels der großen Anzahl von Einzelereignissen kann nun die Häufigkeitsverteilung evaluiert und verschiedenen Kurventypen (Gauss, Poisson, Delta) zugeordnet werden. Hieraus lassen sich Erkenntnisse über die Regulationsfähigkeit des Organismus hinsichtlich autonom gesteuerter Funktionen gewinnen. Für diese Messungen werden folgende Verfahren verwendet:
- **Elektrokardiogramm (EKG)**: Das EKG erlaubt in einigen Fällen Prognosen über kardiale Erkrankungen

und kann Informationen über die Wirkung von kardiospezifischen Therapien liefern.
- **EEG-Chronospektrogramm**: Die Frequenzen und Amplituden der gemessenen Hirnwellen liefern Aufschluss über die im Gehirn ablaufenden Prozesse und können zu diagnostischen Zwecken genutzt werden. Die Fourier-Analyse der EEG-Frequenzen erlaubt damit möglicherweise eine sensitive Beurteilung der Stabilität bzw. Labilität der Reizreaktionen und Steuerfunktionen des zentralen Nervensystems. Dadurch sollen auch psychische Auswirkungen von angewendeten Energietherapien beurteilt werden können, wozu es jedoch keine überzeugenden Belege gibt.
- **Elektrische Hautwiderstandsmessung**: Analyse der bei Leitbahnmessungen resultierenden Werte. Damit soll eine Zuordnung zu verschiedenen Risikogruppen, z. B. Infarktneigung, Krebsneigung, Allergien und Autoaggressionen, und die Selektion einer adäquaten Therapie möglich sein. Dies ist jedoch nicht belegt.

Provokationstest

Um latente Dysfunktionen der Organe erkennen zu können, werden diese durch adäquate Provokation von überwiegend schwachen elektromagnetischen Reizen an die Grenze ihrer Regulationsfähigkeit gebracht.

Komplexe Impedanzmessungen (Segmentardiagnostik)

Bei dieser Methode werden Hautelektroden an beiden Fußsohlen, beiden Handflächen und rechts und links an der Stirn angebracht. In Rotation abwechselnd sendet jeweils eine Elektrode Testströme aus, die von den verbleibenden fünf Elektroden registriert werden. Die Intensität der messbaren Ströme lässt Schlüsse über die Funktion von elf Organen, Körperteilen bzw. Systemen zu.

Gas-Discharge-Analyse

Das Verfahren hat seinen Ursprung in der Kirlian-Fotografie, die Mitte des 20. Jahrhunderts in der Sowjetunion entwickelt wurde. Diese Technik erlaubt das Fotografieren organischer oder anorganischer Objekte unter dem Einfluss hochfrequenter Ströme. Das Grundprinzip beruht auf der Umwandlung der nicht elektrischen Eigenschaften des fotografierten Objekts in elektrische. Das Objekt wird hierfür in einem Feld bewegt, in dem eine kontrollierte Übertragung elektrischer Ladungen von dem Objekt auf das fotografische Medium stattfindet. Abgebildet werden selbstleuchtende Entladungskanäle von Objekten, die hierdurch quasi zu Elektroden werden (z. B. Fingerspitzen).

Die bioenergetische Medizin geht davon aus, dass diese Entladung mit der hypothetischen Aura des Menschen in Verbindung gebracht werden kann. Die Digitalisierung und Analyse der Entladungskorona der Fingerspitzen im Hochfrequenzfeld sollen Rückschlüsse auf eine energetische Veränderung des Organismus zulassen.

Auch dieses Verfahren ist äußerst umstritten. Eine Aura kann nach Aussagen von Experten nicht dargestellt werden.

49.4
Beleglage

Vor allem die Biophotonenforschung um den Physiker Popp [14, 15, 16] befasst sich mit der intra- und interzellulären Steuerung und deren Bedeutung für Gesundheit und Krankheit. Biophotonen sind Lichtquanten, die einen Teil der schwachen elektromagnetischen Strahlung biologischer Zellen darstellen, mit Wellenlängen zwischen 200 und 800 nm. Der Forschungsansatz und vor allem die Interpretationen über die organismische Bedeutung sind jedoch umstritten. Insbesondere konnte die in der Theorie bedeutsame Kohärenz der Biophotonenstrahlung nicht nachgewiesen werden.

Literatur

[1] **Bischof M:** Biophotonen – das Licht in unseren Zellen. Frankfurt: Zweitausendeins; 1995.
[2] **Burr HS:** Blueprint for immortality. The electric patterns of life. Saffron Walden: Neville Spearman; 1992.
[3] **Davidson J:** Subtle energy. Saffron Walden: CW Daniel & Co; 1987.
[4] **Deppert W, Kliemt H, Lohff B et al. (Hrsg.):** Wissenschaftstheorien in der Medizin. Ein Symposium. Berlin, New York: de Gruyter; 1992.
[5] **Dürr HP (Hrsg.):** Physik und Transzendenz. Bern, München, Wien: Scherz; 1992.
[6] **Eccles JC:** Facing reality. Berlin, Heidelberg, New York: Springer; 1970.
[7] **Eisenbud L:** The conceptual foundations of quantum mechanics. New York: Van Nostrand Reinhold; 1971.
[8] **Hanzl GS:** Das neue medizinische Paradigma. Heidelberg: Haug; 1995.
[9] **Heisenberg W:** Physik und Philosophie. Stuttgart: Hirzel; 1984.
[10] **Ludwig W:** Informative Medizin. Essen: VGM; 1999.
[11] **Maturana HR, Varela FJ:** Der Baum der Erkenntnis. Bern, München: Goldmann/Scherz; 1987.
[12] **Oschman JL:** Energy Medicine: The Scientific Basis. Philadelphia: Churchill Livingstone; 2000.
[13] **Popp FA:** Neue Horizonte in der Medizin. Heidelberg: Haug; 1987.
[14] **Popp FA, Li KH:** Hyberbolic Relaxation as a Sufficient Condition of a Fully Coherent Ergodic Field. International Journal of Theoretical Physics. 1993; 32: 1573–1583.
[15] **Popp FA, Chang JJ, Herzog A et al.:** Evidence of non-classical (squeezed) light in biological systems. Physics Letters A. 2002a; 293: 98–102.

[16] **Popp FA, Yan Y:** Delayed luminescence of biological systems in terms of coherent states. Physics Letters A. 2002b; 293: 93–97.

[17] **Pribram KH:** Languages of the brain. Englewood Cliffs: Prentice Hall; 1971.

[18] **Prigogine J, Stengers J:** Order out of chaos. Toronto, Vancouver: Clarke, Irwin, & Company; 1984.

[19] **Rubik B:** Can western science provide a foundation for acupuncture? Altern Ther Health Med. 1995; 1(4): 41–47.

[20] **Rubik B:** The biofield hypothesis: its biophysical basis and role in medicine. J Altern Complement Med. 2002; 8(6): 703–717.

[21] **Sarfatti J:** The physical roots of consciousness. In: Mishlove J: The roots of consciousness. Berkeley: Random House; 1975.

[22] **Treugut H, Doepp M:** Was ist Energetische und Informationsmedizin? http://www.dgeim.de/page5/page134/files/DGEIM%2002-08.pdf

[23] **Treugut H:** Neue Modellvorstellungen der Physik – kompatibel mit Paradigmen der Medizin? In: Steuernagel B, Doering T, Fischer G (Hrsg.): Wege der Erkenntnis in der Medizin (Symposiumsband). Egelsbach: Verlag Dr. Hänsel-Hohenhausen; 2000: 93–104.

[24] **Zhang CL, Popp FA:** Log-normal distribution of physiological parameters an the coherence. of biological systems. Medical Hypothesis. 1994; 43: 11–16.

Wichtige Adressen

Deutsche Gesellschaft für Energetische und Informationsmedizin e. V. (DGEIM)
Eugen-Bolz-Straße 42
D-73525 Schwäbisch Gmünd
Tel.: 07171 777079
www.dgeim.de

Human Touch Medienproduktion GmbH
Am See 1
D-17440 Klein Jasedow
Tel.: 03837 475210
http://www.kurskontakte.de

50 – Orthomolekularmedizin

Gudrun Bornhöft, Peter F. Matthiessen

50.1 Definition 788
50.2 Grundlagen 788
50.3 Anwendung 789
50.4 Beleglage 789

50.1 Definition

Die Orthomolekularmedizin (griech. *orthos*: gut; Molekül: der kleinste Teil einer chemischen Verbindung, der noch deren charakteristische Eigenschaften aufweist) folgt der Leitidee, Körperfunktionen durch den Einsatz von körperverträglichen Substanzen (Vitalstoffen) zu regulieren. Im Organismus vorhandene Vitalstoffdefizite werden ermittelt und ausgeglichen. Der Bedarf dieser Stoffe wird spezifisch, der biochemischen Individualität des Patienten Rechnung tragend, zusammengestellt.

Die Beeinflussung der Konzentration dieser Stoffe kann zur Rekonvaleszenz und zur Erhaltung der Gesundheit beitragen.

50.2 Grundlagen

50.2.1 Geschichte

Der Begründer der Orthomolekularmedizin, **Linus Pauling** (1901–1994; ▶ Abb. 50.1), personifizierte selbst den Erfolg seiner Theorie. Der US-amerikanische Chemiker, der 1954 den Nobelpreis für Chemie und 1962 den Friedensnobelpreis erhielt, konnte bis ins Alter von über 90 Jahren seine Vitalität und Gesundheit bewahren. Nach seiner Überzeugung erreichte er dies nur dank der Einnahme hoch dosierter orthomolekularer Substanzen.

Pauling entwickelte seine Theorien über die Orthomolekularmedizin erst im Alter von über 60 Jahren. Im Jahr 1966 übernahm er die Idee des Biochemikers Irwin Stone, der Erkältungen mit der Verabreichung großer Mengen von Vitamin C zu kurieren suchte. Pauling ging indessen deutlich weiter und vertrat die Auffassung, dass Vitamin C auch gegen Krebs vorsorgen könne. Mit dieser und anderen Thesen über den präventiven Einsatz von Vitamin C bei Virusinfektionen und Krebserkrankungen

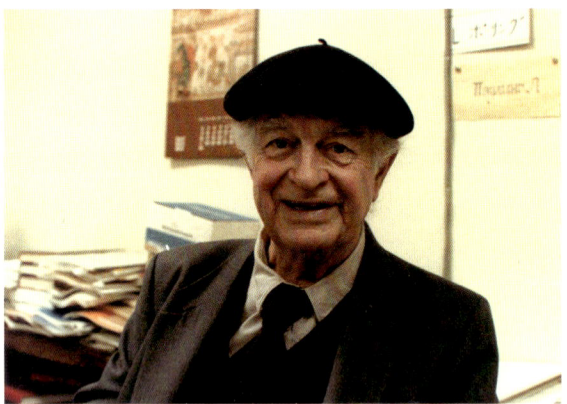

▶ **Abb. 50.1** Linus Pauling.

provozierte er die medizinische Fachwelt und löste zahlreiche Kontroversen aus. Die heute kaum überschaubare Fülle von ernährungswissenschaftlichen Studien sowie der aktuelle Forschungsstand scheinen seine Theorien partiell zu verifizieren.

50.2.2 Konzeption

Prinzip

Die Orthomolekularmedizin kombiniert und integriert das Wissen der Humangenetik, der Mikrobiologie, der Biochemie, der Ökotrophologie, der Zytologie und der Physiologie. Das Prinzip dieser Medizin basiert auf der Feststellung, dass der menschliche Organismus für die gesunde Funktion seiner Organe **mehr als 40 Vitalstoffe** benötigt. Diese Stoffe sind für die Gesundheit notwendig, können aber nicht im menschlichen Körper synthetisiert werden, wie bestimmte Vitamine, Mineralstoffe, Spurenelemente und essenzielle Fett- bzw. Aminosäuren. Sind sie in der optimalen Menge und Konzentration vorhanden, schützen sie vor Erkrankungen.

Der individuelle biochemische Vitalstoffstatus ist von diversen äußeren und inneren Faktoren abhängig, z.B.

von Ernährungs- und Lebensgewohnheiten, Alter und Gesundheitszustand, und von diversen schädlichen Umwelteinflüssen, z.B. UV-Strahlung oder Luftverschmutzung. Solche Faktoren können sich dahingehend bedarfssteigernd auswirken, dass eine optimale Versorgung des Organismus mit Vitalstoffen selbst bei gesunder, vielseitiger Ernährung nicht zu leisten ist.

Vitalstoffe und freie Radikale

Eine gesunde Ernährung sicherzustellen ist per se schwierig, für chronisch Kranke fast unmöglich. Die Folge ist die Entstehung von Vitalstofflücken, die sich schädlich auf den Körper auswirken können, da Vitalstoffe auch **freie Radikale** abfangen. Freie Radikale entstehen als natürliches Stoffwechselprodukt der Sauerstoffatmung permanent im menschlichen Organismus. Innere und äußere Faktoren – Ernährungsmängel, Rauchen, Stress, Umweltbelastung oder bestimmte Medikamente – können zu einer Konzentration von freien Radikalen im Körper führen, welche die antioxidative Kapazität des Organismus übersteigt. Die Selbstregulation des Körpers ist dann überfordert, es kommt zum **oxidativen Stress**. Die chemisch äußerst aggressiv wirkenden freien Radikale schädigen sowohl Gefäßwandzellen als auch Zellen in Gelenken oder Blutzellen; der Alterungsprozess wird beschleunigt. Besonders bei entzündlichen Prozessen (Arthritis, Allergien), Infektionen oder Ischämie-Reperfusionssituationen nach Operationen können freie Radikale erhebliche Schäden anrichten.

Die Vitalstoffe reagieren als Antioxidanzien (Radikalfänger) mit den aggressiven Sauerstoffverbindungen und neutralisieren diese, d.h., sie mildern oxidativen Stress. Verabreicht werden ausschließlich natürliche Nahrungsinhaltsstoffe.

50.3 Anwendung

Die Orthomolekularmedizin kann sowohl **präventiv** als auch **adjuvant** eingesetzt werden. Hinweise für einen Vitalstoffmangel können Anfälligkeit für Infekte, nervöse Beschwerden, verschlechtertes Allgemeinbefinden oder nachlassende Leistungsfähigkeit sein. Eklatante Mangelsymptome treten aber meist erst nach einer jahrelang andauernden Unterversorgung auf.

Der Arzt schließt aufgrund einer ausführlichen Anamnese und insbesondere der geschilderten Symptome auf zugrunde liegende Vitalstofflücken. Für weitergehende Informationen können Körperzellen und -flüssigkeiten, z.B. Urin oder Blut, entnommen und auf ihren Vitalstoffgehalt hin untersucht werden.

> **Merke:** Die Wertigkeit von Haaranalysen ist äußerst umstritten.

Ein nachgewiesener Mangel kann **diverse Auslöser** haben: einseitige Kost, eine Störung der Darmfunktion oder des Stoffwechsels, Rauchen, Alkoholmissbrauch, Stress oder Krankheit. Auch seelische Probleme können wohl durch einen Vitalstoffmangel verursacht werden. Die Folge ist eine Schwächung der Leistungs- und Widerstandskraft und somit eine erhöhte Anfälligkeit für Infekte und chronische Krankheiten. Vitalstoffmängel sollen die Entstehung von rheumatoider Arthritis, Arteriosklerose, kardiovaskulären Erkrankungen, renalen Problemen, Darmerkrankungen und verschiedenen Tumoren begünstigen.

Wichtige antioxidativ wirkende Stoffe, die in der Orthomolekulartherapie eingesetzt werden, sind Vitamine, Karotinoide, Flavonoide, Isoflavone, Allicin, Anthocyane, Indol und Sulphoraphan, Ubichinone, Zink-, Mangan-, Selen- und Magnesiumionen sowie das Enzym Superoxiddismutase.

Bei einer Therapie mit Vitalstoffen muss stets auf die **individuellen Bedürfnisse** des Patienten geachtet werden. Das Wechselspiel der einzelnen Substanzen, ihre potenzielle Interaktion mit Arzneimitteln sowie ein krankheitsspezifisch erhöhter Bedarf sind in die Selektion der Menge und der Konzentration der Vitalstoffe einzubeziehen.

> **Cave**
>
> Die Einnahme von hohen Vitamindosen kann in seltenen Fällen zu Vergiftungserscheinungen führen, bei Karotinoiden wurde eine rasche Progredienz von Tumoren beschrieben. Die Folgen eines Langzeitkonsums dieser Stoffe sind bislang wenig erforscht.

Einsatzmöglichkeiten der Orthomolekularmedizin

Nach Ansicht ihrer Vertreter sind sie ebenso vielfältig wie die durch einen Vitalstoffmangel ausgelösten Risiken. Folgende Beispiele sind zu nennen:
- Prävention von Krebs
- Prävention und Behandlung von Sehstörungen
- Vorbeugung und Behandlung von Diabetes, Ausgleich von Schwankungen des Zuckerstoffwechsels
- Behandlung von Wadenkrämpfen und Herzrhythmusstörungen
- Behandlung von Nickelallergie
- Förderung der Wundheilung

50.4 Beleglage

Bei gesund ernährten Personen haben die sogenannten Nahrungsergänzungsmittel wohl keinen Einfluss auf die Gesundheit. Einzelne positive Studien gibt es zu Zink, Magnesium, Vitamin E sowie zu Kombinationen bestimmter Enzym-/Vitamingemische. Die grundlegenden wissenschaftlichen Arbeiten stammen von Linus Pauling (z. B. [21]); von der propagierten hochdosierten Vitamin-C-Zufuhr kam man aber wieder ab. In der bekanntesten medizinischen Literaturdatenbank finden sich zu „orthomolecular" über 200 Artikel, vor allem zu „anti-aging" und „Krebsbehandlung" bzw. „Krebsprohylaxe", darunter 36 Reviews (z. B. [15]), die eine positive Wirksamkeit bei Diabetes, einigen kardiovaskulären Erkrankungen, Hypertonie, altersbedingter zerebraler Insuffizienz und Sehstörung sowie anderen altersbedingten Störungen konstatieren.

Literatur

[1] **Anders von Ahlften A, Bessing WD:** Enzymtherapie bei Krebs. 6. Aufl. Linkenheim-Hochstetten: Aesopus; 2007.

[2] **Anderson RA:** Chromium in the prevention and control of diabetes. Diabetes Metab. 2000; 26(1): 22–27.

[3] **Anderson RA, Roussel AM, Zouari N et al.:** Potential antioxidant effects of zinc and chromium supplementation in people with type 2 diabetes mellitus. J Am Coll Nutr. 2001; 20(3): 212–218.

[4] **Blaurock-Busch E:** Orthomolekulartherapie in der Praxis. Neckarsulm: Natura-Med; 1996.

[5] **Burgerstein UP, Schurgast H. Zimmermann M:** Burgersteins Handbuch Nährstoffe. 11., vollst. neu bearb. Aufl. Stuttgart: Haug; 2007.

[6] **Ceriello A, Bortolotti N, Motz E et al.:** Meal-generated oxidative stress in type 2 diabetic patients. Diabetes Care. 1998; 21(9): 1529–1533.

[7] **Ceriello A, Giugliano D et al.:** Vitamin E reduction of protein glycosilation in diabetes. New prospect for prevention of diabetic complications? Diabetes Care. 1991; 14(1): 68–72.

[8] **Chaundry PS et al.:** Inhibition of human lens aldose reductase by flavonoids, sulindac and indomethacin. Biochem Pharmacol. 1983; 32: 1995–1998.

[9] **Dietl H, Ohlenschläger G:** Handbuch der Orthomolekularen Medizin. 2. Aufl. Heidelberg: Haug; 1998.

[10] **Dietl H, Gesche M:** Herzaktive Nährstoffe Neue Therapeutische Ansätze bei Kardiovaskolären Erkrankungen durch den Einsatz von Mikronährstoffen. 3. Aufl. Balingen: Spitta; 2000.

[11] **Giancaterini A, de Gaetano A, Mingrone G et al.:** Acetyl-L-carnitine infusion increases glucose disposal in type 2 diabetic patients. Metabolism. 2000; 49(6): 704–708.

[12] **Golik A, Zaidenstein R, Dishi V et al.:** Effects of captopril and enalapril on zinc metabolism in hypertensive patients. J. Am. Coll. Nutr. 1998; 17(1): 75–78.

[13] **Gröber U:** Orthomolekulare Medizin – Ein Leitfaden für Apotheker und Ärzte. 3. Aufl. Stuttgart: Wissenschaftliche Verlagsgesellschaft; 2008.

[14] **Gürtler AK, Löster H:** Carnitin und seine Bedeutung bei der Pathogenese und Therapie der Herz- und Kreislauferkrankungen. Bochum: Ponte Press; 1996.

[15] **Janson M:** Orthomolecular medicine: the therapeutic use of dietary supplements for anti-aging. Clin Interv Aging. 2006; 1(3): 261–265.

[16] **Maxwell SR, Thomason H, Sandler D et al.:** Antioxidant status in patients with uncomplicated insulin-dependent and non-insulin-dependent diabetes mellitus. Eur J Clin Invest. 1997; 27(6): 484–490.

[17] **Mingrone G, Greco AV, Capristo E et al.:** L-carnitine improves glucose disposal in type 2 diabetic patients. J Am Coll Nutr. 1999; 18(1): 77–82.

[18] **Morcos M, Borcea V, Isermann B et al.:** Effect of alpha-lipoic acid on the progression of endothelial cell damage and albuminuria in patients with diabetes mellitus: an exploratory study. Diabetes Res Clin Pract. 2001; 52(3): 175–183.

[19] **Niestroj I:** Praxis der Orthomolekularen Medizin: Physiologische Grundlagen – Therapie mit Mikronährstoffen. 2. Aufl. Stuttgart: Hippokrates; 2000.

[20] **Paolisso, G, Balbi V, Volpe C et al.:** Metabolic benefits deriving from chronic vitamin C supplementation in aged non-insulin dependent diabetics. J Am Coll Nutr. 1995; 14(4); 387–392.

[21] **Pauling L:** Vitamins C papers. Science. 1989; 243: 1535.

[22] **Pflugbeil K, Niestroj I:** Vital Plus. 10. Aufl. München: Herbig; 2001.

[23] **Pozilli B. et al.:** Double blind trial of nicotinamide in recent-onset insulin-dependent diabetes mellitus. Diabetologia. 1995; 38(7); 848–852.

[24] **Sargeant LA, Wareham NJ, Bingham S et al.:** Vitamin C and hyperglycemia in the European Prostpective Investigation into Cancer – Norfolk (EPIC-Norfolk) study: a population-based study. Diabetes Care. 2000; 23(6); 726–732.

[25] **Stracke H, Lindemann A, Federlin K et al.:** A benfotiamine-vitamin B combination in the treatment of diabetic polyneuropathy. Exp Clin Endocrinol Diabetes. 1996; 104(4): 311–316.

[26] **Tosiello L:** Hypomagnesemia and diabetes mellitus. Arch Intern Med. 1996; 156: 1143–1148.

[27] **Vinson JA, Staretz ME, Bose P et al.:** In vitro and in vivo reduction of erythrocyte sorbitol by ascorbic acid. Diabetes. 1989; 38(8): 1036–1041.

[28] **Visalli N, Cavallo MG, Signore A et al.:** A multi-centre randomized trial of two different dosis of nicotinamide in patients with recent-onset typ 1 diabetes (the IMDIAB VI). Diabetes Metab. 1999; 15(3): 181–185.

[29] **Werbach MR:** Nutritional Influences on Mental Illness – A Sourcebook of Clinical Research. Third Line Press; 1991.

[30] **Werbach MR:** Nutriologische Medizin: Orthomolekulare Vorsorge und Therapie. Weil der Stadt: Hädecke; 1999.

[31] **Will JC, Byers T:** Does diabetes mellitus increase the requirement for vitamin C? Nutr Rev. 1996; 57(7): 193–202.

[32] **Winkler G, Pál B, Nagybéganyi E et al.:** Effectiveness of different benfotiamine dosage regimens in the treatment of painful diabetic polyneuropathy. Arzneimittelforschung. 1999; 49(3): 220–224.

[33] **Ziegler D, Schatz H, Conrad F et al.:** Effects of treatment with the antioxidant alpha-lipoic acid on cardiac autonomic neuropathy in NIDDM patients. A 4-month randomized controlled multicenter trial (DEKAN Study). Deutsche Kardiale Autonome Neuropathie. Diabetes Care. 1997; 20(3): 369–373.

[34] **Ziegler D, Hanefeld M, Ruhnau KJ et al.:** The ALADIN Study Group: Treatment of symptomatic diabetic peripheral neuropathy with anti-oxidant alpha-lipoic acid: a 3-week randomized controlled trial (ALADIN Study). Diabetologia. 1995; 38: 1425–1433.

Wichtige Adressen

Deutsche Gesellschaft für Orthomolekulare Medizin e.V. (DGOM)
NordCarree 9
D-40477 Düsseldorf
Tel: 0211 58002646
www.dgom.de

Fachgesellschaft für Ernährung und Orthomolekularmedizin Schweiz (FEOS)
Hermatswilerstr. 50
CH-8330 Pfäffikon
Schweiz
Tel.: +41 44-9500025
www.feos.ch

Forum Orthomolekulare Medizin (FOM)
Elvirastr. 29
D-80636 München
Tel.: 08641 975053
www.f-o-m.de

German Society of Anti-Aging-Medicine e.V. (GSAAM)
Deutsche Gesellschaft für Prävention und Anti-Aging-Medizin
Vallstedter Weg 114a
D-38268 Lengede
Tel.: 05344 803370
www.gsaam.de

Gesellschaft für komplementäre Orthomolekularmedizin e.V. (GKOM)
Curtiusstr. 9c
D-50935 Köln
Tel.: 0221 9439409

International College of Applied Kinesiology – Deutschland e.V.
Mietenkamer Str. 186
D-83224 Grassau
Tel.: 0700 42251333
www.icak-d.de

International Medical Society for Applied Kinesiology (IMAK)
Postfach 38
A-9330 Althofen
Tel.: +43 4262 29098
www.imak.co.at

Linus Pauling Institute
Oregon State University
571 Weniger Hall
Corvallis, Oregon 97331-6512
USA
Tel.: +1 541 7375075
http://lpi.oregonstate.edu/

Österreichische Gesellschaft für orthomolekulare Medizin (ÖGOM)
Taubstummengasse 5/2/4
A-1040 Wien
Österreich
www.oegom.at

Swiss Society for Anti-Aging Medicine and Prevention (SSAAMP)
Wieslistr. 34
Postfach 31
CH-8267 Berlingen
Tel.: +41 71 6668303
www.ssaamp.ch

51 – Weitere Verfahren

Gudrun Bornhöft, Peter F. Matthiessen

51.1	Aromatherapie	792	51.10	Oligotherapie	794
51.2	Atlaslogie	792	51.11	Organotherapie	794
51.3	Bach-Blüten-Therapie	792	51.12	Reiki	794
51.4	Biochemie nach Dr. Schüßler	793	51.13	Rolfing (Strukturelle Integration)	794
51.5	Bioresonanz-Therapie	793	51.14	Shiatsu	794
51.6	Elektroakupunktur nach Voll	793	51.15	Spagyrik	795
51.7	Enzymtherapie	793	51.16	Thermoregulationsdiagnostik	795
51.8	Homotoxikologie	794	51.17	Tibetische Medizin	795
51.9	Kinesiologie	794			

51.1

Aromatherapie

Diese Therapieform verwendet Duftstoffe für die Heilung, Linderung oder Vorbeugung von pathologischen Zuständen. Die Duftstoffe gelangen mittels Inhalation, Massagen oder direkter Einnahme in den Organismus. Verwendet werden **pflanzliche ätherische Öle**.

Die Wirkung beruht u. a. auf der Beeinflussung physischer Prozesse mittels der Stimulierung des limbischen Systems.

Erste Hinweise auf eine Wirksamkeit bestimmter Aromatherapeutika liegen vor.

51.2

Atlaslogie

Bei diesem Therapieverfahren stehen der Atlas und das Atlantookzipitalgelenk im Mittelpunkt. Kleine Verschiebungen des Atlas können, laut Atlaslogie, vielfältige Beschwerden auslösen. Therapeutisches Ziel ist es, diese Verschiebungen aufzuheben.

Die **Zentrierung des Atlas** wird im Sitzen durchgeführt. Der Therapeut vermittelt einen Impuls von seinen Fingerspitzen auf den Atlas, welcher anschließend fein zu schwingen beginnt und sich in seine ursprüngliche Position verschiebt.

Die Atlaslogie wird bei Beschwerden im Bereich des Bewegungsapparates und bei Kopfschmerzen oder Schwindel eingesetzt.

51.3

Bach-Blüten-Therapie

Ziel der Behandlung ist die **Behebung eines seelischen Ungleichgewichts**. Es wird davon ausgegangen, dass Pathologien aus einem Konflikt zwischen dem spirituellen Selbst und der Persönlichkeit heraus entstehen.

Negative Seelenzustände werden mit durch Aussetzen der Blüten gegenüber Sonnenlicht gewonnenen Pflanzenextrakten therapiert, z.B. Blütenessenzen von Pflanzen wie *Stechginster*, *Holzapfel* oder *Schottisches Heidekraut*. Die Wirkstoffe werden mit Brandy oder Cognac konserviert und stark mit Wasser verdünnt. Mittlerweile gibt es an die jeweilige regionale Flora angepasste Bach-Blüten.

Der Wirksamkeitsnachweis fehlt.

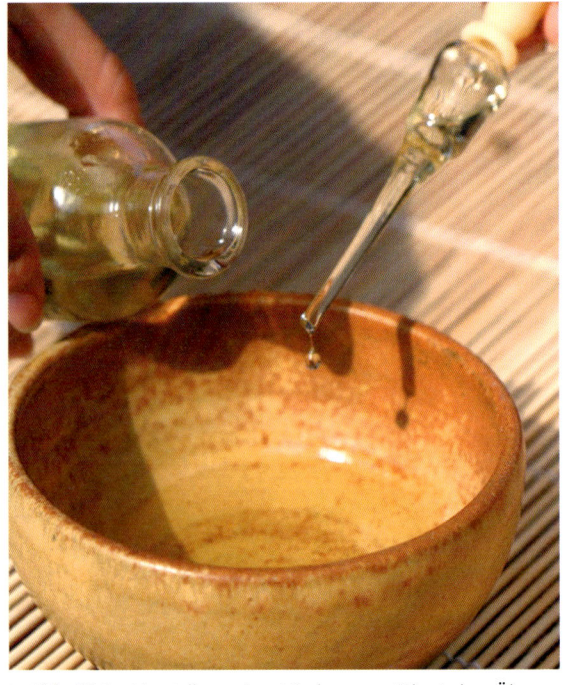

▶ **Abb. 51.1** Herstellung einer Mischung aus ätherischen Ölen.

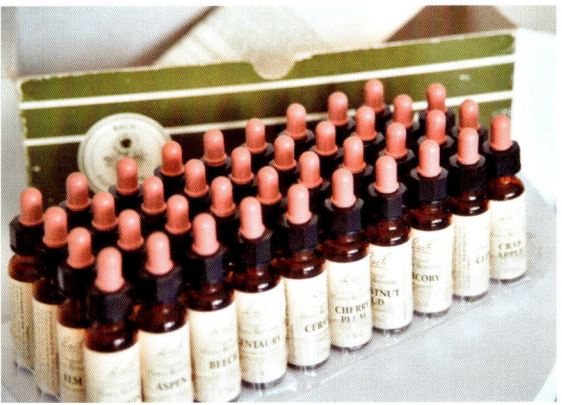

▶ **Abb. 51.2** Bachblüten.

51.4
Biochemie nach Dr. Schüßler

Sie hat nichts mit der naturwissenschaftlichen Biochemie gemein. Es wird davon ausgegangen, dass ein Mensch gesund ist, wenn seine Körperzellen ausreichend über Mineralstoffe verfügen und deren Moleküle sich ungehindert im Körper bewegen können. Folglich werden Beschwerden und Erkrankungen mit **mineralstoffhaltigen Homöopathika** therapiert. Sie werden bei praktisch allen Erkrankungen zur Linderung der Beschwerden bzw. als ergänzende Maßnahme eingesetzt, insbesondere bei funktionellen Dysfunktionen, ohne eine erkennbare Erkrankung der Organe und mit einer vermuteten psychischen Ursache.

Wissenschaftliche Wirksamkeitsnachweise existieren nicht.

51.5
Bioresonanz-Therapie

Dieses energetische Behandlungsverfahren stützt sich einerseits auf die energetischen Vorstellungen der Traditionellen Chinesischen Medizin, andererseits auf physikalische Erkenntnisse. Es wird davon ausgegangen, dass der Körper **elektromagnetische Schwingungen** aussendet. Solche Schwingungen können erfasst und anschließend dem Patienten in modifizierter Form wieder verabreicht werden. Dies soll eine heilende Wirkung entfalten. Zusätzlich wird hierdurch die Lebensmittel- und Medikamentenverträglichkeit bei Patienten getestet.

Die Therapie wird besonders bei Schmerzzuständen, rheumatischen Beschwerden, Schlafstörungen, Allergien und bei der Vorbereitung und Nachbehandlung von Operationen eingesetzt, der Nachweis der Wirksamkeit ist bisher nicht gelungen.

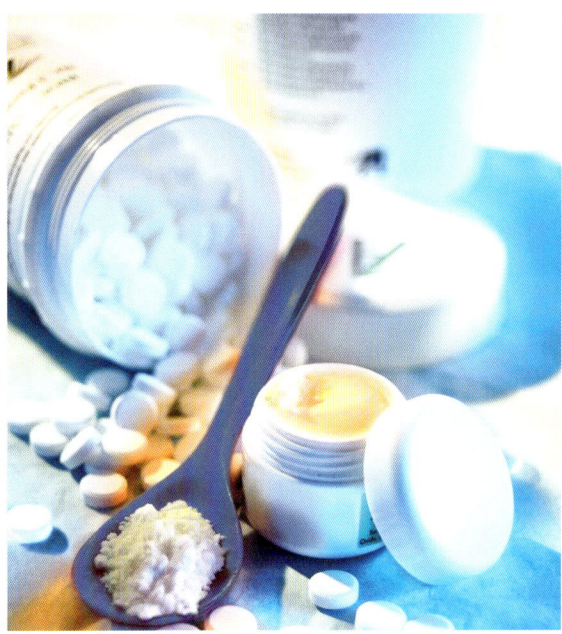

▶ **Abb. 51.3** Schüßler-Salze in verschiedenen Anwendungsformen.

51.6
Elektroakupunktur nach Voll

Mittels eines Messgerätes wird die **Leitfähigkeit des Gewebes** an bestimmten Punkten geprüft (sogenannter Hautwiderstand). Dies soll der frühzeitigen Erfassung von pathologischen Vorgängen im Organismus dienen. Zusätzlich wird diese Methode eingesetzt, um die Wirksamkeit von meist homöopathischen Arzneien bei diagnostizierten Krankheiten zu testen. Die Behandlung wird dann in der Regel mit den – den Hautwiderstand günstig beeinflussenden – Nosoden, Homöopathika oder Isopathika durchgeführt.

Prinzipiell wird diese Therapie bei allen Formen von Befindensstörungen verwendet, insbesondere bei Allergien, Zahn- und Kiefererkrankungen, Krebs und Beschwerden infolge der Einwirkung von Giften.

Wirksamkeitsbelege sind noch zu erbringen.

51.7
Enzymtherapie

Verabreichung von Einzelenzymen, Enzymgemischen und Enzymkombinationen zur Behandlung von Enzymmangelzuständen oder zur Unterstützung metabolischer Schritte.

In Untersuchungen ist partiell nachgewiesen, dass zugeführte Enzyme als aktive Verbindungen in den Kreislauf gelangen. Ältere klinische Studien legen auch eine Wirksamkeit nahe, z. B. zur Reduzierung unerwünschter Wirkungen einer Chemotherapie.

51.8 Homotoxikologie

Ähnlich wie die Homöopathie beruht auch diese Therapieform auf der **Stimulation des Organismus durch Arzneireizungen**. Potenzierte Giftstoffe sollen spezifische Reaktionen im Körper hervorrufen. Verwendet werden sowohl homöopathische Einzel-, Komplex- und Kombinationsmittel als auch potenzierte Organotherapeutika, Allopathika, intermediäre Katalysatoren, Nosoden und spagyrische Arzneimittel (s. u.). Obwohl die in der Homotoxikologie häufig eingesetzten homöopathischen Komplexmittel in randomisierten klinischen Studien in der Regel günstig abschneiden (Zusammenstellung [1, 2]), müsste das pathophysiologische Konzept der Homotoxikologie noch überzeugend wissenschaftlich untermauert werden.

51.9 Kinesiologie

Hier wird davon ausgegangen, dass das **muskuläre Gleichgewicht** eine grundlegende Voraussetzung für die optimale Funktion aller Leitbahnen ist. Eine Muskelschwäche weist auf einen Energiestau oder auf eine Energieleere in der Leitbahn hin, die mit dem jeweiligen Muskel assoziiert wird. Mittels manueller Muskeltests werden Energieblockaden im Körper aufgedeckt.

Methoden zur Heilung solcher Zustände sind Massagen, Entspannungstechniken, Ernährungsempfehlungen und Bewegung. Ziel ist die Aktivierung der Körperenergien und die Harmonisierung des körperlichen und geistigen Gleichgewichts. Die Kinesiologie wird primär präventiv eingesetzt, soll aber auch Heilungsprozesse günstig beeinflussen können.

Bisherige Studien haben keine ausreichenden Belege für die Spezifität der Diagnostik erbracht.

51.10 Oligotherapie

Bei der hier durchgeführten **Verabreichung kleinster Mengen von Spurenelementen**, die Stoffwechselstörungen normalisieren sollen, geht es nicht um die Behebung einer Mangelsituation. Vielmehr soll die Zufuhr den Organismus in die Lage versetzen, mangelnde Elemente in Zukunft besser aufnehmen zu können.

Wirksamkeitsnachweise existieren nicht.

51.11 Organotherapie

Verabreicht werden Arzneien, die im Sinne des Arzneimittelgesetzes ausschließlich oder überwiegend aus tierischen Komponenten hergestellt oder galenisch zubereitet werden. Folglich handelt es sich um **biogene Mehrstoffgemische**, deren Identitätsmerkmuster durch Artspezifität des Ausgangsmaterials und die charakteristische Zusammensetzung aus biochemischen Substraten und/oder Enzymen geprägt ist. Die Wechselbeziehung zwischen dem Makroorganismus und dessen mikrobieller Besiedlung soll im Sinne der Wiederherstellung des natürlichen ökologischen Gleichgewichtes beeinflusst werden.

51.12 Reiki

Bei dieser Heilmethode soll Energie in den Organismus übertragen werden, indem der Therapeut ein sanftes Auflegen seiner Hände praktiziert. Der Reiki-Philosophie folgend überträgt der Therapeut nicht seine eigene Energie, sondern die **Energie des Universums**. Bei dem Energietransfer bedient man sich der Chakren.

Reiki wird vor allem adjuvant oder bei psychosomatischen Beschwerden eingesetzt.

51.13 Rolfing (Strukturelle Integration)

Diese Körpertherapie behandelt das Bindegewebe systematisch. Ungünstige Spannungsmuster sollen aufgehoben, das **Gleichgewicht der Körperstruktur** wiederhergestellt werden.

Therapeutische Methode ist die Massage tief liegender Körperstrukturen. Das Lösen von Verspannungen und Verkürzungen wird mittels Fingern, Knöcheln und Ellbogen durchgeführt und kann schmerzhaft sein.

51.14 Shiatsu

Bei dieser Massagetechnik wird der Druck mit den Fingerkuppen, den Daumen, den Handflächen und den Ellbogen ausgeübt. Die Massage konzentriert sich auf die von der Akupunktur bekannten Punkte auf den Leitbahnen.

Shiatsu basiert auf der gleichen philosophischen Grundlage wie die Traditionelle Chinesische Medizin: Gesundheit wird mit dem ungehinderten **Fließen der Lebensenergie Qi** und der **Harmonie von Yin und Yang**

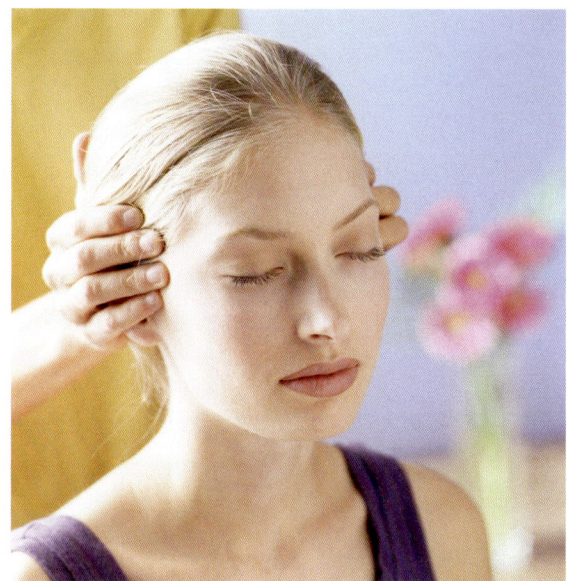

▶ **Abb. 51.4** Shiatsu.

assoziiert. Durch die Druckmassage sollen Energien zugeführt oder abgeleitet werden.

51.15
Spagyrik

Hier werden Essenzen verabreicht, die meist aus Pflanzen, aber auch aus Salzen oder Metallen mittels besonderer Techniken, z. B. Veraschung, hergestellt werden. Diese werden in der Regel mittels eines Sprays auf die Mundschleimhaut aufgebracht, um direkt auf die Organe wirken zu können. Die Wirkung ist hier als nicht materielle Kraft zu verstehen. Die Heilung soll durch die in den Ursubstanzen enthaltenen **geistigen Kräfte der Pflanze** in konzentrierter und gereinigter Form vermittelt werden.

Spagyrische Essenzen werden bei der Behandlung von zahlreichen akuten und chronischen Erkrankungen verwendet.

51.16
Thermoregulationsdiagnostik

Die **Infrarotstrahlung der menschlichen Haut** wird zu diagnostischen Zwecken verwendet. Basis ist die Annahme, dass durch Reize ausgelöste Temperaturveränderungen Rückschlüsse auf die Gesundheit zulassen. Aufgrund der Adaptationsfähigkeit des Organismus soll sich dieser in angemessener Zeit auf einen übermittelten Reiz einstellen. Die Güte dieser Anpassungsleistung vermittelt Informationen über den funktionellen Zustand des Körpers. So können akut entzündliche Veränderungen von subakuten und chronisch-degenerativen Zuständen unterschieden werden.

Zusätzlich sollen Hinweise auf das Vorliegen von Herderkrankungen, Prämalignosen und manifesten Krebserkrankungen geliefert werden.

51.17
Tibetische Medizin

Wie die TCM betrachtet sie den Menschen ganzheitlich; sie kennt die fünf Elemente Erde, Wasser, Feuer, Luft und Raum als Grundbausteine des Lebens. Im Menschen existieren diese Elemente in den drei Prinzipien **Lung, Tripa und Bekan**. Die pathogenen Faktoren entspringen schädlichen Geisteshaltungen und äußeren Krankheitsauslösern.

Heilung kann nur durch den Dharma (Lehren des Buddha), die Anerkennung der Vier edlen Wahrheiten und das Beachten des Achtfachen Pfads des rechten Lebens erzielt werden.

Literatur

[1] **Bornhöft G, Matthiessen PF (Hrsg.):** Homöopathie in der Krankenversorgung – Wirksamkeit, Nutzen, Sicherheit und Wirtschaftlichkeit. Frankfurt: VAS; 2006a.

[2] **Bornhöft G, Wolf U, Ammon K et al.:** Effectiveness, safety and cost-effectiveness of homeopathy in general practice – summarized health technology assessment. Forsch Komplementärmed Klass Naturheilkd. 2006b; 13(Suppl 2): 19–29.

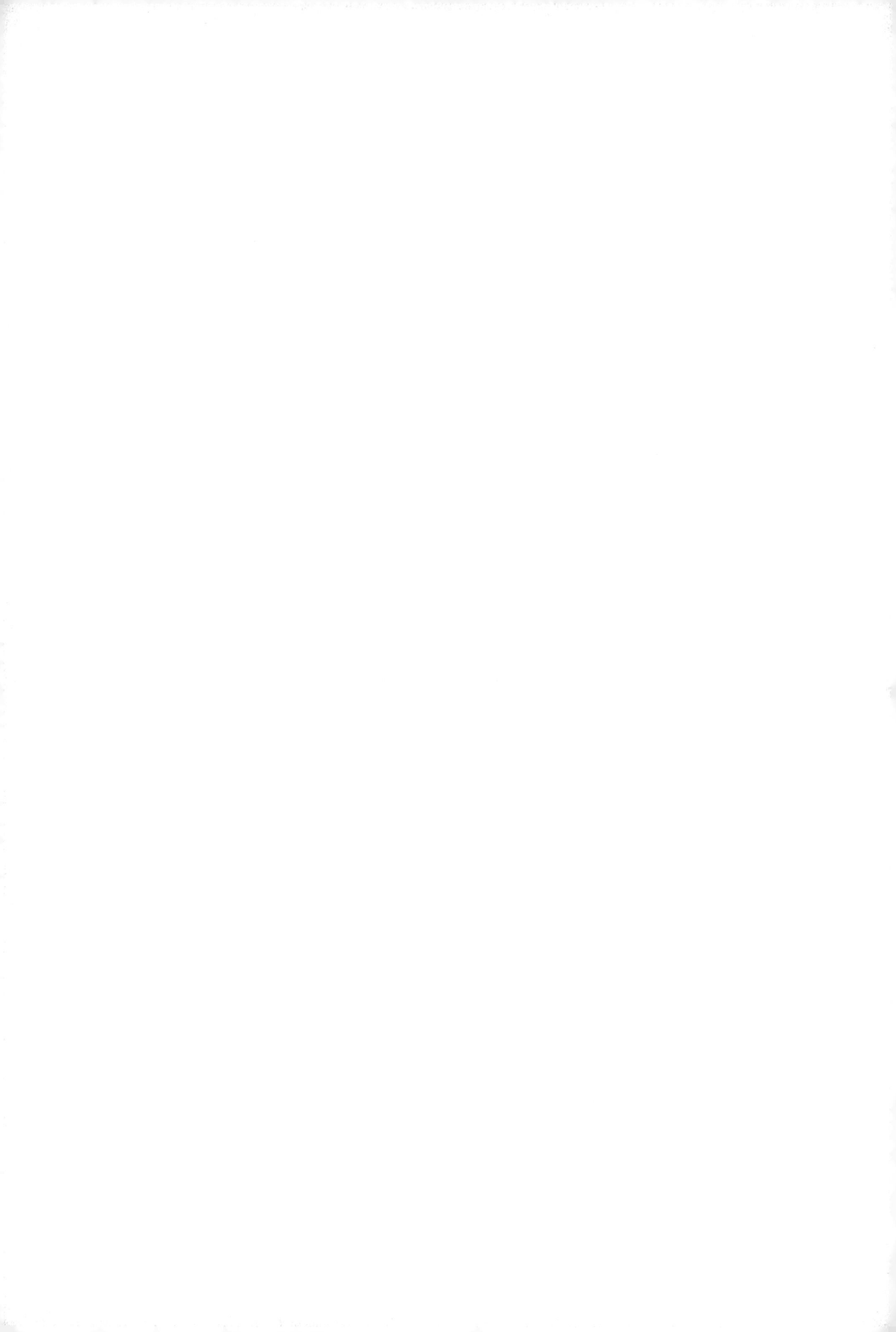

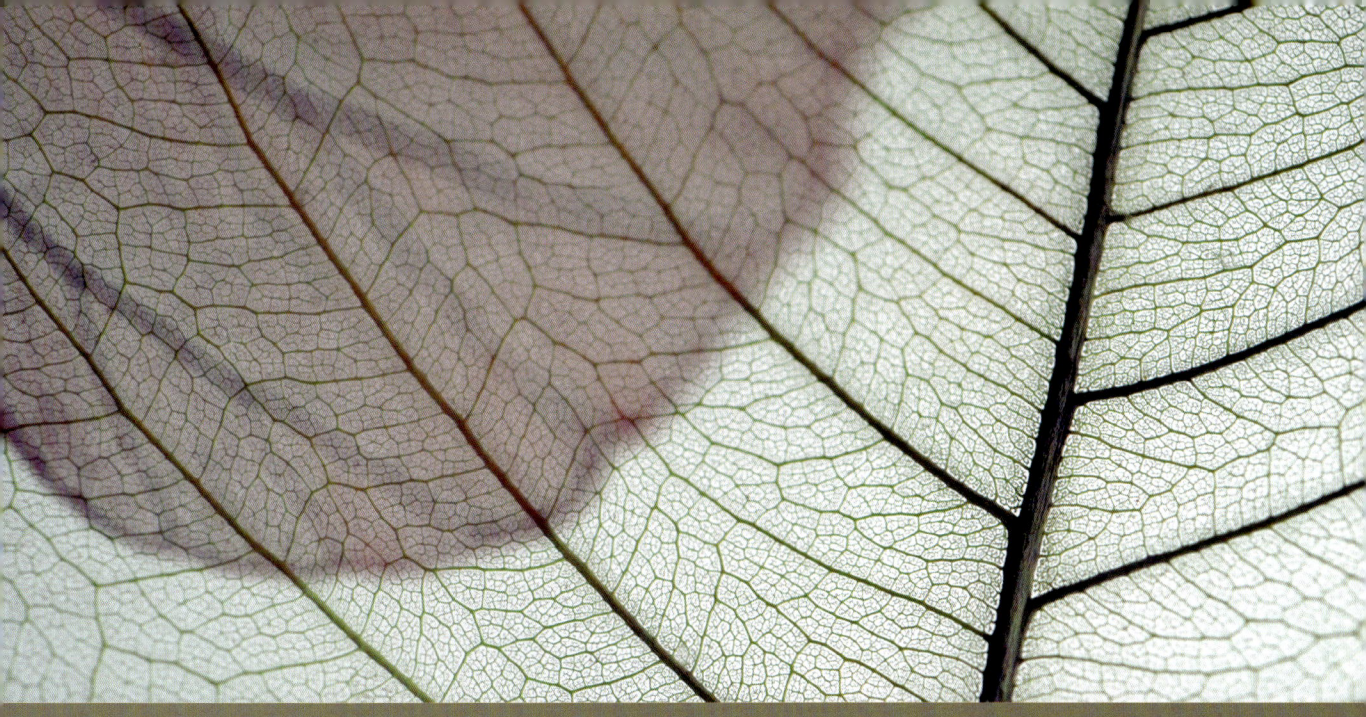

Teil 5 – Anhang

Viten 798

Abbildungsnachweis 807

Sachverzeichnis 813

Viten

Herausgeber

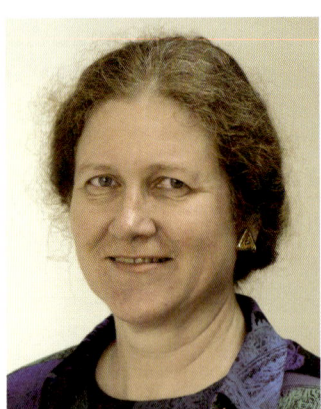

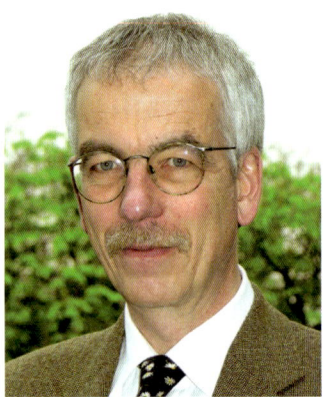

Prof. Dr. med. Karin Kraft ist Ärztin für Innere Medizin und seit 2002 Inhaberin des Stiftungslehrstuhls für Naturheilkunde an der medizinischen Fakultät der Universität Rostock. Nach Medizinstudium und Promotion war sie am Institut für Klinische Biochemie, Universität Bonn, sowie am Institut für Pharmakologie, Universität Heidelberg. Ab dem Jahr 1983 arbeitete sie in der Medizinischen Poliklinik der Universität Bonn, wo sie als Oberärztin ab 1992 den Aufbau der Ambulanz für Naturheilverfahren durchführte. Sie habilitierte sich 1993 für Innere Medizin.

Schwerpunkte in der Lehre sind der Querschnittsbereich 12 (Rehabilitation, Physikalische Medizin, Naturheilverfahren) nach der Approbationsordnung für Ärzte sowie die Betreuung des Wahlpflichtfachs Naturheilverfahren. Forschungsbereiche sind Phytotherapie, sonstige naturheilkundliche Methoden, insbesondere apparative Techniken und naturheilkundliche Rehabilitation. Sie ist Autorin zahlreicher wissenschaftlicher Publikationen und Mitherausgeberin der Zeitschrift für Phytotherapie. Als Referentin hält sie viele Seminare und Kurse in ganz Deutschland.

Klinik und Poliklinik für Innere Medizin
Ernst-Heidemann-Str. 6
D-18057 Rostock
karin.kraft@med.uni-rostock.de

Dr. med. Rainer Stange, Jahrgang 1949, ist Facharzt für Innere Medizin mit den Zusatzbezeichnungen Naturheilverfahren und Physikalische Therapie und Oberarzt der Abteilung für Naturheilkunde – Immanuel-Krankenhaus, Berlin-Wannsee, und Charité-Universitätsmedizin Berlin, Campus Benjamin Franklin.

Nach den Studien der Physik und der Humanmedizin in Berlin war er zunächst klinisch tätig mit den Schwerpunkten Natürliche Heilweisen und Innere Medizin, danach wissenschaftlicher Mitarbeiter am Lehrstuhl für Naturheilkunde des damaligen Klinikums Benjamin Franklin der Freien Universität Berlin. 1994-2003 war er Leitender Oberarzt der Klinischen Abteilung des Lehrstuhls für Naturheilkunde. Spezielle Interessensgebiete sind klassische Naturheilverfahren, Schmerztherapie, Schröpfen, Blutegeltherapie sowie die Indikationsgebiete Onkologie, chronisch-entzündliche Erkrankungen, chronisch-schmerzhafte Erkrankungen, metabolisches Syndrom. Zur umfangreichen Vortragstätigkeit kommen zahlreiche Veröffentlichungen zu Fragen der Naturheilkunde.

Immanuel-Krankenhaus
Abteilung für Naturheilkunde
Königstr. 63
D-14109 Berlin
r.stange@immanuel.de

Autoren

Dr. med. Martin Adler, Jahrgang 1955, ist Facharzt für Allgemeinmedizin mit den Zusatzbezeichnungen Naturheilverfahren, Homöopathie, Umwelt- und Ernährungsmedizin, Akupunktur. Außerdem ist er Lehrbeauftragter an der Westfälischen Wilhelms-Universität Münster im Fachgebiet Naturheilkunde. Dem Staatsexamen im Jahre 1984 folgten Promotion und Ausbildung in den Bereichen Innere Medizin, Intensivmedizin und Rettungsmedizin. Seit 1992 arbeitet er in eigener Praxis. Neben der langjährigen Tätigkeit als Vorstandsmitglied des Zentralverbandes der Ärzte für Naturheilverfahren (ZÄN) bis 2005 und dessen Weiterbildungskommission ist er Mitglied der Kommissionen D und E des Bundesinstitutes für Arzneimittel und Medizinprodukte sowie Vizepräsident der Gesellschaft für Ernährung und Klassische Diätetik. Eine Vielzahl seiner Veröffentlichungen behandelt die Bereiche Naturheilverfahren und Praxismarketing.

Sohlbacher Str. 20
D-57078 Siegen
info@dr-martin-adler.de

Prof. Dr. med. Dietmar Bach, Jahrgang 1940, Facharzt für Urologie, studierte in Münster und Kiel und war dann Arzt bei der Bundesmarine. Nach der Weiterbildung zum Facharzt war er leitender Oberarzt in der urologischen Universitätsklinik Bonn und im Bundeswehrkrankenhaus Ulm, danach von 1985 bis 2005 Chefarzt an der Klinik für Urologie im St. Agnes-Hospital Bocholt. Die Habilitation erfolgte im Jahre 1981; 1987 wurde er zum apl. Professor der Universität Bonn ernannt. Zahlreiche wissenschaftliche Publikationen und Vorträge behandeln die Phytotherapie in der Urologie. Bis 2008 war er Mitglied des Vorstandes der Gesellschaft für Phytotherapie, des Arbeitskreises Klinische Studien der Gesellschaft für Phytotherapie und des wissenschaftlichen Beirates der Kooperation Phytopharmaka.

Coburger Str. 5
D-53113 Bonn

Dr. med. Hans Barop, Jahrgang 1949, ist Facharzt für Chirurgie, Zusatzbezeichnung Neuraltherapie, und seit 1998 in eigener neuraltherapeutischer Praxis in Hamburg tätig. Zuvor war er Oberarzt in der Endo-Klinik Hamburg, dann Chefarzt einer Spezialklinik für rekonstruktive Chirurgie in Niedersachsen. Er ist Mitglied des Wissenschaftlichen Beirates der Internationalen Medizinischen Gesellschaft für Neuraltherapie nach Huneke und Kursleiter für den Bereich der Neuraltherapie. Wichtige Werke sind *Lehrbuch und Atlas der Neuraltherapie* sowie *Taschenatlas der Neuraltherapie*.

Friedrich-Legan-Str. 2
D-22587 Hamburg
h.barop@gmx.de

Dr. med. Gudrun Bornhöft, Jahrgang 1959, Fachärztin für Pathologie, studierte in Heidelberg und Kiel. Der Promotion am Pharmakologischen Institut der Christian-Albrecht-Universität Kiel 1986 folgte die Weiterbildung zur Fachärztin für Pathologie am Klinikum Charité (Campus Benjamin Franklin) der Freien Universität Berlin. In den Jahren 1993–1999 war sie Dozentin und Mitarbeiterin des Studiendekanats der Fakultät für Medizin, danach Mitarbeiterin am Lehrstuhl für Medizintheorie und Komplementärmedizin der Universität Witten/Herdecke. Derzeit arbeitet sie als selbstständige medizinisch-wissenschaftliche Beraterin mit den Schwerpunkten: theoretische Fundierung einer integrativen Medizin und methodologische Fragestellungen zur Bewertung klinischer Studien.

Reußstr. 1
D-38640 Goslar
Gudrun.Bornhoeft@uni-wh.de

PD Dr. med. Rainer Brenke, Jahrgang 1952, Facharzt für Innere Medizin sowie Physikalische und Rehabilitative Medizin, Zusatzbezeichnung Naturheilverfahren, ist Ärztlicher Direktor und Chefarzt der Akut-Abteilung für Naturheilverfahren der Hufeland-Klinik Bad Ems sowie externer Hochschullehrer für Physikalische und Rehabilitative Medizin an der Charité (Humboldt-Universität) in Berlin. Weiterhin leitet er verschiedene Kurse für Ärzte und Physiotherapeuten auf dem Gebiet der klassischen Naturheilverfahren, der Physikalischen Medizin sowie der Lymphologie. Viele seiner Veröffentlichungen behandeln diese Themen. Er ist Sprecher der Arbeitsgruppe „Naturheilverfahren im Akutkrankenhaus".

Hufeland-Klinik
Taunusallee 5
D-56130 Bad Ems
r.brenke@hufeland.smmp.de

Prof. em. Dr. med. Malte Bühring, Jahrgang 1939, studierte in Berlin, Tübingen und München. Er ist Facharzt für Innere Medizin und habilitiert für Innere Medizin, Rehabilitation und Balneologie. Bis 2004 war er Chefarzt der Klinik für Naturheilkunde in Berlin Moabit und Inhaber des Lehrstuhls für Naturheilkunde an der Freien Universität Berlin.

Lotosweg 75
D-13467 Berlin

Prof. em. Dr. med. Eberhard Conradi, Jahrgang 1932, ist Facharzt für Physikalische und Rehabilitative Medizin, Zusatzbezeichnung Manuelle Medizin. Seine Weiterbildung auf dem Gebiet der Naturheilkunde erfuhr er bei Professor Herbert Krauß, Berlin. Die Habilitation erfolgte 1980 an der Humboldt-Universität Berlin mit einem Beitrag zur Anpassung des menschlichen Organismus an wiederholte thermische Belastungen (Sauna). Als ordentlicher Professor seit 1985, war er bis zum Jahr 2000 Direktor der Klinik für Physikalische Medizin und Rehabilitation des Klinikums Charité der Humboldt-Universität in Berlin.

Hörstenweg 8
D-13125 Berlin-Buch
eberhard.conradi@gmx.de

Dr. med. Ulrich Deuse, Jahrgang 1961, ist niedergelassener, hausärztlich tätiger Facharzt für Innere Medizin mit Schwerpunkt Naturheilverfahren. Seine naturheilkundliche Ausbildung und die Weiterbildung zum Facharzt erfuhr er im Krankenhaus Moabit in Berlin, wo er auch am Lehrstuhl für Naturheilkunde des Universtäts-Klinikums (Campus Benjamin Franklin) der Freien Universität mitarbeitete. Danach war er bis Ende 2005 Oberarzt an den Kliniken Essen-Mitte, Klinik für Innere Medizin/Naturheilkunde und Integrative Medizin, unter Mitarbeit am Lehrstuhl für Naturheilkunde.

Praxis Dr. Deuse
Hauptstr. 54
D-45219 Essen
deuse@essdeu.de

Prof. Dr. med. Gustav Dobos, Jahrgang 1955, ist Facharzt für Innere Medizin, spezielle internistische Intensivmedizin, Nephrologie, mit den Zusatzbezeichnungen Chirotherapie, Naturheilkunde, physikalische Therapie, Akupunktur. Er ist Lehrstuhlinhaber der Alfred Krupp von Bohlen und Halbach-Stiftungsprofessur für Naturheilkunde an der Medizinischen Fakultät der Universität Duisburg-Essen und Chefarzt der Abteilung Innere Medizin V, Naturheilkunde und Integrative Medizin der Kliniken Essen-Mitte.

Kliniken Essen-Mitte
Am Deimelsberg 34a
D-45276 Essen
g.dobos@uni-duisburg-essen.de

Prof. Dr. med. Thorsten Jürgen Doering, Jahrgang 1953, ist Facharzt für Innere Medizin, Allgemeinmedizin, Psychosomatische Medizin und Psychotherapie, Physikalische und Rehabilitative Medizin mit den Zusatzbezeichnungen Psychotherapie, Sozialmedizin, Naturheilverfahren, Ernährungsmedizin, Sportmedizin, Chirotherapie, Rettungsmedizin, Neuraltherapie und Akupunktur. Er ist Ärztlicher Direktor der Deutschen Klinik für Integrative Medizin und Naturheilverfahren in Bad Elster und lehrt an der Medizinischen Hochschule Hannover.

Deutsche Klinik für Integrative Medizin
und Naturheilverfahren
Prof.-Paul-Köhler-Str. 3
D-08645 Bad Elster
t.doering@dekimed.de

Prof. Dr. med. Walter Dorsch, Jahrgang 1949, arbeitet seit 1994 als Facharzt für Kinder- und Jugendheilkunde mit den Zusatzbezeichnungen Arzt für Naturheilverfahren, Allergologie und Pädiatrische Pneumologie in freier Praxis. Er gründete die Allergie- und Asthmaambulanz der Münchner Universitätskinderklinik und war 1989–1994 als C3-Professor Leiter der Mainzer Kinderpneumologie. Seine umfangreichen wissenschaftlichen Arbeiten beschäftigten sich mit der Pharmakologie von Naturstoffen und der Entstehung von Allergien, Entzündungsreaktionen und Asthma bronchiale. Er ist (Mit-)Verfasser von Lehrbüchern der Phytotherapie, Kinderheilkunde, Allergologie und Pneumologie und wirkt mit an der Gestaltung verschiedener Fachzeitschriften.

Aidenbachstr. 118
D-81379 München
walter_dorsch@web.de

Dr. med. Michael K.H. Elies, Jahrgang 1959, ist Facharzt für Allgemeinmedizin, Naturheilverfahren, Akupunktur und Homöopathie in eigener Praxis mit dem Schwerpunkt komplementäre Schmerztherapie. Seit 1989 ist er Lehrbeauftragter für Geschichte und Entwicklung der Homöopathie an der Heinrich-Heine-Universität, Düsseldorf. Weiterhin ist er Vorsitzender der Arzneimittelkommission D beim Bundesinstitut für Arzneimittel und Medizinprodukte (BfArM) sowie Vorsitzender des Vorstands der Karl und Veronica Carstens-Stiftung und des Fördervereins Natur und Medizin. Seine unfangreichen Publikationen und Vorträge thematisieren vor allem die Schmerztherapie mit Naturheilverfahren und Homöopathie.

Erlenweg 31
D-35321 Laubach

Univ.-Doz. Dr. med. Lorenz Fischer, Jahrgang 1953, ist Facharzt für Allgemeinmedizin FMH, Fähigkeitsausweis Neuraltherapie SANTH/FMH. Er führt eine eigene Praxis in Bern und ist seit 2002 Dozent für Neuraltherapie an der Universität Bern. Nach dem Staatsexamen war er zunächst Assistent am Anatomischen Institut der Universität Bern, Abteilung für Entwicklungsbiologie. Seit vielen Jahren leitet er in verschiedenen europäischen Ländern, in den USA, Mittel- und Südamerika Kurse und hält Vorträge auf dem Gebiet der Neuraltherapie.

Schwanengasse 5/7
CH-Bern
lorenz.fischer@kikom.unibe.ch

Dr. med. Cornelia von Hagens, Jahrgang 1951, Ärztin für Frauenheilkunde und Geburtshilfe, Zusatzbezeichnung und Weiterbildungsermächtigung Naturheilverfahren, ist als Oberärztin in der Abteilung für Gynäkologische Endokrinologie und Fertilitätsstörungen an der Universitätsfrauenklink Heidelberg tätig. Sie leitet die Ambulanz für Naturheilverfahren und Integrative Medizin. Die Autorin partizipierte an den Homöopathie-Kursen A und B sowie diversen TCM-Kursen, besitzt das Akupunktur-A-Diplom und nahm an der Weiterbildung Psychosoziale Onkologie (WPO) teil.

Tätigkeitsschwerpunkte sind gynäkologische Endokrinologie und Reproduktionsmedizin. Die wissenschaftliche Tätigkeit beinhaltet prospektive Untersuchungen zum Einsatz naturheilkundlicher Mittel und Methoden zur Behandlung von Erkrankungen aus dem Gebiet der Frauenheilkunde bzw. gynäkologischen Endokrinologie.

Ambulanz für Naturheilkunde und Integrative Medizin
Abt. Gynäkologische Endokrinologie und Fertilitätsstörungen
Universitätsfrauenklinik Heidelberg
Voßstr. 9
D-69115 Heidelberg
cornelia.von.hagens@med.uni-heidelberg.de

Dr. med. Michael Hammes, Jahrgang 1962, Facharzt in der Neurologischen Klinik des Klinikums Lippe-Lemgo, absolvierte zunächst das Studium der Medizin, Germanistik und Philosophie in Bochum, Düsseldorf, Mainz und Frankfurt. 1990-1993 studierte er Traditionelle Chinesische Medizin in Peking. Der weiteren Ausbildung in Sportmedizin und Naturheilverfahren an der Johannes Gutenberg Universität Mainz folgte die Ausbildung in Spezieller Schmerztherapie an der Technischen Universität München, Klinikum rechts der Isar. Der Autor ist Dozent und Vorstandsmitglied der Deutschen Ärztegesellschaft für Akupunktur sowie Dozent in weiteren Fachgesellschaften mit den Schwerpunkten Traditionelle Chinesische Medizin und Spezielle Schmerztherapie.

Klinikum Lippe-Lemgo
Neurologische Klinik
Rintelner Str. 85
D-32657 Lemgo
michael.hammes@klinikum-lippe.de

Dr. med. Gunther Hölz, Jahrgang 1951, ist Facharzt für Innere Medizin mit den Zusatzbezeichnungen Naturheilverfahren und Ernährungsmedizin. Er ist Chefarzt der Kurpark-Klinik Überlingen am Bodensee, einer Fachklinik für ernährungsabhängige Krankheiten, Innere Medizin, Naturheilverfahren und Diabetologie. Die Klinik ist Lehrklinik für Ernährungsmedizin (DAEM). Als Dozent und Seminarleiter betreut er insbesondere den Bereich der Weiterbildung Naturheilverfahren mit dem Schwerpunkt Ernährungsmedizin und Heilfasten.

Kurpark-Klinik
Gällerstr. 10
D-88662 Überlingen
dr.hoelz@kurpark-klinik.de

Dr. med. Roman Huber, Jahrgang 1962, Facharzt für Innere Medizin und Gastroenterologie, Zusatzbezeichnung Naturheilverfahren, ist ärztlicher Leiter des Uni-Zentrums Naturheilkunde des Universitätsklinikums Freiburg. Er leitet diverse Kurse über Naturheilverfahren. Forschungsschwerpunkte sind Phytotherapie und Anthroposophische Medizin bei Erkrankungen der Leber und des Darmes.

Uni-Zentrum Naturheilkunde
Breisacher Str. 115b
D-79106 Freiburg
roman.huber@uniklinik-freiburg.de

Dr. med. Wolfgang Jenrich, Jahrgang 1941, studierte in Moskau. Er ist Facharzt für Physikalische und Rehabilitative Medizin, Zusatzbezeichnung Naturheilverfahren und war über dreißig Jahre am Klinikum Ernst von Bergmann in Potsdam als Abteilungsleiter und Chefarzt der Abteilung Physiotherapie tätig. Seine Abhandlungen über Elektrotherapie finden sich in zahlreichen Fachbüchern.

Kiefernring 26
D-14468 Potsdam
wolfgang.jenrich@t-online.de

Dr. med. Detmar Jobst, Jahrgang 1953, ist niedergelassener Facharzt für Allgemeinmedizin, Zusatzbezeichnungen Naturheilverfahren und Sportmedizin; seit einigen Jahren auch Facharztprüfer der Landesärztekammer Nordrhein. Weiterhin ist er Lehrbeauftragter für Naturheilverfahren an den medizinischen Fakultäten in Bonn und Düsseldorf. Vor der Niederlassung arbeitete er u.a. an den neurochirurgischen Universitätskliniken Bonn und in der Inneren Abteilung des Verbandskrankenhauses Schwelm. Schwerpunkte seiner wissenschaftlichen Arbeit sind Eigenbluttherapie, Rhinosinusitis, Candida-Syndrom sowie somatoforme Störungen.

Rilkestr. 53
D-53225 Bonn
detmarj@uni-bonn.de

Dr. med. Michael Kalden, Jahrgang 1956, Facharzt für Allgemeinmedizin in eigener Praxis, Zusatzbezeichnung Naturheilverfahren, studierte an den Universitäten Marburg und Berlin. Danach folgte die onkologische Ausbildung in den Bereichen Innere Medizin, Gynäkologie, Dermatologie und Allgemeinmedizin; Naturheilverfahren begleitend. Bis 2006 war er ärztlicher Direktor und Chefarzt einer Klinik für ganzheitliche Tumortherapie. Der Autor ist Initiator und Mitbegründer der Gesellschaft Biologische Medizin e. V.

Praxisklinik für Onkologie und Naturheilverfahren
Westfalendamm 275
D-44141 Dortmund
kalden@kalden.de

Dr. med. Rolfdieter Krause, Jahrgang 1945, ist Facharzt für Innere Medizin mit den Schwerpunkten Nephrologie und Pulmologie, Zusatzbezeichnung Sportmedizin, und Leitender Arzt im Nierenzentrum Berlin-Moabit des KfH Kuratorium für Dialyse und Nierentransplantation e. V. An der Abteilung für Naturheilkunde der Charité – Universitätsmedizin Berlin leitet er seit vielen Jahren die Arbeitsgruppe Medizinische Heliotherapie und war Principal Investigator mehrerer heliotherapeutischer Studien zum Vitamin-D-Stoffwechsel bei chronischen Dialysepatienten und essenziellen Hypertonikern. Er kooperiert mit wichtigen wissenschaftlichen Institutionen, so mit dem Zentrum für Muskel- und Knochen-Forschung und dem Institut für Biometrie und Klinische Epidemiologie am Campus Benjamin Franklin der Charité – Universitätsmedizin Berlin, dem Institut für Lichttechnik der TU Berlin und dem Vitamin D, Bone, and Skin Research Laboratory der Boston University.

KfH Kuratorium für Dialyse
und Nierentransplantation e. V.
Nierenzentrum Moabit
Turmstr. 20A
D-10559 Berlin
Rolfdieter.Krause@kfh-dialyse.de

Dr. med. Rainer Matejka, Facharzt für Allgemeinmedizin, Zusatzbezeichnung Naturheilverfahren, ist medizinischer Leiter einer Tagesklinik in Kassel-Wilhelmshöhe. Der Experte für biologische Medizin (Univ. Mailand) ist ärztlicher Berater der BKK Gesundheit, Ehrenpräsident des Deutschen Naturheilbundes (DNB), Mitglied des Vorstands der Ärztegesellschaft für Heilfasten und Ernährung e. V. (ÄGHE) und Dozent der Internationalen Gesellschaft für Homöopathie und Homotoxikologie (IGHH). Neben seiner Tätigkeit als Chefredakteur der Zeitschrift Naturarzt veröffentlichte er zahlreiche Fachbücher. Fachliche Schwerpunkte sind die Bereiche Ernährung und Konstitution sowie Naturheilkunde bei gastroenterologischen und kardiologischen Erkrankungen.

Matejka Tagesklinik
Wilhelmshöher Allee 273a
D-34131 Kassel
dr.matejka12@googlemail.com

Prof. em. Dr. med. Peter F. Matthiessen, Jahrgang 1944, Facharzt für Neurologie, Psychiatrie und Psychotherapie, studierte in Marburg und an der Washington State University St. Louis. Nach der Weiterbildung zum Facharzt am Gemeinschaftskrankenhaus Herdecke und am Westfälischen Landeskrankenhaus Dortmund-Aplerbeck war er Oberarzt an der Psychiatrischen Universitäts-Klinik Marburg; ab 1983 Leitender Arzt der psychiatrischen Modellabteilung für Jugendliche und junge Erwachsene, später der Psychiatrisch-Psychotherapeutischen Abteilung am Gemeinschaftskrankenhaus Herdecke. Er war Mitbegründer der Universität Witten/Herdecke. In den Jahren 1986–1996 betreute er im Auftrag der Bundesregierung die staatlichen Forschungsförderprojekte „Unkonventionelle Medizinische Richtungen (UMR)" und „Unkonventionelle Methoden der Krebsbekämpfung (UMK)".

1992 erfolgte die Habilitation. In den Jahren 1996–2002 war er Inhaber des Lehrstuhls für Medizintheorie, seit 2002 ist er Inhaber des Gerhard-Kienle-Stiftungslehrstuhls für Medizintheorie und Komplementärmedizin an der Universität Witten/Herdecke.

Universität Witten/Herdecke
Alfred-Herrhausen-Str. 50
D-58448 Witten
peter.matthiessen@uni-wh.de

Prof. Dr. med. Andreas Michalsen, Jahrgang 1961, ist Facharzt für Innere Medizin mit den Zusatzbezeichnungen Notfallmedizin, Naturheilverfahren, Homöopathie, Akupunktur und Physikalische Medizin. Er arbeitete als wissenschaftlicher Mitarbeiter in der Abteilung Innere Medizin im Krankenhaus Moabit Berlin, als Assistenz- und Funktionsoberarzt der Abteilung Innere Medizin und Kardiologie des Humboldt-Klinikums Berlin und war leitender Oberarzt der Sanitas Dr. Köhler Parkkliniken in Bad Elster. Im Anschluss war er leitender Oberarzt der Abteilung Innere Medizin V, Naturheilkunde und Integrative Medizin der Kliniken Essen-Mitte. Seit 2009 ist er Inhaber der Professur für klinische Naturheilkunde der Charité-Universitätsmedizin Berlin und Chefarzt der Abteilung für Naturheilkunde im Immanuel-Krankenhaus Berlin.

Immanuel Krankenhaus Berlin
Königstr. 63
D-14109 Berlin
andreas.michalsen@charite.de
a.michalsen@immanuel.de

Dipl. Soz.-Ges.-Päd., Dr. rer. medic. Anna Paul, Jahrgang 1960, leitet die Bereiche Ordnungstherapie und Mind-Body Medicine an den Kliniken Essen-Mitte, Klinik für Innere Medizin V, Naturheilkunde und Integrative Medizin, sowie die Arbeitsgruppe Prävention & Gesundheitsförderung am Alfried Krupp von Bohlen und Halbach-Stiftungslehrstuhl für Naturheilkunde und Integrative Medizin der medizinischen Fakultät der Universität Duisburg-Essen. Sie absolvierte das Studium der Sozialpädagogik, Fachrichtung Erwachsenenbildung, mit theologischer und komplementärmedizinischer Zusatzausbildung. Danach arbeitete sie als Pädagogin für Gesundheitstraining mit eigener Praxis in München und entwickelte in Zusammenarbeit mit dem Zentrum für naturheilkundliche Forschung, Münchener Modell, TU München, neue Konzepte für die Ordnungstherapie und Mind-Body Medicine im klinisch-naturheilkundlichen Setting.

Arbeitsschwerpunkte sind Weiterentwicklung der mind-body-medizinischen Patientenversorgung in Klinik, Forschung und Lehre sowie der Transfer der Mind-Body Medicine in die Prävention und Gesundheitsförderung. Als Referentin und Kursleiterin arbeitet sie mit den Themen Ordnungstherapie, Mind-Body Medicine sowie Stressbewältigung.

Kliniken Essen–Mitte
Knappschaftskrankenhaus
Am Deimelsberg 34a
D-45276 Essen
a.paul@kliniken-essen-mitte.de

Dr. med. Jürgen Rohde, Jahrgang 1939, Facharzt für Physiotherapie, Zusatzbezeichnungen Manuelle Medizin und Naturheilverfahren, studierte in Berlin. Nach der Weiterbildung zum Facharzt war er zunächst Oberarzt, dann Chefarzt im Prießnitz-Krankenhaus in Mahlow bei Berlin und schließlich als Chefarzt der Herbert-Krauß-Klinik für Physiotherapie und Naturheilverfahren im Helios-Klinikum Berlin-Buch tätig. Er lehrt am Ärzteseminar Berlin (ÄMM) und ist Dozent diverser Kurse mit Schwerpunkt Naturheilverfahren und Manuelle Medizin.

Ibsenstr. 80
D-15831 Mahlow

Dr. med. Helmut Sauer, Jahrgang 1937, ist niedergelassener Facharzt für Allgemeinmedizin, Zusatzbezeichnungen Homöopathie und Naturheilverfahren. Nach dem Studium der Pharmazie und der Humanmedizin leitete er ein Apothekenlabor, war dann Herstellungsleiter in einer chemisch- pharmazeutischen Fabrik sowie Leiter der medizinisch-wissenschaftlichen Abteilung eines Pharmunternehmens. Er ist Dozent und veröffentlichte zahlreiche Schriften mit den Schwerpunkten Regulationsdiagnostik und Regulationstherapien (Thermographie, Infrarot-Thermographie, Segmentelektrographie, CEIA-Flockungstest; autologe Therapieverfahren) sowie Ozon-Sauerstoff-Therapie.

Rheinstr. 9
D-76337 Waldbronn-Reichenbach
kunz@hsauer.de

PD Dr. med. Dr. h.c. Andreas Schapowal ist Facharzt für Hals-Nasen-Ohren-Heilkunde sowie für Allergologie und klinische Immunologie mit den Zusatzbezeichnungen Umweltmedizin und Chirotherapie sowie den Fähigkeitsausweisen Manuelle Medizin (SAMM), Psychosomatische und Psychosoziale Medizin (APPM), Delegierte Psychotherapie (FMPP), Sonographie (SGUM), Praxislabor (KHM). Er arbeitet in eigener Praxis für Oto-Rhino-Laryngologie (ORL), Allergologie und klinische Immunologie.

Nach dem Studium der Humanmedizin und der Philosophie in Heidelberg war er zunächst als Truppenarzt in Bruchsal, später als Leitender Arzt ORL im Spital Davos und als Konsiliararzt ORL für die Davoser Hochgebirgskliniken tätig, wo er u. a. eine Weiterbildung in Pneumologie erfuhr. Seit einigen Jahren ist er Privat-Dozent für das Fach Hals-Nasen-Ohren-Heilkunde an der Medizinischen Hochschule Hannover. Die von ihm veröffentlichten Bücher und Artikel in Fachzeitschriften behandeln Themen wie Allergien am Auge und Rationale Phytotherapie.

Hochwangstr. 3
CH-7302 Landquart
andreas@schapowal.ch

Dr. med. Rainer Schmidt, Jahrgang 1947, ist Facharzt für Pathologie, Kinder- und Jugendmedizin, Zusatzbezeichnung Allergologie und Naturheilverfahren. Er ist Vorsitzender des Arbeitskreises für Mikrobiologische Therapie e. V. (AMT), Mitglied der Arzneimittelkommission der Hufeland-Gesellschaft und behandelt als Dozent in Fort- und Weiterbildungsseminaren insbesondere den Bereich Mikrobiologische Therapie.

Lindenstr. 8
29462 Wustrow
rainer.schmidt@mikrooek.de

Prof. Dr. rer. biol. hum. Dr. med. habil. Dipl.-Meteorologin Angela Schuh ist Akademische Oberrätin und leitet den Fachbereich Medizinische Klimatologie am Institut für Gesundheits- und Rehabilitationswissenschaften der Ludwig-Maximilian-Universität München. Ihre Forschungsarbeiten beschäftigen sich mit dem Bereich Klimatherapie bei Kur- und Rehabilitationspatienten in verschiedenen Klimabereichen, mit der Entwicklung von indikationsbezogenen Klimatherapiekonzepten und der Einordnung von Wettereinflüssen auf den Menschen. Neben der universitären Vorlesungstätigkeit ist sie Referentin auf zahlreichen Fortbildungsveranstaltungen für Kur- und Badeärzte und Ärzte für Physikalische Medizin sowie für die Erlangung der Zusatzbezeichnung „Naturheilverfahren" und hat die verantwortliche Leitung des Weiterbildungskurses für Klimatherapeuten. Ein weiteres Arbeitsgebiet sind offizielle Begutachtungen für die Anerkennung von Kurorten und die klimatherapeutische Beratung bestehender Kurorte. Sie ist Vorsitzende diverser Ausschüsse in Fachgesellschaften und im Deutschen Heilbäderverband.

Ludwig-Maximilians-Universität München
Institut für Gesundheits-
und Rehabilitationswissenschaften
Marchioninistr. 17
D-81377 München
angela.schuh@med.uni-muenchen.de

Dr. med. Malika Sekkal, Jahrgang 1963, ist Fachärztin für Innere Medizin, Zusatzbezeichnungen Naturheilverfahren, Ernährungsmedizin, Akupunktur und Ärztliches Qualitätsmanagement. Dem Studium in Heidelberg folgte die klinische Weiterbildung in Ludwigshafen/Rhein, Frankfurt/Main und Fulda. Danach war sie bis 2006 Leitende Oberärztin in den Dr. Köhler-Parkkliniken und im Gesundheitszentrum Hemau, Landkreis Regensburg. Seit 2006 ist sie in eigener niedergelassener Praxis tätig. Sie veröffentlicht regelmäßig Beiträge zu unterschiedlichen Themenbereichen und ist als Kursdozentin und Referentin medizinischer Themen tätig.

Kaiserplatz 4
D-53113 Bonn
sekkal@web.de

Dr. med. Thomas Konstantin Speich, Jahrgang 1954, ist Facharzt für Innere Medizin, für Physikalische und Rehabilitative Medizin und für Allgemeinmedizin, Zusatzbezeichnungen Ärztliches Qualitätsmanagement, Ernährungsmedizin, Allergologie, Chirotherapie, Geriatrie, Physikalische Therapie, Naturheilverfahren, Umweltmedizin, Sozialmedizin, Männerarzt cmi. Nach dem Studium in Münster sowie der Tätigkeit als Assistenzarzt durchlief er eine tropenmedizinische Ausbildung in Tübingen, um dann mehrere Jahre als District Medical Officer (DMO) und Chefarzt für den Deutschen Entwicklungsdienst im zweitgrößten, 180 Betten aufweisenden Krankenhaus des Landes Lesotho (südliches Afrika) zu arbeiten. Weitere berufliche Stationen waren Westerland/Sylt, Bad Reichenhall und Leer. Der Tätigkeit als Oberarzt in Ostercappeln folgte 1992 die des Chefarztes einer 200-Betten-Reha-Klinik in St. Peter-Ording.

Der Autor verfasste zahlreiche Publikationen. In den Jahren 1997–2005 hatte er die wissenschaftliche Leitung der jährlichen 160-Stunden-Weiterbildungskurse Naturheilverfahren in Zusammenarbeit mit der Akademie der Ärztekammer Schleswig-Holstein inne.

Wartburgstr. 19
D-10825 Berlin
dr.speich-haertl@t-online.de

Dr. med. Petra Staubach, Jahrgang 1960, Fachärztin für Dermatologie, Allergologie, Zusatzbezeichnungen Naturheilverfahren, Ernährungsmedizin sowie Akupunktur, ist Oberärztin an der Universitäts-Hautklinik Mainz. Schwerpunkt ihrer Tätigkeit ist die Behandlung chronischer Hauterkrankungen wie Neurodermitis, Psoriasis oder Urtikaria, wobei sie eine Verbindung von schulmedizinischen und naturheilkundlichen Verfahren anstrebt.

Universitäts-Hautklinik Mainz
Langenbeckstr. 1
D-55131 Mainz
staubach@hautklinik.klinik.uni-mainz.de

Dr. phil. Karoline von Steinaecker, Jahrgang 1949, Atem- und Körpertherapeutin und Psychoonkologin, studierte Erziehungswissenschaften an der TU Berlin. Sie arbeitet in privater Praxis in Berlin-Charlottenburg, hält Fort- und Weiterbildungskurse in Deutschland, Österreich und der Schweiz und leitet das Institut für atem- und körpertherapeutische Weiterbildung Berlin – Wien – Zürich.

Mommsenstr. 60
D-10629 Berlin
post@steinaecker.com

PD Dr. med. Winfried Vahlensieck jr., Jahrgang 1958, Facharzt für Urologie, Zusatzbezeichnung Spezielle Schmerztherapie, ist Ärztlicher Direktor und Chefarzt der Abteilung Urologie/Onkologie/Nephrologie an der Rehabilitationsklinik Wildetal in Bad Wildungen-Reinhardshausen. Seine chirurgische Ausbildung erfuhr er in Bad Neuenahr, die Fort- und Weiterbildung an den Urologischen Universitätskliniken Bonn, Freiburg und München. Im Jahre 1997 habilitierte er sich an der Ludwig-Maximilians-Universität München. Gegenstand seiner zahlreichen Vorträge und Publikationen ist die urologische Phytotherapie.

Klinik Wildetal
Mühlenstr. 8
D-34537 Bad Wildungen
winfried.vahlensiek@t-online.de

Dr. med. Christel Wagner, Jahrgang 1942, studierte in Göttingen. Sie erwarb die Zusatzbezeichnungen Homöopathie, Naturheilverfahren, Psychotherapie und besitzt das B-Diplom für Akupunktur. Derzeit ist sie als Ärztin für Psychotherapie und allgemeinmedizinische Aufgaben an der Habichtswaldklinik Kassel-Bad Wilhelmshöhe tätig.

Händelstr. 29
D-34246 Vellmar
dr.c.wagner@web.de

Dipl. Ing. (FH) Gabriele Wagner, Jahrgang 1953, studierte Ernährungs- und Hygienetechnik. Nach der Ausbildung zur Diabetesassistentin (DDG) und der Weiterbildung im Gesundheitstraining (ZNF) übernahm sie die Leitung des Bereiches Gesundheitspädagogik in der Kurpark-Klinik in Überlingen am Bodensee mit den Schwerpunkten Ernährungsschulung und -beratung, theoretische und praktische Lehrküchen sowie BE-Training insulinpflichtiger Diabetiker. Weiterhin leitet sie themenzentrierte Gesprächsgruppen und ist Qualitätsbeauftragte für Qualitätssicherung im Rahmen der Zertifizierung als Lehrklinik für Ernährungsmedizin (DAEM). Als Lehrbeauftragte der Hochschule Albstadt-Sigmaringen beschäftigt sie sich mit dem Thema Lebensmittel und Ernährung.

Kurpark-Klinik
Gällerstr. 10
D-88662 Überlingen
aerzte.sekretariat@kurpark-klinik.de

Dr. med. Albrecht Warning, Jahrgang 1941, ist Facharzt für Innere Medizin, Kardiologie, Geriatrie und Anthroposophische Medizin. Bis August 2006 war er Chefarzt der Klinik für Geriatrie am Knappschaftskrankenhaus Essen Steele. Von 2006–2008 führte er in Graz eine freie naturheilkundlich-antroposophisch ausgerichtete Praxis. Seit 2008 ist er Dozent an der Alanus Hochschule Alfter für Kunst und Gesellschaft in den Fächern Funktionelle Morphologie und Krankheitslehre des Menschen in den Masterstudien für Heileurythmie und Kunsttherapie.

Görreshof 150 a
D-53347 Alfter
albrecht.warning@alanus.edu

Dr. med. Anne Margarete Wessel, Jahrgang 1960, ist Fachärztin für Innere Medizin mit den Zusatzbezeichnungen Naturheilverfahren, Akupunktur, Manuelle Medizin/Chirotherapie, Physikalische Therapie, Ernährungsmedizin. Sie ist in eigener Praxis in Berlin tätig. Nach dem Studium war sie Wissenschaftliche Mitarbeiterin in der Klinik für Schmerztherapie, Anästhesiologie und Intensivmedizin im Universitätsklinikum Benjamin Franklin Berlin, danach Assistenzärztin in der Abteilung für Innere Medizin und Naturheilkunde an der Freien Universität Berlin, Benjamin Franklin, Krankenhaus Moabit. Als Leitende Oberärztin und Chefärztin arbeitete sie dann an der Modellklinik für Naturheilkunde und Integrative Medizin in Bad Elster, um schließlich in die Fachklinik für Innere Medizin und Naturheilkunde nach Hemau, Landkreis Regensburg, zu wechseln, wo sie Chefärztin des Gesundheitszentrums war. Über viele Jahre war sie Dozentin und Lehrbeauftragte für Naturheilkunde und Akupunktur an verschiedenen Universitäten, Ärztekammern und Weiterbildungsinstituten und verfasste diverse wissenschaftliche Publikationen zum Thema Naturheilverfahren mit den Schwerpunktthemen Integrative Schmerztherapie, Prävention und Gesundheitstrainingskonzepte, Klassische Naturheilverfahren, Ausleitende Verfahren, Akupunktur, Rehabilitative Medizin.

Praxis am Planetarium
Prenzlauer Allee 180
D-10405 Berlin
annewessel@web.de

Dr. med. Françoise Wilhelmi de Toledo, Jahrgang 1953, leitet mit ihrem Mann Raimund Wilhelmi Buchinger die Klinik Buchinger am Bodensee und ist verantwortlich für das dort umgesetzte medizinische Konzept. Die Autorin studierte in Genf Humanmedizin. Der Weiterbildung in der Schweiz folgte die Promotion in Basel über „Methodische Probleme bei der Beurteilung des Vitaminhaushaltes im Fasten". Als Gründungsmitglied der Ärztegesellschaft Heilfasten und Ernährung e. V. (ÄGHE), deren 1. Vorsitzende sie zehn Jahre lang war, setzt sie sich für die wissenschaftliche Dokumentation der Fastentherapie und der Traditionellen Europäischen Medizin ein. Mit einer Expertengruppe hat sie die *Leitlinien zur Fastentherapie* 2002 veröffentlicht. In zahlreichen Publikationen betont sie die Bedeutung des Fastens und begleitet seit vielen Jahren regelmäßig Exerzitien mit Fasten in der christlichen Communauté de Grandchamp in der Schweiz.

Klinik Buchinger am Bodensee
Wilhelm-Beck-Str. 27
D-88662 Überlingen
francoise.wilhelmi@buchinger.com

Dr. med. Alex Witasek, Jahrgang 1955, ist Facharzt für Allgemeinmedizin mit Schwerpunkt Chirurgie und Orthopädie. Er studierte in Innsbruck und arbeitete nach seiner Ausbildung als UNO-Arzt in Syrien. Er besitzt die Diplome für Manuelle Medizin und F.X. Mayr-Medizin und ist seit 1988 Arzt für Vorsorge- und Regenerationsmedizin in namhaften privaten Gesundheitszentren. Nach langjähriger Tätigkeit als Chefarzt im Gesundheitszentrum Lanserhof bei Innsbruck ist er seit 2006 ärztlicher Direktor des Gesundheitszentrums Artepuri Hotel meerSinn im Ostseebad Binz auf Rügen. Seit 2003 ist er Vizepräsident der Internationalen Gesellschaft der Mayr-Ärzte.

Schillerstr. 8
D-18605 Ostseebad Binz
witasek@meersinn.de

Dr. phil. Barbara Wolf-Braun, Jahrgang 1954, ist Wissenschaftliche Mitarbeiterin am Senckenbergischen Institut für Geschichte und Ethik der Medizin an der Universität Frankfurt. Dem Studium der Psychologie, Pädagogik und Philosophie in Wien mit anschließender Promotion folgte zunächst eine Tätigkeit in psychologischer Beratung sowie Psychotherapie, darauf war sie über zehn Jahre Wissenschaftliche Mitarbeiterin am Medizinhistorischen Institut in Bonn. Sie ist Mitglied des Klinischen Ethikkomitees am Universitätsklinikum Frankfurt. Forschungsschwerpunkte sind Geschichte und Ethik der Psychiatrie, Psychotherapie und Alternativmedizin, medizinische Ethik.

Johann-Wolfgang-Goethe-Universität
Institut für Geschichte und Ethik der Medizin
Theodor-Stern-Kai 7
D-60596 Frankfurt/M
Wolf-Braun@netcologne.de

Abbildungsnachweis

▶ **Abb. 1.1**: aus: Waibel W: Lebensbilder aus dem Bayrischen Schwaben. München: Schwäbische Forschungsgemeinschaft; 1952; zit. nach Rothschuh KE: Naturheilbewegung, Reformbewegung, Alternativbewegung. Stuttgart: Hippokrates, 1983: 80.
▶ **Abb. 1.2**: aus: Dehmlow R, Sauer H: Reiz-Reaktions- (Regulations-) Therapien. Stuttgart: Karl F. Haug; 2004: 15.
▶ **Abb. 1.3**: aus: Hüter-Becker A, Dölken M: Physikalische Therapie, Massage, Elektrotherapie und Lymphdrainage. Stuttgart: Georg Thieme; 2006: 198.
▶ **Abb. 2.2**: Thieme Verlagsgruppe
▶ **Abb. 3.1**: Creativ Collection, Freiburg
▶ **Abb. 3.2**: Jupiterimages GmbH, Ottobrunn/München
▶ **Abb. 3.3**: Stockbyte, Tralee, Ireland
▶ **Abb. 3.4–3.5**: PhotoDisc Inc.
▶ **Abb. 3.6**: Corbis GmbH, Düsseldorf
▶ **Abb. 3.7**: Jupiterimages GmbH, Ottobrunn/München
▶ **Abb. 3.8**: Ernst Rose/Pixelio
▶ **Abb. 3.9**: Stockbyte, Tralee, Ireland
▶ **Abb. 3.10**: SciencePictures/KES/Thieme Verlagsgruppe
▶ **Abb. 3.11**: Cranberry Marketing Committee
▶ **Abb. 3.12**: MEV Verlag, Augsburg
▶ **Abb. 4.1**: Charité-Universitätsmedizin, Berlin
▶ **Abb. 4.2**: aus: Stange R, Brenke R: Interne Mitteilung der Arbeitsgemeinschaft für Naturheilverfahren im Akutkrankenhaus; 2005 (unveröffentlicht).
▶ **Abb. 4.3**: www.imagestate.com
▶ **Abb. 4.4**: Thomas Möller, Stuttgart
▶ **Abb. 4.5**: Innere Medizin V – Naturheilkunde, Kliniken Essen-Mitte
▶ **Abb. 4.6**: aus: Stange R, Brenke R: Interne Mitteilung der Arbeitsgemeinschaft für Naturheilverfahren im Akutkrankenhaus; 2005 (unveröffentlicht).
▶ **Abb. 4.7**: aus: Stange R, Brenke R: Interne Mitteilung der Arbeitsgemeinschaft für Naturheilverfahren im Akutkrankenhaus; 2005 (unveröffentlicht).
▶ **Abb. 5.1**: Thieme Verlagsgruppe
▶ **Abb. 5.2**: Senior Healthcare
▶ **Abb. 5.3–5.4**: Dr. Roland Spohn, Engen
▶ **Abb. 5.5**: PhotoDisc Inc.
▶ **Abb. 5.6**: Fridhelm Volk, Stuttgart
▶ **Abb. 5.7**: Michael Andre May/Pixelio
▶ **Abb. 5.8**: Imagesource ISO57
▶ **Abb. 5.9**: Thieme Verlagsgruppe
▶ **Abb. 5.10**: Imagesource ISO57
▶ **Abb. 5.11–5.12**: PhotoDisc Inc.
▶ **Abb. 6.1**: Thieme Verlagsgruppe
▶ **Abb. 6.2–6.3**: Dr. Adler, Siegen
▶ **Abb. 6.4**: Thieme Verlagsgruppe
▶ **Abb. 6.5**: R.R. Wolff GmbH, 78727 Oberndorf
▶ **Abb. 6.6**: Dr. Roland Spohn, Engen
▶ **Abb. 6.7 a–c**: aus: Sonn A: Wickel und Auflagen. 2.Aufl. Stuttgart: Georg Thieme; 2004: 55.
▶ **Abb. 6.8**: nach: Weber K: Erkrankungen des Oberbauchs. Naturmed. 1989; 4: 9
▶ **Abb. 7.1**: nach: Suny Downstate Medical Center und Medical Research Library of Brooklyn. The Evidence Pyramide. www.library.downstate.edu
▶ **Abb. 8.1**: aus: Groh W: Prießnitz. Grundlagen des klassischen Naturheilverfahrens. Hamburg; 1960; zit. nach Rothschuh KE: Naturheilbewegung, Reformbewegung, Alternativbewegung. Stuttgart: Hippokrates, 1983: 69.
▶ **Abb. 8.2**: aus: Porträt 2. Der Arzt. Katalog einer Austellung 1978/79. Landesmuseum für Kunst und Kulturgeschichte in Münster; zit. nach Rothschuh KE: Naturheilbewegung, Reformbewegung, Alternativbewegung. Stuttgart: Hippokrates, 1983: 29.
▶ **Abb. 8.3**: aus: Vincenz Prießnitz als Begründer des Wasser- und Naturheilverfahrens. Eine Studie. Berlin: Möller; 1897; zit. nach Rothschuh KE: Naturheilbewegung, Reformbewegung, Alternativbewegung. Stuttgart: Hippokrates, 1983: 70.
▶ **Abb. 8.4**: aus: Baumgarten A: Die Kneippsche Hydrotherapie. Wörishofen: Verlags-Anstalt; 1909; zit. nach Rothschuh KE: Naturheilbewegung, Reformbewegung, Alternativbewegung. Stuttgart: Hippokrates, 1983: 489.
▶ **Abb. 8.5**: aus: Baumgarten A: Sebastian Kneipp. Wörishofen: Verlags-Anstalt; 1898; zit. nach Rothschuh KE: Naturheilbewegung, Reformbewegung, Alternativbewegung. Stuttgart: Hippokrates, 1983: 86.
▶ **Abb. 8.6**: aus: Baumgarten A: Sebastian Kneipp. Wörishofen: Verlags-Anstalt; 1898; zit. nach Rothschuh KE: Naturheilbewegung, Reformbewegung, Alternativbewegung. Stuttgart: Hippokrates, 1983: 88.
▶ **Abb. 8.7**: aus: Hildebrand G: Zur Geschichte der Naturheilbewegung. In: Festschrift zum 45jährigen Bestehen des Bundes der Vereine für naturgemäße Lebens- und Heilweise. Berlin; 1934; zit. nach Rothschuh KE: Naturheilbewegung, Reformbewegung, Alternativbewegung. Stuttgart: Hippokrates, 1983: 91.
▶ **Abb. 8.8**: aus: Stolzenberg G: Der Just-Jungborn. Verl.-Genossenschaft der Waerland-Bewegung; 1964; zit. nach Rothschuh KE: Naturheilbewegung, Reformbewegung, Alternativbewegung. Stuttgart: Hippokrates, 1983: 92.
▶ **Abb. 8.9**: aus: Brauchle A: Naturheilkunde in Lebensbildern. Leipzig; 1937; zit. nach Rothschuh KE: Naturheilbewegung, Reformbewegung, Alternativbewegung. Stuttgart: Hippokrates, 1983: 99.
▶ **Abb. 9.1**: Digital Vision Ltd., London
▶ **Abb. 9.2–9.4**: SciencePictures/KES/Thieme Verlagsgruppe

Abbildungsnachweis

- Abb. 9.5: PhotoDisc Inc.
- Abb. 9.6: Thieme Verlagsgruppe
- Abb. 10.1: Goodshoot
- Abb. 10.2: Imagesource ISO57
- Abb. 10.3–10.4: Anna Paul, Essen
- Abb. 10.5: Thieme Verlagsgruppe
- Abb. 10.6–10.7: Anna Paul, Essen
- Abb. 11.1: aus: Hildebrandt G, Moser M, Lehofer M: Chronobiologie und Chronomedizin. Stuttgart: Hippokrates; 1998: 117.
- Abb. 11.2: aus: Schünke M, Schulte E, Schumacher U: Prometheus. LernAtlas der Anatomie. Kopf und Neuroanatomie. Illustrationen von M. Voll, K. Wesker. Stuttgart: Thieme; 2005: 315.
- Abb. 11.3: Kohtes Klewes, München
- Abb. 11.4: Creativ Collection, Freiburg
- Abb. 11.5: PhotoDisc Inc.
- Abb. 12.1: Corbis GmbH, Düsseldorf
- Abb. 12.2: Walter Huber/Pixelio
- Abb. 12.3: R. Stockinger, Stuttgart
- Abb. 12.4: Dr. Roland Spohn, Engen
- Abb. 12.5: R. Stockinger, Stuttgart
- Abb. 12.6: Kurt F. Domnik/Pixelio
- Abb. 12.7: Thieme Verlagsgruppe
- Abb. 12.8: Dr. Roland Spohn, Engen
- Abb. 12.9: Thieme Verlagsgruppe
- Abb. 12.10: Angelika Lutz/Pixelio
- Abb. 12.11: Dr. Roland Spohn, Engen
- Abb. 12.12: Kurt F. Domnik/Pixelio
- Abb. 13.1–13.2: nach: Brenke R, Polonius D: Hydro- und Thermotherapie. In: Melchart et al.: Naturheilverfahren. Stuttgart: Schattauer; 2002.
- Abb. 13.3: aus: Hüter-Becker A, Dölken M: Physikalische Therapie, Massage, Elektrotherapie und Lymphdrainage. Stuttgart: Georg Thieme; 2006: 192.
- Abb. 13.4 a: Thomas Möller, Stuttgart
- Abb. 13.4 b: nach: Brenke R, Polonius D: Hydro- und Thermotherapie. In: Melchart D, Brenke R, Dobos G et al.: Naturheilverfahren. Stuttgart: Schattauer; 2002.
- Abb. 13.5: Norbert Reismann, Nature & Health imagepool, Villingen-Schwenningen
- Abb. 13.6: nach: Brenke R, Polonius D: Hydro- und Thermotherapie. In: Melchart D, Brenke R, Dobos G et al.: Naturheilverfahren. Stuttgart: Schattauer; 2002.
- Abb. 13.7–13.9: Thomas Möller, Stuttgart
- Abb. 13.10–13.11: Norbert Reismann, Nature & Health imagepool, Villingen-Schwenningen
- Abb. 13.12–13.13: Thomas Möller, Stuttgart
- Abb. 14.1: nach: Sauna Matti GmbH, Bielefeld
- Abb. 14.2: Shotshop
- Abb. 14.3: MEV Verlag, Augsburg
- Abb. 15.2–15.4: Dr. Jürgen Rohde, Mahlow
- Abb. 15.5: aus: Hüter-Becker A, Dölken M: Physikalische Therapie, Massage, Elektrotherapie und Lymphdrainage. Stuttgart: Georg Thieme; 2006: 31.
- Abb. 15.6–15.7: Dr. Jürgen Rohde, Mahlow
- Abb. 15.8: aus: Hüter-Becker A, Dölken M: Physikalische Therapie, Massage, Elektrotherapie und Lymphdrainage. Stuttgart: Georg Thieme; 2006: 50.
- Abb. 15.9–15.11: Dr. Jürgen Rohde, Mahlow
- Abb. 16.1: Creativ Collection, Freiburg
- Abb. 16.2: PhotoDisc Inc.
- Abb. 16.3: Bernhard Widmann
- Abb. 16.4: Thieme Verlagsgruppe
- Abb. 16.5: PhotoDisc Inc.
- Abb. 16.6: MEV Verlag, Augsburg
- Abb. 16.7: PhotoDisc Inc.
- Abb. 17.1: Dr. Jürgen Rohde, Mahlow
- Abb. 17.2: nach: Lewit K: Manuelle Medizin. 7. Aufl. Heidelberg: Karl F. Haug; 1997.
- Abb. 17.3 a–h: aus: Schomacher J: Manuelle Therapie. 4. Aufl. Stuttgart: Georg Thieme; 2007: 78, 87, 117, 129, 145, 183, 196, 226
- Abb. 18.1: Stockbyte Tralee, Ireland
- Abb. 18.2: Corel Stock
- Abb. 18.3: R. Stockinger, Stuttgart
- Abb. 18.4: Kurpark-Klinik, Überlingen
- Abb. 18.5: PhotoDisc Inc.
- Abb. 18.6: Photo Alto, Paris
- Abb. 18.7–18.8: Jupiterimages GmbH, Ottobrunn/München
- Abb. 18.9: PhotoDisc Inc.
- Abb. 19.1–19.3: nach: Wilhelmi de Toledo F: Buchinger Heilfasten. Ein Erlebnis für Körper und Geist. Stuttgart: Trias; 2006.
- Abb. 19.4: Fridhelm Volk, Stuttgart
- Abb. 19.5: Corbis GmbH, Düsseldorf
- Abb. 20.1: nach: Bergsmann O, Bergsmann R: Projektionssymptome. Reflektorische Krankheitszeichen als Grundlage für holistische Diagnose und Therapie. Wien: Facultas; 1997.
- Abb. 20.2: nach: Rauch E: Lehrbuch der Diagnostik und Therapie nach F.X.Mayr. 3. Aufl. Stuttgart: Karl F. Haug; 2004: 33.
- Abb. 20.3: nach: Witasek A: Veränderungen von Beschwerdebildern, klinischen Meßdaten und Laborbefunden durch eine Therapie nach Dr. F.X. Mayr. In: Bachmann R, Saller R (Hrsg.): Naturheilverfahren in der Praxis. Balingen (Schweiz): Perimed-Spitta; 1998.
- Abb. 20.4 a–g: nach: Rauch E: Lehrbuch der Diagnostik und Therapie nach F.X.Mayr. 3. Aufl. Stuttgart: Karl F. Haug; 2004: 56–62.
- Abb. 20.5 a–g: nach: Rauch E: Lehrbuch der Diagnostik und Therapie nach F.X.Mayr. 3. Aufl. Stuttgart: Karl F. Haug; 2004: 53.
- Abb. 20.6: Dr. Alex Witasek; Igls
- Abb. 20.7: aus: Rauch E: Lehrbuch der Diagnostik und Therapie nach F.X.Mayr. 3. Aufl. Stuttgart: Karl F. Haug; 2004: 69.

▶ Abb. 20.8: aus: Zierden I: F.X. Mayr-Kur: Das Basisbuch. Stuttgart: Karl F. Haug; 2005: 57.
▶ Abb. 21.1: Arno Kiermeir, Berlin
▶ Abb. 21.2: nach: Middendorf I: Der Erfahrbare Atem. Eine Atemlehre. 7. Aufl. Paderborn: Junfermann; 1991.
▶ Abb. 21.3: Arno Kiermeir, Berlin
▶ Abb. 21.4: nach: Vaitl D, Petermann F: Handbuch der Entspannungsverfahren. Bd. 1: Grundlagen und Methoden. 2. Aufl. Weinheim: Psychologie Verlags Union; 2000.
▶ Abb. 21.5–21.6: Arno Kiermeir, Berlin
▶ Abb. 21.7: aus: Mehling WE: Atemtherapie. Aachen: Shaker; 1999.
▶ Abb. 22.1: Prof. Dr. Dr. Angela Schuh, München
▶ Abb. 22.2: aus: Schuh A: Ausdauertraining bei gleichzeitiger Kälteadaptation: Auswirkungen auf den Muskelstoffwechsel. Phys Rehab Kur Med. 1991; 1: 22–28.
▶ Abb. 22.3: Thieme Verlagsgruppe, Thomas Widmayer
▶ Abb. 22.4: Corel Stock
▶ Abb. 22.5: Dynamic Graphics Inc.
▶ Abb. 22.6: MEV Verlag, Augsburg
▶ Abb. 22.7: Goodshot
▶ Abb. 22.8: aus: Drzimalla K, Wagner SA, Disch R: Langzeitergebnisse der Hochgebirgsklimatherapie in Davos. Allergologie. 1999; 22: 29–35.
▶ Abb. 22.9: nach: Grootenhorst DC, Dahlen SE, van den Bos JW, Duiverman EJ, Veselic-Charvat V: Benefits of high altitude allergen avoidance in atopic adolescenz with moderate to severe asthma, over and above treatment with high dose inhaled steroids. Clin Exp Allergy. 2001; 31: 400–408.
▶ Abb. 22.10: aus: Stick C, Rischewski C, Eggert P, Scheewe S: Änderung der Nasenschleimhautdurchblutung bei infektanfälligen Kindern nach einer Klimakur an der See. Phys Rehab Kur Med. 2000; 10: 6–10.
▶ Abb. 23.1: Bundesamt für Strahlenschutz
▶ Abb. 23.2 a–d: nach: Chen TC: Photobiology of Vitamin D. In: Holick MF: Vitamin D – Physiology, Molecular Biology and Clinical applications. Totowa/New Jersey. Humana Press; 1999: 17–37.
▶ Abb. 23.3: Bundesamt für Strahlenschutz
▶ Abb. 23.4: nach: Holick MF: Vitamin D-Deficiency. N Engl J Med.. 2007; 357: 266–281.
▶ Abb. 23.5: nach: Holick MF: Vitamin D-Deficiency. N Engl J Med.. 2007; 357: 266–281.
▶ Abb. 23.6: nach: Clemens TL, Henderson SL, Adams JS et al.: Increased skin pigment reduces the capacity of skin to synthesise vitamin D3. Lancet. 1982; 9: 74–76.
▶ Abb. 23.7: nach: Krause R, Bühring M, Hopfenmüller W et al.: Ultraviolet B and Blood Pressure. Lancet. 1998; 352: 709–710.
▶ Abb. 23.8: nach: Yeni M: Optimierte Technik für Photo- und Lichttherapie [Dissertation]. Berlin: Technische Universität; 2004.

▶ Abb. 23.9: nach: Holick MF: Photosynthesis of vitamin D in the skin: effect of enviromental and life-style variables. Federation Proceed. 1987; 46: 1876–1882.
▶ Abb. 23.10: nach: Krause R, Winter P, Matulla-Nolte B, et al.: Vitamin-D-Kinetik unter UV-Exposition. Med Klin. 2006; 101: 95(A).
▶ Abb. 23.11: nach: Holick MF, Dawson-Hughes B (Hrsg.): Nutrition and Bone Health. Totowa NJ: Humana Press; 2004.
▶ Abb. 24.1–24.4: Physiomed Elektromedizin AG, www.physiomed.de
▶ Abb. 24.5–24.6: nach: Jenrich W: Grundlagen der Elektrotherapie. München: Urban & Fischer; 2000.
▶ Abb. 24.7: Physiomed Elektromedizin AG, www.physiomed.de
▶ Abb. 25.1–25.4: Dr. Michael Hammes, Detmold
▶ Abb. 26.1: nach: Pischinger A, Heine H: Das System der Grundregulation. Grundlagen einer ganzheitsbiologischen Medizin. 10. Aufl. Stuttgart: Karl F. Haug; 2004
▶ Abb. 26.2: aus: Fischer L: Neuraltherapie nach Huneke. Neurophysiologie, Injektionstechnik und Therapievorschläge. 3. Aufl. Stuttgart: Hippokrates; 2007: 30.
▶ Abb. 26.3: aus: Fischer L: Neuraltherapie nach Huneke. Neurophysiologie, Injektionstechnik und Therapievorschläge. 3. Aufl. Stuttgart: Hippokrates; 2007: 60.
▶ Abb. 26.4: aus: Barop H: Lehrbuch und Atlas Neuraltherapie nach Huneke. Stuttgart: Hippokrates; 1996: 149.
▶ Abb. 27.1: aus: Matejka R, Haberhauer N: Die neue Aschner-Fibel. Stuttgart: Karl F. Haug; 2002: 79.
▶ Abb. 27.2: Photo Disc Inc.
▶ Abb. 27.3: Dr. Thomas Rampp, Essen
▶ Abb. 27.4: Dr. Klaus Zöltzer, Bad Nauheim
▶ Abb. 27.5: aus: Michaelsen A, Roth M (Hrsg.): Blutegeltherapie. 2. Aufl. Stuttgart: Karl F. Haug; 2009; Fotos: Biebertaler Blutegelzucht (Prof. Dr. E. Schulte).
▶ Abb. 27.6: aus: Michaelsen A, Roth M (Hrsg.): Blutegeltherapie. 2. Aufl. Stuttgart: Karl F. Haug; 2009; Fotos: Biebertaler Blutegelzucht (Prof. Dr. E. Schulte).
▶ Abb. 27.7: Dr. Rainer Stange, Berlin
▶ Abb. 28.1: Thieme Verlagsgruppe
▶ Abb. 28.2: Humares GmbH, Bruchsal-Ug.
▶ Abb. 28.3–28.5: Dr. Helmut Sauer, Waldenbronn-Reichenbach
▶ Abb. 28.6–28.7: Humares GmbH, Bruchsal-Ug.
▶ Abb. 29.1: aus: Schwiertz A: Von der Wissenschaft zur Naturheilkunde. (Vortrag) Freudenstadt: 2005 [unveröffentl.]
▶ Abb. 29.2: nach: Rusch K, Rusch V: Mikrobiologische Therapie. Heidelberg: Karl F. Haug; 2001: 10.
▶ Abb. 29.3: nach: Thomas Zielinski, Institut für Mikroökologie, Herborn; 1999.
▶ Abb. 29.4–29.6: aus: Rusch K, Rusch V: Mikrobiologische Therapie. Heidelberg: Karl F. Haug; 2001: 37, 43.

▶ **Abb. 29.7**: nach Rusch V, Ottendorfer D, Zimmermann K et al.: Ergebnisse einer offenen, nicht Placebo-kontrollierten Pilotstudie zu Untersuchungen des immunmodulierenden Potentials von Autovaccinen. Arzneim-Forsch/Drug Res. 2001; 51(II): 690–697.
▶ **Abb. 29.8**: aus: Schmidt-Fuchs R, Veit Köhler U, Peters U: Schutz vor grippalen Infekten. EHK. 2006; 55: 430–435.
▶ **Abb. 29.9**: nach: Schreiber M, Peters U: Von der Tradition zur Innovation. Ärztezeitschrift für Naturheilverfahren. 2004; 9: 45.
▶ **Abb. 29.10**: aus: Schmidt-Fuchs R: Mikrobiologische Therapie in Theorie und Praxis. (Vortrag) Baden-Baden: 2005 [unveröffentl.]
▶ **Abb. 30.1**: aus: Abele J: Schröpfkopfbehandlung. Theorie und Praxis. 8. Aufl. Stuttgart: Karl F. Haug; 2007.
▶ **Abb. 30.2**: aus: Hüter-Becker A, Dölken M: Physikalische Therapie, Massage, Elektrotherapie und Lymphdrainage. Stuttgart: Georg Thieme; 2006: 50.
▶ **Abb. 30.3**: nach: Teirich-Leube H: Grundriß der Bindegewebsmassage. Anleitung zur Technik und Therapie. 13. Aufl. München: Urban & Fischer; 1999. Mit freundlicher Genehmigung des Urban & Fischer-Verlags.
▶ **Abb. 30.4 a–b**: aus: Hüter-Becker A, Dölken M: Physikalische Therapie, Massage, Elektrotherapie und Lymphdrainage. Stuttgart: Georg Thieme; 2006: 31.
▶ **Abb. 30.5 a–b**: aus: Hüter-Becker A, Dölken M: Physikalische Therapie, Massage, Elektrotherapie und Lymphdrainage. Stuttgart: Georg Thieme; 2006: 31.
▶ **Abb. 31.1**: aus: Spieth R: Menschenkenntnis im Alltag. München: Mosaik; 1988; zit. nach: Matejka R, Haberhauer N: Die neue Aschner-Fibel. Stuttgart: Karl F. Haug; 2002: 28.
▶ **Abb. 31.2**: Imagesource ISO57
▶ **Abb. 31.3**: aus: Hüter-Becker A, Dölken M: Physikalische Therapie, Massage, Elektrotherapie und Lymphdrainage. Stuttgart: Georg Thieme; 2006: 63.
▶ **Abb. 31.4**: nach: Kramer F: Elektroakupunktur in der zahnärztlichen Praxis. Heidelberg: Karl F. Haug; 1994: 23.
▶ **Abb. 32.1**: aus: Schünke M, Schulte E, Schumacher U: Prometheus. LernAtlas der Anatomie. Hals und Innere Organe. Illustrationen von M. Voll, K. Wesker. Stuttgart: Thieme; 2005: 96.
▶ **Abb. 32.2–32.4**: SciencePictures/KES/Thieme Verlagsgruppe
▶ **Abb. 32.5**: Bernhard Widmann
▶ **Abb. 32.6**: Creativ Collection, Freiburg
▶ **Abb. 32.7**: Humeh/Pixelio
▶ **Abb. 32.8**: Echino/Pixelio
▶ **Abb. 32.9–32.10**: SciencePictures/KES/Thieme Verlagsgruppe
▶ **Abb. 32.11**: SciencePictures/KES/Thieme Verlagsgruppe
▶ **Abb. 32.12**: Creativ Collection, Freiburg

▶ **Abb. 33.1**: aus: Faller A, Schünke M: Der Körper des Menschen. 15. Aufl. Stuttgart: Thieme; 2008: 443.
▶ **Abb. 33.2**: SciencePictures/KES/Thieme Verlagsgruppe
▶ **Abb. 33.3**: Christoph Frick, Stuttgart
▶ **Abb. 33.4**: SciencePictures/KES/Thieme Verlagsgruppe
▶ **Abb. 33.5**: aus: Schünke M, Schulte E, Schumacher U: Prometheus. LernAtlas der Anatomie. Hals und Innere Organe. Illustrationen von M. Voll, K. Wesker. Stuttgart: Thieme; 2005: 72, 75.
▶ **Abb. 33.6**: MEV Verlag, Augsburg
▶ **Abb. 33.7**: aus: Schünke M, Schulte E, Schumacher U: Prometheus. LernAtlas der Anatomie. Hals und Innere Organe. Illustrationen von M. Voll, K. Wesker. Stuttgart: Thieme; 2005: 183.
▶ **Abb. 33.8**: SciencePictures/KES/Thieme Verlagsgruppe
▶ **Abb. 33.9**: Julietta Hoffmann/Pixelio
▶ **Abb. 33.10**: Thieme Verlagsgruppe
▶ **Abb. 33.11**: SciencePictures/KES/Thieme Verlagsgruppe
▶ **Abb. 33.12**: Barbara Adams/Pixelio
▶ **Abb. 33.13**: aus: Schünke M, Schulte E, Schumacher U: Prometheus. LernAtlas der Anatomie. Hals und Innere Organe. Illustrationen von M. Voll, K. Wesker. Stuttgart: Thieme; 2005: 210.
▶ **Abb. 33.14**: Thomas Möller, Stuttgart
▶ **Abb. 33.15**: Maren Beßler/Pixelio
▶ **Abb. 33.16–33.17**: SciencePictures/KES/Thieme Verlagsgruppe
▶ **Abb. 33.18**: Thomas Möller, Stuttgart
▶ **Abb. 33.19–33.20**: SciencePictures/KES/Thieme Verlagsgruppe
▶ **Abb. 34.1**: aus: Schünke M, Schulte E, Schumacher U: Prometheus. LernAtlas der Anatomie. Hals und Innere Organe. Illustrationen von M. Voll, K. Wesker. Stuttgart: Thieme; 2005: 79.
▶ **Abb. 34.2**: Dr. Junghans Medical GmbH, 04651 Bad Lausick
▶ **Abb. 34.3**: Thomas Möller, Stuttgart
▶ **Abb. 34.4–34.5**: aus: Schünke M, Schulte E, Schumacher U: Prometheus. LernAtlas der Anatomie. Hals und Innere Organe. Illustrationen von M. Voll, K. Wesker. Stuttgart: Thieme; 2005: 83, 87.
▶ **Abb. 34.6–34.8**: SciencePictures/KES/Thieme Verlagsgruppe
▶ **Abb. 34.9**: MEV Verlag, Augsburg
▶ **Abb. 34.10**: SciencePictures/KES/Thieme Verlagsgruppe
▶ **Abb. 34.11**: Imagesource ISO57
▶ **Abb. 34.12–34.16**: SciencePictures/KES/Thieme Verlagsgruppe
▶ **Abb. 35.1**: aus: Schünke M, Schulte E, Schumacher U: Prometheus. LernAtlas der Anatomie. Hals und Innere

Organe. Illustrationen von M. Voll, K. Wesker. Stuttgart: Thieme; 2005: 245.
- Abb. 35.2: Ernst Rose/Pixelio
- Abb. 35.3: SciencePictures/KES/Thieme Verlagsgruppe
- Abb. 35.4: Dr. Roland Spohn, Engen
- Abb. 35.6: www.imagestate.com
- Abb. 35.7: Kaffeeundkuchen/Pixelio
- Abb. 35.8: Thomas Möller, Stuttgart
- Abb. 36.1: SciencePictures/KES/Thieme Verlagsgruppe
- Abb. 36.2: aus: Faller A, Schünke M: Der Körper des Menschen. 15 Aufl. Stuttgart: Georg Thieme; 2008: 759.
- Abb. 36.3–36.4: SciencePictures/KES/Thieme Verlagsgruppe
- Abb. 36.5: PhotoDisc Inc.
- Abb. 36.6–36.9: SciencePictures/KES/Thieme Verlagsgruppe
- Abb. 37.1: Photo Alto, Paris
- Abb. 37.2–37.9: aus: Dorsch W, Sitzmann FK (Hrsg.): Naturheilverfahren in der Kinderheilkunde. 2. Aufl. Stuttgart: Hippokrates; 2002. Fotografien: Norbert Reismann, Nature & Health imagepool, Villingen-Schwenningen.
- Abb. 37.10: www.imagestate.com
- Abb. 37.11: aus: Dorsch W, Sitzmann FK (Hrsg.): Naturheilverfahren in der Kinderheilkunde. 2. Aufl. Stuttgart: Hippokrates; 2002. Fotografien: Norbert Reismann, Nature & Health imagepool, Villingen-Schwenningen.
- Abb. 37.12: Dr. Roland Spohn, Engen
- Abb. 38.1: aus: Weis J, Bartsch HH, Hennies F et al.: Complementary medicine in cancer patients: demands, patients attitudes and psychological beliefs. Onkologie. 1998; 21: 144–149.
- Abb. 38.2: Knipseline/Pixelio
- Abb. 38.3: aus: Wilkens J: Misteltherapie. Differenzierte Anwendung der Mistel nach Wirtsbäumen. Stuttgart: Sonntag; 2006: 18.
- Abb. 39.1: SciencePictures/KES/Thieme Verlagsgruppe
- Abb. 39.2–39.3: aus: Schünke M, Schulte E, Schumacher U: Prometheus. LernAtlas der Anatomie. Hals und Innere Organe. Illustrationen von M. Voll, K. Wesker. Stuttgart: Thieme; 2005: 241.
- Abb. 39.4: Dr. Roland Spohn, Engen
- Abb. 39.5: SciencePictures/KES/Thieme Verlagsgruppe
- Abb. 39.6: Dr. Roland Spohn, Engen
- Abb. 39.7: Thomas Möller, Stuttgart
- Abb. 40.1: Jupiterimages GmbH, Ottobrunn/München
- Abb. 40.2: Thieme Verlagsgruppe
- Abb. 40.3: Imagesource ISO57
- Abb. 40.4–40.6: Thieme Verlagsgruppe
- Abb. 40.7: Jupiterimages GmbH, Ottobrunn/München
- Abb. 40.8: Prof. Dr. Albrecht Warning, Frankfurt a.M.
- Abb. 40.9: PhotoDisc Inc.
- Abb. 40.10–40.11: SciencePictures/KES/Thieme Verlagsgruppe
- Abb. 41.1: Dr. Christel Wagner, Vellmar
- Abb. 41.2: nach: Boessmann U, Peseschkian N: Arbeitsbuch Positive Ordnungstherapie. Stuttgart: Hippokrates; 1995. Peseschkian N: Positive Familientherapie. 5. Aufl. Frankfurt: Fischer; 1999. Peseschkian N, Boessmann U: Angst und Depression im Alltag. Eine Anleitung. zur Selbsthilfe und positiver Psychotherapie. 4. Aufl. Frankfurt: Fischer; 2001.
- Abb. 41.3: aus: Woelk H: Multifaktorielle Äthiopathogenese depressiver Erkrankungen [unveröffentl.]
- Abb. 41.4: Philips GmbH
- Abb. 41.5: nach: Zulley J, Wirz-Justice A (Hrsg.): Lichttherapie. 3. Aufl. Regensburg: Roderer; 1999.
- Abb. 41.6 a–d: aus: Strittmatter B: Taschenatlas Ohrakupunktur nach Nogier/Bahr. 4. Aufl. Stuttgart: Hippokrates; 2007: 59, 73, 81, 233.
- Abb. 42.1: aus: Schünke M, Schulte E, Schumacher U: Prometheus. LernAtlas der Anatomie. Hals und Innere Organe. Illustrationen von M. Voll, K. Wesker. Stuttgart: Thieme; 2005: 5.
- Abb. 42.2: cameraobscura/Pixelio
- Abb. 42.3: aus: Dorsch W, Sitzmann FK (Hrsg.): Naturheilverfahren in der Kinderheilkunde. 2. Aufl. Stuttgart: Hippokrates; 2002. Fotografien: Norbert Reismann, Nature & Health imagepool, Villingen-Schwenningen.
- Abb. 42.4: aus Schünke M, Schulte E, Schumacher U: Prometheus. LernAtlas der Anatomie. Hals und Innere Organe. Illustrationen von M. Voll, K. Wesker. Stuttgart: Thieme; 2005: 140.
- Abb. 43.1: Digital Vision Ltd., London
- Abb. 43.2–43.3: SciencePictures/KES/Thieme Verlagsgruppe
- Abb. 43.4: Dr. Roland Spohn, Engen
- Abb. 43.5: aus: Schünke M, Schulte E, Schumacher U: Prometheus. LernAtlas der Anatomie. Allgemeine Anatomie und Bewegungssystem. Illustrationen von M. Voll, K. Wesker. Stuttgart: Thieme; 2005: 102.
- Abb. 43.6: Thomas Möller, Stuttgart
- Abb. 43.7: MEV Verlag, Augsburg
- Abb. 43.8–43.11: SciencePictures/KES/Thieme Verlagsgruppe
- Abb. 43.12: aus: Richter P, Hebgen E: Triggerpunkte und Muskelfunktionsketten in der Osteopathie und Manuellen Therapie. 2. Aufl. Stuttgart: Hippokrates; 2007: 128.
- Abb. 44.1a–c: aus Rohen JW: Morphologie des menschlichen Organismus. 2. Aufl. Stuttgart: Verlag Freies Geistesleben; 2003. Mit freundlicher Genehmigung von Christian Scheffer und Verlag Freies Geistesleben.
- Abb. 44.2: Studienmaterial Begleitstudium Anthroposophische Medizin, Universität Witten/Herdecke, Dr. Christian Scheffer

▶ **Abb. 45.1**: Institut für Geschichte der Medizin der Robert Bosch Stiftung, Stuttgart
▶ **Abb. 45.2**: nach: Wischner M: QuickStart Homöopathie. Stuttgart: Hippokrates; 2009: 96.
▶ **Abb. 45.3**: Sven Huxal/Pixelio (Natrium muriaticum), Creativ Collection, Freiburg (Apis) Walter Huber /Pixelio (Euphrasia officinalis), Heinz G. Beer, Labor für experimentelle Mikroskopie, Oberasbach (Pyrogenium).
▶ **Abb. 46.1–46.5**: J.M.Beuckels, Ost. Med. UWH
▶ **Abb. 47.1–47.2**: Velling P, Peuker ET, Steveling A, Hecker HU: Checkliste Akupunktur. Stuttgart: Hippokrates; 2006: 77, 79.
▶ **Abb. 47.3**: Thieme Verlagsgruppe, Stuttgart
▶ **Abb. 48.1–48.2**: aus: Gupta SN, Stapelfeldt E, Rosenberg K: Ayurveda Manualtherapie und Ausleitungsverfahren. Stuttgart: Karl F. Haug; 2006, 68.

▶ **Abb. 50.1**: Special Collection, Oregon State University
▶ **Abb. 51.1**: www.imageDJ.com
▶ **Abb. 51.2**: R. Stockinger, Stuttgart
▶ **Abb. 51.3**: Chris Meier, Stuttgart
▶ **Abb. 51.4**: PhotoDisc Inc.

▶ **Abb. Teil 1**: Lisix/Pixelio
▶ **Abb. Teil 2**: Medioimages
▶ **Abb. Teil 3**: Katrin Weyermann-Bötschi/Pixelio
▶ **Abb. Teil 4**: Medioimages
▶ **Abb. Teil 5**: Medioimages

Alle Zeichnungen: Helmut Holtermann, Dannenberg

Sachverzeichnis

A

Abhärtung 6, 7, 27, 90, 94, 117, 215
– Methoden 186
Abhärtungsreaktion 372
Abklatschung 184
Abrechnung 77, 141, 143, 148, 188
Abreibung 184
Achtsamkeit 122
Acne vulgaris 632
Adaptation 4
Aderlass 29, 98, 450, 543, 547, 549, 592
– lokaler 452
– systemischer 451
Adhärenz 122
ADHS 655
Adipositas 23, 31, 32, 65, 257, 312
– Kind 70
ADS 655
Aerosol, maritimes 378
Aesculus hippocastanum s. Rosskastanie
Akupressur, chinesische 241
Akupunktmassage 242, 511
Akupunktur 17, 44, 48, 281, 420, 513, 542, 550, 714
Akupunkturpunkte 422
Akuteffekt 6, 7
Akutkrankenhaus 42, 47, 48, 52
Akutmedizin 24, 42, 45, 47, 49, 50, 52, 54, 106
Alarmreaktion (Selye) 437
Alexander-Technik 111
Alkohol 32, 34, 122
Alkoholkonsum 23, 544
Allergenreduktion 376
Allergien 32
Allium sativum s. Knoblauch
Aloe barbadensis s. Kap-Aloe
Aloe-Extrakt 162
Aloe-Gel 162
Altern 38, 69
Alternativmedizin 27, 110, 112
Althaea officinalis s. Eibisch
Aminosäuren, essenzielle 301
Analog-Leistung 77
Anamnese 106
– Ernährung 531
– naturheilkundliche 518
– systematische 522
– vegetative 522
Anamneseerhebung 518, 522
– organ- und systembezogene 524
Ananas 149
Angelica archangelica s. Engelwurz

Angina pectoris 700
Angina tonsillaris 646
Angst 28, 30, 122
Angststörung 531, 713
Anis 36, 149
Antonovsky, Anton 22, 124, 361
Approbationsordnung 13
Aquaretika 529
Arbeitskreis für Mikrobiologische Therapie (AMT) 496
Arctostaphylos uva-ursi s. Bärentraube
Armbad
– kaltes 202
– temperaturansteigendes 202
– wechselwarmes 203
Armguss
– kalter 192
– wechselwarmer 192
Arnica montana s. Arnika
Arnika 150
Aromatherapie 792
Artemisia absinthium s. Wermut
Arteriosklerose 535
– periphere 258
Arthritis 257
– rheumatoide 44, 47, 56, 57, 139, 210, 471, 483, 738
– urica 740
– juvenile idiopathische 640
Arthrose 56, 461, 700
Artischocke 79, 150
Arzneimittel
– anthroposophische 756
– pflanzliche 146–179
Arzneimittelprüfung 761
Arzneitee 147
Arzt
– Zusatzbezeichnung 49, 72, 102, 106
Ärztegesellschaft 263
Arzt-Patienten-Verhältnis 11, 106
Asthma bronchiale 47, 63, 589
– Kind 70, 648
Atem, erfahrbarer (Ilse Middendorf) 359
Atemgymnastik 584, 590
Atemtherapie 19, 30, 118, 187, 357
Atemtrakt, Erkrankung 380
Atemwege, Infekt 494, 717
Ätherisch-Öl-Drogen 718
Atmung 357
– schlafbezogene 63
Atmungstherapie 125

Auflage 184, 187, 198, 505
Aufmerksamkeitsdefizit- und Hyperaktivitätssyndrom s. ADHS
Aufmerksamkeitsdefizitsyndrom s. ADS
Auge, trockenes 524
Ausbildung, naturheilkundliche 13
Autogenes Training 30, 140, 366, 538, 546
Autoimmunhepatitis 564
Autoregulation, physiologische 437
Auto-Sanguis-Stufentherapie 474
Autovakzine 492, 495
Ayurveda 101, 111, 779–782

B

Bach-Blüten-Therapie 792
Bad 9, 182, 537, 565
Badekur 5, 215
Baldrian 151
Ballaststoffe 293, 301, 570
– wasserlösliche 295
– Wirkung 294
Balneotherapie 3, 19, 48, 90, 182
Bärentraube 150
Bauchbehandlung, manuelle 352
Baunscheidt-Verfahren 457, 512
Beckenbodentraining 37
Befindlichkeitsstörungen 142
Behandlung, serielle 7
Beinwell 151
Beschwerden
– dyspeptische 563
– klimakterische 606
Bestrahlungsschema, UV-Spektrum 398
Betula pendula s. Birke
Betula pubescens s. Birke
Bewegungsapparat 36, 55
– Schmerzen 726
Bewegungsmangel 536
Bewegungstherapie 3, 8, 16, 19, 28, 48, 49, 245, 541
– Onkologie 663
Beziehungen, reflektorische 8
Bier, August 468
Bilderreisen 539
Bindegewebe 528
Bindegewebsmassage 234, 506
Biochemie (Dr. Schüßler) 793
Biofeedback 546
Bioresonanz-Therapie 793
Bircher-Benner-Kost 18, 309
Birke 152

Bittermittel
– aromatische 562
– reine 562
Blaseninfekt, chronisch rezidivierender 527
Blitzguss 194
Blutegel 44, 49, 98
Blutegeltherapie 458, 549
Bluthochdruck s. Hypertonie
Blutwurz 152, 558
Blutzuckerwirksamkeit 293
Bockshornklee 152
Body Scan 539, 546
Borreliose 114
Boswellia serrata s. Weihrauch
Brechmittel 98
Brennnessel 153
Brennnesselkraut 153
Bronchialkarzinom 36, 594
Bronchialsystem, hyperreagibles 583
Bronchitis 6, 471, 647
Bronchopneumonie, Kind 647
Brustwickel
– heißer 197
– kalter 197
Bürsten- und Schröpfbad 201
Bürstenmassage 240, 241

C

Calcitriol 392
Calendula officinalis s. Ringelblume
Capsicum frutescens s. Cayennepfeffer
Carum carvi s. Kümmel
Cassia senna s. Sennespflanze
Cayennepfeffer 153
Centaurium erythraea s. Tausendgüldenkraut
Cetraria islandica s. Isländisches Moos
Chelidonium majus s. Schöllkraut
Chirotherapie 111
Cholesterin 299
Chronobiologie 19, 131, 185, 529
Chronohygiene 143
Chronopathologie 137
Chronopharmakologie 139
Chronotherapie 139
Cimicifuga racemosa s. Traubensilberkerze
Coley, William B. 665
Colitis ulcerosa 483, 492, 573
Commiphora molmol s. Myrrhe
Common Cold, Kind 645
Compliance 10, 26, 37, 148, 260

COPD s. Lungenerkrankung, chronisch obstruktive
Cor pulmonale 451
Cranberrysaft 37
Crataegus laevigata s. Weißdorn
Cucurbita pepo s. Kürbis
Curcuma longa s. Gelbwurz
Curry, Manfred 519
Cynara scolymus s. Artischocke

D

Dammriss, Wundheilungsstörung 615
Dampfbad 209, 211
– Abrechnung 215
Dampfdusche 206
Dämpfe 206
Dampfstrahl 206
Darmerkrankung, chronischentzündliche 64, 573
Darmflora 488
DASH-Diät 545
De Qi 422
Dehnung 273
Demenz 38, 59, 60
Depression 30, 39, 43, 122, 138, 140, 141, 259, 531, 706
Dermatitis
– atopische 67, 68
– Kind 70
– periorale 623
Dezimeterwelle 209
Diabetes mellitus 28, 256, 314, 395, 536
– Diabetes mellitus Typ 2 10, 30–32, 65
– Geriatrie 695
– Kind 653
Diagnose 106, 108
Diagnostik, manuelle 19
Dialysepatient 393
Diarrhö, funktionelle 570
Diätetik 89
Diathese 519
directio 5, 6
Disposition 519
Dispositionstypen 519
Dokumentation 108
Dosha 779
Dreimonatskoliken 638
Dreiviertelbad, warmes 205
Droge, schweißtreibend 718
Drogenabhängigkeit 714
Durchblutungsstörung 8
Dysfunktion, erektile 37, 682
Dysmenorrhöe 603
Dyspepsie 77, 563
Dysregulation 428

E

EBM, Heliotherapie 395
Echinacea purpurea s. Sonnenhut
Efeu 154
Effekt
– akuter 7
– Langzeit 7
– segmentaler 459
Eibisch 154, 557
Eiche 154
Eigenaktivität 9
Eigenblut 49, 470
Eigenbluttherapie 468
– Injektion 470
– native 468
– potenziertes Eigenblut 473
Eigenverantwortung 24, 121
Eigenwahrnehmung 360
Einreibung, rhythmische 687
Einzeltherapie 364
Ekzem
– atopisches 619
  – Kind 649
– dyshidrosiformes 623
– nummuläres 623
– seborrhoisches 623
Elektroakupunktur (Voll) 793
Elektrobiologie 19
Elektrotherapie 3, 182, 407
Elementenlehre 449
Eleutherococcus senticosus s. Taigawurzel
eliminatio 5, 6
Endometriose 604
Energy medicine 784
Engelwurz 79, 155, 562
Enkopresis, Kinder 651
Enterococcus faecalis 490
Entspannung 36
– funktionelle 367
Entspannungsreaktion, psychophysische 425
Entspannungstherapie 19, 357
Entspannungsverfahren 9, 24, 29, 125, 128, 140, 361, 537
– atemorientierte 538
Entstauungsbehandlung 238, 240
Entzündung, chronische 439
Enuresis nocturna 673
Enzian, gelber 155
Enzianwurzel 79, 562
Enzymtherapie 670, 793
Epikondylitis
– akute 738
– chronische 738
Episiotomie, Wundheilungsstörungen 615

Ereignisverteilungsanalyse 785
Erkältung 33, 581
Erkrankung
– Atmungsorgane 63, 578–599
– Bewegungsapparat 36, 728–743
– gastroenterologische 63, 556–575
– geriatrische 685–701
– gynäkologische 67, 602–616
– Hals-Nasen-Ohren 717–724
– hämatologische 65
– Haut 39, 67, 619–633
– Herz-Kreislauf 31, 43, 61, 138, 182, 381, 525, 533–556, 692
– immunologische 395
– Nervensystem 59, 698
– neurologische 38, 141
– onkologische 65, 259, 659–671
– pädiatrische und juvenile 38, 636–656
– psychische 39
– psychosomatische 703–724
– pulmonale s. Erkrankung, Atmungsorgane
– rheumatische 318, 697, 738
– Stoffwechsel 65, 693
– urologische 37, 673–682
Ernährung 25, 31, 34, 117, 125, 291
– Abrechnung 292
– Fettsäuren 31
– laktovegetabile 306, 539
– makrobiotische 311
– mediterrane 48, 304, 309, 535, 539
– Ernährung, vegetarische 30, 33, 35
Ernährungsanamnese 531
Ernährungsempfehlungen, Onkologie 662
Ernährungsmedizin 19
Ernährungstherapie 16, 28, 46, 48, 49, 95, 288, 312, 539
Erythemdosis, minimale (MED) 380
Escherichia coli 491, 575
Escherichia-coli-Autovakzine 493
Essstörung 39
Esssucht 714
Ethnomedizin 2, 23, 29
Eucalyptus globulus s. Eukalyptusbaum

Eukalyptusbaum 155
Eukalyptusölauflagen 670
Eutonie 359
Evidence-based Medicine 11, 18, 24, 37, 82, 120, 179

F

F.X. Mayr
– Abrechnung 345
– Diät 311, 336, 341, 540
Familienplanung, natürliche 615
Fasten 6, 8, 19, 28, 46
– proteinsubstituiertes 336
Fastenstoffwechsel 324
Fastentherapie
– Abbruchkriterien 330
– F.X. Mayr 336, 341
– Molkefasten 334
– nach Buchinger 322
– Schrothkur 337
Faszienverschiebetechnik 274
Faulbaum 155
Fazilitation, propriozeptive sensomotorische (PSF) 281
Fehlernährung 535
Fenchel 36, 156
Fertilitätsstörung 37
Fette 292, 296, 300
– Triglyzeride 296
Fettsäure
– einfach ungesättigte 297
– gesättigte 290, 297
Fettstoffwechselstörung 32, 315
Fibromyalgiesyndrom 47, 58, 139, 740
Fichte 156
Fieber 90, 529
– künstliches 210
Fiebertherapie 665
Filipendula ulmaria s. Mädesüß
Fitness 29, 60
Flohkraut 157
Flohsamenschalen 32, 148
Foeniculum vulgare s. Fenchel
Fortbildung 17, 72, 102
– naturheilkundliche 17
Frequency-urgency-Syndrom 674
Freud, Sigmund 432
Frischluft-Liegekur 380
Fülle 449
Fülle-Zustand 454
Fünf Säulen (Kneipp) 117
Fußbad
– kaltes 203
– temperaturansteigendes 204
– warmes 204
Fußreflexzonenmassage 240, 506, 509

G

Gallenwege, Erkrankung 567
Galvanisation 408, 409
Ganzkörperguss 215
Ganzkörperhyperthermie 209, 210
Ganzkörper-Kaltreiz 503
Ganzwaschung, kalte 189
Gastritis 64, 560
Gastroenteritis
– akute 572
– Kind 651
Gastrointestinaltrakt, Störungen 526
Geburtshilfe 613
Gedeihstörungen, Säugling 637
Gefäßerweiterung 434
Gegensensibilisierung 473
Gelbwurz 36, 157
Gelenkblockierung 268
Gelenke 55
Gelose 444
Gentiana lutea s. Enzian
Gesamtumschaltung, vegetative 469
Gesichtsguss, kalter 193
Gesundheitsförderung 7, 22, 29, 39, 125
Gesundheitsleistung, individuelle 114
Gesundheitsmassage 242
Gesundheitstrainer 45
Gesundheitstraining 9, 118
Gewichtsreduktion 544
Gewürznelke 36
Gicht 740
Ginkgo biloba s. Ginkgobaum
Ginkgobaum 158
Ginseng 158
Gleichgewicht 28
Gleichgewichtstraining 36
Glutenunverträglichkeit 318
Glycyrrhiza glabra s. Süßholz
Goldrute 159
Gonarthrose 459, 460, 462, 697
Grippaler Infekt s. Infekt, Grippaler
Grundregulation 23, 459
Grundsystem (Pischinger/Heine) 433, 441
Gruppentherapie 364
Gua Sha 48
Guss 92, 188, 190, 503, 537
Gymnastik 29
Gymnastikprogramm, pAVK 549

H

Haferschleim 561
Hahnemann, Samuel 759
Hals-Nasen-Ohren-Erkrankungen 717
Halswickel
– heißer 557
– kalter 198
Halswirbelsäulensyndrom 462
Hamamelis virginiana s. Zaubernuss
Hammam 210
Hämoaktivator 476
Hämorrhoiden 575
Handreibung 182
Harninkontinenz 67
Harnwegsinfektion 37, 67
– Kind 654
– rezidivierende 678
– unspezifische 676
Harpagophytum procumbens s. Teufelskralle
Hartspannzug 440
Hatha-Yoga 36
Hausstaubmilben 33
Haut 529
Hauterkrankung 619
– bakterielle 627
– geriatrische 696
– parasitäre 630
– Pilze 629
– virale 628
Hautkrebs 399
Hautquaddel 445
Hautwiderstandsmessung, elektrische 786
Hedera helix s. Efeu
Heidelbeere 159
Heilerde 79, 95
Heileurythmie 756
Heilfasten 28, 44, 46, 48, 540, 580, 586
– nach Buchinger 331
Heilmassage 241
Heilmittel 19, 52
Heliotherapie 48, 373, 380, 388, 544, 547, 705, 707
– Vitamin D 6
Herde, ondontogene 270
Hering, Constantin 759
Herpes zoster, akuter 747
Herzerkrankung, chronische 254
Herzinfarkt, Frührehabilitation 254
Herzinsuffizienz 6, 182, 247, 550
Herzkompresse, kalte 198, 199
Herzkrankheit
– ischämische 61
– koronare 32, 47, 61, 451, 536

Herz-Kreislauf-Erkrankung 31, 43, 182, 525, 533
– funktionelle 381
– geriatrische 692
Herzrhythmusstörung 525
Heublumensack 198, 561
Himmelsstrahlung 378
Hirudin 459
HIV-Erkrankung 597
Hochfrequenztherapie 408, 416
Hochgebirgsklima 375
Hochgebirgsklimatherapie 382
Homöopathie 10, 19, 47, 49, 111, 759–762
Homöostase 7
Homotoxikologie 794
Hopfen 160
Hormone 135
Hörsturz 462, 483, 723
HOT 49
Hüftarthrose 460
Humoralmedizin 449
Humoralpathologie 89
Humulus lupulus s. Hopfen
Huter, Carl 519
HWS-Syndrom 56, 112, 733
Hydrotherapie 3, 5, 6, 16, 19, 27, 31, 48, 49, 90, 181, 186, 502
– große 184
– kleine 184
– mittlere 184
– Sauna 31
Hyperemesis gravidarum 613
Hyperhidrose 631
Hypericum perforatum s. Johanniskraut
Hyperlipidämie 536
Hypermenorrhöe 605
Hyperthermie 210
– aktive 665
– Onkologie 664
– passive 665
Hyperthyreose 524
Hypertonie 10, 23, 32, 47, 316, 399, 525, 536
– arterielle 62, 534, 544
Hypnose 118, 365
Hypnosetherapie 365
Hypogalaktie 614
Hypotonie 525
Hypoxie 376

I

IGeL-Leistung, Heliotherapie 395
Ilex paraguariensis s. Matebaum
Immediateffekte 6

Immunflora 490, 497
Immunmodulation 469, 473
Immunstimulation 394
Immunsuppression Krebs 65
Immunsystem 36
Impulsstrom 412
Infekt
– grippaler, Kind 645
– respiratorischer 33
Infektanfälligkeit 579
Infektion 33
Infrarot-Ganzkörperhyperthermie 219
Infrarot-Wärmekabine 210
Ingwer 160, 562, 564
Inhalationstherapie 586
Injektionsvakzinen 494
Insektenstich, Kind 656
Insomnie 141
Insuffizienz, chronisch-venöse 62, 552
Insulinresistenz 661
Intensivdiätetik 540
Interozeption 359
IR-Anlage, medizinische 209
Iris-Diagnostik 95, 110
IR-Wärmekabine 209
Isländisches Moos 160, 558

J

Jacobson, Edmund 358, 366
Janda 528
Jetlag 142
Johannisbeere 160
Johanniskraut, echtes 161
Johanniskrautöl 161
Juniperus communis s. Wacholder

K

Kaltanwendung 580
Kälte 9, 27, 31
Kälteanwendung 505
Kältereiz 372
Kaltreiz, kurzer 187
Kamille 162
Kamillenblüten 79, 558
Kamillentee 671
Kantharidenpflaster 455
Kap-Aloe 162
Kapazität, antioxidative 395
Kapha 779
Karzinom 395, 399
– kolorektales 35, 64, 138
Kehlkopfkarzinom 35
Kennreflex 269
Kiefer 163, 270
Kieselsäuregel 79
Kind
– Adipositas 70
– Asthma bronchiale 70
– atopische Dermatitis 70

- Erkrankungen 636
- infektanfälliges 639
- Rehabilitation 70
Kinderwunsch, unerfüllter 616
Kinesiologie 111, 794
Klimaexpositionsverfahren 379
Klimatherapie 3, 6, 19, 372
Kneipp, Sebastian 45
Knieguss 91
- kalter 190
- wechselwarmer 190
Knoblauch 32, 36, 163
Kohärenzgefühl 22, 124
Kohlendioxidbad 182, 550
Kohlenhydrate 290, 293
- Ballaststoffe 293
Kolonbehandlung 232
Kolon-Hydrotherapie 571
Kolonkarzinom 35, 64, 138
Kolonmassage 506, 508–509
Komplementärmedizin 10, 23, 84, 108, 110
Komplexbehandlung
- anthroposophische 48
- naturheilkundliche 49
Komplexmittelhomöopathika 529
Kompresse 184, 198, 505
Konjunktivitis 644
Konstitution 9, 111, 184, 449, 500
Konstitutionslehre 518
Konstitutionsmedizin 519
Konstitutionstypen 520, 522
Kontaktekzem
- allergisches 622
- toxisches 622
Kooperationsbereitschaft 52
Kopfdampfbad 206
Kopfgelenk 269
Kopfschmerzen 8, 60, 524
- Kind 654
Koronarsyndrom, akutes 533
Körperhaltungen (F.X. Mayr) 346
Körperzeichen 108
Kost, mediterrane 545, 586
Kostendämpfung 45
Koxarthrose 697
Kräftigung 8
Krafttraining 31, 36
Krankengymnastik 187, 192, 251
Krankenhausbehandlung 54
Krankheitslehre, humoralpathologische 449
Krebs 43, 106, 114, 138
Krebserkrankungen 34, 659
Kreislaufregulation 393
Kryotherapie 181
Kümmel 36, 79, 163

Kümmelölauflage 670
Kunsttherapie 756
Kur 134, 181, 215
Kürbis 164
Kurzwelle 209

L

Labor 106
Labordiagnostik 114
Lähmung, schlaffe 413
Langzeiteffekte 6, 7
Lavandula angustifolia s. Lavendel
Lavendel 164
Leaky-Gut-Syndrom 350
Lebensalter, steigendes 132
Lebensqualität 29, 125
Lebensstil 23, 33, 38, 121, 125, 313
Lebensstilmodifikation, multimodale 542
Lebenswecker 457
Lebererkrankung, chronische 64
Lebererkrankungen 564
Leberwickel 565
Lehm 95
Leibauflage 199
Leibwaschung, kalte 189
Lein 164
Leinsamen 36
Leinsamenschleim 561
Leitbahn 422
Leitkeimflora 488
Leitlinien 10
Lendenwickel 196
Lendenwirbelsäule 192
Lichen ruber planus 625
Lichttherapie 120, 395, 705, 707, 712
Liegekur 9
Linum usitatissimum s. Lein
Lipidstoffwechselstörung 32
Lipödem 239
Lipopolysaccharide 493
Lokalanästhetika 280, 432, 513
Löwenzahn 165
Luftreinheit 376
Lumbago, chronisches 731
Lumbalguss 192
Lumboischialgie 56
Lungenemphysem 587
Lungenerkrankung, chronisch obstruktive (COPD) 33, 47, 63, 479, 583
LWS-Syndrom 112
Lymphdrainage 30
- manuelle 238
Lymphödem 62

M

Mädesüß 165
Magnetfeldtherapie 19
Malnutrition, Geriatrie 693
Malva sylvestris s. Malve
Malve, milde 166
Mammakarzinom 34, 138
Manipulation 273
Mariendistel 166, 566
Massage 9, 16, 19, 29, 187, 542
- klassische 226, 506
- Kolonmassage 80
- komplementäre 506
- rhythmische 757
Massagetechnik, manuelle 508
Massagetherapie 223
Master-Studiengang 15
Mastitis 614
Mastzellaktivität 488
Matebaum 166
Matricaria recutita s. Kamille
Mäusedorn 166
Mediation 537, 538
Medikament, Naturstoff 19
Meditation 368
Medizin
- ambulante 46, 106
- anthroposophische 11, 88, 108, 754–757
- bioenergetische 784–786
- biologische 98, 102
- evidenzbasierte 82
- integrative 72, 121
- konventionelle 10, 72
- manuelle 111, 262
- narrative 108
- orthomolekulare 662, 788–789
- physikalische 102
- tibetische 795
Medizinprodukte-Betreiberverordnung 409
Melaleuca alternifolia s. Teebaum
Melanom, malignes 39, 139
Melatonin 134, 141, 373
Melissa officinalis s. Melisse
Melisse 79, 167
Mentha piperita s. Pfefferminze
Metaanalyse 82
Meteorismus 638
Migräne 47, 60, 524, 744
Mikroaderlass 452
Mikrowelle 209
Milchbildung 614
Milchsäurebakterien 489
Mind-Body Medicine 119, 124, 534, 537
Mind-Body-Verfahren 546

Mindfulness Based Stress Reduction (MBSR) 538
Mistel 167
Mistelextrakt 757
Mistelpräparat 566
Misteltherapie 668
Mittelfrequenztherapie 408, 415
Mittelgebirgsklima 374
Mittelmeerkost 539
Mobilisation 273, 277
Modellversuche 11
Molkefasten 334
Mönchspfeffer 167
Monosaccharide 293
Moorbad 209
Morbus Alzheimer 38, 141
Morbus Bechterew 249, 260
Morbus Crohn 483, 573
Morbus Parkinson 59
Morbus Scheuermann 643
Motilität, Störungen 563
Motivation 25, 28
Motivationsstufen 123, 124
Moxibustion 513
Mukosa-Immunsystem 487
Multiple Sklerose 38
Musiktherapie 757
Muskelrelaxation
- postisometrische 273
- progressive (PMR) 366, 538, 546
Muskelstoffwechsel 394
Mutter-Vater-Kind-Rehabilitation 69
Muzilaginosa 557, 559
Myogelosen, Kind 656
Myokardinfarkt 32, 45, 138
Myrrhe 168

N

Nachhaltigkeit 122
Nachtkerze, Gewöhnliche 168
Nachtschatten, Bittersüßer 168
Nacken 270
Nackenguss, heißer 193
Naevus 399
Nährstoffbedarf 290
Nahrungsergänzungsmittel 27, 31
Nahrungsmittelallergie 317
- Kind 651
Nahrungsmittelintoleranz 317
Narbe, Unterspritzung 445
Nasendusche 579
Naturheilkunde 10, 98, 121
- europäische 117
- ganzheitliche 9
- holistische 9
- klassische 45, 78
- Naturheilmittel 2

– Naturheilverfahren 2
– stationäre Therapie 47
Naturheilmittel 2, 28, 54
Naturheilverfahren 2, 3, 10, 18, 42, 52, 98
– Abrechenbarkeit 48, 77
– alternative 17
– ärztliche Praxis 72
– Geschichte 88
– Zusatzbezeichnung 26
Nausea, postoperative 428
Nervensystem
– Erkrankungen 59, 698
– vegetatives 434
Neuralgie
– geriatrische 700
– postzosterische 747
Neuralpathologie 438
Neuraltherapie 17, 20, 49, 80, 101, 432, 513, 543
– Indikationen 446
Neuritiden 471
Neurodermitis 381, 384
Niederfrequenztherapie 408, 411
Nierenerkrankungen 527
Nierenfunktion, Einschränkung 695
Niereninsuffizienz 67
Nierenkranke, chronische 393
Nikotin 24
Nikotinentwöhnung 599

O
Oberbauchbeschwerden, funktionelle 563
Oberkörperwaschung 189
– kalte 188
Obstipation 570
– Kind 652
Ödem 525
Oenothera biennis s. Nachtkerze
Öldispersionsbad 688
Oligotherapie 794
Olivenöl 306
Omega-3-Fettsäuren 296, 297
Omega-6-Fettsäuren 298
Onkologie 43, 47
Ordnungstherapie 3, 17, 19, 27, 38, 48, 49, 96, 116, 131, 537, 546, 689
– Wirksamkeit 128
Organotherapie 794
Organstörung, funktionelle 365
Organuhr 131
Ornish-Programm 452
Orthomolekularmedizin 788
Ösophaguskarzinom 35
Osteoarthrose 735
Osteomalazie 398

Osteopathie 111, 508, 767–771
– kraniosakrale 280
– parietale 280
– viszerale 280
Osteoporose 30, 36, 58, 698, 737
Otitis 471
– media 646
Oxidationstherapie, hämatogene 468, 476
Ozon 49
Ozon-Begasung 481
Ozon-Eigenblut-Behandlung 468
– große 483
– kleine 482
Ozon-Injektion
– intraartikuläre 482
– intrakutane 480
– intramuskuläre 481
– subkutane 480
Ozon-Insufflation, rektale 481
Ozon-Sauerstoff-Therapie 477

P
Packung 184, 198, 209, 505
Pädiatrie 636
Panax ginseng s. Ginseng
Panchakarma-Kur 781
Pankreasinsuffizienz, exokrine 569
Pankreaskarzinom 35
Pankreatitis
– akute 568
– chronische 569
Parasympathikus 434
Parathormon 393
Passiflora incarnata s. Passionsblume
Passionsblume 168
Pelargonium sidoides s. Umckaloabowurzel
Peloidbad 209, 218
– Abrechnung 215
Peloidpackung 209, 215
Perioden, reaktive 133
Periostbehandlung 228
Periostmassage 506
Pestwurz 169
Petasites hybridus s. Pestwurz
Pfefferminzblätter 79
Pfefferminze, echte 169
Pfefferminzöl 169, 560
Pfefferminztee 560
Pflanzenstoffe sekundäre 28, 35, 289
Physiotherapie 4, 101, 280
Physis 89
Phytotherapie 3, 16, 19, 48, 49, 78, 92, 145, 546
Pica abies s. Fichte

Pilzerkrankung, Haut 629
Pimpinella anisum s. Anis
Pinus palustris s. Kiefer
Pischinger, Alfred 23, 459
Pitta 779
Placebo 9, 34
Placeboeffekt 424
Plantago lanceolata s. Spitzwegerich
Plantago psyllium L s. Flohkraut
Plethora 449
Pleuritis 593
PMR s. Muskelrelaxation, progressive
Pneumonie 471, 592
– Geriatrie 693
– Kind 647
Polyarthritis, chronische 44, 47, 697
Polycythaemia vera 451
Polyneuropathie 36
Porphyria cutanea tarda 451
Postmenopause 34
Potentilla erecta s. Tormentillwurz
Potenzierung 761
Prämenstruelles Syndrom (PMS) 605
Prävention 22, 24, 25, 29, 32, 35, 36, 53, 260
– Akutmedizin 45
– sekundäre 27
– tertiäre 27
– unspezifische 23
Präventionsstrategien 30
Praxis, ärztliche 72
Prellung, Kind 656
Prießnitz, Vinzenz 91
Primel 170
Primula veris s. Primel
Probiotika 36, 486, 571
Procain 432, 444, 603
Procain-Basen-Infusionstherapie 443
Projektionen, somatotope 110
Projektionssymptomatik 436
Projektionszonen 440
Prostatasyndrom, benignes 679
Prostatitis 527
– chronische abakterielle 675
Prostatodynie 675
Prostatopathie 675
Proteine 290, 291, 292, 301, 304
– Bedarf 303
– biologische Wertigkeit 302
– tierische und pflanzliche 303
Protektivflora 489, 497

Prurigo 625
Pruritus 530
Psoriasis 68, 381, 623
Psyche 9
Psychoonkologie 663
Psychotherapie 118, 281, 361
Public-Health-Strategien 313
Pulsdiagnose 775
Pustulanzien 455

Q
Qi Gong 30, 48, 538, 546
Quarkpackung 671
Quercus robur s. Eiche
Querschnittsbereich 14

R
Racheninfekt 557
Rachitis 393, 398
Radikale, freie 789
Raja-Yoga 782
Rasas 779
Rauchen 23, 31, 34, 35, 37, 122, 128, 535
Raumluftbad 210
Reaktion, konsensuelle 183
Reaktionstherapie 8
– therapeutische Reize 5
Reflexdystrophie, sympathische 483
Reflextherapie 19
– nasale 514
Reflexzonenbehandlung 499
Reflexzonen-Diagnostik 501
Reflux, gastroösophagealer 64
Refluxösophagitis 519
Rehabilitation 5, 24, 27, 46, 53, 102, 106, 133, 215, 237
– ambulante 52
– Kind 70
– Mutter-Vater-Kind- 69
– postoperative 365
– stationäre 52
Reiki 794
Reiz 6, 27, 133
– aktivierender 5
Reizart 5
Reizaufnahme 501
Reizblase 674
Reizdarmsyndrom 570, 572
Reizdauer 184
Reizhäufigkeit 184
Reizintensität 5, 182, 184
Reizleitung 501
Reizlöschung 432
Reiz-Reaktions-Adaptation 499
Reiz-Reaktions-Prinzip 428
Reiz-Reaktions-Therapie 5, 44, 47
Reizsetzung 432
Reiztherapie 8
Relationspathologie 438

Sachverzeichnis

Rhabarber 170
Rhamnus frangula s. Faulbaum
Rheum palmatum s. Rhabarber
Rheuma 43
Rhinitis 471, 644
- allergische 722
Rhizarthrose 461, 462
Rhythmen
- biologische 131
- physiologische 135
- zirkaannuale 132
- zirkadiane 132
- zirkaseptane 132
Ribes nigrum s. Johannisbeere
Ricinus communis s. Rizinus
Ringelblume 171, 558
Ringelblumentee 671
Rizinus 171
Rohkost 28
Rohkost-Diät 96
Rohkost-Ernährung 309
Rolfing 794
Rolle, heiße 199
Rosazea 633
Rosmarinus officinalis s. Rosmarin
Rosmarin 36, 171
Rosskastanie 172
Rubefazienzien 455
Rückenschmerz, akuter 728
Rückenschmerzen 8, 36, 47, 60, 527
Ruscus aculeatus s. Mäusedorn

S

Saccharomyces boulardii s. Trockenhefe
Saftfasten 335
Sägepalme 35, 172
Salbei 36, 558
- dalmatinischer 172
Salbeitee 671
Salbenpflaster 505
Salix purpurea s. Weide
Salutogenese 7, 66, 124, 128
Salutogenesemodell 22, 124, 361
Salvia officinalis s. Salbei
Saponindroge 718
Sauerstoffinhalation 479
Sauerstoff-Mehrschritt-Therapie 479
Sauerstoffspezies, aktivierte 470
Saugglockenmassage 242
Säugling, Erkrankungen 637
Sauna 39, 186, 209, 216, 537
- Erkältungskrankheit 187
- Kind 187
- Prävention 187
Schafgarbe 562

Schenkelguss
- kalter 191
- wechselwarmer 191
Schichtarbeit 142
Schlaf 28, 31, 95, 133, 217
- Depression 138
- Morbus Alzheimer 138
Schlaflosigkeit 141, 701
Schlafrhythmus 136
Schlafstörung 138, 528, 709
Schlaganfall 32, 59, 138
Schleifenblume, Bittere 79
Schleimhauterkrankungen 631
- Mund und Rachen 557
Schleimhautflor, physiologischer 486
Schleimhautregie 187
Schleimstoffdrogen 719
Schlüsselblume s. Primel
Schmerzbehandlung, Elektrotherapie 412
Schmerzen 8, 25, 28, 122, 182
- abdominelle 701
- akut radikuläre 731
- Bewegungsapparat 726
Schmerzerkrankungen 726–748
Schmerzminderung 414
Schmerzstörung, somatoforme 563
Schmerzsyndrom 437
- chronisches 60
- chronisches, Becken 675
- lumbales, lumboischialgieformes 56
- myofasziales 740
- zervikales, zervikobrachiales 56
Schmerztherapie 726–748
- Geriatrie 699
Schöllkraut 79, 173
Schonung 5, 8
Schöpftherapie 452
Schröpfen 29, 512, 544, 548, 592
- blutiges 454
- trockenes 453
Schröpfkopf 98
Schröpfmassage 454
Schröpfzone 500
Schroth-Kur 95, 337
Schulmedizin 10, 44, 101, 121
Schulter-Arm-Syndrom 56
Schulterarthrose 460
Schwangerschaft 38, 610
Schwindel 723
Schwitzen 204, 529
Schwitzhütte 210
Seasonal Affective Disorder s. Winterdepression

Seebad 381
Seeklima 377
Seeklimatherapie 383
Segment 436
Segmentmassage 240, 506
Segmentreflektorik 435
Segmenttherapie 442, 499
Segmentzonen-Diagnostik 501
Sekundärprävention 24, 27, 29, 32, 39, 437
Sekundenphänomen 441
Selbstheilung 2, 5, 8, 44, 121, 128
Selbstheilungskraft 4, 7
Selbsthilfearbeit 118
Selbstorganisation 433
Selbstwirksamkeitserwartung 122
Senf 36
- weißer 173
Sennespflanze 149
Sensibilisierung, zentrale 435
Serenoa repens s. Sägepalme
Serienwaschung, kalte 189
Setting 11, 25, 27
Sham-Therapie 439
Shang-Dynastie 420
Shiatsu, japanisches 241, 794
Silybum marianum s. Mariendistel
Simile-Prinzip 760
Sinapis alba s. Senf, weißer
Sinubronchitis 646
Sinusitis 646
- chronische 526
Sitzbad
- temperaturansteigendes 204
- warmes 204
Sklerodermie, systemische 68
Solanum dulcamara s. Nachtschatten
Solidago virgaurea s. Goldrute
Sonnenhut, purpurroter 173
Sonnenhutpräparat 33
Sonnenstrahlung 373, 388
Spagyrik 795
Spannungsregulation 126
Spannungskopfschmerzen 746
Spitzwegerich 174
Spondylitis ankylosans 56
Sportmassage 242
Sporttherapie 245, 251
Sprachgestaltung 757
Sprachtherapie 359, 757
Steiner, Rudolf 659, 754
Stiftungsprofessur 15
Stillen 31, 38
Stillprobleme 637
Stillzeit 38, 611

Stimmtherapie (Schlaffhorst-Andersen) 359
stimulatio 5, 6
Störfeld 437, 441
Störfelddiagnostik 441, 443
Störung
- depressive 39
- zirkadiane 142
Stoßmanipulation 277
Strahlung, ultraviolette 132
Stress 25, 27, 30, 31, 36
Stressbewältigung 17
Stresskalender 80
Strom
- biphasischer 414
- monophasischer 414
Strümpfe, nasse („nasse Socken") 196
Studie, klinische 11, 18, 147
substitutio 5, 6
Sucht 25, 28, 128
Suchtprävention 39
Suggestion 100, 425
Süßholz 174
Süßholzwurzel 79, 558, 562
Sympathikotonie 523
Sympathikus 434
- Funktionsdiagnostik 440
Symphytum officinale s. Beinwell
Syndrom
- Metabolisches 37, 194, 312
- Prämenstruelles 605
- Sinubronchiales 582

T

Tai Chi 538
Taigawurzel 174
Taraxacum officinale s. Löwenzahn
Tausendgüldenkraut, echtes 175, 562
Tautreten 92
Techniken, manuelle 111
Tee 147
Teebaum 175
Teilbad 201, 503
Temperamentenlehre 449
Terrainkur 379
Tertiärprävention 24, 27, 29
Teufelskralle 175
Therapie
- ambulante 141
- chronobiologische 131
- manuelle 8, 49, 543
- mikrobiologische 30, 485, 571
- multimodale 71
- neuromuskuläre 273
- palliative 662
- passive 5

- physikalische 48, 49, 140
- serielle 6, 7, 182
- stationäre 50
- zeitordnende 141
Therapieeffekte, unspezifische 9
Thermoregulation,
- akrale Wiedererwärmungszeit 8
- Thermoregulationsdiagnostik 8, 795
Thermotherapie 3, 19, 48, 49, 502
Thymian 36, 175, 176
Thymus vulgaris s. Thymian
Thymustherapie 667
Tinnitus 69, 462, 483, 524, 723
Tonika 562
Tormentillwurz 152, 558
Traditionelle Chinesische Medizin 45, 48, 110, 131, 420, 564, 773–777
Traditionelle Indische Medizin s. Ayurveda
Trainingsarten 29
Traktion 278
Trans-Fettsäuren 298
Traubensilberkerze 176
Trennkost, Haysche 310
Triggerpunkt 440, 444, 528, 743
- muskulärer 408
- myofaszialer 436
Triggerpunktmassage 510
Triglyzeride 296
Trigonella foenum-graecum s. Bockshornklee
Trinkkur 37
Trockenbürstung 39, 200
Trockenhefe, lebende 176
Tryptophan 705
Tuberkulose 596
Tuina-Massage 241, 510
Tumor 29, 138
- kolorektaler 36
Tumorleiden 64
Tumortherapie, biologische 43
Typenlehre 111

U
Übelkeit 564
Übergewicht 535, 661
Überwärmungsbad 205, 209, 212, 219
Ulcus cruris 204
Ulcus duodeni 560
Ulkuskrankheit 64
Ultraschalltherapie 19, 404
Ultraviolettlicht 132
Ultraviolettstrahlung 377

Ulzera, Duodenum 560
Ulzera, Magen 560
Umckaloabowurzel, afrikanische 177
Umschlag 184
Umstimmung 181
Umweltfaktoren 530
Umweltgifte 38
Unterkörperwaschung 189
Unterschenkelguss 190
Unterwasserdruckstrahlmassage 235
Urolithiasis 680
Urtica urens s. Brennnessel
Urtikaria 625
UV-Bestrahlung
- Blut 468
- künstlich 396
- natürlich 395
Uzara 177

V
Vaccinium myrtillus s. Heidelbeere
Vagotonie 523
Vakzine, orale 494
Valeriana officinalis s. Baldrian
Vata 779
Vegetarismus 95
Venenleiden 461
Veränderungsbereitschaft, fünf Phasen der 123
Verfahren, ausleitende 17, 19, 23, 29, 49, 449, 511, 543, 547
- physikalische 49
- reflektorische 542
- umstimmende 19
- unspezifische 24
Verordnung, Kinder 148
Verschlusskrankheit
- arterielle 62, 548
- periphere arterielle (pAVK) 62, 451
- periphere arterielle, Gymnastikprogramm 549
Versorgungsforschung 11, 84
Verstauchungen, Kind 656
Vertragsarzt 54
Vesikanzien 455
Vibrationswirkung 405
Virushepatitis, chronische 564
Viscum album s. Mistel
Visualisationen 539
Viszerozeption 359
Vitalstoffe 789
Vitamin D 34, 35, 38, 373
Vitamin E 299
Vitamin-D-Mangel 392
- sekundärer 398

Vitex agnus-castus s. Mönchspfeffer
Vollbad 201, 503
- warmes 205
Vollguss, kalter 193
Vollwerternährung 306, 309
- laktovegetabile 306, 539
- Vollwerternährung, mediterrane 48, 539
Vollwertkost 24, 28
- nach Bruker 310

W
Wacholder 177
Wahrnehmungsschulung 360
Waldklima 376
Wärme 9, 185, 209, 210, 212
Wärmeanwendungen 506, 689
Waschung 90, 184
- Kaltreiz 188
Wasserkur 91
Wassertreten 79, 92, 200
Wechselbad 210
Wechselbeziehung
- reflektorische 499
- segmentale 499
Wechseljahrbeschwerden 37
Wechseljahre 32, 34
Wegmann, Ita 659, 754
Weichteilrheuma 57
Weichteiltechnik 273
Weide 178
Weihrauch 178
Weißdorn 178
Weiterbildung, naturheilkundliche 18, 72
Weiterbildungsordnung 20
Wellness 220
Wermut 178, 562
Wickel 90, 184, 194, 505, 537, 688, 719
- feuchtkalter 79
- feuchtwarmer 79
- kalter, wärmeentziehender 196
- kalter, wärmeerzeugender, 195
- warmer 196
Winterdepression 373
Wirbelsäule 55
Wirkmechanismus, unspezifischer 27
Wirkprinzip, physiotherapeutisches 4
Wundheilungsstörung, nach Dammriss, Episiotomie 615
Wurzelbehandlung 439

X
Xysmalobium undulatum s. Uzara

Y
Yang 774
Yin 773
Yoga 36, 39, 48, 49, 781
- Hatha 542
- Pranayama 546

Z
Zahn 530
Zahn-Kiefer-Bereich 439
Zaubernuss 179
Zeitplanung, Praxis 77
Zerrung 656
Zeugungsfähigkeit 37
Zhang Zhong-jing 421
Zingiber officinalis s. Ingwer
Zonen, bioklimatische 374
Zoster 462
Zungendiagnose 775
Zweitschlag 438
Zyklusstörungen 605

Zum Einsteigen, Nachschlagen, Wiederholen

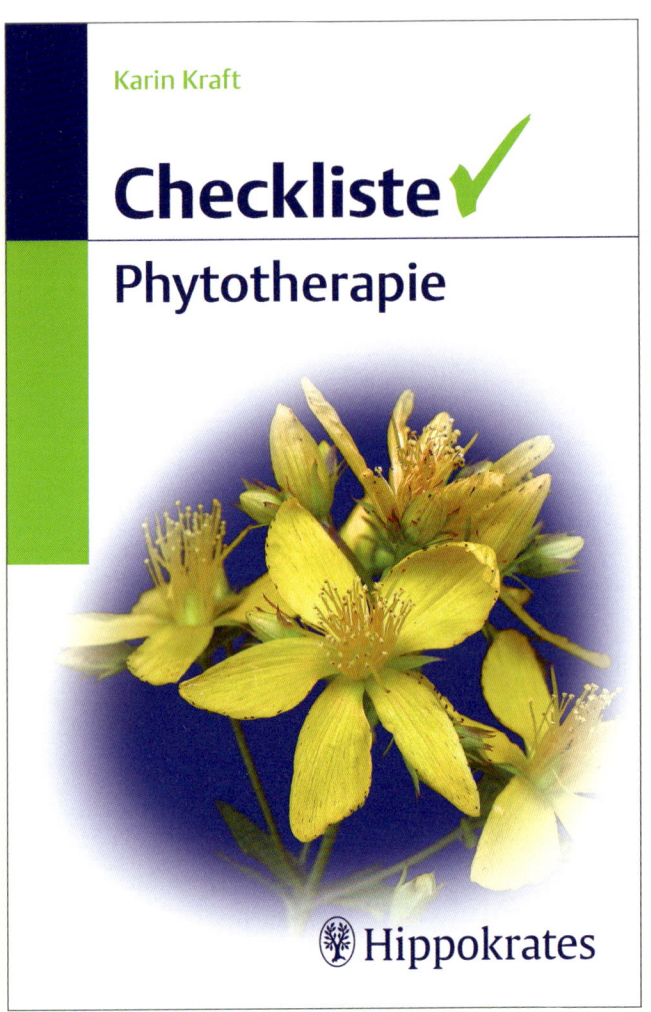

K. Kraft
Checkliste Phytotherapie
2010, ca. 576 S., ca. 50 Abb., Plastik
ISBN 978-3-8304-5411-3
ca. 59,95 € [D]

Musterseiten und mehr:
www.medizinverlage.de

Klar strukturiert, praxisrelevant, direkt umsetzbar: die wichtigsten Phytotherapeutika und phytotherapeutisch behandelbaren Indikationen und konkrete Therapiekonzepte auf einen Blick.

Schnelle Orientierung und einen direkten Zugriff auf die Informationen bieten Ihnen die Farbteile:

- **gelb:** Zubereitungsformen, Rezeptierung, gesetzliche Grundlagen und grundlegende Arbeitstechniken
- **grün:** Heilpflanzen mit Indikationen, Wirkung und Anwendung
- **blau:** Indikationen und ihre Behandlung durch Phytotherapie
- **rot:** Anleitungen für spezielle Anwendungsmöglichkeiten von Phytotherapeutika (Wickel, Bäder etc.)
- **grau:** Literatur, Adressen

MVS Medizinverlage Stuttgart GmbH & Co. KG
Oswald-Hesse-Str. 50, 70469 Stuttgart
Tel. 0711/8931-900, Fax 0711/8931-901
www.medizinverlage.de, kundenservice@thieme.de

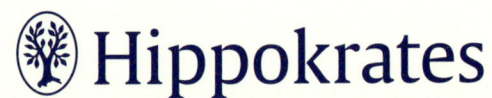